S. Schröder, J. Rey (Hrsg.)

Pflege konkret

Innere Medizin

Sebastian Schröder, Johannes Rey (Hrsg.)

Pflege konkret Innere Medizin

Lehrbuch für Pflegeberufe

9. Auflage

Mit Beiträgen von: Marcus Geist, Groß-Gerau (Kap. 13); Frederic Gerken, Salzkotten (Kap. 16.6.15); Herbert Koch, Augsburg (Kap. 1.5.6, 11, 12); Eckhard Müller, Bernkastel-Kues (Kap. 9); Johannes Rey, Münster (Kap. 15.2–15.4); Sylvia Röhm-Kleine, Schlitz (Kap. 6); Kerstin Röttges, Delbrück (Kap. 1.3); Gabriela Schmitz, Berlin (Kap. 9.2.3); Markus Wenner, Mannheim (Kap. 13)

Unter Mitarbeit von: Pauline Bartek, Rechtsupweg (Kap. 1.1–1.2, 1.4–1.5.5, 1.5.7–1.5.8, 5.1–5.5, 5.8–5.10, 9.1–9.2.2, 9.3–9.16, 10.7–10.8, 15.1); Thorsten Dahm, Paderborn (Kap. 3); Christian Dübbert, Paderborn (Kap. 4, 16); Annette Feldmann, Paderborn (Kap. 7); Frederic Gerken, Salzkotten (Kap. 14, 16.1–16.6.14, 16.7–16.15); David Girbig, Nettetal (Kap. 2, 8); Katharina Schröder-Rowley, Delbrück (Kap. 3, 5.6–5.7); Arkadius Urbaczka, Welver (Kap. 5, 10)

Autorinnen der Pflegesituationen: Christiane Bobbert, Paderborn (Kap. 11, 13–15); Valentina Braus, Öhringen (Kap. 2, 3, 6, 7); Saskia Sandouk, Paderborn (Kap. 4, 8, 9, 12); Christina Stüker, Delbrück (Kap. 4, 5, 10, 16)

Autoren der Vorauflage: Herbert Renz-Polster, Vogt (Kap. 3); Johannes Rey, Münster (Kap. 2, 4, 5, 7, 8, 15.1)

ELSEVIER

Elsevier GmbH, Bernhard-Wicki-Str. 5, 80636 München, Deutschland
Wir freuen uns über Ihr Feedback und Ihre Anregungen an kundendienst@elsevier.com

ISBN 978-3-437-25289-1 eISBN 978-3-437-06530-9

Aus Gründen der Barrierefreiheit sind die Bilder in elektronischen Ausgaben dieses Buches mit Alt-Text-Beschreibungen (Alternativ-Text) versehen, die von Elsevier bereitgestellt werden. Mehr Informationen erhalten Sie unter https://www.elsevier.com/about/accessibility.
Bücher und Zeitschriften, die von Elsevier veröffentlicht werden, entsprechen den geltenden Produktsicherheitsanforderungen. Für etwaige Bedenken oder Fragen zur Produktsicherheit wenden Sie sich bitte an unseren autorisierten Vertreter, Elsevier B.V., productsafety@elsevier.com.
Elsevier nimmt eine neutrale Position in Bezug auf territoriale Meinungsverschiedenheiten oder Zuständigkeitsansprüche in seinen veröffentlichten Inhalten ein, einschließlich Landkarten und institutionellen Zugehörigkeiten.

9. Auflage 2026

Wichtiger Hinweis: Die medizinischen Wissenschaften unterliegen einem sehr schnellen Wissenszuwachs. Der stetige Wandel von Methoden, Wirkstoffen und Erkenntnissen ist allen an diesem Werk Beteiligten bewusst. Sowohl der Verlag als auch die Autorinnen und Autoren und alle, die an der Entstehung dieses Werkes beteiligt waren, haben große Sorgfalt darauf verwandt, dass die Angaben zu Methoden, Anweisungen, Produkten, Anwendungen oder Konzepten dem aktuellen Wissensstand zum Zeitpunkt der Fertigstellung des Werkes entsprechen.
Der Verlag kann jedoch keine Gewähr für Angaben zu Dosierung und Applikationsformen übernehmen. Es sollte stets eine unabhängige und sorgfältige Überprüfung von Diagnosen und Arzneimitteldosierungen sowie möglicher Kontraindikationen erfolgen. Jede Dosierung oder Applikation liegt in der Verantwortung der Anwenderin oder des Anwenders. Die Elsevier GmbH, die Autorinnen und Autoren und alle, die an der Entstehung des Werkes mitgewirkt haben, können keinerlei Haftung in Bezug auf jegliche Verletzung und/oder Schäden an Personen oder Eigentum, im Rahmen von Produkthaftung, Fahrlässigkeit oder anderweitig übernehmen.
Obwohl alle Werbemittel mit ethischen (medizinischen) Standards übereinstimmen, stellt die Erwähnung in dieser Publikation keine Garantie oder Anerkennung der Qualität oder des Wertes dieses Produkts oder der Aussagen der Herstellerfirmen dar.

Für die Vollständigkeit und Auswahl der aufgeführten Medikamente übernimmt der Verlag keine Gewähr.
Geschützte Warennamen (Warenzeichen) werden in der Regel besonders kenntlich gemacht (®). Aus dem Fehlen eines solchen Hinweises kann jedoch nicht automatisch geschlossen werden, dass es sich um einen freien Warennamen handelt.

Bibliografische Information der Deutschen Nationalbibliothek
Die Deutsche Nationalbibliothek verzeichnet diese Publikation in der Deutschen Nationalbibliografie; detaillierte bibliografische Daten sind im Internet über https://www.dnb.de abrufbar.

26 27 28 29 30 5 4 3 2 1

In ihren Veröffentlichungen verfolgt die Elsevier GmbH das Ziel, genderneutrale Formulierungen für Personengruppen zu verwenden. Um jedoch den Textfluss nicht zu stören sowie die gestalterische Freiheit nicht einzuschränken, wurden bisweilen Kompromisse eingegangen. Selbstverständlich sind **immer alle Geschlechter** gemeint.

Planung: Linda Seidl, München
Projektmanagement: Marion Kraus, München
Redaktion: Ulrike Frühwald, Hamburg
Rechteklärung: Katja Sieger-Schauer, München
Satz: abavo GmbH, Buchloe/Deutschland
Druck und Bindung: EGEDSA, Sabadell (Barcelona)/Spanien
Umschlaggestaltung: SpieszDesign, Neu-Ulm
Titelfotografie: Hauptbild © Gorodenkoff – stock.adobe.com; Einklinkerbild © contrastwerkstatt – stock.adobe.com

Aktuelle Informationen finden Sie im Internet unter **www.elsevier.de**

Vorwort

Mit *Pflege konkret – Innere Medizin* sind Auszubildende, Lehrende, Praxisanleitende sowie Pflegefachpersonen seit vielen Jahren verlässlich für Ausbildung, Praxis und beruflichen Alltag gerüstet. Seit der ersten Auflage zeichnet sich dieses Lehrbuch durch eine intensive und praxisnahe Vernetzung von Pflege und Krankheitslehre aus. Dadurch werden die Zusammenhänge von Gesundheit und Krankheit nachvollziehbar dargestellt und eine sichere Basis für professionelles pflegerisches Handeln geschaffen.

Kaum ein anderes Fachgebiet erfordert aufgrund seiner zahlreichen Subdisziplinen ein derart umfassendes Fachwissen wie die Innere Medizin. Diese Vielfalt macht das Fach sowohl für Ärztinnen und Ärzte als auch für Pflegende besonders anspruchsvoll und zugleich attraktiv. Die fundierte Auseinandersetzung mit den Inhalten der Inneren Medizin ist nicht nur für Prüfungen von Bedeutung, sondern stellt auch im klinischen Alltag eine wesentliche Voraussetzung für eine qualitätsorientierte, ganzheitliche und gesundheitsfördernde Pflege dar. Das Bemühen um die Gesundheit und Genesung der Patientinnen und Patienten steht dabei stets im Zentrum pflegerischen Handelns.

Mit der 9. Auflage trägt *Pflege konkret – Innere Medizin* den tiefgreifenden Veränderungen in der Pflegeausbildung Rechnung. Die Einführung der generalistischen Ausbildung, neue curriculare Vorgaben sowie veränderte Prüfungsformate haben eine grundlegende Überarbeitung des Werks erforderlich gemacht. Ein besonderer Schwerpunkt dieser Auflage liegt auf gänzlich neu erstellten Pflegesituationen, die sich konsequent an den Kompetenzen der generalistischen Ausbildung orientieren. Sie bilden typische, zugleich komplexe Versorgungssituationen der Inneren Medizin ab und unterstützen Auszubildende dabei, pflegefachliche Entscheidungen strukturiert, begründet und prüfungsrelevant zu treffen. Gleichzeitig bieten sie Pflegefachpersonen eine wertvolle Möglichkeit zur Auffrischung und Vertiefung ihres Wissens.

Auch in dieser vollständig überarbeiteten Auflage war es selbstverständlich, die medizinischen und pflegerischen Inhalte auf den aktuellen Wissensstand zu bringen. Alle Kapitel wurden vom Herausgeberteam sowie von den Autorinnen und Autoren sorgfältig geprüft, aktualisiert und erweitert. Ziel bleibt es, Pflegewissen verständlich, praxisnah und kompetenzorientiert aufzubereiten und damit eine sichere Anwendung im Berufsalltag zu ermöglichen.

Eine menschlich und fachlich kompetente Patientenversorgung setzt gelingende Teamarbeit voraus. Ebenso entstand dieses Lehrbuch durch die konstruktive und engagierte Zusammenarbeit vieler Beteiligter. Unser Dank gilt allen Leserinnen und Lesern sowie den ärztlichen und pflegerischen Gutachterinnen und Gutachtern für ihre kritischen Hinweise und wertvollen Anregungen, die maßgeblich zur Weiterentwicklung dieses Werks beigetragen haben.

Besonders möchten wir an dieser Stelle Andrea Kurz würdigen. Sie war eine prägende Ideengeberin und innovative Herausgeberin dieses Buchs. Mit ihrer medizinischen und pflegerischen Expertise sowie ihrem unermüdlichen Einsatz für eine qualitativ hochwertige Wissensvermittlung in der Pflege schuf sie die Grundlage für die Weiterentwicklung in der vorliegenden Fassung. Andrea Kurz verstarb kurz nach der Veröffentlichung der siebten Auflage nach schwerer Krankheit. Dieses Buch bleibt untrennbar mit ihrem Wirken verbunden und ist ihr in besonderer Weise gewidmet.

Der Verlag, die Herausgeber
sowie die Autorinnen und Autoren

Die Herausgeber

Sebastian Schröder
ist gelernter Fachgesundheits-und Krankenpfleger für Intensivpflege und Anästhesie sowie Praxisanleiter in der Pflege und ACLS-Provider/Instructor der Amercian Heart Association (AHA). Berufsbegleitend studierte er von 2017 bis 2019 Gesundheitsökonomie in Köln (B.Sc.) und von 2022 bis 2024 Health Administration (M.A.) an der Universität Bielefeld. Aktuell verantwortet er als Pflegedirektor den Pflege- und Funktionsdienst innerhalb der BBT-Gruppe in der Region Paderborn/Marsberg und ist zuständig für das St. Johannisstift Paderborn, das Brüderkrankenhaus Paderborn und das Marienhospital Marsberg.

Johannes Rey
ist Chefarzt der Medizinischen Klinik II im St. Franziskus-Hospital Münster und Facharzt für Innere Medizin und Gastroenterologie mit dem Schwerpunkt gastrointestinale diagnostische und interventionelle Endoskopie. Nach seiner Tätigkeit als Krankenpfleger erlangte er auf dem zweiten Bildungsweg die Hochschulreife und studierte Humanmedizin in Köln. Seine Facharztausbildungen erfolgten in Mainz, Frankfurt und Wiesbaden. Von 2018 bis 2025 leitete er die Klinik für Gastroenterologie im Klinikum Osnabrück.

Nutzungshinweise Pflegesituationen

Die Kapitel 2 bis 16 beginnen jeweils mit einer Pflegesituation, die ausgewählte Inhalte des Kapitels beispielhaft in einen realitätsnahen Kontext – *„in eine echte Situation"* – überführt. Dabei werden theoretische Themen des Kapitels direkt und praktisch veranschaulicht, sodass Lesende einen kleinen Einblick in das erhalten, was das Kapitel vermitteln wird.

Die Pflegesituationen beginnen mit zusammenfassenden **Hintergrundinformationen** zur Ausgangssituation wie z. B. pflegerischem Setting bzw. Versorgungsbereich, zu pflegender Person und (Verdachts-)Diagnose. Hierbei werden die Versorgungsbereiche stationäre Akutpflege, stationäre Langzeitpflege und ambulante Pflege berücksichtigt. Zudem sind zu pflegende Personen aus den Altersgruppen erwachsener Mensch, älterer Mensch und Kind anzutreffen. Die nachfolgende **Pflegesituation** beschreibt auf lebendige – *und manchmal unkonventionelle Art* – typische, herausfordernde und komplexe Momente, die im pflegerischen Alltag gut vorstell- und nachvollziehbar sind.

Die zugehörigen **Lernaufgaben** ermöglichen die Anwendung von angeeignetem Wissen und die Reflexion darüber, wie man selbst in der ein oder anderen Situation gehandelt hätte.

Die **Lösungsvorschläge** im Anhang bieten Gelegenheit zur Überprüfung der eigenen Wissensbasis. Besonders praktisch: Zur Vorbereitung auf die Prüfungen zur Pflegefachperson sind diesen Kompetenzbereiche zugeordnet. Durch die zusätzliche Angabe der curricularen Einheiten kann ebenso ein direkter Bezug zu passenden Unterrichtseinheiten hergestellt werden.

Curriculare Einheiten (CEs) aus den Rahmenplänen der Fachkommission nach § 53 PflBG:

CE01	Ausbildungsstart – Pflegefachfrau/Pflegefachmann werden
CE02	Zu pflegende Menschen in der Bewegung und Selbstversorgung unterstützen
CE03	Erste Pflegeerfahrungen reflektieren – verständigungsorientiert kommunizieren
CE04	Gesundheit fördern und präventiv handeln
CE05	Menschen in kurativen Prozessen pflegerisch unterstützen und Patientensicherheit stärken
CE06	In Akutsituationen sicher handeln
CE07	Rehabilitatives Pflegehandeln im interprofessionellen Team
CE08	Menschen in kritischen Lebenssituationen und in der letzten Lebensphase begleiten
CE09	Menschen bei der Lebensgestaltung lebensweltorientiert unterstützen
CE10	Entwicklung und Gesundheit in Kindheit und Jugend in pflegerischen Situationen fördern
CE11	Menschen mit psychischen Gesundheitsproblemen und kognitiven Beeinträchtigungen personenzentriert und lebensweltbezogen unterstützen

Die vollständigen Rahmenlehrpläne sind unter folgendem Link einzusehen:

Rahmenpläne der Fachkommission nach § 53 PflBG, Rahmenlehrpläne für den theoretischen und praktischen Unterricht/Rahmenausbildungspläne für die praktische Ausbildung, 2., überarbeitete Auflage 2020; verfügbar unter:

https://www.pflegeausbildung.net/fuer-ausbildungsbetriebe-und-schulen/rahmenplaene/

Schnellzugang via QR-Code:

https://www.bibb.de/dienst/publikationen/download/16560

Kompetenzbereiche für die staatliche Prüfung nach § 9 zur Pflegefachfrau oder zum Pflegefachmann aus der Ausbildungs- und Prüfungsverordnung für die Pflegeberufe:

Kompetenzbereich I	Pflegeprozesse und Pflegediagnostik in akuten und dauerhaften Pflegesituationen verantwortlich planen, organisieren, gestalten, durchführen, steuern und evaluieren.
Kompetenzbereich II	Kommunikation und Beratung personen- und situationsorientiert gestalten.
Kompetenzbereich III	Intra- und interprofessionelles Handeln in unterschiedlichen systemischen Kontexten verantwortlich gestalten und mitgestalten.
Kompetenzbereich IV	Das eigene Handeln auf der Grundlage von Gesetzen, Verordnungen und ethischen Leitlinien reflektieren und begründen.
Kompetenzbereich V	Das eigene Handeln auf der Grundlage von wissenschaftlichen Erkenntnissen und berufsethischen Werthaltungen und Einstellungen reflektieren und begründen.

Die vollständigen Kompetenzen sind unter folgendem Link einzusehen:

Ausbildungs- und Prüfungsverordnung für die Pflegeberufe* (Pflegeberufe-Ausbildungs- und -Prüfungsverordnung – PflAPrV), Anlage 2 (zu § 9 Absatz 1 Satz 2), Kompetenzen für die staatliche Prüfung nach § 9 zur Pflegefachfrau oder zum Pflegefachmann; verfügbar unter: https://www.gesetze-im-internet.de/pflaprv/anlage_2.html

Schnellzugang via QR-Code:

Hinweis zu den Patientenfällen und Pflegesituationen

Die Namen der Patientinnen und Patienten, die Beschreibungen ihrer Erkrankungen, die Orte und Situationen sind alle realitätsnah, aber frei erfunden. Jegliche Ähnlichkeiten mit echten Personen und Geschehnissen sowie Orten und Institutionen sind daher rein zufällig und nicht beabsichtigt.

Literatur und Kontaktadressen

Am Ende jedes Kapitels finden Sie Angaben zur Literatur und Kontaktadressen.

Als Erstes finden Sie den **Literaturnachweis.** Diese Angaben beziehen sich auf die Literatur, die die Autoren bei der Erstellung ihrer Texte verwendet haben. Dabei handelt es sich um Artikel aus Zeitschriften, Bücher, aber auch Webseiten und Leitlinien. Um im Text die Literaturquellen eindeutig zuordnen zu können, sind die Nachweise nummeriert. Die Nummern stehen in eckigen Klammern an den dazugehörigen Stellen im Text.

Die **Kontaktadressen** bieten Ihnen die Möglichkeit, beispielsweise zu Experten oder Selbsthilfegruppen Kontakt aufzunehmen.

Abkürzungsverzeichnis

↑	Werte ansteigend bzw. oberhalb der Norm
↓	Werte abfallend bzw. unterhalb der Norm
➤	vergleiche mit, siehe, Querverweis
<	kleiner
>	größer
®	Registered Name, Handelsname
A. Aa.	Arterie, Arterien (lat. Arteria, Arteriae)
Abb.	Abbildung
Abk.	Abkürzung
Amp.	Ampulle
Ätiol.	Ätiologie
AZ	Allgemeinzustand
BB	Blutbild
BGA	Blutgasanalyse
BSG	Blutsenkungsgeschwindigkeit
BZ	Blutzucker (korrekt: Blutglukosekonzentration)
bzw.	beziehungsweise
ca.	circa (ungefähr)
Ca^{2+}	Kalzium-Kation
CE	curriculare Einheit
Ch	Charrière (1 Ch = ⅓ mm Durchmesser)
Cl^{-}	Chlorid-Anion
CT	Computertomogramm
d. h.	das heißt
EKG	Elektrokardiogramm
evtl.	eventuell
fl	Femtoliter (10^{-15} Liter)
ggf.	gegebenenfalls
h	Stunde
Hb	Hämoglobin
IE	Internationale Einheit
i. m.	intramuskulär
i. v.	intravenös
K^{+}	Kalium-Kation
KB	Kompetenzbereich
kg	Kilogramm
kJ	Kilojoule
KG	Körpergewicht
l	Liter
lat.	lateinisch
M.	Morbus
M., Mm.	Muskel, Muskeln
max.	maximal
mind.	mindestens
Min., min	Minute
MRT	Magnetresonanztomogramm (Kernspintomogramm, „Kernspin“)
µg	Mikrogramm (10^{-6} g)
µl	Mikroliter (10^{-6} l)
mg	Milligramm
ml	Milliliter
ms	Millisekunde(n)
N., Nn.	Nerv, Nerven (lat. Nervus, Nervi)
ng	Nanogramm (10^{-9} g)
nl	Nanoliter (10^{-9} l)
Na^{+}	Natrium-Kation
NW	Nebenwirkung(en)
OP	Operation
Pat.	Patient, Patientin
PflBG	Pflegeberufegesetz
pg	Pikogramm (10^{-12} g)
pl	Pikoliter (10^{-12} l)
postop.	postoperativ (nach der Operation)
präop.	präoperativ (vor der Operation)
Rö	Röntgen
RR	Blutdruck
s. c.	subcutan (unter die Haut)
Sek., s	Sekunde
Std.	Stunde
Supp.	Suppositorium (Zäpfchen)
Tab.	Tabelle
Tabl.	Tablette(n)
Tr.	Tropfen
U	Unit (engl. Einheit)
u. a.	unter anderem
usw.	und so weiter
u. U.	unter Umständen
v. a.	vor allem
V. a.	Verdacht auf
V., Vv.	Vene, Venen (lat. Vena, Venae)
Vit.	Vitamin(e)
z. B.	zum Beispiel
ZNS	Zentrales Nervensystem (Gehirn und Rückenmark)
ZVD	Zentraler Venendruck

Wichtige Fachbegriffe in Medizin und Pflege

absorbieren: aufnehmen
Ätiologie: Ursache(n) einer Erkrankung
afferent: zum Zentrum hinführend
Aminosäure: Grundmolekül der Eiweiße
Anatomie: (griech. zerschneiden), Lehre vom Bau der Körperteile
Anastomose: operativ hergestellte Verbindung
Antigen: alle Moleküle, die vom Immunsystem über dessen Rezeptoren erkannt werden
Antikörper: vom Abwehrsystem als Antwort auf ein Antigen produzierter, strukturell passender Abwehrstoff (Eiweißkörper), Immunglobulin
Aorta: Körperschlagader
Arteriosklerose: „Gefäßverkalkung"
aspirieren: ansaugen
autonom: selbstständig
benigne: gutartig
Chromosom: Träger von Erbinformation
dexter, dextra: rechts
DNA: (engl. Abk. für Desoxyribonukleinsäure, kurz DNS), Erbsubstanz
dys...: Wortteil für krankhafte Störung eines Zustands oder einer Funktion
efferent: vom Zentrum wegführend
Elektrolyt: (gelöstes) Körpermineral, z. B. Natrium oder Kalium
endogen: im Körper selbst entstehend
exogen: von außen
extra: außerhalb von
fixieren: befestigen
gastrointestinal: den Magen-Darm-Trakt betreffend
Gen: Erbanlage
genital: zu den Geschlechtsorganen gehörend
hormonal: das innersekretorische System betreffend
hyper...: das normale Maß übersteigend
hypo...: das normale Maß unterschreitend
Hypophyse: Hirnanhangdrüse
Hypothalamus: wichtiger Abschnitt des Zwischenhirns
Immunität: erworbene Abwehrkraft gegen Krankheitserreger
Indikation: „Heilanzeige", Kriterium, bei dessen Vorliegen ein bestimmtes Verfahren zu wählen ist
injizieren: einspritzen
Insuffizienz: unzureichende Funktionstüchtigkeit
intrazellulär: innerhalb der Zellen
ischämisch: nicht (ausreichend) durchblutet
Joule: Einheit für Energie – sowohl bei der Berechnung von Nahrungsmitteln (4,1 Joule = 1 kcal [Kilo-Kalorie]) als auch in der Elektrizitätslehre
Kapillare: kleinstes Blutgefäß
kardiovaskulär: das Herz-Kreislauf-System betreffend
Karzinom: bösartiger epithelialer Tumor
kaudal: Richtung Fuß
Koma: tiefe Bewusstlosigkeit
Kompensation: Ausgleich
komprimieren: zusammenpressen
kranial: Richtung Kopf
lateral: seitwärts, von der Medianebene entfernt
maligne: bösartig
Manifestation: Offenbarwerden, zu Tage treten
medial: in der Mitte gelegen, mittelwärts
Membran: dünne Scheidewand
Morbus (Abk. M.): Krankheit
motorisch: die Bewegung betreffend
nerval: durch das Nervensystem vermittelt
oral: den Mund betreffend, durch den Mund
Parasympathikus: „entspannungs-" und regenerationsorientierter Teil des vegetativen Nervensystems
Parenchym: Organfunktionsgewebe
parenteral: unter Umgehung des Magen-Darm-Trakts
Pathologie: Lehre von den erkrankten Geweben
peri ...: um ... herum
Physiologie: Lehre von den normalen Körpervorgängen, Grundlagenfach der Medizin
post...: nach, hinter
prä...: vor
primär: erstrangig, auch ursprünglich, ohne andere Ursachen
Prognose: zu erwartender Krankheitsverlauf
Protein: Eiweiß
pulmonal: die Lunge betreffend
Punktion: Einstechen
reflektorisch: auf dem Reflexwege
rektal: den Mastdarm betreffend
retro...: zurück-, rückwärts liegend
Rezeptor: „Empfänger" für bestimmte Reize oder Stoffe
Rezidiv: Rückfall
Sekretion: Ausscheidung
sekundär: nachfolgend, als Folge einer Erkrankung
sensibel: die Sinne betreffend, empfindungsfähig
sensorisch: die Sinne betreffend, empfindungsfähig
sinister, sinistra: links
spinal: das Rückenmark betreffend
superfizial: oberflächlich, zur Körperoberfläche hin
superior: oberer
Sympathikus: „leistungsorientierter" Teil des vegetativen Nervensystems
Symptom: Krankheitszeichen
Syndrom: Symptomenkomplex, Gruppe von Krankheitszeichen
Trauma: Verletzung, Wunde
Tumor: Geschwulst
Ulkus: Geschwür
vegetativ: das autonome (vegetative) Nervensystem betreffend
ventral: bauchwärts, vorn
zerebral: das Gehirn betreffend

Abbildungsnachweis

Der Verweis auf die jeweilige Abbildungsquelle befindet sich bei allen Abbildungen im Werk am Ende des Legendentextes in eckigen Klammern.

A300 Reihe Klinik- und Praxisleitfaden, Elsevier/Urban & Fischer

A400 Reihe Pflege konkret, Elsevier/Urban & Fischer

B109 Oethinger M. (Hrsg.): Mikrobiologie und Immunologie. 8. A. Jungjohann Verlag Ulm und Lübeck, 1994

B152 Hackenberg HM. EKG-Übungsbuch. 3. A. Jungjohann Verlag Ulm und Lübeck, 1995

E211-100 Katz DS et al. Radiology Secrets. 1st ed. Hanley & Belfus Verlag, Philadelphia, 1998

E273 Mir MA. Atlas of Clinical Diagnosis. 2nd ed. Philadelphia: Elsevier/Saunders, 2003

E279 Howard MR, Hamilton PG. Haematology. 2nd ed. Elsevier/Churchill Livingstone, 2002

E288 Forbes C, Jackson W. Color Atlas and Text of Clinical Medicine. 3rd ed. Elsevier/Mosby, 2003

E323 Douglas G et al. Macleod's Clinical Examination. 12th ed. Elsevier/Churchill Livingstone, 2009

E355 Goldman L et al. Cecil Medicine. 23rd ed. Elsevier/Saunders, 2008

E365 James WD et al. Andrews' diseases of the skin and clinical dermatology. 10th ed. Elsevier/Saunders, 2006

E385 Habif TP. Clinical Dermatology: A Color Guide to Diagnosis and Therapy. 5th ed. Elsevier/Mosby, 2009

E387 Zitelli BJ, Davis HW. Atlas of Pediatric Physical Diagnosis. 5th ed. Elsevier/Mosby, 2007

E394 Yanoff M, Duker JS. Ophtalmology. 3rd ed. Elsevier/Mosby, 2009

E413 Young NS, Gerson SL, High KA. Clinical Hematology. 1st ed. St Louis: Elsevier/Mosby, 2006

E422 Weston WL, Lane AT, Morelli JG. Color Textbook of Pediatric Dermatology. 4th ed. Elsevier/Mosby, 2007

E435 Walsh TD et al. Palliative Medicine. 1st ed. Philadelphia: Elsevier/Saunders, 2009

E437 Salvo S. Mosby's Pathology for Massage Therapists. 2nd ed. St Louis: Elsevier/Mosby, 2008

E438-003 Swarzt MH. Textbook of Physical Diagnosis: History and Examination. 5th ed. Elsevier/Saunders, 2006

E439 Townsend M et al. Sabiston Textbook of Surgery. 18th ed. Elsevier/Saunders, 2008

E448 van Meter KC, Hubert RJ. Microbiology for the healthcare Professionals. 1st ed. St. Louis: Elsevier/Mosby, 2010

E503 Kliegman RM et al. Nelson Textbook of Pediatrics. 18th ed. Elsevier/Saunders, 2007

E508 Swartz MH. Textbook of Physical Diagnosis. History and Examination. 5th ed. Elsevier/Saunders, 2005

E546 Thuluvath MD. Crash Course: Gastroenterology. 1st ed. Elsevier/Saunders. American edition, 2006

E729 King TC. Elsevier's Integrated Pathology. 1st ed. Elsevier/Mosby, 2006

E754 Murray S, McKinney E. Foundations of Maternal-Newborn Nursing. 4th ed. Elsevier/Saunders, 2006

E755 Otto C, Otto M. Textbook of Clinical Echocardiography. 3rd ed. Elsevier/Saunders, 2004

E756 Robert B, Rutherford MD. Vascular Surgery. 6th ed. Elsevier/Saunders, 2005

E757 Hallett JW, Mills JL, Earnshaw J, Reekers JA. Comprehensive Vascular and Endovascular Surgery. 2nd ed. Elsevier/Mosby, 2009

E758 Goldman MP, Guex JJ, Weiss RM. Sclerotherapy. Elsevier/Mosby. 2007

E759 Yeo CJ. Shackelford's Surgery of the Alimentary Tract. Elsevier/Saunders, 2002

E760 Geary DF, Schaefer F. Comprehensive Pediatric Nephrology. Elsevier/Mosby. 2008

E761 Fuller G, Manford MR. Neurology. An Illustrated Colour Text. 3rd ed. Elsevier/Churchill Livingstone, 2010

E803 Lewis SL et al. Medical-Surgical Nursing: Assessment and Management of Clinical Problems. 8th ed. Elsevier/Mosby, 2011

E985 Chew SL, Leslie D. Clinical endocrinology and diabetes: an illustrated colour text. Edinburgh: Elsevier/Churchill Livingstone, 2006

E988 Wilson SF, Giddens JF. Health Assessment for Nursing Practice. 4th ed. Elsevier/Mosby, 2008

E1237-002 Innes JA, Fairhurst K, Dover AR., Macleod's Clinical Examination. 14th ed. Elsevier Ltd., 2019

E1510 Fairchild SL. Pierson and Fairchild's Principles & Techniques of Patient Care. 5th ed. Elsevier Inc., 2013

F210-070 Wiese-Posselt M et al. Screening for Methicillin-Resistant Staphylococcus aureus. Dtsch Arztebl Int. 2023; 120(26): 447–453. doi:10.3238/arztebl.m2023.0117

F228-003 Mitterberger M et al. Contrast-enhanced ultrasound for diagnosis of prostate cancer and kidney lesions. Eur J Radiol. 2007; 64(2): 231–238. doi:10.1016/j.ejrad.2007.07.027

F264-003 Cheson BD. New staging and response criteria for non-Hodgkin lymphoma and Hodgkin lymphoma. Radiol Clin North Am. 2008; 46(2): 213–vii. doi:10.1016/j.rcl.2008.03.003

F367-001 Ralls PW. Inflammatory disease of the liver. Clin Liver Dis. 2002; 6(1): 203–225. doi:10.1016/s1089-3261(03)00073-4

F383 Merkle EM, Dale BM, Paulson EK. Abdominal MR imaging at 3T. Magn Reson Imaging Clin N Am. 2006; 14(1): 17–26. doi:10.1016/j.mric.2005.12.001

F385 Wong GA, Shear NH. Adverse drug interactions and reactions in dermatology: current issues of clinical relevance. Dermatol Clin. 2005; 23(2): 335–342. doi:10.1016/j.det.2004.08.001

F386 Chang B et al. Ocular complications of autoimmune polyendocrinopathy syndrome type 1. J AAPOS. 2006; 10(6): 515–520. doi:10.1016/j.jaapos.2006.06.018

F759-007 Mahler DA, Wells CK. Evaluation of clinical methods for rating dyspnea. Chest. 1988; 93(3): 580–586. doi:10.1378/chest.93.3.580

F781-055 Metelmann C, Metelmann B. Lebensrettende Systeme. Notfall Rettungsmed (2025). https://doi.org/10.1007/s10049-025-01644-y

F781-057 Paal P. Erweiterte lebensrettende Maßnahmen für Erwachsene. Notfall Rettungsmed (2025). https://doi.org/10.1007/s10049-025-01646-w

F802-004 Ring J, Beyer K, Biedermann T et al. Guideline (S2k) on acute therapy and management of anaphylaxis: 2021 update DGAKI, AeDA, GPA, DAAU, BVKJ, ÖGAI, SGAI, DGAI, DGP, DGPM, AGATE and DAAB. Allergo J Int 30, 1–25 (2021). https://doi.org/10.1007/s40629-020-00158-y

F813-004 Kagnoff MF. Overview and pathogenesis of celiac disease. Gastroenterology. 2005; 128(4 Suppl 1): S10–S18. doi:10.1053/j.gastro.2005.02.008

F968-001 McCarthy CJ et al. Radiology of renal stone disease. Int J Surg. 2016; 36(Pt D): 638–646. doi:10.1016/j.ijsu.2016.10.045

G130-002 Pagana KD et al. Mosby's Manual of Diagnostic and Laboratory Tests. 4th ed. Elsevier/Mosby, 2009

G359-002 Howard MR, Hamilton PJ. Haematology: An illustrated colour atlas. 4th ed. London, Churchill Livingston, 2013

G476	Hopper T. Mosby's Pharmacy Technician: Principles and Practice. 2nd ed. Philadelphia: Elsevier/Mosby, 2007
G516-001	Floege J, Johnson RH, Feehally J. Comprehensive Clinical Nephrology. 4th ed. Elsevier/Saunders, 2010
G586	Seidel HM. Mosby's Guide to Physical Examination. 7th ed. Elsevier Mosby, 2011
G684	Young B, Steward W, O´Dowd G. Wheater's Basic Pathology: A Text, Atlas and Review of Histopathology. 5th ed. Elsevier/ Churchill Livingstone, 2009
G771-003	Patton KT et al. Anatomy & Physiology. 11th ed. Elsevier Inc., 2022
G1136	Leonard PC. Diseases and Disorders. In: Building a Medical Vocabulary: with Spanish Translations. Elsevier, 2022
H041-001	Tao S et al. Usefulness of gray-scale contrast-enhanced ultrasonography (SonoVue®) in diagnosing hepatic alveolar echinococcosis. Ultrasound Med Biol. 2011; 37(7): 1024–1028. doi:10.1016/j.ultrasmedbio.2011.04.014
J747	Thomas Engbert, Design&Kommunikation, Kronsgaard
J751-118	iStock.com/simonkr
J751-160	iStock.com/Cristian Storto Fotografia
J751-161	iStock.com/monkeybusinessimages
J751-162	iStock.com/izusek
J751-165	iStock.com/lucentius
J787	Colourbox.com
J787-197	Colourbox.com/Angel Cortijo Nieto
J787-236	Colourbox.com/#257659
J787-285	Colourbox.com/Olena Ivanova
J787-295	Colourbox.com/Mikkel Friis Vognæs
K115	Andreas Walle, Hamburg
K157	Werner Krüper
K183	Eckardt Weimer, Würselen
K330	L. Renninger, München
K421	Günter Biener, Neuss
L106	Henriette Rintelen, Velbert
L109	G. u. A. Cornford, Reinheim
L138	Martha Kosthorst, Borken
L143	Heike Hübner, Berlin
L157	Susanne Adler, Lübeck
L190	Gerda Raichle
L215	Sabine Weinert-Spieß, Neu-Ulm
L231	Stefan Dangl, München
L234	Helmut Holtermann, Dannenberg
L255	Irina Kart, Berlin
M100	Schäffler A, Schmidt S. Mensch, Körper, Krankheit. Gustav Fischer Verlag, 1995
M114	Dr. med. Matthias Braun, Cuxhaven
M117	Prof. Dr. Gerhard Grevers, München
M121	Nicole Menche, Langen
M123	Prof. Dr. med. Thomas Dirschka, Wuppertal
M174	Prof. Dr. Gernot Rassner, Tübingen
M180	Prof. Dr. med. Viola Hach-Wunderle, Frankfurt am Main
M181	Dr. med. Steffen Krautzig, Bad Münder
M253	Michaela Brandstätter, Frankfurt am Main
M305	Prof. Dr. med. Gerd Peter Meyer, Hannover
M377	Dr. med. Wolfgang Blank, Reutlingen
M382	Dr. med. Dietmar Hoffmann, Stuttgart
M387	Dr. med. Uwe Schwaiger, Reutlingen
M388	Ludwig Steffgen, Erlangen
M389	Prof. Dr. med. Holger Strunk, Bonn
M392	Dr. med. Klaus Wild, Reutlingen
M443	Prof. Dr. med. Olav Jansen, Kiel
M467	Prof. Dr. Thomas Gain, Regensburg
M468	Prof. Dr. S. Sollberg, Schwerin
M478	Prof. Dr. Wolfgang A. Weber, München
M486	Prof. Dr. Evangelos Giannitsis, Heidelberg
M500	Prof. Dr. med. G. W. Kauffmann, Heidelberg
M505	Prof. Dr. med. Philippe L. Pereira, Heilbronn
M506	PD Dr. med. S. Tuengerthal, Heidelberg
M507	PD Dr.med. B. Radeleff, Heidelberg
M658	Uwe Wagner, Aschaffenburg
M847	Dr. med. Johannes W. Rey, Mainz
O157	Prof. Dr. J. Bahlmann, Hannover
O408	M. Gärtner, Gauting
O502	Dr. med. Eckhard Müller, Bernkastel-Kues
O548	Dr. med. A. Franke, Hannover
O619	Diana Lutz, München
O663	M. Gruber, Dresden
P442	Prof. Dr. med. Hans Konrad Müller-Hermelink, Würzburg
P443	Dr. med. Marcus Geist
R168	Gruber G, Hansch A. Interaktiver Atlas der Blickdiagnostik. 2. A. Elsevier/Urban & Fischer, 2005
R172	Mims CA et al. Medical Microbiology. 3rd ed. Elsevier/Mosby, 2004
R229	Forbes CD, Jackson WF. Farbatlas Innere Medizin. Elsevier/ Urban & Fischer, 2008
R232	Mayatepek E. Pädiatrie. 1. A. Elsevier/Urban & Fischer, 2007
R246	Gruber G, Hansch A. Kompaktatlas Blickdiagnosen in der Inneren Medizin. 2. A. Elsevier/Urban & Fischer, 2009
R285	Böcker W et al. Pathologie. 5. A. Elsevier/Urban & Fischer, 2012
S008-4	Kauffmann G et al. Radiologie. 4. A. Elsevier/Urban & Fischer, 2011
T125	Prof. Dr. Ulrich Stierle, Lübeck
T127	Prof. Dr. Dr. Peter Scriba, München
T195	Roman Bühler, Giengen/Brenz
T197	Dr. med. Burkhardt Danz, Ulm
T417	Used with permission of Mayo Foundation for Medical Education and Research. All rights reserved.
T441	Prof. Dr. R.J. Schröder, Charité Universitätsmedizin Berlin – Klinik für Strahlenheilkunde
T451	Prof. Dr. med. Stephan Miller, Tübingen
T465	Prof. Dr. R. Chaouvi, Berlin
T466	Prof. Dr. med. W. Seegerer
T479	Prof. Dr. H.U. Kauczor, Heidelberg
T816–2	Universitätsklinikum Jena, Klinik für Innere Medizin III, Direktor Prof. Dr. med. Gunter Wolf, MHBA
T828	Prof. Dr. M. Böhm, Universitätsklinikum des Saarlandes, Kardiologie, Angiologie und internistische Intensivmedizin
U106	R. Cegla GmbH & Co. KG
U126	Lilly Pharma GmbH, Bad Homburg
U131	TechniMed AG, Basel
U144	Medela Medizintechnik GmbH & Co Handels KG
U222	Fresenius Kabi Deutschland GmbH
U223	B. Braun Melsungen AG, Melsungen
U231	Janssen-Cilag GmbH
U232	Merck KGaA, Darmstadt
U233	Mundipharma GmbH, Limburg a. d. Lahn
U408	ICU Medical Deutschland GmbH, Grasbrunn
U410	Burg Pharma GmbH, Bernburg
V081	Resmed Deutschland GmbH
V084	Löwenstein Medical Technology
V113	Dr. Osypka GmbH, Grenzach-Wyhlen
V133	Baxter Deutschland GmbH, Unterschleißheim
V137	Siemens AG, Healthcare Sector, Erlangen
V143	Thomas Hilfen für Behinderte GmbH & Co. Medico KG, Bremervörde
V148	Philips Medizin Systeme, Hamburg
V153	Sarstedt AG & Co, Nürnbrecht
V170-4	© 2025 Medtronic. All rights reserved.
V175	PENTAX Europe GmbH, Hamburg
V334	SD-nostik GmbH, Sinsheim
V394	Andreas Fahl Medizintechnik-Vertrieb GmbH, Köln

V420-1 © Teleflex Incorporated
V474 Lungentrainer.de
V479 Flores medical GmbH, Probstzella
V481 medi GmbH & Co.KG, Bayreuth
V491 Philips Respironics
V492 abavo GmbH, Buchloe
V517 medac GmbH, Wedel
V637 GTI medicare GmbH, Hattingen
V749 © Drägerwerk AG & Co. KGaA, Lübeck
W162 DSO, Deutsche Stiftung Organtransplantation
W798 World Health Organization (WHO)
W988-004 Bundesärztekammer (BÄK), Kassenärztliche Bundesvereinigung (KBV), Arbeitsgemeinschaft der Wissenschaftlichen Medizinischen Fachgesellschaften (AWMF). Nationale VersorgungsLeitlinie Asthma – Langfassung, 4. Auflage. Version 1. 2020 [cited: 2021-06-07]. DOI: 10.6101/AZQ/000469. www.asthma.versorgungsleitlinien.de.
W1038 The Palliative care Outcome Scale (POS) "Reproduced with the permission of King's College London as the Intellectual Property owners of the German POS v1 patient questionnaire"
W1075-007 Stanzel SB et al. Deutsche Gesellschafft für Pneumologie und Beatmungsmedizin e. V., S3 Leitlinie: Nichtinvasive Beatmung als Therapie der chronischen respiratorischen Insuffizienz. Version V1.3; 17.07.2024; https://register.awmf.org/de/leitlinien/detail/020-008; Zugriff am: 03.01.2025
W1392 Trägerverein Aktionsbündnis gegen AIDS e. V., Berlin
W1396 Centers for Disease Control and Prevention. Where malaria occurs. https://www.cdc.gov/malaria/about/distribution.html
X214 Heatherton TF, Kozlowski LT, Frecker RC, Fagerström KO. The Fagerström Test for Nicotine Dependence: a revision of the Fagerström Tolerance Questionnaire. Br J Addict. 1991; 86(9): 1119–1127. doi:10.1111/j.1360-0443.1991.tb01879.x
X221 Robert Koch-Institut, Berlin
X221-052 Krebs in Deutschland für 2019/2020. 14. Ausgabe. Robert Koch-Institut (Hrsg) und die Gesellschaft der epidemiologischen Krebsregister in Deutschland e. V. (Hrsg). Berlin, 2023
X221-065 Ständige Impfkommission: Empfehlungen der Ständigen Impfkommission (STIKO) beim Robert Koch-Institut 2026. Epid Bull 2026; 4: 1–79 | DOI 10.25646/13636.2 CC BY 4.0 License

Fehler gefunden

An unsere Inhalte haben wir sehr hohe Ansprüche. Trotz aller Sorgfalt kann es jedoch passieren, dass sich ein Fehler einschleicht oder fachlich-inhaltliche Aktualisierungen notwendig geworden sind.
Sobald ein relevanter Fehler entdeckt wird, stellen wir eine Korrektur zur Verfügung. Mit diesem QRCode gelingt der schnelle Zugriff.

https://www.elsevier.com/de-de/resources/errata

Wir sind dankbar für jeden Hinweis, der uns hilft, dieses Werk zu verbessern. Bitte richten Sie Ihre Anregungen, Lob und Kritik an folgende E-Mail-Adresse: kundendienst@elsevier.com

Inhaltsverzeichnis

1 Einführung in die Pflege von Menschen mit internistischen Erkrankungen ... 1
1.1 Der internistisch erkrankte Mensch ... 2
1.1.1 Alter ... 2
1.1.2 Multimorbidität ... 2
1.1.3 Krankheitsspektrum ... 2
1.2 Besonderheiten der Pflege in der Inneren Medizin ... 3
1.2.1 Pflegekompetenz in der Inneren Medizin ... 3
1.2.2 Ziele der Pflege ... 3
1.2.3 Aufgaben der Pflegenden ... 6
1.2.4 Beobachten, Beurteilen und Intervenieren ... 7
1.2.5 Pflegerische Überleitung ... 9
1.3 Der geriatrische Patient in der Inneren Medizin ... 10
1.3.1 Arbeiten mit geriatrischen Patienten ... 10
1.3.2 Besonderheiten im Umgang mit geriatrischen Patienten ... 11
1.4 Der Diagnoseprozess in der Inneren Medizin ... 11
1.4.1 Überblick ... 11
1.4.2 Labordiagnostik ... 12
1.4.3 Röntgendiagnostik ... 14
1.4.4 Kernspintomografie ... 16
1.4.5 Nuklearmedizinische Untersuchungsverfahren ... 17
1.4.6 Sonografie und Doppler-Sonografie ... 18
1.4.7 Endoskopische Untersuchungen ... 19
1.4.8 Punktionen und Biopsien ... 19
1.5 Therapien in der Inneren Medizin ... 19
1.5.1 Therapeutische Strategien und rechtliche Grundlagen ... 19
1.5.2 Arzneimitteltherapie ... 20
1.5.3 Enterale Ernährung ... 21
1.5.4 Parenterale Ernährung ... 26
1.5.5 Periphervenöser Zugang ... 26
1.5.6 Zentraler Venenkatheter und zentralvenöse Infusion ... 27
1.5.7 Pflege während der Infusionstherapie ... 30
1.5.8 Künstliche Harnableitung ... 31
Literatur und Kontaktadressen ... 33

2 Pflege von Menschen mit Schmerzen ... 35
Pflegesituation „Schmerz lass nach – schnelle Hilfe für Frau Götz" ... 35
2.1 Einführung in die Pflege von Patienten mit Schmerzen ... 36
2.2 Klinische Charakteristika des Schmerzes ... 37
2.2.1 Schmerzformen ... 37
2.2.2 Akute und chronische Schmerzen ... 38
2.2.3 Schmerzfolgen ... 38
2.3 Schmerzassessment ... 39
2.3.1 Schmerzanamnese ... 40
2.3.2 Standardisierte Schmerzeinschätzungsinstrumente ... 41
2.3.3 Schmerzassessment bei Patienten mit kognitiven oder kommunikativen Einschränkungen ... 42
2.3.4 Verlaufskontrollen ... 43
2.4 Schmerztherapie ... 44
2.4.1 Einführung ... 44
2.4.2 Grundsätze der systemischen medikamentösen Schmerztherapie ... 44
2.4.3 Nicht-Opioid-Analgetika ... 46
2.4.4 Opioid-Analgetika ... 48
2.4.5 Missbrauchgefahr von Analgetika ... 50
2.4.6 Co-Analgetika und Begleitmedikamente ... 50
2.4.7 WHO-Stufenschema zur Schmerztherapie ... 51
2.4.8 Regionalanalgesieverfahren ... 51
2.4.9 Pflege und Patientenberatung bei medikamentöser Schmerztherapie ... 52
2.4.10 Nichtmedikamentöse Schmerztherapien ... 52
Literatur und Kontaktadressen ... 55

3 Pflege von Menschen in Notfallsituationen ... 57
Pflegesituation „Jede Minute zählt" ... 57
3.1 Was ist ein Notfall? ... 58
3.2 Vorgehen bei einem Notfall – Wiederbelebung ... 59
3.2.1 Vorgehen im Überblick ... 59
3.2.2 Kardiopulmonale Reanimation (CPR) ... 61
3.2.3 Notfallausstattung einer internistischen Station ... 67
3.3 Unklare Bewusstlosigkeit ... 67
3.4 Schock ... 68
3.5 Erste Hilfe bei Vergiftungen ... 70
3.5.1 Elementartherapie bei Vergiftungen ... 71
3.5.2 Alkoholvergiftung ... 73
3.6 Erste Hilfe bei Krampfanfällen ... 73
3.7 Erste Hilfe bei Boluserei gnissen ... 73
Literatur und Kontaktadressen ... 74

4 Pflege von Menschen mit Herzerkrankungen ... 75
Pflegesituation „Ein Spaziergang mit Folgen" ... 75
4.1 Pflege in der Kardiologie ... 76
4.1.1 Betroffene Menschen ... 76
4.1.2 Prävention ... 77
4.1.3 Rehabilitation ... 78
4.1.4 Patientenberatung ... 78
4.1.5 Beobachten, Beurteilen und Intervenieren ... 79
4.1.6 Zentraler Venendruck (ZVD) ... 81

4.2 **Hauptbeschwerden und Leitbefunde des Herzpatienten** 82
4.2.1 Schmerzen im Thorax („Herzschmerzen") 82
4.2.2 Herzklopfen, Herzrasen, Herzstolpern 83
4.2.3 Synkopen 83
4.2.4 Zyanose 83
4.3 **Der Weg zur Diagnose in der Kardiologie** 84
4.3.1 Anamnese und körperliche Untersuchung 84
4.3.2 Elektrokardiogramm (EKG) 85
4.3.3 Belastungs-EKG 87
4.3.4 Langzeit-EKG 88
4.3.5 Echokardiografie 88
4.3.6 Myokardszintigrafie 90
4.3.7 Weitere bildgebende Verfahren 90
4.3.8 Herzkatheterdiagnostik 90
4.3.9 Herzmuskelbiopsie 93
4.4 **Durchblutungsstörungen des Herzens** 93
4.4.1 Koronare Herzkrankheit (KHK) 93
4.4.2 Akutes Koronarsyndrom und Herzinfarkt 96
4.5 **Herzinsuffizienz** 102
4.5.1 Akute Herzinsuffizienz 102
4.5.2 Chronische Herzinsuffizienz 102
4.5.3 Akutes Lungenödem 106
4.6 **Herzrhythmusstörungen** 107
4.6.1 Einführung 107
4.6.2 Extrasystolen 111
4.6.3 Tachykarde Herzrhythmusstörungen 112
4.6.4 Reizleitungsstörungen des Herzens 114
4.6.5 Bradykarde Herzrhythmusstörungen 115
4.7 **Entzündliche Herzerkrankungen** 116
4.7.1 Endokarditis 116
4.7.2 Myokarditis 117
4.7.3 Perikarditis 118
4.8 **Kardiomyopathien** 118
4.9 **Herzklappenfehler** 120
4.9.1 Übersicht 120
4.9.2 Mitralklappenstenose 121
4.9.3 Mitralklappeninsuffizienz 121
4.9.4 Mitralklappenprolaps 121
4.9.5 Aortenklappenstenose 121
4.9.6 Aortenklappeninsuffizienz 121
4.10 **Herztumoren** 121
4.10.1 Benigne Herztumoren 121
4.10.2 Maligne Herztumoren 122
4.11 **Angeborene Herzfehler bei Erwachsenen** 122
4.11.1 Überblick 122
4.11.2 Vorhofseptumdefekt 122
Literatur und Kontaktadressen 123

5 **Pflege von Menschen mit Kreislauf- und Gefäßerkrankungen** 125
Pflegesituation „Wo ist Betty?" 125
5.1 **Pflege bei Kreislauferkrankungen und in der Angiologie** 126
5.1.1 Betroffene Menschen 127
5.1.2 Prävention 127
5.1.3 Rehabilitation 129
5.1.4 Patientenberatung 129
5.1.5 Beobachten, Beurteilen und Intervenieren 130
5.2 **Hauptbeschwerden und Leitbefunde bei Kreislauf- und Gefäßerkrankungen** 131
5.2.1 Schmerzen 131
5.2.2 Extremitätenschwellung 131
5.3 **Der Weg zur Diagnose bei Kreislauf- und Gefäßerkrankungen** 132
5.3.1 Anamnese und körperliche Untersuchung 132
5.3.2 Blutdruck- und Dopplerdruckmessung 132
5.3.3 Klinische Funktionsprüfungen 133
5.3.4 (Farb-)Duplex-Sonografie 134
5.3.5 Angiografie 134
5.4 **Blutdruckregulationsstörungen** 135
5.4.1 Arterielle Hypertonie 135
5.4.2 Hypertensiver Notfall 140
5.4.3 Hypotonie 141
5.5 **Erkrankungen der Arterien** 142
5.5.1 Arteriosklerose 142
5.5.2 Periphere arterielle Verschlusskrankheit (pAVK) 144
5.5.3 Akuter arterieller Verschluss einer Extremitätenarterie 146
5.5.4 Arterielle Durchblutungsstörungen der Eingeweidearterien 148
5.5.5 Raynaud-Syndrom 148
5.5.6 Thrombangiitis obliterans 149
5.5.7 Aneurysmen (Übersicht) 149
5.5.8 Aortenaneurysma 150
5.5.9 Disseziierendes Aneurysma 151
5.6 **Schlaganfall** 151
5.6.1 Krankheitsentstehung und Risikofaktoren 152
5.6.2 Symptome und Untersuchungsbefunde 153
5.6.3 Diagnostik 155
5.6.4 Therapie und Rezidivprophylaxe 155
5.6.5 Pflegerische Interventionen nach Schlaganfall 156
5.7 **Vaskuläre Demenz** 162
5.8 **Antikoagulation und Lyse** 166
5.9 **Erkrankungen der Venen** 169
5.9.1 Varikose 169
5.9.2 Thrombophlebitis 171
5.9.3 Tiefe Venenthrombose (Phlebothrombose) 172
5.9.4 Chronisch-venöse Insuffizienz (CVI) 175
5.9.5 Ulcus cruris 175

5.10 **Erkrankungen des lymphatischen Systems** 177
5.10.1 Lymphangitis und Lymphadenitis 177
5.10.2 Lymphödem 178
Literatur und Kontaktadressen 180

6 Pflege von Menschen mit Atemwegs- und Lungenerkrankungen 183
Pflegesituation „Rauchen, bis die Luft ausgeht" 184
6.1 Pflege bei Atemwegs- und Lungenerkrankungen 185
6.1.1 Betroffene Menschen 185
6.1.2 Prävention: Nikotinprävention und -entwöhnung 185
6.1.3 Rehabilitation 188
6.1.4 Patientenberatung 188
6.1.5 Beobachten, Beurteilen und Intervenieren 189
6.1.6 Pflege bei Sauerstofftherapie 195
6.1.7 Pflege bei Tracheotomie und Trachealkanüle 197
6.1.8 Pflege bei Pleuradrainage 198
6.1.9 Heimbeatmung 201
6.2 Hauptbeschwerden und Leitbefunde des Patienten mit Lungenerkrankungen 204
6.2.1 Dyspnoe 204
6.2.2 Veränderungen der Atemfrequenz 205
6.2.3 Veränderungen der Atemintensität und des Atemmusters 206
6.2.4 Atemgeräusche 206
6.2.5 Husten 207
6.2.6 Sputum 207
6.3 Diagnostik bei Lungenerkrankungen 208
6.3.1 Anamnese und körperliche Untersuchung 208
6.3.2 Bildgebende Diagnostik 209
6.3.3 Lungenfunktionsdiagnostik 209
6.3.4 Blutgasanalyse 211
6.3.5 Pulsoximetrie 212
6.3.6 Endoskopische Untersuchungen 213
6.3.7 Pleurapunktion 213
6.3.8 Untersuchung im Schlaflabor 214
6.4 Infektiöse Erkrankungen der Atmungsorgane 215
6.4.1 Influenza 215
6.4.2 Akute (Tracheo-)Bronchitis 217
6.4.3 Pneumonie 217
6.4.4 Aspiration und Aspirationspneumonie 221
6.4.5 Tuberkulose 221
6.5 Asthma bronchiale 225
6.6 Chronisch-obstruktive Lungenerkrankungen 231
6.6.1 Chronische und chronisch-obstruktive Bronchitis 231
6.6.2 Lungenemphysem 234
6.7 Interstitielle Lungenerkrankungen/ Lungenfibrosen 235
6.7.1 (Lungen-)Sarkoidose 236
6.7.2 Exogen-allergische Alveolitis 237
6.7.3 Weitere Lungenfibrosen 237
6.8 Lungentumoren 238
6.8.1 Gutartige Lungentumoren 238
6.8.2 Lungenkarzinom 238
6.8.3 Sekundäre Lungenmalignome 240
6.9 Pneumothorax 241
6.10 Erkrankungen des Lungenkreislaufs 242
6.10.1 Lungenembolie 242
6.10.2 Pulmonale Hypertonie und chronisches Cor pulmonale 245
6.11 Pleuraerkrankungen 246
6.11.1 Pleuritis 246
6.11.2 Pleuraerguss 246
6.11.3 Pleuramesotheliom 247
6.12 Schlafbezogene Atmungsstörungen und Schlafapnoesyndrom 247
6.13 ARDS 248
6.14 Mukoviszidose 249
6.15 Bronchiektasen 250
Literatur und Kontaktadressen 251

7 Pflege von Menschen mit Erkrankungen des Magen-Darm-Trakts 253
Pflegesituation „Frau Gäbele hat Bauchschmerzen" 253
7.1 Pflege bei Erkrankungen des Magen-Darm-Trakts 254
7.1.1 Betroffene Menschen 255
7.1.2 Prävention 255
7.1.3 Rehabilitation 255
7.1.4 Patientenberatung 255
7.1.5 Beobachten, Beurteilen und Intervenieren 255
7.1.6 Pflege bei Ösophaguskompressionssonden 257
7.1.7 Pflege bei gastrointestinalen Sonden 259
7.1.8 Orthograde Darmspülung 261
7.1.9 Stomatherapie und Stomapflege 262
7.2 Hauptbeschwerden des Patienten mit Magen-Darm-Erkrankungen 265
7.2.1 Übelkeit und Erbrechen 265
7.2.2 Dysphagie 266
7.2.3 Bauchschmerzen 267
7.2.4 Akutes Abdomen 268
7.2.5 Hämatemesis, Teerstuhl und Blutstuhl 269
7.2.6 Diarrhö 270
7.2.7 Obstipation 271
7.3 Gastroenterologische Diagnostik 273
7.3.1 Anamnese und körperliche Untersuchung 273
7.3.2 Stuhluntersuchungen 273
7.3.3 Bildgebende Verfahren 274
7.3.4 Endoskopie und Endosonografie 275
7.3.5 Funktionsdiagnostik 276
7.3.6 Helicobacter pylori und Tests zum Nachweis von Helicobacter pylori 277

7.4 Erkrankungen des Ösophagus . . . 278
7.4.1 Ösophagitis . . . 278
7.4.2 Refluxkrankheit und Refluxösophagitis . . . 278
7.4.3 Hiatushernie . . . 279
7.4.4 Ösophagusdivertikel . . . 280
7.4.5 Ösophagusmotilitätsstörungen . . . 280
7.4.6 Ösophaguskarzinom . . . 281
7.5 Erkrankungen des Magens . . . 282
7.5.1 Funktionelle Dyspepsie . . . 282
7.5.2 Gastritis . . . 282
7.5.3 Peptisches Ulkus . . . 283
7.5.4 Magenkarzinom . . . 286
7.5.5 MALT-Lymphom des Magens . . . 287
7.6 Erkrankungen des Dünn- und Dickdarms . . . 287
7.6.1 Ileus . . . 287
7.6.2 Malassimilationssyndrom . . . 289
7.6.3 Nahrungsmittelunverträglichkeiten . . . 290
7.6.4 Glutensensitive Enteropathie . . . 292
7.6.5 Chronisch-entzündliche Darmerkrankungen . . . 293
7.6.6 Clostridium-difficile-Diarrhö . . . 297
7.6.7 Ischämische Kolitis . . . 297
7.6.8 Dickdarmdivertikulose und -divertikulitis . . . 297
7.6.9 Reizdarmsyndrom . . . 298
7.6.10 Dickdarmpolypen . . . 299
7.6.11 Kolorektales Karzinom . . . 300
Literatur und Kontaktadressen . . . 301

8 Pflege von Menschen mit Erkrankungen von Leber, Gallenwegen, Pankreas und Milz . . . 303
Pflegesituation „Ernsthafte Bauchschmerzen" . . . 303
8.1 Pflege bei Erkrankungen von Leber, Gallenwegen, Pankreas und Milz . . . 304
8.1.1 Betroffene Menschen . . . 304
8.1.2 Prävention, Alkoholprävention und -entwöhnung . . . 305
8.1.3 Rehabilitation . . . 309
8.1.4 Patientenberatung . . . 309
8.1.5 Beobachten, Beurteilen und Intervenieren . . . 310
8.2 Hauptbeschwerden bei Erkrankungen von Leber, Gallenwegen, Pankreas und Milz . . . 310
8.2.1 Ikterus und Cholestase . . . 310
8.2.2 Aszites . . . 312
8.3 Der Weg zur Diagnose . . . 313
8.3.1 Anamnese und körperliche Untersuchung . . . 313
8.3.2 Laboruntersuchungen . . . 313
8.3.3 Bildgebende Verfahren . . . 314
8.3.4 Aszitespunktion . . . 315
8.3.5 Leberbiopsie . . . 316
8.3.6 Laparoskopie . . . 317
8.4 Erkrankungen der Leber . . . 318
8.4.1 Hepatitis: Überblick . . . 318
8.4.2 Akute Virushepatitis . . . 318
8.4.3 Chronische Hepatitis . . . 322
8.4.4 Alkoholische Leberschädigung . . . 324
8.4.5 Leberschädigungen durch andere Noxen . . . 325
8.4.6 Akutes Leberversagen . . . 325
8.4.7 Leberzirrhose und Leberkoma . . . 325
8.4.8 Tumoren der Leber . . . 330
8.4.9 Stoffwechselerkrankungen mit Hauptmanifestation an der Leber . . . 331
8.5 Erkrankungen von Gallenblase und Gallenwegen . . . 332
8.5.1 Cholelithiasis . . . 332
8.5.2 Cholezystitis . . . 335
8.5.3 Akute eitrige Cholangitis . . . 335
8.5.4 Nicht-eitrige chronisch-destruierende Cholangitis und primär biliäre Zirrhose . . . 336
8.5.5 Primär sklerosierende Cholangitis . . . 336
8.5.6 Gallenblasen- und Gallengangkarzinom . . . 337
8.6 Erkrankungen des Pankreas . . . 337
8.6.1 Akute Pankreatitis . . . 337
8.6.2 Chronische Pankreatitis und Pankreasinsuffizienz . . . 339
8.6.3 Pankreaskarzinom . . . 340
8.7 Erkrankungen der Milz . . . 341
8.7.1 Splenomegalie . . . 341
8.7.2 Hypersplenismus . . . 341
Literatur und Kontaktadressen . . . 342

9 Pflege von Menschen mit Erkrankungen der Nieren . . . 343
Pflegesituation „Wenn man Krankheiten lange ignoriert" . . . 343
9.1 Pflege in der Nephrologie . . . 344
9.1.1 Betroffene Menschen . . . 344
9.1.2 Prävention . . . 345
9.1.3 Rehabilitation . . . 345
9.1.4 Patientenberatung . . . 346
9.1.5 Beobachten, Beurteilen und Intervenieren . . . 346
9.2 Hauptbeschwerden des nierenkranken Patienten . . . 347
9.2.1 Veränderungen der Harnproduktion . . . 347
9.2.2 Beschwerden beim Wasserlassen . . . 347
9.2.3 Harninkontinenz . . . 348
9.2.4 Schmerzen bei nephrologischen Erkrankungen . . . 349
9.3 Der Weg zur Diagnose in der Nephrologie . . . 349
9.3.1 Anamnese und körperliche Untersuchung . . . 349
9.3.2 Diagnostische Uringewinnung . . . 349
9.3.3 Urinuntersuchungen . . . 350
9.3.4 Blutuntersuchungen bei Nierenerkrankungen . . . 352
9.3.5 Sonografie . . . 353
9.3.6 Andere bildgebende Verfahren (Computer- und Kernspintomografie, Angiografie) . . . 354
9.3.7 Nierensequenzszintigrafie . . . 354
9.3.8 Nierenbiopsie . . . 354

9.4 Harnwegsinfekte und bakterielle Nierenentzündungen 355
9.4.1 Überblick über die Harnwegsinfekte 355
9.4.2 Akute Zystitis 355
9.4.3 Akute Pyelonephritis 356
9.4.4 Chronische Pyelonephritis 357
9.4.5 Urogenitaltuberkulose: Nierentuberkulose 358
9.5 Glomerulonephritis 358
9.5.1 Akute Glomerulonephritis 358
9.5.2 Nephrotisches Syndrom 360
9.5.3 Chronische Glomerulonephritis 361
9.6 Interstitielle Nephritis 361
9.6.1 Akute interstitielle Nephritis 361
9.6.2 Chronische interstitielle Nephritis 362
9.7 Akutes Nierenversagen 362
9.8 Chronische Niereninsuffizienz 365
9.9 Nierenersatztherapie 368
9.9.1 Hämodialyse und Hämofiltration 369
9.9.2 Peritonealdialyse (Bauchfelldialyse) 372
9.9.3 Nierentransplantation 373
9.9.4 Palliativtherapie 375
9.10 Nephrolithiasis 375
9.11 Nierenarterienstenose 376
9.12 Raumfordernde Prozesse in der Niere 377
9.13 Störungen des Wasser- und Elektrolythaushalts 378
9.13.1 Ödeme 378
9.13.2 Störungen des Wasser- und Natriumhaushalts 379
9.13.3 Störungen des Kaliumhaushalts 381
9.13.4 Störungen des Kalziumhaushalts 383
9.13.5 Störungen des Magnesiumhaushalts 384
9.14 Störungen des Säure-Basen-Haushalts 384
9.14.1 Azidose 384
9.14.2 Alkalose 386
Literatur und Kontaktadressen 386

10 Pflege von Menschen mit endokrinologischen, stoffwechsel- und ernährungsbedingten Erkrankungen 387
Pflegesituation „Taio ist müde" 388
10.1 Pflege bei endokrinologischen, stoffwechsel- und ernährungsbedingten Erkrankungen 389
10.1.1 Betroffene Menschen 389
10.1.2 Prävention 389
10.1.3 Rehabilitation 390
10.1.4 Patientenberatung: Ernährungsberatung 390
10.1.5 Beobachten, Beurteilen und Intervenieren 391
10.2 Der Weg zur Diagnose in der Endokrinologie 391
10.2.1 Anamnese und körperliche Untersuchung 391
10.2.2 Blut- und bildgebende Untersuchungen 392
10.3 Erkrankungen der Hypophyse 392
10.3.1 Unterfunktion des Hypophysenvorderlappens 392
10.3.2 Überfunktion des Hypophysenvorderlappens 393
10.3.3 Diabetes insipidus 394
10.3.4 Syndrom der inadäquaten ADH-Sekretion 394
10.4 Schilddrüsenerkrankungen 395
10.4.1 Schilddrüsendiagnostik 395
10.4.2 Euthyreote Struma 396
10.4.3 Hyperthyreose 397
10.4.4 Hypothyreose 399
10.4.5 Thyreoiditis 400
10.4.6 Schilddrüsenkarzinom 401
10.5 Erkrankungen der Nebenschilddrüsen und metabolische Knochenerkrankungen 402
10.5.1 Überfunktion der Nebenschilddrüsen 402
10.5.2 Unterfunktion der Nebenschilddrüsen 403
10.5.3 Osteoporose 404
10.6 Erkrankungen der Nebennieren 406
10.6.1 Überfunktion der Nebennierenrinde 406
10.6.2 Unterfunktion der Nebennierenrinde 408
10.6.3 Erkrankungen des Nebennierenmarks: Phäochromozytom 410
10.7 Diabetes mellitus 411
10.7.1 Definition und Einteilung 411
10.7.2 Diabetes mellitus Typ 1 411
10.7.3 Diabetes mellitus Typ 2 412
10.7.4 Diabetisches Koma 414
10.7.5 Hypoglykämie 415
10.7.6 Folgeerkrankungen des Diabetes mellitus 417
10.7.7 Insulintherapie bei Diabetes mellitus 417
10.7.8 Orale medikamentöse Therapie des Diabetes mellitus Typ 2 422
10.7.9 Pflege des Patienten mit Diabetes mellitus 423
10.7.10 Ernährung bei Diabetes mellitus 426
10.7.11 Diabetesmanagement 428
10.7.12 Diabetesschulung und -rehabilitation 429
10.7.13 Diabetesprävention 430
10.8 Ernährungsbedingte Erkrankungen 430
10.8.1 Übergewicht und Adipositas 430
10.8.2 Untergewicht, Unter- und Mangelernährung 433
10.8.3 Fettstoffwechselstörungen 434
10.8.4 Vitaminmangelsyndrome und Hypervitaminosen 437
10.8.5 Spurenelementmangelsyndrome 438
10.9 Hyperurikämie und Gicht 439
10.10 Neuroendokrine Neoplasien 440
10.11 Weitere Erkrankungen des endokrinen Systems und des Stoffwechsels 441
10.11.1 Porphyrien 441
10.11.2 Alpha-1-Antitrypsin-Mangel 442
Literatur und Kontaktadressen 443

11 Pflege von Menschen mit hämatologischen Erkrankungen 445
Pflegesituation „Isoliert und doch nicht allein" 445
11.1 Pflege in der Hämatologie 446
11.1.1 Betroffene Menschen 446
11.1.2 Prävention 447

11.1.3 Rehabilitation ... 447
11.1.4 Patientenberatung ... 447
11.1.5 Beobachten, Beurteilen, Intervenieren ... 447
11.2 Hauptbeschwerden und Leitbefunde des Patienten in der Hämatologie ... 447
11.2.1 Gewichtsabnahme, Fieber und Nachtschweiß ... 447
11.2.2 Infektionsneigung ... 448
11.2.3 Lymphknotenvergrößerung ... 448
11.3 Diagnostik in der Hämatologie ... 448
11.3.1 Anamnese und körperliche Untersuchung ... 448
11.3.2 Blutsenkung ... 448
11.3.3 Blutbilduntersuchungen ... 449
11.3.4 Blutgruppenbestimmung ... 450
11.3.5 Gerinnungstests ... 453
11.3.6 Knochenmarkpunktion und -biopsie ... 454
11.4 Therapiemaßnahmen in der Hämatologie ... 455
11.4.1 Blutprodukte ... 455
11.4.2 Hämatopoetische Stammzelltransplantation ... 459
11.4.3 CAR-T-Zelltherapie ... 464
11.5 Erkrankungen der Erythrozyten ... 464
11.5.1 Übersicht über die Anämien ... 464
11.5.2 Eisenmangelanämie ... 465
11.5.3 Anämie bei chronischer Erkrankung ... 467
11.5.4 Megaloblastäre Anämien ... 467
11.5.5 Hämolytische Anämien ... 468
11.5.6 Aplastische Anämien und Panzytopenie ... 470
11.5.7 Sekundäre Polyglobulie ... 471
11.6 Erkrankungen der Leukozyten ... 471
11.6.1 Übersicht über die malignen hämatologischen Erkrankungen ... 471
11.6.2 Akute Leukämien ... 472
11.6.3 Chronische Leukämien ... 473
11.6.4 Allergische Agranulozytose ... 475
11.7 Maligne Lymphome ... 475
11.7.1 Hodgkin-Lymphom ... 475
11.7.2 Non-Hodgkin-Lymphome ... 476
11.7.3 Multiples Myelom ... 476
11.8 Chronische myeloproliferative Neoplasien ... 478
11.9 Myelodysplastische Syndrome ... 478
11.10 Hämorrhagische Diathesen ... 479
11.10.1 Thrombozytopenie ... 480
11.10.2 Thrombozytopathie ... 481
11.10.3 Von-Willebrand-Jürgens-Syndrom ... 481
11.10.4 Hämophilie A und B ... 481
11.10.5 Verbrauchskoagulopathie ... 482
11.10.6 Blutungen durch Gefäßerkrankungen ... 483
11.10.7 Pflege von Patienten mit hämorrhagischer Diathese ... 483
Literatur und Kontaktadressen ... 484

12 Pflege von Menschen mit onkologischen Erkrankungen ... 485
Pflegesituation „Wenn die Nahrungsaufnahme zur Herausforderung wird" ... 485
12.1 Pflege bei onkologischen Erkrankungen ... 486
12.1.1 Betroffene Menschen ... 487
12.1.2 Prävention ... 487
12.1.3 Rehabilitation ... 489
12.1.4 Patientenberatung ... 490
12.1.5 Beobachten, Beurteilen, Intervenieren ... 490
12.1.6 Pflege bei tumorassoziierter Fatigue ... 495
12.2 Grundlagenwissen in der Onkologie ... 496
12.2.1 Einteilung von Tumoren ... 496
12.2.2 Phasen der Krebsentstehung und Krebsursachen ... 497
12.2.3 Metastasierung ... 498
12.3 Hauptbeschwerden und Leitbefunde des Patienten in der Onkologie ... 499
12.3.1 Gewichtsabnahme und Leistungsknick ... 499
12.3.2 Schmerz ... 499
12.3.3 Paraneoplastische Syndrome ... 499
12.4 Diagnostik in der Onkologie ... 499
12.4.1 Anamnese und körperliche Untersuchung ... 499
12.4.2 Tumormarker ... 500
12.4.3 Bildgebende Diagnostik in der Onkologie ... 500
12.4.4 Lymphknoten- und Tumorpunktion/-exstirpation ... 501
12.4.5 Staging ... 501
12.5 Therapiemaßnahmen in der Onkologie ... 502
12.5.1 Leitlinien der Behandlung ... 502
12.5.2 Chemotherapie mit Zytostatika ... 503
12.5.3 Zielgerichtete Krebstherapien ... 510
12.5.4 Weitere medikamentöse Ansätze ... 512
12.5.5 Strahlentherapie ... 513
12.5.6 Supportive Therapie ... 515
12.6 Notfälle in der Onkologie ... 516
Literatur und Kontaktadressen ... 517

13 Pflege von unheilbar kranken Menschen (Palliative Care) ... 519
Pflegesituation „Noch einmal laut jubeln" ... 519
13.1 Palliative Care – was ist das? ... 520
13.1.1 Ziele der Palliative Care ... 520
13.1.2 Kennzeichen der Palliative Care ... 521
13.1.3 Strukturen palliativer Versorgung ... 525
13.2 Symptomkontrolle in der Palliative Care ... 526
13.2.1 Pflegeprozess in der Palliative Care ... 526
13.2.2 Palliative Schmerztherapie ... 526
13.2.3 Gastrointestinale Symptome ... 528
13.2.4 Tumorassoziierte Fatigue ... 530
13.2.5 Delir ... 531
13.3 Akute Krisensituationen ... 532
13.3.1 Vorausschauende Krisenplanung ... 532
13.3.2 Atemnot ... 533

13.3.3 Akute Blutungen . . . 533
13.3.4 Epileptischer Anfall . . . 533
13.3.5 Angst/Panik . . . 534
13.4 Pflege in der Terminalphase . . . 535
13.4.1 Veränderungen am Ende des Lebens . . . 535
13.4.2 Pflege in der Terminalphase . . . 535
13.4.3 Angehörige mitnehmen . . . 536
13.4.4 Sterbebegleitung versus Sterbehilfe . . . 537
Literatur und Kontaktadressen . . . 538

14 Pflege von Menschen mit rheumatologischen und Systemerkrankungen . . . 539
Pflegesituation „Da sein, wenn es zählt" . . . 539
14.1 Pflege bei rheumatologischen Erkrankungen . . . 540
14.1.1 Betroffene Menschen . . . 541
14.1.2 Prävention . . . 541
14.1.3 Rehabilitation . . . 541
14.1.4 Patientenberatung . . . 542
14.1.5 Beobachten, Beurteilen, Intervenieren . . . 542
14.2 Grundlagenwissen in der Rheumatologie . . . 544
14.3 Beschwerden des rheumatologischen Patienten . . . 544
14.3.1 Gelenkschmerzen und -schwellungen . . . 544
14.3.2 Gelenksteifigkeit und Gelenkdeformitäten . . . 545
14.3.3 Beschwerden der gelenknahen Sehnen und Schleimbeutel . . . 545
14.3.4 Störungen des Allgemeinbefindens und Symptome an Augen, Haut und inneren Organen . . . 545
14.4 Der Weg zur Diagnose in der Rheumatologie . . . 546
14.4.1 Anamnese und körperliche Untersuchung . . . 546
14.4.2 Blutuntersuchungen . . . 547
14.4.3 Bildgebende Diagnostik . . . 548
14.4.4 Diagnostische Gelenkpunktion . . . 549
14.5 Behandlungsstrategien in der Rheumatologie . . . 549
14.5.1 Systemisch-medikamentöse Therapie . . . 550
14.5.2 Physikalische Therapie . . . 553
14.5.3 Ernährung . . . 555
14.5.4 Lokaltherapien . . . 555
14.6 Entzündlich-rheumatische Arthritiden . . . 556
14.6.1 Rheumatoide Arthritis . . . 556
14.6.2 (Seronegative) Spondyloarthritiden . . . 559
14.7 Kollagenosen . . . 561
14.7.1 Systemischer Lupus erythematodes . . . 561
14.7.2 Progressive systemische Sklerodermie . . . 563
14.7.3 Polymyositis/Dermatomyositis . . . 565
14.7.4 Mischkollagenose . . . 565
14.7.5 Sjögren-Syndrom . . . 565
14.8 Vaskulitiden . . . 566
14.8.1 Primäre Vaskulitiden . . . 566
14.8.2 Sekundäre Vaskulitiden . . . 568
14.9 Fibromyalgiesyndrom . . . 568
Literatur und Kontaktadressen . . . 569

15 Pflege von Menschen mit Erkrankungen des Immunsystems . . . 571
Pflegesituation „Pflegen ohne Vorurteile" . . . 571
15.1 Allergien . . . 572
15.1.1 Krankheitsentstehung und Typen allergischer Reaktionen . . . 572
15.1.2 Allergologische Diagnostik . . . 575
15.1.3 Behandlung und Prävention von Allergien . . . 575
15.1.4 Allergischer Schnupfen . . . 578
15.1.5 Insektengiftallergie . . . 578
15.1.6 Allergische Urtikaria . . . 579
15.2 Autoimmunerkrankungen . . . 580
15.3 Immundefekte . . . 582
15.3.1 Angeborene Immundefekte . . . 582
15.3.2 Erworbene Immundefekte . . . 583
15.4 HIV-Infektion und AIDS . . . 584
15.4.1 Übersicht und Krankheitsverlauf . . . 584
15.4.2 HIV-assoziierte Infektionen . . . 586
15.4.3 HIV-assoziierte Malignome . . . 587
15.4.4 Behandlungsstrategie . . . 588
15.4.5 Pflege von HIV-Infizierten . . . 589
15.4.6 Prävention . . . 590
Literatur und Kontaktadressen . . . 592

16 Pflege von Menschen mit Infektionskrankheiten . . . 593
Pflegesituation „Unkraut vergeht nicht" . . . 594
16.1 Pflege bei Infektionskrankheiten . . . 595
16.1.1 Betroffene Menschen . . . 595
16.1.2 Prävention von Infektionen: Überblick . . . 596
16.1.3 Infektionsprophylaxe: Impfprophylaxe . . . 596
16.1.4 Prophylaxe einer Infektion durch Nadelstichverletzungen . . . 597
16.1.5 Rehabilitation . . . 600
16.1.6 Patientenberatung . . . 600
16.1.7 Beobachten, Beurteilen und Intervenieren . . . 600
16.1.8 Maßnahmen zur Verhinderung der Keimverbreitung . . . 601
16.1.9 Pflege von Patienten mit Infektionen durch multiresistente Erreger . . . 604
16.2 Grundbegriffe der klinischen Infektionslehre . . . 607
16.2.1 Infektion – Infektionskrankheit . . . 607
16.2.2 Infektionsquellen und Übertragungswege . . . 608
16.2.3 Ablauf einer Infektionskrankheit . . . 609
16.3 Hauptbeschwerden und Leitbefunde bei Infektionskrankheiten . . . 609
16.3.1 Fieber . . . 609
16.3.2 Hauterscheinungen . . . 611
16.3.3 Lymphknotenschwellung . . . 611
16.4 Der Weg zur Diagnose bei Infektionskrankheiten . . . 611
16.4.1 Anamnese und körperliche Untersuchung . . . 611
16.4.2 Blutuntersuchungen bei Infektionen: Überblick . . . 611

16.4.3 Direkter Erregernachweis ... 612
16.4.4 Indirekter Erregernachweis: Serologische Blutuntersuchungen ... 614
16.4.5 Diagnostisches Vorgehen bei Fieber unklarer Genese ... 614
16.5 Bakterielle Infektionen ... 615
16.5.1 Eigenschaften von Bakterien ... 615
16.5.2 Behandlung bakterieller Infektionen ... 616
16.5.3 Erkrankungen durch Staphylokokken ... 618
16.5.4 Erkrankungen durch Streptokokken ... 619
16.5.5 Erkrankungen durch Enterokokken ... 621
16.5.6 Erkrankungen durch Meningokokken und Gonokokken ... 621
16.5.7 Infektiöse Diarrhöen durch Salmonellen, Shigellen und andere Erreger ... 622
16.5.8 Typhus und Paratyphus ... 625
16.5.9 Erkrankungen durch Yersinien ... 626
16.5.10 Erkrankungen durch andere Enterobakterien ... 626
16.5.11 Erkrankungen durch Pseudomonaden: Pseudomonas aeruginosa ... 627
16.5.12 Erkrankungen durch Legionellen ... 627
16.5.13 Erkrankungen durch Brucellen ... 628
16.5.14 Erkrankungen durch Vibrionen: Cholera ... 628
16.5.15 Erkrankungen durch Haemophilus ... 629
16.5.16 Erkrankungen durch Bordetellen: Keuchhusten ... 629
16.5.17 Erkrankungen durch Korynebakterien: Diphtherie ... 630
16.5.18 Erkrankungen durch Listerien: Listeriose ... 630
16.5.19 Erkrankungen durch Sporenbildner: Tetanus, Milzbrand, Gasbrand und Botulismus ... 631
16.5.20 Erkrankungen durch Mykobakterien ... 632
16.5.21 Erkrankungen durch Spirochäten ... 632
16.5.22 Erkrankungen durch Mykoplasmen ... 634
16.5.23 Erkrankungen durch Chlamydien, Coxiellen und Rickettsien ... 634
16.6 Virale Infektionen ... 635
16.6.1 Eigenschaften von Viren ... 635
16.6.2 Herpesvirus-Infektionen: Übersicht ... 637
16.6.3 Herpes-simplex-Infektionen ... 637
16.6.4 Varicella-Zoster-Virus-Infektionen ... 638
16.6.5 Zytomegalie ... 640
16.6.6 Infektiöse Mononukleose ... 641
16.6.7 Erkrankungen durch Picornaviren ... 642
16.6.8 Erkrankungen durch Paramyxoviren: Übersicht ... 642
16.6.9 Masern ... 642
16.6.10 Mumps ... 643
16.6.11 Röteln ... 644
16.6.12 Erkrankungen durch Flavi-Viren: FSME, Gelbfieber und hämorrhagische Fieber ... 644
16.6.13 Erkrankungen durch Hanta-Viren ... 645
16.6.14 Tollwut ... 645
16.6.15 Coronaviren ... 646
16.7 Prionenkrankheiten: Creutzfeldt-Jakob-Krankheit ... 648
16.8 Infektionen durch Pilze (Mykosen) ... 649
16.8.1 Eigenschaften von Pilzen ... 649
16.8.2 Dermatomykosen ... 651
16.8.3 Candidose ... 652
16.8.4 Systemmykosen ... 653
16.9 Infektionen durch Protozoen ... 654
16.9.1 Malaria ... 654
16.9.2 Toxoplasmose ... 656
16.9.3 Amöbiasis ... 656
16.9.4 Weitere Protozoenerkrankungen ... 657
16.10 Erkrankungen durch Würmer ... 658
16.10.1 Erkrankungen durch Bandwürmer ... 658
16.10.2 Erkrankungen durch Saugwürmer ... 661
16.10.3 Erkrankungen durch Rundwürmer ... 661
16.10.4 Weitere Wurmerkrankungen ... 663
16.11 Erkrankungen durch Arthropoden ... 664
16.11.1 Erkrankungen durch Milben ... 664
16.11.2 Erkrankungen durch Läuse ... 665
16.12 Sepsis ... 666
16.13 ZNS-Infektionen ... 668
16.13.1 Meningitis ... 668
16.13.2 Enzephalitis ... 669
16.14 Tropenkrankheiten ... 670
16.15 Meldepflicht bei Infektionskrankheiten ... 671
Literatur und Kontaktadressen ... 672

17 Laborwerte ... 675

Lösungsvorschläge zu den Lernaufgaben ... 685

Register ... 705

KAPITEL

1 Einführung in die Pflege von Menschen mit internistischen Erkrankungen

1.1 Der internistisch erkrankte Mensch 2
1.1.1 Alter 2
1.1.2 Multimorbidität 2
1.1.3 Krankheitsspektrum 2

1.2 Besonderheiten der Pflege in der Inneren Medizin 3
1.2.1 Pflegekompetenz in der Inneren Medizin 3
1.2.2 Ziele der Pflege 3
1.2.3 Aufgaben der Pflegenden 6
1.2.4 Beobachten, Beurteilen und Intervenieren 7
1.2.5 Pflegerische Überleitung 9

1.3 Der geriatrische Patient in der Inneren Medizin 10
1.3.1 Arbeiten mit geriatrischen Patienten 10
1.3.2 Besonderheiten im Umgang mit geriatrischen Patienten 11

1.4 Der Diagnoseprozess in der Inneren Medizin 11
1.4.1 Überblick 11
1.4.2 Labordiagnostik 12
1.4.3 Röntgendiagnostik 14
1.4.4 Kernspintomografie 16
1.4.5 Nuklearmedizinische Untersuchungsverfahren 17
1.4.6 Sonografie und Doppler-Sonografie 18
1.4.7 Endoskopische Untersuchungen 19
1.4.8 Punktionen und Biopsien 19

1.5 Therapien in der Inneren Medizin 19
1.5.1 Therapeutische Strategien und rechtliche Grundlagen 19
1.5.2 Arzneimitteltherapie 20
1.5.3 Enterale Ernährung 21
1.5.4 Parenterale Ernährung 26
1.5.5 Periphervenöser Zugang 26
1.5.6 Zentraler Venenkatheter und zentralvenöse Infusion 27
1.5.7 Pflege während der Infusionstherapie 30
1.5.8 Künstliche Harnableitung 31

Literatur und Kontaktadressen 33

DEFINITION

Innere Medizin: Zentrales medizinisches Fachgebiet, das sich befasst mit:
- Vorbeugung *(Prophylaxe)*
- Erkennung *(Diagnostik)*
- Konservativer, internistisch-interventioneller und intensivmedizinischer Behandlung *(Therapie)* sowie
- Rehabilitation

bei Erkrankungen der inneren Organe (mit Ausnahme der Geschlechtsorgane), des Stoffwechsels, des Blutes, der Gefäße, bei internistischen allergischen und immunologischen Erkrankungen, internistischen Erkrankungen des Stütz- und Bewegungsapparats sowie Infektionskrankheiten und Vergiftungen.

Aufgrund der Komplexität des Fachgebiets haben sich innerhalb der Inneren Medizin Schwerpunkte entwickelt, u. a. die
- *Angiologie* (➤ Kap. 5)
- *Endokrinologie und Diabetologie* (➤ Kap. 10)
- *Gastroenterologie* (➤ Kap. 7, ➤ Kap. 8)
- *Hämatologie und Internistische Onkologie* (➤ Kap. 11, ➤ Kap. 12)
- *Kardiologie* (➤ Kap. 4)
- *Nephrologie* (➤ Kap. 9)
- *Pneumologie* (➤ Kap. 6) und
- *Rheumatologie* (➤ Kap. 14).

Mögliche fachärztliche Zusatzweiterbildungen umfassen u. a. die Allergologie (➤ Kap. 15), Geriatrie (➤ 1.3), Infektiologie (➤ Kap. 16), Notfallmedizin (➤ Kap. 3), Palliativmedizin (➤ Kap. 13) und (spezielle) Schmerztherapie (➤ Kap. 2).

Patienten auf internistischen Stationen haben häufig mehrere Erkrankungen, die in Wechselbeziehung zueinander stehen (➤ 1.1.2). Dies ist eine besondere Herausforderung für die Pflegenden. Die zahlreichen Berührungspunkte mit anderen Fachgebieten erfordern sowohl im ambulanten als auch im stationären Bereich eine enge und gut organisierte interdisziplinäre Zusammenarbeit mit anderen Berufsgruppen.

Viele internistische Erkrankungen werden von der individuellen Lebensführung beeinflusst. Fragen u. a. nach den Ernährungs- und Lebensgewohnheiten (z. B. Rauchen), Hobbys oder dem Beruf sind hier von Bedeutung. All diese Aspekte fließen immer in die fachlichen Überlegungen zur Pflege ein. Die individuell abgestimmte Auswahl von pflegerischen Angeboten ist nur anhand einer ganzheitlichen Betrachtung des Patienten im Rahmen der Pflegeanamnese möglich.

1.1 Der internistisch erkrankte Mensch

Bei internistischen Erkrankungen handelt es sich – im Gegensatz z. B. zur Augenheilkunde – oft um Erkrankungen, die sich nicht auf ein einzelnes Organ beschränken, und die somit Auswirkungen auf den gesamten Menschen haben. Zudem können vor allem chronische Krankheitsbilder (wie z. B. Herzinsuffizienz, Diabetes mellitus oder Krebserkrankungen) bedeutende Auswirkungen auf den Alltag des Betroffenen haben.

Einschränkungen lebenswichtiger Organe, wie z. B. Herz oder Lunge, können außerdem zu großen Ängsten führen. Pflegende können den Betroffenen durch Aufklärung und Beratung Sicherheit vermitteln.

1.1.1 Alter

Internistische Erkrankungen können in jedem Alter auftreten, allerdings liegt der Schwerpunkt in der zweiten Lebenshälfte. Auch der demografische Wandel führt zu einem Anstieg älterer, internistisch erkrankter Menschen. Dies hat zur Folge, dass Pflegende Biografien und fest verwurzelte Verhaltensmuster in ihrer Planung berücksichtigen müssen. Auch müssen Pflegende im Rahmen der Prävention und Gesundheitsförderung überlegen, welche Verhaltensänderungen in der jeweiligen Gesamtsituation des Patienten am wichtigsten und realistisch sind und wie diese am besten erreicht werden können. Bei einem Mittfünfziger mit Risikofaktoren für Herz-Kreislauf-Erkrankungen sind andere Maßnahmen möglich und nötig als bei einem fast 80-Jährigen.

Auch allgemeine Alterserscheinungen, z. B. verminderte allgemeine Leistungsfähigkeit, eingeschränkte Mobilität und Flexibilität, beeinflussen die Möglichkeiten gesundheitsfördernder und präventiver Maßnahmen.

1.1.2 Multimorbidität

DEFINITION

Multimorbidität: Gleichzeitiges Vorhandensein von mindestens drei chronischen Erkrankungen. Es besteht eine starke Altersabhängigkeit [1].

Ist nicht nur *ein*, sondern sind *mehrere* Organe in ihrer Leistung oder Leistungsreserve eingeschränkt, so spricht man von **Multimorbidität.** So leidet ein multimorbider Patient beispielsweise gleichzeitig an Herzinsuffizienz, Bluthochdruck, Niereninsuffizienz und Diabetes mellitus (➤ Abb. 1.1).

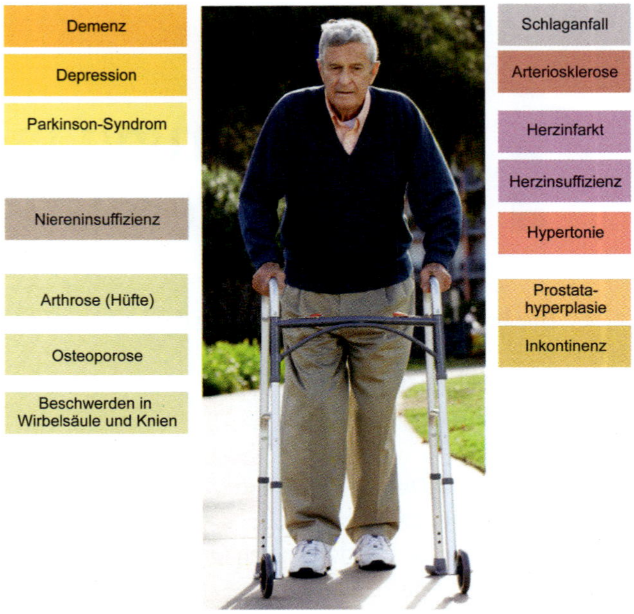

Abb. 1.1 Bei einem multimorbiden Patienten liegen mindestens drei Erkrankungen gleichzeitig vor. [J787, L190]

Multimorbidität kann die Behandlung des Patienten erheblich erschweren. Beispielsweise können einige Arzneimittel nur in niedriger Dosierung oder überhaupt nicht gegeben werden. Oder ein Medikament bessert zwar die eine Erkrankung (z. B. Bluthochdruck), verschlechtert aber eine andere (z. B. eine gleichzeitige arterielle Durchblutungsstörung).

1.1.3 Krankheitsspektrum

In den letzten Jahrzehnten kam es in den Industrieländern zu einer Verschiebung von den akuten zu den chronischen Erkrankungen, psychische Erkrankungen gewannen an Bedeutung.

Chronische Erkrankungen

Patienten mit einer chronischen Erkrankung müssen sich damit auseinandersetzen, dass die Erkrankung sie ihr Leben lang begleiten und vielfach auch einschränken wird.

Chronische Erkrankungen

- Treten in unterschiedlichen Lebensphasen – v. a. im höheren Alter – auf
- Beeinträchtigen den Betroffenen unabänderlich und über einen langen Zeitraum hinweg
- Stellen einen tiefen Einschnitt in der Biografie des Betroffenen dar, z. B. bei Minderung der Erwerbsfähigkeit oder Umzug in eine stationäre Pflegeeinrichtung
- Sind i. d. R. mit einem zunehmenden Unterstützungs- und Versorgungsbedarf verbunden, der jedoch im Verlauf stark variiert
- Sind kein isolierter Vorgang, sondern berühren alle Dimensionen des Lebens der Betroffenen.

Der Bewältigungsprozess einer chronischen Erkrankung verläuft individuell höchst unterschiedlich, häufig jedoch in unterschiedlichen Stadien und Phasen, je nach Verlauf der Erkrankung und den erlebten Einschränkungen/Veränderungen. Das Trajekt-Modell von Corbin und Strauss bildet diesen Verlauf im Sinne einer „Flugbahn" ab [2].

Das Wissen um den phasenhaften Verlauf ermöglicht es Pflegenden, Veränderungen und Symptome rechtzeitig zu erkennen und einzuschätzen sowie angemessen darauf zu reagieren. Eine chronische Erkrankung kann über Jahre unverändert bleiben oder sich innerhalb von Tagen verschlechtern. Pflegende beobachten den Patienten sorgfältig auf Veränderungen und passen ihre Unterstützung seinem jeweiligen Zustand an. Im Vordergrund stehen immer die bestmögliche Lebensqualität des Betroffenen und eine möglichst selbstständige Lebensführung (Rehabilitation ➤ 1.2.2).

Es hat sich gezeigt, dass Patienten, die umfassend über ihre Erkrankung aufgeklärt sind, sich der Krankheit weniger ausgeliefert fühlen und sie besser bewältigen. Pflegende unterstützen die Betroffenen in ihrem Bedürfnis nach Information, indem Sie sie z. B. auf geeignete Bücher, Internetseiten oder regionale Selbsthilfegruppen aufmerksam machen, und fördern somit die Gesundheitskompetenz.

Bei chronischen Erkrankungen ist *aktive* Beteiligung des Patienten an der Behandlung prognoseentscheidend. Anstelle des Begriffs **Compliance** wird heute zunehmend der Begriff der **(Therapie-)Adhärenz** benutzt. Er betont das informierte Einverständnis (informed consent) und die Eigenverantwortung des Betroffenen sowie das partnerschaftliche Verhältnis zu Ärzten, Pflegenden und anderen Berufsgruppen (Behandlungsteam). Von besonderer Wichtigkeit ist eine tragfähige Beziehung und angemessene Kommunikation (auch zwischen den verschiedenen Akteuren im Behandlungsteam).

DEFINITION

Adhärenz: Aktive Zusammenarbeit zwischen Patient und Arzt/Behandlungsteam, um zu einer gemeinsamen (partizipativen) Entscheidung und Therapievereinbarung/Behandlungsplanung zu gelangen.

Die bedarfs- und bedürfnisgerechte Versorgung chronisch kranker Menschen umfasst:

- Aufbau eines Vertrauensverhältnisses zum Betroffenen und seinen Angehörigen sowie gute Kommunikation, um Zusammenarbeit und Eigenverantwortung fördern
- Aktivierung, Anleitung und Begleitung bei den erforderlichen Anpassungsherausforderungen, z. B. bei der Veränderung von Alltagsroutinen
- Wissensvermittlung, Beratung und Schulung, z. B. wie Funktionseinbußen kompensiert oder wie vorhandene Ressourcen genutzt werden können
- Einbezug des sozialen Umfelds
- Stärkung der Handlungsfähigkeit
- Förderung von Selbstmanagementfähigkeiten und Partizipation.

Psychische Erkrankungen

Mehr als 40 % der Erwachsenen in Deutschland erhielten 2023 die Diagnose einer psychischen Erkrankung. Angst-, Alkohol- und depressive Störungen sind dabei am häufigsten [3]. Die Behandlungszahlen und Fehltage am Arbeitsplatz aufgrund psychischer Erkrankungen haben im letzten Jahrzehnt erheblich zugenommen. Die höhere Prävalenz ist auch darin begründet, dass die Bereitschaft, sich bei psychischen Störungen professionelle Hilfe zu suchen, gestiegen ist. Dadurch werden diese Erkrankungen nach außen transparenter. Dies ist allerdings zumindest teilweise z. B. durch die gestiegene Bereitschaft bedingt, bei psychischen Störungen professionelle Hilfe zu suchen.

Durch den zunehmenden Anteil alter Menschen ist außerdem die Zahl der an Demenz erkrankten Menschen gestiegen und wird auch in Zukunft weiter wachsen.

1.2 Besonderheiten der Pflege in der Inneren Medizin

1.2.1 Pflegekompetenz in der Inneren Medizin

DEFINITION

Kompetenz (lat. *Befähigung, Vermögen etwas zu tun, Zuständigkeit, Befugnis*): Ein kompetenter Mensch ist für einen bestimmten Handlungsbereich zuständig *und* besitzt spezielle Fähigkeiten, um die damit verbundenen Aufgaben zu bewältigen.
Berufliche Handlungskompetenz: Fähigkeit, die berufliche Umwelt zu begreifen und ziel- und selbstbewusst, reflektiert und verantwortlich zu handeln; umfasst Fach- und Methodenkompetenz, Sozialkompetenz und personale Kompetenz (➤ Tab. 1.1).

Patientenbeobachtung

Auf internistischen Stationen gibt es typische Beobachtungsbereiche (➤ Tab. 1.2), die anhand verschiedener Kriterien oft mehrmals täglich beurteilt werden. Aufgrund dieser Beobachtungen werden entsprechende Pflegeinterventionen geplant.

1.2.2 Ziele der Pflege

Pflegerische Maßnahmen können unterschiedliche Zielsetzungen verfolgen. Liegt der Schwerpunkt auf der Information und Beratung, auf der Vorbeugung von Krankheiten (präventive Pflege) oder deren Heilung (kurative Pflege), wird der Pflegeprozess anders ablaufen als bei der Begleitung unheilbar Erkrankter mit nur noch begrenzter Lebenszeit (palliative Pflege). Pflegeziele werden daher unterschieden in:

- Gesundheitsfördernde Ziele
- Präventive (vorbeugende) Ziele
- Kurative (heilende) Ziele
- Kompensatorische (ausgleichende) Ziele
- Rehabilitative (wiederherstellende) Ziele
- Palliative (erleichternde) Ziele.

Gesundheitsfördernde Pflege

DEFINITION

Gesundheitsfördernde Pflege: Alle Maßnahmen, die die Gesundheit erhalten und fördern. Sie beginnt beim gesunden Menschen und seinen Ressourcen.

Tab. 1.1 Kriterien der beruflichen Handlungskompetenz in der Pflege vom Menschen mit internistischen Erkrankungen.

Kompetenzbereiche	Beispiele für Kompetenzen	Kompetenzen in der internistischen Pflege (Beispiele)
Fach- und Methodenkompetenz	• Fachwissen • Fachliche Fähigkeiten und Fertigkeiten • Organisatorische Fähigkeiten • EDV-Kenntnisse • Kreativität und Innovationsfähigkeit	• Spezielle Positionierung bei Atemnot • Organisation von Untersuchungen, Transporte Untersuchungen und zurück, Überwachung nach Interventionen (z. B. Herzkatheter), Aufnahmen und Entlassung • Wissen zu Wirkungen und Wechselwirkungen von medikamentösen Therapien
Sozialkompetenz	• Teamfähigkeit • Einfühlungsvermögen • Kommunikationsfähigkeit • Kooperationsbereitschaft • Konfliktlösungsbereitschaft • Inter- und intrakulturelle Kompetenz • Kritikkompetenz • Menschenkenntnis, Empathie • Nonverbale Sensibilität	• Konstruktive Zusammenarbeit im multiprofessionellen Team • Ängste der Patienten in akuten Situationen ernst nehmen (z. B. bei Atemnot) • Patienten beraten und anleiten zur Krankheitsbewältigung (z. B. bei Asthma bronchiale)
Personale Kompetenz	• Bereitschaft zur Selbstentwicklung • Selbstreflexionsfähigkeit • Lernbereitschaft • Leistungsbereitschaft • Belastbarkeit • Flexibilität • Kritikfähigkeit, Souveränität, Ausgeglichenheit	• Pflegerisches Fachwissen und Fertigkeiten durch Fortbildungen vergrößern (z. B. Versorgung von demenzerkrankten Menschen im Akutkrankenhaus) • Komplikationen und Notfallsituationen erkennen und sicher managen • Trotz einrichtungsinterner Standards individuelle Besonderheiten bei Patienten erkennen und berücksichtigen

Tab. 1.2 Patientenbeobachtung bei internistisch Erkrankten.

Beobachtungsbereich	Beobachtungskriterien (Beispiele)
Vitalzeichen	
Blutdruck	Höhe in Systole, Diastole
Puls	Frequenz, Rhythmus, Qualität
Atmung	Typ, Frequenz, Rhythmus, Geräusche, Geruch, Sputum
Temperatur	Temperaturwerte, Hautfarbe, Schweiß
Bewusstsein und Orientierung	Vigilanz, Aufmerksamkeit, Denkfähigkeit, Reaktionsfähigkeit, Merkfähigkeit/Gedächtnis, Orientierungsfähigkeit usw.
Ausscheidungen	
Stuhlgang	Frequenz (Obstipation, Diarrhö), Menge, Beimengungen, Farbe, Geruch
Urin	Frequenz, Menge, Beimengungen, Farbe, Geruch
Erbrechen	Art, Zeitpunkt, Menge, Beimengungen, Farbe, Geruch
Haut/Schleimhaut	
Haut	Hautbeschaffenheit, -temperatur, -spannung und -farbe, Ernährungszustand, Inkontinenz
Mundschleimhaut	Beschaffenheit der Mundschleimhaut, Nahrungs- und Flüssigkeitszufuhr, Betätigen der Kaumuskulatur, Mundpflege
Bewegung	
Muskelkraft/Gleichgewicht	Fähigkeit zum eigenständigen Positionswechsel, Steh- und Gehfähigkeit
Beweglichkeit der Gelenke	Bewegungsumfang der großen Gelenke
Weitere	
Schmerzen	Arten, Intensität, Lokalisation, Frequenz, Dauer
Sinne	Sensibilitätsstörungen, Hör- oder Sehbeschwerden
Psyche	Angst, Rückzug

Gesundheitsfördernde Pflege setzt an den Ressourcen des gesunden Menschen an und will diese fördern, um Gesundheit und Wohlbefinden zu steigern.

Maßnahmen der Gesundheitsförderung sind z. B.:

- Kurse zur Erhaltung der Beweglichkeit
- Beratung zu einer ausgewogenen Ernährung
- Programme zur Stärkung der kardialen Leistungsfähigkeit.

Das Bewusstsein über die Bedeutung der Gesundheitsförderung ist in den letzten Jahren enorm gewachsen. Im Deutschen Forum Prävention und Gesundheitsförderung beschäftigen sich verschiedene Arbeitsgruppen mit der Erstellung von Programmen zur Prävention und Gesundheitsförderung, z. B. gesund altern, gesundheitsfördernde Krankenhäuser. Prävention und Gesundheitsförderung sind eng miteinander verbunden und ergänzen sich gegenseitig.

Präventive Pflege

DEFINITION

Prävention (von lat. praevenire = *zuvorkommen, verhüten*): Alle Maßnahmen, die dazu dienen, Erkrankungen und Unfälle zu vermeiden sowie Krankheitsfolgen zu mindern und so Gesundheit zu erhalten. Am 25.7.2015 trat in Deutschland das Präventionsgesetz in Kraft, und es wurde die Nationale Präventionskonferenz (NPK) eingerichtet. Die NPK hat die Aufgabe, eine nationale Präventionsstrategie zu entwickeln.

Mit dem Inkrafttreten des Präventionsgesetzes wurde der gesellschaftliche Stellenwert von Prävention betont. Ziele des Gesetzes sind u. a.:

- Präventionsmaßnahmen und Gesundheitsförderung in die Lebenswelten der Menschen integrieren → gesundheitsförderliche Lebensweise fördern und im Alltag umsetzen (z. B. im persönlichen Wohnumfeld, aber auch in Kindertagesstätten, Schulen, Betrieben und Pflegeeinrichtungen)

- Akteure in Prävention und Gesundheitsförderung (Kranken- und Pflegekassen, Renten- und Unfallversicherungsträger, Bundesländer und Kommunen) stärker vernetzen und Strukturen bereitstellen.

Die drei Formen der **Prävention** (➤ Abb. 1.2), [24]:

- **Primäre Prävention:** Vorbeugung vor Erkrankungen durch Minimierung von Krankheitsrisiken und -ursachen. Setzt also beim (Noch-)Gesunden an. Dazu gehören z. B. Impfungen oder Programme gegen Rauchen. Ziel der primären Prävention ist die Verringerung der Inzidenz von Krankheiten
- **Sekundäre Prävention:** Früherkennung und dadurch frühestmögliche Behandlung einer bereits bestehenden Erkrankung. Hierzu zählen z. B. Krebsvorsorgeuntersuchungen (etwa die sog. Vorsorge-Koloskopie) oder die Gesundheitsuntersuchung ab 35 Jahren zur Erkennung u. a. eines Bluthochdrucks. Die sekundäre Prävention will Anzeichen und Risiken einer Erkrankung frühzeitig identifizieren und beheben/behandeln, sodass deren Progredienz oder Manifestation eingedämmt werden kann
- **Tertiäre Prävention:** Maßnahmen zur Minimierung von Folgeschäden einer bereits bestehenden Erkrankung und zur Verhinderung eines Wiederauftretens der Erkrankung. Beispiel ist die konsequente Therapie eines Asthmas oder einer chronisch-obstruktiven Lungenerkrankung einschließlich der Patientenschulung.

Kurative Pflege

DEFINITION

Kurative Pflege (von lat. curare = *heilen, sorgen*): Alle Maßnahmen, die dazu dienen, Erkrankungen zu heilen.

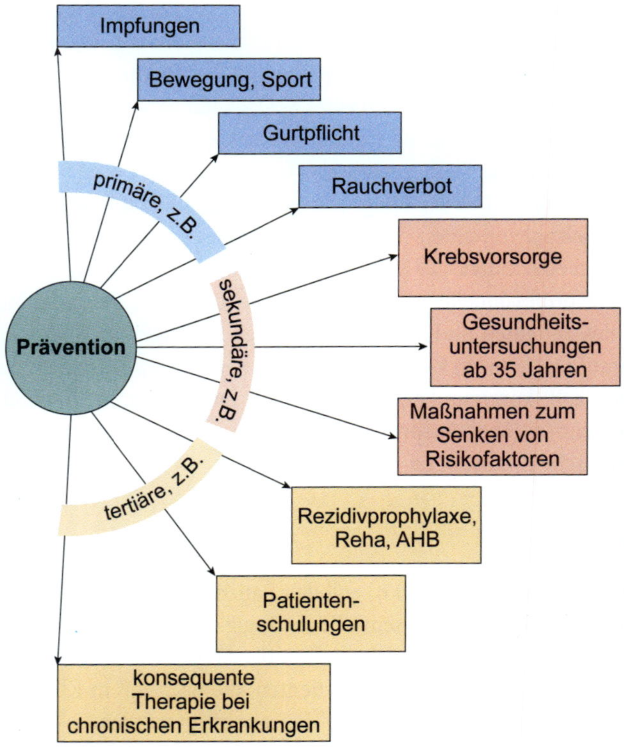

Abb. 1.2 Formen der Prävention. [L190]

Der Schwerpunkt **kurativer** *(heilender)* **Pflege** liegt im Erkennen und Fördern individueller Ressourcen des Patienten, der Durchführung aller erforderlichen Pflegemaßnahmen sowie der ärztlichen Anordnungen, um dem Betroffenen eine möglichst unabhängige Alltagsbewältigung zu ermöglichen. Nicht immer ist eine Heilung im Sinne einer völligen Wiederherstellung möglich.

Pflegende sind Teil des **therapeutischen Teams** von beispielsweise Ärzten, Physiotherapeuten, Ergotherapeuten, Psychologen und Diätassistenten.

Kurative Pflegemaßnahmen sind z. B.

- Anwendung spezieller Pflegekonzepte, z. B. atemunterstützende Maßnahmen/Positionierungen bei Atemwegserkrankungen
- Beratung und Anleitung der Betroffenen und ihrer Angehörigen
- Überwachung und Assistenz therapeutischer Maßnahmen, z. B. Verabreichung von Medikamenten und Infusionen.

Kompensatorische Pflege

DEFINITION

Kompensatorische Pflege (von lat. compensare = *ersetzen*): Alle Maßnahmen, die dazu dienen, einen Ausgleich für bestehende Einschränkungen im körperlich-organischen Bereich zu schaffen.

Bei der **kompensatorischen Pflege** werden Handlungen ganz oder teilweise, vorübergehend oder dauerhaft von den Pflegenden übernommen. Wie bei der kurativen Pflege berücksichtigen diese die Ressourcen des Patienten. Beispiele für kompensatorische Pflege sind:

- Unterstützung bei der Körperpflege z. B. nach Schlaganfall
- Legen einer Ernährungssonde zur Nahrungsaufnahme
- Verabreichung von Sauerstoff bei Atemnot.

Rehabilitative Pflege

DEFINITION

Rehabilitative Pflege (von lat. rehabilitare = *wieder fähig machen*): Alle Leistungen, die darauf ausgerichtet sind, akut oder chronisch Kranken, behinderten oder von Behinderung bedrohten Menschen ein weitgehend selbstständiges Leben zu ermöglichen.

Die Pflegenden übernehmen im Sinne einer **aktivierenden Pflege** so viel wie nötig und dabei so wenig wie möglich. Sie beziehen den Patienten in alle Maßnahmen mit ein und leiten ihn zur selbstständigen Durchführung an, sobald er dazu in der Lage ist. Ziele jeder **Rehabilitation** sind:

- Die Beseitigung oder zumindest Minimierung von Gesundheitsschäden **(medizinische Rehabilitation)**
- Die möglichst weitgehende Teilhabe am gesellschaftlichen Leben **(soziale Rehabilitation)**
- Die (Wieder-)Eingliederung ins Berufsleben **(berufliche Rehabilitation).**

Entsprechend sind an der Rehabilitation viele Berufsgruppen beteiligt, etwa Ärzte, Pflegende, Psychologen, Physiotherapeuten, Ortho-

pädietechniker, Sozialarbeiter und bei Berufstätigen Reha-Berater des Arbeitsamtes. Die berufliche Rehabilitation („Rehabilitation vor Rente") ist darüber hinaus nur durch hohe Kooperationsbereitschaft des bisherigen bzw. potenziellen Arbeitgebers möglich. Mögliche Bausteine sind z. B. spezielle Maßnahmen an Berufsförderungswerken (u. a. mit Arbeitserprobung), aber auch Umschulung oder Versetzung an einen anderen Arbeitsplatz innerhalb des bisherigen Betriebs.
Voraussetzungen:

- Maßnahme aus medizinischen Gründen erforderlich
- Rehabilitationsfähigkeit des Versicherten
- Positive Reha-Prognose
- Notwendigkeit durch Arzt festgestellt.

Bei stationär Behandelten beginnt Rehabilitation bereits im Krankenhaus. Pflege leistet hier einen maßgeblichen Anteil zur Rückgewinnung größtmöglicher Unabhängigkeit in der Alltagsgestaltung und Alltagsbewältigung. Sie schließt dabei die Handlungsfelder Begleitung, Beratung, Unterstützung und Anleitung gleichermaßen ein.
Maßnahmen einer rehabilitativen Pflege sind z. B.:

- Anziehtraining bei Halbseitenlähmung nach Schlaganfall
- Gehtraining (➤ Abb. 1.3)
- Schulung in der Anwendung von Hilfsmitteln wie Insulin-Pens.

Rehabilitationsmaßnahmen sind ambulant wie stationär möglich, wobei in Deutschland trotz des steigenden Anteils ambulanter Reha-Maßnahmen die stationären Maßnahmen in speziellen Rehakliniken nach wie vor den Hauptteil ausmachen.

Für alle Rehabilitationsmaßnahmen sind Motivation und Mitarbeit des Betroffenen ausschlaggebend für das Gelingen.

Nach einer stationären Rehabilitation sind häufig weitere ambulante Maßnahmen sinnvoll, um den Rehabilitationserfolg zu sichern. Dies können z. B. gezielte medizinische Maßnahmen sein, aber auch Selbsthilfegruppen können einen wesentlichen Beitrag leisten.

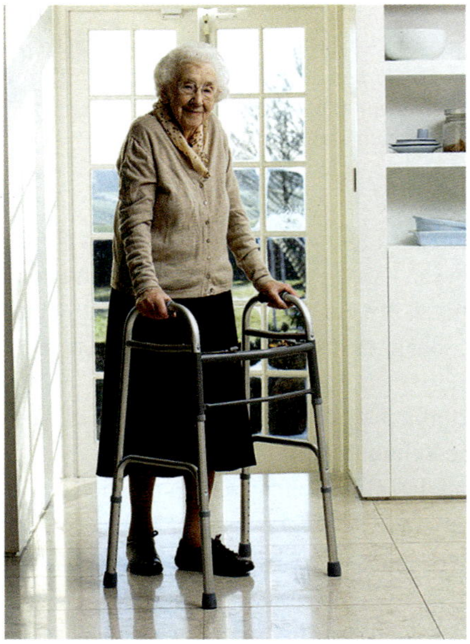

Abb. 1.3 Zur rehabilitativen Pflege gehört z. B. das Gehtraining, damit die Patientin wieder lernt, selbstständig zu gehen. [J787]

Palliative Pflege (Palliative Care)

DEFINITION

Palliative Care (von lat. palliare = *mit einem Mantel bedecken*): „Ansatz zur Verbesserung der Lebensqualität von Patienten und ihren Familien, die mit Problemen konfrontiert sind, die mit einer lebensbedrohlichen Erkrankung einhergehen, und zwar durch Vorbeugen und Lindern von Leiden, durch frühzeitige Erkennung, sorgfältige Einschätzung und Behandlung von Schmerzen sowie anderen Problemen körperlicher, psychosozialer und spiritueller Art" (WHO 2002, [4]).

Palliative Pflege ist ein Angebot an Menschen mit (chronisch) fortschreitenden unheilbaren Erkrankungen. International gebräuchlich ist der Begriff **Palliative Care,** der die ganzheitliche, umfassende Betreuung des Patienten durch verschiedene Berufsgruppen (Pflegende, Ärzte, Psychologen, Physiotherapeuten etc.) betonen soll (Details ➤ Kap. 13).

1.2.3 Aufgaben der Pflegenden

Die Aufgaben der Pflegenden sind immer mehrdimensional und vielschichtig, da sie stets berufliche, gesellschaftliche und individuelle Problemstellungen miteinander verknüpfen.

Die Handlungsfelder der Pflege werden im Folgenden als *Begleitung, Beratung, Unterstützung* und *Anleitung* verstanden.

Begleitung

Begleitung bedeutet sinngemäß „mit jemanden einen Weg gehen". Die Begleitung von Patienten und ihren Angehörigen durch Pflegende zeigt sich in unterschiedlichen Dimensionen: der Transport des im Rollstuhl sitzenden Patienten zur Röntgenabteilung, das Gespräch mit den Angehörigen eines Schlaganfallpatienten, der spirituell-emotionale Beistand für den Erkrankten und seine Angehörigen während des Sterbeprozesses.

Begleitung ist in der Pflege allgegenwärtig und verlangt nach einer Vielzahl von unterschiedlichsten Kompetenzen, um in jeder Situation eine individuell angemessene Begleitung zu leisten.

Ziel professioneller pflegerischer Begleitung ist es, die Bedürfnisse des Patienten und seiner Angehörigen zu erkennen, um gezielt darauf reagieren zu können. Dazu brauchen Pflegende je nach Situation z. B. kommunikative Kompetenz, Empathie und Mitgefühl, die Kenntnis über entsprechende theoretische Konzepte und eigene praktische Erfahrungen.

Beratung

Die **Beratung** (➤ Abb. 1.4) soll den Patienten zur Selbstpflege befähigen und ihm damit seine Unabhängigkeit im Alltag zurückgeben. Die Beratung kann sich auch an die Angehörigen richten, z. B. bei schwer pflegebedürftigen Patienten, die nach ihrem Klinikaufenthalt von den Angehörigen zu Hause gepflegt werden.
Beratung findet z. B. statt:

- Zur Kompensation physischer Folgen einer schweren Erkrankung (z. B. Colitis ulcerosa)
- Zu Hilfsangeboten zur Krankheitsbewältigung (etwa zur Möglichkeit einer psychoonkologischen Beratung bei Krebserkrankung)
- Zum sicheren Verhalten in der häuslichen Umgebung bei Patienten mit erhöhter Infektionsgefahr (z. B. bei Immunsuppression).

Im Folgenden werden die Grundsätze der Patientenberatung dargestellt. Auf die Patientenberatung in speziellen Pflegesituationen, etwa den Umgang mit Schmerzen, die Selbsthilfemöglichkeiten bei Atemnot oder Durchführung und Steuerung einer Insulintherapie bei Diabetes mellitus, wird in den entsprechenden Kapiteln näher eingegangen.

Zuständigkeit bei Beratung

Die Beratungssituation kann die Gefahr von Befugnisüberschneidungen mit sich bringen. Betreffen die Beratungsinhalte z. B. allgemeine Fragen zur Lebensführung (etwa ausgewogene Ernährung, körperliche Bewegung, ausreichend Schlaf) oder die Alltagsgestaltung im Hinblick auf die Selbstpflege (z. B. Fußpflege durch Fachkraft bei Diabetikern), fällt dies in den Aufgabenbereich der Pflegenden. Fallen Beratungswünsche eines Kranken oder seiner Angehörigen in Bereiche anderer Berufsgruppen, vermitteln die Pflegenden den Kontakt bzw. ein Gespräch. Möglicherweise ist es sinnvoll, das Beratungsgespräch gemeinsam zu führen (z. B. Patient plus Pflegefachperson plus Arzt).

Beratungsbedarf und Beratungsziele

Obligater Bestandteil der Patientenberatung ist es, den **Beratungsbedarf** des Patienten zu kennen und gemeinsame **Beratungsziele** zu definieren. Ziel der Beratung ist es immer, dem Patienten die bestmögliche Gestaltung seines Alltags zu ermöglichen.

Das Beratungsgespräch wird personenzentriert geführt. Die Interessen und Erwartungen des Gesprächspartners stehen dabei im Mittelpunkt:

- Aktiv zuhören – beinhaltet eine zugewandte offene Gesprächshaltung, ein authentisches Verhalten der ganzen Person und eine wertschätzende Gesprächshaltung gegenüber dem Gesprächspartner
- Mithilfe von Ich-Botschaften kommunizieren – Ich-Botschaften fördern die Konzentration auf individuell relevante Gesprächsinhalte, da Pauschalisierungen vermieden werden, und eröffnen die Möglichkeit Emotionen mitzuteilen, ohne verletzend zu sein
- Gesprächsinhalte spiegeln (paraphrasieren) – also das Gesagte mit eigenen Worten wiederholen
- Eine nicht-direktive Gesprächsführung praktizieren – d. h., keine „direkten" Anweisungen zu formulieren.

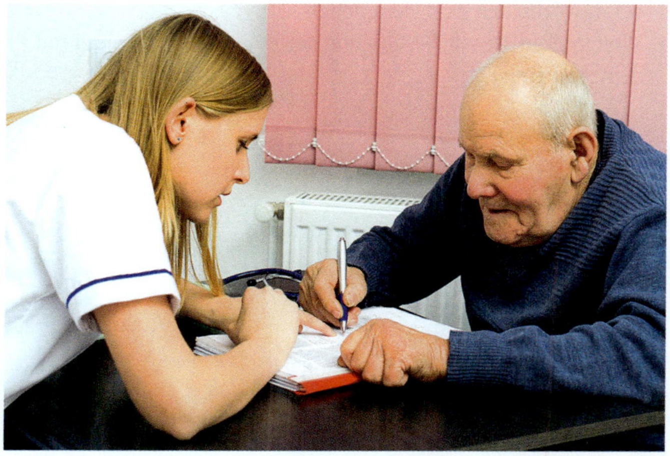

Abb. 1.4 Die Patientenberatung ist eine der zentralen Aufgaben der Pflegenden. Gerade bei älteren Menschen hilft es dabei oft, Informationen schriftlich festzuhalten und mitzugeben, damit sie diese später noch einmal nachlesen können. [J787]

Unterstützung

Die Unterstützung eines kranken Menschen bedeutet vor allem kompensierendes Handeln von Pflegenden zum Ausgleich von Einschränkungen in der Alltagsbewältigung. Die Pflegenden gleichen das Defizit des Kranken in einer bestimmten Situation durch ihr Eingreifen aus, indem sie z. B. Teile der Körperpflege übernehmen.

Anleitung

Anleitung bezeichnet die fachpraktische Unterweisung von kranken Menschen und ihren Angehörigen. Dazu zählen die Vermittlung von fachlichem Hintergrundwissen („Was macht Insulin in meinem Körper?", „Wie berechne ich die für eine Mahlzeit notwendig Insulindosis?") und das praktische Einüben von Handlungsabläufen („Wo und wie injiziere ich Insulin?"). Häufig geschieht das Einüben über Demonstrationen durch die Pflegefachperson und Nachahmung durch den Kranken oder seine Angehörigen.

1.2.4 Beobachten, Beurteilen und Intervenieren

Jede kompetenzgeleitete Pflegehandlung besteht aus den Schritten der Beobachtung, der Beurteilung und der zielgerichteten Intervention. Diese Schritte gelten für *alle* Bereiche pflegerischer Arbeit mit kranken Menschen oder ihren Angehörigen und finden in folgenden Lebensbereichen und -funktionen statt:

- Atmung
- Herz-Kreislauf-Funktion
- Körpertemperatur
- Haut
- Ernährung
- Ausscheidung
- Bewegung
- Kommunikation
- Schlaf
- Bewusstsein
- Schmerz.

Beobachten

DEFINITION

Beobachten: Aufmerksames, methodisches und zielgerichtetes Wahrnehmen, um Informationen zu gewinnen und Entscheidungen zu treffen.

Beobachten beschreibt die willentliche und gezielte Wahrnehmung eines Phänomens mittels der Sinnesorgane oder bestimmter Hilfsmittel, wie z. B. Stethoskop, Thermometer oder Überwachungsmonitor. Beobachten ist nicht immer objektiv, sondern u. a. beeinflusst vom eigenen Befinden, von Erwartungen sowie von Übung und Erfahrung der Pflegenden. Beobachtung ist Voraussetzung professioneller Pflege. Sie erfasst den Menschen möglichst umfassend und berücksichtigt die körperliche, psychische und soziale Ebene.
Ziele der Patientenbeobachtung sind:

- Die individuelle Lebens- und Krankheitssituation zu erkennen
- Den individuellen Beratungs- und Pflegebedarf bzw. die Selbstpflegefähigkeiten zu ermitteln
- Drohende Gefahren zu erkennen und zu verhüten
- Den Krankheits- und Genesungsverlauf bzw. den Therapieerfolg zu überwachen, Veränderungen wahrzunehmen
- Durchgeführte Pflegemaßnahmen zu evaluieren
- Wünsche und Bedürfnisse des Patienten zu erkennen.

Dokumentation – verständlich, präzise, sachlich und objektiv

Die Pflegenden dokumentieren Beobachtungen zeitnah und geben sie ggf. sofort an den behandelnden Arzt weiter. Die Pflegenden drücken sich schriftlich und mündlich leicht verständlich und präzise aus, beschreiben ihre Beobachtung objektiv und sachlich. Sie machen exakte Angaben, z. B. zu Größen, Mengen und zur Zeit.

Beurteilen

DEFINITION

Beurteilen: Deuten eines wahrgenommenen Phänomens (z. B. einer Tachypnoe), d. h., die Ergebnisse der Beobachtung werden in einen Zusammenhang gestellt (hier: mit den Normalwerten verglichen). Die Beurteilung ist die Basis für Planung, Durchführung und Evaluation pflegerischer Interventionen.

Beurteilen setzt voraus, dass die Pflegefachperson:

- Über ausreichende Kenntnisse verfügt, um die Beobachtungen zu objektivieren (z. B. durch Messungen). Sie beobachtet z. B. bei einem Patienten einen roten Kopf und führt eine Blutdruckmessung durch
- Über ausreichendes Fachwissen verfügt, um die Beobachtung in einen Zusammenhang zu stellen, also zu beurteilen. Sie kennt die Blutdruck-Normalwerte und kann den gemessenen Wert daher als zu hoch einordnen. Das Fachwissen beinhaltet auch mögliche Ursachen über Normabweichungen. Die Pflegefachperson fragt den Patienten z. B.: „Haben Sie sich gerade körperlich angestrengt?"

Intervenieren

DEFINITION

Intervenieren (lat. intervenire = *dazwischentreten, sich einschalten*): Eingreifen in eine Situation bzw. einen Konflikt, mit dem Ziel, diesen zu lösen.

Intervenieren in der Pflege: Ergreifen von Pflegemaßnahmen, die ein aktuelles gesundheitliches Problem beseitigen, lindern oder ihm vorbeugen.

Nach Beobachten und Bewerten eines Phänomens leitet die Pflegefachperson sachlich korrekte und fundierte Maßnahmen zur Bewältigung der Situation ein. Sie berücksichtigt bei allen **Interventionen** immer individuelle Bedürfnisse des Patienten, sein Recht auf Selbstbestimmung, seine aktuelle Verfassung und generelle Einflussfaktoren wie z. B. Alter, Familie, soziale Schicht, Religion und Kultur. Sie legt die Pflegeziele gemeinsam mit dem Patienten, ggf. auch mit seinen Angehörigen, fest und evaluiert sie in regelmäßigen Abständen. Bei Bedarf werden die Maßnahmen angepasst.

Beispiel

Die Pflegende nimmt beim Betreten eines Patientenzimmers wahr, dass eine Herzinfarktpatientin unruhig und angespannt wirkt.

Zur Objektivierung der Wahrnehmung *beobachtet* die Pflegende die Atmung der Frau und stellt eine erhöhte Atemfrequenz fest. Im nächsten Schritt fragt sie nach Ursachen für die Unruhe. Die Patientin entgegnet, sie sei aufgeregt wegen der anstehenden Herzkatheteruntersuchung. Zur weiteren Objektivierung der Unruhe überprüft die Pflegende Pulsfrequenz (➤ Abb. 1.5), Pulsqualitäten und Blutdruck. Pulsfrequenz und Blutdruck liegen oberhalb der Norm, der Puls ist gut gefüllt und rhythmisch.

Die *Beurteilung* lautet:

- Die Patientin ist aufgrund von Angst vor der Untersuchung aufgeregt
- Ein Risikopotenzial aufgrund erhöhter Kreislaufbelastung ist gegeben
- Die Situation ist unabänderlich, da die Untersuchungsmaßnahme dringend erforderlich ist.

Eine **Intervention** kann folgendermaßen aussehen:

- Kenntnisdefizite zur Untersuchung bei der Patientin ermitteln
- Defizite ausräumen
- Durch ruhiges und souveränes Auftreten Sicherheit vermitteln
- Beobachtungen und Bewertungen dokumentieren und an den verantwortlichen Arzt weiterleiten
- Weitere Schritte zur Beruhigung der Frau in Abstimmung mit dem Arzt einleiten.

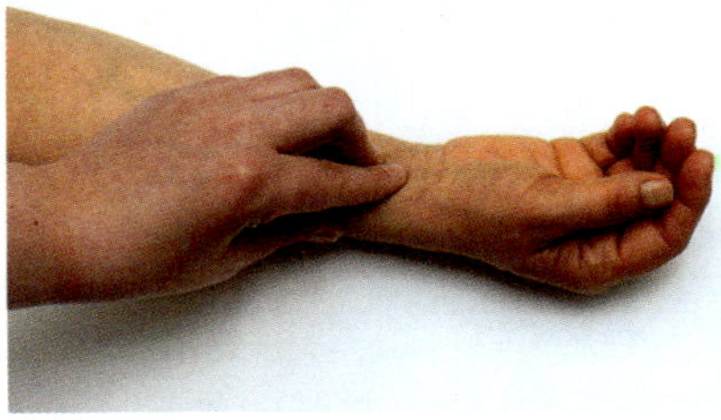

Abb. 1.5 Das Pulsmessen ist eine häufige Maßnahme im Rahmen der Patientenbeobachtung. [K115]

1.2.5 Pflegerische Überleitung

DEFINITION

Pflegerische Überleitung *(pflegerische Entlassungsplanung, Überleitungspflege):* Alle Maßnahmen im Zusammenhang mit der Entlassung oder Verlegung eines Patienten. Sie basiert auf einem strukturiert durchgeführten **Entlassungsprozess.**

Im Expertenstandard „Entlassungsmanagement in der Pflege" sind die notwendigen Voraussetzungen für einen Entlassungsprozess definiert. Ziele der Überleitung sind:

- Kontinuierliche und bedarfsgerechte Versorgung. *Versorgungsbrüche* schränken nicht nur die Lebensqualität des Patienten ein und belasten ihn sowie die Angehörigen, sondern gefährden oftmals den vielleicht mühsam erzielten Behandlungserfolg
- Rückführung in die bestmögliche alltägliche Unabhängigkeit und Selbstständigkeit.

Je nach Pflege- und Unterstützungsbedarf des Patienten sind verschiedene Personen am Entlassungsprozess beteiligt:

- Direkt an der Versorgung beteiligte Berufsgruppen, z. B. Pflegende, Ärzte, Sozialarbeiter, Case Manager, Therapeuten (Physio-, Ergotherapeuten, Logopäden)
- Weitere Berufsgruppen wie Seelsorger, Psychologen, Diätassistenten, Hilfsmittelberater
- Ambulante Pflegedienste, Hausärzte und ehrenamtlich tätige Personen, z. B. Mitglieder von Selbsthilfegruppen.

Entlassungsprozess

Informationssammlung

Die pflegerische Überleitung beginnt bereits mit der **Informationssammlung** am Aufnahmetag. Im Gespräch erfassen die Pflegenden die private Situation des Patienten. Daraus lässt sich ein evtl. erforderlicher Pflege- und/oder Unterstützungsbedarf für die poststationäre Zeit ableiten. Wichtige Eckdaten in diesem Zusammenhang sind:

- Wohn- und Arbeitsbedingungen
- Familiäre Situation
- Allgemeine soziale Situation
- Erreichbarkeit des Hausarztes
- Optionen in der pflegerischen Versorgung (z. B. bisherige Unterstützung durch Angehörige)
- Möglichkeiten der medikamentösen Versorgung.

Die aufgenommenen Daten werden während des Krankenhausaufenthaltes kontinuierlich aktualisiert. Vor der Überleitung des Patienten in andere Einrichtungen oder in die häusliche Umgebung erfolgt eine vorläufig letzte Überprüfung und Anpassung hinsichtlich:

- Diagnose
- Pflegeprozessverlauf
- Grad der Selbstständigkeit des Patienten.

Planung und Durchführung

Auf der Grundlage der gesammelten und aktualisierten Informationen plant die Pflegefachperson die Entlassung des Patienten. Gemeinsam mit ihm, seinen Angehörigen und ggf. weiteren beteiligten Berufsgruppen entwickeln die Pflegenden Strategien zur Gewährleistung einer optimalen Versorgung des Patienten in der poststationären Umgebung.

Entsprechend der Planung wird die Überleitung dann durchgeführt. Die Aufgaben der Pflegenden umfassen Information, Beratung und Anleitung des Patienten bzw. der Angehörigen sowie die Organisation von Hilfsmitteln und Dienstleistungen.

Information und Beratung beziehen sich dabei oftmals auf Pflegedienste, Pflegehilfsmittel und -techniken, Leistungsansprüche durch die Kranken-, Pflegekasse oder das Sozialamt sowie allgemeine Möglichkeiten zur Entlastung der Angehörigen. Wird der Patient weiterhin durch eine professionelle Pflegefachperson betreut, so wird diese frühzeitig über den Pflege- und Unterstützungsbedarf des Patienten informiert (➤ Abb. 1.6) und erhält einen schriftlichen Überleitungsbericht.

Auswertung (Evaluation)

24 Stunden vor der Entlassung werten die Pflegenden ihre Tätigkeiten im Entlassungsprozess aus. Sie prüfen, ob die Durchführung der Planung entspricht oder ob weitere Maßnahmen notwendig sind.

Die *Dokumentation* des Entlassungsprozesses ist wichtig, auch aus rechtlichen Gründen. Hierzu zählt das Verfassen eines Überleitungsberichts, der Informationen zum Pflege- und Unterstützungsbedarf des Patienten weitergibt. Die Pflegenden überlegen, welche Daten notwendigerweise übermittelt werden müssen und sprechen diese mit dem Patienten ab (Datenschutz).

Entlassungsplanung

Für den Prozess der pflegerischen Entlassungsplanung ist im nationalen **Expertenstandard „Entlassungsmanagement in der Pflege"** ein einheitlicher Rahmen geschaffen worden [5]. Der Expertenstandard beinhaltet u. a. überprüfbare Kriterien auf den Ebenen Struktur, Prozess und Ergebnis. Dadurch soll das Ziel – eine personenzentrierte, bedarfsgerechte Entlassungsplanung – erreicht werden.

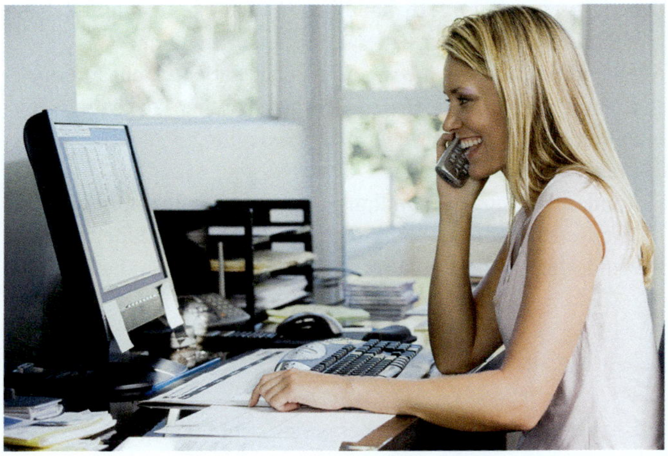

Abb. 1.6 Um Versorgungsbrüche zu vermeiden, stimmen sich Pflegefachpersonen der stationären und ambulanten Betreuung im Rahmen des Entlassungsprozesses rechtzeitig ab. [J751-161]

1

1.3 Der geriatrische Patient in der Inneren Medizin

DEFINITION

Geriatrie *(Alters- oder Altenmedizin):* Fachrichtung der Medizin, die auf Vorbeugung, Diagnostik und Therapie von Krankheiten und körperlichen Einschränkungen im Alter spezialisiert ist. Sie sieht Patienten ganzheitlich, beachtet also alle gesundheitlichen Aspekte, denn ältere Menschen leiden oft an mehreren, gleichzeitig bestehenden Gesundheitsstörungen. Hinzu kommt die Auseinandersetzung mit dem Lebensende.

Nach der Definition im 4. und 5. Altenbericht der Bundesregierung [27, 28] ist ein **geriatrischer Patient** ein i. d. R. biologisch älterer Mensch (über 65 Jahre), der zu Multimorbidität (➢ 1.1.2) neigt, Probleme in physischen, psychischen und sozialen Bereichen aufweist und durch altersbedingte Funktionseinschränkungen bei Erkrankungen akut gefährdet ist. Häufig bestehen sog. geriatrische Syndrome, auch bekannt als die „Geriatrischen I“:

- Immobilität
- Irritabilität
- Instabilität
- Inkontinenz
- Isolation
- Immundefekte
- Impotenz
- Ggf. iatrogene Schädigungen, z. B. Delir.

Insgesamt droht der Verlust von:

- Selbstständigkeit
- Sozialer Kompetenz
- Unabhängigkeit.

Die klinische Versorgung geriatrischer Patienten ist organisatorisch in drei Bereiche gegliedert:

- Die **Akutgeriatrie:** akutmedizinische, konservative Versorgung des geriatrischen Patienten
- Die **geriatrische Rehabilitationseinrichtung:** keine akute Versorgung, Rehabilitation mit geriatrischem Versorgungsschwerpunkt (stationär oder ambulant), geriatrische Tagesklinik
- Das **geriatrische Fachkrankenhaus:** Mischform im Rahmen der geriatrischen Komplexbehandlung. Akutversorgung und Rehabilitation geriatrischer Patienten in einer Abteilung.

Aufgrund des hohen Anteils geriatrischer Patienten auf internistischen Stationen sind die Grundsätze geriatrischer Pflege und Rehabilitation auch dort von wesentlicher Bedeutung.

Therapiedauer:

- Mindestens sieben Behandlungstage und zehn Therapieeinheiten
- Mindestens 14 Behandlungstage und 20 Therapieeinheiten
- Mindestens 21 Behandlungstage und 30 Therapieeinheiten.

1.3.1 Arbeiten mit geriatrischen Patienten

Die Arbeit der Pflegenden in der geriatrischen Versorgung ist u. a. gekennzeichnet durch:

- Zusammenarbeit im multiprofessionellen Team, bestehend aus Pflegenden, Ärzten, Psychologen/Neuropsychologen, Physio- und Ergotherapeuten sowie Mitarbeitern des Sozialdiensts, obligat
- Zugriff auf andere Fachabteilungen bei speziellen Fragestellungen (u. a. Gastroskopie, Koloskopie, Röntgen, CT, LZ-EKG)
- Mitarbeit am geriatrischen Assessment
- Führen von Gesprächen mit Patienten und Angehörigen, u. a. Informations- und Beratungsgespräche, z. B. zur Ernährung oder Anwendung von Hilfsmitteln und zu Präventionsmaßnahmen
- Unterstützung und Anleitung bei den alltäglichen Verrichtungen
- Gezieltes Krafttraining
- Anleitung und Training lebenspraktischer Fähigkeiten ggf. unter Anwendung von Hilfsmitteln zur pflegerischen Versorgung, wie z. B. Patientenlifter, Strumpfanziehhilfen, Drehscheiben, Rollatoren, Griffverdickungen
- Ernährungsberatung und Substitution/ Ausgleich von Mangelerscheinungen (z. B. Eiweiß und/oder Vitamin D)
- Erhaltung der Therapiefähigkeit durch verschiedene Aktivierungsangebote.

Ziel der geriatrischen Behandlung von akut oder chronisch erkrankten alten Menschen ist, einen hohen Grad an Selbstständigkeit und Unabhängigkeit zu erhalten oder wiederherzustellen. Geriatrische Pflege zielt darauf ab, die Patienten während des Krankenhausaufenthalts unter ganzheitlichem Ansatz in all ihren Problembereichen zu unterstützen, erhaltene Kompetenzen zu stabilisieren und verschüttete Ressourcen zu mobilisieren. Die Patienten sollen Kompetenzen entwickeln, um die veränderten Anforderungen im Alter und durch gesundheitliche Einschränkungen zu bewältigen. Das Anliegen der geriatrischen Versorgung ist es, vieles von dem zu erreichen, was noch möglich ist, und nichts zu verlieren, was die Lebensqualität weiter herabsetzt.

Geriatrische Pflege basiert auf den fünf tragen Säulen:

- Aktivierend therapeutische Pflege (Wiedererlernen von Bewegungen und Bewegungsmustern)
- Integrative Validation (➢ 5.7)
- Basale Stimulation® (Förderkonzept für Patienten mit gestörter Wahrnehmung)
- Bobath (➢ 5.6.5)
- Kinästhetik (abgestimmtes Handeln/Bewegen zwischen Patienten und Pflegenden)

Geriatrisches Assessment

DEFINITION

Geriatrisches Assessment: Multiprofessioneller Prozess zur Erfassung der körperlichen und psychischen Ressourcen sowie Defizite des geriatrischen Patienten. Es bildet die Grundlage für einen individuellen Behandlungsplan und die Überwachung sowie Evaluation der gewählten Interventionen, dient der Vermeidung unnötiger Therapien und soll letztlich die Lebensqualität des alten Menschen verbessern.

Das geriatrische Assessment [7] umfasst u. a.:

- Geriatrisches Screening nach Lachs
- Test der Alltagsaktivitäten, z. B. Barthel-Index
- Tests der Kognition, z. B. Mini-Mental-State und Uhrentest
- Depressionsskala

- Mobilitätstests, z. B. Timed Up and Go-Test, Tinetti-Test
- Sozialstatus, z. B. in den Bereichen soziales Umfeld, Wohnumfeld, häusliche/außerhäusliche Aktivitäten, Pflege- und Hilfsmittelbedarf, rechtliche Verfügungen.

Pflegende haben im Rahmen des Assessments die Aufgabe, den Unterstützungsbedarf (z. B. mittels Barthel-Index) zu erheben. Zudem erfassen sie u. a. Hautzustand, Dekubitus- und Sturzgefahr, Ernährungssituation, Schluckfunktion, Hinweise auf Delir oder Demenz, Schmerzen und Kommunikationsfähigkeit des geriatrischen Patienten [8].

1.3.2 Besonderheiten im Umgang mit geriatrischen Patienten

Grundprinzipien im Umgang mit geriatrischen Patienten sind:

- Normalität im Alltag schaffen, z. B. mit persönlichen Gegenständen und Bildern ein angenehmes Umfeld gestalten
- Auf eine kontinuierliche Arbeitsweise achten, z. B. bestimmte Abläufe wie das Aufstehen, das Wasch- und Anziehtraining und das Toilettentraining zur gleichen Zeit in gleicher Umgebung und gleicher Art und Weise durchführen
- Rituale schaffen bzw. einhalten, z. B. das gemeinsame Decken des Tisches oder das regelmäßige Toilettentraining
- Nahziele und Fernziele im Rahmen der Pflegeplanung festlegen.

Die Grundhaltung der Pflegenden ist aktivierend und empathisch [9].

Aktivierung des Patienten

Die **Aktivierung des Patienten** ist der zentrale Ansatzpunkt in der pflegerischen Versorgung. Viele alltägliche Verrichtungen können zur Aktivierung genutzt werden (> Abb. 1.7).

Auch Beschäftigungen in der Freizeitgestaltung aktivieren den Patienten. Dabei können Patienten z. B. Pflanzen betreuen, Räume jahreszeitlich dekorieren, Gesellschaftsspiele spielen, malen, musizieren, Fotos ansehen etc.

Ziele der Aktivierungsangebote sind:

- Stärkung des Selbstwertgefühls des Patienten
- Erkennen und Nutzen der eigenen Ressourcen
- Förderung der Kommunikationsfähigkeit
- Erhalt von Mobilität
- Erreichen von Sicherheit
- Kennenlernen des Patienten und seiner Lebensgeschichte [10].

Studien belegen, dass Stabilität und Mobilität nur so lange bestehen, wie sie gezielt trainiert, gefördert und gefordert werden.

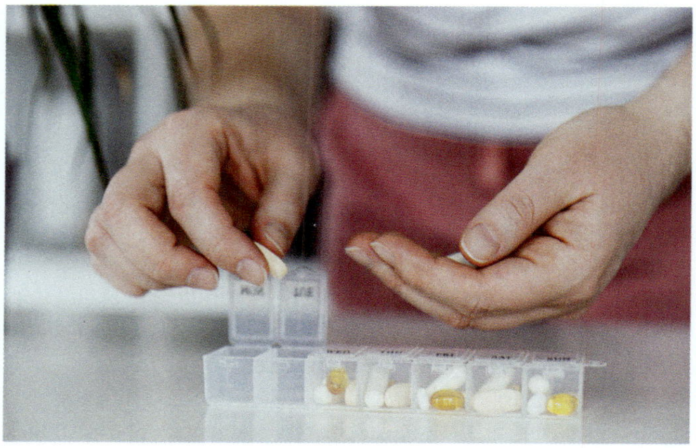

Abb. 1.7 Auch das Richten der eigenen Medikamente ist eine Form der Aktivierung des alten Menschen. [J787-285]

Aktivierende Pflege

Die **Aktivierung des Patienten** und das Aufzeigen und Umsetzen von **Aktivierungsangeboten** sind von zentraler Bedeutung. Der Patient führt soweit wie möglich alles selbst durch, die Pflegenden leiten ihn an, unterstützen ihn und übernehmen die Handlungen nur bei Bedarf.

1.4 Der Diagnoseprozess in der Inneren Medizin

1.4.1 Überblick

DEFINITION

Diagnose: Benennung und Klassifikation einer Gesundheitsstörung oder Krankheit aufgrund von erhobenen Anamnesedaten, Symptomen, Befunden und Untersuchungsergebnissen.
Differenzialdiagnostik: Strukturierter Prozess, in welchem verschiedene Erkrankungen mit ähnlichen Symptomen ausgeschlossen oder bestätigt werden, um zu einer Diagnose zu gelangen.

Die **ärztliche Diagnose** ist Voraussetzung der Therapieplanung. Für erste, dringend erforderliche Behandlungsmaßnahmen wird eine **Verdachtsdiagnose** *(Arbeitsdiagnose)* gestellt, die dann im weiteren Diagnoseprozess bestätigt oder verworfen wird (> Abb. 1.8). Als **Differenzialdiagnosen** werden vom Beschwerdebild ähnliche Krankheiten bezeichnet, die von der (Verdachts-)Diagnose abgegrenzt werden müssen. Alle zur Erkennung der Krankheit durchgeführten Maßnahmen werden als **Diagnostik** zusammengefasst.

In der Inneren Medizin sind nach Erhebung der Patientenvorgeschichte (Anamnese) und der körperlichen Untersuchung Laboruntersuchungen, die verschiedenen bildgebenden Verfahren und Endoskopien die wichtigsten Hilfsmittel der Diagnostik.

Pflegerische Aufgaben im Rahmen der ärztlichen Diagnostik

- Organisation diagnostischer Maßnahmen, z. B. Anmeldung von und Transport zu Untersuchungen (etwa Röntgenaufnahmen, Gastroskopie)
- Vor- und Nachbereitung diagnostischer Maßnahmen (etwa Richten von benötigten Materialien) sowie ggf. Assistenz bei der Durchführung, z. B. Instrumentieren bei Punktionen
- Betreuung des Patienten vor, während und nach der Untersuchung. Hierzu zählt z. B. auch die Unterstützung bei der körperlichen Untersuchung
- Weiterleiten von Äußerungen des Patienten oder eigenen Beobachtungen, die für die Diagnose relevant sein können.

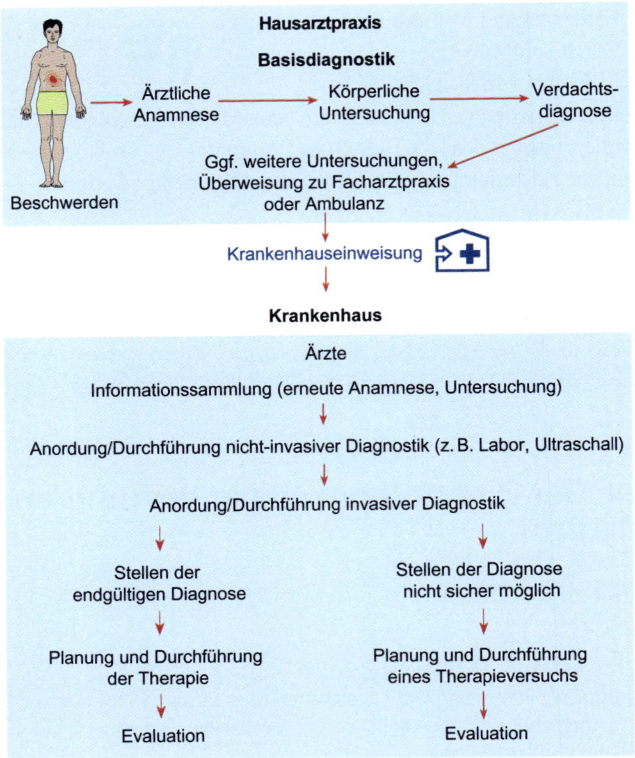

Abb. 1.8 Überblick über den ärztlichen Diagnoseprozess. [L190]

Diagnoseaufklärung

Behandlungsaufklärung ➤ 1.5.1
Der Arzt ist verpflichtet, den Patienten persönlich und umfassend über seine Erkrankung aufzuklären. Schriftliche Informationen allein reichen nicht. Die Aufklärungspflicht wurde 2012 im Patientenrechtegesetz gesetzlich verankert. Den Patienten ist eine Kopie der Aufklärung auszuhändigen.

Ein Bestandteil dieser **Selbstbestimmungsaufklärung** ist die **Diagnoseaufklärung,** d. h. die Mitteilung der (vermuteten) Erkrankung. Dies gilt auch für unheilbar Kranke [11]. Evtl. ist es sinnvoll, mit Einverständnis des Patienten zur Aufklärung Angehörige hinzuzubitten. Bei Zweifeln an der Einsichts- und Einwilligungsfähigkeit des Patienten muss der behandelnde Arzt das Betreuungsgericht einschalten.

Aufklärung ist ärztliche Aufgabe

Bezweifeln Pflegefachpersonen aufgrund ihrer Beobachtungen, dass der Patient einem Aufklärungsgespräch folgen konnte, informieren sie den Arzt, damit er ein erneutes Gespräch führt. Die Aufklärung selbst ist eine ärztliche Aufgabe und nicht delegierbar. Pflegefachpersonen dürfen aber bei einem aufgeklärten Patienten z. B. Inhalte wiederholen oder Begriffe erklären. Deshalb sollten sie unbedingt über den Stand der Aufklärung Bescheid wissen; möglicherweise ist es sinnvoll, dass eine Pflegefachperson am Aufklärungsgespräch teilnimmt.

1.4.2 Labordiagnostik

DEFINITION

Labordiagnostik: Untersuchungen von Körperflüssigkeit oder selten auch Körpergewebe.

Laborwerte ➤ Kap. 17
In der Inneren Medizin wird Patienten zu Beginn des stationären Aufenthalts meistens (Venen-)Blut abgenommen und Urin untersucht (Urinuntersuchung ➤ 9.3.3). Auch im ambulanten Bereich sind Blut und Urin die häufigsten Untersuchungsmedien.

Bronchialsekret oder Sputum sowie Stuhl werden dagegen seltener untersucht; am häufigsten ist die Untersuchung auf Blut im Stuhl mittels Schnelltests (z. B. Hämoccult® oder iFOBT ➤ 7.3.2) oder die Untersuchung auf pathogene Keime.

Noch seltener wird der Liquor cerebrospinalis untersucht, in erster Linie bei Verdacht auf Entzündungen des ZNS und in der Onkologie. An Punktatuntersuchungen sind in der Inneren Medizin vor allem die Untersuchung eines Pleuraergusses (➤ 6.11.2) und eines Aszites (➤ 8.3.4) erwähnenswert.

Pflege

Die Pflegenden sind an praktisch allen Schritten der Labordiagnostik außer der Analyse selbst beteiligt:

- **Vorbereitung:** z. B. Vorbereitung des Patienten (z. B. Nüchternlassen), Besorgen und Richten der Materialien, Kennzeichnung der Probengefäße mit den Patientendaten
- **Probengewinnung:** z. B. Anleitung des Patienten zur Gewinnung einer Urin- oder Stuhlprobe, ggf. Assistenz des Arztes bei der Blutentnahme, Gewinnung von Kapillarblut oder Katheterurin
- **Transport:** z. B. Organisation des Transports zum Labor, ggf. Einhaltung spezieller Transportbedingungen (etwa in lichtgeschützten Behältern, kalt auf Eis), ggf. Fertigmachen der Probe für den Postversand
- **Dokumentation:** z. B. Einheften des Befundberichts in die Patientenakte.

Blutuntersuchungen

„Routineblutentnahme" in der Inneren Medizin
Zwar variieren die Standards für die im Rahmen der Erstuntersuchung routinemäßig bestimmten Parameter von Haus zu Haus, doch ist folgende Aufzählung ein Anhalt:

- Großes Blutbild
- CRP
- Kreatinin, Harnstoff, Harnsäure
- Natrium (Na^+), Kalium (Ka^+), Kalzium (Ca^{2+})
- Bilirubin, AST (= GOT), ALT (= GPT), γ-GT, CK, LDH
- INR, PTT
- Albumin
- Blutzucker
- Triglyzeride, Cholesterin
- TSH.

Hinzu kommen weitere Werte je nach der vermuteten Erkrankung.

Einflussgrößen bei Blutuntersuchungen
Zahlreiche Blutwerte sind von verschiedenen Einflussgrößen abhängig. Einige davon, z. B. Alter, Geschlecht, bestehende Erkrankungen und evtl. auch Arzneimittel, können nicht ausgeschlossen werden.

Andere hingegen, insbesondere Tageszeit, Nahrungsaufnahme (→ v. a. Blutzucker- und Blutfetterhöhung), Stehbelastung und körperliche Anstrengung (beide → Hämokonzentration), können bei geplanten Blutentnahmen im stationären Bereich fast völlig und im ambulanten Bereich zumindest zum Teil ausgeschaltet werden:

- Blutentnahme morgens zwischen 7 und 9 Uhr
- Am nüchternen Patienten (nüchtern heißt 8 h keine Nahrungsaufnahme, bei Bestimmung der Blutfette 12 h)
- Nach einer normalen Nachtruhe
- Ohne körperliche Anstrengung in den Stunden zuvor (bei ambulanten Patienten auch ohne exzessive, ungewohnte körperliche Anstrengung am Tag davor)
- Nach vorherigem Liegen über 15 min.

Venöse Blutentnahme

Arterielle Blutentnahme ➤ 6.3.4

In Deutschland ist für Tätigkeiten, bei denen Körperflüssigkeiten in infektionsrelevanter Menge übertragen werden können, von Ausnahmen abgesehen die **Verwendung sog. sicherer Instrumente** vorgeschrieben (z. B. Blutentnahmen, Injektionen, Legen eines venösen Zugangs). Diese minimieren durch integrierte Sicherheitsmechanismen Nadelstichverletzungen und damit das Risiko von Infektionen.

Vorbereitung der Materialien (➤ Abb. 1.9):

- Blutprobenröhrchen (meist Monovetten®- oder Vacutainer®-Blutentnahmesysteme, ➤ Abb. 1.10, ➤ Abb. 1.11) mit Patientenetikett bekleben, ggf. Infektionsverdacht vermerken
- Alle Materialien zur Venenpunktion auf Spritzentablett bereitlegen:
  - Staubinde, flüssigkeitsdichte Unterlage, ggf. Unterarmpolster oder (bei desorientierten Patienten) Unterarmschiene
  - Alles zur Hände- und Hautdesinfektion
  - Unsterile Einmalhandschuhe (Eigenschutz)
  - Blutprobenröhrchen mit dazu passenden Punktionsnadeln bzw. Butterfly-Kanülen mit Adaptern
  - Abwurfgefäß für Abfall und Kanülen
  - Wundschnellverband
- Ggf. speziellen Behälter für den Transport zum Labor besorgen.

Hautdesinfektion vor Injektionen/Punktionen

Der Gesetzgeber schreibt unmittelbar vor allen Injektionen und Punktionen eine Hautdesinfektion vor. Diese kann durch Einsprühen der Haut mit Desinfektionsmittel oder Wischdesinfektion mittels Tupfer erfolgen. Bezüglich der Einwirkzeit sind die Herstellerangaben und der Hygieneplan der Einrichtung zu beachten, häufig 15 s vor Injektion in talgdrüsenarme Haut (z. B. Arme, Oberschenkel, Gesäß, Bauch) und 1 min vor Injektion in talgdrüsenreiche Haut (v. a. Kopf, Achseln, vordere und hintere Schweißrinne, Genitoanalregion), bei Punktionen von Körperhöhlen, Gelenken und Hohlorganen mindestens 1 bzw. 10 min. Vor der Injektion/Punktion muss die zuvor mit Desinfektionsmittel satt benetzte Haut wieder trocken sein. [12,13]

Risikogruppe 1:

- **S. c.-/i. c.-/i. m.-Injektion:** keimarme Tupfer, keine Handschuhe
- **Venöse Blutentnahme, Kapillarblutentnahme mittels Lanzette, periphere i. v.-Injektion:** keimarme Tupfer, keimarme Handschuhe.

Risikogruppe 2, z. B.:

- **I. m.-Injektion bei Risikopatienten/Injektion von Glukokortikoiden oder gewebetoxischen Substanzen, Punktion vor s. c.-Infusion, Punktion eines Dialyseshunts:** sterile Tupfer, keimarme Handschuhe
- **Punktion einer Portkammer, diagnostische Blasenpunktion:** sterile Tupfer, sterile Handschuhe
- **Diagnostische Aszites-, Pleurapunktion:** sterile Tupfer, sterile Handschuhe, Mund-Nasen-Schutz für den Arzt.

Risikogruppe 3, z. B. Beckenkamm-, Gelenk-, Organpunktion: sterile Tupfer, steriles Abdeck-/Lochtuch, sterile Handschuhe für den Arzt, bei Gelenkpunktion mit Spritzenwechsel zusätzlich Mund-Nasen-Schutz für Arzt und assistierende Pflegende.

Risikogruppe 4, z. B. Anlage einer Pleuradrainage, PEG: sterile Tupfer, steriles Abdeck-/Lochtuch. Sterile Handschuhe, steriler langärmliger Kittel für den Arzt, Mund-Nasen-Schutz und OP-Haube für den Arzt, Mund-Nasen-Schutz für die assistierende Pflegefachperson.

Durchführung und Nachbereitung:

Die Blutentnahme ist eine ärztliche Aufgabe, die aber an speziell weitergebildete Pflegende delegiert werden kann:

- Patienten informieren
- Patienten bitten, sich hinzulegen und störende Kleidung zu entfernen
- Punktionsort mit Unterarmpolster unterstützen. Bei desorientierten Patienten zweite Person hinzubitten, ggf. den Arm auf einer Schiene fixieren
- Wasserdichte Unterlage unterlegen
- Für ausreichend Licht und Ruhe sorgen (ggf. Besucher hinausbitten)
- Vor der Blutentnahme Angaben auf dem Laborformular mit denen auf den Blutprobenröhrchen vergleichen, um Verwechslungen zu vermeiden
- Hände und Punktionsstelle desinfizieren
- Einmalhandschuhe anziehen, kurz stauen (längeres Stauen > 60 s verfälscht viele Blutwerte), Vene punktieren und Blut abnehmen. Röhrchen für Gerinnungstests genau bis zur Markierung füllen und durch Kippen (nicht Schütteln) gründlich vermischen
- Stauschlauch öffnen, Nadel entfernen, sofort sichern, falls dies nicht passiv erfolgt, und baldmöglichst entsorgen. Punktionsstelle mehrere Minuten komprimieren (lassen). Dabei Arm in der Ellenbeuge *gestreckt* lassen und möglichst erhöht positionieren. Dies vermindert die Hämatombildung, da beim Ausstrecken des Armes nach vorherigem Anbeugen die durch die Punktion verletzten Gewebe erneut voneinander gelöst und so Blutungen hervorgerufen werden
- Punktionsstelle mit Pflaster versorgen, bei besonderem Blutungsrisiko (z. B. Antikoagulation) weiter beobachten
- Blutverschmierte Proben reinigen (Handschuhe anziehen), mit geeignetem Desinfektionsmittel desinfizieren und ggf. neu etikettieren
- Alle benutzten Materialien entsorgen, Nierenschale bzw. Spritzentablett desinfizieren
- Blutproben ins Labor bringen (lassen).

Patientennahe Diagnostik

Bei **patientennaher Diagnostik** *(Point-of-care-testing, POCT)* wird eine Laboruntersuchung patientennah durchgeführt, teilweise durch die Pflegenden.

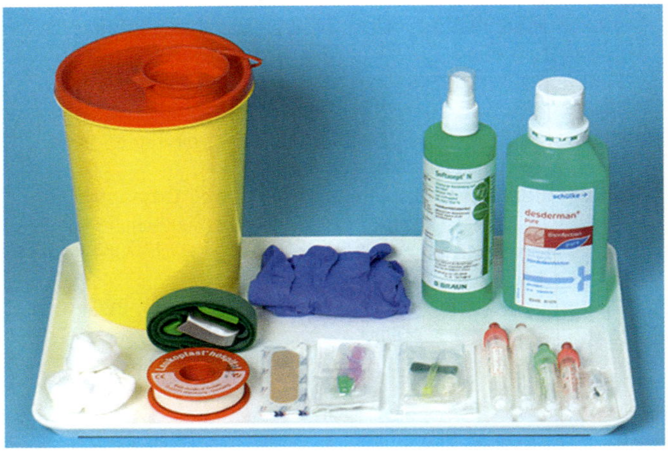

Abb. 1.9 Korrekt gerichtete Materialien für die venöse Blutentnahme. [K115]

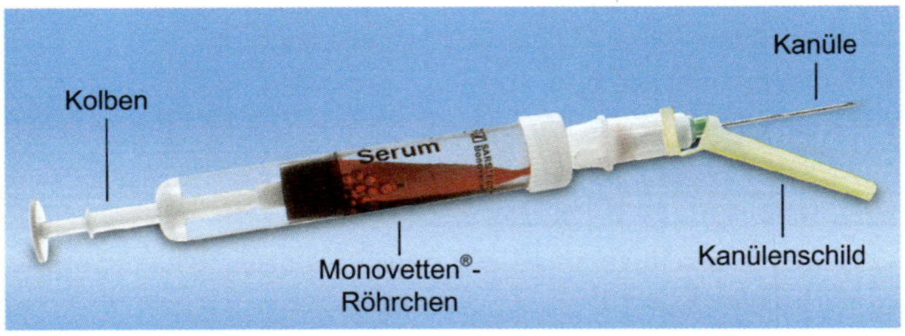

Abb. 1.10 Sarstedt-Monovetten®-System. Bei der Aspirationstechnik wird der Kolben während der Blutentnahme langsam zurückgezogen, für die Vakuumtechnik vorher komplett zurückgezogen und dann abgebrochen. [V153]

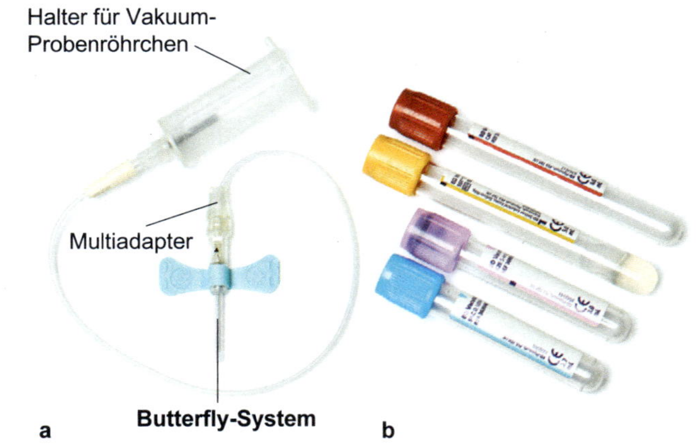

Abb. 1.11 Blutentnahmesystem mit Vakuumtechnik. [K115]

Mögliche Werte der patientennahen Diagnostik sind z. B. die Blutzuckerbestimmung, die Blutgasanalyse, die Gerinnungskontrolle in der Antikoagulanzientherapie sowie die Bestimmung der Troponine in der Herzinfarktdiagnostik oder des HbA_{1c} in der Diabetikerbehandlung.

1.4.3 Röntgendiagnostik

DEFINITION

Röntgendiagnostik: Alle bildgebenden Diagnoseverfahren, die mit Röntgenstrahlung arbeiten.

Röntgenstrahlung: Hochenergetische elektromagnetische Wellen. Die Röntgenstrahlung ist durch ihre hohe Energie in der Lage, andere Atome und Moleküle zu ionisieren und entfaltet im Körper biologische Wirkungen. Daraus resultiert die Notwendigkeit des **Strahlenschutzes.**

Zwar ist die *Diagnostische Radiologie* ein eigenständiges medizinisches Fachgebiet, doch sollten Internisten die zu ihrem Fachgebiet gehörenden Röntgenbilder beurteilen können.

Pflege

- Pflegende melden den Patienten für die angeordnete Untersuchung an und halten alle notwendigen Unterlagen (z. B. Patientenkurve, Etiketten) bereit
- Müssen Diabetiker wegen einer Röntgenaufnahme nüchtern bleiben, sollten sie Nicht-Diabetikern vorgezogen werden (Absprache mit der Röntgenabteilung). Das Insulin wird erst nach der Untersuchung gespritzt, um eine Unterzuckerung (Hypoglykämie) bei unvorhersehbaren Verzögerungen zu vermeiden
- Die Pflegenden informieren den Patienten über den Untersuchungstermin, erklären ihm ggf. den Weg zum Untersuchungsraum und geben ihm alle erforderlichen Unterlagen mit
- Bei weniger mobilen Kranken organisieren die Pflegenden den Transport und achten darauf, dass störende Verbände, Pflaster und Schienen sowie metallhaltiger Schmuck, Uhren o. Ä. die Aufnahme nicht behindern
- Sie wählen die Bekleidung so, dass sie im relevanten Bereich leicht entfernt werden kann
- Patienten mit Hörgerät über den Ablauf aufklären und anschließend erst das Hörgerät entfernen
- Schwerkranke werden beim Transport und während der Untersuchung begleitet, ggf. zusammen mit einem Arzt.

Konventionelle Röntgenverfahren

Bei **konventionellen Röntgenverfahren** durchdringen von einem Generator erzeugte Röntgenstrahlen den Körper und werden dabei durch die verschiedenen Gewebe unterschiedlich stark abgeschwächt. Früher wurden die Strahlen dann *analog* mit *Röntgenfilmen* sichtbar gemacht, heute in aller Regel *digital* mittels spezieller *Detektoren* (➤ Abb. 1.12). Dadurch ist die Bildqualität besser bei geringerer Strahlenbelastung, außerdem sind durch Computertechnologie Ausschnittsvergrößerungen zur Befundung, elektronische Archivierung etc. möglich.

Bei **konventionellen Röntgenleeraufnahmen** resultieren die Helligkeitsunterschiede im Röntgenbild allein aus der unterschiedlichen Abschwächung der Röntgenstrahlen durch die Gewebe. Ein typisches Beispiel in der Inneren Medizin ist die Röntgenleeraufnahme des Thorax (➤ 6.3.2). Bei **konventionellen Röntgenverfahren mit Kontrastmittel** werden die natürlichen Dichteunterschiede der Gewebe durch Kontrastmittelgabe verstärkt. Am häufigsten benutzt werden **positive Röntgenkontrastmittel** wie z. B. Jod oder Barium, welche die Röntgenstrahlen besonders stark absorbieren und daher im Röntgenbild hell erscheinen. Sie werden zur Darstellung von Magen und Darm, des Urogenitaltrakts und der Gefäße verwendet. **Negative Röntgenkontrastmittel,** z. B. Luft

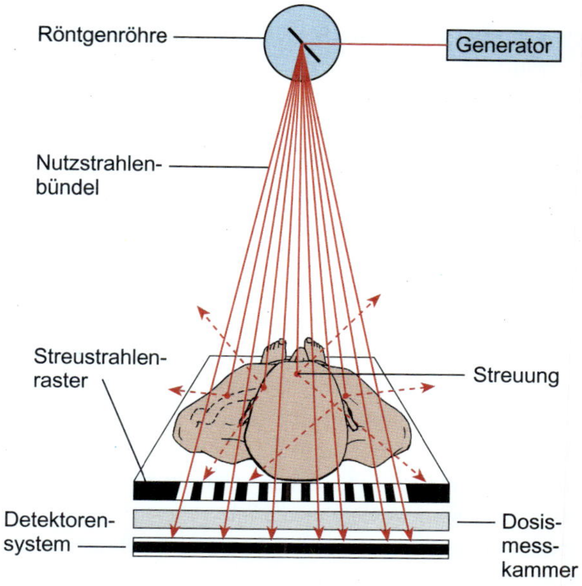

Abb. 1.12 Schematische Darstellung der Bildentstehung bei konventionellen Röntgenverfahren. [L215]

oder CO_2, haben eine sehr niedrige Dichte und erscheinen im Röntgenbild dunkel. Sie werden in erster Linie für Doppelkontrastaufnahmen (etwa des Kolons) eingesetzt.

Computertomografie

Die **Computertomografie** ist ein Schnittbildverfahren, das mit Röntgenstrahlen arbeitet. Das Prinzip der verschiedenen Varianten ist gleich (➤ Abb. 1.13): Die Röntgenröhre rotiert um den Patienten. Die im Detektorenring jeweils gegenüberliegenden Detektoren messen die Strahlung, die den Patienten durchdrungen hat. Nach Vorschieben des Tisches wird die nächste Körperschicht geröntgt. Die Bilder erscheinen auf einem Computermonitor und können auch auf Röntgenfilme übertragen werden.

Moderne Geräte sind **Mehrzeilen-Spiral-Computertomografen** *(Mehrschicht-Spiral-CT)* mit *kontinuierlichem* Tischvorschub und *mehreren* Detektorzeilen nebeneinander. Dadurch sind die Untersuchungszeiten kürzer und die Schichten dünner geworden. Eine CT mit sehr dünnen Schichten und einer Verbesserung des Kontrasts an Kanten heißt **hochauflösende CT** *(high-resolution CT, HR-CT).*

Nachbearbeitung der Datensätze mittels Computer ermöglicht z. B. CTs in schrägen Ebenen oder dreidimensionale Bilder **(3-D-Computertomografie).** Die Bildqualität ist heute so gut, dass eine **CT-Angiografie** *(Angio-CT, CTA)* mit i. v.-Kontrastmittelgabe die diagnostische konventionelle Katheterangiografie oft ersetzen kann.

Trotz Verminderung ist die Strahlenbelastung bei der Computertomografie nach wie vor hoch. Daher ist die Indikation streng zu stellen.

Pflege bei CT

Die Aufgaben der Pflegenden bei einem CT entsprechen denen bei konventionellen Röntgenverfahren. Da der Patient während der Untersuchung ruhig liegen muss, werden sehr unruhige Patienten oder Patienten mit großer Angst vor geschlossenen Räumen ggf. nach Arztanordnung medikamentös beruhigt.

Kontrastmitteluntersuchungen

Konventionelle Röntgenverfahren und Computertomografie können mit Röntgenkontrastmitteln durchgeführt werden, wobei am häufigsten wasserlösliche jodhaltige Kontrastmittel eingesetzt werden. Je nach Fragestellung werden diese geschluckt, durch Sonden oder mittels eines Einlaufs in den Magen-Darm-Trakt eingebracht oder in Hohlräume oder Gefäße injiziert.

Alle Kontrastmitteluntersuchungen setzen eine sorgfältige Anamneseerhebung (Risikofaktoren für Komplikationen?) und Aufklärung durch den Arzt sowie eine schriftliche Einverständniserklärung des Patienten voraus.

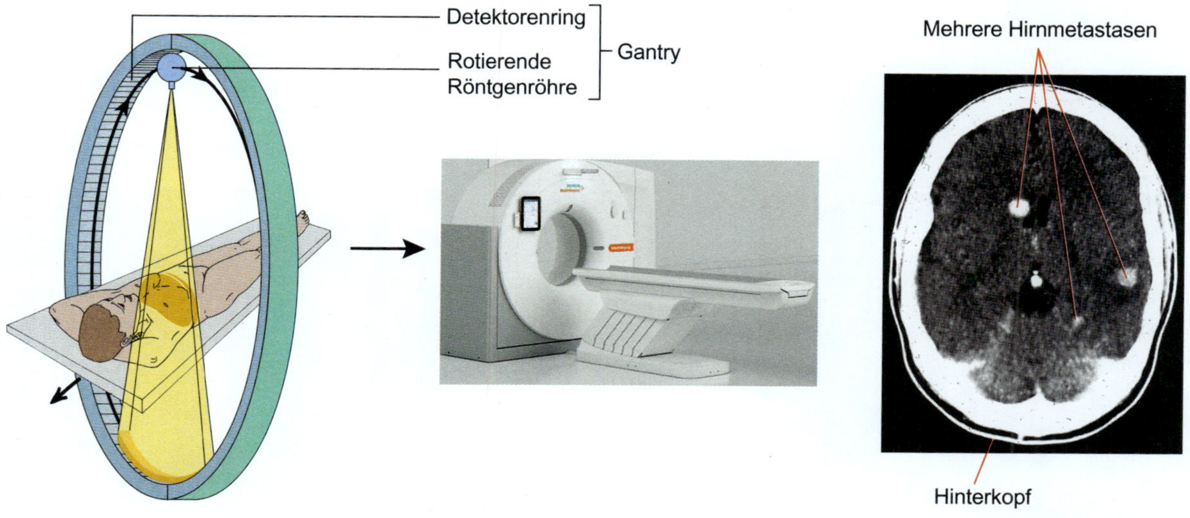

Abb. 1.13 Links: schematische Darstellung der Computertomografie [L215]. Mitte: Foto eines Computertomografen [V137]. Rechts: kraniale Computertomografie (CCT) mit Kontrastmittel bei einem Patienten mit Hirnmetastasen eines malignen Tumors [M443].

Komplikationen bei Kontrastmitteluntersuchungen

Bei 2–5 % aller Kontrastmitteluntersuchungen kommt es zu Kontrastmittelnebenwirkungen, wobei leichte Formen überwiegen. Schätzungen für schwere Unverträglichkeiten bewegen sich um 0,1 %, für tödliche Zwischenfälle um 0,005 %.

Komplikationen durch das Kontrastmittel selbst lassen sich in drei Gruppen einteilen:

- **Kontrastmittelallergie** (Typ-I-Allergie, ➤ 15.1.1). Besonders gefährdet sind alte Menschen, Menschen mit vorangegangenen Kontrastmittelzwischenfällen, Allergien, Heuschnupfen oder Asthma bronchiale. Ist eine Kontrastmittelgabe zwingend erforderlich, kann das Risiko durch Vorbehandlung mit Antihistaminika, Histamin-H_2-Antagonisten (z. B. Fenistil® und Tagamet® ➤ Pharma-Info 15.1, ➤ Pharma-Info 7.2) sowie Glukokortikoiden (➤ Pharma-Info 10.1) verringert werden
- **Jodinduzierte thyreotoxische Krise** (➤ 10.4.3) durch jodhaltige Kontrastmittel bei vorbestehender (in aller Regel nicht bekannter) Schilddrüsenüberfunktion
- **Kontrastmittelinduzierte Nierenschädigung** bis zum akuten Nierenversagen (➤ 9.7) v. a. bei Patienten mit eingeschränkter Nieren- oder Herzfunktion oder Plasmozytom.

Daher werden vor einer geplanten Kontrastmitteluntersuchung (oft schon bei der Krankenhausaufnahme) der basale TSH-Wert und der Kreatininwert im Blut bestimmt.

Hinzu kommen Komplikationen durch die Art der Untersuchung. So kann sich nach einer arteriellen Gefäßpunktion ein Thrombus in der Arterie bilden und im Extremfall zum Gefäßverschluss führen.

Pflege

Folgende Maßnahmen gelten für alle Röntgenuntersuchungen mit Kontrastmittel:

- Erforderliche Befunde richten: aktuelle Schilddrüsen- und Kreatininwerte, evtl. EKG oder Röntgen-Thorax
- Lose Zahnprothesen entfernen
- Hörgerät erst nach erfolgter Aufklärung über die Untersuchung und den Ablauf entfernen
- Venösen Zugang legen (lassen)
- Patienten während und bis 30 min nach der Untersuchung auf die Symptome einer Kontrastmittelunverträglichkeit beobachten (➤ 15.1.1) und ihn informieren, sich bei Veränderungen (z. B. Juckreiz, Unwohlsein, Schwindel) sofort zu melden
- Nach der Untersuchung auf eine ausreichende Trinkmenge des Patienten achten, da hierdurch die Gefahr einer Nierenschädigung verringert wird. Evtl. vorher Arztrücksprache bei Kontraindikationen wie z. B. Herzinsuffizienz.

Die spezielle Pflege bei bestimmten Kontrastmitteluntersuchungen ist im jeweiligen Organkapitel dargestellt.

1.4.4 Kernspintomografie

DEFINITION

Kernspintomografie (*Magnetresonanztomografie*, kurz *MRT*, sowie *NMR* von *nuclear magnetic resonance*): Computergestütztes bildgebendes Verfahren, das nicht mit Röntgenstrahlen, sondern mit Magnetfeldern und mit elektromagnetischen Wellen im Ultrakurzwellenbereich (Radiowellen) arbeitet.

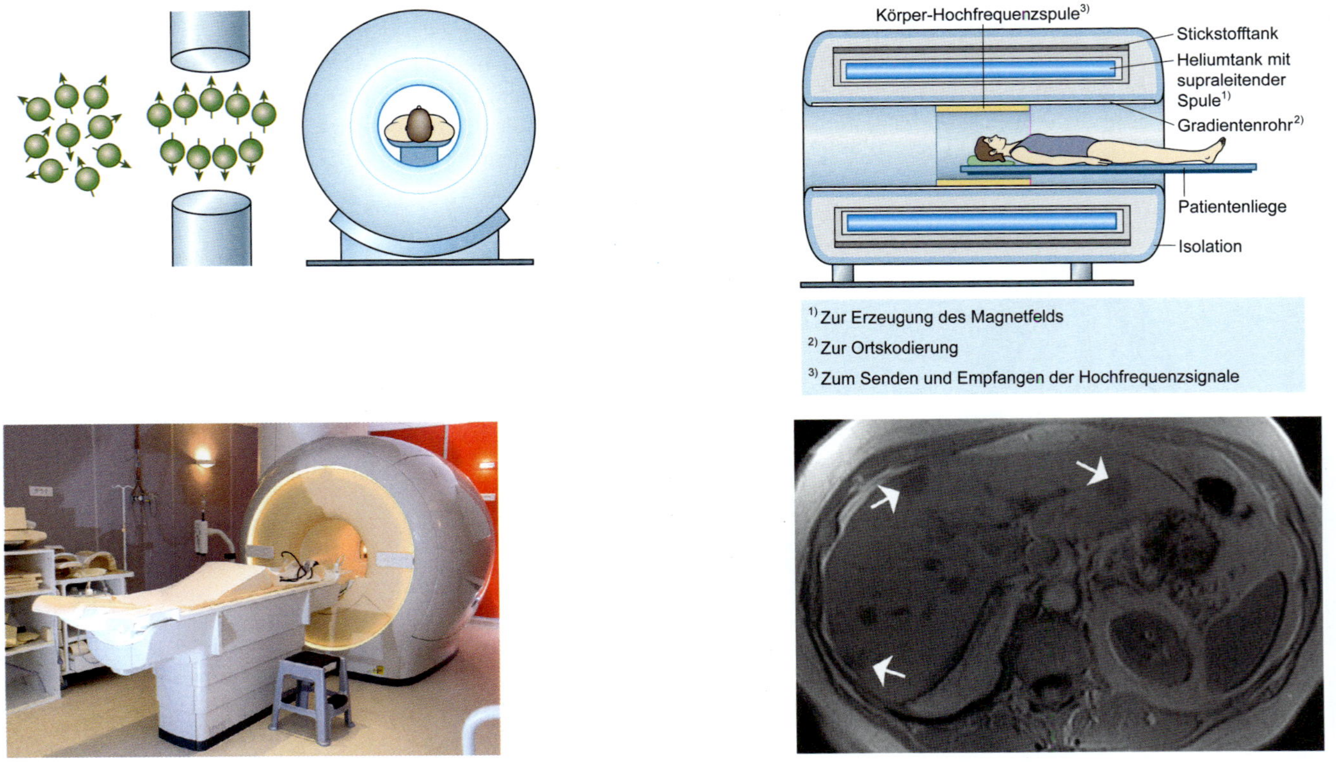

Abb. 1.14 Oben: schematische Darstellung einer Kernspintomografie [F383]. Unten links: Foto eines Kernspintomografen [J787]. Unten rechts: mehrere Lebermetastasen in der Kernspintomografie bei einer Patientin mit bekanntem Ovarialkarzinom. [L234]

Die Schnittbilder bei der **Kernspintomografie** ähneln denen bei der Computertomografie, kommen aber ganz anders zustande. Vereinfacht ausgedrückt, drehen sich die unzähligen Wasserstoffkerne (Protonen) im Wasser des menschlichen Körpers wie winzige Spielzeugkreisel um ihre eigene Achse. Sie haben einen *Kerndrehimpuls* oder **Kernspin** und verhalten sich dadurch wie kleine Magneten. Bei der **Kernspintomografie** werden diese normalerweise völlig ungeordneten Mini-Magneten zuerst durch ein starkes Magnetfeld ausgerichtet. Durch kurze Radiowellen-Impulse wird dann diese Ausrichtung gestört, die Protonen nehmen Energie auf und, anschaulich ausgedrückt, kreiseln stärker. Nach Abschalten der Radiowellen kehren die Protonen in den ausgerichteten Zustand zurück und geben die vorher aufgenommene Energie wieder ab in Form elektromagnetischer Wellen, die durch spezielle Sensoren registriert werden können *(Relaxation).*

Auf diese Art und Weise werden nacheinander viele Schichten des Körpers „durchgemessen", und ähnlich wie bei der Computertomografie erstellt ein Computer dann aus den vielen Messungen in verschiedenen Schichten das auswertbare Bild in beliebigen Schnittebenen (➤ Abb. 1.14). Weil die Kernspintomografie mit Magnetfeldern arbeitet, entsteht keine Strahlenbelastung.

Varianten der Kernspintomografie sind u. a. die **MR-Angiografie** *(MRT-Angio, MRA)* zur Gefäßdarstellung, die **MRCP** *(Magnetresonanzcholangiopankreatikografie)* zur Darstellung der Gallen- und Pankreasgänge (➤ 8.3.3) oder die noch seltene **funktionelle Kernspintomografie** *(fMRI)* zur Darstellung von Organfunktionen.

Kontraindikation der Kernspintomografie sind elektrische oder metallische Implantate im Körper des Patienten, da diese ihre Funktion verlieren oder sich erhitzen. Im Zweifel (fraglich ausreichender Abstand zwischen Implantat und Aufnahmeregion, unbekanntes Implantatmaterial) entscheidet der Arzt oder ist eine Herstelleranfrage nötig.

Zur Kontrastverstärkung können gadoliniumhaltige Kontrastmittel verwendet werden, welche die Relaxation verändern. Sie sind besser verträglich als jodhaltige Kontrastmittel. Vorsicht ist aber bei hochgradigen Nierenfunktionsstörungen geboten. Hier ist als Spätkomplikation eine Fibrose von Haut, evtl. auch Muskulatur und inneren Organen möglich.

Eine Kernspintomografie dauert länger als eine Computertomografie und die „Röhre" ist meist enger. Entsprechend sind die Anforderungen an die Kooperationsbereitschaft des Patienten höher. Zudem entstehen während der Aufnahme laute Klopfgeräusche, weshalb die Patienten einen Gehörschutz erhalten oder über Kopfhörer Musik eingespielt wird.

Pflege

Zusätzlich zu den organisatorischen Aufgaben (➤ 1.4.3) machen die Pflegenden den Patienten darauf aufmerksam, dass er neben metallischen auch magnetische Gegenstände vor der Untersuchung ablegen muss. Bei Kontrastmittelgabe gelten die gleichen Richtlinien wie für Röntgenkontrastmittel. Die Patienten sollten wissen, dass sie bei Problemen während der Untersuchung (z. B. Schmerzen durch das ruhige Liegen, Angst) jederzeit über einen Notrufknopf Hilfe herbeiholen können.

1.4.5 Nuklearmedizinische Untersuchungsverfahren

DEFINITION

Nuklearmedizin: Medizinisches Fachgebiet, das sich mit dem Einsatz von radioaktiven Substanzen und kernphysikalischen Verfahren im Rahmen diagnostischer Maßnahmen sowie der therapeutischen Anwendung radioaktiver Nuklide befasst.

Der Körper des Menschen verarbeitet radioaktive Isotope eines Elements genauso wie nichtradioaktive. Die aufgenommenen **Radionuklide** *(Radioisotope)* sind instabil und wandeln sich im Körper nach statistischen Gesetzmäßigkeiten wieder in stabile, nichtradioaktive Isotope um. Dabei senden sie Strahlen aus, die mit einer **γ-Kamera** registriert werden können **(Szintigrafie).** Die Strahlung kann in Abhängigkeit vom Ort, von der Zeit oder beidem gemessen werden. Dies erlaubt einen Einblick in Stoffwechselvorgänge, ohne die untersuchten Organe in ihrer Funktion zu beeinträchtigen.

Meist muss die radioaktive Substanz intravenös gespritzt werden, seltener kann der Patient sie schlucken oder inhalieren.

Szintigrafien in der Inneren Medizin sind z. B.:

- Die *Schilddrüsenszintigrafie* zur Funktionsbeurteilung der Schilddrüse (➤ 10.4.1)
- Die *Skelettszintigrafie* zur Metastasensuche bei malignen Tumoren (➤ 14.4.3)
- Die *Nierenszintigrafie* oder *Isotopennephrografie* bei Verdacht auf Nierenfunktionsstörungen (➤ 9.3.7)
- Die *Myokardszintigrafie* zur Darstellung von minderdurchbluteten oder abgestorbenen Myokardbezirken (➤ 4.3.6)
- Die *Lungenperfusions-* und *-ventilationsszintigrafie* bei Verdacht auf Lungenembolie (➤ 6.3.2)
- Die *Leukozytenszintigrafie* zur Lokalisation unklarer Entzündungen.

Eine Weiterentwicklung ist die *Emissionscomputertomografie,* kurz **ECT,** in ihren Modifikationen **SPECT** *(Single-Photon-Emissions-Computertomografie)* und **PET** *(Positronen-Emissions-Tomografie).* Sie verhalten sich zur „normalen" Szintigrafie in etwa wie die Computertomografie zum „normalen" Röntgen. SPECT und PET unterscheiden sich vor allem in der Art der verwendeten Radionuklide und der Sensoren zum Auffangen der Strahlung.

SPECT und PET alleine erlauben keine zuverlässige Zuordnung eines Prozesses zu einer anatomischen Struktur. **Hybridscanner** ermöglichen die Anfertigung eines SPECT und eines CT bzw. MRT in einem Untersuchungsgang **(SPECT/CT, PET/CT** ➤ Abb. 11.27, **PET/MR).** Die Bilder werden dann im Computer verschmolzen, sodass pathologische Prozesse exakt lokalisiert werden können.

Pflege

- Metallhaltige Gegenstände (Schmuck, Prothesen, Hörgeräte usw.) müssen abgelegt werden, da Metalle die Strahlung absorbieren und die Aufnahme verfälschen können
- Vorsicht bei Tätowierungen: Manche Farben enthalten Metallpartikel (mit dem Arzt abklären!)

- Kurz vor der Untersuchung wird der Patient gebeten, Wasser zu lassen
- Zur Beschleunigung der Ausscheidung der Radiopharmaka über die Nieren soll der Patient bereits vor der Untersuchung ca. 1 l Flüssigkeit trinken und auch danach noch für mindestens einen Tag vermehrt trinken sowie die Blase oft entleeren
- Mitpatienten und Besucher werden informiert, dass die abgegebene Strahlendosis zu gering ist, um schädlich zu sein.

1.4.6 Sonografie und Doppler-Sonografie

DEFINITION

Sonografie *(Ultraschalldiagnostik):* Bildgebendes Verfahren, das darauf beruht, dass Ultraschall durch menschliche Gewebe teils reflektiert, teils absorbiert und teils gestreut wird.
Ultraschall: Mechanische Schwingungen mit einer Frequenz oberhalb der menschlichen Hörgrenze von ca. 20 kHz (1 kHz = 1 Kilohertz = 1 000 Schwingungen/s).

Bei der **Sonografie** (Verfahren ➤ Tab. 1.3) werden die Ultraschallwellen von einem speziellen Schallgeber **(Schallkopf)** produziert und *impulsförmig* oder als *Dauerschall* ausgesendet. Ein abwaschbares Gel dient als Kontaktmedium zwischen Schallkopf und Körperoberfläche des Patienten. So lassen sich Luftbrücken vermeiden. Die von den Geweben reflektierten Schwingungen („Echos") werden dann durch den gleichen Schallkopf wieder aufgenommen. Eine aufwendige elektronische Weiterverarbeitung liefert schließlich das Ultraschallbild.

Doppler-Verfahren (➤ Tab. 1.3) beruhen (zusätzlich) darauf, dass Ultraschallwellen mit veränderter Frequenz zurückgeworfen (reflektiert) werden, wenn sie auf eine sich bewegende Grenzfläche treffen, z. B. die Membran eines Blutkörperchens. Dabei hängt die Frequenzänderung unter anderem von der Strömungsgeschwindigkeit ab.

Die meisten Sonografien erfolgen von der Körperoberfläche aus (z. B. *transthorakale, transabdominale Songrafie*). Bei **Endosonografien** *(endoskopischer Ultraschall)* wie etwa der *transösophagealen* oder *transrektalen Sonografie* wird der Schallkopf endoskopisch eingeführt (➤ 1.4.7).

Spezielle Ultraschallkontrastmittel enthalten winzige ultraschallreflektierende Gasbläschen. **Kontrastmittelsonografien** erlangen einen zunehmenden Stellenwert, v. a. im Bereich von Herz, Gefäßen und Leber (Beurteilung unklarer Raumforderungen).

Bei einer Sonografie entsteht keine Strahlenbelastung. Daher können auch Schwangere nach heutigem Wissen ohne Bedenken untersucht werden.

Pflege

Vor einer Abdominalsonografie bleibt der Patient – in Absprache mit dem untersuchenden Arzt – nüchtern (keine blähenden Speisen am Vortag), da Darmgasüberlagerungen die Beurteilung der Bauchorgane erschweren (zusätzliche Gabe von entblähenden Arzneimitteln, etwa Sab simplex®, auf Arztanordnung). Außerdem ist die Gallenblase dann gefüllt und besser beurteilbar. Vor interventionellen Sonografien (z. B. im Rahmen von Punktionen) bleibt der Patient wegen des Komplikationsrisikos ebenfalls nüchtern. Die Maßnahmen vor Endosonografien entsprechen denen der entsprechenden Endoskopie (➤ 1.4.7).

Tab. 1.3 Die wichtigsten Ultraschallverfahren im Überblick. [T125, M389, T465, F228-003, M388, M388]

Time-Motion-Verfahren *(M-Scan, Motion-, Bewegungs-Mode):* Darstellung von Bewegungen, die in der Messebene des Schallkopfes liegen, in Abhängigkeit von der Zeit (unbewegte Strukturen → Strich, bewegte → Wellenlinie). Anwendung v. a. in der Kardiologie zur Darstellung z. B. der Herzklappenbewegungen	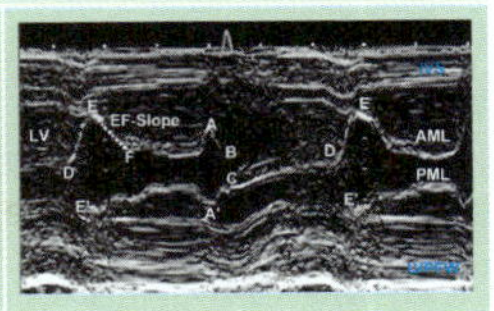
B-Bild-Verfahren *(B-Scan, Brightness-Scan, Helligkeits-Scan):* Typisches zweidimensionales Schnittbild. Heute nur noch als Echtzeit- oder **Realtime-Sonografie** mit bewegten Bildern. Anwendung z. B. als Abdominalsonografie und Echokardiografie	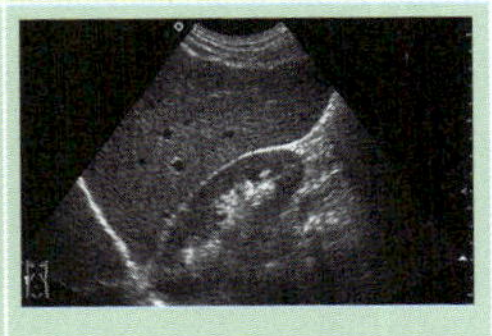
3-D-Sonografie: Computergestützte Rekonstruktion eines dreidimensionalen Bildes aus vielen B-Bildern. Bei Wiedergabe in (Fast-) Echtzeit auch als 4-D-Sonografie bezeichnet.	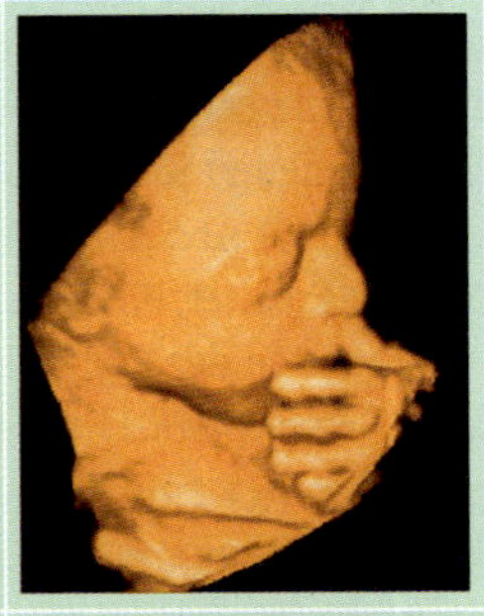
Kontrastmittel-Sonografie: Als Kontrastmittel werden Lösungen verwendet, die als „Wirkstoff" Luft- oder Gasbläschen enthalten. Die Gase werden nach kurzer Zeit über die Lunge ausgeatmet. Hauptsächliches Einsatzgebiet ist die Diagnostik bestimmter Leberveränderungen, z. B. Hämangiome oder Metastasen.	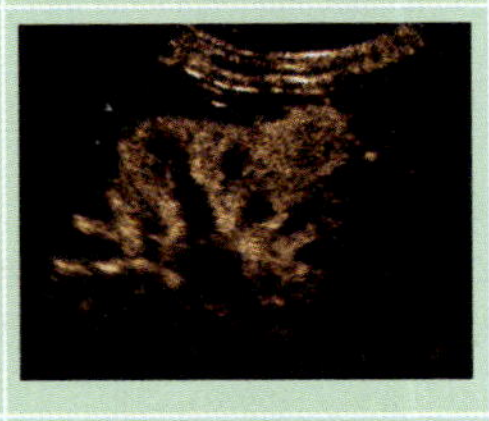
Konventionelle Doppler-Verfahren: Darstellung einer Strömung/Strömungsgeschwindigkeit als Ton oder Fläche ober- und unterhalb einer Nulllinie. Anwendung v. a. in der Gefäßdiagnostik (Strömungsgeschwindigkeit? Strömungsrichtung?)	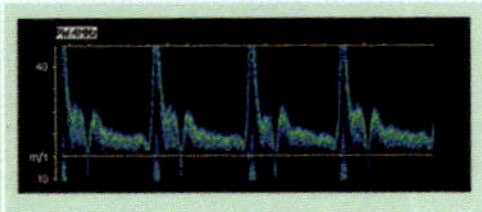
(Farb-)Duplex-Sonografie: Überlagerung der Bilder von B-Bild- und (Farb-)Doppler-Sonografie. Darstellung von Geschwindigkeit und Richtung des Blutstromes in Farben, z. B. rot = Fluss zum Schallkopf hin, blau = von ihm weg. Anwendung in Kardiologie und Angiologie zur Diagnostik von Herzfehlern, arteriellen Stenosen oder Aneurysmen, Ablagerungen/Thromben	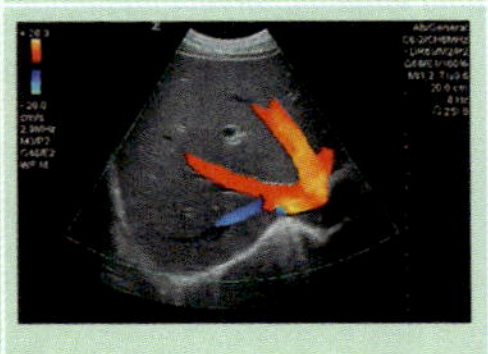

1.4.7 Endoskopische Untersuchungen

DEFINITION

Endoskopische Untersuchung: Direkte Betrachtung von Hohlorganen oder Körperhohlräumen mittels spezieller, röhrenförmiger, meist flexibler Instrumente (**Endoskope** ➤ Abb. 1.15), die über optische Systeme mit Beleuchtung verfügen

In der Inneren Medizin weitaus am häufigsten sind die verschiedenen **Endoskopien** des Magen-Darm-Trakts, gefolgt von Bronchoskopien oder diagnostische Laparoskopien. Je nach Befund schließen sich therapeutische Eingriffe an, z. B. die Entfernung von Dickdarmpolypen (➤ 7.6.10).

Endoskopien werden in speziellen Funktionsabteilungen oder im Operationssaal durchgeführt. Die Pflegenden der Station übernehmen die Vor- und Nachbereitung.

Endoskopien sind nicht risikofrei, aber sehr risikoarm. Hauptkomplikationen sind Blutungen, Infektionen und Perforationen nach interventionellen Eingriffen. Grundsätzlich ist die Gefahr von Komplikationen bei diagnostischen Endoskopien geringer als bei therapeutischen Eingriffen. Über diese Risiken muss der Patient vor der Untersuchung vom Arzt aufgeklärt werden und (schriftlich) sein Einverständnis zur Endoskopie erklären, es sei denn, es handelt sich um einen Notfall.

Pflege

Im Folgenden werden die bei allen Endoskopien erforderlichen Aufgaben der Pflege dargestellt. Die spezielle Pflege findet sich in den entsprechenden Organkapiteln (Pflege bei Bronchoskopie ➤ 6.3.6, Endoskopien des Magen-Darm-Trakts ➤ 7.3.4, Laparoskopie ➤ 8.3.6).

Vorbereitung auf Station
- Aufklärungsmaterial und Formulare zur Einverständniserklärung bereithalten
- Venösen Zugang legen (lassen)
- Prämedikation je nach Anordnung verabreichen
- Patienten zur Untersuchung nüchtern lassen

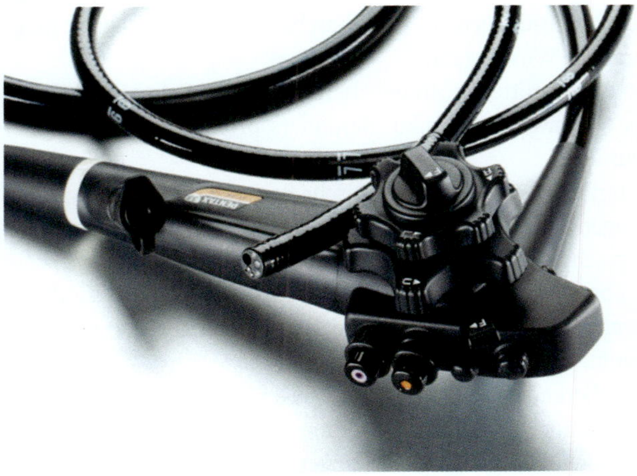

Abb. 1.15 Flexibles Endoskop mit hochauflösender Optik und Steuerkopf [V175]

- Kurz vor der Untersuchung Patienten bitten, die Toilette aufzusuchen
- Zahnprothesen herausnehmen (lassen)
- Weitere Vorbereitungen abhängig von der Art der Untersuchung und der Arztanordnung durchführen, z. B. Abführmaßnahmen oder Hautrasur.

Nachbereitung auf Station
- Patienten in der Funktionsabteilung abholen, Informationen zum Verlauf durch die Kollegen einholen, Befund sichten
- Bettruhe nach Arztanordnung einhalten lassen
- Vitalzeichen und Allgemeinbefinden (Schmerzen? Übelkeit? Bauchdeckenspannung?) beobachten
- Nach Narkose (z. B. bei Laparoskopie) und/oder Anästhesie des Rachenraums zur Aspirationsprophylaxe (➤ 6.4.4) auf Einhalten der ärztlich angeordneten Nahrungskarenz achten.

1.4.8 Punktionen und Biopsien

DEFINITION

Punktion: Einstechen mit spezieller Nadel in Gefäße, Körperhohlräume oder Organe, um normale oder krankhafte Körperflüssigkeiten oder Gewebe zu entnehmen, z. B. Schilddrüsenpunktion oder venöse Blutentnahme.
Biopsie: Entnahme einer Gewebeprobe am lebenden Patienten. Dabei können aus dem Gewebeverband herausgelöste *Zellen* (z. B. *Aspirationsbiopsie*) oder *Gewebestücke* entnommen werden, z. B. Magen- oder Darmbiopsien bei Endoskopien.

Viele **Punktionen** dienen gleichzeitig therapeutischen Zwecken, z. B. der Entlastung von einem Pleuraerguss (➤ 6.11.2) oder Aszites (➤ 8.2.2), der Spülung von Körperhöhlen oder dem Einbringen von Arzneimitteln.

Bei jeder Punktion oder **Biopsie** können Komplikationen auftreten, wobei oberflächliche Eingriffe grundsätzlich mit weniger Gefahren behaftet sind als tiefe wie die Nieren- oder Leberbiopsie. Letztere erfolgen heute unter sonografischer, röntgenologischer (inkl. computertomografischer) oder endoskopischer Kontrolle, um Komplikationen zu vermeiden.

Die Aufgaben der Pflegenden hängen von der jeweiligen Punktion bzw. Biopsie ab und sind in den entsprechenden Organkapiteln (z. B. Leberbiopsie ➤ 8.3.5, Nierenbiopsie ➤ 9.3.8) zu finden.

1.5 Therapien in der Inneren Medizin

1.5.1 Therapeutische Strategien und rechtliche Grundlagen

Indikation und Kontraindikation

Nach Stellen der (Verdachts-)Diagnose legt der Arzt fest, ob eine **Therapie** notwendig und erfolgversprechend ist. In diese Überlegungen fließen neben dem Wissen über Art, Schwere, Verlauf und drohende Komplikationen der Erkrankung auch Alter, Vorerkrankungen und Wünsche des Patienten mit ein.

Eine **Indikation** *(Heilanzeige)* ist dann gegeben, wenn eine bestimmte diagnostische oder therapeutische Maßnahme notwendig erscheint. Bei Vorliegen von **Kontraindikationen** *(Gegenanzeigen)* darf die Maßnahme nur mit besonderer Vorsicht **(relative Kontraindikation)** oder gar nicht **(absolute Kontraindikation)** erfolgen.

Therapeutische Strategien

- Bei **kurativen Therapien** ist die Heilung des Patienten das Ziel, bei **palliativen Therapien** eine bestmögliche Lebensqualität, evtl. auch eine Lebensverlängerung (➢ Kap. 13)
- **Kausale Therapien** richten sich gegen die Krankheitsursache, **symptomatische Therapien** bekämpfen nur die Krankheitszeichen
- **Spezifische Maßnahmen** sind speziell auf die vorliegende Erkrankung zugeschnitten. **Allgemeinmaßnahmen** schaffen günstige Bedingungen für die Heilung und stärken den Organismus.

Rechtliche Grundlagen einer Behandlung

Die **Entscheidungsbefugnis** über die Behandlung liegt grundsätzlich beim Patienten.

Arzt und Pflegende dürfen einen Patienten nur bei dessen Einwilligung behandeln und pflegen. Aufgabe des Arztes und der Pflegenden ist es, den Patienten zu beraten und ihm eine Entscheidung zu ermöglichen. Dies geschieht im Rahmen der **Selbstbestimmungsaufklärung** [11].

Nur in folgenden Ausnahmefällen ist eine Behandlung Erwachsener ohne Einwilligung des Patienten nicht rechtswidrig:

- Bei Selbst- oder Fremdgefährdung
- Bei Bewusstlosigkeit in Akutsituationen (Geschäftsführung zur Gefahrenabwehr, § 680 BGB)
- Bei dementen oder psychisch kranken Menschen in rechtlicher Betreuung. Hier muss der Betreuer des Kranken bzw. das Betreuungsgericht einwilligen.

Die Rechtsprechung hat unterstrichen, dass der **Patientenwille** oberste Priorität hat, auch in der Endphase des Lebens. Probleme können sich aber ergeben, wenn der Patientenwille unklar ist, etwa wenn keine Patientenverfügung vorliegt. In diesen Fällen muss manchmal das Betreuungsgericht entscheiden, z. B. wenn die Ärzte die Fortsetzung lebenserhaltender Maßnahmen für sinnvoll und geboten erachten, die Angehörigen/Betreuer des Patienten aber deren Einstellung verlangen.

1.5.2 Arzneimitteltherapie

Die **Arzneimitteltherapie** *(Pharmakotherapie)* ist in der Inneren Medizin von zentraler Bedeutung, wobei heute ganz überwiegend Fertigarzneimittel verwendet werden. Das wohl bekannteste Fertigarzneimittelverzeichnis in Deutschland ist die von Verbänden der Pharmaindustrie herausgegebene sog. **Rote Liste** [14]. Eine weitere Arzneimitteldatenbank ist die sog. **Gelbe Liste** [15], mit deren Hilfe außerdem Arzneimittel (z. B. „runde weiße Kapsel") identifiziert werden können.

Für die Grundlagen zur Arzneimitteltherapie sei auf die einschlägigen Lehrbücher, für Details zu Arzneimitteln oder der Arzneimitteltherapie bei bestimmten Erkrankungen auf die Organkapitel dieses Buchs verwiesen. An dieser Stelle soll aber angesichts der zahlreichen älteren Patienten auf internistischen Stationen auf deren besondere Probleme hingewiesen werden.

Ältere Patienten

Bei älteren Patienten häufen sich **Probleme mit Medikamentennebenwirkungen.** Dies hat mehrere Ursachen:

- Höherer Körperfettanteil und geringerer Anteil von Körperwasser und Muskelmasse als bei jungen Menschen vergleichbaren Körpergewichts. Medikamente mit ungleichmäßiger Verteilung in den Körpergeweben können also im Alter anders verteilt sein als in jungen Jahren und somit stärker oder schwächer wirken
- Eiweißbindung von Arzneimitteln. Bei alten Menschen sind weniger Eiweiße vorhanden als bei jüngeren. Deswegen kann es bei gleichzeitiger Gabe von mehreren Medikamenten durch die „verschärfte" Konkurrenz um diese Eiweiße zu Wirkungserhöhungen kommen. Besonders typisch ist die Wirkungsverstärkung von „Blutzuckertabletten" wie Euglucon® mit nachfolgender Hypoglykämiegefahr (➢ 10.7.5)
- Verzögerte Ausscheidung v. a. nierengängiger Arzneimittel mit Gefahr der Kumulation (Anreicherung ➢ Abb. 1.16). Das Serumkreatinin kann dabei trotz verminderter Nierenfunktion normal sein. Die ebenfalls nachlassende Stoffwechseltätigkeit der Leber ist von geringerer Bedeutung
- Veränderte Resorption, z. B. ist die Resorption aus dem Magen-Darm-Trakt bei einer Rechtsherzinsuffizienz vermindert (➢ 4.5)
- Medikamenteninteraktionen (Medikamentenwechselwirkungen) bei Einnahme mehrerer Medikamente gleichzeitig. Aufgrund ihrer höheren Erkrankungshäufigkeit und Multimorbidität nehmen alte Menschen viel mehr Medikamente ein als jüngere. Dies erhöht das Risiko von Arzneimittelwechselwirkungen
- Qualitativ andere Reaktionen auf Arzneimittel. Evtl. führt Gabe eines Schlafmittels nicht zum Einschlafen, sondern zu Erregung (paradoxe Wirkungen).

Etliche Arzneimittel haben bei älteren Menschen ein allgemein erhöhtes Nebenwirkungsrisiko. Besonders problematisch sind aber Arzneimittel:

- Die nur eine geringe therapeutische Breite haben – bereits bei geringen Veränderungen im Stoffwechsel kann die Gefährdungsschwelle überschritten werden
- Die überwiegend über die Nieren ausgeschieden werden – die Nierenfunktion ist bei alten Menschen immer geringer als bei jungen
- Die sedierend wirken – sie hängen, als Schlaftablette genommen, oft noch am Folgetag nach und erhöhen die Sturzgefahr
- Die anticholinerge Nebenwirkungen haben. Neben Mundtrockenheit, Obstipation, Harnverhalt und Herzrhythmusstörun-

gen besteht bei ZNS-gängigen Arzneimitteln auch das Risiko einer Verschlechterung der kognitiven Fähigkeiten und einer Verwirrtheit.

Die 2020 erstellte **Priscus-Liste** stellt für den deutschsprachigen Raum potenziell inadäquate Medikamente (PIM) für ältere Menschen zusammen.

VORSICHT

Wesentliche pflegerische Konsequenz ist, ältere Menschen, aber auch Patienten mit Nieren- oder Leberfunktionsstörungen, besonders sorgfältig auf unerwünschte Arzneimittelwirkungen zu beobachten.

Das Einnahmeschema sollte bei älteren Menschen aufgrund der im Alter zunehmenden kognitiven Einschränkungen möglichst einfach sein. Da alte Menschen vielfach schlechter sehen und manuell weniger geschicklich sind als jüngere, ist darüber hinaus darauf zu achten, dass der alte Mensch mit Arzneiform und -verpackung zurechtkommt (kann er die Tropfen hinunterfallen sehen, die Tablette aus der Blisterpackung drücken oder teilen?).

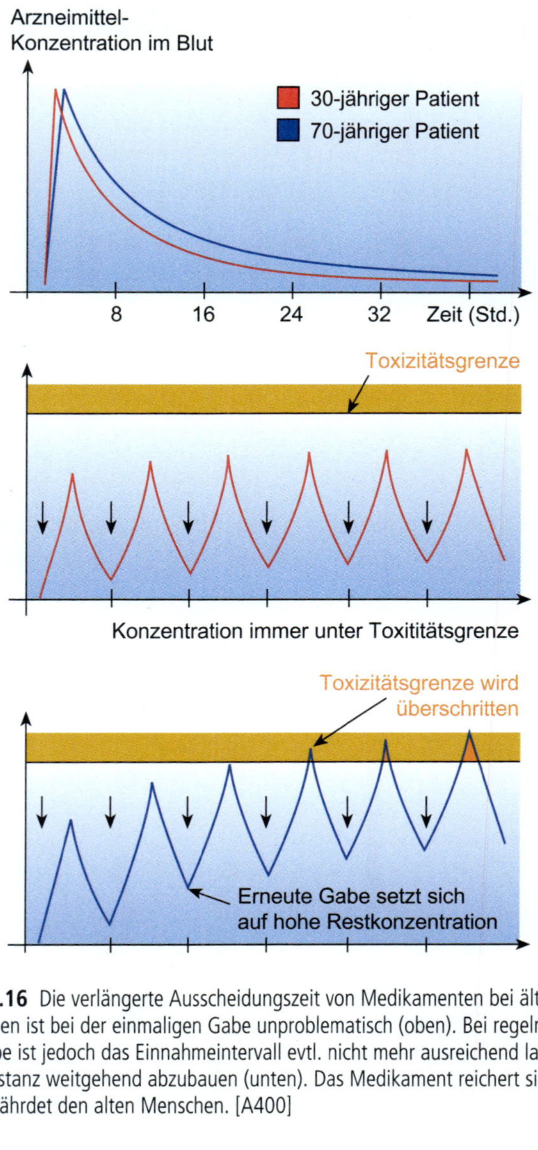

Abb. 1.16 Die verlängerte Ausscheidungszeit von Medikamenten bei älteren Menschen ist bei der einmaligen Gabe unproblematisch (oben). Bei regelmäßiger Gabe ist jedoch das Einnahmeintervall evtl. nicht mehr ausreichend lang, um die Substanz weitgehend abzubauen (unten). Das Medikament reichert sich an und gefährdet den alten Menschen. [A400]

1.5.3 Enterale Ernährung

Bei vielen Patienten reicht die normale orale Ernährung zur Deckung des Nährstoffbedarfs nicht aus, weil sie nicht essen *können, dürfen* oder *wollen*. Dann muss der Patient ernährt werden.

Hierbei gibt es prinzipiell zwei Möglichkeiten: die *enterale Ernährung* über eine im oberen Magen-Darm-Trakt gelegene Sonde und die *parenterale Ernährung* über venöse Zugänge (➤ 1.5.4).

Bei der **enteralen Ernährung** erhält der Patient über eine Sonde spezielle Nährstoffzubereitungen **(Sondenkost)** in den Magen oder den Dünndarm. Alle Formen der enteralen Ernährung setzen die Funktionsfähigkeit des Magen-Darm-Trakts voraus. Die enterale Ernährung bietet im Vergleich zur parenteralen Ernährung Vorteile: geringere Infektionsgefahr, Erhalt der Darmflora und der physiologischen Barrierefunktion der Darmwand.

Die Art der Sondenkost hängt von der Lage der Sonde und der Grunderkrankung des Patienten ab. Die Auswahl der Sondenkost erfolgt durch den Arzt. Er legt die Nährstoff-, Energie- und Flüssigkeitsmenge fest.

- **Hochmolekulare nährstoffdefinierte Diäten** (kurz *NDD, Formeldiäten,* von lat. formula = *Regel*) enthalten die verschiedenen Nährstoffe in *definierter* Zusammensetzung (z. B. Fresubin® original fibre). Da die Nährstoffe in hochmolekularer Form vorliegen und damit noch vom Darm aufgespalten werden müssen, darf die Verdauungsfunktion nur wenig beeinträchtigt sein, wie es z. B. bei Patienten mit Schluckstörungen der Fall ist
- Bei den **niedermolekularen chemisch definierten Elementardiäten** (kurz *CDD,* oft auch als *Oligopeptiddiäten* bezeichnet, z. B. Survimed® OPD, Precitene® MCT 50) sind die Nährstoffe bereits in resorptionsfähige Bestandteile (Aminosäuren, Mono-, Di- und Oligosaccharide, essenzielle Fettsäuren, Elektrolyte, Vitamine, Spurenelemente) aufgespalten und erfordern wenig Verdauungsleistungen vom Darm. Diese Diäten sind bei Patienten mit schweren Digestions- und Resorptionsstörungen angezeigt, z. B. im akuten Schub entzündlicher Darmerkrankungen (➤ 7.6.5), darüber hinaus beim Kostaufbau nach länger dauernder parenteraler Ernährung
- **Stoffwechseladaptierte Sondennahrungen** sind an spezielle Stoffwechselstörungen angepasst, z. B. Diabetes mellitus, Nieren- oder Leberinsuffizienz oder Laktoseintoleranz. Dabei kann es sich um hoch- oder niedermolekulare Diäten handeln.

In aller Regel sind Sondenkostnahrungen glutenfrei und vollbilanziert, d. h., sie decken bei der Einnahme der durch den Hersteller angegebenen Menge den Tagesbedarf aller Nährstoffe sowie den Energiebedarf. Meist ist eine **Flüssigkeitsergänzung** durch Wasser erforderlich.

Sonden zur enteralen Ernährung

Welche Sonde am besten geeignet ist, hängt v. a. von Grunderkrankung und Zustand des Patienten ab (➤ Tab. 1.4, ➤ Abb. 1.17).

Bei (voraussichtlich) kurzer Liegedauer werden am häufigsten *nasogastrale Sonden* (oft einfach *Magensonden* genannt) verwendet. Gastrale und jejunale Sonden können grundsätzlich auch durch den Mund gelegt werden (orogastrale Sonde). Dies ist jedoch speziellen Indikationen vorbehalten, da eine orogastrale Sonde den Pa-

1

tienten stärker einschränkt. Bei einer Liegedauer von länger als 4 (bis max. 8) Wochen sollte eine perkutane Sonde gelegt werden, um die Entstehung von Schleimhautulzerationen zu vermeiden. Hier ist die *perkutan-endoskopische Gastrostomie (PEG)* am verbreitetsten.

Prinzipien der künstlichen Ernährung

Grundprinzipien

Die enterale Ernährung wird langsam aufgebaut. Menge, Häufigkeit, Zusammensetzung und Verabreichungsform der Sondenkost werden ärztlich angeordnet. Bei Unverträglichkeitsreaktionen (z. B. Völlegefühl, Erbrechen, Durchfall) ist die Ursache zu ermitteln und die Kost bzw. Verabreichungsart ggf. anzupassen.

Bei erhaltener Reservoirfunktion des Magens (etwa bei nasogastraler Sonde oder PEG) kann die Sondennahrung portionsweise als *Bolus* mit einem speziellen Sondenbesteck (maximal 100 ml in 5–10 min), *intermittierend* per Schwerkraft (maximal 250 ml in ca. 20 min) oder *kontinuierlich* mithilfe einer Pumpe über ca. 12 h gegeben werden. Spezielle Pumpen ermöglichen die Sondenernährung wahlweise kontinuierlich oder als Bolus. Eine langsame, kontinuierliche Zufuhr wird prinzipiell besser vertragen, ist jedoch unphysiologisch, da der Magen nie leer, aber auch nie gefüllt ist. Eine Pause in der Nacht ist wichtig, um eine ständige Erhöhung des pH-Werts und eine damit verbundene Schwächung der keimabtötenden Wirkung der Magensäure zu verhindern [16].

Fehlt die physiologische Speicherfunktion des Magens, z. B. bei einer nasojejunalen Sonde, muss die Sondenkost *kontinuierlich* über eine Ernährungspumpe gegeben werden.

Da bei der Sondenernährung die Steigerung der Speichelsekretion durch die Nahrungsaufnahme wegfällt, ist eine sorgfältige Mundpflege zum Schutz der Schleimhäute erforderlich.

Verabreichung der Sondenkost

- Material bereitstellen: Zellstoff, Mundpflegeset, Sondennahrung mit Überleitungsgerät, Stethoskop zur Lagekontrolle der Sonde, Wasser zum Nachspülen, Verschlusskappe zum Abstöpseln

Tab. 1.4 Überblick über gebräuchliche Sondentypen zur künstlichen enteralen Ernährung.

Sondentyp	Indikation	Indikationsbeispiel
Nasogastrale Sonde	Voraussichtlich kurze Dauer der enteralen Ernährung, wenn keine erhöhte Aspirationsgefahr besteht	Patienten mit akuten Schluckstörungen, appetitlose und kachektische Patienten, Intensivpatienten
Nasojejunale Sonde	Voraussichtlich kurze Dauer der enteralen Ernährung bei erhöhter Aspirationsgefahr, z. B. durch Reflux von Mageninhalt, bei Magenentleerungsstörungen	Patienten mit eingeschränktem Bewusstsein, z. B. nach Schlaganfall (Anfangsphase)
PEG (perkutan-endoskopische Gastrostomie)	Länger dauernde enterale Ernährung, wenn keine erhöhte Aspirationsgefahr besteht und keine offene Bauchoperation geplant ist	Patienten mit Ösophagustumoren oder länger dauernden Schluckstörungen, z. B. bei neurologischen Erkrankungen
JET-PEG (PEG mit jejunaler Verlängerung, jejunal tube through PEG) **PEJ (perkutan-endoskopische Jejunostomie)**	Länger dauernde enterale Ernährung bei erhöhter Aspirationsgefahr, wenn keine Bauchoperation geplant ist. PEJ ist wegen der Dislokationsgefahr des intestinalen Schenkels einer Jet-PEG vorzuziehen, jedoch nicht immer möglich	Patienten mit länger dauernder Schluckunfähigkeit bei gleichzeitiger Bewusstseinstrübung oder verminderten Schutzreflexen
FNKJ (Feinnadel-katheterjejunostomie)	Länger andauernde enterale Ernährung, falls der Katheter während einer ohnehin geplanten Operation gelegt werden kann	Tumorpatienten mit Resektion, z. B. Magenentfernung

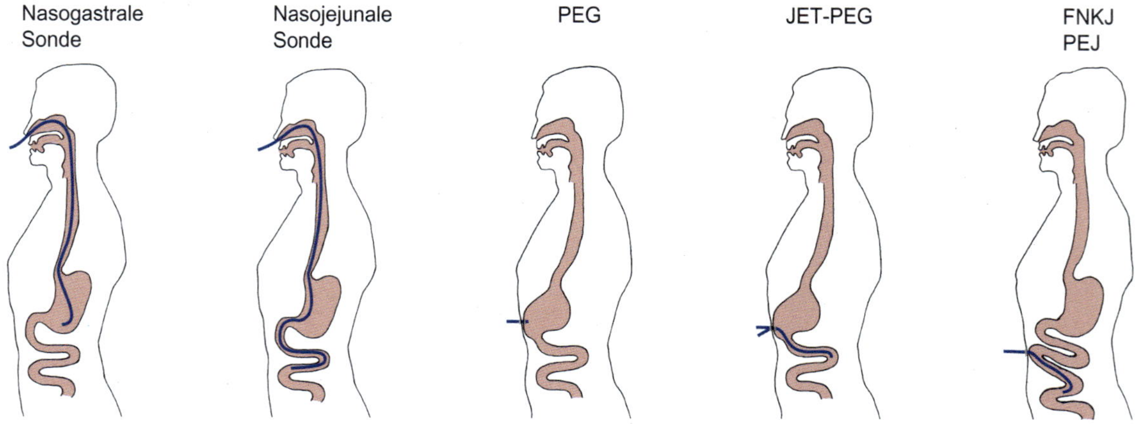

Abb. 1.17 Übersicht über die verschiedenen Sondenlagen bei den unterschiedlichen Verfahren der künstlichen enteralen Ernährung. [L215]

- Sondenkost nach Herstellerangaben vorbereiten
- Patienten informieren und aufsetzen (lassen), bewusstlose Patienten möglichst 30° halbsitzend positionieren
- Lage der Sonde überprüfen
- Nahrungstransport der letzten Mahlzeit durch Aspiration aus dem Magen oder Tiefhängen des Ablaufbeutels (falls vorhanden) unter Patientenniveau kontrollieren. Aspiration/Zurücklaufen von mehr als 50 % der letzten Mahlzeit weist auf eine Magenentleerungsstörung hin (Arzt informieren)
- Nahrung verabreichen, dabei Luftzutritt vermeiden (da der Patient sonst Blähungen bekommt) und den Patienten beobachten
  - Bei Schwerkraftapplikation Überleitsystem (➤ Abb. 1.18) an Flasche oder Beutel anschließen und Tropfgeschwindigkeit so einstellen, dass die Verabreichung einer Portion (500 ml) ca. 30–45 min dauert. Innerhalb von 20 min dürfen max. 250 ml verabreicht werden
  - Bei Benutzung einer Pumpe (➤ Abb. 1.19) Sondenkostflasche bzw. Sondenkostbeutel mit dem Überleitsystem verbinden, das Überleitsystem luftfrei füllen und in die Ernährungspumpe einlegen. Dann das System an die Sonde anschließen, die angeordnete Flussrate einstellen und die Pumpe anstellen
- Nach Verabreichung der Portion mit Wasser (mind. 20 ml) nachspülen, um ein Verstopfen der Sonde zu verhindern
- Sonde mit Verschlusskappe schließen und ggf. neu fixieren
- Zur Aspirationsprophylaxe Patienten für mindestens 1 h in Oberkörperpositionierung belassen, Patienten auf Unverträglichkeitsreaktionen beobachten
- Material aufräumen und Maßnahme dokumentieren.

Je nach Grunderkrankung darf der Patient bei liegender Sonde Flüssigkeit trinken oder auch zusätzlich essen. Während der Liegezeit der Sonde überprüfen die Pflegenden regelmäßig ihre Lage, z. B. anhand der Markierung auf der Sonde, des pH-Werts oder durch das Einspritzen von Luft und Abhören mit einem Stethoskop. Fixiersysteme für transnasale Sonden (➤ Abb. 1.20) dienen zur Vermeidung von Druckverletzungen (Herstellerangaben beachten). Beim Pflasterwechsel muss die Sonde gut festgehalten werden, um ein Herausziehen zu vermeiden. Die Nasenlöcher werden täglich mit Nasensalbe gepflegt.

Bei Verabreichung von Sondenkost beachten

- Medikamente getrennt von der Sondenkost verabreichen, da bei manchen Medikamenten die Sondenkost ausflockt und die Sonde verstopfen kann. Mit dem Apotheker klären, ob ein Medikament gelöst und über Sonde verabreicht werden kann. Retardmedikamente und Medikamente mit magensaftresistentem Überzug dürfen nicht zermörsert werden [20].
- Aussehen der Sondennahrung vor dem Verabreichen prüfen (Ausflockungen?). Sicherstellen, dass Flasche/Beutel und Sondensystem zusammenpassen (verschiedene Hersteller sind u. U. nicht kompatibel)
- Sonde nach Verabreichung von Sondenkost oder Medikamenten mit mind. 20 ml Wasser durchspülen. Keinen Fruchtsaft oder Tee verwenden
- Wegen der Gefahr einer bakteriellen Kontamination mit nachfolgender Infektion des Patienten Überleitsystem alle 24 h wechseln und angebrochene Sondenkost kühlen, nicht offen stehen lassen und innerhalb von 24 h verbrauchen.

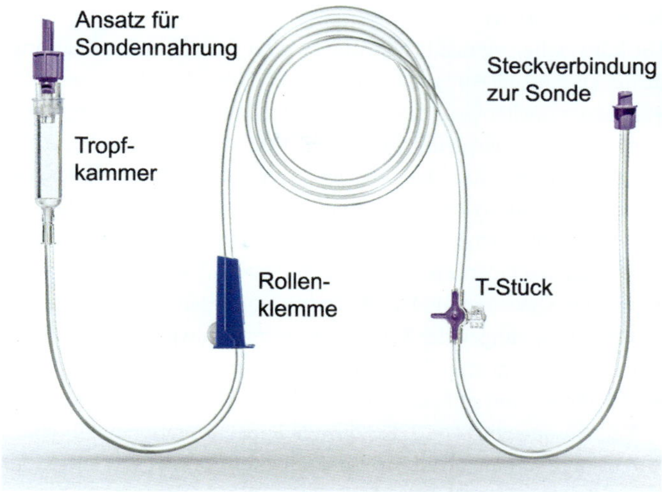

Abb. 1.18 System zur Sondenernährung per Schwerkraft. [U222]

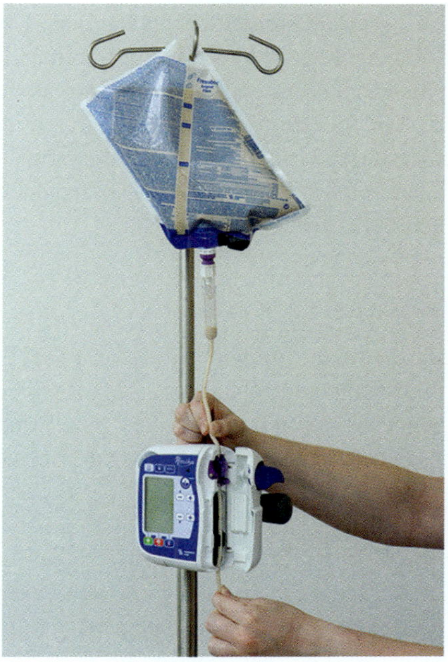
Abb. 1.19 Für die Verabreichung von Sondenkost über eine Ernährungspumpe wird ein spezielles Überleitsystem benutzt. Es wird in das Pumpengehäuse eingelegt und danach die Fördermenge eingestellt. [K115]

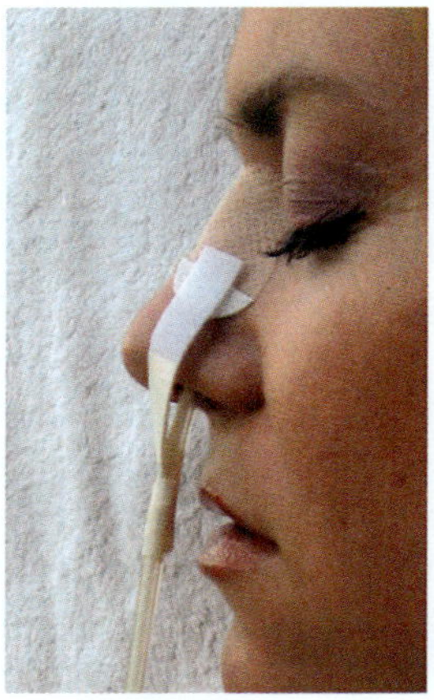
Abb. 1.20 Spezielle Fixiersysteme für transnasale Sonden verhinderen Haut- und Gewebeschädigungen (Secutape®). [U131]

Komplikationen

Die künstliche enterale Ernährung ist zwar deutlich komplikationsärmer als eine parenterale Ernährung, aber nicht problemfrei:

- Bei zu schneller Gabe der Sondenkost können Magen-Darm-Störungen mit Völlegefühl, Erbrechen, Durchfällen und abdominellen Schmerzen auftreten. Mit dem Arzt Rücksprache nehmen, ob evtl. eine *osmotische Diarrhö* vorliegen könnte, bei der die Sondenkost im Darm osmotisch Wasser anzieht. Immer auch an die Möglichkeit einer *infektiösen Diarrhö* (➤ 7.2.6) denken
- Weitere Ursachen für Magen-Darm-Störungen sind bakterielle Verunreinigungen der Sondenkost durch unhygienisches Arbeiten oder bei falscher Lagerung der Sondenkost
- Die Sonde kann zu Reizungen der Nase und des Rachens, zu einer Refluxösophagitis (➤ 7.4.2) oder zu Druckulzerationen führen.

Um Komplikationen frühzeitig zu bemerken, ist eine sorgfältige Patientenbeobachtung notwendig.

Nasogastrale Sonden

Nasogastrale Sonden haben eine Länge von ca. 75 cm und einen Durchmesser von 8–12 Ch. Für die enterale Ernährung bieten sich Silikonkautschuk- oder Polyurethan-Sonden an, die im Gegensatz zu PVC-Sonden nicht hart werden und daher über mehrere Wochen liegen bleiben können. Nasogastrale Sonden werden in aller Regel von den Pflegenden gelegt (Legen, Pflege bei liegender Sonde und Entfernen ➤ 7.1.7).

Nasojejunale Sonden

Nasojejunale Sonden werden vom Arzt endoskopisch oder unter Bildwandlerkontrolle gelegt. Abgesehen von der kontinuierlichen Sondenkostverabreichung über eine Ernährungspumpe (➤ Abb. 1.19) entspricht ihre Versorgung der bei nasogastraler Sonde.

PEG, JET-PEG und PEJ

In der Langzeitbehandlung am verbreitetsten ist die **PEG** (*perkutan-endoskopische Gastrostomie* ➤ Abb. 1.21), bei der eine äußere Magenfistel geschaffen wird (*äußere Fistel* = Verbindung zwischen Körperhöhle und Körperoberfläche).

Eine PEG kann bis ins Jejunum verlängert werden (**JET-PEG,** *gastrale/jejunale PEG, jejunal tube through PEG*), etwa wenn im Verlauf eine erhöhte Aspirationsgefahr hinzukommt: Durch eine liegende PEG mit Y-Ansatz außen wird eine dünnere Sonde von außen eingelegt und endoskopisch ins Jejunum geführt. Der schräge Ansatz des außen liegenden Y-Stücks führt zum Magen (g = gastrale), der gerade zum Jejunum (i = intestinal). Zu bevorzugen ist allerdings eine *perkutan-endoskopische Jejunostomie* **(PEJ)** mit endoskopischer Platzierung einer Sonde im Jejunum. Alle genannten Eingriffe bedürfen der Aufklärung und schriftlichen Einverständniserklärung des Patienten.

Der Patient muss vor dem Eingriff wegen möglicher Komplikationen (z. B. Fehlpunktion mit gastrointestinaler Fistel) und nachfolgender Operation nüchtern bleiben. Weitere Maßnahmen (z. B. Absetzen von Medikamenten, Hautrasur) erfolgen nach ärztlicher Anordnung.

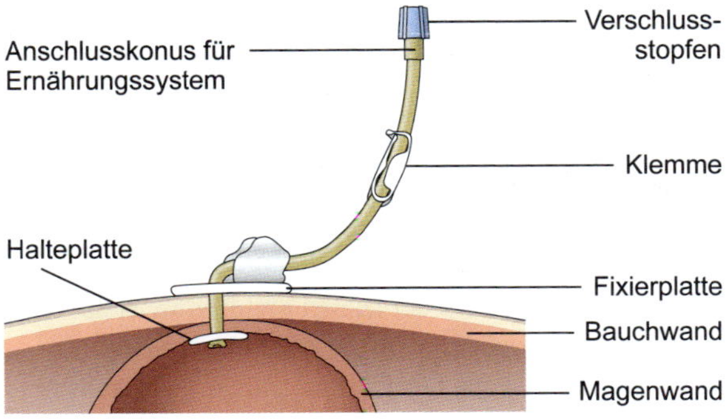

Abb. 1.21 Fixierung der PEG an Magenwand und Bauchdecke. [L190]

Hauptkomplikationen sind lokale Wundinfektionen, Eindringen von Luft in den Peritonealraum und Peritonitis (➤ 7.2.4). Kontraindikationen für die Einlage einer PEG/PEJ sind beispielsweise Peritonitis oder Blutgerinnungsstörungen.

Nach Abschluss der Wundheilung darf der Patient duschen und baden. Dazu wird der Verband zuvor entfernt und anschließend erneuert.

Muss eine PEG/PEJ gewechselt werden, so kommt bei stabiler Fistel zwischen Magen und Haut auch eine Austauschsonde in Betracht, die meist ohne Gastroskopie gewechselt werden kann.

Verbandwechsel bei PEG/PEJ

Direkt nach der PEG- oder PEJ-Anlage wird der Verband für die Dauer von 24 h belassen. Anschließend wird er in der ersten Woche täglich gewechselt (wenn möglich zu zweit arbeiten). Danach werden die Intervalle je nach Wundsituation und hausinternem Standard verlängert. Es gelten die Richtlinien des aseptischen Verbandwechsels:

- Material vorbereiten: sterile Schlitz- und andere Kompressen, Haut- und Händedesinfektionsmittel, ggf. NaCl-Lösung 0,9 % zum Entfernen von Verkrustungen, Fixationspflaster, Pinzette, unsterile und sterile Einmalhandschuhe, ggf. sterile Pinzette, Verbandschere, Abwurf
- Patienten informieren und bei der bequemen Positionierung unterstützen
- Hände desinfizieren
- Unsterile Einmalhandschuhe anziehen
- Alten Verband ohne Zug an der Sonde entfernen
- Ggf. Haare mit Einmalrasierer entfernen, um Schmerzen beim Pflasterwechsel zu vermeiden. Auf Hautirritationen achten
- Klemmbügel an der Fixierplatte öffnen und Sonde aus dem Führungskanal nehmen. Dann die Fixierplatte lösen und zurückziehen, um die Haut um die Sondeneintrittstelle herum beurteilen und desinfizieren zu können
- Einmalhandschuhe entsorgen und sterile Einmalhandschuhe anziehen
- Ober- und Unterseite der Fixierplatte sowie Sondenschlauch mit Kochsalzlösung reinigen, ggf. desinfizieren. Zur Reinigung mit steriler Kompresse von innen nach außen wischen. Noch einmal mit Desinfektionsmittel besprühen lassen und Einwirkzeit beachten. Währenddessen Wunde inspizieren (Sekretabsonderungen? Einstichstelle gerötet?)

VORSICHT

Zur Desinfektion von Polyurethan-Sonden (PU-Sonden) keine PVP-Jod-Lösungen (z. B. Braunovidon®) verwenden, da sie das Sondenmaterial schädigen können und zu einer vorzeitigen Sondenalterung führen. Geeignet sind u. a. polyhexanidhaltige Schleimhautdesinfektionsmittel, z. B. Prontosan® oder Lavasept®.

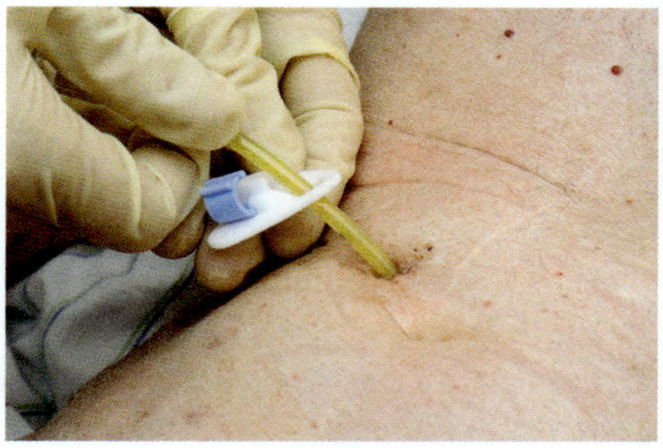

Abb. 1.22 Zur Mobilisation einer PEG-Sonde vorsichtig in den Magen vorschieben und drehen. [K115]

- Nachdem das Desinfektionsmittel gut abgetrocknet ist, Sonde vorsichtig 2–4 cm in den Magen vorschieben und um 180° nach rechts und links drehen (➤ Abb. 1.22), um ein Einwachsen der Fixierplatte in die Mageninnenwand zu verhindern (sog. **Buried-Bumper-Syndrom**). In den ersten Tagen die Sonde bis zur Granulation des Stichkanals jedoch nicht mobilisieren (hausinternen Standard beachten)
- Schlitzkompressen zwischen Fixierplatte und Wundbereich legen (➤ Abb. 1.23)
- Sonde zurückziehen, bis ein leichter Widerstand durch die innere Halteplatte zu spüren ist, dann die Fixierplatte auf die Schlitzkompressen schieben, Sonde in den Führungskanal der Fixierplatte einlegen und Klemmbügel schließen. Dabei zwischen Haut und Fixierplatte ca. 5–10 mm Spielraum lassen (Zug auf die Sonde vermeiden, Gefahr von Drucknekrosen)
- Fixierplatte und Sonde mit einer Kompresse abdecken und mit Klebevlies, z. B. mit Fixomull®, sichern
- Ggf. zusätzliche Fixierung mit einem Pflasterzügel anbringen, um Zug auf die Sonde zu vermeiden
- Sonde, die gerade nicht zur Ernährung benötigt wird, auf den Schlitzkompressen aufrollen und mit einer Kompresse abgedeckt fixieren
- Um das Material des Sondenschlauchs zu schonen, wird die Lage der Verschlussklemme bei jedem Schließen leicht verändert; sie kann ggf. offen bleiben (bei sicher schließendem Verschlusskonus)
- Material entsorgen, Hände erneut desinfizieren
- Verbandwechsel und Wundzustand dokumentieren.

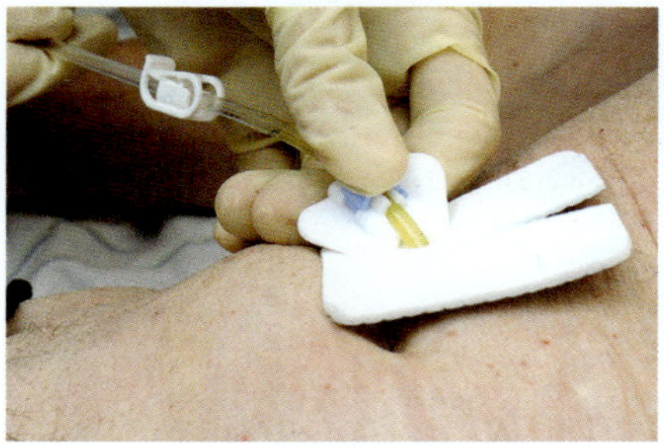

Abb. 1.23 Schlitzkompresse auflegen, Sonde wieder in die Ursprungsposition bringen, Fixierplatte auflegen und Sonde einlegen. [K115]

VORSICHT

Bei einer JET-PEG darf die Sonde nicht gedreht werden, da dadurch die intestinale Sonde verrutschen kann. Die JET-PEG wird nur durch vorsichtiges Vor- und Zurückschieben mobilisiert.

Alternative: Austauschsysteme

Insbesondere mobile Erwachsene fühlen sich durch den Schlauch einer PEG/PEJ gestört. Bei stabiler Fistel (frühestens einen Monat nach erstmaliger Anlage) kommt für sie ein Austauschsystem in Betracht. Dieses kann zudem ohne Endoskopie gewechselt werden und bietet den Betroffenen daher mehr Unabhängigkeit.

Bei einem **Buttonsystem** ist die Halteplatte im Magen durch einen mit Wasser befüllten Rückhalteballon oder eine Art Silikonkörbchen ersetzt (➤ Abb. 1.24). Statt des Schlauchs befindet sich ein knopfartiges Anschlussstück an der Hautoberfläche, das an einen Wasserballverschluss erinnert (➤ Abb. 1.25). Für die Applikation der Sondenkost wird jeweils ein Zuführschlauch am Button angeschlossen. Die Pflege des Buttonsystems entspricht im Wesentlichen der einer herkömmlichen PEG. Der Button wird täglich einmal gedreht, alle 4–6 Wochen muss die Ballonfüllung überprüft werden. Bei Platzen des Ballons ist ein sofortiger Wechsel erforderlich, sodass der Patient stets Reservebuttons zu Hause haben sollte. Um den Zugang offen zu halten, verbleibt der geplatzte Ballon in der Fistel, wird fixiert, und der Patient sucht umgehend seinen Arzt bzw. eine gastroenterologische Ambulanz auf.

Auch der **Gastrotube** ist über einen Rückhalteballon im Magen verankert. Im Gegensatz zu den Buttonsystemen liegt jedoch ein ca. 10 cm langer Schlauch mit einem verschließbaren Trichteransatz auf der Hautoberfläche. Der Gastrotube wird z. B. bei Fistelneigung des Patienten oder Hautallergien bevorzugt.

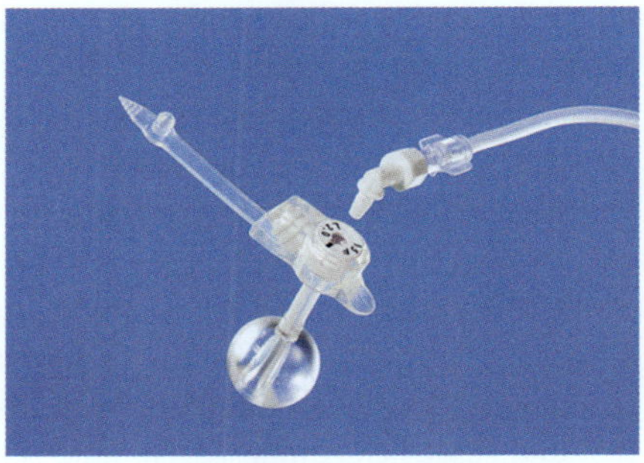

Abb. 1.24 Buttonsystem, hier Freka®-Button. [U222]

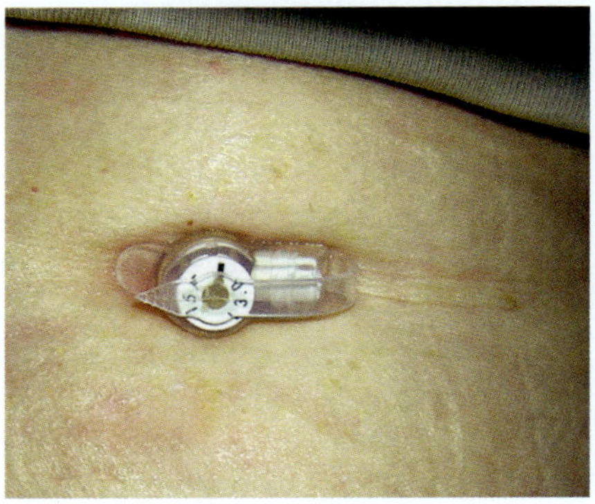

Abb. 1.25 Buttonsysteme werden von vielen Patienten als kosmetisch weniger störend empfunden als eine PEG. [U222]

Feinnadelkatheter-Jejunostomie und andere operative Verfahren

Als Palliativmaßnahme z. B. beim inoperablen Magenkarzinom kann eine Darmfistel **(Jejunostomie)** gelegt werden und hier vor allem die komplikationsärmere *Feinnadelkatheter-Jejunostomie,* kurz **FNKJ.**

Die operative Anlage einer Ernährungssonde erfordert eine präoperative Vorbereitung und eine postoperative Wundversorgung wie andere Bauchoperationen auch. Ansonsten sind die Sonden und ihre Pflege mit einer PEG-Sonde zu vergleichen, allerdings wird beim Verbandwechsel die Fixierung nicht gelöst und die Sonde nicht mobilisiert, da die Halteplatte der Sonde an der Bauchdecke vernäht ist.

1.5.4 Parenterale Ernährung

Ist über eine enterale Sonde keine ausreichende Ernährung möglich, wird eine intravenöse, **parenterale Ernährung** (griech. para = *neben* und enteron = *Darm*) erforderlich. Bei der **inkompletten parenteralen Ernährung** nimmt der Patient noch einen Teil der Nahrung über den Magen-Darm-Trakt auf, bei der **totalen** *(kompletten)* **parenteralen Ernährung** *(TPE)* wird der Darm völlig umgangen. Die Wahl des venösen Zugangs hängt von Ernährungszustand und Stoffwechsellage des Patienten sowie der voraussichtlichen Dauer der parenteralen Ernährung ab.

Stufenschema der parenteralen Ernährung

Stufe 1: Flüssigkeitszufuhr mit geringer Kaloriengabe

Bei einer voraussichtlichen Nahrungskarenz von höchstens zwei Tagen reicht es aus, Flüssigkeit und Glukose über einen periphervenösen Zugang zu geben. Aminosäuren und Fette sind bei gutem Ernährungszustand nicht erforderlich.

Meist werden fertige Vollelektrolytlösungen, z. T. mit 5 % Glukosezusatz (z. B. Ringer-Lösung, Sterofundin®BG 5), gewählt. Die Stufe 1 zählt nicht zur Ernährungstherapie im engeren Sinne.

Stufe 2: Periphervenöse Basisernährung

Bereits bei einer Nahrungskarenz ab drei Tagen oder leicht kataboler (abbauender) Stoffwechsellage braucht der Patient mehr Kalorien und zusätzlich Aminosäuren. Eine Fettzufuhr ist nur bei Patienten in schlechtem Ernährungszustand erforderlich.

Vielfach können fertige Kombinationslösungen (z. B. Periplasmal®) gegeben werden.

Stufe 3: Bilanzierte vollständige parenterale Ernährung

Bei einer Nahrungskarenz von mehr als 5–7 Tagen und/oder bei sehr schlechtem Ernährungszustand muss der Patient über einen zentralvenösen Katheter (➤ 1.5.6) vollständig parenteral ernährt werden. Auch hierfür werden heute überwiegend Komplettlösungen verwendet, z. B. Aminomix® 1/2/5 oder Nutriflex®.

Ist eine individuelle Zusammensetzung erforderlich, z. B. bei Leber- oder Nierenfunktionsstörungen sowie Intoleranz gegenüber Zuckeraustauschstoffen, werden Aminosäurelösungen (7,5- bis 15-prozentig), Kohlenhydratlösungen (20- bis 50-prozentig), Fettemulsionen (10- bis 20-prozentig) sowie Elektrolytlösungen abhängig von Bilanz und Elektrolytkontrollen nach dem Baukastenprinzip kombiniert.

Bei einer länger dauernden parenteralen Ernährung müssen auch Vitamine, Folsäure, Eisen und andere Spurenelemente ersetzt werden.

Während der gesamten Zeitdauer der parenteralen Ernährung sind engmaschige Blutuntersuchungen (BZ, Elektrolyte, Laktat, Nierenwerte, Blutfette) erforderlich.

Pflege bei parenteraler Ernährung

Bei allen Formen der parenteralen Ernährung besteht die Aufgabe der Pflege vornehmlich in:

- Fachgerechter Zubereitung der Infusionen und ihrer Überwachung
- Überwachung und Inspektion der Infusionsleitungen und des venösen Zugangs sowie regelmäßiger Verbandwechsel (➤ 1.5.7)
- Beobachtung, z. B. von Haut- und Schleimhautzustand, Ausscheidung
- Soor- und Parotitisprophylaxe
- Flüssigkeitsbilanzierung.

1.5.5 Periphervenöser Zugang

Voraussetzung für eine **periphervenöse Infusion** ist ein **periphervenöser Zugang.** Er wird beim Erwachsenen fast immer in eine oberflächlich verlaufende Vene der Ellenbeuge, des Unterarms oder des Handrückens eingebracht.

Dafür werden einzeln steril verpackte periphere **Verweilkanülen** (PVK, z. B. Braunüle®, BD Venflon™) verwendet. Dies sind Kunststoffkanülen von 19–50 mm Länge mit eingelegtem Stahl-Mandrin (Farbkodierung ➤ Tab. 1.5). Der Mandrin dient als Führungsschiene und wird nach dem Legen der Venenverweilkanüle entfernt, sodass nur noch die Kunststoffkanüle in der Vene liegen bleibt.

Alternative für Infusionen mit kurzer Laufzeit ist eine **Butterfly-Kanüle,** eine silikonbeschichtete Dünnwandnadel aus Stahl. Sie ist vor allem bei der Punktion dünner, feiner Venen hilfreich, muss aber nach beendeter Infusion entfernt werden, da die scharf geschliffene Hohlnadel das Gefäß bereits bei geringfügigen Bewegungen des Patienten perforieren kann.

Eine weitere Möglichkeit sind **Midline-Katheter,** 10–25 cm lange Katheter, die von der V. basilica oder V. cephalica aus vorgeschoben werden. Das Katheterende liegt in der V. subclavia und damit in einer großen Vene, aber nicht zentral. Sie werden z. B. verwendet, wenn höherosmolare Infusionen verabreicht werden sollen. Midline-Katheter bestehen aus Polyurethan oder Silikon und können ca. 4 Wochen liegen bleiben.

Das Legen des periphervenösen Zugangs ist eine ärztliche Tätigkeit, die unter gewissen Voraussetzungen an Pflegepersonal delegiert werden kann (hausinterne Richtlinien beachten). Abhängig davon besteht die Aufgabe der Pflegenden im Richten der benötig-

Tab. 1.5 Farbkodierung von Venenverweilkanülen gemäß ISO-Standard (International Organization for Standardization). Der Außendurchmesser nimmt von links nach rechts von 0,7 auf 2,1 mm zu, die Stichlänge von 19 auf 50 mm.

Größe [Gauge]	24	22	20	18	17	16	14
Farbe	gelb	blau	rosa	grün	weiß	grau	orange-braun
Verwendung	Kinder						
		Erwachsene					
		Dünne Venen		Infusionen, Transfusionen		Notfälle, Schnellinfusionen	

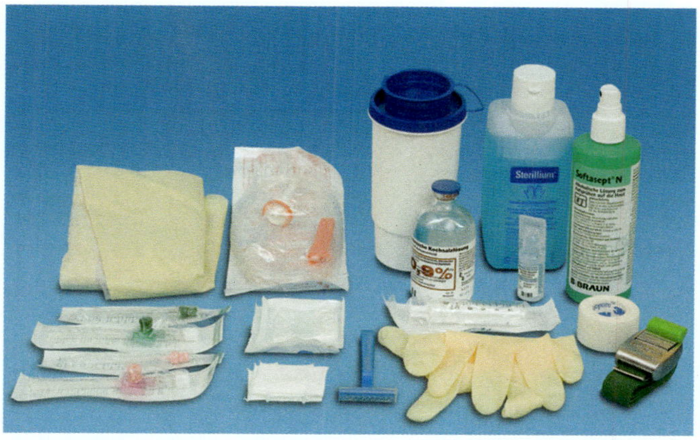

Abb. 1.26 Materialien für das Legen eines periphervenösen Zugangs zur Infusion. [K115]

ten Materialien (➤ Abb. 1.26) sowie – selten – in der Betreuung des Patienten oder der Assistenz des Arztes. Anschließend sind die Pflegenden für den Verbandwechsel und die Wundinspektion verantwortlich.

1.5.6 Zentraler Venenkatheter und zentralvenöse Infusion

Zentralvenöse Infusionen werden mithilfe eines zentralen Venenkatheters **(ZVK)** in die großen, klappenlosen Venen unmittelbar vor dem rechten Herzen geleitet. Ein ZVK ist für Langzeitinfusionen (> 3 Tage), Massen- und Druckinfusionen, hypertone Infusionslösungen, Infusionen mit gefäßwandreizenden Arzneimitteln (z. B. Zytostatika), eine länger dauernde parenterale Ernährung und zur Messung des *zentralvenösen Drucks* (**ZVD** ➤ 4.1.6) erforderlich.

Nicht implantierbare zentrale Venenkatheter

Venenzugänge/Arten

Venenkatheter können unterschiedlich gelegt werden:

- Auf kurzem Weg („von zentral", ZVK = zentraler Venenkatheter) über die V. subclavia, die V. jugularis externa oder die V. jugularis interna (Länge des Katheters: 20–30 cm), Liegedauer kurzfristig ca. 45 Tage

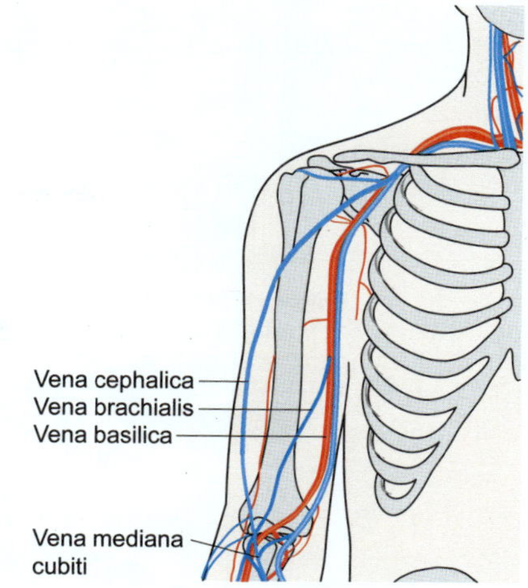

Abb. 1.27 Periphere Venenverhältnisse zum Legen eines PICC-Katheters. [L143]

- Auf langem Weg („von peripher", PICC = peripher eingeführter zentralvenöser Katheter) über die V. basilica, die V. cephalica oder V. brachialis (➤ Abb. 1.27, Länge des Katheters: ca. 70 cm), Liegedauer ca. 4–5 Monate.

VORSICHT

Auch wenn ein Venenkatheter von peripher gelegt wird, handelt es sich um einen zentralen Venenkatheter, da seine Spitze unmittelbar vor dem rechten Herzen mündet.

Materialien für das Legen eines ZVK

- Hände-, Hautdesinfektionsmittel, ggf. alles zur Hautrasur mit Elektrorasierer und Einmalscherkopf, z. B. Clipper
- Lokalanästhetikum (z. B. Lidocain®), 10-ml-Spritze und dünne Kanüle (z. B. Nr. 18)
- 10-ml-Spritze mit sterilem NaCl 0,9 % zum Durchspülen
- Zwei Abwurfgefäße (eins für scharfe und spitze Gegenstände und eins für sonstigen Abfall)
- Flüssigkeitsdichte Unterlage
- Sterile Lanzette/Skalpell
- Sterile Handschuhe, Mundschutz, Haube, steriler Kittel
- Steriles Abdecktuch (Lochtuch), sterile Tupfer
- Dreiwegehähne/Mehrfachverbindungen, Bakterienfilter, wenn notwendig
- Ggf. mehrere Venenkatheter (➤ Abb. 1.28). Heute werden ein- bis fünflumige Katheter aus Polyurethan bevorzugt, da sie besonders flexibel sind und eine geringe Neigung zur Thrombenbildung haben.
- Verschiedene Kathetereinführsysteme (Seldingertechnik mit Führungsdraht, Braunülentechnik mit dicker Punktionskanüle). Meist werden steril verpackte Einmalpunktionssets verwendet
- Nahtmaterial und Nadelhalter zur Fixierung des Venenkatheters oder alternativ eine Fixierungsplatte
- Gazeverband oder transparenter Folienverband, z. B. Tegaderm® CHG (➤ Abb. 1.29).

Durchführung und Nachbereitung

Zentrale Venenkatheter werden immer vom Arzt gelegt. Aufgaben der Pflegenden sind die Betreuung des Patienten und die Assistenz beim Legen.

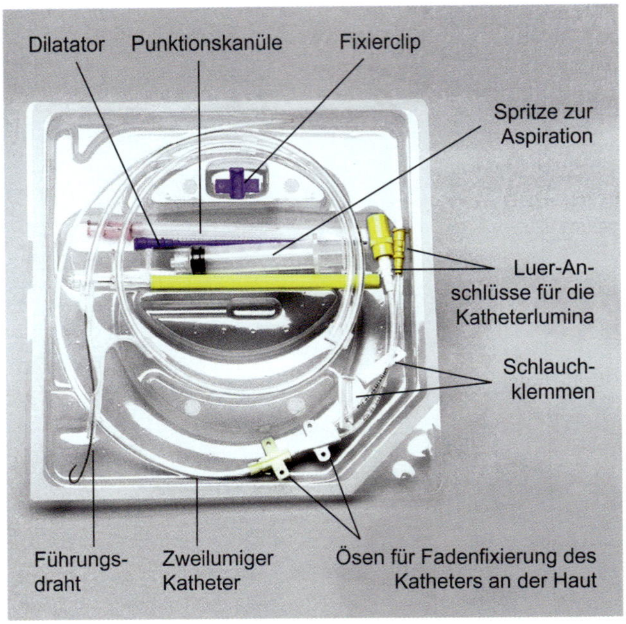

Abb. 1.28 Fertigset mit zweilumigem Venenkatheter. [K183]

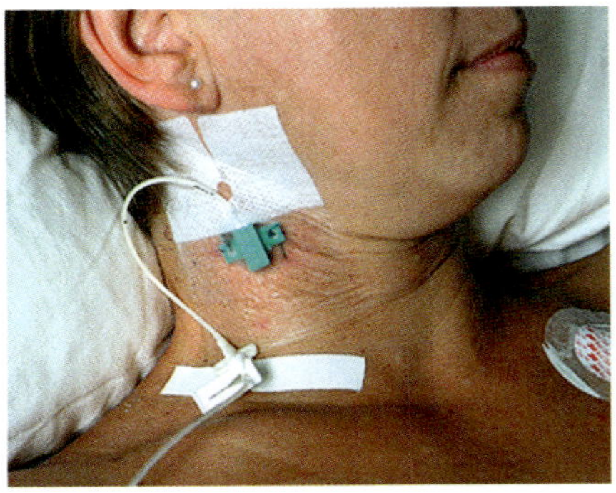

Abb. 1.29 Verband und Fixierung bei einem Vena-jugularis-Katheter mit Transparentverband. [K115]

Nach dem Legen des ZVK wird eine Röntgenaufnahme zur Lagekontrolle und zum Ausschluss eines Pneumothorax angefertigt. Alternativ wird die Lage während des Legens durch Ableiten eines EKGs über den ZVK überprüft. Erst danach darf die Infusion angehängt werden.

Komplikationen

Das Legen eines ZVK ist heute eine Routinemaßnahme und in der Hand des Geübten komplikationsarm, aber nicht komplikationsfrei. Häufigste Komplikationen sind:

- Pneumothorax (➤ 6.9)
- Versehentliche *arterielle Punktion,* z. B. der A. carotis/subclavia. Bei Punktion der A. subclavia besteht die Gefahr eines *Hämatothorax* (Ansammlung von Blut im Pleuraraum ➤ 6.11.2), bei der A. carotis in seltenen Fällen eines *Dissektionsaneurysmas*
- Hämatome
- Bei linksseitiger Punktion Verletzung des Ductus thoracicus mit *Chylothorax* (Ansammlung der fetthaltigen Lymphe des Ductus thoracicus im Pleuraraum ➤ 6.11.2)
- Luftembolie
- Verletzungen des *Plexus brachialis* (den Arm versorgendes Nervengeflecht in der Halsregion)
- Herzrhythmusstörungen, wenn die Katheterspitze zu weit bis in rechten Vorhof oder rechte Kammer vorgeschoben wird. Herzrhythmusstörungen können aber auch bei liegendem Katheter durch Bewegung ausgelöst werden – bei Armbewegungen kann sich ein von peripher gelegter ZVK bis zu 7 cm nach zentral bewegen
- Nosokomiale Infektionen, vor allem durch Staphylokokken (ca. 7–16 % der Patienten ➤ 16.5.3)
- Thrombose der Vene (ca. 4–10 % der Patienten).

Pflegegrundsätze bei allen venösen Kathetersystemen

- Tägliche Kontrolle und Palpation des Verbands sowie die regelmäßige Spülung mit mindestens 10 ml sterilem NaCl 0,9 %. Günstig hat sich die Nutzung von sterilen NaCl 0,9 %-Fertigspritzen erwiesen, als Prävention für nosokomiale Infektionen
- Bei Verunreinigungen, Durchfeuchtung ist ein zusätzlicher Verbandwechsel erforderlich
- Verbandwechsel mittels Non-Touch-Technik oder mit sterilen Handschuhen (einrichtungsinterne Vorgehensweise beachten bzw. risikoadaptiert an den Patienten)
- Reinigung der Insertionsstelle mit steriler NaCl-Lösung 0,9 %
- Keine Verwendung von Salben oder Gels
- Umgehende Entfernung des Zugangs bei Rötung, Schwellung, Beschädigung und Dislokation.

Peripher eingeführter zentralvenöser Katheter (Peripherally Inserted Central Catheter, PICC)

Dieser peripher ein- bis dreilumig eingeführte zentralvenöse Katheter (➤ Abb. 1.30) wird über eine geeignete Armvene z. B. V. basilica, V. cephalica oder V. brachialis (➤ Abb. 1.27) bis zur Katheterspitzenendlage V. cava superior geschoben [17]. Er findet zunehmend in den Kliniken Einsatz, aufgrund der geringeren Infektionsraten und der Liegedauer von 4–5 Monate.

Dieser Katheter wird mit speziellen Halteplatten, z. B. StatLock®, auf der Haut fixiert, ein Wechsel der Fixierungsplatte erfolgt alle 7 Tage.

Für spezielle Einsätze/Anwendungen:

- Pädiatrie (adaptierte Katheter und Fixierungsplatten)
- Hochdruckinfusionen (Power-PICC) 300 PSI = 300 ml/min.

Anwendung und Pflege wie oben beschrieben, gemäß Vorschriften der Einrichtung.

Implantierbare zentralvenöse Katheter

Einige Patienten benötigen über Monate bis Jahre einen zentralvenösen Zugang, etwa zur wiederholten Zytostatikagabe, parenteralen Ernährung, Infusions- oder Schmerztherapie. Um diesen Patienten zusätzliche Schmerzen und mögliche Komplikationen zu ersparen, wird ihnen heute operativ ein teil- oder vollimplantierbarer Venenkatheter gelegt.

Teilimplantierbare (zentrale) Venenkatheter sind *Hickman-, Broviac-* und *Quintonkatheter.* Das proximale Katheterende des ein- bis dreilumigen Silikonkatheters wird z. B. über die V. subclavia in die V. cava superior vorgeschoben. Das distale Ende – mit einer Dacronmanschette zum „Einwachsen“ ins Subkutangewebe –

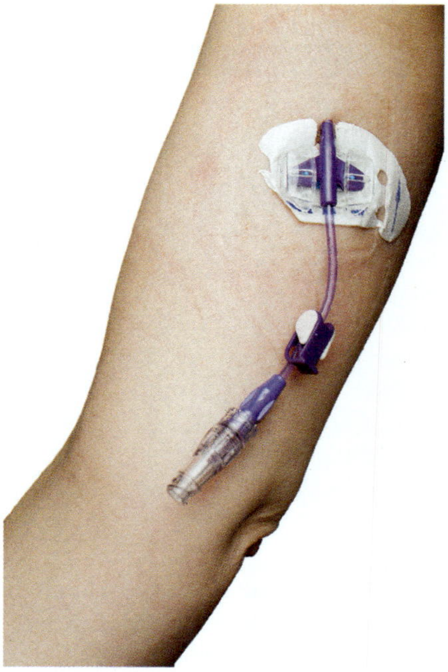

Abb. 1.30 PICC-Katheter mit Halteplatte. [J751-160]

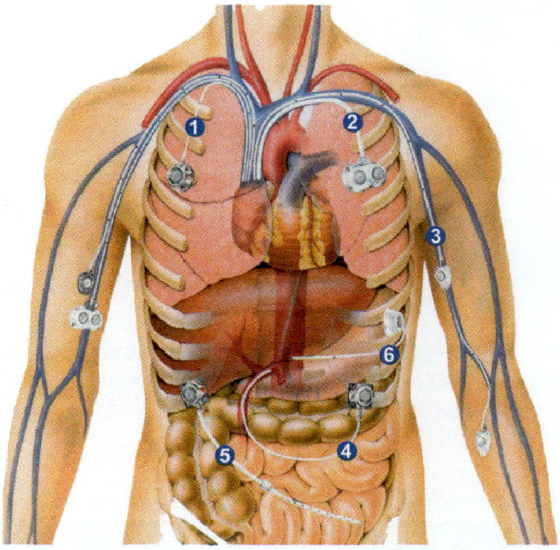

Abb. 1.31 Überblick über die derzeit verfügbaren Portkatheter. 1 = intravenös, 2 = intravenös zweilumig, 3 = periphervenös, 4 = intraarteriell, 5 = intraperitoneal, 6 = intraspinal. [U408]

wird über einen subkutanen, ca. 10 cm langen Tunnel durch die Haut nach außen geführt. Infusionen werden direkt am Schlauchende angeschlossen. Bei komplikationslosem Verlauf kann der Katheter 2–3 Jahre verbleiben.

Vollimplantierbare (zentrale) Venenkatheter werden **Portkatheter** genannt [18, 19]. Das Kathetersystem liegt vollständig im Körper: Ein durch eine Silikonmembran verschlossenes Reservoir **(Port)** wird subkutan implantiert und durch einen (röntgendichten) Katheter mit einer zentralen Vene verbunden.

Sonderformen sind u. a. *Doppelportkatheter* mit zwei getrennten Reservoiren und dazu gehörigen Kathetern (➤ Abb. 1.31), *Ports zur peripheren Plazierung (PAS-Ports)* (am Arm mit Vorschieben des Katheters über die V. brachialis, ➤ Abb. 1.31) oder *Hochdruck-Portkatheter* für schnelle Druckinfusionen (300 ml/min), z. B. für die Verabreichung von Kontrastmittel.

Die Injektionskammer des Ports besteht aus Kunststoff, Titan oder Keramik (➤ Abb. 1.32). Damit der Port nicht verrutscht, wird dieser an einer Muskelfaszie in einer subkutanen Tasche fixiert.

Für Injektionen oder Infusionen wird der Port mit speziellen **Portnadeln** (z. B. *Huber-Nadel*) punktiert (➤ Abb. 1.33, ➤ Abb. 1.34). Ihr besonderer Schliff verhindert Beschädigungen der Silikonmembran, sodass der Port über 1000- bis 2000-mal in Abhängigkeit des Nadellumens punktiert werden kann.

Es stehen unterschiedliche Portnadeln zur Verfügung:

- Standard-Portnadeln z. B. gerade/gebogen ohne Stichschutz
- Sicherheits-Portnadeln
- Hochdruck-Portnadeln (für Druckinjektionen über 300 ml/min).

Dabei ist auf eine dem Patienten angepasste Nadellänge (12–40 mm je nach Körperbau) und das richtige Nadellumen (19–24 Gauge) zu achten:

- 19 Gauge für die parenterale Ernährung, Blutabnahme oder -gabe und Kontrastmittel
- 20 Gauge für Infusions- und Lipidlösungen
- 22–24 Gauge für Medikamente, NaCl 0,9 %.

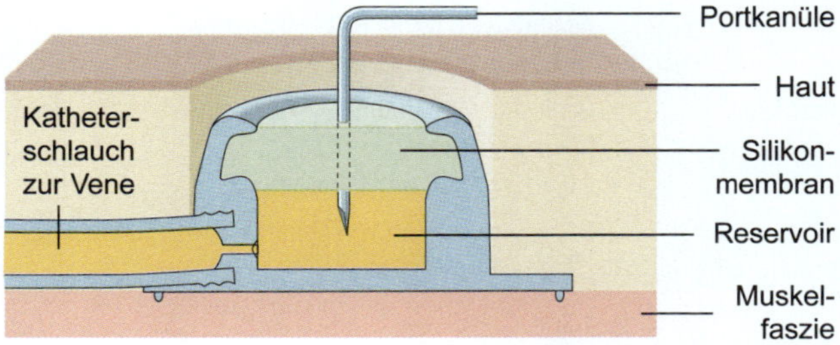

Abb. 1.32 Querschnitt durch einen implantierten Portkatheter. [L190]

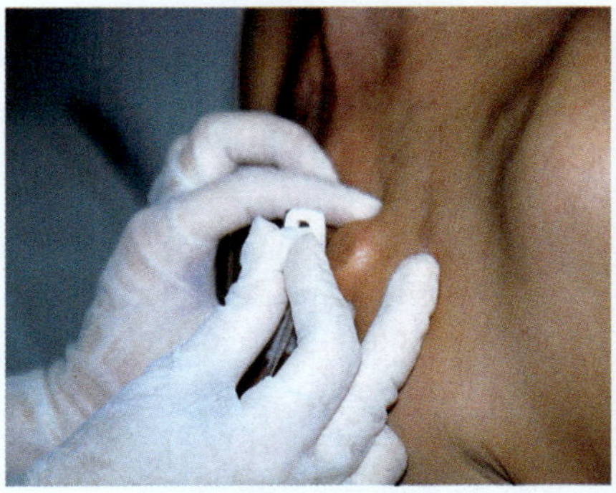

Abb. 1.33 Sterile Punktion der ertasteten Portkammer mit einer speziellen Portkanüle. [M253]

Für die Liegedauer der Kanüle gelten die Angaben des Herstellers (Anhaltspunkt: 7 Tage). Liegt keine Nadel (etwa zwischen zwei Chemotherapiezyklen), besteht keine Verbindung zwischen Portkatheter und Außenwelt. Der Patient kann bereits wenige Stunden nach Entfernen der Nadel duschen und wird in seiner Lebensführung durch den Port nicht beeinträchtigt.

Spezial-Ports

Zusätzlich zu intravenösen Portkathetern gibt es **Spezial-Ports** mit anderer Portlokalisation (➤ Tab. 1.6, ➤ Abb. 1.31).

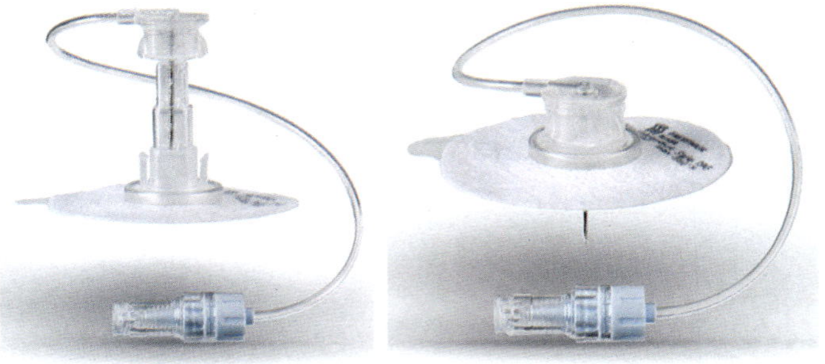

Abb. 1.34 Spezielle Portkanüle (Bild a zeigt eine einsatzbereite, Bild b eine aktivierte, d. h. entfernte Kanüle). An das Anschlussstück kann z. B. das Infusionsbesteck angeschlossen oder ein Adapter-Röhrchen zur Blutentnahme aufgesteckt werden. [U222]

Tab. 1.6 Verschiedene Spezial-Ports und ihre Anwendung.

Lage des Portkatheters	Indikationen
Intraarteriell (z. B. A. hepatica)	Applikation von Zytostatika in eine Arterie (regionale Perfusions-Chemotherapie ➤ 12.5.2), z. B. bei Lebermetastasen
Intraperitoneal	• Regionale Applikation von Zytostatika in die Peritonealhöhle, z. B. bei Ovarialkarzinom • Ableitung maligner Aszites
Intrapleural	• Regionale Applikation von Zytostatika in die Pleurahöhle bei Pleurakarzinose • Ableitung maligner Pleuraerguss
Intraspinal (peridural/intrathekal)	Z. B. zur Applikation von Opiaten in der Schmerztherapie und Zytostatika

Pflege

- Zur Vermeidung von Infektionen ist streng aseptisches Arbeiten wichtig [21]. Einstichstelle und Katheterumgebung werden täglich auf Infektionszeichen (Rötung, Schwellung, Schmerz) kontrolliert und palpiert. Die Pflegenden leiten den Patienten zur Selbstbeobachtung an
- Spülungen mit 10 ml sterilem NaCl 0,9 % sind notwendig:
  - Nach Blutentnahmen und Transfusionen
  - Vor und nach Medikamentenapplikation, lipid- und glukosehaltigen Infusionen (entfällt bei Begleitinfusionen)
  - Bei längerer Nichtbenutzung (alle 6–8 Wochen)

Für die **Spülung des Ports** mit NaCl 0,9 %-Lösung, ggf. mit Heparin, gibt es in Deutschland keine einheitliche Richtlinie. Grundsätzlich sind die hausinternen Standards und die Angaben des Herstellers zu beachten. Kontraindiziert ist die Gabe von Heparin bei einer heparininduzierten Thrombozytopenie (➤ 5.8). Zur Senkung von katheterabhängigen Blutstrominfektionen und Verhinderung einer Okklusion werden auch Citratlösungen, z. B. TauroLock®, als Präventionsmaßnahme eingesetzt.

- Während des Verabreichens der Infusion kann es in seltenen Fällen durch eine Fehlposition der Portnadel zu einem Paravasat kommen (Flüssigkeit läuft ins Gewebe). Dann muss die Infusion unterbrochen und die Nadel entfernt werden. Erst nach Abklingen der Schwellung kann erneut punktiert werden (➤ 12.5.2)

Tab. 1.7 Vergleich der venösen Zugänge.

	ZVK	PICC	Quinton	Port
Liegedauer, bei unauffälliger ES	ca. 45 Tage	4–5 Monate	2–3 Jahre	5 Jahre
Spülung	NaCl 0,9 %	NaCl 0,9 %	NaCl 0,9 %	NaCl 0,9 %
Mind. wöchentl. Pflege/Spülung	Ja	Ja	Ja	Nein (ohne HN)
Verwendungsort	Stationär	Ambulant und stationär	Ambulant und stationär	Ambulant und stationär
Bei Kindern anwendbar	Ja	Ja	Ja, Katheter 1. Wahl	Ja

ES = Einstichstelle, HN = Huber-Nadel

- Der Patient erhält einen Portpass, aus dem z. B. die Art des Ports, Besonderheiten, Nadelstärke und -länge hervorgehen. In einem Patiententagebuch werden außerdem alle relevanten Angaben zur Behandlung festgehalten, damit der Pflegedienst die Therapie überwachen kann.

VORSICHT

Generell dürfen bei Portsystemen keine Spritzen unter 10 ml eingesetzt werden, da mit kleineren Spritzen ein zu hoher Druck erzeugt wird und die Gefahr von Komplikationen (z. B. Katheterruptur) zunimmt. Der Katheter muss im anwendungsfreien Intervall immer verschlossen sein (Gefahr von Blutungen oder Luftaspiration).

Eine Gegenüberstellung der verschiedenen venösen Zugänge liefert ➤ Tab. 1.7.

1.5.7 Pflege während der Infusionstherapie

Gewährleistung der verordneten Infusionsabläufe

Während der Infusionstherapie ist es Aufgabe der Pflegenden, die verordneten Infusionsabläufe sicherzustellen und zu überwachen. Sie beobachten außerdem, ob der Patient Flüssigkeit einlagert (Ödeme? Gewichtszunahme? Rasselgeräusche bei der Atmung?) und ob sich Menge und Farbe des Urins verändern.

Ist bei hochwirksamen Arzneimitteln, wie z. B. Heparin oder Morphin, eine exakte Einhaltung der Einflussrate nötig, müssen

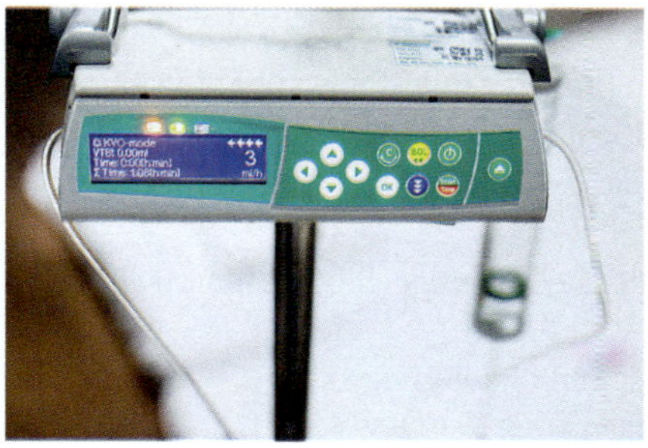

Abb. 1.35 Das Überleitsystem wird in das Gehäuse der Infusionspumpe eingelegt und danach die Tropfengeschwindigkeit eingestellt. [J787]

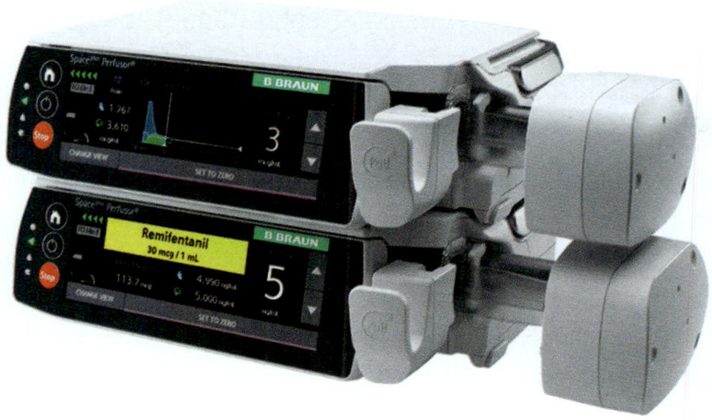

Abb. 1.36 Stapelbare Spritzenpumpen Perfusor® Space®plus der Firma B. Braun mit Displayanzeige aller relevanter Parameter. [U223]

elektronisch gesteuerte Infusionspumpen/Infusionspritzenpumpen eingesetzt werden (➤ Abb. 1.35, ➤ Abb. 1.36).

Pflege bei peripherer Venenverweilkanüle und liegendem ZVK

Die **Pflege des Venenkatheters und der Infusionszuleitungen** ist Aufgabe der Pflegenden. Grundregeln zur Vermeidung von Komplikationen, insbesondere Infektionen, sind:

- Vor und nach jeder Manipulation hygienische Händedesinfektion, Einmalhandschuhe anziehen, Zugang am Infusionssystem oder Injektionsgummistopfen bzw. Zuspritzstellen vor Benutzung desinfizieren
- Um eine Thrombosierung des Kanülenlumens zu vermeiden, *periphere Venenverweilkanülen* nach Einlaufen der Infusion mit NaCl 0,9 % (nach Arztanordnung) durchspülen und mit einem sterilen Verschluss *(Luer-Lock)* abstöpseln. Gemäß Vorschriften der Einrichtung
- Bakterienfilter patientennah anbringen. Den Filter entsprechend der Herstellerangabe wechseln
- Die Infusionszuleitungen mit allen Verbindungsstücken, Dreiwegehähnen usw. alle 96 h erneuern. Ist bei einer periphervenösen Infusion der Flüssigkeitsspiegel in der Tropfkammer nicht mehr vorhanden, neues Überleitungssystem anbringen oder Nutzung von Aquastop
- Zum Wechsel des Infusionssystems an einem zentralen Venenkatheter Klemmen schließen oder Dreiwegehahn zudrehen, um einer Luftembolie vorzubeugen
- Mobile Patienten zum richtigen und sicheren Umgang mit Infusionen und Infusionsständer anleiten.

Gefahren und Komplikationen

Eine Infusionstherapie ist immer auch mit Risiken für den Patienten verbunden (➤ Tab. 1.8). Hinzu kommt, dass viele Patienten infolge ihrer Grunderkrankung anfälliger gegenüber Infektionen sind.

1.5.8 Künstliche Harnableitung

Transurethrale Katheterisierung

Diagnostisch braucht man die **transurethrale** (= durch die Harnröhre) **Katheterisierung** selten zur Gewinnung einer Urinprobe (Katheterurin) oder zum Einbringen von Kontrastmittel bei retrograden (hier: entgegen der normalen Harnflussrichtung) Kontrastmitteldarstellungen der Harnwege.

Wichtige therapeutische Indikationen sind z. B. Blasenentleerungsstörungen oder Harnabflussbehinderungen unterhalb der Harnblase, etwa eine Prostatavergrößerung. In der Intensivpflege wird die Katheterisierung je nach Zustand des Patienten zur Flüssigkeitsbilanzierung benötigt.

Tab. 1.8 Die Hauptrisiken der Infusionstherapie.

Komplikation	Beobachtungskriterien	(Sofort-)Maßnahmen
Allergische Reaktionen (➤ 15.1.1)	• Hautrötung, Juckreiz, Hautausschlag • Kopf-, Gelenk- und Gliederschmerzen • Unruhe, Angst • Übelkeit, Erbrechen • Temperaturanstieg, Hitzewallungen • Atemnot • Schockzeichen (➤ 3.4)	• Infusion sofort abstellen, Venenzugang belassen • Unverzüglich Arzt rufen (lassen) • Beim Patienten bleiben, ihn beobachten und beruhigen • Kreislaufsituation einschätzen (Blutdruck, Puls, Gesichtsfarbe, Schweiß, Äußerungen des Patienten), evtl. Schockpositionierung • Atemsituation einschätzen (Atemgeräusche, Zyanose, Einsatz der Atemhilfsmuskulatur, Äußerungen des Patienten), ggf. Oberkörper erhöht positionieren, Sauerstoff auf Arztanordnung verabreichen (➤ 6.1.6)
Blutverlust	• Austritt größerer Blutmengen aus dem venösen Zugang (z. B. bei Ablösen im Schlaf) • Umfangreiche Hämatome im Hals- und Thoraxbereich (bei ZVK)	• Diskonnektierten Zugang verschließen oder Infusion mit neuem Infusionssystem wieder anhängen • Kreislauf kontrollieren • Arzt sofort informieren und Anordnungen abwarten
Thrombophlebitis (➤ 5.9.2)	• Entzündungszeichen im Venenverlauf • Schmerzäußerungen des Patienten	• Beim ZVK Arzt informieren und Anordnungen abwarten • Periphere Verweilkanüle entfernen, evtl. Alkoholumschläge machen oder heparinhaltige Salben auftragen, Arzt informieren, wenn nötig, neuen peripheren Zugang legen lassen
Sepsis (➤ 16.12)	Plötzlich auftretendes, hohes Fieber, oft mit Schüttelfrost	• Arzt sofort informieren • Blutkultur vorbereiten (➤ 16.4.3) • Weitere Anordnungen abwarten

Suprapubische Blasendrainage und Blasenpunktion

Bei der **suprapubischen Blasendrainage** *(suprapubischer Blasenkatheter, suprapubische Blasenfistel, Zystostomie)* wird der Katheter oberhalb des Schambeins (lat. supra = oberhalb, pubes = Schamgegend) durch die Bauchdecke hindurch in die Blase eingeführt (➤ Abb. 1.37, ➤ Abb. 1.38). Dieses Verfahren ist bei fachgerechter Durchführung im Vergleich zur transurethralen Katheterisierung komplikationsärmer (weniger mechanische Verletzungen und Infektionen).

Die Indikationen der suprapubischen Blasendrainage entsprechen denen der transurethralen Harnableitung. Sie ist außerdem möglich bei Harnröhrenverletzungen und höhergradigen Harnröhrenverengungen, die für einen transurethralen Katheter nicht mehr passierbar sind.

Bei Blasentumoren, Blutgerinnungsstörungen, nicht füllbarer Harnblase und Schwangeren darf die suprapubische Blasendrainage nicht durchgeführt werden.

Perkutane Nephrostomie

Bei einer **perkutanen Nephrostomie** *(Nierenfistel)* wird das Nierenbecken durch Haut und Nierengewebe hindurch punktiert und der Urin über einen Kunststoffkatheter nach außen abgeleitet (➤ Abb. 1.39, ➤ Abb. 1.40). Eine perkutane Nephrostomie kann z. B. zur Entlastung des Nierenbeckens bei Harnabflussstörung durch einen festsitzenden Harnleiterstein angezeigt sein, außerdem wird das Nierenbecken für bestimmte Röntgendarstellungen des Nierenbeckens oder vor Entfernung eines Nierenbeckensteins (als Einführungskanal für die Instrumente) punktiert. Bei Erwachsenen erfolgt die perkutane Nephrostomie in Lokalanästhesie unter ständiger sonografischer Kontrolle. Nach dem Einlegen wird der Katheter mit einigen Nähten fixiert. Bleibt der Nephrostomiekatheter länger liegen, wird er bei komplikationslosem Verlauf alle 4–6 Wochen gewechselt.

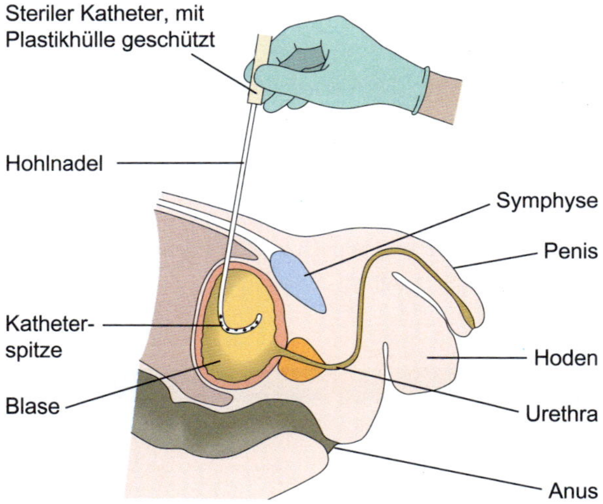

Abb. 1.37 Prinzip der suprapubischen Blasendrainage. Der vordere Teil des Katheters wird in den Punktionstrokar geschoben, damit bei der Punktion kein Gewebe hineingelangt und den Trokar verstopft. Nach Punktion der Blase mit dem Trokar wird der Katheter weiter vorgeschoben und dann der Trokar gespalten und entfernt. [L190]

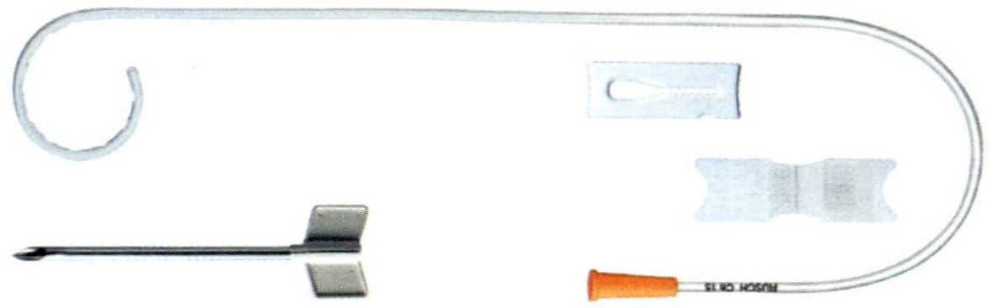

Abb. 1.38 Punktionsbesteck zur suprapubischen Harnableitung (EasyCyst© Teleflex Incorporated). [V420-1]

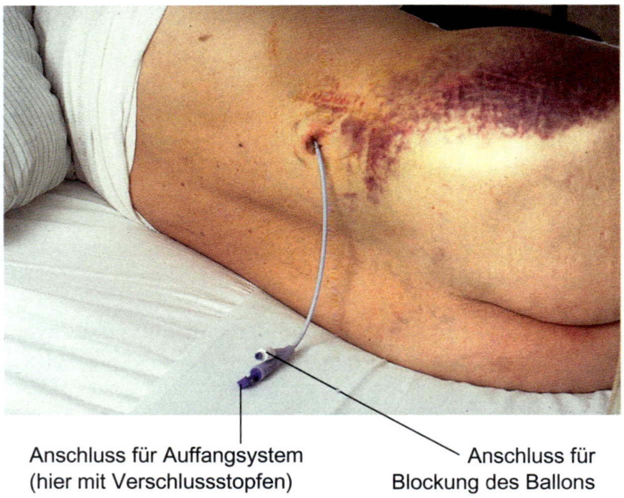

Abb. 1.39 Nephrostomiekatheter. Der Katheter liegt mit seiner Spitze im Nierenbecken der rechten Niere. Vorsicht! Je nach Ausscheidungsleistung der Niere darf ein Nephrostomiekatheter allenfalls ganz kurzzeitig abgestöpselt werden, damit es nicht zu einem Harnstau kommt. [K183]

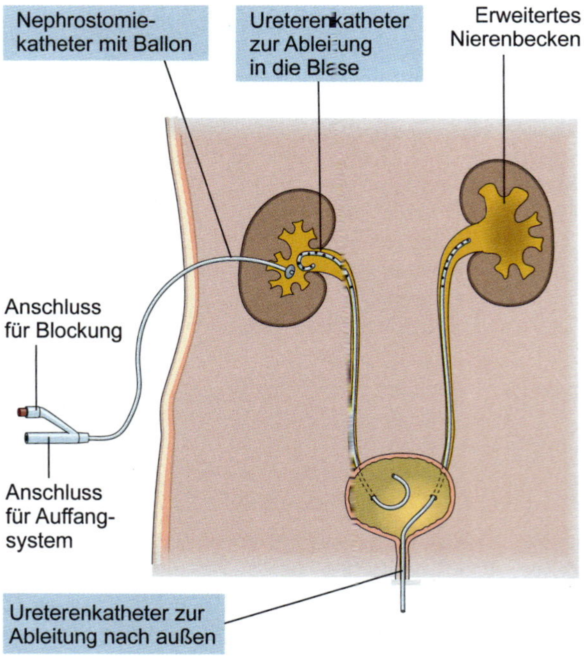

Abb. 1.40 Häufig verwendete Katheter in der Nephrologie und Urologie. [L190]

Pflege

Der Katheter ist ein Fremdkörper im Nierenbecken und kann zu Infektionen führen, vor allem durch Bakterien, seltener durch Pilze.

Deshalb wird der Patient regelmäßig auf Infektionszeichen wie trüben Harn, gerötete Punktionsstelle, Fieber oder Verschlechterung des Allgemeinbefindens beobachtet. Die weiteren Pflegemaßnahmen entsprechen der Pflege bei künstlicher Harnableitung.

Ureterenkatheter

Bei einem **Ureterenkatheter** *(Splint, Schienungsdrain, Ureterenschienung)* handelt es sich um eine Hohlsonde aus Kunststoff, die intraoperativ oder im Rahmen einer *Zystoskopie* (Blasenspiegelung) in den Ureter eingebracht wird und ihn von innen schient (➤ Abb. 1.40).

Diagnostisch wird ein Ureterenkatheter zur seitengetrennten Nierenfunktionsdiagnostik und retrograden Röntgendarstellung verwendet, therapeutisch kann z. B. bei Harnleitersteinen oder palliativ bei Tumoren der Urinabfluss gewährleistet werden.

Bei einem **inneren Splint** wird der Urin aus der Niere über den Katheter in die Harnblase geleitet. Hierzu wird ein *Pigtail-Katheter (Double-J-Katheter)* verwendet, dessen Enden (wie ein Schweineschwänzchen) eingerollt sind, um die Verletzungsgefahr der Organe zu senken. Bei einem **äußeren Splint** wird der Urin durch die Urethra nach außen abgeleitet.

Pflege

- Beim inneren Splint sind keine besonderen Pflegemaßnahmen erforderlich
- Beim äußeren Splint wird die Fixierung des Katheters am transurethralen Dauerkatheter oder am Oberschenkel des Patienten regelmäßig kontrolliert und ggf. erneuert. Ebenso muss die Ausscheidung regelmäßig kontrolliert werden (Menge? Farbe?). Bei Verdacht auf Verstopfung prüfen die Pflegenden, ob der Katheter abgeknickt ist. Weitere Pflegemaßnahmen entsprechen der Pflege bei künstlicher Harnableitung. Die Mobilisation des Patienten erfolgt auf Arztanordnung (hausinterne Richtlinien beachten).

Pflege bei künstlicher Harnableitung

Die Pflege bei künstlicher Harnableitung berücksichtigt v. a. das erhöhte Infektionsrisiko bei liegendem Katheter:

- Intimbereich schützen, Patienten umfassend informieren, ruhig und zielgerichtet arbeiten
- Im Umgang mit Katheter und Urinauffangsystem Hygienerichtlinien streng einhalten und auf das erhöhte Infektionsrisiko achten [22]:
  - Hände vor und nach Manipulation an Katheter oder Drainagesystem desinfizieren
  - Streng aseptisch arbeiten
  - Schlauch nach Ablassen des Urins desinfizieren und wieder in Haltevorrichtung zurückstecken
  - Vor Urinentnahme Entnahmestelle desinfizieren
  - Bei Blasenkatheter regelmäßig Intimtoilette durchführen
- Auf Veränderungen im Urin achten (Trübung? Blutbeimengung?)
- Katheter nicht abknicken (Harnstau begünstigt Infektionen) oder abklemmen (Ausnahme: suprapubische Katheter zum Blasentraining)
- Patienten zu vermehrtem Trinken anhalten (außer bei Kontraindikationen), weil eine gesteigerte Diurese Infektionen vorbeugt
- Aseptischen Verbandwechsel bei *perkutan* angelegten Kathetern durchführen, dabei auf Entzündungszeichen achten
- Patienten und Angehörige darauf hinweisen, dass Katheterschlauch und Urinbeutel nicht über Blasenniveau hängen dürfen (Rückstau vermeiden).

Literatur und Kontaktadressen

LITERATURNACHWEIS

1. DEGAM: Multimorbidität – Living guideline. S3-Leitlinie. Version 3.0. 2024. https://register.awmf.org/assets/guidelines/053-047l_S3_Multimorbiditaet_2024-11.pdf (letzter Zugriff: 6.10.2025).
2. Corbin, J., Strauß, A.: Weiterleben lernen – Verlauf und Bewältigung chronischer Krankheit, 2. Aufl., Verlag Hans Huber, Bern 2010.
3. Robert Koch-Institut: Psychische Störungen: Administrative Prävalenz (ab 18 Jahre). Gesundheitsberichterstattung des Bundes. 2024. www.gbe.rki.de/DE/Themen/Gesundheitszustand/PsychischeStoerungen/PsychischeStoerungenInsgesamt/PsychischeStoerungenAdministrativePraevalenz/psychischeStoerungenAdminPraevalenz_node.html?darstellung=0&kennzahl=1&zeit=2023&geschlecht=0&standardisierung=0 (letzter Zugriff: 6.10.2025).
4. Weltgesundheitsorganisation (WHO): https://www.dgpalliativmedizin.de/images/stories/pdf/WHO_Definition_2002_Palliative_Care_englisch-deutsch-2.pdf (letzter Zugriff: 6.10.2025).
5. Deutsches Netzwerk für Qualitätsentwicklung in der Pflege (Hrsg.): Expertenstandard Entlassungsmanagement in der Pflege. Osnabrück 2009.
6. Bundesverband Geriatrie e. V. (Hrsg.): Weißbuch Geriatrie. Die Versorgung geriatrischer Patienten: Strukturen und Bedarf. Kohlhammer Verlag, Stuttgart 2016.
7. Freund, H.: Geriatrisches Assessement und Testverfahren. Grundbegriffe, Anleitungen, Behandlungspfade. Kohlhammer Verlag, Stuttgart 2016. Freund, H. 2013. Altersmedizin und Geriatrisches Assessment. ÄP Neurologie Psychiatrie 1/2013.
8. Weiß, S.: Das therapeutische Team der Geriatrie. Heilberufe Spezial 2017 (Der alte Patient). 2017, 69 (1), S. 62–64
9. Böhmer, F.; Füsgen, I. (Hrsg.): Geriatrie: Der ältere Patient mit seinen Besonderheiten. UTB Verlag, Stuttgart 2008.
10. Tschan, E.: Integrative Aktivierende Alltagsgestaltung. Konzept und Anwendung. Verlag Hans Huber, Bern 2014.
11. Landesärztekammer Baden-Württemberg mit den Bezirksärztekammern: Merkblatt „Die Aufklärungspflichten des Arztes", Stand Februar 2016. www.aerztekammer-bw.de/10aerzte/40merkblaetter/10merkblaetter/aufklaerungspflicht.pdf (letzter Zugriff: 8.11.2021).
12. Robert Koch-Institut (Hrsg.): Anforderungen an die Hygiene bei Punktionen und Injektionen. Empfehlungen der Kommission für Krankenhaushygiene und Infektionsprävention beim Robert Koch-Institut. Wiesbaden: mhp Verlag, 2018.
13. Robert Koch-Institut (Hrsg.): Prävention von Infektionen, die von Gefäßkathetern ausgehen, Teil 1 und Teil 2, Hinweise zur Implementierung und Blutkulturdiagnostik, Empfehlung der Kommission für Krankenhaushygiene und Infektionsprävention (KRINKO) beim Robert Koch-Institut. www.rki.de/DE/Themen/Infektionskrankheiten/Krankenhaushygiene/KRINKO/Empfehlungen-der-KRINKO/Device-assoziierte-postoperative-Infektionen/Tabelle_Gefaesskath_Rili.html (letzter Zugriff: 6.10.2025).
14. Rote Liste: www.rote-liste.de (letzter Zugriff: 6.10.2025).
15. Gelbe Liste: www.gelbe-liste.de (letzter Zugriff: 6.10.2025).

16. Borgmann, W.: Sonden. Patienten mit PEG fachgerecht versorgen. Die Schwester/Der Pfleger 8/2011, S. 750–752.
17. Handbuch für den peripher eingeführte zentralen Venenkatheter (PICC). https://kssg.guidelines.ch/guideline/2071 (letzter Zugriff: 6.10.2025). https://radiologie.charite.de/fileadmin/user_upload/microsites/m_cc06/radiologie/Radiologie/2019-2022/2022_Radiologie/BDH_21_001_Pflegeleitfaden_Broschuere_221102.pdfhttps://radiologie.charite.de/fileadmin/user_upload/microsites/m_cc06/radiologie/Radiologie/2019-2022/2022_Radiologie/BDH_21_001_Pflegeleitfaden_Broschuere_221102.pdf (letzter Zugriff: 6.10.2025).
18. Koch, H.: Was ist ein Port? Patientenbroschüre Firma Smiths Medical Hauptstr. 45–47, 85614 Kirchseeon, 08091/551200
19. Langzeitergebnisse nach Implantationen von zentralvenösen Port-Systemen. https://mediatum.ub.tum.de/doc/602544/602544.pdf (letzter Zugriff: 6.10.2025).
20. Huhn, S.: Arzneimitteltherapie. Medikamente sicher verabreichen. Die Schwester/Der Pfleger 8/2011, S. 736–742.
21. Evidenzbasierte Empfehlungen zur Anwendung dauerhafter implantierter, zentralvenöser Zugänge in der pädiatrischen Onkologie, Gesellschaft für pädiatrische Onkologie und Hämatologie, 5. überarbeitete Aufl. 2018.
22. Hegeholz, D.: Hygienische Anforderungen bei unterschiedlichen Harnableitungsverfahren. Infektionen vermeiden. Pflegezeitschrift 1/2011, S. 22–24.
23. Leppin, A.: Konzepte und Strategien der Prävention. In: Hurrelmann, K., Klotz, T., Haisch, J. (Hrsg.): Lehrbuch Prävention und Gesundheitsförderung. 4. Aufl. Verlag Hans Huber, Bern 2014.
24. www.onkopedia.com/de/onkopedia-p/guidelines/portkatheter/@@guideline/html/index.html (letzter Zugriff: 6.10.2025)
25. Deutsche Gesellschaft für Ernährungsmedizin: S3-Leitlinie Heimenterale und heimparenterale Ernährung. www.dgem.de/sites/default/files/PDFs/Leitlinien/S3-Leitlinien/07a_Leitlinie_DGEM_Online-PDF_watermarked.pdf (letzter Zugriff: 6.10.2025)
26. www.priscus2-0.de (letzter Zugriff: 6.10.2025).
27. Bundesministerium für Familie, Senioren, Frauen und Jugend (Hrsg.): Vierter Bericht zur Lage der älteren Generation. Berlin: 2002. www.bmbfsfj.bund.de/bmbfsfj/service/publikationen/4-altenbericht--95594 (letzter Zugriff: 6.10.2025).
28. Bundesministerium für Familie, Senioren, Frauen und Jugend (Hrsg.): Fünfter Bericht zur Lage der älteren Generation in der Bundesrepublik Deutschland. Berlin: 2005. www.bmbfsfj.bund.de/resource/blob/79080/8a95842e52ba43556f9ebfa600f02483/fuenfter-altenbericht-data.pdf (letzter Zugriff: 6.10.2025).

KONTAKTADRESSEN

Bundesvereinigung Prävention und Gesundheitsförderung e. V. (BVPG), Heilsbachstraße 30, 53123 Bonn, Tel.: 02 28/98 72 70, www.bvpraevention.de

Deutsche Stiftung Patientenschutz, Europaplatz 7, 44269 Dortmund, Tel.: 02 31/7 38 07 30, www.stiftung-patientenschutz.de

Projektverbund Priscus, Abteilung für Medizinische Informatik, Biometrie und Epidemiologie, Prof. Dr. Nina Timmesfeld, Ruhr-Universität Bochum, 44780 Bochum, Tel.: 02 34/3 22 77 90 (Sekretariat)

KAPITEL

2 Pflege von Menschen mit Schmerzen

Pflegesituation „Schmerz lass nach – schnelle Hilfe für Frau Götz" 35

2.1 Einführung in die Pflege von Patienten mit Schmerzen 36

2.2 Klinische Charakteristika des Schmerzes 37
2.2.1 Schmerzformen 37
2.2.2 Akute und chronische Schmerzen 38
2.2.3 Schmerzfolgen 38

2.3 Schmerzassessment 39
2.3.1 Schmerzanamnese 40
2.3.2 Standardisierte Schmerzeinschätzungsinstrumente 41
2.3.3 Schmerzassessment bei Patienten mit kognitiven oder kommunikativen Einschränkungen 42
2.3.4 Verlaufskontrollen 43

2.4 Schmerztherapie 44
2.4.1 Einführung 44
2.4.2 Grundsätze der systemischen medikamentösen Schmerztherapie 44
2.4.3 Nicht-Opioid-Analgetika 46
2.4.4 Opioid-Analgetika 48
2.4.5 Missbrauchgefahr von Analgetika 50
2.4.6 Co-Analgetika und Begleitmedikamente 50
2.4.7 WHO-Stufenschema zur Schmerztherapie 51
2.4.8 Regionalanalgesieverfahren 51
2.4.9 Pflege und Patientenberatung bei medikamentöser Schmerztherapie 52
2.4.10 Nichtmedikamentöse Schmerztherapien 52

Literatur und Kontaktadressen 55

Pflegesituation

Hintergründe zur Pflegesituation

Pflegerisches Setting: stationäre Akutpflege
Patientin: Frau Isolde Götz, 50 Jahre
Diagnose: akute Schmerzsymptomatik bei rheumatoider Arthritis

Schmerz lass nach – schnelle Hilfe für Frau Götz

Aufgrund großer Schmerzen sucht Frau Isolde Götz die Notfallambulanz des Krankenhauses auf. Aus dem mitgebrachten Arztbrief geht hervor, dass die Hausärztin vor einer Woche einen erhöhten CRP-Wert sowie eine beschleunigte Blutsenkungsgeschwindigkeit (BSG) bei Frau Götz festgestellt hat. Diese Werte liefern eindeutige Hinweise auf einen akuten Entzündungsprozess. Ihre seit zehn Jahren bestehende rheumatoide Arthritis tritt nun als akuter Schub in Erscheinung und führt laut Patientin zu massiven, stechenden Schmerzen in nahezu allen Gelenken, die von Schwellungen und Rötungen begleitet werden – Symptome, die sie beinahe lähmen.

Dr. Markus Lehmann, der diensthabende Arzt, begrüßt Frau Götz und fordert sie auf, ins Behandlungszimmer zu kommen. Dort eröffnet er das Anamnesegespräch: *„Frau Götz, ich erkenne bereits den akuten Rheumaschub. Wo genau spüren Sie den starken Schmerz – in Ihren Händen, in den Knien oder auch an anderen Stellen?"* Mit zitternder, schwacher Stimme antwortet Frau Götz: *„Vor allem in den Knien und Schultern, aber auch im Rücken. Und alles ist so steif."* Auf Dr. Lehmanns Aufforderung, ihre Schmerzen auf einer Skala von 0 bis 10 zu bewerten, entscheidet sich Frau Götz für die 8. Darauf fragt Dr. Lehmann sie, ob der Schmerz pochend, stechend oder brennend sei. Frau Götz erklärt: *„Der Schmerz wechselt – mal pochend, mal stechend. Wenn ich mich bewege, wird er schlimmer."* Die Befragung wird durch den Fachkrankenpfleger für Notfallpflege Ahmed Albadaren ergänzt, der auf die deutlich sichtbaren Schwellungen und Rötungen hinweist. Eine kurze Ultraschalluntersuchung bestätigt den akuten Schub. Angesichts des ausgeprägten Entzündungsgeschehens und der erheblichen Schmerzsymptomatik entscheidet das interdisziplinäre Team, Frau Götz für eine Schmerztherapie stationär aufzunehmen.

Auf der Station für Innere Medizin nimmt Pflegefachfrau Claudia Becker die Patientin in Empfang, informiert sie über die Abläufe auf Station und bittet sie u. a., das Pflegepersonal umgehend zu informieren, wenn sich die Schmerzen verschlechtern oder neue Beschwerden auftreten sollten. Claudia sowie die in den folgenden Schichten zuständigen Pflegefachpersonen fragen Frau Götz zudem in regelmäßigen Abständen, ob sie aktuell Schmerzen hat und wo diese lokalisiert sind. Dr. Lehmann ergänzt die NSAR-Basistherapie – entsprechend dem WHO-Stufenschema – mit einer Bedarfsmedikation in Form schwacher Opioide, die als Infusion verabreicht werden. Ein weiterer zentraler Punkt der interdisziplinären Versorgung ist die Beratung in der Schmerzsprechstunde der Anästhesie durch Dr. Stefanie König: *„Frau Götz, akute Schmerzen wie bei Ihnen dienen als*

Warnsignal und unterscheiden sich deutlich von chronischen Schmerzen, die langfristig behandelt werden müssen. Opioide wirken zwar schnell, bergen jedoch ein Suchtpotenzial. Deshalb setzen wir in Ihrem Fall vorrangig auf NSAR genannte Schmerzmittel. Zudem möchten wir alternative Verfahren, z.B. Akupunktur, Entspannungsübungen und Wärmeanwendungen, einsetzen, um die Schmerzlinderung zu unterstützen und das Suchtpotenzial zu minimieren. Falls sich Ihre akuten Schmerzspitzen verstärken, verabreichen wir Ihnen schwache Opioide." Als zuständige Pflegefachperson weist Claudia Frau Götz noch einmal auf mögliche Nebenwirkungen hin: „*Frau Götz, bitte melden Sie sich umgehend, wenn Sie Beschwerden wie Bauchschmerzen, Sodbrennen, Übelkeit und Erbrechen haben, sich Ihr Stuhlgang verändert oder Sie Verstopfung haben. Aber auch wenn Ihnen schwindelig ist oder Sie sich benommen fühlen. Dann können wir schnell etwas dagegen unternehmen und Ihre Medikation gegebenenfalls anpassen.*"

Nach acht Tagen im Krankenhaus, in denen ihre Schmerzsymptomatik kontinuierlich überwacht und die Medikation entsprechend angepasst wurde, wird Frau Götz mit einem optimierten Therapieplan – inklusive retardierter Analgetika in Tablettenform – entlassen. Ein Folgetermin in der ambulanten Schmerzsprechstunde sichert die fortlaufende Betreuung und die weitere Feinabstimmung der Therapie.

Lernaufgaben:

1. Identifizieren Sie das Schmerzeinschätzungsinstrument, das Dr. Lehmann im Anamnesegespräch mit Frau Götz benutzt, und erläutern Sie, wie es angewendet wird.
2. Unterscheiden Sie akute Schmerzen von chronischen Schmerzen anhand der Zeiträume des Schmerzzustands. Benennen Sie die Therapieziele und -dauer einer medikamentösen Schmerztherapie für akuten und für chronischen Schmerz.
3. Erklären Sie den Begriff „NSAR" und analysieren Sie, ob diese Therapieform für Frau Götz infrage kommt. Nennen Sie zudem beispielhaft drei Medikamente dieser Gruppe.
4. Führen Sie Alternativen zur medikamentösen Schmerztherapie auf, welche Pflegefachfrau Claudia Becker und das interdisziplinäre Team zusätzlich in ihre Pflegeplanung integrieren können.

DEFINITION

Schmerz: Das Phänomen Schmerz ist so komplex, dass es kaum möglich ist, es in einem Satz zu definieren:
„Schmerz ist ein unangenehmes Sinnes- und Gefühlserlebnis, das mit aktueller oder potenzieller Gewebeschädigung verknüpft ist oder mit Begriffen einer solchen Schädigung beschrieben wird." [1]
„Schmerz ist ein multidimensionales Phänomen, das durch die Schmerzlokalisierung, Intensität und Schmerzqualität erfahren wird. Schmerz kommt nicht in Isolation vor, sondern in einer spezifischen Person, deren psychosozialer, ökonomischer und kultureller Hintergrund die Schmerzerfahrung und die verbale und nonverbale Schmerzäußerung mitbestimmen." (Definition des *Royal College of Anaesthetics* [2])

Schmerzen sind häufig. Wie häufig, ist jedoch schwer zu sagen, denn die verfügbaren Zahlen schwanken stark. Die Deutsche Schmerzliga e. V. geht davon aus, dass in Deutschland 12–15 Millionen Menschen unter chronischen Schmerzen leiden. Häufigste Ursache sind Erkrankungen des Bewegungsapparats, am häufigsten sind hier Rückenschmerzen [3].

Das Schmerzmanagement ist trotz Verbesserungen nach wie vor unbefriedigend. Die Gründe dafür sind vielfältig; besonders häufig sind fehlende Kenntnisse bei Ärzten und Pflegenden, Verordnungsfehler, unzureichende Schmerzeinschätzung und fehlende Compliance bei den Patienten aus Angst vor Nebenwirkungen und Abhängigkeit.

Schmerzen sind ein Phänomen, mit dem sich alle Menschen auseinandersetzen müssen. Sie verschlechtern das physische und psychische Befinden und können zu sozialen Beeinträchtigungen führen. Ausreichende Schmerzbehandlung ist *ethisch geboten,* um dem Patienten Leid zu ersparen und seine Lebensqualität zu steigern. Sie ist *medizinisch notwendig,* um gute Behandlungsergebnisse zu erzielen, und *ökonomisch sinnvoll,* da sich langfristig Kosten einsparen lassen.

2.1 Einführung in die Pflege von Patienten mit Schmerzen

Aufgaben der Pflege

Die Aufgaben bei der Pflege von Schmerzpatienten sind vielseitig und umfassen schwerpunktmäßig [5]:

- Durchführung eines systematischen Schmerzassessments (➤ 2.3) als Grundlage der Schmerztherapie. Weiterleitung der Informationen an den behandelnden Arzt
- Mitwirkung bei der (schmerz-)medizinischen Diagnostik, Therapie und Rehabilitation
- Durchführung der medikamentösen Therapie, Verlaufskontrollen und Erfassung der Nebenwirkungen (➤ 2.4.9). Körperliche Untersuchung sowie medikamentöse und technische Therapieverfahren sind ärztliche Aufgaben
- Auswahl und Durchführung nichtmedikamentöser Maßnahmen (z. B. Positionswechsel, Unterstützung bei der Einnahme einer schmerzlindernden Lage [➤ Abb. 2.1], Einreibungen, Wickel und Auflagen, ➤ 2.4.10), ergänzt durch physiotherapeutische Maßnahmen
- Beobachtung und Dokumentation der Wirksamkeit schmerztherapeutischer Maßnahmen
- Beobachtung seelischer und körperlicher Veränderungen des Patienten während der Schmerztherapie. Zu den seelischen Veränderungen gehören z. B. Angst, Unruhe, Depression, Abwehrverhalten gegenüber der medikamentösen Therapie. Vorbeugung von körperlichen Veränderungen wie Obstipation oder Übelkeit durch prophylaktische Maßnahmen
- Bereitschaft zu Gesprächen. Häufig leiden die Patienten an lebensbedrohenden Erkrankungen und setzen sich mit existenziellen Fragen auseinander

- Informationsweiterleitung an andere Berufsgruppen. Die Pflegenden bilden im gesamten therapeutischen Prozess die Schnittstelle zwischen den Patienten und den verschiedenen Berufsgruppen. Nur bei einer vertrauensvollen Pflegebeziehung können wichtige Informationen und (Schmerz-)Signale des Patienten erfasst und an das Team weitergegeben werden
- Unterstützung, Schulung, Anleitung und Beratung von Patient und Angehörigen, gemeinsam mit anderen Berufsgruppen
- Wann immer möglich, Prävention von Schmerzen.

Im Juni 2020 führte das Deutsche Netzwerk für Qualitätsentwicklung in der Pflege (DNQP) im Rahmen einer Aktualisierung die Expertenstandards „Schmerzmanagement in der Pflege bei akuten Schmerzen" und „Schmerzmanagement in der Pflege bei chronischen Schmerzen" im Expertenstandard „Schmerzmanagement in der Pflege – Aktualisierung 2020" zusammen. [5]

Die Expertenstandards beruhen auf umfassenden Literaturarbeiten nach den Prinzipien der evidenzbasierten Pflege und auf Diskussionen mit Pflegeexperten bei einer Konsensus-Konferenz und konkretisieren die Anforderungen sowohl an die Pflege als auch an die Institution. Sie unterstützen die Kompetenzentwicklung von Pflegenden bei der Umsetzung eines adäquaten Schmerzmanagements.

Prävention von Schmerz durch vorausschauende Pflegeplanung

Neben krankheitsbedingten Schmerzen gibt es zahlreiche Situationen im Rahmen medizinischer Versorgung, bei denen Schmerzen zu erwarten sind (z. B. Lagewechsel im Bett, Punktionen, Mobilisation oder Verbandwechsel). Für die Schmerzvermeidung dieser **prozeduralen Schmerzen** entscheidend ist der Einsatz **schmerzpräventiver Pflegekonzepte,** vor allem eine vorausschauende Planung schmerzhafter Maßnahmen. Dazu gehören:

- Kontrolle jeder Maßnahme auf ihre Notwendigkeit
- Vorausschauender Einsatz von Schmerzmitteln, wenn Schmerzen nicht vermieden werden können (Wartezeit bis zum Wirkeintritt des Medikaments berücksichtigen). Dabei sind Absprachen zwischen den Berufsgruppen (z. B. zwischen Physiotherapeuten und Pflegenden) wichtig
- Einsatz lokaler Mittel (z. B. Emla® Pflaster vor Punktionen zur Oberflächenanästhesie)

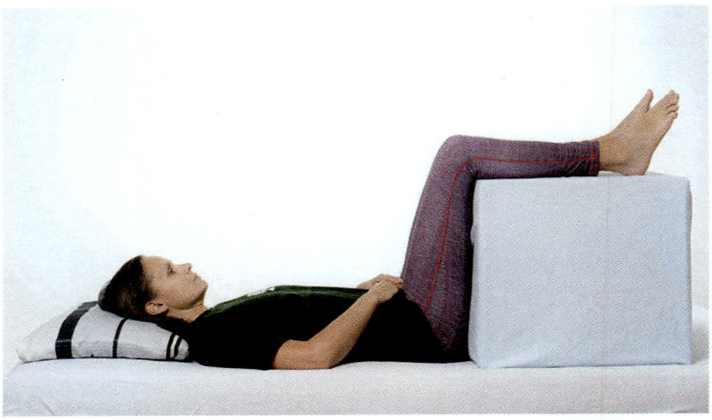

Abb. 2.1 Die Stufenbettlage ist eine von verschiedenen pflegerischen Möglichkeiten, Rückenschmerzen zu lindern. [K115]

- Schmerzarme Applikation der Medikamente (Injektionen vermeiden)
- Zeitliche Strukturierung mit Bündelung verschiedener Pflegetätigkeiten, um dem Patienten längere Erholungspausen zu ermöglichen und den Einsatz der Medikation gering zu halten
- Aktiver Einbezug des Patienten bei der Durchführung von Maßnahmen (beispielsweise kann der Patient den Verband selbst lösen)
- Schmerzarmes Durchführen aller geplanten Maßnahmen, z. B. Durchfeuchten von Verbänden mit Ringer-Lösung vor dem Entfernen.

2.2 Klinische Charakteristika des Schmerzes

2.2.1 Schmerzformen

Nozizeptiver – neuropathischer Schmerz

Pathophysiologisch werden der nozizeptive und der neuropathische Schmerz (➤ Abb. 2.2) unterschieden:

- Der **nozizeptive Schmerz** wird von Schmerzrezeptoren (Nozizeptoren) wahrgenommen und dann über periphere Nerven und Rückenmark zum Gehirn geleitet
  - Der **somatische Schmerz** entsteht als **Oberflächenschmerz** durch Schäden der Haut oder als **Tiefenschmerz** an Muskeln, Knochen, Gelenken und Bindegewebe
  - Schmerzen aus den Eingeweiden bezeichnet man als **viszerale Schmerzen** *(Eingeweideschmerzen).* Sie entstehen z. B. durch Dehnung von Hohlorganen, Spasmen glatter Muskulatur, Durchblutungsstörungen oder Entzündungen. Viszeraler Schmerz kann sich als *Dauerschmerz* (z. B. Magenschmerzen) oder als *periodisch wiederkehrender Schmerz,* etwa bei Koliken, äußern

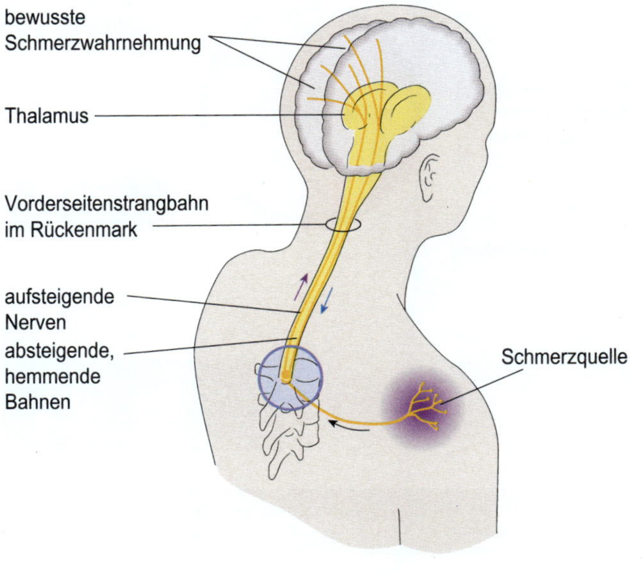

Abb. 2.2 Vom Schmerz zur Schmerzwahrnehmung. [L190]

- Beim **neuropathischen** *(neurogenen)* **Schmerz** führen Schädigungen an Nerven oder zentralen Neuronen zu den oft brennenden Schmerzen. Sie können blitzartig einschießen, aber auch als Dauerschmerzen auftreten.

2

Schmerzen als Leitsymptom psychischer Erkrankungen

Schmerzen können auch Leitsymptom psychischer Erkrankungen sein, etwa einer Depression, Angststörung oder **somatoformen Schmerzstörung** (früher *psychogener Schmerz*). Bei letzterer bestehen starke Schmerzen über mindestens sechs Monate in mehreren Körperteilen, die nicht durch körperliche Ursachen zu erklären sind.

Schmerzen als Leitsymptom psychischer Erkrankungen sind eine Ausschlussdiagnose. Weit häufiger sind *reaktive psychische Störungen* bei Patienten mit unzureichend behandelten organischen Schmerzen.

2.2.2 Akute und chronische Schmerzen

Akute Schmerzen

Akute Schmerzen sind notwendige Warnsignale des Körpers. Der Patient kann sie meist gut lokalisieren und die Schmerzlokalisation entspricht oft dem Ort der Schädigung.

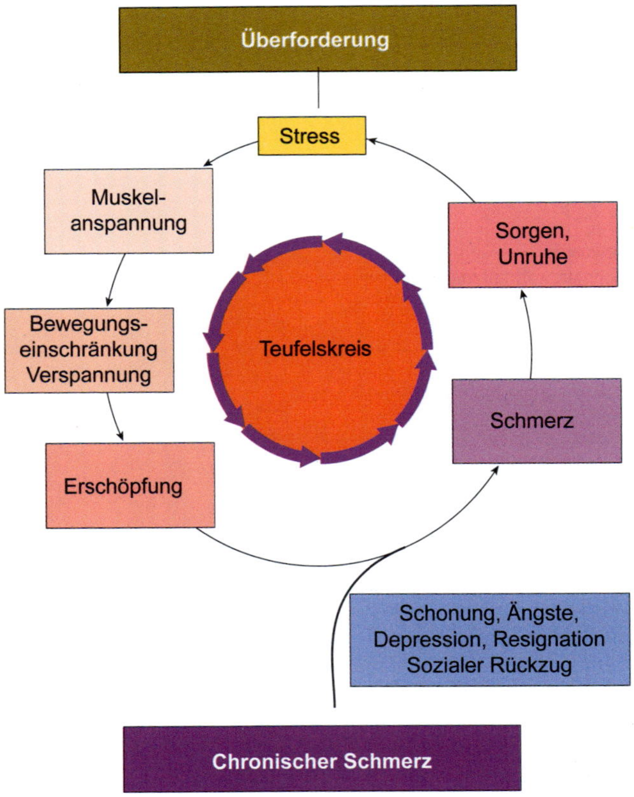

Abb. 2.3 Schmerzgedächtnis. [L190]

Wichtig ist, die Ursache zu finden und gezielt zu behandeln. Trotzdem können und sollten akute Schmerzen vor Abschluss der Diagnostik behandelt werden, bevorzugt durch kurz wirksame Analgetika, die ggf. nach einigen Stunden eine Neubewertung ohne Symptomverschleierung ermöglichen. Der schmerzarme Patient kann meist besser bei der Diagnostik kooperieren und es wird der Entstehung eines Schmerzgedächtnisses (➤ Abb. 2.3) vorgebeugt.

VORSICHT

Plötzlich auftretender Schmerz ist ein Alarmzeichen. Akute Schmerzereignisse deshalb nicht nur in der Krankenakte dokumentieren, sondern unverzüglich den Arzt informieren.

Chronische Schmerzen

Der Übergang zwischen akuten und chronischen Schmerzen wird heute zwar als fließend erachtet. Üblicherweise spricht man aber von **chronischen Schmerzen,** wenn Schmerzen über einen Zeitraum von mindestens 3 Monaten fast ständig vorhanden sind oder häufig wiederkehren. Eine enge Beziehung zur fassbaren Gewebeschädigung ist häufig nicht mehr vorhanden. Nicht selten sind psychische und soziale Komponenten beteiligt (bio-psycho-soziales Modell).

Während akute Schmerzen als ein sinnvolles Alarmsignal des Körpers angesehen werden, fällt es dem Patienten schwer, in chronischen Schmerzen einen „Sinn" zu sehen. Dies kann zu Wut, Aggression oder Resignation führen.

Chronische Schmerzen werden weiter in **tumorbedingte chronische Schmerzen** und **nicht tumorbedingte chronische Schmerzen** differenziert.

- Bei tumorbedingten Schmerzen (nicht kurativ behandelbarer Tumoren), die nicht gezielt therapierbar sind, wird die medikamentöse Schmerztherapie maximal ausgeschöpft und zeigt meist gute Erfolge (Details ➤ 12.5.6)
- Nicht tumorbedingte Schmerzen muss der Betroffene evtl. Jahrzehnte ertragen. Therapeutisch stehen hier oft die Stärkung der individuellen Copingstrategien (Bewältigungsstrategien) durch Schulung oder psychotherapeutische Behandlung im Vordergrund. Medikamente sind zwar Bestandteil der Behandlung, alleine erzielen sie aber meist keine ausreichenden Erfolge.

Ziel der Schmerztherapie

Oberstes Ziel ist die bestmögliche Schmerzlinderung. Auf Dauer notwendige Therapien werden so geplant, dass der Patient sie gut in den Alltag integrieren kann. Dabei sind die Selbstbestimmung und Selbstständigkeit des Patienten von besonderer Bedeutung.

2.2.3 Schmerzfolgen

Körperliche Schmerzfolgen

Schmerz führt zur Stressreaktion mit Anstieg von Herzfrequenz, Blutdruck und Sauerstoffbedarf. Starke Schmerzen sind oft von Übelkeit und Appetitverlust begleitet. Über eine Aktivierung der

Formatio reticularis, die zum Hirnstamm gehört und mit dem limbischen System in Verbindung steht, kommt es zur emotionalen Verarbeitung und auch zu Schlafstörungen.

Stärkere Schmerzen führen zu Schonhaltungen und Immobilisation mit all ihren Folgeproblemen: tiefe Venenthrombosen und Lungenembolien, Dekubitalulzera und Pneumonien.

Hinzu kommen weitere Probleme je nach Schmerzlokalisation: Kopf-, Rücken- und Nackenschmerzen führen sehr häufig zu schmerzhaften Muskelverspannungen und setzen so einen Teufelskreis in Gang. Bei Schmerzen im Bauch- oder Brustbereich z. B. ist die Atmung möglicherweise flach und der Hustenreflex wird unterdrückt, wodurch das Risiko für bronchopulmonale Infektionen weiter steigt. Schmerzen können außerdem die Blasenmotilität reduzieren und zu Harnverhalt führen.

Ausbildung eines Schmerzgedächtnisses

An Schmerzen kann man sich nicht gewöhnen – im Gegenteil. Sehr starke oder länger dauernde Schmerzen können die Schmerzempfindlichkeit sogar steigern:

- Im geschädigten Gewebe werden Botenstoffe ausgeschüttet, v. a. Entzündungsbotenstoffe, welche die Empfindlichkeit der Schmerzrezeptoren erhöhen. Diese **periphere Sensibilisierung** während der Heilungsphase dient dem Schutz des geschädigten Gewebes vor weiteren Schädigungen. Beispielsweise verursacht zu starke Belastung des geschädigten Gewebes unmittelbar Schmerzen, erzwingt dadurch Schonung und schafft so heilungsfördernde Bedingungen
- An veränderbaren, „lernfähigen" Nervenzellen in Rückenmark und Gehirn wird durch *synaptische Langzeitpotenzierung* und *Hemmung körpereigener schmerzlindernder Mechanismen* die Schmerzübertragung intensiviert **(zentrale Sensibilisierung)**
- Bei neuropathischen Schmerzen spielt evtl. eine Erregungsbildung in Nervenzellnetzwerken des nozizeptiven Systems im Rückenmark eine Rolle.

Die beiden letztgenannten Mechanismen überdauern die akute Schädigungsphase. Als Folge steigt die Schmerzempfindlichkeit, nicht schmerzhafte Reize wie Berührungen werden als Schmerz empfunden (Allodynie) und die Schmerzen bestehen evtl. selbst nach Wegfall des Schmerzreizes noch fort. Der Mediziner spricht von der Ausbildung eines **Schmerzgedächtnisses.**

Das Schmerzgedächtnis ist zwar nicht irreversibel und kann sich sogar von selbst wieder zurückbilden. Je länger der Schmerz besteht, desto schwieriger ist jedoch das „Vergessen". Ausreichende Schmerztherapie fördert die Rückbildung des Schmerzgedächtnisses, insbesondere wenn die Schmerzfreiheit zu positiven Erlebnissen sowie Bewegungen genutzt wird, die vorher schmerzhaft und damit angstbesetzt waren. Manchmal helfen auch sog. Gegenirritationsverfahren (z. B. TENS ➤ 2.4.10), die im Rückenmark zu einer synaptischen Langzeithemmung führen, d. h. den Schmerz über ihre Anwendungszeit hinaus lindern. Es gibt Hinweise, dass hochdosierte Kurzzeitgabe von Opioiden (in Narkose) das Schmerzgedächtnis löschen kann.

Bei medizinischen Eingriffen ist es am besten, z. B. durch Gabe von Analgetika oder rückenmarksnahe Anästhesien der Ausbildung eines Schmerzgedächtnisses vorzubeugen. Ausschaltung des Bewusstseins durch Narkose reicht nicht, da sie Veränderungen der Nervenzellen im Rückenmark nicht verhindert.

Eine angemessene **Therapie akuter Schmerzen** kann oftmals die Entstehung eines Schmerzgedächtnisses und damit die Chronifizierung des Schmerzes verhindern.

Psychosoziale Schmerzfolgen

Schmerzen machen Angst und begünstigen Depressionen, besonders, wenn sich Menschen den Schmerzen ausgeliefert fühlen. Diese wirken – ebenso wie Einsamkeit, Abhängigkeit und Schuldgefühle – wiederum *schmerzverstärkend.* Gefühle der Sicherheit, Zuwendung und Verständnis durch nahestehende Menschen, Selbstbestimmung, Hoffnung, Freude und Ablenkung wirken dagegen *schmerzlindernd.*

Der Kreislauf Schmerz – Angst – Hilflosigkeit – Depression – verstärkter Schmerz kann letztlich nur durch eine Schmerzbehandlung durchbrochen werden, die den Patienten aus seiner Hilflosigkeit befreit. Dazu muss er die Möglichkeit erhalten, seine Schmerzen eigenverantwortlich ausreichend zu beeinflussen.

Starke Schmerzen können lebensbestimmend für den Patienten wie seine Angehörigen werden. Viele Schmerzkranke sind arbeitsunfähig. Missglückte Versuche zur Selbsthilfe können zu Arzneimittelmissbrauch und **Polytoxikomanie** (Abhängigkeit von verschiedenen Suchtstoffen) führen. Starke Schmerzen können den Patienten sogar in den Suizid treiben.

2.3 Schmerzassessment

Am Beginn der Pflege von Schmerzpatienten steht die Schmerzeinschätzung, das **Schmerzassessment.**

Schmerz wird individuell verschieden erlebt, wobei beim Schmerzerleben zahlreiche Faktoren eine Rolle spielen (Auswahl ➤ Abb. 2.4). Schmerz ist als subjektives Phänomen nicht direkt messbar. Zur Einschätzung ist man auf die Mitteilungen der Patienten angewiesen. Ein bekannter Leitsatz für die klinische Praxis von McCaffery stellt dies in den Mittelpunkt:

DEFINITION

„Schmerz ist das, was der Betroffene über die Schmerzen mitteilt, sie sind vorhanden, wenn der Patient mit Schmerzen sagt, dass er Schmerzen hat." [4]

Zu Beginn jedes pflegerischen Auftrags wird zunächst festgestellt, ob der Patient Schmerzen oder schmerzbedingte Probleme hat. Dies geschieht im Rahmen des pflegerischen Aufnahmeverfahrens als **initiales Assessment.** Dabei muss ausdrücklich nach Schmerzen in Ruhe *und* in Bewegung gefragt werden. Bei der Interpretation der Antworten sind die individuellen und kulturellen Einstellungen Schmerzen gegenüber zu berücksichtigen:

- Einige Patienten verschweigen Schmerz, weil sie fürchten, dass er Vorbote einer schwerwiegenden Krankheit ist oder weil sie Angst vor unangenehmen Untersuchungen zu seiner Abklärung haben
- Auch Angst vor medikamentöser Schmerztherapie und den damit verbundenen Nebenwirkungen kann ein Grund sein, Schmerzen zu verschweigen
- Manche Menschen betrachten Schmerzen als Herausforderung. Zum „tapferen Umgang" gehört, nicht zu viel über Schmerzen „zu jammern". Oft betonen sie, dass sie die Schmerzen gut aushalten könnten
- In unserer Gesellschaft gilt es als Schwäche, über Schmerzen zu klagen. In anderen Kulturen ist dagegen ein offenerer, extrovertierter Umgang mit Schmerzen üblich. Ein solches Verhalten kann in unserem kulturellen Zusammenhang dramatisierend wirken und dazu führen, dass der Patient nicht ernst genommen wird
- Eine Studie zeigt, dass viele Patienten ungern über ihre Schmerzen reden, weil sie den Mitarbeitern im Krankenhaus nicht zur Last fallen wollen [5]
- Generell wird die Frage, ob etwas weh tut, viel öfter mit „ja" beantwortet als die Frage nach Schmerzen. Es ist wichtig, die Form der Frage der Sprache des Patienten anzupassen.

Auch die persönliche Einstellung der Pflegenden und ihre eigenen Schmerzerfahrungen wirken sich auf die Wahrnehmung der Schmerzen von Patienten aus und sollten darum reflektiert werden.

> Die **Haltung des Pflegenden** bei der Schmerzeinschätzung soll dem Patienten ermöglichen, offen über seine Schmerzen zu sprechen. Seine Angaben werden akzeptiert und respektiert.

Hat ein Patient Schmerzen oder sind Schmerzen im Verlauf zu erwarten, schließt sich ein **differenziertes Schmerzassessment** an. Es umfasst neben der Einschätzung der momentanen Schmerzsituation eine Schmerzanamnese (➤ 2.3.1), die Beobachtung des Patienten und den Einsatz formalisierter *Assessment-Instrumente* **(Schmerz-Einschätzungs-Instrumente).** Je nach individueller Situation und Person können Fragen zum kognitiven Status, zu den Auswirkungen auf die Lebensqualität, zum Schmerzmedikamentengebrauch und zur Stimmungslage relevant sein (➤ Abb. 2.4).

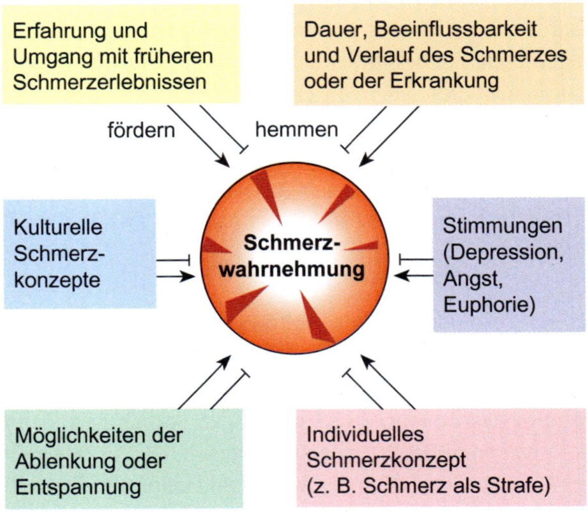

Abb. 2.4 Viele Faktoren beeinflussen die Schmerzwahrnehmung. [L157]

Bei akuten Schmerzen wird der Arzt informiert und so schnell wie möglich eine Schmerztherapie eingeleitet. Hat ein Patient keine Schmerzen, wird regelmäßig, z. B. bei stationärem Aufenthalt einmal pro Schicht, erneut nach Schmerzen gefragt.

Schmerzassessment beim älteren Menschen

Das Schmerzassessment beim älteren Menschen wird erschwert durch:

- Die Beurteilung von Schmerzen als selbstverständlichen Teil des Alterns durch den alten Menschen selbst. Viele alte Menschen teilen Schmerzen daher kaum mit. Vor allem bei langsamer Zunahme der Schmerzintensität arrangieren sie sich mit den schmerzbedingten Einschränkungen. Alte Menschen sind deshalb besonders gefährdet, keine ausreichende Schmerzbehandlung zu erhalten. Besondere Aufmerksamkeit ist notwendig, wenn typische Schmerzfolgen wie Schlafstörungen oder Beeinträchtigungen im Alltag berichtet, Schmerzen aber gleichzeitig verneint werden
- Das Verschweigen von Schmerzen aus Scham und Angst vor evtl. unangenehmen körperlichen Untersuchungen bzw. vor folgenschweren Ergebnissen. Durch einfühlsame Gespräche und sorgfältige Patientenbeobachtung können verbale und nonverbale Schmerzäußerungen jedoch wahrgenommen und entsprechende schmerztherapeutische Maßnahmen eingeleitet werden [6]
- Die Abnahme von kognitiver Leistungs- sowie verbaler Ausdrucksfähigkeit (➤ 2.3.3). Dies beeinträchtigt oder hindert alte Menschen oft daran, ein Schmerztagebuch zu führen oder ihre Schmerzen verbal mitzuteilen.

2.3.1 Schmerzanamnese

Informationen, die in der **Schmerzanamnese** erhoben werden:

- **Lokalisation des Schmerzes:** Streng lokalisiert (z. B. an Wunden), diffus (z. B. Gliederschmerzen bei Grippe) oder ausstrahlend (z. B. in den linken Arm bei Herzinfarkt)? Beim Einsatz mehrdimensionaler Schmerzeinschätzungsinstrumente (➤ 2.3.2) wird die Lokalisation des Schmerzes in eine Skizze eingetragen
- **Schmerzintensität:** Die Schmerzintensität (Schmerzstärke) ist der wichtigste Indikator für die Schmerzsymptomatik. Unterschieden werden die Schmerzintensitäten in Ruhe und Bewegung oder bei tiefem Einatmen. Die Schmerzintensität wird mithilfe einer standardisierten Skala erhoben (Details ➤ 2.3.2)
- **Schmerzqualität:** Stechend (z. B. bei Pleurareizung), brennend (z. B. bei Hautabschürfungen), ziehend (z. B. bei Rückenschmerzen), klopfend (z. B. bei eitriger Entzündung), bohrend (z. B. bei einem Tumor), krampfartig (z. B. bei Nierenkolik), wehenartig (z. B. bei Menstruationsbeschwerden), beklemmend (z. B. bei Angina pectoris)? Die Schmerzqualität liefert Hinweise auf die Schmerzursache wie auch für die Auswahl des richtigen Schmerzmedikaments
- **Zeitliche Dimension:** Wann sind die Schmerzen zuerst aufgetreten? Sind sie konstant oder kommen sie in Intervallen? Sind

sie zu bestimmten Tageszeiten oder im Verlauf der Woche oder des Monats unterschiedlich?

- **Verstärkende und lindernde Faktoren:** Wichtige Einflussfaktoren sind Mahlzeiten (z. B. bei Magengeschwür), Anstrengung (z. B. bei arteriellen Durchblutungsstörungen), Witterung (z. B. bei Kopfschmerzen)
- **Begleitsymptome:** z. B. Schwellung und Rötung bei einer Entzündung, Übelkeit, Schlafstörungen
- **Auswirkungen auf das Alltagsleben:** z. B. keine Spaziergänge, Hausarbeit, Arbeit mehr möglich
- **Bisherige Therapien:** Erfahrungen des Patienten, Erfolge, Nebenwirkungen. Dabei wird es dem Patienten möglich, auch über Enttäuschungen und eigene Erwartungen an die aktuelle Therapie zu sprechen.

Die *psychosoziale Anamnese* kann Probleme in Beruf oder Privatleben aufdecken. Die Reaktionen wichtiger Bezugspersonen haben ebenso erheblichen Einfluss auf die Schmerzverarbeitung wie die Stimmung des Patienten.

2.3.2 Standardisierte Schmerzeinschätzungsinstrumente

Mittlerweile wurde eine Reihe von *zuverlässigen* und *leicht anwendbaren* Messinstrumenten entwickelt, um Schmerz zu messen und zu dokumentieren. Zuverlässigkeit bedeutet hier, dass die Instrumente Schmerz sicher erfassen und verschiedene Untersucher das gleiche Ergebnis erzielen. Theoretisch können sehr viele Daten erhoben werden. Es ist jedoch sinnvoll, sich auf die notwendigen zu beschränken, damit der Patient mitarbeitet und die Dokumentation nicht zu unübersichtlich wird.

In der Regel wird sich eine Einrichtung auf einheitliche Instrumente festlegen. Bei der Auswahl der geeigneten Skala wird außerdem berücksichtigt, mit welchem Instrument der Patient am besten zurechtkommt. Im weiteren Verlauf sollte die Skala nur bei Anwendungsproblemen gewechselt werden.

Eindimensionale Skalen der Schmerzintensität

Die Schmerzintensität ist zwar nur *eine* von mehreren Schmerzdimensionen, sie ist aber der wichtigste Parameter für das subjektive Schmerzerleben und damit Grundlage für die Beurteilung von Notwendigkeit und Erfolg einer Schmerztherapie.

Freie Formulierungen über die Schmerzintensität sind kaum vergleichbar. **Eindimensionale Skalen der Schmerzintensität** erfassen die Schmerzintensität in Zahlen oder vorgegebenen Formulierungen und ermöglichen dadurch eine bessere Einschätzung von Schmerzen und Vergleiche z. B. im Krankheitsverlauf.

Numerische Rangskala

Bei **numerischen Rangskalen** *(NRS, numerische Rating-/Analogskalen)* ordnet der Patient seinen Schmerzen Zahlenwerte zu. Die verbreitetste Form ist die *NRS 10* mit Werten von 0 (kein Schmerz) bis 10 (stärkster vorstellbarer Schmerz, ➤ Abb. 2.5). Sie kann als Papierversion zum Ankreuzen oder ausschließlich mündlich verwendet werden. Die *NRS 100* unterscheidet die Schmerzen mit Werten von 0–100.

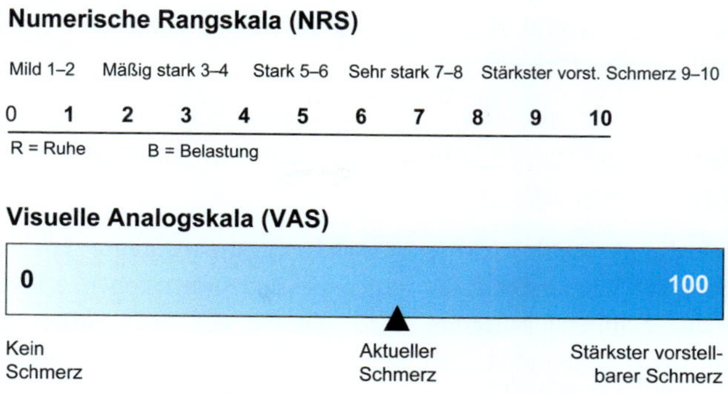

Abb. 2.5 Die numerische Rangskala (oben) und die visuelle Analogskala (unten) sind eindimensionale Schmerzskalen. Schieber mit je einer Skala auf Vorder- und Rückseite ermöglichen eine „Umrechnung" der Analogskala in Zahlenwerte. [L157]

Die numerischen Rangskalen sind einfach einzusetzen, erfassen auch geringe Änderungen der Schmerzintensität und die meisten Patienten kommen gut mit ihnen zurecht.

Verbale Rating-Skala

Die **verbale Rating-Skala** *(VRS)* ist eine Begriffsskala, bei der der Patient seine Schmerzen mit vorgegebenen Ausdrücken schriftlich oder mündlich beschreibt, z. B. „kein Schmerz", „leichte Schmerzen", „mäßige Schmerzen", „starke Schmerzen", „sehr starke Schmerzen", „stärkste vorstellbare Schmerzen". Die verbale Rating-Skala ist sehr einfach anzuwenden. Sie kann auch bei Sehbehinderten und bei vielen kognitiv beeinträchtigten Patienten eingesetzt werden. Auch ältere Menschen kommen oft besser mit ihr zurecht als mit anderen Skalen. Geringe Änderungen der Schmerzintensität werden allerdings nicht erfasst.

Visuelle Analogskala

Die **visuelle Analogskala** *(VAS)* ist eine 10 cm, seltener 15 cm lange Linie, an deren beiden Enden die Begriffe „kein Schmerz" bzw. „stärkster vorstellbarer Schmerz" eingetragen sind. Der Patient markiert auf dieser Linie, wo seine Schmerzen einzuordnen sind, entweder durch Einzeichnen auf dem Papier (➤ Abb. 2.5) oder durch Einstellen eines Schiebers. Zur Werterfassung wird die Skala gedreht und der nummerische Wert auf der Rückseite abgelesen und dokumentiert.

Die visuelle Analogskala bietet theoretisch unendlich viele Antwortmöglichkeiten und kann auch kleinste Unterschiede aufspüren, sie ist aber auch fehleranfälliger als numerische Rangskalen. Für manche Patienten ist die Skala zu abstrakt.

Gesichter-Rating-Skalen

Die **Gesichter-Rating-Skalen,** z. B. die **Faces Pain Scale-Revised** *(FPS-R),* wurden zunächst für Kinder entwickelt. Sie arbeiten mit Bildern von Gesichtern, die unterschiedlich stark Schmerz ausdrücken. Der Patient zeigt, welches Bild seinen Schmerz am besten darstellt. In der Zwischenzeit gibt es auch Gesichter-Rating-Skalen für ältere und kognitiv eingeschränkte Menschen. Diese Skalen benutzen Gesichter von älteren Menschen, um den individuellen Wiedererkennungswert zu erhöhen.

Mehrdimensionale Schmerzeinschätzungsinstrumente und Schmerztagebuch

Mehrdimensionale Schmerzeinschätzungsinstrumente erfassen neben der Schmerzintensität weitere Schmerzdimensionen, z. B. die genaue Schmerzlokalisation durch Eintrag auf einer Skizze, die Schmerzqualität und Maßnahmen zur Schmerzlinderung. Sie werden besonders bei Patienten mit chronischen Schmerzen eingesetzt. Im deutschsprachigen Raum zunehmend verwendet wird der insgesamt fünfzehnseitige **Deutsche Schmerzfragebogen** (*DSF,* [7]). Für ältere Menschen empfiehlt sich das **Geriatrische Schmerzinterview** [8].

Insbesondere vor und zu Beginn einer Schmerztherapie kann es sinnvoll sein, dass der Patient ein **Schmerztagebuch** (➤ Abb. 2.6) führt, das Schmerzintensität, verstärkende und lindernde Faktoren, Medikamentenwirkung und -nebenwirkungen erfasst. Es hilft dadurch z. B., Zusammenhänge zwischen Alltagssituationen und Schmerz aufzudecken und den Therapieerfolg zu kontrollieren.

Bei manchen Patienten führt die fortwährende Selbstbeobachtung allerdings zur Schwächung der Copingstrategien. Auch in Phasen stabiler Schmerzkontrolle ist das Führen eines Schmerztagebuchs oft verzichtbar.

2.3.3 Schmerzassessment bei Patienten mit kognitiven oder kommunikativen Einschränkungen

Da das Schmerzassessment auf der *Selbsteinschätzung* des Patienten aufbaut, treten immer dann besondere Schwierigkeiten auf, wenn der Patient zu einer solchen Selbsteinschätzung nur eingeschränkt fähig ist oder seine Selbsteinschätzung nicht eindeutig verbal kommunizieren kann. Studien haben gezeigt, dass kommunikationsgestörte Patienten deutlich später und weniger Schmerzmedikamente erhalten als nicht kommunikationsgestörte Patienten in vergleichbaren Situationen.

Besonders gefährdet sind:

- Menschen mit fehlenden Deutschkenntnissen
- Menschen mit kognitiven Einschränkungen (beispielsweise Demenz)
- Menschen im Wachkoma
- Bewusstlose und beatmete Menschen
- Kinder, insbesondere Säuglinge.

Prinzipiell wird auch bei diesen Patienten vorrangig eine Selbsteinschätzung angestrebt. Viele Patienten mit kognitiven Einschränkungen können standardisierte Skalen wie z. B. Begriffsskalen oder auch die NRS anwenden. Patienten mit Demenz, Störungen des Kurzzeitgedächtnisses und junge Kinder erinnern sich aber mögli-

> **BEISPIEL**

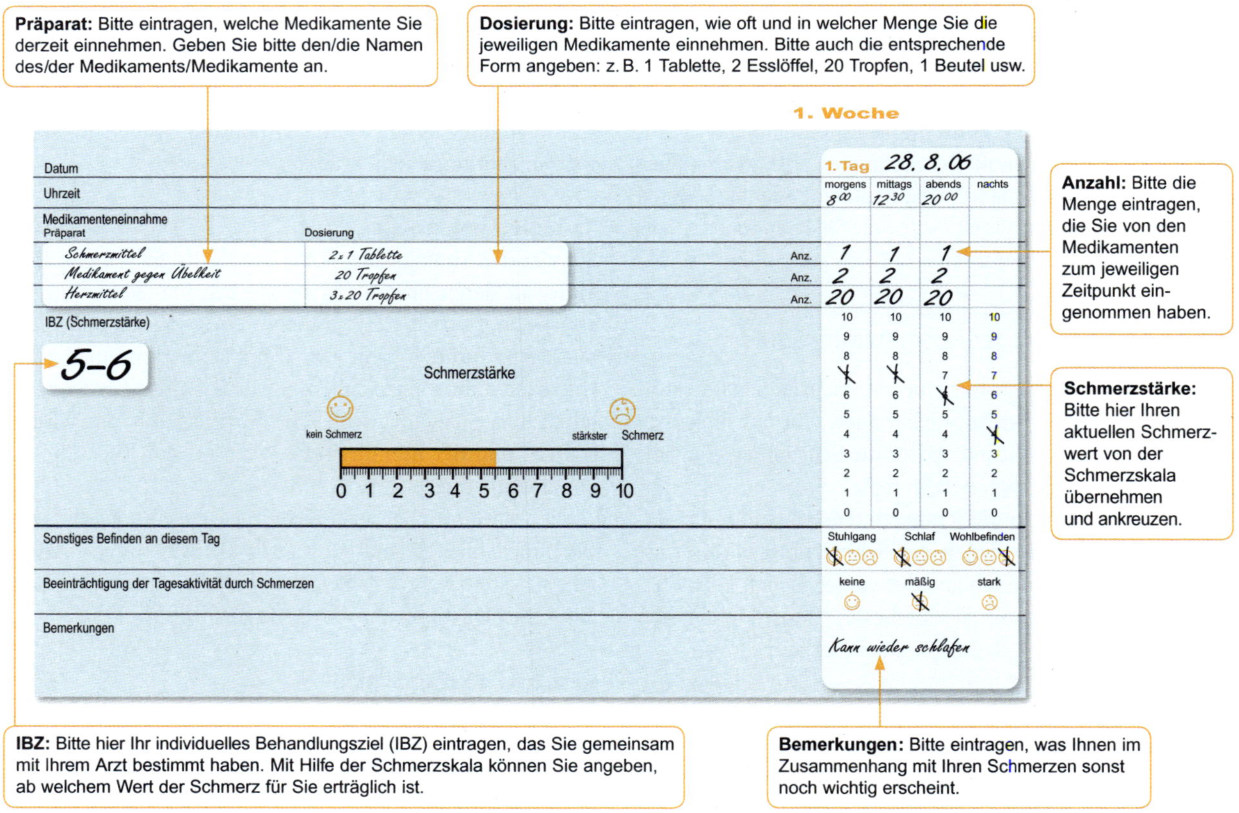

Abb. 2.6 Das Führen eines Schmerztagebuches kann helfen, schmerzverstärkende und -lindernde Faktoren aufzuzeigen und die für den Patienten am besten geeignete Schmerztherapie zu finden. Unter „Bemerkungen" können z. B. auch besondere Aktivitäten eingetragen werden. [U233]

cherweise an nur wenige Minuten zurückliegende Schmerzen schon nicht mehr, sodass ihnen nur Angaben zu *aktuellen* Schmerzen möglich sind.

Die Probleme bei Patienten mit fehlenden Deutschkenntnissen können institutionell durch Vorhalten entsprechender übersetzter Schmerzassessmentinstrumente oder Einsatz von Dolmetschern bewältigt werden.

Probleme und Möglichkeiten der Fremdeinschätzung

Die Fremdeinschätzung des Schmerzes erfolgt anhand nonverbaler Signale und physischer Parameter. Es werden verschiedene **Schmerzindikatoren** unterschieden:

- *Lautsprachliche Indikatoren* wie etwa Bitten um Hilfe, Stöhnen, Weinen oder Schreien
- *Mimische Indikatoren,* z. B. Verziehen des Gesichts, Zusammenkneifen der Augen
- *Verhaltensindikatoren,* z. B. Abwehr- und Schonhaltungen, Reiben oder Betasten von Körperteilen, Unruhe, Apathie, Reizbarkeit, Schlafstörungen, Appetitlosigkeit
- *Physiologische Indikatoren,* etwa erhöhter Muskeltonus, Schweißausbruch, Blässe oder Tachypnoe, die allerdings als relativ unzuverlässig gelten.

Es gibt mittlerweile gute Hilfsmittel zur Fremdeinschätzung, z. B.:

- Den Beurteilungsbogen **Beurteilung von Schmerzen bei Demenz** (*BESD,* Übersetzung der *Painad-Scale*). Beobachtet werden Atmung, negative Lautäußerungen, Gesichtsausdruck, Körpersprache und Wirkung von Trost auf den Patienten. Die Pflegenden können den BESD in einer beliebigen Situation (z. B. in Ruhe, bei Pflegemaßnahmen) nach kurzer Beobachtung anwenden und benötigen dafür nur wenig Zeit [9, 10]
- Beim französischen **ECPA-Schmerzschema** und dem davon abgeleiteten deutschen **BISAD** *(Beobachtungsinstrument für das Schmerzassessment bei alten Menschen mit Demenz)* wird der Patient immer in Ruhe und während der Mobilisation beobachtet. Außerdem wird im Unterschied zum BESD die Beziehung des Patienten zu anderen Menschen bewertet, was eine bessere Kenntnis des Patienten voraussetzt [11]
- Das **Zurich Observation Pain Assessment** *(ZOPA©).* Die Skala wurde für das Akutkrankenhaus zur Schmerzeinschätzung bei Patienten mit kognitiven und/oder Bewusstseinseinschränkungen entwickelt. Berücksichtigt werden insgesamt 13 Verhaltensmerkmale aus den Bereichen Lautäußerungen, Gesichtsausdruck, Körpersprache und physiologische Indikatoren [12].

Alle Skalen dienen der Erfassung des Schmerzverhaltens, der Verlaufseinschätzung und der Prüfung des Erfolgs der Schmerztherapie. Eine direkte Ableitung der Schmerzstärke ist nicht möglich; Schmerzen können auch bereits bei geringen Punktwerten der Skalen vorhanden sein.

Ist trotzdem unklar, ob der Patient an Schmerzen leidet, können probatorisch (versuchsweise) Analgetika verabreicht werden. Aus den Reaktionen des Patienten kann dann indirekt geschlossen werden, ob das Medikament dem Patienten hilft, also wohl Schmerzen vorgelegen haben.

Besonders problematisch ist die Situation bei bewusstlosen oder wachkomatösen Patienten. Grundsätzlich muss von einem Schmerzempfinden der Betroffenen ausgegangen werden! Auch bei beatmeten Patienten, die nicht auf sich aufmerksam machen können, muss bei erfahrungsgemäß schmerzhaften Maßnahmen oder Erkrankungen eine Schmerztherapie durchgeführt werden.

Patienten mit Einschränkungen der Kommunikation

Bei der Pflege von Patienten, mit denen die Kommunikation erschwert oder unmöglich ist, wird in allen Situationen, die erfahrungsgemäß mit Schmerzen einhergehen, davon ausgegangen, dass der Patient Schmerzen leidet, und eine entsprechende Behandlung eingeleitet.

Die Bedeutung von Angehörigen bei der Schmerzeinschätzung

Angehörige sind bei Patienten, die nicht kommunizieren können, eine wichtige Auskunftsquelle. Zwar ist ihre Fremdeinschätzung des Schmerzes vermutlich nicht so zuverlässig wie die durch Pflegefachpersonen, sie können aber das individuelle Verhalten des Patienten besser beurteilen. Generell neigen Angehörige eher zur Überbewertung, Pflegefachpersonen eher zur Unterbewertung von Schmerzen.

Die zuverlässigsten Werte bei der **Fremdeinschätzung von Schmerz** werden erzielt, wenn:

- Die Pflegenden gezielt für die Schmerzbeobachtung geschult werden
- Die Betreuungskonstanz gesichert ist
- Pflegende, Physiotherapeuten und (Stations-)Ärzte in der Beurteilung der Schmerzintensität übereinstimmen.

2.3.4 Verlaufskontrollen

Die **Frequenz der Schmerzmessungen** hängt von der klinischen Gesamtsituation ab. Da keine ausreichenden Studien in diesem Bereich vorliegen, gibt der Expertenstandard (➤ 2.1) nur Empfehlungen. Prinzipiell gilt: Je schlimmer der Schmerz, desto häufiger die Kontrolle. Die Befunde werden zeitnah in das Dokumentationssystem eingetragen und regelmäßig ausgewertet.

Bei akuten Schmerzen gilt:

- Bei Patienten ohne Schmerzen oder bei unter medikamentöser Therapie schmerzfreien Patienten wird eine Kontrolle pro Schicht empfohlen
- Bei Patienten nach größeren operativen Eingriffen sollte während der ersten 24 h zweistündlich gemessen werden
- Messungen erfolgen auch bei neu aufgetretenen oder zunehmenden Schmerzen und bei Beginn oder Änderung einer medikamentösen Schmerztherapie
- Bei Gabe schnell wirkender Medikamente und starken Schmerzen wird die therapeutische Wirkung schon nach 15 min kontrolliert, ansonsten 30 min nach i. v.-Applikation und 60 min nach oraler Gabe.

Bei chronischen Schmerzen sind so häufige Kontrollen nicht immer erforderlich und günstig. Viele Patienten haben Copingmechanismen entwickelt, um sich von Schmerzen abzulenken oder sie möglichst wenig zu beachten. Häufige Messungen können diese Bewältigungsprozesse stören und letztlich zu einer Schmerzverstärkung führen. Eine Nachfrage pro Tag, evtl. sogar noch seltener, gilt bei stabiler Schmerzsituation als ausreichend. Alternativ besteht die Möglichkeit, die Frage nach Schmerzen anders zu formulieren: z. B. „Wie geht es Ihnen?“ Diese Formulierung ermöglicht es den Patienten, ggf. von ihren Schmerzen zu berichten, sie werden aber nicht explizit darauf hingewiesen. Die Häufigkeit der Schmerzkontrollen wird nach Absprache im Team festgelegt.

2.4 Schmerztherapie

2.4.1 Einführung

Ziele der **Schmerztherapie** sind die Prophylaxe von Schmerzen (Schmerzvermeidung hat immer Vorrang vor Therapie), die Minderung der Schmerzintensität sowie eine Verbesserung von Befindlichkeit, Beweglichkeit und Schlafqualität. Der Patient soll wieder selbstbestimmt leben können.

Parallel zur Einleitung einer Schmerztherapie wird die Schmerzursache gesucht und wenn möglich beseitigt oder zumindest gezielt behandelt.

Ganzheitlicher Therapieansatz – interdisziplinäre Herausforderung

Um die Qualität der Schmerzversorgung zu verbessern, sind Ansätze notwendig, die einerseits *interdiziplinär, ganzheitlich* und *patientenzentriert* (➤ Abb. 2.7) und andererseits *qualitätsgesichert* sind:

- Schmerzen werden aufmerksam wahrgenommen, es wird aktiv nachgefragt
- Die Schmerzintensität wird standardisiert mittels entsprechender Instrumente erhoben
- Der Expertenstandard „Schmerzmanagement in der Pflege bei akuten Schmerzen“ bzw. „Schmerzmanagement in der Pflege bei chronischen Schmerzen“ wird angewendet
- Es wird die beste Form der medikamentösen Analgesie eingesetzt
- Diese wird ergänzt durch nichtmedikamentöse Schmerzbehandlungen
- Prozedurale Schmerzen (durch medizinische Maßnahmen/pflegerische und therapeutische Interventionen verursachte Schmerzen) werden vermieden
- Durch Schulung wird die Compliance des Patienten ermöglicht
- Daneben erhalten Patienten durch Angebote zur Schmerzbewältigung Hilfe zur Selbsthilfe
- Aktivitätstraining erweitert den verbliebenen Spielraum des Patienten
- Der Einbezug der Angehörigen verbessert das soziale Umfeld.

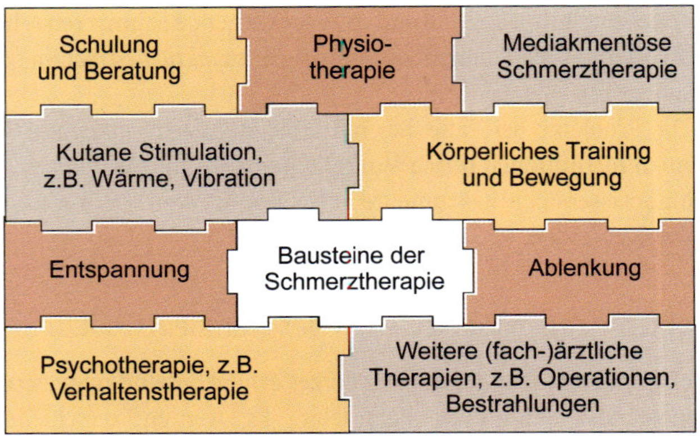

Abb. 2.7 Therapiebausteine: Häufig ist ein interdisziplinäres Vorgehen erforderlich, um eine bestmögliche Schmerzlinderung zu erzielen. [L190]

Ärzte, Pflegende, Physio- und Psychotherapeuten müssen im **therapeutischen Team** miteinander, mit dem Patienten und mit seinen Angehörigen zusammenarbeiten. Sämtliche Entscheidungen werden gemeinsam mit dem Patienten getroffen.
Dieses komplexe Vorgehen erfordert eine gute Zusammenarbeit zwischen den einzelnen Berufsgruppen. Der Pflege kommt dabei eine zentrale Bedeutung zu. Diese Rolle der Pflegenden spiegelt sich auch darin wider, dass es mittlerweile auch in Deutschland eine (berufsbegleitende) Weiterbildung zur **algesiologischen Fachassistenz DGS/DGfA** *(Pain Nurse)* gibt.

Auch den institutionellen Rahmenbedingungen kommt eine wichtige Rolle bei der Umsetzung einer modernen Schmerzbehandlung zu. Positiv sind unter anderem patientenzentrierte Pflegesysteme, interne Klinikstandards und ausreichende Fortbildungsmöglichkeiten.

In vielen Kliniken stehen mittlerweile Schmerzteams oder Akutschmerzdienste zur Verfügung, um die Betreuung von Schmerzpatienten zu verbessern. Hierzu wird neben der ärztlichen Visite z. B. auch eine Schmerzvisite durch die Pflegenden durchgeführt [13].

2.4.2 Grundsätze der systemischen medikamentösen Schmerztherapie

Überblick ➤ Tab. 2.1
Eine wesentliche Säule der Schmerztherapie ist die Gabe von **Analgetika** *(schmerzstillende Arzneimittel).*

Bei *akuten* und *tumorbedingten chronischen Schmerzen* ist die Wirksamkeit medikamentöser Schmerztherapien gut gesichert. Nichtmedikamentöse Maßnahmen gelten als wertvolle zusätzliche Ressource und werden Schmerzpatienten als Ergänzung der medikamentösen Therapie angeboten. Ebenfalls eine sinnvolle Ergänzung können Phytotherapeutika (pflanzliche Arzneimittel) sein.

Bei *nicht tumorbedingten chronischen Schmerzen* (z. B. Spannungskopfschmerzen) werden vor und neben der medikamentösen Therapie wegen der oft unzureichenden Wirksamkeit der Analgetika, ihrer Nebenwirkungen und ihres Missbrauchspotenzials alle therapeutischen Alternativen nichtmedikamentöser Art ausgenutzt (➤ 2.4.10).

Generell sollte bei einer zehnstufigen Schmerzskala bei Werten ≥ 3 in Ruhe oder ≥ 5 unter Belastung eine Therapie eingeleitet oder die bestehende Therapie angepasst werden, es sei denn, der Patient möchte einen anderen Wert als Schwelle definieren. Wünscht ein Patient trotz Schmerzen keine Analgetika, wird er über die Prinzipien der Schmerztherapie informiert, der Einsatz nichtmedikamentöser Therapien eingeleitet und der Umgang mit dem Kranken so gestaltet, dass er seine Entscheidung jederzeit korrigieren kann.

Nach ihrer Wirkungsweise werden die Analgetika in *Nicht-Opioid-Analgetika* und *Opioid-Analgetika* eingeteilt (Details ➤ 2.4.3, ➤ 2.4.4).

VORSICHT

Allzu sparsamer Medikamenteneinsatz ist nicht nur quälend für den Patienten, sondern auch kontraproduktiv: Jeder vergebliche Therapieversuch verstärkt über das Schmerzgedächtnis (➤ 2.2.3) die weitere Chronifizierung der Schmerzen.

Dosierung

Bei tumorbedingten chronischen Schmerzen werden die Medikamente nach dem WHO-Stufenschema eingesetzt. Es wird mit einer Mindestdosis begonnen, die gesteigert wird bis eine ausreichende Schmerzkontrolle erreicht ist. Die individuell notwendige Dosis wird dabei mithilfe regelmäßiger Schmerzassessments (15–30 min nach i. v.-Gabe und 60 min nach oraler Gabe) bestimmt. In der akuten Schmerztherapie (z. B. postoperativ) wird, je nach zu erwartenden Schmerzen, mit hochpotenten Schmerzmedikamenten (WHO Stufe 2 oder 3, kombiniert mit WHO Stufe 1) gestartet und im zeitnahen Verlauf reduziert, auch hier mithilfe eines regelmäßigen Schmerzassessments.

Schmerzspitzen werden vermieden, wenn sofort auf den Schmerzmittelbedarf des Patienten reagiert wird.

Tab. 2.1 Grundsätze der medikamentösen Therapie akuter und chronischer Schmerzen.

	Akuter Schmerz	Chronischer Schmerz
Ziel	Therapie vorhandener Schmerzen	Verhinderung einer Schmerzwiederkehr
Schmerzmittel	Je nach Schmerzintensität und -ursache	Nach WHO-Stufenplan bei tumorbedingten Schmerzen
Applikationsweg	i. v., peridural, oral	Oral, transdermal, rektal, peridural
Wirkungsbeginn	Rasch	Eher langsam
Wirkdauer	Kurz	Möglichst lang
Applikationsintervall	Kontinuierlich oder in festen Intervallen. Zusätzlich schnell wirksame Bedarfsmedikation bei Schmerzspitzen	In festen Intervallen, bevor die Schmerzen wiederkommen. Zusätzlich schnell wirksame Bedarfsmedikation bei Schmerzdurchbrüchen
Therapiedauer	Stunden – Tage	Wochen – Jahre
Therapiekontrollintervall	Je nach Applikationsart alle ½–1 h, Auslassversuche	Wöchentlich – monatlich
Begleittherapie	Bei Bedarf	Ja

Applikationsformen

Die Applikationsform hängt von voraussichtlicher Dauer der Schmerztherapie, Zustand und Vorlieben des Patienten ab. Generell werden möglichst nichtinvasive Applikationsformen gewählt, um dem Patienten keine zusätzlichen Schmerzen durch die Schmerztherapie zu bereiten.

Als längerfristige Darreichungsform ist die **orale Analgetikagabe** in der Regel am günstigsten. Sie wird von der Mehrzahl der Patienten bevorzugt und verhilft ihnen zu mehr Selbstbestimmung, da der Patient das Schmerzmittel selbstständig einnehmen kann. Orale, retardierte Opioideinnahme wirkt bei chronisch Schmerzkranken der Suchtgefahr entgegen, da die Opioide dann langsamer im Gehirn anfluten und der Wirkspiegel gleichmäßiger ist als nach parenteraler Gabe.

Suppositorien werden ebenfalls von vielen Patienten toleriert, doch ist die Resorption unsicherer als nach oraler Medikation.

Injektionen führen zu Abhängigkeit von Pflegenden und Ärzten, die stark schwankenden Blutspiegelwerte sind für eine Dauertherapie ungünstig. Außerdem sind besonders intramuskuläre Injektionen ihrerseits schmerzhaft.

VORSICHT

Keine Verabreichung von Schmerzmitteln durch intramuskuläre Injektion!

Bei Schmerzmittelgabe durch eine kontinuierliche **Infusion** werden Schwankungen der Medikamentenspiegel vermieden, doch ist der Patient in seiner Mobilität und Unabhängigkeit stark eingeschränkt.

Um die Abhängigkeit zu reduzieren und eine optimale, dem unterschiedlichen Schmerzempfinden genau angepasste Schmerzmitteldosierung zu erreichen, gibt es Pumpen zur parenteralen Gabe von Schmerzmitteln, die die Patienten selbst bedienen können. Diese Verfahren bezeichnet man als *pumpengesteuerte On-demand-Analgesie* (**PCA** = *patient controlled analgesia, patienten-kontrollierte Analgesie*). Die PCA-Pumpe (➤ Abb. 2.8) gibt eine kontinuierliche Basisrate ab, auf Knopfdruck kann der Patient zusätzlich einen vorprogrammierten Schmerzmittelbolus abrufen. Erst nach einer vom Arzt festgelegten „Sperrzeit" kann der nächste Bolus angefordert werden. Die Erfahrungen haben gezeigt, dass bei der PCA tendenziell Arzneimittel gespart werden. Die PCA wird sowohl bei akuten als auch bei chronischen tumorbedingten Schmerzen eingesetzt. Die Arzneimittelgabe ist i. v. (auch über einen Port), s. c. (über eine subkutan liegende Nadel) sowie peridural und intrathekal (➤ 2.4.8) möglich. Auch ambulante Patienten können mit einer PCA versorgt werden.

Parenterale Verabreichungsformen sind unter anderem sinnvoll für:

- Patienten mit erwartungsgemäß nur kurz anhaltenden Schmerzen
- Patienten mit Schluckstörungen (z. B. bei Ösophaguskarzinom ➤ 7.4.6)
- Patienten mit gastrointestinalen Resorptionsstörungen
- Patienten mit starkem Erbrechen.

Für die drei letztgenannten Patientengruppen ist alternativ der Einsatz von transdermalen therapeutischen Systemen möglich. Dabei handelt es sich um Membranpflaster, die Buprenorphin oder Fenta-

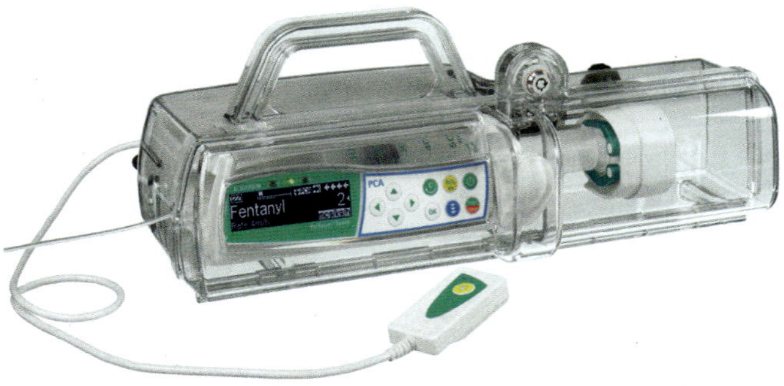

Abb. 2.8 PCA-Pumpe mit Bedienelement. [U223]

nyl über eine Steuermembran freisetzen; die Resorption erfolgt dann über die Haut.

Umgang mit transdermalen therapeutischen Systemen

- Die Pflaster werden auf gesunde Haut vorzugsweise des Oberkörpers oder der Oberarmaußenseite aufgeklebt. Vorbestrahlte, verletzte oder anderweitig erkrankte Hautbezirke dürfen nicht beklebt werden, da das Ausmaß der Resorption unsicher ist. Falls alle infrage kommenden Hautbezirke stark behaart sind, werden die Haare vorher mit der Schere gekürzt, eine Rasur sollte wegen der Verletzungsgefahr (mit nachfolgender Resorptionserhöhung) jedoch nicht erfolgen. Die Haut wird vor Pflasterapplikation mit klarem Wasser gereinigt und danach abgetrocknet. Seife und alkoholische Reinigungsmittel können die Resorption verändern und werden deshalb nicht verwendet. Die Applikationsstellen werden wenn möglich gewechselt, damit sich der zuletzt beklebte Hautbezirk wieder erholen kann
- Ob ein Pflaster zerschnitten werden darf oder nicht, hängt von der Art des Pflasters ab. Hier sind die Herstellerangaben zu beachten
- Da auch die Klebefolie den Wirkstoff enthält, achten die Pflegenden darauf, nicht mit ihr in Berührung zu kommen und waschen sich nach Anbringen des Pflasters die Hände
- Wärme erhöht die Resorption. Deshalb werden Patienten mit mäßigem und hohem Fieber besonders sorgfältig auf Zeichen einer Opioidüberdosierung beobachtet. Die Pflasterstelle wird vor intensiver Wärmeeinwirkung (z. B. sehr heißes Duschen, Sauna, Heizkissen) geschützt
- Löst sich ein Pflaster ab, kann es an der gleichen Stelle mit „normalem" Pflaster wieder fixiert werden. In den ersten 24 h darf wegen der Gefahr von Überdosierungen auf keinen Fall ein neues Pflaster aufgeklebt werden.

Zeitabstände

Prinzipiell erfolgt die Schmerzmittelgabe in *regelmäßigen Zeitabständen.* Diese werden abhängig vom Präparat so gewählt, dass der Blutspiegel des Schmerzmittels immer im therapeutischen Bereich liegt und der Schmerz kontinuierlich unterdrückt wird. Retardierte Medikamente sind bei längerer Therapie geeignet, um einen gleichmäßigen Wirkspiegel zu erreichen und damit dem Patienten einen möglichst hohen Komfort zu ermöglichen. Alternativ werden bei akuten, erwartungsgemäß bald abnehmenden Schmerzen (z. B. postoperativ) *kontinuierliche Infusionen* verordnet, die ebenfalls zu einem konstanten Wirkstoffspiegel führen.

Zusätzlich wird bei akuten Schmerzdurchbrüchen eine rasch wirksame Bedarfsmedikation gegeben. Hierfür gibt es mittlerweile zahlreiche Möglichkeiten, z. B. ein i. v.-Bolus (oft bei akuten Schmerzen und ohnehin liegendem venösen Zugang), Tropfen zur oralen Gabe, Schmelztabletten zum Einlegen in die Wangentasche oder Nasenspray.

Besonderheiten der medikamentösen Schmerztherapie bei alten Menschen

Bei alten Menschen muss insbesondere auf die veränderte Arzneimittelverteilung im Gewebe und die oft reduzierte Nieren- und Leberfunktion Rücksicht genommen werden (➤ 1.5.2). Wie bei vielen anderen Medikamenten gilt auch hier: „Start low – go slow", übertragen „mit niedriger Dosis beginnen – in kleinen Schritten steigern."

Nicht-Opioid-Analgetika sind bei alten Menschen mit mehr Nebenwirkungen behaftet als bei jungen Menschen, ihre Auswahl erfolgt entsprechend des individuellen Risikoprofils des alten Menschen. Bei Opioid-Analgetika scheinen Buprenorphin, Hydromorphon und Ocycodon wegen einer geringeren Delirgefahr besser geeignet. Pflegerisch wichtig sind eine v. a. anfangs erhöhte Sturzgefahr und ein möglicherweise erhöhtes Pneumonierisiko.

2.4.3 Nicht-Opioid-Analgetika

Überblick ➤ Tab. 2.2

DEFINITION

Nicht-Opioid-Analgetika: Schmerzmittel unterschiedlicher chemischer Struktur, die zum größten Teil über eine Synthesehemmung der schmerzvermittelnden *Prostaglandine* in der Körperperipherie wirken. Besonders bei leichten bis mäßigen Schmerzen und z. T. auch als Antirheumatika geeignet. Bei längerem Gebrauch Problem der Organtoxizität.

Prostaglandine werden im geschädigten Gewebe freigesetzt und verursachen oder verstärken Schmerzen, Fieber und Entzündungen. Außerdem vermindern sie die Sekretion der Magensäure, stimulieren die Schleimproduktion im Magen und regen die Uterusmuskulatur zu Wehen an. Die meisten **Nicht-Opioid-Analgetika** hemmen das Enzym **Zyklooxygenase** *(Cyclooxygenase, COX)* und vermindern dadurch die Prostaglandinsynthese, diese Substanzen heißen deshalb **Prostaglandinsynthesehemmer.**

Prostaglandinsynthesehemmer (Details ➤ Pharma-Info 2.1) wirken schmerzlindernd *(analgetisch),* fiebersenkend *(antipyretisch)* und teilweise entzündungshemmend *(antiphlogistisch).* Die verminderte Prostaglandinsynthese verringert aber auch den Schutz der Magenschleimhaut, sodass Magenulzera und -blutungen begünstigt werden. Außerdem führen Prostagelandinsynthesehemmer oft zu einer Verschlechterung allergischer Erkrankungen wie Asthma.

VORSICHT

Einige frei verkäufliche Analgetikapräparate enthalten zusätzlich beruhigende oder anregende Substanzen. Diese Kombinationen sind wegen der erhöhten Missbrauchsgefahr (➤ 2.4.5) nicht sinnvoll!

Pharma-Info 2.1

Nicht-Opioid-Analgetika

Azetylsalizylsäure

Azetylsalizylsäure (*Acetylsalicylsäure),* kurz *ASS* (z. B. Aspirin®, ASS Ratiopharm®), ist ein typischer Prostaglandinsynthesehemmer und v. a. für die Behandlung leichter bis mäßiger Schmerzen geeignet. Die fiebersenkende Wirkung ist relativ gering.

Azetylsalizylsäure hemmt außerdem schon in geringer Dosierung in den Blutplättchen die Entstehung von **Thromboxan A_2**, das die Thrombozytenaggregation fördert. Sie wird deshalb zur Vorbeugung arterieller Gefäßverschlüsse eingesetzt (z. B. bei koronarer Herzkrankheit, ➤ 4.4.1, oder Einengung der A. carotis, ➤ 5.6.1).

Die wichtigsten Nebenwirkungen sind gastrointestinale Beschwerden und allergische Reaktionen.

Bei Kindern und Jugendlichen kann nach viralen Infekten und Gabe von Azetylsalizylsäure das seltene, aber meist tödliche **Reye-Syndrom** mit akuten Leber- und Gehirnschädigungen auftreten. Deshalb sollten unter 16-Jährige keine Azetylsalizylsäure bekommen.

Paracetamol

Paracetamol (z. B. Abalon®, ben-u-ron®, Paracetamol AL®) ist nicht nur ein Prostaglandinsynthesehemmer, sondern greift auch an der Schmerzweiterleitung im Rückenmark an und aktiviert körpereigene schmerzhemmende Bahnen. Es wirkt schmerzlindernd und fiebersenkend, aber nicht entzündungshemmend und eignet sich zur Behandlung leichter und mittelschwerer Schmerzen.

Als Nebenwirkung ist v. a. die Lebertoxizität bei Überdosierung oder suizidaler Einnahme zu nennen, besonders bei Vorschädigung der Leber oder gleichzeitiger Einnahme weiterer lebertoxischer Medikamente. Gefährlich ist dabei nicht nur die einmalige Einnahme hoher Dosen (schon 150 mg/kg Körpergewicht können reichen), sondern auch wiederholte geringe Überschreitungen der Tageshöchstdosis von 50 mg/kg Körpergewicht oder 4 g für einen erwachsenen Mann.

Nichtsteroidale Antirheumatika

Nichtsteroidale Antirheumatika *(NSAR, nichtsteroidale Antiphlogistika, non steroidal anti-inflammatory drugs, NSAID)* sind Säureabkömmmlinge, die sich im entzündeten Gewebe anreichern und dort die Prostaglandinsynthese hemmen.

Alle nichtsteroidalen Antirheumatika weisen trotz unterschiedlicher chemischer Struktur prinzipiell das gleiche Spektrum an unerwünschten und erwünschten Wirkungen auf. Unterschiede bestehen jedoch in Häufigkeit und Stärke der Nebenwirkungen.

Häufigste Nebenwirkungen sind gastrointestinale Beschwerden bis zu (blutenden) Magen-Darm-Ulzera, evtl. schon nach wenigen Tagen Einnahme. Außerdem erhöhen alle nichtsteroidalen Antirheumatika außer Naproxen das kardiovaskuläre Risiko (Details zur Risikobetrachtung und zu den COX-2-Hemmern ➤ Pharma-Info 14.1) und können v. a. bei vorbestehendem Nierenschaden die Nierenfunktion verschlechtern.

Daher werden nichtsteroidale Antirheumatika nicht bei banalen Schmerzen eingesetzt, sondern (möglichst kurzzeitig) v. a. bei entzündlich mitbedingten Schmerzen am Bewegungsapparat, in der Rheumatherapie und bei Arthrosen. Ausnahme ist Ibuprofen (z. B. Ibubeta®, ibudolor®), das in niedriger Dosierung insgesamt gut verträglich und nicht rezeptpflichtig ist.

Metamizol

Metamizol (*Novaminsulfon,* z. B. Novalgin®) ist ein sehr potentes Analgetikum und Antipyretikum und zudem *spasmolytisch* (krampflösend). Es wirkt besonders zuverlässig bei viszeralen Schmerzen (➤ 2.2.1), z. B. Nieren- oder Gallenkoliken. Wegen des Risikos schwerer allergischer Reaktionen (bis zum anaphylaktischen Schock, ➤ 3.4) und toxischer Knochenmarkschädigungen kommt es nur zum Einsatz, wenn andere Substanzen kontraindiziert oder wirkungslos sind.

Flupirtin

Flupirtin (z. B. Katadolon®) hemmt die Schmerzweiterleitung im ZNS, indem es die Kaliumdurchlässigkeit der Nervenzellmembran verändert und dadurch die Nervenzellaktivität vermindert. Da es Muskelverspannungen löst, wird es oft bei verspannungs(mit)bedingten Schmerzen gegeben, z. B. Rückenoder Spannungskopfschmerz.

Bedeutende Nebenwirkungen sind Magen-Darm-Beschwerden, Müdigkeit und Leberschäden. Bei Patienten mit Leberschäden oder Myasthenia gravis (einer Autoimmunerkrankung mit Muskelschwäche, ➤ Tab. 2.2) darf Flupirtin nicht gegeben werden. Die gelegentlich auftretende Grünfärbung des Urins ist harmlos.

Tab. 2.2 Übersicht über die Nicht-Opioid-Analgetika.

Substanz, Bsp. Handelsname	Indikationen; Dosierung in der Schmerztherapie (Einzeldosis)	Wirkdauer	Wichtigste Nebenwirkungen (NW)/ Kontraindikationen (KI)
Azetylsalizylsäure (ASS), z. B. Aspirin®, Godamed®	Leichte Schmerzen, beginnende Tumorschmerzen (v. a. bei Knochenmetastasen), Fieber, entzündliche Erkrankungen, Thrombozytenaggregationshemmung 0,5–1 g oral, i. v.	6–8 h	NW: Gastrointestinale Beschwerden bis zur Ulkusbildung (→ auf Oberbauchbeschwerden und Teerstuhl achten), Asthmaanfälle KI: Magen- und Duodenalulzera, Asthma bronchiale, Blutgerinnungsstörungen, Antikoagulanzientherapie, Heranwachsende < 16 Jahren, Schwangerschaft
Paracetamol, z. B. ben-u-ron®, Paracetamol STADA®	In der Schmerztherapie im Wesentlichen wie Azetylsalizylsäure, Fieber 0,5–1 g oral, rektal	6–8 h	NW: Subjektiv gut verträglich, jedoch v. a. bei Überdosierung und Vorschäden hepato- und nephrotoxisch KI: Schwere Leber- und Nierenfunktionsstörungen, Suizidgefahr

2

Tab. 2.2 Übersicht über die Nicht-Opioid-Analgetika. *(Forts.)*

Substanz, Bsp. Handelsname	Indikationen; Dosierung in der Schmerztherapie (Einzeldosis)	Wirkdauer	Wichtigste Nebenwirkungen (NW)/ Kontraindikationen (KI)
Nichtsteroidale Antirheumatika (NSAR) 1. „Klassische" NSAR: • Diclofenac, z. B. Voltaren® • Ibuprofen, z. B. Ibubeta® • Indometacin, z. B. Indo-CT® • Naproxen, z. B. Proxen® 2. COX-2-Hemmer: • Celecoxib, z. B. Celebrex® • Etoricoxib, z. B. Arcoxia®	Mäßige Schmerzen, beginnende Tumorschmerzen, Schmerzen z. B. bei rheumatischen Erkrankungen, Arthrose, Gicht • 50–100 mg oral, rektal • 200–800 mg oral, rektal • 25–50 mg oral, rektal • 250–500 mg oral, rektal • 100–200 mg oral • 60–120 mg oral	Je nach Präparat und Zubereitung • 6–12 h • 4–12 h • 6–12 h • 8–12 h • 12 h • 24 h	NW: Gastrointestinale Beschwerden (weniger bei COX-2-Hemmern, hoch bei Naproxen), Bronchialverengung bei disponierten Patienten, ZNS-Störungen (z. B. Kopfschmerz, Müdigkeit), Allergie, Natrium- und Wasserretentention (Ödeme, Blutdruckanstieg), Leber-, Nierenfunktionsstörungen, Erhöhung des kardiovaskulären Risikos (nicht bei Naproxen). Selten Blutbildveränderungen. KI: Magen- oder Duodenalulzera, schwere Leber- und Nierenschäden, Blutgerinnungsstörungen, Schwangerschaft
Metamizol, z. B. Analgin®	Schmerzen, insbesondere mit spastischer Komponente (z. B. Nierenkoliken), sowie Fieber, wenn andere Maßnahmen nicht ansprechen • 0,5–1 g oral, rektal • 0,5–2,5 g i. v.	4–6 h	NW: Leichte gastrointestinale Beschwerden, Allergie; sehr selten Agranulozytose. Strengste Indikationsstellung in der Schwangerschaft. Wegen der Gefahr schwerer anaphylaktischer Reaktionen und Blutdruckabfalls v. a. bei Fieber langsame i. v.-Injektion (1 ml/min) verdünnt oder als Kurzinfusion. (Harmlose) Rotfärbung des Urins möglich

2.4.4 Opioid-Analgetika

Überblick ➤ Tab. 2.3

DEFINITION

Opioid-Analgetika: Stark wirksame Schmerzmittel, die ihre Wirkung über die **Opiatrezeptoren** entfalten. Unterliegen der *Betäubungsmittelverschreibungsverordnung* und dem *Betäubungsmittelgesetz.*
Opioide umfassen *alle* Substanzen, die über die Opiatrezeptoren wirken, **Opiate** nur das Morphin und andere *natürliche* Bestandteile des *Opiums* (getrockneter Milchsaft des Schlafmohns).

Opiatrezeptoren sind vor allem in Gehirn und Rückenmark, aber auch in der Körperperipherie zu finden. Die verschiedenen Rezeptortypen vermitteln dabei unterschiedliche Wirkungen.

Die heutigen **Opioid-Analgetika** sind (bis auf Bupronorphin) *reine Agonisten,* d. h., sie binden an die Opioidrezeptoren und aktivieren sie. Die Hauptwirkungen am wichtigsten Rezeptor, dem μ-Rezeptor, sind starke Schmerzlinderung, Atemdepression, Toleranz/Abhängigkeit, Euphorie und Obstipation. Nach ihrer Wirkungsstärke werden **schwache** und **starke Opioide** unterschieden (➤ Pharma-Info 2.2).

Die Einleitung einer **Opioidtherapie** kann existenzielle Ängste beim Patienten hervorrufen, sie wird gedanklich mit dem nahenden Tod verbunden. Eine weitere zentrale Angst ist die Suchtentwicklung. Nur durch Verständnis und gute Patientenberatung lassen sich diese Ängste begrenzen, sodass der Patient die Therapie akzeptieren kann.

Viele Patienten fürchten eine Suchtentwicklung, und tatsächlich haben alle Opioide ein Abhängigkeitspotenzial. Die Gefährdung von Schmerzpatienten hinsichtlich einer *psychischen Abhängigkeit* ist aber gering, besonders, wenn der Blutspiegel durch regelmäßige Gabe relativ konstant gehalten wird. Korrekt behandelte Schmerzpatienten können in der Regel ohne Probleme auf Opiate wieder verzichten, wenn die Schmerzen nachlassen. Sie empfinden im Gegensatz zu Patienten mit Abhängigkeitssyndrom nicht den inneren Zwang, Opiate wegen ihrer psychotropen Effekte weiter zu konsumieren oder die Dosis über das medizinisch notwendige Maß zu steigern. Eine *physische Abhängigkeit* ist nur nach längerer Gabe beim Absetzen des Arzneimittels relevant. Die Opioide werden dann langsam ausgeschlichen.

Viele Menschen haben Angst, unter einer Opioidtherapie „dahinzudämmern". Die anfängliche Sedierung tritt allerdings bei länger dauernder Gabe in den Hintergrund und die Schmerzlinderung durch Opioide erweitert die Möglichkeiten der Patienten, am täglichen Leben teilzunehmen.

Verbreitet ist auch die Vorstellung, dass man gerade bei tumorbedingten chronischen Schmerzen möglichst sparsam mit Medikamenten umgehen müsse, damit bei Verschlechterungen noch „Reserven" zur Verfügung stehen. In der Regel sind schmerzbedingte Dosiserhöhungen von Opioiden jedoch gut möglich, da die ohnehin relativ geringe Toleranzentwicklung nicht nur gegenüber der schmerzlindernden Wirkung, sondern auch gegenüber vielen Nebenwirkungen eintritt.

Pharma-Info 2.2

Opioid-Analgetika

Opioid-Analgetika sind indiziert bei starken Schmerzen, insbesondere starken akuten Schmerzen (z. B. postoperativ, beim akuten Herzinfarkt) und chronischen tumorbedingten Schmerzen (➤ 12.5.6). Alle haben grundsätzlich die gleichen Wirkungen und Nebenwirkungen:

- *Starke Schmerzstillung* (Analgesie)
- *Sedierung,* die aber meist nach einigen Tagen von selbst nachlässt
- *Reizung des Brechzentrums im Stammhirn.* Übelkeit und Erbrechen sind zwei besonders belastende Nebenwirkungen zu Beginn einer Opioidtherapie. Häufig ist prophylaktische Gabe von Antiemetika für ca. eine Woche sinnvoll
- *Tonuserhöhung der glatten Muskulatur in Magen-Darm-Trakt und ableitenden Harnwegen.* Die spastische Obstipation ist die häufigste Opioidnebenwirkung überhaupt, sie bleibt während der ganzen Zeit der Opioidtherapie bestehen. Eine Obstipationsprophylaxe ist daher immer erforderlich. Miktionsstörungen und Harnverhalt sind demgegenüber seltener
- *Hemmung des Atemzentrums.* Da das Atemzentrum durch Schmerzen stimuliert wird, hat die atemdepressive Wirkung bei Gabe entsprechend der Schmerzstärke geringe Bedeutung. Wichtig wird sie in erster Linie bei Überdosierung oder gleichzeitiger Gabe weiterer atmungsdämpfender Arzneimittel
- *Hemmung des Hustenreflexes.* Codein, ein schwach wirksames Opiat, wird als Hustenmittel (bei „trockenem", unproduktivem Reizhusten) eingesetzt
- *Einfluss auf die Stimmung.* Meist wirken Opioide euphorisierend (bei Schmerzpatienten oft nur entspannend), manchmal aber angstauslösend und niederdrückend
- *Histaminfreisetzung* mit Juckreiz, Bronchialverengung und Gefäßweitstellung (→ Blutdruckabfall)
- *Toleranzentwicklung.* Die Toleranzentwicklung gegenüber den Wirkungen und Nebenwirkungen der Opiate ist unterschiedlich. Die Toleranzentwicklung gegenüber der analgetischen Wirkung wird häufig überschätzt.

Kontraindikation ist eine Ateminsuffizienz. In Schwangerschaft, Stillzeit und bei Abhängigkeitserkrankungen wird die Indikation sehr eng gestellt.

Opiatvergiftung

Leitsymptome einer **Opiatvergiftung** sind:

- Bewusstseinsstörungen bis zum Koma, zerebrale Krämpfe
- Zentrale Atemlähmung
- Pupillenverengung *(Miosis),* bei Sauerstoffmangel und Blutdruckabfall jedoch Pupillenerweiterung *(Mydriasis).*

Weitere Zeichen sind Zyanose (durch Atemlähmung, Ansammlung von Bronchialsekret in den Atemwegen wegen Dämpfung des Hustenreflexes, toxisches Lungenödem bei Heroin), Hypothermie und abnehmender Muskeltonus.

Zur Therapie steht der Antagonist **Naloxon** (Narcanti®) zur Verfügung, der in kurzen Abständen i. v. gespritzt wird. Eventuell ist eine Beatmung erforderlich.

Pflege

Pflege bei Übelkeit und Erbrechen ➤ 7.2.1, ➤ 12.5.2
Obstipationsprophylaxe ➤ 7.2.7

Bei der Pflege ist zu beachten:

- Opioidwirkung genau überwachen, insbesondere zu Beginn der Behandlung und bei Dosiserhöhung, dabei standardisierte Messinstrumente einsetzen
- Auf regelmäßige Einnahme nach Therapieplan achten
- Auf korrekte Dokumentation im BTM-Buch und im Dokumentationssystem achten
- Puls, Blutdruck und Atmung kontrollieren
- Blasenentleerung überwachen (Möglichkeit eines Harnverhalts)
- Immer Obstipationsprophylaxe durchführen, z. B. mit Movicol®
- Patienten auf Stimmungsveränderungen (Depression, Euphorie) beobachten
- Bei Übelkeit Bedarfsmedikation einsetzen
- Ggf. Pneumonieprophylaxe durchführen (➤ 6.4.3)
- Bei anfänglicher Sedierung Patienten nicht alleine aufstehen lassen
- Auf Anzeichen eines Missbrauchs/Sammeln achten
- Patienten zu Bedeutung des Zeitplans (Konstanz des Wirkspiegels), Wirkungen und Nebenwirkungen der Medikation informieren, Patienten auch mitteilen, dass Zunahme der Medikation nicht automatisch eine Verschlechterung der Krankheit bedeutet.

Tab. 2.3 Übersicht über die Opioid-Analgetika. BTM = Verordnung erfordert Betäubungsmittelrezept.

Substanz (Bsp. Handelsname)	Dosierung und Darreichungsform	Wirkdauer
Schwache Opioide		
Dihydrocodein retard (z. B. DHC 60/90/120 Mundipharma®)	60–120 mg oral	8–12 h
Tilidin-Naloxon • Nichtretardiert (z. B. Tilidura® Tr.) BTM • Retardiert (z. B. Valoron® N retard)	 50–100 mg oral 50–200 mg oral	 2–4 h 12 h
Tramadol • Nichtretardiert (z. B. Tramal®) • Retardiert (z. B. Tramal® long)	 50–100 mg oral, rektal, s. c., i. v. 100–200 mg oral	 2–4 h 8–12 h
Starke Opioide		
Buprenorphin BTM • Nichtretardiert (z. B. Temgesic®) • Als transdermales therapeutisches System (z. B. Transtec® PRO)	 0,2–0,4 mg sublingual, s. c., i. v. 35–70 µg/h transdermal	 Subl., s. c., i. v. 4–8 h Kontinuierlich über 72–96 h

Tab. 2.3 Übersicht über die Opioid-Analgetika. BTM = Verordnung erfordert Betäubungsmittelrezept. *(Forts.)*

Substanz (Bsp. Handelsname)	Dosierung und Darreichungsform	Wirkdauer
Fentanyl BTM • Nichtretardiert (z. B. Actiq® Schmelztabl., Instanyl® Nasenspray) • Als transdermales therapeutisches System (z. B. Durogesic® SMAT)	 0,2–1,6 mg bukkal, 50–200 µg als Nasenspray 25–100 µg/h transdermal	 Bukkal 2 h Kontinuierlich über 72 h
Hydromorphon BTM • Nichtretardiert (z. B. Hydromorphon Hexal®, Palladon®) • Retardiert (z. B. Palladon® retard) • Als orales osmotisches System (z. B. Jurnista®)	 1,3/2,6 mg oral, 1–1,5 mg i. v., 1–2 mg s. c. 4–32 mg oral 8–64 mg oral	 4–6 h 10–12 h 24 h
Morphin BTM • Nichtretardiert (z. B. Morphin Merck® Tr., Sevredol® 10/20) • Retardiert (z. B. MST 10/30/60/100/200 Mundipharma®)	 10–30 mg oral, rektal, s. c.; 5–10 mg i. v. 20–200 mg oral	 4 h 12 h
Oxycodon BTM • Nichtretardiert (z. B. Oxygesic®) • Retardiert (z. B. Oxycodon Hexal® ret., mit Naloxon in Targin®)	 5–10 mg oral, s. c., i. v. 10–80 mg	 4–8 h 8–12 h
Pethidin* BTM (z. B. Dolantin®)	25–150 mg oral, rektal, s. c.; 25–100 mg i. v.	2–4 h
Piritramid BTM (z. B. Dipidolor®)	15–30 mg i. m., s. c. 7,5–22,5 mg i. v.	4–8 h

* Wegen toxischer Stoffwechselprodukte nicht für die Langzeittherapie

2.4.5 Missbrauchgefahr von Analgetika

Viele Analgetika sind rezeptfrei erhältlich, für ihren Konsum wird aktiv geworben. Sie scheinen das ständige Funktionieren in Arbeit wie Freizeit zu ermöglichen, das dem Lebensgefühl unserer Zeit entspricht. Die Schmerzlinderung tritt schnell ein, der Betroffene muss sich keine Zeit für Heilungsprozesse nehmen oder problematische Lebensgewohnheiten ändern.

Das mit dem Dauerkonsum frei verkäuflicher Schmerzmittel verbundene gesundheitliche Risiko ist vielen Menschen unbekannt oder wird verdrängt:

- Wichtige Diagnosen werden evtl. verschleiert und somit Therapiechancen nicht genutzt
- Schmerzmittelmissbrauch ist mit zahlreichen Nebenwirkungen verbunden (➢ Pharma-Info 2.1).
- Bei Nicht-Opioid-Analgetika besteht ein deutliches Risiko für **Arzneimittelmissbrauch** bis hin zur **Arzneimittelabhängigkeit,** besonders bei Kombinationspräparaten (Abhängigkeit bei Opioiden ➢ 2.4.4)
- Nicht-Opioid-Analgetika können selbst ein Schmerzsyndrom hervorrufen, vor allem den **Analgetika-Kopfschmerz,** und so den Konsum weiter ankurbeln.

Wegen dieser Gefahren sollten Patienten mit Schmerzsyndromen möglichst früh zu ganzheitlichen Therapieformen und aktiver Mitarbeit am Heilungsprozess motiviert werden. Dies schließt eine *bewusste* Schmerzmittelgabe nicht aus.

Das **Risiko für einen Arzneimittelmissbrauch** wird bei den Opioid-Analgetika (➢ 2.4.4) häufig über-, bei den „einfachen" Nicht-Opioid-Analgetika (➢ 2.4.3) oft unterschätzt!

2.4.6 Co-Analgetika und Begleitmedikamente

Co-Analgetika

DEFINITION

Co-Analgetika: In der medikamentösen Schmerztherapie unterstützend zu den Analgetika eingesetzte Substanzen, die z. B. durch Abschwellung eines Ödems und andere Wirkweisen oder Beeinflussung der Schmerzverarbeitung schmerzlindernd wirken.

Trizyklische Antidepressiva (z. B. Amitriptylin, etwa in Saroten®) mildern besonders neuropathische Schmerzen. Die Dosierung in der Schmerztherapie ist geringer als die bei Depressionen. Es ist wichtig, dem Patienten zu erklären, dass die Antidepressiva *unabhängig* von ihrer antidepressiven Wirkung eigene analgetische Effekte besitzen, denn sonst fühlt er sich eventuell als psychisch Kranker missverstanden. Auch **Antiepileptika** wie Carbamazepin (z. B. Tegretal®), Gabapentin (z. B. Gabax®) oder Pregabalin (z. B. Lyrica®) werden vor allem bei neuropathischen Schmerzen eingesetzt.

Viele Schmerzzustände gehen mit entzündlichen Reaktionen (z. B. rheumatische Erkrankungen) oder Gewebeschwellungen (z. B. Ödem um einen Tumor) einher. In diesen Fällen lindern **Glukokortikoide** (➢ Pharma-Info 10.1) den Schmerz.

Bisphosphonate (z. B. Ostac®) sind v. a. bei metastasenbedingten Knochenschmerzen indiziert. Wegen des erhöhten Risikos von Kiefernekrosen (die Dosis in der Onkologie ist höher als die in der Osteoporosebehandlung) sollte der Patient vor Therapiebeginn den Zahnarzt aufsuchen.

Begleitmedikamente

Neben Analgetika und Co-Analgetika sind häufig **Begleitmedikamente** erforderlich, welche die Nebenwirkungen der Analgetika mildern sollen.

Unabdingbar sind Laxanzien gegen die opioidbedingte Obstipation, die auch bei länger dauernder Opioidgabe bestehen bleibt. Übelkeit und Erbrechen hingegen lassen meist nach Tagen bis Wochen nach, sodass Antiemetika (z. B. Metoclopramid) nur zu Therapiebeginn nötig sind.

Bei Dauertherapie mit Prostaglandinsynthesehemmern werden Mittel zur Vorbeugung von Magenulzera gegeben, vorzugsweise Protonenpumpenhemmer (➤ Pharma-Info 7.2).

2.4.7 WHO-Stufenschema zur Schmerztherapie

Richtlinie für die Arzneimittelauswahl bei akuten und tumorbedingten chronischen Schmerzen ist das **WHO-Stufenschema zur Schmerztherapie** (➤ Abb. 2.9). Es wurde ursprünglich für die Schmerzen bei Tumorerkrankungen entwickelt (zusätzliche Hinweise zum Vorgehen bei tumorbedingten Schmerzen ➤ 12.5.6).

Das WHO-Stufenschema zur Schmerztherapie unterscheidet drei Stufen:

- **1. Stufe: Nicht-Opioid-Analgetika und evtl. Co-Analgetika.** Bei leichten Schmerzen sind Nicht-Opioid-Analgetika (➤ 2.4.3) Mittel der Wahl
- **2. Stufe: Schwache Opioide in Kombination mit Arzneimitteln der Stufe 1 und evtl. Co-Analgetika.** Bei mittelstarken Schmerzen werden schwache Opioid-Analgetika (➤ 2.4.4) gegeben, ggf. in Kombination mit Nicht-Opioid-Analgetika
- **3. Stufe: Starke Opioide in Kombination mit Arzneimitteln der Stufe 1 und evtl. Co-Analgetika.** Starke Opioid-Analgetika werden bei starken bis stärksten Schmerzen eingesetzt. Auch hier wird eine Kombination mit Nicht-Opioid-Analgetika angestrebt.

Auf jeder Stufe sind gleichzeitig die Gabe von Co-Analgetika sowie Begleitmedikamenten und weitere Verfahren der Schmerztherapie wie etwa lokalanästhetische Methoden oder Bestrahlungen und nichtmedikamentöse Maßnahmen möglich.

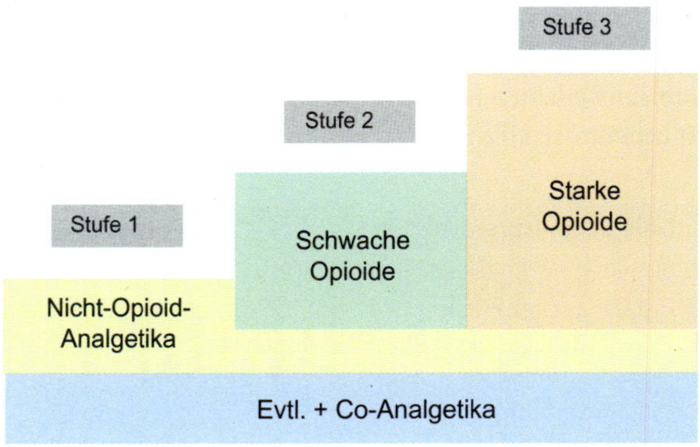

Abb. 2.9 WHO-Stufenschema der Schmerztherapie. Präparate und Dosierungen ➤ Pharma-Info 2.1, ➤ Pharma-Info 2.2. [W798]

Grundsätzlich sollen nicht mehrere unterschiedliche Opioide gleichzeitig gegeben werden. Ausnahme ist die Gabe schnell wirksamer Opioid-Analgetika bei Schmerzdurchbrüchen zusätzlich zu retardierten Präparaten.

2.4.8 Regionalanalgesieverfahren

DEFINITION

Regionalanalgesieverfahren: Lokaler Einsatz von Medikamenten zur Analgesie.

Lokalanästhetika: Substanzen, die *reversibel* (d. h. für eine bestimmte Zeit) und *lokal* (d. h. örtlich begrenzt) die Signalleitung durch die Nervenfasern hemmen und so zu Schmerzlinderung oder -freiheit führen. In der Inneren Medizin vor allem eingesetzt bei schweren chronischen Schmerzen.

Zur medikamentösen Schmerztherapie zählt nicht nur die systemische Gabe von Schmerzmitteln, sondern auch deren lokale Anwendung im Rahmen von **Regionalanalgesieverfahren.** Verwendet werden vor allem Lokalanästhetika und Opioide. Ein Vorteil ist die geringere systemische Medikamentenbelastung mit entsprechend weniger Nebenwirkungen.

Bei **peripheren Leitungsanästhesien** *(periphere Nervenblockaden)* wird das Medikament (meistens Lokalanästhetika) dicht an periphere Nerven oder einen Plexus gespritzt. Diese Verfahren werden in der Inneren Medizin bei neuropathischen Schmerzen eingesetzt.

Die **Periduralanalgesie** *(Epiduralanalgesie, -anästhesie)* und die **kontinuierliche Spinalanalgesie** *(Spinalanästhesie)* sind **rückenmarksnahe Regionalanalgesieverfahren** (➤ Abb. 2.10). Bei der Periduralanalgesie werden die Arzneimittel über einen Katheter in den Epiduralraum des Rückenmarks appliziert und hemmen dort die Schmerzleitung in den Nervenwurzeln. Mögliche Komplikationen sind Duraperforation, Katheterwanderung, motorische Blockaden mit Einschränkung der Gehfähigkeit, epidurale Hämatome und Infektionen (z. B. Meningitis, epiduraler Abszess). Insgesamt haben Periduralanalgesien aber wesentlich weniger Komplikationen als kontinuierliche Spinalanalgesien, bei der die Arzneimittelgabe in den Liquorraum (intrathekal) erfolgt. Gerinnungsstörungen sind eine Kontraindikation für rückenmarksnahe Analgesieverfahren.

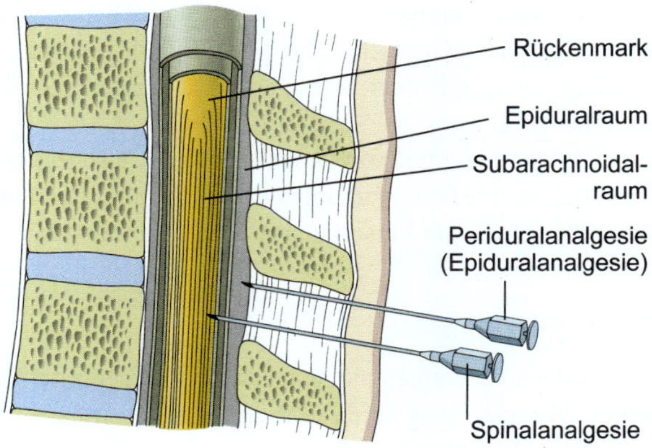

Abb. 2.10 Injektionsorte bei der Periduralund Spinalanalgesie. [L190]

2

In der Inneren Medizin handelt es sich meist um eine Langzeitbehandlung z. B. in der Palliativbetreuung von Tumorpatienten. Der Katheter kann nach außen geführt und direkt mit einer tragbaren (externen) PCA-Pumpe (➤ 2.4.2) verbunden werden, an einen implantierten Port (➤ 1.5.6, ➤ Abb. 1.32) oder eine implantierte Pumpe gekoppelt werden.

Die **Periduralanalgesie mittels PCA-Pumpe** ist auch bei ambulanten Patienten möglich. Voraussetzungen sind eine Schulung der Patienten über den sterilen Umgang mit dem Katheter und die Rufbereitschaft medizinischen Personals für Notfälle.

2.4.9 Pflege und Patientenberatung bei medikamentöser Schmerztherapie

Aufgaben der Pflege

Die wichtigsten Aufgaben der Pflege bei medikamentösen Schmerztherapien lassen sich wie folgt zusammenfassen:

- Erhebung und Feststellung des Schmerzmittelbedarfs durch fachgerecht durchgeführte Schmerzassessments (➤ 2.3)
- Information des Arztes bei Schmerzen oder Veränderungen der Schmerzsituation
- Durchführung ärztlich verordneter Maßnahmen zur Schmerztherapie
- Zeitgerechte Verabreichung der Schmerzmittel entsprechend des festgelegten Plans, um das Entstehen von Schmerzen zu vermeiden
- Verlaufskontrolle durch regelmäßige Assessments, ggf. Durchführung pflegerischer Interventionen. Besonders wichtig ist die Effektivitätskontrolle nach der ersten Schmerzmittelgabe, weil dies nur ein Versuch ist, der ggf. angepasst oder durch ein anderes Medikament ersetzt werden muss
- Beobachtung des Patienten auf Stimmungsveränderungen im Rahmen der medikamentösen Schmerztherapie
- Einsatz der Bedarfsmedikation bei Schmerzdurchbrüchen
- Vorausschauender Einsatz der Bedarfsmedikation bei schmerzhaften Prozeduren
- Regelmäßige Dokumentation
- Vorbeugen, Erfassen, Dokumentieren von schmerzmittelbedingten Nebenwirkungen, z. B. Obstipationsprophylaxe bei Opioidtherapien, Magenschutz bei Nicht-Opioid-Analgetika
- Einleitung entsprechender Therapien bei schmerzmittelbedingten Nebenwirkungen
- Schulung und Anleitung von Patient und ggf. Angehörigen
- Vorausschauende Entlassungsplanung durch interdisziplinäre Zusammenarbeit, um Versorgungsbrüche zu vermeiden.

Patientenberatung

Der Erfolg der Schmerztherapie steht und fällt mit der Mitarbeit des Patienten. Voraussetzung für diese Mitarbeit ist die umfassende Information und Beratung des Patienten durch die Pflegenden. Fehlt dem Patienten Basiswissen, sind Fehler unvermeidlich, z. B. „sparen" manche Patienten auf eigene Faust Medikamente oder untertreiben bei Schmerzassessments. Bedarfsmedikation wird oft erst angefordert, wenn der Betroffene es überhaupt nicht mehr aushält, z. B. um „möglichst wenig Schmerzmittel zu brauchen".

Patienten mit Vorbehalten gegenüber Schmerzmitteln leiden unter höheren Schmerzintensitäten und teilen Schmerzen besonders selten mit.

Neben der mündlichen Aufklärung gibt es strukturierte Schulungen, deren Erfolg – vor allem eine verbesserte Compliance – nachgewiesen wurde. Schwer kranke Patienten profitieren allerdings wenig von Schulungen, weshalb Schulungen möglichst früh im Krankheitsverlauf erfolgen.

Zusätzlich erhalten die Patienten Informationsblätter über die geplante Schmerztherapie, Medikamentenpläne und Merkblätter über die Prophylaxe von Nebenwirkungen. Die Pflegenden vermitteln außerdem die Adressen von verschiedenen Institutionen, über die die Patienten sich zusätzlich informieren können.

Bei patientenkontrollierten Verfahren wie PCA oder TENS (➤ 2.4.10) ist außerdem eine praktische Schulung zum Umgang mit den Geräten notwendig. Bei geplanten Operationen erfolgt diese sinnvollerweise vor dem Eingriff, weil dann die Lernfähigkeit des Patienten besser ist als nach der Operation.

2.4.10 Nichtmedikamentöse Schmerztherapien

Einführung

Nichtmedikamentöse Schmerztherapien tragen über verschiedene Mechanismen zur Schmerzlinderung bei. Neben Muskelentspannung, Stimulation des vegetativen Nervensystems und Verbesserung der Sauerstoffzufuhr wird besonders die Freisetzung endogener schmerzreduzierender Substanzen wie Endorphine® und Enkephaline® für die positive Wirkung diskutiert. Auch die Interaktion mit den Therapeuten ist mitentscheidend für den positiven Effekt.

Trotz gleicher Schmerzintensität kann das Leiden an Schmerz unterschiedlich sein, denn es unterliegt zahlreichen seelischen Einflüssen. Entsprechend ist die therapeutische Beeinflussung der affektiven Schmerzverarbeitung von großer Bedeutung. Ein verbessertes Gefühl der eigenen Schmerzkontrolle sowie eine Reduktion der subjektiv erlebten Hilflosigkeit, des Bedrohungsgefühls und der Angst beeinflussen die Schmerzverarbeitung positiv.

Zentrale Schmerzverarbeitung

Gerade bei nicht tumorbedingten chronischen Schmerzen, die ein großes therapeutisches Problem darstellen, ist die zentrale Schmerzverarbeitung ein wichtiger therapeutischer Ansatzpunkt.

Die Wirksamkeit vieler nichtmedikamentöser Schmerztherapien ist (noch) nicht ausreichend belegt. Viele Therapeuten, Pflegende und Patienten haben aber positive Erfahrungen gemacht, die Verfahren haben einen wichtigen Platz in der Schmerztherapie und ihr Einsatz wird auch in internationalen Leitlinien empfohlen. Wegen der schwachen Evidenz sollten sie allerdings zumindest bei akuten und tumorbedingten chronischen Schmerzen nur ergänzend zu medikamentösen Therapien und nicht als Ersatz angewendet werden.

Auswahl von Verfahren

Bei der Auswahl einzelner Verfahren orientiert sich das therapeutische Team an den Erfahrungen und Vorlieben des Patienten und den eigenen Praxiserfahrungen.

Nichtmedikamentöse Schmerztherapien sind wegen der Vielzahl möglicher Wirkmechanismen schwer zu systematisieren. Eine Unterscheidung ist die zwischen *peripher wirkenden Behandlungsformen* wie z. B. Kälteanwendung und *zentral wirkenden Maßnahmen,* die über Ablenkung, Entspannung oder kognitive Prozesse den Schmerz lindern. Auch diese Einteilung ist aber letztlich nicht eindeutig und die Übergänge sind fließend, denn es gibt Behandlungsformen, die über zentrale *und* periphere Mechanismen wirken oder deren Wirkmechanismen bislang noch nicht im Detail geklärt sind.

Viele nichtmedikamentöse Schmerztherapien zählen zu den **pflegerischen Schmerzbehandlungsverfahren,** andere werden von spezialisierten Therapeuten, z. B. Physiotherapeuten, Musiktherapeuten oder Psychologen, durchgeführt. Viele können nach Anleitung von Patienten oder Angehörigen selbst angewendet werden und verbessern so die Möglichkeiten zur Selbstpflege.

Peripher wirkende Behandlungsformen

Positionierung

Geeignete Positionierungen vermindern das Entstehen schmerzhafter Reize, z. B. hilft eine Stufenbettlage bei Bauch- und Rückenschmerzen, Ruhigstellung bei bewegungsabhängigen Schmerzen oder Hochpositionierung bei Schwellungen. Regelmäßige Positionswechsel dienen der Dekubitusprophylaxe und schützen vor Verspannungen.

Massage

Die **klassische Massage** unterstützt die allgemeine Entspannung und wird u. a. bei muskulären Schmerzzuständen eingesetzt. Sie ist auch ein ideales Medium, um sich dem Kranken zuzuwenden. Massage darf aber nicht an die Stelle von Bewegungstherapien treten, sondern soll diese vorbereiten und unterstützen.

Bei chronischen Erkrankungen können die Patienten selbst Druckmassagen oder Dehnungstechniken, z. B. Gesichtsmassage bei Kopfschmerzen, erlernen.

Die **atemstimulierende Einreibung** *(ASE)* aus dem Konzept der *Basalen Stimulation* hat sich in einer Studie ebenfalls als wirksam erwiesen, Schmerzen zu lindern und das Wohlbefinden der Patienten zu steigern [14].

Kutane Stimulationsverfahren

Kälte- und Wärmeanwendung, Vibration und transkutane elektrische Nervenstimulation (TENS) wirken über die Haut und werden als **kutane Stimulationsverfahren** bezeichnet.

Kälte: Kälte vermindert die Freisetzung von Entzündungsmediatoren und wirkt antiexsudativ. Außerdem hemmt die lokale Unterkühlung des oberflächlichen Gewebes die Sensibilität der Schmerzrezeptoren und die Unterkühlung tiefer liegenden Gewebes die Schmerzleitung.

Kälteanwendungen gehören besonders bei akut-entzündlichen Schmerzformen wie Verletzungen (z. B. Muskelzerrungen), aktivierten Arthrosen oder entzündlich-rheumatischen Gelenkerkrankungen zum Therapieprogramm.

Die einfachste Form der Kälteanwendung ist ein **kalter Umschlag** aus einem zusammengefalteten, nassen Tuch. **Kalte Wickel oder Packungen** werden z. B. aus kalt angerührtem Fango, Lehm oder Quark (➤ Abb. 2.11) hergestellt. Wird Eis eingesetzt, sind regelmäßige Kontrollen auf Kälteschäden erforderlich (erstes Anzeichen: wächserne Blässe der Haut durch Gefäßkrampf).

Kutane Stimulationsverfahren

Eis und Kühlelemente ebenso wie Wärmflaschen nicht direkt auf die Haut, sondern immer auf Stoff legen. Nicht anwenden bei Patienten mit Durchblutungs- oder Sensibilitätsstörungen.

Wärme: Wärme erweitert die Gefäße, verbessert so die lokale Durchblutung und entspannt die Muskulatur. Indikationen für eine Wärmebehandlung sind z. B. chronische Gelenkerkrankungen, Koliken, muskuläre Verspannungen oder Ischialgien. Bei akuten entzündlichen Veränderungen ist Wärmebehandlung kontraindiziert.

Feuchte Wärme lässt sich z. B. durch warme Teil- oder Vollbäder, heiße Umschläge oder Schlammpackungen applizieren, trockene Wärme durch eine Wärmflasche oder ein Heizkissen.

Bei manchen Schmerzformen (Gelenkbeschwerden, Rücken- und Muskelschmerzen, Krämpfe) ist der Wechsel zwischen Wärme- und Kältebehandlung sinnvoll.

Vibration. Vibrationstherapie mit Handvibratoren wird besonders bei neuropathischen, Phantom- oder Muskelschmerzen eingesetzt.

Elektrotherapien und Stimulationstherapien. Niederfrequenter elektrischer Strom verändert vermutlich das Ionenmilieu an

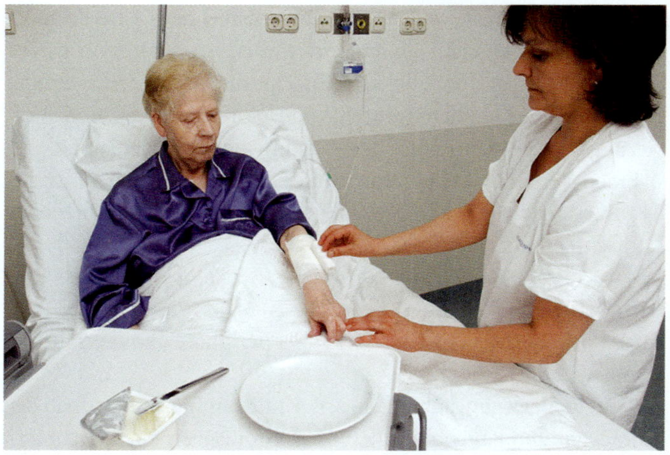

Abb. 2.11 Ein Quarkwickel vermag durch seine kühlende Wirkung oft die Schmerzen bei Entzündungen zu lindern. [K115]

den Zellmembranen und beeinflusst die Reizleitung in den sensiblen Nerven. **Hochfrequenzstrom** erzeugt in erster Linie lokale Wärme. Vermutlich regt Strom außerdem die Ausschüttung von Endorphinen an.

In der Schmerztherapie am wichtigsten ist die *transkutane elektrische Nervenstimulation,* kurz **TENS.** Dabei werden in der schmerzhaften Region Elektroden aufgeklebt (selten implantiert) und schmerzlose Stromimpulse aus einem tragbaren Stimulationsgerät zum Patienten geleitet, welche die Schmerzweiterleitung im Rückenmark hemmen und den Schmerz überdecken. Indikationen sind besonders lokale, neuropathische oder muskulär bedingte Schmerzen wie Neuralgien oder Wirbelsäulensyndrome.

Aufgrund des ähnlichen Wirkprinzips soll an dieser Stelle auch die *Rückenmarksstimulation* (**SCS** = *spinal cord stimulation*) abgehandelt werden, die bei therapieresistenten Nervenschmerzen und chronischen Schmerzen z.B. bei AVK (arterielle Verschlusskrankheit) angewendet werden kann. Dabei wird ein Elektroden-Empfänger System in den Periduralraum eingebracht, dessen Stimulation zu einer angenehmen Parästhesie im schmerzenden Dermatom (dem von der Spinalnervenwurzel sensibel versorgten Hautgebiet) führt. Neben den segmentalen Effekten auf Rückenmarksebene sind weitere zentralnervöse schmerzhemmende Mechanismen sehr wahrscheinlich.

VORSICHT

Für Patienten mit einem Herzschrittmacher sind TENS und SCS nicht geeignet, weil die Stromimpulse zu Störungen des Schrittmachers führen können.

Strahlentherapie

Ionisierende Strahlen haben in kleinen Einzeldosen analgetische Wirkung und werden bei arthrotischen Reizzuständen genutzt. Wegen des *genetischen Risikos* durch Keimzellschädigung wird die Indikation zur **Strahlentherapie** bei Patienten im fortpflanzungsfähigen Alter sehr streng gestellt.

Akupunktur

Bei welchen Schmerzbildern **Akupunktur** (> Abb. 2.12) wirksam ist und, falls ja, warum, ist nach wie vor unklar. Nach *traditionellem (chinesischen) Verständnis* harmonisiert Akupunktur die Lebensenergie, die ein ausgewogenes Zusammenspiel der Organe ermöglicht. *Naturwissenschaftlich orientierte Forscher* erklären ihre Wirkung zum einen durch lokale Ausschüttung schmerzlindernder Botenstoffe, zum anderen durch Endorphinproduktion und Aktivierung weiterer zentraler schmerzhemmender Mechanismen.

Einen Versuch wert ist Akupunktur z.B. bei Schmerzen am Bewegungsapparat (etwa Rückenschmerzen) und den verschiedenen Kopfschmerzformen.

Körperliches Training

Auch **körperliches Training** wirkt über periphere und zentrale Mechanismen:

- Gezielte Bewegungsübungen, z.B. Krafttraining zum Aufbau der Rücken- und Bauchmuskulatur bei chronischen Rückenschmerzen, oder Lockerungsübungen bei Verspannungen, wirken peripher

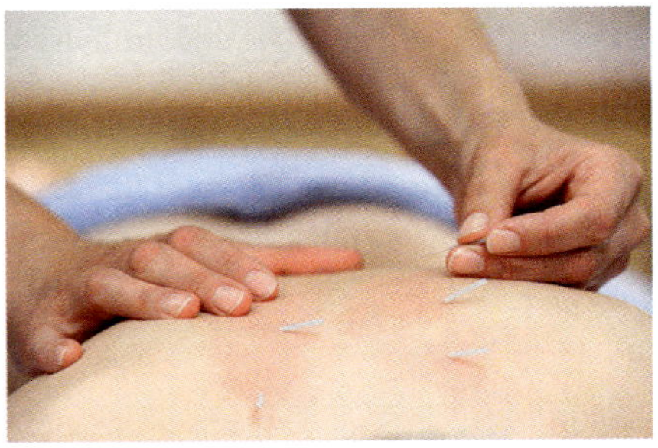

Abb. 2.12 Bei manchen Schmerzzuständen ist Akupunktur eine sinnvolle Ergänzung der medikamentösen Schmerztherapie oder kann sie (selten) sogar ersetzen. [J787]

- Körperliche Aktivität aktiviert außerdem das körpereigene Endorphinsystem und wirkt möglicherweise auch auf den zentralen Serotoninstoffwechsel. Das verbessert das Selbstwert- und Lebensgefühl. Diese unspezifischen Effekte können ausgenützt werden, indem man die Betroffenen je nach Erkrankung und Leistungsfähigkeit z.B. zur Teilnahme an einer Patientensportgruppe, Spazierengehen/Walken, Radfahren, Schwimmen oder Konditionstraining motiviert. Werden Schmerzen allerdings durch körperliche Anstrengung ausgelöst, ist Vorsicht geboten. Für den Langzeiterfolg ist der langsame Trainingsaufbau wichtig, um Frustration, Überanstrengung und Verletzungen zu vermeiden.

Zentral wirkende Behandlungsformen

Ablenkung

Da die Aufmerksamkeitsfähigkeit begrenzt ist, kann durch Ablenkung der Schmerz an den Rand der bewussten Wahrnehmung gedrängt und das Leiden verringert werden. Ablenkung wirkt aber nur, wenn der Patient tatsächlich seine Aufmerksamkeit neu ausrichtet, langweilige oder eintönige Angebote nutzen nichts.
Einige einfache Möglichkeiten sind:

- Phantasiereisen
- Fernsehen/Videos
- Musik (Musizieren, Musik hören)
- Lesen
- Unterhaltung, Kontaktpflege.

Abgelenkte Patienten wirken manchmal schmerzfrei, was nicht zu der (falschen) Einschätzung verleiten darf, die Schmerzen könnten doch nicht so schlimm sein. Nach Ablenkung kann es zu erhöhter Aufmerksamkeit dem Schmerzreiz gegenüber kommen.

Entspannungstechniken

Entspannungsverfahren, z.B. **autogenes Training, Atemübungen, progressive Muskelrelaxation** oder **Meditation,** führen selten zu Schmerz-, eher zu Stress- und Angstreduktion. Sie sollen die Selbstwahrnehmung des Betroffenen schulen und seine Selbstkontrolle fördern. Vielfach helfen Entspannungsverfahren, den Teufelskreis zwischen Verspannung, Angst und Schmerz zu durchbrechen. Da Entspannungsverfahren zunächst erlernt werden müssen, sollten Methoden, die sich für den Einzelnen bewährt haben, beibehalten werden.

Auch **achtsamkeitsbasierte Übungen** *(Achtsamkeitsmeditation, mindfulness-based stress reduction)* können hierzu gerechnet werden. Der Betroffene soll lernen, den Schmerz neutral zu beobachten, ihn von den begleitenden negativen Gefühlen abzukoppeln, den Umgang mit ihm zu verändern.

Verminderung von Angst und Depression

Angst spielt eine wesentliche Rolle bei der Schmerzverarbeitung: Je größer die Angst, desto größer der Schmerz. Gutes Schmerzmanagement führt durch Information, Schmerzlinderung und Selbstbestimmung des Patienten zur Angstreduktion.

Bei existenzieller Bedrohung des Kranken besteht aber die Angst oft weiter fort. Dann gilt es, so weit wie irgend möglich Angst und Hilflosigkeit im Gespräch oder gemeinsamen Schweigen auszuhalten.

Verarbeitung durch Gespräche

Basis für die Verarbeitung existenzieller Angst ist das Gespräch. Es ermöglicht den Kranken, sich Angst und Schmerz „von der Seele zu reden".

Chronische Schmerzsyndrome führen neben Angst häufig zu Depressionen, welche den Schmerz weiter verschlimmern. Umgekehrt gibt es auch Depressionen, die sich als Schmerzerkrankung äußern. Depressionen schließen oft freudige oder lustvolle Ereignisse aus und verhindern so Selbstheilungsprozesse. Sie erfordern eine spezifische Therapie, die psychotherapeutische Behandlung und oft auch Psychopharmaka umfasst.

Spezielle psychotherapeutische Verfahren

Gerade bei Patienten mit komplexen chronischen Schmerzsyndromen kann zusätzlich **Psychotherapie** indiziert sein. Therapieziele sind das Erlernen eines umfassenden Stressmanagements und die Korrektur falscher Erwartungen und Vorstellungen. Dazu beinhalten viele Psychotherapieprogramme mehrere Bausteine. Ein Bestandteil ist fast immer eines der genannten Entspannungsverfahren. Dazu kommen z. B.:

- **Verhaltenstherapie.** Durch (kognitive) Verhaltenstherapien soll der Patient verschiedenste schmerzverstärkende Faktoren körperlicher, aber auch psychosozialer Art zunächst erkennen und dann günstigere Denk- und Verhaltensmuster erlernen
- **Biofeedback.** Beim Biofeedback wird systematisch der bewusstere Umgang mit dem Körper geübt. Die Ergebnisse physiologischer Messungen werden dem Patienten mitgeteilt und er lernt, seinen Körper z. B. durch Entspannungstechniken zu beeinflussen. Biofeedback ist wegen der apparativen Ausrüstung teuer und im Ergebnis einfachen Entspannungstechniken nicht überlegen.

Akzeptanzbasierte Schmerztherapie. Die **akzeptanzbasierte Schmerztherapie** (engl. *acceptance and commitment therapy, ACT*) geht davon aus, dass Ablenkung zwar kurzfristig hilft, langfristig der Schmerz aber immer mehr zum Lebensmittelpunkt wird, da der Patient zunehmend durch Ablenkungs- und Vermeidungsstrategien in Anspruch genommen wird. Der Patient soll, so paradox es klingt, den Schmerz akzeptieren und versuchen, sich ganz bewusst auf das zu konzentrieren, was ihm am wichtigsten ist im Leben. Hierzu muss er sich dem Schmerz zunächst zuwenden („dem Feind ins Auge blicken"), den Schmerz und seine damit verbundene Angst beschreiben, um sich dann von ihm lösen zu können [15].

Pflegebeziehung

Bei allen nichtmedikamentösen Schmerztherapieverfahren lassen sich „unspezifische" Elemente (Erwartungen der Patienten, Zuwendung durch den Ausführenden) beschreiben, die für den Therapieerfolg wesentlich sind. Gerade diese schwer greifbaren Einflüsse zwischen Menschen können Pflegende nutzen, um den Leidenden zu helfen, indem Sie sie ernst nehmen, ihre Befürchtungen und Vorstellungen erkennen und so weit wie möglich auf sie eingehen. Die Patienten sollen erfahren, dass sie sicher und geborgen sind.

2

Literatur und Kontaktadressen

LITERATURNACHWEIS

1. Deutsche Schmerzliga: https://schmerzliga.de/was_ist_schmerz/ (letzter Zugriff: 6.10.2025).
2. Zitiert nach Osterbrink, J.: Schmerzmanagement – Aufgabe der Pflege. In: Die Schwester/Der Pfleger 9/2003, S. 656–661.
3. Deutsche Schmerzliga e. V.: Chronischer Schmerz: Daten, Fakten, Hintergründe. http://schmerzliga.de/download/Dossier_Schmerzliga.pdf (letzter Zugriff: 11.9.2017).
4. McCaffery, M.; Beebe, A.; Latham, J.: Schmerz. Ein Handbuch für die Pflegepraxis. Ullstein Mosby, Wiesbaden 1997, S. 14.
5. Deutsches Netzwerk für Qualitätsentwicklung in der Pflege (DNQP) (Hrsg.): Expertenstandard Schmerzmanagement in der Pflege. Aktualisierung 2020. DNQP, Osnabrück 2020.
6. Lauber, A.; Schmalstieg, P.: Verstehen & Pflegen, Bd. 2: Wahrnehmen und Beobachten. Stuttgart, Thieme 2017.
7. www.schmerzgesellschaft.de/topnavi/deutscher-schmerzfragebogen-dsf (letzter Zugriff: 6.10.2025).
8. www.schmerzgesellschaft.de/fileadmin/pdf/Schmerzinterview_Geriatrie.pdf (letzter Zugriff: 6.10.2025).
9. www.schmerzgesellschaft.de/topnavi/die-gesellschaft/arbeitskreise/schmerz-und-alter/downloads (letzter Zugriff: 6.10.2025).
10. Fischer, T.: Umfassendes Assessment. Schmerzeinschätzung bei Menschen mit Demenz. In: Die Schwester/Der Pfleger 1/2008, S. 20–24.
11. www.schmerzgesellschaft.de/fileadmin/pdf/BISAD_1111.pdf (letzter Zugriff: 6.10.2025).
12. Handel, E.: Praxishandbuch ZOPA©. Schmerzeinschätzung bei Patienten mit kognitiven und/oder Bewusstseinsbeeinträchtigungen. 1. Aufl.,, Verlag Hans Huber, Bern 2009.
13. Lang, R.: Regionalverfahren in der Schmerztherapie. Der pflegerische Akutschmerzdienst. In: Die Schwester/Der Pfleger 1/2008, S. 10–15.
14. Kopke, K.: Multimorbidität im Alter: Schmerzreduktion durch Atemstimulierende Einreibung bei älteren, mehrfach erkrankten Menschen: Eine pflegewissenschaftliche Interventionsstudie. Verlag Hans Huber, Bern 2011.
15. Presseerklärung Nr. 8 des Deutschen Schmerz- und Palliativtages 2008 vom 7.3.2008: Dem Schmerz ins Auge sehen. www.krankenpflege-journal.com/schmerz-paincare/590-dem-schmerz..schmerz..pdf (letzter Zugriff: 6.10.2017)

KONTAKTADRESSEN

Deutsche Schmerzgesellschaft e. V. (DGSS) Bundesgeschäftsstelle, Alt-Moabit 101 b, 10559 Berlin, Tel.: 0 30/39 40 96 89–0, www.schmerzgesellschaft.de

Deutsche Schmerzliga e. V., Rüsselsheimer Straße 22, Haus A, 60326 Frankfurt a. M., Tel.: 0 69/20 01 90 19, https://schmerzliga.de

KAPITEL

3 Pflege von Menschen in Notfallsituationen

Pflegesituation „Jede Minute zählt" 57

3.1 **Was ist ein Notfall?** 58

3.2 **Vorgehen bei einem Notfall – Wiederbelebung** 59
3.2.1 Vorgehen im Überblick 59
3.2.2 Kardiopulmonale Reanimation (CPR) 61
3.2.3 Notfallausstattung einer internistischen Station ... 67

3.3 **Unklare Bewusstlosigkeit** 67

3.4 **Schock** 68

3.5 **Erste Hilfe bei Vergiftungen** 70
3.5.1 Elementartherapie bei Vergiftungen 71
3.5.2 Alkoholvergiftung 73

3.6 **Erste Hilfe bei Krampfanfällen** 73

3.7 **Erste Hilfe bei Bolusereignissen** 73

Literatur und Kontaktadressen 74

Pflegesituation

Hintergründe zur Pflegesituation

Pflegerisches Setting: stationäre Akutpflege
Patient: Herr Julius Schwarz, 16 Jahre
Diagnose: kardiogener Schock mit Wiederbelebung bei Lungenembolie

Jede Minute zählt!

Julius Schwarz, ein 16-jähriger Schüler, der kurz vor seinem Realschulabschluss steht, liegt mit einer Beinvenenthrombose, die er sich auf dem Rückflug aus einem Karibikurlaub zugezogen hat, im Krankenhaus. Bei der morgendlichen Visite klagt er über eine erschwerte Atmung, und seine Vitalzeichen deuten auf eine mögliche Lungenembolie hin. Der behandelnde Arzt plant, diesen Verdacht noch am Vormittag im CT abzuklären.

Als Anke Stirner, Auszubildende im dritten Lehrjahr, Julius' Zimmer betritt, um ihn zum CT abzuholen, findet sie Julius bewusstlos, ohne Atmung und mit zyanotisch verfärbtem Gesicht in seinem Bett. Anke kommen sofort die morgendlichen Beschwerden und die damit verbundenen möglichen Komplikationen in den Sinn, und die Erkenntnis trifft sie mit voller Wucht: Jetzt zählt jede Minute! Sie versucht, ruhig zu bleiben und im Kopf das Notfallschema abzurufen, das sie am ersten Tag ihres Einsatzes auf dieser Station mit ihrer Praxisanleiterin eingeübt hat. Über das Herzalarmtelefon setzt Anke einen Notruf ab, und innerhalb von Augenblicken sind die Kollegen vom Reanimationsteam und der Stationsarzt zur Stelle. Julia Schmetzer, eine erfahrene Pflegefachfrau, steht Anke zur Seite.

Das Team beginnt unverzüglich mit den Wiederbelebungsmaßnahmen. *„Die Notfallausrüstung und Ambu-Beutel mit Sauerstoff, sofort!"*, ruft die Ärztin, während ein anderer Arzt die Defibrillation vorbereitet. Die Notfallmedikation erfolgt präzise und abgestimmt: *„Adrenalin, 1 mg intravenös"*, ordnet die Ärztin an. *„Das Herz braucht Unterstützung. Wir müssen die Embolie mit Fibrinolytika behandeln."* Die Atmosphäre ist angespannt, doch alle handeln routiniert und effektiv. Nach zehn Minuten intensiver Reanimation hat Julius wieder einen Herzschlag und wird auf die Intensivstation gebracht. Dort steht er unter engmaschiger Beobachtung, und die Lungenembolie wird medikamentös behandelt.

Bei der interdisziplinären Nachbesprechung auf Station erklärt Oberarzt Hubert Jürgens Anke die Zusammenhänge und die Schwere des Falls: *„Bei einer Lungenembolie kann es zu einem kardiogenen Schock kommen. Das Herz schafft es nicht mehr, den Körper ausreichend mit Blut zu versorgen. Der Blutdruck sinkt dramatisch, und die Sauerstoffversorgung bricht ein. Genau das haben wir bei Julius erlebt."* Er hält inne und fügt mit Nachdruck hinzu: *„Sie haben schnell und richtig reagiert, Frau Stirner. Ihr Handeln hat das Leben dieses jungen Mannes gerettet."*

Der Oberarzt nimmt sich auch noch Zeit, Anke die medizinischen Zusammenhänge genauer zu erklären. *„Eine Thrombose entsteht häufig durch langes Sitzen, z.B. bei einem Langstreckenflug, das sogenannte Economy-Class-Syndrom. Dabei bildet sich ein Blutgerinnsel, meist in den tiefen Beinvenen. Wenn sich dieses Gerinnsel löst, kann es über den Blutkreislauf in die Lunge gelangen und dort eine Lungenembolie verursachen. Die Folgen sind Atemnot, Bewusstlosigkeit und im schlimmsten Fall ein Herz-Kreislauf-Stillstand. Genau das ist bei Julius passiert."*

Sechs Tage später, als Julius wieder zurück auf Ankes Station ist, bedankt er sich bei ihr. Mit einem zaghaften Lächeln sagt er: *„Danke, dass Sie mir geholfen haben. Ohne Sie wäre ich jetzt nicht mehr hier."* Anke lächelt zurück: *„Es war Teamarbeit. Aber ich freue mich, dass ich helfen konnte."* Das Gespräch berührt sie zutiefst, und sie blickt voller Stolz und Zuversicht ihrer beruflichen

Zukunft entgegen. Sie weiß, dass sie mit ihrem Wissen und ihrer Umsicht Menschenleben retten kann.

Lernaufgaben:

1. Am ersten Arbeitstag auf der Station für Innere Medizin übte Anke mit ihrer Praxisanleiterin das korrekte Verhalten in Notfallsituationen ein. Erarbeiten Sie die Inhalte dieser Praxisanleitung:
   a. Nennen Sie die Maßnahmen, die eine Pflegefachperson bei einem Notfall ergreifen muss, um strukturiert und handlungssicher zu bleiben, bis das Reanimationsteam oder der Rettungsdienst eintrifft.
   b. Tragen Sie in die Tabelle die vier Schritte der Überlebenskette ein und begründen Sie kurz, warum diese für den Patienten so relevant sind.
2. Nach Julius' Reanimation bekommt Anke von ihrer Praxisanleiterin den Auftrag, die Notfallausrüstung auf Station wieder aufzufüllen und auf Vollständigkeit zu überprüfen, damit sie beim nächsten Notfall einsatzbereit ist. Welche Materialien und Geräte müssen für eine erfolgreiche Notfallbehandlung immer auf Station vorhanden sein? Begründen Sie Ihre Auswahl.
3. Nennen Sie ein häufig verwendetes Arzneimittel in der kardiopulmonalen Reanimation und beschreiben Sie dessen Wirkung und Einsatzgebiet im Fall von Julius Schwarz.
4. Beschreiben Sie die Rolle der Pflegefachperson bei einer Reanimation und welche Regeln bei einer Reanimation zu beachten sind. Prüfen Sie, inwieweit diese Regeln in der Pflegesituation eingehalten wurden.

Die Überlebenskette.

Maßnahme der Pflegefachperson (Schritt)	Wichtig für den Patienten (Grund)

Oft sind es die Pflegenden, die als Erste zu einem Notfall kommen. Ihr Handeln hat dann maßgeblichen Anteil an der Bewältigung der Notfallsituation. So hat sich gezeigt, dass sich die Überlebensraten bei einem Kreislaufstillstand durch unverzüglich eingeleitete Wiederbelebungsmaßnahmen verdoppeln oder sogar vervierfachen. Zur Versorgung kritisch kranker Menschen gehört auch die psychische Betreuung. Der Patient empfindet meist höchste Unsicherheit und Angst. Dies wiederum kann zu einem gesteigerten Sauerstoffverbrauch führen und damit z. B. die Vitalfunktionen weiter verschlechtern. Menschlicher Beistand ist somit aus medizinischen *und* ethischen Gründen geboten.

Für eine optimale Versorgung des Patienten müssen die Pflegenden nicht nur die lebensrettenden Erstmaßnahmen beherrschen, sondern auch die weiteren zu erwartenden Maßnahmen kennen und mit den Strukturen und Gepflogenheiten des Hauses vertraut sein.

Einarbeitung in Notfallabläufe

Auszubildende oder neue Mitarbeiter werden frühzeitig mit der Notfallausstattung der Einrichtung vertraut gemacht. Sie werden in die üblichen Notfallabläufe eingewiesen, etwa über die hausinterne Notfallnummer informiert, durch die ein Notfallteam (aus der Anästhesie- oder Intensivabteilung) direkt benachrichtigt wird.

3.1 Was ist ein Notfall?

DEFINITION

Notfall: Akut lebensbedrohlicher Zustand, bei dem die Vitalfunktionen des Patienten gestört sind oder eine solche Störung unmittelbar droht.
Vitalfunktionen: Lebenswichtige Körperfunktionen. Nicht einheitlich gebrauchter Begriff, der in der Notfallmedizin meist die Atmung, die Herz-Kreislauf-Funktion und das Bewusstsein bezeichnet.

Die Einschränkung der Vitalfunktionen kann sich zeigen durch:

- **Störungen des Bewusstseins,** z. B. infolge Ausfalls der Atmung oder des Kreislaufs, eines Schlaganfalls, epileptischer Anfälle (zerebraler Krampfanfälle ➤ 3.6) oder Vergiftungen
- **Störungen der Herzaktion,** z. B. infolge Herzinfarkts, Herzinsuffizienz oder schwerwiegender Herzrhythmusstörungen
- **Störungen des Kreislaufs,** z. B. im Rahmen eines Schocks, aber auch als Folge einer gestörten Herzaktion
- **Störungen der Atmung,** z. B. infolge Verlegung der Atemwege (Zurückfallen der Zunge beim Bewusstlosen, Aspiration, Insektenstich im Rachenraum), bei Einengungen der Atemwege (z. B. Asthma bronchiale), Spannungspneumothorax oder als Folge von Herz-Kreislauf-Störungen.

Erkennen eines Notfalls

Manchmal ist es nicht einfach, eine lebensbedrohliche Veränderung im Gesundheitszustand eines Patienten zu erkennen. Drei

Fragen, deren Beantwortung auch ohne technische Hilfsmittel möglich ist, helfen beim Erkennen eines Notfalls:

- **Wie sieht der Patient aus?** Warnzeichen sind ausgeprägte Blässe, Zyanose (Blaufärbung von Haut oder Schleimhäuten ➤ 4.2.4), Marmorierung (fleckige, netzartige Hautzeichnung) sowie graue, „aschfarbene" Hautverfärbung
- **Was tut der Patient?** Warnzeichen sind Bewusstseinstrübung oder Bewusstlosigkeit (fehlende Reaktion auf Ansprache ➤ 3.2.1), plötzliche Unruhe oder Verwirrung, epileptische Anfälle, Streck- oder Beugekrämpfe, Tonusverlust der Muskulatur (Muskelerschlaffung) sowie Anzeichen von Angst und Atemnot
- **Was äußert der Patient?** Brustschmerzen sollten zunächst als Mangeldurchblutung des Herzmuskels gedeutet werden. Patienten klagen z. B. über Brustschmerzen mit oder ohne Ausstrahlung (z. B. in die Arme, den Hals, die Schultern, das obere Abdomen), Engegefühl im Thorax bis hin zum „Vernichtungsschmerz" und Atemnot.

Bei jedem Verdacht auf das Vorliegen eines Notfalls wird der Arzt verständigt. Immer dann, wenn ein Patient **nicht reagiert** und **nicht normal atmet** muss von einem Kreislaufstillstand ausgegangen werden. In diesem Fall beginnt der Notfallzeuge sofort nach Betätigung des Notrufs mit der Wiederbelebung (Reanimation).

3.2 Vorgehen bei einem Notfall – Wiederbelebung

3.2.1 Vorgehen im Überblick

In einer Notfallsituation überlegt vorzugehen ist nicht einfach – viele Maßnahmen sind dringend und können doch nicht gleichzeitig durchgeführt werden. Ein standardisiertes „Schema" hilft, den Überblick zu behalten (➤ Abb. 3.1).

- Zunächst verschafft sich der Ersthelfer einen Überblick über die lebenswichtigen Körperfunktionen des Patienten
- Er kontrolliert durch Ansprache und leichtes Rütteln an der Schulter das Bewusstsein
- Dann prüft er die Atmung. Hierzu müssen die Atemwege durch Überstreckung des Kopfes und Anheben des Kinns frei gemacht werden (Esmarch-Handgriff)
- Reagiert der Patient nicht oder ist keine normale Atmung vorhanden, wird sofort der Rettungsdienst alarmiert (Notruf). Ist der Helfer alleine und ohne Handy, muss er dazu möglicherweise den Patienten für kurze Zeit alleine lassen
- Ist ein Zweithelfer verfügbar, so wird dieser losgeschickt, um einen Defibrillator zu holen
- Atmet ein bewusstseinsgetrübter oder bewusstloser Patient normal, so wird er in die stabile Seitenlage gebracht
- Atmet ein bewusstloser Patient nicht oder nicht normal (zu selten, zu angestrengt oder schnappend), so wird schnellstmöglich mit der Herzdruckmassage begonnen
- Ist der Ersthelfer entsprechend ausgebildet und fähig, so werden nach 30 Thoraxkompressionen zwei Beatmungen gegeben. Ansonsten wird lediglich die Herzdruckmassage fortgeführt
- Die Wiederbelebung wird mindestens bis zum Eintreffen des Rettungsdienstes oder des klinischen Notfallteams fortgesetzt.

NOTFALL

Feststellung eines möglichen Kreislaufstillstands

Prüfung des Bewusstseins

Ein bewusstlos erscheinender Patient wird als Erstes leicht an den Schultern geschüttelt und laut angesprochen („Alles in Ordnung?"). Reagiert er, so wird er in der vorgefundenen Lage belassen. Der Ersthelfer versucht herauszufinden, was dem Patienten fehlt und fordert, falls nötig, Hilfe an. Reagiert der Patient nicht auf Ansprache und leichtes Rütteln an der Schulter, so wird dessen Atmung geprüft.

Prüfung der Atmung

Dazu wird der Patient in Rückenlage gebracht (➤ Abb. 3.2). Der Helfer legt nun seine Hand auf die Stirn des Patienten und zieht den Kopf leicht nach hinten (der Kopf des Verunglückten wird also leicht nackenwärts gebeugt bzw. „überstreckt"). Der Helfer hebt nun das Kinn des Patienten mit den Fingern nach oben („himmelwärts") an, um die Atemwege frei zu machen. Dies wird deshalb empfohlen, weil bei Bewusstlosen die Muskulatur häufig erschlafft ist, sodass die Zunge zurückfallen und die Atemwege verlegen kann.

Der Ersthelfer beugt nun seine Wange dicht über Mund und Nase des Verletzten und blickt gleichzeitig auf dessen Brustkorb. Atmet der Patient, so kann der Helfer dies *sehen* (atemsynchrone Thoraxexkursion), *hören* (Atemgeräusche) und *fühlen* (Luftbewegung an seiner Wange). Wichtig: Auch vereinzelte, langsame, kaum hörbare oder auch „schnappende" Atemzüge sind nicht normal, auch hier muss ein Herzstillstand angenommen werden! Die Prüfung der Atmung darf nicht länger als 10 s in Anspruch nehmen.

Die früher zur Prüfung der Atmung generell empfohlene Inspektion des Mundes zur Erkennung von Fremdkörpern wird heute nur noch geschultem Personal bei Notfällen innerhalb des Krankenhauses empfohlen (Esmarch-Handgriff ➤ Abb. 3.7). Dazu wird nach Überstreckung des Kopfes kurz in den Mund geschaut. Eventuell *sichtbare Fremdkörper*, z. B. Erbrochenes, werden dann entfernt – durch Ausräumung mit dem Finger, bei Verfügbarkeit auch mit Magill-Zange und Tupfer oder durch Absaugen.

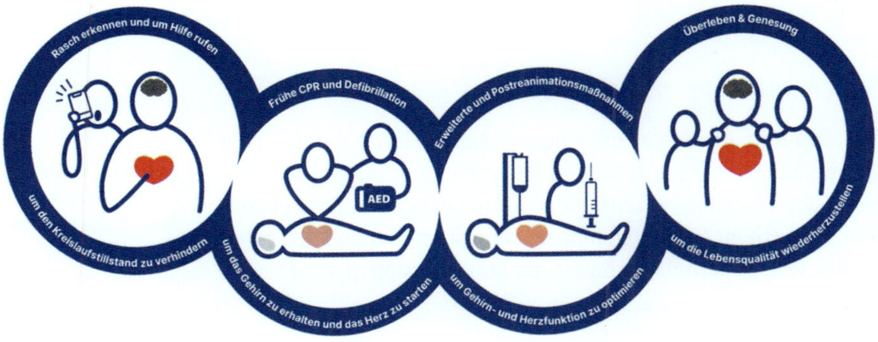

Abb. 3.1 BLS-Leitlinie: die Überlebenskette. © German Resuscitation Council (GRC), European Resuscitation Council (ERC) 2025 [F781-055]

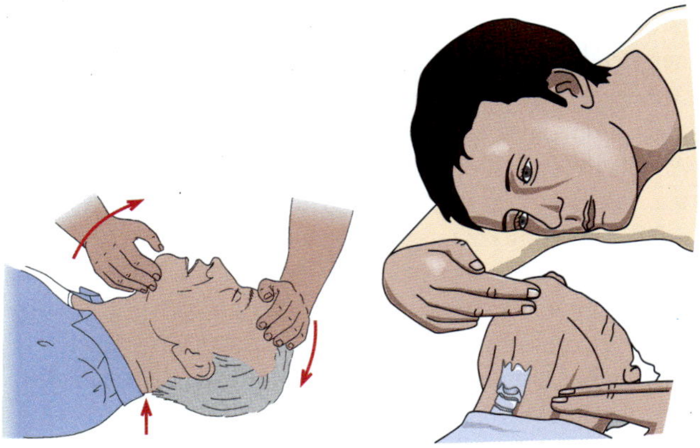

Abb. 3.2 Prüfung der Atmung. Die Hand wird auf die Stirn des Patienten gelegt und sein Kopf leicht nach hinten gezogen. Dann wird mit den Fingerspitzen das Kinn angehoben, um die Atemwege freizumachen (links). Jetzt prüft der Helfer die Atmung durch Sehen, Hören und Fühlen (rechts). [L190, L157]

Maßnahmen, wenn nicht reanimiert werden muss

Muss der Notfallpatient nicht reanimiert werden, schließen sich die folgenden Maßnahmen an:

- Falls noch nicht erfolgt, so rasch wie möglich Notruf tätigen, ggf. dafür sorgen, dass ein externer Notdienst ins Haus kommen kann (z. B. Pforte aufschließen lassen)
- Dem Patienten gegenüber beruhigend und sicher auftreten, Bett evtl. „umschieben" (z. B. zum Sauerstoffanschluss)
- Patienten mit erhaltenem Bewusstsein je nach Notwendigkeit positionieren (z. B. bei Herzinsuffizienz und Atemnot mit erhöhtem Oberkörper), bewusstlose Patienten mit ausreichender Atmung und Herz-Kreislauf-Funktion in stabile Seitenlage bringen (➢ Abb. 3.3)
- Infusionen vorbereiten (z. B. 0,9 % NaCl), Notfallkoffer/-rucksack mit Notfallmedikamenten in Griffweite stellen oder Notfallwagen in die Nähe, wenn nötig auch ins Zimmer fahren (lassen)
- Bei Atemnot O_2-Gabe vorbereiten (Nasensonde) und selbstständig durchführen (z. B. 4 l/min)
- Regelmäßig Vitalzeichen kontrollieren (Blutdruck, Puls, Bewusstsein, mindestens alle 5 min bis zum Eintreffen des Arztes), ggf. Blutzucker kontrollieren
- Patienten möglichst nicht alleine lassen
- Evtl. für den Notfall verordnete Medikamente verabreichen
- Patientenakte bereitlegen
- Verlauf sowie alle Maßnahmen auf einem Protokollblatt dokumentieren.

Sauerstoff in der Notfallmedizin

Bei allen Notfallpatienten mit eingeschränkter Herz-Kreislauf- oder Atemfunktion sollte so schnell wie möglich für eine effektive Erhöhung der Sauerstoffkonzentration in der Einatemluft gesorgt werden. Dies erhöht den Sauerstoffpartialdruck im Blut und verbessert so das lebensbedrohlich eingeschränkte Sauerstoffangebot an die Zelle.

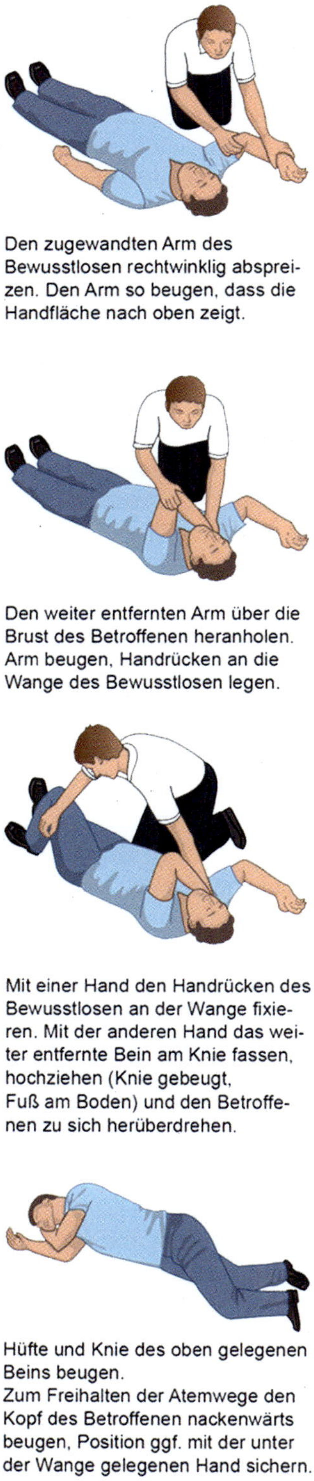

Abb. 3.3 Bewusstlose Patienten mit ausreichender Atmung und Herz-Kreislauf-Funktion werden in die stabile Seitenlage gebracht. Sie soll verhindern, dass infolge abnehmender Schutzreflexe Mageninhalt (z. B. bei Erbrechen) oder Blut (z. B. bei Nasenbluten) tief in die Atemwege gelangt und im Extremfall zum Atemstillstand führt. Außerdem erschlafft die Muskulatur, sodass die Zunge in den Rachen zurückfallen und die Atemwege verlegen kann. [L138]

Bei erhaltener Spontanatmung kann eine Erhöhung der Sauerstoffkonzentration durch Nasensonden oder Atemmasken (mit oder ohne Rückatmungsbeutel) erreicht werden. Ist die Spontanatmung ausgefallen, so wird das Luft-Sauerstoff-Gemisch über einen Beatmungsbeutel (mithilfe eines Guedel- oder Wendl-Tubus) oder über einen Endotrachealtubus appliziert.

Sauerstoff

Sauerstoff (O_2) ist ein Arzneimittel und bedarf daher ärztlicher Anordnung. Ein Notfall ist jedoch eine Ausnahme. Haben Pflegende an einer Reanimationsfortbildung teilgenommen und hat ein Arzt ihre Kenntnisse über die Komplikationen einer Sauerstofftherapie bestätigt, dürfen sie dem Patienten bis zum Eintreffen des Arztes Sauerstoff geben.

3.2.2 Kardiopulmonale Reanimation (CPR)

DEFINITION

Kardiopulmonale Reanimation *(cardiopulmonale Reanimation, CPR, Herz-Lungen-Wiederbelebung):* Maßnahmen zur Wiederbelebung des Betroffenen. Beginnt immer dann, wenn ein Notfallzeuge feststellt, dass der Betroffene nicht reagiert und nicht normal atmet.

Zeugen eines Notfalls beurteilen zügig, ob der kollabierte Patient reagiert und wie er atmet (➤ 3.2.1, ➤ Abb. 3.2). Reagiert der Patient nicht und atmet er nicht normal, oder ist sich der Ersthelfer diesbezüglich unsicher, so muss von einem (möglichen) Herz-Kreislauf-Stillstand ausgegangen werden. Der Helfer tätigt jetzt den Notruf. Ist er darin geschult und dazu in der Lage, so beginnt er mit der Herz-Lungen-Wiederbelebung (**kardiopulmonale Reanimation** ➤ Abb. 3.4, ➤ Tab. 3.1).

- Dabei werden in jedem Fall Thoraxkompressionen durchgeführt (Herzdruckmassage, ➤ Abb. 3.5). Notfallzeugen, die dazu ausgebildet und in der Lage sind, kombinieren Herzdruckmassage und Atemspende
- Steht ein öffentlicher oder hauseigener Defibrillator zur Verfügung, so kann bereits vom Notfallzeugen eine frühzeitige Defibrillation vorgenommen werden.

Diese, auch von Laien durchführbaren Maßnahmen werden als **Basismaßnahmen der Reanimation** *(Basisreanimation, Basis-CPR, basic life support, BLS)* bezeichnet (➤ Abb. 3.4).

Die von medizinischem Fachpersonal anzuwendenden **erweiterten Maßnahmen der Reanimation** *(advanced life support, ALS)* werden vorzugsweise von innerklinischen Notfallteams koordiniert (➤ Abb. 3.4). Sie umfassen zusätzlich

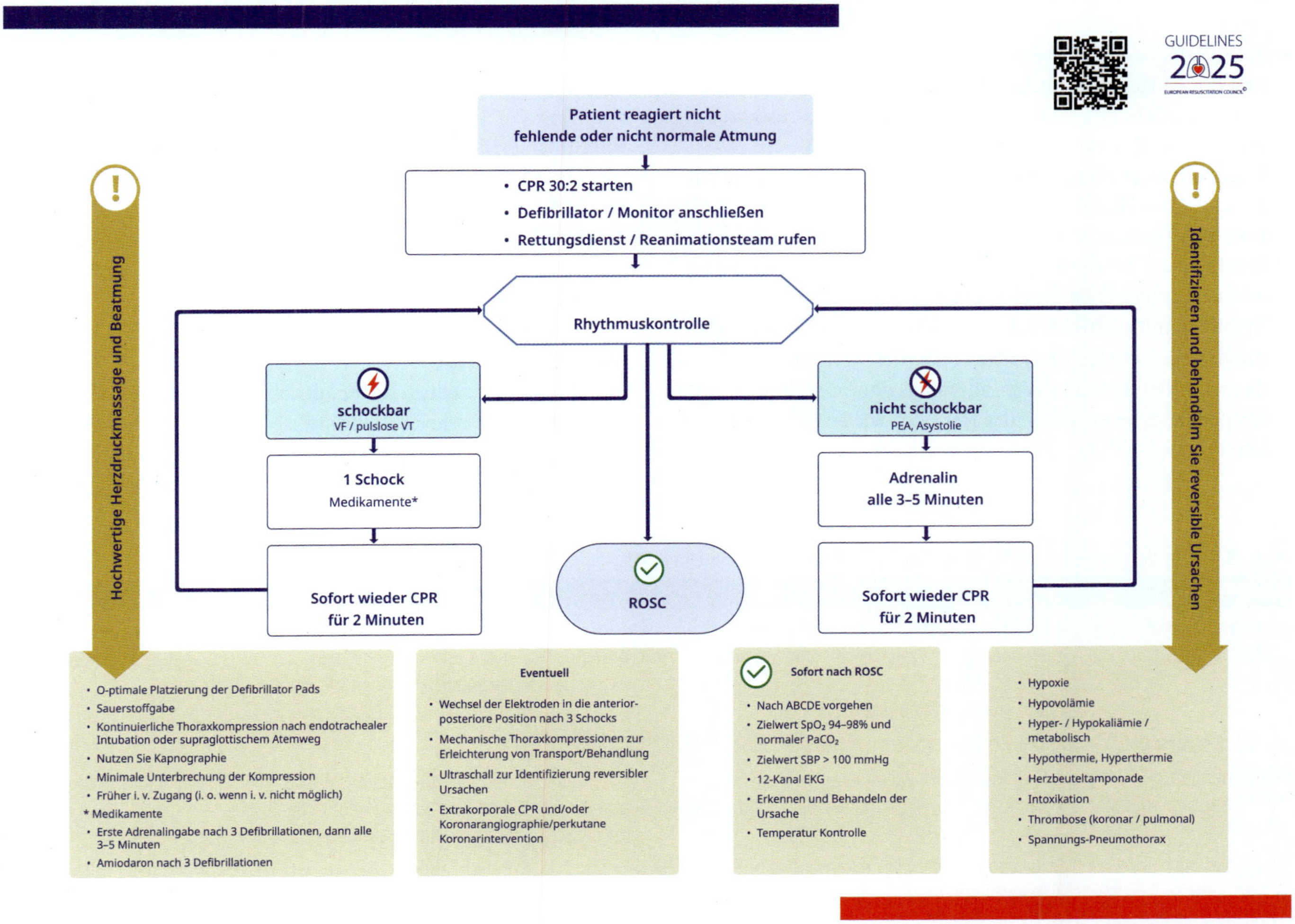

Abb. 3.4 Ablaufschema Innerklinische Reanimation – ALS (Advanced Life Support). © German Resuscitation Council (GRC), European Resuscitation Council (ERC) 2025 [F781-057]

- **Defibrillation** (falls nicht bereits eingeleitet)
- **Drugs** (Medikamente ➤ Pharma-Info 3.1)
- Weiteres Atemwegsmanagement (z. B. Intubation)
- Behandlung der Ursachen.

Für die Prognose des Patienten ist die Dauer zwischen Kreislaufstillstand und effektiven Erstmaßnahmen entscheidend: Begrenzend ist die **Wiederbelebungszeit** des Gehirns, also die Zeit, die das Gehirn ohne Sauerstoffzufuhr folgenlos überstehen kann. Vergehen mehr als 5 min bis zur Aufnahme einer kardiopulmonalen Reanimation, muss mit bleibenden Hirnschäden gerechnet werden. Die Wiederbelebungszeit anderer Organe ist von nachgeordneter Bedeutung, da sie weniger empfindlich gegenüber Sauerstoffmangel sind als das Gehirn.

Herzdruckmassage

Mit der **Herzdruckmassage** *(Thoraxkompression)* wird immer dann begonnen, wenn sich herausstellt, dass ein Patient nicht reagiert und nicht normal atmet.

- Patienten flach und nach Möglichkeit auf eine harte Unterlage (z. B. Fußboden, Bettbrett) legen
- Selbst in Brustkorbhöhe seitlich neben den Patienten knien bzw. stellen
- Brustkorb des Betroffenen entkleiden, um die richtige Lokalisation für die Herzdruckmassage aufzufinden: Der Druckpunkt befindet sich beim Erwachsenen in der *Mitte* des Brustkorbs (entsprechend der unteren Hälfte des Brustbeins)
- Handballen der einen Hand auflegen. Handballen der anderen Hand auf den Handrücken der ersten Hand legen. Finger beider Hände ineinander verschränken (➤ Abb. 3.5). Die Hand darf keinen Druck auf die Rippen des Patienten, seinen Unterbauch oder das untere Ende des Brustbeins ausüben
- Brustbein mit gestreckten Armen (Schultern über den Händen) mindestens 5 cm tief eindrücken (erfordert einige Kraft). Druck danach vollkommen lockern, allerdings ohne den Kontakt zum Körper zu verlieren, damit das Herz sich wieder mit Blut füllen kann.

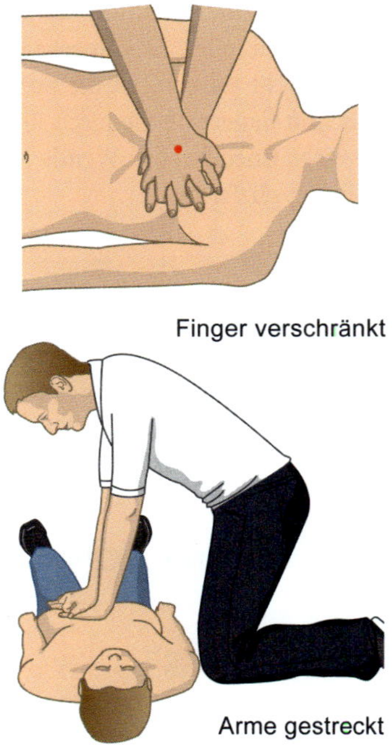

Abb. 3.5 Herzdruckmassage. Der rote Punkt (Bild oben) markiert den Druckpunkt. [L138]

Frequenz der Herzdruckmassage

Eine erfolgreiche Herzdruckmassage bei einem Erwachsenen erfolgt mit einer „Arbeitsfrequenz" von 100–120 Kompressionen/min, also etwa 2 pro Sekunde.

Sofern der Ersthelfer zur Atemspende trainiert ist und sich diese zutraut, erfolgen Herzmassage und Atemspende im rhythmischen Wechsel. Die Helfer beginnen beim Erwachsenen grundsätzlich mit der Herzdruckmassage. Das empfohlene Verhältnis von Herzkompression zu Atemspende beträgt 30 : 2, d. h., auf 30 Kompressionen des Brustkorbs folgen zwei Atemspenden.

Ein-Helfer-Methode

Auch für einen einzelnen Helfer gilt der 30 : 2-Rhythmus. Da die **Ein-Helfer-Methode** sehr anstrengend ist, sollte ein Einzelhelfer möglichst schnell eine zweite Person dazuholen (z. B. durch Rufe). Gemeinsam gehen sie ohne Zeitverzug zur Zwei-Helfer-Methode über.

Tab. 3.1 Das Vorgehen bei der kardiopulmonalen Reanimation im Überblick.

Maßnahmen	Ersthelfer	Arzt
Vitalzeichen prüfen und Notruf	• Schütteln an der Schulter, Ansprechen • Freimachen der Atemwege und Atemtätigkeit überprüfen • Notruf tätigen • Defibrillator holen lassen	• Fortlaufende, umfassende Kontrolle der Vitalparameter, meist apparativ assistiert • Gezieltes Absaugen mit Gerät • Endotrachealer Tubus
Herzdruckmassage	Thoraxkompressionen; „Arbeitsfrequenz" 100–120/min	
Atemspende bzw. Atemwegsmanagement	• Freimachen der Atemwege • Mund-zu-Nase-Beatmung oder Mund-zu-Mund-Beatmung	• Beutelbeatmung mit Maske, über eine supraglottische Atemhilfe oder einen Endotrachealtubus • Maschinelle Beatmung
Defibrillation	Falls ein automatischer externer Defibrillator (AED ➤ Abb. 3.9) vorhanden und der Laienhelfer entsprechend geschult ist	• Defibrillation • Schrittmachertherapie
Drugs (Medikamente)		z. B. Adrenalin, evtl. Amiodaron
Weitere Maßnahmen		Behandlung der Ursachen

Zwei-Helfer-Methode

Bei der **Zwei-Helfer-Methode** beatmet der eine Helfer, der andere führt die Herzmassage durch (Verhältnis 30 : 2). Da die Herzdruckmassage über längere Zeit sehr anstrengend ist, sollten sich die beiden Helfer im Abstand von ca. 2 min (ca. 5 Zyklen) abwechseln. Sie achten darauf, dass während des Positionswechsels die Unterbrechung der Thoraxkompressionen so kurz wie möglich ist.

> Die **geglückte Wiederbelebung** erkennt der Helfer daran, dass der Patient wirklich aufwacht, also sich bewegt, die Augen öffnet und wieder *normal* atmet.

Atemspende

Nach den 30 Thoraxkompressionen werden sofort zwei Atemspenden gegeben. Im Krankenhaus ist die **Beutel-Masken-Beatmung** mit Maske und Beatmungsbeutel, z. B. Ambu®-Beutel, üblich. Sie ist nicht nur wegen der geringeren Infektionsgefahr, sondern vor allem wegen ihrer größeren Effektivität einer Mund-zu-Nase- oder Mund-zu-Mund-Beatmung vorzuziehen.

Ist ein erfahrener Arzt anwesend, so wird der Patient evtl. intubiert und mit der **Intubationsbeatmung** begonnen, die in vielen Fällen die effektivste Form der Beatmung darstellt – allerdings nur, wenn die Intubation rasch, also ohne lange Unterbrechung der Thoraxkompression, erfolgt. Eine Intubation beugt zusätzlich einer Aspiration (➤ 6.4.4) vor, kann sie jedoch nicht ganz ausschließen (sog. *stille Aspiration* ist auch bei Intubation möglich). Alternativen, wenn kein erfahrener Arzt anwesend ist oder die Intubation fehlschlägt, sind **supraglottische Atemhilfen,** v. a. **i-gel®-Maske.** Gerade die i-gel®-Maske wird zunehmend eingesetzt, da sie vergleichsweise leicht platziert werden kann (auch durch gut geschulte nicht-ärztliche professionelle Helfer), die Herzmassage während des Legens fortgesetzt werden kann und keine weiteren Hilfsmittel erforderlich sind.

Im ambulanten Bereich stehen vielfach keinerlei Hilfsmittel zur Verfügung. Dann wird eine **Mund-zu-Nase-** oder **Mund-zu-Mund-Beatmung** durchgeführt. Zum Eigenschutz werden, sofern verfügbar, spezielle Mundmasken verwendet.

> **Fremdkörper entfernen**
>
> Bleibt bei den Atemspenden die (eigentlich zu erwartende) Hebung des Brustkorbs aus, so inspiziert der Ersthelfer die Mundhöhle und entfernt erreichbare Fremdkörper. Fest sitzende Zahnprothesen werden belassen, lockere herausgenommen. Die Inspektion des Mundes wird bei Notfällen *im Krankenhaus* schon im Rahmen der Prüfung der Atmung durchgeführt, sofern der Helfer entsprechend geschult ist.

Beutel-Masken-Beatmung

Bei korrekter Durchführung kann die Beutel-Masken-Beatmung genauso effizient sein wie die Intubationsbeatmung:

- Maskengröße individuell auswählen. Sie muss *dicht* um Nase und Mund schließen
- Falls vorhanden, Sauerstoff über einen Schlauch an das Masken-Beutel-System anschließen. Der Sauerstoff kann in höheren Konzentrationen in die Atemwege eingeblasen werden, wenn das Masken-Beutel-System über ein sog. Reservoir verfügt (etwa eine hinter dem Beatmungsbeutel angebrachte Gummiblase)
- Patienten mit leicht überstrecktem Kopf positionieren („Schnüffelstellung"), um die Atemwege frei zu machen. Dann Maske über Mund und Nase aufsetzen und mit der linken Hand im „C-Griff" festhalten (➤ Abb. 3.6); gleichzeitig den Kieferwinkel mit den restlichen Fingern der linken Hand nach oben ziehen („himmelwärts", „unter die Maske")
- Mit dem Beutel so viel Luft einblasen, dass sich der Brustkorb mit jeder Beatmung sichtbar hebt
- Ist eine ausreichende Beatmung auf diese Weise nicht möglich, kann entweder ein zweiter entsprechend geschulter Helfer die Atemwege durch den *Esmarch-Handgriff* (➤ Abb. 3.7) weiter öffnen und so die Zunge aus dem Weg räumen, oder es kann ein sog. **Guedel-Tubus** in den Mund eingelegt werden. Dies ist ein an der Zahnreihe fixiertes, bis in den Rachenraum reichendes festes Gummirohr, das die eingeblasene Luft an der zurückgefallenen Zunge vorbeiführt (➤ Abb. 3.8).

Risiken der Beutel-Masken-Beatmung. Ein Teil der eingeblasenen Luft gerät zwangsläufig über die Speiseröhre in den Magen und bläht diesen auf. Dadurch wird:

- Das Zwerchfell nach oben gedrückt und damit die Atemfunktion behindert
- Mageninhalt in die Speiseröhre gepresst, was eine Aspiration begünstigt.

Langsames Zusammendrücken des Beatmungsbeutels über ca. 2 s mindert vor allem das Aspirationsrisiko. Auch kann bei entsprechender Ausbildung bei bewusstlosen Patienten das **Sellick-Manöver** angewendet werden: Der Ringknorpel wird von einem weiteren

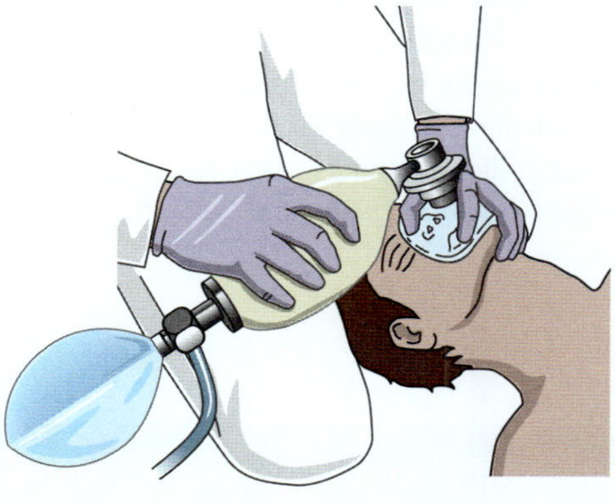

Abb. 3.6 Beutel-Masken-Beatmung mit C-Griff. [L157]

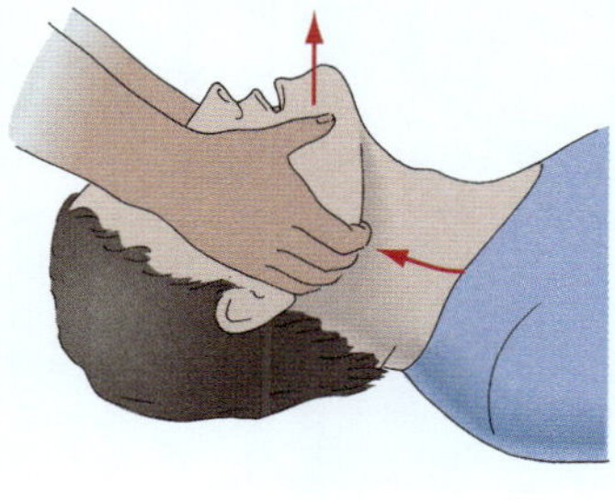

Abb. 3.7 Esmarch-Handgriff: Beide Hände fassen das Kinn und schieben den Unterkiefer so nach vorn (himmelwärts), dass die untere Zahnreihe vor die obere kommt. Gleichzeitig wird der Hals überstreckt. [L190]

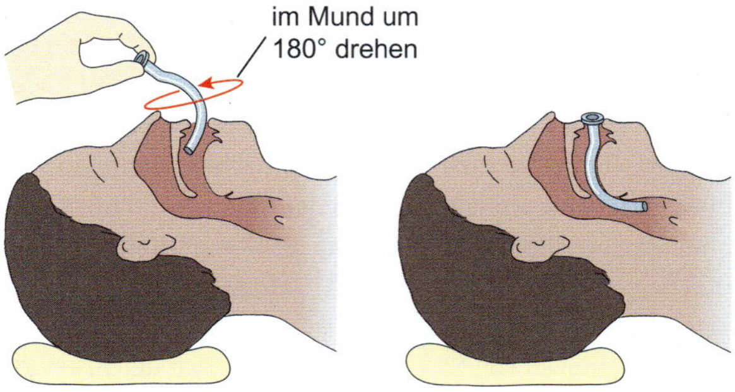

Abb. 3.8 Ein Guedel-Tubus verhindert, dass die Atemwege durch die zurückfallende Zunge verlegt werden. Die distale Öffnung des Guedel-Tubus zeigt beim Einlegen des Tubus Richtung Gaumen. Erst wenn der Tubus zu zwei Dritteln in den Mund eingeführt ist, wird er gedreht und so weit vorgeschoben, dass die Platte am vorderen Ende mit den Lippen abschließt. [L190]

Helfer mit Daumen und Zeigefinger seitlich umfasst und nach posterior (hinten) gedrückt, wodurch der Ösophagus komprimiert wird.

Mund-zu-Nase- und Mund-zu-Mund-Beatmung

- Als Erstes überstreckt der Helfer den Kopf des Patienten
- Der Helfer verschließt bei der **Mund-zu-Nase-Beatmung** den Mund durch Druck des Daumens auf die Unterlippe in Richtung Oberlippe. Ansonsten kann die gerade eingeblasene Luft wieder entweichen. Bei der **Mund-zu-Mund-Beatmung** wird die Nase mit Daumen und Zeigefinger der auf der Stirn liegenden Hand verschlossen. Gleichzeitig wird das Kinn nach oben gezogen, um die Atemwege freizuhalten
- Der Helfer bläst seine Ausatemluft eine Sekunde lang vorsichtig in Nase bzw. Mund ein. Das anschließende Luftholen erfolgt am besten zur Seite hin (dies ermöglicht einen gleichzeitigen Blick auf die Thoraxbewegung). Bei richtiger Beatmungstechnik hebt und senkt sich der Brustkorb des Betroffenen
- Danach setzt er die Beatmung nach seinem eigenen Atemrhythmus fort (ca. 12-mal/min beim Erwachsenen).

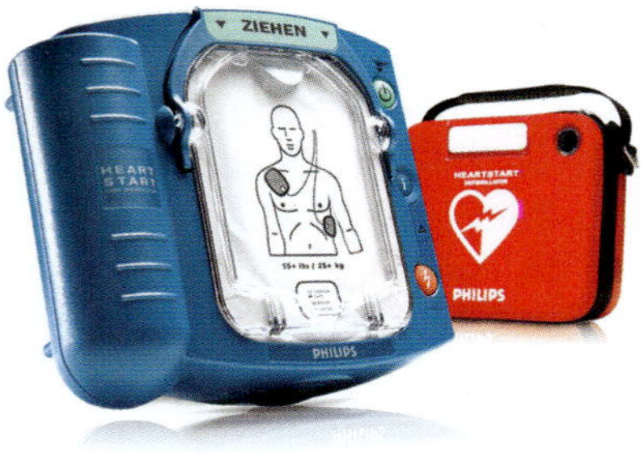

Abb. 3.9 Automatisierter externer Defibrillator (AED). [V148]

Defibrillation

Herzdruckmassage und Beatmung können nur Erfolg haben, wenn das Herz des Patienten möglichst rasch wieder selbst tätig wird. Und eben dies ist in vielen Fällen nicht gegeben. Denn gerade bei einer der häufigsten Ursachen eines Herz-Kreislauf-Stillstands beim Erwachsenen, dem Herzinfarkt, besteht oft ein *Kammerflimmern* oder eine *pulslose ventrikuläre Tachykardie* (➤ 4.6.3). Beim Kammerflimmern geht die Erregung des Herzens nicht mehr vom Sinusknoten aus, sondern von der Muskulatur der Herzkammern. Die Folge: sehr rasche, völlig unkoordinierte Zuckungen der Herzkammern, durch die kein ausreichender Blutauswurf zustande kommt. Auch bei der *pulslosen ventrikulären Tachykardie* ist der Blutauswurf unzureichend (in diesem Fall ziehen sich die Herzkammern so schnell zusammen, dass kein Puls mehr in der Körperperipherie vorhanden ist). Bei Patienten mit Zustand nach Herzstillstand und rezidivierenden ventrikulären Tachykardien kommt zur Vorbeugung eines weiteren Kreislaufstillstands die Einpflanzung eines ICD-Schrittmachers (➤ 4.6.1) in Betracht.

Sowohl das Kammerflimmern als auch die pulslose ventrikuläre Tachykardie können am effektivsten durch einen Stromstoß (von außen) unterbrochen werden. Eines der wichtigsten Verfahren in der Notfallmedizin ist deshalb heute die **Defibrillation.** Sie erhöht die Überlebenswahrscheinlichkeit bei einem Herzstillstand mit defibrillierbarem Rhythmus um bis zu 75 %.

Hierbei wird aus einem batteriebetriebenen Ladegerät (einem Defibrillator) ein Stromimpuls abgegeben, der z. B. über auf den nackten Brustkorb des Betroffenen aufgeklebte Elektroden in das Herz eingeleitet wird (eine Alternative sind mit der Hand gehaltene

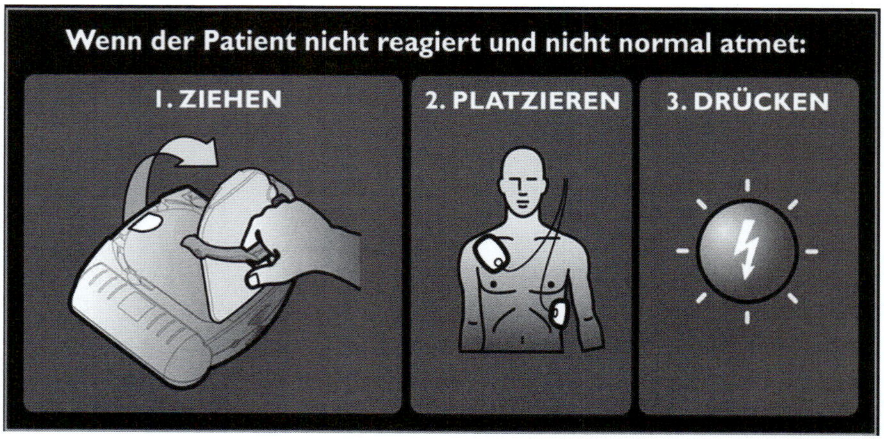

Abb. 3.10 Ablaufschema AED. [V148]

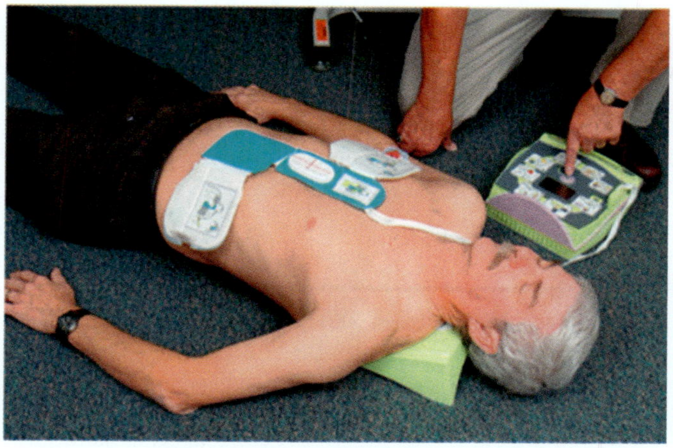

Abb. 3.11 Defibrillation eines Patienten mit Kammerflimmern. Während der anschließenden Defibrillation jede direkte Berührung mit dem Patienten oder dem Bett vermeiden! [E1510]

Paddel). Dadurch wird der Herzmuskel für kurze Zeit elektrisch „stumm". Im Idealfall übernimmt dann der Sinusknoten wieder die Führung.

Neben den älteren „manuellen" Defibrillatoren, bei denen die Stromstärke vom Benutzer eingestellt und der Stromstoß vom Benutzer ausgelöst wird, stehen heute (z. B. auch an öffentlichen Plätzen wie Bahnstationen) automatisierte externe Defibrillatoren (= AEDs ➤ Abb. 3.9) zur Verfügung. Sie erleichtern die Anwendung durch Bild- oder Sprachanweisungen sowie durch vorprogrammierte Diagnoseprogramme, welche automatisch erkennen, ob eine durch Defibrillation behandelbare Herzrhythmusstörung vorliegt.

Sobald ein Defibrillator bzw. AED zur Verfügung steht, wird er angeschaltet und die Klebeelektroden (Pads) auf die Brust des Patienten geklebt (➤ Abb. 3.10). Die Herzdruckmassage wird dabei nur unterbrochen, wenn kein zweiter (oder weitere) Helfer zur Verfügung steht, der die Elektroden anbringen könnte. Um zu entscheiden, ob eine Defibrillation helfen kann, wird jetzt möglichst rasch ein Elektrokardiogramm (EKG) des Patienten abgeleitet. Dies ist über die Elektroden des Defibrillatorgeräts möglich (der AED analysiert den Herzrhythmus automatisch).

Sobald der AED in Betrieb genommen ist, muss der Ersthelfer dessen Sprach- oder Bildschirmanweisungen berücksichtigen.

NOTFALL

Der Ersthelfer ruft schnellstmöglich nach einem Defibrillator (in medizinischen Einrichtungen) oder in belebten öffentlichen Räumen nach einem automatisierten externen Defibrillator (z. B. in Betrieben, Flughäfen). Aber: Vorrang hat die Herzdruckmassage. Sie wird unverzüglich begonnen und bis zur Betriebsbereitschaft des Defibrillators/AEDs ohne Unterbrechung durchgeführt!

Durchführung der Defibrillation (➤ Abb. 3.11):

- Klebeelektroden sind Paddeln vorzuziehen
- Die Elektroden werden unterhalb des rechten Schlüsselbeins und unterhalb der linken Brustwarze aufgesetzt. Für das Anbringen der Elektroden wird die Herzdruckmassage nicht unterbrochen. Bei Trägern von Herzschrittmachern werden die Elektroden bzw. Paddel mindestens 10 cm vom Schrittmacher entfernt platziert
- Werden Paddel verwendet, so gilt:
  - Die Paddel werden immer mit Elektrodengel bestrichen
  - Der Anpressdruck muss kräftig sein
- Während der AED oder der manuelle Defibrillator den Herzrhythmus analysiert, darf der Patient nicht berührt werden. Dies gilt auch, wenn der AED einen Schock empfiehlt oder der Benutzer eines manuellen Defibrillators einen solchen auslösen will
- Die (manuelle) Auslösung des Stromstoßes wird deshalb stets für die anderen Helfer angekündigt (der AED gibt entsprechende Sprach- bzw. Bildhinweise)
- Wird vom AED ein Schock empfohlen, so wird die Auslösung des Stromstoßes den anderen Helfern immer angekündigt, da auch während des Stromstoßes der Patient nicht berührt werden darf
- Wenn der Schock vom Gerät abgegeben bzw. ausgelöst wurde, wird die Herzdruckmassage wieder aufgenommen und bis zur nächsten Rhythmusanalyse fortgesetzt (sie erfolgt im Abstand von 2 Minuten)
- Die weiteren Anweisungen des AED sind ohne Verzug zu berücksichtigen.

Drugs (Medikamente)

Um rasch **Notfallmedikamente** (engl. drugs = Arzneimittel, ➤ Pharma-Info 3.1) geben zu können, legt der Arzt einen venösen

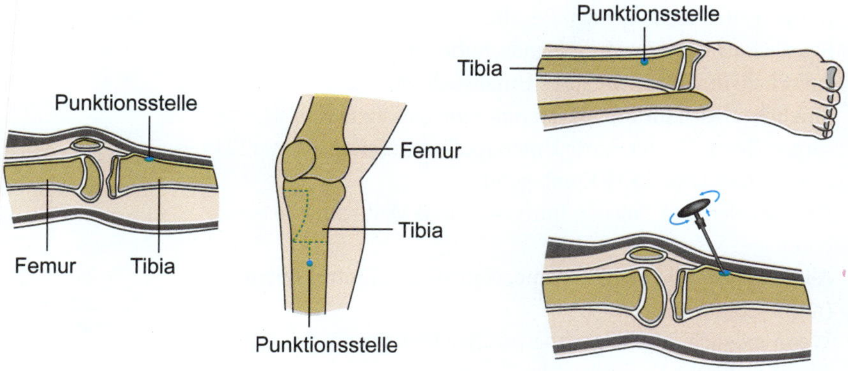

Abb. 3.12 Punktionsstellen für einen intraossären Zugang: proximale Tibia (in erster Linie), alternativ: distaler Femur, proximaler Humerus. [L157]

Zugang. Einige Notfallmedikamente, z. B. Adrenalin und Amiodaron können mithilfe spezieller Kanülen auch in einen Knochen *(intraossär)* verabreicht werden (➤ Abb. 3.12). Die Applikation über den Beatmungstubus wird nicht mehr empfohlen. Auch wenn Notfallmedikamente wie Adrenalin weiterhin in den Leitlinien empfohlen werden, so lässt sich bis heute ein positiver Einfluss auf das Langzeitüberleben des Patienten nicht nachweisen.

Abbruch der Reanimation

Die Herzdruckmassage wird vom Ersthelfer erst beendet, wenn ihn ein professioneller Helfer dazu anweist, der Patient wirklich aufwacht (also sich bewegt, die Augen öffnet und wieder *normal* atmet) oder wenn der Helfer erschöpft ist.

Pharma-Info 3.1

Arzneimittel für die kardiopulmonale Reanimation

Sauerstoff ➤ 3.2.2, ➤ 6.1.6

Adrenalin

Adrenalin (z. B. Suprarenin®) ist ein körpereigenes Hormon, es stimuliert das sympathische Nervensystem und fördert dadurch Schlagkraft, Schlagfrequenz, Reizleitung und Erregbarkeit des Herzens. Alle diese Effekte sind erwünscht, um das Herz maximal zu stimulieren. Zusätzlich führt Adrenalin zu einer Vasokonstriktion der peripheren Gefäße und zu einer Erweiterung der Bronchien. Die Standarddosis zur intravenösen oder intraossären Gabe für Erwachsene ist 1 mg. Adrenalin kann unverdünnt oder mit NaCl 0,9 % auf 10 ml Gesamtvolumen verdünnt gegeben und die Gabe alle 3–5 min wiederholt werden.

Adrenalin kommt insbesondere bei fehlendem Herzschlag (Asystolie) und nach erfolgloser Defibrillation bei Kammerflimmern zum Einsatz. Allerdings lässt sich kein Einfluss auf das Langzeitüberleben nachweisen.

Amiodaron

Lässt sich ein Kammerflimmern durch dreimalige Defibrillation nicht beheben, so sollte das *Antiarrhythmikum* Amiodaron (z. B. Cordarex®, ➤ Pharma-Info 4.3) intravenös oder intraossär eingesetzt werden. Initial werden 300 mg nach der dritten Defibrillation verabreicht. Nach der fünften Defibrillation sollten erneut 150 mg verabreicht werden. Eine weitere Indikation ist die hämodynamisch instabile (pulslose) ventrikuläre Tachykardie. Amiodaron dämpft die Erregungsleitung und die Bildung von Extrasystolen in der Herzkammer.

Natriumbikarbonat 8,4 %

Natriumbikarbonat kann die bei einem Herz-Kreislauf-Stillstand automatisch entstehende metabolische Azidose (➤ 9.14.1) abpuffern. Es hat sich jedoch gezeigt, dass diese Pufferung in Notfallsituationen keinen Vorteil hat. Heute wird Natriumbikarbonat nur noch beim Kreislaufstillstand infolge einer Hyperkaliämie (➤ 9.13.3) oder einer Überdosierung von trizyklischen Antidepressiva gegeben.

Indifferente Infusionslösungen

Indifferente Infusionslösungen wie etwa Ringer-Lösung, isotone Kochsalz-Lösung (NaCl 0,9 %) oder Glukose-Lösung 5 % dienen als Trägerlösung für Arzneimittel bzw. zum Freihalten venöser Zugänge. Wird ein Arzneimittelbolus über einen periphervenösen Zugang gegeben, werden ca. 20 ml der Trägerlösung nachgespritzt oder nachinfundiert, um das Arzneimittel in Herznähe zu bringen.

Rolle der Pflegenden bei der Reanimation

Pflegende führen als Ersthelfer die Basismaßnahmen der Reanimation selbstständig durch und sind – je nach Ausbildung – auch an den erweiterten Reanimationsmaßnahmen beteiligt.

Nach Eintreffen des Arztes übernehmen sie zudem Assistenzleistungen, etwa das Anreichen des Intubationsbestecks oder der Medikamente.

Immer gelten die folgenden Regeln:

- Eigenschutz beachten (v. a. Handschuhe tragen); bei Unfällen außerhalb des Krankenhauses Unfallstelle absichern
- Möglichst rasch für die zur Reanimation benötigte Ausrüstung sorgen (Notfallkoffer, harte Unterlage/Reanimationsbrett, EKG bzw. Defibrillator-EKG-Kombigerät)
- Peripher-venösen Zugang, Infusionen und Medikamente vorbereiten
- Alle Maßnahmen, Medikamente, Notruf- und Eintreffzeiten (nach-)dokumentieren
- Wenn möglich, Ablauf nachbesprechen (Kurzauswertung), „psychologische Nachsorge" im Team.

Infektionsschutz

Die Hilfe in Notsituationen kann für den Helfer ein Infektionsrisiko darstellen, wenn er nicht bestimmte Grundregeln beachtet. Eine Infektion mit Hepatitis-B-, -C- oder HI-Viren setzt zumeist einen Blut-zu-Blut-Kontakt voraus, z. B. über Nagelfalzverletzungen des Helfers. Weitere Infektionen werden hauptsächlich über andere Körpersekrete wie Stuhl oder Urin übertragen.

Deshalb: grundsätzlich Einmalhandschuhe tragen! Die Mund-zu-Mund- oder Mund-zu-Nase-Beatmung des Laienhelfers kann bei Blutungen im Gesichtsbereich problematisch sein. Bis heute ist allerdings noch keine Infektion mit Hepatitis- oder HI-Viren durch Mund-zu-Mund-Beatmung bekannt geworden. Dieses minimale Infektionsrisiko kann außerdem durch die Verwendung eines Taschentuches oder einer Mullkompresse weiter gesenkt werden. Werden Kanülen, Skalpelle etc. eingesetzt, so gelten dieselben Prinzipien zur Verletzungsvermeidung wie im klinischen Alltag. Manche Infektionen (z. B. SARS-CoV-2) werden durch Aerosole übertragen. Bei entsprechendem Verdacht (etwa dem Vorliegen einer COVID-19-Infektion) soll deshalb zusätzlich ein Mund-Nasen-Schutz getragen werden. Was die Prüfung der Atmung und mögliche Mund-zu-Mund- oder Mund-zu-Nase-Beatmungen angeht, ist den klinikinternen Anweisungen zu folgen.

Unterkühlung nach erfolgreicher Reanimation

Patienten, die einen Herz-Kreislauf-Stillstand überlebt haben, aber komatös sind, werden heute möglichst rasch nach Rückkehr der Herz-Kreislauf-Tätigkeit (return of spontaneous circulation, ROSC) leicht unterkühlt. Die American Heart Association (AHA) empfiehlt, eine konstante Temperatur von 32–37,5 °C zu erzielen und zu erhalten [3].

3.2.3 Notfallausstattung einer internistischen Station

Die Notfallausstattung einer Station muss an einem guten, zentral gelegenen Platz aufbewahrt werden. Bewährt haben sich **Notfallwagen,** die sich im Bedarfsfall rasch in ein Patientenzimmer fahren lassen. Außerdem gibt es auf den meisten Stationen an einem zentralen Platz einen **Notfallkoffer/-rucksack** (➤ Abb. 3.13) an der Wand.

Mindestnotfallausstattung einer internistischen Station

Arzneimittel und Infusionen
- Adrenalin, z. B. Suprarenin®
- Natriumbikarbonat 8,4 %
- Amiodaron, z. B. Cordarex®
- Hypnotika, z. B. Disoprivan®
- Sedativa, z. B. Diazepam®
- Atropin, z. B. Atropinsulfat B. Braun®
- Infusionslösungen wie z. B. NaCl 0,9 %
- Sauerstoff (Sauerstoffflasche und Anschluss).

Cave: Regelmäßig das Verfallsdatum der Arzneimittel überprüfen.

Materialien und Geräte
- Handschuhe, Desinfektionsspray, Schere, Pflaster
- Material zum Legen eines venösen Zugangs: Stauschlauch, Spritzen und Kanülen
- Venenverweilkatheter, evtl. zentrale Venenkatheter
- Flowmeter für Sauerstoff-Wandanschluss (ist meist im Zimmer vorhanden)
- Beatmungsbeutel mit Filter (HME® Filter) und Sauerstoffschlauch, Gesichtsmasken
- Sauerstoff-Nasensonden und -masken
- Guedel- und Wendl-Tuben
- Zur Intubation: Laryngoskop mit Spateln in verschiedenen Größen, Batterien
- Trachealtuben mit Führungsstäben, Kombitubus
- Absauggerät mit sterilen Kathetern (plus im Zimmer fest installiertes Wandabsauggerät)
- Blutdruckmessgerät
- Defibrillator bzw. AED samt Elektroden bzw. Pads
- Reanimationsbrett
- Perfusoren und Infusomaten, dazu passendes Infusionsmaterial
- Einmal-Tragetuch aus speziellem Plastikmaterial (bis 100 kg Körpergewicht).

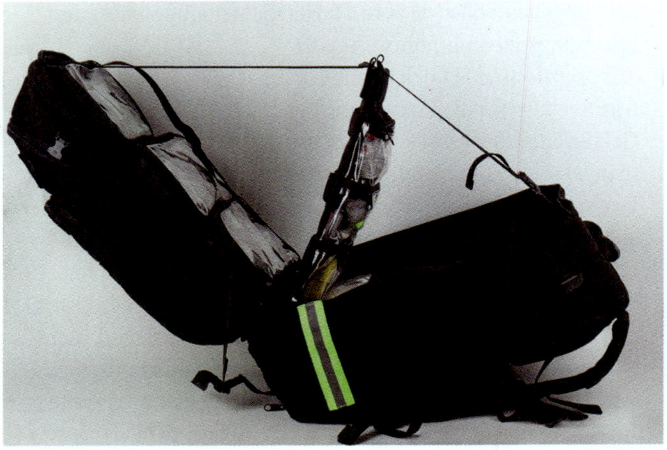

Abb. 3.13 Notfallrucksack mit spezieller Öffnungsvorrichtung, die den schnellen Zugriff auf alle Inhalte ermöglicht. [J751-166]

3.3 Unklare Bewusstlosigkeit

DEFINITION

Bewusstlosigkeit: Schwere Bewusstseinsstörung, bei der der Mensch nicht ansprechbar ist und nicht, oder nur stark vermindert, auf körperliche Reize (Schütteln an der Schulter, Schmerzreiz durch Kneifen etc.) reagiert, obwohl die Vitalfunktionen (Atmung und Hämodynamik, d. h. RR und Puls) weiter vorhanden sind.

Krankheitsentstehung

Einer **Bewusstlosigkeit** können zahlreiche Störungen innerhalb oder außerhalb des Zentralnervensystems (ZNS) zugrunde liegen (➤ Abb. 3.14).

Erstmaßnahmen und Diagnostik

Wird ein Patient bewusstlos aufgefunden bzw. eingeliefert, haben die Erstmaßnahmen neben der Sicherung der Vitalfunktionen (dazu gehört auch die sachgerechte Positionierung des Patienten, ➤ 3.2.1) die Ursachenklärung zum Ziel. Da bei einem eventuellen Erbrechen Aspirationsgefahr besteht, wird ein bewusstloser Patient nie alleine gelassen.

Baldmöglichst wird Blut abgenommen und ein venöser Zugang gelegt, wobei der BZ-Stix die häufigen Blutzuckerentgleisungen (➤ 10.7.4, ➤ 10.7.5) binnen Minutenfrist sichert. Das Routinelabor umfasst üblicherweise Blutbild, Blutzucker, Elektrolyte, Nieren- und Leberwerte, Kreatinkinase (CK), Troponin und Gerinnung, in vielen Häusern außerdem Blutgase und pH. Bei noch unbekanntem Blutzuckerspiegel wird eine hochprozentige Glukoselösung infundiert, bei Anhalt für Alkoholabusus zusätzlich Vitamin B_6 (Thiamin), um eine Hypoglykämie oder eine vor allem bei Alkoholkranken auftretende, durch Vitamin-B_6-Mangel bedingte Hirnfunktionsstörung zu behandeln. Bei Verdacht auf eine Opiatintoxikation (enge Pupillen) wird der Opioid-Antagonist Naloxon gespritzt. Auch ein EKG wird neben dem ohnehin notwendigen Monitoring immer abgeleitet, in unklaren Fällen zudem ein neurologisches Konsil angefordert. Evtl. bestehende Verletzungen werden versorgt.

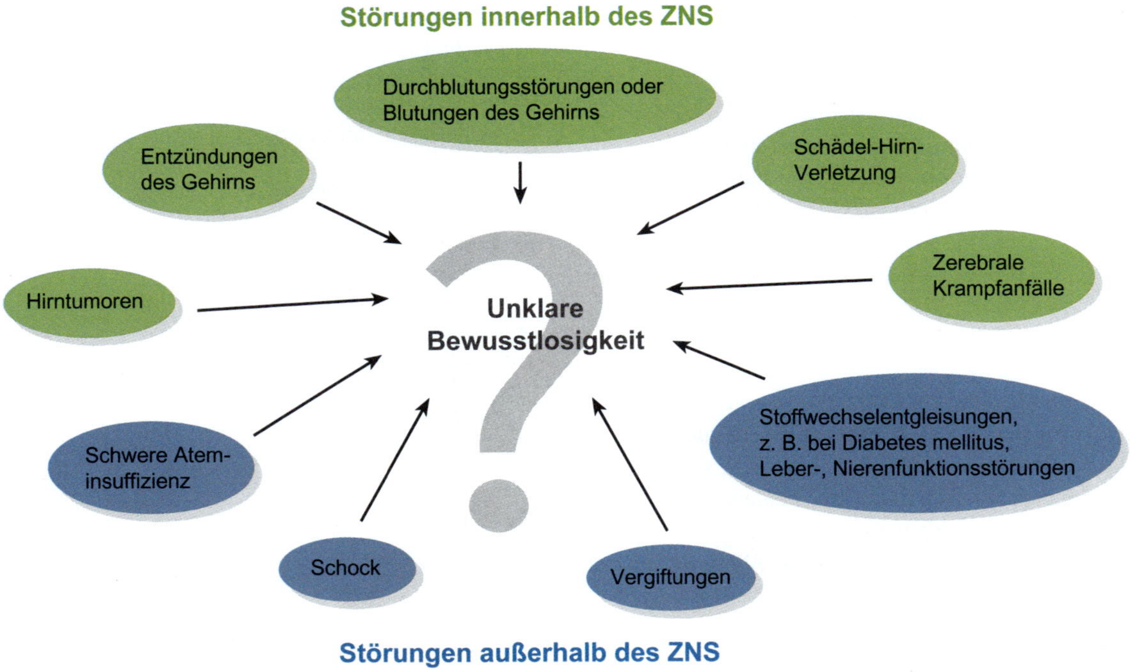

Abb. 3.14 Mögliche Ursachen der unklaren Bewusstlosigkeit. [A400]

Falls irgend möglich, wird eine Fremdanamnese erhoben (Bewusstlosigkeit schnell oder langsam entstanden? Vorerkrankungen? Hinweise auf Drogenabusus oder Intoxikation?).

Bei zerebralen Ursachen sind neben der Bewusstlosigkeit meist weitere neurologische Auffälligkeiten feststellbar, z. B. seitenunterschiedlicher Muskeltonus bei einem Schlaganfall oder Nackensteife bei einer Meningoenzephalitis (Hirnhaut- und Gehirnentzündung ➤ 16.13). Bei Letzterer besteht oft zusätzlich Fieber. Blutiger Speichel, Urin- oder Stuhlabgang deuten auf einen abgelaufenen epileptischen (zerebralen) Anfall hin.

Bleibt die Diagnose weiter unklar, wird in den meisten Häusern als Nächstes eine Computertomografie des Gehirns durchgeführt. Kann eine infektiöse Ursache nicht ausgeschlossen werden, erfolgt eine Lumbalpunktion. Bei Intoxikationsverdacht werden Blut, Urin und ggf. Magensaft sichergestellt und zum Drogen-Screening gegeben.

Kopfverletzungen oder Anzeichen eines Schädel-Hirn-Traumas bei einem Bewusstlosen können nicht nur Ursache, sondern auch Folge der Bewusstlosigkeit sein!

3.4 Schock

DEFINITION

Schock: Akutes, lebensbedrohliches Kreislaufversagen mit kritischer Verminderung der Organdurchblutung und nachfolgender Schädigung der Zellfunktionen bis hin zu Bewusstlosigkeit und **Multiorganversagen** (Versagen mehrerer lebenswichtiger Organe, z. B. Nieren und Lungen).

Krankheitsentstehung

Schockformen

- Der **hypovolämische Schock** entsteht durch eine Verminderung des intravasalen Volumens, etwa durch Blutverluste (über ca. 10 % des Gesamtblutvolumens) sowie andere Flüssigkeitsverluste, z. B. bei Verbrennungen, Durchfall, Erbrechen, Bauchspeicheldrüsen- oder Bauchfellentzündung
- Dem **kardiogenen Schock** liegt eine stark verringerte Pumpleistung des Herzens zugrunde, z. B. durch einen Herzinfarkt (➤ 4.4.2), Herzrhythmusstörungen (➤ 4.6) oder eine Lungenembolie (➤ 6.10.1)
- Beim **obstruktiven Schock** ist der Blutfluss an einer Stelle des Kreislaufs so stark eingeengt *(obstruiert)* ist, dass schließlich der komplette Kreislauf beeinträchtigt ist. Beispiele sind der Schock bei Lungenembolie (➤ 6.10.1), Herzbeuteltamponade oder Spannungspneumothorax (➤ 6.9)
- Zum **septischen Schock** kommt es bei schweren bakteriellen Infektionen, wenn die Freisetzung von Bakterientoxinen zu einer Gefäßweitstellung und damit zu einem *relativen* Flüssigkeitsmangel in den Gefäßen führt (Details zur Sepsis ➤ 16.12)
- Der **anaphylaktische Schock** ist die schwerste Form einer allergischen Reaktion Typ I (➤ 15.1.1). Die enorme Histaminfreisetzung führt u. a. zu Gefäßweitstellung mit Blutdruckabfall, Abnahme des Herzminutenvolumens und Verengung der Bronchien. Im Extremfall verstirbt der Patient an Herz- und Atemstillstand. Häufige Allergene sind Antibiotika oder andere Arzneimittel (z. B. Lokalanästhetika), Röntgenkontrastmittel, Insekten- oder Schlangengifte oder die Allergene bei Hyposensibilisierungstherapien

- Beim **neurogenen Schock** kommt es infolge einer Schädigung des sympathischen Nervensystems zum Ausfall der Gefäßregulation oder – bei Beteiligung des Nervus vagus – zu einer reflektorischen, generalisierten Vasodilatation. In der Folge reicht das Blutvolumen zur Versorgung der Körpergewebe nicht mehr aus. Usachen sind z. B. ein Schädel-Hirn-Trauma oder eine Querschnittslähmung.

Der septische, der anaphylaktische sowie der neurogene Schock werden auch mit dem Kunstbegriff des **distributiven Schocks** („Verteilungsschock") belegt. Dieser Begriff greift die Tatsache auf, dass hier trotz an sich normalen Blutvolumens und (zunächst) ausreichender Herzleistung die Gewebe nicht ausreichend mit Sauerstoff und Nährstoffen versorgt werden können.

Gemeinsame Endstrecke

Die verschiedenen Schockformen beginnen zwar unterschiedlich, in allen Fällen resultieren aber ein relativer oder absoluter Volumenmangel in den Gefäßen und ein Blutdruckabfall. Hierauf reagiert der Körper mit einer Ausschüttung der Katecholamine Adrenalin und Noradrenalin. Sie heben den Blutdruck durch Anstieg von Herzfrequenz und Herzkraft sowie Engstellung der Gefäße an und führen – bedingt durch die unterschiedliche „Rezeptorausstattung" der verschiedenen Organe – zu einer bevorzugten Durchblutung lebenswichtiger Organe auf Kosten „weniger wichtiger" Organe wie etwa der Haut **(Zentralisation des Kreislaufs).**

Wird die Schockursache nicht bald beseitigt, so entwickeln sich verschiedene Teufelskreise, in deren Verlauf Herzkraft, Herzminutenvolumen und Blutdruck immer weiter abnehmen. Mangeldurchblutung und Organschäden können schließlich so schwer werden, dass der Schock therapeutisch nicht mehr beeinflussbar ist und der Patient im Kreislauf- und Organversagen stirbt.

Symptome

Symptome beim Schock ➤ Abb. 3.15

Symptome bei Schock

- **Bewusstseinsveränderungen:** Unruhe, Apathie, Somnolenz, Koma
- **Herz-Kreislauf-Störungen:** Puls > 100/min, Blutdruck < 90–100 systol. → Schockindex > 1
- **Atemstörungen:** Tachypnoe, Dyspnoe
- **Nierenfunktionsstörung:** Oligo-Anurie

Zusätzlich:

Hypovolämischer Schock
- Kalt-feuchte, blass-graue Extremitäten
- Starker Durst
- Kollabierte Halsvenen

Kardiogener Schock
- Kalt-feuchte, blass-graue Extremitäten
- Orthopnoe (Patient sitzt und ringt nach Luft)
- Oft Halsvenenstauung, Beinödeme, „Brodeln" über der Lunge

Septischer Schock
- Oft Fieber
- Haut anfangs warm und gut durchblutet, evtl. septische Herde (Eiterpusteln)
- Später kleine Hautblutungen (Petechien) durch Gerinnungsstörungen

Anaphylaktischer Schock
- Juckreiz, Hautröte, -quaddeln
- Meist Fieber, Schüttelfrost
- Schwindel
- Übelkeit, Erbrechen
- Haut anfangs warm und gut durchblutet

Erstmaßnahmen bei Schock

- Bei Herz-Kreislauf-Stillstand: Reanimation (➤ 3.2.2)
- Bei erhaltenem Bewusstsein: Rückenlage, Beinhochlagerung. Ausnahme: Oberkörperhochlagerung bei kardiogenemSchock, Blutungen von Kopf, Lunge, oberem Gastrointestinaltrakt
- Bewusstlose Patienten mit erhaltener Atmung: stabile Seitenlage
- Sauerstoff 4–6 l/min
- Venöser Zugang/ZVK
- Einleiten der Diagnostik ➤ Text
- Ggf. Schmerzbekämpfung, Sedierung, Korrektur von Elektrolytstörungen oder metabol. Azidose

Zusätzlich:

Hypovolämischer Schock
- Volumenersatz i.v. (Plasmaexpander, ggf. Ery-Konzentrate)
- Ggf. Druckverband

Kardiogener Schock
- Nitrat
- Dopamin und/oder Dobutamin i.v.
- Schleifendiuretika i.v.

Septischer Schock
- Antibiotika
- Volumenzufuhr i.v.
- High-Dose-Heparinisierung (➤ 5.8)

Anaphylaktischer Schock
- Ausschalten des Antigens
- Volumenzufuhr i.v.
- Adrenalin, Glukokortikoide, Antihistaminika

Abb. 3.15 Übersicht über klinische Symptomatik und Erstmaßnahmen bei den verschiedenen Schockformen. Der Schockindex errechnet sich aus der Zahl der Pulsschläge pro Minute geteilt durch den systolischen Blutdruck. Normalerweise liegt er bei etwa 0,5, bei Volumenmangelschock über 1. [A400]

Diagnostik

Bei unklarer Schockursache hat die Diagnostik zum Ziel, so rasch wie möglich die Ursache des Schocks herauszufinden, um eine *kausale* Therapie beginnen zu können. Hierzu dienen:

- Anamnese, Klinik (Symptome), körperliche Untersuchung
- RR, HF, Temperatur, Diurese, periphere O_2-Sättigung (SpO_2)
- EKG: Herzinfarkt, Herzrhythmusstörungen?
- Röntgenaufnahme des Thorax: Lungenödem, Pneumonie, Pneumo- oder Hämatothorax (➤ 6.3.2)?
- Röntgenleeraufnahme des Abdomens: Spiegelbildung als Zeichen eines Ileus (➤ 7.6.1), freie Luft im Bauchraum bei Perforation eines Hohlorgans?
- Sonografie und/oder CT: Gallenblasenentzündung, Harnaufstau, Abszesse, Milzgröße, Aortenaneurysma?
- Echokardiografie: kardiale Ursachen?
- Blutuntersuchung:
  - (Großes) Blutbild, Gerinnung, Blutgruppe und Kreuzblut, Kreatinin, Elektrolyte, Blutzucker, AST, LDH, HBDH, Lipase, Amylase, Laktat, evtl. Alkoholspiegel, Herzenzyme (CK, Troponin), D-Dimere, CRP, BGA
  - Evtl. extra Röhrchen für toxikologische Untersuchungen
  - Evtl. Blutkultur
- ZVD: bei Rechtsherzversagen und Lungenembolie erhöht, bei Volumenmangelschock erniedrigt
- Urinstatus, Urinkultur: Harnwegsinfekt?
- Evtl. Liquorpunktion und Untersuchung.

Behandlungsstrategie

Die Erstmaßnahmen bei Schock (➤ Abb. 3.15) sollen v. a. die Vitalfunktionen stabilisieren. Zusätzlich wird schnellstmöglich die Grunderkrankung behandelt.

Pflege bei Schock

Für alle Schockformen gilt:

- Hektisches Arbeiten vermeiden, beruhigend auf den Patienten einwirken
- Vitalzeichen je nach Zustand des Patienten engmaschig oder kontinuierlich per Monitor kontrollieren, insbesondere Bewusstseinszustand (Ansprechbar? Somnolent?), Blutdruck, Puls (EKG-Monitoring), Atmung
- Gabe von Sauerstoff, bei unzureichender Atmung manuelle oder maschinelle Beatmung (invasiv und/oder nichtinvasiv)
- Positionierung im Schock:
  - Schockpatienten mit erhaltenem Bewusstsein und ausreichender Atmung (außer solche im kardiogenen Schock) werden in der **Autotransfusionslage** positioniert. Diese besteht in einer flachen Positionierung von Kopf und Oberkörper sowie Positionierung der Beine schräg nach oben durch Unterschieben eines geeigneten Gegenstands unter die Beine. Hierdurch fließt das in den Beinvenen gespeicherte Blut in den Körperkreislauf und hilft, den Blutdruck aufrechtzuerhalten. Mehr als ca. 45° sollten die Beine wegen einer möglichen Beeinträchtigung der Lungenfunktion jedoch nicht positioniert werden. Bei Atemnot oder Schmerzen im Bauchraum wird der Betroffene nach Wunsch positioniert, z. B. halbsitzende Position bei Atemnot
  - Bei Patienten mit kardiogenem Schock werden der Oberkörper 30–45° hoch und die Beine gleichzeitig tief positioniert (Herzbettpositionierung ➤ Abb. 4.3)
  - Der bewusstlose, spontan atmende Patient wird in die stabile Seitenlage (➤ Abb. 3.3) gebracht
- Haut des Patienten beobachten (Blässe, Zyanose)
- Regelmäßig Körpertemperatur messen, bei starker Zentralisation Patienten warm halten (etwa durch eine zweite Decke)
- Flüssigkeitshaushalt bilanzieren, dafür Blasendauerkatheter legen. Stündliche Urinmenge messen
- Evtl. ZVD kontrollieren (➤ 4.1.6)
- Evtl. oben aufgeführte Therapiemaßnahmen vorbereiten.

Pflege bei Sauerstoffgabe ➤ 6.1.6

3.5 Erste Hilfe bei Vergiftungen

DEFINITION

Vergiftung *(Intoxikation):* Akute oder chronische Schädigung des Körpers durch Gifte.

Gift: Substanz, die in einer bestimmten Dosis oder Konzentration den menschlichen Körper schädigen kann.

Die beiden häufigsten Ursachen von **Vergiftungen** im Erwachsenenalter sind Überdosierung von Rausch- und Genussmitteln (z. B. Alkohol) und Vergiftungen in Selbsttötungsabsicht [2]. Versehentliche Giftaufnahme, etwa durch Verwechslungen oder Arbeitsunfälle, ist demgegenüber weit seltener. In Deutschland werden pro Jahr etwa 200.000 akute Vergiftungsfälle behandelt.

Das **Gift** kann dabei über die Verdauungswege *(Ingestionsgift)*, über die Atemwege *(Inhalationsgift)*, über die Haut (*perkutanes Gift,* auch als *Kontaktgift* bezeichnet) oder auch direkt durch Injektion in die Blutbahn aufgenommen werden. Auf allen vier Wegen gelangt die giftige Substanz ins Blut, sodass eine Schädigung des gesamten Organismus möglich ist.

Vergiftung in suizidaler Absicht

Patienten, die sich in suizidaler Absicht vergiften wollten, befinden sich in einer psychischen Ausnahmesituation. Sie können ganz in sich zurückgezogen sein und jede Kontaktaufnahme ablehnen. Sie können jedoch auch Aggressionen gegen sich selber oder gegen ihre Umgebung richten. Es ist Aufgabe der Pflegenden, den Patienten in angemessener Weise zu begleiten und ihn nicht alleine zu lassen.

Akute Vergiftungserscheinungen

Folgende Symptome weisen auf eine Vergiftung hin:

- Zentrale Störungen: Erregungszustand oder Bewusstseinstrübung bis hin zum **Koma** (tiefe Bewusstlosigkeit), Krämpfe, Lähmungen, Kopfschmerzen, Schwindel

- Psychische Störungen: Aggressivität, Fantasieren, Depressionen, Gefühl des „High-Seins“
- Atem- und Kreislaufstörungen: Schock, Kreislaufstillstand, Atemlähmung, EKG-Veränderungen, Pulsbeschleunigung oder -verlangsamung
- Gastrointestinale Störungen: Übelkeit, Erbrechen, Durchfall
- Leberschäden (durch ihre zentrale Stellung bei Entgiftungsvorgängen ist die Leber oft mitbetroffen): von (toxischer) Hepatitis bis zum akuten Leberversagen (➤ 8.4).

Hinzu treten lokale Schäden durch die toxische Substanz, wie z. B. eine Ösophagusverätzung nach oraler Aufnahme von Säuren.

VORSICHT

Die Kombination von Bewusstseinsstörungen und Erbrechen kann für den Vergifteten gefährlich werden: Durch die Bewusstlosigkeit und die gleichzeitige Verminderung der Schutzreflexe kann es zur *Aspiration* von Erbrochenem kommen.

Spätschäden einer akuten Vergiftung

Neben der *akuten Störung* der Vitalfunktionen drohen je nach Art des Giftes oft auch *Spätschäden* z. B. der Leber, des Gehirns oder der Nieren.

Schweregrad einer Vergiftung

Die Bedrohlichkeit einer Vergiftung ist nicht immer leicht abzuschätzen, da manche Substanzen wie etwa eisenhaltige Präparate erst mit zeitlicher Verzögerung wirken, andere wiederum nur schwer erkennbare, aber dennoch gefährliche Erscheinungen (z. B. Herzrhythmusstörungen) verursachen. Es ist für den Arzt deshalb unerlässlich, das toxische Potenzial einer Substanz genau zu kennen, was wiederum die Bedeutung der Diagnosesicherung unterstreicht.

Bei Giftstoffen, welche das zentrale Nervensystem unterdrücken, kann am ehesten die Komatiefe die Beurteilung des Vergiftungsgrades ermöglichen.

Im Labor können Blut, Urin und Magensaft des Patienten in einem sog. **Drogen-Screening** auf eine ganze Reihe häufiger Gifte (etwa Opioide, Azetylsalizylsäure, Benzodiazepine) untersucht werden.

3.5.1 Elementartherapie bei Vergiftungen

NOTFALL

Elementartherapie bei Vergiftungen

- Sicherung der Vitalfunktionen
- Anruf bei einer Giftinformationszentrale
- Verringerung der Giftresorption
- Gabe eines Antidots
- Beschleunigung der Giftausscheidung
- Diagnosesicherung.

Sicherung der Vitalfunktionen ➤ 3.2

Anruf bei einer Giftinformationszentrale

Nach Sicherung der Vitalfunktionen wird Rücksprache mit einer **Giftinformationszentrale** genommen. Diese kann wertvolle Informationen zu Verlauf und Therapie spezieller Vergiftungen geben, die z. B. per Fax übermittelt werden.

NOTFALL

Notrufnummern deutschsprachiger Giftinformationszentren

Berlin 030/19 240
Bonn 0228/19 240
Freiburg 0761/19 240
Mecklenburg-Vorpommern, Sachsen, Sachsen-Anhalt, Thüringen 0361/730 730
München 089/19 240
Nord 0551/19 240
Rheinland-Pfalz/Hessen 06 131/19 240
Österreich (Wien) (0043) 01/4 064 343
Schweiz (Zürich) 145 (schweizweit), (0041) 44 251 51 51 (aus dem Ausland)

Verringerung der Giftresorption und Dekontaminierung

Maßnahmen zur **Verringerung der Giftresorption (primäre Giftelimination)** sollen die Giftwirkung und Giftaufnahme an Haut, Augen und Magen-Darm-Trakt minimieren [2].

Eine Dekontamination der Haut durch Hautwaschungen erfolgt nur bei Kontaktgiften (z. B. Organophosphate), eine Dekontamination der Augen durch Augenspülungen bei Augenverätzungen.

Die Verringerung der Giftaufnahme im Magen-Darm-Trakt wird vor allem durch die frühe, einmalige Gabe von in Wasser aufgelöster Aktivkohle erreicht, welche manche der giftigen Substanzen adsorbiert („bindet“), sodass sie dann über den Stuhlgang ausgeschieden werden können.

Die Magenspülung ist wegen geringer Effektivität bei gleichzeitigen Gefahren für den Patienten heute von untergeordneter Bedeutung, sie wird nur noch in Sonderfällen durchgeführt. In Ausnahmefällen, etwa nach Einnahme von Eisenpräparaten, kommt eine orthograde (= anterograde, also „von oben, in Laufrichtung“ durchgeführte) Darmspülung mit großen Volumina einer Polyäthylenglykol-Lösung (z. B. Golytely®) zum Einsatz. Abführmittel (Laxanzien) werden heute bei Vergiftungen nicht mehr eingesetzt.

Das Auslösen von Erbrechen, ob mechanisch („Finger in den Hals stecken“) oder medikamentös, z. B. durch die Gabe von Ipecacuanha-Sirup, wird heute wegen mangelnder Wirksamkeit und möglicher Komplikationen (wie etwa Aspiration) nicht mehr empfohlen. Insbesondere bei Bewusstlosigkeit oder zu erwartender Bewusstseinseintrübung, Vergiftungen mit Säuren, Laugen, fettlöslichen Substanzen (z. B. Pflanzenschutzmitteln) oder Schaumbildnern ist das induzierte Erbrechen wegen der Gefahr einer Speiseröhren- oder Lungenschädigung absolut kontraindiziert.

Gabe von Aktivkohle

Durch ihre große adsorbierende Oberfläche kann Aktivkohle die meisten Gifte binden; Ausnahmen sind Hydrokarbone wie z. B. Kerosin oder Benzin sowie Tenside (z. B. Spülmittel), Alkohole, Zyanide, Metalle (z. B. Eisen) und Mineralien (z. B. Lithium). Aktivkohle wird in Wasser eingerührt und als eine solche Suspension in einer Dosis von 0,5–1 g/kg Körpergewicht oral oder über eine Magensonde gegeben.

Gabe eines Antidots

Für einige Vergiftungen, etwa Benzodiazepinvergiftungen, stehen spezielle **Antidote** *(Gegengifte)* zur Verfügung, welche das Gift inaktivieren oder seine Wirkung an den Organen vermindern oder gar aufheben (➤ Tab. 3.2).

Beschleunigung der Giftausscheidung

Eine **Beschleunigung der Giftausscheidung** bereits resorbierter Gifte ist z. B. möglich durch Hämofiltration oder Hämodialyse (➤ 9.9.1), forcierte Diurese oder Blutaustauschtransfusion. Ob eine Beschleunigung der Giftausscheidung möglich ist und welches Verfahren gewählt wird, hängt ganz wesentlich von den physikali-

Tab. 3.2 Überblick über die Substanzen, die häufig zu Vergiftungen führen, ihre Vergiftungserscheinungen und die jeweiligen spezifischen Therapiemaßnahmen. Die für fast alle Vergiftungen gültige Elementartherapie wird hier nicht aufgeführt.

Substanz	Symptome	Spezifische Therapie
Paracetamol	Zunächst Übelkeit, Erbrechen, Schwindel. Nach 1–2 Tagen evtl. Ikterus, Blutungsneigung bis zum akuten Leberversagen mit Koma sowie Nierenfunktionsstörungen	Je nach Paracetamol-Serumspiegeln Gabe von N-Acetylcystein oral oder i. v.
Salizylate, z. B. Azetylsalizylsäure, etwa in Aspirin®	Hyperventilation, Unruhe, Tinnitus (Ohrgeräusche), in schweren Fällen Hyperthermie, Hypoglykämie, Erbrechen, evtl. Nierenversagen, Koma	Zur besseren Ausscheidung der Salizylsäure Alkalisierung von Serum und Urin durch Infusion von Natriumbikarbonat, forcierte Diurese, engmaschige BZ-Kontrollen, in schweren Fällen Hämodialyse
Alkohole, z. B. Äthanol (➤ 3.5.2), Isopropanol, Methanol, Äthylenglykol (in Frostschutzmitteln)	Krampfanfälle, Bewusstseinsstörungen, Hypoglykämie, bei Methanol Erblindung, bei Äthylenglykol Nierenversagen	Engmaschige BZ-Kontrollen. Bei Methanol- oder Äthylenglykolvergiftung Gabe von Fomepizol (FomepizoleOPi®) oder Äthanol oral oder i. v., da dies die Produktion hochgiftiger Stoffwechselprodukte verhindert
Anticholinergika, z. B. Antihistaminika, Scopolamin, Phenothiazine oder Antiparkinson-Mittel	Mundtrockenheit, Tachykardie, Mydriasis, gerötete und trockene Haut, Sehstörungen, Fieber, Halluzinationen, Kreislaufstörungen	Meist nur Beobachtung. In lebensbedrohlichen Fällen Gabe des Antidots Physostigmin (Anticholium®)
Barbiturate, z. B. Phenobarbital, etwa in Luminal®	Gangstörungen, Schwindel, Bewusstseinsstörungen bis zum Koma, Atemdepression, Herz-Kreislauf-Störungen bis zum Schock	Häufig Intubation erforderlich. Die Gabe von Aktivkohle ist hier Mittel der Wahl zur Giftentfernung
Benzodiazepine, z. B. Diazepam, etwa in Valium®	Schwindel, ataktischer Gang, muskuläre Hypotonie. Bewusstseinsstörungen bis zum Koma, Atemdepression, Herz-Kreislauf-Störungen bis zum Schock	Magenspülung wegen der langsamen Resorption bis zu 6 h nach Einnahme sinnvoll. Häufig Intubation erforderlich. In besonderen Fällen Gabe des Antidots Flumazenil (Anexate®)
Digitalis-Präparate, z. B. Digoxin, etwa in Lanicor®	Herzrhythmustörungen (Bigeminus), Übelkeit, Erbrechen, Benommenheit, zerebrale Krampfanfälle, verändertes Farbensehen (z. B. gelbe Ringe um Lichter herum)	Therapie einer evtl. Hypokaliämie, da diese die Digitalistoxizität erhöht. Verhinderung einer Hyperkaliämie, da diese die Rhythmusstörungen verstärken kann. In schweren Fällen Gabe (tierischer) Digoxin-Antikörper (Digitalis-Antidot®)
Eisenhaltige Präparate, z. B. Multivitamin-Tabletten mit Eisenzusatz	Zunächst Bauchschmerzen, Übelkeit, Erbrechen und Durchfall. Nach kurzer Besserung Leber- und Nierenversagen, Hypoglykämie, Darmblutungen, Schock, epileptische Anfälle	In schweren Fällen Gabe des Komplexbildners Desferrioxamin i. v. (Desferal®)
Narkotika, Opiate, z. B. Morphium, Heroin	Bewusstseinstrübung bis zum Koma, Miosis („Stecknadelkopf-Pupillen"), Atemdepression	Gabe des Opioid-Rezeptor-Antagonisten Naloxon (Narcanti®, evtl. wiederholt)
Theophyllin, etwa in Solosin®	Erbrechen (evtl. blutig), Durchfall (evtl. blutig), Tachykardie, Herzrhythmusstörungen, Blutdruckabfall, Kreislaufstillstand, epileptische Anfälle, Erregungszustand, Koma	Monitoring, symptomatische Behandlung. In schweren Fällen Hämoperfusion mit Aktivkohlefiltern
Tenside (Schaumbildner, in Wasch- und Spülmitteln)	Vermehrter Speichelfluss, Schaum vor dem Mund, Schmerzen im Bereich von Mund, Rachen, Speiseröhre, Atemnot	Glas Wasser trinken lassen, Gabe des Entschäumers Dimeticon
Trizyklische Antidepressiva, z. B. Imipramin, Amitryptilin, etwa in Tofranil®, Saroten®	Wie bei Anticholinergika, zusätzlich Herzrhythmusstörungen, QRS-Verbreiterung im EKG, Atemdepression	In schweren Fällen Alkalisierung des Serums, da dies das Arrhythmierisiko vermindert. Bei arterieller Hypotonie Gabe von Norepinephrin
Hydrokarbone, z. B. Kerosin, Mineralöl, Terpentin, Teer, Fließöle, Benzin	Bei Aspiration Atemnot, Husten, Zyanose. Durch ZNS-Toxizität epileptische Anfälle, Bewusstseinsstörungen bis zum Koma	Wegen Aspirationsrisikos Erbrechen vermeiden, keine Magenspülung! Gabe von Aktivkohle ist wirkungslos. Bei Atemstörungen O_2-Gabe, evtl. Intubation

schen und chemischen Eigenschaften des Giftes und seiner Verstoffwechselung im Körper ab.

Diagnosesicherung

Nicht zuletzt gehört auch die **Diagnosesicherung** zu den Elementarmaßnahmen bei Vergiftungen. Durch die Untersuchung von Materialien wie etwa Tablettenresten, Gläsern und Flaschen, aber auch Urin oder Erbrochenem können nicht selten zusätzliche Erkenntnisse über die Art der Vergiftung (und damit z. B. über die noch zu erwartenden Komplikationen) gewonnen werden. Auch verschmutzte Kleidung ist aus diesem Grund aufzubewahren (ebenso wichtig für mögliche polizeiliche Untersuchungen).

3.5.2 Alkoholvergiftung

Alkoholvergiftungen kommen sehr häufig vor und können unbehandelt zum Tode führen.

Symptome

Der alkoholvergiftete Patient ist an folgenden Zeichen zu erkennen:
- Bei mäßiger Vergiftung erhöhtes Selbstbewusstsein, das bei weiterer Alkoholzufuhr in eine hypnoseähnliche Bewusstseinstrübung bis zum narkotischen Stadium übergehen kann
- Störung der motorischen Koordination, Verschlechterung der Konzentrationsfähigkeit, verlangsamte Reaktionen, Gedächtnisverlust für die zurückliegenden Stunden
- Geruch nach Alkohol *(Alkoholfötor)*
- Erhöhte Wärmeabgabe durch Erweiterung der peripheren Gefäße (gerötetes Gesicht), häufig mit nachfolgender Unterkühlung
- Erbrechen, gesteigerter Harnfluss.

Behandlungsstrategie

Abgesehen von der sehr unterschiedlichen Alkoholtoleranz der Patienten (das klinische Stadium kann also über den tatsächlichen Vergiftungsgrad täuschen) bestehen bei Alkoholkranken sehr oft gleichzeitig weitere Ursachen für ein Koma – insbesondere kommen Hypoglykämien, Mischintoxikationen (z. B. mit Tabletten oder Rauschgift) oder traumatisch bedingte Hirnblutungen vor.

Entsprechend sind die folgenden Maßnahmen zu modifizieren:
- Stabilisierung der Vitalfunktionen
- Bei Volumenmangel Infusionen mit Glukosezusatz (Hypoglykämiegefahr)
- Bei Verdacht auf „gepanschtem" Alkohol oder die Aufnahme von Frostschutzmitteln: entsprechende Blutuntersuchung, evtl. Gabe von Fomepizol sowie Hämodialyse
- Bei Übererregung oder aggressivem Verhalten Haloperidol (z. B. Haldol®) i. v.

Besteht nicht nur eine akute Alkoholvergiftung, sondern zugleich eine Alkoholabhängigkeit, bilden sich innerhalb von Stunden die Symptome des *Alkoholentzugsdelirs* aus (➤ 8.1.2).

3.6 Erste Hilfe bei Krampfanfällen

Bei **Krampfanfällen** *(epileptischen/zerebralen Anfällen)* kommt es anfallsartig und vorübergehend zu einer gesteigerten Nervenzellaktivität im Gehirn. Bei **fokalen Anfällen** betrifft diese nur begrenzte Gehirnbereiche, bei **generalisierten Anfällen** das ganze Gehirn.

Auf internistischen Stationen am häufigsten sind **Gelegenheitsanfälle** bei Vergiftungen, Alkoholentzug, Stoffwechselentgleisungen (etwa Hypoglykämie, ➤ 10.7.5), schwersten Infektionen mit Gehirnbeteiligung, Hirnblutung oder noch nicht bekanntem Gehirntumor. Bei der **Epilepsie** treten Krampfanfälle wiederholt unter Alltagsbedingungen auf.

Generalisierte Krampfanfälle verlaufen häufig als **Grand-mal-Anfälle:**
- Plötzliches Hinfallen, Bewusstlosigkeit
- Steife, gestreckte Arme und Beine, weite Pupillen
- Kurz darauf Zuckungen, evtl. Schaum vor dem Mund, der durch einen Zungenbiss blutig sein kann
- In der Regel nach 1–2 min Aufhören der Zuckungen von selbst, dann längere Schlafphase.

Die pflegerischen Erstmaßnahmen umfassen:
- Arzt rufen
- Verletzungen vermeiden, also nahe Gegenstände wie z. B. Stühle wegräumen, Patienten von nicht wegräumbaren Gefahren wie einer Treppe wegziehen (dabei Kopf von hinten führen, krampfende Arme und Beine nicht festhalten)
- Keine Medikamente einflößen, keinen Gummikeil, Tubus o. Ä. zwischen die Zähne schieben
- Betroffenen nach Lösen des Krampfes in die stabile Seitenlage bringen (➤ Abb. 3.3).

Krampflösende Arzneimittel (z. B. Diazepam, etwa Valium®) sind nur bei Anfallsserien oder sehr langen Krämpfen nötig.

3.7 Erste Hilfe bei Bolusereignissen

Beim Verschlucken (auch Bolusereignis genannt, von bolus, lat. = der Fang) bleibt entweder etwas in der Speiseröhre stecken oder ein Fremdkörper gelangt in die Atemwege **(Aspiration).**

Der Betroffene greift sich mit der Hand an den Hals und kann nicht mehr sprechen. Außerdem tritt oft ein starker Hustenreiz zusammen mit einem pfeifenden Atemgeräusch auf.
- Der Fremdkörper in der **Speiseröhre** löst Schluckbeschwerden und Schmerzen aus
- Der in die **Luftröhre** aspirierte Fremdkörper verursacht krampfhafte Atemversuche und bei mangelhafter Lungenbelüftung eine blau-graue Verfärbung der Haut (*Zyanose* ➤ 4.2.4).

Ist der Betroffene bei Bewusstsein, so wird er zunächst aufgefordert, kräftig zu husten. Bringt dies keinen Erfolg, so werden zunächst **Rückenschläge** versucht. Dazu stellt sich der Helfer neben und leicht hinter den Patienten und beugt dessen Oberkörper nach unten. Während der Helfer die Brust des Patienten mit einer Hand von vorne unterstützt, gibt er mit dem Handballen der anderen Hand bis zu fünf energische Schläge zwischen die Schulterblätter. Dies soll beim Betroffenen Hustenstöße auslösen.

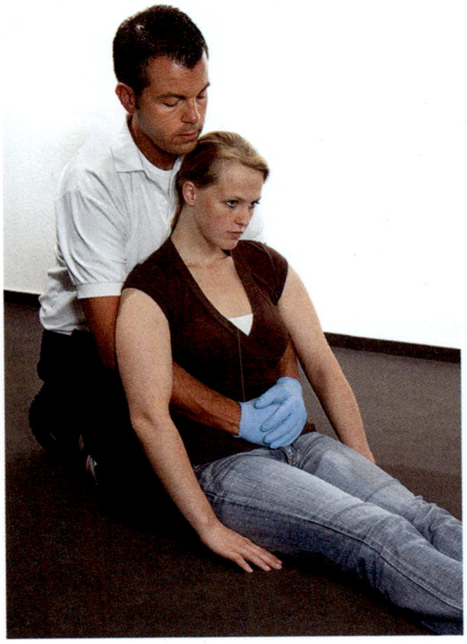

Abb. 3.16 Heimlich-Handgriff am sitzenden Patienten. Der Helfer kniet hinter dem Patienten und umfasst ihn. Er platziert seine Faust zwischen Bauchnabel und Rippenbogen des Betroffenen und greift mit der anderen Hand um die Faust. Dann drückt der Helfer seine Faust mit Unterstützung der anderen Hand kräftig in den Oberbauch in Richtung Zwerchfell. [J747]

Bleibt der Erfolg aus, so kann der **Heimlich-Handgriff** durchgeführt werden (Oberbauchstöße, ➤ Abb. 3.16). Dieser ist allerdings nicht ungefährlich, da es dabei zu inneren Verletzungen sowie zur Verlagerung eines vorher nur teilweise blockierenden Fremdkörpers mit vollständiger Atemwegverlegung kommen kann. Deshalb darf der Heimlich-Handgriff nie leichtfertig angewendet werden und muss der Patient danach unter ärztlicher Beobachtung bleiben. Ist der Heimlich Handgriff auch nach 5-maligem Versuch erfolglos, so setzt der Helfer erneut Schläge zwischen die Schulterblätter ein.

Ist oder wird das Opfer bewusstlos, geht der Helfer folgendermaßen vor:

- Notruf tätigen
- Kardiopulmonale Reanimation beginnen
- Beim Freimachen der Atemwege Mund des Patienten öffnen (➤ 3.2.1, ➤ 3.2.2) und Mundhöhle inspizieren
  - Sichtbare Fremdkörper mit dem gebogenen Zeigefinger entfernen
  - Bei nicht sichtbarem Fremdkörper kein „blindes" Entfernen versuchen
- Bei Verfügbarkeit entsprechender Geräte z. B. Absaugen des Fremdkörpers versuchen.

Literatur und Kontaktadressen

LITERATURNACHWEIS

1. Reanimationsleitlinien 2025: www.grc-org.de/wissenschaft/leitlinien (letzter Zugriff: 22.10.2025).
2. O'Malley, G. F., O'Malley R.: Allgemeine Grundlagen zu Vergiftungen. MSD Manual Ausgabe für medizinische Fachkreise. 2018. www.msdmanuals.com/de-de/profi/verletzungen,-vergiftungen/vergiftung/allgemeine-grundlagen-zu-vergiftungen (letzter Zugriff: 8.11.2021).
3. American Heart Association: Schwerpunkte der fokussierten Aktualisierung 2023 der American Heart Association für erweiterte Maßnahmen der kardiovaskulären Reanimation von Erwachsenen: Eine Aktualisierung der Leitlinien der American Heart Association für die kardiopulmonale Wiederbelebung und die kardiovaskuläre Notfallversorgung. 2023. https://cpr.heart.org/-/media/CPR-Files/CPR-Guidelines-Files/2023-ACLS-Focused-Updates/DE_Hghlghts_2023GLFU_ALS.pdf?sc_lang=en (letzter Zugriff: 6.10.2025).

KONTAKTADRESSEN

Deutscher Rat für Wiederbelebung (German Resuscitation Council) e. V.: c/o Sektion Notfallmedizin, Universitätsklinikum Ulm, Prittwitzstraße 43, 89070 Ulm, Tel.: 07 31/14 57 99 89, www.grc-org.de

KAPITEL

4 Pflege von Menschen mit Herzerkrankungen

Pflegesituation „Ein Spaziergang mit Folgen" 75

4.1 Pflege in der Kardiologie 76
4.1.1 Betroffene Menschen 76
4.1.2 Prävention 77
4.1.3 Rehabilitation 78
4.1.4 Patientenberatung 78
4.1.5 Beobachten, Beurteilen und Intervenieren 79
4.1.6 Zentraler Venendruck (ZVD) 81

4.2 Hauptbeschwerden und Leitbefunde des Herzpatienten 82
4.2.1 Schmerzen im Thorax („Herzschmerzen") 82
4.2.2 Herzklopfen, Herzrasen, Herzstolpern 83
4.2.3 Synkopen 83
4.2.4 Zyanose 83

4.3 Der Weg zur Diagnose in der Kardiologie 84
4.3.1 Anamnese und körperliche Untersuchung 84
4.3.2 Elektrokardiogramm (EKG) 85
4.3.3 Belastungs-EKG 87
4.3.4 Langzeit-EKG 88
4.3.5 Echokardiografie 88
4.3.6 Myokardszintigrafie 90
4.3.7 Weitere bildgebende Verfahren 90
4.3.8 Herzkatheterdiagnostik 90
4.3.9 Herzmuskelbiopsie 93

4.4 Durchblutungsstörungen des Herzens 93
4.4.1 Koronare Herzkrankheit (KHK) 93
4.4.2 Akutes Koronarsyndrom und Herzinfarkt 96

4.5 Herzinsuffizienz 102
4.5.1 Akute Herzinsuffizienz 102
4.5.2 Chronische Herzinsuffizienz 102
4.5.3 Akutes Lungenödem 106

4.6 Herzrhythmusstörungen 107
4.6.1 Einführung 107
4.6.2 Extrasystolen 111
4.6.3 Tachykarde Herzrhythmusstörungen 112
4.6.4 Reizleitungsstörungen des Herzens 114
4.6.5 Bradykarde Herzrhythmusstörungen 115

4.7 Entzündliche Herzerkrankungen 116
4.7.1 Endokarditis 116
4.7.2 Myokarditis 117
4.7.3 Perikarditis 118

4.8 Kardiomyopathien 118

4.9 Herzklappenfehler 120
4.9.1 Übersicht 120
4.9.2 Mitralklappenstenose 121
4.9.3 Mitralklappeninsuffizienz 121
4.9.4 Mitralklappenprolaps 121
4.9.5 Aortenklappenstenose 121
4.9.6 Aortenklappeninsuffizienz 121

4.10 Herztumoren 121
4.10.1 Benigne Herztumoren 121
4.10.2 Maligne Herztumoren 122

4.11 Angeborene Herzfehler bei Erwachsenen 122
4.11.1 Überblick 122
4.11.2 Vorhofseptumdefekt 122

Literatur und Kontaktadressen 123

Pflegesituation

Hintergrund zur Pflegesituation

Pflegerisches Setting: von der häuslichen Umgebung in die stationäre Akutpflege
Patientin: Frau Marija Yankovich, 68 Jahre
Diagnose: akutes Koronarsyndrom, Vorhofflimmern

Ein Spaziergang mit Folgen

Die Auszubildende Mei Wang ist im zweiten Ausbildungsjahr und hat ihren Einsatz auf der kardiologischen Station. Sie begleitet am Morgen die Pflegefachfrau Monika Schneider beim Rundgang durch die Patientenzimmer. Im ersten Zimmer liegt Frau Marija Yankovich, eine 68-jährige Patientin mit Zustand nach Herzinfarkt. Frau Yankovich hatte vor drei Tagen plötzlich retrosternale Schmerzen in Ruhe. Da sie diese Art von Schmerzen nicht kannte, alarmierte sie den Rettungsdienst. Der Notarzt stellte im EKG eine ST-Streckenhebung fest und erfasste folgende Vitalparameter: Puls 167 Schläge/Min., Blutdruck 90/65 mmHg, Sauerstoffsättigung 89 %. Er verabreichte Frau Yankovich 6 Liter Sauerstoff über Mas-

ke, Morphin 4 mg, Heparin® 5.000 i.E. und ASS® 250 mg i.v. und wies sie in die nächstgelegene Klinik ein. Dort wurde sofort ein Troponin-T-Test durchgeführt (500 ng/L). Im Verlauf der Herzkatheteruntersuchung wurden ein Verschluss des RCX und mehrere Verengungen im RIVA festgestellt, welche mit Stents versorgt wurden. Nach der PTCA wurde ein erneuter Troponin-T-Test abgenommen (3.000 ng/L). Durch die schnelle Intervention besserte sich der Zustand der Patientin schnell. Ihr Puls lag bei 132 Schlägen/Min., der Blutdruck bei 130/80 mmHg und die Sauerstoffsättigung bei 96 %. Nach der Behandlung musste Frau Yankovich noch 48 Stunden zur Überwachung auf der Intensivstation bleiben, bevor sie gestern auf die kardiologische Station verlegt wurde.
Mei misst Frau Yankovich' Vitalzeichen und fragt sie, wie es ihr gehe. Frau Yankovich antwortet: *„Die letzten Tage waren ganz schön aufregend. Wissen Sie, ich war immer gesund. Manchmal, wenn ich mit unserm Hund Max spazieren gegangen bin, hatte ich schon mal Druck auf der Brust und Luftnot, aber ich habe gedacht, das käme vom Rauchen. Der Arzt hat mir jetzt erklärt, dass das von einer Verkalkung der Arterien kommt. Aber das wusste ich ja nicht. Als ich dann auf einmal diese starken Schmerzen in der Brust hatte, ohne dass ich mich bewegt hatte, wusste ich, dass etwas nicht stimmt."* Mei misst einen unrhythmischen Puls von 134 Schlägen/Min. und einen Blutdruck von 130/80 mmHg. Mei weiß, dass der Puls zu hoch ist, und gibt die Werte an Monika weiter. Diese entgegnet: *„Frau Yankovich hat ihr Metoprolol gerade erst genommen. Wir messen gleich noch einmal nach. Bei ihr wurde auf der Intensivstation zusätzlich ein Vorhofflimmern festgestellt, das aber keine Symptome verursacht hat. Es soll nun mit einer Kardioversion behandelt werden. Außerdem wird versucht, mit Apixaban® die Bildung von Blutgerinnseln im Herzen zu verhindern. Aber gut, dass du mich gleich über die zu hohen Werte informiert hast."*
Später unterstützen Mei und Monika Frau Yankovich bei der Grundpflege. Dabei äußert die Patientin: „Ich würde auch gerne mal wieder baden. Das habe ich die letzten Tage sehr vermisst." Doch Monika vertröstet sie: „Ihren Wunsch nach einem Bad kann ich verstehen. Aber bei der Herzkatheteruntersuchung wurde Ihre Leiste punktiert, deswegen empfehle ich Ihnen, noch ein paar Tage auf das Baden zu verzichten. Sie dürfen aber duschen."

Lernaufgaben:

1. Der Notarzt hat im EKG eine ST-Streckenhebung festgestellt.
   a. Nennen Sie die diagnostischen Methoden, die die Diagnose „Herzinfarkt" bestätigen.
   b. Definieren Sie die Begriffe „STEMI" und „NSTEMI" und erläutern Sie die Unterschiede.
2. Für Frau Yankovich stellt der Herzinfarkt ein einschneidendes Lebensereignis dar. Beschreiben Sie, worauf bei der Kommunikation mit lebensbedrohlich erkrankten Menschen zu achten ist.
3. Beraten Sie Frau Yankovich, wie sie sich nun, unmittelbar nach dem Infarktgeschehen, verhalten sollte. Gehen Sie besonders auf die Themen Mobilisation, Sport, Ernährung und Körperpflege ein. Nennen Sie außerdem Berufsgruppen, die Sie hinzuziehen könnten, um Frau Yankovich bestmöglich zu beraten.
4. Beschreiben Sie die pflegerischen Beobachtungsschwerpunkte bei einem Herzinfarkt.
5. Bei Frau Yankovich wurde ein Vorhofflimmern festgestellt, das bis jetzt symptomfrei verlief. Erläutern Sie, warum die Antikoagulation bei Vorhofflimmern so wichtig ist.
6. Nennen Sie die Symptome, die bei Frau Yankovich auf ein Vorhofflimmern hingedeutet haben könnten.

DEFINITION

Kardiologie: Teilgebiet der Inneren Medizin, das sich mit den Erkrankungen des Herzens und der herznahen Gefäße befasst. Hierzu gehören die Prophylaxe und Diagnostik dieser Erkrankungen (einschließlich der Durchführung von Herzkatheteruntersuchungen) sowie die medikamentöse, katheterinterventionelle Therapie (etwa die Aufdehnung einer verengten Koronararterie) und Elektrotherapie (z. B. Kardioversion/Defibrillation).

4.1 Pflege in der Kardiologie

Patienten mit kardiologischen Erkrankungen begegnen Pflegenden in allen Bereichen pflegerischer Arbeit, d. h. in der häuslichen Pflege, in Akutkrankenhäusern und in Rehabilitationskliniken. Abhängig von den genannten Bereichen liegt das Hauptaugenmerk der pflegerischen Betreuung auf der:

- Beobachtung und Bewertung der Vitalfunktionen
- Beobachtung und Einschätzung der allgemeinen Leistungsfähigkeit des Patienten
- Organisation der kardiologischen Diagnostik (➤ 4.3)
- Beratung und Schulung des Patienten zur gesundheitsfördernden Lebensgestaltung (➤ Abb. 4.1)
- Begleitung, Unterstützung und Anleitung für eine weitest mögliche unabhängige Lebensführung.

Die Pflege kardiologisch erkrankter Menschen umfasst dabei präventiv, kurativ, rehabilitativ und palliativ ausgerichtete Konzepte. Akute Notfälle wie auch die häufigen akuten Verschlechterungen bereits bekannter Herzerkrankungen fordern von den Pflegenden eine sorgfältige Patientenbeobachtung, rasches Eingreifen, Flexibilität sowie fundierte Fachkenntnisse. Die Maßnahmen zur Reanimation werden in ➤ Kap. 3 „Pflege in Notfallsituationen" behandelt.

4.1.1 Betroffene Menschen

Generell ist eine Erkrankung des zentralen Versorgungsorgans Herz für das gesamte Leben eines Menschen und seiner Angehörigen sehr folgenreich. Bei akut Erkrankten bestimmt oft die Angst vor der Bedrohung des Lebens das gesamte Denken und Fühlen. Auch nach Abklingen der Akutphase ist diese Angst meist unterschwellig vorhanden. Dazu kommt häufig eine (evtl. nur vorübergehende) Minderung der gewohnten Leistungsfähigkeit, die sich z. B. in Kurzatmigkeit (Dyspnoe) äußert. Manchen Patienten fällt es schwer, diese Veränderung zu akzeptieren. Dies kann zu physischer, aber auch psychischer Überforderung und dadurch zu einer Verschlechterung der Symptomatik führen.

Viele Betroffenen sehen sich damit konfrontiert, gesundheitsschädigende Verhaltensweisen aufzugeben (z. B. Mangel an körperlicher Bewegung, Nikotinabusus und unausgewogene Ernährung) und ihr Leben neu zu gestalten (z. B. Besuch einer Koronarsportgruppe). Eine Änderung langjähriger Gewohnheiten fällt erfahrungsgemäß vor allem beschwerdefreien oder älteren Menschen besonders schwer.

Altersgruppen und Begleiterkrankungen

Ältere Menschen bilden die Mehrheit der kardiologischen Patienten, wenn auch einige Erkrankungen in jedem Lebensalter auftreten können und Herzfehler immer angeboren sind.

Bei vielen Herzkranken bestehen weitere Erkrankungen, vor allem ein Diabetes mellitus und Gefäßerkrankungen. Eine der häufigsten Herzerkrankungen in den Industrieländern, die koronare Herzkrankheit (➢ 4.4.1), ist die Manifestation einer allgemeinen Gefäßerkrankung, nämlich der Arteriosklerose, am Herzen. Eine weitere sehr häufige Herzerkrankung, die Herzschwäche (Herzinsuffizienz ➢ 4.5), ist heute überwiegend Folge der koronaren Herzkrankheit oder des Bluthochdrucks, der ebenfalls zu Gefäßschäden überall im Körper führt. Patienten mit diesen Erkrankungen leiden deshalb häufig an Verengungen der gehirnversorgenden Arterien, sowie der Nieren- und Beinarterien.

4.1.2 Prävention

Gerade die in den Industriestaaten häufigste Herzerkrankung, die KHK (koronare Herzkrankheit) mit ihren Folgen Herzinfarkt und Herzinsuffizienz, ist einer Prävention gut zugänglich. Gerade unter dem Aspekt einer älter werdenden Bevölkerung kommt der Prävention von Herz-Kreislauf-Erkrankungen eine besondere Bedeutung zu. Einigen Herzerkrankungen, etwa der Endokarditis durch eine schwere bakterielle Infektion, kann jedoch nicht vorgebeugt werden.

Individuelle Risikoeinschätzung

Prävention von Herz-Kreislauf-Erkrankungen beinhaltet nicht nur das sonst übliche Konzept der Primär- und Sekundärprävention, sondern es wird das Konzept einer „lebenslangen Prävention" zugrunde gelegt. Ausschlaggebend für diese Präventionsstrategie sind Patienten, die zwar noch keine manifeste KHK oder vergleichbare Gefäßerkrankung haben, aber ein ebenso hohes Risiko, ein akutes kardiovaskuläres Ereignis wie einen Herzinfarkt zu erleiden.

> Bei der sog. **risikoadjustierten Prävention** wird nicht ein einzelner Risikofaktor betrachtet, sondern das Gesamt-Herz-Kreislauf-Risiko eines Patienten. Je höher das Gesamtrisiko, desto intensiver die Vorbeugemaßnahmen.

Zur individuellen, regelmäßigen Risikoeinschätzung von Personen über 40 Jahre werden die SCORE-Charts empfohlen. Relevante Indikatoren sind u. a.Alter, Geschlecht, Raucherstatus, Gesamtcholesterin und systolischer Blutdruck [1, 2].

Bei Hochrisikopatienten mit einem geschätzten 10-Jahres-Risiko für ein kardiovaskuläres Ereignis über 20 % bzw. einem Risiko über 5 %, an einem kardiovaskulären Ereignis zu sterben, sind neben einer Veränderung des Lebensstils in aller Regel Medikamente nötig.

Klassifikation der Risikofaktoren und präventive Maßnahmen

Für die Prävention wichtig sind insbesondere *beeinflussbare* Risikofaktoren, die das Risiko *stark* erhöhen. Unter diesem Aspekt können die kardiovaskulären Risikofaktoren in vier Klassen eingeteilt werden [3]:

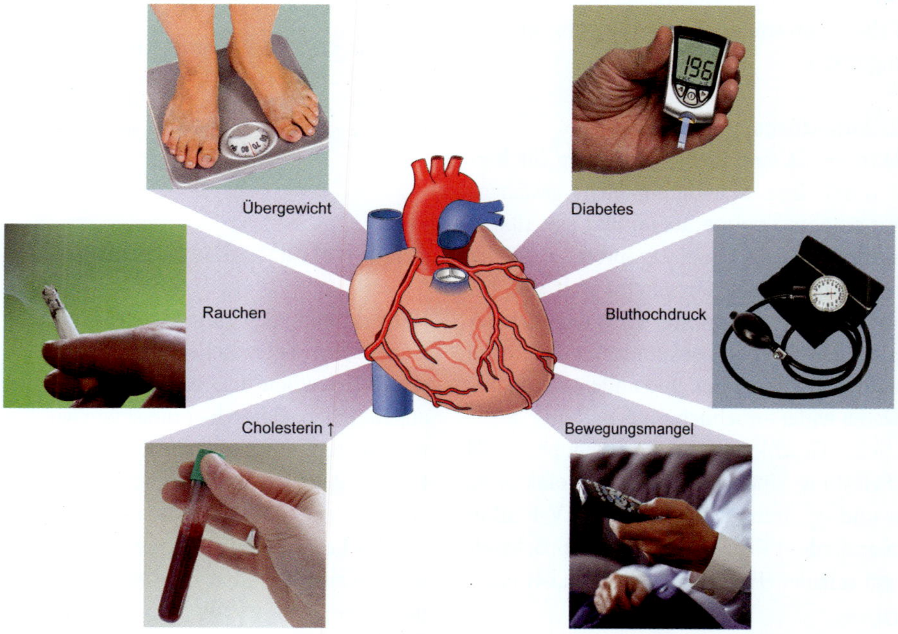

Abb. 4.1 Risikofaktoren der Klasse I und II sind Hauptansatzpunkt für präventive Maßnahmen. [Fotos: J787, Zeichnungen: L190]

Klasse-I- und -II-Risikofaktoren

Bei **Klasse-I-Risikofaktoren** sind ein kausaler Zusammenhang zwischen Risikofaktor und kardiovaskulärem Risiko sowie ein Nutzen vorbeugender Maßnahmen erwiesen. Dazu zählen:

- Rauchen. Rauchen ist der wichtigste *einzelne* Risikofaktor für kardiovaskuläre Erkrankungen. Selbst wenige Zigaretten täglich schaden. Entsprechend ist Rauchverzicht eine der vordringlichsten Maßnahmen (Nikotinentwöhnung ➤ 6.1.2)
- Bluthochdruck. Bluthochdruck lässt das kardiovaskuläre Risiko linear ansteigen, auch bei Älteren, ist aber gut behandelbar (➤ 5.4.1)
- Erhöhte Cholesterin-, insbesondere LDL-Cholesterin-Spiegel, im Blut (➤ 10.8.3). Sowohl der Anstieg des kardiovaskulären Risikos mit dem (LDL-)Cholesterin-Spiegel als auch der Nutzen einer Cholesterinsenkung sind gesichert.

Klasse-II-Risikofaktoren sind solche Risikofaktoren, deren Behandlung das kardiovaskuläre Risiko sehr wahrscheinlich mindert, vor allem:

- Diabetes mellitus (➤ 10.7). Studien konnten eine Risikoreduktion für Herzerkrankungen und Schäden der *großen* Gefäße durch strenge *Blutzucker*einstellung bislang nicht zweifelsfrei belegen, evtl. infolge Medikamentennebenwirkungen auf das Herz (gute Blutzuckereinstellung vermindert aber andere Diabeteskomplikation!). Diabetiker sind aber zweifellos Hochrisikopatienten für kardiovaskuläre Ereignisse, sodass *alle* Risikofaktoren bei ihnen angegangen werden sollten
- Niedriges HDL-Cholesterin (➤ 10.8.3)
- Übergewicht. Die Bedeutung isolierten Übergewichts (➤ 10.8.1) ist mäßig. Abbau von Übergewicht mindert aber andere kardiovaskuläre Risikofaktoren und entlastet das Herz
- Bewegungsmangel. Regelmäßige körperliche Aktivität wirkt sich in mehrfacher Hinsicht günstig auf den Stoffwechsel aus und senkt die KHK-Sterblichkeit. Empfohlen wird mindestens eine halbe Stunde täglich „an den meisten Tagen der Woche". Welche Sportart gewählt wird, ist weniger wichtig; bei bekannter Herzerkrankung sind aber Sportarten mit Belastungsspitzen wie etwa Ballsportarten ungünstig.

Klasse-III- und -IV-Risikofaktoren

Für **Klasse-III-Risikofaktoren** ist eine Risikominderung für kardiovaskuläre Ereignisse durch ihre Beseitigung nicht gesichert. Hierzu zählen z. B. isoliert erhöhte Triglyzeride im Blut (➤ 10.8.3) sowie ein erhöhter Homocystein-, CRP- oder Lipoprotein(a)-Spiegel. Der Konsum geringer Alkoholmengen scheint sich v. a. bei Männern günstig auszuwirken, bei kompletter Abstinenz ist das Risiko etwas erhöht, bei starkem Alkoholkonsum steigt das Risiko mit der Alkoholmenge an. Für Depressionen und andere psychosoziale Faktoren sind die Daten widersprüchlich.

Höheres Alter, männliches Geschlecht bzw. Postmenopause bei Frauen und familiäre Belastung sind eindeutige Risikofaktoren, aber nicht beeinflussbar und gehören daher zu **Klasse-IV-Risikofaktoren.** Hierzu zählen außerdem Risikofaktoren, deren Behandlung möglicherweise sogar schadet (Hormonsubstitution bei Frauen nach der Menopause).

Die **Prävention von Herz-Kreislauf-Erkrankungen** ist auf Klasse-I- und -II-Risikofaktoren zentriert. Dies bedeutet die Behandlung von Bluthochdruck (➤ 5.4.1), Diabetes mellitus (➤ 10.7), Fettstoffwechselstörungen (➤ 10.8.3) und Übergewicht (➤ 10.8.1) sowie eine umfassende Beratung zu einem gesunden Lebensstil mit Nikotinverzicht (➤ 6.1.2), ausreichend körperlicher Aktivität (➤ 10.8.1) und vollwertiger Ernährung (➤ 10.1.4, ➤ 10.8.1). Die Pflegenden machen auf die verschiedenen Informationsmöglichkeiten und lokalen Angebote (z. B. Sportgruppen der Vereine, Volkshochschulkurse, Krankenkassenseminare) aufmerksam und motivieren zu Änderungen des Lebensstils. Da gute Vorsätze, den Lebensstil von heute auf morgen komplett umzukrempeln, erfahrungsgemäß nicht lange durchgehalten werden, sind oft kleine, realistische Zwischenziele der bessere Weg.

4.1.3 Rehabilitation

Die **Rehabilitation** beginnt bereits im Krankenhaus, z. B. durch Information, Schulung und Beratung. Oftmals schließt sich an den Aufenthalt im Akutkrankenhaus (fast) unmittelbar eine Anschlussheilbehandlung (AHB) an.

Die Rehabilitation von Menschen mit Herzerkrankungen hat folgende Ziele:

- Die Steigerung der körperlichen Belastbarkeit und das Aufzeigen, welche Belastungen im Alltag möglich sind
- Die Erarbeitung und Umsetzung eines herzgesunden Lebensstils (➤ 4.1.4). Dazu zählen z. B. die Aufklärung über pathophysiologische Zusammenhänge und die Information über individuelle Risikofaktoren und deren bestmögliche Bekämpfung
- Die Akzeptanz der Herzerkrankung als chronischer Erkrankung und die Unterstützung bei der Angstbewältigung soweit möglich
- Die Vermittlung von Stressbewältigungstechniken
- Die Wiedereingliederung in Familie, soziales Umfeld und Beruf, ggf. mit beruflicher Umorientierung.

Case Management

Da der Verlust der allgemeinen Leistungsfähigkeit eine Sinn- und Lebenskrise auslösen kann, sollte die rehabilitative Pflege zur medizinischen, sozialen und beruflichen Wiederherstellung bereits im Akutkrankenhaus durch eine kompetent durchgeführte Überleitung einsetzen (➤ 1.2.5).

4.1.4 Patientenberatung

Herzerkrankungen können *angeboren* oder im Laufe des Lebens *erworben* sein. Entsprechend unterschiedlich geht der Betroffene mit seiner Krankheit um. Während der Lebensstil eines Kranken mit angeborenem Herzfehler meist von Kindheit an die Erkrankung berücksichtigt, muss sich ein Kranker mit einer erworbenen Herzerkrankung, erst an eine veränderte Lebensweise gewöhnen. Die Akzeptanz der Erkrankung und der Umgang damit wirken sich positiv auf das Leben mit der Erkrankung und der Umsetzung der Therapieziele aus. Hier sind Information und Beratung durch das therapeutische Team wichtig, um die Mitarbeit des Patienten an seiner Gesundung zu fördern. Schwerpunkte der Beratung bilden u. a. die

Ernährung, eine angemessene körperliche Aktivität, Nikotinverzicht, geringer Alkoholkonsum, die medikamentöse Behandlung und die Notwendigkeit regelmäßiger Kontrolluntersuchungen, jeweils einschließlich ihrer Bedeutung für den Verlauf der Erkrankung und damit den allgemeinen Gesundheitszustand.

Da der Patient etwaige Folgen der Herzerkrankung meist nur unzureichend ermessen kann, ist es oft sinnvoll, wenn sich die Pflegenden den Alltag des Patienten und die bisherigen bzw. erwarteten Einschränkungen beschreiben lassen. Erst dann können ein individuelles pflegerisches Beratungskonzept und Lösungsstrategien entwickelt werden.

Auch die Kontaktaufnahme zu Selbsthilfegruppen, Herz- bzw. Koronarsportgruppen (➤ Abb. 4.2) oder der *Deutschen Herzstiftung* kann für den Patienten hilfreich sein. Daneben gibt es regionale Organisationen wie die *Stiftung Bremer Herzen*, die viele Online-Informationen von Kochrezepten bis zu fachlichen Fakten zur Verfügung stellen. Adressen dazu stellen die Pflegenden zur Verfügung. Angeboten werden unter anderem Sprechstunden, Zeitschriften, Herz-Seminare/Vorträge, Reisen für Herzkranke, Gesprächsgruppen.

4.1.5 Beobachten, Beurteilen und Intervenieren

Bewegung

In der Akutphase einer Herzerkrankung steht die Entlastung des Herzens im Vordergrund. Entsprechend muss sich der Betroffene schonen und ist in seiner **Mobilität** teils erheblich eingeschränkt. Nach Abklingen der akuten Beschwerden entscheidet dann der Arzt in Abhängigkeit von Art und Schwere der Erkrankung, welche körperliche Belastung der Patient sich zumuten darf. Häufig wird zusammen mit einem Physiotherapeuten ein individueller Mobilisationsplan (➤ Tab. 4.3) erstellt, um die Herzleistung und die allgemeine Leistungsfähigkeit des Betroffenen wieder zu steigern.

Die pflegerische Beobachtung und Beurteilung bei der Mobilisation umfassen:

- Pulsfrequenz, Pulsrhythmus, Pulsqualität
- Blutdruck
- Haut bzw. Hautfarbe (Blässe, Zyanose, Kaltschweißigkeit)
- Atmung (Atemfrequenz, Atemintensität, Atemtiefe, evtl. Dyspnoe)
- Sauerstoffsättigung (S_PO_2)
- Mimik, Gestik und Sprache (z. B. Angst-, Schmerzäußerungen)
- Leistungsvermögen (z. B. selbstständige Körperpflege, Treppensteigen).

Alle pflegerischen Interventionen haben als Ziel, die Bewegungs- und Leistungsfähigkeit unter aktiver Mitwirkung des Patienten zu erhalten und zu fördern. Die hierfür geeigneten Maßnahmen werden innerhalb des interdisziplinären Behandlungsteams abgestimmt. Hierzu zählen z. B. eine angepasste Mobilisation oder Maßnahmen im Rahmen aller Prophylaxen (z. B. Dekubitus-, Sturz-, Kontraktur- und Pneumonieprophylaxe).

Atmung

Herzkranke Patienten leiden oft unter **Dyspnoe** (Atemnot), die in ausgeprägten Fällen bereits in Ruhe auftritt und dann typischerweise umso schlimmer ist, je flacher der Patient liegt. Erleichterung bringt hier eine Oberkörperhochpositionierung (30–45 Grad) bis hin zur **Herzbettlage** (➤ Abb. 4.3), bei der der Patient sowohl Füße als auch Hände abstützen kann.

Die pflegerische Beobachtung und Beurteilung der Atmung beziehen sich auf:

- Atemvolumen (Beurteilung z. B. anhand der Borg-Skala), Atemfrequenz (Zunahme wegen Sauerstoffmangel?), Atemgeräusche (z. B. Brodeln?), veränderte nächtliche Atmung (z. B. durch Schlafapnoe ➤ 6.12)
- Haut bzw. Hautfarbe (Blässe, Zyanose, Kaltschweißigkeit)
- Mimik und Gestik
- Sprache (z. B. abgehackt wegen Kurzatmigkeit).

Pflegerische Interventionen haben die Erhaltung bzw. Förderung einer ausreichenden Sauerstoffversorgung zum Ziel. Dazu zählen z. B. einfache Maßnahmen wie die Oberkörperhochpositionierung oder das Öffnen des Fensters, aber auch die Durchführung von Atemübungen im Rahmen der Pneumonieprophylaxe sowie alle Maßnahmen zur Mobilisation (Vertiefung der Atmung).

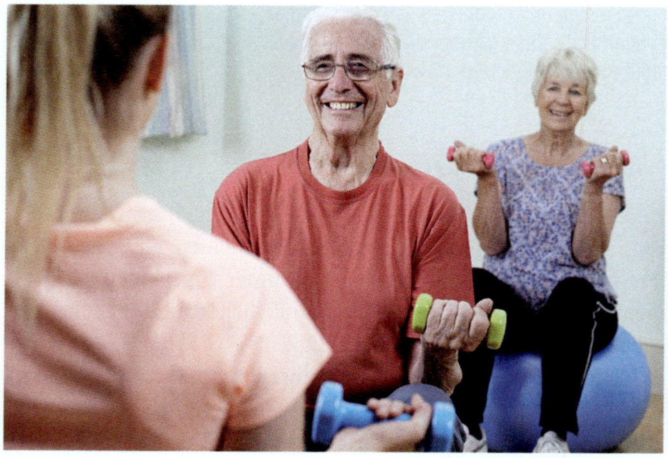

Abb. 4.2 Herzsportgruppen bieten unterschiedliche Möglichkeiten der Bewegung und des Ausdauersports. [J787]

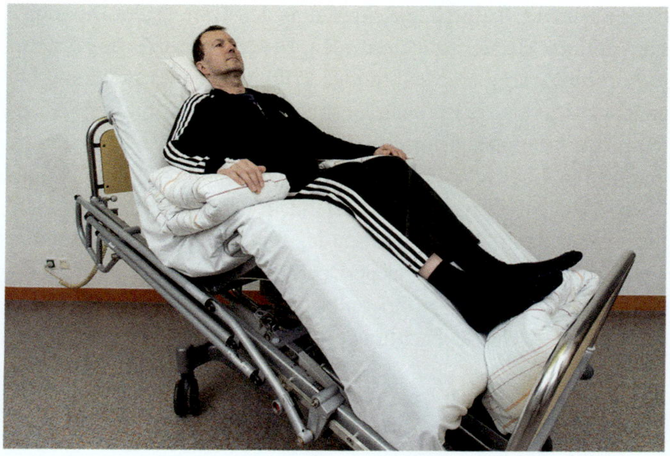

Abb. 4.3 Mit der Herzbettpositionierung kann der venöse Rückfluss des Bluts zum Herzen gesenkt werden. Sie ist eine Kombination aus Oberkörperhoch- und Beintiefpositionierung. [K115]

Körpertemperatur

Bei entzündlichen Herzerkrankungen (➤ 4.7) kann die Körpertemperatur rasch ansteigen und sehr hohe Werte erreichen. Ebenso ist beim Herzinfarkt eine Erhöhung der Körpertemperatur auf subfebrile oder febrile Werte möglich. Auch ein mäßiger Temperaturanstieg kann den Kranken durch die mit der **Temperaturerhöhung** einhergehende Steigerung der Herzarbeit gefährden.

Die pflegerische Beobachtung und Beurteilung der Körpertemperatur beinhalten:

- Temperaturkontrolle und -verlauf
- Haut (Schwitzen?), Hautfarbe (Blässe, Rötung).

Die pflegerischen Interventionen zur Temperatursenkung (➤ 16.3.1) beinhalten allgemeine Maßnahmen wie z. B. Wadenwickel sowie ggf. die medikamentöse Behandlung nach Arztanordnung. Es sollten prinzipiell keine Maßnahmen durchgeführt werden, die den Kreislauf stark belasten.

4

Ernährung

Viele Risikofaktoren für kardiovaskuläre Erkrankungen sind ernährungsabhängig (z. B. Übergewicht ➤ 10.8.1, Hyperlipoproteinämie ➤ 10.8.3) und können durch eine Ernährungsumstellung positiv beeinflusst werden.

Die ernährungsbezogene pflegerische Beobachtung und Beurteilung stützen sich auf:

- Ernährungszustand (➤ 10.1.4), Gewicht (➤ 10.8.1, ➤ 10.8.2)
- Ernährungsgewohnheiten, berufliche und familiäre Bedingungen
- Flüssigkeitshaushalt.

Bei der Intervention steht in der Akutphase oft im Vordergrund, eine gesunde und leichte, dem aktuellen Gesundheitszustand angepasste Ernährung zu gewährleisten. Später sind die Ernährungsberatung in Zusammenarbeit mit der Diätassistentin und regelmäßige Gewichtskontrollen besonders wichtig.

Ausscheidung

Eine Herzschwäche kann zu krankhaften Beinödemen führen, die den Patienten z. B. durch Einschränkung der Atmung, der Durchblutung und der Herzleistung gefährden. Die oft erforderliche körperliche Schonung und eine evtl. nötige Trinkmengenbeschränkung begünstigen das Entstehen einer Obstipation. Diese ist für den Patienten nicht nur unangenehm, sondern unter Umständen auch gefährlich: Durch eine abdominale Druckerhöhung während des Pressens beim Stuhlgang steigt der Widerstand in der Aorta, und das Herz muss mehr Kraft aufwenden, um das Blut aus der linken Kammer auszuwerfen. Die intrathorakale Druckerhöhung kann (zusätzliche) Atemnot auslösen bzw. zu einer plötzlichen Dekompensation führen.

Die pflegerische Beobachtung und Beurteilung der Ausscheidung erfassen:

- Flüssigkeitshaushalt: Dokumentation von Ein- und Ausfuhr
- Gewicht (Zunahme durch Flüssigkeitseinlagerung?)
- Haut (Ödem- bzw. Exsikkosezeichen), Schleimhäute
- Atmung (Brodeln durch Flüssigkeitseinlagerung?)
- Stuhlausscheidung (Obstipation?).

Die pflegerischen Interventionen umfassen zum einen die Bilanzierung der dokumentierten Ein- und Ausfuhr, um festzustellen, ob der Patient z. B. krankhaft Flüssigkeit einlagert. Zum anderen wird zur Erleichterung der Defäkation eine Obstipationsprophylaxe (➤ 7.2.7) durchgeführt. Schonende Ausscheidungshilfen wie Wickel (z. B. ein Kartoffelwickel auf den Unterbauch) oder orale Laxanzien sind belastenden Maßnahmen wie Einläufen vorzuziehen (Arztanordnung beachten).

Psychische Verfassung

Viele akut Herzkranke leben in ständiger Sorge um ihr Leben und sind dadurch in allen Lebensbereichen eingeschränkt. Sie haben z. B. Angst sich zu bewegen und dadurch eine akute Verschlechterung auszulösen, andererseits können sie sich infolge der Angst auch nicht entspannen und manchmal sogar kaum schlafen, weil sie Angst vor dem (Herz-)Tod im Schlaf haben. Die Akzeptanz der Herzerkrankung als chronische Krankheit und somit das Leben in einer steten Krise ist für die Patienten eine Herausforderung.

Die Beobachtung und Beurteilung der psychischen Verfassung des Patienten berücksichtigen:

- Angstsymptome (Schlaflosigkeit, Weinen, Lethargie, aber auch z. B. Tachykardie)
- Positive oder negative Bewertungen des Gesundheitszustands durch den Patienten
- Allgemeine Verfassung (Hoffnung, Zukunftspläne)
- Kooperationsgrad des Patienten.

Der Aufbau einer vertrauensvollen Beziehung zu den Betroffenen ist von großer Bedeutung. Die Pflegenden begegnen allen Äußerungen des Patienten mit Aufmerksamkeit und Wertschätzung, zeigen Gesprächsbereitschaft und Verständnis. Sie handeln auch in angstbesetzten oder gar kritischen Situationen möglichst ruhig, um etwaige Ängste des Patienten nicht zu steigern. Auf diese Weise wird dem Patienten das Gefühl gegeben, dass ihm jederzeit fachlich kompetent geholfen wird.

VORSICHT

Die von herzkranken Patienten geschilderten Symptome wie ein Druckgefühl im Thorax, Schmerzen hinter dem Brustbein, Atemnot, Herzklopfen oder -stolpern werden stets ernst genommen, da sie eine plötzliche, evtl. bedrohliche Zustandsverschlechterung ankündigen können. Dann informieren die Pflegenden unverzüglich den Arzt.

Alltagsbewältigung

Herzkrank zu sein kann für den Betroffenen eine massive Veränderung seiner bisherigen Alltagsgestaltung bedeuten. Einzelne Aktivitäten können eingeschränkt sein bzw. unter Umständen gar nicht mehr ausgeführt werden. Dazu zählt möglicherweise auch die Aufgabe der bisherigen beruflichen Tätigkeit.

Manchen Patienten fällt es sehr schwer, sich mit diesen Veränderungen abzufinden. Sie hadern mit der Situation, ziehen sich zurück oder reagieren gereizt. Von Angehörigen und Pflegenden ist daher Einfühlungsvermögen und Verständnis gefordert (chronische Krankheit ➤ 1.1.3). In Gesprächen können Möglichkeiten zur Fortführung einzelner Lebensgewohnheiten und zur Erhaltung der Lebensqualität aufgezeigt werden. Die Pflegenden unterstützen den Patienten dabei, Einschränkungen zu verarbeiten und neue Lebensziele zu entwickeln. Wesentliche Grundlage hierfür ist das krankheitsbezogene Wissen des Betroffenen um die Auswirkung von Risikofaktoren auf den Rehabilitationsprozess und die weitere Lebensplanung.

Kriterien zur Beobachtung und Beurteilung der Alltagsbewältigung sind z. B.:

- In welchem Maß kann der Patient seiner Erkrankung einen Sinn zuweisen?
- Ist der Patient in der Lage, mit seiner momentanen Situation umzugehen?
- Welche Möglichkeiten hat er, die Lage kognitiv zu verarbeiten und dabei Erkenntnisse für die weitere Lebensplanung abzuleiten?

Ziel der pflegerischen Intervention ist die Rückführung des Patienten in eine möglichst unabhängige Alltagsgestaltung z. B. durch Gespräche. Grundlage für das Gelingen der pflegerischen Interventionen ist eine gute, tragfähige Beziehung zwischen Patient und Pflegefachperson. Verfolgt wird dieses Ziel zudem in Zusammenarbeit mit anderen Mitgliedern des therapeutischen Teams (Psychologe, Sozialarbeiter etc.) und durch die Kontaktvermittlung zu Selbsthilfegruppen. Besonders zu berücksichtigen ist die enge Einbindung der Angehörigen, die oft genauso verunsichert sind wie der Patient selbst. Die Pflegenden beziehen sie daher von Anfang an mit ein, indem Sie sie z. B. ebenfalls beraten und informieren.

Der Patient erhält einen Herzpass oder Notfallausweis mit der Diagnose seiner Erkrankung, den einzunehmenden Medikamenten, der Adresse des behandelnden Arztes sowie der Telefonnummer für Notfälle.

4.1.6 Zentraler Venendruck (ZVD)

DEFINITION

ZVD *(zentraler Venendruck)*: Blutdruck im intrathorakalen Hohlvenensystem, gemessen in aller Regel in der V. cava superior unmittelbar vor dem rechten Vorhof. Maß für die Funktion des rechten Herzens und den Füllungszustand des venösen Systems. Normwert 2–12 cm H_2O (1,5–9 mmHg) mit geringen atemabhängigen Schwankungen.

Hauptindikation der ZVD-Messung ist die Kreislaufüberwachung bei Schwerkranken, z. B. bei Schock. Bei Hypovolämie (Volumenmangel) ist der ZVD erniedrigt, bei Hypervolämie, Herzinsuffizienz (v. a. Rechtsherzinsuffizienz ➤ 4.5.1, ➤ 4.5.2), Lungenembolie (➤ 6.10.1) oder Perikardtamponade (➤ 4.4.2) erhöht.

Die Pflegenden messen den ZVD auf ärztliche Anordnung. Voraussetzung ist ein ZVK, dessen Spitze in der V. cava superior knapp vor der Einmündung in den rechten Vorhof liegt. Der Patient liegt in flacher Rückenlage, der Nullpunkt (= Höhe des rechten Vorhofs = ⅖ der Brustkorbhöhe unterhalb des Sternums) ist am Brustkorb markiert. Unterschieden werden zwei Messverfahren, die aber letztlich auf dem gleichen Prinzip beruhen:

- **Die Messung mittels eines hydrostatischen Systems** (➤ Abb. 4.4). Das dreischenklige ZVD-Messsystem ist gefüllt und an den ZVK angeschlossen, die Infusionen sind gestoppt. Nach dem Nullabgleich durch Ausrichten des Messleistenzeigers auf den Nullpunkt und Durchspülen des Messsystems wird der Dreiwegehahn zwischen Messschenkel und ZVK geöffnet. Es kommt zu einem Druckausgleich zwischen Patienten und Messschenkel, der ZVD kann an der Wassersäule abgelesen werden
- **Die elektronische Messung mittels eines Druckwandlers (Transducers).** Heute werden in aller Regel Fertigsets verwendet, die sich in Zahl und Art der Komponenten (mit/ohne Transducer, mit/ohne Möglichkeit der invasiven arteriellen Druckmessung) sowie der Handhabung je nach Hersteller unterscheiden (Herstellerangaben beachten). Das vorbereitete System (Beutel mit NaCl 0,9 %, Druckmanschette, Druckmesssystem ➤ Abb. 4.5) wird an den ZVK angeschlossen. Der Nullpunkt wird wie oben dargestellt ermittelt und der Transducer auf Nullpunkthöhe angebracht. Infusionen, die über das gleiche ZVK-Lumen laufen, werden gestoppt. Dieser Schenkel sollte möglichst frei von anderen Infusionen oder Medikamenten (Perfusoren) gehalten werden. Der im Fertigset enthaltene Drei-

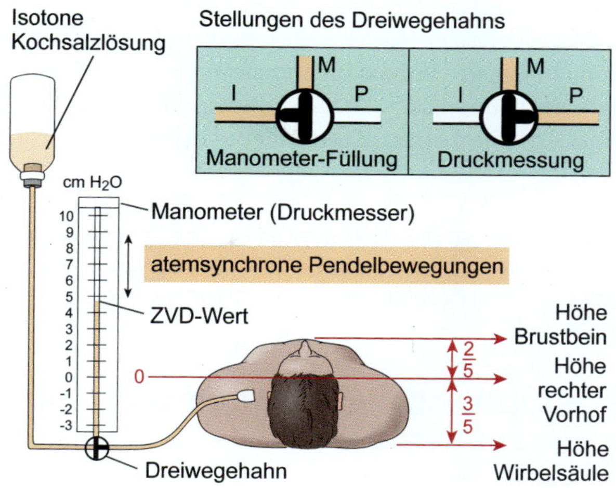

Abb. 4.4 Messprinzip der ZVD-Messung und ZVD-Messung mittels eines hydrostatischen Systems. Vor der ZVD-Messung werden der Patienten- und der Manometerschenkel des ZVD-Systems mit Flüssigkeit gefüllt. Der Bakterienfilter des Messschenkels darf dabei nicht mit Flüssigkeit benetzt werden. I = Infusions-Schenkel; M = Manometer-Schenkel; P = Patienten-Schenkel. [L190]

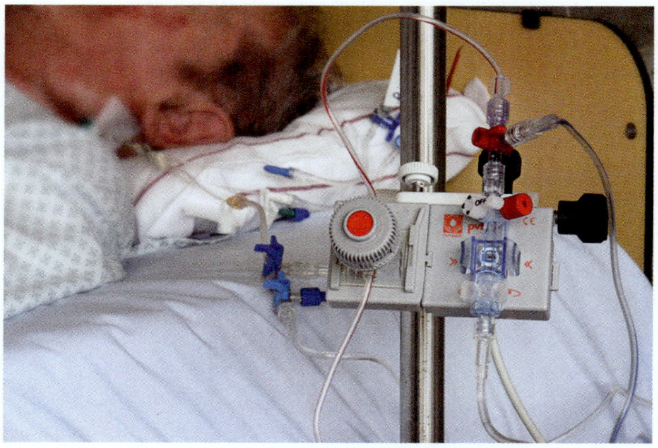

Abb. 4.5 Einweg-Druck-Transducer-/Monitoring-Set für die elektronische Druckmessung. [K115]

wegehahn wird zur Atmosphäre (zum Raum) hin geöffnet, der Nullabgleich erfolgt nach Herstellerangaben über eine Taste am Monitor. Danach wird der Dreiwegehahn zur Atmosphäre geschlossen und zum ZVK/Druckschlauch geöffnet. Die ZVD-Druckkurve wird dann auf dem Monitor sichtbar.

VORSICHT

ZVK-Lumen, über die eine Infusionsdauertherapie (z. B. Insulin- oder Heparingabe) erfolgt, dürfen nicht für die ZVD-Messung genutzt werden, da es dabei zu einer unbeabsichtigten Bolusgabe kommen kann.

4.2 Hauptbeschwerden und Leitbefunde des Herzpatienten

Atemnot (Dyspnoe) ➤ 6.2.1
Ödeme ➤ 9.13.1

4.2.1 Schmerzen im Thorax („Herzschmerzen")

DEFINITION

„Herzschmerzen": Im allgemeinen Sprachgebrauch alle Schmerzen in der linken Thoraxhälfte *(linksthorakal)* oder hinter dem Sternum *(retrosternal).* Können durch thorakale wie extrathorakale Erkrankungen bedingt sein.

Sorgfältige Anamnese und eingehende körperliche Untersuchung erlauben dem Arzt bei **Schmerzen im Thorax** oft bereits eine Ursacheneingrenzung.

Die Schmerzanamnese umfasst die aktuellen Beschwerden, zeitliches Auftreten und Verlauf (Seit wann? Allmählich oder plötzlich einsetzend? Dauerschmerz?), Lokalisation und Ausstrahlung, Schmerzcharakter (z. B. stechend oder dumpf?), Intensität und Begleitumstände (abhängig von Tageszeit, Körperposition, Bewegung, Belastung?).

Thoraxschmerzen können durch verschiedene Erkrankungen des Brustraums verursacht sein (➤ Tab. 4.1). Darüber hinaus können auch Erkrankungen der Wirbelsäule und Rumpfmuskulatur, des Ösophagus oder des Abdomens (➤ Kap. 8) zu Thoraxschmerzen führen.

Jeder akute „Herzschmerz" gilt bis zum Beweis des Gegenteils als bedrohlich. In vielen Häusern gibt es mittlerweile eine sog. **Chest Pain Unit** *(CPU, Brustschmerz-Einheit)* zur optimalen Versorgung von Patienten mit unklaren Thoraxschmerzen.

Pflege

Die Pflegenden achten auf Schmerzzeichen (Qualität des Thoraxschmerzes ➤ Tab. 4.1), Hautveränderungen (Zyanose), Bewusstseinszustand und psychische Verfassung des Patienten. Sie beobachten die Vitalzeichen und beurteilen die Messergebnisse (z. B. Bluthochdruck? Pulsabfall?).

Allgemeine pflegerische Maßnahmen sind:

- Sicher und beruhigend auftreten
- Oberkörperhochpositionierung durchführen
- Patienten Bettruhe einhalten lassen
- Beengende Kleidung lockern oder entfernen
- Arzt informieren
- Vitalzeichen weiter kontrollieren
- Für ausreichende Sauerstoffzufuhr sorgen, z. B. Fenster öffnen, Sauerstoff auf Arztanordnung geben
- Diagnostische und therapeutische Maßnahmen nach Arztanordnung durchführen, z. B. EKG anmelden, Bedarfsmedikation (z. B. Nitrolingual-Spray) verabreichen
- Sicherheit gewährleisten durch kontinuierliche Betreuung und Überwachung.

Tab. 4.1 Thoraxschmerzen („Herzschmerzen") können durch zahlreiche Erkrankungen bedingt sein, hier ein Überblick über die wichtigsten im Brustraum.

Krankheitsbild Details	Charakteristik des Thoraxschmerzes	Auslösende/bessernde Faktoren; Besonderheiten
(Stabile) Angina pectoris ➤ 4.4.1	Retrosternaler Schmerz mit Beklemmungs- und Engegefühl im Thorax. Ausstrahlung v. a. in linken Arm oder Hals, seltener rechten Arm, Rücken oder Oberbauch	Besserung innerhalb weniger Minuten durch Nitratgabe oder körperliche Ruhe
Akutes Koronarsyndrom ➤ 4.4.2	Plötzlich heftigster, anhaltender retrosternaler Schmerz. Häufig (Todes-)Angst, starke Unruhe, Übelkeit, Ausbruch kalten Schweißes	Keine, nur geringe und/oder zu spät einsetzende Besserung nach Nitratgabe oder Ruhe
Perikarditis ➤ 4.7.3	Über Stunden oder Tage anhaltende Schmerzen ähnlich Angina pectoris. Evtl. vorangegangener Infekt, Fieber	Schmerzverstärkung im Liegen, bei tiefer Einatmung, bei bestimmten Bewegungen. Besserung im Sitzen
Aortendissektion ➤ 5.5.9	Plötzlicher, reißender Brustschmerz, häufig in den Rücken ausstrahlend und nach unten „wandernd". Evtl. kurzer Bewusstseinsverlust, neurologische Ausfälle, fehlende Extremitätenpulse, zu niedriger Blutdruck	Meist arterielle Hypertonie bekannt, seltener Marfan-Syndrom (➤ 5.5.8)
Hypertensiver Notfall ➤ 5.4.2	Angina pectoris, Atemnot, evtl. Kopfschmerzen, Schwindel, Sehstörungen, Bewusstseinstrübung, zerebrale Krämpfe	Blutdruck ≥ 200/100 mmHg
Lungenembolie ➤ 6.10.1	Plötzliche atemabhängige Brustschmerzen. Husten, Atemnot, Zyanose, Tachykardie, evtl. Schocksymptome	Meist Schmerzverstärkung bei Einatmung. Auslöser oft Bewegungen, Anstrengung (z. B. Pressen)
Pleuritis ➤ 6.11.1	Starke atemabhängige Schmerzen, evtl. Ausstrahlung in Oberbauch oder Schulter. Schonatmung, Schonhaltung. Oft Fieber	Bei der Auskultation Pleurareiben
Pneumothorax ➤ 6.9	Einseitige, stechende Brustschmerzen, Atemnot, Hustenreiz, asymmetrische Atembewegungen	Einseitig fehlende Atemgeräusche

4.2.2 Herzklopfen, Herzrasen, Herzstolpern

Der Gesunde spürt seinen eigenen Herzschlag nur bei körperlicher oder psychischer Belastung oder wenn er bewusst darauf achtet. Die Wahrnehmung des eigenen Herzschlags, insbesondere in Ruhe, kann auf eine Herzerkrankung hinweisen:

- **Herzklopfen** *(Palpitation)* meint ganz allgemein das unangenehme oder verstärkte Spürbarwerden des eigenen Herzschlages
- Eine ausgeprägte Beschleunigung des Herzschlages (Tachykardie) bezeichnet der Patient als **Herzrasen.** Möglicherweise wird dem Betroffenen schwindelig oder er wird sogar bewusstlos (➤ 4.6.3)
- Extrasystolen (➤ 4.6.2) werden oft als **Herzstolpern** umschrieben.

Pflege

Manche Patienten sind es gewöhnt, ihr Herz zu „spüren", andere beunruhigt dies sehr. Die Pflegenden beobachten Pulsfrequenz, -rhythmus, -qualität, Blutdruck und Hautfarbe. Je nach Situation:

- Patienten bei Angst beruhigen und körperliche Anstrengung vermeiden
- Arzt benachrichtigen (lassen)
- Falls vorhanden, Patienten an Monitor anschließen oder EKG ableiten (Rhythmusstreifen)
- Bei Atemnot atemunterstützende Maßnahmen (➤ 6.1.5) durchführen, Sauerstoff nach Arztanordnung verabreichen (➤ 6.1.6)
- Bei drohendem Herz-Kreislauf-Stillstand (Puls extrem schwach, nicht zählbar oder > 180/min) Reanimation vorbereiten, ggf. unverzüglich reanimieren (➤ 3.2).

4.2.3 Synkopen

DEFINITION

Synkope: Plötzlicher Bewusstseinsverlust von Sekunden infolge einer vorübergehenden Mangeldurchblutung des Gehirns. Kurzzeitiger Bewusstseinsverlust anderer Ursache, etwa bei Epilepsie, ist keine Synkope.

Die Einteilung der **Synkopen** ist nicht einheitlich. Häufige Formen sind:

- Nerval vermittelte **Reflexsynkopen** mit der **vasovagalen Synkope** als häufigster Form, bei der z. B. Schreck oder langes Stehen reflektorisch zu Gefäßerweiterung und Bradykardie führen. Häufige Vorboten sind Blässe, Übelkeit, Schwäche, Ohrensausen, Sehstörungen und Schweißausbruch. Zu den Reflexsynkopen zählen auch Synkopen z. B. bei Husten oder Niesen sowie **Karotissinussynkopen** (➤ 4.6.5)
- Die **orthostatische Synkope** durch Aufstehen oder langes Stehen, v. a. bei Wärme. Durch unzureichende Gefäßengstellung „versackt" das Blut in den Beinen
- **Kardiogene** *(kardiovaskuläre)* **Synkopen.** Sie sind durch Herzrhythmusstörungen (Adams-Stokes-Anfall ➤ 4.6.4) oder strukturelle Herzerkrankungen (z. B. Herzinfarkt ➤ 4.4.2 oder hochgradige Aortenklappenstenose ➤ 4.9.5) bedingt.

Synkopen können durch Sturz zu Verletzungen führen und Zeichen einer ernstzunehmenden Herzerkrankung sein. Viele, insbesondere ältere Betroffene, schränken aus Angst ihre Aktivitäten ein, was die Lebensqualität mindert und in ausgeprägten Fällen zu einer zunehmenden Immobilität mit all ihren Folgen führt.
Deshalb wird jede Synkope diagnostisch geklärt, ggf. auch mittels technischer Untersuchungen (z. B. Echokardiografie, ➤ 4.3.5, Langzeit-EKG, ➤ 4.3.4, Kipptischuntersuchung/Schellong-Test, ➤ 5.4.3).

Pflege

Die pflegerische Beobachtung umfasst die Vitalzeichen, den Bewusstseinszustand und evtl. neurologische Ausfälle. Pflegerische Maßnahmen sind:

- Patienten sofort hinlegen (nicht hinsetzen), dabei Kopf tief und Beine erhöht positionieren *(Schockpositionierung)*
- Arzt und weitere Pflegefachpersonen informieren, dabei Patienten nicht allein lassen
- Weitere Maßnahmen auf Arztanordnung durchführen, z. B. EKG ableiten (lassen).

4.2.4 Zyanose

DEFINITION

Zyanose: Bläuliche Verfärbung der Haut und/oder Schleimhäute durch erhöhte Konzentration von nicht mit Sauerstoff beladenem (desoxigeniertem) Hämoglobin im Blut. Besonders gut sichtbar an Lippen und Akren (Finger-, Zehen-, Nasenspitze).

Bei der **zentralen Zyanose** (➤ Abb. 4.6) ist die arterielle O_2-Sättigung vermindert. Ursachen sind Lungenerkrankungen mit Behinderung des Gasaustausches, eine Lungenembolie oder Herzfehler mit *Rechts-Links-Shunt,* also Blutfluss von venöser zu arterieller Herzhälfte. Auch gut durchblutete Organe wie die Zunge sind zyanotisch.

Bei der **peripheren Zyanose** werden die Erythrozyten in der Lunge ausreichend mit Sauerstoff beladen (rote Zunge), dem Blut wird im Gewebe aber vermehrt Sauerstoff entzogen (erhöhte Sauer-

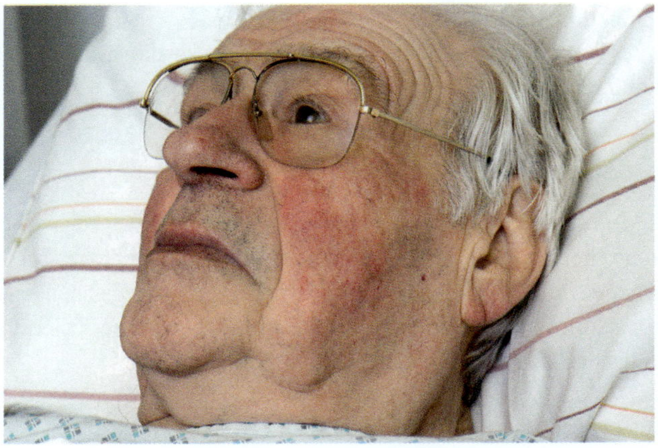

Abb. 4.6 Zyanose der Lippen und der Ohrläppchen bei einem Patienten mit chronischer Herzinsuffizienz. [K115]

4

stoffausschöpfung). Ursache ist meist eine verlangsamte Blutzirkulation, z. B. bei Herzinsuffizienz.

Da es erst bei mehr als 50 g desoxigeniertem Hb/l Blut zu einer Zyanose kommt, tritt sie bei Polyglobulie häufiger auf, bei Anämie trotz schlechter Sauerstoffversorgung der Gewebe hingegen kaum.

Häufiges Begleitsymptom der Zyanose ist Atemnot. Viele Patienten leiden außerdem unter Kopfschmerzen, Müdigkeit und Konzentrationsschwäche und frieren leicht.

Pflege

Insbesondere bei gefährdeten Patienten achten die Pflegenden bei allen Pflegemaßnahmen auf eine (zunehmende) Zyanose. Am besten können Veränderungen von Haut und Lippen während der Ganzkörperwäsche beurteilt werden.

Da Patienten mit einer Zyanose häufig frieren, sorgen die Pflegenden für ausreichende Wärme und Vermeidung von Zugluft bei Pflegeinterventionen. Weitere Pflegemaßnahmen richten sich nach der Grunderkrankung, die zu der Zyanose geführt hat.

Atemunterstützende Maßnahmen ➤ 6.1.5
Maßnahmen bei akuter Atemnot ➤ 6.2.1

4.3 Der Weg zur Diagnose in der Kardiologie

4.3.1 Anamnese und körperliche Untersuchung

Anamnese

Viele Symptome eines Herzkranken können vorübergehend auch beim Gesunden oder bei anderen Erkrankungen auftreten. Häufig nehmen die Betroffenen die Veränderungen zudem nicht wahr, weil sie langsam über Monate entstehen. Fragen zur Vorgeschichte erstrecken sich daher nicht nur auf die Leitsymptome (➤ 4.2, Ödeme ➤ 9.13.1, Atemnot ➤ 6.2.1), sondern z. B. auch auf:

- Vermehrtes nächtliches Wasserlassen (z. B. bei Herzinsuffizienz, aber auch bei Prostatavergrößerung oder großer Trinkmenge am Abend)
- Verminderte Belastungsfähigkeit, die z. B. auch bei Anämie oder Infektionen vorkommt.

Außerdem erfragt der Untersucher gezielt die kardiovaskulären Risikofaktoren (➤ 4.1.2).

Körperliche Untersuchung

Blutdruckmessung ➤ 5.3.2

Bei der körperlichen Untersuchung achtet der Untersucher besonders auf Ödeme oder eine Lebervergrößerung als Zeichen einer Herzinsuffizienz. Wichtig sind auch Hautfarbe, Atmung, Tolerieren des flachen Liegens und (Hals-)Venenfüllung.

Pulskontrolle

Obligater Bestandteil der kardiologischen Untersuchung ist die **Pulskontrolle.** Beim Gesunden liegt die **Pulsfrequenz** in Ruhe bei etwa 60–75/min, in hohem Alter etwas höher, bei Leistungssportlern niedriger.

Beim Pulstasten achtet der Untersucher außerdem auf:

- **Pulsrhythmus.** Normalerweise ist der Puls regelmäßig. Eine **respiratorische Arrhythmie** (Schnellerwerden des Pulses beim Ein- und Langsamerwerden beim Ausatmen) ist physiologisch. Alle anderen **Arrhythmien** (unregelmäßiger Puls) sind verdächtig auf eine Herzrhythmusstörung
- **Pulsqualität.** Der normale Puls ist weich und gut gefüllt. Bei arterieller Hypertonie oder arteriosklerotisch bedingtem Elastizitätsverlust der Arterien ist der Puls z. B. härter als normal, bei arterieller Hypotonie weich und schlecht gefüllt bis hin zum fadenförmigen Puls bei Schock
- **Pulsdefizit.** Kommen nicht alle Herzschläge in der Peripherie „an", so liegt die Pulsfrequenz unter der auskultatorisch feststellbaren Herzfrequenz. Ein solches Pulsdefizit tritt z. B. bei Extrasystolen (Extraschlägen des Herzens, ➤ 4.6.2) und bei der absoluten Arrhythmie bei Vorhofflimmern (➤ 4.6.3) auf.

Auskultation des Herzens

Die bei der Herztätigkeit erzeugten Schwingungen werden auf den Brustkorb übertragen, wo sie von außen mit einem Stethoskop zu hören sind (➤ Abb. 4.7, ➤ Abb. 4.8). Als **Herztöne** werden dabei in der Regel die kurzen Schallphänomene bezeichnet, die bei jeder Herzaktion auftreten.

Beim gesunden Erwachsenen lassen sich *zwei* Herztöne auskultieren:

- Den **ersten Herzton** hört man in der Anspannungsphase der Kammern (Kammersystole), deswegen heißt er auch *Anspannungston.* Er kommt durch den Schluss der Mitral- und Trikuspidalklappe sowie die ruckartigen Kontraktionen des Kammermyokards zustande, durch die das Blut in den Kammern in Schwingungen gerät
- Der **zweite Herzton** entsteht durch das „Zuschlagen" der Aorten- und der Pulmonalklappe. Er kennzeichnet das Ende der Systole.

Ein **dritter Herzton** während der Füllungsphase der Kammern (Diastole) ist bei (älteren) Erwachsenen in aller Regel krankhaft.

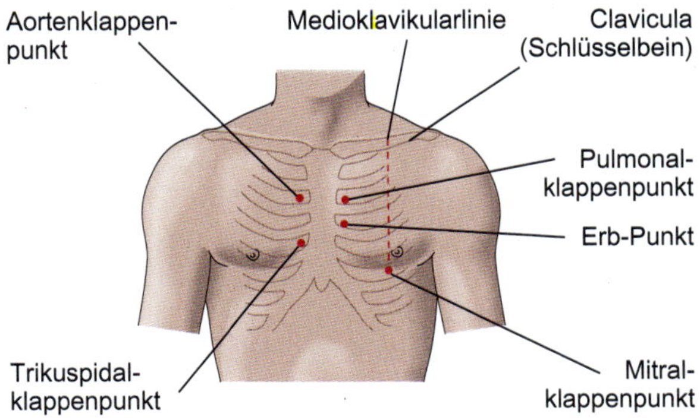

Abb. 4.7 Auskultationspunkte des Herzens. Eingezeichnet sind die Abbildungen (Projektionen) der Klappen auf die Thoraxwand und die besten Abhörstellen für die einzelnen Klappen. Am Erb-Punkt (3. ICR links neben dem Sternum) kann man sich am besten einen Überblick über alle Herztöne verschaffen. [L190]

Sind daneben weitere, meist länger dauernde Geräusche zu hören, werden diese als **Herzgeräusche** bezeichnet. Sie können auch beim Gesunden vorkommen, weisen jedoch oft auf einen gestörten Blutfluss hin, z. B. durch Herzklappenfehler.

Herzgeräusche

Lässt sich ein Herzgeräusch während der Kammersystole auskultieren, handelt es sich um ein **Systolikum,** ist es während der Kammerdiastole zu hören, um ein **Diastolikum.** Auch systolisch-diastolische Geräusche sind möglich.

Weitere Kriterien bei der Beurteilung eines Herzgeräusches sind beispielsweise, wo genau es am lautesten zu hören ist, ob es in (linke) Achsel oder Karotiden weitergeleitet wird und wie es sich verhält, wenn der Patient seine Körperlage verändert.

4.3.2 Elektrokardiogramm (EKG)

Bei der Weiterleitung des elektrischen Impulses im Herzen entsteht ein geringer Stromfluss, der sich bis auf die Körperoberfläche ausbreitet und dort messen lässt. Diese Stromflusskurve des Herzens heißt **Elektrokardiogramm** oder kurz **EKG.**

Das EKG gibt Auskunft über Herzrhythmus sowie Erregungsleitung und -rückbildung in der Arbeitsmuskulatur des Herzens (Myokard). Ist z. B. ein Teil des Myokards abgestorben (etwa nach einem Herzinfarkt ➤ 4.4.2), wird hier der Strom um das abgestorbene Areal herumgeleitet.

Das von der Körperoberfläche abgeleitete EKG heißt **Oberflächen-EKG,** im Gegensatz z. B. zum intrakardialen EKG (➤ 4.3.8).

Formen des (Oberflächen-)EKGs

Ruhe-EKG: „Routine-EKG" beim ruhigen Liegen, in aller Regel als 12-Kanal-EKG
Monitor-EKG: Zur kontinuierlichen Überwachung von Herzfrequenz und -rhythmus. Alarm bei Über- oder Unterschreiten voreinstellbarer Herzfrequenzen, außerdem sind plötzliche QRS-Verbreiterungen oder Extraschläge sichtbar. Eingeschränkte Detailerkennbarkeit, daher bei Auffälligkeiten 12-Kanal-EKG. Auch für den mobilen Einsatz verfügbar.
Telemetrie-EKG: Kleines EKG-Gerät, mit dem der Patient mobil sein kann und welches das EKG mittels eines eingebauten Senders an eine Überwachungsstation übermittelt, die ständig besetzt sein muss.
Belastungs-EKG: Zur Provokation von EKG-Veränderungen, die nur bei erhöhter Belastung des Herzens auftreten (Details ➤ 4.3.3).
Langzeit-EKG, Event-, Loop-Rekorder: Zur Erfassung nur zeitweilig vorhandener Rhythmusstörungen (Details ➤ 4.3.4).

Indikationen für ein EKG

Ein (Oberflächen-)EKG wird abgeleitet bei Verdacht auf Herzerkrankungen, zur Herzschrittmacherkontrolle (➤ 4.6.1), bei der Gesundheitsvorsorge, zur Überprüfung vor Operationen und als Monitor-EKG bei Notfall-Patienten, Intensiv-Patienten und während jeder Operation.

Pflege

Material

- EKG-Gerät mit zehn Elektrodenkabeln und EKG-Papier
- Saugelektroden oder selbstklebende Einmalelektroden
- Elektroden-Kontaktspray oder ggf. Elektroden-Gel
- Ggf. Einmalrasierer bei starker Brustbehaarung
- Ggf. EKG-Monitor.

Der Patient soll Oberkörper, Unterarme und Unterschenkel freimachen.

Durchführung

Um standardisierte und damit auswertbare Ergebnisse zu erhalten, sind die Punkte zur Ableitung der Herzströme genau definiert. Auf diesen Punkten werden die Elektroden angebracht. Auf Saugelektroden wird Elektroden-Kontaktspray oder eine andere leitfähige Flüssigkeit aufgetragen, selbstklebende Einmalelektroden enthalten das Gel unter der Folie. Haften alle Elektroden gut, werden sie mit den Ableitungen des Geräts verbunden. Dann kann das Gerät eingeschaltet und die Herzstromkurve abgeleitet werden.

Es gibt unterschiedliche Ableitungssysteme. Am gebräuchlichsten sind *Extremitäten-* und *unipolare Brustwandableitungen,* die üblicherweise im Standard- oder **12-Kanal-EKG** gemeinsam durchgeführt werden (➤ Abb. 4.8, ➤ Abb. 4.10).

Der Patient darf sich während der Ableitung des EKGs nicht bewegen, nicht sprechen und Metallteile des Bettgestells nicht berühren, da hierdurch die Impulsübertragung gestört wird und die Beurteilbarkeit des EKGs leidet. Das Bett des Patienten ist während der Durchführung des EKGs flach und auf Arbeitshöhe einzustellen. Bei Frauen sind die Brustwandelektroden nicht auf, sondern neben oder unter der Brust anzubringen (hausinterne Richtlinie beachten).

Kommt es zu „Verwacklungen" im EKG, obwohl der Patient ruhig im Bett liegt, kann es bei Elektrobetten helfen, den Stecker vor dem Schreiben des EKG aus der Steckdose zu ziehen.

Nachbereitung

- Qualität des EKGs beurteilen (Linien in der richtigen Position? Verwackelt? Wechselstromsignale? Fehlende Ableitung?)
- Ableitungen entfernen, dem Patienten Tücher zum Abwischen der Flüssigkeit geben (evtl. helfen) und ihn bitten, sich wieder anzuziehen (evtl. helfen)
- Auf dem EKG-Streifen Namen und Geburtsdatum des Patienten sowie Datum und Uhrzeit notieren bzw. auf dem Ausdruck überprüfen, Ableitungsmodus kennzeichnen, Besonderheiten (z. B. Beschwerden des Patienten) vermerken
- EKG an den Arzt weiterleiten, bei sichtbaren Auffälligkeiten sofortige Information des Arztes einleiten
- Saugelektroden und Gerät reinigen und desinfizieren, Einmalelektroden entsorgen
- Durchführung des EKGs dokumentieren.

Extremitätenableitungen nach Einthoven und Goldberger

Für die **Extremitätenableitungen** werden die Elektroden ca. 2 cm oberhalb der Fuß- oder Handgelenke angebracht und mit den Ableitungen des Geräts verbunden (Anschluss der Kabel ➤ Abb. 4.8). Der genaue Ort spielt keine entscheidende Rolle.

Bei den **bipolaren Extremitätenableitungen nach Einthoven** wird jeweils die Spannung zwischen zwei Extremitäten registriert. Die Ableitungen werden definitionsgemäß als Ableitungen I, II und III bezeichnet (➤ Abb. 4.8). Bei den **unipolaren Extremitätenableitungen nach Goldberger** wird die Spannung zwischen einer Extremität und einem „elektrischen Nullpunkt" gemessen. Der elektrische Nullpunkt wird durch Zusammenschluss von zwei Elektroden erreicht, benannt wird die jeweilige Ableitung nach der dritten, „empfindlichen" Elektrode (aVR = rechter Arm, aVL = linker Arm, aVF = linker Fuß, a = augmented = verstärkt).

Unipolare Brustwandableitungen nach Wilson

Für die **unipolaren Brustwandableitungen nach Wilson** (V_1–V_6) werden die Elektroden genau an folgenden Punkten angebracht und mit den Ableitungen des Geräts verbunden (➤ Abb. 4.8):

- V_1 = rechts parasternal (am Sternumrand) im 4. ICR (Interkostalraum)
- V_2 = links parasternal im 4. ICR
- V_3 = auf der 5. Rippe zwischen V_2 und V_4 (etwas oberhalb der Herzspitze)
- V_4 = in der linken Medioklavikularlinie (MCL) im 5. ICR links (Herzspitze, bei Patientinnen mit großen Brüsten wird die Elektrode unter der Brustfalte befestigt)
- V_5 = vordere Axillarlinie (am vorderen Rand der Achselhöhle) links in Höhe V_4
- V_6 = mittlere Axillarlinie links in Höhe V_4.

Die genaue Identifizierung des Interkostalraums (ICR) ist entscheidend für eine qualitativ hochwertige EKG-Ableitung.

Bei speziellen Fragestellungen, etwa zur genauen Beurteilung der Herzhinterwand oder des rechten Herzens, werden auf Arztanordnung noch weitere Ableitungen angelegt:

- V_7 auf der gleichen Höhe wie V_6, jedoch in der hinteren Axillarlinie
- V_8 in gleicher Höhe wie V_7 in der Mitte des Schulterblatts
- V_9 in gleicher Höhe wie V_7 links neben der Wirbelsäule
- V_{3R}–V_{6R} auf der rechten Körperhälfte spiegelbildlich zu V_3–V_6.

Üblicherweise werden auf der ersten Seite des EKGs die Extremitätenableitungen mit einem Papiervorschub von 50 mm/s (zur guten Detailerkennbarkeit) geschrieben, auf einer weiteren Seite die unipolaren Brustwandableitungen nach Wilson und zuletzt zwei weitere Seiten der Extremitätenableitungen, diesmal zur besseren Rhythmusbeurteilung mit 25 mm/s (hausinterne Richtlinien beachten). Wird das EKG mit 25 mm/s besonders lange ausgedruckt, um den Herzrhythmus besser beurteilen zu können, so wird dies als *EKG mit langem Rhythmusstreifen* bezeichnet. Auf mindestens einer Seite sollte eine Eichzacke (standardisierte Vergleichszacke) mitgeschrieben werden.

Auswertung des EKGs

Aus Form, Amplitude („Höhe") und Dauer der Zacken und Wellen (➤ Abb. 4.9, ➤ Abb. 4.10) ergeben sich neben Pulsfrequenz und Rhythmusqualität Hinweise auf die Funktion des Reizleitungssystems, Hypertrophie, abnorme Belastung der rechts- oder linksventrikulären Muskulatur, das Vorliegen eines frischen oder älteren Herzinfarkts, einer entzündlichen Herzerkrankung oder auch einer

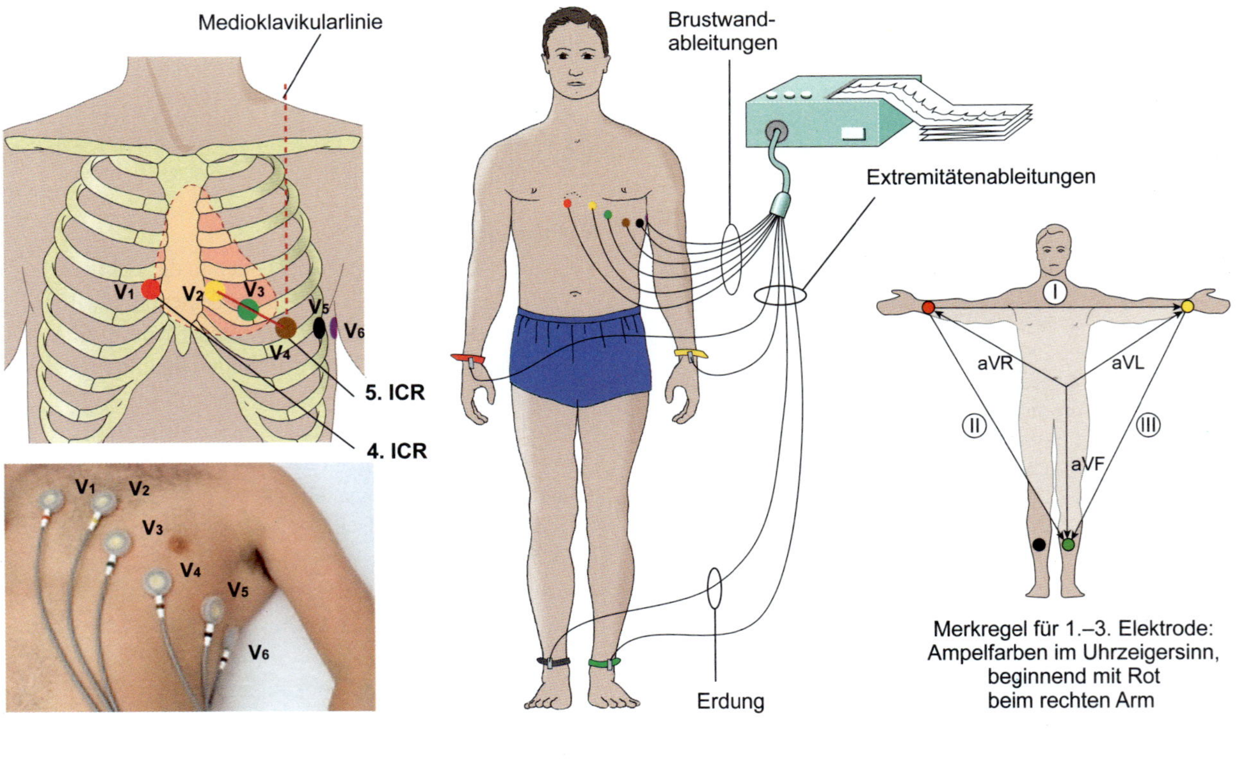

Abb. 4.8 Oben links und Mitte: Platzierung der EKG-Elektroden an der Brustwand und den Extremitäten.
Rechts: I, II, III = Bipolare Extremitätenableitungen nach Einthoven. aVR, aVL, aVF = Unipolare Extremitätenableitungen nach Goldberger. [L190]
Foto unten links: Korrekt angelegte Brustwandableitungen mit Saugelektroden. [K115]

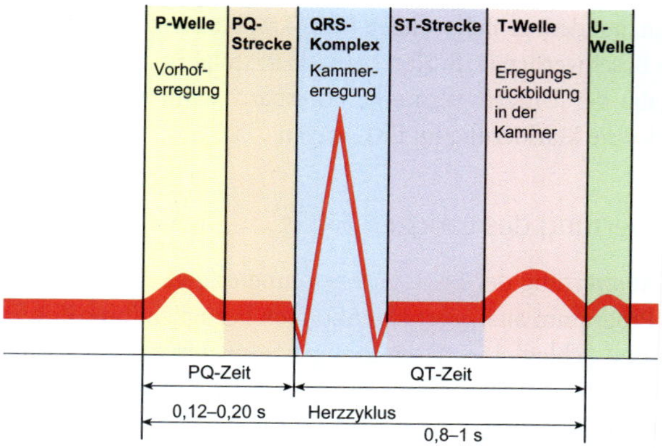

Abb. 4.9 Zacken, Wellen, Strecken und Komplexe im EKG (Ableitung II). [L157]

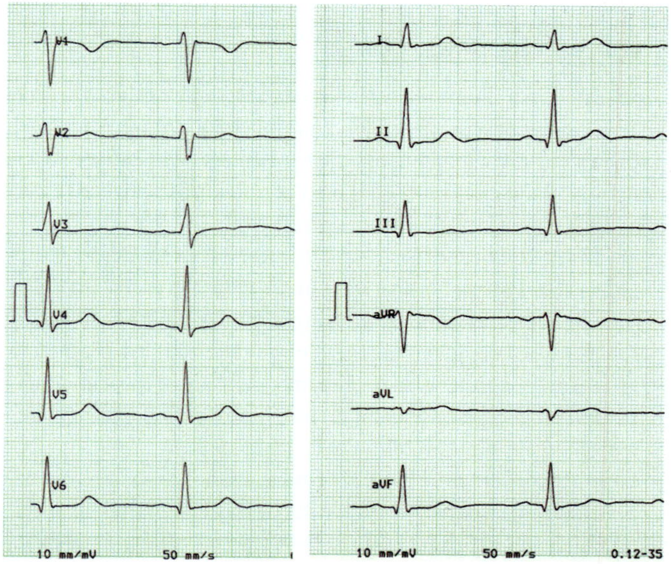

Abb. 4.10 Das Standard-EKG besteht aus den Standard-Ableitungen I, II, III, aVR, aVL, aVF und V1–V6. Hier der Normalbefund einer 24-jährigen Frau. [M181]

Elektrolytstörung. Auch in *welchen* Ableitungen die Veränderungen zu sehen sind, ist für den Arzt von Bedeutung, da hieraus Rückschlüsse auf die Lokalisation der Erkrankung möglich sind, z. B. Vorder- oder Hinterwandinfarkt.

4.3.3 Belastungs-EKG

Das Ruhe-EKG kann z. B. bei einer Verengung der Herzkranzgefäße (➤ 4.4.1) unauffällig sein, obwohl die Durchblutung des Herzens unter Anstrengung nicht mehr ausreicht. Beim **Belastungs-EKG** *(Ergometrie)* versucht man, durch eine an der Herzfrequenz orientierte Belastung einen erhöhten Sauerstoffverbrauch und damit EKG-Veränderungen zu provozieren, insbesondere Veränderungen der ST-Strecke oder Herzrhythmusstörungen.

Indikationen des Belastungs-EKGs

- Diagnostik und Therapiekontrolle von KHK (➤ 4.4.1), belastungsabhängiger Herzrhythmusstörungen oder Hypertonie
- Beurteilung der Leistungsfähigkeit nach Herzinfarkt, anderen kardialen Erkrankungen oder invasiven Eingriffen am Herzen
- Kontrolle der Leistungsfähigkeit von Gesunden bzw. des Trainingszustands von Sportlern.

Kontraindikationen

Ein Belastungs-EKG darf nicht durchgeführt werden bei ausgeprägter Hypertonie (➤ 5.4.1), schwerer Herzinsuffizienz (➤ 4.5), frischem Herzinfarkt (➤ 4.4.2), instabiler Angina pectoris (➤ 4.4.1), entzündlichen Herzerkrankungen (➤ 4.7), schweren Herzrhythmusstörungen (➤ 4.6) und fieberhaften Erkrankungen.

Durchführung des Belastungs-EKGs

Weit verbreitet ist die **Fahrrad-Ergometrie** im Liegen oder Sitzen, bei der der Patient während der gesamten Belastungszeit mit einer vorgeschriebenen Geschwindigkeit treten muss (➤ Abb. 4.11). Seltener wird die **Laufband-Ergometrie** eingesetzt, bei der der Patient auf einem Laufband geht.

Begonnen wird meist mit einer Belastung von 25–50 W. Die Belastung wird alle zwei Minuten um 25–50 Watt erhöht, bis der Patient 80–90 % der altersabhängigen maximalen Herzfrequenz (220 – Lebensalter) erreicht hat.

Die Ergometrie muss sofort abgebrochen werden bei Erschöpfung, stark zunehmender Atemnot, Erreichen der maximalen Herzfrequenz, Schwindel, Kopfschmerz, Zyanose, Angina pectoris, EKG-Veränderungen, die eine akute Schädigung des Herzens anzeigen, ausgeprägten Herzrhythmusstörungen, Blutdruckanstieg über 250/130 mmHg oder Blutdruckabfall.

Material

- (Fahrrad-)Ergometer
- EKG-Gerät mit Elektrodenkabeln und EKG-Papier
- EKG-Monitor
- Klebe- oder Saugelektroden, Elektroden-Kontaktspray
- Blutdruckmessgerät und Stethoskop
- Vorgefertigtes Formular zum Protokollieren.

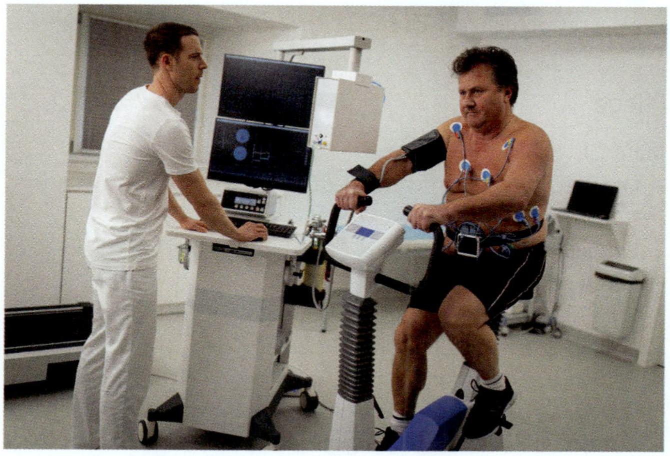

Abb. 4.11 Fahrrad-Ergometrie. [J751-118]

VORSICHT
Da bei jeder Ergometrie lebensbedrohliche Zwischenfälle auftreten können, müssen Notfallkoffer/-wagen, Defibrillator und Sauerstoffgerät immer bereitstehen. Das Belastungs-EKG darf nur in Anwesenheit eines Arztes durchgeführt werden.

Die Punkte zur Ableitung der Herzströme entsprechen im Prinzip denen des normalen Ruhe-EKGs. Damit der Patient aber beim Fahrradfahren nicht durch Kabel behindert wird, werden auch die Elektroden für die Extremitätenableitungen meist am Rumpf fixiert. Während der gesamten Belastung wird:

- Das EKG des Patienten (und damit auch seine Herzfrequenz) kontinuierlich aufgezeichnet
- In regelmäßigen Abständen (*ohne* Belastungsunterbrechung) ein EKG-Streifen ausgedruckt. Beschwerden des Patienten werden zum entsprechenden Zeitpunkt auf dem EKG-Streifen vermerkt
- Der Blutdruck des Patienten engmaschig kontrolliert.

Nach Belastungsende wird der Patient bis zur Normalisierung der Kreislaufwerte überwacht.

4.3.4 Langzeit-EKG

Häufig treten Herzrhythmusstörungen nur zeitweise auf und werden deshalb im Ruhe-EKG nicht erfasst. Dann werden die Herzströme über einen längeren Zeitraum, meist 24 h, in einem **Langzeit-EKG** abgeleitet. Da der Patient in dieser Zeit mobil sein und seinen gewohnten Tätigkeiten nachgehen soll, werden tragbare Langzeit-EKG-Rekorder verwendet, die die Herzströme kontinuierlich ableiten und auf eine Speicherkarte aufzeichnen.

Indikationen des Langzeit-EKGs

Das Langzeit-EKG dient vor allem:

- Der Erkennung, Klassifizierung und Verlaufskontrolle von Herzrhythmusstörungen
- Der Abklärung von Synkopen
- Der Schrittmacherkontrolle
- Bei Geräten mit ST-Strecken-Analyse-Funktion dem Nachweis stummer myokardialer Ischämien, die von Patienten selbst nicht bemerkt werden, jedoch zu ST-Strecken-Veränderungen führen.

Pflege

Material:

- Langzeit-EKG-Rekorder mit Befestigungsgurt/-band, Klebeelektroden
- Einmalrasierer, Alkohol zum Entfetten der Haut
- Pflaster.

An den Ableitungspunkten wird die Haut des Patienten ggf. rasiert, mit Alkohol entfettet und die Klebeelektroden angebracht. Dann wird die Übertragung der Herzströme geprüft, Elektroden und Kabel endgültig fixiert und der Rekorder eingeschaltet.

Der Patient soll sich während der Ableitzeit völlig normal verhalten (lediglich nicht duschen oder baden). Er erhält einen Protokollbogen, auf dem er Belastungen (z. B. Treppensteigen, Mobilisation) oder Beschwerden (z. B. Herzrasen, Herzstolpern, Schwindel) unter Angabe der Uhrzeit vermerkt. Alternativ kann er durch Knopfdruck eine Markierung im EKG setzen.

Auswertung des Langzeit-EKGs

Die Auswertung der EKG-Aufzeichnung erfolgt computergestützt. Das Programm analysiert alle Aktionen bezüglich ihrer Konfiguration und Schlagfolge. Abweichungen vom normalen Muster (z. B. verbreiterte QRS-Komplexe, Pausen, Tachykardien) werden angezeigt und können vom Arzt kontrolliert werden. Er kann auch das ganze EKG oder Ausschnitte auf dem Computermonitor oder als Ausdruck beurteilen.

Event- und Loop-Rekorder

Trotz der durch die neuen Speichermedien verbesserten Möglichkeiten werden seltene, aber evtl. bedrohliche Rhythmusstörungen nach wie vor nicht zuverlässig erfasst. Bemerkt der Patient solche Ereignisse, kann ein Event- oder ein Loop-Rekorder eingesetzt werden (die Nomenklatur ist hier nicht einheitlich):

- Ein **Event-Rekorder** *(Ereignis-Rekorder)* ist ein kleines EKG-Gerät, das der Patient bei sich trägt und bei Beschwerden auf die Brust drückt. Das Gerät leitet dann kurzzeitig ein EKG ab und speichert es. Wegen der Latenzzeit zwischen Aktivierung und EKG-Aufzeichnung werden allerdings sehr kurze Rhythmusstörungen möglicherweise nicht erfasst. Eine Kombination mit Datenweitergabe über Mobilfunknetz ist möglich
- **Loop-Rekorder** (➤ Abb. 4.12) sind sehr ähnlich dem oben dargestellten „klassischen" Langzeit-EKG. Das EKG wird kontinuierlich aufgezeichnet, aber nach 30 s wieder gelöscht. Gespeichert werden nur voreingestellte Auffälligkeiten oder wenn der Patient eine Taste drückt. Die Aufzeichnungsqualität ist besser als beim Event-Rekorder und es gibt keine Latenzzeit zwischen Aktivierung und EKG-Aufzeichnung. Allerdings wird der Patient durch Brustgurt oder Elektroden und Kabel beeinträchtigt. Loop-Rekorder sind auch in Miniaturform zur subkutanen Implantation am Thorax über 1–2 Jahre verfügbar. Die Daten können von außen gelesen werden. Auch bei Loop-Rekordern ist Telemetriefunktion möglich.

4.3.5 Echokardiografie

Die **Echokardiografie** *(Echo, Ultraschallkardiografie, UKG)* ist heute unverzichtbar in der Kardiologie. Sie hat z. B. die risikobehaftete Katheterdiagnostik bei der Untersuchung von Herzfehlern weitgehend verdrängt. Die Koronararterien sind allerdings nur abgangsnah darstellbar, sodass die Echokardiografie hier nicht weiterhilft.

Formen

Bei der **transthorakalen Echokardiografie** *(TTE)* wird ein Ultraschallkopf auf den Thorax aufgesetzt. Die Untersuchung umfasst im-

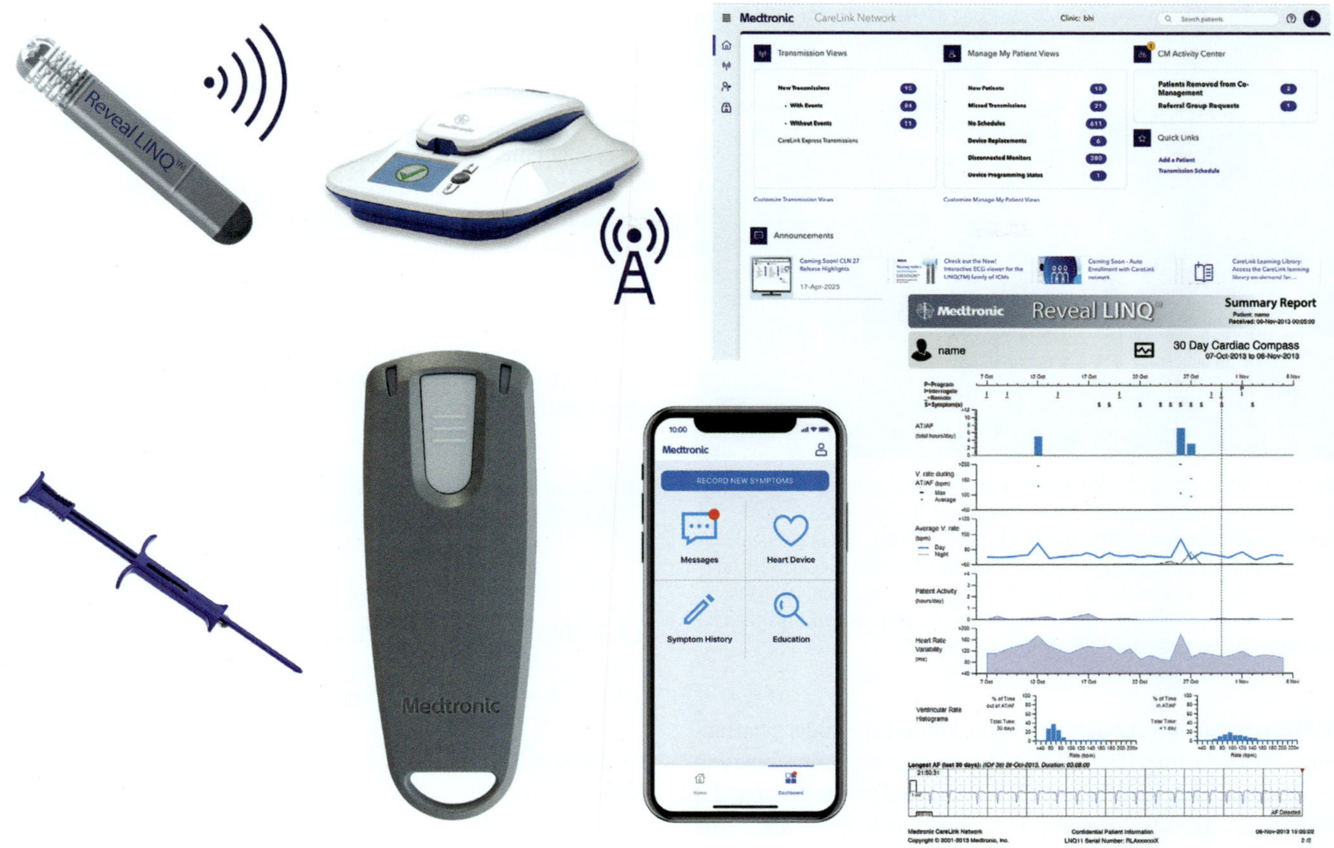

Abb. 4.12 System zur implantierbaren Langzeit-EKG-Überwachung mit Injektor, implantierbarem Herzmonitor, drahtloser Datenübertragung, Smartphone-App und webbasiertem Auswertungsportal (Used with the permission of Medtronic) [V170-4]

mer eine **2-D-Echokardiografie** (➤ Abb. 4.46) mit dem „typischen" schwarz-weißen Schnittbild in Echtzeit. Nach Betrachtung der Herzkammern und Bestimmung der **Ejektionsfraktion** (*Auswurffraktion* = Schlagvolumen dividiert durch enddiastolisches Ventrikelvolumen) wird ggf. auf die eindimensionale **M-Mode-Echokardiografie** zur besseren Darstellung der schnellen Klappen- und Herzwandbewegungen gewechselt. Die heutigen Geräte erlauben außerdem das Zuschalten eines farbkodierten Dopplers und Überlagerung der Informationen mit dem Schnittbild. Diese **Farb-Duplex-Echokardiografie** (➤ Abb. 4.46) stellt den Blutfluss im Herzen anschaulich und in Farbe dar (Prinzipien aller Verfahren ➤ 1.4.6).

Bei der **3-D-Echokardiografie** (➤ Abb. 4.13) wird zunächst eine 2-D-Echokardiografie mit motorgesteuertem Schallkopf durchgeführt. Danach verrechnet ein Computer die Bilder zu einer räumlichen Darstellung des Herzens aus jedem gewünschten Blickwinkel. Dies kann mittlerweile so schnell erfolgen, dass eine Echtzeitwiedergabe möglich ist, die als **4-D-Echokardiografie** bezeichnet wird.

Bei der **transösophagealen Echokardiografie** *(TEE)* wird ein Schallkopf in die Speiseröhre eingeführt. Insbesondere Vorhöfe (Gerinnsel?), Herzklappen und herznahe Gefäße können dadurch genauer dargestellt werden. Im Gegensatz zur transthorakalen Echokardiografie muss der Patient nüchtern sein und eine Einverständniserklärung unterzeichnen. Meist reicht eine Lokalanästhesie des Rachens, manchmal ist außerdem eine leichte Sedierung nötig. Eine Nahrungskarenz nach der Untersuchung ordnet der Arzt individuell an.

Die **Kontrastmittelechokardiografie** mit i. v.-Injektion spezieller Echo-Kontrastmittel (➤ 1.4.3) kann Defekte in der Herzscheidewand oder ein offenes Foramen ovale (vorgeburtlich physiologische Verbindung zwischen den Vorhöfen) mit großer Zuverlässigkeit aufdecken. Der Patient muss vor der Untersuchung eine Einverständniserklärung unterzeichnen und einen i. v.-Zugang erhalten.

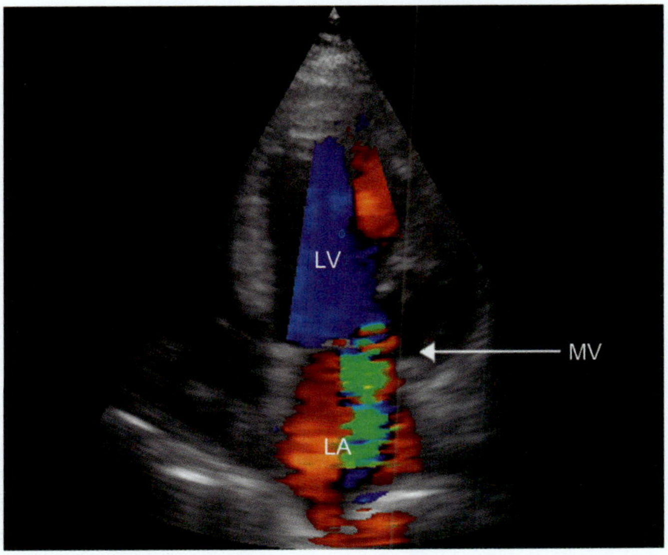

Abb. 4.13 3-D-Echokardiografie. [T828]

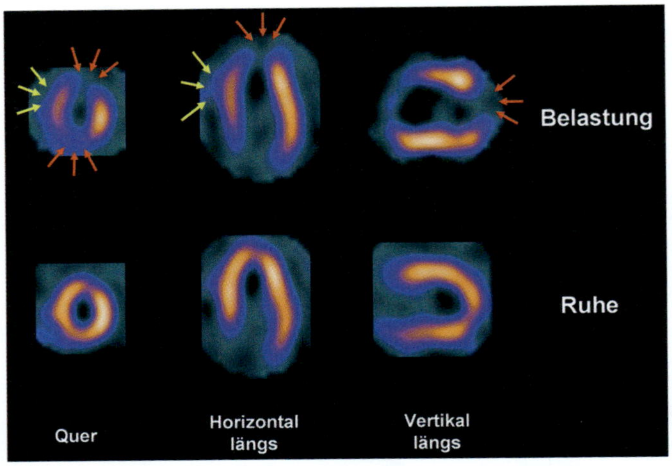

Abb. 4.14 Myokardszintigrafie bei einer Minderdurchblutung des Herzmuskels unter Belastung. Unter Belastung (oben) zeigen sich ausgeprägte Durchblutungsstörungen von Herzwand und Septum (farbige Pfeile), in Ruhe (unten) normalisiert sich die Durchblutung. Ein solcher Befund ist typisch für eine KHK, dieser Patient hatte eine Stenose der linken Koronararterie. Bei einem Infarkt ist die Durchblutung auch in Ruhe gestört, das Ruhebild zeigt dann die gleichen Aktivitätsdefekte wie das Bild unter Belastung. [M478]

Die **Stressechokardiografie** wird unter körperlicher oder pharmakologischer Belastung (Dobutamin, Adenosin, evtl. in Kombination mit Atropin) durchgeführt, um eine Durchblutungsstörung des Herzens zu erkennen (regionale Wandbewegungsstörung). Die Stressechokardiografie ist noch aussagekräftiger als das Belastungs-EKG, Komplikationen sind selten.

Indikationen

Indikationen der Echokardiografie sind insbesondere:

- Bestimmung der Größe der Herzhöhlen und des herznahen Anteils der Aorta
- Beurteilung von Struktur und Beweglichkeit des Myokards und der Herzklappen
- Suche nach einem Perikarderguss (➤ 4.7.3)
- Suche nach einer Emboliequelle
- Verdacht auf Aortendissektion (➤ 5.5.9)
- Verdacht auf eine Durchblutungsstörung des Herzens oder Herzinfarkt.

4.3.6 Myokardszintigrafie

Grundlagen der Szintigrafie und Pflege ➤ 1.4.5

Die **Myokardszintigrafie** stellt die Myokarddurchblutung bildhaft dar. Sie erfolgt heute meist als **Myokard-SPECT** (➤ 1.4.5). Werden die Aufnahmen EKG-getriggert *(gated SPECT)*, sind Aussagen über Auswurf- und Kontraktionsleistung der Herzmuskulatur möglich.

In aller Regel soll das *vitale* Myokard markiert werden. Meist wird die radioaktive Substanz am Ende einer körperlichen Belastung, z. B. einer Fahrradergometrie im Liegen, i. v. injiziert und verteilt sich dann entsprechend der Durchblutung im Herzgewebe. Während ein normal durchbluteter Herzmuskel eine gleichmäßige Anfärbung zeigt, kommt es bei einer Minderdurchblutung oder beim Herzinfarkt zu Bezirken verminderter bzw. fehlender Speicherung. Nach einigen Stunden oder am nächsten Tag (selten später) erfolgt eine zweite Aufnahme in Ruhe (*Ruhe-* oder *Redistributionsszintigramm*). Haben sich die unter Belastung sichtbaren Defekte in Ruhe „aufgefüllt", liegt eine reversible Durchblutungsminderung unter Belastung vor (➤ Abb. 4.14); sind die Defekte in Ruhe unverändert vorhanden, handelt es sich um einen Narbenbezirk.

Ob der Patient zur Untersuchung nüchtern sein soll oder nicht, wird unterschiedlich gehandhabt und ist den hausinternen Richtlinien zu entnehmen.

> Die **Myokardszintigrafie** weist relativ zuverlässig infarktbedrohte oder bereits geschädigte Herzmuskelbezirke nach.

4.3.7 Weitere bildgebende Verfahren

Röntgenleeraufnahme des Thorax

Die **Röntgenleeraufnahme des Thorax** (➤ Abb. 4.15) ermöglicht Aussagen über Herzgröße und -form sowie über benachbarte Strukturen wie Ösophagus, Lunge, Mediastinum und Aorta. Sie wird bei praktisch allen stationären Patienten zu Beginn des Krankenhausaufenthalts angefertigt. Eine besondere Vorbereitung des Patienten ist nicht erforderlich.

Computer- und Kernspintomografie

Modernste Mehrzeilen-Spiral-CT-Techniken ermöglichen mittlerweile eine Koronarkalkmessung und eine dreidimensionale Darstellung der Koronararterien *(CT-Angiografie = CTA der Koronararterien)*. Die Koronarkalkmessung scheint am ehesten hilfreich bei Patienten mit mittlerem KHK-Risiko zum KHK-Ausschluss. Die CTA kann bei Patienten mit akuten Thoraxschmerzen, die auch durch EKG, Echokardiografie und Blutuntersuchungen nicht geklärt werden können, Aorta, Koronar- und Lungenarterien in *einer* Sitzung darstellen *(Triple-rule-out-CT)*.

Auch die Kernspintomografie ist trotz Weiterentwicklungen in der Kardiologie nach wie vor von weit geringerer Bedeutung als in anderen Fachgebieten. Am ehesten relevant sind die **Cardio-MRT** zur Differenzierung von Myokarditis, Infarkt und Kardiomyopathie sowie zur genauen Darstellung bei Herzfehlern (➤ Abb. 4.46) und die **Stress-(Cardio-)MRT** nach medikamentöser Belastung bei der Frage nach einer KHK.

4.3.8 Herzkatheterdiagnostik

Die **Herzkatheterdiagnostik** ermöglicht genaue Aussagen über viele Herzerkrankungen. Für die koronare Herzerkrankung z. B. ist sie bislang unersetzlich und erlaubt über die Diagnostik hinaus auch die

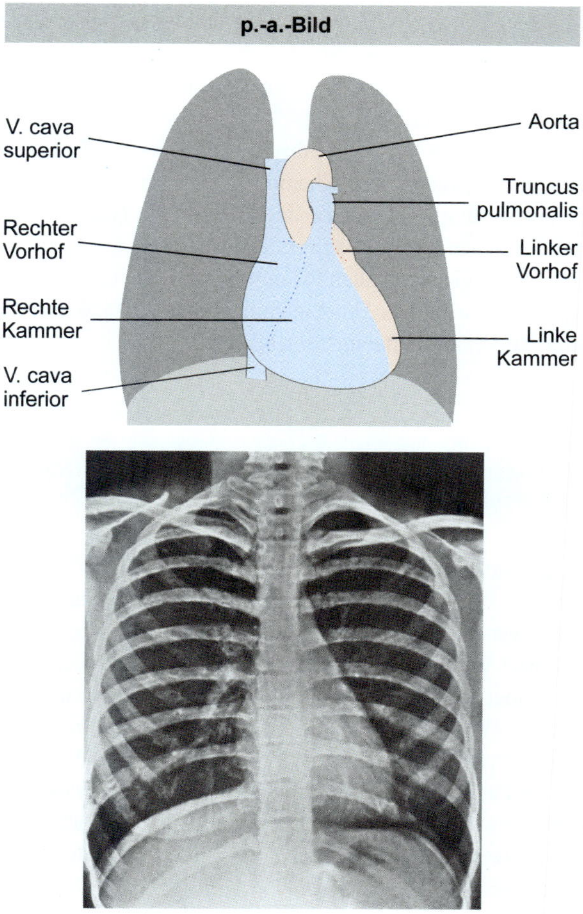

Abb. 4.15 Röntgenbild des Brustkorbs einer Frau von vorn (p.-a.-Bild = posterior-anterior). Die Herzform im Röntgenbild gibt einen groben Anhalt über die Größe der einzelnen Herzabschnitte. Abweichungen von der Norm deuten auf eine Herzerkrankung, z. B. Herzinsuffizienz oder Klappenfehler, hin. Die normale Struktur der Lunge ist als feine Zeichnung sichtbar, bei Lungenstauung ist sie vermehrt. Seitbilder ➤ Abb. 6.18. [L190, M507, T479]

Erweiterung zum therapeutischen Eingriff (interventionelle Therapie, ➤ 4.4.1). Ihr Nachteil liegt in ihrem Komplikationsrisiko.

Rechtsherzkatheteruntersuchung

Bei der **Rechtsherzkatheteruntersuchung** (oft kurz *Pulmonaliskatheter*) werden mit einem speziellen Herzkatheter Messungen oder Kontrastmitteldarstellungen im *rechten Herzen* vorgenommen.

Der Rechtsherzkatheter wird unter EKG-Monitoring eingeführt. Nach Punktion einer Vene (V. basilica, V. jugularis interna, V. subclavia oder V. femoralis) wird der Katheter bis zum rechten Vorhof vorgeschoben und (bei der häufigen *Einschwemmkatheteruntersuchung*) der an seinem Ende befindliche Ballon mit Luft gefüllt, sodass er über den rechten Vorhof und die rechte Kammer in eine Lungenarterie eingeschwemmt wird (➤ Abb. 4.17). Auf ihrem Weg durch das rechte Herz bis zur Lungenarterie misst die Katheterspitze den Druck im rechten Vorhof, in der rechten Kammer und in der A. pulmonalis. Bei geblocktem Ballon kann darüber hinaus der distal des Ballons herrschende **pulmonalarterielle Verschlussdruck** (*pulmonary capillary wedge pressure*, kurz *PCWP*, engl.

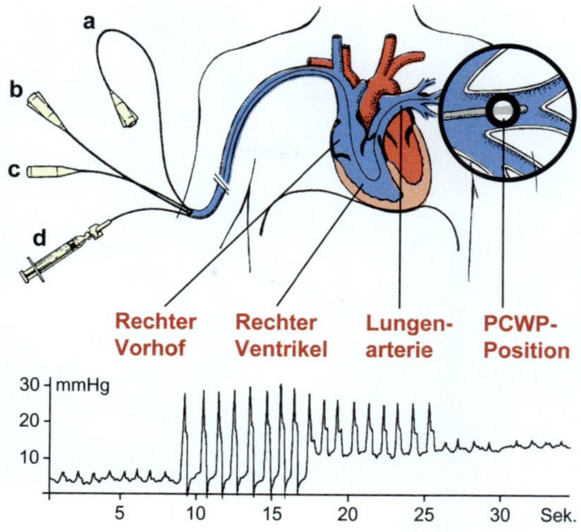

a distales Lumen (rot) zur Messung des Pulmonalarterien- bzw. Kapillardruckes
b proximales Lumen (blau) zur Messung des ZVD bzw. rechtsatrialen Druckes
c elektrische Zuleitung zum Temperaturfühler (liegt proximal des Ballons an der Katheterspitze)
d Lumen zum Auffüllen des Ballons mit Luft

Abb. 4.16 Rechtsherzkatheteruntersuchung mit einem Swan-Ganz-Ballonkatheter zur Messung der Drücke im kleinen Kreislauf und zur Bestimmung des Herzzeitvolumens. Das charakteristische Aussehen der jeweiligen Druckkurven ermöglicht außerdem eine Lagekontrolle des Katheters (PCWP siehe Text). [L190]

wedge = Keil) gemessen werden, der in etwa dem Druck im linken Vorhof entspricht. Bei Verwendung spezieller, mit Temperaturfühlern ausgestatteter Katheter *(Swan-Ganz-Katheter)* kann durch die Injektion einer genau definierten Menge von gekühltem NaCl 0,9 % und der hieraus resultierenden Abkühlung des Blutes das Herzzeitvolumen berechnet werden (➤ Abb. 4.16).

Die Rechtsherzkatheteruntersuchung ist technisch einfacher als die Linksherzkatheteruntersuchung und wird auf vielen Intensivstationen zur Kreislaufüberwachung eingesetzt. Der Katheter hat dann mehrere Lumina und kann neben der Druckmessung gleichzeitig als ZVK für eine Infusionstherapie genutzt werden. Bei einer einmaligen Rechtsherzkatheteruntersuchung wird er nach Dokumentation der Messwerte wieder entfernt.

Komplikationen der Rechtsherzkatheteruntersuchung sind Hämatome, Pneumothorax bei der Punktion der V. subclavia, Thrombosen, Lungenembolien, Lungenblutungen (extrem selten), Infektionen, Herzrhythmusstörungen, Perikardtamponade bei Per-

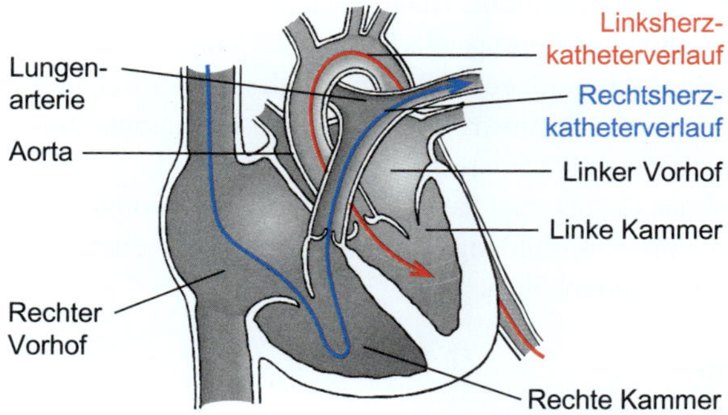

Abb. 4.17 Katheterverlauf bei Rechts- und Linksherzkatheteruntersuchung. [L190]

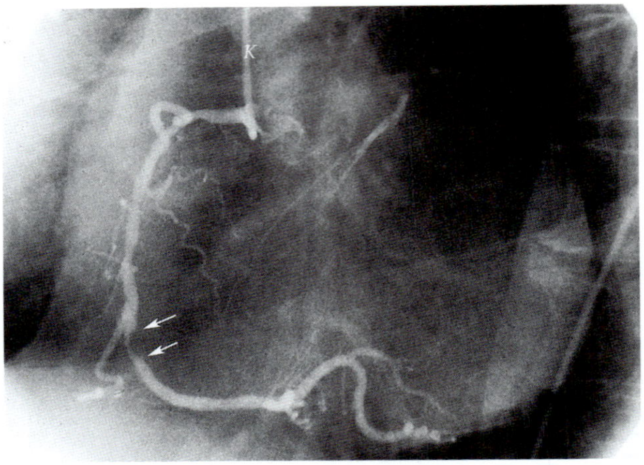

Abb. 4.18 Koronarangiografie (Schrägposition) bei KHK mit hochgradiger Einengung der rechten Koronararterie (Pfeile). Koronararterien von vorne ➤ Abb. 4.22 [T451]

foration des Myokards und ein Lungenarterienverschluss, wenn der Ballon zu lange aufgeblasen bleibt.

Die Untersuchung erfordert das (schriftliche) Einverständnis des Patienten.

Linksherzkatheteruntersuchung und Koronarangiografie

Bei der **Linksherzkatheteruntersuchung** (➤ Abb. 4.17) wird der Katheter nach Punktion der A. femoralis (alternativ: A. brachialis, A. radialis) in der Leiste *retrograd,* also entgegen dem Blutstrom, über die Aorta bis in die linke Herzkammer oder an den Ursprung einer Koronararterie vorgeschoben. Dabei kann neben einer Druckmessung unter Röntgendurchleuchtung Kontrastmittel in die proximale Aorta, die linke Herzkammer oder die Koronararterien gespritzt werden (**Aortografie, Laevokardiografie** bzw. **Koronarangiografie** ➤ Abb. 4.18), um festzustellen, wie undicht die Aortenklappe ist (➤ 4.9.5), wie gut das Herz pumpt oder ob Herzkranzgefäße verengt oder verschlossen sind (➤ 4.4.1, ➤ 4.4.2). Die kontrastmittelgefüllten Gefäße stellen sich dar, Stenosen oder Verschlüsse werden als Kontrastmittelaussparungen bzw. -abbrüche sichtbar. Speziellen Fragestellungen vorbehalten ist die **Koronarsonografie** *(intravaskulärer Ultraschall, IVUS)* mit winzig kleinen Schallköpfen.

Die **Komplikationen der Linksherzkatheteruntersuchung** bestehen in:

- Kontrastmittelzwischenfällen (➤ 1.4.3)
- Herzrhythmusstörungen (z. B. Kammerflimmern), Herzinfarkt
- **Perikardtamponade** bei Perforation des Myokards (*Herzbeuteltamponade,* allgemein Flüssigkeits-, hier Blutansammlung im Herzbeutel mit Kompression des Herzens)
- Lokalen Gefäßkomplikationen (v. a. Blutung, thrombotischer Verschluss, Ausbildung eines Aneurysmas oder einer AV-Fistel)
- Arteriellen Embolien.

Pflege

Vor der Untersuchung:

- Blutuntersuchungen auf Arztanordnung organisieren
- Materialien für einen periphervenösen Zugang vorbereiten (➤ 1.5.5)
- Je nach hausinternem Standard linke und rechte Leistengegend (falls Punktion an einer Seite fehlschlägt) rasieren, gleichzeitig auf Hautveränderungen (z. B. Eiterpusteln, Pilzinfektion) sowie Leisten- und Fußpulse achten
- Patienten unmittelbar nach Abruf noch einmal die Toilette aufsuchen und dann ein Flügelhemd anziehen lassen. Hat der Arzt ein Beruhigungsmittel angeordnet, so erfolgen Toilettengang und Umziehen unmittelbar vor dessen Gabe
- Patienten im Bett mit allen Patientenunterlagen (aktuelles EKG, Ergebnisse vorheriger Untersuchungen, Einverständniserklärung, Kurve) zur Untersuchung bringen.

Vor einer Linksherzkatheteruntersuchung die Fußpulse an beiden Füßen ertasten und die Palpationsstellen mit einem wasserfesten Stift markieren. So können sie nach der Untersuchung bei der (seitenvergleichenden) **Fußpulskontrolle** zuverlässig wieder gefunden werden.

Nach der Untersuchung:

- Muss der Patient nach Punktion der A. femoralis für eine vom Arzt festzulegende Zeit strenge Bettruhe einhalten (hausinternen Standard bzw. Untersuchungsprotokoll beachten). Die Dauer der Bettruhe hängt prinzipiell vom Durchmesser der verwendeten Schleuse oder der Art des Katheters und des gewählten Verschlusssystems ab (z. B. Vasoseal® oder Verschluss mittels Gefäßnaht)
- Hat der Patient meist einen Druckverband. Der Patient wird dann so positioniert, dass dieser Druck immer aufrechterhalten wird und die Fersen frei liegen; der Patient muss das Bein mit dem Druckverband gestreckt halten. Der Druckverband wird nach kliniküblichem Standard auf Zeichen einer Nachblutung kontrolliert und vom Arzt entfernt. Nach Verschluss der Punktionsstelle mit einem Vasoseal®-Pfropf wird evtl. nur ein Schnellverband angelegt, den die Pflegenden dann regelmäßig inspizieren
- Werden die Vitalzeichen engmaschig überprüft
- Werden die Fußpulse zur Früherkennung einer Durchblutungsstörung anfangs halbstündlich, dann stündlich getastet; dabei wird auch die Haut des punktierten Beines beurteilt (Blässe, Kälte?). Dasselbe gilt für die Hand nach Punktion der A. radialis
- Darf der Patient meist sofort trinken und essen (Arztanordnung). Ist keine Flüssigkeitsbeschränkung (etwa bei Herzinsuffizienz) angeordnet, soll der Patient reichlich trinken, um die Kontrastmittelausscheidung zu beschleunigen. Die Pflegenden bzw. der Patient achten auf eine ausreichende Ausscheidung
- Wird der Patient gebeten, sich bei Kribbeln im Bein, Pelzigkeit oder Schmerzen sofort bei den Pflegenden zu melden
- Wird der Patient informiert, dass er die Punktionsstelle in den nächsten Tagen nicht belasten soll (z. B. durch das Heben von schweren Gegenständen, oder beim Pressen bei der Defäkation).

Elektrophysiologische Untersuchung

Die **elektrophysiologische Untersuchung** *(EPU)* ist eine invasive Untersuchungsmethode zur Abklärung unklarer Synkopen (➤ 4.2.3) sowie v. a. tachykarder Herzrhythmusstörungen, falls andere, weniger invasive Verfahren keinen ausreichenden Aufschluss geben konnten. Heute erfolgt meist in gleicher Sitzung eine katheterinterventionelle Therapie, z. B. eine Ablationstherapie.

Spezielle Elektrodenkatheter werden über die V. femoralis und/oder andere große Venen bis in das rechte Herz vorgeschoben. Dort wird an mehreren genau definierten Stellen ein *intrakardiales EKG* abgeleitet. Simultan wird ein normales (Oberflächen-)EKG geschrieben. Die Auswertung erlaubt dem Arzt dann die Bestimmung z. B. der Leitungszeiten zwischen Vorhof, AV-Knoten und His-Bündel und damit Rückschlüsse auf die Entstehung der Rhythmusstörung.

Um zusätzliche Informationen zu erhalten, können während der EPU auch elektrische Reize gesetzt und somit Herzrhythmusstörungen provoziert werden (**programmierte Vorhof-** oder **Ventrikelstimulation**).

Komplikationen und Pflegemaßnahmen entsprechen denen anderer Herzkatheteruntersuchungen.

4.3.9 Herzmuskelbiopsie

Bei der **Herzmuskelbiopsie** werden im Rahmen einer Herzkatheteruntersuchung mehrere kleine Endomyokardstücke aus einer der beiden Herzkammern (je nach Indikation) entnommen.

Hauptindikationen sind die Sicherung einer Myokarditis oder Kardiomyopathie (bei therapeutischen Konsequenzen) und der Verdacht auf eine Abstoßungsreaktion nach Herztransplantation.

4.4 Durchblutungsstörungen des Herzens

4.4.1 Koronare Herzkrankheit (KHK)

DEFINITION

KHK *(koronare Herzkrankheit):* Mangeldurchblutung *(Ischämie)* und dadurch Sauerstoffmangel *(Hypoxie)* des Herzmuskels durch stenosierte oder verschlossene Koronararterien. Mögliche Manifestationen sind:
- Stabile Angina pectoris
- Akutes Koronarsyndrom (➤ 4.4.2)
- Herzinsuffizienz (➤ 4.5)
- Herzrhythmusstörungen (➤ 4.6)
- **Plötzlicher Herztod** *(akuter Herztod, Sekundenherztod).*

Die Häufigkeit der **KHK** ist nur zu schätzen. Männer erkranken häufiger als Frauen, mit zunehmendem Lebensalter steigt die Häufigkeit. Realistisch erscheint eine Lebenszeitwahrscheinlichkeit um 30 % für Männer und 15 % für Frauen. Die KHK ist in Deutschland die häufigste Todesursache überhaupt.

Krankheitsentstehung

Ursache der KHK ist in der Regel eine fortschreitende arteriosklerotische Verengung der Koronararterien, die zu einer Minderdurchblutung und in der Folge zu einem Sauerstoffmangel des Herzmuskels führt (Entstehung der Arterio-/Atherosklerose ➤ 5.5.1).

Je nachdem, wie viele der drei Hauptarterien (RIVA = Ramus interventricularis anterior der linken Koronararterie, RCX = Ramus circumflexus der linken Koronararterie, RCA = rechte Koronararterie) betroffen sind, spricht man von einer *1-, 2-* oder *3-Gefäß-Erkrankung.*

Risikofaktoren

Die Risikofaktoren der KHK sind neben chronischer Niereninsuffizienz und HIV-Infektion die kardiovaskulären Risikofaktoren (➤ 4.1.2), wobei für die KHK die folgenden das größte Gewicht haben:
- Hohes LDL- oder niedriges HDL-Cholesterin (➤ 10.8.3)
- Rauchen. Bei 20 Zigaretten pro Tag steigt das Risiko auf das Dreifache
- Arterielle Hypertonie (➤ 5.4.1)
- Diabetes mellitus (➤ 10.7)
- Alter und Geschlecht. Das KHK-Risiko steigt mit dem Alter. Frauen sind vor der Menopause seltener betroffen, danach nähert sich ihr Risiko mit zunehmendem Alter dem der Männer an
- Frühes Auftreten von arteriosklerosebedingen Erkrankungen bei Verwandten ersten Grades (Männer vor dem 55., Frauen vor dem 65. Lebensjahr).

Symptome und Untersuchungsbefund

Symptome durch Unterversorgung des Herzmuskels mit Sauerstoff treten meist erst auf, wenn die Gefäßverengung im rechten Hauptstamm ≥ 70 % oder im linken Hauptstamm ≥ 50 % beträgt. Typisch sind **Angina-pectoris-Anfälle,** Sekunden bis Minuten anhaltende, dumpf-drückende Schmerzen im Brustkorb, die mit Beklemmung und Engegefühl (Angina pectoris = Brustenge) einhergehen und meist in den linken Arm ausstrahlen, seltener in Rücken, Oberbauch, rechten Arm, Hals oder Kiefer (➤ Abb. 4.19). Bei Frauen ist das Bild häufiger atypisch, z. B. mit Übelkeit, Nacken- oder Rückenschmerzen.

Häufigste Auslöser sind körperliche oder psychische Belastungen. Auch Kälte (durch Vasokonstriktion) oder schwere Mahlzeiten (durch gastrale Blutumverteilung) können einen Anfall provozieren.

Bei einer **stabilen Angina pectoris** ist der Schmerzcharakter stets gleich, die Angina tritt immer bei vergleichbarer Belastung auf, und die Beschwerden lassen durch entsprechende Gegenmaßnahmen (körperliche Ruhe, Arzneimittel) nach.

Eine **instabile Angina pectoris** *(Crescendo-Angina, Präinfarktangina)* liegt vor, wenn Anfallsdauer, Anfallshäufigkeit und Schmerzintensität rasch zunehmen und Arzneimittel von Mal zu Mal schlechter helfen. Auch bei Anfällen in Ruhe und bei erstmali-

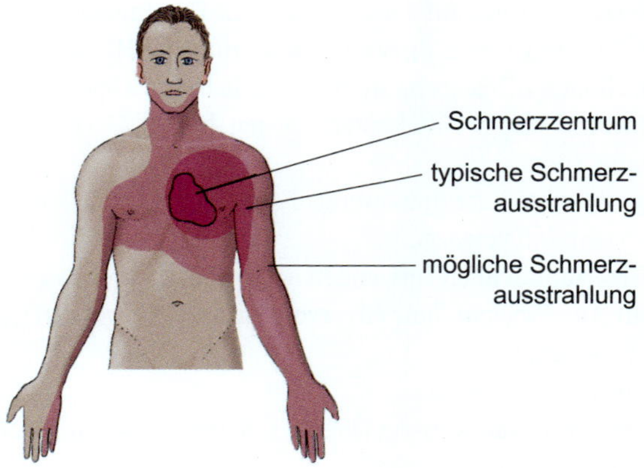

Abb. 4.19 Charakteristische Ausbreitung des Angina-pectoris-Schmerzes. [L190]

gem, heftigem Einsetzen einer Angina pectoris muss Instabilität unterstellt werden.

NOTFALL

Die instabile Angina pectoris ist Teil des *akuten Koronarsyndroms* (*ACS*, ➤ 4.4.2). Es besteht akute Herzinfarktgefahr!

Die stabile, belastungsabhängige Angina pectoris lässt sich in vier Schweregrade einteilen (**CCS-Klassifikation** der *Canadian Cardiovascular Society* ➤ Tab. 4.2).

Tab. 4.2 Einteilung der stabilen Angina pectoris in vier Schweregrade (CCS-Klassifikation, mod. nach Campeau 1976 [12]).

Grad	Symptome
CCS 1	Keine Beeinträchtigung bei alltäglicher körperlicher Aktivität. Jedoch Angina pectoris bei anstrengenden oder lang andauernden körperlichen Belastungen
CCS 2	Angina pectoris z. B. bei schnellem Treppensteigen, Bergaufgehen sowie bei körperlichen Belastungen bei Kälte, psychischem Stress oder nach Mahlzeiten
CCS 3	Angina pectoris bei leichter körperlicher Belastung, z. B. bei normaler Hausarbeit oder längerem Gehen
CCS 4	Angina pectoris bereits bei geringsten körperlichen Belastungen oder in Ruhe

Diagnostik und Differenzialdiagnose

Bei einer stabilen Angina kann die Diagnostik ambulant erfolgen. Bei einem schweren Angina-pectoris-Anfall muss der Patient stationär aufgenommen und vor der weitergehenden Diagnostik ein akuter Herzinfarkt ausgeschlossen werden (➤ 4.4.2).

Die Diagnostik bei Verdacht auf KHK umfasst Ruhe-EKG, Echokardiografie, einen Belastungstest (meist Belastungs-EKG, alternativ Myokardszintigrafie mit Belastung, Stressechokardiografie, Stress-MRT) und ggf. Langzeit-EKG. Fehlender Kalknachweis schließt eine KHK mit hoher Wahrscheinlichkeit aus. Der definitiven Klärung und Therapieplanung dient die Koronarangiografie. Angio-CT bzw. -MRT sind ihr bislang unterlegen, zudem ermöglichen sie keine therapeutische Intervention.

Laborwerte helfen wenig. Empfohlen werden ein Blutbild sowie im Rahmen der Risikofaktorerhebung die Bestimmung von Blutfetten und Blutzucker bzw. HbA_{1c}. Immer werden der Blutdruck gemessen sowie weitere Risikofaktoren (➤ 4.1.2) erfragt.

Weitere Differenzialdiagnosen ➤ 4.2.1

Behandlungsstrategie im akuten Angina-pectoris-Anfall

Der Sauerstoffbedarf des Herzens wird akut am wirksamsten gesenkt durch körperliche Ruhe, Vermeidung von Aufregung, Schmerzbekämpfung, Sedierung und medikamentöse Herzentlastung. In der Akuttherapie des Angina-pectoris-Anfalls sind rasch wirksame Nitrate als Zerbeißkapsel oder Spray sublingual oder intravenös erste Wahl (➤ Pharma-Info 4.1). Die Sauerstoffversorgung des Herzens wird im Rahmen der Erstversorgung durch die Zufuhr von Sauerstoff über eine Nasensonde gebessert, wenn die Sauerstoffsättigung im Rahmen der oxymetrischen Messung unter 93 % festgestellt wird.

Durch diese Maßnahmen bessern sich die Beschwerden bei stabiler Angina pectoris rasch. Ausbleibende, geringe oder verspätete Beschwerdebesserung sprechen für eine instabile Angina pectoris (Behandlungsstrategie ➤ 4.4.2).

Pharma-Info 4.1

Nitrate

Nitrate sind Medikamente erster Wahl zur Anfallsbehandlung der koronaren Herzkrankheit. Für die Anfallsprophylaxe sind sie nur zweite Wahl, da sie rein symptomatisch ohne Verbesserung der Prognose wirken. Die Nitratwirkung bei KHK beruht auf einer Entspannung der glatten Gefäßmuskulatur:

- Durch Erweiterung der Venen wird der Blutrückstrom zum Herzen geringer, Vorlast und Wandspannung des Herzmuskels sowie der Druck auf darin verlaufende Herzkranzgefäße sinken
- Es kommt zu einer direkten Erweiterung der Herzkranzgefäße
- Bei höherer Dosierung weiten sich auch die Arterien. Die Nachlast, also der Widerstand, gegen den das Herz anpumpen muss, sinkt.

Das erkrankte Herz muss weniger Arbeit leisten und wird besser mit Sauerstoff versorgt.

Die hauptsächlich verwendeten Substanzen sind:

- Zur *Anfallsbehandlung* **Glyceroltrinitrat** *(Nitroglycerin)*, z. B. Nitrolingual®
- Zur *Anfallsprophylaxe*
  - **Isosorbidmononitrat** (*ISMN*, z. B. Ismo®, Mono-Mack®, Corangin®)
  - **Isosorbiddinitrat** (*ISDN*, z. B. Isoket®, ISDN-Stada®)
  - **Pentaerythrityltetranitrat** (*PETN*, *Nitropenta* z. B. Pentalong®).

Hauptnebenwirkung der Nitrate sind Kopfschmerzen („Nitratkopfschmerzen"), die häufig nach 2–3 Tagen wieder verschwinden. Weitere Nebenwirkungen sind Gesichtsröte und, vor allem bei höherer Dosierung, Blutdruckabfall bis hin zum Kollaps sowie als Gegenregulation ein Frequenzanstieg *(Reflextachykardie)*.

Beim akuten Angina-pectoris-Anfall werden schnell wirksame Zerbeißkapseln, Kautabletten, Lösungen oder Dosiersprays verabreicht. Der Wirkstoff wird über die Mundschleimhaut resorbiert. Die Wirkung tritt bereits nach 1–5 min ein und hält ca. eine halbe Stunde an. Werden die Kapseln ohne Aufbeißen geschluckt, kann die Wirkung erst nach Auflösung der Kapselhülle einsetzen, also zur Anfallsbehandlung viel zu spät.

Für die Dauerbehandlung werden Tabletten bevorzugt (Wirkdauer 4–6 h). Allerdings tritt bei wiederholter Gabe von Nitraten schnell eine Gewöhnung ein, sodass die Wirkung auf das Herz nachlässt. Ausnahme ist Pentaerythrityltetranitrat, das keine Toleranz zu zeigen scheint. Deshalb sollte zu einer erfahrungsgemäß beschwerdearmen Tageszeit eine „Nitratpause" eingehalten werden, um die Wirksamkeit wiederherzustellen.

Als gleichwertig wird **Molsidomin** (z. B. Corvaton®) angesehen, das die Gefäße über andere Mechanismen erweitert. Die Toleranzentwicklung ist gering, es eignet sich aber nicht zur Anfallsbehandlung.

Langzeitbehandlung der KHK

Neben medikamentöser Langzeittherapie und/oder invasiven Eingriffen ist es für die Minderung des kardiovaskulären Risikos wichtig, dass der Betroffene seinen Lebensstil ändert. Die hierzu erforderlichen Allgemeinmaßnahmen entsprechen denen der KHK-Prävention und werden daher dort besprochen.

Medikamentöse Langzeitbehandlung

Die medikamentöse Langzeitbehandlung der KHK fußt auf folgenden Säulen [4]:

- Niedrig dosierte Azetylsalizylsäure (z. B. Aspirin®100) soll eine Thrombenbildung in den Herzkranzgefäßen mit nachfolgendem Herzinfarkt verhindern. Bei Unverträglichkeit wird Clopidogrel (z. B. Iscover®, Plavix®) gegeben. Bei Patienten, die eine orale Antikoagulation mit Phenprocoumon (Marcumar®), Apixaban (Eliquis®), Rivaroxaban (Xarelto®), Dabigatran (Pradaxa®) oder Edoxaban (Liliana®) erhalten, wird langfristig nur die orale Antikoagulation fortgesetzt und die Plättchenhemmer werden abgesetzt. Nach einem Stenting oder Infarkt wird eine duale Therapie mit Clopidogrel (das einzige zugelassene Medikament für die Kombination) und der oralen Antikoagulation durchgeführt. Danach Antikoagulation-Monotherapie
- Alle Patienten erhalten ein Statin (➤ Pharma-Info 10.2). Statine verbessern auch bei niedrigem (LDL-)Cholesterin die Prognose, wahrscheinlich über antientzündliche und endotheliale Mechanismen
- β-Blocker (➤ Pharma-Info 5.1) senken durch Reduzierung des myokardialen O_2-Verbrauchs Anfallshäufigkeit und -schwere und besitzen eine schützende antiarrhythmische Wirkung, v. a. nach Herzinfarkt und bei Herzinsuffizienz. Alternativpräparate bei Unverträglichkeit oder Kontraindikationen sind Ivabradin (Procoralan®), das selektiv die Sinusknotenfrequenz senkt (bei Vorhofflimmern wirkungslos), und Ranolazin (Ranexa®), das den Sauerstoffbedarf des Herzens vermindert. Eine Prognoseverbesserung ist bei letzteren bislang nicht belegt
- ACE-Hemmer (z. B. Ramipril, etwa Vesdil®, ➤ Pharma-Info 5.1) werden bei gleichzeitiger Herzinsuffizienz oder arterieller Hypertonie eingesetzt, denn sie können ein kardiales Remodeling (Fibrosierung oder Narbenbildung) des Myokards verhindern. Bei Unverträglichkeit wird auf Angiotensin-II-Antagonisten (➤ Pharma-Info 5.1) ausgewichen
- Lang wirksame Kalziumantagonisten (➤ Pharma-Info 5.1), Nitrate und Molsidomin (➤ Pharma-Info 4.1) sind Reservemittel zur symptomatischen Therapie.

Zusätzlich werden weitere kardiovaskuläre Risikofaktoren wie etwa eine arterielle Hypertonie, eine Fettstoffwechselstörung oder ein Diabetes mellitus angegangen, bei Bedarf auch medikamentös.

Koronarinterventionelle Verfahren

Bei den *koronarinterventionellen Verfahren* (kurz **PCI** für *perkutane k[c]oronare Intervention*) wird versucht, die Koronargefäßverengung durch spezielle Katheter oder über Katheter vorgeschobene Instrumente zu vermindern oder zu beseitigen.

Wichtigstes Verfahren ist die **PTCA** *(perkutane transluminale koronare Angioplastie, koronare Ballondilatation)*. Unter Röntgendurchleuchtung wird ein dünner Ballonkatheter über einen Führungsdraht z. B. von der A. femoralis aus in das erkrankte Koronargefäß vorgeschoben, der Ballon in der Engstelle „aufgeblasen" (➤ Abb. 4.20) und dadurch die Stenose aufgedehnt. Unmittelbar nach der Aufdehnung wird der Erfolg kontrolliert. In > 90 % gelingt es, die Verengung so zu verringern, dass die Durchblutung wieder (weitgehend) normalisiert wird. Bei etwa 20–40 % der Patienten treten jedoch innerhalb von sechs Monaten erneute Verengungen *(Restenosen)* mit Angina pectoris auf.

Die PTCA vermag die Lebensqualität der Patienten deutlich zu verbessern, ein prognostischer Vorteil im Sinne einer Lebensverlängerung ist aber nur für spezielle Indikationen gesichert. Die PTCA kann zu Komplikationen führen, die eine notfallmäßige Bypass-Operation erfordern. Dies bedingt eine sofortige Verlegung in die Kardiochirurgie.

Stents sind Gefäßstützen aus Metall, die üblicherweise im Anschluss an eine PTCA an der Engstelle des Koronargefäßes eingebracht werden und das Gefäß sowohl bei drohendem Verschluss in der Akutsituation stabilisieren als auch Restenosen verhindern sollen (➤ Abb. 4.21). Differenziert werden **unbeschichtete Stents** *(Bare metal stents, BMS)*, die in Deutschland kaum mehr eingesetzt werden, und **medikamentenbeschichtete Stents** *(Drug eluting stents, DES)*. DES haben ein geringeres Restenoserisiko, aber durch die verzögerte Endothelialisierung ein höheres Risiko einer Stentthrombose. Nach jeder Stentimplantation erfolgt eine Thrombozy-

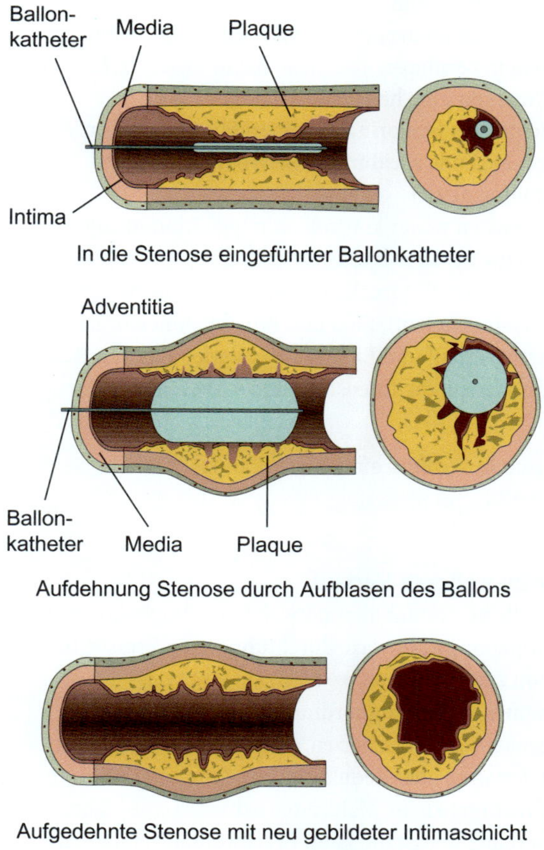

Abb. 4.20 Durchführung der perkutanen transluminalen (koronaren) Angioplastie (PTCA). Nach Aufdehnung der Stenose wächst über die Plaquereste eine neue Intimaschicht. [L190]

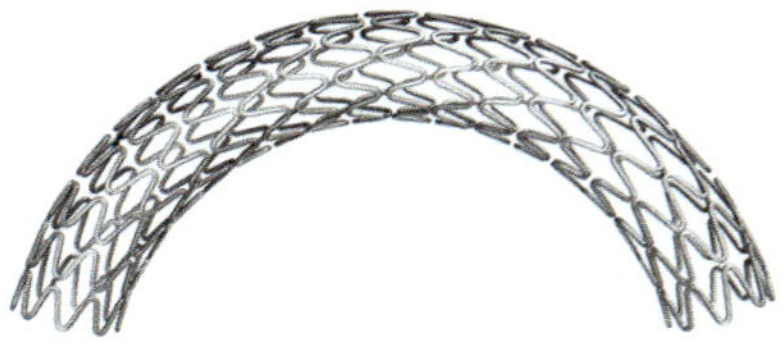

Abb. 4.21 Stent zum Offenhalten des erweiterten Gefäßes. [V170-4]

tenaggregationshemmung mit Azetylsalizylsäure (lebenslang) *und* einem zweiten Aggregationshemmer, der je nach Befund zeitlich meistens begrenzt eingesetzt wird (Dauer risikoabhängig, bei DES länger als bei BMS).

Koronarchirurgie: Bypass

Falls die PTCA nicht gelingt oder nicht möglich ist, wird in einem kardiochirurgischen Zentrum operativ eine „Umleitung" angelegt, ein **aortokoronarer Bypass** *(ACB, coronary artery bypass graft, CABG).* Die verengten oder verschlossenen Koronararterien verbleiben im Körper. Die Letalität einer geplanten Bypass-Operation liegt heute bei ca. 1 %.

Pflege

Pflege im akuten Angina-pectoris-Anfall

Die Pflegenden fragen den Patienten nach Thoraxschmerz und ggf. Schmerzausbreitung (➤ Abb. 4.19) sowie Beklemmungs- und Engegefühl und beobachten ihn auf Unruhe/Angst, Hypertonie, Tachykardie und Schweißausbruch.
Erstmaßnahmen sind:

- Vitalzeichen kontrollieren (Puls, Blutdruck, Atmung)
- Patienten beruhigen und nicht alleine lassen (z. B. über Rufanlage Unterstützung holen)
- Patienten ins Bett bringen, mit erhöhtem Oberkörper positionieren, beengende Kleidung lockern oder entfernen
- Arzt informieren
- Vitalzeichen weiter kontrollieren (ggf. Monitoring)
- Auf ärztliche Anordnung: Sauerstoff zuführen, Nitrat verabreichen (vorher Blutdruckkontrolle, anschließend 5 min nicht essen oder trinken); EKG und Blutabnahmen organisieren
- Je nach Verlauf und EKG-Befund Verlegung zum Herzkatheterlabor oder auf die Intensivstation vorbereiten.

> **Bis zum Ausschluss eines Herzinfarkts:** Pflege wie bei Herzinfarkt (➤ 4.4.2).

Pflege im weiteren Verlauf

- Ggf. alle bei Immobilität notwendigen Prophylaxen durchführen
- Obstipationsprophylaxe durchführen, um Pressen bei der Defäkation zu vermeiden (➤ 4.1.5)
- Patienten nach Arztanordnung mobilisieren
- Patienten vor Kälte schützen, da diese einen Anfall provozieren kann
- Ggf. fettarme oder Reduktionskost (cholesterinarm) bestellen. Auf mehrere kleine Mahlzeiten achten. Keine blähenden Speisen (Zwerchfellhochstand kann Beschwerden verstärken)
- Für Gespräche mit dem Patienten und seinen Angehörigen über die Erkrankung und die damit verbundenen Ängste offen sein
- Kontakte zu Selbsthilfegruppen ermöglichen.

Pflege bei Herzinsuffizienz ➤ 4.5
Pflege bei Herzrhythmusstörungen ➤ 4.6
Pflege bei Bluthochdruck ➤ 5.4.1
Pflege bei Dyspnoe ➤ 6.2.1

Patientenberatung

Zusätzlich zu den in ➤ 4.1.4 genannten Inhalten beraten die Pflegenden einen Patienten mit KHK über:

- Auslösende Faktoren eines Angina-pectoris-Anfalls wie starke körperliche Belastung, Stress, zu üppige Mahlzeiten oder extreme Temperaturen (vor allem Kälte)
- Atypische Warnsignale bei KHK (z. B. leichtes Druckgefühl in der Brust, Anfälle von Luftnot) und Alarmsignale eines (drohenden) Herzinfarkts (z. B. keine Besserung der Beschwerden auf Ruhe oder Nitrate)
- Regelmäßige Kontrollen von Blutdruck
- Wichtigkeit der regelmäßigen, vom Arzt verordneten Medikamenteneinnahme
- Den Umgang mit Bedarfsmedikamenten (z. B. Anwendung des Nitro-Sprays).

Prognose

Die Langzeitprognose der KHK ist entscheidend davon abhängig, ob es gelingt, das Fortschreiten der arteriosklerotischen Veränderungen der Herzkranzgefäße aufzuhalten und die Entstehung von Infarkten zu vermeiden.

Prävention

Die KHK ist eine sehr häufige Erkrankung, die Lebensqualität und -dauer des Betroffenen erheblich einschränken kann und die für die Gesellschaft mit hohen Kosten verbunden ist. Gleichzeitig ist die KHK vorbeugenden Maßnahmen gut zugänglich. Kernpunkte dabei sind Nikotinabstinenz, Senkung des Blutcholesterinspiegels, ausgewogene Ernährung, Vermeidung von Übergewicht und ausreichende körperliche Aktivität (Details ➤ 4.1.2). Diseases-Management-Programme (DMP) der Krankenkassen dienen der besseren Abstimmung der Versorgung zwischen Haus- und Facharzt. Zudem unterstützen sie den Patienten, z. B. durch Informationen zum Krankheitsbild und Schulungen zur Umstellung von Lebensgewohnheiten bzw. zum Erkennen von Notfallsymptomen.

4.4.2 Akutes Koronarsyndrom und Herzinfarkt

DEFINITION

Akutes Koronarsyndrom *(ACS):* Zusammenfassende Bezeichnung für die lebensbedrohlichen KHK-Manifestationen instabile Angina pectoris, Herzinfarkt und plötzlichen Herztod.

Herzinfarkt *(Myokardinfarkt):* Akute, schwerste Manifestation der KHK mit umschriebener *Nekrose* (Gewebsuntergang) des Herzmuskelgewebes infolge lang anhaltender *Ischämie* (Mangeldurchblutung). Sterblichkeit ca. 50 %.

Der **Herzinfarkt** ist eine der häufigsten Todesursachen in Deutschland. 2015 war ein Herzinfarkt bei 6,3 % der gestorbenen Männer und 4,5 % der Frauen die Todesursache. [5]

Krankheitsentstehung

Meist liegt der Verschluss einer oder mehrerer Koronararterien oder ihrer Äste zugrunde (➤ Abb. 4.22), häufig infolge einer Thrombusbildung nach Ruptur einer arteriosklerotischen Plaque (➤ 5.5.7).

Das distal des Verschlusses gelegene Myokard wird nicht mehr (ausreichend) mit Sauerstoff versorgt. 20–30 min nach Unterbrechung des Blutflusses beginnen die Herzmuskelzellen abzusterben, zunächst subendokardial (d. h. unterhalb des Endokards). Nach ungefähr 3–6 h hat sich eine irreversible Nekrose des betroffenen Muskelgewebes ausgebildet.

Infarkte betreffen oft den Ramus interventricularis anterior der linken Koronararterie **(Vorderwandinfarkt).** Bei einem **Hinterwandinfarkt** sind die rechte Koronararterie oder der Ramus circumflexus der linken Koronararterie verschlossen. Bei einem Verschluss des Ramus circumflexus ist die posteriore Hinterwand (Ventrikel) oder auch der linke Vorhof (Atrium cordis sinistrum) betroffen.

Symptome

Leitsymptom des akuten Koronarsyndroms sind plötzliche, heftige retrosternale Schmerzen, häufig mit starkem Engegefühl, Todesangst und Unruhe. Die Schmerzen sprechen typischerweise auf Ruhe und Gabe von Nitropräparaten kaum oder gar nicht an. Instabile Angina pectoris und Herzinfarkt sind klinisch nicht zuverlässig zu unterscheiden.

Weitere Zeichen sind:

- Schmerzausstrahlung in die Arme, den Bauch, zwischen die Schulterblätter oder in den Unterkiefer
- Übelkeit, Erbrechen

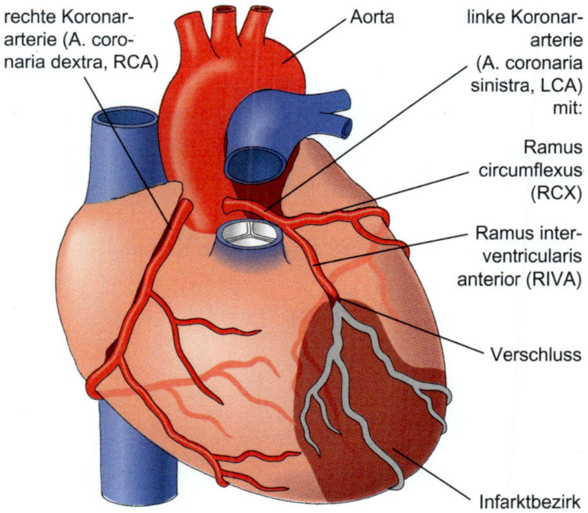

Abb. 4.22 Herzinfarkt. Durch Verschluss einer koronaren Arterie, hier des Ramus interventricularis anterior der linken Koronarterie, stirbt das von dieser Arterie versorgte Herzmuskelgewebe ab. [L190]

- Blasse, fahl-graue Gesichtsfarbe und kalter Schweiß im Gesicht, v. a. auf der Stirn und über der Oberlippe
- Dyspnoe, die zum Sitzen oder zum Liegen mit erhöhtem Oberkörper zwingt
- Unruhe, Angst bis zur Todesangst
- Plötzlicher Kreislaufzusammenbruch (kardiogener Schock).

VORSICHT

Bei älteren Menschen und Diabetikern ist das Bild oft atypisch mit nur wenig oder gar keinen Schmerzen *(stummer Herzinfarkt).* Frauen klagen nicht selten nur über Druck, Atemnot, Übelkeit und/oder Oberbauchschmerzen.

Diagnostik und Differenzialdiagnose

EKG-Diagnostik

Bei akutem Koronarsyndrom wird sofort ein Ruhe-EKG abgeleitet. Zeigen sich dabei infarkttypische ST-Hebungen (➤ Abb. 4.23), so gilt die Infarktdiagnose als gesichert (STEMI).

Bei unauffälligem EKG und klinisch weiterbestehendem Verdacht wird das EKG engmaschig kontrolliert, da es gerade in der ersten Stunde noch unauffällig sein kann. Für die Vergleichbarkeit ist es wichtig, dass die Elektroden immer an denselben Stellen platziert werden (ggf. mit Stift auf der Haut markieren oder Klebeelektroden belassen). Je nach Bedarf werden dann oft zusätzliche EKG-Ableitungen durchgeführt, die vor allem die Herzhinterwand beurteilen helfen sollen (➤ 4.3.2).

Initialstadium	Beträchtliche T-Überhöhung (Erstickungs-T); meist bei Klinikeinweisung nicht mehr nachweisbar	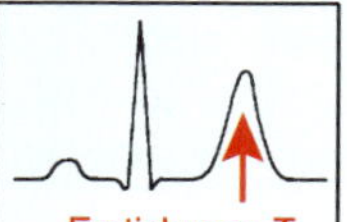 Erstickungs-T
Stadium I (frisches Stadium)	ST-Hebung, evtl. in den gegenüberliegenden Ableitungen spiegelbildliche Senkung	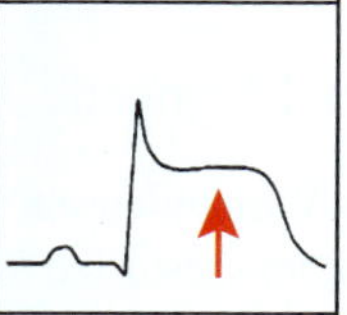
Zwischenstadium	ST-Hebung, Auftreten pathologisch tiefer Q-Zacken, evtl. R-Verlust, ST-Hebung > 6 Wo.: an Aneurysma denken!	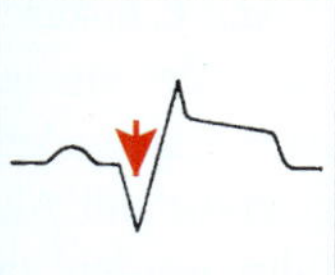
Stadium II (Folgestadium)	Rückbildung der ST-Hebung, T-Welle wird tiefer, spitzer, evtl. Aufbau einer kleinen R-Zacke, pathologische Q-Zacke persistiert	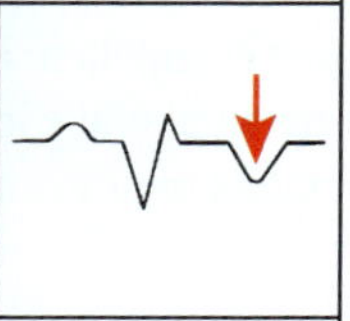
Stadium III (Endstadium)	Pathologische Q-Zacke, ST-Hebung nicht mehr nachweisbar, T-Welle positiv, R-Zacke nimmt wieder an Höhe zu	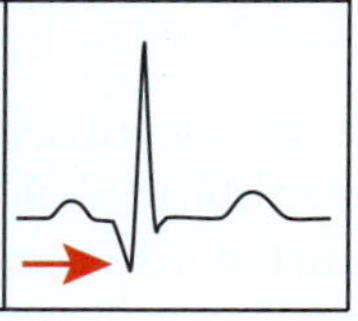

Abb. 4.23 Typische EKG-Veränderungen beim Herzinfarkt mit ST-Hebungen (STEMI). Die EKG-Veränderungen ermöglichen Aussagen bezüglich Alter, Lokalisation und Ausdehnung eines Herzinfarkts. [A400]

Labordiagnostik

Aus den geschädigten Herzmuskelzellen gelangen vermehrt Enzyme ins Blut und können dort in erhöhter Konzentration nachgewiesen werden. Als Erstes steigt das **Myoglobin** an, das aber auch im Skelettmuskel vorkommt und die Diagnose deshalb nicht beweist. Es folgen 3–4 h nach Infarktbeginn die herzmuskelspezifischen **Troponine I und T,** die heute die wichtigsten Laborwerte in der Frühdiagnostik sind. Schnelltests sind verfügbar. Nach ca. 4–8 h steigt die ebenfalls herzmuskelspezifische *Kreatinphosphokinase der Untergruppe MB* **(CK-MB)** an. Ein Anstieg der Gesamt-CK hingegen kann auch durch Skelettmuskelschädigung (Sturz, i. m.-Injektion) bedingt sein.

AST und HBDH steigen erst nach ca. 8 bzw. 10 h an und sind damit Spätindikatoren. Die Labordiagnostik erfolgt heutzutage nahezu ausschließlich durch (mehrfache) Bestimmung des hochsensitiven Troponinwerts.

4

Infarktdefinitionen

Klassische Infarktdefinition

Bei Vorliegen von zwei der drei folgenden Kriterien ist von einem Herzinfarkt auszugehen:

- Typische klinische Symptome
- Typisches Infarkt-EKG
- Typische Herzmuskelenzymerhöhung.

Neue Infarktdefinition

- Nachweis eines typischen Ablaufs herzspezifischer Nekroseparameter (Troponine!), falls die klinischen Umstände für eine ischämische Ursache sprechen (➤ Abb. 4.24)
  - STEMI = ST-Elevations-Myokardinfarkt = Myokardinfarkt mit ST-Hebungen (früher transmuraler Infarkt = alle Wandschichten umfassender Infarkt)
  - NSTEMI = Non-ST-Elevations-Myokardinfarkt = Myokardinfarkt ohne ST-Hebungen (früher nicht-transmuraler Infarkt).

Weitere Diagnostik

Um das Vorhandensein und Ausmaß des Herzinfarkts und somit des funktionsgestörten Myokards feststellen zu können, wird baldmöglichst eine Echokardiografie (➤ 4.3.5) vorgenommen. Bei einem STEMI oder einem NSTEMI mit lebensbedrohlichen Herzrhythmusstörungen oder anhaltenden Beschwerden muss eine Koronarangiografie mit Akut-PTCA (➤ 4.4.1) in den nächsten 2 h durchgeführt werden, um die Gefäßsituation zu klären und die Versorgung einzuleiten. Bei einem unkomplizierten NSTEMI muss die Koronarangiografie in den nächsten 24 h erfolgen.

Differenzialdiagnose des akuten Brustschmerzes ➤ 4.2.1

Komplikationen

In den ersten Stunden und Tagen nach dem Infarkt können sich binnen Kurzem lebensbedrohliche Komplikationen entwickeln, vor allem:

- **Herzrhythmusstörungen.** 90 % der Herzinfarktpatienten entwickeln Herzrhythmusstörungen, ca. 10 % Kammerflimmern (➤ 4.6.3)
- **Linksherzinsuffizienz,** bei großem Infarkt bis hin zum akuten Lungenödem (➤ 4.5.3) und kardiogenen Schock
- **Myokard- und Ventrikelseptumruptur** durch Reißen der nekrotischen Herzwand, am häufigsten ca. eine Woche nach dem Infarkt. Die Ventrikelruptur führt durch Austritt von Blut in den kaum dehnbaren Herzbeutel zu einer **Perikardtamponade** (Flüssigkeits-, hier Blutansammlung im Herzbeutel), die durch Kompression des Herzens binnen Minuten bis Stunden zum Schock führt. Die Ventrikelseptumruptur führt zum Ventrikelseptumdefekt mit akuter Herzinsuffizienz
- Akute Mitralinsuffizienz durch Papillarmuskelnekrose (häufig bei Lateralwandinfarkt) mit Abriss des Mitralklappenapparats. Folge ist eine akute (Links-)Herzinsuffizienz, evtl. mit Lungenödem.

Spätkomplikationen sind:

- **Dressler-Syndrom** *(Post[myokard]infarktsyndrom).* Dies ist eine Form der Perikarditis (➤ 4.7.3) mit Fieber, Abgeschlagenheit und Brustschmerzen, meist nach 1–4 Wochen. Therapeutisch reicht oft die Gabe von Azetylsalizylsäure
- **Herzwandaneurysma.** Große Narbenzonen werden durch den hohen Druck im linken Ventrikel nach außen gedrückt, sodass die Herzwand aussackt. Ein Aneurysma ist mehrfach gefährlich: Es schränkt durch „Versacken" des zur Austreibung in den Körperkreislauf bestimmten Blutes die Pumpleistung ein, kann Entstehungsort von Thromben sein (Gefahr einer **arteriellen Embolie**) und kann perforieren (platzen)
- Herzinsuffizienz, Herzrhythmusstörungen.

Kardiogener Schock

DEFINITION

Kardiogener Schock: Lebensbedrohliche Kreislaufeinschränkung mit schwerem Sauerstoffmangel des Organismus, hervorgerufen durch ein primäres Herzversagen („Pumpversagen").

Bei ungefähr 10–15 % der Herzinfarktpatienten pumpt das Herz nur noch so wenig Blut, dass ein **kardiogener Schock** mit schwerem Sauerstoffmangel lebenswichtiger Organe entsteht (häufigste Todesursache bei Infarktpatienten *während* der Intensivbehandlung). Ein kardiogener Schock kann außerdem bei Herzrhythmusstörungen (➤ 4.6) oder einer Lungenembolie (➤ 6.10.1) komplizierend hinzutreten. Symptome sind

- Zeichen einer Herzinsuffizienz (z. B. „Brodeln" über der Lunge, Stauung der Halsvenen, Patient bekommt nur noch im Sitzen Luft)
- Tachykardie, evtl. mit unregelmäßigem Puls, seltener Bradykardie
- Systolischer Blutdruck < 90 mmHg
- Veränderte Bewusstseinslage (Somnolenz, Koma), Unruhe, Angst
- Kaltschweißigkeit
- Fahle, blasse Haut, evtl. Zyanose
- Oligurie.

Behandlungsstrategie

Jeder Patient mit akutem Koronarsyndrom wird unter Notarztbegleitung *unverzüglich* in ein Krankenhaus eingeliefert und dort intensivmedizinisch betreut [6]. Viele Krankenhäuser haben mittlerweile eine sog. Chest Pain Unit (CPU). Hier werden diese Patienten unter Monitoring intensiv betreut (zielgerichtete Diagostik und ggf. sofortiges Einleiten von Herzkatheteruntersuchungen bei STEMI).

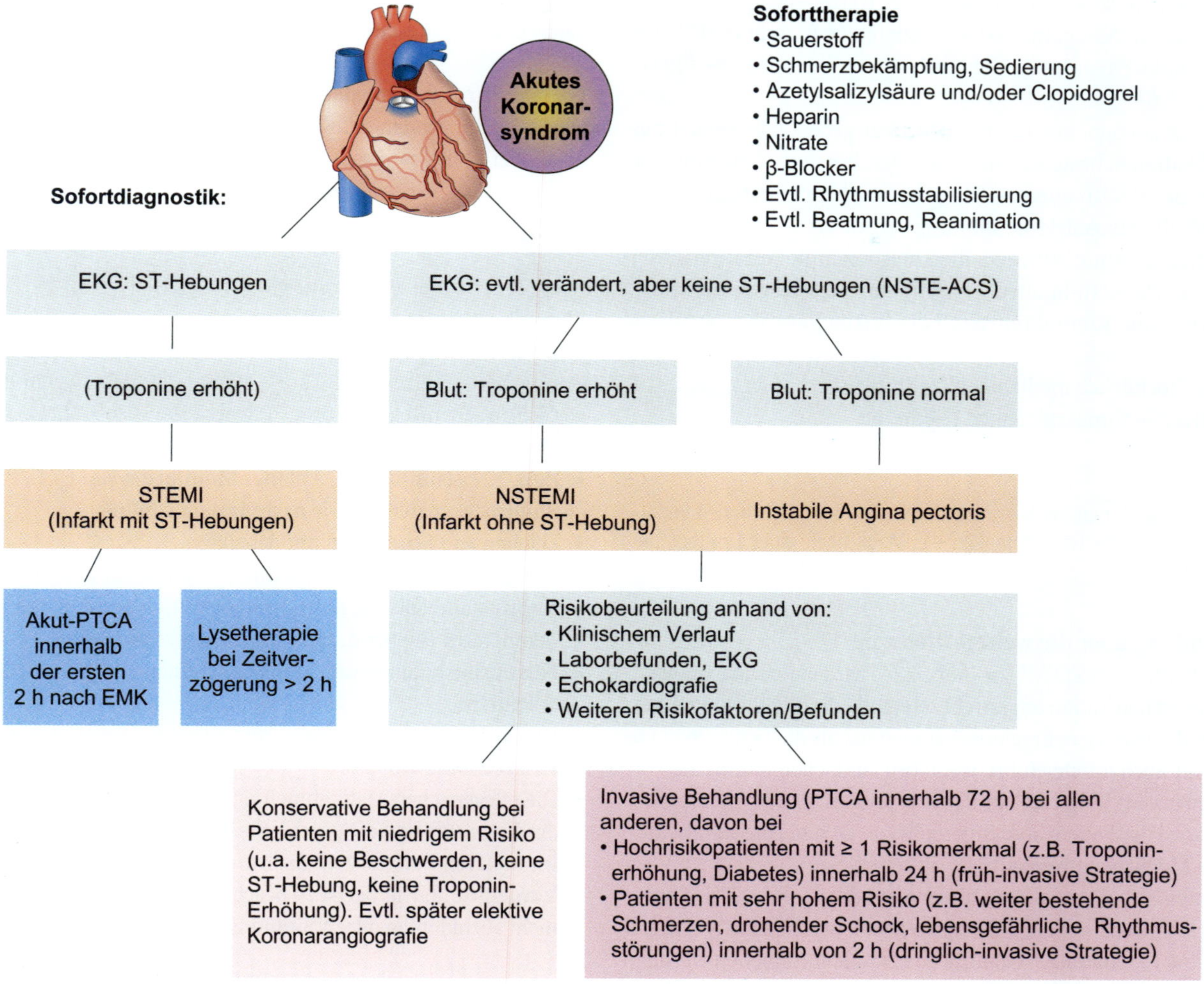

Abb. 4.24 Diagnose und Therapie bei akutem Koronarsyndrom. NSTE-ACS = Akutes Koronarsyndrom ohne ST-Hebung (= instabile Angina pectoris + NSTEMI). STEMI = ST-Elevations-Myokardinfarkt = Myokardinfarkt mit ST-Hebungen. NSTEMI = Non-ST-Elevations-Myokardinfarkt = Myokardinfarkt ohne ST-Hebungen. PTCA = perkutane transluminale koronare Angioplasie. EMK = erster medizinischer Kontakt. [L190]

Sofortmaßnahmen

Bei den Sofortmaßnahmen ist eine Abgrenzung zwischen ärztlichen und pflegerischen Aufgaben schwer möglich. Wichtig ist eine gute und koordinierte Zusammenarbeit zwischen Ärzten, Rettungsdienst und Pflegenden:

- Ggf. sofort reanimieren (➤ 3.2)
- Arzt sofort benachrichtigen
- Patienten Bettruhe einhalten lassen (mit erhöhtem Oberkörper). Beengende Kleidung entfernen
- Bei dem Patienten bleiben, ihm das Gefühl von Ruhe und Sicherheit vermitteln, alle Maßnahmen erklären
- Vitalzeichen kontrollieren. Nach Möglichkeit Monitoring mit kontinuierlicher Überwachung von Puls, Blutdruck und Sauerstoffsättigung des Blutes
- Sauerstoff geben (4–8 l/min) nach Arztanordnung (O_2-Gabe ist abhängig vom SpO_2)
- Beatmungsbereitschaft; zunächst nichtinvasive (NIV), bei Bedarf invasive Beatmung
- Bei systolischem Blutdruck > 110 mmHg 1–2 Hübe Nitroglycerin-Spray verabreichen, anschließend Nitroglycerin-Gabe über Spritzenpumpe
- EKG und Blutentnahme vorbereiten (Werte nach Arztanordnung)
- Venenzugang legen
- Schmerzen bekämpfen, um den Vernichtungsschmerz auszuschalten und den Sauerstoffverbrauch zu senken. Mittel der Wahl sind Opioid-Analgetika, z. B. Morphin i. v.
- Patienten sedieren (Mittel der Wahl: Diazepam i. v., z. B. Valium® oder Diazepam-ratiopharm®). Dadurch wird der Sauerstoffverbrauch des Organismus gesenkt, das ZNS gedämpft und die Empfänglichkeit für äußere Reize reduziert
- Thrombozytenaggregationshemmer geben, zunächst in der Regel Azetylsalizylsäure i. v. oder oral, später zusätzlich über insgesamt 12 Monate Prasugrel (z. B. Efient®), Ticagrelor (z. B. Brilique®) oder Clopidogrel (z. B. Clopidogrel AbZ®)
- Unfraktioniertes Heparin i. v. oder niedermolekulares Heparin oder Fondaparinux s. c. geben zur Vermeidung weiterer Thrombosierungen

- Bei instabilen Patienten oder geplanter PTCA Glykoprotein IIb/IIIa-Rezeptor-Antagonisten i. v. injizieren (z. B. Aggrastat®), die die Thrombozytenaggregation noch stärker hemmen (➤ Pharma-Info 5.6)
- β-Blocker zur Senkung der Herzfrequenz geben, falls keine Kontraindikationen bestehen (optimale Herzfrequenz < 60/min), da die mit der Herzfrequenzsenkung verbundene Verlängerung der Diastole die Myokarddurchblutung verbessert
- Bei Schocksymptomatik evtl. die Katecholamine Noradrenalin und/oder Dobutamin über Spritzenpumpe zur Steigerung von Blutdruck und Kontraktionskraft des linken Ventrikels verabreichen
- Bei Bluthochdruck medikamentös Blutdruck senken
- Evtl. Herzrhythmusstörungen regulieren.

VORSICHT

Keine i. m.-Injektionen bei Herzinfarkt(verdacht). I. m.-Injektionen verfälschen die Blutwerte und schränken die Möglichkeit einer Lysetherapie massiv ein.

Entscheidung über die weitere Therapie

- Bei Patienten mit STEMI (➤ Abb. 4.24) wird eine frühestmögliche Revaskularisation angestrebt. Methode der Wahl ist die Akut-PTCA, da sie bessere Ergebnisse gezeigt hat als die Lyse. Eine Lyse wird nur noch durchgeführt, wenn (im ländlichen Raum) der Zeitgewinn im Vergleich zur PTCA größer ist als 120 min. Auch dann wird der Patient aber innerhalb von 24 h in eine Klinik mit PTCA-Möglichkeit verlegt
- Patienten mit einem akuten Koronarsyndrom ohne ST-Hebungen (NSTE-ACS = instabile Angina pectoris + NSTEMI) erhalten keine Lysetherapie. Es muss aber rasch entschieden werden, ob und wie schnell eine PTCA nötig ist oder ob konservativ behandelt wird (➤ Abb. 4.24).

Lysetherapie

Eine **Lysetherapie** *(Thrombolyse)* soll durch Auflösung des Thrombus die Durchblutung wiederherstellen und das Infarktareal verkleinern. Sie ist nur in den ersten Stunden nach dem Infarkt erfolgversprechend. Bei der häufigsten Form, der *systemischen Lyse,* wird intravenös eine gerinnselauflösende Substanz verabreicht. Die meistverwendeten Substanzen sind Streptokinase, rt-PA (kurz für *recombinant tissue plasminogen activator*) und rt-PA-Abkömmlinge (➤ Pharma-Info 5.7).

Die Lysetherapie ist für den Patienten nicht ungefährlich. Hauptkomplikationen sind Blutungen (gefürchtet sind insbesondere intrazerebrale Blutungen), Embolien, Herzrhythmusstörungen und Überempfindlichkeitsreaktionen. Absolute Kontraindikationen sind Gerinnungsstörungen, Tumorerkrankungen, ein früherer Schlaganfall durch Hirnblutung, ein Hirninfarkt in den letzten sechs Monaten, gastrointestinale Blutungen im letzten Monat sowie Operationen oder Verletzungen in den letzten 1–3 Wochen.

Zu den relativen Kontraindikationen gehören vorangegangene Punktionen von Arterien, V. subclavia oder V. jugularis interna innerhalb der letzten Woche, frische i. m.-Injektionen und Einschränkungen der Nieren- und Leberfunktion. Bei erfolgloser Lysetherapie ist eine sog. **Rescue-PTCA** *(Rettungs-PTCA)* indiziert.

Weiterführende Maßnahmen

Die weiterführenden Maßnahmen entsprechen im Wesentlichen denen bei KHK (➤ 4.4.1).

Pflege

Pflege bei erhöhter Blutungsneigung ➤ 11.10.6
Thromboseprophylaxe ➤ 5.9.3

Der Herzinfarktpatient wird in den ersten 48 h auf einer Intensivstation bzw. Intermediate-Care-Einheit (IMC) überwacht und pflegerisch/medizinisch versorgt. Pflegerische Beobachtungsschwerpunkte bei akutem Koronarsyndrom und Herzinfarkt sind:

- Herz-Kreislauf-System. Anfangs Monitoring von EKG, Puls, Blutdruck, später dann je nach Arztanordnung
- Zeichen von Schmerzen und Übelkeit
- Atmung (Dyspnoe? Brodeln durch beginnendes Lungenödem?)
- Hautzustand (Blässe, Kaltschweißigkeit, Zyanose)
- Temperatur (Fieber durch Resorptionsvorgänge?)
- Flüssigkeitsbilanzierung, um Wassereinlagerung rechtzeitig zu erkennen
- Psychische Situation (Angst) und Vigilanz (Bewusstseinslage → ansprechbar? orientiert?)
- Die pflegerischen Maßnahmen richten sich auf die Stabilisierung des Kreislaufs und die psychische Unterstützung des Patienten. Im weiteren Verlauf steht die Durchführung aller Prophylaxen im Vordergrund. Hierbei ist zu beachten, zur Pneumonieprophylaxe nicht abzuklopfen oder Vibrationsmassagen durchzuführen.

VORSICHT

Der Patient ist besonders sorgfältig auf sich entwickelnde Komplikationen (z. B. Linksherzinsuffizienz mit Lungenödem, Herzrhythmusstörungen, kardiogener Schock) zu beobachten. Dann muss sofort der Arzt verständigt und ggf. reanimiert (➤ 3.2) werden.

Intervenieren

Die pflegerischen Interventionen richten sich zunächst auf die Stabilisierung des Kreislaufs und die psychische Betreuung.

Bewegung. Mindestens für die ersten 2 h oder solange ein Druckverband in der Leiste anliegt, muss der Patient Bettruhe einhalten. Je nach Infarktausdehnung und Symptomatik wird während dieser Phase auf alle nicht unbedingt notwendigen Pflegemaßnahmen verzichtet. Die Pflegenden unterstützen den Patienten bei allen unerlässlichen Tätigkeiten (z. B. bei der Ausscheidung).

Danach erfolgt die Frühmobilisation nach detaillierter Arztanordnung. In den meisten Kliniken existieren *Mobilisations-* oder *Stufenpläne* (➤ Tab. 4.3). Der *Belastungskontrolle* dienen Blutdruck- und Pulskontrollen vor, während und unmittelbar nach der Belastung sowie drei Minuten danach. Jegliche Mobilisation wird unter kontinuierlicher Kreislaufüberwachung und Beobachtung der gesamten Verfassung des Patienten durchgeführt. Die Belastbarkeit des Patienten kann unterschiedlich sein.

Tab. 4.3 Beispiel eines zehnstufigen Mobilisationsplans nach Herzinfarkt (verändert nach dem Plan der Kardiologischen Abteilung, Allgemeines Krankenhaus Celle).

Stufe	Bewegung	Krankengymnastik (auf Arztanordnung)
1	Strenge Bettruhe in herzentlastender Oberkörperhoch-, Beintieflage	• Bewegungsübungen im Bett, z. B. Faustschluss oder Füße kreisen • Atemübungen, z. B. tief einatmen und mit Lippenbremse (➤ 6.1.5) ausatmen lassen • Entspannungsübungen • Thromboseprophylaxe (➤ 5.9.3)
2	Strenge Bettruhe mit geringen Eigenaktivitäten	• Erweiterte Bewegungsübungen (Beuge- und Streckübungen) im Bett • Atemübungen • Entspannungsübungen
3	Sitzen am Bettrand zu Bewegungsübungen	• Leichtere Bewegungsübungen am Bettrand sitzend • Atemvertiefende Übungen, z. B. gezieltes Atmen mit taktilen Reizen (➤ 6.1.5) • Pressatmung (z. B. beim Stuhlgang) vermeiden • Entspannungsübungen
4	Selbstständiges Aufsetzen im Bett	
5	Selbstständiges Sitzen am Bettrand	• Erweiterte Bewegungsübungen am Bettrand sowie Spannungsübungen der gesamten Körpermuskulatur (einschließlich Bauch- und Rückenmuskulatur) • Erstes Aufstehen in Begleitung, Pressen vermeiden
6	• Gelockerte Bettruhe • Häufiges Sitzen am Bettrand	• Erweiterung der aktiven Übungen in Dauer und Schnelligkeit • Bewegungsabläufe üben: Hinsetzen, Aufstehen, Gehen, An- und Ausziehen, Bücken
7	• Gelockerte Bettruhe • Selbstständiges Aufstehen	• Erweiterung der aktiven Übungen • In Begleitung auf der Station herumgehen
8	• Ausreichende Bettruhe • Selbstständiges Aufstehen • 2 h/Tag außerhalb des Bettes verbringen	• Gruppengymnastik im Sitzen • Erstes Treppensteigen in Begleitung • Gehen im Freien
9	• Ausruhen im Bett • Sonst überwiegend aufstehen	• Gruppengymnastik im Stehen • Selbstständiges Treppensteigen
10	Nur noch Mittagsruhe im Bett	Treppensteigen fortführen

Bei manchen Patienten bessert sich die Situation rasch, sie müssen eher gebremst werden, um eine frühzeitige Überbelastung zu vermeiden und eine Realisierung der Krankheitssituation zu ermöglichen. Bei anderen Patienten dagegen bessert sich die Belastbarkeit nur langsam oder schwankt, d. h. kann u. U. schlechter als am Vortag sein. Der Mobilisationsgrad wird daher immer der jeweiligen Situation angepasst. Steigt die Herzfrequenz bei Belastung an und bessert sich drei Minuten nach dem Hinlegen nicht, dann war die Belastung zu groß.

Durch selbstständige Pulskontrollen vor, während und nach einer Belastung wird der Patient aktiv miteinbezogen und lernt, seine Belastbarkeit einzuschätzen.

VORSICHT

Bei Blässe, Schweißausbruch, Blutdruckabfall, Herzrhythmusstörungen oder Atembeschwerden wird die Mobilisation sofort abgebrochen und der Patient soll sich hinlegen (Oberkörperhochlage/Herzbett).

Ernährung. Am ersten Tag wird der Patient nach ärztlicher Anordnung ernährt. Eine erste kleinere Mahlzeit ist i. d. R. 4–6 h nach der Intervention möglich. Danach wird die Ernährung normalisiert. Die meisten Kliniken bieten eine salzarme Kostform für Herzpatienten an. Je nach Belastbarkeit wird dem Patienten anfangs das Essen gereicht, danach kann er, abhängig vom Mobilisationsgrad, an der Bettkante oder am Tisch essen.

Ausscheidung. Anfangs wird der Patient dabei unterstützt, Steckbecken und Urinflasche zu benutzen, ggf. muss ein Blasenkatheter gelegt werden. Später kann er sich, je nach Mobilisationsgrad, auf den Toilettenstuhl setzen bzw. in Begleitung zur Toilette gehen. Der Patient darf zum Stuhlgang nicht pressen, um eine intrathorakale Druckerhöhung zu vermeiden (Obstipationsprophylaxe!).

Prävention, Patientenberatung ➤ 4.1.2, ➤ 4.1.4

Rehabilitation

Nach einem unkomplizierten Infarkt kann der Patient nach etwa einer Woche aus dem Krankenhaus entlassen werden. Im Anschluss daran sind Rehabilitationsmaßnahmen sinnvoll, die ambulant oder in einer Rehabilitationsklinik (Aufenthalt in der Regel drei Wochen) möglich sind. Zielsetzung ist in beiden Fällen, den Patienten zu einer herzgesunden Lebensweise zu motivieren (Details ➤ 4.1.4, ➤ 5.1.2, ➤ 5.1.4), ihn unter fachlicher Überwachung an Bewegung heranzuführen und ihn wieder in das Alltagsleben zu integrieren. Schwerpunkte sind entsprechend:

- Ein gezieltes Bewegungsprogramm je nach individueller Leistungsfähigkeit
- Beratungsangebote zur gesunden Ernährung
- Angebote zur Nikotinentwöhnung
- Angebote zur Stressbewältigung
- Ggf. ein Berufsfindungsprogramm
- Kontaktvermittlung zu Selbsthilfe- und/oder Herzsportgruppen.

Prognose

Vor dem Eintreffen im Krankenhaus versterben 30–50 % der Infarktpatienten, im Krankenhaus bis zu 10 % und in den zwölf Monaten danach weitere 10 %.

4.5 Herzinsuffizienz

DEFINITION

Herzinsuffizienz *(Herzmuskelschwäche):* Unvermögen des Herzens, das zur Versorgung des Körpers erforderliche Blutvolumen zu fördern. Keine eigenständige Krankheit, sondern Folge verschiedener Herz-Kreislauf-Erkrankungen.

Die **Herzinsuffizienz** kann nach unterschiedlichen Kriterien eingeteilt werden:

- Nach der (vorwiegend) betroffenen Herzkammer in **Linksherzinsuffizienz** (Leistungseinschränkung vor allem der linken Kammer), **Rechtsherzinsuffizienz** oder **Globalinsuffizienz** (*biventrikuläre Herzinsuffizienz*, beide Kammern betroffen)
- Nach dem zeitlichen Verlauf in **akute Herzinsuffizienz** (➤ 4.5.1) und **chronische Herzinsuffizienz** (➤ 4.5.2)
- In **kompensierte und dekompensierte Herzinsuffizienz,** je nachdem ob durch Gegenregulationen wie Herzmuskelhypertrophie, Aktivierung des Sympathikus und des Renin-Angiotensin-Aldosteron-Mechanismus (➤ Abb. 5.7) noch ein ausreichendes Herzzeitvolumen gefördert werden kann oder nicht
- In **Herzinsuffizienz mit reduzierter oder erhaltener Ejektionsfraktion (Auswurffraktion) der linken Kammer.** Bei einer reduzierten Ejektionsfraktion ist v. a. die systolische Pumpfunktion beeinträchtigt. Die Herzinsuffizienz mit erhaltener Ejektionsfraktion wird v. a. auf eine gestörte Entspannung und Dehnbarkeit des Herzmuskels in der Diastole zurückgeführt. Das Schlagvolumen kann aber auch hier vermindert sein
- Nach den pathogenetischen Mechanismen in **Rückwärtsversagen** mit Stau des Blutes vor der geschwächten Herzkammer und **Vorwärtsversagen** mit den Zeichen einer unzureichenden Organdurchblutung.

4.5.1 Akute Herzinsuffizienz

Bei der **akuten Herzinsuffizienz** entwickelt sich durch plötzliche Ereignisse im Herzen selbst oder im Kreislauf eine Druck- oder Volumenbelastung des Herzens, die es nicht mehr ausgleichen kann.

Akute Linksherzinsuffizienz

Ursachen der **akuten Linksherzinsuffizienz** sind vor allem der Herzinfarkt (➤ 4.4.2) und die hypertensive Krise (➤ 5.4.2), aber auch der plötzliche Abriss von (Teilen der) Herzklappen. Folge ist ein akutes *Lungenödem* (➤ 4.5.3) oder ein *kardiogener Schock* (➤ 4.4.2).

Bei der ärztlichen Untersuchung steht die Lungenstauung mit starker Dyspnoe, Orthopnoe und evtl. ohne Stethoskop hörbaren Rasselgeräuschen über der Lunge im Vordergrund. Der Blutdruck des Patienten ist niedrig bei gleichzeitig erhöhter Herzfrequenz. Der Patient ist sehr ängstlich, unruhig und vielleicht sogar verwirrt.

Therapie und Pflege ➤ 4.5.3

Akute Rechtsherzinsuffizienz

Zur **akuten Rechtsherzinsuffizienz** führen am häufigsten die Lungenembolie mit plötzlichem Druckanstieg im Lungenkreislauf (➤ 6.10.1) und der rasch auftretende Perikarderguss (Perikardtamponade).

Das unzureichende Blutangebot an die linke Kammer (und damit den Körperkreislauf) führt zu Tachykardie und Blutdruckabfall bis zum Schock. Gleichzeitig staut sich das Blut in den Körperkreislauf zurück mit der Folge einer Halsvenenstauung und peripherer Ödeme.

Therapie und Pflege Lungenembolie ➤ 6.10.1

4.5.2 Chronische Herzinsuffizienz

Die **chronische Herzinsuffizienz** entwickelt sich *langsam.* Sie betrifft v. a. ältere Menschen: 10–20 % der 70- bis 80-Jährigen haben eine Herzinsuffizienz im Vergleich zu < 1 % der unter 50-Jährigen.

Krankheitsentstehung

Vereinfacht liegen der chronischen Herzinsuffizienz vier große Ursachenkomplexe zugrunde:

- Drucküberlastung, z. B. arterielle oder pulmonale Hypertonie, Herzklappenstenosen
- Volumenüberlastung, z. B. Herzklappeninsuffizienzen, Shunts durch angeborene Herzfehler oder Gefäßfehlbildungen
- Verlust von funktionsfähigem Herzmuskelgewebe, z. B. KHK, Herzinfarkt, Kardiomyopathie, Myokarditis
- Ausgeprägte Tachy- oder Bradykardie.

Verschiedene Kompensationsmechanismen wie etwa Hypertrophie des Herzens, Aktivierung des Sympathikus und des Renin-Angiotensin-Aldosteron-Systems vermögen zwar zunächst die Herzleistung aufrechtzuerhalten. Mittel- und langfristig verschlechtern ihre Negativeffekte aber die Herzleistung.

Eine isolierte Rechtsherzinsuffizienz ist selten und z. B. Folge von Lungenerkrankungen. Meist ist die Rechtsherzinsuffizienz Folge einer Linksherzinsuffizienz, da der Blutrückstau in den Lungenkreislauf für das muskelschwache rechte Herz eine (auf Dauer zu hohe) Druckbelastung bedeutet.

Häufigste **Ursachen der chronischen Herzinsuffizienz** sind heute die KHK einschließlich des Herzinfarkts und die arterielle Hypertonie, wobei nicht selten beide zusammen vorliegen.

Symptome und Untersuchungsbefund

Die Patienten sind in ihrer körperlichen Leistungsfähigkeit beeinträchtigt, viele klagen über Müdigkeit. Je nach Beschwerdebild werden vier Stadien unterschieden (➤ Tab. 4.4).

Bei der **Linksherzinsuffizienz** (➤ Abb. 4.25) staut sich das Blut in den kleinen Kreislauf zurück. Flüssigkeit aus den Blutgefäßen wird in das Lungeninterstitium und in die Alveolen gepresst. Hauptbeschwerden des Patienten sind Ruhe- und Belastungsdys-

Tab. 4.4 Stadieneinteilung der Herzinsuffizienz (gemäß der New York Heart Association, kurz NYHA).

Insuffizienz-Stadium	Beschwerden
I	Keine Beschwerden (z. B. Luftnot, Herzrhythmusstörungen, Erschöpfung) bei normaler Belastung
II	Beschwerden bei stärkerer körperlicher Belastung. Geringe Leistungsminderung
III	Beschwerden bei leichter körperlicher Belastung. Erhebliche Leistungsminderung
IV	Beschwerden schon in Ruhe, Bettlägerigkeit

pnoe bis zur Orthopnoe (➤ 6.2.1), Zyanose, Hustenreiz (evtl. mit rostbraunem Sputum), Tachykardie und Herzrhythmusstörungen. Bei der Auskultation (➤ 6.3.1) sind *Rasselgeräusche* (➤ 6.2.4) über der Lunge zu hören.

Bei der **Rechtsherzinsuffizienz** (➤ Abb. 4.25) staut sich das Blut im Körperkreislauf. Sichtbare Zeichen sind positionierungsabhängige Ödeme, zunächst an Knöcheln und Unterschenkeln (➤ Abb. 4.26), später auch am Körperstamm **(Anasarka),** Halsvenenstauung und Zyanose. Leber und Milz sind vergrößert tastbar, im Ultraschall lässt sich oft Aszites nachweisen, auch Pleuraergüsse sind häufig. Durch den Rückstau in den Magenvenen leiden die Patienten unter Appetitlosigkeit und Übelkeit. Evtl. ist bei einer Gastroskopie eine Entzündung der Magenschleimhaut festzustellen *(Stauungsgastritis).*

Die Nachtruhe ist bei Rechts- wie auch Linksherzinsuffizienz gestört, da der Patient nachts mehrfach aufstehen muss, um Wasser zu lassen *(Nykturie).* Nachts werden die meist in ihrer Leistungsfähigkeit eingeschränkten Nieren wieder besser durchblutet, sodass Ödeme leichter ausgeschwemmt werden können.

Hauptkomplikationen sind neben einer weiteren Verschlechterung der Herzfunktion insbesondere Herzrhythmusstörungen (➤ 4.6). Das Thromboserisiko ist in Abhängigkeit von der Herzfunktion erhöht.

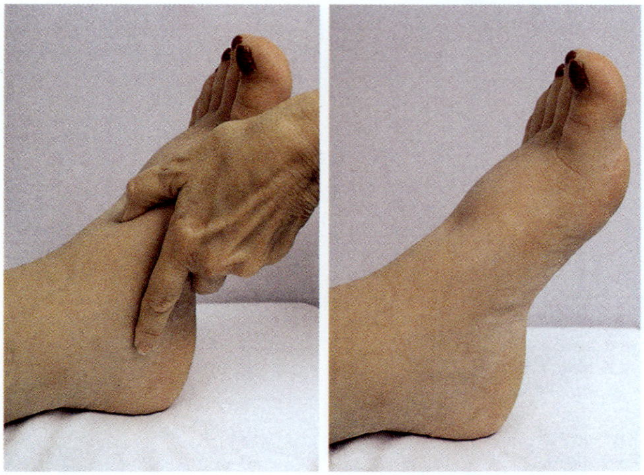

Abb. 4.26 Knöchelödem bei Herzinsuffizienz. [E754]

Diagnostik und Differenzialdiagnose

Die Diagnose einer Herzinsuffizienz wird *klinisch* gestellt. Das EKG kann erste Hinweise auf die Grunderkrankung geben (z. B. unbemerkte Infarkte). Die Echokardiografie ermöglicht die Beurteilung von Größe und Funktion der Herzkammern (z. B. regionale Wandbewegungsstörungen, Pumpleistung) und die Diagnose von Herz(klappen)fehlern. Die Röntgenaufnahme des Thorax (Herzvergrößerung? Lungenstauung? ➤ Abb. 4.27) hat an Bedeutung verloren. Ergänzend können Herzkatheteruntersuchung, Myokardszintigrafie, Kernspintomografie oder Herzmuskelbiopsie (z. B. bei Verdacht auf Myokarditis, Amyloidose des Herzens) angezeigt sein.

Ist unklar, ob die Beschwerden eines Patienten (insbesondere Luftnot) auf eine Herzinsuffizienz oder z. B. eine Lungenerkrankung zurückzuführen sind, können die **natriuretischen Peptide NT-pro-BNP** und **BNP** im Blut bestimmt werden. Diese Eiweiße werden bei Dehnung der Vorhöfe freigesetzt und entlasten das Herz über eine Gefäßweitstellung, eine Förderung der Flüssigkeitsausscheidung in den Nieren sowie eine Hemmung von Sympathikus

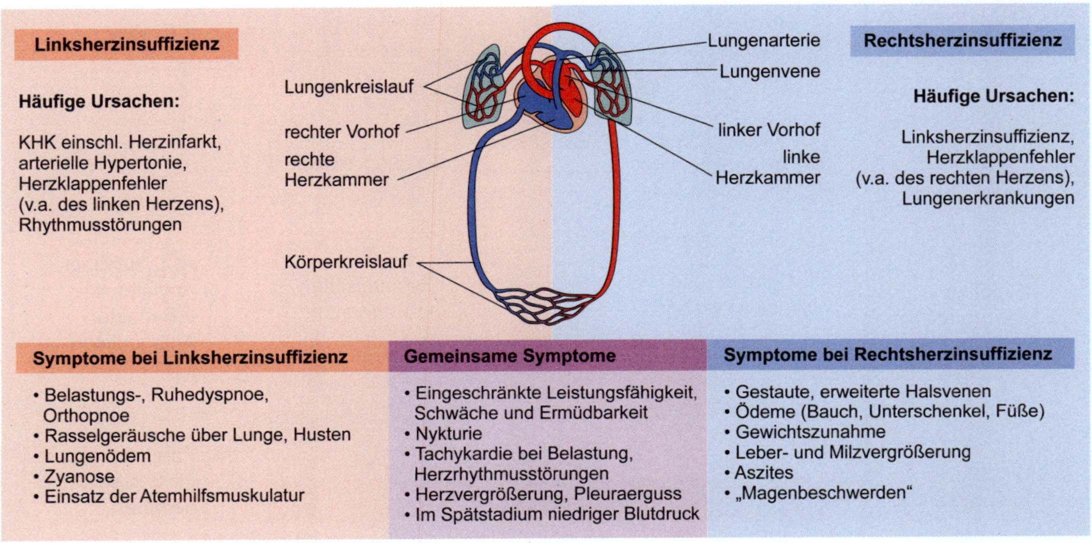

Abb. 4.25 Häufige Ursachen und Symptome von Links- und Rechtsherzinsuffizienz. [L190]

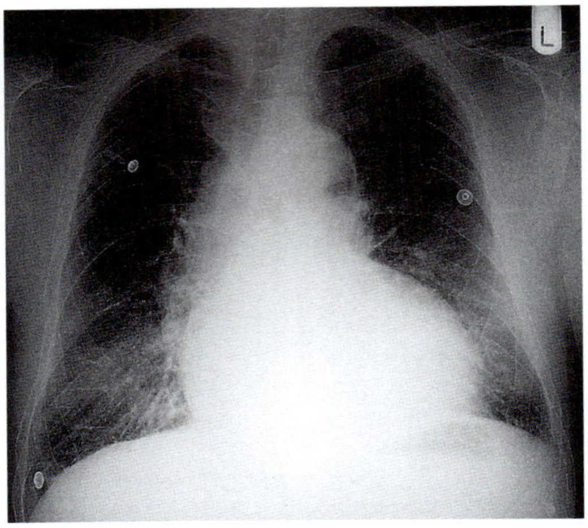

Abb. 4.27 Röntgenaufnahme bei Herzinsuffizienz mit deutlicher Herzverbreiterung und Zeichen der Lungenstauung. Ursache war hier eine Aortenklappenstenose. [E288]

und Renin-Angiotensin-Aldosteron-System. Normale Werte machen eine Herzerkrankung unwahrscheinlich. Ein verlässlicher Befund über die Herzfunktion ist allerdings am besten über eine Echokardiografie möglich.

Behandlungsstrategie

Behandlung des akuten Lungenödems ➤ 4.5.3

Ziel der Therapie ist zum einen die Besserung der Symptome, zum anderen möglichst die Beseitigung der Ursache der Herzinsuffizienz, z. B. durch eine Operation bei Herzklappenfehlern.

Medikamentöse Therapie der Herzinsuffizienz

Folgende Wirkstoffgruppen (➤ Abb. 4.28) werden einzeln oder in Kombination eingesetzt [7]:

- **ACE-Hemmer** (z. B. Benalapril®, Captopril AL®, Vesdil®, ➤ Pharma-Info 5.1) hemmen das Renin-Angiotensin-Aldosteron-System (RAAS) und den Abbau von Kininen und wirken so erweiternd auf die Gefäße und senkend auf die Nachlast. Wahrscheinlich vermindern sie auch die negativen strukturellen Umbauvorgänge am insuffizienten Herzen. ACE-Hemmer sind bereits bei asymptomatischer Herzinsuffizienz indiziert, da eine erhebliche Prognoseverbesserung belegt ist. Bei Kontraindikationen oder Unverträglichkeit werden **Angiotensin-II-Antagonisten** (z. B. Losartan-CT®, Micardis®, ➤ Pharma-Info 5.1) eingesetzt, die vergleichbar wirken. Bei therapierefraktärer Herzinsuffizienz kann eine Kombination beider versucht werden
- Sog. **kardioselektive β-Blocker** (z. B. Beloc-Zok®, Concor®, Querto®, ➤ Pharma-Info 5.1) wirken überwiegend auf kardiale β_1-Rezeptoren. Sie senken u. a. Herzfrequenz und Blutdruck und damit den Sauerstoffbedarf des Herzens und vermindern die Noradreanlinfreisetzung. Trotz ihrer negativ inotropen Wirkung haben sich β-Blocker bei der chronischen Herzinsuffizienz etabliert. Voraussetzung ist, dass der Zustand des Patienten stabil ist und die Behandlung vorsichtig eingeleitet wird
- **Diuretika** (➤ Pharma-Info 9.1) schwemmen Ödeme aus und entlasten so durch Senkung der Vor- und Nachlast das Herz. Sie sind bei Herzinsuffizienz mit Flüssigkeitsretention indiziert
- **Aldosteronantagonisten** (z. B. Aldactone®) steigern in Kombination mit Schleifendiuretika die Diurese und senken die durch ACE-Hemmer nur inkomplett gehemmte Aldosteronsynthese weiter ab. Sie werden bei ausgeprägter Herzinsuffizienz gegeben. Wegen der Gefahr einer Hyperkaliämie sind regelmäßige Kreatinin- und Elektrolytkontrollen notwendig
- **Digitalisglykoside** (➤ Pharma-Info 4.2) bei Vorhofflimmern mit Tachyarrhythmie zur Frequenzkontrolle
- **Phosphodiesterasehemmer** (z. B. Perfan®, Corotrop®) und **Katecholamine** (z. B. Dobutrex®, Dopamin) sind Substanzen, die

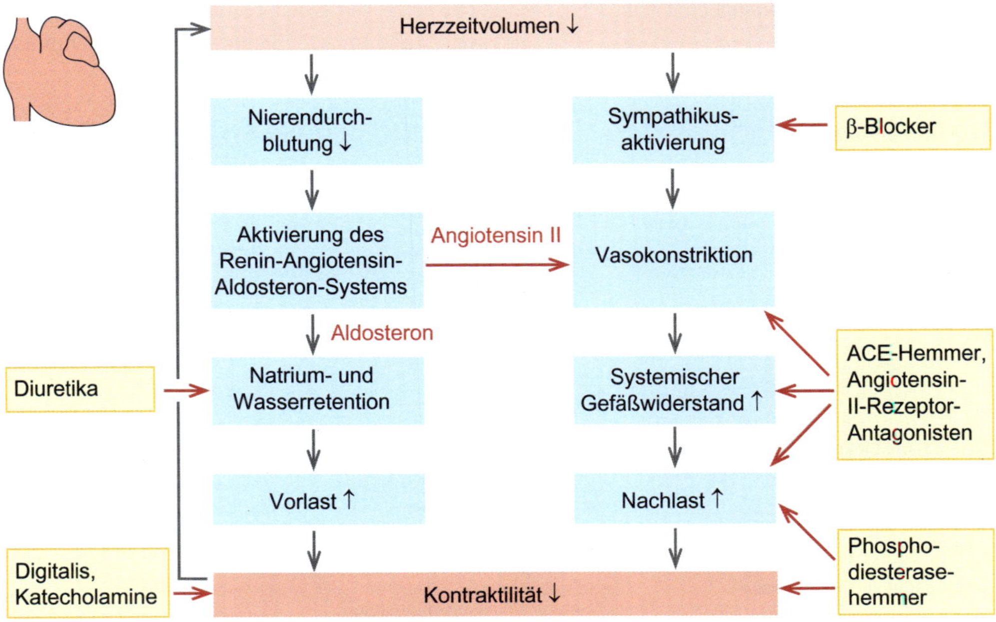

Abb. 4.28 Wirkungsweise der verschiedenen Arzneimittel bei Herzinsuffizienz (vereinfachte Schemazeichnung). [L157]

auf Intensivstationen und nur i. v. überbrückend eingesetzt werden können, um die Schlagkraft zu verbessern. Bei längerer Behandlung kommt es zu einem weitgehenden Wirkungsverlust

- Der Neprilysin-Hemmer Sacubitril (Entresto®) kommt bei einer chronischen systolischen Linksherzinsuffizienz in Kombination mit Valsartan zum Einsatz
- Bei Diabetikern mit Herzinsuffizienz sind die SGLT2-Inhibitoren (z. B. Empagliflozin und Dapagliflozin) indiziert. Dapagliflozin (Forxiga®) steht kurz vor der Zulassung für die Therapie einer Herzinsuffizienz auch ohne Diabetes.

Invasive Strategien

Folgende invasive Therapien können überlegt werden:

- Zur Verhinderung des plötzlichen Herztodes kann bei speziellen Indikationen ein Kardioverter-Defibrillator (ICD) implantiert werden (➤ 4.6.1)
- Bei Linksschenkelblock kann eine **kardiale Resynchronisationstherapie** *(CRT)* die Auswurfleistung verbessern. Ein biventrikulärer Schrittmacher (➤ 4.6.1) sorgt dabei für eine optimale zeitliche Abstimmung *(Resynchronisation)* der Kontraktion von rechter und linker Herzkammer
- Bei therapieresistenter Herzinsuffizienz kommen für einen Teil der Patienten die (überbrückende) Implantation eines Kunstherzen bzw. Unterstützungssystems und eine Herztransplantation in Betracht.

4

Pharma-Info 4.2

Digitalisglykoside

Die lange bekannten **Digitalisglykoside** *(Herzglykoside, herzwirksame Glykoside):*

- Steigern die Kontraktionskraft des Herzmuskels *(positive Inotropie)*
- Verlangsamen die Herzschlagfrequenz *(negative Chronotropie)*
- Verzögern die Erregungsleitung *(negative Dromotropie)*
- Steigern die Reizbildung *(positive Bathmotropie).*

Digoxin und **Digoxinabkömmlinge** (z. B. Methyldigoxin, etwa Lanitop®, oder Azetyldigoxin, etwa Novodigal®) werden zu einem Großteil über die Nieren ausgeschieden. Wegen ihrer kürzeren Halbwertszeit ist die Behandlung mit Digoxinpräparaten besser steuerbar, allerdings für Patienten mit eingeschränkter Nierenfunktion wegen der Kumulationsgefahr ungeeignet.

Digitoxin (z. B. Digimerck®) wird nur gering über die Niere ausgeschieden. Deshalb wird es von vielen Ärzten bei älteren Patienten bevorzugt, es hat aber eine lange Halbwertszeit.

Allen Digitalisglykosiden gemeinsam ist die *geringe therapeutische Breite,* d. h. das Auftreten ernster Nebenwirkungen bereits bei geringfügiger Überdosierung:

- *Übelkeit* und *Erbrechen*
- *Sehstörungen* (vor allem Farbensehen, Augenflimmern), Kopfschmerzen und Halluzinationen oder Verwirrtheit, die zum Absetzen des Präparats zwingen
- *Herzrhythmusstörungen,* vor allem Bradykardie (➤ 4.6.5) und Bigeminus, bei dem auf zwei Schläge kurz hintereinander eine Pause folgt.

Nebenwirkungen treten vermehrt bei Hypokaliämie, Hyperkalzämie und Hypomagnesiämie (➤ 9.13.3, ➤ 9.13.4, ➤ 9.13.5) auf. Ältere Menschen reagieren empfindlicher als jüngere. Besondere Vorsicht ist bei gleichzeitiger Gabe von β-Blockern (➤ Pharma-Info 5.1, Verstärkung der negativen Chronotropie) oder Theophyllinen (➤ Pharma-Info 6.1, Auftreten von vermehrten Extrasystolen) angebracht. Aufgrund der geringen therapeutischen Breite haben Digitalisglykoside an Bedeutung verloren.

Zur Vermeidung einer *Digitalisintoxikation* gehören regelmäßige klinische Kontrollen, EKG-Kontrolle, Kontrolle von Serumkreatinin (nur bei Digoxin) und -kalium sowie evtl. des Digitalisspiegels im Blut.

Beobachtung von Patienten mit Digitalistherapie

- Pulsfrequenz (z. B. Bradykardie? Bigeminus?), -qualität
- Allergische Reaktionen (Erythem? Urtikaria?)
- Störungen des ZNS und der Psyche (z. B. Albträume, Verwirrtheit, Depressionen, Kopfschmerzen, Müdigkeit, Schlaflosigkeit, Sehstörungen)
- Störungen des Verdauungstrakts (Inappetenz, Übelkeit, Erbrechen, Diarrhö, abdominelle Beschwerden ➤ Kap. 7).

Weitere Maßnahmen

Für die meisten Patienten mit einer Herzinsuffizienz ist eine Umstellung des Lebensstils sinnvoll, z. B. Nikotinentwöhnung, kein Alkohol oder maßvoller Alkoholkonsum (je nach Ursache). Außerdem sollten sie sich gegen Pneumokokken und jährlich gegen Grippe impfen lassen, da Atemweginfektionen zu einer erheblichen Zustandsverschlechterung führen können.

Herztransplantation

Lässt sich eine dekompensierte Herzinsuffizienz trotz Ausschöpfung aller anderen Therapiemaßnahmen nicht bessern, kann bei Patienten unter ca. 65 Jahren eine Herztransplantation erwogen werden. 2016 wurden in Deutschland 297 Herztransplantationen durchgeführt, die 5-Jahres-Funktionssrate liegt derzeit bei rund 70 % [8]. Nach einer geglückten Herztransplantation ist der Patient nicht gesund im Sinne von geheilt, sondern weiterhin als chronisch krank zu betrachten. Viele Patienten bleiben berufsunfähig.

Pflege und Patientenberatung

Pflege bei Dyspnoe ➤ 6.2.1
Pflege bei Pleurapunktion ➤ 6.3.7
Pflege bei Zyanose ➤ 4.2.4
Unterstützung bei der Sekretentleerung ➤ 6.1.5

Regelmäßig beobachtet werden:

- Vitalzeichen: Puls, Blutdruck und Atmung (Dyspnoe? Blutig-schaumiges Sputum?)
- Haut: Turgor, Dekubitusrisiko
- Gewicht
- Ausscheidung: Flüssigkeitsbilanz
- Mögliche Medikamentennebenwirkungen.

Je nach vorherrschender Symptomatik werden folgende pflegerischen Maßnahmen ergriffen und dem Patienten in Beratungsgesprächen vermittelt:

- Bei Appetitlosigkeit Wunschkost. Keine blähenden, fettreichen oder schwer verdaulichen Speisen. Meist bessere Verträglichkeit von mehreren kleinen Mahlzeiten. Kaloriengehalt nach Bedarf und Ausgangsgewicht, da sowohl Über- als auch Untergewicht ungünstig sind
- Individuelle Handhabung der Trinkmenge. Eine eventuelle Trinkmengenbeschränkung wird vom Arzt festgelegt. Bei Flüssigkeitsverlusten z. B. durch Fieber oder bei heißen Temperaturen im Sommer muss sie angepasst werden. Die erlaubte Trinkmenge möglichst gleichmäßig über den Tag verteilen, bei starkem Durst z. B. Eiswürfel zum Durstlöschen anbieten. Kaffee, Tee und Alkohol sind in geringen Mengen gestattet (➤ 4.1.2)
- Anregung der Darmtätigkeit, z. B. mit Laktulose, Macrogol
- Bei dekompensierter Herzinsuffizienz Bettruhe, die bei Besserung zunehmend gelockert wird. Ggf. leichte Oberkörperhochpositionierung. Patienten je nach seiner Belastbarkeit bei den täglichen Verrichtungen unterstützen, ggf. die entsprechenden Prophylaxen (wie Thrombose-, Pneumonie- und Dekubitusprophylaxe) durchführen. Bei kompensierter Herzinsuffizienz Motivation zu regelmäßiger körperlicher Aktivität, angepasst an die körperliche Belastbarkeit (dynamische Tätigkeiten wie z. B. Gehen, Radfahren). Regelmäßiges körperliches Training verbessert durch besseren Stoffwechsel im Skelettmuskel und positive Auswirkungen auf die Gefäße die Langzeitprognose. Das Training muss aber unterhalb der „Beschwerdeschwelle“ liegen; für viele Patienten empfiehlt sich zumindest anfangs eine ärztliche Begleitung des Trainings z. B. in speziellen Sportgruppen. Patienten, denen keinerlei Ausdauertraining mehr möglich ist, können von ganz leichtem „Krafttraining“ nur einer Extremität, das nicht zum Puls- oder Blutdruckanstieg führt, profitieren
- Regelmäßige Gewichtskontrollen, um Einlagerungen frühzeitig zu erkennen (Gewichtsprotokoll anlegen, Patienten zur Selbstkontrolle anleiten). Ggf. muss nach Arztanordnung die Diuretikagabe und Flüssigkeitsmenge angepasst werden, um eine Dekompensation zu vermeiden
- Keine lang dauernde Kälte, da Kälte zu einer Verengung der peripheren Gefäße führt und damit den Widerstand erhöht, gegen den das Herz arbeiten muss
- Den Patienten darauf hinweisen, dass Reisen in Höhenlagen (≥ 1 500 m), in feucht-heiße Länder oder Langstreckenflüge eine erhöhte Gefahr darstellen können. Patienten mit Ruhedyspnoe sollten nicht fliegen.

Prävention

Von großer Bedeutung sind eine korrekte Medikamenteneinnahme, das Einhalten der Verhaltensempfehlungen und die Kenntnis der Symptome einer beginnenden Dekompensation, um einer erneuten Krankenhauseinweisung vorzubeugen [9].

Durch Prävention von KHK und arterieller Hypertonie könnten viele Fälle von Herzinsuffizienz verhindert bzw. deren Fortschreiten verlangsamt werden. Details zur Prävention und der hierzu erforderlichen Patientenberatung sind in ➤ 4.1.4, ➤ 4.4.1, ➤ 5.1.2 und ➤ 5.1.4 dargestellt.

Prognose

Die Prognose einer Herzinsuffizienz ist nur dann gut, wenn es im Anfangsstadium der Erkrankung gelingt, die Ursache der Erkrankung zu beseitigen.

4.5.3 Akutes Lungenödem

DEFINITION

Lungenödem: Ansammlung von (seröser) Flüssigkeit im Lungeninterstitium oder den Lungenalveolen mit lebensbedrohlicher Atemstörung.

Krankheitsentstehung

Häufigste Ursache eines **Lungenödems** ist die dekompensierte Linksherzinsuffizienz, etwa im Rahmen eines Herzinfarkts (➤ 4.4.2), einer hypertensiven Krise (➤ 5.4.2), einer rekompensierten hochgradigen Aortenklappenstenose (➤ 4.9.5) oder einer Kardiomyopathie (➤ 4.8). Die Pumpschwäche des linken Herzens führt zum einen zu einem Blutrückstau im Lungenkreislauf. Durch den deshalb erhöhten hydrostatischen Druck in den Lungengefäßen wird Flüssigkeit in das umgebende Bindegewebe und weiter in die Alveolen gepresst. Zum anderen werden die peripheren Organe nicht mehr ausreichend durchblutet.

Weitere Ursachen eines Lungenödems sind Überwässerung oder Proteinmangel (beides z. B. bei Nierenerkrankungen ➤ Kap. 9), Infekte (z. B. Pneumonie ➤ 6.4.3), anaphylaktischer Schock (➤ 3.4) oder toxische Reaktionen (z. B. beim Einatmen von Reizgasen).

Symptome, Befund und Diagnostik

Zur Anfangsphase des Lungenödems gehören Husten und Atemnot *(Asthma cardiale)*. Die Atemnot nimmt rasch zu, und es sind ohne Stethoskop „brodelnde“, feuchte Rasselgeräusche hörbar *(Distanzrasseln)*. Der Kranke hustet schaumig-rotes Sputum ab, er ist zyanotisch, und die Herzfrequenz steigt (evtl. bei sinkendem Blutdruck) schnell an. Der Patient ist unruhig und hat Todesangst.

Die Diagnose wird klinisch gestellt. Das EKG kann Hinweise auf die Ursache geben, z. B. einen Herzinfarkt (➤ 4.4.2). Methode der Wahl zur raschen Feststellung einer (kardialen) Ursache ist die Echokardiografie. Eine Blutgasanalyse (➤ 6.3.4) hilft bei der Einschätzung der Schwere des Sauerstoffmangels. Die Röntgenuntersuchung des Thorax beweist das Lungenödem.

Behandlungsstrategie

Die Behandlung muss sofort einsetzen; dabei arbeiten Ärzte und Pflegende Hand in Hand:

- Ruhe ausstrahlen, Hektik vermeiden
- Oberkörper des Patienten hoch, Beine tief positionieren (Herzbettlage ➤ Abb. 4.3)
- Atemwege freimachen (ggf. absaugen)
- Sauerstoff über Nasensonde oder Maske verabreichen
- Zwei Hübe Nitroglycerin sublingual geben, danach meist Fortsetzung der Behandlung mittels Spritzenpumpe
- Venösen Zugang legen
- 20–80 mg Furosemid (z. B. Lasix®) i. v. injizieren
- Evtl. 5–10 mg verdünntes Morphin fraktioniert verabreichen (schmerzlindernd, angstlösend und drucksenkend im Lungenkreislauf durch Öffnung intrapulmonaler Shunts)
- Nur bei niedriger Herzauswurfleistung (echokardiografisch zu diagnostizieren) und stark erniedrigtem Blutdruck zur Verstärkung der myokardialen Kontraktion Dobutamin, zur Anhebung des Blutdrucks Noradrenalin über Spritzenpumpe verabreichen
- Bei starker Unruhe zusätzlich niedrig dosiert Diazepam (etwa Diazepam-ratiopharm®) geben
- Bei ausbleibender Besserung der Atemlage unter diesen Maßnahmen nichtinvasive Maskenbeatmung oder nach Intubation invasiv beatmen (➤ 6.1.6)
- Zur Entlastung des Patienten (hoch dosierte Diuretikagabe) und zur besseren Bilanzierung wird meist ein transurethraler Blasendauerkatheter angelegt.

Eine kausale Behandlung schließt sich baldmöglichst an.

Pflege

Pflege bei Dyspnoe ➤ 6.2.1

Beobachtet werden:

- Haut (Zyanose? Blässe? Kaltschweißigkeit?)
- Atmung (Atemgeräusche? Dyspnoe? Tachypnoe? Blutiger/schaumiger Auswurf? Sauerstoffsättigung?)
- Herz-Kreislauf-Funktion (Tachykardie? Hypotonie? Arrhythmie?)
- Ausscheidung (Urinmenge?)
- Psychische Verfassung (Angst?)
- Bewusstseinslage (Eintrübung?).

Abhängig vom Grad der individuellen Einschränkung werden folgende pflegerische Interventionen ergriffen:

- Bettruhe einhalten lassen
- Flüssigkeitsbilanz führen
- In der Akutphase Patienten nüchtern lassen, Mundpflege anbieten. Danach leicht verdauliche Kost bestellen, Trinkmengenbeschränkung nach Arztanordnung einhalten lassen
- Unterstützende Maßnahmen bei der Selbstversorgung des Patienten anbieten.

4.6 Herzrhythmusstörungen

DEFINITION

Herzrhythmusstörung: Störung der Herzfrequenz oder der Regelmäßigkeit des Herzschlags.
Tachykardie: Die Herzfrequenz liegt bei Erwachsenen über 100/min.
Bradykardie: Die Herzfrequenz liegt bei Erwachsenen unter (50–)60/min.
Arrhythmie: Das Herz schlägt unregelmäßig.
Tachyarrhythmie: Das Herz schlägt unregelmäßig und zu schnell.
Bradyarrhythmie: Das Herz schlägt unregelmäßig und zu langsam.

4.6.1 Einführung

Grundsätze

Herzrhythmusstörungen werden oft schon durch das Ruhe-EKG mit Rhythmusstreifen (➤ 4.3.2) gesichert. Ansonsten sind ein Langzeit-EKG (einschließlich evtl. eines Event-/Loop-Rekorders) und evtl. ein Belastungs-EKG oder Provokationstests zum Auslösen der Rhythmusstörung, selten eine (invasive) elektrophysiologische Untersuchung nötig. Zu den Basisuntersuchungen gehört außerdem eine Echokardiografie (➤ 4.3.5).

Vielfach liegt bei Herzrhythmusstörungen eine kardiale Grunderkrankung vor. In diesem Fall ist die Behandlung der Grunderkrankung vorrangig. Ansonsten sind die medikamentöse Therapie mit Antiarrhythmika und verschiedene, teils kathetergestützte Elektrotherapien wesentliche Therapieverfahren.

Antiarrhythmika

Antiarrhythmika (➤ Pharma-Info 4.3) sind verschiedene Substanzgruppen zur medikamentösen Behandlung von tachykarden Herzrhythmusstörungen. Sie haben in den letzten Jahren an Bedeutung verloren, da sie zwar oft das EKG des Patienten, aber nicht die Prognose des Patienten verbessern. Ausnahme sind β-Blocker, die bei vielen Herzerkrankungen indiziert sind.

Elektrotherapie bradykarder Herzrhythmusstörungen: Schrittmachertherapie

Ein **künstlicher Herzschrittmacher** (kurz *Schrittmacher*) ist erforderlich, wenn das Herz des Patienten durch Erregungsbildungs- oder Erregungsleitungsstörungen so langsam schlägt, dass der Sauerstoffbedarf des Körpers nicht mehr gedeckt wird. Die kritische Herzfrequenz liegt bei ungefähr (25–)40/min.

Herzschrittmacher stimulieren die Herzmuskulatur durch elektrische Impulse zur Kontraktion und führen so wieder zu einem regelmäßigen Herzschlag.

Die häufigsten Indikationen für eine Schrittmacherimplantation sind ein Sinusknoten-Syndrom (➤ 4.6.5) und ein höhergradiger AV-Block (➤ 4.6.4). Entsprechend erhalten vor allem ältere Menschen einen Herzschrittmacher.

Pharma-Info 4.3

Antiarrhythmika

Antiarrhythmika (➤ Tab. 4.5) verändern die Ionenkanäle der Zellmembran und damit deren Durchlässigkeit für Ionen. Diese Wirkungen betreffen aber nicht nur Extrasystolen und Tachykardien, sondern die gesamte Erregungsbildung und -leitung.

- Die meisten Antiarrhythmika schwächen die Kontraktionskraft des Herzens *(negative Inotropie)*. Hierdurch kann eine bis dahin gerade noch kompensierte Herzinsuffizienz entgleisen
- Alle Antiarrhythmika können selbst zu lebensbedrohlichen Herzrhythmusstörungen führen *(proarrhythmischer Effekt)*. Welche Patienten davon betroffen sein werden, kann nicht zuverlässig vorausgesagt werden.

Die häufigen ZNS-Nebenwirkungen erklären sich durch die ebenfalls veränderte Ionendurchlässigkeit der Nervenzellmembran.

Der Therapieerfolg wird anhand von (Langzeit-)EKGs kontrolliert. Evtl. müssen nacheinander mehrere Antiarrhythmika ausprobiert werden, bis ein wirksames Präparat gefunden ist.

Tab. 4.5 Übersicht über die Antiarrhythmika (Einteilung nach Vaughan/Williams).

Substanz/Handelsname (Bsp.)	Indikation	Spezifische Nebenwirkungen
Klasse-I-Antiarrhythmika: Natriumkanalblocker Wirkmechanismus: v. a. verlangsamte Erregungsleitung. Relativ stark arrhythmieerzeugend		
Ajmalin, z. B. Gilurytmal® Prajmalin, z. B. Neo-Gilurytmal®	Notfallmedikament erster Wahl bei unklaren Tachykardien, WPW-Syndrom	Gastrointestinale Beschwerden, Kopfschmerzen, Cholestase
Flecainid, z. B. Tambocor®	Supraventrikuläre und ventrikuläre Rhythmusstörungen, Rezidivprophylaxe von Vorhofflimmern	Doppelsehen, Schwindel, Kopfschmerzen
Lidocain, z. B. Xylocain®	Reservemedikament bei ventrikulärer Tachykardie, Kammerflimmern	Benommenheit, Schwindel, zerebrale Krampfanfälle
Propafenon, z. B. Rytmonorm®	SVES, supraventrikuläre Tachykardien, WPW-Syndrom, Vorhofflimmern	Gastrointestinale Beschwerden, Kopfschmerzen, Schwindel, Seh-, Geschmacksstörungen
Klasse-II-Antiarrhythmika: β-Blocker Wirkmechanismus: Verminderung der Sympathikuswirkung über Blockade der β-Rezeptoren. Mittlerweile wichtigste Medikamente in der Dauertherapie von Herzrhythmusstörungen		
Bisoprolol, z. B. Concor® Carvediol, z. B. Dilatrend® Metoprolol, z. B. Metoprolol Stada® Nebivolol, z. B. Nebilet®	v. a. Sinus-, supraventrikuläre Tachykardie, SVES, Tachykardie bei Vorhofflimmern (Tachyarrhythmie)	Müdigkeit, Blutdruckabfall, Schwindel, Kopfschmerzen, gastrointestinale Beschwerden, Bronchokonstriktion, Potenzstörungen, Depression
Klasse-III-Antiarrhythmika: Kaliumkanalblocker Wirkmechanismus: Verlängerung des Aktionspotenzials		
Amiodaron, z. B. Cordarex® Dronedaron, z. B. Multaq®	Auf andere Antiarrhythmika nicht ansprechende supraventrikuläre und ventrikuläre Rhythmusstörungen	Hornhauttrübung, Schilddrüsenfunktionsstörungen (nicht bei Dronedaron), Photosensibilisierung (Lichtschutz!), Lungenfibrose
Sotalol, z. B. Sotalex®	v. a. supraventrikuläre Rhythmusstörungen, Vorhofflimmern	Gleichzeitige β-Blockierung → wie β-Blocker
Klasse-IV-Antiarrhythmika: Kalziumantagonisten vom Verapamil-Typ Wirkmechanismus: Hemmung von Erregungsbildung und -leitung, v. a. in Sinus- und AV-Knoten		
Diltiazem, z. B. Dilzem® Verapamil, z. B. Isoptin®	AV-Knoten-Reentry-Tachykardie, Frequenzsenkung bei Vorhofflimmern/schnell übergeleitetem Vorhofflattern	Gastrointestinale Beschwerden Hypotonie, Kopfschmerzen, Schwindel
Ohne Gruppenzugehörigkeit		
Adenosin, z. B. Adrekar®	Supraventrikuläre Tachykardien, v. a. AV-Knoten-Reentry-Tachykardien	Synkope. Nur i. v.-Gabe, sehr kurze Wirkdauer

Temporäre Herzschrittmacher

Temporäre *(passagere)* **Herzschrittmacher** (➤ Abb. 4.29) gelangen in Notfallsituationen zum Einsatz, etwa bei kurzzeitigen Bradykardien im Rahmen von Vergiftungen oder zur Überbrückung bis zur Implantation eines permanenten Herzschrittmachers.

Bei **transvenösen Systemen** werden die Elektrodenkabel nach Punktion einer größeren Vene steril unter Röntgendurchleuchtung in die rechte Herzkammer vorgeführt, der Impulsgeber liegt *außerhalb* des Körpers. Um eine Dislokation (Verschiebung) der Sonde im rechten Ventrikel zu vermeiden, muss der Patient strenge Bettruhe einhalten und darf den Arm nicht bewegen, über dessen Vene (z. B. V. jugularis, V. subclavia, mitunter auch V. femoralis) der temporäre Schrittmacher eingeführt wurde. Oft ist eine Sedierung erforderlich. Die Pflege und Überwachung dieser Patienten erfolgt meist auf einer Intensivstation oder IMC.

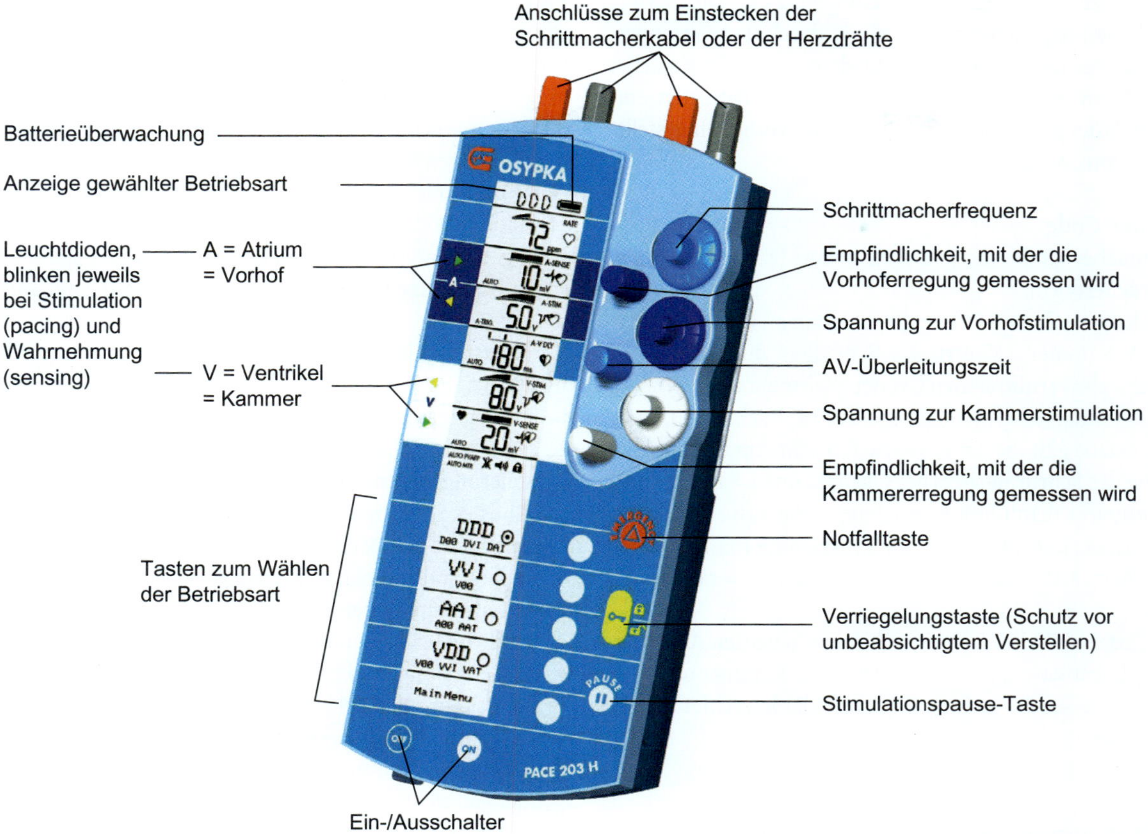

Abb. 4.29 Temporärer Herzschrittmacher. Er wird in Notfallsituationen eingesetzt. Sein Aggregat liegt außerhalb des Körpers. [V113]

Außerdem gibt es **externe passagere Schrittmacher** mit Impulsweiterleitung über Klebepaddles am Thorax. Hier sind immer Schmerzmedikation und Sedierung *(Analgosedierung)* nötig.

Permanente Herzschrittmacher

Ein **permanenter Herzschrittmacher** wird operativ implantiert. In Lokalanästhesie (sehr selten Vollnarkose) wird das Schrittmacheraggregat meist subkutan in der Pektoralisregion eingesetzt (➤ Abb. 4.30). Die Elektrode(n) für die Impulsübermittlung wird/werden über V. basilika und V. cava superior ins rechte Herz vorgeschoben und dort verankert, je nach Schrittmachertyp mit nur einer Elektrode in Vorhof oder Kammer *(Einkammer-Schrittmacher)* oder mit je einer Elektrode in rechtem Vorhof und rechter Kammer *(Zweikammer-Schrittmacher)*. Danach werden Schrittmacheraggregat und -elektrode miteinander verbunden. Schon vor der Operation wird die Funktion des Schrittmachers eingestellt, während und nach der Operation überprüft und ggf. die Einstellung verfeinert.

Schrittmachertypen

Grundsätzlich werden heute **Demand-Schrittmacher** *(Bedarfs-Schrittmacher)* eingesetzt, welche die Eigenaktionen des Herzens registrieren und – beim häufigsten Typ – nur dann einen Impuls abgeben, wenn nach einer festgesetzten Zeit keine Eigenaktion erfolgt ist. Außerdem lassen sich heute Vorhöfe und Kammern durch Zweikammer-Schrittmacher zeitlich koordiniert anregen, damit die

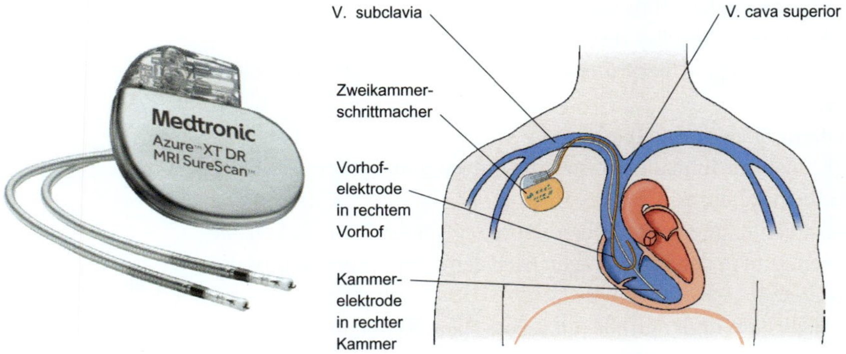

Abb. 4.30 Permanenter Herzschrittmacher. Links Schrittmacher (used with permission of Medtronic), rechts Schemazeichnung mit Lage der Elektroden. [V170-4, L190]

Vorhofaktionen zur Kammerfüllung beitragen. Eine Annäherung an das natürliche Frequenzverhalten gelingt durch frequenzanpassende Modelle, bei denen entsprechend dem vom Schrittmacher registrierten Atem- oder Bewegungsverhalten des Patienten eine allmähliche Pulssteigerung oder -absenkung auf vorher eingestellte Werte vorgenommen wird.

Schrittmacher-Code

Der **Schrittmacher-Code** aus 3–5 Buchstaben (z. B. DDDR) gibt den Schrittmachertyp an:

- Der 1. Buchstabe gibt den Ort der Stimulation an (z. B. Vorhof = Atrium = A, Kammer = Ventrikel = V, beides = dual = D)
- Der 2. Buchstabe vermittelt den Ort der Wahrnehmung, d. h. der Reiz-Registrierung (Abkürzungen wie beim 1. Buchstaben)
- Der 3. Buchstabe gibt die Arbeitsweise des Schrittmachers an (Hemmung des Schrittmachers bei Eigenaktionen = Inhibition = I, Triggerung = T, Inhibition und Triggerung = dual = D)
- Der 4. Buchstabe informiert über die Programmierbarkeit des Schrittmachers, z. B. Frequenzanpassungsfunktion = rate-response = R
- Der 5. Buchstabe gibt bei mehreren Stimulationsorten Auskunft über deren Lokalisation, z. B. D = Vorhof und Kammer oder V = an mehreren Stellen der rechten Kammer oder in rechter und linker Kammer.

Komplikationen

Frühkomplikationen sind insbesondere elektrodenbedingte Komplikationen wie etwa ein Verrutschen der Elektrode, Nachblutungen, Herzrhythmusstörungen oder Wundinfektionen.

An wichtigen **Spätkomplikationen** sind vor allem Infektionen der Schrittmachertasche und/oder der Elektroden sowie Thrombusbildung an der Schrittmachersonde zu nennen. Fehlfunktionen des Schrittmachers (z. B. Elektrodenbrüche, Elektrodenverschiebungen oder Batterieerschöpfung) sind für den Patienten aufgrund der Grunderkrankung akut gefährlich.

Pflege bei Schrittmacherimplantation

Vor dem Eingriff:

- Zur Schrittmacherimplantation bleibt der Patient nüchtern
- Die Rasur umfasst Hals, oberen Thorax (bis Mamillenhöhe inklusive Achselbereich), Schulter und Oberarm (hausinternen Standard beachten).

Nach dem Eingriff:

- Kontrollen der Vitalzeichen über Monitor
- Anmeldung von Rö-Thorax und EKG
- Engmaschiges Überprüfen des Wundverbandes auf Nachblutungen
- Bettruhe nach Arztanordnung
- Kühlen der Implantationswunde mit Eis und Kompression mit einem Sandsack
- Unterstützung in der Selbstversorgung, da der Arm der betroffenen Seite in den ersten Tagen nach dem Eingriff geschont werden soll
- Tägliche Wundkontrolle mit aseptischem Verbandwechsel bis zum Entfernen der Fäden.

Patienteninformation

Die Patienten werden informiert, in der ersten Woche nach der Schrittmacherimplantation nicht Auto zu fahren, um die Wundheilung nicht zu beeinträchtigen und weil eine Sondendislokation in der ersten Woche am häufigsten auftritt [10].

Die meisten Schrittmacherträger sind im Alltag nicht durch das Gerät beeinträchtigt und deutlich leistungsfähiger als vor der Implantation. Welche Sportarten möglich sind, ist vom Einzelfall abhängig. Sportarten, bei denen der Schrittmacher starken mechanischen Belastungen ausgesetzt ist (z. B. Turnen), sind aber ungünstig.

Aufpassen müssen die Patienten im Bereich von (starken) Magnetfeldern, da die Magnetfelder die Funktion des Schrittmachers beeinträchtigen:

- Elektrische Haushaltsgeräte können benutzt werden, wenn ihre Isolierung in Ordnung ist und sie sich nicht in unmittelbarer Nähe des Schrittmachers befinden. Dem Patienten kann hier für Kleingeräte und Mobiltelefone die Faustregel „20 cm Abstand" an die Hand gegeben werden (also Mobiltelefon ans Ohr der Gegenseite halten), bei der Mikrowelle wird üblicherweise ein Abstand von 0,5 m empfohlen
- Bei Berufstätigen sollte der Arbeitsplatz geprüft werden
- Der Patient sollte bei jedem neuen Arztkontakt auf seinen Herzschrittmacher aufmerksam machen (auch Zahnarzt), da manche Maßnahmen nur unter besonderen Sicherheitsvorkehrungen oder gar nicht möglich sind (z. B. Kernspintomografie)
- Bei Personenkontrollen am Flughafen oder Diebstahlsicherungen am Ausgang von Kaufhäusern wird die Gefahr einer Funktionsbeeinträchtigung eher gering eingeschätzt. An den meisten Flughäfen werden Herzschrittmacherträger gebeten, sich vor der Kontrolle zu melden.

Die Patienten erhalten einen Schrittmacherausweis, den sie immer bei sich tragen sollten. Bei den Schrittmacherkontrollen (alle 6–12 Monate) wird die Funktion des Schrittmachers durch das Schreiben eines *Schrittmacher-EKGs* (➤ Abb. 4.31) überprüft. Alle Schrittmacher können heutzutage durch Telemetriefunktion von außen abgefragt, vermessen und ggf. neu eingestellt werden.

Kardiale Resynchronisationstherapie

Bei der **kardialen Resynchronisationstherapie** *(CRT)* wird ein *Dreikammer-* oder *biventrikulärer Schrittmacher* implantiert, der rechten Vorhof, rechte Kammer und linke Kammer stimuliert. Die dritte Elektrode wird über den Sinus coronarius vorgeschoben. Die

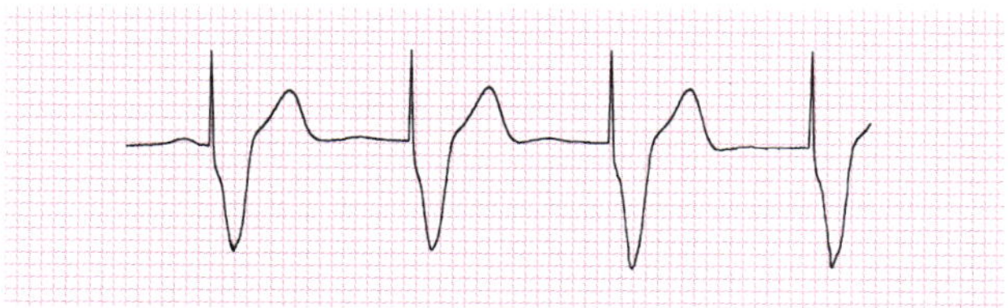

Abb. 4.31 Schrittmacher-EKG bei regelrechter Schrittmacher-Funktion. Jeder Schrittmacherimpuls wird durch eine Kammeraktion beantwortet; zu erkennen an dem Schrittmacher-Spike (spitze EKG-Zacke) und dem nachfolgenden Kammerkomplex. [B152]

Kontraktion beider Herzkammern kann so zeitlich exakt aufeinander abgestimmt und die Auswurfleistung dadurch optimiert werden. Dies ist v. a. bei bestimmten ausgeprägten Formen der Herzinsuffizienz von Nutzen.

Elektrotherapie tachykarder Herzrhythmusstörungen

Elektrokardioversion und Defibrillation

Die **Elektrokardioversion** soll bei Tachykardien, Vorhofflattern oder -flimmern wieder einen Sinusrhythmus herstellen. Sie kann im Notfall wie auch geplant angewendet werden. Dem Patienten wird in Kurznarkose über großflächige Brustwand-Elektroden ein EKG-getriggerter Gleichstromstoß verabreicht, beginnend mit einer relativ niedrigen Energiedosis von 25–100 J. Dadurch werden alle Myokardzellen gleichzeitig depolarisiert, und es besteht die Chance, dass der Sinusknoten als normalerweise schnellster Schrittmacher wieder frequenzbestimmend wird.

Die **Defibrillation** funktioniert prinzipiell gleich, hier wird jedoch ein Gleichstromstoß höherer Energie nicht EKG-getriggert appliziert. Sie ist Notfallmaßnahme bei Kammerflimmern (Details ➤ 3.2.2). Bei beiden Maßnahmen kann es zu einem Herz-Kreislauf-Stillstand kommen. Daher sind hier immer Notfallmaßnahmen vorzubereiten.

ICD

Ein **ICD** *(implantable cardioverter defibrillator, implantierbarer Kardioverter-Defibrillator)* ist ein herzschrittmacherähnliches Gerät, das durch ständige EKG-Ableitung Kammertachykardien, -flattern und -flimmern selbstständig erkennt und durch Abgabe von Elektroschocks behandelt. Ob der Patient den Elektroschock bemerkt, hängt davon ab, ob er zum Zeitpunkt der Schockabgabe noch bei Bewusstsein ist und wie stark der Elektroschock ist; starke Schocks sind schmerzhaft und werden wie ein „Tritt vor die Brust" beschrieben. Das Gerät kann außerdem „normale" Schrittmacherfunktion haben.

Zusätzlich zu den Richtlinien bei Schrittmachertherapie sollten die Betroffenen sich bei Vorboten einer Tachykardie hinsetzen oder legen, um eine Gefährdung zu vermeiden. Ob der Betroffene nach jeder Schockabgabe oder nur ab einer bestimmten Frequenz den Arzt benachrichtigen soll, wird individuell festgelegt. Gibt das Gerät einen Schock ohne bemerkte Tachykardie ab, sollte der Träger baldmöglichst den Arzt informieren (falsch abgegebener Schock?). Bei Schockserien oder Beschwerden (Tachykardie, Schwindel) trotz Schock soll der Notarzt angefordert werden.

Katheterablation

Bei einigen Tachykardien kann bei der elektrophysiologischen Untersuchung ein abnormer erregungsbildender Herd oder eine zusätzliche Leitungsbahn festgestellt werden. Bei der **Katheterablation** kann dann in gleicher Sitzung der Herd bzw. die Leitungsbahn zerstört werden, meist durch Hochfrequenzströme (Hochfrequenzablation) oder mittels flüssigem Kühlmittel (Kryoablation, z. B. Stickoxid oder Lachgas).

4.6.2 Extrasystolen

DEFINITION

Extrasystole *(ES):* Außerhalb des regulären Grundrhythmus auftretender Herzschlag.

Supraventrikuläre Extrasystolen

Supraventrikuläre Extrasystolen *(SVES* ➤ Abb. 4.32) haben ihr Erregungszentrum oberhalb des His-Bündels im AV-Knoten oder Vorhofmyokard. Sie kommen bei Gesunden und Herzkranken vor. Der Betroffene hat oft keine Beschwerden, evtl. aber auch Herzklopfen, Herzjagen oder „Aussetzer".

Eine Behandlung ist nur bei erheblicher Beeinträchtigung des Patienten oder bei gehäuftem Auftreten direkt hintereinander erforderlich. Zunächst wird eine eventuelle Grunderkrankung beseitigt. Arzneimittel der Wahl sind β-Blocker (➤ Pharma-Info 5.1).

Ventrikuläre Extrasystolen

Ventrikuläre Extrasystolen *(VES)* können von allen Teilen des Kammermyokards oder dem His-Bündel ausgehen.

Monomorphe VES sehen im EKG immer gleich aus und gehen von der gleichen Quelle aus, **polymorphe VES** *(multiforme VES)* sehen im EKG unterschiedlich aus und haben in der Regel verschiedene Ursprungsorte. Beim **Bigeminus** (➤ Abb. 4.33) wechseln sich eine Normalaktion und eine VES ab. Ein **Couplet** sind zwei VES unmittelbar nacheinander, eine **Salve** drei oder mehr VES direkt hintereinander.

Einzelne VES haben meist keinen Krankheitswert. Gehäufte VES, polymorphe VES, Salven oder sehr früh nach dem letzten Schlag einfallende VES **(R-auf-T-Phänomen)** weisen oft auf eine organische Herzkrankheit (z. B. KHK ➤ 4.4.1) hin, lebensgefährliche ventrikuläre Tachykardien und Kammerflimmern können die Folge sein.

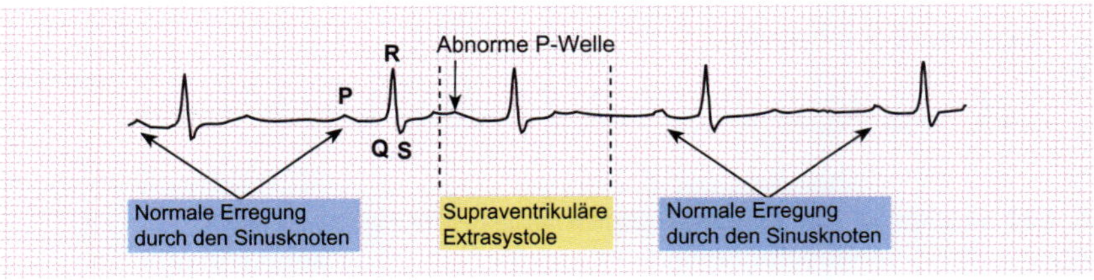

Abb. 4.32 EKG-Bild bei supraventrikulärer Extrasystole. Jeder Kammererregung (QRS-Komplex) geht eine Vorhoferregung (P-Welle) voraus. Da die Erregungswelle der Extrasystole in den Vorhöfen einen anderen Weg nimmt als bei einer vom Sinusknoten ausgehenden Erregung, sieht die P-Welle der Extrasystole abnorm aus. Sie ist deformiert oder auch negativ. [B152]

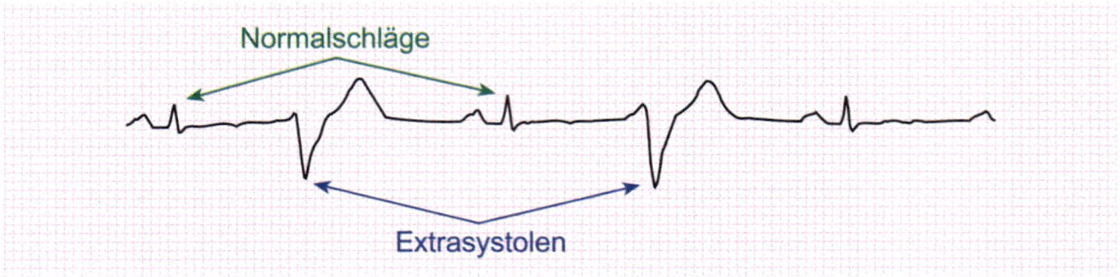

Abb. 4.33 EKG-Bild bei ventrikulärer Extrasystole. Typisch ist, dass dem verbreiterten und deformierten QRS-Komplex keine P-Welle vorangeht. In diesem Fall folgt jedem Normalschlag eine Extrasystole (Bigeminus). [B152]

Die Behandlungsbedürftigkeit ventrikulärer Extrasystolen ergibt sich in der Regel durch die ursächliche Grunderkrankung; ggf. werden Antiarrhythmika eingesetzt. Nach einmal erforderlicher Reanimation und bei anhaltenden ventrikulären Tachykardien ist die Implantation eines ICD (➤ 4.6.1) angezeigt.

4.6.3 Tachykarde Herzrhythmusstörungen

DEFINITION

Tachykarde Herzrhythmusstörung: Herzrhythmusstörung mit einer Herzfrequenz über 100/min.

Bis zu einer bestimmten Herzfrequenz steigt das Herzzeitvolumen mit der Herzfrequenz. Wird diese Frequenz jedoch überschritten oder muss das Herz zu lange unter einer nur kurzzeitig tolerierten Pulsfolge schlagen, wird immer weniger Blut in das Kreislaufsystem gepumpt, weil den Kammern nicht genügend Zeit zur Erschlaffung und Neufüllung verbleibt oder die Herzkontraktionen zu schwach und unkoordiniert sind.

Supraventrikuläre Tachykardien

DEFINITION

Supraventrikuläre Tachykardie: Tachykardie, bei der das Erregungsbildungszentrum im Bereich der Vorhöfe liegt.

Sinustachykardie

Bei der **Sinustachykardie** *(Sinusknotentachykardie* ➤ Abb. 4.34) gehen die Erregungen – wie beim Gesunden – vom Sinusknoten aus. Die Frequenz liegt bei 100–160/min, der Herzschlag ist meist regelmäßig. Die Sinustachykardie beginnt und endet nicht abrupt, sondern langsamer je nach Ursache.

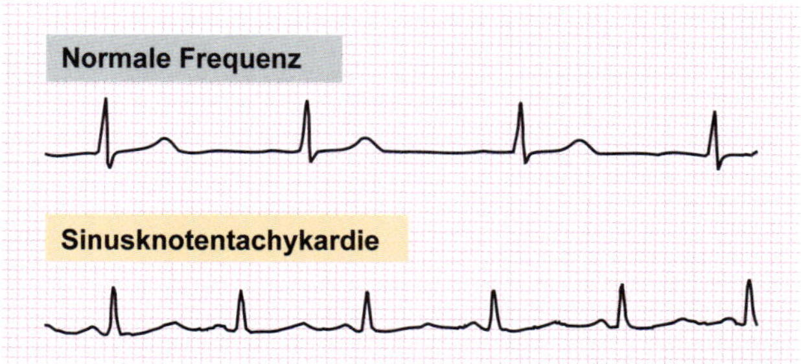

Abb. 4.34 EKG-Bild bei Sinustachykardie (oben: normale Herzfrequenz). Jedem P folgt ein normaler QRS-Komplex. Bei einer sehr schnellen Sinustachykardie sind die P-Wellen manchmal nur sehr schwer zu erkennen. [B152]

Die Sinustachykardie kommt vor bei:

- Erhöhung des Sauerstoffbedarfs infolge eines erhöhten Stoffwechsels (bei psychischer oder körperlicher Belastung, Hyperthyreose oder erhöhter Temperatur)
- Verschlechterung des Sauerstoffangebots an die Zellen durch verringerte Sauerstoffkonzentration der Atemluft (z. B. in großen Höhen), hohen Blutverlust, verminderte Herzleistung (Herzinsuffizienz) oder Vergiftungen
- Vermehrter Druckbelastung des Herzens (z. B. Lungenembolie)
- Reizung des Sympathikus nach Koffein- oder Nikotingenuss sowie nach Arzneimitteleinnahme (z. B. β-Sympathomimetika bei Asthma bronchiale ➤ 6.5).

Die Behandlung besteht in der Beseitigung der Ursache, nur selten in der symptomatischen Gabe von β-Blockern.

Paroxysmale supraventrikuläre Tachykardien

Bei den **paroxysmalen supraventrikulären Tachykardien** (➤ Abb. 4.35, paroxysmal = in Anfällen auftretend) hat der Patient plötzlich einsetzende Anfälle von Herzrasen (160–200/min), evtl. begleitet von Schwindel und kurzzeitigem Bewusstseinsverlust. Zugrunde liegt ein **Reentry,** anschaulich vorzustellen als „Kreisen" der Erregungen.

Häufigste Form ist die **AV-Knoten-Reentry-Tachykardie (AVNRT),** bei der *innerhalb des AV-Knotens* oder in seiner unmittelbaren Nähe zwei unterschiedlich schnelle Bahnen existieren, sodass die Erregung über die eine Bahn vom Vorhof zur Kammer und über die andere von der Kammer wieder zurück zum Vorhof gelangen kann, wo der Kreislauf aufs Neue beginnt. Am zweithäufigsten sind **Präexzitationssyndrome** wie z. B. das **WPW-Syndrom** *(Wolff-Parkinson-White-Syndrom),* bei dem es *außerhalb des AV-Knotens* eine zusätzliche, anatomisch nachgewiesene Leitungsbahn zwischen Vorhof und Kammer gibt.

Die Behandlung besteht in Maßnahmen zur reflektorischen Steigerung des Vagotonus (z. B. kaltes Wasser trinken lassen, Karotisdruckversuch durch den Arzt ➤ 4.6.5) sowie – im Fall der AV-Knoten-Reentry-Tachykardien – in der Gabe von Adenosin (z. B. Adrekar®), Verapamil (z. B. Isoptin® ➤ Pharma-Info 5.1) oder β-Blockern (➤ Pharma-Info 5.1) bzw. von Ajmalin oder Propafenon bei einer WPW-Tachykardie. Die Differenzierung anhand des Oberflächen-EKG kann sehr schwierig sein; stets muss damit ge-

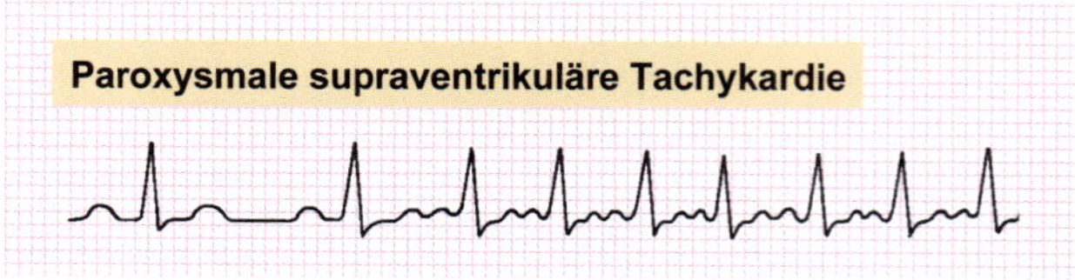

Abb. 4.35 EKG-Bild bei paroxysmaler supraventrikulärer Tachykardie. [A300]

rechnet werden, dass sich die Tachykardie durch die Therapiemaßnahme sogar noch beschleunigt und im Extremfall durch Elektrokardioversion (➤ 4.6.1) behandelt werden muss.

Wegen der Nebenwirkungen der medikamentösen Langzeittherapie muss eine Durchtrennung des zusätzlichen Leitungswegs (bei WPW-Syndrom) oder eines Teils des AV-Knotens (bei AV-Knoten-Reentry-Tachykardie) durch Hochfrequenzablation (➤ 4.6.1) erwogen werden.

Vorhoftachykardie

Bei der **Vorhoftachykardie** bildet ein außerhalb des Sinusknotens in den Vorhöfen gelegener Herd abnorme Erregungen, „überholt" den Sinusknoten und wird frequenzbestimmend (Herzfrequenz 120–200/min). Häufig ist eine Ursache wie etwa eine Digitalisüberdosierung feststellbar. Ansonsten erfolgt die Behandlung medikamentös z. B. mit β-Blockern, mittels Vorhofstimulation (➤ 4.6.1), Elektrokardioversion oder Katheterablation (➤ 4.6.1).

Vorhofflattern

Von **Vorhofflattern** spricht man bei 250–350 Vorhofkontraktionen/min. Meist wird nur jede zweite oder dritte Vorhoferregung auf die Kammern übergeleitet (*2 : 1- oder 3 : 1-Überleitung* ➤ Abb. 4.36), d. h., die Kammerfrequenz liegt typischerweise bei 125–150/min.

Ursache ist in der Regel eine vorbestehende Herzerkrankung. Das vorgeschädigte Herz kann die erhöhte Kammerfrequenz oft nicht lange kompensieren (Herzinsuffizienz ➤ 4.5). Akute Gefahr besteht, wenn *alle* Vorhofaktionen auf die Herzkammern übergeleitet werden (1 : 1-Überleitung), da bei solch raschen Kammerkontraktionen keine ausreichende Blutmenge mehr gefördert wird (*Kammerflattern* bzw. *Kammerflimmern*).

Vorhofflattern wird medikamentös vor allem mit Verapamil, β-Blockern oder Digitalisglykosiden behandelt. Alternativ kann eine *intrakardiale Hochfrequenz-Überstimulation* („overdrive") über eine in den rechten Herzvorhof eingebrachte Schrittmachersonde, eine Elektrokardioversion in Kurznarkose oder eine Katheterablation (➤ 4.6.1) durchgeführt werden, die das Vorhofflattern bei vielen Patienten dauerhaft beendet.

Vorhofflimmern

Beim **Vorhofflimmern** liegt die Vorhoffrequenz bei 350–600 Kontraktionen/min. Da die Vorhofaktionen völlig unregelmäßig auf die Kammern übergeleitet werden, kontrahieren sich diese ebenfalls unregelmäßig (**absolute Arrhythmie** ➤ Abb. 4.37). Das Vorhofflimmern ist die häufigste Rhythmusstörung überhaupt, es nimmt mit steigendem Lebensalter zu.

Ursache kann eine Überlastung des Vorhofs sein, z. B. bei Herzinsuffizienz, Mitralklappenstenose (➤ 4.9.2) oder Bluthochdruck, aber auch KHK (➤ 4.4.1).

Die meisten Betroffenen haben zwar über Jahre hinweg nur geringe Beschwerden wie Herzklopfen und Atemnot bei Belastung. Als Komplikation können sich aber Thromben v. a. im linken Vorhof bilden. Wenn diese sich lösen, können sie zu einer arteriellen Embolie im großen Kreislauf (➤ 6.10.1) führen.

Soll versucht werden, die Vorhofaktionen wieder zu rhythmisieren (d. h. den normalen Sinusrhythmus wiederherzustellen), muss der Patient vier Wochen vorher und nachher mit Antikoagulanzien behandelt werden (➤ Pharma-Info 5.3), um die Wahrscheinlichkeit thromboembolischer Komplikationen zu minimieren. Alternativ kommt ein Ausschluss von intrakardialen Thromben mittels TEE (➤ 4.3.5) infrage. Die Erfolgsaussichten eines anhaltenden Sinusrhythmus sinken mit der Dauer des Vorhofflimmerns.

Vor einer *medikamentösen Rhythmisierung* wird ggf. durch Gabe von β-Blockern oder Kalziumantagonisten vom Verapamiltyp die Frequenz gesenkt und erst dann das eigentliche Antiarrhythmikum eingesetzt. Während der Therapie sollte sich der Patient körperlich schonen, entsprechend ärztlicher Anweisung unter Umständen sogar Bettruhe einhalten. Vitalzeichen und EKG sind engmaschig zu kontrollieren (idealerweise telemetrische Monitorüberwachung, bei Bettruhe auch kabelgebundenes Monitoring).

Alternativ wird durch Elektrokardioversion (➤ 4.6.1) versucht, wieder einen Sinusrhythmus herzustellen. Die Elektrokardioversion ist bei allen kreislaufinstabilen Patienten vorzuziehen und hat eine höhere Erfolgsquote als die medikamentöse Rhythmisierung.

Bei schon über lange Zeit bestehendem Vorhofflimmern, echokardiografischen Veränderungen, welche die Chancen einer Rhythmisierung gering erscheinen lassen, oder Misslingen der Rhythmisierung wird lediglich eine frequenzkontrollierende Behandlung neben einer Antikoagulation auf Dauer angesetzt. Die frequenzkontrollierte Behandlung ist bezüglich des Überlebens mit der Rhythmuskontrolle vergleichbar.

Ventrikuläre Tachykardien

DEFINITION

Ventrikuläre Tachykardie *(Kammertachykardie):* Tachykardie, bei der das Erregungsbildungszentrum in den Herzkammern liegt.

Ursächlich liegt der **ventrikulären Tachykardie** (➤ Abb. 4.38) in aller Regel eine gravierende organische Herzerkrankung zugrunde.

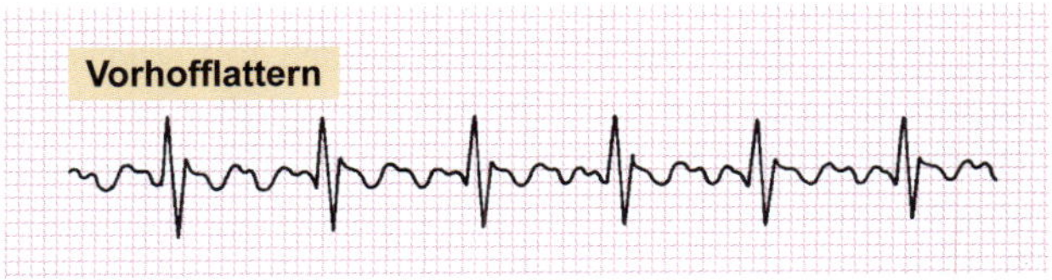

Abb. 4.36 EKG-Bild bei Vorhofflattern mit 3 : 1-Überleitung, d. h. die Vorhoffrequenz ist dreimal so hoch wie die Kammerfrequenz. Typisch ist das Auftreten von sägezahnförmigen Vorhofwellen anstelle der normalen P-Wellen. [A300]

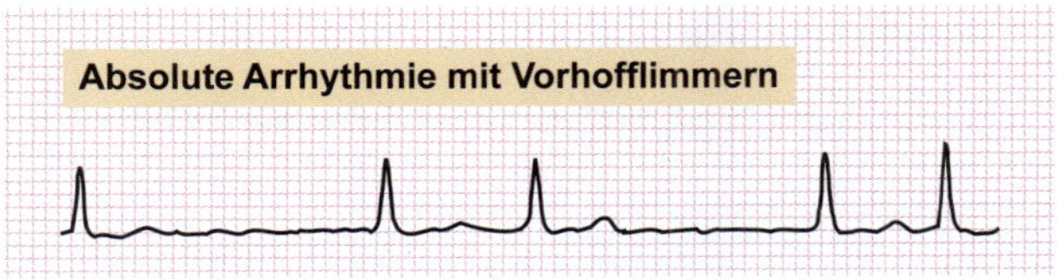

Abb. 4.37 EKG-Bild mit absoluter Arrhythmie bei Vorhofflimmern. Die völlig unkoordinierten Vorhofaktionen zeigen sich nur noch durch eine „unruhige" Null-Linie im EKG. [B152]

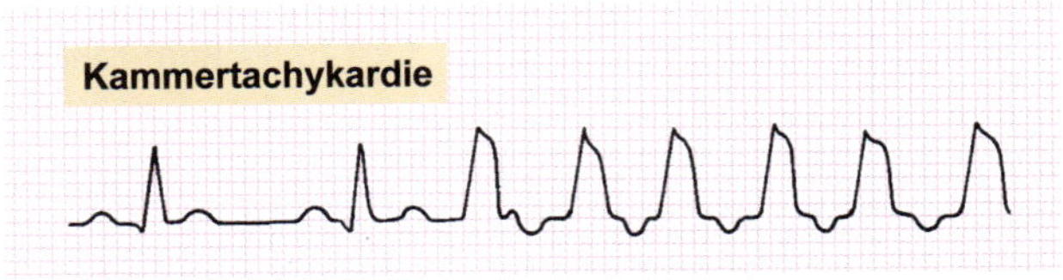

Abb. 4.38 EKG-Bild bei ventrikulärer Tachykardie. Auf zwei normale, vom Sinusknoten ausgehende Erregungen folgt eine Kammertachykardie. Alle Kammerkomplexe sind verbreitert. [A300]

Die Patienten haben Herzjagen, fühlen sich schwach und einem Kollaps nahe, viele werden bewusstlos.

Jede ventrikuläre Tachykardie ist für den Patienten potenziell lebensgefährlich und muss medikamentös oder durch Kardioversion behandelt werden. Danach soll eine Dauerbehandlung mit Antiarrhythmika oder die Implantation eines ICD (➤ 4.6.1) erneute Tachykardien verhindern bzw. im Notfall sofort behandeln.

Kammerflattern und Kammerflimmern

Kammerflattern und **Kammerflimmern** sind Extremformen einer ventrikulären Tachykardie (➤ Abb. 4.39). Die Kammerfrequenz beim Kammerflattern liegt bei 250–350/min, die des Kammerflimmerns bei mehr als 350/min.

NOTFALL

Kammerflattern und Kammerflimmern entsprechen funktionell einem Herz-Kreislauf-Stillstand. In beiden Fällen sind eine sofortige **Reanimation** und **Defibrillation** (Verabreichung eines Gleichstromstoßes ohne EKG-Triggerung, Durchführung ➤ Abb. 3.8) erforderlich, damit der Patient eine Überlebenschance hat.

Langfristig muss die Grunderkrankung behandelt und eine antiarrhythmische Dauertherapie durchgeführt werden. Grundsätzlich ist die Implantation eines ICD (➤ 4.6.1) angezeigt.

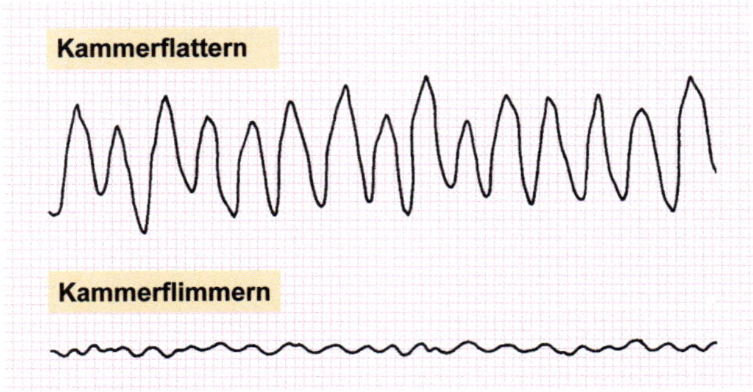

Abb. 4.39 Oben: EKG-Bild bei Kammerflattern mit einer Frequenz von ca. 200/min. Die Kammerkomplexe sind haarnadelförmig deformiert. Unten: EKG-Bild bei Kammerflimmern. Die einzelnen Kammerkomplexe können im EKG nicht mehr voneinander getrennt werden. [A300]

4.6.4 Reizleitungsstörungen des Herzens

Reizleitungsstörungen des Herzens liegen dann vor, wenn die normale Erregung aus dem Sinusknoten nicht auf normalem Weg und in normaler Geschwindigkeit bis zum Myokard weitergeleitet wird.
Präexzitationssyndrome ➤ 4.6.3

Reizleitungsverzögerungen

Sinuatrialer Block (SA-Block)

DEFINITION

SA-Block *(sinuatrialer Block):* Verzögerte oder unterbrochene Erregungsleitung vom Sinusknoten zur Vorhofmuskulatur.

Beim **SA-Block** ist die Erregungsleitung vom Sinusknoten zur Vorhofmuskulatur verzögert oder unterbrochen.

Während sich eine verzögerte Erregungsleitung im Oberflächen-EKG nicht zu erkennen gibt, kommt es bei einer teilweisen Leitungsunterbrechung zum Ausfall einzelner Herzaktionen. Bei der vollständigen Leitungsunterbrechung wird gar keine Erregung mehr vom Sinusknoten zum Vorhofmyokard übertragen. Da den AV-Knoten keine Erregung mehr erreicht, übernimmt dieser nach einer gewissen Pause die Erregungsbildung (**Knotenrhythmus** mit einer Frequenz von 40–60/min). Ist diese Pause zu lang, kann es zur Synkope (➤ 4.2.3) kommen. Gibt es keine behebbaren Grunderkrankungen, ist die Implantation eines Herzschrittmachers (➤ 4.6.1) angezeigt.

Atrioventrikulärer Block (AV-Block)

DEFINITION

AV-Block *(atrioventrikulärer Block):* Verzögerte oder unterbrochene Erregungsleitung von den Vorhöfen zu den Kammern.

Ursache eines **AV-Blocks** sind meist degenerative Veränderungen des Reizleitungssystems bei älteren Menschen. Seltener kommt es z. B. im Rahmen eines Herzinfarkts, einer Myokarditis oder als Medikamentennebenwirkung zu einem AV-Block, der nach Abklingen der Akuterkrankung oft wieder verschwindet.

- Beim **AV-Block I. Grades** ist die Überleitung verzögert, aber nicht aufgehoben. Im (Oberflächen-)EKG ist die PQ-Zeit verlängert (➤ Abb. 4.40). Eine Behandlung ist meist nicht erforderlich
- Beim **AV-Block II. Grades** ist die Überleitung nicht nur verzögert, sondern intermittierend werden Vorhofaktionen überhaupt nicht zu den Kammern übergeleitet. Beim **Typ I** *(Mobitz I, Wenckebach-Periodik)* verzögert sich die Überleitung immer mehr, bis schließlich eine Überleitung ausfällt. Der Puls des Patienten ist unregelmäßig. Beim **Typ II** *(Mobitz II)* werden die Vorhoferregungen in einem bestimmten Rhythmus übergeleitet: Bei der 2 : 1-Überleitung nur jede zweite, bei der 3 : 1-Überleitung nur jede dritte Vorhoferregung usw. (➤ Abb. 4.40). Bei wechselndem Überleitungsverhältnis ist der Puls des Patienten unregelmäßig, sonst regelmäßig und bradykard. Arzneimittelüberdosierungen müssen als Ursache ausgeschlossen werden. Eine (Herzschrittma-

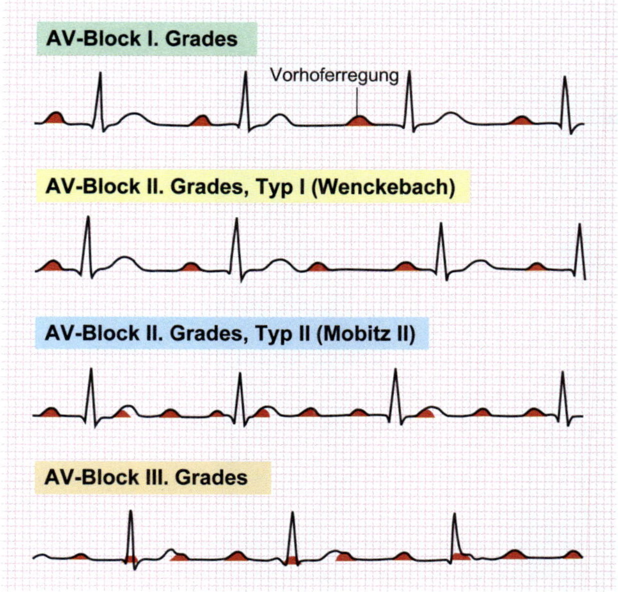

Abb. 4.40 EKG-Bild bei den verschiedenen AV-Blöcken. [B152]

cher-)Behandlung ist erforderlich, falls der Patient Symptome wie Synkopen oder Belastungsdyspnoe zeigt (meist bei Mobitz II)

- Beim **AV-Block III. Grades** ist die Überleitung der Vorhoferregung auf die Kammern aufgehoben, sodass Vorhöfe und Kammern unabhängig voneinander schlagen (**AV-Dissoziation** ➢ Abb. 4.40). Die Kammerfrequenz ist mit meist weniger als 40/min sehr niedrig; es können sich Zeichen einer Herzinsuffizienz entwickeln. Darüber hinaus besteht die Gefahr der zerebralen Durchblutungsminderung mit Synkopen *(Adams-Stokes-Anfall)*. Daher muss der AV-Block III. Grades durch Einsetzen eines (permanenten) Schrittmachers behandelt werden (➢ 4.6.1). Die medikamentöse Therapie mit Atropin oder Orciprenalin wie auch der passagere Schrittmacher haben nur den Stellenwert einer überbrückenden Behandlung, falls eine Verbesserung zu erwarten ist oder die operative Versorgung mit einem permanenten Schrittmacher nicht sofort möglich ist.

Schenkelblockierungen

DEFINITION

Schenkelblock *(intraventrikulärer Block, faszikulärer Block)*: Verzögerte oder unterbrochene Reizleitung in rechtem und/oder linkem Kammerschenkel (**Rechtsschenkelblock,** kurz *RSB*, bzw. **Linksschenkelblock,** kurz *LSB*).

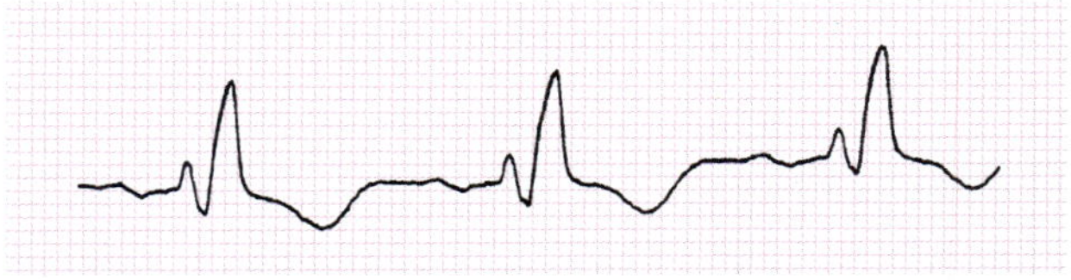

Abb. 4.41 Bei einem Schenkelblock ist der QRS-Komplex verbreitert und in charakteristischer Weise deformiert – hier ein Rechtsschenkelblock mit der typischen M-förmigen Aufsplitterung des QRS-Komplexes in V1 und V2. [B152]

Die Blockade *eines* Schenkels ist meist asymptomatisch, da die etwas verzögerte Erregung der betroffenen Kammer ohne hämodynamische Konsequenzen bleibt. Das EKG ist typisch verändert (➢ Abb. 4.41). Bei Blockade *beider* Schenkel besteht funktionell ein AV-Block III. Grades. Die Therapie besteht dann in der Schrittmacherimplantation (➢ 4.6.1).

4.6.5 Bradykarde Herzrhythmusstörungen

DEFINITION

Bradykarde Herzrhythmusstörung: Herzrhythmusstörung mit Herzfrequenz < 60/min.

AV-Block III. Grades, Schenkelblock ➢ 4.6.4

Sinusbradykardie

Die **Sinusbradykardie** ist gewissermaßen das Gegenstück zur Sinustachykardie. Alle Erregungen gehen vom Sinusknoten aus, die Herzfrequenz liegt unter 60/min.

Sinusbradykardien werden meist zufällig diagnostiziert; eine Behandlung ist bei asymptomatischen und, häufig bei Sportlern, nur in Ruhe auftretenden Bradykardien nicht erforderlich.

Sinusknoten-Syndrom

Als **Sinusknoten-Syndrom** (*Sinusknotenerkrankung, Sick-Sinus-Syndrom,* kurz *SSS*) fasst man eine Reihe von Herzrhythmusstörungen durch gestörte Sinusknotenfunktion zusammen, oft im Rahmen einer KHK.

Meist zeigt sich das Sinusknoten-Syndrom durch anhaltende Sinusknotenbradykardie, Sinusknotenstillstand **(Sinusarrest)** unterschiedlicher Dauer oder einen Wechsel von brady- und tachykarden Herzrhythmusstörungen **(Bradykardie-Tachykardie-Syndrom).** Leitsymptome bei Bradykardien sind Schwindel und Synkopen, bei Tachykardien z. B. Herzklopfen und Angina pectoris.

Die Behandlung besteht in einer Herzschrittmacherimplantation (➢ 4.6.1). Oft ist zusätzlich eine medikamentöse Therapie erforderlich.

Karotissinus-Syndrom

Beim **Karotissinus-Syndrom** werden durch Druck auf den **Sinus caroticus** (Erweiterung an der Gabelung der A. carotis communis mit Druckrezeptoren) reflektorisch eine Bradykardie bis hin zum Herzstillstand und eine Gefäßweitstellung ausgelöst. Typisch ist, dass die meist älteren Patienten bei bestimmten Kopfbewegungen, v. a. Kopfdrehung oder -neigung nach hinten (Rasieren, Autofahren), Schwindel angeben oder sogar bewusstlos werden. Die Diagnose wird durch einen **Karotis-Druckversuch** gestellt. Dabei wird die Karotisgabelung vom Arzt unter EKG-Kontrolle und in Reanimationsbereitschaft massiert und die Herz-Kreislauf-Reaktionen des Patienten beobachtet. Einzig wirksame Behandlung ist die Implantation eines Herzschrittmachers (➢ 4.6.1).

4.7 Entzündliche Herzerkrankungen

DEFINITION

Entzündliche Herzerkrankungen: Entzündung der Herzinnenhaut (Endokarditis), der Muskelschicht (Myokarditis), der Herzaußenhaut (Perikarditis) oder aller Herzschichten (Pankarditis).

4.7.1 Endokarditis

DEFINITION

Endokarditis: Lebensbedrohliche Entzündung der Herzinnenhaut *(Endokard)* mit drohender Zerstörung der Herzklappen.

Krankheitsentstehung

Bei einer **infektiösen Endokarditis** besiedeln Bakterien, die im Rahmen einer Bakteriämie oder Sepsis in die Blutbahn gelangt sind, die Herzklappen und schädigen diese. In über 90 % handelt es sich um Staphylokokken, Streptokokken oder Enterokokken. Besonders gefährdet sind vorgeschädigte Herzklappen. Ein Befall der Klappen des rechten Herzens ist selten und in erster Linie bei Drogenabhängigen zu beobachten. Bei immungeschwächten Personen können auch Pilze zu einer Endokarditis führen.

Heute in Mitteleuropa seltene Ursache einer Endokarditis ist das **rheumatische Fieber,** eine immunologisch bedingte Streptokokken-Zweitkrankheit. Die hierdurch bedingte Endokarditis heißt **rheumatische Endokarditis** oder *Endocarditis verrucosa rheumatica* (➤ 16.5.4). Wahrscheinlich führt der Autoimmunprozess zu einer Schädigung des Endothels, freiliegende Endothelstrukturen lösen dann den Entzündungsprozess aus. Besonders häufig ist die Mitralklappe betroffen.

Symptome, Befund und Diagnostik

Die **akute infektiöse Endokarditis** verläuft ähnlich einer Sepsis (➤ 16.12). Die subakute **Endocarditis lenta** beginnt schleichend. Typische Symptome der infektiösen Endokarditis sind:

- Fieber
- Allgemeinbeschwerden wie Nachtschweiß, Schwäche, Gewichtsverlust, Gelenkschmerzen
- Herzinsuffizienz
- Petechiale Blutungen, Osler-Knötchen (➤ Abb. 4.42).

Charakteristisch für das *rheumatische Fieber* sind:

- Fieber
- Allgemeine Schwäche und Krankheitsgefühl
- Gelenkschmerzen (Polyarthritis der großen Gelenke), typischerweise von Gelenk zu Gelenk „springend“
- Hauterscheinungen (ringförmige Hautausschläge, kleine subkutane Knötchen)
- Anfänglich nur geringe Herzbeschwerden
- Anamnestisch oft (Streptokokken-)Infekt 1–3 Wochen vorher, z. B. eine Tonsillitis.

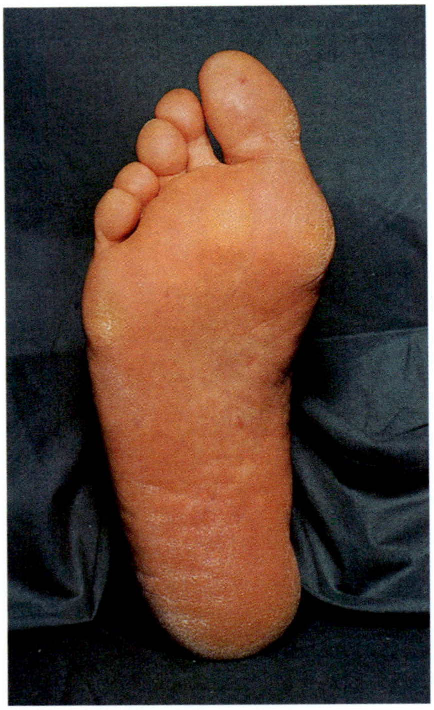

Abb. 4.42 Osler-Knötchen an der Fußsohle bei bakterieller Endokarditis. Die durch Mikroembolien bedingten, kleinen, rotvioletten Knötchen sind tastbar und druckschmerzhaft. [E273]

Bei der Untersuchung ist häufig ein bis dahin noch nicht diagnostiziertes Herzgeräusch und bei der bakteriellen Endokarditis zusätzlich eine Milzvergrößerung festzustellen.

Die (modifizierten) **Duke-Kriterien** mit Haupt- und Nebenkriterien erleichtern eine Diagnose einer infektiösen Endokarditis. Am wichtigsten sind der Erregernachweis in Blutkulturen (mindestens drei Paar Blutkulturen vor Beginn einer antibiotischen Behandlung abnehmen) und echokardiografische Klappenveränderungen (TEE ➤ 4.3.5). Die Entzündungswerte im Blut sind erhöht.

Bei der rheumatischen Endokarditis sind die Blutkulturen negativ, der Anti-Streptolysintiter jedoch erhöht.

Komplikationen

Die Hauptkomplikationen bei der bakteriellen Endokarditis sind:

- Klappenzerstörung, Ausreißen der Klappe, Abszesse im Klappenbereich
- Ablösung der Ablagerungen auf den Herzklappen mit septischen Embolien in Gehirn, Nieren und anderen Organen (Gefahr von Durchblutungsstörungen durch die Gefäßverschlüsse)
- Akute Endokarditis: schnelle Entwicklung eines Multiorganversagens.

Wichtigste Komplikation bei der rheumatischen Endokarditis ist die Ausbildung von Herzklappenfehlern (vor allem der Aorten- und Mitralklappe) nach Jahren oder Jahrzehnten.

Behandlungsstrategie

Die bakterielle Endokarditis erfordert eine **sofortige Antibiotikatherapie.** Oft wird die Behandlung mit einer Antibiotikakombination begonnen (*kalkulierte* Antibiotikatherapie) und nach Vorliegen des Antibiogramms umgestellt. Die Antibiotikabehandlung muss über mehrere

Wochen intravenös und dann evtl. noch einige Zeit oral durchgeführt werden. Bei Klappendestruktion mit (akuter) Linksherzinsuffizienz, Abszessbildung, Perforationen, embolischen Komplikationen, sehr großen (emboliegefährdenden) Vegetationen oder entzündeten Kunstklappen ist bereits im Akutstadium eine Operation erforderlich.

Bei der rheumatischen Endokarditis wird zur Beseitigung/Therapie der (chronischen) Streptokokkeninfektion Penicillin gegeben. Die rheumatischen Beschwerden werden mit Azetylsalizylsäure, evtl. auch mit Glukokortikoiden, behandelt.

Pflege

Beobachtet werden:

- Herz-Kreislauf-Funktion (Rhythmusstörungen? Hypotonie?)
- Temperatur (Fieberverlauf? Sepsisanzeichen?)
- Haut/Schleimhaut (Schwitzen? Zyanose? Ödeme? Exsikkose? Rote Flecken oder Knötchen als Zeichen von Mikroembolien? Gelenkschwellungen?)
- Schmerzen (insbesondere Herz- und/oder Gelenkschmerzen?)
- Ausscheidung, Flüssigkeitsbilanzierung, Körpergewicht (Wassereinlagerung bei Herzinsuffizienz)
- Augen: Sehstörungen durch „septische Metastasen" bei bakterieller Endokarditis
- Bewusstseinslage (Eintrübung?).

Pflegerische Maßnahmen sind:

- Patienten (ggf. strenge) Bettruhe einhalten lassen
- Bei Fieber ggf. Wadenwickel und fiebersenkende Ganzkörperwäsche (z. B. mit Pfefferminzöl) als unterstützende Maßnahme durchführen
- Unterstützung bei allen Einschränkungen anbieten (Körperhygiene, Wäschewechsel etc.)
- Prophylaxen durchführen (insbesondere Pneumonie-, Dekubitus- und Thromboseprophylaxe)
- Materialien zur Abnahme von Blutkulturen vorbereiten und zum angeordneten Zeitpunkt Arzt benachrichtigen, damit er die Blutkulturen abnimmt.

Pflege bei Antibiotikaeinnahme ➤ Pharma-Info 16.1
Pflege bei Herzinsuffizienz ➤ 4.5

Prognose

Die Letalität der Endokarditis beträgt auch heute noch 20–30 %. Bei Überlebenden bleiben häufig schwere Klappenschäden zurück, die einen herzchirurgischen Eingriff erforderlich machen.

Patienteninformation

Nach einer bakteriellen Endokarditis muss der Patient bei besonderen Risiken (z. B. Zahnbehandlung mit Zahnfleischeröffnung) vorbeugend Antibiotika erhalten **(Endokarditisprophylaxe),** da eine für den Gesunden harmlose, kurzzeitige Bakteriämie zu einer abermaligen Endokarditis führen kann. Wichtig sind eine gute Mundhygiene und regelmäßige zahnärztliche Kontrollen [11].

Nach einer rheumatischen Endokarditis ist zur Vermeidung von Rezidiven eine langjährige Penicillin-Prophylaxe notwendig.

4.7.2 Myokarditis

DEFINITION

Myokarditis: Akute oder chronische Entzündung der Muskelschicht des Herzens.

Krankheitsentstehung

Häufigste Ursache einer **Myokarditis** sind Virusinfektionen, z. B. durch Coxsackie-, Herpes- oder Parvo-Viren. Sie kann aber auch bakteriell, durch Pilze, Protozoen, tierische Parasiten, toxisch oder autoimmun bedingt sein.

Symptome, Befund und Diagnostik

Viele Myokarditiden verlaufen ohne Beschwerden. Sind Beschwerden vorhanden, so sind sie sehr unterschiedlich. Sie reichen von allgemeiner Schwäche, Leistungsminderung und Fieber über Atemnot, Herzschmerzen und Herzrhythmusstörungen bis zu allen Schweregraden einer Herzinsuffizienz und einer fulminanten Myokarditis (Notwendigkeit einer Therapie mit Inotropen) mit einer Mortalität von 25 bis 80 %.

Die Diagnose wird durch Blutuntersuchungen (BSG, Blutbild, Herzenzyme, ggf. Autoantikörper, Virusserologie), EKG und Echokardiografie gestellt.

Zunehmenden Stellenwert z. B. für Prognoseabschätzung und Indikationsstellung zur Biopsie hat die Kernspintomografie. Eine Herzmuskelbiopsie ist bei therapeutischen Konsequenzen angezeigt.

Behandlungsstrategie

Therapiert wird meist symptomatisch (Bekämpfung von Herzinsuffizienz und Herzrhythmusstörungen). Bei schwerer Herzinsuffizienz ist eine Antikoagulation erforderlich.

Bei einer bakteriellen Myokarditis (die fast immer mit einer Endokarditis oder Perikarditis auftritt) ist eine kausale Behandlung mit Antibiotika möglich. Der Nutzen einer Therapie mit Virostatika oder Interferonen bei viraler Genese ist nach wie vor unklar. Eine immunsuppressive Therapie kommt bei fortbestehender Entzündungsreaktion trotz Viruselimination in Betracht.

Patienteninformation und Pflege

Der Patient muss strenge Bettruhe einhalten und wird von den Pflegenden bei allen Einschränkungen unterstützt (z. B. Ausscheidung, Körperhygiene). Sie beobachten Atmung, Temperatur und Befinden des Patienten (Schmerzen?). Wegen der Gefahr von Herzrhythmusstörungen ist eine Monitorüberwachung angezeigt.

Nach Abklingen der Akutphase wird die Belastung langsam auf das Niveau von Alltagstätigkeiten gesteigert. Schwere körperliche Anstrengung und Sport sollten ca. sechs Monate vermieden werden.

Prognose

Die meisten Myokarditiden heilen aus, eine chronische Myokarditis mit fließendem Übergang zur (dilatativen) Kardiomyopathie (➤ 4.8) ist aber möglich.

4.7.3 Perikarditis

DEFINITION

Perikarditis: Entzündung des Herzbeutels. Oft einhergehend mit einem **Perikarderguss:** Flüssigkeitsansammlung in der Perikardhöhle.

Krankheitsentstehung

In 70 % der Fälle bleibt die Ursache einer **Perikarditis** unklar **(idiopathische Perikarditis).** Bekannte Perikarditis-Ursachen sind:

- Infektionen, v. a. virale (z. B. Coxsackie-, Influenza-Viren)
- Autoimmunerkrankungen (z. B. Lupus erythematodes ➤ 14.7.1)
- Herzinfarkt
- Urämie (hochgradige Nierenfunktionsstörung, ➤ 9.8)
- Strahlentherapie
- Tumoren
- Dressler-Syndrom nach herzchirurgischen Eingriffen.

Häufigste Ursache eines *blutigen* Perikardergusses ist ein bösartiges Tumorleiden, z. B. ein Lungenkarzinom.

Symptome, Befund und Diagnostik

Zu Beginn im Stadium der **Pericarditis sicca** oder *Pericarditis fibrinosa* klagt der Patient über Schwäche, Atemnot, zunehmendes Beklemmungsgefühl im Liegen und einen retrosternalen, oft lage- und atemabhängigen Schmerz. Der Untersucher hört bei der Auskultation ein charakteristisches *Perikardreiben.*

Häufig bildet sich in der Folge ein entzündlicher **Perikarderguss** im Herzbeutel (**Pericarditis exsudativa** oder *feuchte Perikarditis*). Typischerweise klingen die Schmerzen dann ab. Da der Herzbeutel nur wenig dehnbar ist, werden zuerst die unter niedrigerem Druck stehenden Höhlen des rechten Herzens eingeengt und fassen somit weniger Blut. Folge ist eine Herzinsuffizienz, v. a. bei rascher Entstehung des Perikardergusses. Das Perikardreiben ist nun verschwunden, die Herztöne ergussbedingt nur noch leise hörbar.

Die Diagnose stützt sich auf Auskultation (Perikardreiben), Echokardiografie (Perikarderguss? ➤ Abb. 4.43), EKG, Röntgenbefund und Laboruntersuchungen (Entzündungszeichen, Befunde der ursächlichen Erkrankung). Manchmal ist eine **Perikardpunktion** erforderlich, die das Herz vom Erguss entlastet. Gleichzeitig ist durch die zytologische und biochemische Untersuchung des Punktats die Ursache der Perikarditis besser zu diagnostizieren.

Behandlungsstrategie

Bettruhe, Schmerzbekämpfung, Entzündungshemmung und evtl. der gezielte Einsatz von Antibiotika oder Immunsuppressiva stehen im Vordergrund der therapeutischen Maßnahmen.

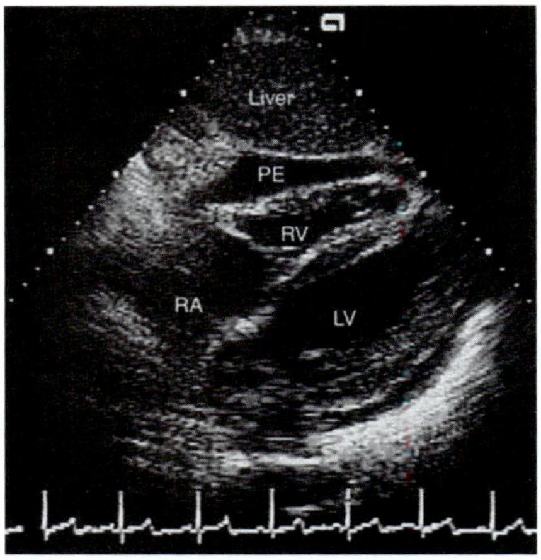

Abb. 4.43 Echokardiografische Darstellung eines großen Perikardergusses bei Perikarditis. Der Perikarderguss (PE) ist als zusätzlicher dunkler Saum um das Herz sichtbar. [E755]

Prognose

Die günstigste Prognose hat die idiopathische Perikarditis, die nach 4–6 Wochen meist folgenlos abheilt. Ansonsten hängt die Prognose ganz entscheidend von der Grunderkrankung ab.

4.8 Kardiomyopathien

DEFINITION

Kardiomyopathie: Alle Herzmuskelerkrankungen mit Funktionsstörung des Herzens, die keine Reaktion auf andere Herz- oder Gefäßleiden (z. B. KHK, Herzklappenfehler) darstellt. Eingeteilt je nach Ursache in **primäre und sekundäre Kardiomyopathien** (mit unbekannter bzw. bekannter Ursache) und nach morphologischen Veränderungen in **dilatative, hypertrophische, restriktive und arrhythmogene rechtsventrikuläre Kardiomyopathie** (➤ Abb. 4.44)

Primäre Kardiomyopathien

Bei **primären Kardiomyopathien** ist die Ursache unklar. Sie treten oft familiär gehäuft auf.

Dilatative Kardiomyopathie

Die **dilatative** *(kongestive)* **Kardiomyopathie,** kurz *DCM,* ist gekennzeichnet durch eingeschränkte Pumpleistung, Kammererweiterung *(Ventrikeldilatation)* und evtl. mangelnden Verschluss der AV-Klappe.

Oft beginnt die Erkrankung im fünften Lebensjahrzehnt. Leitsymptome sind retrosternales Engegefühl, Herzrhythmusstörungen (Herzstolpern, Synkopen) und eine sich langsam entwickelnde Links- und/oder Rechtsherzinsuffizienz.

Die Diagnosesicherung erfolgt durch EKG, Röntgen des Thorax, Echokardiografie (➤ Abb. 4.45), Herzkatheteruntersuchung (zur Abgrenzung von einer KHK-bedingten Herzinsuffizienz mit Koronarangiografie), Kardio-MRT und evtl. Endomyokardbiopsie (Immunhistologie, Suche nach Virus-DNA/-RNA).

Eine kausale Therapie gibt es nicht. Herzinsuffizienz und Herzrhythmusstörungen können nur symptomatisch behandelt werden. In fortgeschrittenen Stadien erfolgt meist eine orale Antikoagulation

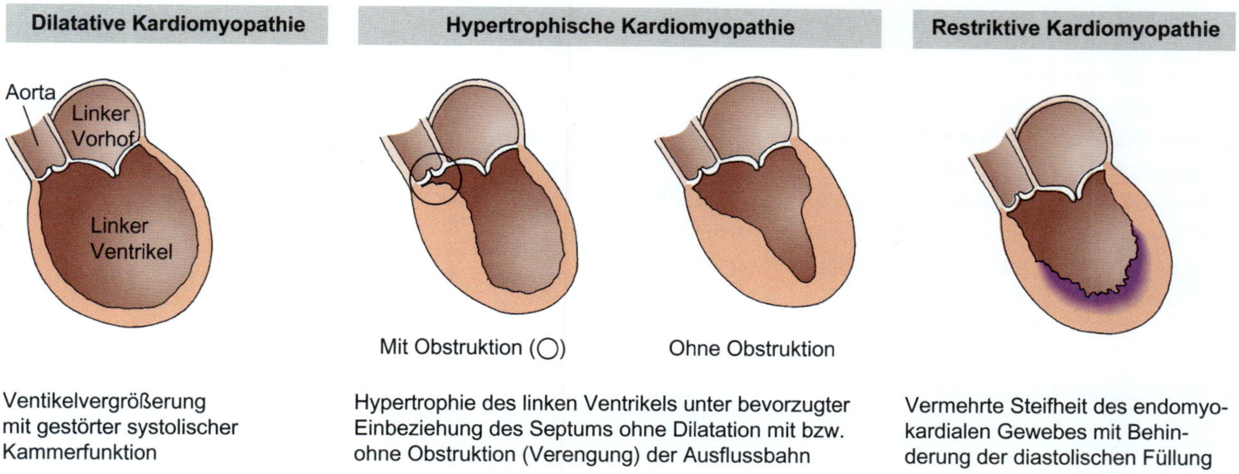

Abb. 4.44 Einteilung und Kurzcharakterisierung der Kardiomyopathien. [L190].

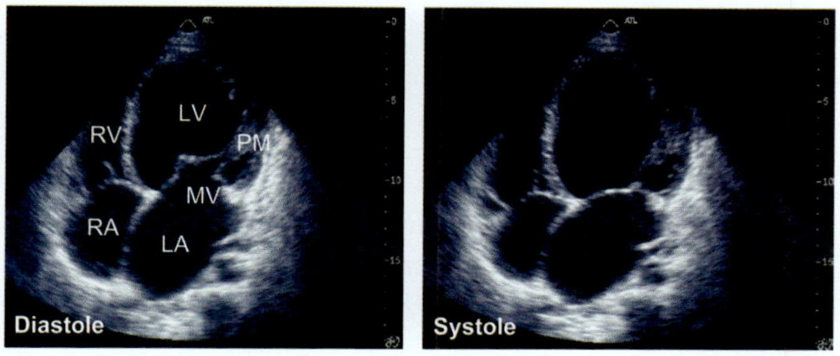

Abb. 4.45 Echokardiografie bei einem Patienten mit dilatativer Kardiomyopathie. Der linke Ventrikel ist links und rechts praktisch gleich groß, d. h., er kontrahiert sich kaum noch und es wird nur noch sehr wenig Blut ausgeworfen. [M305]

(➤ 5.8), um das Risiko einer Thrombusbildung im Herzen mit nachfolgender Embolie zu vermindern. Bei Patienten mit guter postoperativer Prognose muss eine Herztransplantation erwogen werden.

Hypertrophische Kardiomyopathien

Bei der **hypertrophischen Kardiomyopathie** *(HCM)* kommt es zu einer asymmetrischen Herzmuskelverdickung, ohne dass hieraus eine Zunahme der Leistungsfähigkeit resultiert. Auch die diastolische Funktion ist gestört, das Myokard ist „zu steif". Die Herzmuskelverdickung ist nicht überall gleich stark. Man unterscheidet die **hypertrophische obstruktive Kardiomyopathie** (kurz *HOCM*), bei der eine Verdickung im Septumbereich die Ausflussbahn des Blutes in Richtung Aorta behindert, von der **hypertrophischen nichtobstruktiven Kardiomyopathie** ohne diese Verengung.

Leitsymptome beider Formen sind Atemnot bei Belastung, pektanginöse Beschwerden, Herzklopfen, Schwindel und Synkopen. Die Diagnose wird durch EKG, Echokardiografie und Herzkatheteruntersuchung gestellt.

Bei der medikamentösen Therapie gelangen vor allem β-Blocker und frequenzsenkende Kalziumantagonisten (Verapamil, z. B. Isoptin®) zur Anwendung. Evtl. kann in der *perkutanen transluminalen septalen Myokardablation* **(PTSMA)** das den „Muskelwulst" versorgende Herzkranzgefäß katheterinterventionell verödet und durch diesen „künstlichen" Infarkt das obstruierende Herzmuskelgewebe ausgedünnt werden. Alternative ist das operative Abtragen der hypertrophischen Muskulatur.

Generell soll sich der Patient körperlich schonen. Hauptkomplikation der hypertrophischen Kardiomyopathie ist der plötzliche Herztod.

Da die hypertrophische Kardiomyopathie in ca. 50 % der Fälle familiär auftritt, werden die leiblichen Familienangehörigen des Patienten echokardiografisch untersucht.

Arrhythmogene rechtsventrikuläre Kardiomyopathie

Eine eher seltene, aber wahrscheinlich verhältnismäßig häufige Ursache für den plötzlichen Herztod junger Sportler, ist die **arrhythmogene rechtsventrikuläre Kardiomyopathie/Dysplasie** (kurz *ARVCM*), bei der die Muskulatur des rechten Herzens degeneriert und sich der rechte Ventrikel erweitert. Leitsymptome hier sind Synkopen und teils lebensbedrohliche Herzrhythmusstörungen.

Restriktive Kardiomyopathie

In Mitteleuropa selten ist die **restriktive** oder *obliterative* **Kardiomyopathie** *(RCM)*. Die Kammerfüllung ist durch die fibrosebedingt starren Ventrikelwände behindert, vielfach bilden sich Thromben. Trotz normaler Kontraktionskraft bildet sich eine (Rechts-)Herzinsuffizienz aus.

Sekundäre Kardiomyopathien

Sekundäre Kardiomyopathien gehen mit einer definierten Herz- oder anderen Erkrankung einher. Sie werden ebenso wie die primären Kardiomyopathien in dilatative, hypertrophische und restriktive Formen eingeteilt, wobei die dilatativen Formen überwiegen. Die Behandlung umfasst die Therapie der Grunderkrankung und die symptomatische Therapie von Herzinsuffizienz und Herzrhythmusstörungen.

Am häufigsten sind:

- Die **inflammatorische** *(entzündliche)* **Kardiomyopathie** in Zusammenhang mit (und fließenden Grenzen zu) einer Myokarditis (➤ 4.7.2). Es handelt sich hierbei um eine dilatative Kardio-

myopathie, die Beschwerden sind die gleichen wie bei der primären Form
- Die **ischämische Kardiomyopathie** bei KHK
- Die **hypertensive Kardiomyopathie**
- Die **toxische Kardiomyopathie,** wobei die **alkoholtoxische Kardiomyopathie** am bedeutsamsten ist
- Die **valvuläre Kardiomyopathie** bei Herzklappenfehler, bei der aber die Herzinsuffizienz stärker ist, als aufgrund der Druck- oder Volumenbelastung durch den Herzfehler zu erwarten wäre.

Pflege bei Herzinsuffizienz ➤ 4.5.2

4.9 Herzklappenfehler

4.9.1 Übersicht

4

DEFINITION

Herzklappenfehler: Krankhafte Veränderung und Funktionsstörung einer Herzklappe.

Krankheitsentstehung und Einteilung

Herzklappenfehler können *angeboren* oder *erworben* sein.
- **Angeborene Herzklappenfehler** treten isoliert oder in Kombination mit anderen Herzfehlern (➤ 4.11) auf. Meist handelt es sich um Aorten- oder Pulmonalklappenstenosen (➤ Tab. 4.6)
- **Erworbene Herzklappenfehler** sind in der Regel Folge von degenerativen und entzündlichen Prozessen (➤ 4.7.1). Am häufigsten sind die Aorten-, die Mitralklappe oder beide betroffen.

Unterschieden werden **Klappenstenosen** und **Klappeninsuffizienzen.** Sie können auch kombiniert auftreten.
- Bei einer Klappenstenose öffnen sich die Segel bzw. Taschen nicht weit genug. Die vorgeschalteten Herzabschnitte müssen einen höheren Druck aufbringen, um das Blut durch die kleinere Öffnung zu pressen
- Klappeninsuffizienz bezeichnet die Schlussunfähigkeit der Klappen. Bei den Segelklappen können z. B. die Sehnenfäden oder Papillarmuskeln reißen oder Entzündungsprozesse Teile der Herzklappe „zerfressen“. Die Segel können dann nicht mehr „gehalten“ werden: Die Klappe schließt nicht mehr dicht, ihre Ventilfunktion geht verloren, und bei jedem Herzschlag wird ein Teil des Blutes in die „stromaufwärts“ liegende Kammer zurückgepresst.

Übersteigt die Druck- bzw. Volumenbelastung die Leistungsfähigkeit des Herzens, entsteht eine Herzinsuffizienz.

Symptome, Befund und Diagnostik

Je nach Art und Schwere des Herzklappenfehlers und Geschwindigkeit seiner Entstehung sind die Beschwerden sehr unterschiedlich ausgeprägt, ein Teil der Betroffenen ist lange beschwerdefrei. Leitsymptome und -befunde sind Leistungsminderung, Atemnot, zunächst nur bei Belastung, Herzinsuffizienz sowie ein auskultierbares Herzgeräusch.

Erste Schritte der weitergehenden Diagnostik sind EKG und Echokardiografie einschließlich Farb-Duplex-Echokardiografie. Weitere Untersuchungen bis zur Herzkatheteruntersuchung schließen sich ggf. an.

Therapie

Die internistische Therapie besteht zum einen in der symptomatischen Therapie von Herzinsuffizienz und Herzrhythmusstörungen, einer evtl. Antikoagulation (➤ 5.8) und der Endokarditisprophylaxe.

Patienten mit Herzklappenfehlern sollten bei jedem neuen Arztkontakt auf ihre Erkrankung aufmerksam machen. Eine **Endokarditisprophylaxe** mit Antibiotika wird seltener als früher für notwendig erachtet. Nach operativem Klappenersatz ist sie aber nach wie vor bei zahnärztlichen Eingriffen mit Eröffnen des Zahnfleisches erforderlich [11].

Zum anderen haben in den letzten Jahren katheterinterventionelle Verfahren v. a. an der Aorten- und Mitralklappe an Bedeutung gewonnen, insbesondere bei älteren und multimorbiden Patienten, für die eine offene Herzoperation zu risikoreich ist.

Tab. 4.6 Diagnostik und Therapie der vier häufigsten erworbenen Herzklappenfehler. Die Details zu Krankheitsentstehung und Symptomatik sowie Mitralklappenprolaps sind im Text dargestellt.

	Mitralklappenstenose	Mitralklappeninsuffizienz	Aortenklappenstenose	Aortenklappeninsuffizienz
Befund bei der Auskultation	Diastolikum, niederfrequent, am deutlichsten an Herzspitze und 4. ICR links, betonter erster Herzton	Systolikum während der gesamten Systole, hochfrequent, am deutlichsten an der Herzspitze	Systolikum, hochfrequent, am deutlichsten im 2. ICR rechts, leise bis fehlende Herztöne	Diastolikum, kontinuierlich leiser werdend, am deutlichsten im 3. ICR rechts. Meist zusätzlich Systolikum
Diagnostik	EKG, Röntgenaufnahme des Thorax, Echokardiografie, Kernspintomografie, Herzkatheteruntersuchung			
Therapie	Zunächst konservativ. Bei absoluter Arrhythmie Antikoagulation. Später Ballonkatheterdilatation (perkutane Ballonvalvuloplastie), operative Klappenrekonstruktion oder Klappenersatz	Bei chronischer Insuffizienz zunächst konservativ. Später operative Klappenrekonstruktion/-ersatz, bei Hochrisikopatienten interventionelles Mitralsegel-Clipping (Fixieren mittels Klammern, MitraClip®)	Rechtzeitiger operativer Klappenersatz. Bei Hochrisikopatienten interventionelles Einbringen eines Stents mit einer biologischen Klappe in die Aorta (Transkatheter-Aortenimplantation, kurz TAVI)	Klappenersatz in Abhängigkeit von Beschwerden und Ventrikelfunktion

4.9.2 Mitralklappenstenose

Die **Mitralklappenstenose** entsteht fast immer als Spätfolge einer rheumatischen Endokarditis. Entsprechend wird sie in Mitteleuropa seltener.

Die verklebten Mitralklappensegel engen die Öffnung zwischen linkem Vorhof und linker Kammer ein. Dadurch kann sich der linke Vorhof schlechter entleeren und erweitert sich mit der Zeit. Das Herzzeitvolumen wird durch die geringere Füllung des linken Ventrikels herabgesetzt.

Patienten mit einer Mitralklappenstenose haben oft eine typische *Fazies mitralis,* d. h. eine Rötung beider Wangen *(Mitralbäckchen)* bei gleichzeitiger Lippenzyanose. Durch den Blutrückstau in den Lungenkreislauf bekommen die Betroffenen Atemnot und Husten mit oft blutigem Sputum, im schlimmsten Fall droht ein Lungenödem (➤ 4.5.3). Die Dehnung und der veränderte Blutstrom im linken Vorhof begünstigen Vorhofflimmern und Vorhofthromben, die zu arteriellen Embolien (z. B. Gehirnembolien) führen können. Retrosternales Engegefühl und Zeichen einer Rechtsherzinsuffizienz (➤ 4.5.2) treten später hinzu.

Diagnose und Therapie ➤ Tab. 4.6

4.9.3 Mitralklappeninsuffizienz

Bei der **Mitralklappeninsuffizienz** schließt sich die Mitralklappe bei der Ventrikelsystole nur ungenügend. Durch das entstehende Pendelblut vergrößern sich der linke Vorhof und der linke Ventrikel.

Die *chronische* Mitralklappeninsuffizienz ist z. B. Folge einer Dilatation der Herzkammern und damit des Klappenansatzrings *(relative Mitralklappeninsuffizienz),* einer Mitralklappenringverkalkung bei älteren Menschen oder eines rheumatischen Fiebers und tritt dann oft in Kombination mit einer Mitralklappenstenose auf. Die *akute* Mitralklappeninsuffizienz entsteht durch die plötzliche Ruptur eines Teils des Mitralklappenapparats, etwa bei einem Herzinfarkt oder einer bakteriellen Endokarditis.

Dadurch, dass der muskelstarke linke Ventrikel trotz des Pendelblutes lange Zeit ein ausreichendes Herzminutenvolumen aufrechterhalten kann, zeigen sich bei langsamer Entstehung oft erst nach vielen Jahren Belastungsdyspnoe, Schwindel und die Zeichen einer Rechtsherzinsuffizienz. Bei der akuten Form droht dagegen rasch ein lebensbedrohliches Lungenödem.

Diagnose und Therapie ➤ Tab. 4.6

4.9.4 Mitralklappenprolaps

Beim **Mitralklappenprolaps** *(MKP)* ist die Mitralklappe im Verhältnis zur Öffnungsfläche zu groß angelegt.

Dadurch wölbt sich das Mitralsegel während der Ventrikelsystole in den linken Vorhof vor. Der Mitralklappenprolaps ist relativ häufig; ca. 6 % aller Erwachsenen sind davon betroffen. Er bereitet aber nur sehr selten Beschwerden und wird daher meist nur zufällig diagnostiziert.

Bei Patienten mit Symptomen spricht man von einem **Mitralklappenprolaps-Syndrom.** Patienten mit ausgeprägtem Prolaps können die Symptome der Mitralklappeninsuffizienz aufweisen.

Die Diagnose wird durch Auskultation (systolischer Click mit anschließendem Systolikum) und Echokardiografie gestellt. Eine Behandlung ist nur bei schweren Symptomen erforderlich.

4.9.5 Aortenklappenstenose

Bei der **Aortenklappenstenose** ist der Blutausstrom aus der linken Kammer durch die Klappenverengung behindert. Häufigste Ursache für die Aortenklappenstenose ist heute die altersbedingte Degeneration. Der linke Ventrikel kann eine Aortenstenose durch Erhöhung des Drucks lange Zeit kompensieren.

Beschwerden im oft rasch voranschreitenden Spätstadium der Erkrankung sind schnelle Ermüdbarkeit, Schwindel und Synkopen (v. a. unter Belastung) durch das abnehmende Herzminutenvolumen, Angina pectoris und Zeichen der Linksherzinsuffizienz (➤ 4.5.2). Die Patienten sind durch den plötzlichen Herztod (➤ 4.6.3) gefährdet.

Diagnose und Therapie ➤ Tab. 4.6

4.9.6 Aortenklappeninsuffizienz

Bei der z. B. durch eine Fehlbildung oder ein rheumatisches Fieber verursachten **Aortenklappeninsuffizienz** schließt sich die Aortenklappe während der Ventrikeldiastole nicht vollständig, und es kommt zu einem Blutrückstrom in die linke Kammer. Die linke Kammer wird durch das zu große Blutvolumen langfristig überfordert, sie vergrößert sich und wird zunehmend insuffizient.

Hauptbeschwerden des Patienten sind eine Belastungsdyspnoe, leichte Ermüdbarkeit, Angina pectoris und (Links-)Herzinsuffizienz. Typisch ist eine große Blutdruckamplitude.

Diagnose und Therapie ➤ Tab. 4.6

4.10 Herztumoren

4.10.1 Benigne Herztumoren

Benigne *(gutartige)* **Herztumoren** sind selten. Mit ca. 40 % am häufigsten sind die vom Endokard ausgehenden **Myxome,** die zu 75 % im linken Vorhof lokalisiert sind.

Die Beschwerden des Patienten hängen von Lage und Größe des Tumors ab und können dem klinischen Bild einer Mitralklappenstenose (➤ 4.9.2) sehr ähneln. Bei Abriss von Tumorgewebe kann eine arterielle Embolie die Folge sein.

Wichtigste diagnostische Maßnahmen sind die Echokardiografie einschließlich TEE und die Kernspintomografie.

Vorhofmyxome werden wegen des Risikos von Embolien oder eines plötzlichen Herztodes baldmöglichst in einer offenen Herzoperation entfernt. Die Prognose ist dann sehr gut.

4.10.2 Maligne Herztumoren

Primäre maligne Herztumoren

Primäre maligne (bösartige) **Herztumoren,** fast immer vom Bindegewebe ausgehende Sarkome, sind Raritäten. Die Symptome sind variabel: Herzinsuffizienz, Herzrhythmusstörungen, Angina-pectoris-ähnliche Beschwerden, die Imitation von Klappenfehlern, Embolien oder ein Perikarderguss. Die Diagnostik entspricht derjenigen bei benignen Herztumoren (➤ 4.10.1). Die Prognose ist schlecht, da eine komplette operative Entfernung des Tumors nur selten möglich ist und Chemo- und Radiotherapie bisher erfolglos sind.

Sekundäre maligne Herztumoren

Sekundäre maligne Herztumoren *(metastatische Herztumoren, Herzmetastasen)* sind wesentlich häufiger als die primären malignen Herztumoren, verursachen aber oft keine Beschwerden. Treten Symptome auf, so entwickeln sie sich typischerweise rasch, wobei ein Perikarderguss das häufigste Symptom überhaupt ist. Die Prognose ist sehr schlecht.

4

4.11 Angeborene Herzfehler bei Erwachsenen

4.11.1 Überblick

Die meisten Betroffenen mit angeborenen Herzfehlern werden heute im Kindesalter operiert. Sie werden lebenslang kardiologisch nachbetreut, am besten in Spezialambulanzen für angeborene Herzfehler bei Jugendlichen und Erwachsenen. Einige angeborene Herzfehler machen im Kindesalter nur wenig oder keine Beschwerden und werden, wenn auch durch die regelmäßigen Vorsorgeuntersuchungen beim Kinderarzt seltener als früher, erst im Erwachsenenalter diagnostiziert (➤ Tab. 4.7). Leitsymptome sind eine insgesamt verminderte körperliche Belastbarkeit und leichte Ermüdbarkeit, Schwindel, Luftnot und Herzklopfen.

Bei der Untersuchung ist ein Herzgeräusch auskultierbar. Die Basisdiagnostik umfasst ein EKG, eine Echokardiografie und eine Röntgenuntersuchung des Thorax. Bei weiter bestehendem Verdacht schließen sich eine transösophageale Echokardiografie sowie evtl. eine Kernspintomografie und eine Herzkatheteruntersuchung an.

4.11.2 Vorhofseptumdefekt

Beim **Vorhofseptumdefekt** (*Atriumseptumdefekt,* kurz *ASD*) hat sich die Scheidewand im Bereich der Vorhöfe nicht völlig verschlossen. Durch das Loch in der Vorhofwand strömt Blut von dem unter höherem Druck stehenden linken Vorhof in den dehnbareren rechten Vorhof. Durch diesen *Links-Rechts-Shunt* (**Shunt** = Kurzschlussverbindung zwischen arteriellen und venösen Herzteilen bzw. Gefäßschenkeln) wird der Lungenkreislauf langfristig überlastet. Folge sind Lungengefäßveränderungen und eine Rechtsherzhypertrophie, die über eine Druckerhöhung im rechten Herzen schließlich zu einer Umkehrung der Shuntfließrichtung führt. Das Blut fließt nunmehr vom rechten in den linken Vorhof (**Shuntumkehr** zum Rechts-Links-Shunt, sog. *Eisenmenger-Reaktion*).

Der Krankheitsverlauf hängt von Größe und Lage des Defekts ab. Mitunter treten erst im 3.–6. Lebensjahrzehnt vermehrt bronchitische Infekte oder Pneumonien, Atemnot unter Belastung und eine allgemeine Leistungsminderung auf. Eine Zyanose kommt erst im Spätstadium der Erkrankung hinzu.

Die Diagnose wird durch Auskultation (Systolikum als Ausdruck einer relativen Pulmonalstenose, der Defekt macht selbst kein Herzgeräusch!), EKG, Röntgenaufnahme des Thorax, Echokardiografie, Kernspintomografie (➤ Abb. 4.46) und Herzkatheteruntersuchung gestellt.

Bei einem großen Shuntvolumen muss der Defekt möglichst noch im Vorschulalter verschlossen werden. Nach einer Shuntumkehr ist eine Operation nicht mehr möglich.

Tab. 4.7 Übersicht über die häufigsten angeborenen Herzfehler, die sich erst im Erwachsenenalter zeigen können.

Defekt	Anatomie und Physiologie des Defekts	Symptome
Vorhofseptumdefekt (ASD ➤ 4.11.2)		
Ventrikelseptumdefekt	„Loch" zwischen linkem und rechtem Ventrikel → Blutfluss vom linken in den rechten Ventrikel → Volumenbelastung der Lungengefäße, des linken Vorhofs und des linken Ventrikels. Später evtl. Shuntumkehr (➤ 4.11.2)	Symptomausprägung je nach Defektgröße sehr variabel, v. a. vermehrt bronchitische Infekte, Herzinsuffizienz, Gedeihstörung bei Kindern
Persistierender Ductus arteriosus	Ausbleibender Verschluss des Ductus arteriosus Botalli → Blutfluss aus der Aorta zurück in die Lungenarterie. Später Shuntumkehr (➤ 4.11.2)	Je nach Shuntgröße Entwicklungsverzögerung des Kindes, Infekte
Pulmonalstenose	Druckbelastung des rechten Herzens durch Verengung der Pulmonalklappe	Atemnot, Rechtsherzinsuffizienz
Aortenisthmusstenose	Einengung der Aorta vor oder nach dem Abgang des Ductus arteriosus Botalli (prä- bzw. postduktale Form)	Bei Erwachsenen v. a. **postduktale Form:** Hypertonie im Kopf-Arm-Bereich (Kopfschmerzen, Nasenbluten) bei gleichzeitiger Abschwächung der Fußpulse und Zeichen der (Links-)Herzinsuffizienz
Aortenklappenstenose ➤ 4.9.5		

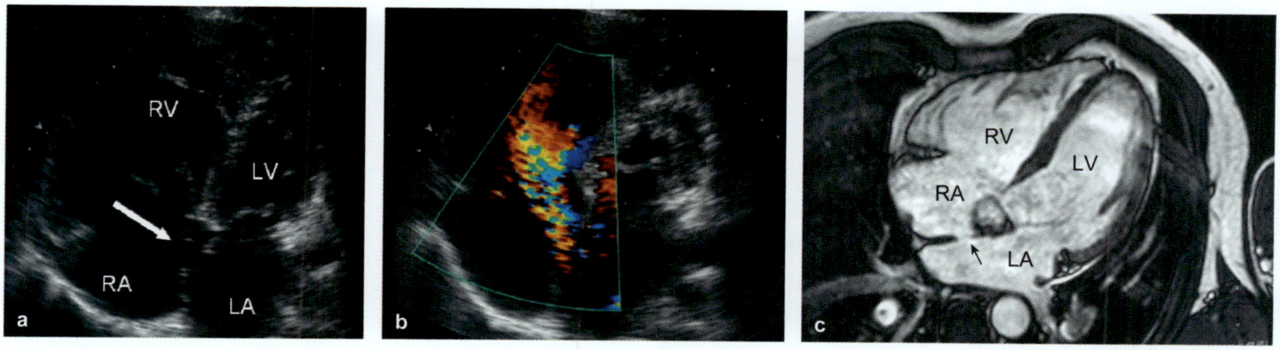

Abb. 4.46 Vorhofseptumdefekt. Der Anfangsverdacht ergab sich aufgrund einer Routine-Röntgenaufnahme des Thorax. Die 2-D-Echokardiografie zeigt den Defekt (a, Pfeil), die Farb-Doppler-Echokardiografie (b) den Shunt. Die Diagnose bestätigt sich in der Kernspintomografie (der Pfeil weist auf den Defekt). [a, b: O548, c: M486]

Literatur und Kontaktadressen

LITERATURNACHWEIS

1. Deutsche Gesellschaft für Kardiologie – Herz- und Kreislaufforschung e. V. (Hrsg.): Pocket Leitlinie: Prävention von Herz- und Kreislauferkrankungen. Version 2021. https://leitlinien.dgk.org/files/03_2021_pocket_leitlinien_praevention_aktualisiert_2024.pdf (letzter Zugriff: 30.09.2025).
2. Hambrecht R. et al.: Kommentar zu den neuen Leitlinien (2016) der Europäischen Gesellschaft für Kardiologie (ESC) zur kardiovaskulären Prävention. In: Kardiologie 16/2022, S. 439–454.
3. Erdmann, E. (Hrsg.): Klinische Kardiologie. 8. A. Springer, Heidelberg 2011.
4. Bundesärztekammer, Kassenärztliche Bundesvereinigung und Arbeitsgemeinschaft der Wissenschaftlichen Medizinischen Fachgesellschaften (Hrsg.): Nationale Versorgungs Leitlinie Chronische KHK. Version 7. https://register.awmf.org/assets/guidelines/nvl-004l_S3_Chronische-KHK_2024-09.pdf (letzter Zugriff 30.09.2025).
5. Statista. Anzahl der Todesfälle in Deutschland nach Geschlecht im Zeitraum von 1950 bis 2019. https://de.statista.com/statistik/daten/studie/182907/umfrage/anzahl-der-todesfaelle-in-deutschland-nach-geschlecht-seit-1950/ (letzter Zugriff: 11.2.2022).
6. European Society of Cardiology (ESC). Deutsche Gesellschaft für Kardiologie (DGK) e.V.: ESC Pocket Guidelines. Akutes Koronarsyndrom. Leitlinien für das Management des akuten Koronarsyndroms. https://leitlinien.dgk.org/files/18_2023_pocket_leitlinien_akutes_koronarsyndrom_acs.pdf (letzter Zugriff 30.09.2025).
7. Bundesärztekammer, Kassenärztliche Bundesvereinigung und Arbeitsgemeinschaft der Wissenschaftlichen Medizinischen Fachgesellschaften (Hrsg.): Nationale Versorgungs Leitlinie Chronische Herzinsuffizienz. Version 4. https://register.awmf.org/assets/guidelines/nvl-006l_S3_Chronische_Herzinsuffizienz_2023-12.pdf (letzter Zugriff 30.09.2025).
8. Deutsche Stiftung Organtransplantation. www.dso.de (letzter Zugriff: 14.10.2025).
9. Kolbe, N.: Kognitive Einschränkungen. Passende Lernangebote finden. In: Die Schwester/Der Pfleger 4/2011, S. 340–343.
10. Klein, H. et al.: Fahreignung bei kardiovaskulären Erkrankungen. Kardiologe 4/2010, S. 441–473.
11. European Society of Cardiology (ESC), Deutsche Gesellschaft für Kardiologie (DGK) e. V.: ESC Pocket Guidelines. Version 2023. Endokarditis. Leitlinien für das Management von Endokarditis. https://leitlinien.dgk.org/files/10_2023_pocket_leitlinien_endokarditis.pdf (letzter Zugriff 14.10.2025).
12. Campeau L. Letter: Grading of angina pectoris. Circulation 54/1976; S. 522–523.

KONTAKTADRESSEN

Deutsche Herzstiftung e. V., Bockenheimer Landstraße 94–96, 60323 Frankfurt a. M., Tel.: 0 69/9 55 12 80, www.herzstiftung.de

Deutscher Behindertensportverband e. V., Tulpenweg 2–4, 50226 Frechen, Tel.: 0 22 34/6 00 00, www.dbs-npc.de

Deutsche Gesellschaft für Prävention und Rehabilitation von Herz-Kreislauferkrankungen e. V. (DGPR), Friedrich-Ebert-Ring 38, 56068 Koblenz, Tel.: 02 61/30 92 31, www.dgpr.de

Stiftung Bremer Herzen, Senator-Weßling-Straße 1, 28277 Bremen, Tel.: 04 21/879 12 62, www.bremer-herzen.de

KAPITEL

5 Pflege von Menschen mit Kreislauf- und Gefäßerkrankungen

Pflegesituation „Wo ist Betty?" ... 125

5.1 Pflege bei Kreislauferkrankungen und in der Angiologie ... 126
5.1.1 Betroffene Menschen ... 127
5.1.2 Prävention ... 127
5.1.3 Rehabilitation ... 129
5.1.4 Patientenberatung ... 129
5.1.5 Beobachten, Beurteilen und Intervenieren ... 130

5.2 Hauptbeschwerden und Leitbefunde bei Kreislauf- und Gefäßerkrankungen ... 131
5.2.1 Schmerzen ... 131
5.2.2 Extremitätenschwellung ... 131

5.3 Der Weg zur Diagnose bei Kreislauf- und Gefäßerkrankungen ... 132
5.3.1 Anamnese und körperliche Untersuchung ... 132
5.3.2 Blutdruck- und Dopplerdruckmessung ... 132
5.3.3 Klinische Funktionsprüfungen ... 133
5.3.4 (Farb-)Duplex-Sonografie ... 134
5.3.5 Angiografie ... 134

5.4 Blutdruckregulationsstörungen ... 135
5.4.1 Arterielle Hypertonie ... 135
5.4.2 Hypertensiver Notfall ... 140
5.4.3 Hypotonie ... 141

5.5 Erkrankungen der Arterien ... 142
5.5.1 Arteriosklerose ... 142
5.5.2 Periphere arterielle Verschlusskrankheit (pAVK) ... 144
5.5.3 Akuter arterieller Verschluss einer Extremitätenarterie ... 146
5.5.4 Arterielle Durchblutungsstörungen der Eingeweidearterien ... 148
5.5.5 Raynaud-Syndrom ... 148
5.5.6 Thrombangiitis obliterans ... 149
5.5.7 Aneurysmen (Übersicht) ... 149
5.5.8 Aortenaneurysma ... 150
5.5.9 Disseziierendes Aneurysma ... 151

5.6 Schlaganfall ... 151
5.6.1 Krankheitsentstehung und Risikofaktoren ... 152
5.6.2 Symptome und Untersuchungsbefunde ... 153
5.6.3 Diagnostik ... 155
5.6.4 Therapie und Rezidivprophylaxe ... 155
5.6.5 Pflegerische Interventionen nach Schlaganfall ... 156

5.7 Vaskuläre Demenz ... 162

5.8 Antikoagulation und Lyse ... 166

5.9 Erkrankungen der Venen ... 169
5.9.1 Varikose ... 169
5.9.2 Thrombophlebitis ... 171
5.9.3 Tiefe Venenthrombose (Phlebothrombose) ... 172
5.9.4 Chronisch-venöse Insuffizienz (CVI) ... 175
5.9.5 Ulcus cruris ... 175

5.10 Erkrankungen des lymphatischen Systems ... 177
5.10.1 Lymphangitis und Lymphadenitis ... 177
5.10.2 Lymphödem ... 178

Literatur und Kontaktadressen ... 180

Pflegesituation

Hintergrund zur Pflegesituation

Pflegerisches Setting: ambulante Pflege
Patient: Herr Wolfgang Hagenbeck, 70 Jahre
Diagnose: vaskuläre Demenz, Zustand nach Apoplex, Hypertonie

Wo ist Betty?

Pflegefachmann Luis Fernandes arbeitet im ambulanten Pflegedienst „Pflege mit Herz". Einer seiner Kunden ist Wolfgang Hagenbeck, den er nun seit ca. drei Jahren pflegerisch unterstützt.

Herr Hagenbeck war immer sehr fleißig. Mit 20 Jahren übernahm er den Bauernhof seiner Eltern, da sein Vater an einem Herzinfarkt verstorben war. Mit seiner Frau Barbara kümmerte sich Herr Hagenbeck um eine Herde Kühe, welche sein ganzer Stolz war. Vor allem Betty lag ihm am Herzen. Jeden Morgen war sie die erste Kuh, die er im Stall begrüßte und hinter den Ohren kraulte. Niklas, Herrn Hagenbecks Sohn, wollte den Familienbetrieb jedoch nicht weiterführen, sondern absolvierte eine Lehre in der IT-Branche und lebt nun in Thailand, wo er auch seine Frau Sarinya kennenlernte.

Herr Hagenbeck war, abgesehen von einem Bluthochdruck, der nicht behandelt wurde, immer gesund. Vor fünf Jahren hatte er jedoch einen schweren Schlaganfall, der bleibende Beeinträchtigungen verursachte. Herrn Hagenbecks linke Seite ist komplett gelähmt und wird von ihm nicht mehr wahrgenommen. Er kann nicht mehr laufen, und seine Sprache ist etwas verwaschen, doch er kann sich noch adäquat äußern. Frau Hagenbeck pflegt seitdem ihren Mann zu Hause und wird dabei vom ambulanten Pflegedienst unterstützt. Die Landwirtschaft hat die Familie schweren Herzens aufgegeben und die Kuhherde verkauft, was Herrn Hagenbeck sehr zu schaffen machte. Seitdem ist er oft traurig und in sich gekehrt.
Bei der morgendlichen Versorgung herrschte er Pflegefachmann Luis mitunter an, sich bei der Grundpflege zu beeilen, denn schließlich warteten die Kühe auf ihr Futter. Seine Frau erwiderte darauf regelmäßig, dass die Kühe verkauft worden seien, und wunderte sich, dass ihr Mann das scheinbar vergessen hatte. Als sich diese Episoden häuften, fragte Frau Hagenbeck Luis, was sie tun könne, um ihren Mann in solchen Situationen zu beruhigen. Luis Fernandez erklärte ihr die Methode der Validation und empfahl ihr Bücher, um das Thema weiter vertiefen zu können. Durch das validierende Arbeiten gestaltete sich Frau Hagenbecks Alltag mit ihrem Mann weitaus einfacher.
Nun muss sich Frau Hagenbeck einer Herzoperation unterziehen. Da Herr Hagenbeck in dieser Zeit nicht allein zu Hause bleiben kann, beschließen sein Sohn und dessen Frau, für diese Zeit nach Deutschland auf den Bauernhof zu ziehen.
In der ersten Nacht auf dem Hof werden Sarinya und Niklas durch lautes Rufen aus dem Schlaf gerissen: *„Wo ist Betty? Ich muss meine Betty füttern! Bärbel, hilf mir sofort in meine Kleider! Hörst du nicht? Barbara!“*, schallt es aus dem Schlafzimmer. *„Papa, was redest du da? Betty wurde doch schon vor fünf Jahren verkauft. Und Mama ist im Krankenhaus. Weißt du das denn nicht mehr?“*, fragt Niklas. Sein Vater schaut ihn mit großen Augen an und schüttelt den Kopf: *„Nein, was redest du denn da? Ich habe Betty doch gehört, sie ruft nach mir. Und was soll Bärbel denn im Krankenhaus? Das wüsste ich aber. Hältst du mich für verrückt?“*
Dann fällt sein Blick auf Sarinya: *„Wer ist diese Frau? Was macht sie in meinem Haus? Raus hier, sonst werde ich ihr Beine machen!“*
Sarinya erschrickt über den schroffen Ton, den Herr Hagenbeck an den Tag legt, und verlässt das Zimmer. Niklas hebt hilflos die Hände und versucht, seinen Vater zu beruhigen. Nach zwei Stunden schläft Herr Hagenbeck wieder ein.
Als Luis am nächsten Morgen kommt, berichtet ihm Niklas von den nächtlichen Ereignissen. *„Das wundert mich nicht,* erwidert Luis. *Bei Ihrem Vater ist eine vaskuläre Demenz festgestellt worden. Hat Ihre Mutter nichts gesagt?“* Niklas schüttelt den Kopf. Er bittet Louis, ihm mehr über die Erkrankung seines Vaters zu erzählen.

Lernaufgaben:

1. Erläutern Sie die Entstehung eines Schlaganfalls. Nennen Sie den Risikofaktor, der bei Herrn Hagenbeck ursächlich für den Schlaganfall war.
2. Bei Herrn Hagenbeck besteht seit dem Schlaganfall eine Hemiplegie linksseitig. Das Bobath-Konzept ist eine Möglichkeit, um Herrn Hagenbecks Wahrnehmung und Beweglichkeit zu fördern.
   a. Beschreiben Sie, welche Komplikationen bei einer Hemiplegie entstehen können und welche Prophylaxen daher zu berücksichtigen sind.
   b. Nennen Sie Berufsgruppen, die dabei unterstützen können.
3. Niklas Hagenbeck bittet Pflegefachmann Luis Fernandes, ihm das Krankheitsbild der vaskulären Demenz zu erklären. Erläutern Sie dieses anhand von Symptomen, Diagnose und Behandlungsstrategie.
4. Erklären Sie den Begriff „validierendes Arbeiten“ nach Naomi Feil und nehmen Sie dabei Bezug auf die Grundsätze für den Umgang mit Demenzkranken. Stellen Sie dar, wie Niklas besser hätte reagieren können.
5. Vor der OP bittet Frau Hagenbeck ihren Sohn Niklas, eine Vollmacht zu unterzeichnen.
   a. Erläutern Sie den Inhalt einer Vollmacht.
   b. Erklären Sie den Unterschied zu einer Patientenverfügung.

DEFINITION

Angiologie: Teilgebiet der Inneren Medizin, das sich mit den Erkrankungen von Arterien, Kapillaren, Venen und Lymphgefäßen befasst.
Hierin eingeschlossen sind auch die Krankheitsentstehung, Diagnostik, konservative Behandlung, Indikationsstellung zu operativen und interventionellen Therapieverfahren sowie Rehabilitation des Patienten.

5.1 Pflege bei Kreislauferkrankungen und in der Angiologie

Ein Schwerpunkt der pflegerischen Interventionen liegt auf der Beobachtung und Stabilisierung der Kreislaufsituation sowie unterstützenden Maßnahmen zur Wiederherstellung der bestmöglichen arteriellen Durchblutung und Wiederherstellung des venösen Rückstroms.

Dazu gehören u. a.:

- Kontrolle der Vitalparameter, z. B. Blutdruck und Herzfrequenz
- Beobachtung des Hautkolorits (Rötung? Blässe? Livide Verfärbung? …)
- Durchführung von medikamentösen Verordnungen zur Stabilisierung der Kreislaufverhältnisse
- Tastbefund von z. B. Pulsstatus, Kälte/ Überwärmung, Sensibilitätsstörungen und Motorik
- Unterstützung der Mobilisation, z. B. bei Schlaganfallpatienten
- Durchführung eines Verbandwechsels und Anlegen eines Kompressionsverbands
- Beratung des Patienten zu Risikofaktoren und einer Lebensstiländerung inklusive Ernährung.

5.1.1 Betroffene Menschen

Menschen mit Kreislauf- und Gefäßerkrankungen begegnen Pflegenden in allen Bereichen und Tätigkeitsfeldern.

Die Hypertonie wie auch arterielle und venöse Gefäßerkrankungen bereiten lange keine Beschwerden und führen deshalb nur selten zum Arzt. Gerade wegen des anfänglich beschwerdearmen Verlaufs kann es akut zu teils lebensbedrohlichen Krankheitsbildern kommen. Diese verunsichern die Betroffenen, weil ihre Entstehung für sie weitgehend unbemerkt verlief. Im Krankenhaus müssen sich die meisten Betroffenen außerdem mit ihrem ungesunden Lebensstil auseinandersetzen und sich z. B. der Frage der Nikotinabhängigkeit, von Bewegungsmangel oder schlechter Ernährung stellen. Oft jahrzehntelange Gewohnheiten umzustellen und/oder das Rauchen aufzuhören stellt für fast alle Patienten eine große Herausforderung dar.

Altersgruppen

- Mehr als 20 % der 40- bis 50-Jährigen und mehr als ⅔ der 70- bis 80-Jährigen in Deutschland leiden an einer chronisch venösen Insuffizienz [1]
- Mehr als 4,5 Millionen Deutsche leiden an einer peripheren arteriellen Verschlusskrankheit (pAVK). Ab einem Alter von 65 Jahren ist jeder Fünfte von einer klinisch bisher asymptomatischen pAVK betroffen.

Begleiterkrankungen

Kennzeichnend für arterielle Gefäßerkrankungen ist, dass sie nicht ein Organ, sondern weite Strecken des Gefäßsystems und damit viele Organe betreffen. Ein Patient mit Zeichen einer AVK der Beine leidet sehr oft an anderen kardiovaskulären Erkrankungen, die pflegerisch ebenfalls berücksichtigt werden müssen.

5.1.2 Prävention

Kreislauf- und Gefäßerkrankungen haben in unserer Gesellschaft eine sehr große finanzielle Bedeutung, allein was die Folgekosten invalidisierender Verläufe betrifft. Dies ist umso wichtiger, als dass Entstehung bzw. Fortschreiten vieler Kreislauf- und Gefäßkrankheiten durch eine adäquate Lebensführung wirksam vorgebeugt werden könnte.

Prävention der Arteriosklerose

In besonderem Maße gilt dies für die *Arteriosklerose* (oder genauer ihrer Hauptform *Atherosklerose* ➤ 5.5.1) mit koronarer Herzkrankheit (➤ 4.4.1, Prävention ➤ 4.1.2), peripherer arterieller Verschlusskrankheit (➤ 5.5.2) und Schlaganfall (➤ 5.6) als wichtigsten Krankheitsbildern. Immer spielen – wenn auch in unterschiedlicher Gewichtung – die gleichen Risikofaktoren eine Rolle.

Arteriosklerose-Risikofaktoren

Ein Teil der Arteriosklerose-Risikofaktoren, etwa Alter, Geschlecht und genetische Veranlagung, ist nicht beeinflussbar. Die „klassischen" (aber nach wie vor topaktuellen) Risikofaktoren aber sind beeinflussbar:
- Nikotinkonsum (Prävention und Nikotinentwöhnung ➤ 6.1.2)
- Bewegungsmangel
- Fehlernährung und Übergewicht (➤ 5.1.5, ➤ 10.8.1)
- Arterielle Hypertonie (➤ 5.4.1)
- Fettstoffwechselstörungen (➤ 10.8.3)
- Diabetes mellitus (➤ 10.7).

Diese Risikofaktoren sind aufs Engste miteinander verknüpft.

Primärprävention. Vor allem drei Gewohnheiten stehen am Beginn der Arteriosklerose: Rauchen, Bewegungsmangel und falsche Ernährung. Primärprävention muss also hier ansetzen, und das möglichst früh: Nicht selten sind bereits bei Kindern und Jugendlichen Frühformen arteriosklerotischer Gefäßschäden nachweisbar.

Sekundärprävention. Früherkennungsprogramme auf Arterienerkrankungen gibt es bislang nicht, wohl aber auf kardiovaskuläre Risikofaktoren durch die Gesundheitsuntersuchung für Menschen über 35 Jahren auf Hypertonie, Fettstoffwechselstörungen und Diabetes mellitus. Medizinisch Tätige sollten bei allen Kontakten mit Patienten ab ca. 55 bis 60 Jahren nach den Leitsymptomen arterieller Erkrankungen fragen und auf deren Leitbefunde achten.

Tertiärprävention. Auch bei bereits Erkrankten ist die Minimierung der Risikofaktoren ganz wesentlich für die Prognose. Hinzu kommt eine konsequente medikamentöse und nicht-medikamentöse Behandlung der Erkrankung, die in aller Regel lebenslang erforderlich ist.

Körperliche Bewegung

Seit Mitte des zwanzigsten Jahrhunderts nehmen Maschinen den Menschen immer mehr körperliche Arbeit ab. Doch so positiv der technische Fortschritt in vielerlei Hinsicht ist, so hat er auch unübersehbar negative Folgen: Bewegungsarmut, gekoppelt mit allzu reichlicher Ernährung (➤ 10.8), ist in den westlichen Industriestaaten wesentlich verantwortlich für die rapide Zunahme kardiovaskulärer Erkrankungen.

Das Bewusstsein für die gesundheitliche **Bedeutung von Bewegung** sowohl bei noch Gesunden als auch bei bereits Erkrankten zu wecken, dauerhaft zu mehr Bewegung zu motivieren und zu beraten, welcher Sport für wen am besten geeignet ist, ist eine zunehmend wichtige Aufgabe aller medizinischen Berufsgruppen.

Ausdauertraining. Besonders vorteilhaft nicht nur für Herz und Kreislauf, sondern für den gesamten Organismus ist nach heutigem Kenntnisstand das **Ausdauertraining:**
- Zwar steigt während des Sports der Blutdruck an, nach Ausdauersport sinkt er durch Vasodilatation jedoch für eine gewisse Zeit ab. Bei konsequenter Durchführung wirkt Ausdauersport längerfristig blutdruckregulierend
- Bei regelmäßigem, intensivstem Ausdauertraining über einen längeren Zeitraum entwickelt sich eine *physiologische Herzmuskelhypertrophie,* d. h., die einzelnen Herzmuskelfasern werden

dicker und enthalten mehr Mitochondrien. Gleichzeitig erweitern sich die Herzhöhlen, das Schlagvolumen steigt. Zusammen mit einer verstärkten Parasympathikusaktivität führt dies zu einem Absinken des Ruhepulses, das Herz arbeitet in Ruhe wie unter Belastung ökonomischer. Auch niedrigere Trainingsreize, die nicht zu Strukturveränderungen des Herzens führen, haben zweifellos positive Auswirkungen
- Die pulmonale Leistungsfähigkeit verbessert sich ebenfalls
- In der trainierten Muskulatur nimmt die Zahl der Kapillaren und der Mitochondrien zu. Die Muskeln können den mit dem Blut herangebrachten Sauerstoff besser ausnutzen, d. h., bei gleichem myokardialem Sauerstoffverbrauch ist mehr Leistung möglich
- Ausdauertraining beeinflusst die Fließeigenschaften des Blutes positiv, insbesondere wirkt es aggregationshemmend auf die Thrombozyten
- Ausdauersport erhöht das HDL- und senkt das LDL-Cholesterin im Blut
- Durch die Fettverbrennung hilft Ausdauersport, das Gewicht zu regulieren
- Und nicht zuletzt hat Ausdauersport auch positive Auswirkungen auf die Psyche: Der Mensch fühlt sich einfach besser, und zwar nicht nur während oder kurz nach dem Sport (wenn die Ausschüttung körpereigener Endorphine für eine gehobene Stimmung sorgt), sondern auch zwischen den Trainingseinheiten.

Dabei ist die Auswahl an möglichen Sportarten groß: Wandern, Nordic-Walking (➤ Abb. 5.1), Joggen, Inline-Skaten, Schwimmen, Rad fahren, Gymnastik, Aerobic, Tanzen oder Skilanglauf – diese Liste ließe sich fast beliebig verlängern.

Allerdings ist Regelmäßigkeit wichtig – einmalige Aktivität am Wochenende bringt ebenso wenig wie den gesamten „Jahresbedarf" in einem dreiwöchigen Aktivurlaub unterzubringen. Unterhalb einer Trainingsdauer von 15–20 min ist keine Wirkung zu erzielen, ebenso bei einer Trainingsfrequenz von weniger als zweimal wöchentlich. Die genaue „Dosis" ist nicht exakt zu beziffern, die WHO empfiehlt für Menschen ab 65 150–300 min/Woche moderate Intensität oder 75–150 min/Woche hohe Intensität und 2 Tage/Woche Muskeltraining und 3×/Woche Gleichgewichtsübungen zur Sturzprävention [1].

Der größere Teil des Trainings sollte im **aeroben Bereich** liegen, in dem die Muskulatur noch ausreichend mit Sauerstoff versorgt wird. Zwar lässt sich dieser Bereich nur durch eine sportmedizinische Untersuchung genau feststellen, als Faustregel kann jedoch eine Pulsfrequenz von 180 minus Lebensalter pro Minute gelten. Oberhalb dieser Schwelle kommt der Organismus in den **anaeroben Bereich,** es wird z. B. nicht mehr Fett, sondern Glukose verbrannt, und der Körper setzt vermehrt Stresshormone frei. Gelegentliches Training im anaeroben Bereich ist für den ansonsten Gesunden in Ordnung, zu viel schadet aber, was auch daran erkennbar ist, dass bei Leistungssportlern das Immunsystem eher schwächer ist.

Sport und Spaß

Von rigiden Trainingsplänen und der Auffassung, dass nur „ernsthaft" betriebener Sport nützt, ist man abgekommen. Eine Sportart, die Spaß macht, wird zudem viel eher durchgehalten.

Während älteren oder vorerkrankten (z. B. herzkranken) Menschen früher häufig von Sport abgeraten wurde, wird körperliche Betätigung heute auch für die meisten von ihnen empfohlen. Allerdings müssen Sportart und -intensität der körperlichen Belastbarkeit des Betroffenen angepasst sein, oft empfiehlt sich eine Teilnahme an besonderen Krankenkassenprogrammen oder speziellen Sportgruppen. Details diesbezüglich werden bei den einzelnen Erkrankungen besprochen. Unter diesen Voraussetzungen aber profitieren auch ältere und kranke Menschen körperlich wie seelisch vom Sport.

Krafttraining. Krafttraining dient dem Muskelaufbau. Im medizinischen Bereich gezielt eingesetzt, kann es z. B. einem Muskelabbau entgegenwirken, bei Gelenk- oder Rückenbeschwerden durch verbesserte muskuläre Stabilisierung die Beschwerden lindern oder bei Osteoporose die Knochendichte erhöhen. Krafttraining stellt allerdings eine Belastung für Herz und Kreislauf dar und sollte daher gerade bei Älteren oder Patienten mit Vorerkrankungen nur nach Rücksprache mit dem Arzt und individuell angepasst zum Einsatz kommen.

Stressabbau

Stress ist ein facettenreicher Begriff: Meist bezeichnet er als belastend empfundene physische und/oder psychische Anspannungssituationen (*negativer Stress,* **Disstress**).

Stress kann zweifellos z. B. durch Blutdrucksteigerung *Auslöser* kardiovaskulärer Ereignisse wie etwa eines Herzinfarkts sein. Nach heutigem Kenntnisstand ist er darüber hinaus auch *Risikofaktor* kardiovaskulärer Erkrankungen, wobei seine genaue Bedeutung allerdings nach wie vor strittig ist. Ungünstig sind nicht einzelne stressbesetzte Situationen, sondern vor allem *Dauerstress,* der nicht mehr von Phasen der Entspannung abgelöst wird. Zudem haben viele Menschen zur Stressbewältigung ungünstige Bewältigungsstrategien (Copingstrategien) entwickelt, die sich negativ auf weitere Risikofaktoren auswirken, etwa Rauchen, übermäßiger Alkohol-

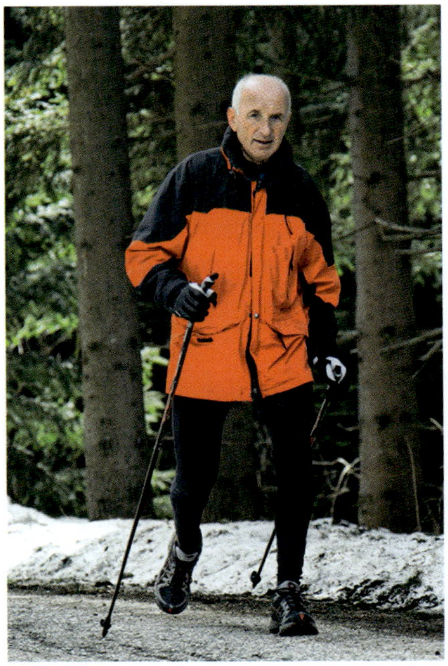

Abb. 5.1 Ausdauertraining steigert das allgemeine Wohlbefinden und wirkt sich auf alle Organsysteme günstig aus. Es sollten möglichst viele und große Muskelgruppen beansprucht werden, insbesondere bei älteren Menschen müssen zudem Sportart und Belastung an den individuellen Gesundheitszustand angepasst werden. [J787]

genuss oder der Konsum von hoch verarbeiteten Lebensmitteln (zur Nikotinentwöhnung ➤ 6.1.2, zum Thema Alkohol ➤ 8.1.2).

Die Pflegenden helfen den Patienten, die Bedeutung von Nikotin und Alkohol für sein Leben zu hinterfragen, und geben ihnen Anregungen für günstigere Stressbewältigungstechniken. Ob aber Stressabbau besser durch körperliche Bewegung oder Meditation gelingt, ist auch eine Frage der Persönlichkeit. Dies muss jeder Patient für sich selbst herausfinden.

Prävention von Venenerkrankungen

Häufigste Venenerkrankung im deutschsprachigen Raum ist die Varikose (Krampfadern ➤ 5.9.1).

90 % aller Erwachsenen haben zumindest Angiektasien („Besenreiser") oder retikuläre Varizen. Größere Varizen, venös bedingte Ödeme, Hautveränderungen oder Ulzera (ab Stadium C2, ➤ Tab. 5.1) sind mit knapp ⅓ aller Erwachsenen deutlich seltener [1a].

Risikofaktoren für Venenerkrankungen sind:

- Höheres Lebensalter
- Genetisch bedingte Disposition
- Schwangerschaften
- Ausgeprägtes Übergewicht
- Lebensstil, insbesondere langes Stehen.

Zur Primärprävention der Varikose werden Bewegungen mit Aktivierung der Muskelpumpe empfohlen, z. B. Gehen oder Radfahren, bei sitzender oder stehender Berufstätigkeit zwischendurch Beingymnastik wie etwa Fußwippen auf der Stelle. Auch Vermeiden hoher Absätze, enger Strumpfbündchen und ausgeprägten Übergewichts erscheinen sinnvoll. Die Wirksamkeit dieser Maßnahmen ist allerdings nicht ausreichend belegt [1a].

Zur Sekundärprävention ist anzumerken, dass rechtzeitige Therapie der Varikose (➤ 5.9.1) ausgeprägten Formen und der chronisch-venösen Insuffizienz vorbeugt.

Vorbeugung der tiefen Beinvenenthrombose ➤ 5.9.3

5.1.3 Rehabilitation

Vor allem Patienten mit schwerem Bluthochdruck, arterieller Verschlusskrankheit oder nach einem Schlaganfall sowie Patienten mit ausgeprägten Venenerkrankungen (etwa mit chronisch-venöser Insuffizienz) bedürfen spezieller Rehabilitationsmaßnahmen. Ziele sind:

- Bestmögliche Aufklärung der Patienten über die Erkrankung (bei arteriellen Erkrankungen einschließlich ihres Zusammenhangs zur Arteriosklerose) sowie die Bedeutung von Risikofaktoren
- Optimale Behandlung der Erkrankung einschließlich ihrer Folgeschäden
- Wiedereingliederung der Betroffenen in das gewohnte soziale Umfeld, ggf. auch in den Beruf.

Je nach Schweregrad der Erkrankung erfolgt die Rehabilitation in stationären oder ambulanten Rehaeinrichtungen. Letztere haben den Vorteil, dass der Patient in seiner gewohnten Umgebung bleibt und rehabilitative Maßnahmen unter Alltagsbedingungen geübt werden können. Voraussetzung ist, dass der Patient – ggf. mit der Unterstützung von Angehörigen und Pflegediensten – in der Lage ist, sich daheim zu versorgen.

Neben pflegerischen und medizinischen Maßnahmen stehen physikalische, physiotherapeutische, sozialmedizinische, ergotherapeutische und logopädische Beratung sowie die Beratung durch eine Diätassistentin auf dem Programm (Beispiele ➤ Tab. 5.2).

Tab. 5.1 Einteilung der Varikose nach CEAP-Klassifikation (gekürzt und leicht verändert nach [17]).

Stadium	Befund
C0	Keine sichtbaren Zeichen einer venösen Insuffizienz
C1	Besenreiser und/oder retikuläre Varizen
C2	Varikose
C3	Ödem durch venöse Insuffizienz
C4	Hautveränderungen durch venöse Insuffizienz
C5	Abgeheiltes Ulcus cruris venosum
C6	Aktuell bestehendes venöses Ulcus cruris

5.1.4 Patientenberatung

Ein wesentlicher Schwerpunkt der Patientenberatung bei Kreislauf- und Gefäßerkrankungen ist die Aufklärung über die genannten Risikofaktoren und die Motivierung zu einem „gesunden" Lebensstil. Die Umsetzung ist für die meisten Patienten sehr schwer, da ein gesundheitsfördernder Lebensstil für die meisten Erwachsenen zunächst einmal unbequem ist. Das Auto 500 m entfernt vom Büro zu parken und auf Rolltreppen und Aufzüge zu verzichten ist als erster Schritt meist realistischer und damit sinnvoller als „Hauruckverfahren" („ab heute nie mehr Süßigkeiten" oder „ab heute jeden Tag Waldlauf"), die meist nach kurzer Zeit frustriert aufgegeben werden. Die Pflegenden sollten alle Ansätze positiv bestärken (und als Sprungbrett zum nächsten Schritt sehen) und betonen, dass eine Änderung des Lebensstils zwar einen Kraftakt bedeutet und enorme Selbstdisziplin erfordert, aber auf Dauer nicht mit einem Weniger an Spaß und Genuss verbunden ist. Denn der neue Lebensstil hält auch neue Belohnungen bereit, etwa größere körperliche Leistungsfähigkeit, besseres Aussehen und daraus resultierend ein gesünderes Lebensgefühl.

Belehrungen „mit erhobenem Zeigefinger" vermeiden

Die Betroffenen wissen ja vielfach um die Risiken von Rauchen, Bewegungsmangel und falscher Ernährung, die mittlerweile zudem in größeren Teilen der Gesellschaft mit einem negativen Image behaftet sind. Die Patienten spielen die Risiken jedoch oft herunter.

Sie sollen nicht einfach „Ja" sagen zu dem, was Arzt oder Pflegefachperson raten (und weitermachen wie bisher, wenn die „Aufpasser" aus der Tür sind), sondern selbst Verantwortung für ihre Gesundheit übernehmen und Arzt und Pflegende dabei als gewünschte Helfer ansehen.

In vergleichbarer Weise beraten die Pflegenden auch über venengesunde Verhaltensweisen (➤ 5.9.1).

Tab. 5.2 Rehabilitative Maßnahmen bei Gefäßerkrankungen.

Erkrankung	Rehabilitative Maßnahmen
Hypertonie	• Gewichtsreduzierung, Information des Patienten und seiner Angehörigen durch Diätberatung zur angemessenen Ernährungsweise • Information durch Arzt und Pflegende zur Bedeutung schädigender Einflüsse wie z. B. Nikotin und Alkohol • Anleitung zur körperlichen Betätigung durch Physiotherapeuten • Überwachung der medikamentösen Therapie durch Arzt und Pflegende • Anleitung des Patienten zur Selbstüberwachung (v. a. Blutdruck-Selbstkontrolle)
Periphere arterielle Verschlusskrankheit (pAVK) Stadium II	• Information durch Arzt und Pflegende zum Abbau von Risikofaktoren wie z. B. Nikotin • Gehtraining und andere Bewegungsübungen (Gefäßsport) • Beratung durch die Pflegenden zur angemessenen Hautpflege, Schutz der Haut vor Verletzungen
Schlaganfall	• Information, Beratung und Anleitung zur Minderung von Risikofaktoren und medikamentösen Therapie von Patienten und Angehörigen durch Arzt und Pflegende • Selbsthilfetraining durch die Pflegenden zur Bewältigung des Alltags (z. B. Anziehtraining), ggf. mit Hilfsmitteln (Anleitung von Patient und Angehörigen) • Steh- und Gehtraining durch Physiotherapie und Pflege • Physikalische Therapie durch Bäder und Vibrationsmassage • Bei Sprach- und Schluckstörungen Training durch Logopädie • Zur Anbahnung von Bewegungen, Förderung der Feinmotorik, Schulung der Koordination etc. Training durch Ergotherapie
Chronisch-venöse Insuffizienz, postthrombotisches Syndrom	• Information, Beratung und Anleitung zur Kompressionstherapie und zum richtigen Verhalten im Alltag. Aufklärung über Risikofaktoren einer tiefen Beinvenenthrombose • Ggf. Information über die Bedeutung und Durchführung der oralen Antikoagulation, evtl. Schulung in der Gerinnungs-Selbstkontrolle • Bewegungsübungen, physikalische Therapien zur Entstauung • Gewichtsreduzierung, Information des Patienten und seiner Angehörigen durch Diätassistentin zur Reduktionskost

5

Bei bereits Erkrankten umfasst die Patientenberatung (durch Pflegende und Ärzte) außerdem krankheitsspezifische Aspekte wie etwa die Vorbereitung auf Diagnoseverfahren, nicht-medikamentöse Behandlungen wie etwa Geh- oder Gefäßtraining, aber auch die Kontaktvermittlung zu Selbsthilfegruppen. Diese Besonderheiten der Patientenberatung werden in den jeweiligen Krankheitskapiteln behandelt.

5.1.5 Beobachten, Beurteilen und Intervenieren

Erkrankungen des Gefäß- und Kreislaufsystems haben sehr häufig Einfluss auf Mobilität und Ernährung des Betroffenen. Je nachdem, ob das arterielle oder das venöse Gefäßsystem betroffen ist, sind weitere, unterschiedliche Pflegemaßnahmen erforderlich (➤ Tab. 5.3).

Tab. 5.3 Pflegeziele und -maßnahmen am Beispiel des jeweils häufigsten arteriellen und venösen Gefäßleidens, der arteriellen Verschlusskrankheit und der Varikose bzw. chronisch-venösen Insuffizienz.

	Arteriosklerosebedingte arterielle Gefäßerkrankung: Periphere arterielle Verschlusskrankheit (➤ 5.5.2)	Venöse Gefäßerkrankung: Varikose (➤ 5.9.1) und chronisch-venöse Insuffizienz (➤ 5.9.4)
Wichtigstes Pflegeziel	Verbesserung der Gewebsdurchblutung	Verbesserung des venösen Blutrückflusses
Wichtige Pflegemaßnahmen		
Ernährung	• Cholesterinarme Kost ➤ 10.8.3 • Abbau von Übergewicht ➤ 10.8.1	• Abbau von Übergewicht ➤ 10.8.1
Körperliche Bewegung/ Positionierung	• Gehtraining ➤ 5.5.2 • Gefäßtraining ➤ 5.5.2 • Tiefpositionierung der Beine ➤ 5.5.2	• Gefäßtraining ➤ 5.9.1 • Hochpositionierung der Beine (leicht gebeugt) ➤ 5.9.1 • Vermeiden von Stehen und Sitzen („S-L-Regel") ➤ 5.9.1
Physikalische Therapie	• Warmhalten der Beine (z. B. durch Wollsocken), aber keine direkte Wärmeapplikation ➤ 5.5.2	• Wechselduschen • Kaltwasseranwendungen • Keine warmen oder heißen Voll- oder Fußbäder
Kleidung	• Keine engen Schuhe ➤ 5.5.2 • Keine einschnürende Kleidung ➤ 5.5.2 • Tragen von Kompressionsstrümpfen kontraindiziert	• Tragen von Kompressionsstrümpfen ➤ 5.9.1 • Keine hohen Absätze • Keine einschnürende Kleidung ➤ 5.9.1
Hautpflege	• Sorgfältige Hautpflege (Haut trocken, sauber halten) • Zwischen den Zehen gut abtrocknen (Gefahr von Pilzinfektionen), für trockenes Hautmilieu sorgen • Vorsicht beim Nägelschneiden (Feile benutzen), am besten durch medizinische Fußpflege • Kein Barfuß-Gehen wegen Verletzungsgefahr	

Bewegung

Durch die eingeschränkte Mobilität sind je nach Zustand des Patienten Dekubitus-, Thrombose-, Pneumonie- und/oder Kontrakturenprophylaxe erforderlich.

Je nach zugrunde liegender Gefäßerkrankung wird der Patient bei der Positionierung (Hoch- bzw. Tiefpositionierung) oder bei Bewegung (z. B. Gefäßtraining, Gehtraining) unterstützt. Bei Schlaganfallpatienten findet das Bobath-Konzept zur Förderung der Bewegung Anwendung (➤ 5.6.5).

Sorgfältige Hautpflege

Sowohl bei arteriellen als auch bei venösen Gefäßerkrankungen heilen auch kleine Wunden nur schlecht. Deswegen sind selbst kleine Verletzungen unbedingt zu vermeiden. Es besteht außerdem die Gefahr von Pilzinfektionen (v. a. zwischen den Zehen). Daher ist darauf zu achten, die Haut immer trocken zu halten, Seife sparsam zu verwenden (Bewahren des Säureschutzmantels) und die Haut mit entsprechenden Salben zu pflegen.

Ernährung

Allen Patienten mit Kreislauf- und Gefäßerkrankungen wird geraten, bestehendes Übergewicht zu reduzieren. Dabei sind körperliche Bewegung (je nach individuellen Möglichkeiten des Patienten) und eine angepasste, gesunde Ernährung von entscheidender Bedeutung. Generell zu empfehlen ist eine Ernährung mit viel Obst und Gemüse, die cholesterinarm und ballaststoffreich ist (➤ 10.1.4, ➤ 10.8.1). Patienten mit Hypertonie müssen zusätzlich auf kochsalzreduzierte Kost achten (➤ 5.4.1), bei venösen Gefäßerkrankungen darf der venöse Rückfluss im Becken nicht durch eine Obstipation erschwert werden (➤ 5.9.1).

5.2 Hauptbeschwerden und Leitbefunde bei Kreislauf- und Gefäßerkrankungen

Ulcus cruris ➤ 5.9.5

5.2.1 Schmerzen

Schmerzen treten bei *unvollständigen* oder *vollständigen* Gefäßverschlüssen auf.

Bei einem arteriellen Verschluss werden sie durch die Minderdurchblutung der betroffenen Organe bzw. Körperabschnitte ausgelöst, bei Venenverschlüssen durch den venösen Hypertonus und die Schwellung der Extremität. Aufgrund der Lokalisation der betroffenen Gefäße kommt es besonders häufig zu **Beinschmerzen.**

Akute Beinschmerzen

NOTFALL

Akute, nicht nachlassende Beinschmerzen sind ein Notfall und müssen unverzüglich abgeklärt werden.

Erstmaßnahmen bei akuten Beinschmerzen

- Vitalzeichen kontrollieren
- Arzt benachrichtigen
- Überprüfen, ob es sich um einen arteriellen oder venösen Verschluss handelt:
  - Bei meist plötzlichem Einsetzen stärkster Schmerzen, blasser, kalter Haut und Fehlen der Fußpulse: Verdacht auf arteriellen Gefäßverschluss. Betroffene Extremität tief positionieren, Dekubitusprophylaxe vor allem an der betroffenen Extremität durchführen
  - Bei über Stunden zunehmenden, aber in der Regel als nicht so stark empfundenen Schmerzen und livider, warmer Haut: Verdacht auf Thrombose
- Bis zum Eintreffen des Arztes Materialien für venösen Zugang richten zur Heparinisierung und Schmerzbehandlung, Patienten Bettruhe und Nahrungskarenz einhalten lassen. Auf Arztanordnung Patienten auf technische Untersuchungen (➤ 5.3.5) sowie evtl. eine Operation vorbereiten
- Vitalzeichen, Schmerzlokalisation und Schmerzintensität mittels NRS, Hautfarbe und Hautwärme, Bein- und Fußpulse, Beinumfang, Sensibilität und Motorik weiter beobachten und dokumentieren.

5

Intermittierende Beinschmerzen

Intermittierende, d. h. wiederkehrende **Beinschmerzen** sind ebenfalls – mit aufgeschobener Dringlichkeit – einem Arzt vorzustellen, damit keine Therapieverzögerung entsteht.

Ein Beispiel ist die **Claudicatio intermittens** *(intermittierendes Hinken),* auch „Schaufensterkrankheit" genannt: Patienten mit einer höhergradigen Stenosierung der Beinarterien (➤ 5.5.2) können etwa 100–150 m gehen, bevor sie Schmerzen in den Beinen bekommen, da die bei Belastung erforderliche Mehrdurchblutung stenosebedingt nicht möglich ist. Die Schmerzen zwingen sie zum Ausruhen, was sich gut durch das Betrachten von Schaufenstern verbergen lässt. Durch das ruhige Stehen verbessert sich die Durchblutung, die Schmerzen lassen nach, der Patient kann ein Stück weitergehen.

5.2.2 Extremitätenschwellung

Die **akute Extremitätenschwellung** ist Leitsymptom eines *venösen* Verschlusses.

Ödeme ➤ 9.13.1

Die **Beinschwellung** (innerhalb von Stunden bis Tagen) infolge einer tiefen Bein- oder Beckenvenenthrombose tritt häufig im klinischen Alltag auf. Meist ist die Haut gleichzeitig verfärbt (Rötung, mäßige Zyanose) und überwärmt. Auf Druck gibt der Patient Schmerzen an (weitere Thrombosezeichen ➤ 5.9.3).

Andere Ursachen einer Beinschwellung sind:

- Varizen ohne tiefe Beinvenenthrombose, v. a. abends oder nach langem Stehen (➤ 5.9.1)

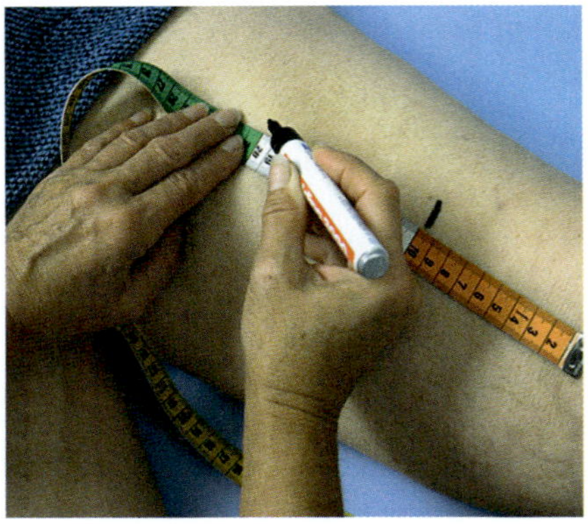

Abb. 5.2 Für die Beinumfangsmessung am Oberschenkel werden zwei Messstellen 10 und 20 cm oberhalb der Kniescheibe markiert. [K115]

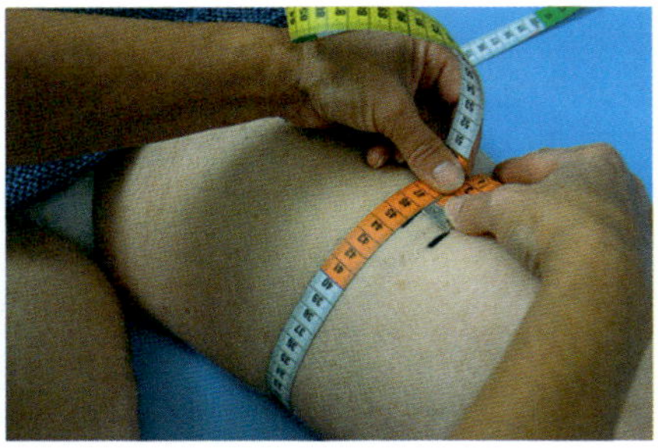

Abb. 5.3 Anschließend wird das Maßband zwischen den Markierungen für die jeweilige Messstelle angelegt und der Umfang bestimmt. [K115]

- Lymphödeme (chronische, derbe, nicht druckschmerzhafte Schwellung)
- Rechtsherzinsuffizienz (chronische, beidseitige, weiche Beinschwellungen, in die sich Dellen hineindrücken lassen ➤ 4.5)
- Einseitige Verletzungen.

Umfangsmessung an Extremitäten

Nur korrekte Extremitätenumfangsmessungen unter möglichst identischen Bedingungen führen zu vergleichbaren Ergebnissen und ermöglichen eine Verlaufskontrolle:

- Messhöhe (z. B. Ober- und Unterkante des Maßbandes) am Patienten mit wasserfestem Stift markieren, damit immer auf gleicher Höhe gemessen wird (➤ Abb. 5.2). Dabei hausinterne Richtlinien beachten, z. B. bei Verdacht auf tiefe Beinvenenthrombose 15 cm oberhalb des Innenknöchels sowie 10 und 20 cm oberhalb der Kniescheibe oder des tastbaren Spaltes am Kniegelenk
- Stets im Seitenvergleich messen
- Maßband eng, aber ohne Zug anlegen (➤ Abb. 5.3)
- Messung stets in der gleichen Position des Patienten (z. B. im Liegen) vornehmen
- Bei Veränderungen, v. a. zunehmender Schwellung, Arzt informieren.

Viele Menschen haben eine physiologische, meist geringe Beinumfangsdifferenz.

5.3 Der Weg zur Diagnose bei Kreislauf- und Gefäßerkrankungen

Wadenkompressionstest ➤ 5.9.1

5.3.1 Anamnese und körperliche Untersuchung

Bei der **Anamneseerhebung** gibt die Darstellung von Art und Lokalisation der Schmerzen sowie früheren ähnlichen Schmerzereignissen erste Hinweise auf die Erkrankung. Außerdem fragt der Arzt gezielt nach den Risikofaktoren der Arteriosklerose (➤ 5.5.1), nach dem Vorkommen der häufigsten Gefäßkrankheiten (z. B. Herzinfarkt, Schlaganfall) beim Patienten selbst oder seiner Familie und den Leitsymptomen von Kreislauf- und Gefäßerkrankungen, da oft mehrere Gefäßkrankheiten gleichzeitig vorliegen.

Bei der **Inspektion** der Haut wird besonders auf Seitenunterschiede im Extremitätenumfang, auf Blässe oder auf Marmorierungen, eine Rötung und eine Zyanose, auf Hyperpigmentierungen, auf schlecht verheilte oder infizierte Wunden, auf Pilzinfektionen (➤ 16.8.2), auf Varizen und auf Ulzera geachtet.

Bei der **Palpation** hervorzuheben sind das Tasten der Pulse (immer im Seitenvergleich), das Abtasten von Varizen und die Prüfung von Schmerzzeichen bei Verdacht auf tiefe Beinvenenthrombose (➤ 5.9.3).

Hört der Arzt bei der **Auskultation** der größeren Gefäße reibende oder Strömungsgeräusche, weist dies auf Einengungen des Arterienlumens hin.

5.3.2 Blutdruck- und Dopplerdruckmessung

Blutdruckmessung

Die **Blutdruckmessung** dient der Kontrolle der Herz-Kreislauf-Situation des Patienten und kann erste Hinweise auf (arterielle) Erkrankungen liefern.

Indirekte Blutdruckmessung

Üblich ist die **indirekte** *(unblutige)* **Blutdruckmessung** nach *Riva-Rocci* mit Blutdruckmanschette und Stethoskop. Zur Messung bei sehr dünnen oder dicken Armen oder an den Beinen gibt es besonders schmale bzw. breite Manschetten, da mit den Standardmanschetten falsche Werte gemessen werden. Bei körperlicher oder psychischer Belastung (Aufregung, z. B. vor der Arztvisite oder vor bestimmten Pflegemaßnahmen) steigt der Blutdruck, sodass bei hohen Werten wiederholte Kontrollen durch verschiedene Personen oder eine 24-Stunden-Blutdruckmessung (➤ 5.4.1) sinnvoll sind. Wenn der Patient im häuslichen Umfeld den Blutdruck selbstständig kontrolliert, ist ein Gerät mit Oberarmmanschette angeraten, da Blutdruckgeräte für das Handgelenk sehr fehleranfällig sind.

VORSICHT

Bei venösen oder arteriellen Gefäßzugängen, Lymphödem oder Shunt (für die Dialyse ➤ 9.9.1) darf am betroffenen Arm kein Blutdruck gemessen werden.

Direkte Blutdruckmessung

Die **direkte** *(blutige)* **Blutdruckmessung** erfordert eine liegende *arterielle* Verweilkanüle (meist in der A. radialis). Komplikationen sind Blutungen sowie Infektion oder Thrombosierung der Arterie. Diese Form der Messung findet auf Intensivstationen häufige Anwendung bei kritisch kranken Patienten. Sie sollte aufgrund der fehlenden Monitorüberwachung nicht auf Normalstationen eingesetzt werden.

Normalwerte

Beim Gesunden liegt der Blutdruck in Ruhe etwa bei 120/80 mmHg. Insbesondere jüngere Frauen haben nicht selten niedrigere Werte, bei älteren Menschen können etwas höhere systolische Drücke toleriert werden (sie sind durch den Elastizitätsverlust der großen Gefäße bedingt).

Blutdruckdifferenzen > 15 mmHg zwischen rechtem und linkem Arm weisen auf eine (einseitige) Verengung der A. subclavia hin, > 20 mmHg zwischen Armen und Beinen auf eine Aortenisthmusstenose. Daher sollte der Blutdruck bei neu aufgenommenen Patienten immer seitenvergleichend an Armen und möglichst auch Beinen gemessen werden (Manschette am Oberschenkel, Auskultation an der A. poplitea in der Kniekehle, Wert beim Gesunden im Liegen geringfügig höher als am Arm).

Die **Blutdruckamplitude** ist die Differenz zwischen systolischem und diastolischem Blutdruck (z. B. bei einem Blutdruck von 120/80 mmHg: 120 mmHg – 80 mmHg = 40 mmHg). Alte Menschen haben durch den Elastizitätsverlust der Gefäße oft eine große Amplitude.

Dopplerdruckmessung

Die **Dopplerdruckmessung** wird insbesondere zur seitenvergleichenden (Blut-)Druckmessung an den kleinen Arterien der unteren Extremität angewendet und erlaubt eine einfache und schnelle Einschätzung der Durchblutungssituation.

Vor der Untersuchung soll der Patient ca. 15 min gelegen haben. Zunächst misst der Untersucher den Blutdruck an den Armen des Patienten. Dann sucht und markiert er die Gefäße, die er untersuchen möchte, etwa die A. tibialis posterior hinter dem Innenknöchel oder die A. dorsalis pedis am Fußrücken. Als nächstes pumpt er proximal davon die Blutdruckmanschette auf und lässt wie bei der Blutdruckmessung langsam den Druck ab. Gleichzeitig setzt er eine stiftförmige Doppler-Ultraschallsonde auf die zuvor markierten Pulsstellen (➤ Abb. 5.4). Der Druck, bei dem erstmalig Pulsgeräusche zu hören sind, entspricht dem systolischen Blutdruck am jeweiligen Gefäß.

Normalerweise liegt der Knöcheldruck ca. 10 mmHg höher als der am Oberarm gemessene Blutdruck. Ein **Knöchel-Arm-Index** (*Ankle-Brachial-Index, ABI* = Blutdruck am Knöchel geteilt durch Blutdruck am Oberarm) ≤ 0,9 ist pathologisch und macht eine pAVK hochwahrscheinlich (je niedriger der Wert, desto schlechter die Durchblutung). Der Normwert liegt bei 0,9–1,3. Ist der Knöchel-Arm-Index in Ruhe normal, kann die Messung nach Belastung der unteren Extremität (z. B. durch Kniebeugen, Auf-die-Zehenspitzen stellen) wiederholt werden.

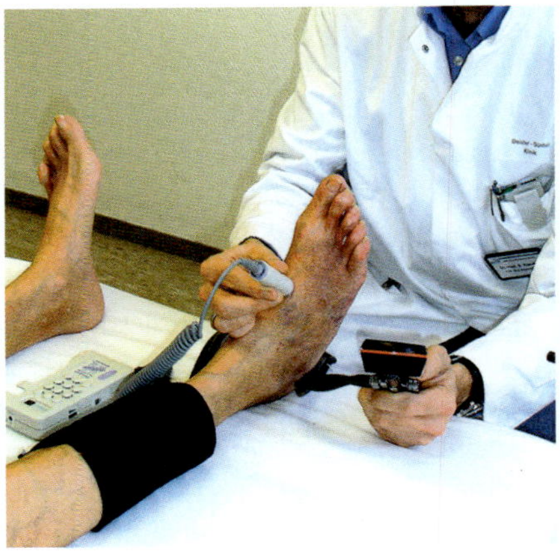

Abb. 5.4 Die Dopplerdruckmessung ist eine Basisuntersuchung bei Verdacht auf eine arterielle Gefäßerkrankung. [M181]

5.3.3 Klinische Funktionsprüfungen

Kipptischuntersuchung, Schellong-Test ➤ 5.4.3

Funktionsprüfungen bei arteriellen Erkrankungen

Gehtest

Der **Gehtest** dient der weiteren Differenzierung einer peripheren arteriellen Verschlusskrankheit im Stadium II (pAVK ➤ 5.5.2), d. h. einer pAVK mit Schmerzen bei Gehbelastung. Der Patient geht zügig auf ebenem Boden (möglichst 2 Schritte/s nach Metronom) oder auf einem Laufband (Gehgeschwindigkeit und Steigung einstellbar). Während der Gesunde ohne Beschwerden beliebig weit gehen kann, bekommt der Patient mit pAVK Beinschmerzen. Die schmerzfreie und die maximal mögliche Gehstrecke werden in Metern, manchmal auch in Minuten gemessen. Die Aussagekraft des Gehtests wird eingeschränkt durch Begleiterkrankungen, welche die Geh- oder allgemeine Leistungsfähigkeit des Patienten einschränken (z. B. Arthrose, Herzinsuffizienz).

Lagerungsprobe nach Ratschow

Bei der **Lagerungsprobe nach Ratschow** (➤ Abb. 5.5) hält der Patient in Rückenlage die Beine senkrecht in die Höhe und kreist mit den Füßen (ca. 30-mal in 2 min). Bei arteriellen Verengungen oder Verschlüssen blasst die Haut an Fußrücken und Fußsohle stark ab, evtl. hat der Patient Schmerzen.

Dann setzt sich der Patient auf und lässt die Füße herabhängen. Während sich beim Gesunden die Haut nach 5–10 s rötet und sich die Venen nach 15–20 s füllen, treten diese Reaktionen bei einer pAVK zeitlich verzögert auf.

Faustschlussprobe

Die **Faustschlussprobe** testet die Durchblutung der oberen Extremität. Der Patient schließt die Hand mit erhobenem Arm 20- bis 30-mal kräftig zur Faust, während der hinter ihm stehende Untersucher die arterielle Blutzufuhr durch Handgelenkskompression unterbindet.

Beim Gesunden rötet sich die Haut an Handinnenfläche und Fingern unmittelbar nach Ende der Kompression, bei einer Durchblutungsstörung rötet sie sich entweder verzögert oder gar nicht.

Allen-Test

Der **Allen-Test** prüft die Blutversorgung der Hand. Der Untersucher komprimiert die A. radialis *oder* A. ulnaris am Handgelenk des Patienten, währenddessen der Patient ca. zehnmal die Faust öffnet und schließt. Wird die Handfläche weiß, so ist das nicht komprimierte Gefäß verengt.

5

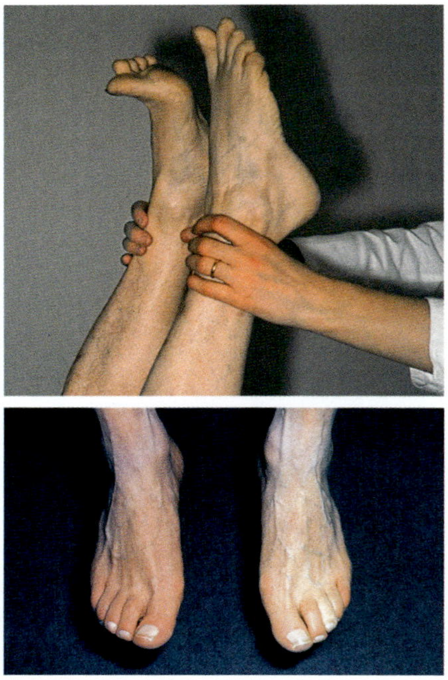

Abb. 5.5 Lagerungsprobe nach Ratschow bei Durchblutungsstörungen des linken Fußes. Zuerst werden die Beine hoch gehalten. Beim anschließenden Herabhängenlassen der Füße ist der rechte Fuß schon wieder gut durchblutet, der linke immer noch blass. Zusätzlich fällt eine Weißfärbung der dritten Zehe auf. [M180]

Ein modifizierter Allen-Test kann vor einer Punktion der A. radialis erwogen werden. Allerdings hat der Allen-Test in der Vergangenheit an Relevanz verloren.

Funktionsprüfungen bei venösen Erkrankungen

Der **Brodie-Trendelenburg-Test** (Venenklappen der V. saphena magna funktionsfähig?), der **Perthes-Test** und als dessen Erweiterung der **Mahorner-Ochsner-Test** (tiefe Beinvenen durchgängig?) sind durch die verschiedenen Ultraschalluntersuchungen weitestgehend verdrängt worden.

5.3.4 (Farb-)Duplex-Sonografie

Höchsten Stellenwert in der Angiologie genießt heute die (Farb-) Duplex-Sonografie (➤ 1.4.6). Das B-Bild zeigt die Struktur des Gefäßes im zweidimensionalen Bild, die Dopplerfunktion (durch Knopfdruck abrufbar) das Strömungsverhalten des Blutes im geschallten Bereich.

Verengungen, Verschlüsse und Aneurysmen (sackartige Ausstülpungen) von Arterien sind ebenso darstellbar wie Varizen oder Venenthrombosen.

5.3.5 Angiografie

DEFINITION

Angiografie: Röntgenologische Darstellung von Gefäßen durch Injektion eines Röntgenkontrastmittels mit nachfolgender rascher Anfertigung von Röntgenaufnahmen. Oft gleichbedeutend zu Arteriografie benutzt.
Arteriografie: Röntgenologische Kontrastmitteldarstellung von Arterien.
Phlebografie: Röntgenologische Kontrastmitteldarstellung von Venen.

Arteriografie

Bei der heute üblichen *intraarteriellen digitalen Subtraktionsangiografie,* kurz **intraarterielle DSA** (➤ Abb. 5.12), werden zuerst Nativ-Röntgenaufnahmen ohne Kontrastmittel erstellt, dann das Kontrastmittel injiziert und danach abermals Röntgenaufnahmen angefertigt. Ein Computer rechnet dann Weichteile und Knochen heraus (subtrahiert also die Nativ- von den Kontrastmittelaufnahmen), sodass die Gefäße fast überlagerungsfrei dargestellt werden. Am häufigsten wird der Katheter für die Kontrastmittelapplikation über die A. femoralis eingebracht.

Angiografien gehören nicht zur orientierenden Gefäßdiagnostik, sondern sind insbesondere zur Vorbereitung einer Gefäßoperation sowie vor oder nach anderen Maßnahmen zur Wiedereröffnung eines verengten oder verschlossenen Gefäßes notwendig.

Interventionelle Angiografie

Die Katheterangiografie lässt sich mit therapeutischen Maßnahmen *(Interventionen)* verbinden:

- Stenosen können gedehnt werden, indem ein am Katheter angebrachter Ballon aufgeblasen wird (*perkutane transluminale Angioplastie,* kurz **PTA**)
- Aufgedehnte Stenosen können mit einer über einen Spezialkatheter eingebrachten Gefäßstütze *(Stent)* offen gehalten werden
- Als *lokale Lyse* wird die Injektion thrombenauflösender Arzneimittel direkt an den Ort des Gefäßverschlusses bezeichnet (➤ Pharma-Info 5.7). Auf diese Weise können sehr hohe lokale Konzentrationen des Arzneimittels erreicht werden, die bei systemischer Gabe nicht möglich wären.

Komplikationen

Die wichtigsten Komplikationen von Angiografien sind:

- Kontrastmittelunverträglichkeit bis hin zum anaphylaktischen Schock (➤ 1.4.3, ➤ 3.4)
- Gefäßverletzungen beim Vorschieben des Katheters, Thromboembolien durch Ablösung von Gefäßablagerungen
- (Nach-)Blutungen, Hämatome und Infektionen an der Punktionsstelle.

VORSICHT

Bei Niereninsuffizienz besteht die Gefahr einer Kontrastmittel-Nephropathie!

Pflege

Allgemeine Pflege bei Kontrastmitteluntersuchungen ➤ 1.4.3

- Vor der Untersuchung Gerinnungsstatus bestimmen lassen. Vorgesehene Punktionsstelle rasieren, dabei auf Hautauffälligkeiten achten
- Nach der Untersuchung Bettruhe nach Arztanordnung einhalten lassen, Druckverband/Sandsack nach Arztanordnung belassen, dabei soll die Leiste bzw. Ellenbeuge gestreckt bleiben. Periphere Pulse und Haut der punktierten Extremität kontrollieren, Vitalzeichen überprüfen. Auf Nachblutungen und Infektionszeichen achten. Patienten zum reichlichen Trinken anhalten, um das Kontrastmittel auszuschwemmen.

CT- und MR-Angio(-Arterio)-grafie

Die rein diagnostische Angiografie wird zunehmend durch die nicht-invasive CT- bzw. MR-Angiografie (CTA ➤ 1.4.3, MRA ➤ 1.4.4) verdrängt. Allerdings ermöglichen diese keine therapeutischen Interventionen. Die CT-Angiografie ist zudem mit einer relativ hohen Strahlenbelastung verbunden.

Phlebografie

Bei der **Phlebografie** wird Kontrastmittel in eine Fußrücken- oder Handvene injiziert und dann das venöse Abflussgebiet dargestellt. Sie wird heute vor allem durchgeführt, wenn die Duplex-Sonografie kein eindeutiges Ergebnis zeigt.

Hauptrisiken sind eine Kontrastmittelunverträglichkeit bzw. -allergie oder eine lokale Thrombophlebitis. Insgesamt ist aber das Komplikationsrisiko gering.

Pflege

Allgemeine Pflege bei Kontrastmitteluntersuchungen ➤ 1.4.3

Bei schlechten Venenverhältnissen können ein feuchtwarmer Umschlag oder ein warmes Fußbad die Fußgefäße erweitern und so die Punktion erleichtern.

Nach der Untersuchung wird die Punktionsstelle durch einen Verband komprimiert. Die Patienten sollen viel trinken, mobile Patienten sollten ½–1 Stunde umhergehen.

CT- und MR-Phlebografie

In vergleichbarer Weise sind auch CT- und MR-Phlebografie möglich. Eine Fußvenenpunktion ist nicht zwingend, allerdings ist dann bei der CT-Phlebografie mehr Kontrastmittel nötig. Durchgeführt werden CT- und MR-Phlebografie derzeit vor allem ergänzend bei der Lungenemboliediagnostik oder wenn die Umgebung der Venen mit beurteilt werden soll.

5.4 Blutdruckregulationsstörungen

5.4.1 Arterielle Hypertonie

DEFINITION

Arterielle Hypertonie *(Bluthochdruck, Hypertension, Hypertonus):* Dauerhafte, nicht situationsabhängige Blutdruckerhöhung über 140/90 mmHg. Mit fast der Hälfte aller Erwachsenen in den Industrieländern eine der häufigsten Erkrankungen überhaupt und durch ihre Spätkomplikationen von großer sozialer Bedeutung.

Krankheitsentstehung

Die **primäre Hypertonie,** die schätzungsweise knapp 85 % der Fälle ausmacht, entsteht *multifaktoriell* durch ein Zusammenspiel innerer und äußerer Faktoren. Eine genetische Komponente gilt als sicher (veränderte Reaktion der Widerstandsgefäße). Auf diesem Boden führen dann äußere Einflüsse (z. B. Übergewicht, Bewegungsmangel, Fehlernährung, hoher Alkoholkonsum) zur Manifestation der Hypertonie, wobei möglicherweise Zusammenhänge zur Entstehung des metabolisches Syndroms bestehen (➤ 10.7.3).

Mit der Zeit erkennt der Organismus den erhöhten Blutdruck als „normal" an, sodass Gegenregulationsmechanismen wie eine Gefäßweitstellung oder eine erhöhte Natriumausscheidung über die Nieren beim Hypertoniker erst bei höheren Blutdruckwerten eingeleitet werden als beim Gesunden.

Bei der **sekundären Hypertonie** (gut 15 % der Fälle) ist der Bluthochdruck Folge anderer Grunderkrankungen (➤ Abb. 5.6). Häufigste Ursache ist der primäre Hyperaldosteronismus (➤ 10.6.1), gefolgt von Erkrankungen des Nierenparenchyms (z. B. chronische Pyelonephritis und Glomerulonephritis, diabetische Glomerulosklerose).

Symptome und Untersuchungsbefund

Da die Hypertonie über Jahre (fast) ohne Beschwerden verläuft, wird sie oft nur zufällig oder bei Folgeschäden diagnostiziert. Einige Patienten klagen über Beschwerden, vor allem morgendlichen Kopfdruck oder Kopfschmerzen. Bei Patienten mit einer sekundären Hypertonie können zusätzlich Symptome der Grunderkrankung bestehen.

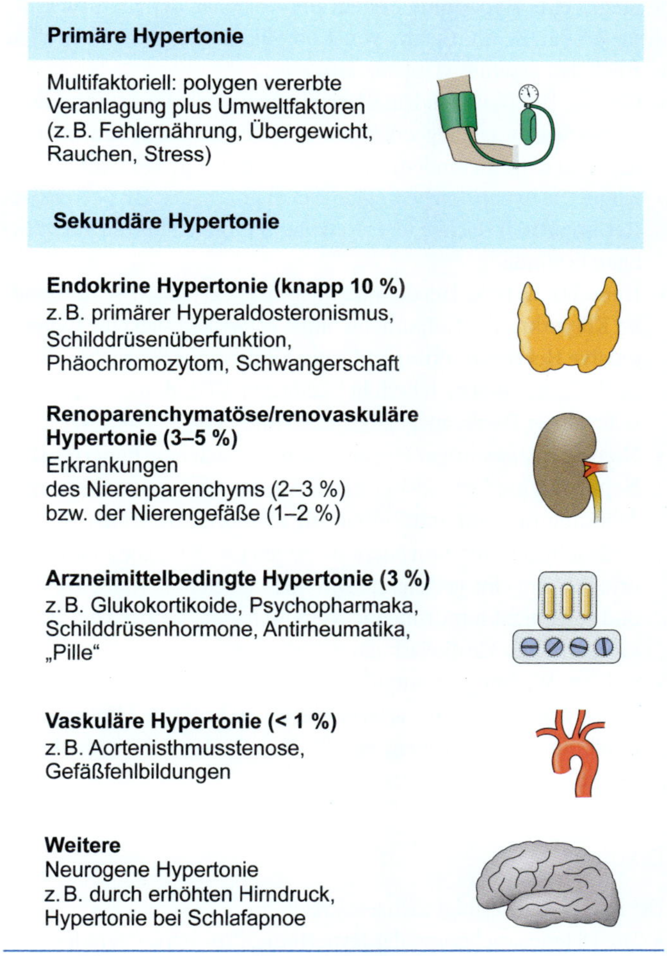

Abb. 5.6 Die verschiedenen Hypertonieformen, ihre Ursachen und jeweilige Häufigkeit. [L190]

Der körperliche Untersuchungsbefund ist bei der primären Hypertonie abgesehen von dem zu hohen Blutdruck anfangs normal. Frühsymptome können u. a. Kopfschmerzen, Schwindel, Übelkeit, Unruhe, Schlaflosigkeit, Nasenbluten sein. Krankhafte Befunde wie z. B. Strömungsgeräusche über den großen Arterien bei der Auskultation sind in der Regel Ausdruck von Folgeerkrankungen.

Eine augenärztliche (Konsiliar-)Untersuchung mit Spiegelung des Augenhintergrundes erfasst eine hypertoniebedingte Netzhautschädigung *(Retinopathie)*.

Bei einer **malignen Hypertonie** liegen neben zu hohen Blutdruckwerten (diastolisch > 115 mmHg) schwere Veränderungen des Augenhintergrundes oder eine (fortschreitende) Nierenfunktionseinschränkung vor. Hier muss der Blutdruck innerhalb von Tagen bis maximal Wochen wirksam gesenkt werden, da die Komplikationsgefahr groß ist.

Hypertensiver Notfall/Krise ➤ 5.4.2

Spätkomplikationen

> Das **kardiovaskuläre Risiko** steigt oberhalb eines Blutdrucks von etwa 120/80 mmHg kontinuierlich an.

Je länger eine Hypertonie besteht und je höher der Blutdruck ist, desto größer ist die Gefahr von Komplikationen. Diese betreffen letztlich den gesamten Organismus.

- **Gefäße:** Der Bluthochdruck beschleunigt stark die Arterioskleroseentwicklung, Folgeerkrankungen einschließlich Bauchaorten- und disseziierendem Aneurysmen treten gehäuft auf
- **Auge:** Die hypertoniebedingten Netzhautschäden **(hypertensive Retinopathie)** reichen über Netzhautblutungen bis hin zur völligen Erblindung
- **Herz:** Da die linke Herzkammer gegen den erhöhten Widerstand im Körperkreislauf anpumpen muss, entwickelt sich eine **hypertensive Herzerkrankung** mit einer Linksherzhypertrophie als Leitbefund. Zusätzlich besteht häufig eine KHK durch Arteriosklerose der Herzkranzgefäße mit all ihren Folgen (➤ 4.4)
- **Niere:** Bei langjähriger Hypertonie bildet sich eine **hypertensive Nephropathie** *(arteriosklerotische Schrumpfniere)*, zunächst mit Albuminurie, dann mit Proteinurie und fortschreitender Niereninsuffizienz bis zum Nierenversagen (➤ 9.7). Die Albuminurie geht auf eine gesteigerte Durchlässigkeit der Gefäße zurück und zeigt nicht nur drohende Nierenschäden, sondern ein insgesamt erhöhtes kardiovaskuläres Risiko an
- **Gehirn:** Wichtigste Komplikation des Hypertonus am Gehirn ist der Schlaganfall (durch arteriosklerotisch bedingte Minderdurchblutung des Gehirns oder Blutung in das Gehirn hinein ➤ 5.6).

Diagnostik

Die Diagnostik verfolgt mehrere Ziele:

- Die Diagnosesicherung der Hypertonie, ihre Schweregradeinschätzung (➤ Tab. 5.4) und die Abgrenzung der verschiedenen Hypertonieformen (primäre oder sekundäre Hypertonie)
- Die Erfassung von Folgeschäden
- Die Feststellung weiterer kardiovaskulärer Risikofaktoren, da diese u. a. für den medikamentösen Therapieentscheid wichtig sind.

Die Diagnosesicherung einer Hypertonie ist nur durch wiederholte Blutdruckmessungen möglich. Optimal sind mindestens 30 Werte, auch durch Selbstmessung, oder eine *ambulante 24-Stunden-Blutdruckmessung* (**ABDM**, *Langzeitblutdruckmessung*). Hierbei wird dem Patienten über 24 Stunden eine Blutdruckmanschette am Oberarm angelegt, gleichzeitig trägt er ein kleines Gerät an einem Gürtel mit sich. In festen Intervallen wird automatisch der Blutdruck gemessen und die Werte gespeichert. Normal sind ein Tagesmittelwert < 135/85 mmHg und ein Nachtmittelwert < 120/70 mmHg. Computerunterstützt erhält der Arzt dann eine grafische Darstellung und eine statistische Auswertung des Blutdruckverlaufs. Patienten mit einer primären Hypertonie zeigen relativ konstante Blutdruckerhöhungen. Krisenhafte Entgleisungen, ein diastolischer Wert über 105 mmHg oder ein unzureichender nächtlicher Blutdruckabfall weisen auf eine sekundäre Hypertonie hin.

> Unerlässlich ist die **Messung des Blutdrucks** zumindest einmal an *beiden* Armen *und* Beinen.

Das weitere Basisprogramm wenig belastender Untersuchungen umfasst z. B.:

- Blutuntersuchungen
  - TSH (Schilddrüsenüberfunktion?)
  - Elektrolyte (Hypokaliämie bei Aldosteronüberproduktion? Hyperkalzämie bei Hyperparathyreoidismus?)
  - Kreatinin (Nierenschäden?)
  - Blutbild (Polyglobulie?)
  - Blutzucker, HbA_{1c} (Diabetes mellitus?)
  - Zur Erstellung eines Risikoprofils außerdem Blutfette (➤ 10.8.3) und Harnsäure (➤ 10.9)
- Urinuntersuchung (➤ 9.3.3) einschließlich eines Tests auf Mikroalbuminurie (➤ 9.3.3)
- EKG und Echokardiografie (➤ 4.3.2, ➤ 4.3.5) v. a. zur Erfassung hypertoniebedingter Herzschäden, ggf. Röntgenaufnahme des Thorax
- Sonografie der Bauchorgane, um Nierenveränderungen zu erfassen, die sowohl Ursache als auch Folge der Hypertonie sein können
- Augenärztliche Untersuchung mit Spiegelung des Augenhintergrundes zur Gefäßbeurteilung.

Zur weiterführenden Diagnostik bei Verdacht auf sekundäre Hypertonie gehören:

- Bildgebende Diagnostik
  - Doppleruntersuchung (➤ 1.4.6) der Nierenarterien, ggf. Nierenszintigramm (➤ 1.4.5, ➤ 9.3.7), DSA (➤ 9.3.6)
  - Bei Verdacht auf Nebennierenveränderungen Angiografie und Computer- oder Kernspintomografie
- Hormonanalysen
  - Bei Verdacht auf Conn-Syndrom (primärer Hyperaldosteronismus ➤ 10.6.1) Renin- und Aldosteronbestimmung im

Tab. 5.4 Einteilung der Hypertonie bei Erwachsenen [2]. Fallen systolischer und diastolischer Blutdruck eines Patienten in unterschiedliche Kategorien (Schweregrade), gilt die höhere Einstufung.

	Systolischer Blutdruck		Diastolischer Blutdruck
Optimal	< 120 mmHg	und	< 80 mmHg
Normal	120–129 mmHg	und/oder	80–84 mmHg
Hochnormal	130–139 mmHg	und/oder	85–89 mmHg
Hypertonie Grad 1	140–159 mmHg	und/oder	90–99 mmHg
Hypertonie Grad 2	160–179 mmHg	und/oder	100–109 mmHg
Hypertonie Grad 3	≥ 180 mmHg	und/oder	≥ 110 mmHg
Isolierte systolische Hypertonie	≥ 140 mmHg	und	< 90 mmHg

Blut und Messung der K^+-Ausscheidung im 24-Stunden-Urin (Diuretika, ACE-Hemmer und β-Blocker auf Arztanordnung vorher absetzen)

- Bei Verdacht auf Morbus Cushing (➤ 10.6.1) Kortisolbestimmung im Blut, Dexamethason-Kurztest
- Bei Verdacht auf **Phäochromozytom** (➤ 10.6.3) Untersuchung des 24-Stunden-Urins auf Katecholamine (Adrenalin, Noradrenalin) und Katecholaminabbauprodukte (Metanephrine, Normetanephrine, Vanillinmandelsäure). Je nach Testverfahren drei Tage vor und während des Sammelns kein Kaffee, Tee, Käse und Bananen (sonst Ergebnisverfälschung). Arzneimittel auf Arztanordnung absetzen (z. B. Reserpin, α-Methyldopa, Clonidin mindestens vier Tage vorher).

Behandlungsstrategie

Behandlungsziel beim Hypertoniker ist eine Reduktion des *gesamten* kardiovaskulären Risikos durch Senkung des Bluthochdrucks *und* Abbau weiterer Risikofaktoren.

Bei der sekundären Hypertonie wird wenn irgend möglich die Grunderkrankung behandelt, z. B. durch Entfernung endokrin aktiver Tumoren (➤ 10.6.1, ➤ 10.6.3) oder Beseitigung einer Nierenarterienstenose (➤ 9.11).

Bei allen Patienten wird das kardiovaskuläre Gesamtrisiko abgeschätzt. In diese Abschätzung gehen neben der Blutdruckhöhe weitere Risikofaktoren und Erkrankungen (z. B. Diabetes, Herzhypertrophie) mit ein. Bei Patienten mit leicht oder mäßig erhöhtem kardiovaskulären Risiko werden als Erstes blutdrucksenkende Allgemeinmaßnahmen empfohlen (➤ Abb. 5.8). Nur wenn diese nicht ausreichen, wird eine medikamentöse Behandlung begonnen. Patienten mit hohem oder sehr hohem Risiko werden sofort medikamentös behandelt. Ziel ist eine zuverlässige Blutdrucksenkung < 140/90 mmHg, bei Diabetes oder gleichzeitiger Nierenfunktionsstörung niedriger. Ein Blutdruck < 120/70 mmHg wird aber nicht angestrebt, da dies bei Gefäßverengungen (etwa KHK) zu Minderdurchblutung führen kann [2, 3].

Antihypertensiva der ersten Wahl sind (Thiazid-)Diuretika, β-Blocker, ACE-Hemmer und Angiotensin-II-Antagonisten (zusammengefasst als *Hemmstoffe des Renin-Angiotensin-Aldosteron-Systems*) sowie Kalziumantagonisten (➤ Pharma-Info 5.1, ➤ Abb. 5.7). Sie werden als gleichrangig angesehen; die Auswahl berücksichtigt vor allem Begleiterkrankungen des Patienten (z. B. Herz-, Niereninsuffizienz, Diabetes, AVK, Asthma). Es wird mit einer einzelnen Substanz (Monotherapie) oder einer niedrig dosierten Kombinationstherapie aus zwei Substanzen begonnen und die Behandlung je nach Wirkung und Verträglichkeit ggf. verändert. Bevorzugt werden lang wirksame Präparate.

Auch ältere Menschen profitieren von der Senkung eines Bluthochdrucks. Der Zielblutdruck wird aber individuell gewählt und liegt häufig etwas höher als bei Jüngeren, die Medikamente werden vorsichtig und einschleichend dosiert. Blutdruckkontrollen werden nicht nur im Sitzen, sondern auch im Stehen durchgeführt, um eine orthostatische Blutdruckdysregulation (➤ 5.4.3) zu erkennen.

5

Pharma-Info 5.1

Antihypertensiva

Antihypertensiva *(Antihypertonika)* senken über verschiedene Mechanismen den Blutdruck (➤ Abb. 5.7).

Allen Substanzen gemeinsam sind folgende Nebenwirkungen:

- Eine (zu schnelle) Blutdrucksenkung kann insbesondere bei älteren Patienten die Gehirndurchblutung verschlechtern und zu Verwirrtheit und Antriebslosigkeit führen
- Ähnliches gilt für Orthostase-Probleme (➤ 5.4.3) mit daraus resultierender Sturzgefahr. Der Patient soll langsam aufstehen und vor dem Stehen erst auf der Bettkante sitzen
- Der Patient darf die Medikation nie eigenmächtig abbrechen: Es droht ein überschießender Blutdruckanstieg *(Rebound-Effekt)* mit Komplikationen
- Müdigkeit und Magen-Darm-Beschwerden treten meist nur zu Beginn der Behandlung auf.

Pflege

Pflegerisch sind zu Beginn der Behandlung engmaschige Puls- und Blutdruckkontrollen erforderlich, um eine (zu) starke Herzfrequenz- oder Blutdrucksenkung mit Gefährdung des Patienten rechtzeitig zu erkennen. Mitunter ist es angezeigt, dass der Patient zunächst nur in Begleitung aufsteht (z. B. zum Toilettengang), bis feststeht, dass er sicher stehen und gehen kann.

(Thiazid-)Diuretika

Pharma-Info 9.1

β-Blocker

β-Blocker führen durch eine Blockade der $\beta_{(1)}$-Rezeptoren am Herzen über eine Verminderung von Herzfrequenz und Herzkraft zu einer Senkung des Herzzeitvolumens und damit des Blutdrucks. Wahrscheinlich hemmen β-Blocker auch die Renin-

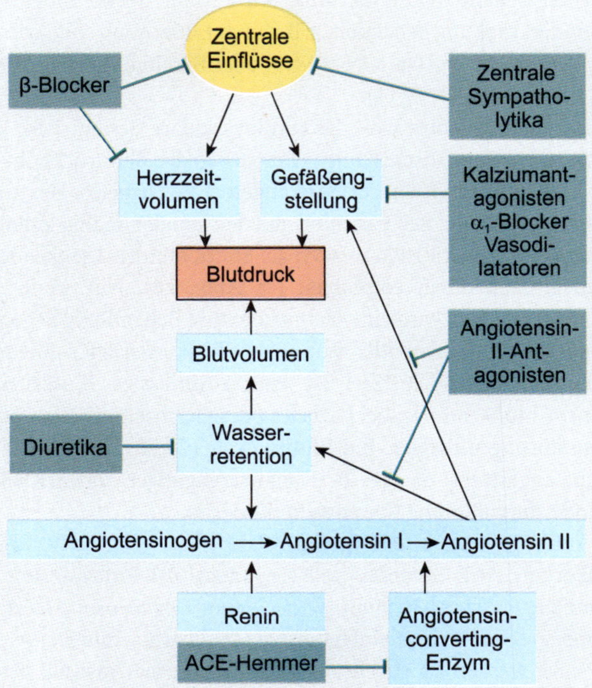

Abb. 5.7 Die Angriffspunkte der wichtigsten Arzneimittelgruppen bei Hypertonie. [M121, L190]

sekretion und wirken über eine Beeinflussung der Kreislaufregulationszentren im ZNS blutdrucksenkend.

International ist die Stellung der β-Blocker bei der Bluthochdruckbehandlung umstritten, in den Richtlinien von ESH/ESC und Hochdruckliga sind sie Medikamente der ersten Wahl. Bei gleichzeitig bestehender KHK (➤ 4.4.1) oder Herzinsuffizienz (➤ 4.5) sollten sie auf jeden Fall gegeben werden.

Oft eingesetzte β-Blocker sind:

- Atenolol (z. B. Tenormin®)
- Bisoprolol (z. B. Concor®)
- Carvedilol (z. B. Dilatrend®, Querto®), zusätzliche Vasoldilatation durch α_1-Blockade
- Metoprolol (z. B. Beloc®, Lopresor®)
- Nebivolol (Nebilet®), zusätzliche Vasodilatation

Wichtigste **Nebenwirkungen der β-Blocker** sind eine Bradykardie und eine Zunahme des Atemwegswiderstandes durch Blockade der $\beta_{(2)}$-Rezeptoren anderer Organe (Vorsicht bei Asthmatikern), eine Gefäßengstellung mit evtl. Verschlechterung einer arteriellen Verschlusskrankheit sowie eine erhöhte Hypoglykämiegefahr bei Diabetikern mit gleichzeitiger Abschwächung der Hypoglykämie-Warnsymptome.

Pflege bei Therapie mit β-Blockern

- Insbesondere zu Beginn der Behandlung engmaschig Puls kontrollieren, um starke Herzfrequenzabfälle frühzeitig zu erkennen
- Bei Diabetikern Blutzucker häufiger als sonst überprüfen, um Hypoglykämien rechtzeitig zu erfassen.

ACE-Hemmer und Angiotensin-II-Antagonisten

ACE-Hemmer hemmen als Hauptwirkung das *Angiotensin-converting-Enzym,* sodass aus Angiotensin I nicht mehr Angiotensin II gebildet werden kann. Hierdurch und durch einen verminderten Abbau blutdrucksenkend wirksamer Kinine sinkt der periphere Gefäßwiderstand. Außerdem wird die ADH- und Aldosteronsekretion vermindert. Alle Mechanismen führen zur Blutdrucksenkung und Entlastung des Herzens. Aufgrund ihrer *organprotektiven* (organschützenden) Wirkung, insbesondere auf Herz und Nieren, sind ACE-Hemmer Antihypertensiva erster Wahl, v. a. bei Patienten mit Diabetes mellitus, Herz- und Nierenerkrankungen sowie metabolischem Syndrom.

Hauptvertreter sind:

- Captopril (z. B. Tensobon®)
- Enalapril (z. B. Xanef®)
- Lisinopril (z. B. Acerbon®, Coric®)
- Ramipril (z. B. Vesdil®).

Hauptnebenwirkungen von ACE-Hemmern sind chronischer Reizhusten (ca. 10 %), ein angioneurotisches Ödem (*Quincke-Ödem* = akutes, vor allem im Mund-Rachen-Bereich lokalisiertes Ödem mit evtl. lebensbedrohlicher Verlegung der Atemwege) sowie Blutbildstörungen. Wegen der Gefahr einer Hyperkaliämie (durch die Hemmung der Aldosteronsekretion) sollten ACE-Hemmer nicht mit kaliumsparenden Diuretika oder Kaliumpräparaten kombiniert werden. Darüber hinaus sind ACE-Hemmer teratogen und sollten nicht bei (geplanter) Schwangerschaft verabreicht werden.

Ebenfalls ein **Hemmstoff des Renin-Angiotensin-Aldosteron-Systems** und Alternative zu ACE-Hemmern sind **Angiotensin-II-Antagonisten** (*Angiotensin-II-AT1-Rezeptor-Antagonisten, AT1-Antagonisten,* oft kurz *Sartane*). Sie verdrängen Angiotensin II von seinem Typ-1-Rezeptor, der die Angiotensinwirkungen auf die Gefäße und den Wasserhaushalt vermittelt. Präparate sind z. B. Candesartan (z. B. Atacand®), Losartan (z. B. Lorzaar®), Telmisartan (z. B. Micardis®) oder Valsartan (z. B. Diovan®). Angiotensin-II-Antagonisten sind in ihrer Wirkung vergleichbar mit ACE-Hemmern, jedoch besser verträglich. Insbesondere hemmen sie nicht den Bradykinin-Abbau, sodass bradykininvermittelte Nebenwirkungen der ACE-Hemmer (Reizhusten) seltener auftreten.

Pflege bei Therapie mit ACE-Hemmern/Angiotensin-II-Antagonisten

Die Pflegenden achten auf typische Nebenwirkungen wie Reizhusten und auf Zeichen einer Hyperkaliämie, Sensibilitätsstörungen oder Obstipation.

Kalziumantagonisten

Kalziumantagonisten *(Kalziumkanal-Blocker, Ca^{2+}-Antagonisten)* erweitern die peripheren Blutgefäße und senken dadurch den Widerstand im Gefäßsystem und den Blutdruck. Außerdem verringern sie die Herzkraft und damit die Herzarbeit sowie den Sauerstoffverbrauch des Herzens.

In der Bluthochdrucktherapie werden lang wirksame Tabletten, Kapseln oder Dragees bevorzugt. Für die Behandlung akuter Blutdruckentgleisungen gibt es rasch wirksame Sublingual-Kapseln zum Zerbeißen oder Ampullen zur Injektion, die aber bei (gleichzeitiger) instabiler Angina pectoris und Myokardinfarkt kontraindiziert sind (➤ 4.4.2).

Auch Kalziumantagonisten haben in der Regel nur geringe **Nebenwirkungen,** vor allem Kopfschmerz, Hitzegefühl und Beinödeme sowie Magen-Darm-Beschwerden (Appetitlosigkeit, Übelkeit) und Herzrhythmusstörungen. Bei einer Herzinsuffizienz dürfen Kalziumantagonisten nur mit besonderer Vorsicht gegeben werden, da sie die Herzkraft weiter schwächen. Insgesamt weisen Kalziumantagonisten eine eher schlechtere Datenlage als ACE-Hemmer auf.
Häufig eingesetzte Substanzen sind:
- Die verschiedenen *Dihydropyridine,* vor allem Amlodipin (z. B. Norvasc®), Felodipin (z. B. Felocor®, Modip®), Nifedipin (z. B. Adalat®), Nitrendipin (z. B. Bayotensin®)
- Diltiazem (z. B. Dilzem®)
- Verapamil (z. B. Isoptin®, ➤ Pharma-Info 4.3).

Pflege bei Therapie mit Kalziumantagonisten

Bei Gabe von Verapamil ist zusätzlich eine Obstipationsprophylaxe nötig, da das Präparat zu hartnäckiger Verstopfung führen kann.

Reservemedikamente

Bei Erfolglosigkeit der genannten Arzneimittel oder für spezielle Indikationen stehen weitere Antihypertensiva zur Verfügung, die jedoch aufgrund ihrer Nebenwirkungen Reservemedikamtente sind:
- **Zentral wirksame Sympatholytika,** die über eine Sympathikushemmung im ZNS wirken, etwa Clonidin (z. B. Catapresan®), Moxonidin (z. B. Physiotens®), α-Methyldopa (Presinol®). Nebenwirkungen sind vor allem Müdigkeit, Bradykardie, Blutdruckabfall im Stehen, Mundtrockenheit sowie Potenzstörungen, außerdem kann es zu einer kompensatorischen Salz- und Wasserretention kommen, die die blutdrucksenkende Wirkung mindert
- **Vasodilatatoren,** die über eine Gefäßerweiterung blutdrucksenkend wirken, etwa Dihydralazin (z. B. Nepresol®), Minoxidil (z. B. Lonolox®) oder Nitroprussidnatrium (z. B. Nipruss®). Aufgrund einer kompensatorischen Sympathikusaktivierung sowie Salz- und Wasserretention können sie nur in Kombination mit anderen Antihypertensiva eingesetzt werden. Hinzu kommen substanzspezifische Nebenwirkungen wie z. B. eine erhebliche Zunahme der Körperbehaarung (auch im Gesicht!) bei Minoxidil, die vor allem Frauen psychisch belastet
- **(Periphere) α_1-Blocker,** welche über eine Blockade postsynaptischer Rezeptoren in der Körperperipherie die Wirkung von Noradrenalin und Adrenalin hemmen, etwa Doxazosin (etwa Diblocin®) und Urapidil (z. B. Ebrantil®, zusätzliche zentrale Wirkung).

Pflege, Patientenberatung und Patienteninformation

Möglicherweise hat der Patient zu Beginn der Behandlung Beschwerden durch die Nebenwirkungen der Arzneimittel (➤ Pharma-Info 5.1), wohingegen die Hypertonie selbst keine Probleme bereitet. Die Versuchung, die Medikamente wegzulassen, ist daher groß. Neben der Überwachung der medikamentösen Therapie und des Blutdrucks besteht die Aufgabe der Pflege daher vor allem in der *Patientenberatung* (➤ 5.1.4, ➤ Abb. 5.8), denn nur ein informierter und motivierter Patient wird sich auf Dauer an die Therapiemaßnahmen halten [2]:
- Bei vielen Patienten steht der Abbau von Übergewicht (➤ 10.8.1) an erster Stelle. Pro kg Gewichtsabnahme sinkt der systolische Blutdruckwert um ca. 2 mmHg. Entsprechend kann nach (deutlicher) Gewichtsabnahme versucht werden, die Medikation zu reduzieren oder sogar abzusetzen
- Es ist erwiesen, dass Alkoholmissbrauch den Blutdruck steigen lässt und umgekehrt eine Reduktion des Alkoholkonsums unter 20 g täglich (also etwa die Menge, die auch als „leberverträglich" angesehen wird) blutdrucksenkend wirkt. Totaler Alkoholverzicht ist nicht notwendig
- Die Blutdruckreaktion des Organismus auf Salzaufnahme mit der Nahrung ist zwar unterschiedlich und bislang im Einzelfall nicht vorherzusagen. Allerdings zeigen epidemiologische Studien einen Zusammenhang zwischen Salzaufnahme und Blut(hoch)druck und es gibt auch zumindest teilweise physiologische und pathogenetische Erklärungen hierfür. Zudem verbessert Einschränkung des Salzkonsums v. a. die Wirksamkeit von Diuretika. Daher wird allen Hypertoniepatienten eine Reduktion der Kochsalzaufnahme empfohlen. Im Haushalt realisierbar ist eine **kochsalzreduzierte Kost** mit einer Kochsalzaufnahme von 4–6 g täglich (der Durchschnittsverbrauch in Deutschland liegt bei schätzungsweise 9 g täglich). Sie erfordert nicht nur den weitgehenden Verzicht auf Salz beim Kochen, sondern auch das Meiden von „verstecktem Salz", z. B. in Salami, Schinken, vielen Mineralwässern und Käsesorten sowie Fertigprodukten (etwa Konserven, Fertigsuppen und -gerichten). Der Patient soll z. B. tiefgefrorenes Gemüse (ohne Sauce) gegenüber Gemüsekonserven bevorzugen
- Ein geringer Fettverzehr (mit bevorzugtem Verzehr mehrfach ungesättigter Fettsäuren, auch ➤ 10.1.4, ➤ 10.8.2) und reichlich Obst und Gemüse scheint sich ebenfalls günstig auf den Blutdruck auszuwirken, ganz abgesehen davon, dass andere Risikofaktoren positiv beeinflusst werden. Da sich eine solche Kost jedoch meist auch in anderer Hinsicht von der „Durchschnittskost" unterscheidet (z. B. wenig Kochsalz enthält) und Übergewicht reduziert, ist kaum feststellbar, welche Ernährungsmodifikation sich in welchem Maße günstig auf den Blutdruck auswirkt
- Kaffee oder Tee sind in „Normalportionen" erlaubt
- Auf das Rauchen sollte unbedingt verzichtet werden. Seine Wirkung auf den Langzeitblutdruck ist zwar gering, es ist aber einer der wesentlichsten kardiovaskulären Risikofaktoren überhaupt

- Ausdauersport wirkt langfristig blutdruckregulierend (➤ 5.1.2). Um gefährliche Blutdruckanstiege während des Sports zu vermeiden, sollte die Belastbarkeit des Patienten vor Trainingsaufnahme durch eine ärztliche Untersuchung einschließlich Ergometrie (➤ 4.3.3) ausgetestet werden. Besonders geeignet für Hypertoniker sind z. B. schnelles Gehen, Jogging, Radfahren oder Schwimmen (mindestens dreimal die Woche 30–45 min), für Jüngere kommen auch etliche Ballsportarten in Frage. Hingegen sind z. B. Kraft- und Wettkampfsportarten nicht geeignet
- Es gibt Patienten, bei denen der Blutdruck besonders „stressabhängig" ist. Diese Patienten sollten Verfahren zur Stressbewältigung erlernen, die ihrer Persönlichkeit angepasst sind
- Viele Patienten profitieren von einer regelmäßigen **Blutdruckselbstkontrolle.** Die Pflegenden schulen den Patienten in der Selbstmessung und messen anfänglich die von ihm gemessenen Werte nach. Der Patient wird besonders darauf hingewiesen, dass er einengende Kleidung am Messarm lösen und den Arm entspannt so positionieren soll, dass der Messort auf Herzhöhe liegt. Patienten mit gleichzeitigen Herzrhythmusstörungen (insbesondere Vorhofflimmern) oder Diabetes mellitus sollten keine Handgelenksmessgeräte wählen, weil die Registrierung des Pulses an den kleinen Arterien schwieriger ist und dann durch schwache Pulswellen oder veränderte Arterien Fehler entstehen können. Die Werte werden in ein Tagebuch eingetragen, in dem auch Besonderheiten (z. B. Kopfschmerzen, Sport) notiert werden
- Der Hypertoniker sollte, selbst wenn er sich wohl fühlt, regelmäßig den Arzt aufsuchen. Hierzu gehören auch regelmäßige augenärztliche Kontrollen, da bluthochdruckbedingte Netzhautschäden nur in Anfangsstadien gut behandelbar sind.

Prognose

Die Prognose der Erkrankung ist nur dann gut, wenn es gelingt, den erhöhten Blutdruck *dauerhaft* zu normalisieren. Patienten, denen es nicht gelingt, die individuelle Lebensmodifikation selbstständig oder mit ärztlicher Hilfe zu bewerkstelligen, können strukturelle Therapieprogramme empfohlen werden.

Prävention

Die genetische Veranlagung ist nicht beeinflussbar, und es gibt immer wieder Patienten mit primärer Hypertonie ohne die bekannten Risikofaktoren.

Jeder kann aber seinen „individuellen" Blutdruck durch Vermeidung von Risikofaktoren so normnah wie möglich halten. Die präventiven Maßnahmen sind dabei praktisch identisch mit den oben dargestellten nicht-medikamentösen Maßnahmen zur Blutdrucksenkung.

5.4.2 Hypertensiver Notfall

DEFINITION

Hypertensiver Notfall: Krisenhafte Entgleisung des Bluthochdrucks mit Blutdruckwerten meist > 220/120 mmHg *und* Folgeschäden oder lebensbedrohlichen Symptomen. Bedarf umgehend stationärer Behandlung.

Hypertensive Krise: Starker Blutdruckanstieg ohne Symptome eines akuten Organschadens.

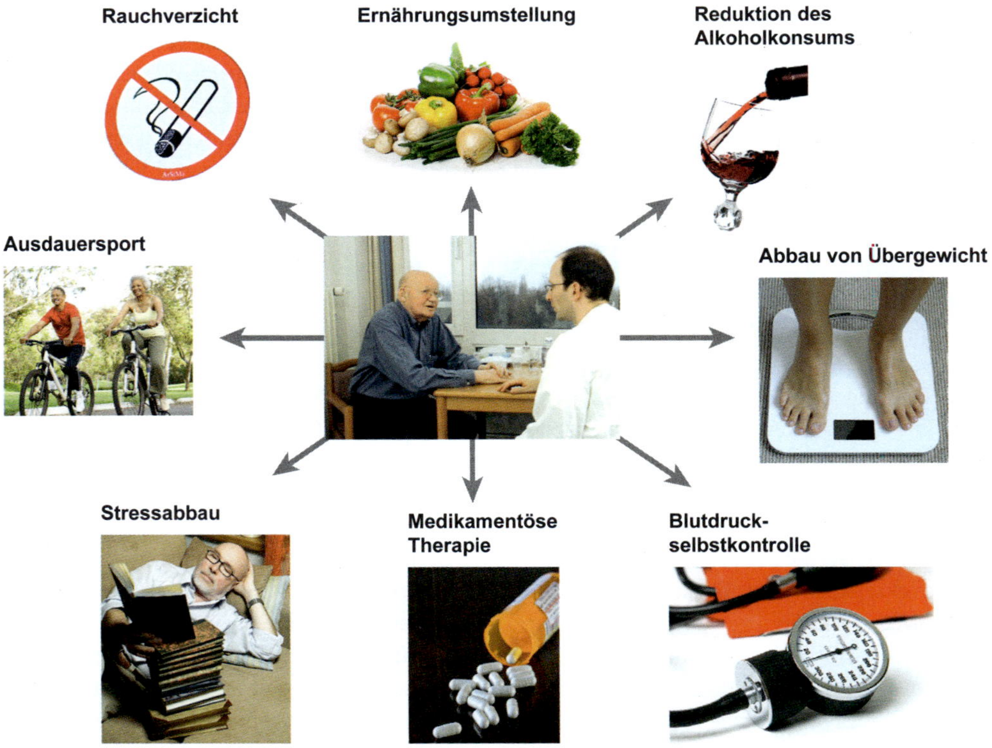

Abb. 5.8 Die Behandlung der Hypertonie fußt auf vielen Säulen und ist meist lebenslang erforderlich. [K115, J787]

Bei einem **hypertensiven Notfall** steigt der Blutdruck binnen kurzer Zeit so an, dass es zu einer evtl. lebensbedrohlichen Beeinträchtigung insbesondere von Herz, Gehirn und Nieren und entsprechender Symptomatik kommt.

Leitsymptome sind Kopfschmerzen, verschwommenes Sehen, Unruhe, Schwindel, Übelkeit sowie evtl. Bewusstseinsstörungen, Sprachstörungen oder zerebrale Krampfanfälle als Zeichen einer **Hochdruckenzephalopathie.** Von Seiten des Herzens sind Angina pectoris und Dyspnoe (Atemnot) häufig. Der Blutdruck liegt meist > 220/120 mmHg.

Als Komplikationen drohen vor allem Hirnblutungen (➤ 5.5.7, ➤ 5.6), ein Herzinfarkt (➤ 4.4.2) oder eine akute Linksherzinsuffizienz (➤ 4.5.1, ➤ 4.5.3), die Dissektion eines Aortenaneurymas (➤ 5.5.8, ➤ 5.5.9) sowie ein akutes Nierenversagen.

Behandlungsziel ist zunächst eine Blutdrucksenkung um 20–25 % des Ausgangswertes.

NOTFALL

Hypertensiver Notfall

- Arzt benachrichtigen
- Patienten beruhigen und Bettruhe einhalten lassen (30°-Oberkörperhochpositionierung oder Herzbettlage). Vitalzeichen (Puls, Blutdruck, Bewusstsein) engmaschig kontrollieren
- Notfallmedikamente der ersten Wahl sind Glycerolnitrat (z. B. Nitrospray 2–3 Hübe) oder Urapidil intravenös (nach Arztanordnung)
- Bei Überwässerung oder (drohendem) Lungenödem 20–40 mg Furosemid (z. B. Lasix®) i. v. spritzen (Arzt)
- Bei Erfolglosigkeit dieser Maßnahmen Nitroperfusor vorbereiten (z. B. 50 mg auf 50 ml NaCl 0,9 %, 1–5 ml/h, hausinterne Richtlinien beachten)
- Bei Tachykardie (Herzfrequenz über 120/min) Clonidin (z. B. Catapresan®) i. m. oder i. v. spritzen (Arzt), bei Bradykardie (Herzfrequenz unter 60/min) Dihydralazin (z. B. Nepresol®). Frequenzneutral ist Urapidil (z. B. Ebrantil®)
- Intensivmedizinische Überwachung inklusive invasiver Blutdrucküberwachung in Betracht ziehen.

Nach Beseitigung der akuten Gefahr besteht die weitere Pflege in der regelmäßigen Kontrolle der Vitalzeichen, der Überwachung der medikamentösen Behandlung und der Mobilisation nach Anordnung. Anfangs ist eine Unterstützung bei der Körperpflege erforderlich.

5.4.3 Hypotonie

DEFINITION

Hypotonie: Dauernde Blutdruckerniedrigung < 100/60 mmHg bei *gleichzeitigen Beschwerden* des Patienten durch die Minderdurchblutung der peripheren Organe.

Orthostatische Dysregulation *(orthostatische Hypotonie):* Wiederkehrender Blutdruckabfall beim Lagewechsel vom Liegen zum Stehen oder bei längerem Stehen. Durch die kurzzeitige Minderdurchblutung des Gehirns wird dem Patienten schummrig und schwarz vor Augen, er kann stürzen und ohnmächtig werden. Die orthostatische Dysregulation tritt oft zusammen mit einer Hypotonie auf. Insbesondere ältere Patienten leiden aber isoliert an Orthostase-Problemen.

Krankheitsentstehung

Ätiologisch werden folgende Hypotonieformen unterschieden:

- **Primäre Hypotonie** ohne erkennbare Ursache. Diese Hypotonieform ist sehr häufig, insbesondere bei jüngeren Frauen, und hat keinen Krankheitswert
- **Sekundäre Hypotonien** als Ausdruck einer Grunderkrankung, etwa einer Herzinsuffizienz (➤ 4.5), einer Aortenklappenstenose (➤ 4.9.5), einer Nebennierenrindeninsuffizienz (➤ 10.6.2), einer Neuropathie (Nervenschädigung) mit Beteiligung des vegetativen Nervensystems oder einer Hypovolämie sowie Folge von Bettlägerigkeit oder Arzneimitteleinnahme (z. B. Diuretika, Psychopharmaka, gefäßerweiternde Arzneimittel).

Symptome und Untersuchungsbefund

Die Patienten klagen typischerweise über Abgeschlagenheit, Leistungs- und Konzentrationsschwäche, Wetterfühligkeit sowie Schwindel, besonders morgens (lange „Anlaufzeit“). Nicht selten sind auch Frösteln oder depressive Verstimmungen.

Bei der orthostatischen Dysregulation kommt es bei schnellem Aufstehen oder langem Stehen (vor allem in Wärme) zu Benommenheit, Schwindel, Ohrensausen und Schwarzwerden vor den Augen. Zusammensacken und kurze Bewusstlosigkeit (Synkope) sind möglich.

Bei der primären Hypotonie handelt es sich häufig um sehr schlanke Patienten mit einem ansonsten unauffälligen Untersuchungsbefund. Bei den sekundären Hypotonien stehen die Befunde der Grunderkrankung im Vordergrund.

Diagnostik

Die Diagnose wird durch mehrfache Blutdruckmessungen, **Schellong-Test** und evtl. **Kipptischuntersuchung** gestellt.

Schellong-Test

Der Patient soll unter Kontrolle von Puls und Ruheblutdruck ca. 10 min ruhig auf dem Rücken liegen. Dann steht er (rasch) auf und bleibt möglichst 10 min lang stehen, ohne sich abzustützen. Während des Stehens werden jede Minute oder zumindest alle 2 min (unterschiedliche hausinterne Regelungen) Puls und Blutdruck gemessen und sofort auf einem vorgefertigten Diagramm eingetragen. Nach 10 min legt sich der Patient wieder hin, und Puls und Blutdruck werden so lange gemessen, bis die Ausgangswerte wieder erreicht sind. Pathologisch sind ein Abfall des systolischen Blutdrucks > 20 mmHg und des diastolischen > 10 mmHg (➤ Abb. 5.9).

Schellong-2-Test

Nach der Ruhephase im Liegen wird der Patient aufgefordert, unmittelbar mit dem Treppensteigen zu beginnen. Dazu sollen 25 Stufen zügig zweimal auf- und abgestiegen werden. Anschließend erfolgen Blutdruck- und Pulsmessungen über einen Zeitraum von 10 Minuten, jeweils im Abstand von einer Minute. Bei gesunden Personen steigt der systolische Blutdruck direkt nach der Belastung typischerweise um 30–80 mmHg an, während der diastolische Blutdruck

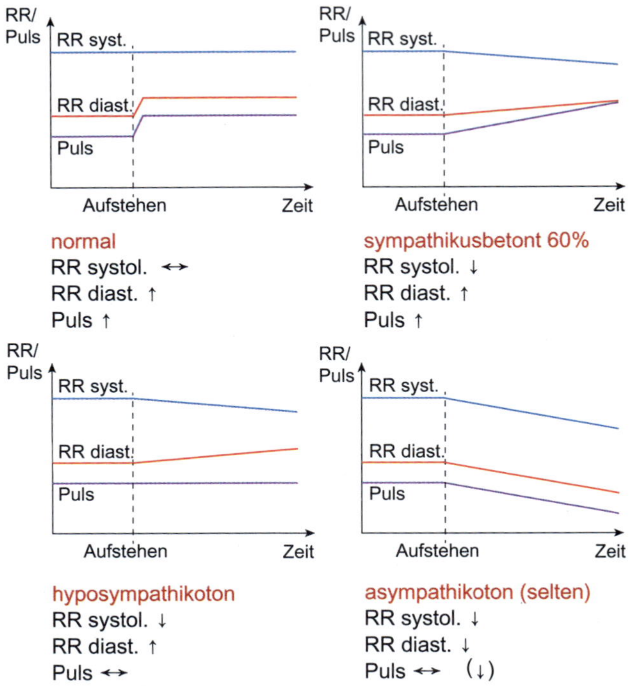

Abb. 5.9 Schellong-Test beim Gesunden (links oben) und mögliche Untersuchungsbefunde bei verschiedenen Formen der orthostatischen Hypotonie. [L190]

leicht zunimmt oder weitgehend konstant bleibt. Die Herzfrequenz erhöht sich um etwa 20–30 Schläge pro Minute, ohne in einen tachykarden Bereich zu wechseln. Nach erneutem Hinlegen normalisieren sich Blutdruck und Herzfrequenz innerhalb von etwa 2 Minuten wieder auf die Ausgangswerte.

Kipptischuntersuchung

Die Kipptischuntersuchung wird bei orthostatischer Hypotonie oder unklaren Synkopen durchgeführt. Vor der Untersuchung muss der Patient 2–4 h Nahrungskarenz einhalten und erhält einen venösen Zugang.

Der Patient liegt zunächst für 5–20 min ruhig auf einer kippbaren Liege mit Fußplatte. Um Stürze und Verletzungen zu vermeiden, wird er auf dem Tisch durch einen Brustgurt gesichert. Es wird laufend ein EKG aufgezeichnet, der Blutdruck wird engmaschig kontrolliert. Dann wird der Betroffene passiv durch Kippen des Tisches für 15–20 min aufgerichtet (Neigungswinkel 60–70°). Bei unauffälligem Befund können Nitrate sublingual gegeben werden, um Beschwerden und Blutdruckabfall zu provozieren. Bei ausgeprägten Beschwerden wird der Test abgebrochen. Wie beim Schellong-Test wird der Patient auch hier nochmals hingelegt und die Werte bis zur Normalisierung kontrolliert.

Behandlungsstrategie

NOTFALL

Kollaps bei orthostatischer Hypotonie

- Patienten hinlegen, nicht hinsetzen, Beine hoch positionieren
- Arzt benachrichtigen (lassen)
- Vitalzeichen kontrollieren
- Arzneimittel, z. B. Sympathomimetika, nach ärztlicher Anordnung geben
- Bei Diabetikern, Alkoholabusus: BZ-Stix durchführen, da auch eine Hypoglykämie Ursache für den Kollaps sein kann
- Bei ausbleibender Besserung Materialien für venösen Zugang vorbereiten.

In aller Regel wacht der Betroffene nach kürzester Zeit wieder auf. Längere Bewusstlosigkeit oder neurologische Ausfälle (beispielsweise Sprachstörungen) nach dem Erwachen sprechen gegen eine orthostatische Hypotonie und für andere Ursachen der Bewusstlosigkeit (➤ 3.3).

Wichtigste Behandlungsmaßnahme ist oft die Aufklärung der Betroffenen über die Harmlosigkeit der Beschwerden. Ein niedriger Blutdruck, der nicht zu Beschwerden führt, ist nicht behandlungsbedürftig. Auch bei Beschwerden bedarf die häufige primäre Hypotonie nur in schweren Fällen einer medikamentösen Behandlung, z. B. mit Sympathomimetika (z. B. Effortil®).

Bei symptomatischen Hypotonien wird die ursächliche Erkrankung behandelt.

Pflege und Patienteninformation

Vielfach können insbesondere die primäre Hypotonie und Orthostase-Probleme durch einfache, nebenwirkungsfreie Maßnahmen gebessert werden:

- Gefäßtraining durch Wechselduschen, Bürstenmassagen oder klimatische Reize sind bei konsequenter Durchführung wirksam. Vorsicht ist allerdings in der Sauna geboten, da es durch die Wärme zu einer starken Gefäßerweiterung mit nachfolgendem Kollaps kommen kann
- Der Patient sollte reichlich trinken, falls keine Kontraindikationen bestehen
- Regelmäßige körperliche Betätigung wirkt auch bei der Hypotonie blutdruckregulierend
- Der Patient sollte nicht abrupt aus dem Liegen aufstehen, sondern sich zunächst aufsetzen und z. B. mit den Füßen kreisen oder die Beine anziehen
- Bei längerem Stehen sind Wippen auf dem Zehenballen, Betätigung der Bauchpresse oder andere Muskelbetätigungen hilfreich.

5.5 Erkrankungen der Arterien

Vaskulitiden (Gefäßentzündungen) ➤ 14.8

5.5.1 Arteriosklerose

DEFINITION

Arteriosklerose (umgangssprachlich *Arterienverkalkung*): Im weiteren Sinne Sammelbezeichnung für verschiedene chronische Arterienerkrankungen, die mit einer Verhärtung und Verdickung der Arterienwand einhergehen.

Im engeren Sinne (und in diesem Buch so benutzt) Synonym für die häufigste dieser Erkrankungen, die **Atherosklerose.** Hier ist vor allem die *Intima der großen Arterien* verändert mit der Folge einer Einengung des Gefäßlumens und daraus resultierenden Durchblutungsstörungen. In unserer Wohlstandsgesellschaft die häufigste Gefäßerkrankung überhaupt.

Krankheitsentstehung und Risikofaktoren

Krankheitsentstehung

Durch verschiedene Faktoren wie etwa die unten genannten „klassischen" Risikofaktoren, aber auch mechanische Einflüsse, kommt es zu einer lokalen Funktionsstörung des Endothels **(endotheliale Dysfunktion),** die zu einem Intimaödem und zur Anlagerung bzw. zum Eindringen von Blutzellen (Monozyten, Thrombozyten) und Lipiden führt (**fatty streaks,** *Fettstreifen*). Die Abwehrzellen setzen Botenstoffe frei, die eine chronische Gefäßwandentzündung sowie Einwanderung und Proliferation von Gefäßwandmuskelzellen unter die Intima fördern. Mit der Zeit bildet sich eine Fibrose mit fibrösen **arteriosklerotischen Plaques** (Plaque = plattenförmige Gewebeveränderung), Nekrosen und Verkalkungen aus. Reißen die Plaques ein, so bilden sich an der entstandenen rauen Gefäßläsion oft Thromben, die das Gefäß teilweise oder vollständig verlegen und Ausgangspunkt von Embolien in nachgeschaltete Arterien sein können (➤ Abb. 5.10). Gleichzeitig ist die Vasomotorik gestört, insbesondere ist die endothelabhängige und durch Stickoxid (NO) vermittelte Vasodilatation vermindert. Durch Organminderdurchblutung und Sauerstoffmangel **(Hypoxie)** bekommt der Patient in diesem Stadium die für die Arteriosklerose typischen Beschwerden. Darüber hinaus bilden arteriosklerotische Wandveränderungen den Boden für die Ausbildung von Gefäßaneurysmen (Gefäßaussackung ➤ 5.5.7).

Risikofaktoren

Die „klassischen" Risikofaktoren für Arteriosklerose sind:

- Nikotinabusus (➤ 6.1.2)
- Arterielle Hypertonie (➤ 5.4.1)
- Fettstoffwechselstörungen (➤ 10.8.3)
- Diabetes mellitus (➤ 10.7)
- Familiäre Disposition
- Alter, Geschlecht (Schutzfunktion der weiblichen Geschlechtshormone)
- Übergewicht, Bewegungsmangel, die bei isoliertem Vorhandensein das Risiko nicht so stark erhöhen wie die vorher genannten.

Auch ein erhöhtes Homocystein, Lipoprotein (a), Fibrinogen und CRP sind Risikofaktoren oder Risikoindikatoren der Arteriosklerose. Ihre genaue Bedeutung ist aber nach wie vor unklar.

Folgen der Arteriosklerose

Über arterielle Gefäßverengungen bzw. -verschlüsse kommt es zu Durchblutungsstörungen bis zum Gewebsuntergang **(Infarkt)** in den nachgeschalteten Organen.

Je nach Lokalisation der Gefäßverengungen entwickeln sich folgende Krankheitsbilder:

- Die **periphere arterielle Verschlusskrankheit** der Leisten- und Beinarterien (*pAVK* ➤ 5.5.2)
- **Akute arterielle Verschlüsse** v. a. von Bauch-, Leisten- und Beinarterien (➤ 5.5.3, ➤ 5.5.4)
- Insuffizienz der Eingeweidearterien (➤ 5.5.4)
- Vor allem an der Aorta **arteriosklerotische Aneurysmen,** die platzen und zu tödlichen Blutungen führen können (➤ 5.5.7, ➤ 5.5.8, ➤ 5.5.9)
- Bei Beteiligung der großen hirnversorgenden Arterien (z. B. Aa. carotides) **zerebrovaskuläre Insuffizienz** mit dem klinischen

5

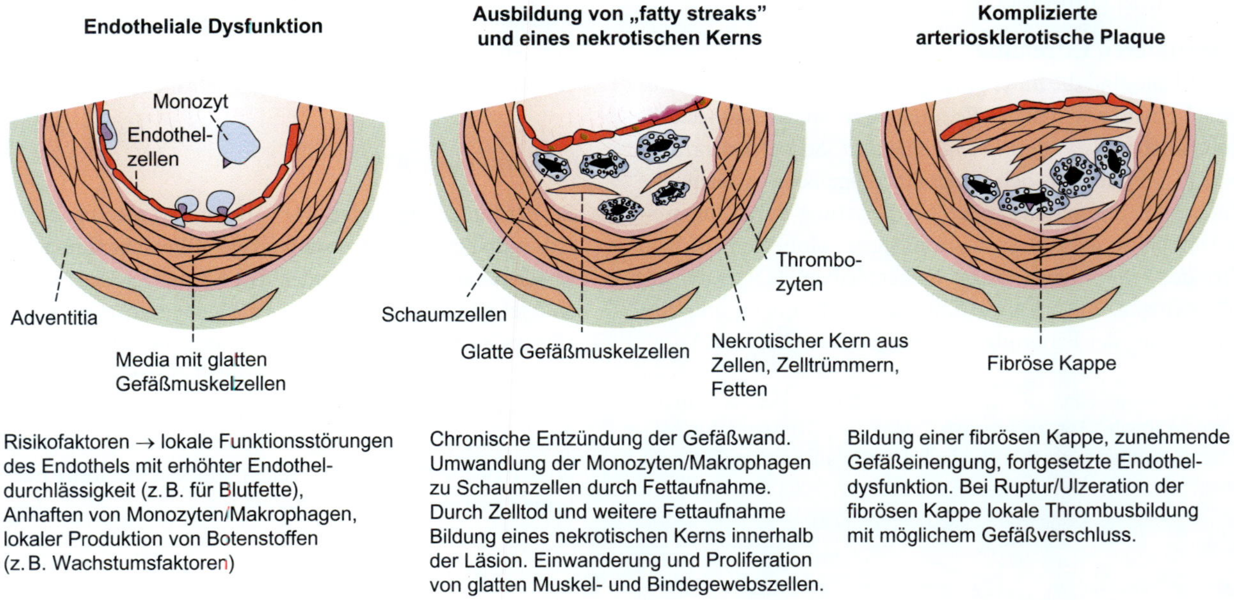

Abb. 5.10 Die Entwicklung einer Arteriosklerose ist ein schleichender Prozess, der über Jahrzehnte zu einer zunehmenden Gefäßeinengung bis zum Gefäßverschluss führt. [L106]

Bild des **Schlaganfalls** (➤ 5.6) oder der **Multiinfarkt-Demenz** (➤ 5.7)
- An den Koronararterien die **Koronare Herzkrankheit** (*KHK* ➤ 4.4.1) mit ihren unterschiedlichen Manifestationen.

Generalisierte Erkrankung

Ein Patient mit *einem* dieser Krankheitsbilder hat meist ein *generalisiertes* Gefäßleiden und leidet daher (früher oder später) sehr oft auch an den anderen genannten Erkrankungen.

5.5.2 Periphere arterielle Verschlusskrankheit (pAVK)

DEFINITION

Periphere arterielle Verschlusskrankheit *(pAVK):* Chronische Verengungen oder Verschlüsse der Extremitätenarterien mit daraus resultierenden Durchblutungsstörungen, in 90 % der unteren Extremität. Häufigkeit mit steigendem Lebensalter zunehmend. Meist Männer betreffend.

Die Prävalenz der **peripheren arteriellen Verschlusskrankheit** ist altersabhängig und steigt mit höherem Lebensalter an.

Krankheitsentstehung

Der pAVK liegt in 95 % eine Arteriosklerose zugrunde. Andere Ursachen, insbesondere Gefäßentzündungen, sind selten. Deshalb beschränken sich die folgenden Ausführungen auf die arteriosklerotisch bedingte pAVK.

Die Risikofaktoren mit dem größten Gewicht sind bei der pAVK das Rauchen („Raucherbein") und der Diabetes mellitus.

Symptome und Untersuchungsbefund

pAVK der unteren Extremität

In 90 % der Fälle sind die unteren Extremitäten betroffen. Leitsymptom sind belastungsabhängige Beinbeschwerden, z. B. als **Claudicatio intermittens** (*intermittierendes Hinken, Schaufensterkrankheit,* ➤ Tab. 5.5) oder als belastungsabhängige Beinschwäche. Bei der Claudicatio intermittens treten bei Belastung durch unzureichende Durchblutung und Sauerstoffmangel Schmerzen im Bein auf, die den Betroffenen zum Stehenbleiben („Schaufenster gucken") zwingen. Auch Kältegefühl, Gefühlsstörungen und eine livide Verfärbung der Extremität sind möglich (➤ Abb. 5.11).

Tab. 5.5 Stadieneinteilung der pAVK nach Fontaine. Die Stad. III und IV (im internationalen Sprachgebrauch *Chronic Limb-Threatening Ischemia* genannt) werden auch als kritische Extremitätenischämie (CLI) zusammengefasst.

I	Keine Beschwerden, aber nachweisbare Veränderungen (Stenose, Verschluss)	
II	Claudicatio intermittens („Schaufensterkrankheit")	**II a:** Schmerzfreie Gehstrecke > 200 m **II b:** Schmerzfreie Gehstrecke < 200 m
III	Ruheschmerz vorwiegend nachts	
IV	Ruheschmerz, Ulkus bzw. Nekrose/Gangrän	

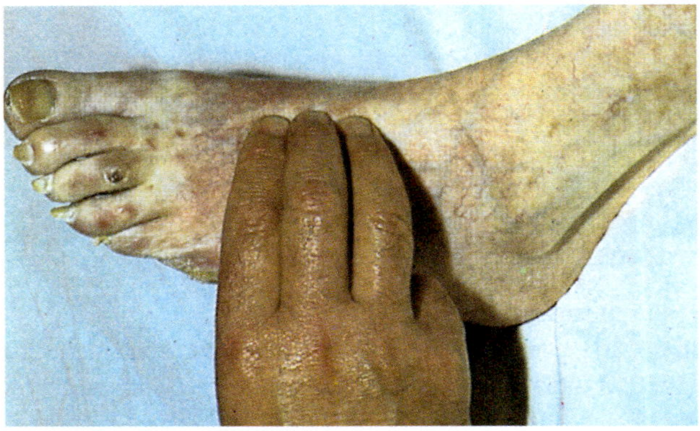

Abb. 5.11 Schwere pAVK. Fleckig-livide Verfärbung und Blässe des Fußes sowie (beginnende) Ulzera an den Zehen. [E288]

Schreitet die Erkrankung so weit fort, dass auch der Sauerstoffbedarf selbst in Ruhe nicht mehr gedeckt wird, kommt es zu einem dauerhaften **Ruheschmerz.** Die Haut der erkrankten Extremität ist blass, marmoriert und kühl. Die Pulse sind abgeschwächt oder fehlen, Nekrosen und Ulzera können auftreten.

pAVK der oberen Extremität

Leitsymptome und -befunde der mit etwa 10 % der Betroffenen eher seltenen **pAVK der oberen Extremität** sind:
- Beim **peripheren Typ** kalte Finger, Hauteinrisse und Nekrosen der Fingerkuppen **(Rattenbissnekrosen)** im Sinne eines *sekundären Raynaud-Syndroms* (➤ 5.5.5)
- Beim **Schultertyp** schnellere Ermüdbarkeit (besonders bei Über-Kopf-Arbeiten) und abgeschwächter oder fehlender Puls des betroffenen Armes. Blutdruckdifferenz zwischen beiden Armen meist > 30 mmHg. Eine Sonderform ist das **Subclavian-steal-Syndrom** bei einem Verschluss der A. subclavia vor dem Abgang der A. vertebralis: Bei Muskelarbeit kehrt sich die Strömungsrichtung in der A. vertebralis auf der gleichen Seite um. Dadurch wird zwar die Armdurchblutung verbessert, allerdings auf Kosten der Gehirndurchblutung, was sich durch Schwindel und Sehstörungen während Armarbeit auf der betroffenen Seite zeigt.

Einteilung der pAVK

- Bei der Einteilung nach der Lokalisation werden bei der unteren Extremität eine **pAVK vom Becken-, Oberschenkel- und Unterschenkeltyp** unterschieden. Die Schmerzen des Patienten sind jeweils eine Etage tiefer als die befallene Arterie lokalisiert, also im Hüft-Oberschenkelbereich, im Unterschenkel (Wade!) und im Fuß. Bei Befall mehrerer Gefäßabschnitte spricht man von einer **Mehretagenerkrankung**
- Die Schweregradeinteilung erfolgt im deutschsprachigen Raum üblicherweise nach der klinischen **Stadieneinteilung nach Fontaine** (➤ Tab. 5.5).

Diagnostik

Eine Verdachtsdiagnose ist in der Regel durch Anamnese und Untersuchung (Puls, Hautstatus, Knöchel-Arm-Index, Lagerungsprobe nach Ratschow) möglich (➤ 5.3.1, ➤ 5.3.3). Bei pathologischem Befund erfolgt ein Gehtest (➤ 5.3.3), anschließend wird der Knöchel-Arm-Index (➤ 5.3.2) nochmals bestimmt. Eine Abnahme des Knöchel-Arm-Index ≥ 20 % sichert die Diagnose [4].

Die (Farb-)Duplex-Sonografie (➤ 5.3.4) kann Lokalisation und Ausmaß der Stenosen aufzeigen. Vor rekanalisierenden Maßnahmen sind evtl. eine CT- oder MR-Angiografie oder eine (arterielle) DSA (➤ 5.3.5) nötig (im internationalen Sprachgebrauch *Chronic Limb-Threatening Ischemia* genannt).

Zur weiteren Diagnostik gehören Blutuntersuchungen (Blutbild, Gerinnung, Blutzucker, Lipide, Harnsäure, Nieren- und Leberwerte), EKG sowie ggf. ein Belastungs-EKG und eine Duplexuntersuchung der extrakraniellen Hirngefäße (➤ 1.4.6, ➤ 5.6.3), da häufig auch andere Gefäßregionen von der Erkrankung betroffen sind. Die Anwendung des WIfI-Score *(Wound, Ischemia, Foot Infection)* gibt Auskunft über die Prognose bezüglich des Amputationsrisikos.

Behandlungsstrategie

Die Behandlung der pAVK ist interdisziplinär. In allen Stadien werden Grunderkrankungen bzw. Risikofaktoren konsequent mitbehandelt, vor allem durch Nikotinkarenz, medikamentöse Einstellung eines Bluthochdrucks, Senkung erhöhter Blutfette und Diabetesbehandlung.

Konservative Therapie

Die konservative Behandlung fußt auf folgenden Säulen [4]:

- Alle Patienten erhalten als Dauertherapie täglich 100(–300) mg ASS (bei Unverträglichkeit 75 mg Clopidogrel, z. B. Plavix®), um eine Thrombenbildung in den Arterien zu verhindern. Der Nutzen ist zwar bezüglich der pAVK nicht belegt, wohl aber für die oft gleichzeitig vorhandene KHK und Arteriosklerose der hirnversorgenden Gefäße
- Im Stadium I–IIb beseitigt **Gehtraining** zwar nicht die Gefäßverengung. Sie führt aber durch wiederholte Beanspruchung der Muskulatur *hinter* der Stenose zu Veränderungen des Muskelstoffwechsels und zum Wachstum von **Kollateralen,** kleinen („seitliche" = kollaterale) Arterien, die das gleiche Versorgungsgebiet wie die stenosierte Arterie erreichen und so einen Umgehungskreislauf um die Gefäßverengung bilden. Die Ergebnisse des Gehtrainings sind bei Claudicatio intermittens aufgrund eines Verschlusses der Oberschenkelarterie vergleichbar denen rekanalisierender Verfahren. Voraussetzung dafür ist, dass die zentral vorgelagerten Arterien keine Einengungen aufweisen. Das Gehtraining kann sowohl in ambulanten Gruppen als auch zu Hause durchgeführt werden, wobei strukturierte Trainingsprogramme unter Anleitung bessere Ergebnisse gezeigt haben. In beiden Fällen sind mindestens drei Übungseinheiten pro Woche von 30–60 min Dauer (inklusive der Pausen) erforderlich. Beim häuslichen Training soll der Patient 5–15 min bis zur Schmerzgrenze zügig gehen oder bestimmte fußgymnastische Übungen ausführen, dann anhalten und nach etwa 5 min weitergehen. Die Bewegung bessert auch die übrigen Risikofaktoren. Eine weitere Übung, v. a. wenn Gehtraining nicht möglich ist, ist die **Rollübung nach Ratschow:** Der Patient liegt auf dem Rücken, streckt seine Beine senkrecht in die Luft und führt nun 30–40 kreisende Bewegungen mit den Füßen aus oder hebt den Vorfuß auf und ab. Anschließend setzt er sich auf und lässt die Beine hinunterhängen (➤ Abb. 5.5).
  Zehenstandübungen und – falls möglich – Treppensteigen, Rad fahren oder Schwimmen sind zusätzlich sinnvoll. Analog können bei arteriellen Erkrankungen im Bereich der oberen Extremität **Faustschlussübungen** durchgeführt werden
- Als vasoaktive (gefäßwirksame) Medikamente können Cilostazol (Pletal®) und Naftidrofuryl (z. B. Dusodril®) versucht werden, falls Gehtraining (fast) nicht möglich ist. Cilostazol ist ein Phosphodiesterase-3-Hemmer, der die Thrombozytenaggregation hemmt und die Gefäße erweitert. Hauptnebenwirkungen sind Kopfschmerzen und Darmbeschwerden, bei Herzinsuffizienz darf es nicht gegeben werden.

In den Stadien III und IV (evtl. schon IIb) werden Prostaglandine intravenös zur Gefäßerweiterung gegeben (z. B. Alprostadil, in Prostavasil®, Iloprost, in Ilomedin®), falls rekanalisierende Maßnahmen nicht möglich sind.

Rekanalisierende Maßnahmen

Die Stadien III und IV erfordern in aller Regel *rekanalisierende Maßnahmen.* Im Stadium IIB können rekanalisierende Maßnahmen erwogen werden, v. a. wenn der Leidensdruck des Betroffenen hoch oder ein Gehtraining nicht möglich ist. Im Stadium IV kann bei einer drohenden Sepsis eine Amputation lebensrettend sein. Rekanalisierende Maßnahmen können helfen, die Amputation möglichst gering zu halten. Welches Verfahren gewählt wird, wird individuell entschieden.

- Bei der **PTA** *(perkutane transluminale Angioplastie)* wird die Stenose durch einen kleinen, aufblasbaren Ballon aufgedehnt, der an einem Katheter bis in die Stenose vorgeschoben wird (➤ Abb. 4.16). Anschließend kann ein Stent eingelegt werden. Zusätzlich erhöhen medikamentenbeschichtete (Paclitaxel-)Ballons (*Drug Eluting* oder *Drug Coated Balloon*), welche nach der der PTA über 2 min eingebracht werden, die Offenheitsraten an den Oberschenkel und Kniearterien deutlich. Nach der PTA ist eine Thrombozytenaggregationshemmung erforderlich. Der Patient sollte baldmöglichst das Gehtraining (wieder) aufnehmen
- **Rotationsthrombektomie und -atherektomie** sind endovaskuläre Verfahren, mittels derer durch Entfernung des Thrombus bzw. von Ablagerungen ein Gefäß wiedereröffnet werden kann, ohne dass eine Operation notwendig wird
- Bei der **lokalen (Thombo-)Lyse** werden Streptokinase, Urokinase oder Plasminogenaktivator (rt-PA) mit einem *arteriellen* Katheter direkt an den Thrombus gebracht, um diesen aufzulösen und so das Gefäß wieder zu öffnen. Sie wird in der Regel mit einer PTA kombiniert
- Bei der **TEA** *(Thrombendarteriektomie, Desobliteration)* wird der einengende Gefäßkalk „ausgeschält". Da bei einer Direktnaht das Gefäß in den meisten Fällen zu sehr eingeengt wird, wird ein Patch (Flicken) eingenäht. Dieser besteht heute meistens aus Rindergewebe. Bei **Bypass-Operationen** (➤ 4.4.1) wird der verengte oder verschlossene Gefäßabschnitt durch Implantation einer Prothese aus körperfremdem Material oder einer körpereigenen Vene umgangen
- Bei **Hybrideingriffen** werden interventionelle und operative Verfahren kombiniert [4].

Pflege und Patientenberatung

Allgemeine Pflege und Patientenberatung

Die Pflegenden motivieren den Patienten immer wieder zum Abbau von Risikofaktoren und zur Einhaltung des Gehtrainings. Beide sind von höchster Bedeutung, werden aber nach wie vor oft unterschätzt. Sie informieren den Betroffenen, dass verschiedene Faktoren durch eine weitere Einschränkung der Durchblutung oder eine Steigerung des Sauerstoffbedarfes zu einer Verschlechterung der Erkrankung bis hin zu Nekrosen führen können, und beraten ihn, wie er solche schädigenden Einflüsse vermeiden kann.

- Das betroffene Bein darf nicht erhöht positioniert werden, denn dadurch verstärken sich die Durchblutungsstörungen. Vielmehr wird das Bein leicht abwärts positioniert. Oberkörperhochpositionierung verbessert die Durchblutung zusätzlich durch Erhöhen der Druckdifferenz zwischen Herz und Beinen. Günstig ist auch, wenn der Patient sich ab und zu an die Bettkante setzt und die Beine herunterhängen lässt oder die Beine auf einen Hocker stellt. Diese wechselnde Positionierung kann auch bei Ruheschmerzen durchgeführt werden. Bei gleichzeitigem Vorliegen von arterieller und venöser Gefäßerkrankung ist eine flache Positionierung der Beine mit kurzen Einschüben einer Tiefpositionierung sinnvoll
- Einschnürende Kleidung schränkt die Durchblutung weiter ein, etwa zu enge Strumpfbündchen. Bei höhergradigen arteriellen Durchblutungsstörungen sind Kompressionsmaßnahmen durch Kompressionsstrümpfe oder Druckverbände kontraindiziert. Schuhe dürfen wegen der Gefahr von Drucknekrosen weder drücken noch zu eng sein
- Nicht selten klagen die Betroffenen über kalte Füße. Diese können mit Wollsocken, einer Wolldecke oder Wattepackungen warm gehalten werden. Von *lokalen* Wärmeanwendungen wie Heizkissen und Wärmflaschen ist abzuraten, da diese nur die gesunden, nicht aber die erkrankten arteriellen Gefäße erweitern und so die Durchblutung in den minderversorgten Bezirken zusätzlich verschlechtern **(Steal-Phänomen).** Außerdem steigert die direkte Wärme den Gewebsstoffwechsel und damit den Sauerstoffbedarf, der bei arteriellen Erkrankungen ohnehin schon nicht gedeckt werden kann. Zudem haben viele Patienten ein gestörtes Temperaturempfinden (Verbrennungsgefahr)
- Kälte ist ebenfalls ungünstig, weil dies die Durchblutung weiter verschlechtert, wird aber von den Patienten in aller Regel von selbst gemieden
- Selbst kleine Wunden heilen nur schlecht, und Infektionen breiten sich in dem minderdurchbluteten Gewebe rasch aus. Deswegen ist bei der Pediküre darauf zu achten, dass keine Verletzungen gesetzt werden. Am besten erfolgt die Pediküre durch die medizinische Fußpflege (Podologe). Aus dem gleichen Grunde sollte der Patient nicht barfuß laufen. Kleine Hautrisse, etwa durch trockene Haut, sind ebenfalls eine mögliche Eintrittspforte für Erreger. Daher ist eine sorgfältige Hautpflege mit Salben oder Cremes wichtig. Die häufigen Pilzinfektionen zwischen den Zehen werden durch feuchte und aufgequollene Haut begünstigt. Die Füße werden deshalb nur kurz mit lauwarmem Wasser ohne Seife abgewaschen (warmes/heißes Wasser und Seife führen zum Aufquellen der Haut, Seife greift den Säureschutzmantel an). Danach werden sie gut abgetrocknet, besonders auch in den Zehenzwischenräumen. Die Strümpfe werden täglich gewechselt, auf ein trockenes Fußmilieu wird geachtet (z. B. durch Tragen von Baumwollstrümpfen)
- Gerade in den Stadien III und IV ist die Dekubitusgefahr hoch, daher ist vor allem an den Fersen eine sorgfältige Dekubitusprophylaxe erforderlich. Es ist darauf zu achten, dass die Füße nicht gegen das untere Bettbrett drücken, da auch hier die Gefahr der Ulzeration besteht.

Pflege bei Ulcus cruris ➤ 5.9.5

Pflege bei PTA

- Die Pflegenden achten darauf, dass vor der PTA aktuelle Röntgenbilder und Laborbefunde bereitliegen. Sie kürzen die Haare im Operationsgebiet kurz vor dem Eingriff mit einem Clipper und verabreichen Heparin nach Arztanordnung. Der Patient bleibt für den Eingriff nüchtern
- Nach der PTA werden die Vitalzeichen und die korrekte Lage von Druckverband oder Sandsack auf der Punktionsstelle engmaschig kontrolliert. Der Patient wird heparinisiert oder erhält Thrombozytenaggregationshemmer und muss Bettruhe einhalten (nach Anordnung). Er soll flach liegen (keine Oberkörperhochpositionierung), solange keine Kontraindikation vorliegt (z. B. Dyspnoe). Beim Essen wird das Bett, wenn möglich, in eine schiefe Ebene umgewandelt.

Rehabilitation

Einige Patienten bedürfen einer ambulanten oder stationären Rehabilitation, die folgende Komponenten enthält:

- Fortsetzung der medikamentösen Therapie
- Physiotherapie („Gefäßsport") einschließlich Gehtraining, physikalische Therapien (z. B. Kneipp-Therapie)
- Vorträge zur Erkrankung, ihren Risikofaktoren und deren Beeinflussbarkeit
- Ggf. Nikotinentwöhnung
- Ggf. Ernährungsberatung
- Nach Amputationen Prothesenschulung.

Prävention

Generell besteht die Prävention der pAVK im Abbau aller genannten Risikofaktoren (➤ 5.5.1). Besonders wichtig ist dabei das Einstellen des Rauchens, da dieses für die Extremitätenarterien der wichtigste einzelne Risikofaktor ist.

5.5.3 Akuter arterieller Verschluss einer Extremitätenarterie

DEFINITION

Akuter arterieller Verschluss einer Extremitätenarterie: Durch plötzliche Verlegung einer Arterie meist der unteren Extremitäten bedingter Durchblutungsstopp mit akuter Gefährdung der abhängigen Organe bzw. Gewebe. Gefäßchirurgischer Notfall!

Krankheitsentstehung

Etwa 80 % der akuten arteriellen Verschlüsse sind auf eine Embolie zurückzuführen, am häufigsten aus dem linken Herzen, z. B. bei Vorhofflimmern (➤ 4.6.3), Herzinfarkt (➤ 4.4.2) oder Endokarditis (➤ 4.7.1). Im Herzen entstandene Thromben lösen sich und verschließen eine periphere Arterie. Ursprung einer Embolie können auch vorgeschaltete arteriosklerotische Gefäße (meist die Aorta) sein. Embolische Arterienverschlüsse betreffen in ca. 85 % die Beine.

Bei den übrigen 20 % dominiert ursächlich die arterielle Thrombose auf dem Boden einer schweren Arteriosklerose.

Symptome und Untersuchungsbefund

Akuter Arterienverschluss: 6-mal „P" nach Pratt

Typisch für einen akuten arteriellen Verschluss sind die „6 englischen P":
- **P**ain: (plötzlich einsetzender) stärkster Schmerz
- **P**aleness: Blässe des betroffenen Körperteiles
- **P**araesthesia: Gefühlsstörungen
- **P**ulslessness: Pulslosigkeit der Extremität
- **P**aralysis: Bewegungseinschränkungen oder -unfähigkeit
- **P**rostration: Schock.

Beim thrombotischen Verschluss entwickeln sich die Symptome langsamer und oft nur unvollständig, da sich vielfach Kollateralen ausgebildet haben.

Diagnostik

Die Diagnose wird durch die Klinik geleitet und kann oft schon mittels Duplex gesichert werden. Bei Verschlüssen der Hauptschlagadern oder Beckengefäße ist wegen der reduzierten Aussage des Duplex häufig noch eine CT- oder MR-Angiografie (➤ Abb. 5.12) notwendig. Wenn zeitnah keine ergänzende radiologische Diagnostik möglich ist, kann auch direkt eine Angiografie in Interventionsbereitschaft erfolgen. Die transösophageale Echokardiografie (TEE) erlaubt die Feststellung bzw. den Ausschluss einer kardialen Emboliequelle.

Behandlungsstrategie

Erstmaßnahmen bei einem arteriellen Gefäßverschluss sind:
- Sofortige Gabe von 5 000 IE Heparin i. v., um eine weitere Embolisierung und Thrombosierung zu verhindern
- Schmerzbekämpfung, meist mit Opiaten (beispielsweise Piritramid)
- I. v.-Zugang, Infusionen.

Die Durchblutung muss innerhalb weniger Stunden (Ischämietoleranz von ca. 6 h) wiederhergestellt werden, da die Extremität wegen irreversibler Gewebe- und Gefäßschäden und daraus resultierender Bedrohung des Gesamtorganismus sonst nicht mehr erhalten werden kann. Die Wahl des Verfahrens (lokale Lyse, interventionelle Verfahren wie etwa Embolusentfernung = **Embolektomie** über einen Ballonkatheter ➤ Abb. 5.13, TEA, Bypass) hängt von der Art des Verschlusses, dem Zustand des Patienten, aber auch von der regionalen Verfügbarkeit ab.

Nach der Operation schließt sich eine Antikoagulation an, anfänglich mit Heparin (➤ Pharma-Info 5.3), später unter Beachtung des Blutungsrisikos eine kombinierte antithrombotische Therapie mit ASS 100 mg/Tag und Rivaroxaban 2 × 2,5 mg/Tag.

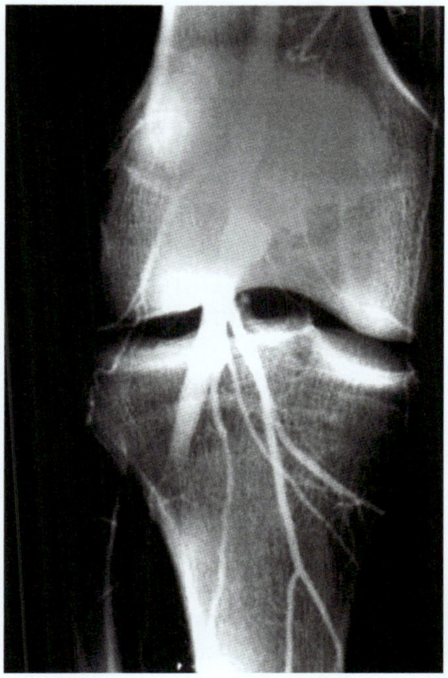

Abb. 5.12 Embolischer Verschluss der A. poplitea knapp unterhalb des Kniegelenks in der Angiografie. [E756]

Pflege

Vor der Entscheidung über die endgültige Therapie:
- Soll der Patient strenge Bettruhe einhalten, wobei die betroffene Extremität zur Erhöhung des Perfusionsdrucks tief positioniert wird. Das Anbringen eines Watteverbands schützt vor Wärmeverlust
- Bleibt der Patient nüchtern
- Werden die Vitalzeichen und die Durchblutung der betroffenen Extremität (Pulse, Wärme, Sensibilität, Hautfarbe, Umfang) kontrolliert
- Geben die Pflegenden Arzneimittel (Analgetika, Heparin) nach Arztanordnung.

Pflege bei Lyse ➤ Pharma-Info 5.7

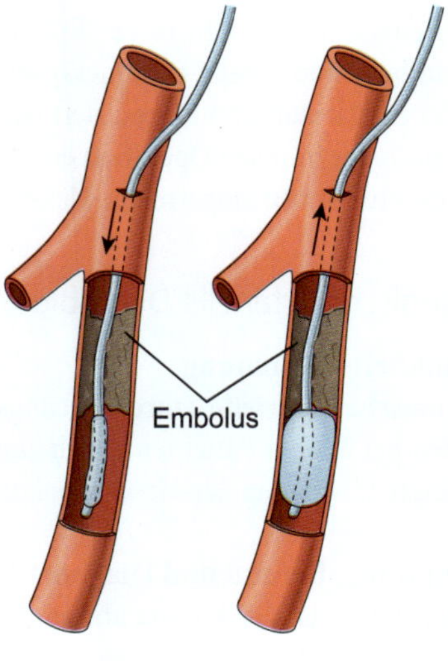

Abb. 5.13 Embolektomie mit einem Fogarty-Ballonkatheter. Der Katheter wird nach Inzision in die Arterie eingeführt (links) und mit entblocktem Ballon durch den Embolus geschoben. Dann wird der Ballon geblockt und beim Herausziehen des Katheters der Embolus mit entfernt. [L190]

VORSICHT

Vorsicht bei Arterienverschluss

- Keine i. m.-Injektionen, da diese eine Kontraindikation für eine evtl. Lyse darstellen!
- Keine MT-Strümpfe, keine einschnürenden Socken oder Kompressionsverbände, da dies die Durchblutung weiter verschlechtert!

5.5.4 Arterielle Durchblutungsstörungen der Eingeweidearterien

Akute arterielle Durchblutungsstörungen

DEFINITION

Mesenterialinfarkt: Thrombotischer oder embolischer Verschluss einer Mesenterialarterie mit nachfolgender Durchblutungsstörung des Darms.

Krankheitsentstehung

Dem **Mesenterialinfarkt** zugrunde liegen lokale arteriosklerotische Gefäßveränderungen mit aufgepfropfter Thrombose oder eine arterielle Embolie, z. B. bei Herzrhythmusstörungen (Vorhofflimmern) oder einer Endokarditis.

Symptome, Befund und Diagnostik

Die Erkrankung beginnt mit starken Bauchschmerzen, begleitet von Übelkeit, Erbrechen, Durchfall und Kreislaufreaktionen bis zum Schock. Typischerweise bessert sich das Beschwerdebild dann für 4–12 h („fataler Friede"), oft einhergehend mit Meteorismus, bevor ein paralytischer Ileus (➤ 7.6.1) und eine Peritonitis (➤ 7.2.4) mit möglicher Sepsis folgen. Ist dieses Stadium erreicht, liegt die Letalität bei bis zu 90 %.

Die Diagnostik ist durch den oft reduzierten Zustand der älteren Patienten bei gleichzeitigem Zeitdruck schwierig. Die Blutuntersuchung zeigt eine Leukozytose und Laktaterhöhung, die Abdomenleeraufnahme einen Ileus. Kann der Verschluss nicht mithilfe der Duplex-Sonografie (➤ 1.4.6, ➤ 5.3.4) gesichert werden, ist eine Angiografie (heute oft als CT- oder MR-Angiografie ➤ 5.3.5) nötig. Möglicherweise ist sogar eine diagnostische Laparotomie erforderlich.

Behandlungsstrategie

Die Behandlung besteht in der Entfernung des Embolus bzw. des Thrombus. Sind bereits Darmnekrosen vorhanden, müssen die betroffenen Darmabschnitte reseziert werden. Oft erfolgt ca. 12 Stunden nach der initialen Operation eine sog. Second-Look-Operation, um eventuelle neu aufgetretene Nekrosen zu resezieren.

Chronische arterielle Durchblutungsstörungen

Krankheitsentstehung

Chronische arterielle Durchblutungsstörungen treten am häufigsten bei älteren Patienten durch zunehmende arteriosklerotisch bedingte Einengung der Mesenterialarterien auf.

Symptome, Befund und Diagnostik

Leitsymptom ist die **Angina abdominalis** *(Angina intestinalis)* mit Bauchschmerzen nach dem Essen, weil der dann erhöhte Sauerstoffbedarf des Darms aufgrund der verengten Gefäße nicht gedeckt werden kann. Die Patienten essen wenig, um die Schmerzen zu vermeiden, auch das Malabsorptionssyndrom (➤ 7.6.2) durch die Darmischämie trägt zum Gewichtsverlust bei. Bei fortschreitender Einengung folgen Dauerschmerzen, Blut im Stuhl und Ileus (➤ 7.6.1).

Die Diagnostik entspricht der bei akuten Durchblutungsstörungen.

Unterstützend oder bei nicht therapiefähigen Patienten kann die Verabreichung mehrerer kleiner Mahlzeiten notwendig sein, sodass die Beschwerden nach dem Essen geringer sind. Die Blutversorgung des Darmes wird wenn irgend möglich verbessert, z. B. durch Ballondilatation zur Weitung der Engstelle oder operative Umgehung der Engstelle mit einem Interponat.

5.5.5 Raynaud-Syndrom

DEFINITION

Raynaud-Syndrom: Anfallsweise Minderdurchblutung der Finger (➤ Abb. 5.14), seltener auch der Zehen. Zu 80 % Frauen betreffend

Das **primäre Raynaud-Syndrom** *(Morbus Raynaud)* ist funktionell bedingt, d. h., es ist keine organische Ursache für die vorübergehenden Spasmen der Gefäße zu finden. Bei den Anfällen werden die Finger der Patienten durch die Ischämie zunächst blass und kalt, dann zyanotisch und schließlich folgt eine Rötung durch die reaktive Mehrdurchblutung am Ende des Anfalls (*Dreifarben-* = **Trikolore-Phänomen**). Der Daumen ist selten betroffen. Oft lösen Kälte oder Stress die Anfälle aus.

Hingegen tritt das **sekundäre Raynaud-Syndrom** im Rahmen bestimmter Grunderkrankungen auf (z. B. einer Sklerodermie, ➤ 14.7.2, eines Sharp-Syndroms, ➤ 14.7.4, einer Arteriosklerose mit Gefäßverschlüssen an den Akren, ➤ 5.5.2) oder als Nebenwirkung von Arzneimitteln. Die Anfälle sind öfter und dauern länger an, die Rötung des letzten Stadiums fehlt häufig. Durch die Versorgungsstörung des Gewebes entwickeln sich oft Nekrosen an den Fingerkuppen.

Die Therapie besteht bei den funktionellen Durchblutungsstörungen im Vermeiden von Kälte sowie strikter Nikotinkarenz. Im akuten Anfall helfen Erwärmung der betroffenen Körperteile, etwa durch Handschuhe bzw. Wollsocken, hohe Raumtemperatur, warme Getränke oder vorsichtige äußere Wärmeanwendung.

Medikamentös werden vor allem Kalziumantagonisten (z. B. Adalat®), Nitrate (auch lokal) und Angiotensin-II-Antagonisten (z. B. Lorzaar®) gegeben.

Beim sekundären Raynaud-Syndrom steht die Behandlung der auslösenden Grunderkrankung im Vordergrund. Medikamentös kommen außerdem Prostaglandine, Phosphodiesterase-5-Hemmer (z. B. Sildenafil, etwa Viagra®) oder Endothelinantagonisten (z. B. Bosentan, etwa Tracleer®) in Betracht. Eine weitere Möglichkeit bei schweren Durchblutungsstörungen der Finger oder Zehen mit (drohenden) Nekrosen ist die **retrograde transvenöse Perfusionstherapie,** bei der Infusionslösungen entgegen der normalen Flussrichtung von den Venen aus ins Mikrozirkulationsgebiet gebracht werden.

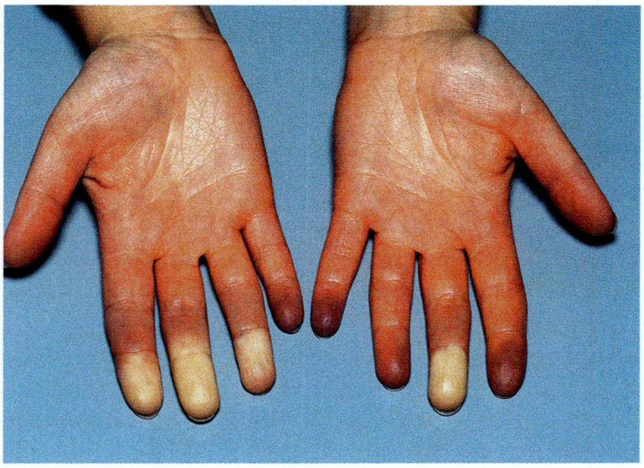

Abb. 5.14 Schweres Raynaud-Syndrom mit scharf abgegrenzter Blässe und Zyanose der Finger. [E757]

5.5.6 Thrombangiitis obliterans

DEFINITION

Thrombangiitis obliterans *(Endangiitis obliterans, Winiwarter-Buerger-Syndrom):* Chronisch-entzündliche, typischerweise an den distalen Extremitätenarterien auftretende nicht atherosklerosebedingte Gefäßerkrankung mit Gefäßverschlüssen. Betroffen sind meist junge Männer, die stark rauchen.

Weitere entzündliche Gefäßerkrankungen ➤ 14.8

Krankheitsentstehung

Die Ursache der **Thrombangiitis obliterans** ist unbekannt. Diskutiert wird vor allem eine durch Tabakantigene ausgelöste Autoimmunreaktion.

Das betroffene Gefäß ist entzündet und durch einen Thrombus verschlossen. Am häufigsten sind die distalen Extremitätenarterien befallen, in fortgeschrittenen Stadien auch (oberflächliche) Venen.

Symptome, Befund und Diagnostik

Leitsymptome sind:
- Kälte, Taubheitsgefühl oder Sensibilitätsstörungen der Hände und Füße ähnlich dem Raynaud-Syndrom
- Schmerzen
- Trophische Störungen und Nekrosen im Bereich der Akren
- Bei ca. 50 % der Patienten Thrombophlebitiden (➤ 5.9.2).

Die Verdachtsdiagnose wird klinisch gestellt und durch eine Angiografie gesichert.

Behandlungsstrategie

Wichtigste Maßnahme ist der absolute Verzicht aufs Rauchen (aktiv wie passiv). Hierunter kommt es bei fast allen Patienten zum Stillstand der Erkrankung. Medikamentös können Prostaglandine (Iloprost, in Ilomedin®) oder Thrombozytenfunktionshemmer gegeben werden. Evtl. sind Amputationen im Bereich von Händen und Füßen notwendig.

5.5.7 Aneurysmen (Übersicht)

DEFINITION

Aneurysma: Umschriebene Arterienausweitung. Zurückzuführen auf angeborene (selten) oder erworbene (häufig) Gefäßveränderungen. Für den Patienten durch Blutungen und Durchblutungsstörungen (lebens-)gefährlich.

Einteilung

Folgende Formen werden unterschieden (➤ Abb. 5.15):
- **Aneurysma verum** *(echtes Aneurysma).* Alle drei Schichten der Gefäßwand sind ausgesackt.
- **Aneurysma spurium** *(falsches Aneurysma).* Nach Gefäßverletzungen tritt Blut aus und es entsteht ein Hämatom um das Gefäß. Dieses wird narbig umgebaut und bildet dann die Aneurysmawand
- **Aneurysma dissecans** (*disseziierendes Aneurysma* ➤ 5.5.9). Durch einen Riss in der Intima strömt Blut zwischen Intima und Media. Folge ist eine fortschreitende Aufsplitterung der Gefäßwand mit ständiger Vergrößerung des Aneurysmas. Evtl. strömt das Blut durch einen zweiten Intimariss auch wieder in das ursprüngliche Gefäß zurück *(Reentry).*

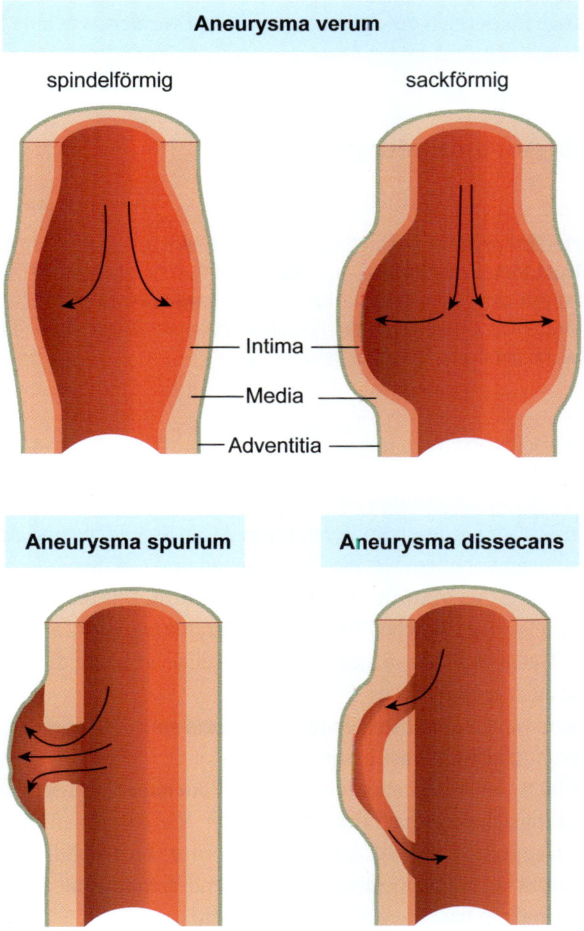

Abb. 5.15 Die drei häufigsten Aneurysmaformen. [L190]

5

Komplikationen

Jedes Aneurysma bedroht den Patienten gleich mehrfach:

- Durch **Ruptur** mit Blutaustritt in die Nachbarschaft: Die aufgeweitete Aneurysmawand ist nur noch dünn, sodass sie bei Blutdruckerhöhungen platzen kann und das Blut mit *arteriellem* Druck in die Umgebung strömt. Bei einem Aortenaneurysma kann der Patienten innerhalb von 10 min innerlich verbluten. Bei zerebralen Aneurysmen droht eine tödliche Einblutung ins Gehirn
- Durch **Größenzunahme** mit Verdrängung benachbarter Strukturen: Je nach Größe und Lokalisation des Aneurysmas können Nachbarorgane durch Druck beeinträchtigt werden
- Durch **Thrombose:** Das Aneurysma verändert die Strömungsverhältnisse des Blutes, weshalb die Thrombosegefahr in aneurysmatisch veränderten Gefäßabschnitten erhöht ist. Bei einem vollständigen Gefäßverschluss ist die Durchblutung der nachgeschalteten Organe gefährdet
- Durch **arterielle Embolie:** Auch eine Thrombose, die das Aneurysma nur teilweise verlegt, gefährdet den Patienten, da sich Teile des Thrombus lösen und mit dem Blutstrom in kleinere Arterien verschleppt werden können. Hier können sie „stecken bleiben" und einen akuten Gefäßverschluss hervorrufen *(arterio-arterielle Embolie)*
- Beim Aneurysma dissecans können außerdem die Arterienabgänge im Bereich des Aneurysmas verlegt werden, was eine Ischämie der abhängigen Organe nach sich zieht.

5.5.8 Aortenaneurysma

DEFINITION

Aortenaneurysma: Aneurysma der Aorta. Je nach Lokalisation unterteilt in **Brustaortenaneurysma** vom Abgang der A. subclavia bis zum Durchtritt durch das Zwerchfell und **Bauchaortenaneurysma** (ca. 75–85 % der Aortenaneurysmen) zwischen Durchtritt durch das Zwerchfell und Aufgabelung der Aorta (ungefähr bei LWK 4).

Krankheitsentstehung

Brustaortenaneurysmen sind insgesamt selten.

- Ursächlich kommen im Bereich von Aorta ascendens und Aortenbogen vor allem Gefäßentzündungen und Gefäßwandschwächen (z. B. bei **Marfan-Syndrom**) in Betracht. Das Marfan-Syndrom ist eine erbliche Bindegewebserkrankung, die u. a. mit einer Gefäßwandschwäche einhergeht. Teilweise bleibt die Ursache auch unklar
- Aneurysmen der absteigenden Brustaorta sind überwiegend durch Arteriosklerose bedingt.

Über 90 % der Aortenaneurysmen sind **Bauchaortenaneurysmen,** am häufigsten unterhalb des Abgangs der Nierenarterien *(infrarenal)*. Hauptursache sind die Arteriosklerose, Bluthochdruck und eine erbliche Prädisposition. Entsprechend treten diese Aneurysmen vor allem nach dem 50. Lebensjahr auf.

Symptome und Untersuchungsbefund

Viele Patienten mit einem Aortenaneurysma haben keine Beschwerden, und das Aneurysma wird nur zufällig diagnostiziert, beispielsweise bei einer Sonografie. Andere Patienten haben möglicherweise:

- Brust-, Bauch- oder Rückenschmerzen
- Beschwerden durch Kompression von Nachbarstrukturen durch das Aneurysma, z. B. Atem- oder Schluckbeschwerden bei einem Brustaortenaneurysma.

Patienten mit Marfan-Syndrom können oft an ihrem charakteristischen Körperbau mit Hochwuchs, langen, schmalen Gliedmaßen und Trichterbrust erkannt werden. Das infrarenale Bauchaortenaneurysma lässt sich bei entsprechender Größe häufig als „pulsierender Tumor" bei der körperlichen Untersuchung ertasten. Gelegentlich sind Stenosegeräusche auskultierbar.

Komplikationen

Lebensbedrohliche Komplikationen des Aortenaneurysmas sind die Ruptur und die Dissektion (➤ 5.5.9).

Diagnostik

Die Diagnose wird durch die verschiedenen Sonografie-, CT- und MR-Verfahren (einschließlich CT/MR-Angiografie ➤ Abb. 5.16) gesichert. Weitere Untersuchungen können zur Operationsplanung erforderlich sein.

Behandlungsstrategie und Pflege

Bei kleinen, asymptomatischen Aneurysmen mit ausreichend dicker Wand oder bei schweren Begleiterkrankungen des Patienten und daher sehr hohem Operationsrisiko kann unter vierteljährlichen Kontrollen abgewartet werden. Bei einem Aneurysmadurchmesser über ca. 5 cm (je nach Lokalisation) oder rascher Aneurysmavergrößerung wird trotz des Operationsrisikos operiert und eine

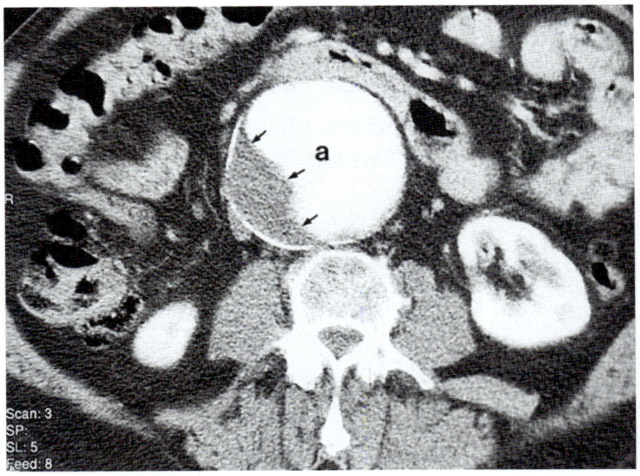

Abb. 5.16 Bauchaortenaneurysma im Kontrastmittel-CT. Der Patient berichtete über Rückenschmerzen seit wenigen Tagen. a = Aortenaneurysma, die Pfeile zeigen auf einen wandständigen Thrombus. [M500]

Gefäßprothese eingesetzt, da ein Notfalleingriff (Letalität > 60 %) noch wesentlich komplikationsträchtiger ist. Aortenstents sind nur für einen Teil der Patienten möglich.

Für die Pflege ist neben der allgemeinen Operationsvorbereitung besonders wichtig:

- Aufklärung des Patienten, dass ein Blutdruckanstieg zur Aneurysmaruptur führen kann
- Obstipationsprophylaxe (Bauchpresse beim Stuhlgang kann auf das Aneurysma drücken)
- Häufige Blutdruckkontrollen und Überwachung und evtl. Einleiten oder Anpassen der antihypertensiven Medikation.

VORSICHT

Bei Leistenaneurysma keine Gymnastik und kein Belastungs-EKG mit Fahrradergometer!

5.5.9 Disseziierendes Aneurysma

DEFINITION

Disseziierendes Aneurysma: „Gespaltenes" Aneurysma, bei dem durch einen Intimariss Blut zwischen die Intima und die Media eindringt. Beginn am häufigsten in der thorakalen Aorta, in bis zu 50 % bis zur Bauchaorta reichend. Lebensbedrohliches Krankheitsbild.

Krankheitsentstehung

Meist liegt eine Hypertonie und/oder Arteriosklerose zugrunde, seltener Aortenentzündungen, ein Marfan-Syndrom (➤ 5.5.8) oder ärztliche Eingriffe wie etwa Katheteruntersuchungen.

Symptome und Untersuchungsbefund

Meist hat der Patient bei Einbruch des Blutes in die Gefäßwand plötzlich stärkste Schmerzen, vor allem im Brustkorb und zwischen den Schulterblättern. Die Schmerzen können in der Folge nach unten wandern. Je nach innerem Blutverlust entwickelt sich rasch ein Schock. Gelegentlich besteht aber der dann ursächliche Bluthochdruck weiter fort.

Die Abgänge der Aortenäste im Dissektionsbereich können eingeengt oder verschlossen sein, sodass Durchblutungsstörungen mit den Komplikationen Herzinfarkt, Schlaganfall, Nierenversagen oder Darmischämie die Folge sind und das klinische Bild bestimmen. Bei Beteiligung der Aorta ascendens kann sich rasch eine Perikardtamponade entwickeln.

Diagnostik ➤ 5.5.8

Behandlungsstrategie

Je nach Lage und Größe des Aneurysmas (➤ Abb. 5.17) kann eine weitere endovaskuläre oder – seltener – eine operative Therapie erwogen werden. Wichtig aber ist die konstante Blutdruckregulation. Der Patient sollte Bettruhe einhalten, seine Vitalzeichen sind engmaschig zu kontrollieren. Zur Abschätzung des weiteren Risikos sollte zeitnah eine weitere radiologische Bildgebung erfolgen, spätestens jedoch vor Entlassung aus dem Krankenhaus.

5.6 Schlaganfall

DEFINITION

Schlaganfall (*zerebraler Insult, Hirninsult, Apoplex*, engl. *stroke*): Akute Durchblutungsstörung oder Blutung des Gehirns mit neurologischen Ausfällen (Bewusstseinstrübung, Lähmungen, Sensibilitätsstörungen). Starke Häufigkeitszunahme nach dem 60. Lebensjahr.

Zerebrovaskuläre Insuffizienz: Sammelbegriff für alle Durchblutungsstörungen des Gehirns. Im klinischen Sprachgebrauch bezeichnet der Begriff oft nur die chronischen Durchblutungsstörungen.

Der **Schlaganfall** ist eine sehr häufige Erkrankung: Ungefähr 250 000 Menschen erleiden in Deutschland jährlich einen Schlaganfall. Damit ist der Schlaganfall derzeit die dritthäufigste Todesursache in Deutschland, bei den Ursachen bleibender Behinderung im Erwachsenenalter steht er sogar an erster Stelle.

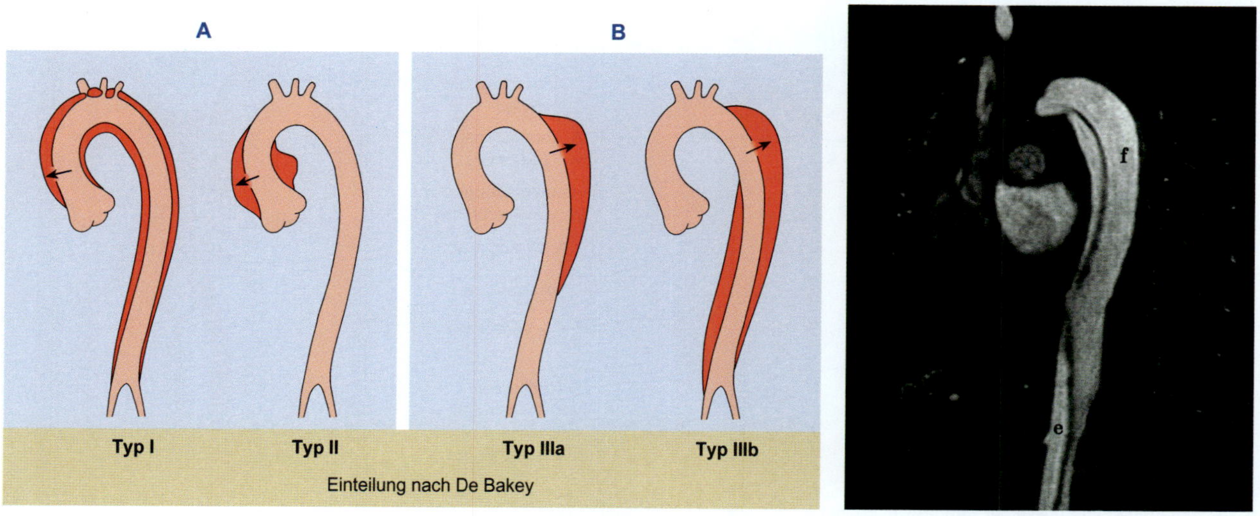

Abb. 5.17 Links Einteilung der disseziierenden Aortenaneurysmen nach De Bakey, rechts Kernspintomografie (e = echtes, f = falsches Gefäßlumen). [L157, M500]

Schlaganfallpatienten werden am besten auf einer interdisziplinären **Stroke-Unit** behandelt. Diese Schlaganfall-Akutstationen gewährleisten durch ihre apparative und personelle Ausstattung ein integratives Behandlungskonzept.

In mangelversorgten Gebieten, etwa auf dem Land, verbessern regionale *telemedizinische Schlaganfallnetze* die Versorgung, sofern bestimmte Qualitätsstandards erfüllt sind: U. a. werden die Schlaganfallpatienten des regionalen Krankenhauses auf einer internistischen Station „konzentriert", die Mitarbeiter speziell geschult und die apparativen Voraussetzungen für Telekonsile einer überregionalen Stroke-Unit geschaffen.

Auch Patienten mit schweren internistischen Begleiterkrankungen, nur noch kurzer Lebenserwartung (z. B. mit metastasierten Tumoren) oder bereits vorher schwer pflegebedürftige Patienten werden auf internistischen Stationen gepflegt.

5.6.1 Krankheitsentstehung und Risikofaktoren

Krankheitsentstehung

Einem Schlaganfall liegt in 80 % eine *verminderte Blutversorgung* (Ischämie) des Gehirns zugrunde, die zum Untergang von Hirngewebe **(Hirninfarkt)** führt (Hirnarterien und Versorgungsgebiete ➤ Abb. 5.18, ➤ Abb. 5.19). Mögliche Ursachen dieses **ischämischen Schlaganfalls** sind:

- Thrombotischer Gefäßverschluss einer Hirnarterie oder einer hirnversorgenden Arterie bei Arteriosklerose
- Arterio-arterielle Embolie: Blutgerinnsel oder atheromatöses Material aus arteriosklerotisch geschädigten Arterien (häufig aus der Halsschlagader) können sich lösen, mit dem Blutstrom in das Gehirn verschleppt werden und dort Hirngefäße verlegen
- Embolie aus dem Herzen, z. B. bei Vorhofflimmern (➤ 4.6.3), die ebenfalls zu einer Verlegung von Hirngefäßen führt

Tab. 5.6 Krankheiten, die unter dem Bild eines „Schlaganfalls" verlaufen.

	Klinische Leitsymptome	Therapie
Zerebrale Ischämie	Neurologische Ausfälle, Bewusstseinsstörung (Einzelheiten ➤ 5.6.2)	Konservativ (Einzelheiten ➤ 5.6.4)
Intrazerebrale Blutung	Neurologische Ausfälle, Bewusstseinsstörung, Kopfschmerzen, Auslöser oft körperliche Anstrengung	Meist konservativ (Basismaßnahmen ähnlich denen bei zerebraler Ischämie, Kontrolle von Hirn- und Blutdruck, keine Lyse!), evtl. operative Hämatomausräumung
Subarachnoidalblutung	Plötzlich stärkste Kopfschmerzen, Übelkeit, Erbrechen, Meningismus (Hirnhautreizung mit Nackensteife), Bewusstseinsstörung, Auslöser oft körperliche Anstrengung	Möglichst frühzeitige Operation zur Aneurysmaausschaltung. Falls nicht möglich, überbrückend konservative Behandlung (u. a. mit Bettruhe, keinerlei körperlicher Anstrengung) und spätere Operation
Hirnvenen- oder -sinusthrombose	Sich in Stunden entwickelnde Kopfschmerzen, evtl. zerebrale Krampfanfälle, neurologische Ausfälle	Konservativ (Antikoagulation)

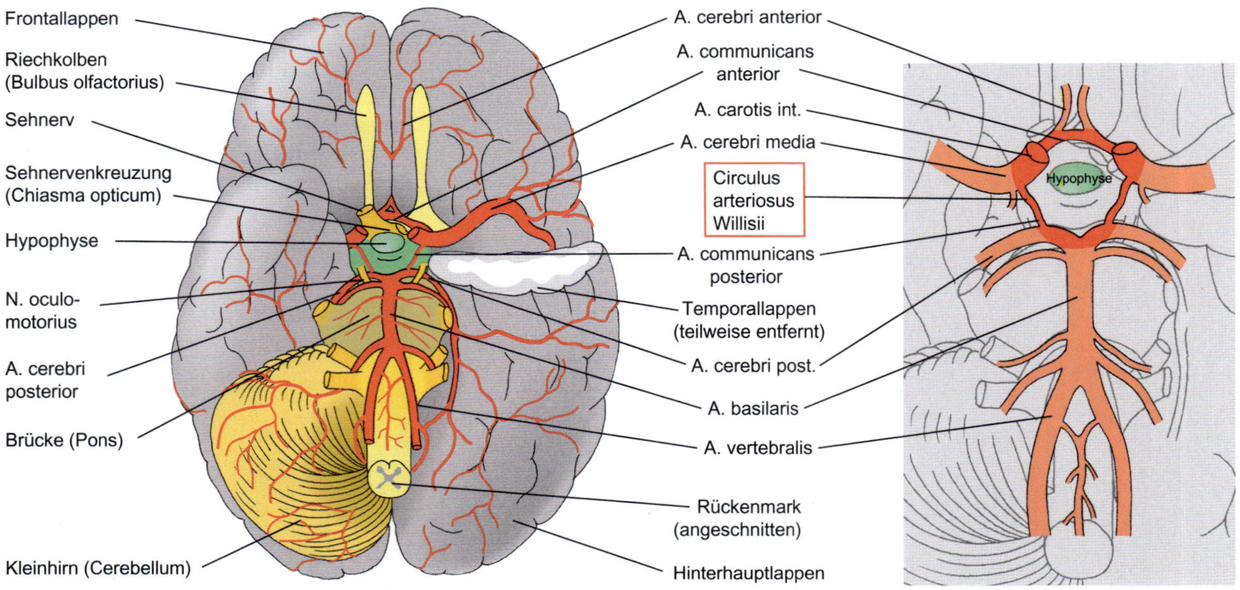

Abb. 5.18 Hirnarterien im Bereich der Hirnbasis mit dem Circulus arteriosus Willisii. Die Durchblutung des Gehirns erfolgt über die beiden inneren Halsschlagadern (Aa. carotides internae) sowie (in geringerem Umfang) über die Wirbelschlagadern (Aa. vertebrales). [L190]

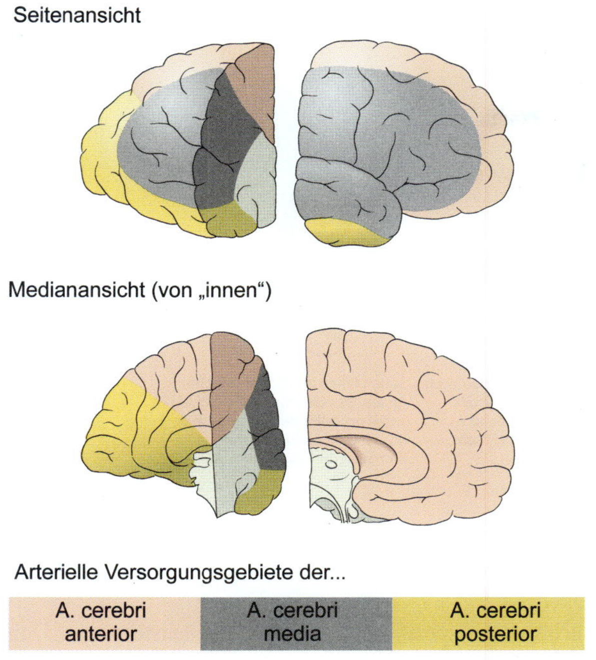

Abb. 5.19 Arterielle Versorgung des Großhirns. A. cerebri anterior und media werden von der A. carotis interna gespeist, die A. cerebri posterior erhält ihr Blut überwiegend aus der A. vertebralis. Entsprechend der Versorgungsgebiete bilden sich beim Verschluss der einzelnen Arterien unterschiedliche neurologische Ausfallerscheinungen aus. [L190]

- Dissektion hirnversorgender Halsarterien. Eine (spontane) Blutung in die Arterienwand führt zu einer Gefäßeinengung oder nach Durchbruch in die Arterienlichtung zu frei im Blutstrom schwingenden Gefäßwandteilen oder Thrombusbildung.

In ca. 15 % der Fälle ist der Schlaganfall Folge einer geplatzten Hirnarterie mit nachfolgender Blutung in das Gehirn (**intrazerebrale Blutung,** *Hirnmassenblutung,* ➤ Tab. 5.6).

Ungefähr 5 % der Schlaganfälle sind durch andere Ursachen wie eine **Subarachnoidalblutung** (➤ Tab. 5.6) verursacht, bei der z. B. ein geplatztes Aneurysma an der Gehirnbasis zu einer Blutung zwischen Arachnoidea und Pia mater führt.

Andere Ursachen wie Gefäßentzündungen oder Hirnvenen- oder Sinusthrombosen (➤ Tab. 5.6) sind demgegenüber weit seltener und vor allem bei jüngeren Patienten anzutreffen.

Risikofaktoren

Risikofaktoren für eine thrombotisch bedingte Hirnischämie sind arterielle Hypertonie, Diabetes mellitus, Rauchen, Fettstoffwechselstörungen, Herzrhythmusstörungen, insbesondere Vorhofflimmern, und bei Frauen die Einnahme von Ovulationshemmern („Pille"). Der wichtigste Risikofaktor für einen Schlaganfall durch Gehirnblutung ist die arterielle Hypertonie, weshalb diese auch als *hypertensive Massenblutung* bezeichnet wird.

Schlaganfallprävention

Die Schlaganfallprävention entspricht derjenigen der Arteriosklerose allgemein (➤ 5.5.1) mit einigen Besonderheiten:

- Wichtigster beeinflussbarer Risikofaktor ist die arterielle Hypertonie. Entsprechend wichtig sind Blutdruckkontrollen z. B. im Rahmen von Aufklärungskampagnen oder Arztbesuchen aus anderen Gründen, ggf. gefolgt von einer Bluthochdruckbehandlung
- Fettstoffwechselstörungen sind auch für den ischämischen Schlaganfall ein Risikofaktor, jedoch sind sie hier weniger bedeutsam als z. B. bei der KHK (➤ 4.4.1). Statine haben in der Primärprävention des Schlaganfalls keine Erfolge gezeigt.

Für Frauen > 45 Jahren mit kardiovaskulären Risikofaktoren (nicht aber für Gesunde oder für Männer) wird eine niedrig dosierte Azetylsalizylsäureeinnahme zur Thrombozytenaggregationshemmung empfohlen, für die meisten Patienten mit Vorhofflimmern ist eine orale Antikoagulation (➤ 5.8) sinnvoll [5].

5.6.2 Symptome und Untersuchungsbefunde

Typisch für einen Schlaganfall ist der plötzliche, „schlagartige" Ausfall von Hirnfunktionen (➤ Abb. 5.20). Bei einigen Patienten lassen sich vorangegangene flüchtige Ausfälle eruieren, bei gut der Hälfte der Patienten mit Karotisdissektion ein lokaler Schmerz (v. a. am Hals) oder kurzzeitige neurologische Auffälligkeiten, v. a. Hirnnervenausfälle.

Die Kombination der Symptome kann stark variieren und hängt davon ab, welche Hirnarterie betroffen ist und welche Hirnzentren ausfallen (Übersicht ➤ Tab. 5.7, Hirnarterien und Versorgungsgebiete ➤ Abb. 5.18, ➤ Abb. 5.19).

Die folgenden Ausführungen konzentrieren sich auf die häufigste Form des Schlaganfalls, den Carotis-interna- bzw. Cerebri-media-Infarkt. Hier sind zu erwarten:

- **Halbseitenlähmung.** Diese kann unvollständig **(Hemiparese)** oder – eher selten – vollständig sein **(Hemiplegie).** Die Halbseitenlähmung ist typischerweise armbetont, oft liegt auch eine Fazialisparese vor. Die Lähmung ist anfangs *schlaff* und wird nach Tagen bis Wochen *spastisch,* d. h., der Muskeltonus ist nun krankhaft erhöht (➤ Abb. 5.21). Der pathologische Babinski-Reflex (Anheben der Großzehe und Beugung der übrigen Zehen bei Bestreichen des seitlichen Fußrandes) ist meist von Anfang an auslösbar. Obwohl es sich überwiegend um eine Hemiparese handelt, wird der Schlaganfallpatient auch als *Hemiplegiker* bezeichnet
- **Sensibilitätsstörungen** auf einer Körperseite, z. B. Taubheitsgefühl oder Kribbelparästhesien („Ameisenlaufen")
- **Aphasie** *(Sprachstörung durch Schädigung des ZNS),* vornehmlich bei Verschluss der linken A. cerebri media. Bei einer Aphasie sind das Sprachverständnis und/oder die Sprachproduktion gestört. Davon abzugrenzen sind *Sprechstörungen,* bei denen die Artikulation durch Lähmungen der Zungen- und Schlundmuskulatur beeinträchtigt ist **(Dysarthrie)**
- **Apraxien,** das ist die Unfähigkeit zu zweckgerichteten Handlungen trotz erhaltener Beweglichkeit
- **Neglect-Phänomen** (genauer **Hemineglect**), das ist fehlendes Wahrnehmen und Erkennen der betroffenen Körperhälfte und/ oder der Umgebung auf der betroffenen Seite. Meist tritt ein Neglect-Phänomen auf, wenn die linke Körperhälfte betroffen ist. Der Patient zeichnet z. B. nur die rechte Seite einer Vorlage ab,

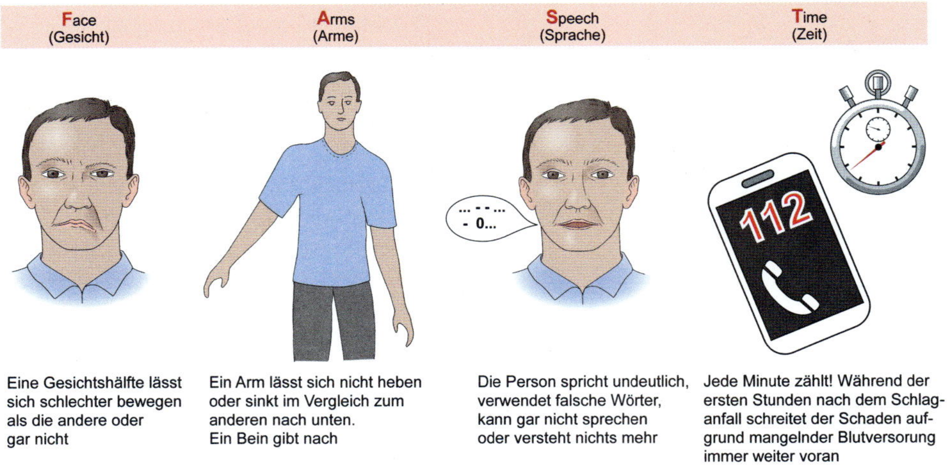

Abb. 5.20 Der FAST-Test ermöglicht es, einen Schlaganfall-Verdacht zu prüfen. [L190]

wäscht sich nur auf der rechten Seite und nimmt nur Personen zur Kenntnis, die von der rechten Seite her kommen
- **Harninkontinenz** oder -**verhalt**
- **Bewusstseinstrübung** bis hin zu tagelanger Bewusstlosigkeit *(Koma)*

Tab. 5.7 Die neurologischen Ausfälle bei einem Schlaganfall unterscheiden sich, je nachdem, welches Gefäßversorgungsgebiet betroffen ist und welche Hirnleistungszentren ausfallen.

Betroffene Arterie	Dominierende neurologische Ausfälle*
A. cerebri media oder A. carotis interna	• Hemiparese/Hemiplegie, gesichts- und armbetont • Halbseitige Empfindungsstörungen • Auge: Verschiedene Sehstörungen • Bei Befall der linken** Arterie: Aphasie
A. cerebri anterior	• Hemiparese/Hemiplegie, beinbetont • Inkontinenz
A. cerebri posterior	• Halbseitiger Gesichtsfeldausfall • Bei Befall der linken** Arterie: Dyslexie (Unfähigkeit zu lesen)
A. vertebralis und A. basilaris	• Drehschwindel, Übelkeit, Erbrechen • **Drop-attacks** (Sturzattacken = plötzliches Hinfallen) • Schluck- und Sprechstörungen, Sehstörungen • Bei komplettem Basilarisverschluss: Para- und Tetraparese (untere Extremität bzw. alle vier Extremitäten gelähmt); **Locked-in-Syndrom** (der Patient ist bei vollem Bewusstsein, kann sich jedoch nur durch vertikale Augenbewegungen und Augenöffnung, nicht aber durch Sprache oder andere Bewegungen verständlich machen)
A. cerebelli inferior posterior	**Wallenberg-Syndrom:** Drehschwindel, Erbrechen, Schluckstörung, Heiserkeit, Nystagmus, Trigeminusparese, Schmerz- und Temperaturempfindungsstörung

* Bei allen Gefäßen: Bewusstseinstrübung unterschiedlichen Ausmaßes, psychische Veränderung des Patienten
** Korrekter wäre, vom Befall der Arterie der dominanten Hirnseite zu sprechen, da dort in aller Regel das Sprachzentrum lokalisiert ist. Dies ist meist die linke, bei Linkshändern gelegentlich die rechte Hirnhälfte

- Akute **Verwirrtheit** mit Orientierungsverlust und Teilnahmslosigkeit.
- Auch weniger spezifische Symptome wie Sehstörungen, Doppelbilder, Gleichgewichtsstörungen, Desorientierung oder Herdblick können auftreten.

Aufgrund der Kreuzung sowohl der (absteigenden) Pyramidenbahn als auch der (aufsteigenden) sensiblen Bahnen ist bei einem Verschluss der rechten A. cerebri media die linke Körperhälfte des Patienten betroffen und umgekehrt.

Eine Unterscheidung von Hirninfarkt und Hirnblutung aufgrund der Symptome ist nicht möglich.

TIA

Das Konzept der **TIA** *(transitorische ischämische Attacke)* mit flüchtigen neurologischen Ausfällen von höchstens 24 h Dauer durch kurzzeitig gestörte Hirndurchblutung gilt durch die Fortschritte der bildgebenden Verfahren mittlerweile als veraltet, die TIA wird heute auch als („kleiner") Schlaganfall betrachtet.

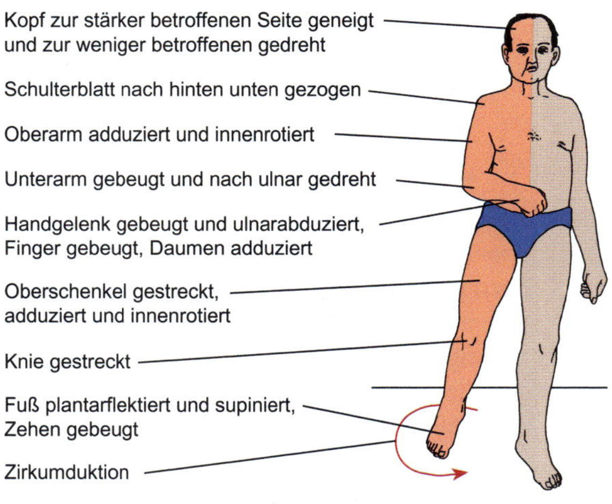

Abb. 5.21 Die wichtigsten Charakteristika des typischen spastischen Musters nach einem Schlaganfall („Wernicke-Mann-Muster"), hier bei rechtsseitiger Hemiparese. Varianten sind häufig! [L215]

Die Konsequenz für den Patienten bleibt die gleiche: Kurzzeitige neurologische Störungen wie etwa Sehstörungen auf einem Auge für wenige Minuten **(Amaurosis fugax),** Sensibilitätsstörungen, aber auch kurzzeitige Lähmungen („Gestern Morgen fiel mir irgendwie die Tasse aus der Hand, und kurz danach war wieder alles in Ordnung") sind Warnsignale eines drohenden „großen Schlaganfalls" und müssen möglichst noch am gleichen Tag abgeklärt werden.

5.6.3 Diagnostik

Nach evtl. Sicherung der Vitalfunktionen schließen sich schnellstmöglich Monitoring und Akutdiagnostik zur Ursachenklärung und Schweregradeinschätzung an. Hierzu gehören neben der (Gefäß-) Anamnese und neurologischen Untersuchung [6, 7]:

- „Basislabor" mit Blutzucker (evtl. schon vorher BZ-Stix zum Hypoglykämieausschluss, ➤ 10.7.5), Blutbild inkl. Thrombozyten, BSG/CRP, Quick/INR, PTT, Elektrolyten, Leber- und Nierenwerten. Evtl. weitere Blutuntersuchungen, z. B. CK
- EKG, um z. B. Vorhofflimmern (➤ 4.6.3) zu erkennen, das die Entstehung von Thromben im Herzen begünstigt
- Transkutane Messung der Sauerstoffsättigung mittels Pulsoximetrie (➤ 6.3.6)
- CT oder Kernspintomografie des Gehirns, möglichst einschließlich CT- bzw. MR-Angiografie (➤ 1.4.3, ➤ 1.4.4). Eine Blutung lässt sich im CT sofort als Bereich erhöhter Dichte erkennen. Bei einer Ischämie ist ein sofort angefertigtes CT noch unauffällig, Frühzeichen werden nach 2–4 h sichtbar (➤ Abb. 5.22). Die Kernspintomografie zeigt Blutungen ebenso sicher und ischämiebedingte Veränderungen früher an als die Computertomografie, sodass sie zunehmend durchgeführt wird. Bei entsprechendem Verdacht erfolgt auch eine Venendarstellung (CT-/MR-Venografie)
- Ultraschall des Herzens (*Echokardiografie,* genauer *TEE,* ➤ 4.3.5), um Thromben zu erfassen oder auszuschließen
- Doppler- und Duplex-Sonografie (➤ 1.4.6) der hirnversorgenden Arterien, um Stenosen oder arteriosklerotische Plaques als mögliche Emboliequelle zu diagnostizieren.

Die weiterführende Diagnostik besteht in:

- Langzeit-EKG (➤ 4.3.4), um eine Synkope bei Herzrhythmusstörungen (➤ 4.6) auszuschließen
- Echokardiografie (kardiale Emboliequellen?)
- Dopplerdruckmessung der peripheren Arterien (➤ 5.3.2) zur Einschätzung der Gesamt-Gefäßsituation
- Ggf. weitere Blutuntersuchungen, z. B. bei Verdacht auf Thrombophilie (➤ 5.9.3) oder Vaskulitis (➤ 14.8)
- Ggf. Angiografie (vor geplanter Operation).

Überwachung bei Schlaganfall

- In den ersten 24 h möglichst kontinuierliches Monitoring: Herzfrequenz, EKG, Pulsoximetrie, Blutdruck
- Engmaschig: Blutzucker, Körpertemperatur
- Beobachtung des neurologischen Status (Vigilanz, neurologische Ausfälle, Dysphagie-Screening), auch mithilfe von Skalen, z. B. NIH-Stroke-Scale.

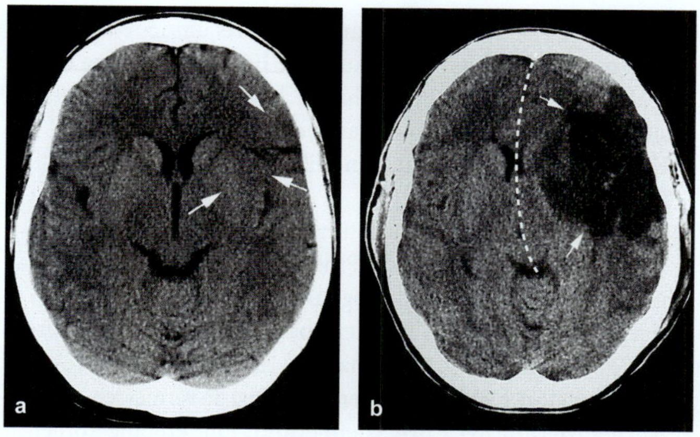

Abb. 5.22 CT des Gehirns (ohne Kontrastmittel) bei einem ischämischen Schlaganfall 6 h (a) bzw. 24 h (b) nach Beschwerdebeginn. Nach 6 h sind erst leichte Dichteunterschiede des infarzierten Gehirnareals (→ in a) zu erkennen. Nach 24 h ist eine deutliche dunkle „Höhle" darstellbar (→ in b), die dem abgestorbenen Gehirngewebe entspricht. Infolge der Raumforderung sind Ventrikel und Mittellinie verlagert (gepunktete Linie in b). [M443]

5.6.4 Therapie und Rezidivprophylaxe

Therapie

Um das abgestorbene Gewebe herum gibt es eine Zone (*Periinfarktgebiet* oder **Penumbra**), in der die Funktion der Nervenzellen zwar durch die Minderdurchblutung gestört ist, die Zellen aber noch nicht unwiderruflich geschädigt sind. Wird der Sauerstoffmangel rechtzeitig behoben, erholen sich diese Nervenzellen wieder, hält er jedoch an, sterben sie ab.

NOTFALL

Der Schlaganfall ist ein Notfall! Je früher die Therapie beginnt, desto besser ist die Prognose des Patienten („time is brain").

Basistherapie

Die Basistherapie des häufigen ischämisch verursachten Schlaganfalls umfasst [7]:

- **Sicherung der Atmung.** Ausreichende Sauerstoffversorgung ist für das Überleben der Zellen in der Penumbra entscheidend. Deshalb muss die Atmung des Patienten in den ersten Tagen engmaschig überwacht werden, am besten durch Pulsoximetrie. Die Indikation zur Sauerstoffgabe über eine Nasensonde (2–4 l/min) ist großzügig zu stellen. Evtl. sind eine Intubation und Beatmung erforderlich
- **Sicherung der Herz- und Kreislauftätigkeit.** Herzinsuffizienz und Herzrhythmusstörungen müssen unbedingt behandelt werden. Der Blutdruck wird im hochnormalen Bereich gehalten (systolischer Blutdruck ≥ 140 mmHg), da zu niedrige Drücke die Durchblutung in der Penumbra verschlechtern. Ein zu hoher Blutdruck ist in der Akutphase sehr häufig und bildet sich oft von selbst wieder zurück. Sofern keine anderen Begleiterkrankungen oder Notfallindikation vorliegt, kann ein systolischer Blutdruck von bis zu 220 mmHg toleriert werden. Eine Senkung des Blutdrucks wird erst bei > 220 mmHg empfohlen. Diese soll-

te vorsichtig stattfinden (Senkung des Werts um 15 %), da auch eine zu schnelle Blutdrucksenkung die Hirndurchblutung verschlechtert. Ein zu niedriger Blutdruck wird ggf. durch Infusionstherapie mittels Katecholaminen angehoben
- **Korrektur des Flüssigkeits- und Elektrolythaushalts** durch Infusionen (➤ 9.13)
- **Regulation des Blutzuckers.** Ein erhöhter Blutzuckerspiegel geht mit einer Verschlechterung der Prognose einher, wobei noch unklar ist, ob er hierzu *ursächlich* beiträgt. Deshalb wird der Blutzuckerspiegel in den ersten drei Tagen engmaschig kontrolliert und durch die Gabe von (Alt-)Insulin auf maximal 160 mg/dl eingestellt. Andererseits sind auch Hypoglykämien unbedingt zu vermeiden
- **Normalisierung der Körpertemperatur.** Eine erhöhte Körpertemperatur wirkt sich ungünstig auf die (noch) nicht irreversibel geschädigten Zellen im Infarktrandgebiet aus. Daher wird bereits eine leicht erhöhte Körpertemperatur > 37,5 °C durch physikalische Maßnahmen wie Wadenwickel oder durch Arzneimittel gesenkt. Gleichzeitig wird nach der Ursache der Temperaturerhöhung gesucht und diese nach Möglichkeit beseitigt. Ob eine frühzeitige induzierte Hypothermie durch Senkung des Sauerstoffverbrauchs hilft, Nervenzellen zu retten, ist derzeit noch unklar
- **Thromboseprophylaxe** durch Low-Dose-Heparinisierung, Vollheparinisierung (➤ Pharma-Info 5.3) nur bei speziellen Indikationen (nicht bei Blutungen oder sehr großen ischämischen Infarkten)
- **Ggf. Behandlung des Hirnödems.** Je größer das Infarktgebiet ist, desto wahrscheinlicher ist die Entwicklung eines Hirnödems. Der Oberkörper des Patienten wird um 30° erhöht positioniert, der Kopf achsengerecht in Neutralstellung positioniert, um auch minimale venöse Abflussbehinderungen zu vermeiden. Seitenlage oder selbst das Flachstellen des Kopfteiles werden vermieden. Zur Dekubitusprophylaxe wird der Patient auf einer Weichpositionierungs- oder Viscoschaummatratze positioniert. Weitere Maßnahmen erfolgen in Abhängigkeit der Risikoeinschätzung (z. B. mittels Braden-Skala). Wichtig sind eine ausreichende Analgesie und Sauerstoffversorgung. Medikamentös werden osmotisch wirksame Substanzen gegeben, Glukokortikoide sind wirkungslos. Weitere Maßnahmen sind Intensivstationen vorbehalten
- **Intensive Frührehabilitation:** Ebenso wichtig wie die genannten medikamentösen Maßnahmen ist eine intensive Frührehabilitation des Patienten, die bereits kurz nach der Krankenhausaufnahme beginnt. Eine neurophysiologisch ausgerichtete Pflege, die sich am Bobath-Konzept orientiert (➤ 5.6.5), Frühmobilisation je nach Zustand des Patienten, Krankengymnastik (ebenfalls auf neurophysiologischer Grundlage) sowie ggf. Logopädie und Ergotherapie sollen die bleibenden neurologischen Ausfälle und die spastische Tonuserhöhung der Muskulatur mit typischem Haltungsmuster möglichst gering halten
- **Verhinderung weiterer Komplikationen:** Entsprechende Prophylaxen bzw. Therapiemaßnahmen beugen Komplikationen vor, insbesondere einer Pneumonie, einem Dekubitus und einer (bleibenden) Harninkontinenz.

Maßnahmen zur Wiederherstellung der Gehirndurchblutung
Für die Therapie beim ischämischen Schlaganfall gilt das Prinzip „Time is brain". In den Leitlinien wird die intravenöse Thrombolyse, die den Thrombus auflösen soll, als Ersttherapie empfohlen. Zeigt diese Methode keine Wirkung, kommt ein **Stent-Retriever** zum Einsatz, um den Thrombus mechanisch zu entfernen. Sie ist aber nur in den ersten 3–6 h nach Beginn der Symptomatik möglich (bei Basilaristhrombose bis 12 h) und kommt wegen ihrer Risiken und Kontraindikationen nur für einen Teil der Patienten in Betracht. Dabei handelt es sich um einen Katheter zur Thrombusentfernung, der im Rahmen der Schlaganfalltherapie eingesetzt wird. Über die Leistenarterien wird der Stent-Retriever, der an seiner Spitze ein entfaltbares Gittergeflecht besitzt, bis in das verschlossene Hirngefäß vorgeschoben. Der Thrombus verfängt sich im Gittergeflecht und kann aus dem Gefäß gezogen werden. Eine intraaterielle Lyse ist bei einer ausgewählten Patientengruppe ebenfalls eine Therapieoption.

Verhütung von Rezidivschlaganfällen

Die konsequente Behandlung von Grunderkrankungen und die Beseitigung von Risikofaktoren vermindern das Rezidivrisiko erheblich, wobei die Maßnahmen bei TIA und „großem Schlaganfall" gleich sind [5, 7]:
- Alle Patienten erhalten einen Thrombozytenaggregationshemmer, meist Azetylsalizylsäure 100–300 mg/Tag (z. B. Aspirin® 100), bei Unverträglichkeit 75 mg Clopidogrel (z. B. Carder®). Hochrisikopatienten erhalten Clopidogrel oder eine Kombination aus Azetylsalizylsäure und Dipyramidol (z. B. Aggrenox®) zweimal täglich
- Bei erhöhtem Blutdruck ist eine konsequente Blutdrucksenkung erforderlich
- Hat der Patient einen Diabetes mellitus, wird dieser bestmöglich eingestellt
- Erhöhte LDL-Cholesterin-Werte werden mittels eines Statins (➤ Pharma-Info 10.2) gesenkt. Für Schlaganfallpatienten mit gleichzeitiger KHK wird Statingabe unabhängig vom Cholesterinwert empfohlen
- Bei Vorhofflimmern, Herzwandaneurysma oder Thromben in den Herzhöhlen wird je nach individuellem Risiko des Patienten eine langfristige orale Hemmung der Blutgerinnung eingeleitet, z. B. mit Marcumar® (➤ Pharma-Info 5.5)
- Bei Stenosen der A. carotis > 70 % kann eine **perkutane transluminale Angioplastie der Carotis** (*Carotis-PTA*, PTA ➤ 4.4.1, ➤ 5.5.2, ggf. mit Stent-Implantation) oder eine **Carotis-Thrombendarteriektomie** (*Carotis-TEA*, TEA ➤ 5.5.2) vorgenommen werden. Dabei ist wahrscheinlich eine frühe Intervention für den Patienten günstiger als eine späte nach mehreren Wochen.

5.6.5 Pflegerische Interventionen nach Schlaganfall

Bobath-Konzept

Die Basis der pflegerischen Betreuung von Schlaganfallbetroffenen bildet das Bobath-Konzept. Dieses ist zwar in der Praxis weit verbreitet, weist jedoch keine durchgehende wissenschaftliche Evidenz auf.

DEFINITION

Bobath-Konzept: Ein nach den Begründern Bertha und Karl Bobath benanntes Konzept zur Behandlung von Menschen mit ZNS-Schädigung. Bei Erwachsenen v. a. angewendet bei Schlaganfallbetroffenen. Ziele sind eine Normalisierung des Muskeltonus sowie die Förderung der Wahrnehmung, normalen Bewegung und Selbstständigkeit des Patienten.

Prinzipien des Bobath-Konzepts

- Das Bobath-Konzept basiert auf der *Lernfähigkeit des Gehirns,* das sich lebenslang (in Grenzen) umstrukturieren kann. Beispielsweise können bislang nicht genutzte Gehirnzellen nach einem Schlaganfall durch Maßnahmen des Bobath-Konzepts „geweckt" und dadurch verloren gegangene Bewegungsabläufe wieder ermöglicht werden
- Die normale Bewegung wird von verschiedenen Faktoren beeinflusst. Sie setzt eine normale *Körperwahrnehmung* und einen normalen, angepassten *Muskeltonus* voraus. Nach einem Schlaganfall kann beides gestört sein. Es kommt dann zu einem hypo- oder hypertonen Muskeltonus. Angestrebt werden daher eine Regulation des Muskeltonus und eine Förderung der normalen Bewegung. Durch Bewegung (z. B. Lagewechsel) wird auch die Wahrnehmung für den Körper in seiner „Ganzheit" trainiert und damit die mehr betroffene Seite stärker in das Körperschema mit einbezogen
- Zur *Anbahnung normaler Bewegungsabläufe* ist eine fachgerechte Anleitung notwendig, wie sie im Folgenden z. B. für die Unterstützung bei der Mobilisation beschrieben wird. Erfolgt diese nicht, versucht der Patient, die Defizite der mehr betroffenen Seite durch die weniger betroffene Seite zu kompensieren und fördert dadurch evtl. spastische Bewegungsmuster (z. B. Hochziehen im Bett durch Festhalten mit der weniger betroffenen Hand am Kopfteil des Betts)
- Zu beachten ist, dass das Bobath-Konzept *kein starres Konzept* ist, sondern durch immer wieder neue Erkenntnisse Wandlungen unterworfen. Das früher übliche „Hervorholen der Schulter" z. B. gilt heute als überholt. Pflegende können sich durch interne Fortbildungen oder aktuelle Bobath-Kurse auf dem Laufenden halten
- Körperregionen mit einer besonders hohen Dichte an Rezeptoren werden als *Schlüsselpunkte* bezeichnet. Sie nehmen Einfluss auf Haltung und Bewegung. So führt z. B. die Berührung des Brustbeins durch die Pflegeperson zum Aufrichten des Oberkörpers. Weitere Schlüsselpunkte sind z. B. Hände und Füße sowie die Becken- und Schulterregion.

Früher wurde von „gesunder" oder „kranker" Seite gesprochen. Heute spricht man von „mehr betroffener" und „weniger betroffener" Seite. Eine schlaffe Lähmung wird als „Minussymptomatik" oder „hypotone Muskulatur" bezeichnet, eine spastische Lähmung als „Plussymptomatik" oder „hypertone Muskulatur".

Ziele des Bobath-Konzepts

Jede **normale Bewegung** erfolgt zielgerichtet (z. B. wird das Glas zum Trinken an den Mund geführt) und ökonomisch, d. h. mit so wenig Kraftaufwand wie möglich. Normale Bewegung bedeutet in diesem Fall nicht „einheitlich genormte Bewegung", sondern eine Bewegung, die weich und flüssig, kontrolliert und koordiniert, erfolgreich und ökonomisch ist. Verschiedene Faktoren beeinflussen den **normalen Muskeltonus:**

- *Schwerkraft:* Je nach Lage des Patienten im Raum wirkt die Schwerkraft auf seinen Körper ein
- *Unterstützungsfläche:* Dies ist die Fläche, mit welcher der Körper die Umwelt berührt. Beim Liegenden ist dies die Fläche, mit welcher der Körper auf Matratze, Positionierungs- und Kopfkissen aufliegt, beim Stehenden die Berührungsfläche zwischen Fußsohle und Boden. Je kleiner die Unterstützungsfläche ist, desto mehr Haltungstonus ist erforderlich. Dies gilt umgekehrt genauso (je größer die Unterstützungsfläche ist, desto weniger Haltungstonus ist notwendig). Für eine entspannte Lage des Patienten ist daher viel Unterstützungsfläche wichtig (➤ Abb. 5.24)
- *Stabilität als Voraussetzung für Mobilität:* Um eine Bewegung, wie z. B. das Anheben einer Extremität in Rückenlage, auszuführen, benötigt der Patient an unterschiedlichen Körperabschnitten eine gewisse Muskelspannung. Fällt die Fähigkeit zum Aufbau eines sog. Haltungshintergrunds weg, so kann z. B. Positionierungsmaterial dem Patienten nicht nur Unterstützungsfläche bieten, sondern auch Stabilität, die er bei der Bewegungsanbahnung nutzen kann
- *Stellung der Körperregionen zueinander:* Auch die Stellung der Körperabschnitte Becken, Brustkorb und Schultern hat Einfluss auf die Bewegung. [8]

Bewegung

Der Lebensbereich Bewegung ist einer der entscheidendsten Bereiche für die Rehabilitation des Schlaganfallbetroffenen. Pflegerische Maßnahmen zur Mobilisation des Patienten haben Einfluss auf die Regulation des Muskeltonus, die Wahrnehmung und die Anbahnung von normaler Bewegung. Sie dienen dem Wohlbefinden des Patienten und haben seine Selbstständigkeit und Schmerzfreiheit im Blick. Jede Maßnahme zur Mobilisation ist außerdem Bestandteil zur Vermeidung von Komplikationen wie Dekubitus, Kontraktur oder Pneumonie.

24-h-Konzept

Wichtig ist, dass das Bobath-Konzept von allen Mitgliedern des therapeutischen Teams über 24 h angewendet wird. Der Patient wird in alle Maßnahmen miteinbezogen, über das Vorgehen informiert und zur Mitarbeit im Rahmen seiner Möglichkeiten aktiviert.
Jeder Patient erlebt die Maßnahmen zur Mobilisation unterschiedlich. So empfinden manche z. B. die Positionierung auf der mehr betroffenen Seite als unbequem oder haben das Gefühl, in ein Loch zu fallen. Andere fühlen sich dagegen durch die Positionierung auf der weniger betroffenen Seite in ihrer Aktivität eingeschränkt. Die Pflegenden achten daher darauf, wie der Patient die Positionierung toleriert, um ein Gegensteuern des Patienten und damit die Ausbildung einer Spastik zu vermeiden.

Positionierung auf dem Rücken – Rückenlage

- Material: 3–4 große und 1–2 kleine Kissen, evtl. 1–2 Handtücher
- Die beiden großen Kissen A-förmig so übereinanderlegen, dass die Brustwirbelsäule genügend Raum hat, nach unten zu sinken.

Liegt der Kopf des Patienten nicht bequem im Überlappungsbereich der beiden Kissen, ggf. zusätzlich noch kleines Kissen unterlegen (➤ Abb. 5.23)
- Beide Beine beugen, damit der gesamte Rücken der Matratze vollständig aufliegt und eine Überstreckung vermieden wird
- Beine nacheinander nur so weit strecken, dass das Becken nicht nach vorne kippt; Hohlraum unter den Kniekehlen unterlagern
- Jeweils eine Hand links und rechts unter die Schulterblätter bzw. anschließend unter das Becken legen und mit einer leichten Bewegung nach außen bringen
- Oberarme möglichst nahe am Rumpf positionieren
- Betroffenen Unterarm auf den Bauch legen, dabei Ellbogen z. B. mit einem Handtuch unterlagern, falls er der Unterstützungsfläche nicht aufliegt. Der Arm kann auch neben dem Körper positioniert werden, das Handgelenk darf dabei nicht abgeknickt sein
- Bei Außenrotation des Beins Kissen vom Becken bis zum Knie so von außen unterlegen, bis die Außenrotation ausgeglichen ist
- Bei starker Adduktion an der Innenseite der Oberschenkel mit Kissen stabilisieren

5

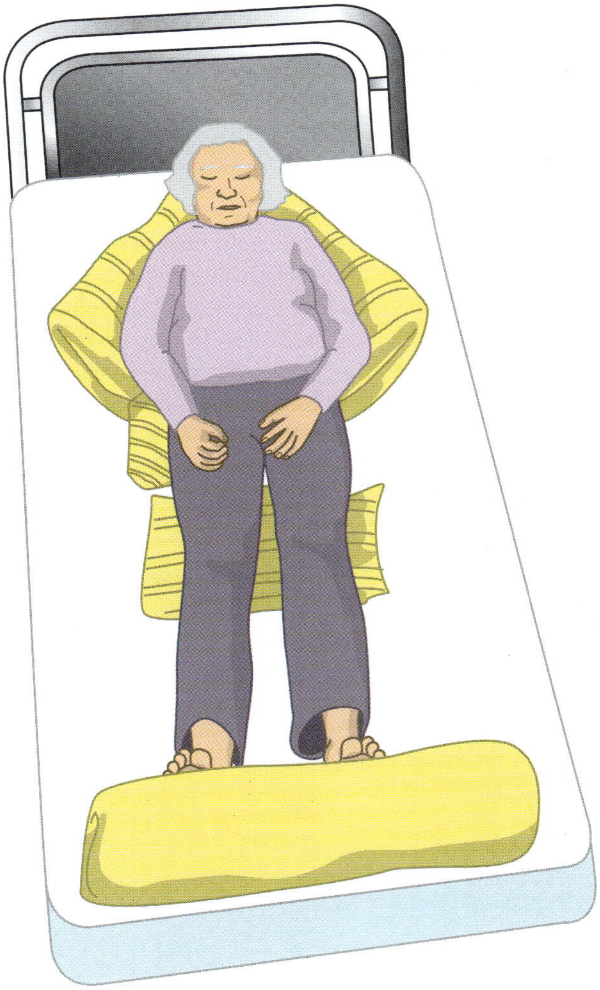

Abb. 5.23 Positionierung auf dem Rücken. Um eine starke Außenrotation des Beins zu verhindern, wird es zusätzlich am Trochanter gestützt. [L138]

- Fußsohlen unterstützen, sodass das Positionierungsmaterial bis zum Mittelfuß angebracht ist und kein Druck auf den Vorfuß einwirkt.

Im Bett bewegen

- Patienten bitten, beide Beine anzustellen. Dabei seine Eigenaktivität spüren und nur so viel Unterstützung wie nötig geben. Meist wird der Patient aufgefordert, zuerst das weniger betroffene Bein anzustellen. So wird die gleichartige Bewegung des stärker betroffenen Beins leichter als „Bewegungsprogramm" für den Patienten abrufbar. Fersen möglichst nahe am Gesäß abstellen
- Füße ggf. mit einem Kissen oder einer Decke unterstützen
- Patient bitten, das Gesäß anzuheben; er soll dabei das Gesäß nur wenig entlasten, um ein „Hohlkreuz" zu vermeiden. Die Pflegende unterstützt, indem sie eine Hand auf dem Unterbauch des Patienten und eine am Kreuzbein platziert und das Becken des Patienten in der Kippbewegung nach hinten stabilisiert
- Patienten dabei unterstützen, das Becken in die gewünschte Richtung zu bewegen
- In einer zweiten Bewegungsphase folgt die Bewegung des Oberkörpers. Dies geschieht über eine Rotation des Oberkörpers. Dazu nimmt der Patient das Kinn in Richtung Brustbein (Verschiebung des zentralen Schlüsselpunktes nach kaudal) und bringt den Oberkörper diagonal nach vorne
- Die Unterarme des Patienten liegen dabei auf Brust- bzw. Bauchraum und die weniger betroffene Hand hält den stärker betroffenen Arm.

Vom Liegen zum Sitzen am Bettrand

- Patienten unterstützen, durch Anheben des Beckens und Unterstützung im Schulterbereich eine diagonale Lage im Bett einzunehmen. Der Kopf des Patienten liegt mit der weniger betroffenen Seite nahe am Bettrand. Das weniger betroffene Bein über die Bettkante führen, das mehr betroffene Bein im Bett anstellen lassen
- Bett tief stellen, damit die Füße des Patienten später gut den Boden erreichen
- Oberkörper des Patienten leicht drehen, Patienten Bewegung einleiten lassen und ihn beim Aufrichten unterstützen. Dabei eine Hand an die Schulter der mehr betroffenen Seite legen, die andere an die der weniger betroffenen Seite. Patienten bitten, die mehr betroffene Hand auf die Schulter der Pflegefachperson zu legen, sich jedoch nicht daran hochzuziehen
- Patienten beim geraden Hinsitzen unterstützen, damit das Becken gleichmäßig belastet ist. Ihn dazu ggf. bitten, das Gewicht auf die andere Gesäßhälfte zu verlagern. Darauf achten, dass die Füße flächig auf dem Boden stehen.

VORSICHT

Manche Patienten „drücken" sehr stark zu ihrer mehr betroffenen Seite. Man spricht dann von **Pusher-Symptomatik** (*engl.* to push = drücken). Dies kann beim Sitzen am Bettrand oder Umsetzen in den Stuhl zu einer erhöhten Sturzgefahr führen. Bei solchen Patienten immer zu zweit arbeiten.

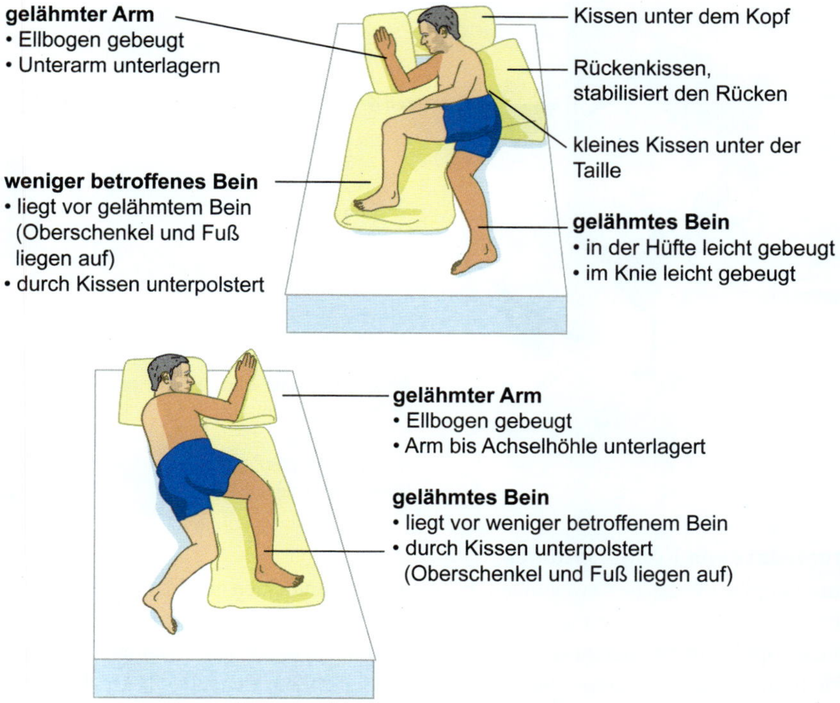

Abb. 5.24 Positionierung nach Bobath zur Muskelentspannung. [L138]

Transfer in den Stuhl

Ein Transfer von der Bettkante in den Stuhl über den Stand erfordert vom Patienten die Erfüllung vieler Voraussetzungen wie z. B. Rumpfstabilität, Gleichgewicht und ein vollständiges, aktuelles Körperschema. Sind diese Voraussetzungen nicht ausreichend gegeben, so erfolgt ein tiefer Transfer:

- Rollstuhl parallel zum Bett stellen, Bremsen anziehen, Seitenlehne und Fußstütze entfernen
- Für guten Halt und sicheren Stand des Patienten durch feste Schuhe sorgen
- Sich vor den auf der Bettkante sitzenden Patienten stellen, damit das Drehbein mit den Knien stabilisiert werden kann. Bei Drehung nach rechts ist das rechte Bein das Drehbein (bei Drehung nach links das linke Bein)
- Mit einer Hand unter der Achsel der weniger betroffenen Seite auf das Schulterblatt der mehr betroffenen Seite greifen. Patienten die Hand der weniger betroffenen Seite auf den Rücken der Pflegefachperson legen lassen. Die andere Hand liegt im Schoß, nicht auf die Schulter der Pflegefachperson legen lassen (Gefahr der Schädigung des Schultergelenks!)
- Andere Hand der Pflegefachperson an das Becken legen und Patienten unterstützen, das Becken und dann den Oberkörper aufzurichten. Anschließend das eigene Gewicht nach hinten verlagern und damit Oberkörper des Patienten so weit wie möglich nach vorne bringen, sodass das Gewicht auf die Beine kommt
- Durch die Bewegung nach vorne wird das Gesäß entlastet. Aktivität des Patienten abwarten und Gesäß Richtung Rollstuhl bewegen. Dabei Bein über das gedreht wird mit beiden Knien stabilisieren (➤ Abb. 5.25)
- Vorgang 2- bis 3-mal wiederholen, bis die Sitzfläche des Rollstuhls erreicht ist.

Beim Transfer über den Stand:

- Den an der Bettkante sitzenden Patienten wieder am Rumpf unterstützen und Gewicht nach vorne verlagern lassen
- Patienten bitten, sich hinzustellen. Dabei mit einer Hand am Sitzbeinhöcker, mit der anderen Hand am gegenüberliegenden Rumpf unterstützen
- Patienten sein Gewicht auf ein Bein verlagern und mit dem anderen einen Schritt machen lassen. Durch abwechselnde Gewichtsverlagerung kann er zwei bis drei Schritte zum Stuhl machen
- Zum Hinsetzen Knie beugen lassen, Oberkörper nach vorne verlagern und dabei Gesäß nach hinten bringen. Bewegung mit dem eigenen Körper begleiten und Patienten vorsichtig absetzen lassen.

Sitzen am Tisch

- Das Sitzen in einem normalen Stuhl mit Armlehnen ist besser als das Sitzen im Rollstuhl (bessere Rumpfaufrichtung durch stabilere Flächen), evtl. Aufrichtung mit einem Kissen im LWS-Bereich unterstützen. Die Füße haben Bodenkontakt, ggf. bei kleineren Patienten mit einem Fußschemel arbeiten
- Den mehr betroffenen Arm ggf. mit einem Kissen unterlagern, damit er genügend Unterstützungsfläche hat
- Bei instabilen Rumpfverhältnissen Rumpf mit einer Decke umwickeln und an den Seiten zusätzlich ggf. Kissen einbringen
- Beim Sitzen im Roll- bzw. Rehastuhl Füße nicht auf den Fußstützen abstellen, sondern direkt auf dem Boden (Spitzfußprophylaxe). Festes Kissen in den Rücken einbringen, um die flexible Rückenlehne des Rollstuhls auszugleichen. Den mehr betroffenen Arm auf ein Kissen bzw. den Rollstuhltisch positionieren.

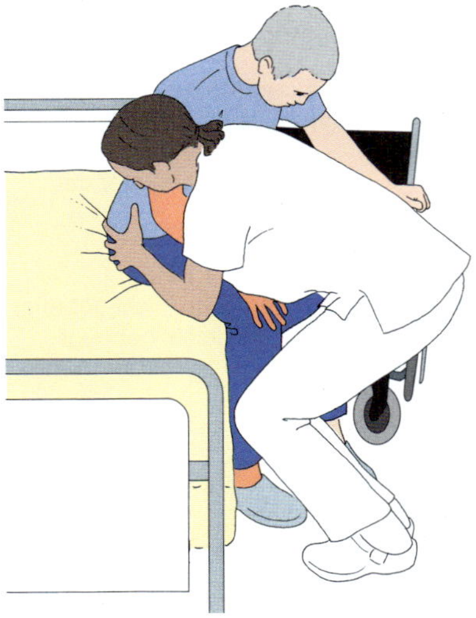

Abb. 5.25 Tiefer Transfer in den Rollstuhl. Die Pflegefachperson stabilisiert das Bein des Patienten mit den Knien. [L190]

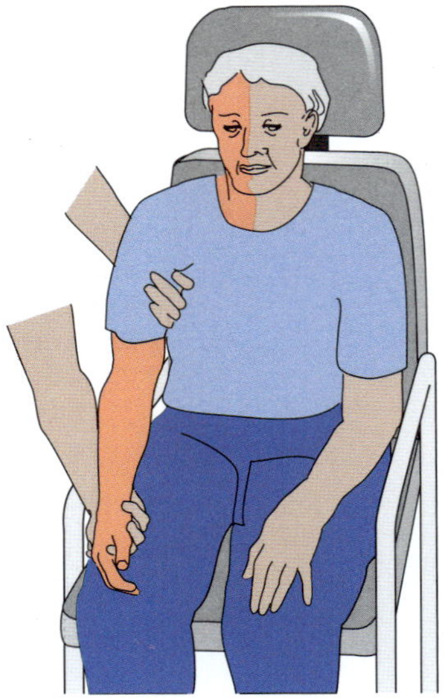

Abb. 5.26 Zur Vermeidung von Schulterkomplikationen Gewicht des Arms schulternah abnehmen. [L109]

Prophylaxe von Komplikationen

Durch unphysiologische Bewegungen, Fehlhaltungen und einen gestörten Muskeltonus kann es zu schmerzhaften Schulter- bzw. Hüftkomplikationen oder zu einem Spitzfuß kommen. Gerade fehlerhaft ausgeführte passive Bewegungen des mehr betroffenen Arms, z. B. im Rahmen von pflegerischen Interventionen, führen zu Schulterschmerzen.

Ein Großteil der Patienten mit einer hypotonen Halbseitenlähmung hat z. B. eine subluxierte Schulter oder eine Fehlstellung in der Hüfte. Durch die Regulation des Muskeltonus und die Anbahnung normaler Bewegungsabläufe bilden sich diese Symptome meist zurück. Falsches Handling kann jedoch zu Fehlhaltungen und Schmerzen führen.

Wichtige Maßnahmen zur Vermeidung von **Schulterkomplikationen** sind unter anderem:

- Armgewicht mit dem Schulterschutzgriff am Oberarm körpernah abnehmen (➤ Abb. 5.26) und Arm aus der Innenrotation heraus bewegen [9]
- Hypotonen Arm in kleinen Bewegungen begleiten, nicht führen. Beim Ankleiden Kleidungsstück immer zuerst über den mehr betroffenen Arm ziehen, dann über den Kopf und den weniger betroffenen Arm. Beim Entkleiden wird in umgekehrter Reihenfolge zuerst der mehr betroffene Arm ausgezogen
- Beim Drehen unbedingt vermeiden, dass der mehr betroffene Arm auf die Matratze rollt und im Handgelenk abknickt. Arm beim Drehen unterstützen, dabei nicht abduzieren oder nach innen rotieren lassen
- Beim Liegen auf der mehr betroffenen Seite Kopf des Patienten gut unterlagern, um das Kopfgewicht abgeben zu können und damit den Druck auf den Schultergürtel zu verringern
- Bei der Unterlagerung des mehr betroffenen Arms im Sitzen darauf achten, den Arm seitlich am Oberkörper zu positionieren, um Zug durch die Schwerkraft zu vermeiden. Durch entsprechende Positionierung Innenrotation vorbeugen
- Beim Sitzen am Waschbecken Arm nicht auf oder in das Waschbecken legen, solange noch keine Rumpfstabilität erreicht oder ein unachtsamer Umgang des Patienten mit der mehr betroffenen Schulter zu befürchten ist [9].

Von der Halbseitenlähmung ist auch der Gesäßmuskel betroffen, dies führt zu einem Absinken der betroffenen Beckenseite und damit zu einer Beckenasymmetrie sowie instabilen Gelenkverhältnissen.

Mögliche Maßnahmen zur Vermeidung von **Hüftkomplikationen** sind z. B.:

- Rotiert das mehr betroffene Bein in Rückenlage nach außen, Bein im Bereich des Trochanter mit einem Handtuch oder kleinem Kissen so weit unterlagern, bis die Außenrotation korrigiert ist (Handtuch kann z. B. seitlich leicht aufgerollt werden)
- Vor dem Anstellen des mehr betroffenen Beins (z. B. beim Bewegen im Bett) dieses vorsichtig in die Mittelstellung bringen. Das aufgestellte Bein mit dem eigenen Körper fixieren
- Bei der Positionierung auf der weniger betroffenen Seite oben liegendes mehr betroffenes Bein ausreichend unterlagern, um Zug auf den Oberschenkelkopf durch die Schwerkraft zu vermeiden (➤ Abb. 5.24). Auch beim Sitzen vermeiden, dass das mehr betroffene Bein nach außen zieht oder fällt.

Durch die hypotone Halbseitenlähmung fällt der Vorfuß bei vielen Patienten nach vorne **(Spitzfußgefahr).** Maßnahmen zur Vermeidung eines Spitzfußes sind unter anderem:

- Unterlagerung des Vorfußes des mehr betroffenen Beins z. B. durch ein Kissen. Reagiert der Patient jedoch mit Gegendruck, kann dies die Spitzfußgefahr erhöhen. Deswegen ist darauf zu achten, dass der Fuß keinen Druck, sondern lediglich Unterstützung erfährt. Dazu z. B. Handtuch überkreuzt um den Fuß wickeln und evtl. zusätzliches Kissen leicht an die Unterseite der Füße legen [10]
- Kräftiges Umfassen von Zehen und Fußsohlen zur Verbesserung der Spürinfomation
- Bewegen im Bett (Spitzfußprophylaxe durch das Aufsetzen der Füße auf die Matratze und durch den Druck auf die Knie)
- Sitzen im Stuhl mit auf den Boden gestellten Füßen.

Ernährung

Pflege bei Dysphagie ➤ 7.2.2

Der Lebensbereich Ernährung ist bei vielen Schlaganfallpatienten dadurch betroffen, dass durch neurologische Störungen der

Schluckvorgang beeinträchtigt ist. Das führt zu einer erhöhten Aspirationsgefahr und damit zur Gefahr einer Aspirationspneumonie. Vor dem Anreichen von Getränken oder Nahrung ist daher zu überprüfen, ob der Schluckakt beeinträchtigt ist **(Dysphagie-Screening).** Warnzeichen sind z. B. Husten, Würgen, Räuspern, herauslaufender Speichel, eine belegte Stimme oder die Unfähigkeit des Patienten, auf Aufforderung zu husten. Wenn Schutzreflexe wie Husten oder Räuspern ausfallen, kann dies eine stumme Aspiration zur Folge haben *(silent aspiration).* Die Überprüfung des Schluckaktes erfolgt häufig durch einen FOTT®-Therapeuten *(Facio-oraler-Trakt-Therapie).* Er legt in Absprache mit dem therapeutischen Team fest, wann mit dem Ess- und Trinktraining begonnen werden kann. Bei Schluckstörungen muss der Patient vorübergehend über eine Ernährungssonde ernährt werden (➤ 1.5.3). Bei länger andauernder Störung ist die Anlage einer PEG in Erwägung zu ziehen (➤ 1.5.3).

Solange der Patient Nahrungskarenz hat, besteht eine erhöhte Gefahr von Borkenbildung oder Soorpilzbefall der Mundschleimhaut. Eine sorgfältige Mundpflege (inklusive Prothesenpflege) ist daher wichtig, auch um einer Keimverschleppung mit nachfolgender Pneumonie vorzubeugen [11]. Bei Neigung zum Beißreflex Mundpflege beispielsweise mit einem Watteträger durchführen. Metallklemmen sind generell nicht zu verwenden.

Darf der Patient wieder essen, ist neben den in ➤ Kap. 7.2.2 beschriebenen Maßnahmen zu berücksichtigten, dass eine Kopfneigung des Patienten zur weniger betroffenen Seite den Schluckakt erleichtern kann. Besucher sind entsprechend zu informieren, ob der Patient essen darf oder nicht und wie er zu unterstützen ist, um einer Aspiration durch unsachgemäßes Handling vorzubeugen.

Auch wenn der Patient wieder essen kann, muss nach jeder Nahrungsaufnahme eine Mundpflege erfolgen, weil Nahrungsreste z. B. in der Backentasche verbleiben und dann später aspiriert werden können (➤ Abb. 5.27).

Ausscheidung

Durch direkte Störung der Blasen- und Darmfunktion, Mobilitätsstörungen (der Patient kann durch die Halbseitenlähmung nicht zur Toilette gehen) oder Apraxie (der Patienten hat „vergessen", wie man zur Toilette geht) ist die normale Ausscheidung häufig beeinträchtigt. Die Pflegenden unterstützen den Patienten durch die Versorgung mit Hilfsmitteln wie Steckbecken, Urinflasche, Kondomurinal oder Inkontinenzmaterialien. Sie beginnen frühzeitig mit dem Kontinenztraining, das auch nach der Entlassung fortgeführt wird.

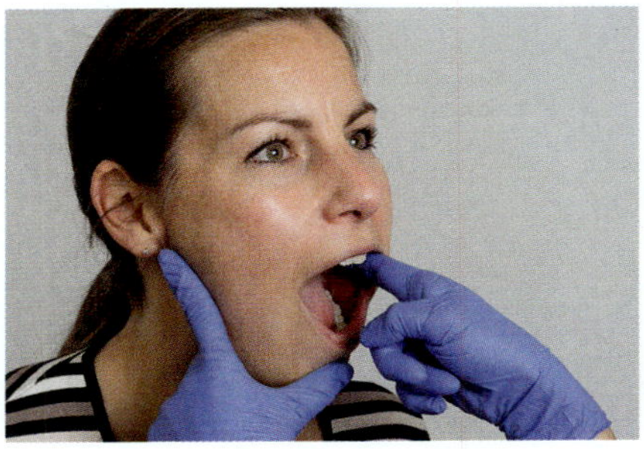

Abb. 5.27 Nach der Nahrungsaufnahme kontrolliert die Pflegende die Backentasche des Patienten auf verbliebene Nahrungsreste. [K115]

Ist eine künstliche Harnableitung notwendig, dann ist der suprapubische Blasenkatheter dem transurethralen wegen der geringeren Infektionsgefahr vorzuziehen.

Durch die Immobilität, die fehlende Bauchpresse und weil es vielen Betroffenen peinlich ist, das Steckbecken zu benutzen, kommt es häufig zu Obstipation. Die Pflegenden beobachten daher den Stuhlgang und ergreifen entsprechende Maßnahmen zur Unterstützung der Stuhlausscheidung nach Arztanordnung.

Kommunikation

Viele Patienten leiden unter Sprach- oder Sprechstörungen wie Aphasie oder Dysarthrie (➤ 5.6.2). Auch durch Verwirrtheit kann die Kommunikation gestört sein. Die Pflegenden achten darauf, langsam zu sprechen, kurze Ja/Nein-Fragen zu formulieren, dem Patienten Zeit zu geben für eine Antwort, ihn nicht durch häufiges Nachfragen unter Druck zu setzen, sondern es später noch einmal zu versuchen. Mimik und Gestik können ebenfalls bei der Verständigung helfen.

Kontaktaufnahme und Raumgestaltung

Früher hat man Patienten, v. a. solche mit einem Neglect-Phänomen (➤ 5.6.2), grundsätzlich über die mehr betroffene Seite angesprochen und z. B. auch die Raumgestaltung darauf ausgerichtet, damit der Patient „gezwungen" war, die mehr betroffene Seite wahrzunehmen. Dies kann jedoch nicht nur zu Frustration und Aggression, sondern auch zu spastischen Reaktionen führen [8]. Daher wird heute individuell entschieden, über welche Seite Kontakt aufgenommen bzw. über welche Seite am besten mit dem Patienten gearbeitet wird.

Patienten- und Angehörigenberatung

Die Betroffenen und ihre Angehörigen werden von Anfang an über die Grundlagen des Bobath-Konzepts informiert und in alle damit verbundenen Maßnahmen einbezogen. Dies ist wichtig, damit das Konzept, auch ohne die Pflegenden, 24 h am Tag und ebenso über den Krankenhausaufenthalt hinaus umgesetzt wird.

Viele Betroffenen hadern damit, dass sie nicht schneller Fortschritte erzielen. Tritt Hoffnungslosigkeit und Apathie ein, ist die Motivation des Patienten gehemmt und seine Mitarbeit beeinträchtigt. Die Pflegenden weisen gemeinsam mit dem Arzt darauf hin, dass die Umstrukturierung des Gehirns Monate dauern kann und damit Verbesserungen immer möglich sind. Hierzu ist allerdings viel Geduld von Patient und Angehörigen gefragt. Manche Angehörige überfordern sich dabei, den Patienten immer wieder aufzubauen und ihn nach Kräften zu unterstützen, obwohl sie manchmal selbst mit der veränderten Lebenssituation nicht zurechtkommen. Die Pflegenden sorgen daher für einen strukturierten Entlassungsprozess, um Versorgungsbrüche und Überforderungen der Angehörigen zu vermeiden. Hierzu gehört auch ggf. die Hinzuziehung ambulanter Dienste oder psychosozialer Beratungsangebote.

Die Pflegenden werden außerdem präventiv beratend tätig, indem sie alle gefährdeten Personen auf das Risiko eines Schlaganfalls und die Bedeutung einer gesunden Lebensweise aufmerksam machen. Hierzu gibt es viele Informationsbroschüren und auch Internetadressen, auf die ergänzend hingewiesen werden kann [12].

Die Pflegenden informieren gefährdete Personen darüber, dass auch scheinbar harmlose Symptome wie Taubheitsgefühl oder Sehstörungen Vorboten eines Schlaganfalls sein können und einen unverzüglichen Termin beim Arzt erfordern.

Rehabilitation

Patienten nach einem Schlaganfall haben oft so ausgeprägte Störungen, dass sie spezielle (ambulante oder stationäre) Rehabilitationsmaßnahmen brauchen. Für Patienten, die im Alltag noch viel Hilfe benötigen, sind stationäre Maßnahmen dabei meist sinnvoller, nicht selten werden auch länger als die sonst üblichen drei Wochen bewilligt. Bei den meisten älteren Patienten sind die Wiedererlangung der Selbstständigkeit im Alltag und die weitest mögliche Teilnahme an bisherigen sozialen Aktivitäten und Hobbys die vorrangigen Ziele.

- Hinzu kommen ggf. Elektrotherapie, der Einsatz von Hilfsmitteln wie etwa Schienen, aber auch spezieller Laufbänder oder Gangtrainer zur Gangschulung. Schwerpunkte der Ergotherapie sind z. B. Selbsthilfetraining und Hilfsmittelanpassung. Physikalische Therapien wie Bäder und Massagen sollen den Muskeltonus normalisieren und dadurch die Physiotherapie unterstützen
- Logopädie ist bei Sprech- und Schluckstörungen notwendig
- Auch für die oft belastenden neuropsychologischen Störungen gibt es spezielle, teils computergestützte Übungen z. B. zur Wahrnehmungs- oder Aufmerksamkeitsförderung. Besonders geeignet sind darüber hinaus speziell angepasste Ergotherapie-Übungen mit Bezug zum Alltag
- Die Krankheitsverarbeitung des Patienten wird günstig beeinflusst, wenn er in den verschiedenen Bereichen Übungen zur selbstständigen Durchführung, angepasst an seine individuelle Belastbarkeit, erhält. Der Patient hat dann das Gefühl, sich selbst helfen zu können und der Krankheit nicht hilflos ausgeliefert zu sein. Auch Gesprächskreise mit anderen Betroffenen können helfen
- Zur Rehabilitation gehört außerdem die bereits oben erwähnte Patienten- und Angehörigenberatung.

Nach Abschluss der Rehabilitationsmaßnahmen ist es sinnvoll, einen Teil der Therapien zu Hause fortzusetzen und auch regelmäßig selbstständig zu üben.

5.7 Vaskuläre Demenz

DEFINITION

Demenz: Organisch bedingter, fortschreitender Verlust geistiger Fähigkeiten und Alltagskompetenzen. Komplexes Symptombild mit Störungen von Gedächtnis, Denken (z. B. Wahnvorstellungen), Kommunikation, Orientierung (bis zur Desorientiertheit) und Urteilsvermögen sowie Persönlichkeitsveränderungen. In der Folge auch körperlicher Abbau. Betrifft vor allem ältere Menschen. In Deutschland schätzungsweise eine Million mäßig oder schwer Betroffene.

Vaskuläre Demenz *(VAD):* Sammelbezeichnung für solche Demenzen, die auf Gefäßerkrankungen zurückzuführen sind.

Krankheitsentstehung

Die **vaskuläre Demenz** ist Folge einer Gehirnschädigung durch Gefäßerkrankungen. Sie macht 15–20 % aller Demenzen aus [12a].

- Bei der **Multiinfarkt-Demenz** sind mehrere Ischämien v. a. der Hirnrinde (eben **multiple Infarkte**) als ursächlich anzunehmen
- Kommt es durch umschriebene Infarkte an wichtigen „Schaltstellen" im Gehirn zu einer Demenz (etwa bei beidseitigem Thalamusinfarkt), spricht man von **strategischen Infarkten.** Den multiplen oder strategischen Infarkten liegt meist eine Makroangiopathie der hirnversorgenden Gefäße zugrunde
- Die **subkortikale arteriosklerotische Enzephalopathie** *(SAE, Morbus Binswanger, Binswanger-Enzephalopathie)* ist Folge einer Mikroangiopathie (oft bei langjähriger Hypertonie), die zu ausgedehnten **Marklagerschäden** geführt hat

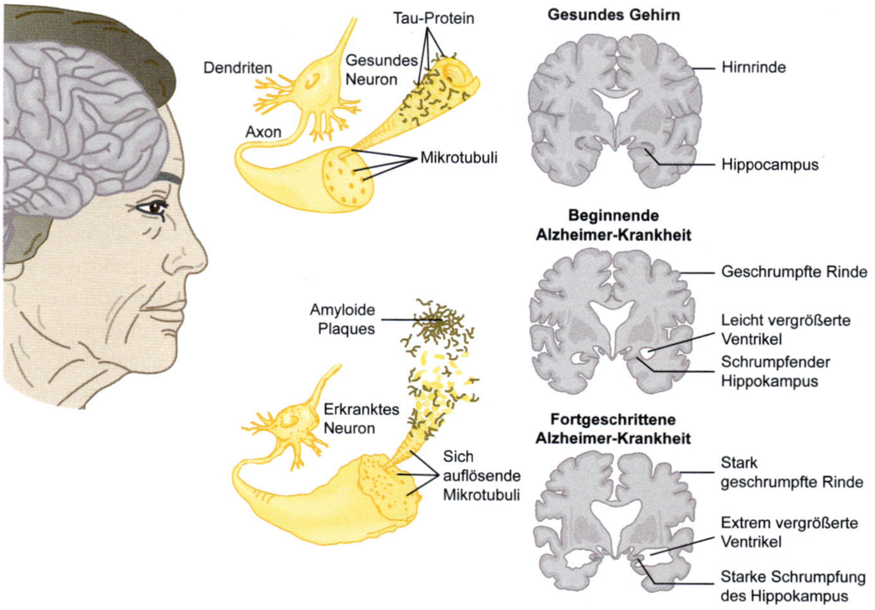

Abb. 5.28 Alzheimer-Demenz. [L231]

5

- Bei der **Amyloidangiopathie** kommt es zu einem Nebeneinander von sowohl Hirninfarkten als auch Einblutungen. Diese entstehen durch krankhafte Verdickungen der Gefäßwände von kleinen Blutgefäßen
- Andere Gefäßerkrankungen wie etwa Vaskulitiden sind nur selten Ursache einer vaskulären Demenz.

Abgegrenzt werden muss die vaskuläre Demenz (➤ Abb. 5.29) von den Demenzen bei Stoffwechselerkrankungen, den Demenzen im Rahmen anderer Erkrankungen (etwa bei Chorea Huntington oder Creutzfeld-Jakob-Krankheit) sowie vor allem von der **Alzheimer-Demenz** (➤ Abb. 5.28, ➤ Tab. 5.8). Letztere ist mit ca. 60 % aller Demenzen die häufigste Demenz überhaupt und nach wie vor ursächlich ungeklärt (primär degenerativ). Schätzungsweise 15 % der Demenzen sind Mischform der Alzheimer- und der vaskulären Demenz.

Symptome, Befund und Diagnose

Voraussetzung für die **Diagnose der vaskulären Demenz** sind Symptome der Demenz *und* ein kausaler oder zeitlicher Zusammenhang zu Gefäßerkrankungen.

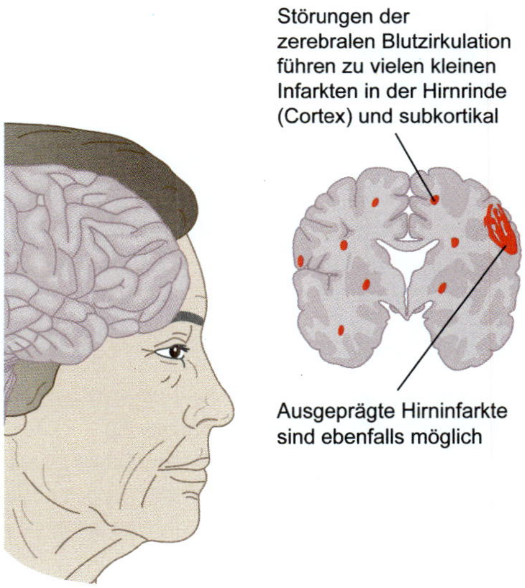

Abb. 5.29 Vaskuläre Demenz. [L231]

Tab. 5.8 Unterschiede zwischen Alzheimer- und vaskulärer Demenz.

	Alzheimer-Demenz	Vaskuläre Demenz
Beginn	Unmerklich	Meist plötzlich
Verlauf	Sich langsam verschlechternd	Sich schubweise verschlechternd
Schlaganfälle	Meist keine	Häufig in der Vorgeschichte
Lähmungen/ Taubheitsgefühle	Fehlen normalerweise	Häufig vorhanden
Computer-/ Kernspintomografie	Globale Hirnschrumpfung	Umschriebene Defekte

Symptome und Untersuchungsbefund

Es gibt mehrere etwas unterschiedliche Kriterienkataloge für die Diagnose einer Demenz. Sie fordern jedoch alle eine Gedächtnisstörung verbunden mit weiteren kognitiven Verschlechterungen, v. a.:

- Störungen der Orientierung zu Zeit, Ort und/oder Personen
- Beeinträchtigung des Abstraktions- und Urteilsvermögens und infolgedessen zunehmende Störungen der Problembewältigung
- Abnehmende Fähigkeit, Handlungen zu planen und auszuführen (Apraxie ➤ 5.6.2)
- Sprachstörungen (Aphasie ➤ 5.6.2).

Vielfach bestehen zusätzlich emotionale, Verhaltens- und Antriebsstörungen sowie Persönlichkeitsveränderungen.

Die Symptome müssen so schwer sein, dass sie die Alltagskompetenzen einschränken und mindestens sechs Monate bestehen; andere psychische Erkrankungen wie etwa eine Schizophrenie müssen ausgeschlossen sein. Das Bewusstsein des Betroffenen ist nicht gestört.

Bestehen leichte kognitive Störungen, die den Alltag nur gering beeinträchtigen, spricht man von **leichter kognitiver Beeinträchtigung** *(mild cognitive impairment, MCI).* Eine zuverlässige Vorhersage des weiteren Verlaufs ist bislang nicht möglich.

Typisch für die vaskuläre Demenz ist ein wechselhafter, oft auch schubweiser Verlauf (plötzliche Verschlechterung durch erneute Phasen der Mangeldurchblutung).

Anamnestisch lassen sich oft kardiovaskuläre Risikofaktoren, TIAs oder Schlaganfälle eruieren, bei der körperlichen Untersuchung zeigen sich häufig neurologische Auffälligkeiten wie etwa Reflexstörungen, Gangstörungen oder Lähmungen; auch eine Inkontinenz ist häufig.

Diagnostik und Differenzialdiagnostik

Kurztests sind z. B. der Mini-Mental-Status-Test, der DemTect oder der Uhrentest, ein Test auf leichte kognitive Beeinträchtigungen der MOCA-Test. Bei Auffälligkeiten können detaillierte Tests folgen. Eine psychiatrische Untersuchung dient dem Ausschluss von *Depressionen,* die eine Demenz vortäuschen können **(Pseudodemenz).**

Für die Diagnose einer vaskulären Demenz wird heute außerdem der Nachweis gefäßbedingter Läsionen gefordert. Hierzu ist die Kernspintomografie besser geeignet als die Computertomografie. In Einzelfällen kann eine PET (➤ 1.4.5) zur Unterscheidung der Alzheimer-Demenz sinnvoll sein [13].

Grundsätzlich wird eine Blutuntersuchung durchgeführt. Empfohlen werden mindestens die Bestimmung von BSG oder CRP, Blutbild, Blutzucker, Elektrolyten, Leber- und Nierenwerten, TSH und Vitamin B_{12}.

Behandlungsstrategie

Internistische Basistherapie

Die Therapie kardiovaskulärer Risikofaktoren soll erneute Mangeldurchblutungen des Gehirns mit Verschlechterung der Hirnleistung verhindern. Grundsätzlich gelten die gleichen Prinzipien wie bei der Sekundärprävention des Schlaganfalls (➤ 5.6.1).

Ein wesentlicher Risikofaktor ist eine arterielle Hypertonie (➤ 5.4.1). Ein erhöhter Blutdruck darf aber nur langsam und mäßig gesenkt werden, um Hypotonien (vor allem *nächtliche* Blutdruckabfälle) und eine dadurch bedingte Minderdurchblutung des Gehirns zu vermeiden.

Allein aufgrund einer vaskulären Demenz wird Azetylsalizylsäure nicht empfohlen, sie ist aber häufig aufgrund weiterer Risikofaktoren bzw. Erkrankungen sinnvoll (z. B. niedrig dosiert Azetylsalizylsäure, etwa in Aspirin 100®). Marcumar® (➤ Pharma-Info 5.5) wird nur in bestimmten Situationen (etwa bei Vorhofflimmern) und zuverlässiger Medikamenteneinnahme mit regelmäßiger Gerinnungskontrolle gegeben, da die Patienten sonst zu sehr durch Blutungen gefährdet werden.

Auch ein vorhandener Diabetes mellitus wird behandelt, da er ein ausgeprägter kardiovaskulärer Risikofaktor ist. Die Medikation sollte aber möglichst einfach sein und das Hypoglykämierisiko minimiert werden [13].

Alle Medikamtente des Betroffenen werden bezüglicher ihrer Wirkung auf die kognitiven Funktionen kritisch überprüft.

5

Arzneimittel zur Verbesserung der Hirnleistung

Ein Versuch mit Cholinesterasehemmern (z. B. Donezepil, etwa Aricept®, Galantamin, etwa Reminyl®, Rivastigmin, etwa Exelon®) oder Memantine (z. B. Axura®, Ebixa®) wird bei Mischformen aus Alzheimer- und vaskulärer Demenz empfohlen. Für die vaskuläre Demenz ist die Wirksamkeit dieser Substanzen nicht belegt, ein Therapieversuch aber möglich [13].

Psychopharmaka

Vielfach gehen Demenzen mit emotionalen und Verhaltensproblemen einher. Nicht selten sind z. B. Depressionen; im Alltag sehr belastend sind z. B. Unruhe, Aggressionen oder ein Verlust des Tag-Nacht-Rhythmus mit nächtlichem „Umherwandern".

Zunächst sollten nicht-medikamentöse Therapien (z. B. Ergotherapie, Milieutherapie, basal beruhigende Teilwaschung) ausgeschöpft werden. Versagen diese, kann jedoch ein symptomorientierter Einsatz von **Psychopharmaka** notwendig sein (➤ Pharma-Info 5.2).

Pflege

Die Pflege von Demenzkranken erfordert viel Geduld und Einfühlungsvermögen und kann die Pflegenden im ambulanten wie Klinikalltag auf eine harte Belastungsprobe stellen. Belastend ist hier z. B. auch der starke Bewegungsdrang, den viele Betroffene zeigen. Zentrale Pflegeprobleme sind die Desorientiertheit des Patienten und die erkrankungsbedingt gestörte Kommunikation.

Immer individuell auf die Bedürfnisse und Ressourcen des einzelnen Patienten ausgerichtet unterstützen die Pflegenden den Betroffenen bei allen Einschränkungen. Sie bieten ihm angemessen zubereitete Speisen und Getränke an (z. B. weiche Kost bei Kaustörungen), denn die Betroffenen vergessen oft zu essen und zu trinken, essen übermäßig viel oder bei gesteigertem Bewegungsdrang nur im Vorbeigehen. Jeder Patient hat sein eigenes Essverhalten, dem die Pflegenden individuell und kreativ zu begegnen versuchen. Sie können bei Unruhe z. B. „Fingerfood" oder mehrere kleine Mahlzeiten anbieten. Bei starkem Gewichtsverlust eignen sich energiereiche Trinknahrungen [14].

Die Pflegenden leisten außerdem Unterstützung bei der Körperpflege oder bei Inkontinenz (z. B. durch Toilettentraining oder die Versorgung mit Hilfsmitteln, wenn der Patient dies toleriert).

Bei der Kommunikation achten die Pflegenden darauf, den Betroffenen von vorne mit seinem Namen anzusprechen, sich auf Augenhöhe zu begeben, Körperkontakt aufzunehmen (z. B. Hand geben) und seine Äußerungen zu respektieren. Sie sprechen in kurzen Sätzen, verfallen dabei nicht in eine Kindersprache und setzen Gestik und Mimik unterstützend ein. Einen möglichen kommunikativen Ansatz stellt die **Integrative Validation nach Richard®** da. Sie geht davon aus, dass das Erleben und Verhalten der Betroffenen aus ihrer subjektiven Innenwelt heraus sinnvoll ist und daher nicht korrigiert, sondern verstanden werden sollte. Im Mittelpunkt stehen das Wahrnehmen und Benennen von Gefühlen, das Einbeziehen biografischer Hintergründe sowie das Aktivieren vorhandener Fähigkeiten.

Die Pflegenden beurteilen regelmäßig durch Assessmentverfahren die Situation des Patienten.

Grundsätze der Kommunikation

Folgendes ist in der Kommunikation mit Demenzkranken zu vermeiden:

- Korrigieren: „Ihre Mutter ist doch schon lange tot!"
- Ablenken: „Jetzt gehen wir erst einmal Kaffeetrinken, damit sie sich beruhigen." Wenn die Gefühle des Betroffenen jedoch ausreichend gewürdigt wurden, kann Ablenken durchaus eine hilfreiche Intervention sein
- Herunterspielen von Gefühlen: „Wer wird denn bei diesem schönen Wetter traurig sein?"
- Tadeln: „Das ist aber nicht schön, dass Sie so böse sind."
- Nachbohren: „Nun denken Sie doch einmal nach – wie war das noch genau?"

Pharma-Info 5.2

Psychopharmaka

Als **Psychopharmaka** werden solche Medikamente bezeichnet, die hauptsächlich auf das ZNS einwirken und Gefühle und Denken eines Menschen beeinflussen:

- **Antidepressiva** sind stimmungsaufhellend und angstlösend und können regulierend auf den Antrieb wirken. Bei vaskulärer Demenz sollten bei gegebener Indikation **selektive Serotonin-Wiederaufnahme-Hemmer** *(SSRI)* wie etwa Citalopram (z. B. Cipramil®) oder **selektive Serotonin-Noradrenalin-Wiederaufnahme-Hemmer** *(SNRI)* wie etwa Venlafaxin (z. B. Trevilor®) gewählt werden. Tri- und tetrazyklische Antidepressiva verschlechtern durch ihre anticholinerge Wirkung die Hirnleistung eher
- **Neuroleptika** wirken zum einen sedierend (beruhigend), zum anderen vermögen sie die gestörten psychischen Funktionen zu „ordnen" **(antipsychotische Wirkung).** Je stärker antipsy-

chotisch ein Präparat wirkt, desto weniger sediert es in der Regel. Bei Demenz sind *alle* Neuroleptika problematisch, da sie bei Demenzkranken das Schlaganfall- und Sterblichkeitsrisiko erhöhen.
- Beispiele für **typische Neuroleptika** sind Haloperidol (z. B. Haldol®), Thioridazin (z. B. Melleril®), Promethazin (z. B. Atosil®), Levomepromazin (z. B. Neurocil®) oder Pipamperon (Dipiperon®). Wichtige Nebenwirkungen sind Bewegungsstörungen und vegetative Nebenwirkungen
- Beispiele für **atypische Neuroleptika** sind Clozapin (z. B. Leponex®), Risperidon (z. B. Risperdal®) und Olanzapin (z. B. Zyprexa®)

- **Anxiolytika** *(Tranquilizer, Beruhigungsmittel)* wirken angstlösend, beruhigend und schlafanstoßend sowie antikonvulsiv (gegen zerebrale Krampfanfälle) und über zentrale Angriffsmechanismen muskelentspannend. Die häufig verwendeten **Benzodiazepine** (beispielsweise Brotizolam, etwa Lendormin®, Oxazepam, etwa Adumbran®, Diazepam, etwa Valium®) führen oft zu Abhängigkeit und zu Stürzen, auch noch am folgenden Tag durch „Nachhängen". Die Indikation sollte daher sehr eng gestellt werden.

Orientierungshilfen

Im Anfangsstadium leidet der Patient z. B. darunter, dass er sein Zimmer, seinen Schrank oder den Weg zur Toilette nicht findet. Hier können Orientierungshilfen (z. B. gut sichtbare Beschriftungen oder Kennzeichnung mit Symbolen) hilfreich sein. Das Anbringen von großen Uhren und Kalendern erleichtert die zeitliche Orientierung. Wichtig ist auch ein klar gegliederter Tagesablauf, der dem Patienten Halt gibt (kontraproduktiv ist hier z. B. Unterstützung beim Waschen durch den Nachtdienst). Persönliche Orientierungshilfen können z. B. Fotos von Angehörigen oder vom Patienten selber sein, der Blick in den Spiegel oder das Tragen der gewohnten Kleidung (und nicht nur des Morgenmantels).

Validierendes Arbeiten

Häufig treten bei einer Demenz Aggression, Unruhe oder Traurigkeit auf. Die Patienten zeigen „Fluchttendenzen" oder ziehen sich zurück. Menschen werden oft nicht mehr wiedererkannt, Pflegende werden (als vertraute Personen) für verstorbene Angehörige gehalten. Geläufige Handlungen können nicht mehr selbstständig durchgeführt werden (z. B. das Ankleiden). Der Patient lebt zunehmend in seiner eigenen Welt. Validierendes Arbeiten nach *Naomie Feil*, das durch Wertschätzung (Anerkennung) für den Betroffenen geprägt ist (*engl.* value = Wert), ist eine Methode, um den Kontakt zu dieser Welt zu erhalten oder wiederherzustellen. Dazu ist es wichtig, die Vergangenheit des Patienten möglichst genau zu kennen *(Biografiearbeit)*.

Ständiges Suchen und Fragen. Ständiges Suchen z. B. nach dem Hausschlüssel oder nach Geld ist oft Ausdruck einer tiefen Verunsicherung, die richtig interpretiert werden muss. Der Kranke sucht nicht einfach nur seinen Schlüssel, sondern die Geborgenheit der gewohnten Umgebung. Falsch wäre die Antwort: „Aber Sie brauchen Ihre Schlüssel momentan doch gar nicht." Im Sinne eines validierenden Arbeitens ist dem Patienten vielmehr zu vermitteln: „Sie finden Ihre Schlüssel nicht. Sie denken, Sie kommen nicht in Ihre Wohnung? Ich kann verstehen, dass Sie das beunruhigt."

Zorn und Aggression. Häufig reagieren Patienten aggressiv, weil sie sich „bedroht" fühlen, wenn sie ihre Gewohnheiten nicht einhalten können oder wenn sie zum Aufgeben sich ständig wiederholender Handlungen gezwungen werden. Der Kranke kann seine Bedürfnisse oft nicht mehr verbalisieren und reagiert aggressiv. Dann ist es am besten, ihn zur Ruhe kommen zu lassen, ihm etwas anzubieten, was ihm Freude macht (z. B. seine Lieblingsmusik). Immer ist von den Pflegenden jedoch der Auslöser für die Aggression zu ermitteln, um ihn in Zukunft zu vermeiden.

Grundsätze für den Umgang mit Demenzkranken

- Kein erzwungenes Zurückführen in die Realität, denn das verunsichert und verwirrt den Betroffenen. An Altes und Bekanntes aus der Vergangenheit anknüpfen, ggf. auch mit einer „Scheinweltgestaltung" (die frühere Zeitungsausträgerin darf bei morgendlicher Unruhe einen Stapel Zeitungen auf Station verteilen), vertraute Personen vermitteln Sicherheit [15]
- Aktivierende Pflege, ohne zu überfordern. Überforderungen verursachen Angst und verschlimmern die Situation des Patienten. Gut kann der Patient durch Tätigkeiten, die er von früher kennt, aktiviert werden
- Versuchen, feste Gewohnheiten, Rituale und Handlungsabläufe zu etablieren, die dem Patienten Halt geben. Dazu gehört auch ein fester Tag-Nacht-Rhythmus durch z. B. Abdunkeln des Zimmers, wenn den Patienten dies nicht verunsichert
- Kurze, einfach zu verstehende Sätze formulieren, kein Durcheinandersprechen mehrerer Personen. Bei richtigem Reagieren den Patienten durch Worte oder ein Lächeln loben. Fehler des Patienten nicht kritisieren
- Konstante Bezugspersonen, konstantes Milieu. Ständig wechselnde Gesichter führen zu noch mehr Verwirrung. Ebenso verwirrend sind Veränderungen der Umgebung (Umzüge vermeiden). Für möglichst viel sichere Bewegungsmöglichkeiten sorgen
- Sensible Beobachtung des Patienten: Nehmen Angstzustände zu und ist evtl. eine medikamentöse Unterstützung angezeigt? Wenn ja, wie reagiert der Patient darauf?

Angehörigenberatung

Die Pflege von Patienten mit einer Demenz ist für die Angehörigen v. a. psychisch sehr anstrengend.

Oft ruht die Hauptlast auf den Schultern einer Person (meist des Ehepartners, der Tochter oder der Schwiegertochter). Ist der Alltag mit dem Betroffenen zum Zeitpunkt der Krankenhausaufnahme noch nicht oder nur unzureichend organisiert, ist ein strukturiert durchgeführter Entlassungsprozess besonders wichtig, um rechtzeitig Unterstützung (z. B. durch ambulante Dienste) in die Wege zu leiten. Denn wenn die Angehörigen überfordert sind, führt dies zu Hektik und Aggression, was wiederum den Zustand des Betroffenen verschlechtert.

Wichtig ist auch der Hinweis auf die Vielzahl an Beratungsstellen oder Beratungsmöglichkeiten, wobei die Angehörigen das passende Beratungsangebot selbst aussuchen sollten.

Prognose

Die vaskuläre Demenz schreitet im Gegensatz zur Alzheimer-Demenz nicht zwangsläufig immer weiter fort. Bei einer erfolgreichen Therapie der Risikofaktoren versterben viele Betroffene an anderen Erkrankungen und nicht an ihrer vaskulären Demenz.

5.8 Antikoagulation und Lyse

DEFINITION

Antikoagulation: Medikamentöse Gerinnungshemmung. Wird in der Klinik zur Vorbeugung der Entstehung von Thrombosen oder zur Verhinderung der Ausweitung bestehender Thrombosen eingesetzt.

Lysetherapie (*Fibrinolysetherapie,* Lyse = Auflösung): Medikamentöse Wiederauflösung sowohl arterieller als auch venöser Blutgerinnsel (Thromben), z. B. bei Herzinfarkt, Schlaganfall oder Gefäßverschlüssen im Extremitätenbereich.

Aufgrund der großen Bedeutung dieser Therapiemethoden – auch für die Pflege – werden die wichtigsten Arzneimittel in ➤ Pharma-Info 5.3–5.7 ausführlich besprochen.

Pflege bei erhöhter Blutungsneigung ➤ 11.10.7

Pharma-Info 5.3

Heparine

Der körpereigene Gerinnungshemmer **Heparin** ist besonders reichlich in Mastzellen und basophilen Granulozyten zu finden. Heparin bildet im Blut einen Komplex mit Antithrombin III. Dieser hemmt an mehreren Stellen die Gerinnungskaskade (➤ Abb. 11.9), v. a. an Faktor Xa und Thrombin. Heparin ist Antikoagulans der Wahl in Schwangerschaft und Stillzeit.

Unterschieden werden **unfraktionierte und niedermolekulare Heparine** *(UFH bzw. NMH).* Heute werden bei fast allen Indikationen niedermolekulare Heparine bevorzugt, da sie einfacher zu handhaben (weniger Injektionen, keine routinemäßigen Gerinnungskontrollen) und nebenwirkungsärmer sind. Der Antagonist Protamin wirkt allerdings nur bei unfraktionierten Heparinen.

Nebenwirkungen und Komplikationen

Unter Heparintherapie ist das Blutungsrisiko dosisabhängig erhöht (bei Vollheparinisierung schwere Blutungen in 2–7 %). Die Gefahr steigt bei zusätzlicher Einnahme von Thrombozytenaggregationshemmern, auch „einfacher" Azetylsalizylsäure gegen Schmerzen.

Weitere wichtige Komplikation ist ein heparininduzierter Abfall der Blutplättchen:

- Die nicht immunologisch bedingte **heparininduzierte Thrombozytopenie Typ I** *(HIT Typ I)* tritt in den ersten fünf Tagen auf. Die Thrombozyten bleiben > 100 000/μl Blut. Die Prognose ist gut, die Behandlung kann mit niedermolekularem Heparin fortgesetzt werden
- In ca. 1 % (unfraktionierte Heparine) bzw. 0,04–0,1 % (niedermolekulare Heparine) kommt es, bei nicht Vorbehandelten meist nach 5–20 Tagen, zur gefährlichen antikörperbedingten **heparininduzierten Thrombozytopenie Typ II** *(HIT Typ II).* Hauptgefahr sind dabei trotz Thrombozytenzahlen unter 100 000/μl Blut nicht Blutungen, sondern arterielle und venöse Gefäßverschlüsse (Thrombose „trotz" Antikoagulation) mit hoher Letalität. Heparin muss sofort z. B. durch Danaparoid (etwa Orgaran®) oder Argatroban (etwa Argatra®) ersetzt werden.

Daher sind vor und während einer Heparinbehandlung Kontrollen der Thrombozytenzahl erforderlich.

Weitere Nebenwirkungen sind allergische Reaktionen, Anstieg der Leberwerte, (reversibler) Haarausfall, Hautnekrosen sowie bei längerer Anwendung eine Osteoporose.

Low-Dose-Heparinisierung

Die *prophylaktische Heparinisierung* **(Low-Dose-Heparinisierung)** dient der Vorbeugung venöser Thrombosen nach Operationen oder bei Immobilisation sowie der Embolieprophylaxe z. B. bei Vorhofflimmern, falls keine Cumarine gegeben werden dürfen. Sie ist die sicherste einzelne Vorbeugungsmaßnahme gegen Thrombosen bei Immobilisation und deshalb bei allen Patienten indiziert, die täglich weniger als 6 h das Bett verlassen. Die Low-Dose-Heparinisierung ist nebenwirkungsarm. Kontraindikationen sind eine Heparinallergie oder ein heparininduzierter Thrombozytenabfall.

Heute wird die Low-Dose-Heparinisierung fast immer mit niedermolekularen Heparinen (z. B. Clexane®, Fragmin®, Fraxiparin®) durchgeführt, die nur einmal am Tag s. c. in Bauchdecke oder Oberschenkel gespritzt werden (die Dosierung ist präparatabhängig). Dies ist auch problemlos ambulant möglich. Unfraktionierte Heparine (z. B. Heparin Natrium 5 000 ratiopharm®) müssen 2- bis 3-mal täglich gespritzt werden.

High-Dose-Heparinisierung

Die *therapeutische Heparinisierung* **(High-Dose-Heparinisierung, Vollheparinisierung)** ist angezeigt z. B. bei thromboembolischen Erkrankungen (frische Venenthrombose, Lungenembolie), Herzinfarkt, Verbrauchskoagulopathie (➤ 11.10.5) oder extrakorporaler Zirkulation (Dialyse, Herz-Lungen-Maschine).

Kontraindikationen sind z. B. eine Heparinallergie, ein heparininduzierter Thrombozytenabfall, eine Operation innerhalb der letzten zehn Tage, frische Verletzungen, manifeste Blutungen, akute Magengeschwüre, ein schwerer Bluthochdruck oder bestimmte Gehirnerkrankungen (etwa Schlaganfall vor weniger als sechs Monaten oder Hirnarterienaneurysmen).

Auch hier werden mittlerweile bei den meisten Indikationen niedermolekulare Heparine bevorzugt: Sie werden 1- oder 2-mal täglich in einer körpergewichtsangepassten, präparatabhängigen Dosis verabreicht. Eine Kontrolle der Gerinnungsparameter ist nicht nötig (wohl aber der Thrombozyten). Allerdings muss die Gerinnungsüberprüfung ggf. durch die Aktivitätsbestimmung des aktivierten Faktor X erfolgen.

Unfraktionierte Heparine werden zur Vollheparinisierung i. v. gegeben, meist zuerst ein Bolus von 80 IE/kg Körpergewicht, dann kontinuierlich mittels Spritzenpumpe (z. B. 20 000 IE auf 50 ml NaCl 0,9 % ≅ 200 IE/ml). Ziel ist eine Verlängerung der PTT auf das 1,5- bis 2-Fache, alternativ der Thrombinzeit (TZ) auf das 2- bis 4-Fache des Ausgangswertes. Daher werden PTT bzw. TZ anfangs alle 4–8 h, später 1- bis 2-mal täglich kontrolliert. Die Blutproben dürfen nicht aus dem Arm mit dem Heparinperfusor entnommen werden. Nach der Blutabnahme wird die Punktionsstelle wegen der Gerinnungshemmung über mehrere Minuten komprimiert.

Wegen der erhöhten Blutungsgefahr achten die Pflegenden bei Vollheparinisierung in besonderem Maße auf Blutungen, beispielsweise bei der Ganzkörperwäsche auf Petechien, vermehrtes Zahnfleisch- oder Nasenbluten oder auch auf Blut im Stuhl.

Pharma-Info 5.4

Faktor-Xa- und Thrombinhemmer

Faktor-Xa-Hemmer

Danaparoid (z. B. Orgaran®, zur s. c.- und i. v.-Gabe) ist ein lange bekannter Faktor-Xa-Hemmer zur Thromboseprophylaxe und Antikoagulation bei heparininduzierter Thrombozytopenie Typ II.

Fondaparinux (z. B. Arixtra®) s. c. ist zugelassen zur Thromboseprophylaxe und -therapie und zur Antikoagulation bei akutem Koronarsyndrom bzw. Herzinfarkt. Insbesondere bei letzteren scheint Fondaparinux bei vergleichbarer Wirksamkeit seltener zu schweren Blutungen zu führen.

Faktor-Xa-Hemmer zur oralen Thromboseprophylaxe nach elektivem Hüft- und Kniegelenkersatz sind Apixaban (z. B. Eliquis®) und Rivaroxaban (z. B. Xarelto®). Rivaroxaban ist außerdem für die Akutbehandlung und Sekundärprävention von Thromboembolien und die Thromboembolieprophylaxe bei Vorhofflimmern zugelassen. Vorteile gegenüber den Cumarinen sind z. B. weniger Wechselwirkungen mit Nahrungs- und Arzneimitteln und keine Notwendigkeit engmaschiger Gerinnungskontrollen. Eine endgültige Beurteilung von Nutzen und Risiken sowie Langzeiterfahrungen stehen noch aus.

Thrombinhemmer

Der Thrombinhemmer Argatroban (Argatra®, nur i. v.) ist eine Alternative bei heparininduzierter Thrombozytopenie Typ II.

Dabigatran (z. B. Pradaxa®) hingegen kann oral gegeben werden. Derzeit ist es zur oralen Thromboseprophylaxe nach elektivem Hüft- und Kniegelenkersatz und zur Thromboembolieprophylaxe bei Vorhofflimmern zugelassen. Bei Niereninsuffizienz steigt das Blutungsrisiko nach Einnahme aufgrund einer verminderten Ausscheidung, ansonsten entsprechen die Überlegungen im Wesentlichen denen bei Rivaroxaban (siehe oben).

Pharma-Info 5.5

Cumarine

Wirkprinzip und Indikationen

Cumarine sind Vitamin-K-Antagonisten und hemmen die Synthese der Gerinnungsfaktoren II, VII, IX und X in der Leber, indem sie das hierzu notwendige Vitamin K aus seiner Bindung verdrängen. Sie werden zur *Langzeitantikoagulation* eingesetzt, z. B. bei Vorhofflimmern oder Thromben in den Herzhöhlen, nach Herzklappenersatz, nach tiefen Venenthrombosen (➤ 5.9.3) oder Lungenembolien (➤ 6.10.1).

Kontraindikationen

Kontraindikationen sind neben den Gegenanzeigen der Vollheparinisierung Erkrankungen mit Gefäßschäden (etwa schwerste Hypertonie, Operationen, Verletzungen) oder ohnehin schon verminderter Gerinnbarkeit des Blutes (z. B. schwere Leberschäden). In Schwangerschaft und Stillzeit wird auf Heparin ausgewichen. Besondere Vorsicht ist außerdem bei solchen Patienten geboten, bei denen eine zuverlässige Tabletteneinnahme und regelmäßige Blutkontrollen nicht gewährleistet scheinen (z. B. verwirrte Patienten, Alkoholkranke), oder bei denen die Verletzungsgefahr hoch ist (z. B. nicht anfallsfreie Epileptiker).

Nebenwirkungen

Hauptnebenwirkungen sind Blutungen, Allergien, **Marcumarnekrosen** (Hautnekrosen, meist in der ersten Woche der Cumarinbehandlung und v. a. an Brüsten, Hüften, Gesäß und Oberschenkeln), Ikterus und Haarausfall.

Präparate, Dosierung

In Deutschland wird in erster Linie Phenprocoumon (z. B. Falithrom®, Marcumar®, Phenprogamma®) verwendet. Die Wirkung setzt erst nach einigen Tagen ein, da zu Beginn noch genügend Gerinnungsfaktoren im Blut vorhanden sind. In den ersten Tagen der Cumarintherapie kann die Blutgerinnbarkeit sogar gesteigert sein, weshalb anfangs immer Heparin zusätzlich gegeben wird.

An den ersten beiden Tagen werden oft zwei Tabletten Marcumar® zu je 3 mg gegeben. Die weitere Dosierung richtet sich nach

5

dem Quick-Wert bzw. der INR. Der Zielwert hängt von der Grunderkrankung ab (überwiegend Quick-Wert 15–35 % bzw. INR 2,0–3,5). Die Erhaltungsdosis liegt meist bei 0,5–1,5 Tabletten Marcumar® täglich.

Vor geplanten invasiven Eingriffen werden Cumarine abgesetzt und überbrückend Heparin nach Arztanordnung gegeben. Meist dauert es 7–10 Tage, bis sich die Gerinnung normalisiert hat. Bei schweren Blutungen oder einer Notfalloperation muss PPSB i. v. (➤ 11.4.1) gegeben werden. Vitamin K (z. B. Konakion®) ist kein Antidot, sondern verkürzt die Zeit bis zum Wiedereinsetzen der Gerinnungsfaktorsynthese nur!

Pflege

- Wegen der Blutungsgefahr keinesfalls i. m.-Injektionen verabreichen
- Patienten informieren, dass auf Blutungen zu achten ist, und jede Blutung sofort den Pflegenden oder dem Arzt mitgeteilt werden muss
- Patienten noch während des Krankenhausaufenthaltes sorgfältig über die notwendigen Vorsichtsmaßnahmen bei Langzeitantikoagulation aufklären. Dies fördert die Kooperationsbereitschaft und senkt die Komplikationsgefahr.
- Ggf. Screening der Sturzgefahr (durch BBS, FRAT oder Morse-Fall-Skala) und Maßnahmen zur Sturzprophylaxe erwägen.

Patienteninformation: Leben mit Marcumar

Die Blutungsgefahr ist unter Langzeitantikoagulation erhöht. Deshalb sind besondere Schutzmaßnahmen nötig:

- Hierzu gehören der Verzicht auf Sportarten mit hohem Verletzungsrisiko, aber auch die Trockenrasur statt der Nassrasur. Von Fernreisen in Länder, in denen Blutkonservengaben nicht gewährleistet oder risikoreich sind, ist abzuraten
- Schwarzfärbung des Stuhlgangs kann durch Blut im Stuhl bedingt sein und erfordert eine sofortige Vorstellung beim Arzt. Auch gehäufte „blaue Flecke“ können auf eine zu starke Hemmung der Blutgerinnung hinweisen. Patienten zur Selbstbeobachtung anleiten
- Bei jedem (neuen) Arztkontakt muss der Arzt über die Medikation mit Marcumar® informiert werden. Dies gilt insbesondere für Zahnarztbesuche. Umgekehrt sollte der Arzt, der die Marcumarbehandlung steuert, über alle Erkrankungen und Arzneimittel informiert werden, da evtl. Gerinnungskontrollen notwendig sind
- Der Patient erhält noch im Krankenhaus einen **Marcumar-Pass,** den er immer bei sich tragen sollte
- Der Patient soll seine Marcumar®-Tabletten immer zur gleichen Tageszeit nehmen. Hat er die Einnahme vergessen, darf er auf keinen Fall am Tag darauf die Dosis „nachholen“, sondern soll zum weiteren Vorgehen seinen Arzt fragen
- Da die Marcumarwirkung von dem Verhältnis zwischen Vitamin K und seinem Antagonisten Marcumar® abhängt, ist eine möglichst konstante Vitamin-K-Zufuhr wichtig. Dies bedeutet, die besonders Vitamin-K-haltigen grünen Gemüse und Salate sowie Kohl nur in Normalportionen zu verzehren. Eine besondere Diät ist aber nicht erforderlich
- Viele auch frei verkäufliche Arzneimittel beeinflussen die Wirkung von Marcumar®. Der Patient sollte keinerlei Arzneimittel eigenmächtig einnehmen, sondern auch bei scheinbar leichten Befindlichkeitsstörungen mit dem Arzt Rücksprache halten
- Wichtig sind die regelmäßigen Kontrollen der Blutgerinnung mit nachfolgender individueller Dosierung der Tabletten nach dem aktuell gemessenen Quick- bzw. INR-Wert. In der Anfangszeit sind sie ca. zweimal pro Woche erforderlich, später können die Intervalle je nach Stabilität der Werte verlängert werden. Zunehmende Bedeutung insbesondere bei jüngeren Patienten erlangt die Selbstkontrolle mit kleinen Testgeräten (z. B. CoaguCheck®), vergleichbar der Blutzuckerselbstkontrolle des Diabetikers
- Da Marcumar® teratogen (fruchtschädigend) ist, ist bei Frauen eine zuverlässige Empfängnisverhütung nötig.

Pharma-Info 5.6

Thrombozytenaggregationshemmer

Thrombozytenaggregationshemmer hemmen die Zusammenballung von Thrombozyten mit nachfolgender Thrombusbildung. Sie sind z. B. bei KHK (➤ 4.4.1), Herzinfarkt (➤ 4.4.2), pAVK (➤ 5.5.2), TIA oder Schlaganfall (➤ 5.6) angezeigt. Zur Prophylaxe venöser Thrombosen eignen sie sich bei alleiniger Gabe *nicht.*

Gebräuchlichstes Präparat ist nach wie vor die als Schmerzmittel lange bekannte **Azetylsalizylsäure** (*ASS,* z. B. Aspirin®), welche über eine Hemmung der Zyklooxygenase wirkt. Heute werden zur Thrombozytenaggregationshemmung meist niedrige Dosen von 100 mg täglich empfohlen. Die Wirkung setzt nach i. v.-Gabe fast sofort, nach oraler Gabe nach ca. einer Stunde ein. Nach Absetzen dauert es ungefähr eine Woche, bis die Wirkung abgeklungen ist.

Häufigste Nebenwirkungen sind Magen-Darm-Beschwerden bis hin zu Geschwüren oder Magen-Darm-Blutungen bei entsprechend Veranlagten, Allergien und Verengungen der Atemwege („ASS-Asthma“ – deshalb Vorsicht bei Asthmatikern).

Alternativpräparat bei Unverträglichkeit ist vor allem Clopidogrel (z. B. Plavix®). Es hemmt als **ADP-Rezeptor-Antagonist** die Bindung von ADP an Thrombozyten und darüber deren Aggregation. Bis die volle Wirkung erreicht ist, dauert es mehrere Tage. Bei Hochrisikopatienten oder bestimmten Koronargefäßinterventionen werden Azetylsalizylsäure und Clopidrogrel kombiniert gegeben. Der Stellenwert von Prasugrel (z. B. Efient®) und Ticagrelor (z. B. Brilique®) kann noch nicht abschließend beurteilt werden, sie sind wirksamer als Clopidrogrel, aber daher mit einem höheren Blutungsrisiko behaftet.

Dipyramidol wird nur nach Schlaganfall und kombiniert mit Azetylsalizylsäure (z. B. Aggrenox®) eingesetzt.

Nur in der Kardiologie bei akutem Koronarsyndrom von Bedeutung sind **Glykoprotein IIb/IIIa-Rezeptor-Antagonisten** *(GP IIb/IIIa-Antagonisten)*. Durch ihren Ansatz ganz am Ende der Reaktionskette zur Thrombozytenaggregation sind sie am stärksten wirksam. Beispiele für Präparate zur parenteralen Gabe sind Abciximab (ReoPro®), Eptifibatid (Integrilin®) und Tirofiban (Aggrastat®).

Pharma-Info 5.7

Fibrinolytika

Wirkprinzip und Indikationen

Fibrinolytika *(Thrombolytika)* aktivieren die *Fibrinolyse,* d.h. den Abbau von Fibrin. In der Medizin werden sie zur **Thrombolyse** (kurz **Lyse,** medikamentöse Auflösung eines Thrombus oder eines Embolus) vor allem bei Herzinfarkt (➤ 4.4.2), akutem Arterienverschluss (➤ 5.5.3), tiefer Venenthrombose (➤ 5.9.3) oder massiver Lungenembolie (➤ 6.10.1) eingesetzt.

Nebenwirkungen und Kontraindikationen

Hauptrisiko sind unbeherrschbare Blutungen, besonders gefürchtet sind intrazerebrale Blutungen. Entsprechend sind Störungen der Blutgerinnung, Blutungen (z.B. Ulkus, Hirnblutung), Aneurysmen, unbeherrschbarer Bluthochdruck, Operationen und Verletzungen die wichtigsten Kontraindikationen. Auch bei bestimmten Entzündungen und Infektionen (Sepsis, Endokarditis, Pankreatitis) darf keine Lyse durchgeführt werden.

Weitere Nebenwirkung sind allergische Reaktionen bis zum anaphylaktischen Schock.

Deshalb wird eine Lyse möglichst auf einer Intensivstation oder einer Stroke-Unit durchgeführt. Der Arzt muss den Patienten vorher eingehend aufklären und sein (schriftliches) Einverständnis einholen.

Präparate und Vorbereitung der Lyse

Unterschieden werden:
- Die **systemische Lyse,** bei der das Arzneimittel i.v. gespritzt wird und seine Konzentration im ganzen Körper gleich hoch ist
- Die **lokale Lyse,** bei der das Arzneimittel mit einem Katheter direkt an den Thrombus gebracht wird und dort die höchste Konzentration erreicht.

Derzeit zugelassene Fibrinolytika sind:
- **Streptokinase** (Streptase®)
- **Urokinase** (z.B. Urokinase HS Medac®)
- **rt-PA** (*recombinant tissue plasminogen activator, Gewebeplasminogenaktivator* = Alteplase, z.B. Actilyse®)
- Verschiedene Abkömmlinge von rt-PA, v.a. **r-PA** (Reteplase, Rapilysin®) und **TNK** (Tenecteplase, Metalyse®).

Welches Fibrinolytikum verwendet wird, hängt ab von Indikation, Vorerkrankungen des Patienten (Streptokinase nicht nach Streptokokkeninfekt) und hausinterner Verfügbarkeit.

Vor Beginn der Lysetherapie werden Blutbild, Blutgruppe und Gerinnungsstatus bestimmt und zwei Erythrozytenkonzentrate bereitgestellt. Gesteuert wird die Lyse nach den 2-mal täglich bestimmten Gerinnungswerten.

Pflege bei Lysetherapie

- Arzneimittel in verordneter Verdünnung über Spritzenpumpe geben (hausinterne Richtlinien beachten)
- Patienten engmaschig auf Nebenwirkungen beobachten, v.a. allergische Reaktionen (z.B. Hautrötung), Blutungen (neurologische Störungen als Zeichen einer Hirnblutung!) und Temperaturanstieg. Bei V.a. Nebenwirkungen sofort Arzt informieren
- Täglich Stuhl auf Blut beobachten
- Wegen der Gefahr lebensbedrohlicher Blutungen keine i.m.-Spritzen und keine nichtsteroidalen Antiphlogistika (z.B. Voltaren®) bei Schmerzen verabreichen!

5.9 Erkrankungen der Venen

5.9.1 Varikose

DEFINITION

Varizen *(Krampfadern)*: Geschlängelte und erweiterte (oberflächliche) Venen, am häufigsten der Beine.
Varikose *(Varikosis, Krampfaderleiden)*: Ausgedehnte Varizen der Beine.

Etwa 15% der Erwachsenen in Deutschland haben Varizen (C2 ➤ Tab. 5.1), nochmal etwas mehr ein venenbedingtes Ödem, Hautveränderungen oder (abgeheilte) Ulzera.

Ältere Menschen sind häufiger betroffen als jüngere. Leichte bis mäßige Venenerkrankungen sind bei Frauen häufiger als bei Männern zu beobachten, von Hautveränderungen und Ulzera sind aber Frauen und Männer etwa gleich häufig betroffen.

Krankheitsentstehung

Bei der **primären Varikose** *(idiopathische Varikose)* sind eine Venenwandschwäche oder eine Klappeninsuffizienz für die Venenerweiterung verantwortlich. Risikofaktoren sind eine familiäre Belastung, sitzende oder stehende Tätigkeit und Schwangerschaften.

Die **sekundäre Varikose** entsteht als Folge anderer Venenerkrankungen (z.B. nach einer tiefen Beinvenenthrombose ➤ 5.9.3), die zu einer Abflussbehinderung im tiefen Venensystem oder Zerstörung der Venenklappen führen. Die oberflächlichen Venen müssen dann mehr Blut transportieren und werden langfristig überlastet.

5

Selten sind Varizen Folge anderer Erkrankungen, etwa von (gefäßnahen) Tumoren, die den Blutrückfluss behindern.

Einteilung

Je nach *Lokalisation der Varizen* werden folgende Formen der Varikose unterschieden (➤ Abb. 5.30):

- **Stammvarizen** der V. saphena magna und/oder V. saphena parva an der Innenseite von Ober- und Unterschenkel bzw. Rück- und Außenseite des Unterschenkels. Häufig sind auch die Perforansvenen oder die Mündungsklappe der V. saphena magna in die V. femoralis funktionsunfähig
- **Seitenastvarizen** der Seitenäste von V. saphena magna und V. saphena parva (➤ Abb. 5.31)
- **Perforansvarizen** der Verbindungsvenen zwischen tiefen und oberflächlichen Venen
- **Retikuläre Varizen** von subkutanen Nebenästen
- **Besenreiservarizen** kleinster Venen in der Haut. Typisch ist eine netz- oder kranzartige Anordnung.

Nach der *klinischen Ausprägung* ist international die *CEAP-Klassifikation* der chronischen Venenkrankheiten am gebräuchlichsten (➤ Tab. 5.1).

Bei *Stammvarizen* wird außerdem eine Stadieneinteilung nach dem **proximalen** und **distalen Insuffizienzpunkt** angewandt. Dies sind die Punkte, an denen die Varizen nach oben (proximal) bzw. unten (distal) durch eine intakte Venenklappe begrenzt werden. Liegt der proximale Insuffizienzpunkt bei einer Varikose der V. saphena magna in der Leiste, spricht man von einer **kompletten Stammvarikose,** liegt er tiefer, handelt es sich um eine **inkomplette Stammvarikose.**

Symptome und Untersuchungsbefund

Viele Patienten klagen über Schwellneigung, Schwere- und Spannungsgefühl der Beine (v. a. nach längerem Sitzen oder Stehen und abends) sowie nächtliche Muskelkrämpfe. Gelegentlich haben die Patienten stechende Schmerzen im Wadenbereich. Bei der Untersuchung wird der Patient immer im Stehen untersucht (➤ Abb. 5.31), da die Varizen im Liegen oft „leer laufen".

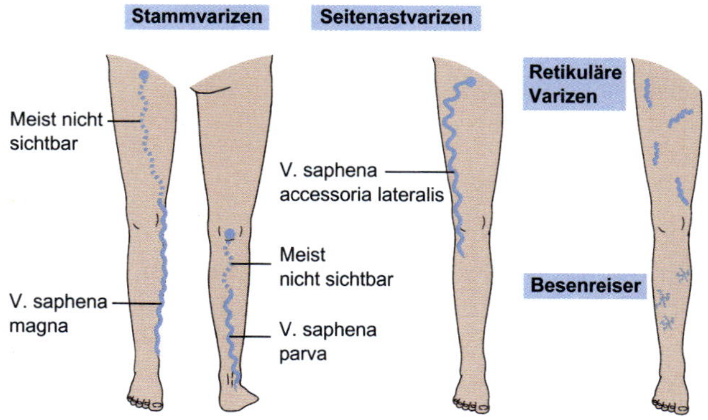

Abb. 5.30 Verlauf der Stammvarizen. Die größte medizinische Relevanz hat die Stammvarikose, gefolgt von der Seitenastvarikose. Retikuläre Varizen und Besenreiser haben lediglich kosmetische Bedeutung. [L157]

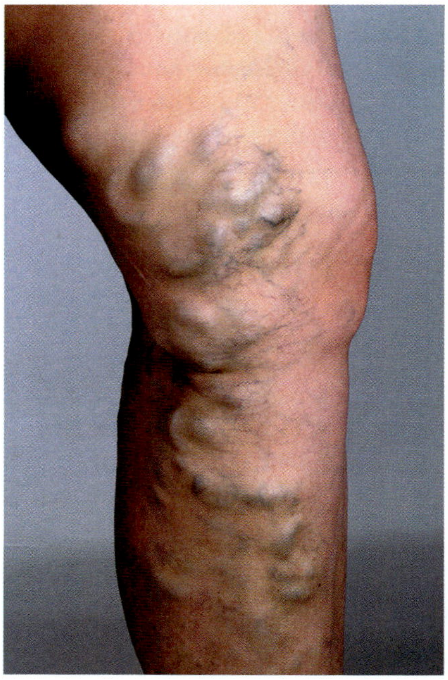

Abb. 5.31 Ausgeprägte Seitenastvarikose bei Insuffizienz der V. saphena magna. [T417]

Komplikationen

Bedeutsam sind die Komplikationen einer Varikose:

- Trophische Hautveränderungen
- Thrombophlebitis (➤ 5.9.2)
- Blutung aus geplatzten Varizen *(Varizenruptur)*
- Chronisch-venöse Insuffizienz (➤ 5.9.4).

Diagnostik

Ziele der Diagnostik sind die Unterscheidung zwischen primären und sekundären Varizen, die Einteilung in eine der oben genannten Gruppen und die Schweregradeinschätzung. Standard ist heute die Farb-Duplex-Sonografie (➤ 1.4.6), die Verschlüsse der tiefen Beinvenen und Klappeninsuffizienzen nachweist, das Ausmaß des venösen Blutrückflusses feststellt und *Provokationstests* ermöglicht:

- Beim **Valsalva-Test** soll der Patient den Atem anhalten und pressen. Bei insuffizienten Venenklappen lässt sich sonografisch ein venöser Reflux darstellen (> 2 Sek.), d. h., es fließt Blut zurück
- Beim **Wadenkompressionstest** *(Wadendruckversuch)* drückt der Untersucher während der Venensonografie die Wade des Patienten mit der anderen Hand zusammen. Beim Loslassen kommt es bei einer Venenklappeninsuffizienz zum Reflux.

Eine Phlebografie (➤ 5.3.5) ist heute weit seltener erforderlich, insbesondere präoperativ. Weitere Diagnostikmöglichkeiten bieten der Brodie-Trendelenburg-, der Perthes- und der Mahorner-Ochsner-Test (➤ 5.3.3).

Behandlungsstrategie

Konservative Therapie

Kompression von außen fördert den Blutrückstrom und wirkt Ödemen entgegen. **Kompressionsverbände** werden häufig dann angelegt, wenn zusätzlich Wunden an den Beinen bestehen. Die Zugkraft beim Anlegen ist nicht normiert, sodass es zu Wickelschäden kommen kann. Auf Dauer (etwa postoperativ über Wochen, bei chronisch-venöser Stauung lebenslang) sind **medizinische Kompressionsstrümpfe** geeignet. Bei einer Varikose werden meist Kompressionsstrümpfe der Kompressionsklasse II verordnet [17]. Eine geeignete Lebensführung des Patienten wirkt ebenfalls einem Fortschreiten der Erkrankung entgegen.

Auf die Venen wirkende Medikamente (vor allem Rosskastanienpräparate, z. B. Venostasin®) sind in ihrer Wirkung nicht belegt, können aber subjektiv die Beschwerden bessern.

Sklerosierung und minimal-invasive Therapien

Bei der **Sklerosierung** *(Verödung)* wird ein Verödungsmittel in die Venen gespritzt, schädigt die Veneninnenwand und ruft eine lokale Entzündung hervor, in deren Folge die Gefäßlichtung „verödet". Durch (duplexkontrollierte) *Schaumsklerosierung* mit aufgeschäumten Verödungsmitteln ist zunehmend eine Sklerosierung von Stammvarizen möglich. Anschließend wird ein Kompressionsverband angelegt und der Patient geht zügig umher. Für ca. zwei Wochen trägt der Patient dann einen Kompressionsstrumpf. Komplikationen der Sklerosierung sind Nekrosen bei paravenöser Injektion, Hautpigmentierungen und allergische Reaktionen.

Minimal-invasive Therapien sind die **endovenöse Radiofrequenz- und Lasertherapie.** Der Einsatz eines Venenklebers ist die neueste Methode bei der Behandlung von Krampfadern, die hierbei mithilfe eines speziellen Gewebeklebers (Cyanoacrylat) verschlossen werden. Dabei wird der Kleber über einen Katheter in die erkrankte und erweiterte Vene eingebracht und diese kurz unter dem Ultraschallkopf komprimiert, bis der Kleber ausgehärtet ist. Nach der Behandlung müssen keine Kompressionsstrümpfe getragen werden.

Operative Varizenentfernung

Die operative Entfernung variköser Venen wird hauptsächlich bei einer Stammvarikose durchgeführt und setzt in den meisten Fällen ein freies tiefes Venensystem und den Ausschluss einer therapierelevanten pAVK voraus.

Patienteninformation und Patientenberatung

Eine geeignete Lebensführung kann die Progredienz der Varikose verlangsamen.

Es ist Aufgabe der Pflegenden in Zusammenarbeit mit dem Arzt, den Patienten bei der Umsetzung der folgenden Punkte im Alltag zu beraten:

- Längeres Sitzen oder Stehen sollte möglichst vermieden werden. Oft ist dies aber nicht durchführbar. Dann fördern das Tragen von Stützstrümpfen bei Disposition zur Varikose bzw. Kompressionsstrümpfen bei bereits bestehenden Varizen, zwischenzeitliches Gehen von ein paar Schritten oder zumindest Betätigung der Muskelpumpe durch „Gehen auf der Stelle" oder Anspannen der Beinmuskulatur den venösen Rückfluss
- Die Beine sollten wenn irgend möglich zwischendurch immer wieder erhöht positioniert werden. Nachts kann es sinnvoll sein, das Fußende des Bettes zu erhöhen (etwa durch Unterlegen eines speziellen Keils unter die Matratze oder die Verwendung eines Venenkissens)
- Da die Bauchatmung mitverantwortlich ist für den Blutabfluss aus den Beckenvenen, sind außerdem einengende Kleidungsstücke oder Gürtel ungünstig
- Um den venösen Rückfluss im Becken durch eine Obstipation nicht zu erschweren, empfehlen sich der reichliche Verzehr von Ballaststoffen, ausreichendes Trinken und Bewegung. Pressen beim Stuhlgang sollte vermieden werden
- Auch Tragen schwerer Lasten ist ungünstig
- Wärmeeinwirkung, z. B. durch Sauna, heißes Duschen oder Baden sowie Sonnenbäder, lässt die Venen erschlaffen und begünstigt dadurch die Varizenbildung
- Günstig sind kalte Wasseranwendungen wie Knie- und Schenkelgüsse, Waschungen, Lehmwickel, Wasser- und Tautreten oder Schwimmen in mäßig warmem Wasser (22–28 °C), die die Gefäße straffen und den Kreislauf in Schwung bringen. Sie dürfen jedoch nur bei warmem Körper und warmen Beinen durchgeführt werden. Bei kalten Beinen sind höchstens Wechselgüsse erlaubt (erst warm, dann kalt). Je kälter das Wasser ist, desto kürzer sollte die Anwendung sein.

„S-L-Faustregel" für Venenkranke

- **S** wie **S**tehen und **S**itzen ist schlecht
- **L** wie **L**aufen und **L**iegen (mit leicht erhöhten Beinen) ist gut.

Prävention

Die oben genannten Verhaltensregeln sind auch präventiv wirksam, auch ausgeprägtes Übergewicht sollte vermieden werden. Schwangere mit erkennbarer Neigung zu Varizen sollten außerdem für die Dauer der Schwangerschaft Kompressionsstrümpfe der Klasse II tragen. Eine sichere Prävention ist aber nicht möglich, da die Veranlagung eine bedeutende Rolle spielt.

5.9.2 Thrombophlebitis

DEFINITION

Thrombophlebitis: Entzündung und Thrombose einer oberflächlichen Vene.

Krankheitsentstehung

Die **oberflächliche Venenthrombose** *(OVT, Phlebitis, Thrombophlebitis)* ist eine nicht-infektiöse Entzündung einer oberflächlichen Vene, die durch ein Blutgerinnsel (Thrombus) im betroffenen Blutgefäß ausgelöst wird. Oberflächliche Venenthrombosen sind weit verbreitet und heilen bei korrekter Therapie in der Regel folgenlos aus. Je nach Lokalisation und Auslösern werden mehrere Krankheitsformen unterschieden. Die häufigste Form, die 90 % betrifft, ist die oberflächliche Venenthrombose einer Krampfader (Varikophlebitis). Seltener ist die Thrombophlebitis nicht vorgeschädigter Venen, z. B. nach Infusion venenreizender Arzneimittel.

Eine **bakterielle Phlebitis** ist z. B. Folge infizierter Venenkatheter oder nicht-steriler Injektionsbestecke bei Drogenabhängigen. Als Komplikation droht eine hämatogene Aussaat der Bakterien **(septische Thrombophlebitis).**

Symptome und Untersuchungsbefund

Leitsymptom ist ein derber, druckschmerzhafter (Venen-)Strang, evtl. mit lokaler Schwellung. Die Umgebung der betroffenen Vene ist gerötet und überwärmt.

Das Allgemeinbefinden des Patienten ist nur bei der bakteriellen Thrombophlebitis beeinträchtigt.

Diagnostik

Die Diagnose einer Thrombophlebitis wird klinisch gestellt. Durch Duplex-Sonografie kann geklärt werden, ob die tiefen Venen mitbetroffen sind. Bei Verdacht auf bakterielle Beteiligung sollte ein Blutbild angefertigt werden, evtl. auch eine Blutkultur aus der entsprechenden Vene bzw. Katheter.

Behandlungsstrategie und Pflege

Bei Thrombophlebitis oberflächlicher Venen:

- Keine Bettruhe, sondern Patienten mit Kompressionsverband so viel wie möglich umhergehen lassen
- Nachts Bein gewickelt lassen
- Zur Linderung der Beschwerden lokal kalte Umschläge und Heparinsalben, ggf. Azetylsalizylsäure oder nichtsteroidale Antiphlogistika nach Arztanordnung
- Bei großem Gerinnsel evtl. Stichinzision mit Auspressen des Koagels
- Bei bettlägrigen Patienten oder (drohender) Beteiligung tiefer Venen Heparingabe
- Bei bakterieller Thrombophlebitis zusätzlich Antibiotika.

5.9.3 Tiefe Venenthrombose (Phlebothrombose)

DEFINITION

Thrombose: Lokale *intravasale* Gerinnung (**Thrombus** = Blutgerinnsel) mit nachfolgendem teilweisem oder vollständigem Verschluss des betroffenen Gefäßes.
Tiefe Venenthrombose *(Phlebothrombose):* Verschluss einer tiefen Vene durch eine Thrombose, zu über 90 % einer tiefen Bein- oder Beckenvene, links häufiger als rechts. Gefährlich durch das Risiko der Lungenembolie als Akut- und durch Thromboserezidive und postthrombotisches Syndrom als Spätkomplikationen.
Embolie: Gefäßverschluss durch einen **Embolus,** d. h. in die Blutbahn verschleppte Substanzen, die sich nicht im Blut lösen, z. B. Thromben (*Thromboembolie,* häufigste Form), Luft, Fremdkörper oder Bakterien, selten auch Fett oder Fruchtwasser

Lungenembolie ➤ 6.10.1

Krankheitsentstehung

Die Entstehung eines **Thrombus** wird vor allem durch drei Risikofaktoren begünstigt **(Virchow-Trias):**

- Veränderung der Blutströmung, v. a. Strömungsverlangsamung, z. B. bei Bettlägerigkeit, Ruhigstellung während einer Operation oder Lähmungen
- Gefäßwandschädigung, z. B. nach einer Operation, Frakturen oder Geburt, bei Entzündungen oder Tumoren
- Veränderte Blutzusammensetzung mit erhöhter Gerinnbarkeit des Blutes **(Hyperkoagulabilität)** und daraus resultierender erhöhter Thromboseneigung **(Thrombophilie).** Sie kann angeboren oder erworben sein. Erworbene Ursachen sind z. B. Thrombozytose, nephrotisches Syndrom, Einnahme der „Pille", Schwangerschaft und Wochenbett sowie Tumoren.

Besonders thrombosegefährdet sind:
- Ältere Patienten
- Stark übergewichtige Patienten
- Bettlägerige Patienten
- Patienten mit Herzinsuffizienz
- Patienten mit malignen Tumoren
- Patienten mit einer Thrombose in der Vorgeschichte oder mit erhöhter Gerinnungsneigung des Blutes.

Unbehandelt entsteht zwar meist eine neue Gefäßlichtung (Rekanalisation), diese ist jedoch in der Regel kleiner als die ursprüngliche und ihre Wand nur wenig elastisch. Auch werden die Venenklappen im rekanalisierten Gefäßabschnitt meist funktionsunfähig. Dadurch ist der Blutrückfluss in den tiefen Beinvenen, der ja im Stehen gegen die Schwerkraft erfolgen muss, gefährdet. Das Blut fließt stattdessen über die Perforansvenen und das oberflächliche Venensystem ab. Langfristige Folge ist ein chronischer Stau venösen Blutes mit sekundärer Varikose und chronisch-venöser Insuffizienz (➤ 5.9.1, ➤ 5.9.4).

Angeborene Thrombophilie

Es gibt verschiedene angeborene Störungen des Gerinnungssystems, die zu einer lebenslangen Hyperkoagulobilität führen. Die daraus resultierende erhöhte Thrombosebereitschaft ist meist nur mäßig, sodass spontane Thrombosen selten sind. Bei Hinzutreten weiterer Risiken wie etwa Einnahme der „Pille" oder Rauchen erhöht sich aber das Risiko überproportional.

„Verdächtig" auf eine **angeborene Thrombophilie** sind v. a. Thrombosen bei Menschen unter 45–50 Jahren, Thrombosen in der Schwangerschaft, wiederholte Thrombosen und Thrombosen ohne Risikofaktoren.

Mit mehr als 5 % der Bevölkerung häufigste Ursache einer angeborenen Thrombophilie ist eine **APC-Resistenz.** Ursache ist überwiegend eine Mutation des für den Faktor V zuständigen Gens **(Faktor-V-Leiden-Mutation).** Als Folge wird der veränderte Gerinnungsfaktor V nicht wie physiologisch durch *APC* (aktiviertes Protein C) gespalten und inaktiviert, sodass die gerinnungshemmende Wirkung des APC vermindert ist. Suchtest für die APC-Resistenz ist der **APC-Resistenz-Test.** Fällt dieser krankhaft aus, kann die Faktor-V-Leiden-Mutation molekulargenetisch nachgewiesen werden.

In etwa gleich häufig ist eine Homocystein-Erhöhung, die aber nur zu einer leichten Risikoerhöhung führt.

Bei ungefähr 3 % der Menschen führt die **Prothrombin-Gen-A-Mutation-20210A** zu abnorm hohen Prothrombin(-Gerinnungsfaktor-II)-Spiegeln im Blut. Sie wird ebenfalls molekulargenetisch nachgewiesen.

Seltener sind ein Mangel an Protein C, Protein S oder Antithrombin III (ATIII) Ursache einer angeborenen Thrombophilie.

Symptome und Untersuchungsbefund

Tiefe Bein- und Beckenvenenthrombose

Die Symptome an der unteren Extremität reichen von einem diskreten Schwere- und Spannungsgefühl am betroffenen Bein bei bettlägerigen Patienten über eine Beinschwellung (➤ Abb. 5.32) mit Fußsohlen- oder Wadenschmerzen beim Laufen bis zu starken lokalen Beschwerden, allgemeinem Unwohlsein und mäßigem Fieber.

Schwerste Verlaufsform ist die seltene **Phlegmasia coerula dolens** mit (praktisch) vollständiger Verlegung der venösen Strombahn und Stillstand des venösen Rückstromes in der betroffenen Extremität. Der Druck im Gewebe übersteigt schließlich den arteriellen Druck und führt zu schweren Durchblutungsstörungen. Meist ist ein Verschluss großer Beckenvenen die Ursache. Das Bein nimmt rasch an Umfang zu und verfärbt sich blau-rot, die Pulse sind nicht mehr tastbar. Der Patient hat stärkste Schmerzen und gerät in einen Schock. Unbehandelt kommt es zu einer venösen Gangrän sowie einer Rhabdomyolyse (Zerfall von Muskelgewebe) mit akutem Nierenversagen.

Ebenso variabel ist der Untersuchungsbefund: Charakteristisch ist eine Beinschwellung (evtl. nur ein einseitiges Knöchelödem) mit bläulich-roter, warmer und glänzender Haut und gelegentlich auffällig deutlichen Hautvenen (*Warn-* oder **Signalvenen**). Evtl. sind die tiefen Beinvenen druckschmerzhaft. Weitere Thrombosezeichen sind Schmerzen beim Beklopfen der Wade, bei der Dorsalflexion der Fußsohle *(Homans-Zeichen)* oder bei Druck auf die Fußsohle *(Payr-Zeichen).*

> **Risikopatienten erkennen**
>
> Anamnese und klinische Untersuchung sind unzuverlässig. Eingebracht in standardisierte klinische Scores wie etwa den *Wells-Score* ermöglichen sie aber die Differenzierung von Patienten mit niedriger und hoher Thrombosewahrscheinlichkeit [18].

Paget-Schroetter-Syndrom

Eine Thrombose der V. axillaris oder der V. subclavia wird als **Paget-Schroetter-Syndrom** bezeichnet. Meist sind junge, muskulöse Männer betroffen, oft nach Belastungen der Arme (z. B. Anstreichen). Seltener ist z. B. eine chronische Venenkompression (etwa durch eine Halsrippe) oder eine Schrittmachersonde ursächlich. Klinisches Bild, Diagnostik und Therapie entsprechen im Wesentlichen denen bei einer tiefen Beinvenenthrombose, eine Lungenembolie ist aber seltener.

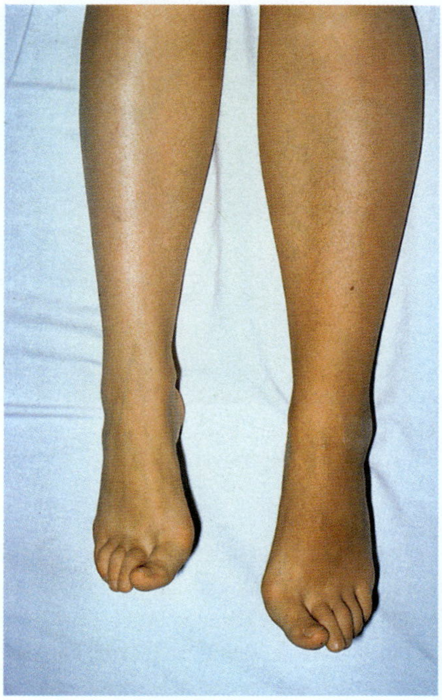

Abb. 5.32 Klinisches Bild bei Beinvenenthrombose links mit deutlicher Extremitätenschwellung. [E273]

Diagnostik

Zur Erhärtung und Sicherung der klinischen Verdachtsdiagnose sind erforderlich [18]:

- **D-Dimer-Bestimmung** im Blut (im Labor oder als Bedside-Schnelltest): Die bei der körpereigenen Fibrinolyse entstehenden Fibrinbruchstücke werden als **D-Dimere** bezeichnet. Aufgrund der Koppelung von Fibrinolyse und Gerinnung sind erhöhte D-Dimere gleichzeitig Indikatoren einer gesteigerten Gerinnung. Bei einer niedrigen klinischen Thrombosewahrscheinlichkeit und normalen D-Dimeren (≤ 0,5 mg/l) ist keine weitere Diagnostik erforderlich. Erhöhte D-Dimere sind kein Thrombosebeweis, da z. B. auch Tumoren zu erhöhten D-Dimeren führen können
- Sonografie (➤ 1.4.6) als **Kompressionssonografie** und (Farb-) Duplex-Sonografie (➤ 1.4.6, ➤ Abb. 5.33) bei hoher klinischer Thrombosewahrscheinlichkeit oder niedriger klinischer Thrombosewahrscheinlichkeit, aber erhöhten D-Dimeren. Bei einer Phlebothrombose lässt sich die Vene im Rahmen der Kompressionssonografie manuell nicht oder nur unzureichend komprimieren (➤ Abb. 5.33)
- Ggf. CT- oder MR-Phlebografie (➤ 5.3.5), Phlebografie.

Bei Verdacht auf Thrombophilie sind nach der Akutphase weitere Gerinnungsuntersuchungen nötig (z. B. APC-Resistenz-Test, Antithrombin-Aktivität, Protein C, S). Bei sonst unerklärlichen Thrombosen ist eine Tumorsuche sinnvoll.

Diagnostik bei V. a. Lungenembolie ➤ 6.10.1

Komplikationen

Lebensgefährliche Frühkomplikation einer tiefen Bein- oder Beckenvenenthrombose ist die *Lungenembolie* (➤ 6.10.1). Besonders in den ersten 3–5 Tagen hat der Thrombus noch keine feste Verbindung zur Gefäßwand, sodass er sich leicht lösen und mit dem Blutstrom herzwärts verschleppt werden kann. Im Lungenkreislauf bleibt das Ge-

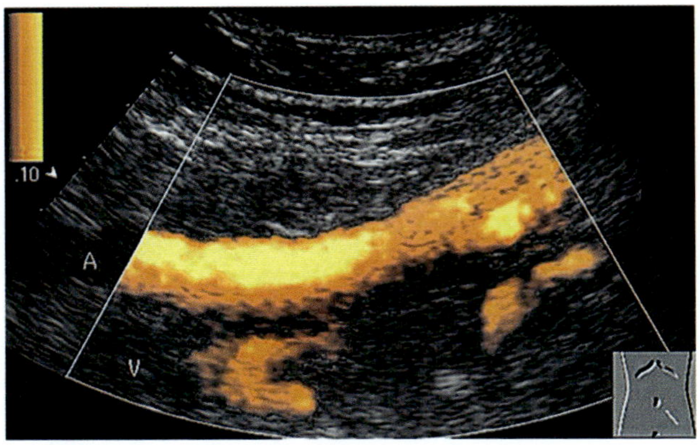

Abb. 5.33 Farb-Duplex-Sonografie bei Thrombose der V. iliaca externa. A = A. iliaca communis und externa. V = V. iliaca externa mit Thrombus und Restlichtung. [M387]

rinnsel stecken und führt zu einer Lungenembolie mit Thoraxschmerz, Luftnot, Husten und Unruhe bis hin zum tödlichen Rechtsherzversagen innerhalb von Minuten. Außerdem gefährdet die Phlebothrombose das betroffene Bein durch Verlegung des venösen Abstromes und führt bei ca. 40–50 % der Patienten als Spätkomplikation zur chronisch-venösen Insuffizienz (➤ 5.9.4). Thrombose-Rezidive sind häufig, da die vorgeschädigten Venenwände neue Thromboseherde darstellen.

VORSICHT
Vielfach verläuft eine tiefe Bein-/Beckenvenenthrombose symptomarm und wird erst nach Auftreten einer Lungenembolie (➤ 6.10.1) diagnostiziert.

Behandlungsstrategie

Beinvenenthrombosen werden heute häufig kurzstationär oder ambulant behandelt. Stationär behandelt werden z. B. Patienten mit schweren weiteren Erkrankungen oder Patienten, die bereits vorher im Krankenhaus waren.

Die initiale Therapie erfolgt entweder mit einem parenteralen Antikoagulans (NMH oder Fondaparinux) oder mit demselben Medikament wie in der späteren Erhaltungsphase, allerdings in einer höheren Dosierung. Bisheriger Therapiestandard waren die Vitamin-K-Anatagonisten (VKA) wie Marcumar®. Dabei ist das Ziel ein INR-Wert von 2,0–3,0. Zunehmend mehr Verwendung finden die direkten oralen Antikoagulanzien (DOAKs) wie Xarelto®, Eliquis® oder Lixiana®. Studien zeigen keine Wirkungsunterlegenheit. Deutlicher Vorteil der DOAKs ist die fehlende Notwendigkeit von Gerinnungskontrollen zur Dosisanpassung und die initiale orale Verabreichung. Eine Heparinisierung mit dem Risiko einer Heparin-induzierten Thrombozytopenie (HIT) wird so umgangen. Die Dauer der oralen Antikoagulation hängt vom individuellen Risiko und evtl. stattgehabten Blutungen während der Antikoagulation ab. Sie wird in Initialtherapie (5–21 Tage), Erhaltungstherapie (mindestens 3–6 Monate) und Sekundärprophylaxe (ggf. zeitlich unbegrenzt) unterschieden [18]. Wenn keine substanzspezifischen Kontraindikationen bestehen sollten bei gleicher Effizienz, höherer Sicherheit und einfacherer Anwendbarkeit DOAKs gegenüber Vitamin-K-Antagonisten bevorzugt werden.

Eine Thrombolyse und/oder (interventionelle) Thrombektomie sollte bei ausgedehnten frischen Thrombosen jüngerer Patienten erwogen werden, um das Risiko eines postthrombotischen Syndroms zu senken. Nachteilig ist das Risiko akuter Blutungskomplikationen. Anders sieht es bei der Phlegmasia coerula dolens aus. Hier sind thrombusentfernende Maßnahmen wegen der akuten Gliedmaßengefährdung angezeigt.

Pflege

VORSICHT
Bereits bei Verdacht auf Phlebothrombose keine i. m.-Injektionen, da diese eine Kontraindikation für eine Lyse darstellen. Das gleiche gilt für die Zeit der Antikoagulation.

- Bettruhe wird heute nur noch in Einzelfällen für sinnvoll erachtet und vom Arzt angeordnet. Hat der Patient starke Beschwerden (Schwellung, Schmerzen), soll er das Bein in den ersten Tagen oft erhöht positionieren, bis die Beschwerden besser geworden sind. Die Pflegenden unterstützen den Patienten in dieser Zeit bei allen Einschränkungen und führen die notwendigen Prophylaxen durch (v. a. auf Druckstellen an den Fersen achten)
- Voraussetzung für die Mobilisation ist eine gute Kompression, in den ersten Tagen durch Anlegen eines Kompressionsverbandes, danach durch Tragen eines medizinischen Kompressionsstrumpfes (meist der Klasse II). Die Kompressionstherapie sollte frühzeitig (innerhalb der ersten 24 Stunden) begonnen werden und 3–6 Monate getragen werden. Zeigen ärztliche Kontrollen dann eine chronisch-venöse Gefäßerkrankung, wird die Kompressionstherapie fortgesetzt
- Die Pflegenden messen regelmäßig den Beinumfang (➤ 5.2.2)
- Wegen der Gefahr einer Lungenembolie sind abrupte Bewegungen und Pressen beim Stuhlgang kontraindiziert (Obstipationsprophylaxe)
- Bei einer Lysetherapie (➤ 5.8) ist Bettruhe erforderlich. Die Pflegenden kontrollieren engmaschig Pulse, Wärme und Farbe der Haut sowie Sensibilität und organisieren die angeordneten regelmäßigen Gerinnungskontrollen.

Bausteine der Thromboseprophylaxe
- (Früh-)Mobilisation
- Venenkompression durch Medizinische Thromboseprophylaxe(-MT)-Strümpfe und Kompressionsverbände
- Rückstromfördernde Gymnastik
- Heparinisierung.

Patienteninformation: Rezidivprophylaxe

Nach einer Phlebothrombose dienen die Antikoagulation und das Tragen von Kompressionsstrümpfen der Rezidivprophylaxe. Ob diese zeitlich befristet oder lebenslang anzuraten sind, wird individuell entschieden.

Bei vielen Patienten bleibt die Thrombosegefahr längerfristig erhöht. Deshalb sollten sie grundsätzlich die Verhaltensregeln für venöse Gefäßerkrankungen befolgen und auf Rauchen verzichten. Außerdem sollten sie bei jedem neuen Arztkontakt auf die Erkrankung aufmerksam machen, da viele Arzneimittel (z. B. die „Pille") die Thrombosegefahr zusätzlich vergrößern. Bei jeder Bettlägerigkeit muss eine Low-Dose-Heparinisierung erwogen werden, die heute problemlos ambulant möglich ist (z. B. Fragmin®-Fertigspritzen einmal täglich s. c.). Auch bei anderen Risiken wie etwa langen Flugreisen sind entsprechende Maßnahmen zu überlegen.

5.9.4 Chronisch-venöse Insuffizienz (CVI)

DEFINITION

Chronisch-venöse Insuffizienz *(CVI, chronisch-venöses Stauungssyndrom, CVSS):* Typische Kombination von Venen- und/oder Hautveränderungen bei länger bestehender primärer oder sekundärer Varikose oder angeborenen Fehlbildungen der Venen/-klappen. Ist die chronisch-venöse Insuffizienz Folge einer Thrombose der tiefen Bein- oder Beckenvenen, spricht man auch von einem **postthrombotischen Syndrom** *(PTS).*

Krankheitsentstehung

Ursachen einer chronisch-venösen Insuffizienz sind vor allem eine schwere primäre Varikose und eine tiefe Beinvenenthrombose.

In beiden Fällen staut sich das Blut, und der Druck im venösen Schenkel der Kapillaren und in den Venolen steigt (➤ Abb. 5.34). Zunächst resultiert eine Ödemneigung, langfristig entsteht eine Sklerose (Verhärtung) der Haut und Unterhaut (➤ Abb. 5.35). Die

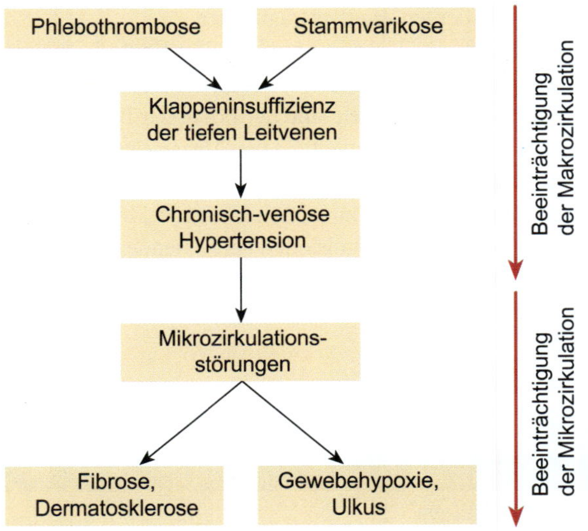

Abb. 5.34 Pathogenese der chronisch-venösen Insuffizienz. [L157]

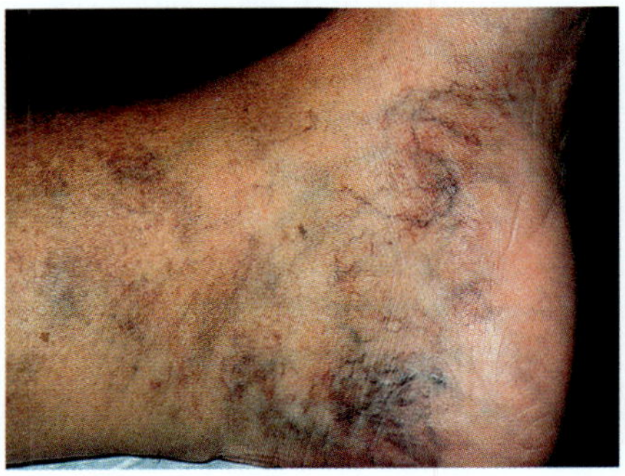

Abb. 5.35 Chronisch-venöse Insuffizienz mit ausgeprägter Corona phlebectatica und Hyperpigmentierung. [E758]

Tab. 5.9 Stadieneinteilung der chronisch-venösen Insuffizienz nach Widmer (CEAP-Einteilung ➤ Tab. 5.1).

Stadium	Klinische Befunde
I	Reversible Knöchelödeme, Corona phlebectatica (erweiterte Hautvenen an den Fußrändern)
II	Permanente Unterschenkelödeme, Hyper-/Depigmentierung, Stauungsdermatitis, weiß-fleckige Hautatrophie
III	Bestehendes oder abgeheiltes Ulcus cruris

Hautanhangsgebilde (Haare, Nägel, Drüsen) werden geschädigt, Pigmente lagern sich vermehrt ein, und im Endstadium bilden sich Ulzerationen und Nekrosen. Die Haut wird anfällig gegenüber Keimen und heilt nach Verletzungen nur schlecht.

Symptome, Befund und Diagnostik

Leitsymptome sind Schweregefühl und Schwellneigung der Beine, auch Beinschmerzen sind möglich. Abhängig vom Schweregrad liegen Venenerweiterungen an Knöcheln und Fußrand, Ödeme, Pigmentstörungen der Haut, Entzündungen, Narben, Varizen sowie vorzugsweise am Innenknöchel lokalisierte *Ulcera cruris* vor (➤ Abb. 5.35, ➤ Tab. 5.9).

Eine Diagnosestellung ist meist aufgrund von Anamnese und Klinik möglich. Die apparativen Untersuchungen entsprechen denen bei Varikose (➤ 5.9.1).

Komplikationen

Hauptkomplikationen der chronisch-venösen Insuffizienz sind die Entwicklung eines Ulcus cruris, eines Erysipels (➤ 16.5.4) und eine Einsteifung des oberen Sprunggelenks, welche durch verminderte Muskelpumpe die Hautsituation weiter verschlechtert.

Behandlungsstrategie

Wenn irgend möglich ist die Grunderkrankung anzugehen (Varizensanierung).

Grundlage der symptomatischen Behandlung ist die Kompressionstherapie durch Kompressionsverbände oder Kompressionsstrümpfe der Klasse II oder III. Unterstützend wirken physikalische Entstauungsmaßnahmen und Lymphdrainage. Der Patient sollte unbedingt die allgemeinen Verhaltensregeln bei Varikose beachten (➤ 5.9.1). Hinzu tritt ggf. eine Ulkustherapie (➤ 5.9.5).

5.9.5 Ulcus cruris

DEFINITION

Ulcus cruris *(Unterschenkelulkus, -geschwür):* Oft tiefer Substanzdefekt in vorgeschädigter Haut an Unterschenkel oder Fuß. Hauptformen **Ulcus cruris venosum** als Schwerstform der chronisch-venösen Insuffizienz, **Ulcus cruris arteriosum** (meist Folge einer pAVK), **Ulcus mixtum** (gemischt arteriell-venös) und **polyneuropathisches Ulkus** (v. a. bei Diabetes mellitus).

5

Gefäßerkrankungen führen über einen herabgesetzten Zellstoffwechsel zu trophischen („ernährungsbedingten") Störungen in den betroffenen Körperabschnitten bis zu Zellnekrosen. An der Haut kann sich dadurch als Schwerstform ein **Ulcus cruris** entwickeln. Beinulzera werden zwar primär in der Dermatologie und Chirurgie behandelt, sind aber auf internistischen Stationen als Nebenbefund sehr häufig und dadurch ein bedeutendes pflegerisches Problem.

Krankheitsentstehung, Symptome, Diagnostik und (ärztliche) Therapie ➤ Tab. 5.10

Diabetisches Fußsyndrom ➤ 10.7.6

Pflege

Der Pflegebedarf von Menschen mit einem Ulcus cruris entsteht, wie bei anderen chronischen Wunden, aus den wund- und therapiebedingten Einschränkungen, die der Betroffene und seine Angehörigen erleben [vgl. 20].

> **Auswirkungen auf den Patienten**
>
> Patienten mit einem Ulcus cruris sind oft stark beeinträchtigt. Sie haben Schmerzen und sind in ihrer Mobilität eingeschränkt. Zusätzlich können Exsudat- und Geruchsbildung zu sozialer Isolation führen. Die Betroffenen haben häufig das Gefühl, auf ihre Wunde reduziert zu sein. Die Pflegenden achten daher darauf, den Menschen mit all seinen Bedürfnissen, Sorgen und Ängsten wahrzunehmen und angemessen zu unterstützen.

Bei der Pflege eines Patienten mit einem Ulcus cruris sind folgende Grundsätze zu beachten [20]:

- Berücksichtigung der **Ziele des Patienten.** Die Pflegenden lassen den Patienten an der Entscheidungsfindung zur Wundbehandlung aktiv teilnehmen. Sie informieren ihn umfassend, zeigen sich offen für seine Gefühle, Probleme und Bedürfnisse und richten die Planung der weiteren Maßnahmen daran aus
- **Behandlung der Ursache.** Beim Ulcus cruris arteriosum bedeutet dies die Wiederherstellung bzw. Verbesserung der arteriellen Durchblutung, beim Ulcus cruris venosum v. a. eine adäquate Kompressionstherapie [21]
- Schaffung von lokalen Bedingungen, die eine Abheilung begünstigen. Dazu gehören eine angemessene **Wundreinigung,** die Herstellung eines physiologisch **feuchten Wundmilieus** und eine angemessene **Wundrand- und Umgebungspflege:**
  - Wundreinigung (Dekontamination/Keimreduktion). Die Wundreinigung dient der Schaffung eines sauberen Wundgrunds, der frei von Nekrosen, Fremdkörpern und Detritus (Zelltrümmer, Hautreste) ist. Dies ermöglicht eine normale Wundheilung mit Exsudations-, Granulations- und Epithelisierungsphase

> **Aktive periodische Wundreinigung**
>
> Unter aktiver periodischer Wundreinigung versteht man die gezielte wiederkehrende mechanische Wundreinigung im Rahmen des Verbandwechsels mit dem Ziel des vollständigen Lösens, Entfernens und Ausschwemmens von avitalem Gewebe, Belägen und/oder Fremdkörpern bis an das gesunde Gewebe heran.

  - Feuchtes Wundmilieu. Ein feuchtes Wundmilieu dient der Erhaltung oder Schaffung von physiologisch feuchten Bedingungen. Hierzu werden z. B. Alginate, Hydrofaser, Hydrogele, Gelkompressen oder Gaze verwendet. Kriterien für die Auswahl der richtigen Wundauflage sind z. B.: Zustand von Wundrand bzw. -umgebung, Haftstärke, Exsudataufnahme und -rückhaltefähigkeit, Schmerzvermeidung, Praktikabilität für den Patienten, Hautverträglichkeit
  - Wundrand- und Umgebungspflege. Der Hautschutz sowie die Hautpflege sind ein wichtiger Baustein im Rahmen der Wundbehandlung. Ziele sind der Erhalt der Barrierefunktion der Haut und die Vermeidung von Mazeration und Austrocknung des Wundrands und der Wundumgebung. Hierzu eignen sich z. B. Wasser-in-Öl-Emulsionen bei trockener Haut bzw. Öl-in-Wasser-Emulsionen bei nässender, akut entzündeter Haut. Zum Hautschutz können außerdem Hautschutzfilme, Hydrofaser, Hydrokolloide oder Folien verwendet werden.

Tab. 5.10 Kennzeichen von Ulcus cruris venosum und arteriosum im Vergleich.

	Ulcus cruris venosum	Ulcus cruris arteriosum
Häufigkeit	70 % aller Ulzera	10 % aller Ulzera
Hauptursachen	Chronisch-venöse Insuffizienz (➤ 5.9.4)	pAVK (➤ 5.5.2), ischämischer Fuß bei diabetischem Fußsyndrom (➤ 10.7.6)
Entstehung	Gestörte Mikrozirkulation durch erhöhten hydrostatischen Druck	Gestörte Mikrozirkulation durch Minderdurchblutung
Klinisches Bild	• Lokalisiert v. a. oberhalb des Innenknöchels, evtl. um den gesamten Unterschenkelumfang • Flächiges, eher wenig schmerzhaftes Ulkus, oft mit verhärteten Wundrändern • Bläulich-livide Haut, meist weitere Zeichen einer Varikose oder chronisch-venösen Insuffizienz	• Lokalisiert v. a. an Fersen, Zehen, Außenknöchel, vorderem Unterschenkel • Tiefes, schmerzhaftes Ulkus, scharf begrenzte Wundränder, oft Wundrandnekrosen • Kühle Haut, oft verminderte Behaarung • Fußpulse nicht tastbar
Diagnostik	Anamnese, Befund, (Farb-Duplex-)Sonografie, Dopplerdruckmessung, evtl. MR-Angiografie, Arterio-/Phlebografie, Röntgen (Knochenbeteiligung?)	
Therapie	Behandlung der Grunderkrankung (z. B. Varizensanierung/Kompression, Durchblutungsverbesserung), Wundversorgung, ggf. Schmerztherapie	

VORSICHT

Bei der Versorgung eines Ulcus cruris ist grundsätzlich zu beachten:
- Keine überflüssigen Manipulationen an der Wunde. Arbeitsschritte gut planen, um unnötige Schmerzen zu vermeiden
- Bei Lösungen zum Reinigen bzw. Spülen auf Haltbarkeit, Reiz- und Allergiepotenzial sowie eine angemessene Temperatur (ggf. auf Körpertemperatur anwärmen) achten
- Keine Salben und Pasten verwenden, sie schädigen die empfindliche Wundumgebung, trocknen diese aus und lassen sich meist nur durch schmerzhafte Prozeduren wieder entfernen
- Exsudatmanagement durchführen: Auswahl einer geeigneten Wundauflage, z. B. mit Superabsorber, die das auftretende Exsudat ausreichend aufnimmt, um Mazerationen des Wundrands und der Wundumgebung zu vermeiden. Die Mazeration kann zu einer Wundvergrößerung führen.

Verbandwechsel beim Ulcus cruris venosum

Vorbereitung

Die Pflegenden richten folgende Materialien:
- Händedesinfektionsmittel
- Abwurfbehältnisse für Instrumente und Verbandsstoffe
- Schutzkleidung, evtl. auch Mundschutz
- Unsterile Handschuhe
- Sterile Handschuhe/sterile Pinzetten, sterile Kompressen
- Wundspüllösung
- Wundauflage je nach Wundsituation (Wundphase)
- Mullbinden bzw. Fixierschlauch in passender Größe zum Fixieren der Wundauflage
- Pflaster zum Fixieren der Mullbinde
- Hautpflegecreme zum Schutz und zur Rückfettung der Umgebungshaut, da das Material des Kompressionsstrumpfes (ebenso des Kompressionsverbands) der Haut Feuchtigkeit entzieht.

Durchführung

- Alten Verband mit unsterilen Handschuhen entfernen, Exsudatmenge und -farbe beurteilen und Verband verwerfen. Wunde und Wundumgebung inspizieren (➤ Abb. 5.36)
- Handschuhe wechseln und Hände desinfizieren
- Wundspüllösung kann auf Körpertemperatur angewärmt werden, dann Wunde reinigen (= aktive periodische Wundreinigung): Sterile Kompressen mit Wundspüllösung anfeuchten und mit sterilen Handschuhen (oder steriler Pinzette) auf Wunde und Umgebung legen. Für 15 min belassen (Einwirkzeit der Wundspüllösung oder des Antiseptikums beachten)
- Hände desinfizieren, sterile Handschuhe anziehen und Wischreinigung mit sterilen Kompressen durchführen
- Wundumgebung mit einer harnsäurehaltigen Wasser-in-Öl-Emulsion pflegen (➤ Abb. 5.37)
- Passende Wundauflage (je nach Wundsituation bzw. Wundphase) mit steriler Pinzette/sterilen Handschuhen aufbringen und mit Mullbinde oder Fixierschlauch fixieren
- Über den Verband einen Unterziehstrumpf der Kompressionsklasse 1 anziehen, um ein Verrutschen des Verbands beim Wechsel des darüberliegenden Strumpfes zu vermeiden
- Zum Abschluss Strumpf der Kompressionsklasse 2 anziehen (➤ Abb. 5.38). Alternativ kann auch ein Mehrlagenkompressionsverband angelegt werden.

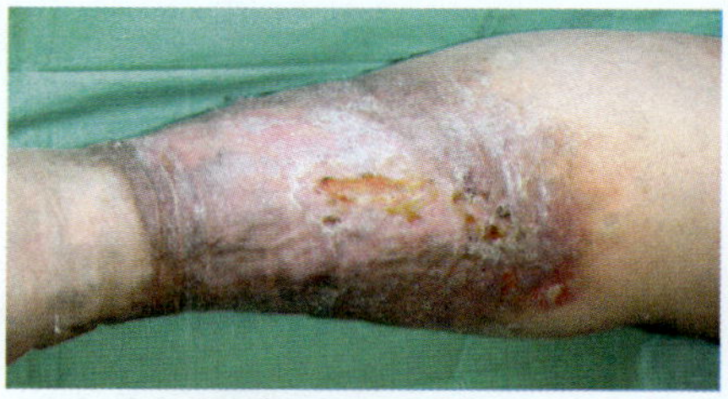

Abb. 5.36 Verbandwechsel bei Ulcus cruris I: Inspektion von Wunde und Wundumgebung. [O619]

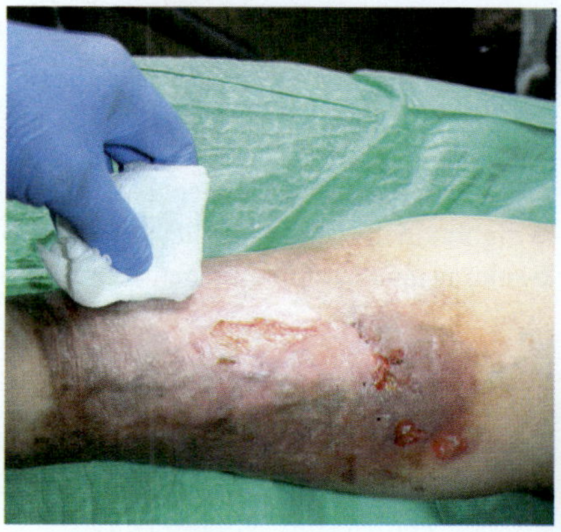

Abb. 5.37 Verbandwechsel bei Ulcus cruris II: Pflege der Wundumgebung mit einer harnsäurehaltigen Wasser-in-Öl-Emulsion. [O619]

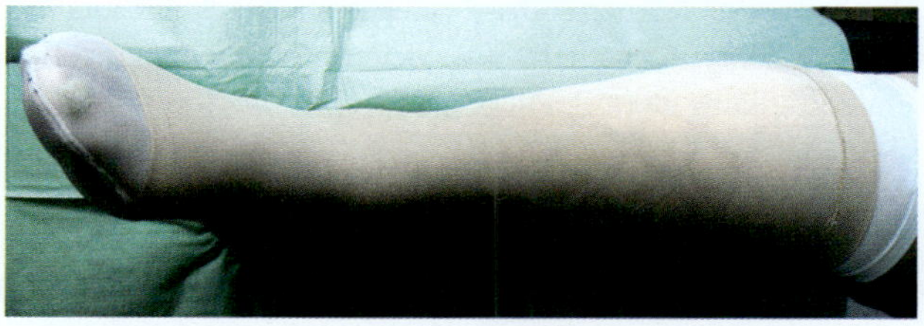

Abb. 5.38 Verbandwechsel bei Ulcus cruris III: Anziehen eines Strumpfs der Kompressionsklasse 2 über einen Unterziehstrumpf der Kompressionsklasse 1. [O619]

Nachbereitung

- Den Patienten unterstützen, eine angenehme Position einzunehmen
- Gebrauchte Materialien entsorgen, Arbeitsfläche desinfizieren
- Hygienische Händedesinfektion durchführen.

5.10 Erkrankungen des lymphatischen Systems

Maligne Lymphome ➤ 11.7

5.10.1 Lymphangitis und Lymphadenitis

DEFINITION

Lymphangitis: Entzündung der Lymphgefäße.
Lymphadenitis: Entzündung der Lymphknoten.

Krankheitsentstehung

Regionale **Lymphangitis** wie **Lymphadenitis** entstehen durch ausgeprägte lokale Entzündungen in den vorgeschalteten Körperregionen. Systemische Infektionen können eine generalisierte Lymphknotenbeteiligung hervorrufen.

Symptome, Befund und Diagnostik

Eine Entzündung der Lymphgefäße zeigt sich durch rote Streifen im Verlauf der Lymphbahnen, die sich zum Körperstamm hin ausbreiten, warm anfühlen und druckschmerzhaft sind. Entzündete Lymphknoten sind vergrößert und ebenfalls druckschmerzhaft; die Haut darüber kann gerötet und überwärmt sein. Fieber und beeinträchtigtes Allgemeinbefinden sind bei ausgeprägten Entzündungen möglich.

Die Diagnose wird in aller Regel klinisch gestellt. Bei unklaren Lymphknotenprozessen sollte zum Ausschluss einer malignen Erkrankung eine Lymphknotenentfernung erfolgen.

Behandlungsstrategie und Pflege

Die Behandlung besteht in der Beseitigung der Ursache, etwa der Wundsanierung, sowie ggf. einer Antibiotikagabe. Lymphknotenabszesse werden chirurgisch versorgt.

Das betroffene Körperteil wird ruhig gestellt, gekühlt und wenn möglich erhöht positioniert. Die weitere Pflege hängt von der Grunderkrankung ab (z. B. Pflege bei Erysipel ➤ 16.5.4).

Prognose

Mit Abklingen der Entzündung geht die Mitbeteiligung der Lymphgefäße und Lymphknoten wieder zurück. Allerdings können wiederholte Lymphgefäßentzündungen zu einem Lymphödem führen (➤ 5.10.2). Nach einer Lymphknotenentzündung bleibt der Lymphknoten häufig etwas vergrößert.

5.10.2 Lymphödem

DEFINITION

Lymphödem: Chronisches Ödem infolge Beeinträchtigung des Lymphabflusses.

Krankheitsentstehung

Das **primäre Lymphödem** ist angeboren und durch eine Minderentwicklung der Lymphgefäße verursacht. Es zeigt sich meist im jungen Erwachsenenalter.

Dagegen wird das **sekundäre Lymphödem** z. B. durch ärztliche Maßnahmen (etwa Strahlentherapien, Lymphknotenentfernung), Entzündungen (z. B. Erysipel) oder Tumoren *(malignes Lymphödem)* verursacht, welche die Lymphgefäße und Lymphknoten mechanisch verlegen oder zerstören. Auch eine ausgeprägte chronisch-venöse Insuffizienz führt zu einem Lymphödem.

Symptome, Befund und Diagnostik

Leitsymptom ist eine zunehmende Schwellung, oft verbunden mit Spannungs- und Schweregefühl, Brennen und Bewegungseinschränkung der betroffenen Extremitäten. Das Lymphödem ist typischerweise blass, teigig (später hart) und schmerzlos. Auf Fingerdruck bleibt nur anfangs eine Delle zurück (➤ Tab. 5.11). Bei einem Lymphödem der unteren Extremität sind im Gegensatz zum venös bedingten Ödem auch die Zehen geschwollen. Kennzeichnend sind außerdem vertiefte Hautfalten. Schwerste Fälle mit unförmiger Schwellung der gestauten Körperregion werden als **Elephantiasis** bezeichnet (➤ Abb. 5.39). Typischerweise schreitet ein primäres Lymphödem von distal nach proximal fort, ein sekundäres vom Ort der Schädigung nach distal.

Tab. 5.11 Klinische Stadien und stadienangepasste Therapie des Lymphödems gekürzt und verändert nach [22]. ML = manuelle Lymphdrainage

Stadium	Klinische Merkmale	Therapie		
		Phase I: Entstauungsphase	Phase IIa: Optimierungsphase	Phase IIb: Konservierungsphase
0	Keine Symptome, aber verminderte Transportkapazität der Lymphgefäße	Präventive Maßnahmen bei Risikofaktoren		
I	Weiches Ödem mit Dellenbildung beim Eindrücken, (noch) keine Gewebeveränderung, reversibel	• ML 1-mal/Tag • Kompressionsbandagen (18–22 h/Tag) • Bewegungstherapie • Dauer 2–3 Wochen		• ML in Serien • Kompressionsstrümpfe Kl. (I–)II bei Bedarf oder dauerhaft
II	Härter werdendes Ödem, kaum noch Dellenbildung, Verhärtung des Gewebes durch Fibrose, teilweise reversibel	• ML 2-mal/Tag • Kompressionsbandagen • Bewegungstherapie • Dauer ca. 4 Wochen	• ML 1- bis 2-mal/Woche über 2–5 Jahre • Kompressionsstrümpfe/-bandagen • Bewegungstherapie • Ggf. intermittierend Therapieintensivierung wie in Phase I	• ML 1-mal/Woche oder in Serien • Dauerhaft Kompressionsstrümpfe Kl. (II–)III • Bewegungstherapie
III	Elephantiasis mit charakteristischen Hautveränderungen, irreversibel	• ML 2- bis 3-mal/Tag • Kompressionsbandagen • Bewegungstherapie • Dauer 4–5 Wochen	• ML 2- bis 3-mal/Woche über 5–10 Jahre • Kompressionsstrümpfe/-bandagen • Bewegungstherapie • Ggf. intermittierend Therapieintensivierung wie in Phase I	• ML 1- bis 2-mal/Woche oder in Serien • Dauerhaft Kompressionsstrümpfe • Bewegungstherapie

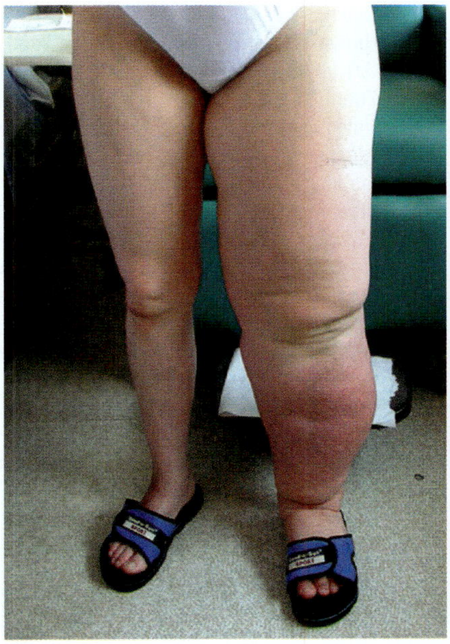

Abb. 5.39 Sekundäres Lymphödem links, Stadium III, bei einer Patientin mit Gebärmutterkarzinom. [E435]

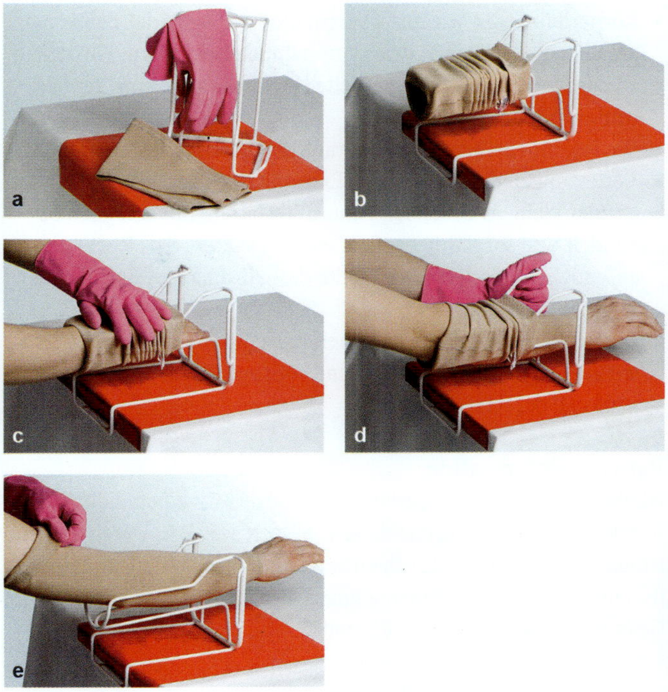

Abb. 5.40 Armbutler zum Anziehen von Armstrümpfen. [V481]

Die Diagnose ist, vor allem bei einem Erysipel, Operationen oder einer Strahlentherapie in der Anamnese, klinisch möglich. Eine Sonografie erlaubt die Beurteilung von Haut und Unterhaut. Manchmal sind Spezialuntersuchungen (z. B. *Lymphszintigrafie = Isotopenlymphografie, indirekte Lymphografie* oder *Kernspinlymphografie*) erforderlich.

Behandlungsstrategie

Soweit möglich, wird die zugrunde liegende Ersterkrankung behandelt. In fortgeschrittenen Stadien und bei Erfolglosigkeit der konservativen Therapie kann eine Operation angezeigt sein.

Konservative Therapie und Pflege

Basis der konservativen Lymphödemtherapie und Pflege ist die **komplexe physikalische Entstauungstherapie** *(KPE)*:

- Die **manuelle Lymphdrainage** ist eine Sonderform der Streichmassage zur Verbesserung des Lymphabflusses, die von speziellen *Lymphtherapeuten* durchgeführt wird
- Anfangs erfolgt eine **Kompression** durch Wechselbandagen mit Kurzzugbinden, später (auch) durch maßgefertigte **elastische Kompressionszehenkappen, -strümpfe** und **-strumpfhosen** bzw. **Kompressionshandschuhe** und **-ärmel.** Die Pflegenden leiten Patient und Angehörige beim korrekten Anziehen, ggf. auch zum Selbst-Bandagieren an (➤ Abb. 5.40)
- Häufig ist eine **Bewegungstherapie** mit speziellen Bewegungsübungen angezeigt. Kurze Bewegungsübungen sollten auch über Tag immer wieder durchgeführt werden. Überanstrengung und Ermüdung, ruckartige Bewegungen sowie monotone Belastungen der betroffenen Region wie z. B. langes Tippen beim Armödem sind ungünstig. Gleichmäßige, sanfte Bewegungen wirken sich positiv aus. Auch Sport ist sowohl für das Lymphödem als auch für Herz-Kreislauf-System und Psyche günstig. Zu empfehlen sind z. B. Walken, Radfahren oder im Winter Skilanglauf
- An der betroffenen Extremität dürfen keine Blutentnahme, keine Injektionen und keine Blutdruckmessungen erfolgen
- Gute **Hautpflege** hält die Haut geschmeidig und beugt Hauteinrissen vor, die Eintrittspforten für Erreger sind.

Bei einigen Begleiterkrankungen, etwa einer Herzinsuffizienz, muss die Therapie angepasst werden; Erysipel, AVK und bösartige Tumoren der Extremität sind Kontraindikationen für eine Kompressionstherapie.

Auswirkungen auf den Patienten

Viele Betroffene fühlen sich durch das Lymphödem entstellt und ausgegrenzt, und die lebenslang notwendige Lymphödemtherapie ist belastend. Eine gute psychosoziale Betreuung ist für Kooperation und Lebensqualität des Patienten ganz wesentlich.

Patientenberatung

Ziel der Beratung ist es, den Patienten und seine Angehörigen für mögliche Risiken zu sensibilisieren und zur selbstständigen Prophylaxe im Alltag zu befähigen. Die Pflegenden informieren daher über Folgen und Risiken eines Lymphödems und beraten dahingehend, dass:

- Einengende oder abschnürende Kleidungsstücke wie etwa Ärmel oder Strümpfe mit Gummibündchen, zu enge Unterwäsche, Gürtel, zu enge oder zu hohe Schuhe ein Abflusshindernis sind und einen Lymphstau verursachen können
- Hitze und Kälte über eine Durchblutungssteigerung (bei Kälte reaktive Hyperämie) zu einer Verstärkung des Ödems führen. Deshalb sind für die Patienten heiße Bäder oder Wickel, Sonnenbäder und Saunagänge ebenso verboten wie Kälteanwendungen, z. B. Eispackungen

- Körperhaltungen wie das Übereinanderschlagen der Beine, langes Sitzen oder Stehen den Lymphabfluss behindern. Förderlich ist dagegen die zwischenzeitliche Hochpositionierung der betroffenen Extremität
- Die begonnene Bewegungstherapie fortgesetzt werden muss
- Verletzungen der betroffenen Extremität, etwa durch Nagelpflege oder kleinere Unfälle in Haus und Garten, unverzüglich behandelt und sorgfältig gepflegt werden sollten. Aus Rücksicht auf mögliche Verletzungen sollte deshalb auch auf Barfußgehen verzichtet werden
- Die Beobachtung der betroffenen Extremität durch den Patienten wichtig ist. Bei Rötungen und sonstige Hautveränderungen wird ggf. der Arzt informiert.

Patienteninformation

Häufig können Lymphödeme durch konservative Behandlung, ggf. in Spezialkliniken, entscheidend gebessert werden. Voraussetzung ist, dass diese möglichst früh einsetzt und über Monate konsequent durchgeführt wird. Beim malignen Lymphödem entscheidet die Grunderkrankung über die Prognose.

Literatur und Kontaktadressen

LITERATURNACHWEIS

1. World Health Organization. Global recommendations on physical activity for healt. Geneva: World Health Organiszation, 2010

1a. Deutsches Zentrum für Herz-Kreislauf-Forschung. 2021. www.dzhk.de. (letzter Zugriff: 25.5.2025).

2. European Society of Cardiology: ESC Guidelines for the management of elevated blood pressure and hypertension. 2024. www.escardio.org/Guidelines/Clinical-Practice-Guidelines/Elevated-Blood-Pressure-and-Hypertension (letzter Zugriff: 17.11.2025).

3. Deutsche Hochdruckliga (DHL®) – Deutsche Gesellschaft für Hypertonie und Prävention: Neue Entwicklungen in der Hochdrucktherapie: Eine Bewertung durch die Deutsche Gesellschaft für Hypertonie und Prävention. https://st1.hochdruckliga.de/tl_files/content/dhl/downloads/DHL-Leitlinien-2011.pdf (letzter Zugriff: 4.10.2017).

4. Deutsche Gesellschaft für Angiologie – Gesellschaft für Gefäßmedizin (Hrsg.): S3-Leitlinie zur Diagnostik, Therapie und Nachsorge der peripheren arteriellen Verschlusskrankheit (pAVK). https://register.awmf.org/assets/guidelines/065-003m_S3_Diagnostik-Therapie-Nachsorge-periphere-arterielle-Verschlusskrankheit_2024-09.pdf (letzter Zugriff: 17.11.2025).

5. Kommission Leitlinien der Deutschen Gesellschaft für Neurologie (DGN) und der Deutschen Schlaganfall-Gesellschaft (DSG): Sekundärprophylaxe ischämischer Schlaganfall und transitorische ischämische Attacke – Teil 1: Plättchenhemmer, Vorhofflimmern, Hypercholesterinämie und Hypertonie. S2k-Leitlinie. 2022. https://register.awmf.org/assets/guidelines/030-133l_S2k_Sekundaerprophylaxe-ischaemischer-Schlaganfall-transitorische-ischaemische-Attacke-Teil-1_2022-07.pdf (letzter Zugriff: 17.11.2025).

5a. Kommission Leitlinien der Deutschen Gesellschaft für Neurologie (DGN) und der Deutschen Schlaganfall-Gesellschaft (DSG): Sekundärprophylaxe ischämischer Schlaganfall und transitorische ischämische Attacke – Teil 2: Lebensstil, arterielle Stenosen, andere Antithrombotika-Indikationen, Hormone, Diabetes mellitus, Schlafapnoe. S2k-Leitlinie. 2022. https://register.awmf.org/assets/guidelines/030-143l_S2k_Sekundaerprophylaxe-ischaemischer-Schlaganfall-transitorische-ischaemische-Attacke-Teil-2_2023-01.pdf (letzter Zugriff: 17.11.2025).

6. Leitlinien der Deutschen Gesellschaft für Neurologie: Diagnostik akuter zerebrovaskulärer Erkrankungen. https://dgn.org/wp-content/uploads/2012/12/030117_LL_Zerebrovaskulaere_Erkrankungen_2017.pdf (letzter Zugriff: 17.11.2025).

7. Leitlinien der Deutschen Gesellschaft für Neurologie: S2e-Leitlinie zur Akuttherapie des ischämischen Schlaganfalls. https://dnvp9c1uo2095.cloudfront.net/cms-content/030-046l_S2e_Akuttherapie-des-ischaemischen-Schlaganfalls_2022-11-verlaengert_1718363551944.pdf (letzter Zugriff: 17.11.2025).

8. Friedrich, U.; Kuecuekuncular, S.: Bobath-Konzept. Deutsche Schlaganfallbegleitung. 2025. https://schlaganfallbegleitung.de/rehabilitation/bobath-konzept (letzter Zugriff: 17.11.2025).

9. Bassoe Gjelsvik, B. E.; Sye, L.: Die Bobath-Therapie in der Erwachsenenneurologie. 3. Aufl. Thieme, Stuttgart 2017.

10. Dammshäuser, B.: Bobath-Konzept in der Pflege. 2. Aufl. Elsevier/Urban & Fischer Verlag, München 2012.

11. Breuer, J. et al.: Mundhygiene bei Patienten mit Schlaganfall. In: Pflegezeitschrift 12/2011, S. 744–745.

12. Schriften der BAG Rehabilitation, Eysseneckstraße 55, 60322 Frankfurt a. M. ; Schriften der Stiftung Deutsche Schlaganfall-Hilfe, Schulstraße 22, 33311 Gütersloh.

12a. Helms, F.; Saß, C.: Vaskuläre Demenz,: Morbus Binswanger (SAE), Multi-Infarkt-Dementz und Co. 2025. www.pflege.de/krankheiten/demenz/vaskulaere-demenz (letzter Zugriff: 30.11.2025).

13. Deutsche Gesellschaft für Psychiatrie, Psychotherapie und Nervenheilkunde und Deutsche Gesellschaft für Neurologie (Hrsg.): S3-Leitlinie Demenzen. https://register.awmf.org/assets/guidelines/038-013l_S3_Demenzen_2025-07.pdf (letzter Zugriff: 17.11.2025).

14. Beneke, S.: Ernährung bei Menschen mit Demenz. In: Pflegezeitschrift 12/2011, S. 724–727.

15. Lind, S.: Das Modell der zweifachen Stetigkeit in der Demenzpflege: Gewohnte Verhaltensmuster aktivieren. In: Pflegezeitschrift 4/2011, S. 210–213.

16. Pannier, F. et al. S2k-Leitlinie Diagnostik und Therapie der Varikose. https://register.awmf.org/assets/guidelines/037-018l_S2k_Varikose_Diagnostik-Therapie_2019-07-abgelaufen.pdf (letzter Zugriff: 17.11.2025).

17. Rabe, E. et al.: S2k-Leitlinie medizinische Kompressionstherapie der Extremitäten mit Medizinischem Kompressionsstrumpf (MKS), Phlebologischem Kompressionsverband (PKV) und Medizinischen adaptiven Kompressionssystemen (MAK). https://register.awmf.org/assets/guidelines/037-005l_S3k_Medizinische-Kompressionstherapie-MKS-PKV_2019-05_abgelaufen.pdf (letzter Zugriff: 17.11.2025).

18. Deutsche Gesellschaft für Angiologie – Gesellschaft für Gefäßmedizin: S2k-Leitlinie: Diagnostik und Therapie der Venenthrombose und der Lungenembolie. https://register.awmf.org/assets/guidelines/065-002l_S2k_Venenthrombose-Lungenembolie_2023-09.pdf (letzter Zugriff: 17.11.2025).

19. Deutsches Netzwerk für Qualitätsentwicklung in der Pflege (DNQP) (Hrsg.): Expertenstandard Pflege von Menschen mit chronischen Wunden. 2. Aktualisierung. DNQP, Osnabrück 2025.

20. Deutsche Gesellschaft für Wundheilung und Wundbehandlung e. V. (Hrsg.): S3-Leitlinie Lokaltherapie schwerheilender und/oder chronischer Wunden aufgrund von peripherer arterieller Verschlusskrankheit, Diabetes mellitus oder chronischer venöser Insuffizienz. https://register.awmf.org/assets/guidelines/091-001l_S3_Lokaltherapie-schwerheilender-chronischer-Wunden_2023-11.pdf (letzter Zugriff: 17.11.2025).

21. Rabe, E. et al.: S2k-Leitlinie Medizinische Kompressionstherapie der Extremitäten mit Medizinischem Kompressionsstrumpf (MKS), Phlebologischem Kompressionsverband (PKV) und Medizinischen adaptiven Kompressionssystemen (MAK). https://register.awmf.org/assets/guidelines/037-005l_S3k_Medizinische-Kompressionstherapie-MKS-PKV_2019-05_abgelaufen.pdf (letzter Zugriff: 17.11.2025).

22. Wiltling, J. et al.: S2k-Leilinie Diagnostik und Therapie der Lymphödeme. https://register.awmf.org/assets/guidelines/058-001l_S2k_Diagnostik_und_Therapie_der_Lymphoedeme_2019-07-abgelaufen.pdf (letzter Zugriff: 17.11.2025).

23. World Health Organization: WHO Guidelines on Physical Activity and Sedentary Behaviour. 2020. https://iris.who.int/server/api/core/bitstreams/faa83413-d89e-4be9-bb01-b24671aef7ca/content (letzter Zugriff: 17.11.2025).
24. Bundesärztekammer et al.: Nationale VersorgungsLeitlinie Hypertonie. https://register.awmf.org/assets/guidelines/nvl-009l_S3_Hypertonie_2023-06.pdf (letzter Zugriff: 17.11.2025).

KONTAKTADRESSEN

Bobath-Initiative für Kranken- und Altenpflege (BIKA), Wikingerstraße 28, 76307 Karlsbad, Tel./Fax: 0 72 02/14 31, www.bika.de

Deutsche Schlaganfall-Hilfe, Schulstr. 22, 33311 Gütersloh, Tel.: 05241/97 70–0, www.schlaganfall-hilfe.de

Alzheimer Forschung Initiative e. V., Kreuzstraße 34, 40210 Düsseldorf, Tel.: 08 00/2 00 40 01 oder 02 11/8 62 06 60, www.alzheimer-forschung.de

Deutsche Alzheimer Gesellschaft e. V., Selbsthilfe Demenz, Keithstraße 41, 10787 Berlin, Tel.: 0 30/2 59 37 95 14, www.deutsche-alzheimer.de

KAPITEL

6 Pflege von Menschen mit Atemwegs- und Lungenerkrankungen

Pflegesituation „Rauchen, bis die Luft ausgeht" 184

6.1 Pflege bei Atemwegs- und Lungenerkrankungen 185
6.1.1 Betroffene Menschen 185
6.1.2 Prävention: Nikotinprävention und -entwöhnung 185
6.1.3 Rehabilitation 188
6.1.4 Patientenberatung 188
6.1.5 Beobachten, Beurteilen und Intervenieren 189
6.1.6 Pflege bei Sauerstofftherapie 195
6.1.7 Pflege bei Tracheotomie und Trachealkanüle 197
6.1.8 Pflege bei Pleuradrainage 198
6.1.9 Heimbeatmung 201

6.2 Hauptbeschwerden und Leitbefunde des Patienten mit Lungenerkrankungen 204
6.2.1 Dyspnoe 204
6.2.2 Veränderungen der Atemfrequenz 205
6.2.3 Veränderungen der Atemintensität und des Atemmusters 206
6.2.4 Atemgeräusche 206
6.2.5 Husten 207
6.2.6 Sputum 207

6.3 Diagnostik bei Lungenerkrankungen 208
6.3.1 Anamnese und körperliche Untersuchung 208
6.3.2 Bildgebende Diagnostik 209
6.3.3 Lungenfunktionsdiagnostik 209
6.3.4 Blutgasanalyse 211
6.3.5 Pulsoximetrie 212
6.3.6 Endoskopische Untersuchungen 213
6.3.7 Pleurapunktion 213
6.3.8 Untersuchung im Schlaflabor 214

6.4 Infektiöse Erkrankungen der Atmungsorgane 215
6.4.1 Influenza 215
6.4.2 Akute (Tracheo-)Bronchitis 217
6.4.3 Pneumonie 217
6.4.4 Aspiration und Aspirationspneumonie 221
6.4.5 Tuberkulose 221

6.5 Asthma bronchiale 225

6.6 Chronisch-obstruktive Lungenerkrankungen 231
6.6.1 Chronische und chronisch-obstruktive Bronchitis 231
6.6.2 Lungenemphysem 234

6.7 Interstitielle Lungenerkrankungen/ Lungenfibrosen 235
6.7.1 (Lungen-)Sarkoidose 236
6.7.2 Exogen-allergische Alveolitis 237
6.7.3 Weitere Lungenfibrosen 237

6.8 Lungentumoren 238
6.8.1 Gutartige Lungentumoren 238
6.8.2 Lungenkarzinom 238
6.8.3 Sekundäre Lungenmalignome 240

6.9 Pneumothorax 241

6.10 Erkrankungen des Lungenkreislaufs 242
6.10.1 Lungenembolie 242
6.10.2 Pulmonale Hypertonie und chronisches Cor pulmonale 245

6.11 Pleuraerkrankungen 246
6.11.1 Pleuritis 246
6.11.2 Pleuraerguss 246
6.11.3 Pleuramesotheliom 247

6.12 Schlafbezogene Atmungsstörungen und Schlafapnoesyndrom 247

6.13 ARDS 248

6.14 Mukoviszidose 249

6.15 Bronchiektasen 250

Literatur und Kontaktadressen 251

Pflegesituation

Hintergründe zur Pflegesituation

Setting: von der häuslichen Umgebung in die stationäre Akutpflege
Patient: Herr Werner Müller, 70 Jahre
Diagnose: Pneumonie

Rauchen, bis die Luft ausgeht

Werner Müller, ein 70-jähriger Witwer, der seit dem Tod seiner Ehefrau vor zehn Jahren stark raucht und seit mehreren Jahren an einer COPD erkrankt ist, wird vom Notarzt in die Klinik eingewiesen. Gerufen wurde dieser von Herrn Müllers Tochter Bianca, nachdem ihr Vater über zunehmende Atemnot, produktiven Husten und Fieber geklagt hatte. Die vom Notarzt ermittelten Vitalparameter sind: Blutdruck 170/90 mmHg, Puls 110 Schläge/Min., Sauerstoffsättigung 88 %, Körpertemperatur 38,5 °C.

In der Notaufnahme schildert Bianca der aufnehmenden Pflegefachperson: *„Plötzlich hat sich der Zustand meines Vaters verschlechtert. Zwar klagt er schon länger, dass das Atmen immer anstrengender wird, aber so schlimm wie jetzt war es noch nie."* Die Pflegefachperson misst die Vitalparameter erneut: Blutdruck 145/85 mmHg, Puls 108 Schläge/Min., Sauerstoffsättigung 85 %, Körpertemperatur 39,7 °C. Darauf hin wird die sofortige Sauerstoffgabe eingeleitet. Die Blutgasanalyse zeigt eine Hypoxämie und Hyperkapnie (pH 7,30, pO_2 55 mmHg, pCO_2 55 mmHg, SO_2 80 % sowie HCO_3 28 mmol/L). Um die Verdachtsdiagnose abzuklären, wird eine Röntgenaufnahme des Thorax durchgeführt, die eine akute Pneumonie im rechten Unterlappen darstellt. Die Blutuntersuchungen zeigen deutlich erhöhte Entzündungsparameter mit einem CRP von 30 mg/l sowie einer Leukozytose von 12.000/µl. Zur mikrobiologischen Diagnostik wurde eine Sputumkultur angelegt. Eine durchgeführte Spirometrie bestätigt eine schwergradige COPD mit einer FEV_1 von lediglich 30 % des Sollwerts. Herr Müller wird daraufhin auf die pneumologische Station verlegt. Dort klagt er weiterhin über eine leichte Dyspnoe unter Belastung bis hin zur akuten Atemnot, spastischen Husten mit Auswurf und Fieber sowie über Nebenbeschwerden wie allgemeine Schwäche und Appetitlosigkeit.

Pflegefachfrau Rosa Weber erklärt Herrn Müller und seiner Tochter im Anamnesegespräch die geplanten Pflegemaßnahmen: *„Herr Müller, wir führen bei Ihnen regelmäßige Vitalzeichenkontrollen durch, überwachen Ihre Sauerstofftherapie und unterstützen Sie bei der Inhalationstherapie mit Medikamenten, die Ihnen das Atmen erleichtern."* Parallel werden weitere Pflegeinterventionen wie Atemtherapie zur Sekretmobilisation, atemstimulierende Einreibungen, atmungserleichternde Positionierungen (VATI und Oberkörperhochpositionierung), Mobilisation mit Kompressionsstrümpfen, sorgfältige Hautpflege zur Vermeidung von Dekubitus sowie eine ausreichende Flüssigkeitszufuhr eingeleitet. Medizinisch erfolgt die Therapie über eine antibiotische Behandlung basierend auf dem Erregernachweis, ergänzt durch Bronchodilatatoren, inhalative Kortikosteroide, regelmäßige Blutgaskontrollen und entsprechende Anpassung der Sauerstofftherapie sowie eine Thromboseprophylaxe mittels Antikoagulation.

Nach einer Woche geht es Herrn Müller deutlich besser, die Entzündungsparameter sind gesunken und die Sauerstoffsättigung hat sich stabilisiert.

Im Entlassungsgespräch erklärt der behandelnde Arzt Dr. Staller: *„Herr Müller, heute möchte ich mit Ihnen und Ihrer Tochter die weiteren Maßnahmen für Ihre Genesung besprechen. Zunächst möchte ich betonen, wie wichtig es ist, dass Sie zukünftig keine Lungenentzündung mehr bekommen und Ihre Lungenfunktion so gut wie möglich erhalten. Dazu rate ich Ihnen dringend, mit dem Rauchen aufzuhören. Außerdem überweise ich Sie zu einem Lungenfacharzt und vereinbare gleichzeitig eine erneute Lungenfunktionsmessung, damit wir Ihren Fortschritt regelmäßig überprüfen können. Ich passe auch Ihre Medikamente an und bitte Sie, die regelmäßigen Kontrolltermine wahrzunehmen.* Bianca Müller unterbricht ihn: *„Ich unterstütze meinen Vater selbstverständlich weiterhin bei der Pflege und achte darauf, dass er seine Tabletten regelmäßig nimmt."* Dr. Staller nickt zustimmend und fährt fort: *„Zusätzlich ist es wichtig, dass Sie auf eine ausgewogene Ernährung achten und regelmäßig körperlich aktiv sind. Damit reduzieren Sie auch das Risiko weiterer Komplikationen. Und ich möchte nochmals betonen, wie wichtig die kontinuierliche Zusammenarbeit mit Ihrem Hausarzt und dem Lungenfacharzt ist, um eine lückenlose Betreuung und eine regelmäßige Anpassung Ihrer Therapie zu gewährleisten. Haben Sie noch Fragen dazu?"* Herr Müller schüttelt verneinend den Kopf und sagt: *„Diese Lungenentzündung war für mich ein Weckruf. Ich bin fest entschlossen, mit dem Rauchen aufzuhören und mich an all Ihre Empfehlungen zu halten. Und ich danke Ihnen von Herzen für die hervorragende Pflege und Betreuung hier im Krankenhaus."*

Lernaufgaben:

1. Nennen Sie Pflegemaßnahmen, die bei Herrn Müller indiziert sind, um seine Atemnot und den produktiven Husten zu lindern.
2. Erklären Sie, welche Patientenbeobachtungen Pflegefachfrau Rosa Weber bei Herrn Müller regelmäßig durchführen sollte.
3. Identifizieren Sie die relevante Nebendiagnose bei Herrn Müller, welche zu einer schlechteren Prognose und zu Komplikationen im Krankheitsverlauf der Pneumonie führen kann. Beschreiben Sie darauf basierend einen möglichen Komplikationsverlauf bei Herrn Müller.
4. Sie haben die Aufgabe, ein patientenorientiertes Beratungsgespräch mit Herrn Müller und seiner Tochter zur Bedeutung der Rauchentwöhnung im Kontext seiner COPD-Erkrankung zu führen. Führen Sie die Inhalte auf, die Sie vermitteln wollen. Gehen Sie dabei auch auf geeignete Unterstützungsangebote zur Tabakentwöhnung ein.
5. Nennen Sie präventive Maßnahmen, um das erneute Auftreten einer Pneumonie zu verhindern.
6. Herr Müller ist ein sehr vorbildlicher Patient. Er versteht die Notwendigkeit seiner Behandlung und akzeptiert die Durchführung aller Behandlungsmaßnahmen.
   a. Nennen Sie einen möglichen Konflikt bezüglich der Entscheidungsbefugnis, der im Fall einer schweren Komplika-

tion bei einer akuten Lungenerkrankung auftreten kann. Beschreiben Sie, wie die Pflegefachperson in diesem Fall korrekt reagiert.

b. Überlegen Sie, welcher Konflikt bei der Behandlung von Herrn Müller auftreten könnte, insbesondere im Hinblick auf seine bestehende Sucht. Führen Sie aus, wie Sie mit diesem Konflikt umgehen.

DEFINITION

Pneumologie *(Lungen- und Bronchialheilkunde, Pulmologie):* Teilgebiet der Inneren Medizin, das sich mit Prophylaxe, Diagnostik und konservativer Therapie von Erkrankungen der Bronchien, der Lungen, der Pleura und des Mediastinums befasst.

6.1 Pflege bei Atemwegs- und Lungenerkrankungen

Der Fokus der pflegerischen Interventionen liegt auf der Atmung. Ziel ist, neben der Verbesserung der Lungenfunktion, die Vermeidung von Komplikationen und das Erhalten größtmöglicher Selbstständigkeit des Patienten. Folgende Maßnahmen werden dazu durchgeführt:

- Beobachtung der Atmung: Husten? Auswurf? Schmerzen? Atemgeräusche? Atemnot?
- Vitalzeichenkontrolle zur Erkennung von Komplikationen (z. B. Fieber bei Pneumonie)
- Unterstützende Maßnahmen zu einer möglichst beschwerdefreien Atmung
- Organisation und Mithilfe bei Diagnostik und Therapie
- Beratung des Patienten zur Bedeutung von Risikofaktoren und zu einer gesunden Lebensweise.

6.1.1 Betroffene Menschen

Lungenerkrankungen können junge und alte Menschen betreffen, akut und chronisch, symptomarm oder mit stärksten Beschwerden verlaufen. Entsprechend unterschiedlich ist die Situation der Betroffenen. Ist die Lungenfunktion jedoch spürbar eingeschränkt, so fühlen sich die meisten Patienten existenziell bedroht. Ohne Sauerstoff ist kein Leben möglich. Die bei Lungenerkrankungen häufig auftretende Atemnot ist für die Betroffenen quälend und mit der Angst verbunden, nicht genügend Luft zu bekommen oder gar zu ersticken. Selbst kleinste Belastungen können durch die Atemnot zu unüberwindlichen Hindernissen werden. Die Patienten empfinden ihre Situation meist als sehr beunruhigend. Wichtig ist daher, dass die Pflegenden dem Patienten Verständnis für seine Situation entgegenbringen, Sicherheit vermitteln und ihn bei allen Einschränkungen unterstützen.

Altersgruppen

Atemwegs- und Lungenerkrankungen zeigen zwei Altersgipfel: einen ersten im Kindesalter und einen zweiten ab etwa dem 50. Lebensjahr. Bei den Erwachsenen sind stationär Behandelte durchschnittlich älter als ambulant betreute Patienten.

Begleiterkrankungen

Ob und welche Begleiterkrankungen vorhanden sind, die pflegerisch berücksichtigt werden müssen, ist je nach Erkrankung unterschiedlich:

- Die oft jungen Patienten mit allergischem Asthma haben häufiger, als statistisch zu erwarten wäre, noch weitere Allergien
- Patienten mit chronisch-obstruktiver Lungenerkrankung oder Lungenkarzinom leiden infolge des gemeinsamen Hauptrisikofaktors Rauchen gehäuft unter Arteriosklerose-Folgeerkrankungen wie etwa einer koronaren Herzkrankheit (➤ 4.4.1) oder einer peripheren arteriellen Verschlusskrankheit (➤ 5.5.2)
- Bei älteren Patienten mit einer Lungenentzündung liegt nicht selten eine Herzschwäche vor, welche die Lungenentzündung begünstigt hat.

Menschen mit chronischer Lungenerkrankung

Weltweit leiden derzeit etwa 334 Millionen Menschen an Asthma bronchiale (➤ 6.5) sowie ca. 210 Millionen an einer chronisch-obstruktiven Lungenerkrankung (➤ 6.6). [1, 2]

Beide Krankheitsbilder sind heute gut behandelbar, vorausgesetzt, sie werden frühzeitig erkannt und im Rahmen einer Langzeitbehandlung, meist lebenslang, therapiert. Symptome, wie etwa anhaltender oder regelmäßig wiederkehrender Husten (➤ 6.2.5), Sputum (➤ 6.2.6) oder Dyspnoe (➤ 6.2.1), sollten möglichst frühzeitig diagnostisch abgeklärt werden.

Die autosomal-rezessiv vererbbare Stoffwechselstörung Mukoviszidose (➤ 6.14) erfordert infolge der Produktion eines zu zähen Sekrets durch die exokrinen Drüsen lebenslang die Anwendung sekretlösender Maßnahmen im Sinne eines Sekretmanagements (➤ 6.1.5).

Der Verlauf chronischer Lungenerkrankungen hängt entscheidend sowohl von der gezielten Therapie als auch von der Bereitschaft des Erkrankten ab, aktiv und möglichst eigenverantwortlich an der Behandlung mitzuwirken. Ziel der professionellen Schulung und Patientenberatung (➤ 6.1.4) ist stets, die Selbstmanagementkompetenz im Umgang mit der Erkrankung zu fördern. [3]

6.1.2 Prävention: Nikotinprävention und -entwöhnung

Nikotinprävention

Nicht zu rauchen ist die wichtigste Einzelmaßnahme, um Lungenerkrankungen vorzubeugen oder das Fortschreiten bestehender Lungenerkrankungen zu verhindern. Früherkennungsprogramme auf Lungenerkrankungen gibt es in Deutschland derzeit nicht.

Die Zahl der (Zigaretten-)Raucher ist in Deutschland zwar gesunken, aber nach wie vor hoch: Aktuell rauchen ca. 30 % der Erwachsenen und ca. 70 % der 12- bis 17-Jährigen. Zudem rauchen etwa 1 % der Erwachsenen E-Zigaretten und Tabakerhitzer. Etwas über dieser Quote liegt bei Jugendlichen und jungen Erwachsenen das Rauchen von Wasserpfeifen (Shishas). Dabei sind diese Formen des Rauchens ebenso gesundheitsschädlich [5a].

Mit Rauchen geht ein erhebliches gesundheitliches Risiko einher: Rauchen verkürzt die Lebenserwartung um ca. zehn Jahre. Anders ausgedrückt sterben in Deutschland jährlich ca. 120 000 Menschen an Herz-Kreislauf-, Atemwegs- oder Krebserkrankungen in Folge des Rauchens. Menschen, die bereits als Jugendliche angefangen haben zu rauchen, sind besonders gefährdet. [4, 5a, 5b, 11]

Nikotinabhängigkeit …

Nikotin, Hauptbestandteil des Tabaks, macht körperlich und psychisch abhängig. Die WHO zählt Nikotin zu den stofflichen Drogen, in der ICD 10 gibt es eine Kategorie „psychische und Verhaltensstörungen durch Tabak".

Nikotin flutet nur Sekunden nach Anzünden der Zigarette im ZNS an und vermittelt dort über verschiedene Neurotransmitter „Belohnungen": z. B. steigert es Aufmerksamkeit und Gedächtnis, viele Raucher empfinden eine anregende oder beruhigende Wirkung. Über Appetitminderung und Stoffwechselsteigerung wirkt Rauchen gewichtsreduzierend.

… und ihre Folgen

Die medizinische Bedeutung des Rauchens liegt nicht in der akuten Toxizität des Nikotins, sondern in seinen Spätfolgen. Nikotin lässt Herzfrequenz und Blutdruck steigen und durch Gefäßverengung sinkt die Durchblutung aller Organe, was auf Dauer zu Organschäden führt.

Die anderen Folgen des Rauchens sind nicht nur auf das Nikotin, sondern auch auf über 4.000 weitere Inhaltsstoffe des Tabakrauchs zurückzuführen. Kohlenmonoxid etwa verdrängt Sauerstoff vom Hämoglobin und verschlechtert so die Sauerstoffversorgung der Gewebe; mehr als 40 Inhaltsstoffe sind als krebserregend eingestuft (etwa Benzol, Nitrosamine, Schwermetalle).

- Am bekanntesten ist das stark erhöhte Lungenkrebsrisiko (90 % aller erkrankten Männer sind Raucher oder Ex-Raucher)
- Im Bereich der Lungen sind außerdem die chronische Bronchitis und das daraus entstehende Lungenemphysem ganz überwiegend durch Rauchen bedingt (➤ 6.6)
- Weitere Krebserkrankungen, deren Risiko durch Rauchen erhöht wird, sind Mundhöhlen-, Ösophagus-, Kehlkopf- oder Blasenkrebs
- Durch Beschleunigung der Arteriosklerose (➤ 5.5.1) schädigt Rauchen das gesamte Herz-Kreislauf-System vom Kopf (erhöhtes Erblindungs- und Schlaganfallrisiko) über die Brust (Gefahr von KHK und Herzinfarkt) bis zu den Füßen (pAVK mit „Raucherbein")
- Auch das Immunsystem wird beeinträchtigt.

Auch Passivrauchen ist schädlich – im Nebenrauch, der ins Zimmer zieht, sind die schädlichen Stoffe teilweise sogar höher konzentriert als im Hauptrauch, den der Raucher inhaliert.

Rauchstopp und -entwöhnung

Eine akute Erkrankung kann Anlass für den Raucher sein, sich mit Rauchstopp und -entwöhnung zu beschäftigen – und somit ein guter Zeitpunkt zur Patientenberatung. Pflegerische Interventionen können zur Nikotinentwöhnung beitragen [6].

Die derzeit zunehmenden **E-Zigaretten** *(elektrische, elektronische Zigaretten),* in denen Flüssigkeiten der verschiedensten „Geschmacksrichtungen" verdampft werden und der Raucher den Dampf inhaliert, sind keine Alternative: Ein Teil der Flüssigkeiten enthält Nikotin, Propylenglykol, der Hauptbestandteil des Dampfes, wirkt zumindest atemwegsreizend, und in einem Teil der Flüssigkeiten wurden krebserzeugende Substanzen nachgewiesen. Eine Deklarationspflicht für die Inhaltsstoffe der Liquids gibt es ebenso wenig wie Langzeitdaten, das Gesundheitsrisiko ist also nicht abschätzbar. Die rechtliche Einordnung der E-Zigarette ist umstritten. Das Bundesamt für Risikobewertung hält eine Freisetzung gesundheitsschädlicher Substanzen beim „Rauchen" von E-Zigaretten für möglich und empfiehlt daher, das Rauchen von E-Zigaretten in Nichtraucherzonen zu verbieten.

Nikotinprävention

Am besten ist es mit dem Rauchen erst gar nicht anzufangen. Vonseiten der Politik sind durch ein Abgabeverbot von Zigaretten für unter 18-Jährige und Rauchverbote, z. B. in öffentlichen Einrichtungen, erste Schritte getan. Letztere dienen ganz allgemein dem Nichtraucherschutz und haben wahrscheinlich maßgeblichen Anteil am Rückgang der Raucherquote.

Erwachsene und hier insbesondere Erzieher und medizinisch Tätige haben Vorbildfunktion. Die Raucherquote beim medizinischen Personal ist nach wie vor hoch. Wie wirkt es auf einen Patienten, wenn er die Pflegende, die ihn gerade über die Nikotinentwöhnung beraten hat, rauchend vor dem Klinikeingang sieht?

Nikotinentwöhnung

Vom Glimmstängel loszukommen ist schwer. Ohne professionelle Hilfe liegt die Erfolgsquote eines „Ausstiegs" bei 5–10 %. Durch Hilfe von außen steigt sie auf ca. 30 %. **Nikotinentwöhnung** ist eine interdisziplinäre Aufgabe.

Motivation und Information

Auch wenn der feste Wille allein für viele nicht ausreicht, so ist die Motivation des Betroffenen zum Rauchstopp doch Grundvoraussetzung. *Alle* medizinisch Tätigen sprechen Patienten auf ihre Rauchgewohnheiten an und versuchen sie zum Rauchstopp zu motivieren. Dies kann Monate dauern.

In der Motivationsphase erhält der Raucher Informationen über Entstehung und Folgen der Tabakabhängigkeit, die Vorteile eines

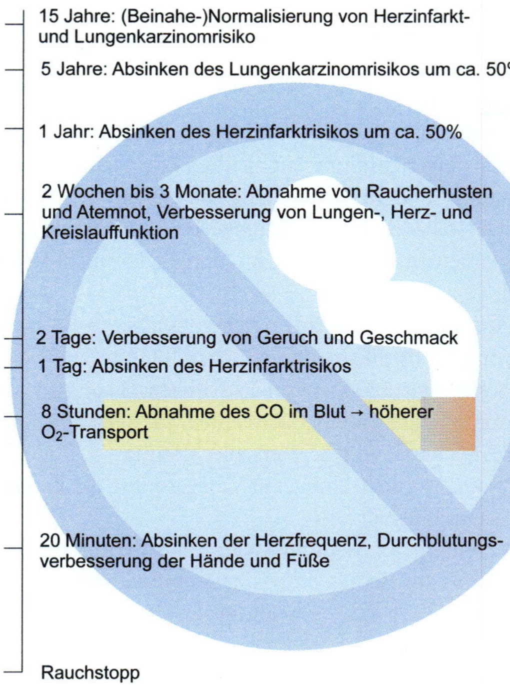

Abb. 6.1 Es ist nie zu spät mit dem Rauchen aufzuhören. Nach dem Rauchstopp werden die ersten positiven Wirkungen schnell mess- und spürbar (mod. n. BZgA). [L190]

Rauchstopps (➤ Abb. 6.1), aber auch die zu erwartenden Schwierigkeiten v. a. in den ersten Wochen (etwa Entzugserscheinungen wie Unruhe, Reizbarkeit, Konzentrations- und Schlafstörungen, Heißhunger). Auch die gefürchtete Gewichtszunahme sollte thematisiert werden. Der Raucher sollte sich selbst beobachten, in welchen Situationen er raucht, damit er Strategien gegen die „Macht der Gewohnheit" entwickeln kann. Mittels spezieller Gesprächstechniken können professionelle Helfer die Motivation des Betroffenen stärken.

Am Ende der Motivationsphase sollte sich der Patient einen festen Zeitpunkt setzen, zu dem er mit dem Rauchen aufhören will („Schlusspunkt-Methode"). Der Betroffene sollte alle Rauchutensilien aus dem Haus räumen. Weitere Raucher im Haushalt unterstützen die Bemühungen, wenn sie ebenfalls aufhören zu rauchen.

Fragen bei Nikotinabhängigkeit

- Rauchgewohnheiten (Wie lange? Wie viele? Wann?), Einstellung zum Rauchen, bisherige Versuche, das Rauchen aufzugeben
- **Fagerström-Test** zur Einschätzung des Schweregrades der Nikotinabhängigkeit (➤ Tab. 6.1)
- Weitere Erkrankungen, Arzneimitteleinnahme.

Unterstützung beim Rauchstopp

Erster Pfeiler der Unterstützung beim Rauchstopp sind mehrfache Kontakte zu Arzt, anderen medizinischen Berufsgruppen, Beratungsstellen oder Selbsthilfegruppen, bei denen Raum für Fragen und Probleme besteht und der Betroffene immer wieder in seiner Motivation gestärkt wird.

Tab. 6.1 Fagerström-Test zur Einschätzung des Schweregrades einer Nikotinabhängigkeit. [X214]

Frage	Wahlmöglichkeit		Punkte
Wann nach dem Aufstehen rauchen Sie Ihre erste Zigarette?	Innerhalb von fünf Minuten	○	3
	6–30 Minuten	○	2
	31–60 Minuten	○	1
	Nach 60 Minuten	○	0
Finden Sie es schwierig, an Orten, an denen Rauchen verboten ist, z. B. Kirche, Bücherei, Kino, das Rauchen zu unterlassen?	Ja	○	1
	Nein	○	0
Auf welche Zigarette würden Sie nicht verzichten wollen?	Die erste am Morgen	○	1
	Andere	○	0
Wie viele Zigaretten rauchen Sie im Allgemeinen pro Tag?	Bis 10	○	0
	11–20	○	1
	21–30	○	2
	31 und mehr	○	3
Rauchen Sie am Morgen im Allgemeinen mehr als am Rest des Tages?	Ja	○	1
	Nein	○	0
Kommt es vor, dass Sie rauchen, wenn Sie krank sind und tagsüber im Bett bleiben müssen?	Ja	○	1
	Nein	○	0

Punktezahl:
1. 0–2 Punkte: keine bzw. eine nur sehr geringe Nikotinabhängigkeit
2. 3–4 Punkte: geringe Nikotinabhängigkeit
3. 5–10 Punkte: mittlere bis hohe Nikotinabhängigkeit

Eng damit verbunden ist der zweite Pfeiler, die **Verhaltensmodifikation** bzw. **-therapie.** Das Verhalten, dass z. B. die Pause oder der Kaffee an eine Zigarette gekoppelt ist, muss wieder „verlernt" werden. Alternativhandlungen sind z. B. ein (zuckerfreier) Kaugummi oder ein bisschen Bewegung. Auch Verhaltensstrategien bei Auftreten von Entzugsbeschwerden sollte der Betroffene „parat" haben. Der (Ex-)Raucher sollte in der ersten Zeit solche Situationen bewusst meiden, in denen er sonst geraucht hätte (etwa den „Stammtisch"). Menschen, die sich sehr gestresst fühlen und dann auch geraucht haben, können von Entspannungstechniken profitieren. Auch selbst gesetzte Belohnungen können helfen.

Rückfallprophylaxe

Wichtig sind auch Strategien zum Umgang mit einem kurzzeitigen Rückfall, damit daraus kein endgültiges „Aus" wird. Die Zigarette nach einer Woche Durchhaltens bedeutet kein Versagen, sondern jede nicht gerauchte Zigarette ist ein Erfolg und es lohnt sich weiterzumachen.

Dritter Pfeiler sind medikamentöse Hilfen, die insbesondere bei einem Konsum von mehr als zehn Zigaretten täglich eingesetzt werden:

- **Nikotinersatzpräparate** bekämpfen die Entzugserscheinungen. Die Anfangsdosis richtet sich nach den Zigaretten pro Tag (Nikotinresorption pro Zigarette ca. 1–3 mg). Nach 4–6 Wochen sollte der Raucher beginnen, die Dosis zu reduzieren, sodass er die Präparate nach maximal einem halben Jahr absetzen kann. Hauptnebenwirkungen sind Übelkeit, Kopfschmerzen und Schlafstörungen, bei zu hoher (Anfangs-)Dosierung ist außerdem z. B. Herzrasen möglich. Hinzu kommen durch die Applikationsform bedingte Nebenwirkungen, etwa Hautreizungen bei Pflastern. Bei schweren kardiovaskulären Erkrankungen, etwa schwerer Angina pectoris oder frischem Herzinfarkt, dürfen Nikotinersatzpräparate nicht eingesetzt werden
  - **Nikotinpflaster** werden über 16 oder 24 h an Oberkörper oder Oberarm aufgeklebt. Die Pflaster dürfen wie andere transdermale Systeme nur auf intakte Haut geklebt werden; Duschen ist mit Pflaster möglich
  - **Nikotinkaugummis** werden langsam über ca. 30 min gekaut. Höchstdosis ist ein Kaugummi pro Stunde bzw. 16 am Tag, wobei es oft sinnvoller ist, mit dem Patienten feste Abstände festzulegen, als dass der Patient bei Entzugserscheinungen nach Belieben konsumiert. Viele Patienten empfinden das Kaugummi-Kauen außerdem als beruhigend
  - Weitere Applikationsform ist die **Nikotinlutschtablette**
  - Kombinationen sind insbesondere bei starkem Konsum möglich [7].

VORSICHT

Nikotinersatzpräparate wegen der Vergiftungsgefahr für Kinder unzugänglich aufbewahren!

- Medikamente werden wegen ihrer Nebenwirkungen nur eingesetzt, wenn vorherige Rauchstopp-Versuche mit Nikotinersatzpräparaten gescheitert sind. Es gibt zwei (rezeptpflichtige) Präparate:
  - Vareniclin (Champix®) bindet an die gleichen Rezeptoren und wirkt wie Nikotin. Es verringert somit die Entzugssymptome. Zudem „schmeckt“ bei einem Rückfall die Zigarette nicht. Hauptnebenwirkungen sind Übelkeit, Unruhe, Schlafstörungen und Kopfschmerzen
  - Das Antidepressivum Bupropion (Zyban®) greift in den Neurotransmitterhaushalt des Patienten ein und vermindert so sein Rauchverlangen. Häufige Nebenwirkungen sind Schwindel und Schlafstörungen. Selten, aber gefährlicher sind psychische Störungen und zerebrale Krampfanfälle.

6.1.3 Rehabilitation

Insbesondere Patienten mit chronischen Lungenerkrankungen profitieren von Rehabilitationsmaßnahmen. Zahlenmäßig am bedeutendsten sind dabei Patienten mit Asthma bronchiale (➤ 6.5) und chronisch-obstruktiver Lungenerkrankung (➤ 6.6), für welche die Wirksamkeit einer Rehabilitation auch gesichert ist. Die **Rehabilitation** kann stationär oder ambulant erfolgen und sollte zur Sicherung des Langzeiterfolgs von ambulanten Nachsorgemaßnahmen gefolgt werden.

Die Rehabilitation soll die medizinischen, psychischen und sozialen Krankheitsfolgen minimieren: Ziele sind die Stabilisierung der Grunderkrankung und die Vermeidung von Lungen- wie von anderen Gesundheitsschäden, eine größtmögliche Aktivität und Lebensqualität des Patienten und die (Wieder-)Eingliederung in sein soziales Umfeld.

Schwerpunkte, um diese Ziele zu erreichen, sind:

- Optimierung der medikamentösen Behandlung
- Gezielte Schulung zur Erkrankung, zu lungenschädigenden Faktoren, zum Gebrauch von Medikamenten, zur Selbsthilfe und Medikamentenanpassung bei Verschlechterung
- Ausdauer- und Muskeltraining zur Verbesserung der körperlichen Leistungsfähigkeit
- Gezieltes Training der Atemmuskulatur und Vermittlung von Atemtechniken zur Verbesserung der Atemfunktion
- Ernährungsberatung zur Vermeidung von Über- wie Untergewicht
- Berufs-, Sozialberatung, psychologische Unterstützung bei der Krankheitsverarbeitung
- Ggf. Nikotinentwöhnung
- Ggf. Versorgung z. B. mit Geräten zum Atemtraining, zur Inhalations- oder ambulanten Sauerstoffbehandlung und Schulung im Gebrauch damit.

6.1.4 Patientenberatung

Viele Lungenerkrankungen verlaufen chronisch und werden entscheidend durch das Verständnis und die Eigenverantwortung des Betroffenen beeinflusst. Daher kommt der Patientenberatung große Bedeutung zu. Sie beinhaltet Informationen zu:

- Gefährdung durch persönliche Risikofaktoren (z. B. Nikotinabusus) oder weitere ungünstige Einflüsse (z. B. Übergewicht). Hier beraten Pflegende, ergänzend zum behandelnden Arzt, u. a. über die Möglichkeiten zur Nikotinentwöhnung
- Kenntnissen zum Krankheitsgeschehen, sowie zur Bedeutung der Einhaltung des Behandlungsplans
- Kriterien zur Selbsteinschätzung der Atemsituation, beispielsweise durch Messungen mit dem Peak-Flow-Meter (➤ 6.3.3), Anwendung des Ampelschemas (➤ 6.3.3) oder Selbstbeobachtung, z. B. mithilfe der Borg-Skala. Hierbei erfolgt eine Einschätzung der Atemsituation anhand einer Zehn-Punkte-Skala (Numerische Rangskala) von „keine Atemnot“ bis „maximale Atemnot“
- Allgemeinen präventiven Möglichkeiten zur positiven Beeinflussung der Atmung, z. B. durch Einatmung möglichst über die Nase (Luft wird angefeuchtet und gefiltert), viel frische Luft und häufiges Lüften von Räumen, Förderung der Bauchatmung, körperliche Bewegung bzw. Gymnastik zur Lockerung, Dehnung und Kräftigung des Brustkorbs bzw. der Atemmuskulatur, Ausdauertraining, Entspannungsübungen wie z. B. Yoga, Qi-Gong

oder Meditation. Auch Singen ist gesundheitsfördernd und kann atemtherapeutisch eingesetzt werden
- Nutzung medizinischer Angebote zur Routinebetreuung und Akutversorgung
- Bewältigungsstrategien im Umgang mit der Krankheit, z. B. berufliche Umorientierung oder Umschulung
- Situationsangepasster Umsetzung der therapeutischen und pflegerischen Maßnahmen. Hierzu gehören z. B.:
  - Einhaltung der medikamentösen Therapie nach Therapieplan, korrekte Anwendung des Dosieraerosols (➤ 6.5)
  - Atemtraining (➤ 6.1.5): einfache Atemübungen und Atemgymnastik, PEP-Atmung, Anwendung von PEP-Geräten, SMI-Trainern und ggf. Geräten zum Atemmuskeltraining
  - Erlernen von atemunterstützenden Positionen (➤ 6.1.5) und geeigneten sportlichen Aktivitäten
  - Maßnahmen zur Sekretlösung: Inhalation, Anwendung oszillierender PEP-Geräte und Abhusttechniken, Sekretmanagement (➤ 6.1.5)
- Neben der Patienteninformation auch z. B. durch entsprechende Broschüren oder zu Selbsthilfegruppen), ist die kompetente praktische Anleitung im Rahmen eines strukturierten Entlassungsprozesses wichtig (➤ 1.2.5). So können diese Maßnahmen auch zu Hause oder in Reha-Einrichtungen weiter durchgeführt werden. Die erlernten Fähigkeiten werden vor der Entlassung überprüft und dokumentiert.

Die speziellen Beratungsaspekte orientieren sich an der zugrunde liegenden Erkrankung und werden in den entsprechenden Kapiteln behandelt. Hierzu gehört z. B. die Beratung bei Dyspnoe (➤ 6.2.1), bei chronisch-obstruktiver Bronchitis (➤ 6.6.1) oder bei Asthma bronchiale (➤ 6.5).

6.1.5 Beobachten, Beurteilen und Intervenieren

Im Rahmen der Pflegeanamnese wird die Atmung bei allen neu aufgenommenen Patienten beobachtet und die Atemsituation beurteilt, sowie im weiteren Verlauf regelmäßig z. B. bei Patienten mit Lungen- und Herzerkrankungen, bei Sauerstofftherapie, bei instabiler Kreislaufsituation oder bei der Behandlung mit atemdepressiven Arzneimitteln (z. B. Opiaten). Ein frühzeitiges Erkennen von Atemveränderungen ist entscheidend, um gezielte Pflegemaßnahmen ergreifen zu können.

Beobachtet werden Atemfrequenz (➤ 6.2.2), Atemrhythmus und -intensität (➤ 6.2.3), Atemgeräusche und -geruch (➤ 6.2.4), Husten (➤ 6.2.5), Sputum (➤ 6.2.6) bzw. Beschwerden bei der Atmung (➤ 6.2.1) sowie Hautfarbe, z. B. Zyanose (➤ 4.2.4), und Mimik, z. B. Ausdruck von Angst oder Schmerzen (➤ 2.2.2).

Die umfassende Einschätzung einer Atembeeinträchtigung ist mit der Atemskala nach C. Bienstein möglich, allerdings ist die Eignung der Skala wissenschaftlich noch unzureichend überprüft.

Die Pflegemaßnahmen richten sich auf die Vermeidung von Komplikationen (z. B. Pneumonie- und Atelektasenprophylaxe ➤ 6.4.3), auf die Verbesserung der Lungenbelüftung z. B. durch Maßnahmen zur Sekretlösung bzw. zur Befreiung von Sekret.

Pneumonieprophylaxe

Um das Entstehen einer Pneumonie zu verhindern, ist eine sorgfältige Basishygiene wichtig. Hierzu achten die Pflegenden auf eine gute Mundhygiene des Patienten, bei sich selbst auf eine gewissenhafte Händehygiene. Sie arbeiten nach aseptischen Richtlinien, insbesondere bei Inhalation, Sauerstoffverabreichung oder dem Absaugen von Bronchialsekret [8, 9].

Atemunterstützende Interventionen

Durch Bewegung, Atemübungen und Atemgymnastik werden Fehlatmungen behoben, die Belüftung der Lunge und die Selbstreinigungsmechanismen der Atemwege verbessert und das Atemzentrum angeregt. Bewusstes Atmen fördert außerdem Selbstwahrnehmung und Wohlbefinden. Auch durch eine atemstimulierende Einreibung des Rückens in kreisförmigen Bewegungen wird die Konzentration auf die Atmung gefördert und die Atmung damit gleichmäßiger und tiefer.

Atemübungen und Atemtraining

Für Pflegende ergeben sich im Pflegealltag viele Möglichkeiten, die Atmung des Patienten wirkungsvoll zu unterstützen:
- **Einfache Atemübung:** Den Patienten mehrmals täglich z. B. zum tiefen Durchatmen anhalten. Auch häufiges Recken und Strecken sowie Lachen und Singen wirken atemfördernd
- **Kontaktatmen:** Patienten bitten, die locker aufgelegten Hände der Pflegekraft während der Einatmung wegzuatmen. Ausatmung durch leichten Druck der Hände unterstützen.

6

Frühmobilisation

Ebenso unverzichtbar für eine ausreichende und gleichmäßige Belüftung aller Lungenpartien ist körperliche Aktivität. Daher wird, auch bei schweren Erkrankungen, so früh wie möglich mit der Mobilisation begonnen. Der Kranke soll sich je nach seiner Belastbarkeit so oft wie möglich im Bett aufsetzen, (mit Hilfe) aufstehen, vor dem Bett auf der Stelle treten oder umhergehen und dabei tief durchatmen. Krankengymnastische Übungen zur Erhaltung oder Förderung der Mobilität müssen ärztlich angeordnet werden.

Auch für immobile Patienten sind Lageveränderungen wichtig, um die Belüftung aller Lungenabschnitte zu gewährleisten.

PEP-Atmung

Bei der **PEP-Atmung** (*PEP = positiver endexspiratorischer Druck, engl. pressure*) wird gegen einen Widerstand ausgeatmet, wodurch der intrabronchiale Druck erhöht, das Tracheobronchialvolumen vergrößert und dem Bronchospasmus entgegengewirkt wird. Das Erlernen dieser Atemtechnik ermöglicht dem Patient, sich bei Luftnot selbst zu helfen, was wiederum Sicherheit vermittelt und Ängste reduziert.
- **Dosierte Lippenbremse:** Patienten bei geschlossenem Mund durch die Nase einatmen lassen. Dann die Luft während der Ausatmung leicht und ohne Anstrengung langsam zwischen den locker aufeinander liegenden Lippen ausströmen lassen
- **Gähn- und Schnüffelatmung:** bei geschlossenen Lippen während der langsamen Einatmung den Unterkiefer – wie beim

Gähnen – ganz nach unten ziehen, dabei liegt die Zunge hinten unten. Nach kurzer Atempause mit dosierter Lippenbremse ausatmen
- Bei der **Fausttunneltechnik** wird gegen die bis auf einen kleinen Tunnel geschlossene Faust angehustet. Diese PEP-Atemtechnik fördert zusätzlich die Sekretlösung.

Apparatives Atemtraining

Zum Atemtraining gibt es eine Vielzahl von Geräten (➤ Tab. 6.2). Ziele des **apparativen Atemtrainings** sind eine Steigerung des Bronchialvolumens, eine verbesserte Sekretlösung und das Training der Atemmuskulatur. **PEP-Geräte** haben den gleichen Effekt wie die dosierte Lippenbremse. Es werden unterschieden:
- **Einfache PEP-Geräte,** wie z. B. die BA-Tube®, sind sowohl zum Training als auch bei Atemnot einsetzbar (➤ Abb. 6.2)
- Das **EzPAP-Atemwegs-Überdrucksystem** ist mit Maske oder Mundstück verwendbar. Der kontinuierliche Flow von 5 bis 15 l/min (Druckluft oder Sauerstoff) erzeugt einen anhaltenden positiven Atemwegsdruck zur Atelektasenprophylaxe und -therapie (➤ Abb. 6.5)
- Bei der **PEP-Maske** kann das Widerstandsniveau individuell eingestellt werden
- **Oszillierende PEP-Geräte:** die erzeugten Druckschwankungen in den Atemwegen wirken vor allem sekretmobilisierend.

Oszillierende PEP-Geräte (*Oszillationsgeräte, -systeme, PEP = positiver endexspiratorischer Druck,* engl. *pressure*) funktionieren nach dem Prinzip des unterschiedlichen Widerstanddrucks in den Atemwegen *(vario-resistance-pressure).* Beim pfeifenähnlichen **VRP$_1$-Desitin** (*Flutter* ➤ Abb. 6.8) verlegt eine Kugel den Ausatemweg, schafft also eine künstliche Engstelle, gegen die der Patient ausatmen muss. Die durch die Kugelbewegungen entstehenden Druckschwankungen versetzen die Luft in den Bronchiolen in Schwingungen. Diese Vibrationen, auch „endobronchiale Perkussion" genannt, lösen zähes Sekret von der Bronchialwand, sodass es leichter abgehustet werden kann. Wird das Gerät beim Ausatmen schräg nach oben gehalten, drückt die Schwerkraft die Kugel stärker nach unten, sodass beim Ausatmen mehr Druck ausgeübt werden muss als bei einer Neigung des Geräts nach unten. Nach dem gleichen Prinzip funktioniert das **RC-Cornet®**, ein gekrümmtes Kunststoffrohr, in dem sich ein Gummischlauch befindet. Beim Ausatmen fängt der Gummischlauch an zu flattern, diese Vibrationen übertragen sich auf die Atemwege. Zusätzlich kann das RC-Cornet® auch mit einem speziellen Nasen-Ansatzstück zur Sekretlösung bei Sinusitis eingesetzt werden. Über das drehbare Mundstück können Widerstand und Vibrationsfrequenz individuell eingestellt werden.

Angewendet werden Oszillationsgeräte zur Lösung von Bronchialsekret, z. B. bei *chronischer Bronchitis* (➤ 6.6.1), Bronchiektasen (➤ 6.15) und Mukoviszidose (➤ 6.14), zur Verhinderung eines Bronchialkollapses z. B. bei Asthma bronchiale (➤ 6.5) oder zur Dämpfung eines Hustenreizes.

Für die Durchführung gelten folgende Grundsätze:
- Im Sitzen mit aufrechter Körperhaltung üben, weil das Zwerchfell so einen größeren Bewegungsspielraum hat
- Mundstück fest mit den Lippen umschließen
- Tief durch die Nase einatmen
- Atem kurz anhalten, dann gleichmäßig in das Gerät ausatmen
- Nach je sieben Atemzügen mit dem Gerät eine Pause von fünf Atemzügen einlegen, dann erneut sieben Atemzüge machen usw. Dauer eines Atemtrainings ca. 10 min, bis zu stündliche Wiederholungen sind möglich.

Nach dem Prinzip der *anhaltend maximalen Inspiration (sustained maximal inspiration, SMI)* stehen verschiedene **SMI-Atemtrainer** zur Verfügung:
- **Floworientierte Geräte,** bei denen eine bestimmte Strömungsgeschwindigkeit der Einatemluft erreicht werden muss, um einen oder mehrere Bälle in der Schwebe zu halten (z. B. Tri-Ball® ➤ Abb. 6.3, Triflo II®)
- **Volumenorientierte Geräte,** bei denen der Patient durch Markierung des zu erreichenden Volumens ein konkretes Ziel hat (z. B. Voldyne 5000®, Coach®).

Voraussetzung für das SMI-Atemtraining ist ein motivierter, kooperativer Patient, der die nötige Kraft für das Atemtraining aufbringen kann. Die Atemfrequenz des Patienten muss unter 25 Atemzügen/min liegen.

VORSICHT
Bei zu eifrigem Üben besteht Hyperventilationsgefahr (➤ 6.2.3).

Des Weiteren kann das **Threshold© IMT** (➤ Abb. 6.4) zum Training der Einatemmuskulatur bei chronischen Lungenerkrankungen genutzt werden. Der Patient atmet gegen ein Ventil ein, das einen Widerstand bildet und individuell eingestellt werden kann. Die Nase wird dabei mit einer Klemme verschlossen. Täglich sollte ca. 10–15 min geübt werden.

IPPB-Geräte (*IPPB = intermittent positive pressure breathing*) werden sowohl zum Atemtraining als auch zusätzlich zur Inhalation von Medikamenten eingesetzt.

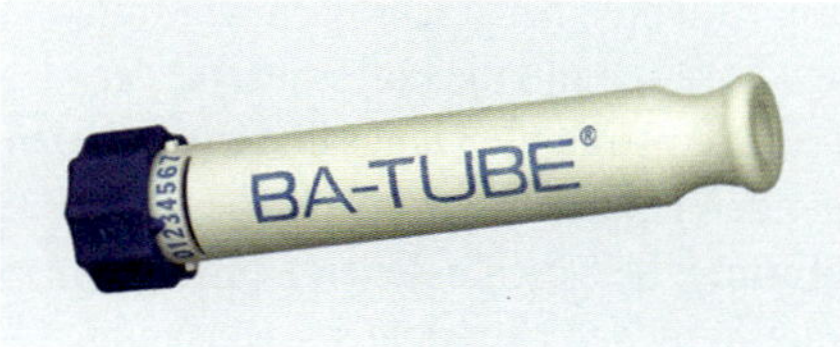

Abb. 6.2 BA-Tube®. [V479]

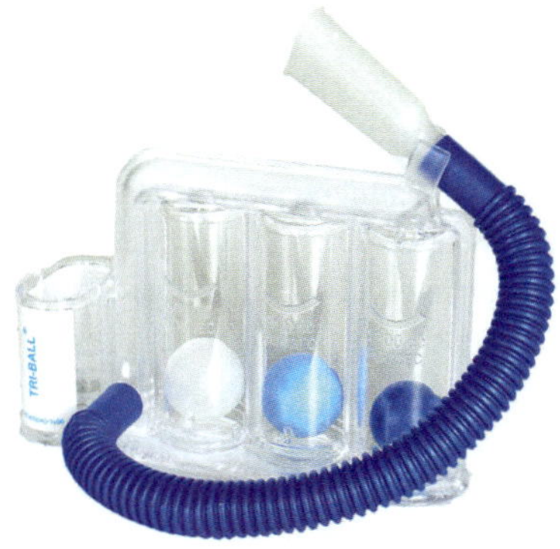
Abb. 6.3 Floworientierter SMI-Atemtrainer zur Atemgymnastik. Die intensivierte Einatmung bewegt die Bälle nach oben. [V474]

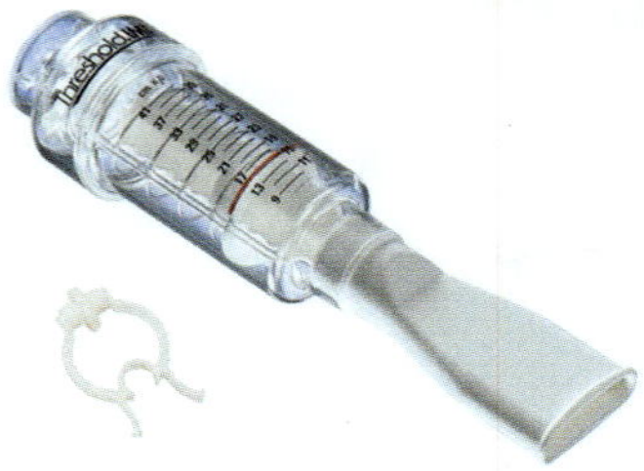

Abb. 6.4 Der Threshold© IMT dient dem Training der Einatemmuskulatur. [U106]

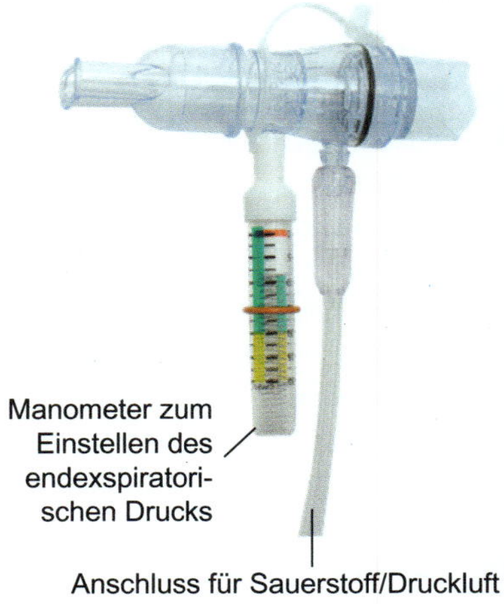

Abb. 6.5 EzPAP®-Atemwegs-Überdrucktherapiesystem. [U408]

Eine Kombination von Inhalation und Atemgymnastik ermöglichen **IPPB-Geräte.** Dabei ist ein Trigger am Gerät auf die individuelle Atemleistung des Patienten eingestellt. In der Einatemphase muss der Patient einen gewissen Mindestsog erzeugen, um den Gasfluss auszulösen. In der Ausatemphase wird ein Widerstand zugeschaltet, durch den die Ausatmung gekräftigt und das Abhusten erleichtert wird.

Der **CoughAssist®** (➤ Abb. 6.6) beschleunigt durch schnell wechselnde Druckveränderungen im Bronchialsystem den Ausatemfluss. Dies simuliert das natürliche Abhusten und fördert die Sekretentleerung. Die Effektivität der Maßnahme stellt eine sichere Alternative zum Absaugen dar und kommt vorrangig bei neuromuskulären Erkrankungen (Muskeldystrophie, Amyotrope Lateralsklerose) sowie bei Ateminsuffizienz infolge von Sekretansammlung zum Einsatz.

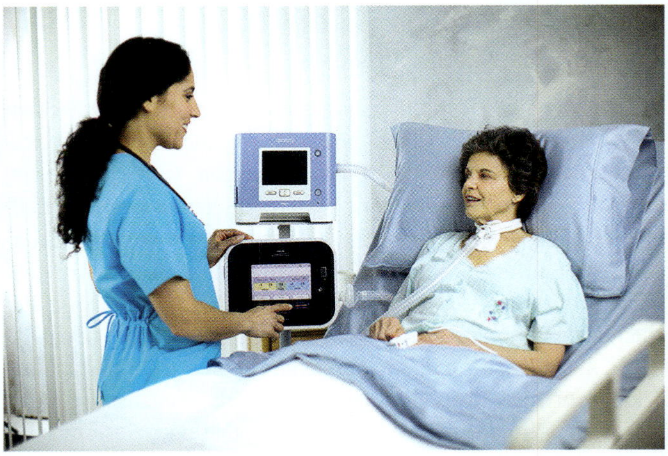

Abb. 6.6 Der CoughAssist® ist als manuelles oder automatisches Modell für Erwachsene und Kinder erhältlich. Über Gesichtsmaske oder Mundstück erfolgt das Atemtraining. Mittels eines Adapters ist auch der direkte Anschluss an einen Endotrachealtubus möglich. [V491]

Sekretmanagement

Bronchialsekret, das nicht oder nur unzureichend abgehustet werden kann, beeinträchtigt die Lungenfunktion und kann zu Atemwegsinfektionen führen, z. B. Bronchitis (➤ 6.4.2) oder Pneumonie (➤ 6.4.3).

Alle Maßnahmen, die zur **Sekretmobilisation, -verflüssigung** oder **Sekretentleerung** zur Verfügung stehen, werden unter dem Begriff **Sekretmanagement** zusammengefasst. Neben der medikamentösen Therapie mit Sekretolytika oder Expektoranzien (➤ Pharma-Info 6.2) stehen folgende Maßnahmen im Vordergrund:

- Ausreichend Flüssigkeit
- Luftbefeuchtung und Inhalation
- Bewegung und Positionsveränderungen, spezielle Positionierungen, Positionierungsdrainage
- Einreibungen, Brustwickel

Tab. 6.2 Übersicht verschiedener Atemtrainingsgeräte.

Atemtrainertyp	Beispiele	Prinzip, Anwendungshinweise
Inspiratorische Atemtrainer	• SMI-Trainer: Tri-Ball© ➤ Abb. 6.3, Triflo II©, Voldyne 5000®, Coach® • POWERbreathe MEDIC© • CliniFLO© ➤ Abb. 6.7 • Threshold©IMT ➤ Abb. 6.4	• Vertiefte Einatmung • Training der Tiefenatmung • Training der Atemmuskulatur • Atelektasenprophylaxe
Exspiratorische Atemtrainer	• PEP-Geräte: BA-Tube© ➤ Abb. 6.2, PEP-Maske • Oszillierende PEP-Geräte: Flutter VRP_1© ➤ Abb. 6.8, RC-Cornet©, Acapella choice©, Shaker Classic©	• PEP-Atmung (Ausatmung gegen Widerstand, wirkt Bronchospasmus entgegen) • Oszilierende PEP-Atmung (zusätzliche Vibration bewirkt Sekretmobilisation) • Atemmuskeltraining
In- und exspiratorisch	Mediflo duo©	Wie oben dargestellt

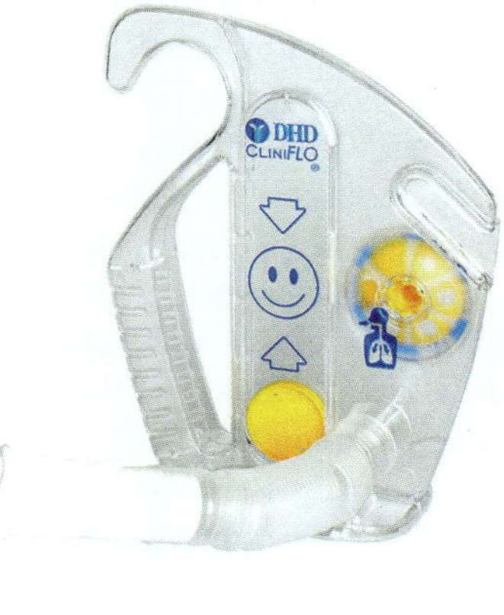

Abb. 6.7 Beim CliniFLO© mit individuell einstellbarer Flowrate (100–600 ml/s) erfolgt eine langsame Einatmung. Gleichzeitige Sauerstoffzufuhr ist möglich. [V474]

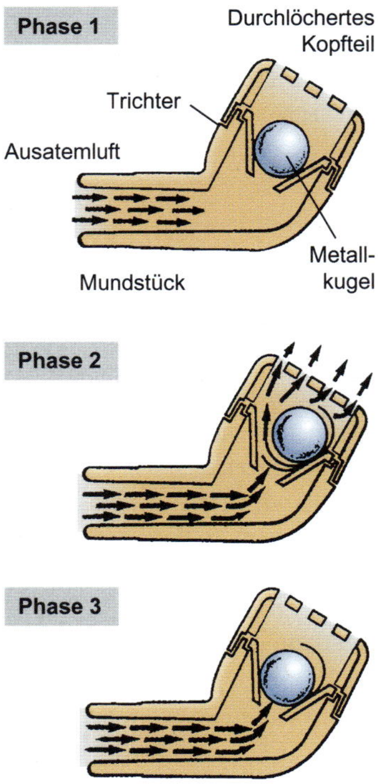

Abb. 6.8 Funktionsweise des VRP-Geräts. Die Metallkugel im Trichter bewegt sich erst bei starkem Ausatemdruck. Sie wird dann nach oben gedrückt, sodass die Luft entweichen kann. Senkt der Patient den Ausatemdruck, rollt die Kugel zurück und verschließt erneut den Trichter. Dies führt zu den gewünschten Druckschwankungen. [U244]

- Vibrationstherapie
- Atem- und Hustentechniken, PEP-Atmung
- Atemtrainingsgeräte, oszillierende PEP-Geräte
- Absaugen von Atemwegssekret.

Der Patient wird so angeleitet und beraten, dass er die Wichtigkeit der Maßnahme versteht und sie möglichst selbstständig anwenden kann. Einfachste sekretlösende Maßnahme ist regelmäßiges und ausreichendes Trinken (mindestens 1,5 l/Tag, sofern keine Kontraindikationen vorliegen), sodass der Schleim verflüssigt wird und besser transportiert werden kann.

Einreibungen des Thorax und **Inhalationen** mit ätherischen Ölen können zu Haut- bzw. Schleimhautreizungen und allergischen Reaktionen (bis hin zum Bronchospasmus!) führen. Daher Öle nur verdünnt und sparsam verwenden.

Luftbefeuchtung und Inhalationen

Luftbefeuchtung und **Inhalationen** begünstigen den Selbstreinigungsmechanismus der Atemwege, zusätzlich können bei der Inhalationen Arzneimittel gezielt in die Atemwege gebracht werden, wobei ihre Wirkung von der Atemtiefe, der Atemfrequenz und der Tröpfchengröße des Inhalats abhängt.

Neben der alt bewährten Form des **Wasserdampfbads** gibt es **Aerosolapparate** *(Zerstäubergeräte),* **Dampfinhalationsgeräte** und **Ultraschallvernebler,** die eine Anfeuchtung der unteren Atemwege einschließlich Arzneimittelapplikation ermöglichen.

Inhalationen unterliegen der ärztlichen Anordnung (Inhalationsart, Inhalationshäufigkeit, Arzneimittelzusätze). Als Inhalierlösung wird meist sterile physiologische Kochsalzlösung plus Zusatz von Bronchospasmolytika (➤ Pharma-Info 6.1) gewählt.

Die Einhaltung der Basishygiene und der aseptische Umgang mit Inhaliergeräten und Inhalierlösungen sind Voraussetzung, um den Patienten vor nosokomialen Infektionen (➤ 6.4.3, ➤ 16.2.1) zu schützen.

Unterstützung bei der Sekretentleerung

Abhusten von Sekret

Die Pflegenden leiten Patienten mit produktivem Husten an, wie sie schonend und dennoch wirkungsvoll abhusten können:

- Sekretlösende Maßnahmen vorab durchführen (z. B. Inhalation)
- Erst husten, wenn tatsächlich viel Schleim vorliegt
- Durch die Nase einatmen, wenig Luft ausatmen
- Kurz hüsteln. Ist Schleim in den oberen Luftwegen spürbar, Knie und Gesäß zusammendrücken, mit kurzen und kräftigen Stößen aushusten
- Atem beruhigen, wenn nötig ganzen Vorgang wiederholen.

Hat der Patient beim Abhusten Schmerzen, so steht die Schmerzbehandlung an erster Stelle.

Huffing bezeichnet eine Technik, die schonend Sekret aus den kleinen Atemwegen löst. Der Patient atmet tief ein, sagt dann „Huff", wobei sich die Glottis öffnet und die Ausatmung forciert wird.

Bei *Reizhusten* soll der Patient in Einatemstellung die Luft anhalten und dann oberflächlich weiteratmen. Bei sehr starkem Hustenreiz kann er gegen die geschlossenen Lippen anhusten. Schnelle und sehr tiefe Atemzüge sind im Anfall ungünstig.

Drainagepositionierungen

Spezielle Positionierungen (auf Arztanordnung) können bei starker Sekretansammlung (z. B. bei bakterieller Pneumonie ➤ 6.4.3 und Mukoviszidose ➤ 6.14) die Sekretentleerung erleichtern. Für ein gezieltes Vorgehen muss die Sekretlokalisation bekannt sein (betroffenes Gebiet grundsätzlich höher als Hauptbronchus und Trachea positionieren) und der Patient regelmäßig beim Umpositionieren unterstützt werden. Sekretlösende Maßnahmen sind vor der Drainagepositionierung anzuwenden.

Absaugen von Atemwegssekret

Kann Sekret nicht oder nur unzureichend selbst abgehustet werden (z. B. bei stark geschwächten, bewusstlosen, intubierten oder tracheotomierten Patienten), ist das **Absaugen** *(Bronchialtoilette)* durch Pflegende angezeigt. Eine weitere Indikation ist das notfallmäßige Absaugen bei Aspiration oder zur Gewinnung von Bronchialsekret zu diagnostischen Zwecken. Unterschieden wird zwischen dem Absaugen der *oberen Atemwege* (Mundhöhle, Nase, Rachen) und der *unteren Atemwege* (Kehlkopf, Trachea, Bronchialsystem). Als *nasales Absaugen* bezeichnet man das Entfernen des Sekrets durch die Nase, als *orales Absaugen* den Zugangsweg durch den Mund. Wird über einen Endotrachealtubus oder eine Trachealkanüle abgesaugt, spricht man von *endotrachealem Absaugen.*

Nasales, orales und endotracheales Absaugen wird in der Regel an *qualifizierte* Pflegende delegiert. Das *bronchoskopische Absaugen* ist hingegen eine ausschließlich ärztliche Tätigkeit und wird daher an dieser Stelle nicht abgehandelt.

Richtlinien für alle Formen des Absaugens

- Streng aseptisches Vorgehen schützt Patienten und Pflegende vor Infektionen. Dies geht leichter, wenn man zu zweit arbeitet
- Der Absaugvorgang darf nicht länger als 15 s dauern, da der Patient während dieser Zeit in der Atmung behindert ist und zudem die vorhandene Luft aus der Lunge mit abgesaugt wird. Dies erfordert zügiges und gleichzeitig einfühlsames Vorgehen
- Die Häufigkeit des Absaugens ist von der Menge und Beschaffenheit des Sekretes abhängig und richtet sich nach dem individuellen Bedarf. Strenge zeitliche Richtlinien gibt es nicht (so oft wie nötig, so selten wie möglich). Intubierte und tracheotomierte Patienten werden meist mindestens einmal pro Schicht abgesaugt (je nach Pflegestandard). Jeder Absaugvorgang reizt die Schleimhäute zusätzlich, was wiederum eine vermehrte Sekretproduktion zur Folge hat (Circulus vitiosus)
- Sekretlösende Maßnahmen vor dem Absaugen durchführen, um die Effektivität zu steigern
- Bei liegender Magensonde den Sekretbeutel unter Magenniveau hängen, damit der Mageninhalt bei evtl. Brechreiz ablaufen kann
- Ein direkt folgendes, erneutes Absaugen kann mit dem gleichen Katheter geschehen, allerdings wird dem Patienten eine angemessene „Verschnaufpause" ermöglicht
- In der Intensivpflege werden bei beatmeten Patienten ggf. geschlossene Absaugsysteme eingesetzt.

Orales und nasales Absaugen

Vorbereitung. Rechtzeitig vor der Durchführung der geplanten Maßnahme werden die Materialien vorbereitet (➤ Tab. 6.3). Vor jedem Absaugen wird der Patient über die bevorstehende Maßnahme und ihren Zweck informiert. Die Prozedur ist meistens so unangenehm, dass sie nicht ohne Vorwarnung durchgeführt werden darf. Dies gilt auch für bewusstlose Patienten.

- Information und Beruhigung des Patienten (etwa durch Halten der Hände von einer assistierenden Pflegekraft, die unter Umständen auch Abwehrbewegungen verhindern kann)
- Positionierung des Patienten in Oberkörperhochlage oder Seitenlage (Aspirationsprophylaxe), dabei auf eine bequeme Kopfpositionierung achten
- Durchführung von Mund- und Nasenpflege, bei viel Sekret eventuell separates Absaugen aus Mund und Nase, um Keimverschleppung aus den oberen in die unteren Atemwege zu reduzieren. Bei geplantem Absaugen ggf. Gleitmittel (z. B. Xylocain-Gel® oder NaCl 0,9 %) benutzen
- Anweisen des Patienten, mehrmals tief einzuatmen oder Gabe von Sauerstoff nach Anordnung, damit vor dem Absaugen eine optimale Sauerstoffversorgung gewährleistet ist
- Überprüfung der Sogstärke (bei Erwachsenen 0,2 bis max. 0,4 bar), bei Monitorüberwachung akustisches Pulssignal lauter stellen
- Händedesinfektion
- Aufstecken des Katheters auf das Zwischenstück, dabei Katheter in Packung belassen
- Anziehen der Handschuhe: keimarme Handschuhe und steriler Handschuh für die katheterführende Hand (je nach hausinternem Hygienestandard).

Durchführung:

- Einführen des sterilen Katheters in Nase (➤ Abb. 6.11) oder Mund ohne Sog (bei starkem Sekretanfall und bei atraumatischen Kathetern mit Sog) bis in den unteren Rachen (Hypopharynx), der vom Nasen-/Mundeingang ungefähr so weit entfernt ist wie die Nasenspitze vom Ohrläppchen (vorher ausmessen)

Tab. 6.3 Materialien und Hinweise zum Absaugen.

Materialien	Anwendungshinweise
Absauggerät mit zentralem Vakuumanschluss (➤ Abb. 6.9), Elektropumpe oder Anschluss an Gasflasche	• Gerät vor jedem Absaugvorgang auf seine Funktionsfähigkeit überprüfen (Gerät muss einen Sog von mind. 0,6 bar aufbauen) • Auffanggefäß aus Glas oder Kunststoff mit etwas Leitungswasser füllen (entfällt bei Einmalbehälter) • Auffanggefäß täglich wechseln (Einmalbehälter nur, wenn er voll ist)
Steriler Absaugschlauch mit Zwischenstück (sog. *Fingertipp* zur Sogregulierung)	• Als Spüllösung für den Absaugschlauch kann Leitungswasser verwendet werden • Absaugschlauch und Zwischenstück täglich wechseln
Standardabsaugkatheter oder atraumatische Absaugkatheter (➤ Abb. 6.10), bestehend aus knickfestem Kunststoff	• Patientennah in verschiedenen Größen bereitlegen: orales Absaugen Katheter von 14–20 Ch *(Charrière)*; nasal 10–14 Ch; endotracheal 12–16 Ch • Atraumatische Absaugkatheter bei häufigem Absaugen oder Blutungsneigung benutzen
Keimarme und sterile Handschuhe	• Streng aseptisches Vorgehen zum Schutz des Patienten vor Infektionen: Keimarme Handschuhe zum Selbstschutz, steriler Handschuh an katheterführende Hand • Abwurfeimer direkt am Bett bereitstellen
Utensilien für Mund- und Nasenpflege	• Bei nasalem und oralem Absaugen vorab durchführen
Gleitmittel	• Nasales Absaugen: Benetzen des Katheters z. B. mit Xylocain-Gel® (anästhesierende Wirkung) oder Bepanthen-Salbe® • Orales Absaugen: NaCl 0,9 % oder Aqua dest.
Mundschutz (FFP2-, FFP3-Maske), Schutzbrille (oder Visier), Schutzkittel	• Bei infektiösem Atemwegssekret (z. B. bei offener Tbc ➤ 6.4.5, COVID-19 (➤ 16.6.15) oder bei MRSA ➤ 16.1.9) [10]
Beatmungsbeutel und Maske	• Beim endotrachealen Absaugen bei beatmeten Patienten (für den Fall von Komplikationen)

- Zurückziehen des Katheters unter Sog mit leicht drehenden Bewegungen. Der Vorgang soll nicht länger als 15 s dauern, da der Patient während dieser Zeit in der Atmung behindert ist und zudem die vorhandene Luft aus der Lunge mit abgesaugt wird. Evtl. muss der Sog mithilfe des Fingertipps intermittierend unterbrochen werden, damit sich der Katheter nicht an der Schleimhaut festsaugt
- Kontrolle der Atmung des Patienten während des Absaugens, evtl. Pulsmessung durch assistierende Pflegekraft. Ist der Patient an einen EKG-Monitor angeschlossen, evtl. das akustische Pulssignal einschalten (zusätzliche Kontrolle der Herzfrequenz)
- Nach dem Absaugen: Katheter um die behandschuhte Hand wickeln, Handschuh über den Katheter stülpen und beides entsorgen
- Durchspülen des Absaugschlauches
- Unmittelbar nach dem Absaugvorgang zur Aspirationsprophylaxe den Patienten in Oberkörperhoch- oder Seitenlage bringen, später Position nach Wunsch oder Erfordernissen wählen
- Entsorgung und Desinfektion der benutzten Materialien, Auffüllen der Absaugmaterialien am Bett
- Pflegedokumentation: Absaugvorgang, Sekretmenge und -beschaffenheit, ggf. Patientenreaktionen.

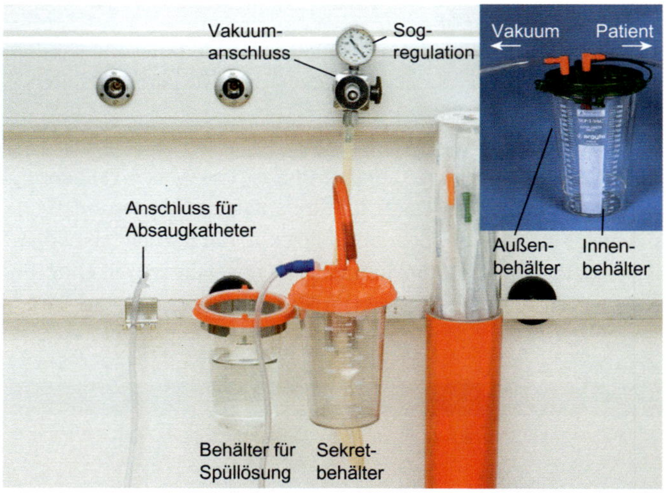

Abb. 6.9 Absauggeräte mit zentralem Vakuumanschluss. Im älteren Modell sammelt sich das Sekret in einem Kunststoffbehälter, der ausgeleert und gereinigt werden muss. Modernere Systeme (Bildausschnitt) bestehen aus einem Außen- und einem Innenbehälter, der mit dem Sekret in den Müll entsorgt wird. [K115]

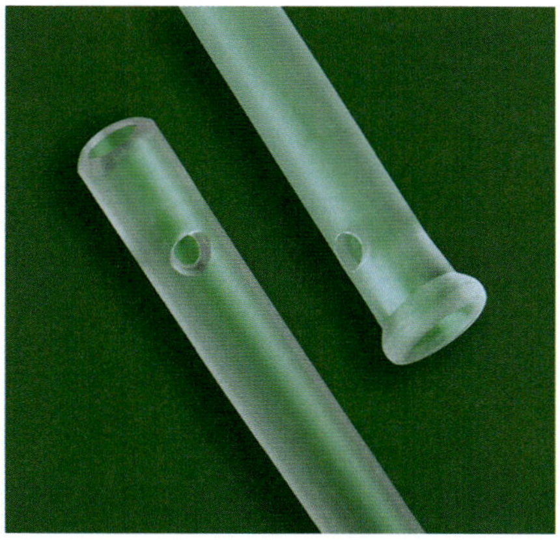

Abb. 6.10 Links: Detail eines Standardabsaugkatheters mit seitlichen Öffnungen; rechts: eines atraumatischen Absaugkatheters, welcher durch seinen endständigen, wulstigem Ring das Ansaugen der Schleimhaut verhindert. [K115]

Endotracheales Absaugen (offenes System)

Das Vorbereiten des endotrachealen Absaugens entspricht dem des oralen und nasalen Absaugens.

Durchführung:

- Ggf. vor dem Absaugen Patienten „präoxigenieren", d. h. 100-prozentigen O_2 geben (Arztanordnung beachten)
- Alarm des Beatmungsgeräts inaktivieren
- Beatmungsschlauch vom Tubus bzw. der Trachealkanüle lösen und auf einer sterilen Unterlage (z. B. der sterilen Innenseite der Handschuhverpackung) ablegen
- Absaugkatheter ohne Sog zügig einführen (nur bei erheblicher Sekretansammlung und/oder atraumatischem Katheter mit Sog), bis ein leichter Widerstand spürbar ist
- Katheter ca. 2 cm ohne Sog, dann unter langsam drehenden Bewegungen mit Sog zurückziehen. Dabei Gesamtdauer von maximal 15 s nicht überschreiten
- Atmung und Puls prüfen. Ist der Patient an einen Monitor angeschlossen, evtl. akustisches Pulssignal zur zusätzlichen Kontrolle der Herzfrequenz einschalten
- Beatmungsschlauch anschließen und Beatmungsparameter kontrollieren
- Benutzten Katheter (im umgestülpten Handschuh) abwerfen
- Absaugschlauch durchspülen
- Vorgang ggf. nach einer kurzer „Verschnaufpause" wiederholen
- Alarmfunktion des Beatmungsgeräts wieder aktivieren
- Vitalzeichen prüfen.

Tab. 6.4 Mögliche Komplikationen des Absaugvorgangs und deren Prophylaxe.

Komplikationen des Absaugens	Vorbeugende Maßnahmen
Infektionen der Atemwege durch:	
• Unsteriles Arbeiten • Verschleppung von Erregern aus den oberen in die unteren Atemwege • Verletzungen der Schleimhaut	• Händedesinfektion, sterile Materialien • Mund- und Nasenpflege vor dem Absaugen
Verletzungen der Atemwege durch:	
• Schleimhautläsion, Blutung • Perforationen z. B. der Nasennebenhöhlen	• Vorsichtige Handhabung des Absaugkatheters • Gleitmittel benutzen
Vagusreizung:	
• Bradykardie • Herzrhythmusstörungen	• Notfallmanagement: z. B. Atropin in Reichweite
Erbrechen:	
• Aspirationsgefahr	• Oberkörperhochpositionierung bzw. stabile Seitenlage vor dem Absaugen, Magensondenbeutel unter Magenniveau befestigen
Sauerstoffmangel:	
• Zyanose • Unruhe des Patienten • Besonders gefährdet: Patienten mit Atmungsstörungen, bei Beatmung mit > 50 % O_2-Konzentration, mit Krampfneigung	• Professionell, einfühlsam und zügig arbeiten (nicht länger als 15 s absaugen) • Präoxigenieren: Patienten 2–3 min vor dem Absaugen reinen Sauerstoff verabreichen

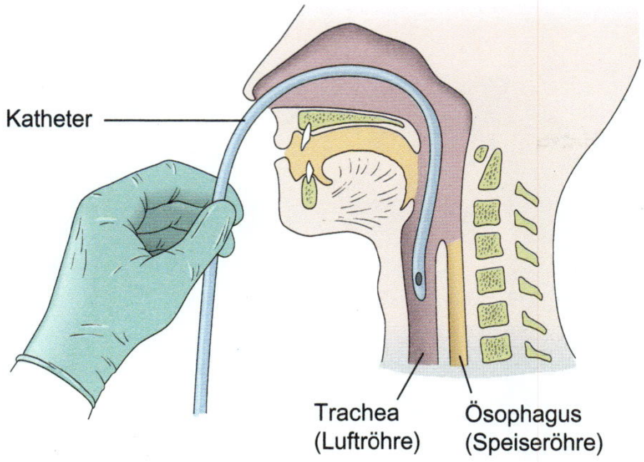

Abb. 6.11 Weg des Absaugkatheters beim nasalen Absaugen. [L190]

Dokumentation des Absaugens

Dokumentiert werden:

- Häufigkeit des Absaugens
- Reaktionen des Patienten auf das Absaugen (z. B. Abwehrbewegungen, Zyanose, Bradykardie, Erbrechen), Vitalzeichen
- Menge, Farbe, Konsistenz sowie evtl. Beimengungen des abgesaugten Sekrets.

Komplikationen des Absaugens

Das Absaugen kann verschiedene Komplikationen zur Folge haben, die durch entsprechende vorbeugende Maßnahmen vermieden werden können (➤ Tab. 6.4).

6.1.6 Pflege bei Sauerstofftherapie

Bei vielen (Lungen-)Erkrankungen ist es notwendig, die Sauerstoffkonzentration des Blutes durch Anreicherung der Einatemluft mit Sauerstoff zu erhöhen. **Sauerstoff (O_2)** ist ein Arzneimittel und wird (abgesehen vom Notfall ➤ 3.2.2) nur auf ärztliche Anordnung verabreicht. Diese umfasst Verabreichungsform, Menge und Dauer der Sauerstofftherapie. Nur geschulte Personen dürfen mit Sauerstoff umgehen.

Sauerstoffquellen

Meist ist Sauerstoff über ein **zentrales Reservoir** (Wandanschlüsse in den Patientenzimmern) verfügbar. Alternative sind transportable **Sauerstoffflaschen** von 0,8–50 l Rauminhalt, die komprimierten Sauerstoff enthalten. Der Druck einer vollen Flasche liegt bei 150–200 bar, der einer teilentleerten entsprechend niedriger. Der hohe Druck wird durch einen *Druckminderer* reguliert und ist am Manometer ablesbar.

In beiden Fällen handelt es sich um reinen Sauerstoff (100 %). Zum Vergleich: Die normale Raumluft enthält ca. 21 % Sauerstoff.

> **Sauerstoffflaschen** sind weiß lackiert, mit einem schwarzen N (für *neu*). Sie sollten immer mit einem Restdruck von mindestens 10 bar zurückgegeben werden.

Zunehmend wird die Sauerstofftherapie nicht nur überbrückend in einer Akutsituation, sondern auch in der Langzeit- oder häuslichen Pflege durchgeführt. Bei der häuslichen Sauerstofflangzeittherapie, die bei chronischer respiratorischer Insuffizienz (etwa infolge chronisch-obstruktiver Lungenerkrankungen oder Mukoviszidose) durchgeführt wird, werden zunehmend **Sauerstoffkonzentratoren** eingesetzt, die auch von Laien bedient werden können. Durch Ansaugen und Verdichten der Umgebungsluft sowie Bindung von Stickstoff entsteht eine Sauerstoffkonzentration von bis zu 95 Vol. %. Für Aktivitäten außer Haus eignen sich aufladbare Mini-O_2-Konzentratoren (0,8–3,2 kg: z. B. FreeStyle®) und transportable Geräte (4,5–9 kg: z. B. Eclipse5®). Sie arbeiten atemzuggesteuert, wobei nur die größeren Geräte für kontinuierliche O_2-Flussraten geeignet sind. Stationäre Heimkonzentratoren gibt es auch mit „Füllstation", zur Befüllung von O_2-Flaschen [12a]. Bei höherem Sauerstoffbedarf eignen sich (auch außer Haus) besonders **Flüssig-Sauerstoff-Systeme,** deren Vorteil ihre Ergiebigkeit ist: 1 l flüssiger Sauerstoff entspricht etwa 835 l gasförmigem Sauerstoff (bei 1 bar, 15 °C). Im Vergleich hierzu sind herkömmliche **Sauerstoffdruckflaschen** wesentlich schwerer bei viel geringerer Kapazität. Für beide mobile Systeme gibt es spezielle Transportvorrichtungen (Caddy, Rückentrage) sowie elektronische Sparventile, welche die Mobilität des Kranken zusätzlich verbessern können.

> **Sicherheitsmaßnahmen beim Umgang mit Sauerstoff(-flaschen)**
>
> Wegen der *Explosionsgefahr* erfordert der Umgang mit reinem Sauerstoff besondere Sicherheitsvorkehrungen. Diese sind z. B. in den Unfallverhütungsvorschriften der Berufsgenossenschaften [12b] nachzulesen.

6

Grundsätze der O_2-Therapie

- Für jeden Patienten wird ein neues steriles System verwendet. Der Wechsel der wiederaufbereitbaren Sauerstoffbefeuchtung mit sterilem Aqua dest. und des Schlauchsystems erfolgt mind. alle 24 h. Ausnahme: Einmalartikel wie aquapak® werden nach Herstellerangaben benutzt
- Da der Sauerstoff in allen Fällen trocken vorliegt, wird er zur Vermeidung von Schleimhautschäden mit destilliertem Wasser angefeuchtet (➤ Abb. 6.12) (Ausnahme: sehr kurze Anwendung < 2 Std.). Bei einer Dosierung über 6 l/min muss der Sauerstoff zusätzlich angewärmt werden. Hierzu wird der Sterilwasserbehälter mittels spezieller Geräte erwärmt
- Vor der Sauerstoffgabe sollte der Patient nach Möglichkeit seine Nase schnäuzen.

O_2-Applikationssysteme

In der Akutbehandlung wird Sauerstoff meist über eine **O_2-Nasensonde** gegeben, die ca. einen Zentimeter tief in das Nasenloch vorgeschoben wird. Dort wird sie durch ein Schaumstoffpolster fixiert. Über eine Nasensonde können bis zu 5 l O_2/min gegeben werden, wodurch eine Sauerstoffkonzentration der Einatmungsluft von 30–40 % erreicht werden kann. Der Patient hat ausreichend Bewegungsfreiheit und kann essen und trinken. Vorteilhaft ist auch, dass

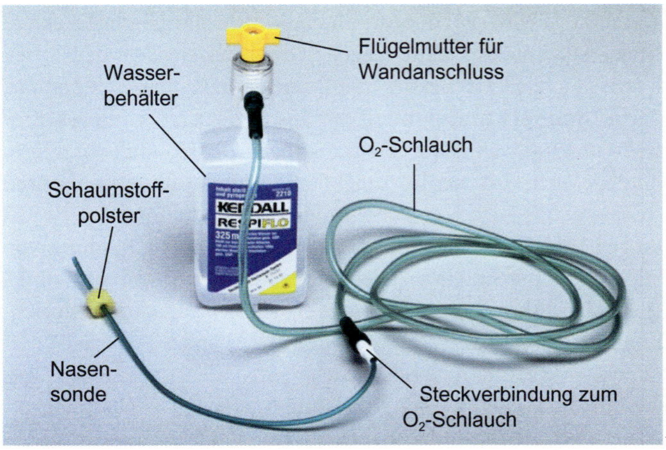

Abb. 6.12 System für einen Sauerstoffwandanschluss. Einmalbehälter mit destilliertem Wasser zur Befeuchtung und grünem Verbindungsschlauch sowie einer Nasensonde. [K183]

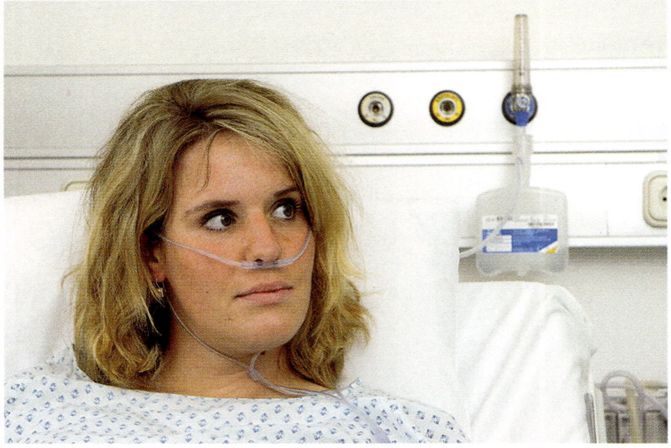

Abb. 6.14 Nasensonde zur Sauerstoffzufuhr. [K115]

die Einatmungsluft weiter durch die Nasenschleimhaut angefeuchtet wird, wenn der Patient wie gewohnt durch die Nase einatmet. Allerdings trocknet ein höherer Fluss die Nasenschleimhaut aus, was für den Patienten sehr unangenehm ist.

Sauerstoffbrillen werden meist in der Langzeittherapie, z. B. bei chronischen Erkrankungen, eingesetzt (➤ Abb. 6.14). **Einfache O_2-Masken** dürfen erst ab 5 l/min genutzt werden (➤ Abb. 6.15), da es ansonsten zu einem CO_2-Stau in der Maske kommen kann. Hohe Sauerstoffkonzentrationen werden durch **O_2-Masken mit Ventil und Reservoirbeutel** erzielt und z. B. in der Anästhesie und Notfallmedizin verwendet.

High-Flow-Systeme ermöglichen eine definierte O_2-Konzentration, dabei ist der Flow höher als der Einatemflow des Patienten; z. B. mittels Venturi-Adaptern (➤ Abb. 6.13, farbliche Kennzeichnung der Adapter von 24–50 % FiO_2, [13]).

Zur O_2-Langzeittherapie eignen sich neue Sondensysteme, die keinen direkten Kontakt zur Nasenschleimhaut haben. Bei der **Kombisonde** PARI OXYNASOR® können bis zu 3 l/min und beim **Headset** (z. B. OxyArm™) bis zu 15 l/min Sauerstoff über Mund bzw. Nase verabreicht werden.

In der (häuslichen) Sauerstofflangzeittherapie werden neben Sauerstoffbrillen zunehmend **transtracheale Katheter** (z. B. Scoop-System) eingesetzt, d. h., ein flexibler Kunststoffkatheter wird durch die Haut in die Trachea eingeführt. Der Katheter ist kosmetisch günstiger als Brillen, stört weniger beim Essen und Reden, und der Sauerstoffverbrauch ist geringer als bei anderen Methoden. Durch das Auskommen mit kleineren O_2-Vorräten wird die Mobilität des Patienten erhöht. Voraussetzung sind aber gute Motivation und Schulung des Patienten, da Katheter und Kathetereintrittsstelle zweimal täglich hygienisch korrekt gereinigt werden müssen.

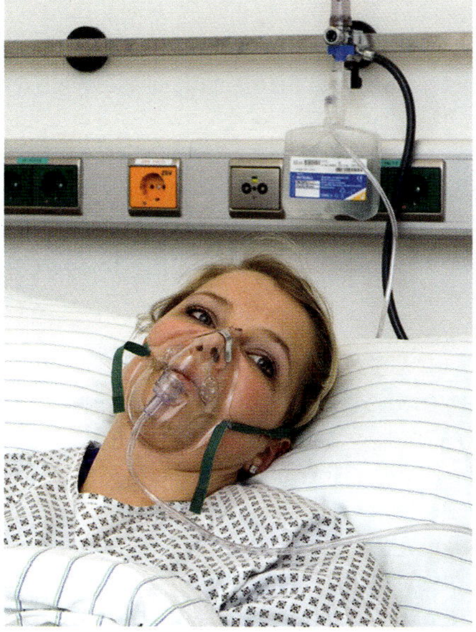

Abb. 6.15 Gummiband-fixierte O_2-Maske. Sie wird locker auf Nase und Mund aufgesetzt und am Hinterkopf befestigt (Vorsicht vor Druckstellen). Viele Patienten fühlen sich dadurch eingeengt, auch das Sprechen ist behindert. [K115]

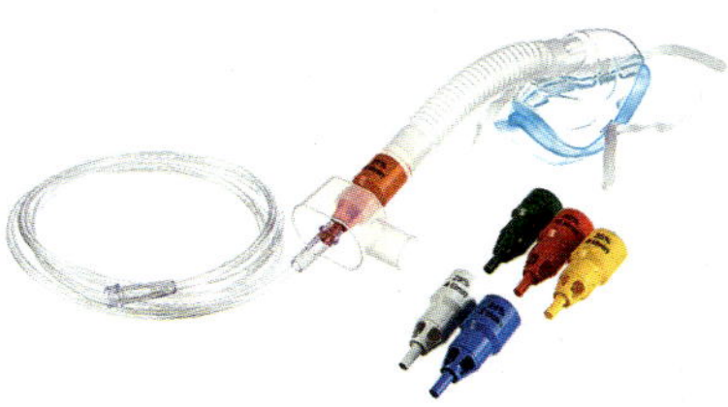

Abb. 6.13 Venturi-Adapter. [V749]

Berechnungsformel für den Inhalt von Sauerstoffflaschen

Die Berechnung des Inhalts von Sauerstoffflaschen (Restinhalt in Litern) ist z. B. bei Patiententransporten oder in der häuslichen Pflege notwendig. Flaschenvolumen [l] × angezeigtem Druck auf dem Manometer [bar] = Vorrat [l] (bei normalem atmosphärischem Druck von 1 bar)
Beispiel: 50 l × 150 bar = 7 500 l (× 1 bar)

Berechnungsformel für den Sauerstoffvorrat einer Flasche in Minuten

$$\frac{\text{Flaschenvolumen [l]} \times \text{angezeigtem Druck auf dem Manometer [bar]}}{\text{Sauerstoffverbrauch [l/min]} \times 1\ \text{bar}} = \text{Zeit [min]}$$

Beispiel:

$$\frac{10\,l \times 90\,bar}{2\,l/min \times 1\,bar} = \frac{900\,l}{2\,l/min} = 450\,min$$

Der Vorrat in der Sauerstoffflasche reicht bei einem Verbrauch von 2 l/min also 450 min (= 7,5 h). Bei einem Verbrauch von 6 l/min reicht er nur noch 150 min (= 2,5 h).

Patientenbeobachtung und Überwachung unter Sauerstofftherapie

Patienten unter Sauerstofftherapie bedürfen besonderer Aufmerksamkeit.

Patientenbeobachtung und -dokumentation erstrecken sich auf:

- Atmung (Atemfrequenz, -tiefe, -form, -rhythmus)
- Puls (Tachykardie?)
- Bewusstseinslage (Verwirrtheit, Unruhe, Schläfrigkeit, Schwindel?)
- Haut (Zyanose? Druckstellen durch Sonde oder Maske?)
- Nasen- und Mundschleimhaut (Feuchtigkeitszustand, Läsionen?)
- Regelmäßige Kontrolle der Sauerstoffdosierung (O_2-Einstellung am Gerät), der Sondenlage und der Menge an destilliertem Wasser sowie der Sauerstoffsättigung (Pulsoximetrie, ➤ 6.3.5).

NOTFALL

Atemlähmung durch Sauerstoffgabe

Besondere Vorsicht ist bei Patienten mit chronisch-obstruktiven Lungenerkrankungen geboten. Ihr Körper hat sich an den ständig erhöhten CO_2-Gehalt im Blut „gewöhnt". Die Atmung wird dann über den Sauerstoffmangel im Blut gesteuert. Wird der Sauerstoff im Blut durch zusätzliche O_2-Gabe erhöht, entfällt dieser Atemantrieb. Dies kann zu einem extremen CO_2-Anstieg und zur sog. CO_2-Narkose führen, die eine Intubation erforderlich macht und unbemerkt tödlich wäre. Trübt ein Patient unter Sauerstofftherapie zunehmend ein, muss dies als Zeichen eines CO_2-Anstiegs gewertet und sofort der Arzt gerufen werden! Plötzliches Absetzen des Sauerstoffs kann in einer solchen Situation ebenfalls akut bedrohlich sein.

Patientenberatung

Wird die Sauerstofftherapie auch nach der Entlassung notwendig, so erfolgt die Überleitung an den Facharzt und das ambulante Pflegeteam möglichst frühzeitig. Im Rahmen des Entlassungsprozesses werden Patient und Angehörigen rechtzeitig die notwendigen Kenntnisse zur Sauerstofftherapie vermittelt. Hierzu gehören z. B. Hinweise auf die Einhaltung der korrekten Flussrate, der Verabreichungszeiten sowie das Führen eines Sauerstoffpasses. Die Pflegenden informieren über den sachgerechten Umgang mit den verschiedenen Materialien je nach Verabreichungsform, über hygienische Notwendigkeiten sowie die Schleimhautinspektion und -pflege.

Auch auf die Gefahr der Atemlähmung infolge der Sauerstofftherapie wird der Patient hingewiesen.

Sinnvoll ist die Weitergabe eines Merkblattes, auf dem Kriterien zur Selbstbeobachtung und individuelle kritische Grenzwerte sowie Telefonnummern von Ärzten oder Pflegenden für Fragen oder Notfälle vermerkt sind. Die Kontaktvermittlung zu Selbsthilfegruppen kann ebenfalls hilfreich sein.

6.1.7 Pflege bei Tracheotomie und Trachealkanüle

DEFINITION

Tracheotomie: Eröffnung der Trachea im vorderen Halsbereich und Einführen einer Trachealkanüle in das entstandene **Tracheostoma.** Unterschieden werden:

- **Punktionstracheotomie** *(perkutane Tracheotomie, Dilatationstracheotomie).* Die Trachea wird von außen durch die Haut mit einer Kanüle punktiert. Diese Punktionsstelle wird z. B. durch größer werdende Sonden (Bougies) aufgedehnt, bis die Öffnung groß genug für die Trachealkanüle ist
- **Operative Tracheotomie,** teils auch *konventionelle Tracheotomie* genannt. Der Zugang zur Luftröhre wird chirurgisch angelegt. Steht zum Zeitpunkt der Tracheotomie schon fest, dass das Tracheostoma dauerhaft sein wird, wird ein **epithelisiertes Tracheostoma** *(konventionelles epithelisiertes Tracheostoma, plastisches Tracheostoma)* angelegt. Der Tracheostomakanal wird hier operativ mit Haut ausgekleidet. Vorteile gegenüber einem operativen Tracheostoma ohne plastische Deckung (mit offenem Wundkanal) sind höhere Stabilität und geringere Infektionsgefahr.

Die **Punktionstracheotomie** wird meist auf der Intensivstation durchgeführt. Sie ist schnell möglich, das Tracheostoma verschließt sich in der Regel nach Entfernen rasch wieder.

Ist eine Heimbeatmung geplant, wird ein **epithelisiertes Tracheostoma** angelegt, das für eine dauerhafte Beatmung besser geeignet ist.

Tracheostoma bei Heimbeatmung

- Bei einer Heimbeatmung (➤ 6.1.9) wird eine **Trachealkanüle** (meist aus Kunststoff) in das epithelisierte Tracheostoma eingeführt, durch die das Gas (abhängig von der Patientensituation Luft oder ein Sauerstoff-Luft-Gemisch) mit Überdruck strömt. Dafür ist eine Trachealkanüle mit Cuff (Ballon im oberen Teil der Kanüle) notwendig. Der Cuff dichtet zwischen Luftröhre und Trachealkanüle ab, sodass die Luft bei der Überdruckbeatmung in die Luftröhre gelangt und nicht nach außen entweicht
- In der Heimbeatmung werden häufig Trachealkanülen mit einem zusätzlichen Innenlumen (Seele) verwendet. Dieses kann leicht entnommen und gereinigt werden
- Spezielle „Halsbänder" halten die Kanüle in Position
- Trachealkanülen müssen nach Herstellerangaben regelmäßig gewechselt werden. Zusätzliche Wechsel erfolgen bei Bedarf, z. B. bei Verlegung der Kanüle durch Sekret oder Cuffundichtigkeit (erkennbar durch immer wieder sinkenden Cuffdruck, bei nicht ausreichendem Cuffdruck sind „Blubbergeräusche" zu hören). Dieser Wechsel erfolgt i. d. R. durch geschulte Pflegekräfte.

6

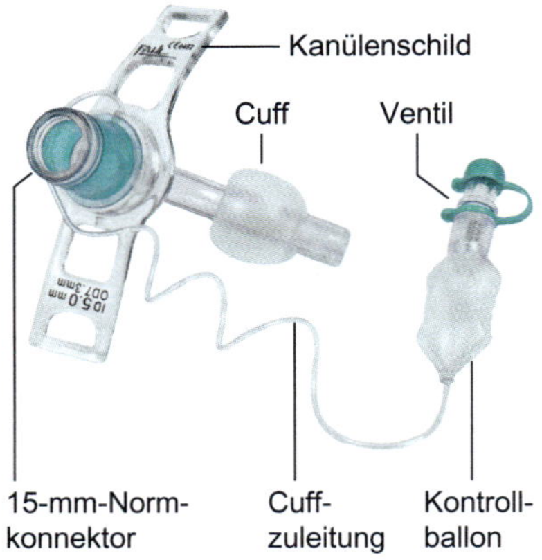

Abb. 6.16 Trachealkanüle mit Cuff (ohne Innenkanüle). [V394]

Pflege bei liegender Trachealkanüle

- Inspektion der Trachealkanüle auf korrekte Platzierung
- Abhören der Lunge auf beidseitige, gleichmäßige Belüftung, am Cuff vorbeiströmende Luft, Sekret in der Lunge
- Ggf. Wechsel und Reinigung der Innenkanüle
- Kontrolle des Cuffdrucks mittels Manometer. Ein zu hoher Cuffdruck kann die Schleimhaut schädigen, bei zu geringem Cuffdruck entweicht Luft nach außen
- Bei Bedarf Absaugen des Trachealsekrets, da ein Abhusten meist nicht möglich ist
- Regelmäßige Tracheostomapflege
  - Lockerung des Fixierbändchens
  - Entfernen der Kompresse
  - Inspektion und Reinigung der Eintrittsstelle mit einer geeigneten Lösung (z. B. Octenisept®)
  - Anbringen einer neuen Kompresse (saugt Sekret auf, polstert ab)
  - Kontrolle des Fixierbändchens, zwei Finger sollten zwischen Hals und Band passen. Ist es zu fest, kommt es zu Einschnürungen, ist es zu locker, kann sich die Kanüle im Tracheostoma bewegen und es kommt zu Hustenreiz.

Da Manipulationen an der Trachealkanüle sehr unangenehm für den Patienten sind, muss vorsichtig vorgegangen werden. Hygienerichtlinien beachten!

6.1.8 Pflege bei Pleuradrainage

Prinzip der Pleuradrainage

Thorax- oder **Pleuradrainagen** leiten Blut (Hämatothorax ➤ 6.11.2), Sekrete (Pyo-, Serothorax ➤ 6.11.2) oder Luft (Pneumothorax ➤ 6.9) aus der Pleurahöhle. Gelegt wird die Pleuradrainage zum Absaugen von Flüssigkeit im 3.–5. ICR (Interkostalraum) in der vorderen bis mittleren Axillarlinie (dann auch **Bülau-Drainage** genannt), zum Eliminieren von Luft auch im 2.–3. ICR in der Medioklavikularlinie (sog. **Monaldi-Drainage**).

„Klassische" Pleuradrainagen sind **Drei-Kammer-Systeme** aus drei miteinander verbundenen Flaschen (➤ Abb. 6.17). Auch die heute üblichen Einwegsysteme sind Drei-Kammer-Systeme, alle Komponenten sind aber in ein kleines Gehäuse integriert.

- Patientennah steht die **Sekretsammelflasche,** in Einwegsystemen entsprechen dieser die **Sammelkammern**
- Es folgt das **Unterwasserschloss:** Die Luft entweicht über ein unter Wasser endendes Steigrohr, die Luftblasen steigen im Wasser auf und verlassen die Flasche durch eine zweite Öffnung. Zurück kann die Luft nicht mehr. In Einwegsystemen übernimmt teilweise ein **Anti-Reflux-Ventil** (➤ Abb. 6.18) diese Funktion
- Am weitesten vom Patienten weg befindet sich die **Saugkontrollflasche.** Auch sie enthält ein unter Wasser endendes Steigrohr, hier zur Regulation des Soges. Eine angeschlossene elektrische Saugpumpe oder ein Vakuum-Wandanschluss hält den Sog konstant.

Die Sogstärke wird durch die Füllhöhe in der Saugkontrollkammer (bei *nasser* Saugung) oder durch das mechanische Manometer am Drainagesystem (bei *trockener* Saugung) reguliert. Meist werden 15–20 cm Wassersäule eingestellt. Die Summe aus eingestellter Sogstärke und Höhe der Wassersäule im Wasserschloss entspricht in etwa dem Unterdruck im Thorax des Patienten.

In Einwegsystemen (➤ Abb. 6.18) gibt es zusätzliche Sicherheitsventile, z. B. das **Hochnegativitäts-Entlastungsventil** zur Verminderung eines zu hohen Soges und damit Unterdrucks im Pleuraspalt.

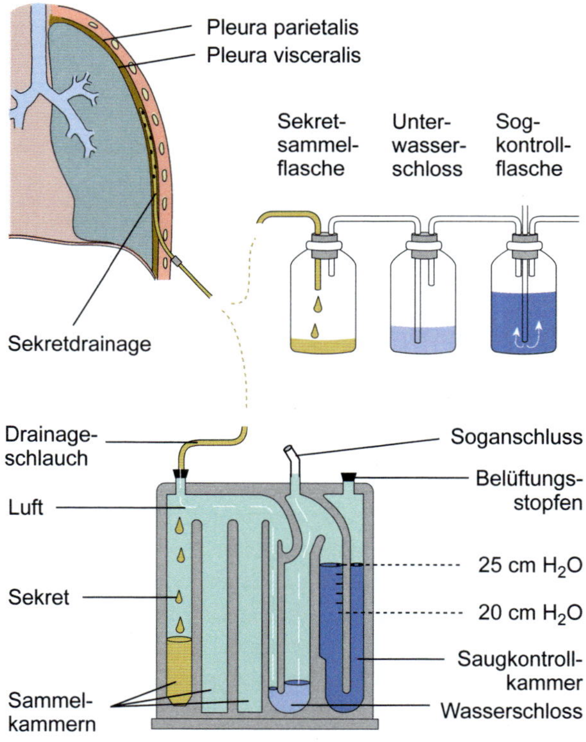

Abb. 6.17 Das Prinzip der Pleuradrainage. [L190]

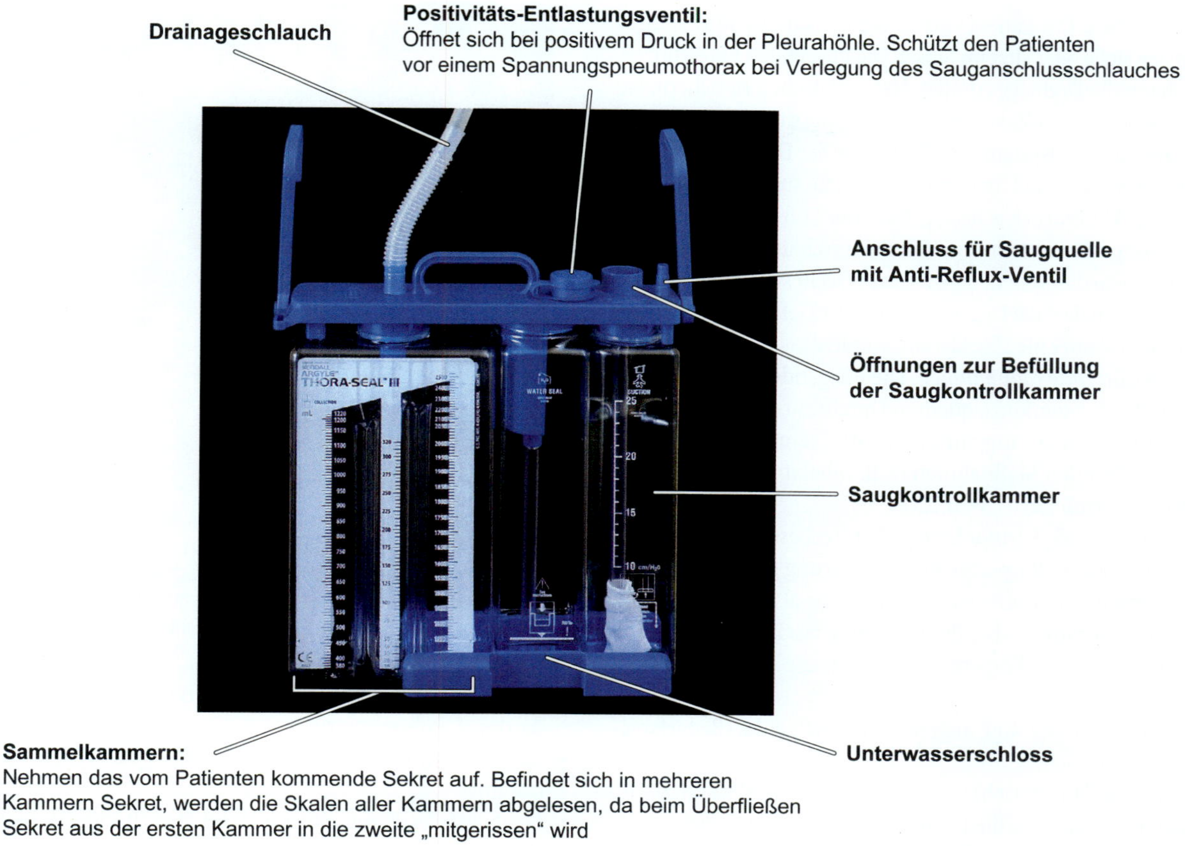

Abb. 6.18 Funktionen des Thora-Seal der Fa. Covidien. [K115]

Elektrische digitale Pleuradrainagesysteme (z. B. Thopaz®) sind kleine Akku-betriebenen Saugpumpen, die auch bei Leckage den Sog aufrechterhalten (➤ Abb. 6.19). Bei Druckveränderung alarmiert das Gerät, ebenso kann der Druckverlauf über 24 h nachvollzogen werden. Und der Patient gewinnt zusätzliche Mobilität.

Legen einer Pleuradrainage

Eine Pleuradrainage wird meist in einem speziellen Eingriffsraum oder auf der Intensivstation gelegt. Während der Arzt die Pleuradrainage legt, kümmert sich eine Pflegefachperson um den Patienten, eine weitere reicht das benötigte Material an.

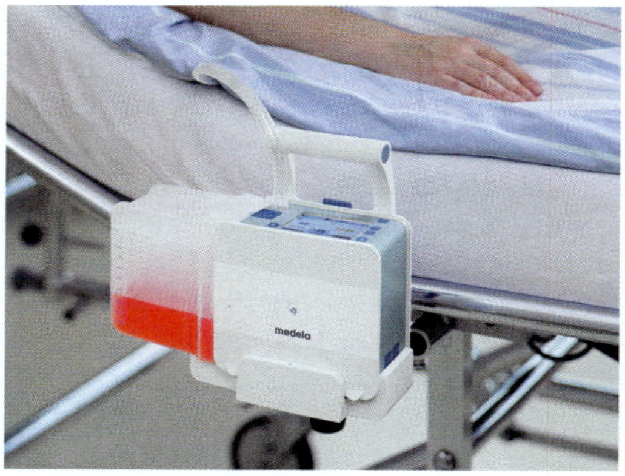

Abb. 6.19 Thopaz-Pleuradrainage. [U144]

Vorbereitung

Die Pflegenden:

- Nach der ärztlichen Aufklärung Patienteninformation zum Vorgehen und zur Dauer der Maßnahme. Anleitung zur Atemtechnik während des Legens: Husten und Pressen sind zu vermeiden
- Legen die aktuelle Röntgenaufnahme des Thorax bereit
- Verabreichen evtl. Prämedikation und Hustendämpfer
- Bringen den Patienten auf Abruf in den Eingriffsraum.

Nachbereitung

- Patienten unterstützen, Rückenlage oder leichte Oberkörperhochlage einzunehmen
- Atmung und Vitalzeichen überprüfen
- Sog der Drainage kontrollieren
- Röntgenaufnahme des Thorax zur Lagekontrolle der Drainage organisieren
- Bei Schmerzen angeordnete Arzneimittel geben (Bedarfsmedikation)
- Ggf. Markierung des Sekretstands auf der Sekretflasche mit Datum und Uhrzeit zur Verlaufskontrolle
- Drainagestelle auf Nachblutungen kontrollieren.

Pflege bei liegender Pleuradrainage

Unabhängig von der Art des Systems sind während der Liegezeit einer Pleuradrainage folgende Pflegemaßnahmen erforderlich:

- *Frühmobilisation.* Der Patient sitzt an der Bettkante, tritt vor dem Bett auf der Stelle oder sitzt im Sessel. Die Pflegenden unterstützen ihn, auch um die Drainage vor dem Herausrutschen zu sichern. Ist eine Abkopplung vom Vakuum-Wandanschluss notwendig, so muss beim Mehrwegsystem mit Glasflasche der Drainageschlauch abgeklemmt werden. Bei modernen Einmalabsaugsystemen reduziert sich der Unterdruck je nach geförderter Luft- bzw. Sekretmenge, solange das System vom Vakuumanschluss getrennt ist. Allerdings sollte das System dabei stets aufrecht stehen. Bei beatmeten Patienten darf die Drainage wegen der Gefahr eines *Spannungspneumothorax* nie abgeklemmt werden!
- *Atemunterstützende Maßnahmen.* Die Pflegenden unterstützen den Patienten bei der konsequenten Durchführung von atemunterstützenden (z. B. Atemgymnastik, SMI-Trainer) und evtl. auch sekretlösenden Maßnahmen (z. B. Inhalation), um Komplikationen zu vermindern (➤ 6.1.5)
- *Atemunterstützende Positionierung.* Zur Verbesserung der Ventilation ist eine Oberkörperhochpositionierung günstig. Zusätzliche Kissen unter den Armen werden häufig als angenehm empfunden, schränken aber die Bewegung zusätzlich ein
- *Unterstützung bei der Körperpflege,* solange die Thoraxdrainage liegt
- *Schmerzüberwachung.* Ggf. angeordnete Analgetika (Bedarfsmedikation) verabreichen
- *Verbandwechsel* (aseptisch) je nach klinikinternem Standard. In manchen Kliniken wird die Drainageaustrittsstelle täglich steril verbunden, in anderen nur bei Bedarf, z. B. durchfeuchtetem Verband. Folienverbände sind bei trockener Einstichstelle sinnvoll
  - Schlitzkompressen versetzt um die Drainageeintrittstelle legen und mit elastischem Klebeverband, z. B. Fixomull®, fixieren
  - Pflasterzügel anbringen, um Zug an der Drainage mit Schmerzen und evtl. Ausreißen des Fadens zu verhindern. Dabei zwischen Pflasterzügel und Wunde so viel Abstand lassen, dass der nächste Verbandwechsel an der Drainage ohne Lösen des Pflasterzügels möglich ist
  - Drainage vor Diskonnektion sichern, z. B. durch Kabelbinder oder über die Konnektionsstellen aufgeklebte Pflasterstreifen
- *Absaugsystem* am Bett befestigen. Es sollte immer unter Patientenniveau hängen, um ein Zurücklaufen von Sekret zu verhindern (hängt es über Patientenniveau, kann der hydrostatische Druck stärker sein als der Sog in der Drainage)
- Bei versehentlichem Herausrutschen der Drainage sofort einen Verband anlegen und die Stelle mit Folie oder breiten Pflasterstreifen luftdicht abdecken. Es ist jedoch zu bedenken, dass bei einem eventuell entstehenden Überdruck die Luft dann auch nicht entweichen kann und damit die Gefahr eines Spannungspneumothorax besteht. Ausnahme: Bei Patienten mit frischem Pneumothorax oder während der maschinellen Beatmung Drainageeintrittsstelle lediglich steril abdecken. Sofort Arzt informieren.

Patientenbeobachtung

- *Atmung:* Frequenz, Intensität, Rhythmus, Schmerzen, Atemnot, Geräusche

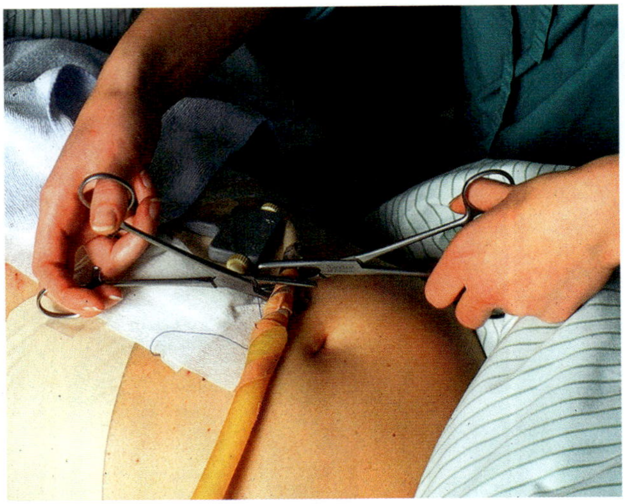

Abb. 6.20 Bei Störungen oder zum Wechseln des Absaugsystems wird der Drainageschlauch aus zwei Richtungen versetzt mit zwei Klemmen abgeklemmt. Vorsicht: Bei maschineller Beatmung darf der Schlauch nicht abgeklemmt werden. Einmalsaugsysteme mit integriertem Wasserschloss werden beim Transport mitgenommen und müssen i. d. R. ebenfalls nicht abgeklemmt werden. [K183]

- *Puls, Blutdruck, Temperatur* nach Arztanordnung oder Standard; ggf. Pulsoximetrie
- *Allgemeinbefinden und Kooperationsfähigkeit* z. B. beim Atemtraining
- *Einstichstelle/Wunde:* Infektionszeichen (Rötung?), Blutung, Hautemphysem (Schwellung, auf Druck typisches Knistern?)
- *Sekret:* Menge, Beschaffenheit (Wundsekret, Blut, Eiter), Sekretmenge in einer evtl. Flüssigkeitsbilanzierung berücksichtigen
- *Absaugsystem:* Folgende Parameter werden überprüft:
  - *Sogstärke.* Bei angeschlossener Saugung und einem leichten Sprudeln ist der Flüssigkeitspegel in der Saugkontrollkammer (bei *nasser* Saugung) ein ungefähres Maß für die Saugleistung (normalerweise 20 cm Wassersäule). Bei *trockener* Saugung geben die Herstellerangaben der verschiedenen Systeme diesbezüglich Auskunft
  - *Wasserstand im Wasserschloss und in der Saugkontrollkammer.* Ist der Wasserstand durch Verdunstung gesunken, Flüssigkeit nur bei unterbrochener Saugung auffüllen. Atemsynchrone Schwankungen des Wasserspiegels im Wasserschloss sind normal. Sind keine atemsynchronen Schwankungen im Wasserschloss zu beobachten, ist das System zwischen Patient und Wasserschloss möglicherweise verstopft oder abgeknickt. Dann den Drainageschlauch kontrollieren. Bei unauffälligem Schlauch probieren, ob Lagewechsel oder Atemübungen helfen
  - *Durchgängigkeit des Systems.* Ein vernehmbares Blubbern im Wasserschloss bei einem Pneumothorax (oder bei älteren Absaugsystemen) ist normal. Blubbert das Wasserschloss in einem geschlossenen System, obwohl kein Pneumothorax vorliegt, ist die Schlauchverbindung zwischen Patient und Absaugsystem undicht, oder es besteht ein Leck innerhalb der Pleurahöhle („Fistelbildung"). Dann körpernah abklemmen (➤ Abb. 6.20). Blubbert es danach nicht mehr, ist das Leck innerhalb der Pleurahöhle oder an der Punktionsstelle (Arzt informieren). Blubbert es weiter, nach Leck im Schlauchsystem suchen.

Patientenberatung

Die Pflegenden beraten zu:

- Notwendigkeit atemunterstützender Maßnahmen (➤ 6.1.5) wie z. B. Atemtraining und -übungen, Frühmobilisation
- Vermeidung einer Schonhaltung: richtige Atemtechnik, Husten und Pressen vermeiden
- Angepasster Ernährung und Flüssigkeitszufuhr zur Obstipationsprophylaxe (➤ 7.2.7)
- Einnahme von Arzneimitteln wie Antitussiva (➤ Pharma-Info 6.3), Bronchodilatatoren (➤ Pharma-Info 6.1) oder zur Inhalation von Medikamenten
- Umgang mit der Drainage, z. B. richtiges Aufstehen sowie Information der Pflegenden bei Schmerz, Husten, Kurzatmigkeit.

Entfernen der Pleuradrainage

Entfernt wird die Drainage nach einem Pneumothorax meistens zwischen dem 3. und 8. Tag durch den Arzt (vorher Röntgenkontrolle). Wurde sie gelegt, um Sekret abzusaugen, wird sie bei geringer Förderleistung meist zwischen dem 7. und 14. Tag gezogen. Bei unauffälligem Befund wird üblicherweise die Drainage abgeklemmt und anschließend der Sog abgestellt. Meist erfolgt nach 24 h eine Röntgenaufnahme (Lunge weiterhin ausgedehnt?), bevor die Drainage entfernt wird.

Für das Entfernen der Pleuradrainage richten die Pflegenden folgende **Materialien:** Abwurf für gebrauchte Materialien, unsterile Kompressen, Desinfektionsmittel, sterile Kompressen, sterile Watteträger, sterile Handschuhe, sterile Pinzette und Schere, Verbandmaterial (Kompressen und Fixiervlies, z. B. Omnifix®, oder Folienverband).

Bevor die Drainage gezogen wird, soll der Patient tief einatmen, während des Ziehens dann pressen oder aktiv ausatmen. Dies soll vermeiden, dass während des Entfernens der Drainage Luft in den Pleuraspalt gelangt. Evtl. wird das Pressen und Ausatmen auf Kommando vorher geübt. Wurde bei Anlage der Drainage eine Tabaksbeutelnaht angelegt, so wird diese beim Entfernen verschlossen. Nach dem Ziehen der Drainage wird die kleine Wunde mit einem sterilen Verband bedeckt, der drei Tage verbleibt. Darüber hinaus überprüfen die Pflegenden engmaschig die Vitalzeichen des Patienten, insbesondere seine Atmung. Kontrollröntgenaufnahmen der Lunge zeigen, ob die Lunge weiterhin ausgedehnt bleibt.

6.1.9 Heimbeatmung

Eine **Heimbeatmung,** auch als **außerklinische Beatmung** bezeichnet, erfolgt im privaten Haushalt des Patienten, in speziellen Wohngemeinschaften (WGs) oder in einer stationären Pflegeeinrichtung. Eine Beatmung erfolgt dann, wenn ein Patient die „Atemarbeit" nicht mehr ausreichend selbst leisten kann und die Verabreichung von Sauerstoff alleine nicht ausreicht. Bei bestehender respiratorischer Globalinsuffizienz und chronischer Atemnot kann eine Heimbeatmung zu einer deutlichen Verbesserung der Lebensqualität des Erkrankten beitragen [14]. Zu unterscheiden sind die häufiger durchgeführte **intermittierende** (z. B. stundenweise) **Heimbeatmung** von der **dauerhaften** (permanenten) **Heimbeatmung.**

Eine Sonderform der Heimbeatmung stellt die **intermittierende Selbstbeatmung** beim Schlafapnoesyndrom (➤ 6.12) dar. Diese erfolgt i. d. R. nicht invasiv und nur stundenweise während des Schlafs über Mund-Nasen- oder Gesichtsmaske.

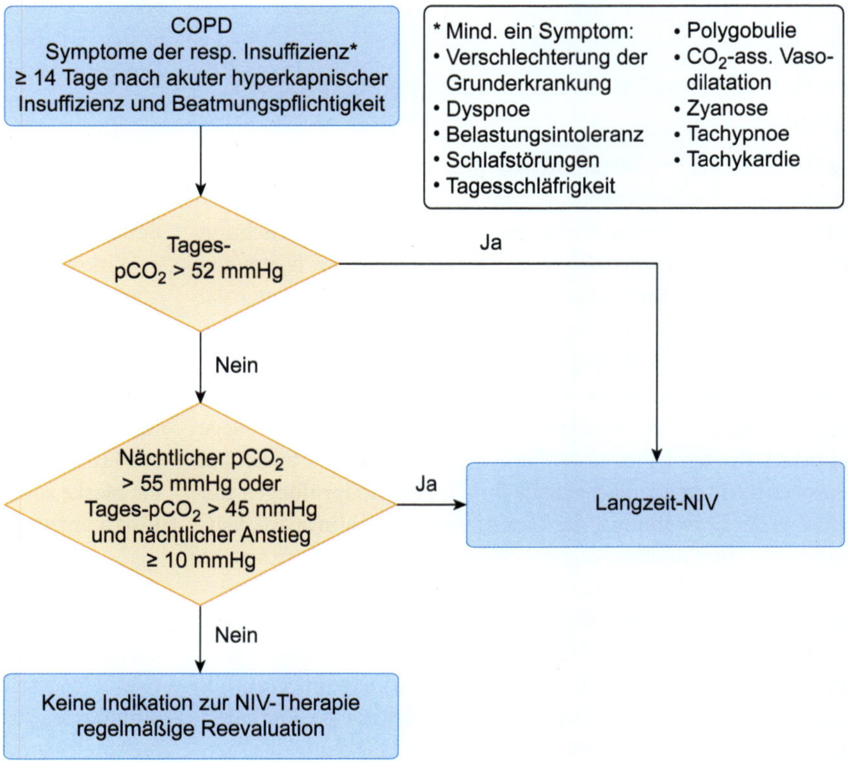

Abb. 6.21 Indikationsstellung für eine NIV bei COPD. [W1075-007, L143]

Indikationen zur Heimbeatmung

Eine Heimbeatmung ist bei **respiratorischer Globalinsuffizienz** *(ventilatorischer Insuffizienz),* nachdem alle therapeutischen Maßnahmen zur vollständigen Entwöhnung vom Beatmungsgerät im Rahmen einer (Langzeit-) Intensivtherapie ausgeschöpft sind. Eine respiratorisch Globalinsuffizienz kann in Zusammenhang mit folgenden Grunderkrankungen auftreten:

- Pneumologische Erkrankungen: chronisch obstruktive Atemwegserkrankungen, insbesondere COPD (➤ 6.6.1, ➤ Abb. 6.21), Lungenemphysem (➤ 6.6.2), Mukoviszidose (➤ 6.14)
- Herzerkrankungen: Herzinsuffizienz, Lungenödem
- Neuromuskuläre Erkrankungen: amyotrophe Lateralsklerose (ALS) oder hohe Querschnittslähmung
- Hirntumoren mit Beeinträchtigung des Atemzentrums
- Thorakal-restriktive Erkrankungen wie etwa bei fortgeschrittenem Morbus Bechterew oder ausgeprägter Kyphoskoliose.

Voraussetzung für eine Heimbeatmung

Etwa 20.000–25.000 Patienten werden in Deutschland außerklinisch intensivmedizinisch versorgt, etwa die Hälfte davon im häuslichen Umfeld [15]. Die außerklinische Beatmung und Intensivpflege muss durch einen besonders qualifizierten Fach- oder Hausarzt verordnet und betreut werden. Bei der Versorgungsform soll der Patientenwunsch berücksichtigt werden. Die Versorgung in WGs hat in den letzten Jahren stark zugenommen, da sie in der Häuslichkeit bei einer 1:1-Pflege auf knappe Ressourcen stößt, ebenso wie auch die therapeutische Versorgung durch Physio-, Ergo- und Logotherapie. Allerdings ist die häusliche Versorgung für einige Betroffene die beste Option, insbesondere für beatmete Kinder.

Gesetzliche Grundlagen der außerklinischen Intensivpflege

Für Patienten in der außerklinischen Intensivpflege wurde mit dem Inkrafttreten des Intensivpflege- und Rehabilitationsstärkungsgesetzes (IPReG) 2020 eine Nachweispflicht zur **Potenzialerhebung des Weanings** eingeführt. Kliniken müssen bei invasiv beatmeten Patienten vor der Krankenhausentlassung das Weaningpotenzial ermittelt und mindestens einen Weaningversuch durchgeführt haben. Dies soll sicherstellen, dass vor Überleitung in eine außerklinische Beatmungsversorgung alle Möglichkeiten der Beatmungsentwöhnung ausgeschöpft wurden und außerklinische Intensivpflege verordnet werden kann. Im außerklinischen Bereich erfolgen bei invasiver Beatmung zunächst halbjährlich Potenzialprüfungen mit dem Ziel der Entwöhnung, der Umstellung auf nichtinvasive Beatmung oder einer Reduzierung der Beatmungszeiten. Das Gesetz ist in der „Richtlinie zur Verordnung von außerklinischer Intensivpflege" (AKI-RL) geregelt. Die spezifischen fachliche Kompetenzen und Qualifikationen der Pflegenden sind in der Rahmenempfehlung nach § 132a Abs. 1 SGB V festgelegt: dreijährige Pflegeausbildung, Berufserfahrung, Fachweiterbildung sowie eine Weiterbildung in außerklinischer Intensivpflege (z.B. Pflegeexperte in außerklinischer Beatmung) [16]. Der Medizinische Dienst (MD) überprüft mindestens einmal jährlich die Versorgungsqualität dieser Patienten. Ein spezifischer Prüfleitfaden mit Qualitätsindikatoren wurde entwickelt [17].

Weaning

Als Weaning bezeichnet man die Entwöhnung von der invasiven Beatmung, welche über Endotrachealtubus oder Trachealkanüle erfolgt. Ein erfolgreiches Weaning bedeutet, dass keine Beatmung mehr benötigt wird oder auf eine NIV-Beatmung umgestellt werden kann [18]. Während der Akutphase einer invasiven Beatmung wird eine tägliche Überprüfung der Weaningbereitschaft des Patienten empfohlen. Nach Verlegung des Patienten in ein spezialisiertes (zertifiziertes) Weaningzentrum oder eine Weaningeinheit gelingt bei ca. 50 % der invasiv beatmeten Patienten ein erfolgreiches Weaning [19]. Scheitert die Entwöhnung oder ist weiterhin eine NIV-Beatmung erforderlich, so erfolgt die Vorbereitung zur Heimbeatmung.

Formen der Heimbeatmung

Eine invasive Heimbeatmung erfolgt in der Regel über Tracheostoma und Trachealkanüle (➤ 6.1.7). Außerklinisch erfolgt die Beatmung selten über einen endotrachealen Tubus und meist nur vorübergehend. Invasive Beatmungsformen gehen stets mit einem erhöhten (beatmungsassoziiertem) Pneumonierisiko (➤ 6.4.3) einher, daher wird eine NIV-Beatmung wann immer möglich, vorgezogen.

Nichtinvasive Beatmung (NIV-Beatmung)

Eine ambulant durchgeführte **nichtinvasive Beatmung** *(Noninvasive Ventilation, NIV)* sollte immer in Zusammenarbeit mit einem spezialisierten Beatmungszentrum erfolgen, damit bei Bedarf eine zeitnahe stationäre Versorgung sichergestellt ist.

Die NIV-Beatmung hat gegenüber der invasiven Beatmung neben dem deutlich geringeren Pneumonierisiko auch den Vorteil, dass bei intermittierender NIV ggf. kommuniziert (gesprochen) werden kann sowie Essen und Trinken und das Abhusten von Atemwegssekret möglich wird.

Regelmäßige Kontrollen der NIV-Therapie beinhalten folgende Bewertungen:

- Wirksamkeit und Komfort der NIV-Therapie und der Therapietreue
- Allgemeiner Gesundheits- und Ernährungszustand, Schlafverhalten (ggf. Tagesmüdigkeit?) sowie gesamter Krankheitsverlauf
- Zustand von Material und Ausrüstung [20].

Risiken der NIV-Beatmung sind eine mögliche Magenüberblähung mit Erbrechen und der Gefahr einer Aspiration, Druckulzera durch die Maske sowie die Leckage bei Undichtigkeit der Maske mit dem Risiko unzureichender Beatmung.

Beatmungszugang bei NIV-Beatmung

Eine NIV-Beatmung erfolgt meist über eine Nasen-Mund-Maske, die dem Patienten einen guten Tragekomfort bietet. Nasenmasken oder Vollgesichtsmasken werden manchmal bei höheren Beatmungsdrücken genutzt, die Toleranz des Patienten muss aber beobachtet werden. Auch Beatmungshelme – wie zuletzt vermehrt

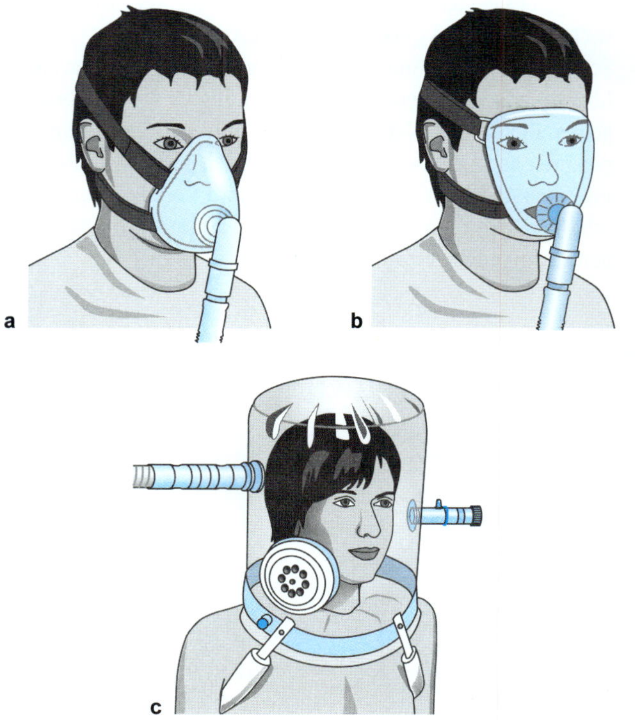

Abb. 6.22 NIV-Beatmungsmasken: a) Nase-Mund-Maske, b) Vollgesichtsmaske, c) Helm. [L157]

während der COVID-Pandemie – können eingesetzt werden (➤ Abb. 6.22).

Kontraindikationen für NIV-Beatmung

- Fehlende Spontanatmung, Schnappatmung
- Funktionale Verlegung der Atemwege
- Gastrointestinale Blutung, Ileus
- Hyperkapnisches Koma.

Heimbeatmungsgeräte

Heimbeatmungsgeräte sind klein, handlich und technisch einfacher konzipiert, sodass Patienten selbst oder ihre Angehörige nach Geräteeinweisung diese gut bedienen können. Bei tragbaren Geräten erhöht sich für noch mobile Patienten die Mobilität und Unabhängigkeit. In der Regel benötigen die Geräte keine Anschlüsse für Sauerstoff oder Druckluft, meist ist eine mobile Anwendung mittels Akkufunktion möglich und kann sowohl für invasive und nichtinvasive, kontinuierliche oder intermittierende Beatmungstherapieformen eingesetzt werden.

Es gibt unterschiedliche Gerätetypen: mit offenem oder geschlossenem Ausatemsystem sowie Ein- oder Zwei-Schlauch-Systeme (➤ Abb. 6.23). Das Beatmungsgerät zur außerklinischen Beatmung wird für den Patienten bereits während des stationären Aufenthalts in der Klinik, einem Beatmungs- oder Weaningzentrum eingestellt.

Bei Beatmungszeiten von > 16 h täglich sollte ein identisches Ersatzgerät (mit Akku) zur Verfügung stehen.

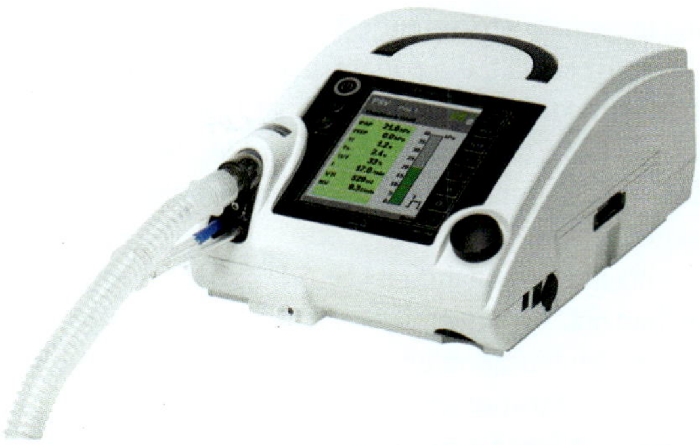

Abb. 6.23 Heimbeatmungsgerät mit Ein-Schlauch-System. [V084]

Durch Befeuchtung und Erwärmung der Atemluft wird dem Austrocknen der Schleimhäute entgegengewirkt und die Ventilation verbessert. Befeuchtungssysteme sind entweder in das Beatmungsgerät integriert oder als Zusatzgerät verfügbar. Zudem sind die Geräte mit Atemluft-(Partikel-)Filtern zum Schutz des Patienten ausgestattet. Bei zusätzlichem (Langzeit-)Sauerstoffbedarf (> 21 %) erfolgt die Verordnung eines entsprechenden Beatmungsgeräts zur Heimbeatmung mit Sauerstoff. Insbesondere bei invasiv beatmeten Patienten ist stets ein funktionstüchtiges Absauggerät mit passenden Absaugkathetern und weiteren Materialien bereitzuhalten (➤ 6.1.5).

> Die Koordination aller an der Betreuung und Pflege Beteiligter ist für eine sichere Versorgung eines außerklinisch beatmeten Patienten entscheidend. Auch ein gut funktionierendes Überleitungsmanagement von stationär zu ambulant und umgekehrt ist von hoher Bedeutung. Alle Beteiligten benötigen entsprechende fachliche Qualifikationen (s. o.) und regelmäßige Fortbildungen, pflegende Angehörige werden umfassend geschult, angeleitet und begleitet.

Pflege und Überwachung bei der Heimbeatmung

Eine Überwachung sowie die ärztliche und pflegerische Betreuung müssen fortlaufend sichergestellt sein. Meist sind in der Häuslichkeit pflegende und entsprechend geschulte Angehörige eingebunden. Ambulante Pflegedienste müssen bei beatmeten Patienten eine 24-stündige Erreichbarkeit sicherstellen, auch wenn keine 1:1-Pflege verordnet ist [16]. Pflegerische Maßnahmen erfolgen patientenorientiert und bedarfsgerecht, das Selbstbestimmungsrecht des Patienten ist stets zu berücksichtigen.

Für jeden Patienten wird ein persönlicher Behandlungsplan erstellt, dieser umfasst i. d. R.:

- Überwachung der Vitalzeichen: Atmung (➤ 6.1.5), Puls, RR, Pulsoximetrie (➤ 6.3.5), Auskultation der Lunge
- Überwachung der Beatmungsparameter: Einstellungen am Gerät (Beatmungsform und -kapazitäten) sowie tatsächliche Beatmungswerte des Patienten
- Umsetzung der ärztlich verordneten erkrankungsspezifischen Maßnahmen (z. B. Medikation, parenterale und enterale Ernährung, Verbände)

- Versorgung mit Hilfsmitteln. Die räumliche und technische Ausstattung muss patientenorientiert erfolgen
- Ein Notfallplan ist erstellt, das patientenspezifische Notfallset ist griffbereit und intakt: Beatmungsbeutel, bei Tracheotomie inkl. Notfalltrachealkanüle und Trachealspreizer [20]. Basismaßnahmen für den vitalen Notfall sind bekannt und werden ggf. zeitnah eingeleitet
- Atemunterstützende Maßnahmen (➤ 6.1.5): Atemtraining, (z. B. Atemübungen, Training mit Geräten, forcierte Ausatmung, Kontaktatmen), Mobilisation und regelmäßige Positionsänderungen, z. B. VATI-Positionierungen
- Sekretmanagement (➤ 6.1.5): Förderung der Sekretverflüssigung, -mobilisation und -entleerung, z. B. Hustentraining, Inhalation, ausreichende Flüssigkeit (Kontraindikationen beachten), ggf. Absaugen von Sekret
- Ggf. Tracheostomapflege (➤ 6.1.7) und endotracheales Absaugen (➤ 6.1.5).
- Physiotherapie: Krankengymnastik, ggf. Ergotherapie, Logopädie (Schlucktraining)
- Einhalten strikter Basishygiene: Insbesondere Hände- sowie Basishygiene beim Umgang mit Beatmungssystem und bei Absaugen von Atemwegssekret
- Regelmäßige Aufbereitung des Beatmungssystems: Beatmungsschläuche, Befeuchtungssystem, Atemluftfilter sowie Trachealkanüle oder Beatmungsmaske, jeweils nach Vorgaben der Hersteller
- Ernährung: Je nach Heimbeatmungsform auch parenteral (z. B. über Port-System) oder enterale Ernährung, z. B. per PEG-Sonde; ggf. orale oder angedickte Trinknahrung. Regelmäßige Gewichtkontrollen, Aspirationsprophylaxe (➤ 6.1.5)
- Schulung und Beratung von Patienten sowie pflegenden Angehörigen und auf deren meist hohe psychische Belastungen eingehen. Ein soziales Netzwerk ist sehr hilfreich, Selbsthilfegruppen oder spezielle Gesprächskreise sollten genutzt werden
- Für noch mobile beatmete Patienten sind Voraussetzungen zu schaffen, damit mögliche Aktivitäten wie Ausflüge unter günstigen Bedingungen erfolgen können.

6.2 Hauptbeschwerden und Leitbefunde des Patienten mit Lungenerkrankungen

Thoraxschmerz ➤ 4.2.1
Zyanose ➤ 4.2.4

6.2.1 Dyspnoe

DEFINITION

Dyspnoe: Subjektiv unangenehme, erschwerte Atmung. Meist einhergehend mit **Atemnot** (Gefühl, zu wenig Luft zu bekommen, oft gleichbedeutend zu Dyspnoe benutzt) und sichtbar verstärkter Atemarbeit (z. B. zu hohe Atemfrequenz, Einsatz der Atemhilfsmuskulatur). Überwiegend Ausdruck einer respiratorischen Insuffizienz unterschiedlicher Ursache.

Die Ursachen für eine **Dyspnoe** sind vielfältig (➤ Tab. 6.5), sie können innerhalb oder außerhalb des Thorax liegen.

Tab. 6.5 Überblick über die wichtigsten Ursachen einer Dyspnoe bei Erwachsenen (ohne Verletzungen und Verschlucken).

Ursache	Typische Begleitbeschwerden
In Minuten bis Tagen entstandene oder anfallsartige Dyspnoe	
Hyperventilationstetanie (➤ 9.14.2)	Schnelle (tiefe) Atmung, Kribbeln um den Mund, Muskelkrämpfe. Oft ausgelöst durch Aufregung, „Pfötchenstellung" der Hände
Allergische Typ-I-Reaktion (➤ 15.1.1)	Oft Gesichtsschwellung, Hautrötung, Juckreiz. Feststellbarer Auslöser (z. B. Insektenstich)
Lungenembolie (➤ 6.10.1)	Thoraxschmerz, meist vorherige Immobilität, z. B. OP/Gips
Pneumothorax (➤ 6.9)	Stechender und/oder atemabhängiger Thoraxschmerz, Reizhusten
Asthma bronchiale (➤ 6.5)	Anfallsweise akute Atemnot, erschwerte (verlängerte) Exspiration, Husten. Evtl. Auslösefaktor feststellbar, meist schon frühere Anfälle
Akute Linksherzinsuffizienz, z. B. bei Herzinfarkt (➤ 4.4.2)	Akute Atemnot mit Husten, oft Tachykardie, evtl. „Brodeln" über den Lungen, Herzrhythmusstörungen, „Herzschmerzen", evtl. schaumig-rötliches Sputum, Zyanose, i. d. R. kein Fieber
Exazerbation einer chronisch-obstruktiven Lungenerkrankung (➤ 6.6)	Verschlechterung einer chronischen Dyspnoe über Stunden oder Tage infolge eines Atemwegsinfekts
Pleuraerguss (➤ 6.11.2)	Meist langsam entstehende Atemnot mit eingeschränktem Allgemeinbefinden, evtl. Zyanose
Pneumonie (➤ 6.4.3)	Über Stunden oder Tage entstehende Atemnot mit Fieber, beeinträchtigtem Allgemeinbefinden
Langsam zunehmende chronische Dyspnoe	
Neurologische/muskuläre Erkrankungen, z. B. Guillain-Barré-Syndrom	Weitere Lähmungen des Körpers
Chronisch-obstruktive Lungenerkrankung (➤ 6.6)	Husten, Sputum, Atemgeräusche, evtl. Zyanose
Chronische Herzinsuffizienz (➤ 4.5.2)	Husten, Sputum, oft Gewichtszunahme, Beinödeme, evtl. Zyanose
Anämie (➤ 11.5)	In Zusammenhang mit akuter oder chronischer Blutung. Dann: Hautblässe, Tachykardie. Evtl. feststellbare Blutungsquelle

Tab. 6.6 Schweregrade der Dyspnoe (modifizierter MRC-Score n. [58]). [F759-007]

	Beobachtung
Grad 0	Atemnot nur bei außergewöhnlicher Belastung
Grad I	Atemnot beim Treppensteigen, Bergaufgehen
Grad II	Atemnot beim Gehen in der Ebene
Grad III	Muss wegen Atemnot nach 100 m anhalten
Grad IV	Atemnot beim An-/Ausziehen; zu kurzatmig, um das Haus zu verlassen

Symptome und Schweregradeinteilung

Bei Patienten mit *organisch bedingter Dyspnoe* verschlechtert sich die Dyspnoe in aller Regel bei Belastung, was auch die Einteilung der Dyspnoe in vier Schweregrade begründet (➤ Tab. 6.6).

Bei ausgeprägter Dyspnoe nehmen die Patienten oft typische atemerleichternde Haltungen mit Aufstützen der Arme ein. Im Extremfall kann der Patient nur noch im Sitzen unter Einsatz der Atemhilfsmuskulatur atmen **(Orthopnoe).**

Die Betroffenen sind unruhig bis zur Todesangst und ringen nach Luft.

Bei *funktionell bedingter Dyspnoe,* etwa im Rahmen einer Angststörung, werden die Beschwerden bei Belastung eher besser, da sich die Ablenkung positiv auswirkt.

Pflege

Erstmaßnahmen

Hat ein Patient akute Atemnot, handeln die Pflegenden zügig, aber ohne Hektik. Zentrales Pflegeziel ist es, die Atmung zu verbessern und der existenziellen Angst des Betroffenen entgegenzuwirken. Diese wird noch verstärkt, wenn der Patient vor Atemnot die Sprache verliert und sein Befinden nicht mehr mitteilen kann. Hier sind die Kreativität und das Einfühlungsvermögen der Pflegenden gefragt, um dem Patienten das Gefühl zu geben, auch ohne Worte verstanden zu werden.

- Patienten beruhigen und möglichst nicht alleine lassen
- Über die Rufanlage Alarm auslösen
- Oberkörper erhöht, bei bekannten Herzerkrankungen Beine tief positionieren. Möglichst Atemhilfsmuskulatur mit einbeziehen, z. B. Patient Arme auf ein Kissen oder die gepolsterte Nachttischplatte abstützen lassen
- Bei bereits verordneter Notfall- oder Bedarfsmedikation: Medikament nach Arztanordnung verabreichen
- Fenster öffnen, beengende Kleidung entfernen
- Sauerstoffgabe unter engmaschiger Überwachung (➤ 6.1.6) bzw. nach Anordnung geben
- Ggf. zu ökonomischer Atmung anleiten, z. B. Lippenbremse (➤ 6.1.5)
- Ggf. Verlegung des Patienten auf die Intensivstation oder Intubation vorbereiten. Ggf. nach Arztanordnung Bronchialsekret absaugen (➤ 6.1.5)
- Bewusstseinslage, Hautfarbe, Atmung, Blutdruck und Puls engmaschig kontrollieren, wenn möglich Pulsoximetrie (➤ 6.3.5). Geschehen dokumentieren.

Patientenberatung

Bei einer chronischen Erkrankung leiten die Pflegenden den Patienten im anfallsfreien Intervall zu atemerleichternden Atemtechniken und Körperhaltungen an (➤ 6.1.5), denn in der Akutsituation hat der Patient Angst und ist nicht aufnahmefähig. Beherrscht der Patient jedoch die Techniken so routiniert, dass er sie im Falle einer Atemnot automatisch anwendet, kann er sich selbst helfen und den Teufelskreis aus Angst, Erregung und weiter zunehmender Luftnot durchbrechen. Der Patient erhält Informationen zum Meiden von Anfallsauslösern und wird je nach zugrunde liegendem Krankheitsbild gezielt geschult, z. B. nach Schulungsprogrammen bei Asthma bronchiale (➤ 6.5) oder COPD (➤ 6.6).

6.2.2 Veränderungen der Atemfrequenz

Tachypnoe

DEFINITION

Tachypnoe (griech. tachy = schnell): Beschleunigte Atmung, d. h. beim Erwachsenen Atemfrequenz > 16 Atemzüge/min, in schweren Fällen bis 100 Atemzüge/min.

Einer **Tachypnoe** können zahlreiche Ursachen zugrunde liegen. Physiologische Ursachen sind z. B.:

- Körperliche oder psychische Belastung
- Hitze (Sauna, heißes Bad).

Eine Tachypnoe kann aber auch Anzeichen einer Erkrankung sein, etwa:

- Mit erniedrigtem Sauerstoffangebot
  - Herz- und Lungenerkrankungen
  - Anämie (Blutarmut), Schock und Kohlenmonoxidvergiftung
- Mit erhöhtem Sauerstoffbedarf, z. B. Fieber.

Bradypnoe

DEFINITION

Bradypnoe (griech. brady = langsam): Verlangsamte Atmung, beim Erwachsenen < 12 Atemzüge/min.

Normal ist eine **Bradypnoe** bei tiefer Entspannung (z. B. Meditation) und im Schlaf.

Pathologische Ursachen sind z. B.:

- Gehirnverletzungen mit Schädigungen des Atemzentrums
- Vergiftung durch zentral wirksame Schlafmittel (z. B. Benzodiazepine wie etwa Valium®)
- Stoffwechselerkrankungen mit Schädigung des Atemzentrums (z. B. Koma bei Diabetes mellitus).

Apnoe

Schlafapnoesyndrom ➤ 6.12

DEFINITION

Apnoe: Atemstillstand, z. B. durch Verlegung der Atemwege, Lähmung des Atemzentrums und/oder der Atemmuskulatur, aber auch durch Herz-Kreislauf-Stillstand.

6

NOTFALL

Bei der Apnoe handelt es sich um einen akut lebensbedrohlichen Notfall, der sofortige Erste-Hilfe-Maßnahmen (kardiopulmonale Reanimation) erforderlich macht (Details ➤ 3.2), außer bei ärztlich angeordnetem Verzicht (z. B. bei vorliegender Patientenverfügung).

6.2.3 Veränderungen der Atemintensität und des Atemmusters

Veränderungen der Atemintensität

DEFINITION

Hypoventilation: Im Verhältnis zum Stoffwechselbedarf des Körpers zu geringe Belüftung der Alveolen mit vermindertem Atemminutenvolumen und Anstieg von pCO_2 (*respiratorische Insuffizienz* ➤ 6.3.4). Bei relevanter Hypoventilation auch Abfall der Sauerstoffsättigung.

Mögliche Ursachen einer **Hypoventilation** sind:

- Schmerzen in Brustkorb oder Abdomen, die zu einer *Schonatmung* führen (z. B. bei Pleuritis)
- Schlechter Allgemeinzustand des Patienten (z. B. nach schweren Erkrankungen oder Operationen)
- Behinderung der Atmung durch Störungen von Atemzentrum, Atemmuskulatur oder Atemwegen.

DEFINITION

Hyperventilation: Gesteigertes Atemminutenvolumen mit zu niedrigem pCO_2 (**Hypokapnie** ➤ 6.3.4) bei normalem bis leicht erhöhtem pO_2.

Tab. 6.7 Pathologische Atemmuster. [A400]

Atemmuster/ Schemazeichnung	Kurzcharakterisierung
Normale Ruheatmung 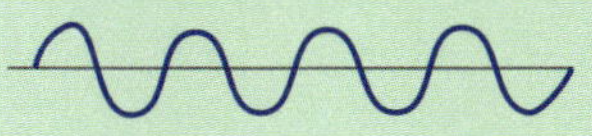	Regelmäßige Atmung, gleich tiefe Atemzüge
Kußmaul-Atmung 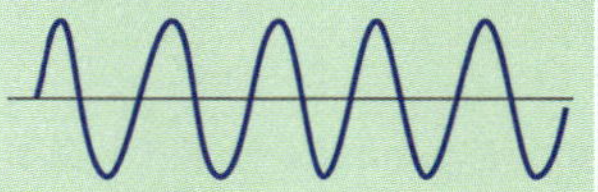	Regelmäßige Atmung, vertiefte Atemzüge bei metabolischer Azidose
Cheyne-Stokes-Atmung 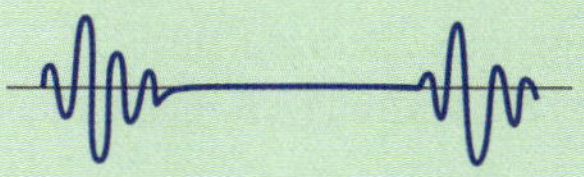	Periodisches, wellenförmiges An- und Abschwellen der Atmung mit Pausen, z. B. bei schwerer Herzinsuffizienz
Biot-Atmung (intermittierende Atmung) 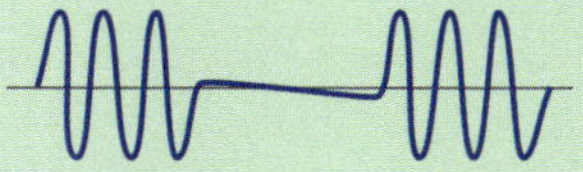	Mehrere gleich tiefe Atemzüge im Wechsel mit plötzlichen Atempausen, bei ZNS-Schädigung
Schnappatmung 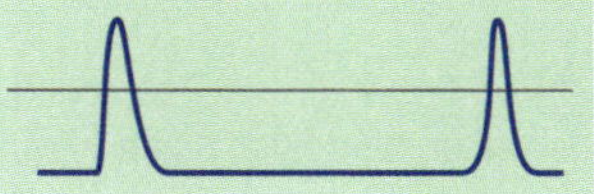	Einzelne, schnappende Atemzüge, unterbrochen von langen Pausen, kurz vor dem Tod

Eine **Hyperventilation** kann psychogen, metabolisch (stoffwechselbedingt), zentral (ZNS-Schädigung), kompensatorisch (als Reaktion auf einen Sauerstoffmangel), hormonell oder medikamentös bedingt sein.

Psychogen bedingte Hyperventilation ➤ 9.14.2

Veränderungen des Atemmusters

Die (unbewusste) Atmung eines Gesunden ist regelmäßig und gleichmäßig tief **(Eupnoe),** wobei die Einatmung etwas kürzer dauert als die Ausatmung.

Wichtigste Veränderung des Atemmusters in der Inneren Medizin ist die **Kußmaul-Atmung** (➤ Tab. 6.7) bei metabolischer Azidose (etwa bei diabetischem oder urämischem Koma): Die Atmung ist regelmäßig, die einzelnen Atemzüge aber viel tiefer als normal. Dadurch soll CO_2 abgeatmet und der pH angehoben werden (➤ 9.14.1).

6.2.4 Atemgeräusche

Schnarchen ➤ 6.12

Stridor

Ein **Stridor** ist ein pfeifendes Atemgeräusch infolge einer Verengung der Atemwege. Patienten mit Stridor leiden meist gleichzeitig unter Dyspnoe (➤ 6.2.1).

- Ein *inspiratorischer Stridor,* also ein Stridor während der *Einatmung,* tritt bei einer Verengung der *extrathorakalen* Luftwege auf, z. B. ausgeprägter Schilddrüsenvergrößerung, Schwellung im Kehlkopfbereich
- Ein *exspiratorischer* Stridor ist während der *Ausatmung* zu hören. Er ist bedingt durch eine Verengung der *intrathorakalen* Luftwege, etwa durch eine Verengung der Bronchien beim Asthma bronchiale (➤ 6.5)
- Auch ein *gemischter Stridor* ist möglich.

NOTFALL

Atemnot mit zeitgleichem Stridor sind Zeichen eines lebensbedrohlichen Notfalls! (Maßnahmen ➤ 3.2)

Rasselgeräusche

Bei **Rasselgeräuschen** *(RG)* handelt es sich um pathologische Atemgeräusche, die in den Bronchien entstehen:

- *Trockene Rasselgeräusche* sind Folge schwingender Schleimfäden in den Luftwegen, etwa beim Asthma bronchiale (➤ 6.5) oder einer obstruktiven Bronchitis (➤ 6.6.1). Je nach Klangqualität werden das höherfrequente *Pfeifen* und *Giemen* und das tiefere *Brummen* unterschieden
- *Feuchte fein-, mittel-* oder *grobblasige Rasselgeräusche* sind durch Flüssigkeit in Alveolen oder Luftwegen bedingt. Durch die strömende Atemluft kommt es zur Blasenbildung. Feinblasige feuchte Rasselgeräusche erinnern an das Perlen von Mineralwasser, grobblasige an Brodeln.

Rasselgeräusche werden mithilfe der Lungenauskultation (➤ 6.3.1) differenziert und dokumentiert. Nur wenn sie sehr laut sind, sind sie mit dem bloßen Ohr zu hören.

6.2.5 Husten

DEFINITION

Husten: Heftige Ausatmung gegen die zunächst geschlossene, dann plötzlich geöffnete Stimmritze (Glottis), wodurch Sekret und Fremdkörper aus Luftröhre und Bronchien entfernt werden.

Husten ist ein Schutzreflex, der die Atemwege von Fremdkörpern und anderen Schadstoffen freihält. Husten ist gleichzeitig Leitsymptom fast aller Atemwegs- und Lungenerkrankungen sowie einiger anderer Erkrankungen (z. B. der Linksherzinsuffizienz, ➤ 4.5, oder des gastroösophagealen Refluxes, ➤ 7.4.2). Auch Arzneimittel können als Nebenwirkung Husten hervorrufen, so etwa ACE-Hemmer bei 10 % der Patienten. Husten ist eines der wichtigsten Leitsymptome einer COVID-19-Infektion (➤ 16.6.15), hygienische Schutzmaßnahmen sind konsequent einzuhalten (➤ 16.1.8)

- **Akuter Husten** ist überwiegend infektiös bedingt, z. B. durch eine Erkältung, akute Bronchitis oder Lungenentzündung. Er dauert dann meist bis zu drei, gelegentlich bis zu acht Wochen. Teilweise wird Husten von 3–8 Wochen Dauer auch als subakuter Husten abgegrenzt
- **Chronischer Husten** von über acht Wochen Dauer kann **chronisch persistierend** („Dauerhusten") oder **chronisch intermittierend** sein. Hauptursachen beim Erwachsenen sind chronisch-obstruktive Lungenerkrankungen (➤ 6.6), Asthma bronchiale (➤ 6.5) und Lungentumoren (➤ 6.8).

Ein trockener Reizhusten **(unproduktiver Husten)** tritt vor allem zu Beginn einer Bronchitis und bei chronischen Reizungen auf, aber auch beim Lungenkarzinom. Beim **produktiven Husten** wird Sekret aus dem Bronchialbaum in die oberen Luftwege befördert. Danach fühlt sich der Patient zumindest kurzzeitig erleichtert, während der unproduktive, „unnütze" Husten oft als besonders quälend empfunden wird.

Wann weitere Diagnostik bei Husten?

Husten kann Ausdruck einer harmlosen Erkältung, aber auch Anzeichen einer ernsten Erkrankung wie z. B. einer COVID-19-Erkrankung oder eines Lungenkarzinoms sein. Daher muss ein akuter Husten, der nicht am besten durch einen banalen Virusinfekt erklärt ist, und jeder chronische Husten diagnostisch abgeklärt werden. [21]

6.2.6 Sputum

DEFINITION

Sputum *(Auswurf):* Ausgehustetes Bronchialsekret. Abgesehen von geringen Mengen gelegentlichen, glasig-hellen Sputums immer pathologisch.

Bei zahlreichen Erkrankungen wird vermehrt **Sputum** gebildet, oft mit Veränderung seiner Beschaffenheit (➤ Tab. 6.8).

Tab. 6.8 Charakteristische Sputumerkrankungen.

Beobachtung des Sputums	Mögliche Erkrankung
Zäh-fadenziehend, glasig	z. B. beim Asthma bronchiale (➤ 6.5)
Weißlicher Schleim, vor allem morgens und in größere Mengen	sog. Raucherhusten als Zeichen einer chronischen Bronchitis (➤ 6.6.1) z. B. durch Rauchen
Gelblicher oder gelbgrün-eitriger Auswurf, oft leicht süßlichem Geruch	Hinweis auf bakterielle Infektion der Atemwege, z. B. eitrige Bronchitis oder Lungenabszess
Dünnflüssig oder schaumig, leicht blutig	z. B. beim akuten Lungenödem auf (➤ 4.5.3)
Reichlich, zäh	Mukoviszidose (➤ 6.14)
Rotbraune Verfärbungen	Geringe Blutbeimengungen z. B. bei Pneumonie (➤ 6.4.3), Bronchialkarzinom (➤ 6.8.2), Tuberkulose (➤ 6.4.5)
Übelriechend-fauliger Geruch	Gewebszerfall, z. B. bei Bronchialkarzinom

Die Menge des Sputums kann bei massiven Infekten oder Bronchiektasen (➤ 6.15) in Extremfällen bis zu 2 l täglich betragen. Dann muss evtl. die Sputummenge in einer Flüssigkeitsbilanz berücksichtigt werden.

Hämoptyse und Hämoptoe

DEFINITION

Hämoptyse: Aushusten von blutigem Sputum oder geringen Blutmengen (manchmal nur als rotbraune Fädchen sichtbar).
Hämoptoe: Aushusten größerer Blutmengen.

Hämoptyse und **Hämoptoe** werden als **Bluthusten** zusammengefasst. Die häufigsten Lungenerkrankungen, die zu Bluthusten führen, sind schwere Entzündungen (Bronchitis, Pneumonie, Tuberkulose) und Tumoren (v. a. das Lungenkarzinom). Eine Linksherzinsuffizienz kann über die daraus resultierende Lungenstauung Bluthusten verursachen. Selten liegen Gerinnungsstörungen (➤ 11.10) zugrunde.

Hämoptoe oder Hämatemesis

Hämoptoe und Hämatemesis lassen sich mit einem Streifen Indikatorpapier unterscheiden: Blut aus dem Magen reagiert sauer (pH < 7), Blut aus den Luftwegen dagegen alkalisch (pH > 7).

Bluthusten ist von der **Hämatemesis,** dem *Bluterbrechen* (➤ 7.2.5), abzugrenzen: Stammt das Blut aus dem Magen, so ist es durch Einwirkung des sauren Magensafts meist schwärzlich und erinnert an Kaffeesatz. Bei einer Ösophagusvarizenblutung (➤ 8.4.7) dagegen ist es hellrot-schaumig, und die Blutung ist meist erheblich. Auch Blutungen aus Nase oder Rachen können mit Aushusten von Blut verwechselt werden.

Pflege

Die Beobachtungen von **Husten** und **Sputum** werden mindestens einmal pro Schicht dokumentiert, ggf. informieren die Pflegenden den

Patienten, Sputum in ein Papiertuch oder Gefäß abzuhusten. Neben Menge, Farbe und Geruch sind mögliche Beimengungen bedeutsam.

Während Bakterien oder Tumorzellen nur im Labor festgestellt werden können, sind Blut, Gewebeteile, Eiter oder Nahrungsreste makroskopisch zu erkennen. Zur bakteriologischen Untersuchung eignet sich am besten **Morgensputum** (*Nüchternsputum*). Es sollte vor dem Frühstück und vor dem Zähneputzen in ein steriles Gefäß abgegeben werden. Wichtig ist, dass der Patient nicht einfach nur Speichel ausspuckt. Am besten eignen sich spezielle Abhusttechniken (➤ 6.1.5), um Sekret aus den unteren Lungenabschnitten zu gewinnen.

Umgang mit Sputum

Ein hygienischer Umgang mit Sputum schützt Mitpatienten, Besucher und Pflegende vor Ansteckung, da Sputum als potenziell ansteckend anzusehen ist. Deshalb:

- Bei jedem Umgang mit Sputum Handschuhe tragen, um eine Selbstansteckung und eine Verschleppung von Keimen mit den Händen zu vermeiden. Regelmäßige Händedesinfektion und Basishygiene einhalten
- Direktes Anhusten durch den Patienten vermeiden
- Bei Sputumkontamination mit Haut- oder Flächendesinfektionsmitteln desinfizieren
- Sputum in Papiertücher oder in spezielle Sputumbecher abhusten lassen, denen Desinfektionslösung zugesetzt sein kann. Heute werden meist Einwegbecher mit Deckel benutzt. Bei der Verwendung von Papiertüchern direkt am Patientenbett Abwurf bereitstellen. Die Beobachtung des Sputums ist bei der Benutzung von Bechern leichter als bei der Verwendung von Papiertüchern.

Sputumgewinnung

Kann mit einzelnen Abhusttechniken nicht genug Sputum gewonnen werden, sind evtl. sekretlösende Maßnahmen (➤ 6.1.5) angezeigt, ggf. wird Atem-und Physiotherapie, Hustenschule [22] oder entsprechende Arzneimittel vom Arzt verordnet. Ist auch dies erfolglos, wird ein bronchoskopisches Absaugen von Sekret in Betracht gezogen (➤ 6.3.6).

NOTFALL

Sofortmaßnahmen bei Hämoptoe

- Sofortige Benachrichtigung des Arztes, ggf. Alarm über die Rufanlage
- Oberkörperhochpositionierung
- Beruhigung des Patienten
- Auffangen des Blutes, etwa in einer Nierenschale oder Zellstoff
- Evtl. Absaugen des Sekrets
- Mundpflege.

6.3 Diagnostik bei Lungenerkrankungen

6.3.1 Anamnese und körperliche Untersuchung

Anamnese

Bei der Anamnese fragt der Untersucher nicht nur nach den Leitsymptomen bei Lungenerkrankungen (➤ 6.2), sondern auch nach Herzfehlern, Herzschwäche und Beinödemen, da auch viele Herzerkrankungen zu Dyspnoe führen. Von Interesse sind außerdem frühere Allergien, Tuberkulose, Tumoren (Lungenmetastasen?) und tiefe Beinvenenthrombosen (neue Thrombose mit Embolie?).

Fragen nach Rauchen (➤ 6.1.2), Beruf und Hobbys (z. B. Staubexposition?) sollen Risikofaktoren von Lungenerkrankungen aufdecken.

Bereits während der Anamneseerhebung achtet der Arzt auf weitere Hinweise einer Lungenerkrankung, z. B. eine Zyanose (➤ 4.2.4), große, stark gewölbte **Uhrglasnägel** (➤ Abb. 6.24) oder **Trommelschlägelfinger** (Auftreibung der Fingerendglieder) sowie die für starke Raucher charakteristische Braunverfärbung von Zeige- und Mittelfinger.

Körperliche Untersuchung

Inspektion

Bei der körperlichen Untersuchung beurteilt der Untersucher zunächst den äußeren Brustkorb (liegt ein Fassthorax vor?). Wichtig ist, ob die Atembewegungen auf beiden Thoraxseiten gleich sind oder ob sich eine Seite nur gering mitbewegt, beispielsweise bei einer Pleuritis (➤ 6.11.1). Bei der **paradoxen Atmung,** etwa bei Rippenserienbrüchen, wird die betroffene Thoraxhälfte beim Einatmen kleiner und beim Ausatmen größer.

Perkussion

Bei der **Perkussion** der gesunden Lunge ergibt sich ein typischer **sonorer** Klopfschall. Ist der Luftgehalt im Thorax erhöht (etwa bei Emphysem oder Pneumothorax), so ist der Klopfschall lauter und tiefer **(hypersonor)** und erinnert an den Ton beim Beklopfen einer leeren Schachtel. Bei einer Lungenentzündung oder einem Erguss ist der Schall dagegen deutlich leiser **(gedämpft),** vergleichbar dem beim Beklopfen des Oberschenkels.

Außerdem können mithilfe der Perkussion die Lungengrenzen und ihre Atemverschieblichkeit (normal 4–6 cm) bestimmt werden. Beim Lungenemphysem z. B. stehen die Lungengrenzen zu tief, und die Atemverschieblichkeit ist beidseits etwa gleich stark vermindert.

Die Perkussion reicht nur wenige Zentimeter in die Tiefe, weshalb sie bei tief liegenden Prozessen oft unauffällig und bei sehr adipösen Patienten nicht verwertbar ist.

Auskultation

Die **Auskultation** der Lunge zeigt beim Gesunden während der Einatmung ein leises, rauschendes Atemgeräusch, das **Vesikuläratmen.** Bei der Ausatmung ist beim Gesunden nur ein sehr leises Atemgeräusch zu hören.

- Über kollabierten Lungenpartien oder beim Emphysem ist das Atemgeräusch abgeschwächt, bei großen Ergüssen fehlt es völlig
- Ein fauchendes **Bronchialatmen** ist beim Gesunden nur über der Trachea und den Hauptbronchien zu hören; ansonsten spricht es z. B. für eine Lungenentzündung
- Ebenfalls pathologisch sind sämtliche *Neben-* oder **Rasselgeräusche** (RG ➤ 6.2.4)
- Das **Pleurareiben** ist bei einer Pleuraentzündung (➤ 6.11.1) zu hören und erinnert an das Knarren von Leder.

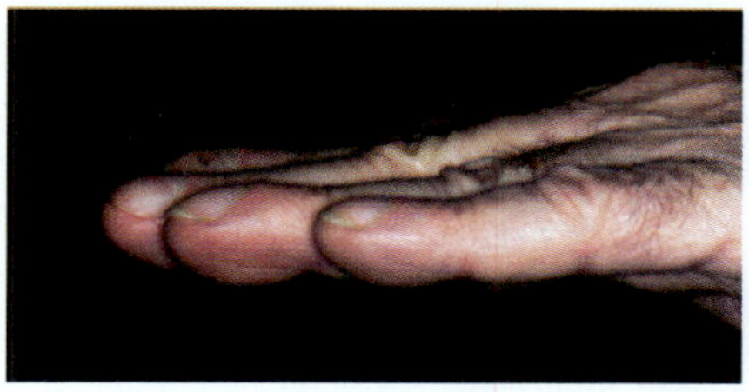

Abb. 6.24 Uhrglasnägel. [T417]

6.3.2 Bildgebende Diagnostik

Lungenszintigrafie ➤ 6.10.1
Röntgenverfahren mit Kontrastmittel ➤ 1.4.3

Röntgennativaufnahme des Thorax

Häufigste bildgebende Untersuchung zur Diagnostik von Lungenerkrankungen ist die **Röntgennativaufnahme des Thorax** in zwei Ebenen (von hinten und von der Seite, ➤ Abb. 4.15, ➤ Abb. 4.28, ➤ Abb. 6.25). Der Patient sollte möglichst stehen, da dies die Beurteilbarkeit verbessert. Bei Schwerkranken ist eine orientierende Aufnahme im Liegen möglich. Eine besondere Vorbereitung des Patienten ist nicht erforderlich. Mit älteren Patienten muss evtl. das Atem-Anhalten nach tiefer Einatmung geübt werden.

Flächige Verschattungen oder Verdichtungen (im Röntgenbild hell) können z. B. durch eine Pneumonie oder ein Lungenödem bedingt sein, *runde* durch einen Tumor. Bei einem Pneumothorax ist der betroffene Bezirk völlig schwarz, und die feine Lungenzeichnung fehlt. Umgekehrt ist bei der Lungenfibrose eine Zeichnungsvermehrung zu beobachten (➤ Abb. 6.25). Eine Verbreiterung des Lungenhilums ist häufig Folge von Tumoren oder Lymphknotenvergrößerungen.

Computer- und Kernspintomografie

Die **Computertomografie** (➤ 1.4.3) wird nicht nur bei (mutmaßlich) malignen Tumoren und zur Metastasensuche eingesetzt. Moderne Verfahren wie Angio-CT, Spiral- oder hochauflösende CT (HRCT ➤ Abb. 6.25) sind heute wesentlich in der Diagnostik von Lungenembolien und interstitiellen Lungenkrankheiten. 3-D-Rekonstruktionen (z. B. *virtuelle Bronchoskopie*) sind (noch?) von geringer Bedeutung.

Haupteinsatzgebiet der **Kernspintomografie** (MRT) ist die Darstellung des Mediastinums und der großen thorakalen Gefäße.

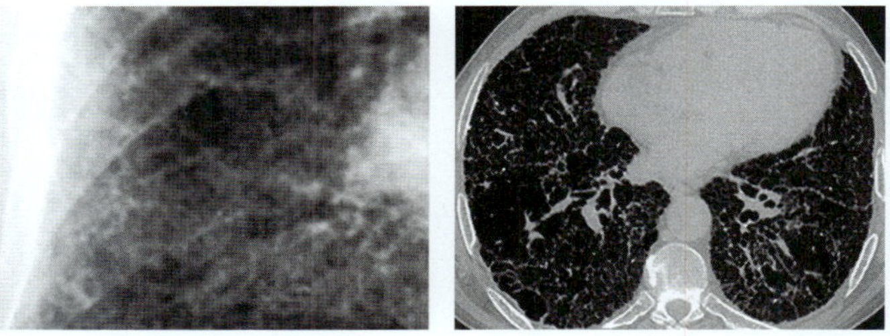

Abb. 6.25 Ausgeprägte Zeichnungsvermehrung der Lungen, links in der Röntgennativaufnahme (Ausschnittsvergrößerung), rechts im CT. [M506]

Sonografie

Die transthorakale **Sonografie** (➤ 1.4.6) erlaubt die Diagnose und anschließende Punktion von Pleuraergüssen (➤ 6.11.2) und Tumoren der Thoraxwand und stellt häufig brustwandnahe Lungentumoren dar.

Zunehmend eingesetzt werden transösophageale und transbronchiale Endosonografien, z. B. zur Abklärung von Lymphknotenvergrößerungen. In diesen Fällen entspricht die Pflege der bei Gastro- bzw. Bronchoskopie (➤ 7.3.4, ➤ 6.3.6).

6.3.3 Lungenfunktionsdiagnostik

Die **Lungenfunktionsprüfung** *(Lufu)* dient der genauen Messung der Leistungsfähigkeit der Lunge. Sie wird zur Diagnose und Verlaufskontrolle von Lungenerkrankungen und vor operativen Eingriffen eingesetzt.

Pathophysiologie der Lungenfunktion

Störungen der Lungenbelüftung (Ventilationsstörungen)
Bei den **Ventilationsstörungen** (Störungen der Lungenbelüftung) werden zwei Formen differenziert, die unterschiedlich behandelt werden.

- Bei **obstruktiven Ventilationsstörungen** ist der Strömungswiderstand in den Atemwegen erhöht, wobei die Lunge zunehmend überbläht wird. Beispiele sind die chronisch-obstruktive Bronchitis (➤ 6.6.1) und das Asthma bronchiale (➤ 6.5)
- **Restriktive Ventilationsstörungen** bezeichnen eine krankhaft veränderte Dehnbarkeit der Lunge. Mögliche Ursachen sind etwa Pleuraschwarten (➤ 6.11.1) oder eine Lungenfibrose (➤ 6.7)
- Mischformen sind möglich.

Störungen des Gasaustausches (Diffusionsstörungen)
Bei einer **Diffusionsstörung** ist der Übertritt des Sauerstoffs aus den Alveolen in die Kapillaren beeinträchtigt:

- Beim Lungenemphysem (➤ 6.6.2) gehen Alveolen irreversibel zugrunde; dadurch vermindert sich die Oberfläche der Lungenkapillaren und damit die Austauschfläche für die Diffusion
- Verdickung der Alveolar- und/oder Kapillarwand oder Einlagerung von Flüssigkeit in den Alveolarwänden lässt die **Diffusionsstrecke** länger werden. Beispiele sind Lungenfibrosen (➤ 6.7) oder eine Lungenstauung bei Herzerkrankungen (➤ 4.5).

Störungen der Lungendurchblutung (Perfusionsstörungen)
Zu einer Beeinträchtigung der Lungendurchblutung **(Perfusionsstörung)** kommt es beispielsweise bei einem verlangsamten Blutfluss durch die Lunge bei hochgradiger Herzinsuffizienz (➤ 4.5).

Verteilungsstörungen
Ganz wesentlich für einen effektiven Gasaustausch ist die feine Abstimmung von Ventilation und Perfusion innerhalb der verschiedenen Lungenanteile. Selbst beim Gesunden sind Ventilation und Perfusion nicht ganz gleichmäßig verteilt: Die oberen Lungenanteile

werden besser belüftet als durchblutet, die unteren besser durchblutet als belüftet. Durch reflektorische Engstellung der Gefäße in weniger gut belüfteten Abschnitten und dadurch resultierende Durchblutungsminderung werden kleinere Unterschiede ausgeglichen.

Alle stärkeren Ventilations- und Perfusionsstörungen führen jedoch zu einem ausgeprägten **Ventilations-Perfusions-Missverhältnis** und damit zu einer **Verteilungsstörung.** Ist die Belüftung relativ zu niedrig (etwa bei einer Lungenentzündung), kommt es in diesem Bezirk zu einem Rechts-Links-Shunt (➤ 4.2.4, ➤ 4.11.2), d.h. zur Beimischung venösen Blutes zum arteriellen Blut – der Sauerstoffgehalt des arteriellen Blutes nimmt ab.

Pathophysiologie der Lungenfunktion

Alle genannten Mechanismen sind eng miteinander verwoben und treten oft kombiniert auf. So liegt z. B. bei einer Lungenfibrose eine Ventilations- und eine Diffusionsstörung vor. Zudem führt eine Ventilationsstörung bei stärkerer Ausprägung zu einem Ventilations-Perfusions-Missverhältnis.

Spirometrie

Mit der **Spirometrie** können die verschiedenen Atem- und Lungenvolumina gemessen werden (➤ Abb. 6.26).

Der Patient sitzt auf einem Stuhl und hält ein kleines Gerät mit einem Mundstück in der Hand, durch das er während der Untersuchung atmet. Um eine Nasenatmung mit Verfälschung der Ergebnisse zu verhindern, wird die Nase mit einer Nasenklemme verschlossen. Dann muss der Patient auf Kommando atmen, was vielen schwer fällt. Die Ergebnisse hängen stark von der Mitarbeit des Patienten ab.

Ein wichtiger Parameter neben den verschiedenen Volumina ist die **Einsekundenkapazität** *(forciertes exspiratorisches Volumen der ersten Sekunde, FEV_1).* Sie gibt an, wie viel Luft der Patient nach tiefer Einatmung in einer Sekunde maximal ausatmen kann. Bezogen auf die Vitalkapazität (FEV_1/VC) ergibt sich der **Tiffeneau-Wert,** der beim gesunden jungen Menschen > 75 % (bei Älteren > 70 %) liegt. Beide Werte sind v. a. bei Verengungen der Atemwege vermindert, z. B. beim Asthma bronchiale.

Im **Bronchospasmolysetest** wird durch Testwiederholung nach Inhalation eines β_2-Sympathomimetikums (z. B. Salbutamol ➤ Pharma-Info 6.1) geprüft, ob sich die verengten Atemwege wieder erweitern können. Umgekehrt kann bei einem Normalbefund durch Gabe eines Parasympathomimetikums festgestellt werden, ob sich die Bronchien abnorm stark verengen **(unspezifischer inhalativer Provokationstest).**

Die Pflegenden notieren Größe, Gewicht und Alter sowie Medikation des Patienten und geben die Angaben zur Untersuchung mit.

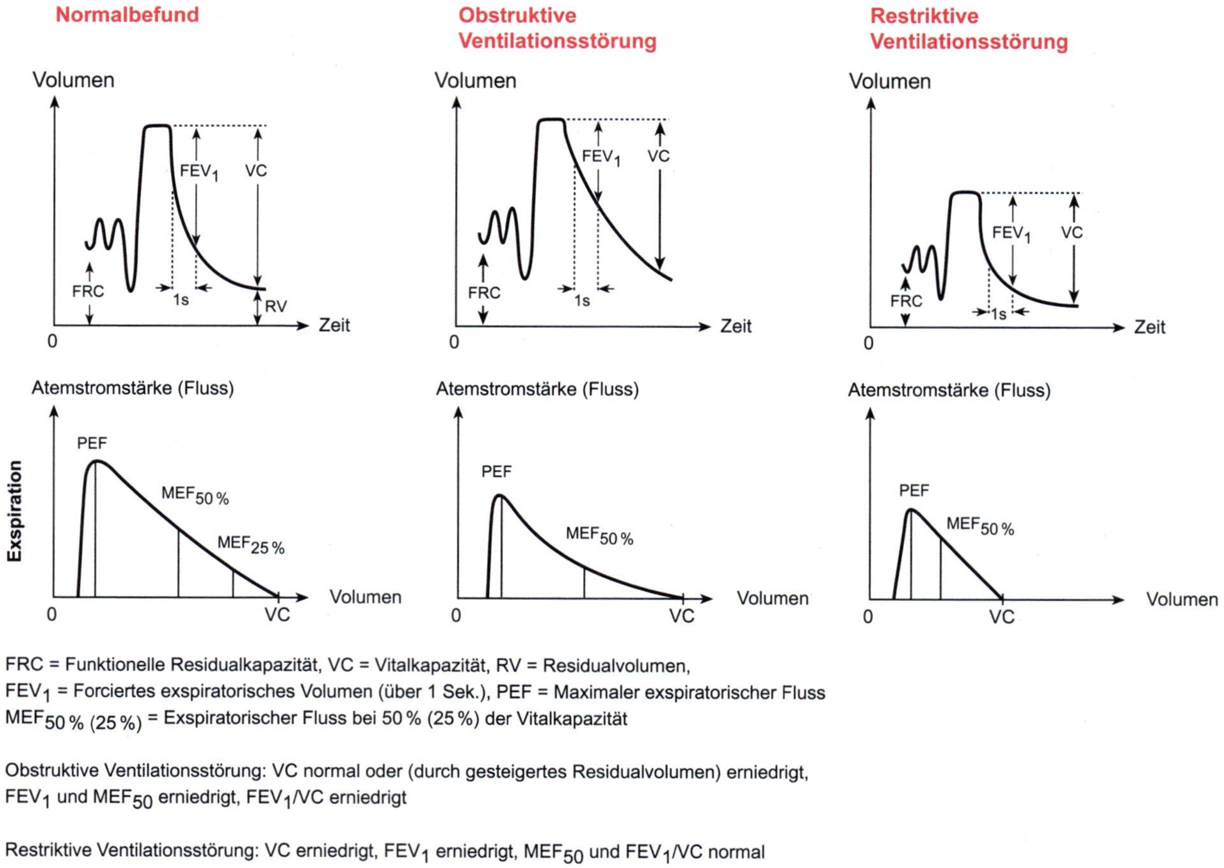

Abb. 6.26 Spirometriekurven, oben Volumen-Zeit-Kurve, unten Fluss-Volumen-Kurve während der Exspiration. Die Normwerte sind alters-, geschlechts- und größenabhängig und werden bei Angabe der entsprechenden Daten in aller Regel vom Gerät ermittelt und ausgedruckt. [T466]

Ganzkörperplethysmografie

Bei der aufwendigen **Ganzkörperplethysmografie** *(Bodyplethysmografie)* sitzt der Patient in einer luftdicht geschlossenen Kammer und atmet über ein Mundstück. Aus den Kammerdruckschwankungen (bzw. Luftströmen) und dem gleichzeitig am Mund des Patienten gemessenen Atemstrom können der Atemwegswiderstand **(Resistance)** und die Atem- und Lungenvolumina einschließlich des Residualvolumens berechnet werden.

Im Gegensatz zur Spirometrie ist die Ganzkörperplethysmografie weitgehend unabhängig von der Mitarbeit des Patienten.

Peak-Flow-Meter

Der nur handgroße **Peak-Flow-Meter** gleicht einem Blasröhrchen (➤ Abb. 6.27). Er misst den Höchstwert des Ausatmungsstroms in l/min (engl. peak flow = Spitzenfluss) bei forcierter Ausatmung (**maximaler exspiratorischer Fluss,** *peak expiratory flow,* PEF).

Patientenberatung

Peak-Flow-Meter eignen sich gut zur Selbstkontrolle der Lungenfunktion bei Patienten mit chronischen Lungenerkrankungen. Für jeden Patienten wird ein individueller „Bestwert" als Richtgröße ermittelt. Gemessen wird 1- bis 2-mal täglich zur gleichen Zeit (z. B. verschlechtert sich der Peak-Flow bei Asthma oft schon vor dem Anfall), zusätzlich bei subjektiver Verschlechterung der Atemfunktion, bei Medikamentenumstellung (dann häufig vor und nach der Medikamentengabe) oder bei Ateminfekten. Bei Inhalationen mit Bronchodilatatoren wird vor und 15 min nach der Inhalation gemessen. Die Pflegenden leiten den Patienten zur korrekten Benutzung des Geräts an:

- Im Stehen oder, falls dies nicht möglich ist, bei aufrechtem Oberkörper messen
- Zeiger des Geräts auf Null stellen
- Gerät bzw. (je nach Gerätetyp) Mundstück des Geräts waagerecht vor den Mund halten. Tief einatmen, Luft anhalten und Mundstück fest mit den Lippen umschließen. Dann mit einem kurzen Ausatemstoß so kräftig wie möglich ausatmen (es kommt auf die Stärke und nicht die Dauer der Ausatmung an). Dabei Gerät so festhalten, dass weder der Zeiger behindert noch die Luftöffnung verdeckt wird
- Messwert ablesen
- Messung zweimal wiederholen, den besten der drei Werte im Tagebuch/Protokoll notieren
- Gerät regelmäßig (etwa einmal wöchentlich) nach Herstellerangaben reinigen. Zeitpunkt so wählen, dass das Gerät bis zur nächsten Messung wieder trocken ist. Nicht bei größerer Hitze (z. B. im Winter auf der Heizung) trocknen, da es zur Materialverformung kommen kann.

Ziel ist, dass Patienten auf eine Verschlechterung ihrer Lungenfunktion „begrenzt selbstständig" reagieren können (➤ 6.5). Hierzu hat sich das **Ampelschema** bewährt (➤ Abb. 6.28).

6

6.3.4 Blutgasanalyse

DEFINITION

Blutgasanalyse *(BGA):* Messung der **Partialdrücke** (d. h. der *Teilkonzentrationen,* kurz *p*) der Atemgase im arteriellen oder arterialisierten Blut. Meist Mitbestimmung von pH-Wert und Standardbikarbonat des Blutes.
Hypoxie: Unzureichende Sauerstoffversorgung von Geweben (lokal oder generalisiert).
Hypoxämie: Erniedrigung des arteriellen pO_2 unter 70 mmHg (9,5 kPa; altersabhängig). Die Begriffe Hypoxie und Hypoxämie werden aber nicht einheitlich benutzt.
Hypokapnie: Erniedrigung des arteriellen pCO_2 unter 35 mmHg (4,7 kPa). Durch Hyperventilation (➤ 6.2.3) oder metabolische Azidose mit respiratorischer Kompensation (➤ 9.14.1) bedingt.
Hyperkapnie: Erhöhung des arteriellen pCO_2 über 45 mmHg (5,9 kPa). Hervorgerufen durch respiratorische Insuffizienz mit Hypoventilation (➤ 6.2.3) oder metabolische Alkalose mit respiratorischer Kompensation (➤ 9.14.2).

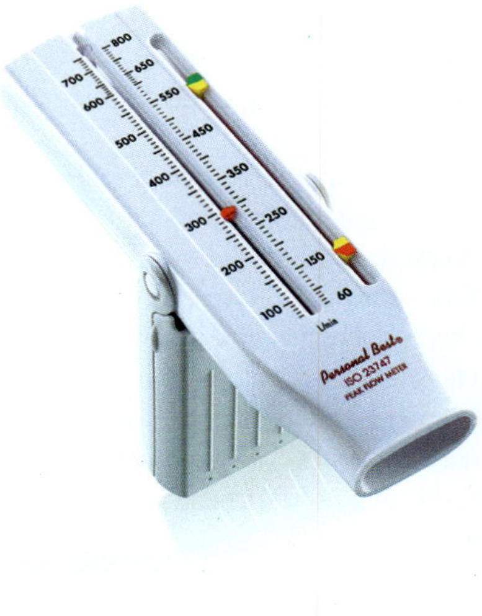

Abb. 6.27 Beim Peak-Flow-Meter kann der Höchstwert des Ausatmungsstroms auf dem Gerät abgelesen werden. [U106]

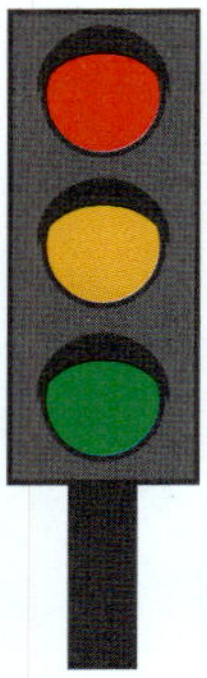

Abb. 6.28 Ampelschema. [V492]

(Respiratorische) Azidose und Alkalose ➤ 9.14

Die **Blutgasanalyse** erlaubt eine Beurteilung des Gasaustausches in der Lunge, was besonders bei Lungenerkrankungen, für die Indikationsstellung zur Beatmung und die Kontrolle beatmeter Patienten wichtig ist.

Für eine **arterielle Blutentnahme** punktiert der Arzt meist die A. radialis im Handgelenk- oder die A. femoralis im Leistenbereich. Da die Arterienpunktion für den Patienten belastend und trotz aller Vorsicht mit Risiken (Nachblutung, Embolie) behaftet ist, wird je nach Fragestellung auf **Kapillarblut** ausgewichen. Dabei wird das für die Kapillarblutentnahme vorgesehene Ohrläppchen rechtzeitig vorher mit einer durchblutungsfördernden Salbe eingerieben (z. B. Finalgon®). Diese Messung ist jedoch bei Kreislaufstörungen wie etwa im Schock (➤ 3.4) wenig zuverlässig.

Pflege

Die Pflegenden
- Richten die Materialien: sterile Handschuhe, Tupfer, Hautdesinfektionsmittel, ein spezielles BGA-Röhrchen, Tupfer oder Kompressen zum Komprimieren der Punktionsstelle, Verbandmaterial, bei Punktion der A. femoralis ein Sandsack
- Notieren für eine korrekte Auswertung bei Patienten mit Sauerstofftherapie die O_2-Konzentration der Inspirationsluft und bei Fieber seine Körpertemperatur
- Verschließen das gefüllte BGA-Röhrchen unmittelbar nach der Punktion luftdicht und bringen es je nach Gerätestandort zum Labor oder an einen Point-of-Care-(POCT)-Arbeitsplatz
- Komprimieren die Punktionsstelle nach der Punktion mindestens fünf Minuten, da sich sonst große Blutergüsse bilden können
- Kontrollieren in der Folge an der punktierten Extremität zunächst stündlich Puls und Hautdurchblutung sowie die Punktionsstelle auf Nachblutungen.

VORSICHT

Blutspritzer bei Arterienpunktion

Während der Punktion sollte sich der/die Punktierende vor Blutspritzern schützen (Arteriendruck nicht unterschätzen).

Respiratorische Insuffizienz

Bei stark beeinträchtigter Lungenfunktion sinkt der Sauerstoffpartialdruck des arteriellen Blutes **(p_aO_2)** unter den altersabhängigen unteren Normwert von etwa 70 mmHg (9,5 kPa).
- Ist der Kohlendioxidgehalt des Blutes dabei normal oder sogar erniedrigt (**Normo-** bzw. **Hypokapnie**), spricht man von einer **respiratorischen Partialinsuffizienz**
- Ist *zusätzlich* der Kohlendioxidpartialdruck **(p_aCO_2)** über 45 mmHg (6,1 kPa) erhöht, liegt eine **respiratorische Globalinsuffizienz** vor. Es entwickelt sich dann eine *respiratorische Azidose* (➤ 9.14.1).

Symptome der respiratorischen Insuffizienz (die aber nicht alle gleichzeitig vorliegen müssen) sind Anstieg der Herz- und Atemfrequenz, Dyspnoe (Luftnot, ➤ 6.2.1), Angst sowie in fortgeschrittenen Stadien eine Bewusstseinstrübung. Sichtbarer Ausdruck eines stark verminderten Blutsauerstoffgehalts ist die *Zyanose* (➤ 4.2.4).

6.3.5 Pulsoximetrie

DEFINITION

Pulsoximetrie: Nichtinvasives Verfahren zur Messung der arteriellen Sauerstoffsättigung (S_aO_2). Normal ≥ 95 %.

Die **Pulsoximetrie** misst transkutan die (arterielle) Sauerstoffsättigung und erlaubt so eine Einschätzung des Gasaustausches in der Lunge. Sie wird nicht nur bei Patienten mit Lungenerkrankungen eingesetzt, sondern auch zum Monitoring in der Intensivmedizin und Anästhesie sowie bei diagnostischen und therapeutischen Eingriffen wie etwa Endoskopien.

Sauerstoffbeladenes (oxigeniertes) und nicht-sauerstoffbeladenes (desoxigeniertes) Hämoglobin schwächen Licht bestimmter Wellenlängen unterschiedlich stark ab. Eine Lichtquelle schickt rotes und infrarotes Licht durch möglichst gut durchblutetes Gewebe. Ein gegenüberliegender Photodetektor misst, abgestimmt auf die Pulswelle, das nicht absorbierte Licht, ein Mikroprozessor errechnet dann die Sauerstoffsättigung.

Bei einer Sauerstoffsättigung > 75 % funktioniert die Pulsoximetrie recht zuverlässig.

Eine Reihe von Faktoren kann allerdings das Ergebnis verfälschen, insbesondere:
- Schlechte Durchblutung und schwacher Puls, z. B. bei niedrigem Blutdruck bis zum Schock, niedrigem Herzzeitvolumen, pAVK, Vasokonstriktion jeglicher Ursache (auch durch Arzneimittel, Kälte)
- Bewegungen (z. B. Zittern)
- Lichteinfall von außen auf den Sensor
- Druck auf das Pulsoximeter
- Blutdruckmessung an der Extremität, an der das Pulsoximeter befestigt ist
- Ikterus, Schmutz, Nagellack und andere „Verfärbungen" im durchstrahlten Bereich
- Veränderte Hämoglobine, z. B. bei Kohlenmonoxidvergiftung.

Daher ist bei der Interpretation immer der Zustand des Patienten zu berücksichtigen und bei unglaubwürdigen Werten das Pulsoximeter auf korrekten Sitz und andere Störfaktoren zu überprüfen. Außerdem ist zu beachten, dass trotz prozentual ausreichender Sauerstoff*sättigung* die Sauerstoff*versorgung* des Organismus unzureichend sein kann, etwa bei hochgradiger Anämie.

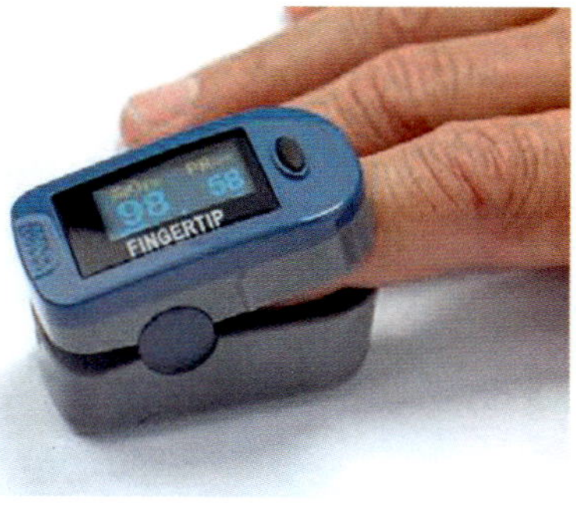

Abb. 6.29 Die Vielfalt der Pulsoximeter reicht von kleinen, einer Uhr ähnlichen Geräten für zu Hause oder Kontrollen unter Belastung bis zu komplexen, stationären Überwachungsgeräten. Angebracht werden die Sensoren an Finger, Zeh oder Ohrläppchen (hier ein Finger-Clip-Sensor). [V637]

Pflege

Bei Erwachsenen wird der Sensor in aller Regel an Finger (➤ Abb. 6.29), Zeh oder Ohrläppchen platziert:

- Sensor nach Herstellerangaben säubern, desinfizieren und trocknen
- Bei Platzierung am Ohr Ohrring, bei Platzierung an Finger oder Zeh Nagellack ggf. entfernen
- Pulsoximeter anbringen (Clip- oder Klebesensor), Photodetektor vollständig bedecken, damit kein Licht von außen darauf fällt
- Bei Messung an Finger oder Zeh Patient darauf hinweisen, Extremität ruhig zu halten
- Zur Vermeidung von Druckstellen Position des Pulsoximeters mindestens alle 2 h wechseln.

6.3.6 Endoskopische Untersuchungen

Bronchoskopie

Bei der **Bronchoskopie** kann der Arzt die Luftwege mithilfe eines Endoskops beurteilen und Interventionen durchführen. Der **endobronchiale Ultraschall (EBUS-Bronchoskopie)** ermöglicht die Darstellung von Prozessen nahe, aber außerhalb der Atemwege.

Wichtige Indikationen zur *diagnostischen Bronchoskopie* (evtl. mit Biopsie) sind Tumorverdacht und die Gewinnung von Bronchialsekret. Die *therapeutische Bronchoskopie* dient z. B. der Fremdkörperentfernung, dem Absaugen von Bronchialsekret sowie der Laser- oder Strahlentherapie oder dem Einbringen eines Stents bei Lungenkarzinom. Bei den heute überwiegend eingesetzten *flexiblen* Bronchoskopen reichen meist Rachenanästhesie und Sedierung. Muss, z. B. zur Fremdkörperentfernung, ein *starres* Bronchoskop verwendet werden, ist eine Allgemeinanästhesie erforderlich.

Hauptkomplikationen einer Bronchoskopie sind Hypoxämie, Herzrhythmusstörungen, Blutungen, Infektionen, Asthmaanfälle, Perforationen oder Pneumothorax. Für die Bronchoskopie ist eine schriftliche Einverständniserklärung des Patienten erforderlich.

Bronchoalveoläre Lavage

Bei der **bronchoalveolären Lavage** *(BAL, Bronchiallavage, bronchoalveoläre Spülung)* werden die Bronchien bronchoskopisch mit physiologischer Kochsalzlösung gespült. Die danach wieder abgesaugte Spüllösung enthält Zellen und Mikroorganismen aus den Bronchien und den Alveolen, die im Labor untersucht werden.

Eine solche *diagnostische* bronchoalveoläre Lavage wird z. B. durchgeführt, um einen Erreger bei Infektionen nachzuweisen oder Tumorzellen zu gewinnen. Bei Verdacht auf exogen-allergische Alveolitis gibt die bronchoalveoläre Lavage mit Differenzierung der Entzündungszellen wichtige diagnostische Hinweise.

Auch eine *therapeutische* Spülung kann manchmal notwendig sein, etwa um borkiges Sekret zu entfernen.

Pflege

Allgemeine Richtlinien für endoskopische Untersuchungen ➤ 1.4.7

Vor der Untersuchung:

- Röntgennativaufnahme des Thorax, Lungenfunktionsprüfung, arterielle BGA, Blutbild und Gerinnungsstatus sowie unterzeichnete Einverständniserklärung bereitlegen
- Patienten nüchtern lassen
- Patienten kurz vor der Untersuchung bitten, Zahnprothesen zu entfernen und zur Toilette zu gehen
- Ggf. Prämedikation auf Arztanordnung verabreichen
- Patienten auf Abruf zur Untersuchung bringen bzw. Transport organisieren.

Nach dem Eingriff:

- Patienten Bettruhe und Nahrungskarenz nach Arztanordnung einhalten lassen (nach Lokalanästhesie bis zum Abklingen der Anästhesie nach ca. 2 h, bei Allgemeinanästhesie meist länger)
- Engmaschig Vitalzeichen kontrollieren (Veränderungen der Atmung? Bluthusten?) und Patienten nach seinem Befinden fragen. Eine vorübergehende Heiserkeit ist normal.

6.3.7 Pleurapunktion

Indikationen

Bei der **Pleurapunktion** wird die mit krankhaft viel Flüssigkeit angefüllte Pleurahöhle punktiert (➤ 6.11.2). Bei der *diagnostischen Pleurapunktion* wird eine kleine Ergussmenge zur Untersuchung gewonnen. Bei einer *therapeutischen Pleurapunktion* lässt der Arzt eine größere Ergussmenge ab, damit sich die Lunge wieder entfalten kann, oder bringt Arzneimittel in die Pleurahöhle ein.

Vorbereitung

Vor der Punktion wird der Patient über Vorgehen und Dauer der Maßnahme informiert. Die Punktionsstelle wird rasiert und dem Patienten die Gelegenheit geboten, noch einmal zur Toilette zu gehen. Folgende *Materialien* werden benötigt (➤ Abb. 6.30):

- Steril abgepacktes Punktionsset (falls nicht vorhanden: 50-ml-Spritze mit Dreiwegehahn, sterilen Schläuchen, Ablauf und zwei Punktionskanülen)
- Desinfektionsmittel, sterile Tupfer und Kompressen, steriles Abdecktuch
- Materialien für eine Lokalanästhesie
- Sterile Handschuhe, Mundschutz, Kittel und Haube
- Drei beschriftete Untersuchungsröhrchen (je eins für Klinische Chemie, Pathologie und Mikrobiologie), evtl. Blutkulturflaschen nach Arztanordnung
- Evtl. Codein gegen Hustenreiz, Verbandmaterial (evtl. auch Nahtmaterial).

Durchführung

Die Punktionsstelle liegt am Rücken zwischen hinterer Axillarlinie und Skapularlinie, meist im 3.–5. Interkostalraum. Die genaue Ermittlung der Punktionsstelle und die Durchführung der Punktion erfolgen in der Regel unter sonografischer Kontrolle. Nach vorheri-

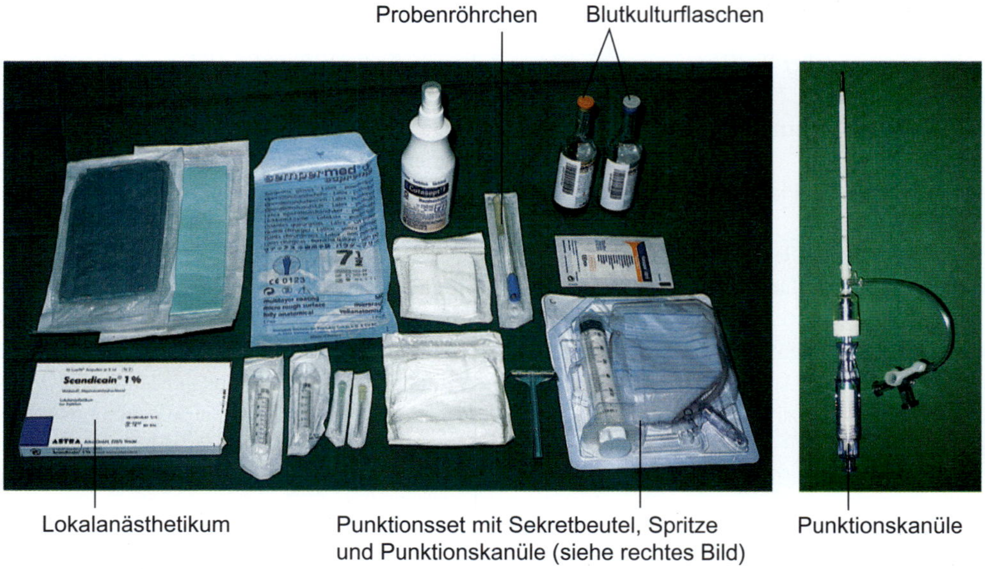

Abb. 6.30 Materialien zur Pleurapunktion. [K183]

ger Desinfektion und Lokalanästhesie sticht der Arzt am Oberrand einer Rippe ein (➤ Abb. 6.31). Am Unterrand einer Rippe darf nicht eingestochen werden, da dort die Interkostalnerven und Gefäße verlaufen.

Pro Sitzung sollte maximal 1 l Erguss abgelassen werden, da sonst durch die plötzliche Druckentlastung ein Lungenödem auftreten kann.

Hauptkomplikationen sind Pneumothorax (➤ 6.9), Blutungen aus der Punktionsstelle oder Infektionen.

Pflege

Während der Punktion sind möglichst zwei Pflegefachpersonen anwesend. Eine assistiert dem Arzt, die andere betreut den Patienten und unterstützt ihn bei der richtigen Haltung: Er sitzt mit angehobenen, aufgestützten Armen am Bettrand oder auf einem Stuhl. Der Oberkörper ist leicht vorgebeugt, sodass sich die Zwischenrippenräume dehnen. Während der Punktion sollte der Patient nicht husten oder pressen. Besonders günstig ist es, wenn die Pflegenden vor ihm stehen, damit er sich festhalten kann. Durch den Körperkontakt erfährt der Patient fühlbaren Zuspruch und Sicherheit.

Unmittelbar nach der Punktion wird die Punktionsstelle mit einem sterilen Verband versorgt.

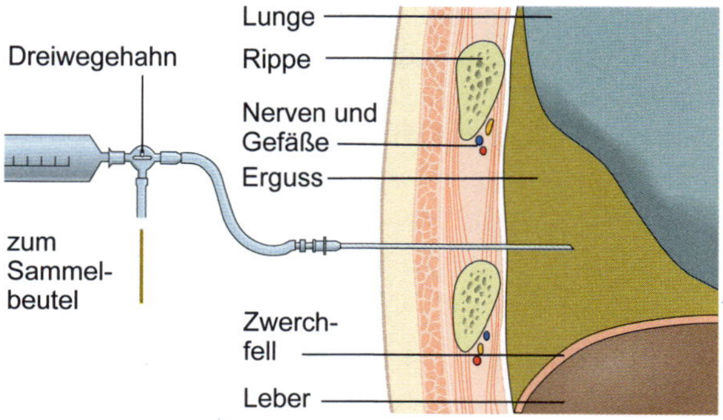

Abb. 6.31 Lage der Pleurapunktionsnadel nach der Punktion. Der Erguss wird hier mit der Spritze aspiriert und nach Umstellen des Dreiwegehahns in den Sammelbeutel gefüllt. [L190]

Nachbereitung

Nach der Untersuchung überwachen die Pflegenden Atmung, Puls und Blutdruck des Patienten engmaschig und kontrollieren regelmäßig den Wundverband (Verbandwechsel zunächst täglich, dann alle 2–3 Tage).

Sie organisieren außerdem auf Arztanordnung die obligate Röntgenaufnahme des Thorax zum Ausschluss eines Pneumothorax (➤ 6.9) und zur Bestimmung des Restergusses.

6.3.8 Untersuchung im Schlaflabor

Eine **Untersuchung im Schlaflabor** ist bei Erwachsenen hauptsächlich bei (Verdacht auf) *Schlafapnoesyndrom* (➤ 6.12) angezeigt.

Durchführung

Der Patient verbringt die Nacht im Schlaflabor. Folgende Messungen werden üblicherweise während des Schlafes durchgeführt:

- *EEG* (*Elektroenzephalogramm* = Registrierung der Gehirnströme), *EOG* (*Elektrookulogramm* = Registrierung der Augenbewegungen) und *EMG* (*Elektromyogramm* = Registrierung der Muskelaktivität) zur Bestimmung der Schlafphasen
- EKG
- Pulsoximetrie (➤ 6.3.5)
- Messung des Luftstroms während der In- und Exspiration über einen unter der Nase platzierten Fühler

- Feststellung der Atembewegungen über an Thorax und Abdomen angebrachte Gurte
- Überwachung der Körperlage durch einen am Sternum angebrachten Sensor
- Kehlkopfmikrophon und Mikrophon an der Zimmerdecke zur Erfassung des Schnarchens
- Infrarot-Videoüberwachung des Patienten.

Vorbereitung des Patienten

- Patienten zum Vorgehen informieren
- Da für die Messungen zahlreiche (Klebe-)Elektroden befestigt werden müssen, sollte der Patient am Tag vor der Untersuchung duschen, sich danach aber nicht eincremen. Bei Bedarf Entfernung der Brusthaare
- Unmittelbar vor dem Befestigen der Elektroden sollte der Patient nochmals die Toilette aufsuchen, damit der Schlaf nicht durch Harndrang und Toilettengang gestört wird.

6.4 Infektiöse Erkrankungen der Atmungsorgane

6.4.1 Influenza

DEFINITION

Influenza *(Virusgrippe, echte Grippe):* Akute Infektion der Atemwege, die den Patienten besonders durch ihre Komplikationen gefährdet. In Deutschland schätzungsweise 5 000–8 000 grippebedingte Todesfälle jährlich, bei Epi- und Pandemien wesentlich mehr: Saison 2012/13 mehr als 20.000 Todesfälle in Deutschland [23].

Der direkte Nachweis von **Influenza-Viren** ist namentlich meldepflichtig (➤ 16.15).

Krankheitsentstehung

Die Influenza wird durch *Influenzaviren der Typen A, B* oder *C* verursacht. Entscheidende Bedeutung bei der Krankheitsentstehung kommt zwei Glykoproteinen auf der Virusoberfläche zu, dem **Hämagglutinin** *(HA)* und der **Neuraminidase** *(NA).* Sie begründen auch die Einteilung der Influenza A in Subtypen (derzeit Influenza A H1N1 und H3N2).

Die Viren werden durch Tröpfcheninfektion und direkten Kontakt (Händeschütteln) übertragen und befallen dann die Epithelien des Atemtrakts.

Problem: „Neue" Viren

Charakteristisch für Influenzaviren ist das rasche Entstehen „neuer" Viren:

- Im Bereich der für das Hämagglutinin und die Neuraminidase zuständigen Gene kommt es häufig zu Mutationen **(Antigendrift).** Dadurch verändert sich die Virusoberfläche, sodass vorhandene Antikörper evtl. nicht mehr greifen. Diese Variabilität erklärt die Influenzaepidemien ca. alle 3–4 Jahre
- Bei der Influenza A können zusätzlich komplett neue Virus-Subtypen entstehen: Eine Möglichkeit ist der Austausch größerer RNA-Abschnitte, wenn eine Zelle durch zwei verschiedene Viren gleichzeitig infiziert wird **(Antigenshift).** Dies kann eine menschliche oder tierische Zelle sein, denn Influenzaviren treten auch im Tierreich auf, z. B. bei Vögeln und Schweinen. Eine andere Möglichkeit ist das „Überspringen" bislang auf das Tierreich beschränkter Virustypen auf den Menschen durch Mutationen. Die neuen Subtypen können dann eine Influenzapandemie hervorrufen.

Die **saisonale Influenza,** die weltweit mit Gipfel im jeweiligen Winter auftritt, ist am häufigsten durch Influenza-A, gelegentlich durch Influenza-B-Viren bedingt. Hierzu wird auch die **Influenza A H1N1 2009** gerechnet, besser bekannt als *Schweinegrippe,* die 2009 zu einer sehr milde verlaufenden Grippepandemie führte.
Davon abgegrenzt wird die *Vogelgrippe* oder **aviäre Influenza,** z. B. Influenza A H5N1. Diese Influenza-A-Typen treten in erster Linie bei Vögeln auf. Eine Tier-zu-Mensch-Übertragung ist durch Kontakt möglich, aber insgesamt selten, eine Mensch-zu-Mensch-Übertragung bisher allenfalls in Einzelfällen erfolgt. Die Letalität menschlicher Erkrankungen ist hoch.

Symptome und Untersuchungsbefund

Nach einer Inkubationszeit von 1–3 Tagen bekommt der Patient typischerweise innerhalb weniger Stunden hohes Fieber. Er fühlt sich schwer krank und hat Kopf-, Glieder- und Rückenschmerzen. Trockener Husten (oft mit einem retrosternalen Brennen) und Halsschmerzen können sofort oder 1–2 Tage später einsetzen, ggf. mit anderen Atemwegsbeschwerden wie etwa Schnupfen.

Das klinische Bild ist allerdings sehr variabel und reicht von asymptomatischen über erkältungsähnliche Verläufe bis zu toxischen Formen mit Tod innerhalb von Stunden bis Tagen.

Bei der Untersuchung zeigen sich eine Rachenrötung und evtl. einige Rasselgeräusche über den Lungen bei der Auskultation.

Diagnostik und Differenzialdiagnose

Die Diagnose erfolgt in aller Regel klinisch, laborchemisch und radiologisch. Wichtigste Differenzialdiagnose sind **grippeähnliche Erkältungskrankheiten** *(grippale Infekte, akute respiratorische Infektionen/Erkrankungen, ARI/ARE),* z. B. durch Adeno-, Myxo-, Echo, Rhino- und RS-Viren (respiratory syncytial virus). Sie verlaufen im Durchschnitt leichter als die Influenza und sind binnen einer Woche selbstlimitierend, eine sichere klinische Unterscheidung ist aber nicht möglich.

Ein *plötzlicher* Beginn influenza-ähnlicher Beschwerden (*Influenza-like-Illness, ILI* = Fieber ≥ 38,5 °C, trockener Husten, Hals, Muskel-, Kopfschmerzen) machen eine **Influenza zu Epidemiezeiten** hoch wahrscheinlich.

Ein direkter Virusnachweis durch Schnelltest im Rachenabstrich kann bei der Frage einer virushemmenden Behandlung versucht werden. Serologische Blutuntersuchungen sind erst ab der zweiten Krankheitswoche aussagekräftig und kommen damit zu spät.

Komplikationen

Komplikation treten vor allem bei Abwehrgeschwächten, Älteren und Patienten mit Vorerkrankungen der Atemwege auf. Auch Schwangere ab dem zweiten Schwangerschaftsdrittel erkranken durchschnittlich schwerer:

- Influenzapneumonie (➤ 6.4.3), Myokarditis (➤ 4.7.2), Gefäßschädigung bis zum Kreislaufversagen, ZNS-Beteiligung (Meningoenzephalitis ➤ 16.13) und Nervenentzündung (Neuritis)
- Bakterielle Folgeinfektionen der durch die Viren vorgeschädigten Schleimhäute, vor allem Mittelohrentzündungen und bakterielle Pneumonien
- Respiratorische Insuffizienz (➤ 6.3.4) oder ARDS (➤ 6.13) bis zur Beatmungspflichtigkeit bei Menschen mit Vorerkrankungen der Atemwege.

Behandlungsstrategie

Leichte oder spät erkannte Erkrankungen werden symptomatisch behandelt, vor allem mit fiebersenkenden und schmerzlindernden Arzneimitteln (z. B. Paracetamol, etwa in ben-u-ron®). Bei bakteriellen Sekundärinfektionen ist die Gabe von Antibiotika indiziert. Schleimlösende und hustendämpfende Präparate sind umstritten (➤ Pharma-Info 6.2, ➤ Pharma-Info 6.3).

6

Wird die Erkrankung frühzeitig erkannt und zeichnet sich ein schwerer Verlauf ab oder ist der Patient besonders komplikationsgefährdet, kann eine antivirale Medikation sinnvoll sein. Bevorzugt werden die gegen alle Influenzaviren wirkenden **Neuraminidasehemmer** und dabei oral einnehmbare Präparate wie etwa Oseltamivir (Tamiflu®), da das inhalierbare Zanamivir (Relenza®) bei Asthmatikern einen Asthmaanfall provozieren kann. Bei Therapiebeginn in den ersten 24(–48) h nach Symptombeginn wird der Krankheitsverlauf um knapp einen Tag verkürzt. Resistenzen sind möglich. Dadurch weitgehend verdrängt wurde das lange bekannte Amantadin (z. B. Amantadin AL® 100), welches das nur auf der Oberfläche von Influenza-A-Viren vorkommende M2-Protein hemmt.

Pflege und Patientenberatung

Nur schwer erkrankte Patienten mit Vorerkrankungen werden im Krankenhaus behandelt:

- Unterbringung in einem Einzelzimmer mit eigener Nasszelle und möglichst mit Schleuse bzw. *Isolation* (➤ 16.1.8). Aufklärung von Besuchern über die hohe Ansteckungsgefahr. Ansteckungsgefahr besteht von ungefähr einem Tag vor bis fünf Tage nach Krankheitsbeginn
- Kontrollen der Vitalzeichen und der Temperatur, Achten auf Husten und Sputum (z. B. grünliches Sputum als Zeichen einer bakteriellen Folgeinfektion)
- Leicht verdauliche, vitaminreiche Kost (Wunschkost). Ausreichende Flüssigkeitszufuhr (Vorsicht bei Herzbeteiligung!). Schleimlösend und für den Rachen wohltuend sind warme Getränke (z. B. Salbei- oder Thymiantee)
- Bei Bettruhe Dekubitus-, Thrombose-, Pneumonie- und Obstipationsprophylaxe je nach individuellem Risiko durchführen und Patienten bei allen Einschränkungen unterstützen
- Wechseln von Bettwäsche und Kleidung je nach Bedarf (oft schwitzen die Patienten stark)
- Ggf. temperatursenkende Maßnahmen (➤ 16.3.1)
- Ggf. Hilfe z. B. bei der Mobilisation und bei der Körperpflege.

Um Ansteckungen zu vermeiden, informieren die Pflegenden den Patienten zu allen erforderlichen Hygienemaßnahmen. Zum Selbstschutz gilt Folgendes hausinterne Richtlinien beachten):

- Hygienische Händedesinfektion. Mundschutz mind. FFP2 [25], Schutzkittel und Handschuhe anlegen (➤ Abb. 6.32)
- Möglichst alle Gegenstände bis zur Entlassung im Zimmer belassen. Ist dies nicht möglich, gründliche Wischdesinfektion durchführen
- Hygienische Händedesinfektion bei Verlassen des Patientenzimmers und nach Kontakt mit dem Patienten, erregerhaltigem Material oder kontaminierten Gegenständen durchführen
- Kreis der Kontaktpersonen begrenzt halten, diese werden in die erforderlichen Hygienemaßnahmen eingewiesen, insbesondere über Händedesinfektion und korrektes Tragen der Schutzkleidung
- Bei Transport des Patienten im Krankenhaus alle Kontaktpersonen im Vorfeld informieren, Patient trägt Mundschutz
- Nach der Entlassung: Grundreinigung des Patientenzimmers, Wischdesinfektion aller im Zimmer befindlichen Gegenstände.

Prognose

Bei komplikationslosem Verlauf klingen die Krankheitserscheinungen nach wenigen Tagen bis einer Woche wieder ab. Schnelle Ermüdbarkeit mit Schwitzen bereits bei leichteren

Anstrengungen und allgemeines Erschöpfungsgefühl können aber noch mehrere Wochen anhalten.

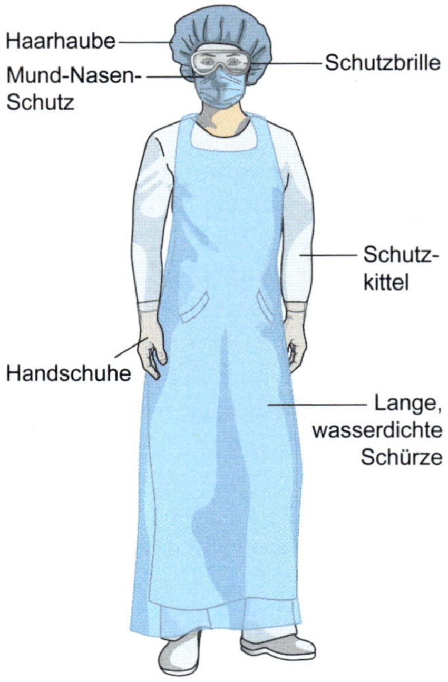

Abb. 6.32 Die persönliche Schutzausrüstung (PSA) zum Selbstschutz umfasst partikelfiltrierende Halbmaske (mind. FFP2), Schutzkittel, Schutzbrille, Haube, Handschuhe. [L106]

Prävention

Die Influenza-Impfung bietet ca. 90-prozentigen Schutz (bei Älteren weniger) und vermindert, sollte der Betreffende trotzdem erkranken, das Risiko von Komplikationen. Da sich die Viren rasch verändern, muss jedes Jahr mit den *wahrscheinlich* „aktuellen" Stämmen neu geimpft werden. Empfohlen wird die Impfung für besonders komplikationsgefährdete Patienten, medizinisches Personal und Personen mit sehr viel (beruflichem) Kontakt zu anderen Menschen. Zeichnet sich eine starke Epidemie ab, sollte die gesamte Bevölkerung zu Impfaktionen aufgerufen werden.

Das Meiden größerer Menschenansammlungen und Hygienemaßnahmen wie etwa der Verzicht auf Händeschütteln und das Tragen eines Mund-Nasen-Schutzes vermindern das Risiko für den Einzelnen, bieten aber keinen sicheren Schutz.

Eine vorbeugende Arzneimittelaufnahme kommt nur selten in Betracht.

6.4.2 Akute (Tracheo-)Bronchitis

DEFINITION

Akute Bronchitis: Entzündung der Bronchien. Häufige Erkrankung mit Jahresgipfel im Winter, meist mit einer Entzündung der Trachea **(Tracheitis)** einhergehend.

Krankheitsentstehung

Eine **akute Bronchitis** ist ganz überwiegend infektiös bedingt. Als Erreger an erster Stelle stehen Viren, z. B. Rhino-, Corona-, Influenza- oder Parainfluenzaviren. Bakterien sind weit seltener die Ursache, wobei Mykoplasmen und Chlamydien am häufigsten sind.

Manchmal ist die akute Bronchitis durch chemische Reize bedingt (z. B. Inhalation von Rauch oder Säuren, Aspiration von Magensaft) oder tritt im Rahmen generalisierter Viruserkrankungen (z. B. Masern) auf.

Symptome, Befund und Diagnostik

Die Erkrankung beginnt mit Schnupfen, Hals-, Kopf- und Gliederschmerzen und allgemeinem Krankheitsgefühl. Dann folgt ein trockener Husten, der bald produktiv wird. Das Sputum ist zunächst glasig, später meist schleimig-eitrig. Oft klagt der Patient über Brustschmerzen. Fieber > 39 °C ist selten.

Die Auskultation der Lunge ergibt wenige Rasselgeräusche. Die Diagnose wird klinisch gestellt.

Behandlungsstrategie

Die Behandlung ist bei vorher Gesunden rein symptomatisch mit fiebersenkenden und evtl. schmerzlindernden Arzneimitteln (z. B. Azetylsalizylsäure, Paracetamol, ➤ 2.4.3) und bei behinderter Nasenatmung mit Nasentropfen (z. B. Nasivin®). Die verschiedenen Expektoranzien und Mukolytika (➤ Pharma-Info 6.2) sind ohne gesicherten Effekt. Antibiotika sind nur bei einer bakteriellen Sekundärinfektion angezeigt.

Pflege und Patientenberatung

- Bei hohem Fieber und schlechtem Befinden soll der Patient Bettruhe einhalten und erhält ggf. Unterstützung bei den täglichen Verrichtungen. Je nach Risikostatus erfolgen prophylaktische Maßnahmen und Vitalzeichenkontrollen
- Empfehlenswert ist eine leichte, vitaminreiche Kost. Bei Fieber oder starker Verschleimung der Atemwege ist auf reichliche Flüssigkeitszufuhr (ca. 3–4 l täglich) zu achten, falls keine z. B. kardialen Kontraindikationen vorliegen. Insbesondere warme Getränke (z. B. Salbei- oder Thymiantee) wirken schleimlösend und wohltuend für den Rachen. Ggf. Flüssigkeitsbilanz
- Bei trockenem, unproduktivem Husten hilft dem Patienten oft die Hustentechnik bei Reizhusten (➤ 6.1.5)
- Löst sich vorhandenes Bronchialsekret schlecht, kann durch Anfeuchten der Raumluft, Inhalationen, Vibrationsmassage oder durch eine atemstimulierende Einreibung die bronchiale Reinigung verbessert werden (➤ 6.1.5)
- Wichtig ist auch ausreichend Frischluft. Der Patient sollte nicht rauchen.

Prognose

Die akute Bronchitis heilt beim Gesunden in aller Regel folgenlos aus, der Husten kann aber mehrere Wochen dauern.

Bei Patienten mit vorbestehenden Lungenerkrankungen ist die Gefahr einer Pneumonie erhöht, außerdem kann sich eine respiratorische Insuffizienz entwickeln.

Asthmatiker können gehäufte und schwere Anfälle erleiden. Auf die Virusinfektion kann sich auch eine bakterielle Folge- oder Sekundärinfektion aufpfropfen.

6.4.3 Pneumonie

DEFINITION

Pneumonie *(Lungenentzündung):* Entzündung des Lungenparenchyms durch allergische, physikalisch-chemische oder infektiöse Ursachen.

Pneumonien sind häufig. Zuverlässige Zahlen gibt es zwar nicht. Schätzungen für Deutschland liegen aber allein für im häuslichen Umfeld erworbene Pneumonien bei knapp 700 000 Erkrankungen jährlich [19]. Pneumonien sind in Deutschland die häufigste zum Tode führende Infektionskrankheit.

Krankheitsentstehung und Einteilung

Für die *Einteilung der Pneumonien* existieren verschiedene Prinzipien nebeneinander. Sie dienen auch der Therapiewahl bis zum Vorliegen des mikrobiologischen Erregernachweises.

Einteilung nach Krankheitsentstehung

Nichtinfektiöse Pneumonien sind z. B. allergisch oder durch physikalisch-chemische Reize (etwa Strahlen, Giftinhalation, Aspiration, Fremdkörper) bedingt. Sie werden häufig auch als *Pneumonitis* bezeichnet.

Infektiöse, d. h. *erregerbedingte* **Pneumonien** werden durch ein weites Erregerspektrum hervorgerufen:

- Bakterien, z. B. Streptokokken (einschließlich Streptococcus pneumoniae, früher Pneumokokken), Staphylokokken, Hämophilus influenzae, Enterobakterien, Legionellen, Mykoplasmen, Chlamydien
- Viren, etwa Influenza-, Adeno-, Herpes-, Coronaviren (COVID-19 ➤ 16.6.15, *SARS-assoziiertes Coronavirus* als Erreger des *schweren akuten respiratorischen Syndroms*)
- Pilze, z. B. Aspergillus, Candida
- Protozoen, z. B. Toxoplasmen.

Infektiöse Pneumonien werden begünstigt durch eine Schädigung der physiologischen Abwehrmechanismen, etwa durch Rauchen (schädigt die Zilien und steigert die Schleimproduktion), Schluckstörungen, einen beeinträchtigten Hustenreflex oder Intubation (lässt die mechanischen Barrieren wegfallen).

Einteilung nach Befallstyp und Röntgenbefund

Nach dem hauptsächlichen Befallstyp und Röntgenbefund werden unterschieden:

- **Lobärpneumonie:** Ein ganzer Lungenlappen ist betroffen (➤ Abb. 6.33, häufiger Erreger: Streptococcus pneumoniae)
- **Bronchopneumonie:** Die Entzündung betrifft herdförmig die Bronchiolen und das sie umgebende Gewebe
- **Interstitielle Pneumonie:** Hierbei ist in erster Linie das Lungeninterstitium und nur gering der Alveolarraum betroffen. Sie ist die häufigste Form der Pneumonie bei immungeschwächten Patienten
- **Pleuropneumonie:** Neben der Lunge ist auch die Pleura entzündet (Pleuritis ➤ 6.11.1).

Einteilung nach vorherigem Gesundheitszustand

Eine dritte Einteilung differenziert **primäre** und **sekundäre Pneumonie,** je nachdem, ob der Patient zuvor völlig gesund war oder prädisponierende Vorerkrankungen wie Asthma, Herzerkrankung oder Abwehrschwäche bestanden. **Opportunistische Pneumonien** als Sonderformen sekundärer Pneumonien treten bei starker Abwehrschwäche auf, etwa bei AIDS. Diese Erreger führen bei normaler Abwehrlage kaum jemals zu Pneumonien.

Einteilung nach dem Entstehungsort der Infektion

Je nachdem, wo die Pneumonie erworben wurde, werden differenziert:

- **Ambulant erworbene Pneumonie** *(AEP, community-acquired pneumonia, CAP)* = im häuslichen Umfeld erfolgte Infektion
- **Health-care-associated pneumonia** *(HCAP)* = Pneumonie bei Patienten mit regelmäßigem Kontakt zum Gesundheitswesen, z. B. Dialyseeinrichtungen. Teilweise hierzu gerechnet, teilweise separat abgegrenzt wird die **nursing-home-acquired pneumonia** *(NHAP),* die in Pflegeeinrichtungen erworbene Pneumonie
- **Nosokomiale Pneumonie** *(hospital-acquired pneumonia, HAP)* = im Krankenhaus erworbene Pneumonie (die Pneumonie ist die zweithäufigste im Krankenhaus erworbene Infektion!) mit der Untergruppe der unter Intubationsbeatmung erworbenen Pneumonien (**ventilator acquired pneumonia,** *VAP*).

Von oben nach unten nehmen die gramnegativen und antibiotikaresistenten Erreger sowie die Letalität zu.

Einteilung nach den Symptomen

Unterschieden wird zwischen der **typischen,** hochakut einsetzenden, und der **atypischen Pneumonie,** bei der die Krankheitszeichen langsam entstehen. Für die Wahl der Initialtherapie ist diese Einteilung verlassen worden, da das klinische Bild nicht nur vom Erreger, sondern auch vom Gesundheitszustand des Patienten abhängt. So zeigen ältere und abwehrgeschwächte Patienten häufiger einen atypischen Verlauf.

Symptome und Untersuchungsbefund

Typische Pneumonien entwickeln sich akut in 12–24 h:

- Rascher Fieberanstieg (oft mit Schüttelfrost), hohes Fieber
- Stark beeinträchtigtes Allgemeinbefinden
- Dyspnoe, häufig Husten, evtl. mit eitrigem, gelblichem, grünem oder rost-braunem Sputum
- Bei Pleurabeteiligung atemabhängiger Brustschmerz (*pleuritischer Schmerz* ➤ 6.11.1)
- Evtl. schnelle, flache Atmung, Mitbewegen der Nasenflügel beim Atmen, Schonatmung der erkrankten Seite
- Evtl. Zyanose
- Schneller Herzschlag, niedriger Blutdruck.

Bei der Untersuchung ist der Klopfschall über dem betroffenen Lungenabschnitt gedämpft, und es sind Bronchialatmen und Rasselgeräusche auskultierbar.

Atypische Pneumonien beginnen langsam und uncharakteristisch:

- Fieber, meist unter 39 °C, kein Schüttelfrost
- Mäßig beeinträchtigtes Allgemeinbefinden
- Kopf- und Gliederschmerzen
- Trockener Husten.

Da auch die physikalische Untersuchung der Lunge meist wenig ergiebig ist, werden atypische Pneumonien gerade im ambulanten Bereich häufig zunächst als „Grippe" fehldiagnostiziert.

Pneumonie bei alten Menschen

Bei älteren Menschen zeigt sich eine Pneumonie möglicherweise nur durch schlechteres Allgemeinbefinden oder Desorientiertheit.

Diagnostik und Differenzialdiagnose

Die Verdachtsdiagnose wird durch Röntgenaufnahme des Thorax gesichert, welche die Infiltrate als flächige oder herdförmige Verschattungen darstellt (➤ Abb. 6.33, ➤ Abb. 6.34). Im Blutbild ist bei einer bakteriellen Pneumonie oft eine Leukozytose mit Linksverschiebung nachweisbar (➤ 16.4.2). BSG bzw. CRP ist erhöht.

Bei ambulanten Patienten mit Risikofaktoren (etwa Lungenvorerkrankungen oder Antibiotikavorbehandlung) sowie stationären Patienten ist vor Behandlungsbeginn ein Erregernachweis anzustreben, z. B. durch Untersuchung des Sputums, eines Pleuraergusses oder bronchoskopisch gewonnenen Sekrets (BAL ➤ 6.3.6). Auch Blutkulturen, ein Legionellen-Antigen-Test im Urin und ein Tuberkuloseausschluss (➤ 6.4.5) können sinnvoll sein.

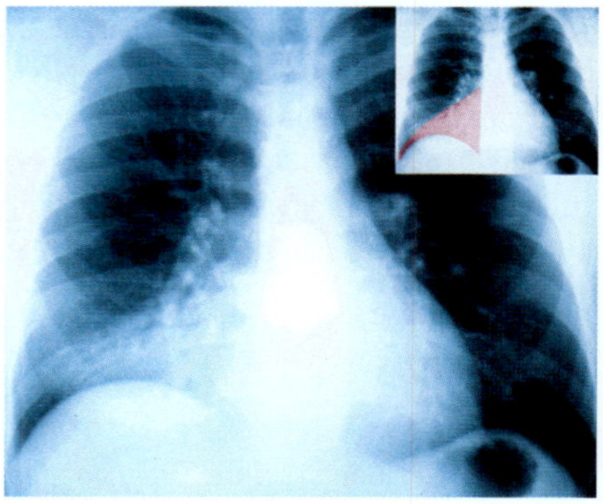

Abb. 6.33 Für Lobärpneumonien typisch ist eine flächige, homogene scharf begrenzte Verschattung (= im Röntgenbild hell, da es sich um einen Röntgen-Negativfilm handelt). Hier eine Mittellappenpneumonie rechts. [T197]

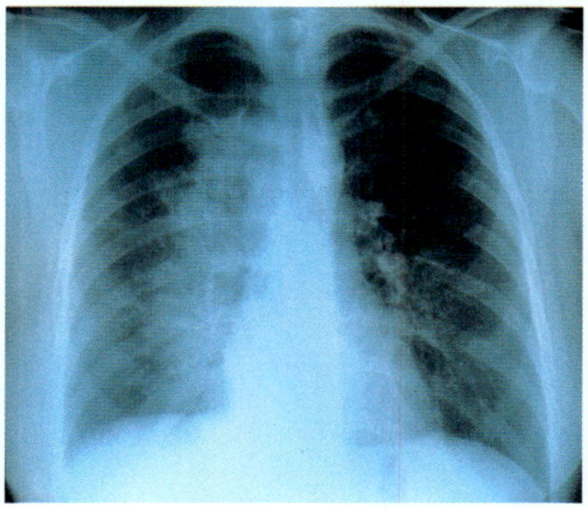

Abb. 6.34 Mykoplasmenpneumonie. Die unscharf begrenzten Verschattungen halten sich nicht an Lappengrenzen. [M506]

Eine BGA zeigt den Schweregrad einer respiratorischen Insuffizienz, wenn eine Beatmung diskutiert wird.

Behandlungsstrategie

Grundlage der Behandlung infektiöser Pneumonien ist die *antiinfektiöse Therapie:* Unter Berücksichtigung v. a. von Alter und Vorerkrankungen des Patienten, Röntgenbild und Ort der Infektion überlegt der Arzt, welche Erreger am wahrscheinlichsten sind und wählt das Antibiotikum oder eine Kombination mehrerer Antibiotika entsprechend aus (kalkulierte Antibiotikatherapie). Am häufigsten eingesetzt werden Penicilline, Makrolide, Cephalosporine, Gyrasehemmer und Tetrazykline (alle ➤ Pharma-Info 16.1). Nach Vorliegen mikrobiologischer Untersuchungsergebnisse wird die Behandlung evtl. geändert.

Bei Pilzpneumonien müssen Antimykotika (z. B. Amphotericin B, etwa in Amphotericin B®, oder Fluconazol, etwa in Diflucan® ➤ Pharma-Info 16.3), i. v. und inhalativ gegeben werden [25].

Bei Viruspneumonien ist die Behandlung in aller Regel symptomatisch, weil Virustatika nur in ganz frühen Krankheitsstadien die Vermehrung der Viren hemmen können.

Hinzu treten allgemeine Maßnahmen:

- Hustendämpfende Arzneimittel (etwa Codeinpräparate wie Codicaps®) können verordnet werden, bergen aber das Risiko einer schlechteren Sekretolyse.
- Bei starken Schmerzen oder hohem Fieber sind fiebersenkende und schmerzstillende Mittel angezeigt, z. B. Paracetamol (etwa ben-u-ron®)
- Bei fortgeschrittener respiratorischer Insuffizienz erfolgt eine (High-Flow-)Sauerstofftherapie bis hin zur Beatmung.

VORSICHT

Spricht die „Pneumonie" auf eine adäquate Behandlung nicht an, muss auch an eine Tuberkulose (➤ 6.4.5) oder ein Lungenkarzinom (➤ 6.8.2) gedacht werden!

Pflege

Beobachten, Beurteilen und Intervenieren ➤ 6.1.5
Fiebersenkende Maßnahmen ➤ 16.3.1

Pflegeziele bei Pneumonie sind Verbesserung des Befindens, Förderung der Sekretlösung, eine möglichst gute Lungenbelüftung, Fiebersenkung und Verhinderung von Komplikationen.

Dazu werden folgende Pflegemaßnahmen ergriffen:

- Gewissenhafte Atemtherapie (➤ 6.1.5) zur Unterstützung der Atmung, ggf. Sauerstoffgabe (➤ 6.1.6)
- Regelmäßiges kurzes Stoßlüften, dabei Meiden von Zugluft
- Achten auf eine ausreichende Trinkmenge zur Sekretverflüssigung (falls keine Kontraindikationen vorliegen), ggf. Flüssigkeitsbilanzierung
- Unterstützung bei allen Einschränkungen, je nach Zustand des Patienten
- Allgemeine pflegerische Maßnahmen zur Fiebersenkung (➤ 16.3.1), z. B. Wadenwickel
- Sekretmanagement (➤ 6.1.5)
- Mobilisation: Bei hohem Fieber in der Regel Bettruhe einhalten lassen, bei mäßigem Fieber je nach Befinden des Patienten vom Bett an den Tisch, zum Waschbecken oder zur Toilette mobilisieren. Patienten mit instabilem Kreislauf begleiten (Sturzgefahr!)
- Durchführung aller notwendigen Prophylaxen (v. a. Thromboseprophylaxe ➤ 5.9.3 aufgrund der Bettlägerigkeit).

Beobachten

- Allgemeinzustand des Patienten: Müdigkeit, Angst, Mobilität, Appetit
- Temperatur: Regelmäßige Kontrollen, engmaschig bei Fieberanstieg und -abfall
- Atmung ➤ 6.2.1, ➤ 6.2.2, ➤ 6.2.3, ➤ 6.2.4
- Husten, Sputum ➤ 6.2.5, ➤ 6.2.6
- Puls, Blutdruck, ggf. Pulsoximetrie, Ausscheidungen (Schweiß, Urin, Stuhl, evtl. Flüssigkeitsbilanz).

Patientenberatung

Bei infektiösen Pneumonien werden sowohl der Kranke als auch seine Besucher über hygienische Schutzmaßnahmen informiert. Neben fortlaufender hygienischer Händedesinfektion, Händewaschen und ggf. Tragen von Schutzkleidung stehen Verhaltensregeln vor allem beim Husten und dem Umgang mit Sputum im Vordergrund (➤ 6.2.6). Auf eine strikte Basishygiene ist zu achten, um sich nicht selbst oder andere anzustecken. Sie besprechen mit dem Patienten Maßnahmen zur Förderung der Lungenbelüftung und der Selbstreinigungskräfte der Bronchialschleimhaut. Dabei wird auf die Bedeutung atemunterstützender Interventionen hingewiesen: bewusstes tiefes Ein- und Ausatmen, Mobilisation und Positionierungen, Atemtraining und Inhalationen (➤ 6.1.5).

Pneumonieprophylaxe

Die Pneumonie ist die zweithäufigste nosokomiale, d. h. im Krankenhaus erworbene Infektion. Angesichts der großen Zahl der Erkrankungen und der relativ hohen Sterblichkeit der zumeist geschwächten Patienten ist die Pneumonieprophylaxe von überragender Bedeutung.

Je mehr Risikofaktoren zusammentreffen, desto höher ist die Gefährdung, an einer Pneumonie zu erkranken. Besonders gefährdet sind:

- Ältere (über 65 J.) oder abwehrgeschwächte Patienten
- Patienten mit kardialen und pulmonalen Erkrankungen, Raucher
- Schwerkranke, bewusstlose und komatöse Patienten
- Patienten nach chirurgischen Eingriffen im Brust- oder Bauchraum, mit (schmerzbedingter) Schonatmung oder mangelhafter Belüftung der Lunge (z. B. bei Immobilität)
- Patienten während oder nach Beatmungstherapie [26].

Oft bildet eine eingeschränkte Lungenbelüftung den Nährboden für Pneumonien: Bei Immobilität und einer damit verbundenen flacheren Atmung werden beispielsweise diejenigen Lungenabschnitte, die nur wenig an den Atembewegungen teilnehmen, nicht ausreichend belüftet. Diese Gebiete nicht belüfteter Alveolen (**Atelektasen** = nicht belüftete Lungenabschnitte mit kollabierten Alveolen) sind ideale Nährböden für Bakterien. Das Risiko eines Bakterienwachstums steigt weiter durch Sekretstau (viele Patienten sind so schwach, dass sie das Bronchialsekret nur unzureichend abhusten können) und/oder **Hypostase,** d. h. Blutfülle unten liegender Lungenabschnitte, etwa bei Herzschwäche (daher auch **hypostatische Pneumonie**).

Für den Patienten kann eine sorgfältige Pneumonieprophylaxe prognoseentscheidend sein. Das Gefährdungsrisiko wird individuell für jeden Patienten ermittelt, die erforderlichen Maßnahmen werden darauf abgestimmt (➤ Tab. 6.9). Die Patienten werden außerdem über das Pneumonierisiko informiert und auch darüber, was sie selbst dagegen tun können (z. B. Anleitung zum Atemtraining).

Prognose

Bei vorher Gesunden ist die Prognose meist gut. Bei vorbestehenden Herz-Lungen-Erkrankungen oder Immunschwäche sind Komplikationen häufiger. Hierzu gehören respiratorische Insuffizienz und ARDS (akutes Lungenversagen ➤ 6.13), **Lungenabszess** (eitrige Einschmelzung von Lungengewebe), Pleuraerguss und **Pleuraempyem** (eitriger Pleuraerguss), Herzinsuffizienz, Kreislaufsymptome bis zum Schock, Thrombosen mit Thromboemboliegefahr und systemische Erregerausbreitung (z. B. mit Meningitis).

Warnzeichen einer schlechten Prognose sind Bewusstseinstrübung, Atemfrequenz > 30/min, Puls > 125/min, Blutdruck < 90 mmHg systolisch, Untertemperatur oder hohes Fieber. Dies unterstreicht die Bedeutung einer sorgfältigen Patientenbeobachtung.

Prävention

Eine Prävention durch Impfung ist nur gegen einen Teil der Erreger infektiöser Pneumonien möglich, beispielsweise gegen Streptococcus pneumoniae (= Pneumokokken), Influenza oder COVID-19. Eine Expositionsprophylaxe, d. h. ein Meiden der Erreger, ist nur

Tab. 6.9 Mögliche Ursachen einer erhöhten Pneumoniegefährdung und geeignete Maßnahmen zur Pneumonieprophylaxe.

Erhöhte Pneumoniegefahr und deren Ursachen	Pflegerische Maßnahmen
Infektion der Atemwege	
• Veränderung der normalen Mundflora (z. B. bei parenteraler oder Sondenernährung), mangelhafte Mundhygiene • Erkrankungen der Mundhöhle, z. B. Mundsoor • Immunschwäche • Kontamination der Atemwege durch invasive und nicht invasive Maßnahmen	• Hygienische Händedesinfektion, strikte Basishygiene insbesondere bei Inhalation, O_2-Gabe, Beatmung, Tracheostoma, Absaugen von Atemwegssekret • Regelmäßige Schleimhautinspektion • Mund- und Nasenpflege [27]
Unzureichende Lungenbelüftung	
• Eingeschränkte Atemmechanik (z. B. durch Immobilität), ungünstige Atemmuster (z. B. Brustatmung), ungünstige Positionierung (z. B. Herabrutschen im Bett in Oberkörperhochpositionierung), Erschöpfung, Störungen des Atemzentrums (etwa bei Vergiftungen) • Schmerzbedingte Schonatmung • Atelektasen (durch Verlegung der Atemwege mit Sekret oder nach OP)	• Frischluft, Stoßlüften des Zimmers • (Früh-)Mobilisation (➤ 6.1.5) • Effektive Schmerzmitteltherapie (nach Anordnung) • Atemübungen und Atemtraining, Atemtraining mit Geräten (➤ 6.1.5) • Atemunterstützende Positionen (➤ 6.1.5) • Atemstimulierende Einreibung • Sauerstoff verabreichen, nach Arztanordnung (➤ 6.1.6)
Vermehrte Sekretansammlung in den Atemwegen	
• Vermehrte Sekretproduktion (Rauchen, Bronchitis, Asthma bronchiale, nach Narkose) • Sehr zähes Sekret (Asthma bronchiale) • Mangelndes Abhusten bei Schmerzen, Erschöpfung, Bewusstseinsstörungen, Intubation	• Regelmäßige und ausreichende Flüssigkeitszufuhr (KI beachten) • Sekretmanagement: Sekretverflüssigende, -lösende und -entleerende Maßnahmen (➤ 6.1.5) • Ggf. Schmerztherapie, Nikotinentwöhnung (➤ 6.1.2)
Aspiration	
Ursachen einer Aspiration (➤ 6.4.4)	• Aspirationsprophylaxe (➤ 6.4.4)

mit konsequenten Hygieneregeln (z. B. Abstand, medizinischer Mundschutz, FFP2-Masken oder Kontaktreduktion) möglich.

In der Bevölkerung wie in den Kliniken steigt die Zahl älterer, oft multimorbider Menschen, die erhöht pneumoniegefährdet sind. Präventionsmöglichkeiten sind hier konsequente Atemtherapie, streng hygienisches Arbeiten (Händedesinfektion) und eine individuelle Pneumonieprophylaxe (➤ 6.1.5).

6.4.4 Aspiration und Aspirationspneumonie

DEFINITION

Aspiration: Eindringen flüssiger oder fester Stoffe in die Atemwege während des Einatmens.

Krankheitsentstehung

Beim Gesunden verhindern zahlreiche Schutzmechanismen (z. B. der Hustenreflex) die **Aspiration** (das „Einatmen") von Fremdkörpern. Insbesondere bei Kranken mit fehlenden Schutzreflexen oder Beeinträchtigungen des Schluckvorgangs sowie durch Erbrechen oder Regurgitation von Magensaft können körpereigene oder -fremde, flüssige oder feste Substanzen in die Atemwege gelangen.

Folge ist zum einen eine teilweise oder komplette Verlegung der Atemwege, zum anderen je nach Art des aspirierten Materials z. B. eine toxische Schädigung von Atemwegen und Lunge (bis hin zum ARDS ➤ 6.13) oder eine bakterielle **Aspirationspneumonie.** Da der rechte Hauptbronchus weiter ist und steiler verläuft als der linke, rutschen feste Fremdkörper wesentlich häufiger in den rechten Hauptbronchus als in den linken.

Symptome, Befund und Diagnostik

Die Beschwerden des Patienten sind sehr unterschiedlich und reichen von völliger Beschwerdefreiheit nach „Verschlucken" über Husten, Stridor und Luftnot bis zu Zyanose und Atemstillstand.

Wird die Aspiration nicht sofort diagnostiziert, entwickelt sich bei vielen Patienten in den verlegten Lungenabschnitten eine Aspirationspneumonie, die zur Abszessbildung neigt. Besonders ernst ist die Magensaftaspiration, die zu einem akuten Lungenödem führen kann **(Mendelson-Syndrom).**

Die Diagnose wird klinisch, durch Röntgen der Lunge sowie Laryngoskopie oder Bronchoskopie gestellt.

Behandlungsstrategie

Behandlungsstrategie bei ARDS ➤ 6.13

Die Behandlung ist ursachenabhängig. Das Aspirat wird bronchoskopisch weitest möglich abgesaugt, Fremdkörper werden entfernt. Bei einer Aspirationspneumonie werden Antibiotika gegeben, ggf. erhält der Patient Sauerstoff oder wird beatmet.

Trotz dieser Therapie sind Aspiration und **Aspirationspneumonie** für nicht wenige Patienten prognoseentscheidend. Entsprechend große Bedeutung kommt der Aspirationsprophylaxe zu.

Aspirationsprophylaxe

Im Pflegealltag wichtig ist die Einschätzung der Aspirationsgefahr beim Essen oder Trinken. Dazu gehört z. B. das Wahrnehmen von Schluckstörungen (➤ 5.6.5, ➤ 7.2.2) und das Überprüfen von Husten- und Schluckreflex (➤ Abb. 6.35, ➤ 7.2.2). Eine Einschränkung des Kauens und Schluckens tritt z. B. nach Schlaganfall oder bei Bewusstseinsstörungen auf. Besonders gefährdet sind auch Patienten nach einer Intubation oder Narkose sowie Patienten, die häufig erbrechen. Ebenfalls gefährdet sind Patienten mit Ernährungssonde, denn die Sonde behindert den Sphinkterschluss und erhöht damit das Risiko eines Refluxes (Reflux = Rückfluss) von Sondenkost.

Aus der Einschätzung der Aspirationsgefahr ergeben sich Maßnahmen zur **Aspirationsprophylaxe:**

- Oberkörperhochpositionierung (30–45°) beim Essen oder Trinken (sowie beim Verabreichen von Sondenkost) und 30 min danach
- Gefährdete Patienten nicht alleine lassen, sondern Schluckvorgang beobachten, ggf. unterstützen, ausreichend Zeit lassen
- Bei Dysphagie (➤ 7.2.2) auf angemessene Ernährung achten (z. B. weiche Kost), ggf. Getränke andicken (z. B. Nutricia Nutilis®). Hilfestellung bei der Nahrungsaufnahme: bei Husten oder mehrmaligem Räuspern Essenseingabe beenden
- Essensreste in den Wangentaschen, die später aspiriert werden können, nach dem Essen durch Mundpflege entfernen
- Kontrolle der Sondenlage vor Verabreichen der Sondenkost (➤ 1.5.3, ➤ 7.1.7)
- Schlucktraining (nicht bei nasaler Sonde!)
- Bei Risikopatienten: funktionsfähiges Absauggerät am Bett bereithalten.

6.4.5 Tuberkulose

DEFINITION

Tuberkulose *(Tb, Tbc, Schwindsucht):* Chronische, bakterielle Infektionskrankheit mit bevorzugtem Befall der Lungen. Besonders gefährdet sind ältere, alkoholkranke und abwehrgeschwächte Menschen. In Deutschland derzeit sinkende Erkrankungszahlen. Steigende Probleme durch HIV-Tuberkulose-Koinfektionen und Resistenzen.

Die **Tuberkulose** ist ein weltweites Problem: Ungefähr 1/3 der Weltbevölkerung ist infiziert. 2018 erkrankten weltweit ca. 10 Millionen Menschen an Tuberkulose, 1,5 Millionen verstarben an ihr [28]. In Deutschland wurden 2019 4791 Neuerkrankungen diagnostiziert. Seit 2017 sind die Zahlen in Deutschland erstmals rückläufig, bleiben aber auf hohem Niveau [29].

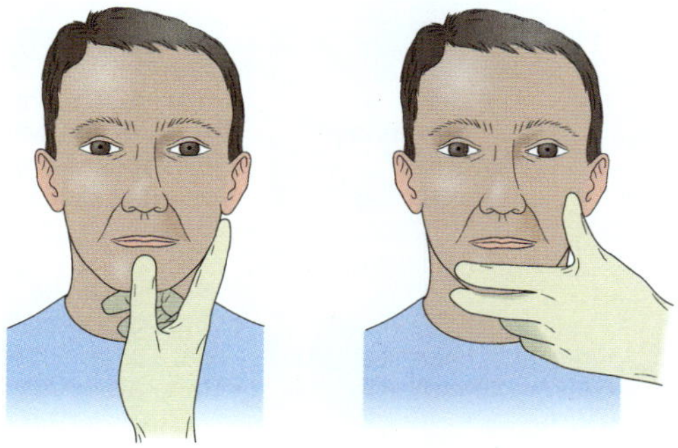

Abb. 6.35 Kieferkontrollgriff bei Patienten mit Schluckstörung. [L190]

6

Erkrankungen und Todesfälle an Tuberkulose sind namentlich meldepflichtig, außerdem Verweigern oder Abbruch einer notwendigen Behandlung sowie der Nachweis von Tuberkuloseerregern. Bei medizinischem Personal wird die Tuberkulose unter entsprechenden Voraussetzungen als Berufserkrankung anerkannt.

Krankheitsentstehung und -verlauf

Erreger der Tuberkulose ist das sehr widerstandsfähige Stäbchenbakterium *Mycobacterium tuberculosis.* Tuberkulosebakterien werden in der Regel durch kleinste Tröpfchen übertragen, die vor allem beim Husten und Niesen freigesetzt werden und mehrere Meter weit „fliegen" können.

Unbehandelt kann die Tuberkulose einen jahrzehntelangen, komplizierten Verlauf nehmen, wobei aber nur ca. 5–10 % aller Infizierten manifest erkranken (Ausnahme: HIV-Erkrankte). Begünstigt wird die Tuberkulose durch unzureichende Hygiene- und Ernährungsbedingungen.

Primäre Tuberkulose

Die Tuberkulosebakterien gelangen fast immer mit der Atemluft in die Lungen. Dort werden sie zwar von Makrophagen aufgenommen, können sich aber sowohl in diesen als auch im Lungengewebe vermehren. So entgehen sie der körpereigenen Abwehr. In den Folgewochen bildet sich ein kleiner **Primärherd,** der zusammen mit den ebenfalls beteiligten regionalen Lymphknoten des Lungenhilum als **Primärkomplex** bezeichnet wird.

In Deutschland extrem selten sind ein Primärkomplex im Darm oder eine primäre Hauttuberkulose bei Erstinfektion über infizierte Milch bzw. verletzte Haut.

Typischer histologischer Befund ist der **Tuberkel.** Dies sind Granulome mit zentraler Nekrose, die bei der Tuberkulose auch **Verkäsung** oder *tuberkulöser Käse* genannt wird. Das Granulom wird von Bindegewebe umgeben.

Der weitere Verlauf der Infektion hängt von der Abwehrlage des Infizierten ab (➤ Abb. 6.36).

- Bei guter Abwehrlage heilt der Primärherd in der Lunge ab, häufig sogar ohne jegliche Krankheitssymptome. Einziger Ausdruck der abgelaufenen Infektion ist dann ein positiver Tuberkulin-Test. Während dieser Phase können aber durch *hämatogene Streuung* der Tuberkulosebakterien zahlreiche kleine Herde im gesamten Körper gesetzt werden, die lebenslang ohne Krankheitswert bleiben oder zur *postprimären Tuberkulose* führen können
- Bei schlechter Abwehrlage breiten sich die Erreger weiter aus und führen zur manifesten **Primär-Tuberkulose:**
  - Wird ein Bronchus in die tuberkulöse Nekrose mit einbezogen, so können sich die Tuberkulosebakterien *bronchogen* (über das Bronchialsystem) ausbreiten und bei konfluierendem Befall (d. h. Zusammenfließen der Herde) zum Bild der **käsigen Pneumonie** führen
  - Die *lymphogene Streuung* führt zur Ausbildung tumorartiger Lymphknotenpakete vor allem im Mediastinum und am Hals **(Lymphknoten-Tbc)**

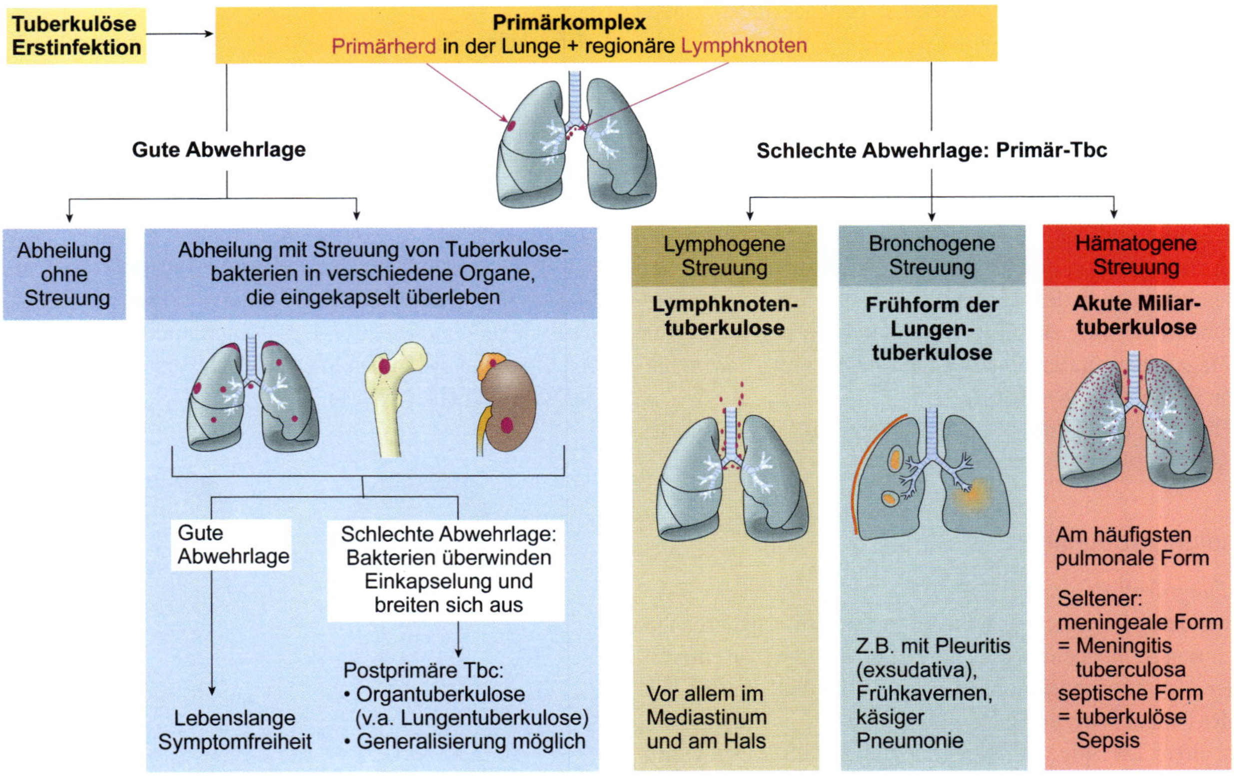

Abb. 6.36 Pathogenese der Tuberkulose. [L190]

– Bei sehr schlechter Abwehrlage kommt es zur *hämatogenen* Frühgeneralisation. Die Erreger brechen in die Blutbahn ein und führen zur **akuten Miliartuberkulose** (lat. milium = Hirse; miliar = hirsekorngroß) mit schweren tuberkulösen Entzündungen vorzugsweise der Lunge und/oder Hirnhäute. In den betroffenen Organen sind zahlreiche kleine Tuberkuloseherde zu finden. Im Extremfall bildet sich eine oft tödliche **tuberkulöse Sepsis.**

Postprimäre Tuberkulose

Insbesondere bei Abwehrschwäche können die Bakterien der Organherde im späteren Leben ihre Einkapselung überwinden, sich vermehren und zur **postprimären Tuberkulose** führen. Meist entwickelt sich eine isolierte Organtuberkulose, vor allem in:

- Lungen *(Lungentuberkulose)* mit der Möglichkeit von Kavernenbildung (**Kaverne** = krankhafte Höhle) und Pneumonieentwicklung
- Urogenitalsystem *(Urogenitaltuberkulose)*
- Nebennieren (*Nebennierentuberkulose* mit Bild des M. Addison ➢ 10.6.2)
- Haut *(Hauttuberkulose)*
- Skelettsystem *(Knochen- und Gelenktuberkulose)* mit bevorzugtem Befall der Wirbelsäule, der Hüft- und Kniegelenke.

Bei einer sehr schlechten Abwehrlage kann es auch im Stadium der postprimären Tuberkulose wieder zur hämatogenen Streuung *(hämatogene Spätgeneralisation)* und zum Bild der Miliartuberkulose kommen.

Offene und geschlossene Tuberkulose

Die Unterscheidung zwischen offener und geschlossener Tuberkulose ist für die Einschätzung des Ansteckungsrisikos wichtig. Von einer **offenen Tuberkulose** spricht man, wenn in Sputum oder Magensaft des Patienten Tuberkulosebakterien („säurefeste" Stäbchen) nachweisbar sind. Bei einer **geschlossenen Tuberkulose** ist dies nicht der Fall, die Organherde haben keinen Anschluss nach außen.

Eine Lungentuberkulose kann offen oder geschlossen sein. Tuberkulöse Pleuritis, Lymphknotentuberkulose und Urogenitaltuberkulose werden nicht als ansteckend angesehen.

Symptome und Untersuchungsbefund

Die manifeste Primär-Tuberkulose zeigt sich meist nur durch uncharakteristische, grippeähnliche Beschwerden mit Abgeschlagenheit, subfebrilen Temperaturen, Nachtschweiß, Husten und Auswurf. Ein *Erythema nodosum* (bestimmte Form von rötlichen, druckschmerzhaften Hautknoten) ist selten. Komplizierend kann z. B. eine Pleuritis hinzutreten.

Patienten mit einer *Miliartuberkulose* sind schwer krank mit Fieber, Kopfschmerzen, Dyspnoe und Husten. Die Milz ist vergrößert. Je nachdem, welches Organsystem bevorzugt betroffen ist, werden eine *pulmonale,* eine *meningitische* und eine *septische* Form unterschieden.

Die *postprimäre Lungentuberkulose* verläuft zunächst uncharakteristisch und schleichend und wird deshalb oft lange nicht bemerkt. Hauptbeschwerden sind Leistungsabfall, ständige Müdigkeit, Gewichtsverlust, subfebrile Körpertemperatur mit Nachtschweiß sowie chronischer Husten. Nicht selten sucht der Betroffene erst bei blutigem Sputum, Thoraxschmerzen (durch Pleuritis) oder stärkerer Atemnot (z. B. durch Pleuraerguss) den Arzt auf.

Diagnostik und Differenzialdiagnose

Die Befunde bei Röntgenaufnahme und ggf. CT des Thorax sind sehr variabel und reichen von Verschattungen und Verkalkungen bis zu Kavernen und Pleuraergüssen. Die BSG zeigt in der Regel eine mäßige Beschleunigung, das CRP ist erhöht.

Tuberkulintest und Interferon-γ-Test

Unverzichtbar in der Tuberkulosediagnostik ist der **Tuberkulin-Hauttest** *(THT),* der ca. sechs Wochen nach einer Infektion positiv wird. Mit ihm wird die immunologische (Spät-)Reaktion des Körpers auf den Kontakt mit Tuberkuloproteinen getestet.

Durchführung: Zwei Tuberkulineinheiten PPD RT 23 SSI in 0,1 ml werden intrakutan an der Innenseite des Unterarms injiziert **(Mendel-Mantoux-Test).** Die Teststelle wird mit Fettstift oder Kugelschreiber markiert.

> Die Pflegenden informieren den Betroffenen, wann der Test abgelesen werden kann, und weisen ihn darauf hin, die Markierung bis dahin nicht abzuwaschen. Sicherheitshalber vermerken sie Teststelle und (vorgesehenen) Ablesetermin in der Patientenakte.

Ablesen: Der Mendel-Mantoux-Test wird möglichst nach 72 h (2–7 Tagen) abgelesen. Als positiv (➢ Abb. 6.37) gilt eine *tastbare Verhärtung* von ≥ 5 mm Querdurchmesser senkrecht zur Längsachse des Armes bei Risikogruppen (z. B. Immunsupprimierte, nach Kontakt mit offen Tuberkulösen). Bei Menschen ohne Risikofaktoren liegt die Grenze höher.

Bewertung: Ein positiver Test ist Ausdruck einer erworbenen *zellulären Immunität* des Getesteten gegenüber den Tuberkuloseerregern. Er beweist keine *frische* Tuberkuloseinfektion oder Tuberkulose*erkrankung,* da auch ein lange zurückliegender Kontakt mit Tuberkulosebakterien, eine **BCG-Impfung** in den letzten 3–5 Jahren oder Kreuzreaktionen auf überall in der Umwelt vorkommende Mykobakterien möglich sind. Umgekehrt kann der Test bei hoch-

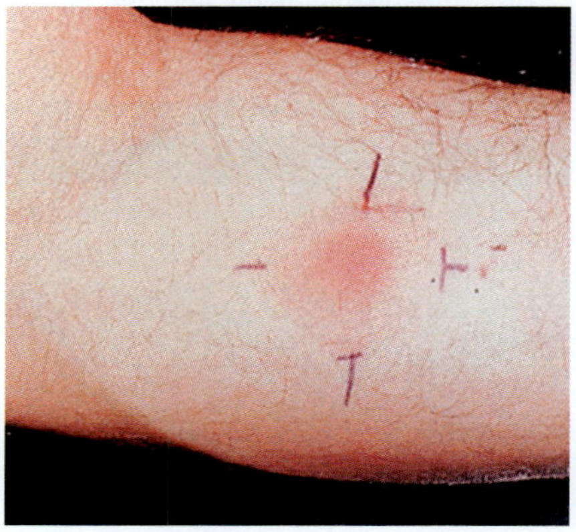

Abb. 6.37 Positive Reaktion beim Mendel-Mantoux-Test. Es haben sich eine Rötung und eine tastbare Verhärtung ausgebildet. Auch die Markierung der Teststelle ist noch erkennbar. [E437]

gradiger Immunschwäche, frischer oder hochakut verlaufender Infektion trotz vorhandener Tuberkuloseerkrankung negativ sein.

Interferon-γ-Test *(Interferon γ Release Assam, IGRA).* Bei fraglich positivem Tuberkulintest, weiter fortbestehendem Tuberkuloseverdacht trotz negativen Tuberkulintests oder Verdacht auf Kreuzreaktion wird ein Interferon-γ-Test durchgeführt. Gelegentlich wird er auch als erster Test eingesetzt. Mykobacterium-tuberculosis-Antigene werden zu einer Blutprobe des Patienten gegeben. Sind die T-Lymphozyten gegen Mykobacterium tuberculosis sensibilisiert, geben sie daraufhin Interferon γ ab.

Nachweis der Tuberkulosebakterien

Zur Diagnosesicherung wird immer der Bakteriennachweis angestrebt, der aber nicht immer gelingt. Zuerst werden Sputum (➤ 6.2.6) und Magensaft untersucht, bei Erfolglosigkeit bronchoskopisch gewonnenes Sekret oder z. B. Pleurapunktat.

Die Tuberkulosebakterien sind nach entsprechender Färbung mikroskopisch als sog. *säurefeste Stäbchen* sichtbar (➤ 16.5.20). Da es noch weitere säurefeste Stäbchen gibt, sollte immer eine Kultur angesetzt werden, die allerdings wegen des langsamen Wachstums der Bakterien mehrere Wochen dauert. Schnelltests brauchen nur 1–2 Wochen, die PCR (Polymerase-Kettenreaktion ➤ 16.4.3) nur zwei Tage. Beide sind aber nach wie vor kein Ersatz für die Kultur.

6

Behandlungsstrategie

Behandelt wird die Tuberkulose mit **antituberkulösen Arzneimitteln** *(Antituberkulotika, Tuberkulostatika),* bei offener Tuberkulose oder z. B. Komplikationen anfänglich stationär. Operationen sind kaum mehr erforderlich.

Standard ist eine Kombinationsbehandlung mit vier *Erstrangmedikamenten* (➤ Tab. 6.10) über zwei Monate und danach mit zwei Erstrangmedikamenten über weitere vier Monate. Sobald das Ergebnis der Resistenztestung vorliegt, wird von der Vierer- auf eine Dreierkombination gewechselt [23].

Problematisch ist die zunehmende Zahl der Resistenzen:

- **Multiresistente Tuberkulosebakterien** (*multi drug resistant, MDR,* Häufigkeit in Deutschland gut 2 %) sind mindestens gegen Isoniazid und Rifampicin resistent
- **Extensiv resistente Tuberkulosebakterien** (*extensively drug resistant, XDR,* in D Einzelfälle) sind zusätzlich gegen bestimmte Zweitrangmedikamente unempfindlich
- **Extrem resistente Tuberkulosebakterien** (*extremely drug resistant, XXDR,* bislang weltweit Einzelfälle bei schlechter Datenlage) sind gegen alle Erst- und Zweitrangmedikamente resistent.

Bei Resistenzen werden *Zweitrangmedikamente* gegeben, die weniger gut wirken und/oder mehr Nebenwirkungen haben. Trotz längerer Behandlungsdauer ist die Erfolgsquote niedriger.

Die Medikation erfolgt einschleichend, um Nebenwirkungen besser zu erkennen. Die Medikamente werden einmal täglich alle gleichzeitig eingenommen (am besten morgens), um hohe Arzneimittelspiegel zu erreichen. Bei jeglichem Zweifel an der zuverlässigen Medikamenteneinnahme wird diese überwacht *(DOTS = directly observed treatment).*

Pflege bei offener Lungentuberkulose

Pflege bei Pneumonie ➤ 6.4.3

Bei offener Tuberkulose sollen gewissenhafte Hygienemaßnahmen eine Ansteckung von Personal, Angehörigen und Mitpatienten verhindern [30]. Hausinterne Richtlinien sind zu beachten:

- Ein Patient mit offener Tuberkulose wird in einem Einzelzimmer mit eigener Nasszelle untergebracht (➤ 16.1.8). Er soll sein Zimmer während dieser Zeit nicht verlassen, die Türen sind geschlossen. Bei unumgänglichem Verlassen des Zimmers trägt der Patient einen Mund-Nasen-Schutz. Beim Husten oder Niesen bedeckt er Mund und Nase immer mit einem Papiertuch, damit möglichst wenige Keime in die Raumluft gelangen (ausgehustete Tröpfchen haben eine Reichweite von knapp 5 m). Diese Maßnahme ist manchmal nur schwer zu vermitteln („Ich bin doch allein im Zimmer"). Für die genaue Dauer der Isolierung gibt es unterschiedliche Richtlinien. Meist wird bis drei Wochen nach Beginn einer wirksamen und zuverlässig durchgeführten medikamentösen Therapie isoliert (drei negative Sputumbefunde an drei Tagen, hausinterne Richtlinien beachten)
- Muss der Patient unbedingt transportiert werden, trägt er während des Transports einen **Mund-Nasen-Schutz (MNS),** ebenso wenn andere Personen im Patientenzimmer sind. Die Feuchtigkeit der Atemluft lässt die Bakterien nach ca. 3 h die Filterschicht durchdringen. Daher muss der MNS regelmäßig gewechselt werden
- Alle Gebrauchsgegenstände verbleiben im Zimmer
- Für das Geschirr des Patienten reichen die krankenhausüblichen Hygienemaßnahmen aus
- Nur Wäsche, die mit kontaminiertem Material in Berührung gekommen ist, ist potenziell als infektiös anzusehen. Da eine Tren-

Tab. 6.10 Überblick über die antituberkulösen Erstrangmedikamente nach WHO.

Substanz (Abk.)	Handelsname (Bsp.)	Wichtigste Nebenwirkungen	Besonderes
Isoniazid (INH)	Isozid®	Hepatotoxizität, ZNS-Störungen, Polyneuropathie, gastrointestinale Beschwerden	Vitamin-B_6-Gabe, Alkoholverzicht, Leberenzymkontrollen
Rifampicin (RMP)	Eremfat®	Hepatotoxizität, gastrointestinale Beschwerden, Allergie	Zahlreiche Wechselwirkungen („Pille" evtl. unwirksam). Orangefärbung von Urin, Tränen etc.
Pyrazinamid (PZA)	Pyrafat®	Harnsäureanstieg, Hepatotoxizität, gastrointestinale Beschwerden, Muskel, Gelenkschmerzen	Leber-, Nierenwert, Harnsäurekontrollen. Bei Einnahme von Antidiabetika engmaschige Blutzuckerkontrollen
Ethambutol (EMP)	Myambutol®	Neurotoxizität, Optikusneuritis	Regelmäßige Sehtests

nung in der Praxis allerdings schwierig ist, werden Wäsche und auch Abfall generell als infektiös gekennzeichnet. Der Wäschesack bleibt im Zimmer
- Das Personal legt zum Eigenschutz immer einen Schutzkittel und Atemschutzmaske (FFP2) an [31]. Vor allem beim Umgang mit Sputum (➤ 6.2.6) ist **größte Vorsicht** geboten (Handschuhe tragen, sich nicht anhusten lassen). Handschuhe sind generell bei möglicher Kontamination mit Sekreten/Exkreten zu tragen
- Beim Absaugen von Sekret oder bei einer Bronchoskopie FFP2-Atemschutzmasken und Schutzbrille tragen
- Hygienische Händedesinfektion, Einwirkzeit jeweils nach Herstellerangabe
- Zur Desinfektion dürfen nur Desinfektionsmittel benutzt werden, die nach der Liste der Deutschen Gesellschaft für Hygiene (DGHM-Liste, z. B. Desderman® oder Gigasept®) wirksam sind. In aller Regel werden eine laufende Desinfektion patientennaher Flächen und eine Schlussdesinfektion aller erreichbaren Flächen durchgeführt
- Prinzipiell sollte die Zahl der betreuenden Personen möglichst gering gehalten werden
- Besucher (möglichst wenige) müssen sich vor Betreten des Patientenzimmers beim Stationspersonal melden und werden über Infektionsgefährdung und notwendige Hygienemaßnahmen informiert und angeleitet
- Expositionsprophylaxe: Besonders gefährdeten Personen (Schwangere, Säuglinge, Ältere, Immunsupprimierte) wird von einem Besuch abgeraten.

Patientenbeobachtung und Dokumentation

- Vitalzeichen, Temperatur, Allgemeinbefinden
- Husten, Sputum
- Appetit, Gewicht (zweimal wöchentlich)
- Überwachung der Medikamenteneinnahme.

Rehabilitation

Ob und welche Rehabilitationsmaßnahmen nach Lungentuberkulose sinnvoll sind, hängt v. a. von der Schwere und den bleibenden Folgen der Erkrankung ab (Prinzipielles ➤ 6.1.3). Schwerpunkte sind die Vermeidung weiterer Lungenschäden (z. B. durch Rauchen) und die Gewährleistung der Medikamenteneinnahme bis zur Ausheilung. Für den Erfolg der Rehabilitationsmaßnahmen spielt oft auch das Überwinden sozialer und kultureller Hürden eine Rolle, weil die Erkrankung oft z. B. Migranten und Drogenabhängige betrifft.

Patientenberatung

Die Pflegenden informieren den Patienten über die Notwendigkeit der regelmäßigen Medikamenteneinnahme. Dosierung und Einnahmezeiten werden dem Patienten schriftlich mitgegeben. Verträgt der Patient die einmalige morgendliche Einnahme schlecht, ist auch eine gestreckte Einnahme über den Tag verteilt möglich. Der Betroffene sollte sich körperlich nicht überlasten und häufig Ruhepausen einplanen. Die Ernährung sollte kalorisch ausreichend, eiweiß- und kohlehydratreich sein. Die Pflegenden informieren den Patienten über alle erforderlichen Hygienemaßnahmen und das Meiden von Nikotin und Alkohol. Bei Erkrankten aus Risikogruppen ist evtl. eine interdisziplinäre Zusammenarbeit z. B. mit Sozialarbeitern oder ambulanten Pflegediensten notwendig, um die weiterführenden Behandlung und Pflege sicherzustellen.

Ein durch den *International Council of Nurses* (ICN) 2005 initiiertes weltweites Projekt widmet sich der Prävention und Behandlung der TBC bzw. multiresistenter TBC-Formen. Fortbildung von Pflegekräften sowie die Weitergabe dieses Wissens an Bevölkerung und Erkrankte und deren Angehörige sind vorrangige Ziele, ein globales Onlineportal steht zur Verfügung [32, 33].

Prognose

Konsequente Behandlung vorausgesetzt, können über 90 % der Betroffenen geheilt werden. Eine Ausnahme sind stark abwehrgeschwächte Patienten, z. B. AIDS-Kranke.

Prävention

Die Prävention in Deutschland fußt auf möglichst früher Erfassung und Behandlung Erkrankter sowie angemessenen Hygienemaßnahmen, um eine Weiterverbreitung der Infektion zu verhindern. Hierzu dienen Umgebungsuntersuchungen nach Diagnose einer Erkrankung sowie Untersuchungen von Risikogruppen. In Einzelfällen ist nach Exposition eine vorbeugende Medikamentengabe angezeigt. Die BCG-Impfung wird in Deutschland nicht mehr empfohlen.

6.5 Asthma bronchiale

DEFINITION

Asthma bronchiale (*Bronchialasthma*, oft kurz *Asthma*): Chronische Atemwegserkrankung, gekennzeichnet durch wiederholte Atemnotanfälle infolge variabler, (teil-)reversibler Verengung der chronisch entzündeten Bronchien. Ca. 5 % der Erwachsenen sind betroffen. Schwerstform **Status asthmaticus** mit über 6–12 h andauerndem Asthmaanfall.

Krankheitsentstehung

Zentral in der Pathogenese des **Asthma bronchiale** ist eine Entzündung der Bronchialwand, die auch zwischen den Anfällen besteht und wohl durch ein Zusammenspiel von genetischer Veranlagung und äußeren Faktoren bedingt ist. Diese Entzündung gilt als Ursache struktureller Atemwegsveränderungen, die im Krankheitsverlauf irreversibel werden können. Entzündung und strukturelle Veränderungen führen zu einer Übererregbarkeit **(Hyperreagibilität)** der Bronchialwand, d. h. einer „Überreaktion" auf eine Vielzahl von Reizen. Diese Überreaktion löst dann durch Schwellung der Bronchialschleimhaut (Ödem), Kontraktion der Bronchialmuskulatur (Bronchospasmus) sowie übermäßige und zähe Schleimbildung (Hyper- und Dyskrinie) die akute Atemwegsverengung und damit den Asthmaanfall aus (➤ Abb. 6.38).

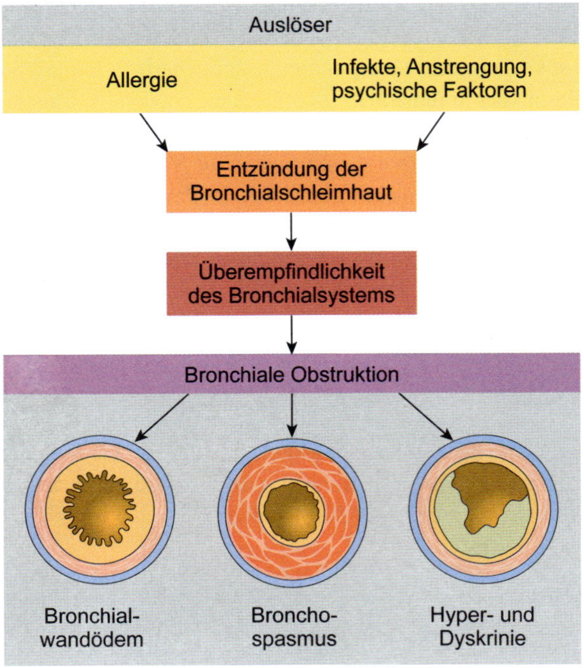

Abb. 6.38 Pathogenese und Pathophysiologie des Asthma bronchiale. [L190]

Es werden zwei Formen des Asthmas mit gemeinsamer Endstrecke, aber unterschiedlichen Auslösern differenziert:

- Beim **exogen-allergischen Asthma** *(extrinsic Asthma)* handelt es sich um eine allergische Typ-I-Reaktion (➤ 15.1.1), z. B. gegen Hausstaubmilben, Blütenpollen, Mehlstaub, Nahrungsmittel (etwa Nüsse) oder Tierhaare. Diese Form des Asthmas ist dem *atopischen Formenkreis* zuzurechnen (➤ 15.1.1). Häufig ist dann die Eigen- oder Familienanamnese für weitere atopische Erkrankungen (Heuschnupfen, Neurodermitis) positiv
- Beim **nicht-allergischen Asthma** *(intrinsic Asthma, Infektasthma)* lösen Infekte, körperliche Anstrengungen, kalte Luft, psychische Faktoren (z. B. Stress) oder Inhalation atemwegsreizender Substanzen die Anfälle aus
- Mischformen sind häufig.

Symptome und Untersuchungsbefund

Leitsymptom ist der Atemnotanfall mit typisch *erschwerter und verlängerter Ausatmung* und giemenden, pfeifenden und brummenden Nebengeräuschen. Je nach Schwere des Anfalls wird der Patient von Erstickungs- und Todesangst gequält. Oft hat der Patient vor allem zu Beginn eines Anfalls auch Husten, meist am Ende des Anfalls hustet er zähen, glasigen Schleim aus. Fast alle Patienten nehmen im Anfall eine „Asthmatikerstellung“ ein, d. h., sie sitzen aufrecht mit vornüber geneigtem Oberkörper und aufgestützten Armen.

Leichte Asthmaformen äußern sich nicht selten als rezidivierender Husten und werden dann oft lange nicht erkannt.

NOTFALL

Kriterien des **schweren Asthmaanfalls:** Dyspnoe beim Sprechen, Atemfrequenz > 25/min, Puls > 110/min, PEF < 50 % des Soll- oder Bestwertes.

Kriterien des **lebensbedrohlichen Asthmaanfalls:** u. a. allgemeine Erschöpfung, kein Sprechen möglich, Bewusstseinstrübung (verminderte Ansprechbarkeit), flache Atmung, keine Atemgeräusche, Zyanose, Abfall von Puls oder Blutdruck [34].

Diagnostik und Differenzialdiagnose

Bei bekanntem Asthma bronchiale ist die Diagnose eines Asthmaanfalles in aller Regel offensichtlich. Hier ist die Einschätzung der Patientengefährdung vorrangig:

- Lungenfunktionsprüfung bzw. Atemkontrolle mit dem Peak-Flow-Meter, evtl. Bronchospasmolysetest
- Labor: Blutbild (Leukozytose?), BGA (respiratorische Insuffizienz?), Elektrolyte
- Röntgenaufnahme des Thorax: Überblähung? Pneumonie? Pneumothorax als Komplikation?
- EKG: Rechtsherzbelastung?

War bei dem Patienten bisher kein Asthma bronchiale bekannt, muss auch an ein Lungenödem (➤ 4.5.3), eine Lungenembolie (➤ 6.10.1), eine Fremdkörperaspiration (➤ 6.4.4) oder an die (infektbedingte) Entgleisung einer chronisch-obstruktiven Lungenerkrankung (➤ 6.6) gedacht werden. Hier erfolgt zusätzlich zur genauen Lungenfunktionsprüfung (➤ 6.3.3) eine Allergietestung im anfallsfreien Intervall.

Bei der Erstdiagnose werden vier Schweregrade unterschieden. Bei behandelten Patienten wird nach der Asthmakontrolle eingeteilt (➤ Abb. 6.39).

Behandlungsstrategie

Eine bestmögliche Asthmakontrolle ist nur durch konsequente medikamentöse und nicht-medikamentöse Maßnahmen möglich [34, 35].

Therapie beim akuten Asthmaanfall

- Rasch wirksame β_2-Sympathomimetika inhalativ (➤ Pharma-Info 6.1): z. B. 2–4 Hübe (mit Inhalierhilfe) Salbutamol (etwa Sultanol®). Ggf. Wiederholung alle 10–15 min oder Dauer-Vernebelung. Vorteil der β_2-Sympathomimetika ist ihr sofortiger Wirkungseintritt
- Glukokortikoide: z. B. 50–250 mg Prednisolon oral oder i. v., etwa Decortin H®. Sie dämpfen sehr wirksam die entzündliche Schwellung der Bronchien, wirken aber erst nach mehreren Stunden.

Reicht dies nicht aus, ist der Anfall schwer oder gar lebensbedrohlich, wird die Behandlung intensiviert durch:

- Sauerstoff 2–4 l/min über Nasensonde unter Bewusstseins- und evtl. BGA-Kontrolle. Vorsicht bei erhöhtem pCO_2 (➤ 6.1.6)
- Ipratropiumbromid vernebelt
- Glukokortikoide i. v. in höherer Dosierung
- β_2-Sympathomimetika parenteral, z. B. Reproterol (Bronchospasmin®) langsam i. v. oder mittels Infusionspumpe
- Ausreichende Flüssigkeitszufuhr (oral oder i. v.)
- Evtl. Theophyllin (z. B. Solosin®) als Lösung oral oder Kurzinfusion unter Pulskontrolle
- Evtl. therapeutische bronchoalveoläre Lavage zur Sekretentfernung (➤ 6.3.6)

- Intubation und Beatmung bei zunehmendem Anstieg des pCO_2 oder der Atemfrequenz, abfallendem pO_2 oder pH-Wert sowie zunehmender Erschöpfung oder Bewusstseinsstörung.

Stufenplan der Langzeittherapie

Nur bei intermittierendem Asthma reicht eine Bedarfsmedikation mit atemwegserweiternden Medikamenten, vorzugsweise Inhalation kurz wirksamer β_2-Sympathomimetika. Diese Präparate heißen *Erleichterungsmedikamente* oder **Reliever,** da sie dem Patienten schnell Erleichterung verschaffen.

Alle anderen Patienten benötigen eine Dauertherapie (➤ Abb. 6.39). Sie richtet sich anfangs nach dem Schweregrad der Erkrankung, dann nach der Asthmakontrolle (➤ Tab. 6.11).

Entsprechend der großen Bedeutung der Entzündungsvorgänge für die Pathogenese nehmen entzündungshemmende Substanzen in der Dauertherapie eine Vorrangsstellung ein. Sie heißen auch *Kontrollmedikamente* oder **Controller,** da sie die Erkrankung unter Kontrolle bringen sollen.

- Am wichtigsten sind **inhalative Glukokortikoide** *(ICS).* Da bei rein inhalativer Anwendung nur wenig davon in den Blutkreislauf gelangt, sind die systemischen Nebenwirkungen geringer als bei systemischer Glukokortikoidbehandlung. Lokale Nebenwirkungen, denen jedoch durch korrekte Anwendung vorgebeugt werden kann, sind ein Befall des Mund-Rachen-Raumes mit Candida albicans und Heiserkeit. Möglich sind z. B.:
  - Beclometason (etwa Junik®, Ventolair®)
  - Budesonid (etwa Budecort®, Pulmicort®)
  - Fluticason (etwa Flutide®, Viani®)
- Ebenfalls antientzündlich wirksam sind **Leukotrienmodifier.** Am häufigsten eingesetzt werden **Leukotrien(rezeptor)antagonisten** wie etwa Montelukast (Singulair®), das einmal täglich oral eingenommen wird

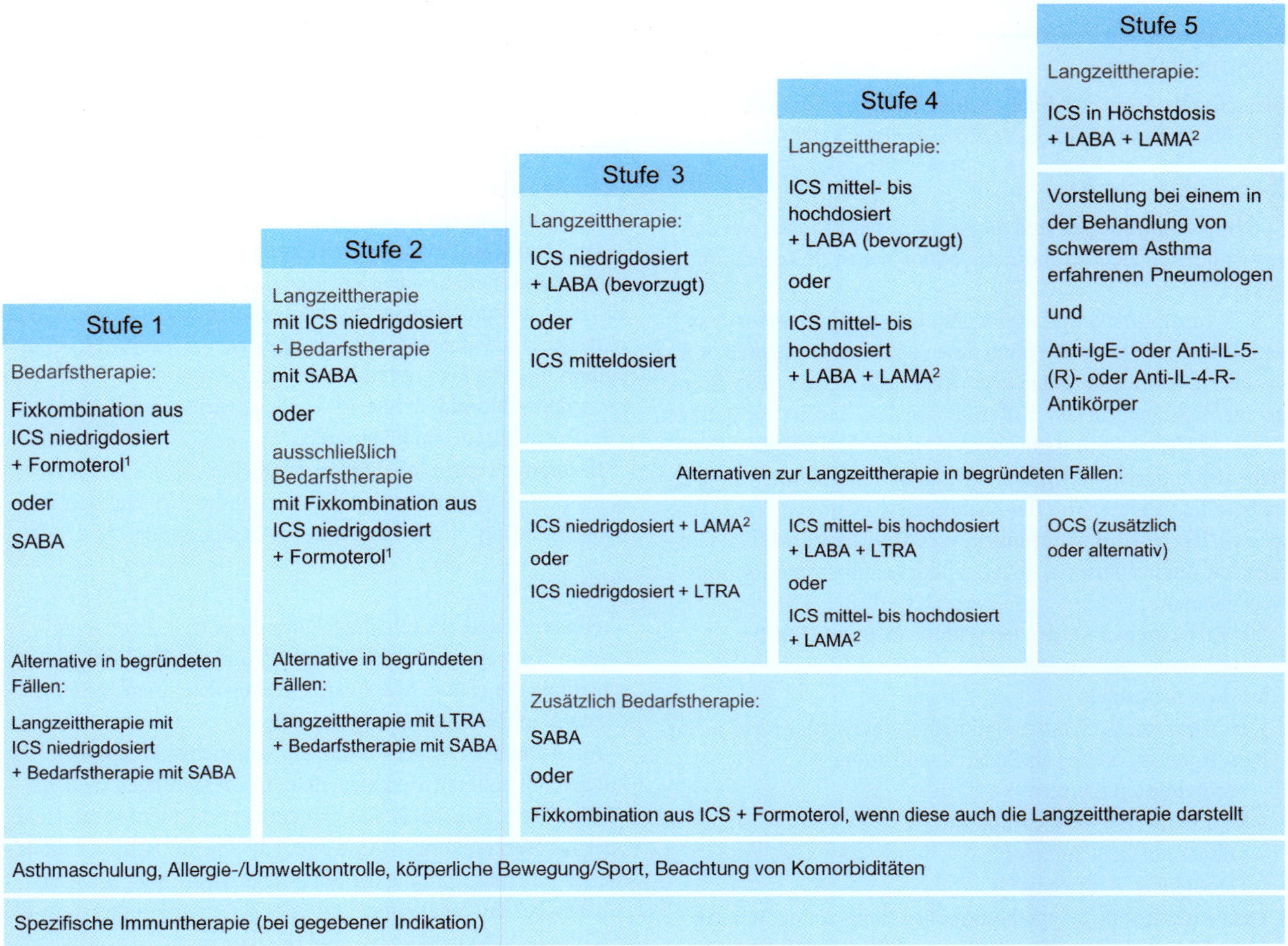

[1] Fixkombination (ICS niedrigdosiert + Formoterol) bedarfsorientiert in Stufe 1 und 2 nicht zugelassen (Stand: August 2020).

[2] Aus der Gruppe der LAMA ist Tiotropium für die Behandlung des Asthmas zugelassen (Stand: August 2020).

ICS: inhalative Kortikosteroide, IgE: Immunglobulin E, IL: Interleukin, LABA: langwirksame Beta-2-Sympathomimetika, LAMA: langwirksame Anticholinergika, LTRA: Leukotrienrezeptorantagonisten, OCS: orale Kortikosteroide, R: Rezeptor, SA BA: kurzwirksame Beta-2-Sympathomimetika

Abb. 6.39 Stufenschema der Asthmatherapie bei Erwachsenen [35]. [W988-004]

Tab. 6.11 Grad der Asthmakontrolle in den letzten 4 Wochen. (mod. n. [36], S. 16)

Kriterium	Kontrolliertes Asthma bei Kindern	Kontrolliertes Asthma bei Erwachsenen	Teilweise kontrolliertes Asthma	Unkontrolliertes Asthma
			1–2 Kriterien erfüllt	Mindestens 3 Kriterien erfüllt
Symptome tagsüber	Keine	≤ 2-mal/Woche	> 2-mal/Woche	
Symptome nachts	Keine	Keine	Jedes Symptom	
Bedarfsmedikation	Keine	≤ 2-mal/Woche	> 2-mal/Woche	
Aktivitätseinschränkung	Keine	Keine	Jede Einschränkung	
FEV	Normal	Normal	Vermindert	Vermindert
Exazerbation	Keine	Keine	Mind. 1-mal/Jahr	In der aktuellen Woche

- Der **Anti-IgE-Antikörper** Omalizumab (Xolair®) ist dem therapieresistenten allergischen Asthma vorbehalten. Er wird etwa einmal monatlich s. c. injiziert.

Bei Patienten mit exogen-allergischem Asthma wird zusätzlich die Allergie behandelt (Allergenkarenz, ggf. Hyposensibilisierung ➤ 15.1.3). Spielen psychosoziale Faktoren als Anfallsauslöser eine Rolle, können stützende psychotherapeutische Behandlungsmaßnahmen hilfreich sein.

Patienten mit Asthma bronchiale sollten nicht rauchen und sich möglichst vor Atemwegsinfektionen schützen. Auch regelmäßiger Sport, insbesondere Ausdauersport, hat sich als günstig erwiesen.

Pharma-Info 6.1

Bronchodilatatoren

Bronchodilatatoren *(Bronchospasmolytika)* erweitern die Atemwege über eine Erschlaffung der Bronchialmuskulatur.

β_2-Sympathomimetika

β_2-Sympathomimetika sind die wirksamsten Reliever. Auf die zugrunde liegende Entzündungsreaktion haben sie keinen Einfluss.

β_2-Sympathomimetika stimulieren v. a. die β_2-Rezeptoren an den Bronchien, lassen die Bronchialmuskulatur erschlaffen und erweitern dadurch die Atemwege. Allerdings wirken sie in geringerem Maße auch an den β_1-Rezeptoren des Herzens mit Pulsanstieg und Herzrhythmusstörungen als möglichen Folgen. Weitere Nebenwirkungen sind Unruhe, Zittern und Kopfschmerzen. Deshalb ist bei Patienten mit Bluthochdruck (Gefahr von Blutdruckkrisen), Herzrhythmusstörungen, koronarer Herzkrankheit (Gefahr von Angina pectoris) oder Schilddrüsenüberfunktion Vorsicht geboten.

Bei Erwachsenen werden bei Asthma in erster Linie β_2-Sympathomimetika zur Inhalation eingesetzt (Pulverinhalatoren oder Dosieraerosole):

- Kurz wirksame β_2-Sympathomimetika (**s**hort- oder **r**apid-**a**cting **B**eta-**A**gonists, SABA) als Bedarfsmedikation:
  - Fenoterol (z. B. Berotec®)
  - Reproterol (z. B. Bronchospasmin®)
  - Salbutamol (z. B. Sultanol®)
  - Terbualin (z. B. Bricanyl®)
- Lang wirksame β_2-Sympathomimetika (**l**ong-**a**cting **B**eta-**A**gonists, LABA) als Dauermedikation *zusätzlich* zur Glukokortikoidmedikation. Präparate sind Formoterol (z. B. Oxis®, Foradil®) und Salmeterol (Aeromax®, Serevent®), wobei Formoterol einen ähnlich raschen Wirkungseintritt zeigt wie die kurz wirksamen Präparate und damit auch zur Bedarfsmedikation geeignet ist. Kombinationspräparate aus β_2-Sympathomimetikum und Glukokortikoid (z. B. Symbicort®) können durch weniger Inhalationen die Therapietreue des Patienten verbessern.

Parasympatholytika

Parasympatholytika *(Anticholinergika)* erweitern die Bronchien durch Hemmung des Parasympathikus.

Bei Asthma sind Parasympatholytika geringer wirksam als β_2-Sympathomimetika, außerdem setzt ihre Wirkung nicht so rasch ein. Beim akuten Anfall reichen sie deshalb meist nicht. Bei COPD hingegen sind Parasympatholytika genauso wirksam wie β_2-Sympathomimetika. Man unterscheidet kurz wirksame (SAMA), z. B. Ipratropiumbromid: Atrovent® von lang wirksamen (LAMA), z. B. Tiotropiumbromid: Spiriva®).

Bevorzugt werden inhalierbare Präparate. Dann sind die Nebenwirkungen (Mundtrockenheit, verminderte Produktion von Bronchialsekret) in aller Regel nur leicht ausgeprägt.

Theophylline

Theophyllin und Theophyllinabkömmlinge (z. B. Euphylong®, Solosin®) erweitern u. a. die Bronchien und Gefäße durch Erschlaffung der glatten Muskulatur, senken den Lungengefäßwiderstand und steigern den Atemantrieb.

Aufgrund ihrer Nebenwirkungen, zahlreichen Wechselwirkungen mit anderen Medikamenten und der geringen therapeutischen Breite (v. a. bei älteren Patienten und Patienten mit Herz- oder Lebererkrankungen) sind Theophylline nur Reservemedikamente. Eine Bestimmung des Serumtheophyllinspiegels ist zumindest bei Risikopatienten und/oder Nebenwirkungen sinnvoll. Wichtigste Nebenwirkungen sind Herzbeschwerden (Tachykardie, Herzrhythmusstörungen), Magen-Darm-Beschwerden (Übelkeit, Erbrechen, Durchfall) und ZNS-Symptome wie Unruhe, Kopfschmerz und Muskelzittern.

Theophylline werden in der aktuellen Nationalen Versorgungsleitlinie [28] bei Asthma nicht mehr empfohlen.

Pflege bei Asthma bronchiale

Pflege im akuten Anfall

- Erstmaßnahmen bei Atemnot ➤ 6.2.1, ➤ 6.1.5
- Ruhe vermitteln, um dem Patienten die Angst zu nehmen, da diese die Luftnot weiter verstärkt, ihn möglichst nicht alleine lassen
- Bedarfsmedikament verabreichen (falls bereits verordnet)
- Auslöser des Anfalls (z. B. Rauch) beseitigen
- Materialien für die zu erwartenden Anordnungen vorbereiten:
  - Arzneimittel: β_2-Sympathomimetika, Glukokortikoide, Theophyllin
  - Materialien für einen venösen Zugang, Blutentnahmeröhrchen (Blutbild, Elektrolyte, evtl. BGA)
  - Alles Notwendige für eine Sauerstoffgabe (➤ 6.1.6), zum Absaugen (➤ 6.1.5) und evtl. für eine Intubation.

Patientenberatung und Rehabilitation

Die kompetente Beratung im Rahmen der Rehabilitation des Patienten ist Voraussetzung dafür, die Sterblichkeit unter Asthmatikern zu senken. Todesfälle sind auf ungenügendes Wissen über die Krankheit, deren Auslöser, die Medikamente sowie auf falsches Verhalten während des Asthmaanfalls zurückzuführen. Die Effektivität der Teilnahme an standardisierten Asthma-Schulungsprogrammen ist wissenschaftlich belegt [36]. Es hat sich gezeigt, dass bei geschulten Asthmatikern eine deutliche Abnahme von schweren Asthmaanfällen zu verzeichnen ist. Durch gezielte Information, Beratung und das Erlernen von Techniken, welche im Notfall helfen, erhält der Betroffene zunehmend Kontrolle über seine Lebenssituation (➤ Abb. 6.40).

Die Patientenschulung erfolgt in Kleingruppen im anfallsfreien Intervall, am günstigsten durch ein interdisziplinäres Team. Die Inhalte werden je nach Zielgruppe (Kleinkinder/Eltern, Schulkinder, Jugendliche, Erwachsene) in unterschiedlicher Weise vermittelt. Schwerpunkte der Beratung sind:

- Wissensvermittlung bezüglich der Erkrankung (Ursachen, Symptome, individuelle Auslöser, Prophylaxe, Medikamente)
- Schulung in der Selbstkontrolle der Lungenfunktion mit dem Peak-Flow-Meter und nachfolgender Dokumentation der Ergebnisse (➤ 6.3.3)
- Einüben von Entspannungs- und Atemübungen zur besseren Wahrnehmung der Atmung
- Selbsteinschätzung der Dyspnoe anhand z. B. der **Borg-Skala** (➤ 6.1.4)
- Vermitteln von Atemtechniken zur Verminderung der Atemwegsverengung: PEP-Atmung, wie etwa die dosierte Lippenbremse (➤ 6.1.5). Diese Techniken werden so lange geübt, bis der Patient sie sicher beherrscht und auch im beginnenden Anfall „abrufen" kann. Das Gefühl, sich selbst helfen zu können, gibt ihm Ruhe und Sicherheit
- Fähigkeit zum Umgang mit dem Behandlungsplan (einschließlich eines individuellen Notfallplans) sowie den darin vorgesehenen Medikamenten. Dazu gehört auch die fachgerechte Anwendung von Inhaliergeräten (z. B. Dosieraerosol)
- Fähigkeit zum begrenzten Selbst-Management, also Erkennen einer verschlechterten Lungenfunktion mit Selbstanpassung der Arzneimittel nach den Vorgaben des Arztes und Beherrschen der Vorgehensweise bei (drohendem) Notfall. Sinnvoll kann hier ein bereits gerichtetes Notfallset mit Notfallmedikamenten, der Arztanordnung für den Bedarfsfall sowie der Telefonnummer des behandelnden Arztes sein
- Entspannungstechniken, Ausdauertraining und Sport
- Bei Rauchern unbedingt Nikotinentwöhnung (➤ 6.1.2)
- Bedeutung regelmäßiger Arztbesuche und Lungenfunktionsprüfung
- Hinweise auf Selbsthilfegruppen.

Korrekte Anwendung von Dosieraerosolen

Vor allem durch Inhalation von β_2-Sympathomimetika und Parasympatholytika kann sich der Patient rasch selbst Erleichterung verschaffen. Die bei Erwachsenen wichtigsten Inhalationssysteme sind Treibgasdosieraerosole ohne Inhalierhilfe (teilweise mit Atemzugtriggerung, da die Koordination von Atmung und Auslösen des Sprühstoßes einigen Patienten sehr schwer fällt), Treibgasdosier-

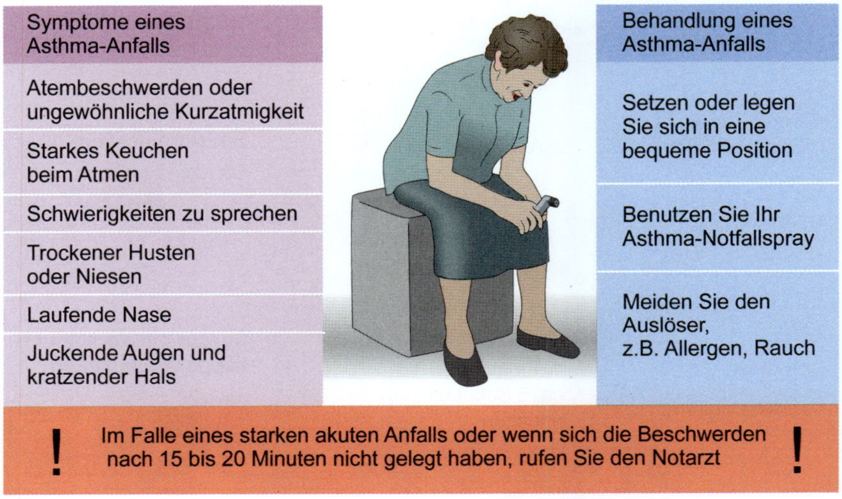

Abb. 6.40 Patientenberatung bei Asthma bronchiale. [L190]

6

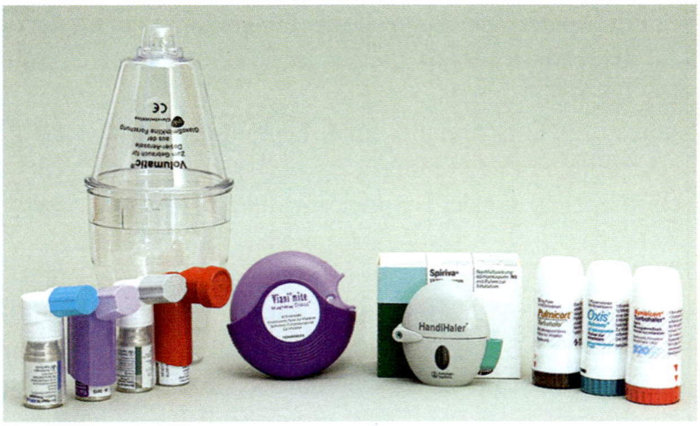

Abb. 6.41 Verschiedene Applikatoren für Dosieraerosole. Applikatoren mit Treibgas, Treibgasapplikator mit Spacer, Diskus®, Kapselinhalator und Pulverapplikatoren. [K115]

aerosole mit Inhalierhilfe und Trockenpulverdosieraerosole (➤ Abb. 6.41). Eine Inhalierhilfe (z. B. Spacer, Aerochamber) erleichtert die Koordination zwischen Einatmung und Auslösung des Sprühstoßes. Aufgrund der verschiedenen Systeme sind die Herstellerangaben stets genau zu beachten.

Anwendung von Treibgasdosieraerosolen ohne Inhalierhilfe und ohne Atemzugtriggerung (➤ Abb. 6.42 links):

- Aerosolbehälter gut schütteln
- Schutzkappe abnehmen
- Tief ausatmen
- Mundstück in den Mund führen (Medikamentenbehälter zeigt nach oben) und mit den Lippen fest umschließen
- Während langsamer, tiefer Einatmung Druck auf den Kanister ausüben (Arzneimittel wird freigesetzt)
- Ca. 5 s Luft anhalten
- Langsam wieder ausatmen (über die Nase oder mit Lippenbremse).

Die Anwendung von Treibgasdosieraerosolen mit Atemzugtriggerung erfolgt ähnlich, der Patient braucht jedoch während der Einatmung keinen Druck auf den Kanister auszuüben, da durch den Atemstrom ein Ventilmechanismus ausgelöst wird. Voraussetzung ist entsprechend, dass der Patient noch so gut einatmen kann, dass die automatische Auslösung erfolgt.

Benutzung von Treibgasdosieraerosolen mit Spacer ➤ Abb. 6.42 rechts

Die Anwendung von Trockenpulverdosieraerosolen ist je nach System (z. B. Turbohaler®, Easyhaler®, Diskhaler®, Diskus®) sehr unterschiedlich (Herstellerangaben beachten, exemplarisch für Turbohaler® ➤ Abb. 6.42 links).

Korrekte Gabe inhalativer Glukokortikoide

Inhalative Glukokortikoide sind heute unverzichtbarer Bestandteil der Asthmatherapie. Durch die Inhalation werden hohe Konzentrationen in den Bronchien bei minimalen systemischen Nebenwirkungen erreicht. Folgende Maßnahmen beugen einem Candida-Befall von Mund und Rachen als wichtiger lokaler Nebenwirkung vor:

- Glukokortikoide stets mit Inhalierhilfe benutzen, da dann eine geringere Menge des Arzneimittels im Mund-Rachen-Raum hängen bleibt und mehr Wirkstoff die tieferen Atemwege erreicht
- Vor den Mahlzeiten inhalieren
- Nach der Inhalation Zähne putzen oder zumindest Mund gründlich ausspülen.

Kein Aspirin bei Asthma bronchiale

Azetylsalizylsäure (z. B. Aspirin®) und nicht-steroidale Antirheumatika (z. B. Ibuprofen) sowie im Einzelfall auch Paracetamol (z. B. ben-u-ron®) können Asthmaanfälle auslösen und sind nur erlaubt, wenn der Patient sie bekanntermaßen gut verträgt. Außerdem müssen die Betroffenen bei jedem neuen Arztkontakt auf ihre Asthmaerkrankung hinweisen, da viele Arzneimittel bei Asthma kontraindiziert sind.

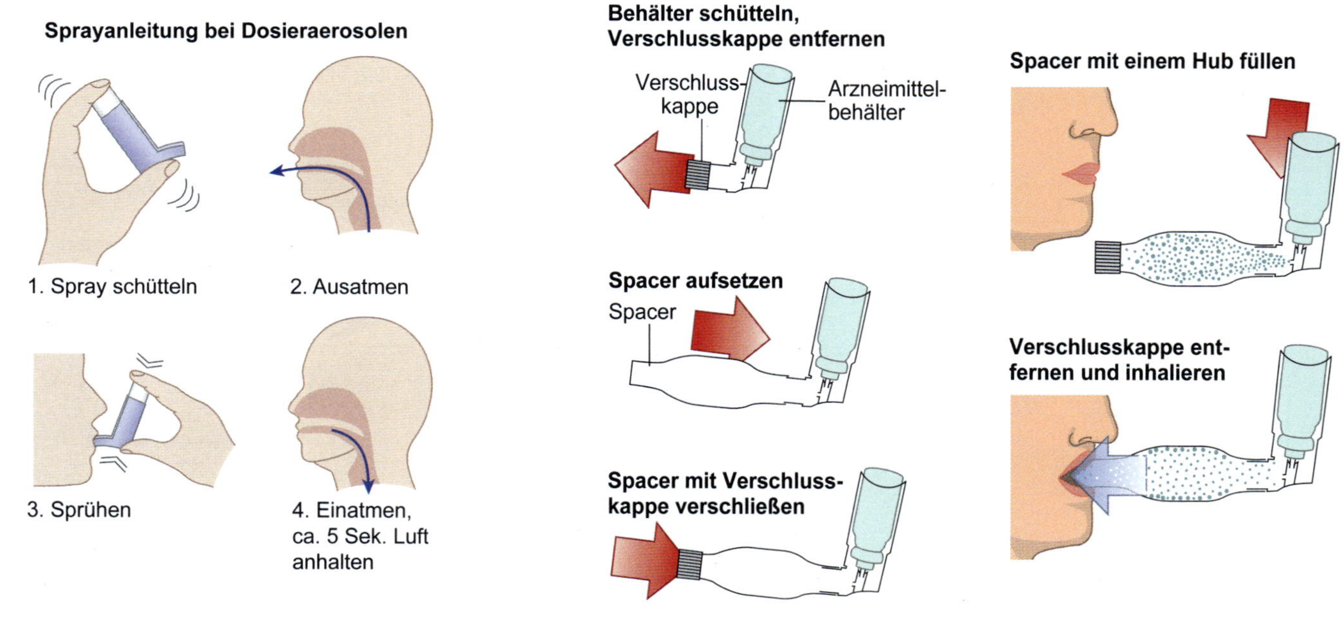

Abb. 6.42 Anwendung eines Dosieraerosols ohne Inhalierhilfe (links) und mit Inhalierhilfe (Spacer; rechts) [L231, L138]

Prognose

Für Patienten mit mäßig häufigen Asthmaanfällen ist die Prognose gut. Allerdings kann ein schwerer Asthmaanfall auch tödlich sein. Die Langzeitprognose hängt davon ab, ob im Krankheitsverlauf irreversible Schädigungen entstehen.

Prävention

Primärprävention von Asthma ist nur im (frühen) Kindesalter möglich. Selbst die Beachtung aller einschlägigen Empfehlungen bietet keinen sicheren Schutz! Sinnvoll sind:

- Vermeiden von Passivrauchen und Rauchverzicht der werdenden Eltern schon während der Schwangerschaft
- Ausschließliches Stillen in den ersten 4–6 Lebensmonaten
- Die Haustierhaltung (z. B. Hunde) sollte bei Personen ohne erhötes Allergierisiko nicht eingeschränkt werden [38].

Besteht bereits eine Allergie, jedoch kein (allergisches) Asthma, sollte die Allergie auf jeden Fall konsequent behandelt werden. Nach wie vor strittig ist, inwieweit Verzicht auf besonders „allergieträchtige“ Substanzen, gegen die noch keine Allergie besteht, etwas bringt. Belegt hingegen ist der Nutzen eines Rauchverzichts (Aktiv- wie Passivrauchen).

Bei vorhandenem Asthma bronchiale können lediglich durch eine optimale Behandlung Komplikationen verringert oder verhindert werden.

6.6 Chronisch-obstruktive Lungenerkrankungen

DEFINITION

Chronisch-obstruktive Lungenerkrankungen *(chronic obstructive pulmonary diseases, COPD, chronic obstructive lung diseases, COLD)*: Übliche Bezeichnung für die chronisch-obstruktiven Bronchitiden und das (obstruktive) Lungenemphysem. Hauptursache sind inhalative Schadstoffe, allen voran das Rauchen. Hauptkennzeichen sind chronische Entzündung und fortschreitende Verengung der Atemwege.

6.6.1 Chronische und chronisch-obstruktive Bronchitis

DEFINITION

Chronische Bronchitis: Nach WHO „Husten und Auswurf an den meisten Tagen von mindestens drei Monaten zweier aufeinanderfolgender Jahre“:

- **Einfache chronische Bronchitis:** Schleimig-weißer Auswurf ohne bronchiale Obstruktion („Raucherhusten“)
- **Chronisch-obstruktive Bronchitis:** Symptome der Bronchitis plus Obstruktion durch Bronchospasmus (➤ Abb. 6.38), zähes Sputum (Dyskrinie) und Schleimhautödem, die im Gegensatz zum Asthma bronchiale durch inhalative β_2-Sympathomimetika und/oder Glukokortikoide nicht vollständig reversibel sind.

Bei weiterer Progredienz Entwicklung eines **obstruktiven Emphysems** mit zusätzlich vergrößertem Residualvolumen (➤ 6.3.3) und verminderter Gasaustauschfläche.

Mit einem Vorkommen bei 10–15 % aller Erwachsenen ist die **chronische Bronchitis** die häufigste chronische Lungenerkrankung. Ca. 8,5 % der Erwachsenen ab 45 Jahren waren 2019 in Deutschland von einer chronisch-obstruktiven Bronchitis betroffen [39]. Der Übergang zwischen beiden wird heute als fließend angesehen. Männer sind häufiger betroffen als Frauen.

Krankheitsentstehung

Der chronischen Bronchitis liegt ganz überwiegend langjähriges, regelmäßiges Zigarettenrauchen oder das Einwirken anderer Schädigungsfaktoren wie etwa Feinstaubinhalation bei genetischer Disposition zugrunde. Selten sind erbliche Faktoren die Ursache, v. a. erblicher α_1-Antitrypsin-Mangel.

Chronische Bronchitis und Rauchen

Jeder zweite Raucher über 40 Jahre hat eine chronische Bronchitis. Umgekehrt sind mehr als 80 % der Patienten mit einer chronischen Bronchitis Raucher oder ehemalige Raucher!

Am Beginn steht eine Entzündung der Bronchialschleimhaut mit Hyper- und Dyskrinie sowie einer Funktionsstörung des Flimmerepithels, sodass das Sekret nicht ausreichend abgehustet wird (➤ Abb. 6.43). Später häufen sich Infekte, die zu einer Verschlimmerung der Entzündung sowie einer Hyperreagibilität („Überreaktion“) der Bronchien und so zu einer obstruktiven Komponente führen. Durch die Entzündung freigesetzte Botenstoffe und Enzyme zerstören in zunehmendem Maße die Alveolarsepten, Umbauvorgänge fixieren die Atemwegsverengung, sodass sich schließlich ein Lungenemphysem entwickelt.

Die chronischen Entzündungsprozesse und eine Sympathikusaktivierung haben Folgen für den gesamten Körper, z. B. eine Förderung der Arteriosklerose, Muskelabbau, Osteoporose und Gewichtsverlust.

Leitsymptome COPD

AHA = Auswurf, Husten, Atemnot

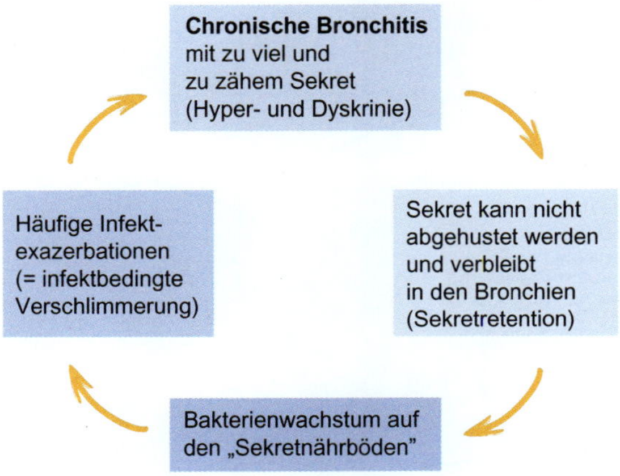

Abb. 6.43 Bei der chronischen Bronchitis entsteht ein Teufelskreis, der zur zunehmenden Verschlimmerung der Erkrankung führt. [A400]

Symptome und Untersuchungsbefund

Der Beginn ist schleichend mit einem zunächst nur morgendlichen, später über den Tag anhaltenden Husten mit schleimig-weißem Auswurf (➤ Abb. 6.44). Später tritt eine oft anfallsartige Belastungsdyspnoe hinzu, zuerst nur bei starker, später bei geringer werdender Belastung, und der Gesamtzustand des Patienten verschlechtert sich (z. B. erhebliche Leistungsminderung, Gewichtsabnahme). Immer häufiger kommt es zu akuten **infektiösen Exazerbationen** (infektbedingten Verschlimmerungen). Im Endstadium entwickeln sich eine Hypoxie, Hyperkapnie sowie häufig eine Zyanose.

Weitere Folgen sind:

- Rechtsherzbelastung und später Rechtsherzinsuffizienz (*Cor pulmonale* ➤ 6.10.2) infolge der Widerstandserhöhung in den Lungengefäßen
- Polyglobulie (➤ 11.5.7) durch die Hypoxie.

In fortgeschrittenen Krankheitsstadien besteht eine Lungenüberblähung (hypersonorer Klopfschall), und bei der Auskultation sind Giemen und Brummen als Ausdruck der Obstruktion hörbar.

Diagnostik und Differenzialdiagnose

Die Diagnosestellung ist in der Regel klinisch möglich. Zur Einschätzung von Schweregrad und aktueller Gefährdung und zum Ausschluss weiterer Erkrankungen sind erforderlich:

- Lungenfunktionsprüfung (➤ Abb. 6.45) und BGA (Grad der Obstruktion? respiratorische Insuffizienz?)
- Röntgenaufnahme des Thorax (Überblähung? Pneumonie? Lungenkarzinom?)
- Mikrobiologische und zytologische Untersuchung des Sputums (Bakterien? Karzinomzellen?)
- Blutuntersuchung: Blutbild und BSG (Entzündungszeichen? Polyglobulie?), α_1-Antitrypsin-Spiegel.

Es gibt mehrere Möglichkeiten der Schweregradeinteilung. Die GOLD (Global Initiative for Chronic Obstructive Lung Disease) nutzt dazu den CAT (COPD-Assessment-Test)- oder den mMRC (modified Medical Research Council)-Fragebogen:

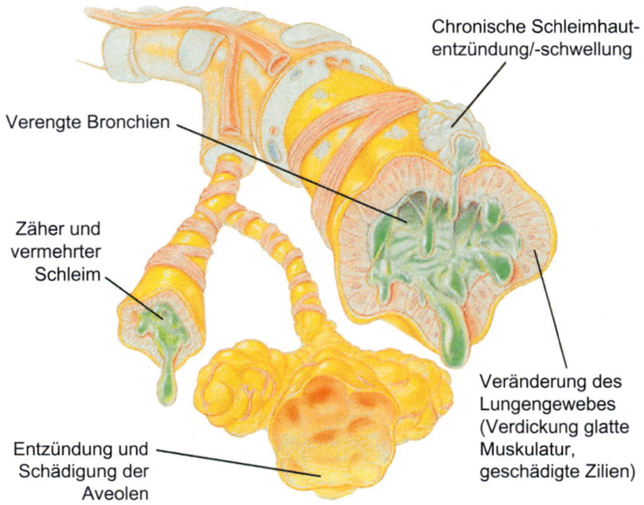

Abb. 6.44 Chronische Bronchitis und Emphysem. [E988]

- CAT: besteht aus acht Fragen. Ein Score < 10 betrifft weniger symptomatische Patienten
- mMRC: graduiert mithilfe einer Fünf-Stufen-Skala ausschließlich die Dyspnoe. Die Stufen 0 und 1 entsprechen dabei einer geringen Symptomatik.

Das Exazerbationsrisiko wird anhand der Anamnese eingeschätzt: Ein erhöhtes Re-Exazerbationsrisiko besteht bei ≥ 1 stationär (= schwere) oder ≥ 2 ambulant (mit einem Antibiotikum und/oder einem systemischen Kortikosteroid) behandelten Exazerbationen pro Jahr.

Daraus ergeben sich nach GOLD drei COPD-Risikogruppen:

- Risikogruppe A: Symptome: mMRC 0–1, CAT < 10; Exazerbation: 0–1 moderate Exazerbationen ohne Krankenhausbehandlung in der Anamnese
- Risikogruppe B: Symptome: mMRC ≥ 2, CAT ≥ 10; Exazerbation: 0–1 moderate Exazerbationen ohne Krankenhausbehandlung in der Anamnese
- Risikogruppe E: Symptome: mMRC 0–1, CAT < 10 oder mMRC ≥ 2, CAT ≥ 10; Exazerbation: > 2 moderate Exazerbationen oder > 1 krankenhauspflichtige Exazerbation in der Anamnese.

Ein weiteres Instrument zur Schweregradeinteilung ist der **BODE-Index:** Für **B**MI, **O**bstruktion, **D**yspnoe und Belastbarkeit (**E**xercise) werden je 0–3 Punkte vergeben. Je höher die Punktzahl, desto schwerer die Erkrankung.

Behandlungsstrategie

Allgemeinmaßnahmen

Nikotinentwöhnung

Wichtigste Maßnahme ist die Nikotinentwöhnung (➤ 6.1.2) – nur absolute Nikotinkarenz vermag das Fortschreiten der Erkrankung aufzuhalten [40].

Auch andere ungünstige Umgebungseinflüsse sollte der Patient weitest möglich meiden. Außerdem hat sich gezeigt, dass individuell angepasstes körperliches Training und Atemtherapie die Prognose verbessern. Allen Patienten werden Patientenschulungen angeboten. Vor allem Patienten mit einer mindestens mäßigen

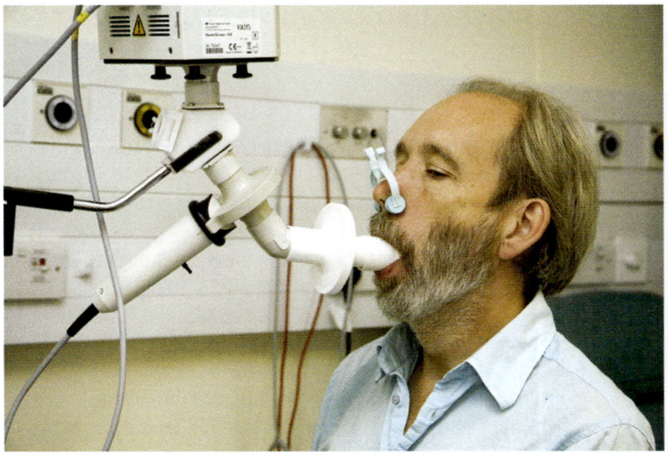

Abb. 6.45 Lungenfunktionsprüfung. [G771-003]

COPD profitieren von Rehabilitationsmaßnahmen (➤ 6.1.3). Bei fortgeschrittener COPD kommen eine Langzeit-Sauerstoff-Therapie sowie Heimbeatmung (➤ 6.1.9) in Betracht. Außerdem wird die Möglichkeit weiterer Maßnahmen geprüft (Endoskopische Ventil-Implantation *„Coils“*, Emphysemchirurgie, Lungentransplantation).

Medikamentöse Therapie
Basismedikamente sind β_2-Sympathomimetika und Anticholinergika, zweite Wahl Retard-Theophylline. Der Stellenwert des entzündungshemmenden Phosphodiesterase-Inhibitors Roflumilast (z. B. Daxas®) bei Patienten mit COPD Schweregrad 3 und 4, hoher Sekretmenge und häufigen Exazerbationen ist noch unklar.

Atemwegsinfekte werden konsequent bekämpft, ggf. wird die Dauertherapie zeitlich befristet intensiviert. Sekretolytika (➤ Pharma-Info 6.2) sind bezüglich ihrer Wirksamkeit fraglich, können aber z. B. bei Patienten mit sehr zähem Sekret gegeben werden.

Bei nachgewiesenem α_1-Antitrypsin-Mangel kann das Fortschreiten der Erkrankung durch Substitutionsbehandlung (Prolastin® HS einmal wöchentlich i. v.) verlangsamt werden.

Pflege

Alle pflegerischen Maßnahmen erfolgen unter dem Gesichtspunkt des stufenweise aufgebauten COPD-Managements. Vorrangig gilt es, die Eigenkompetenz des Erkrankten zu fördern, damit alle Maßnahmen möglichst selbstständig durchgeführt werden. Je nach Einschränkung erfolgen hierzu Unterstützung oder auch die vollständige Übernahme durch die Pflegenden. Neben der Verbesserung der gestörten bronchialen Reinigung (**Sekretmanagement** ➤ 6.1.5) stehen Hilfen bei erschwerter Ausatmung, die Erhaltung der Thoraxbeweglichkeit, Lungenfunktion und Zwerchfellkraft sowie die Vermeidung von Komplikationen im Vordergrund. Hierzu gehören [36]:

- Patientenberatung und -schulung
- Ausreichende Flüssigkeitszufuhr zur Schleimlösung, solange keine Kontraindikationen vorliegen (Vorsicht – auf Manifestation einer bis dahin latenten Herzinsuffizienz achten)
- Beobachtung des Patienten auf die Entwicklung von Komplikationen (z. B. Infekt, Bronchospasmus) und Anleitung zur Selbstbeobachtung
- Atemunterstützende Maßnahmen wie Atemübungen und atemerleichternde Positionen ➤ 6.1.5
- Techniken zum Ausatmen gegen Widerstand (PEP-Atmung), z. B. dosierte Lippenbremse, Atemtraining mit dem Threshold©-Gerät, oszillierenden PEP-Geräten oder EzPAP-Geräten (➤ 6.1.5), CPAP-Atmung
- Anleitung des Patienten zur richtigen Arzneimittelanwendung (vor allem von Dosieraerosolen ➤ 6.5) und zum Umgang mit dem Peak-Flow-Meter (➤ 6.3.3)
- Sekretlösende Maßnahmen (z. B. Inhalation, Einreibungen, Sekretolytika nach Arztanordnung) und Unterstützung bei der Sekretentleerung z. B. durch Hustentechniken, mittels oszillierender PEP-Geräte (➤ 6.1.5), evtl. durch Absaugen
- Hilfe bei Dyspnoe (➤ 6.2.1), in fortgeschrittenem Stadien Sauerstoffgabe (➤ 6.1.6). Bei einer Sauerstofflangzeittherapie oder Heimbeatmung (➤ 6.1.9) vermitteln die Pflegenden den Kontakt zu ambulanten Pflegediensten mit speziellen Beratungs- und Betreuungsangeboten sowie zu Selbsthilfegruppen. Die Heimbeatmung kann die Lebensqualität des Patienten entscheidend verbessern, erfordert jedoch die sachgerechte Einführung von Patient und Angehörigen bzw. die Unterstützung durch ambulante Dienste.

Beobachtung und Dokumentation

- Atmung, Husten und Sputum, Peak-Flow-Messungen
- Körpertemperatur (Fieber als Infektzeichen?)
- Hautfarbe, Puls und RR (v. a. bei Rechtsherzinsuffizienz), Ödeme
- Bewusstseinslage (Unruhe oder Somnolenz bei Hyperkapnie? Drohende CO_2-Narkose bei Sauerstoffgabe?).

Pharma-Info 6.2

Expektoranzien

Expektoranzien *(Expektorantien)* sind chemisch uneinheitliche Arzneimittel, welche:

- Die Bronchialsekretion steigern
- Den bereits gebildeten Schleim verflüssigen *(Sekretolytika, Mukolytika)*
- Den Abtransport des Sekrets fördern *(Sekretomotorika)* sollen.

Die Wirksamkeit von Expektoranzien ist für die meisten Indikationen nicht belegt. Sie wirken nur, wenn der Patient ausreichend trinkt, was z. B. bei Herzinsuffizienz nicht immer möglich ist. Bei Patienten, die zu schwach zum Abhusten sind, dürfen Expektoranzien nicht gegeben werden, da das Sekret dann in den Atemwegen verbleibt.

Wichtige Vertreter sind Acetylcystein (z. B. Fluimucil®), Ambroxol (z. B. Mucosolvan®), Bromhexin (Bisolvon®) oder Carbocistein (Transbronchin®).

Für *Inhalationen* werden z. B. neben Ambroxol auch Inhalationslösungen ätherischer Öle eingesetzt. Die Arzneimittel werden einzeln oder in Kombination mit NaCl 0,9 % oder destilliertem Wasser verdünnt und 1- bis 4-mal täglich inhaliert. Beachtet werden sollte, dass Inhalationen zu einem Bronchospasmus führen können.

Bei der *oralen Gabe* von Expektoranzien können Magen-Darm-Beschwerden (v. a. Übelkeit) auftreten. Präparate, die in Flüssigkeit aufgelöst werden müssen, haben sich bei den Patienten als vorteilhaft erwiesen, die sonst nicht genug trinken.

Patientenberatung und Rehabilitation

Erkrankte sollten an einem strukturierten, evaluierten und zielgruppenorientiertem Schulungsprogramm teilnehmen, Nachschulungen sind ca. alle zwei Jahre sinnvoll. Die Aufrechterhaltung der körperlichen Aktivität sowie Anwendung spezifischer Maßnahmen (z. B. dosierte Lippenbremse) kann bei COPD die „Selbstwirksamkeitserwartung" steigern. D. h., das Beschwerdeempfinden wird positiv beeinflusst [2]. Die Beratung des Patienten hat im Rahmen der Rehabilitation zum Ziel, eine Verschlechterung des Gesundheitszustands und das Auftreten von Folgeerkrankungen zu vermeiden. Dazu gehören:

- Körperliches Training. Führt ab mäßigem Schweregrad zur Verbesserung der Lebensqualität, der Belastbarkeit und zur Verringerung der Exazerbationsrate. Geeignet ist z. B. Gehen, Treppensteigen oder Radfahren in der Ebene. Gehen in einem Tempo beginnen, bei dem noch keine Atemnot auftritt, dann Geschwindigkeit unter Einlegen kurzer Pausen steigern. Dabei soll der Patient tief einatmen und beim Ausatmen die dosierte Lippenbremse (➤ 6.1.5) anwenden. Am günstigsten ist es, wenn ein stationär eingeleitetes intensives Training zu Hause selbstständig und in einer ambulanten Lungensportgruppe fortgeführt wird. Vermieden werden sollte auf jeden Fall, dass der Patient durch Dyspnoe bei Belastung körperliche Anstrengung scheut, dadurch an Leistungskraft verliert, damit jedoch noch weniger belastbar wird und die Dyspnoe zunimmt
- Empfehlung eines isolierten Krafttrainings der Extremitäten bei zu geringer Belastbarkeit des Patienten für ein Ausdauertraining (➤ Abb. 6.46). Als günstig erwiesen haben sich außerdem ein gezieltes Training der (Inspirations-)Atemmuskulatur (z. B. mit Threshold®), gymnastische Übungen zum Erhalt oder zur Verbesserung der Thoraxbeweglichkeit sowie Sprechübungen mit gezielten Sprechpausen zur Ökonomisierung der Atmung
- Anwendung der medikamentösen Therapie, korrekte Inhalationstechnik
- Erlernen der Selbsteinschätzung der Atemsituation, z. B. mittels Peak-Flow-Messung, Borg-Skala (➤ 6.1.4)
- Vorbeugen und Erkennen von Bronchialinfekten und Exazerbation: Infektionsprophylaxe (z. B. Influenza-Impfprophylaxe, im Winter Menschenansammlungen meiden), hygienischer Umgang mit Inhalationsgeräten. Es gibt Hinweise, dass zusätzliche Inhalationen mit Kortison das Auftreten von Exazerbationen erhöht [43]
- Ausschalten aller schädigenden Einflüsse und Anleitung zu gesundheitsbewusstem Verhalten. Dies ist entscheidend für den Erhalt der Lungenfunktion. Im Vordergrund steht hier die Nikotinentwöhnung (➤ 6.1.2), ungünstig ist genauso das Passivrauchen. Zur Beratung gehört auch die Vermittlung von Grundlagenwissen wie z. B. einatmen über die Nase zur Anfeuchtung und Reinigung der Atemluft, keine einengende Kleidung tragen, Bauchatmung der Brustatmung vorziehen, keine blähenden Nahrungsmittel (Zwerchfellhochstand erschwert die Atmung)
- Meiden von Kälte (sowohl kalte Umgebung als auch kalte Getränke) und Nebel, da sich hierdurch die Obstruktion verstärkt.
- Anstreben einer Gewichtsreduktion bei übergewichtigen Patienten, um die Beweglichkeit zu verbessern. Umgekehrt ist auch Untergewicht zu korrigieren, insbesondere bei den höheren Schweregraden. Eine Gewichtskorrektur durch hochkalorische Ernährung kann die Muskelkraft stärken und die Symptome der Atemnot verbessern
- Rechtzeitiges Einschalten des Reha-Beraters des Arbeitsamts bzw. Sozialarbeiters bei Umschulung oder Berufsaufgabe.

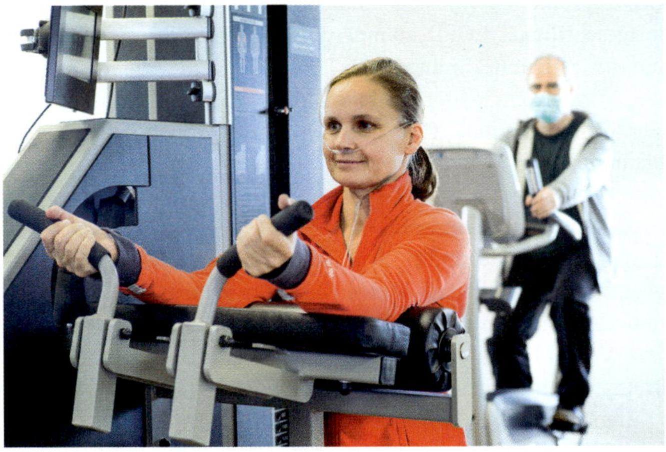

Abb. 6.46 Gerätegestütztes Krafttraining. [K115]

Prognose

In Frühstadien ist die Prognose recht gut, falls es gelingt, die Schädigungsursache auszuschalten. Ansonsten führt die Erkrankung nach jahre- und jahrzehntelangem Verlauf zu einer Rechtsherzinsuffizienz (➤ 4.5) und respiratorischen Insuffizienz (➤ 6.3.4).

Prävention

Wichtigste Maßnahme in der Primärprävention der COPD ist der Verzicht auf Rauchen.

Auch bei bereits bestehender COPD ist – neben einer konsequenten Behandlung – Nikotinentwöhnung nachgewiesenermaßen wirksam.

6.6.2 Lungenemphysem

DEFINITION

Lungenemphysem: Überblähung des Lungengewebes mit Elastizitätsverlust und irreversibler Zerstörung von Alveolen. Dadurch Bildung immer größerer Emphysemblasen, Verminderung der Gasaustauschfläche und Totraumvergrößerung.

Krankheitsentstehung

Meist ist ein **Lungenemphysem** mit einer chronisch-obstruktiven Bronchitis – bei langjährigem Rauchen – verbunden. Seltener liegen andere inhalative Schadstoffe (etwa eine berufsbedingte Staubinhalation) zugrunde. Nur bei ca. 1–2 % aller Betroffenen ist ein autosomal rezessiv vererbter α_1-Antitrypsin-Mangel die Ursache.

Folge ist in allen Fällen ein **Proteasen-Antiproteasen-Ungleichgewicht** (➤ Abb. 6.47). *Proteasen* sind Enzyme, die den Abbau von Proteinen und Peptiden beschleunigen und durch *Antiproteasen* gehemmt werden. Bei einem Proteasenübergewicht können die Proteasen die Lungengerüststrukturen vermehrt „andauen" und letztlich zerstören. Der Totraum vergrößert sich, Gasaustauschfläche und Lungengefäße nehmen ab, sodass der Gasaustausch zunehmend beeinträchtigt wird bis hin zur respiratorischen Insuffizienz (➤ 6.3.4). Durch die Gefäßverminderung und die damit verbundene Druckerhöhung im Lungenkreislauf entwickelt sich ein chronisches Cor pulmonale (➤ 6.10.2).

Symptome und Untersuchungsbefund

Leitsymptom ist chronische Atemnot, zunächst bei Belastung, erst spät in Ruhe. Zyanose ist möglich. Evtl. bestehen die Symptome einer chronisch-obstruktiven Bronchitis (➤ 6.6.1).

Bei der körperlichen Untersuchung fällt ein **Fassthorax** auf: Die Rippen stehen fast horizontal, d. h., der Brustkorb des Patienten verharrt ständig in Inspirationsstellung. Bei der Perkussion ist der Klopfschall durch den vermehrten Luftgehalt hypersonor. Die Perkussion bei In- und Exspiration zeigt, dass die Lungengrenzen kaum mehr verschieblich sind (2–4 statt 4–6 cm beim Gesunden). Die Atem- und Herzgeräusche sind bei der Auskultation nur ganz leise hörbar. In Spätstadien bestehen zusätzlich Zeichen einer Rechtsherzinsuffizienz (➤ 4.5).

Diagnostik und Differenzialdiagnose

Die Verdachtsdiagnose ist klinisch möglich. Lungenfunktionsprüfung und ggf. (hochauflösende) Computertomografie sichern die Diagnose. Röntgenaufnahmen des Thorax und Blutuntersuchungen (Blutbild, CRP, BGA) sind zur Einschätzung der respiratorischen Situation und zum Ausschluss einer Pneumonie erforderlich. Das EKG zeigt in Spätstadien die Zeichen der Rechtsherzbelastung. Bei jüngeren Patienten ohne Risikofaktoren ist zur Ursachenklärung die α_1-Antitrypsin-Bestimmung im Blut angezeigt.

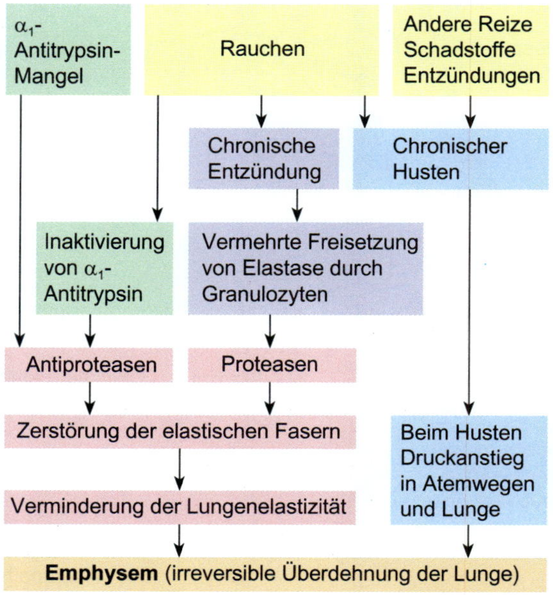

Abb. 6.47 Pathogenese und -physiologie des Lungenemphysems. [A400]

Behandlungsstrategie und Pflege und Patientenberatung

Nur bei α_1-Antitrypsin-Mangel steht mit der Substitution des fehlenden Enzyms (Prolastin® HS) eine kausale Behandlungsmöglichkeit zur Verfügung. Ansonsten entsprechen Behandlungsstrategie, Pflege und Patientenberatung im Wesentlichen denen bei chronisch-obstruktiver Lungenerkrankung. Operationen helfen nur einem geringen Teil der Patienten. Außerdem weisen Pflegende auf Selbsthilfegruppen hin.

Lungentransplantation

Sind im Endstadium einer chronischen Lungenerkrankung alle anderen therapeutischen Maßnahmen ausgeschöpft, kann eine ein- oder doppelseitige **Lungentransplantation** einem Teil der Patienten helfen. 2022 wurden in Deutschland 254 Transplantationen durchgeführt, häufigste Indikation war eine COPD [44]. Insgesamt liegt die 5-Jahres-Funktionsrate derzeit bei gut 50 %.

Prognose

Die Prognose hängt ganz entscheidend von der Behebung der Ursache ab, in aller Regel also von dem Einhalten der Nikotinkarenz.

6.7 Interstitielle Lungenerkrankungen/ Lungenfibrosen

DEFINITION

Interstitielle Lungenerkrankungen *(ILE, ILD, diffuse parenchymatöse Lungenerkrankungen, DPLD):* Zusammenfassende Bezeichnung für zahlreiche chronische Entzündungen des Lungenparenchyms. Bei Fortschreiten der Erkrankungen oft Entwicklung zur Lungenfibrose.
Lungenfibrose: Bindegewebiger Umbau *(Fibrosierung)* des Lungengerüsts und daraus resultierende *restriktive Ventilationsstörung* (➤ 6.3.3).

Als **interstitielle Lungenerkrankungen** werden verschiedenste Lungenerkrankungen zusammengefasst, die zu einer nicht-infektiösen Entzündung der Lungen und im Endstadium häufig zu einer **Lungenfibrose** führen. Entgegen dem Namen sind häufig primär Alveolarepithel, Basalmembran und Kapillarendothel (mit-)entzündet. Außerdem zählen einige seltene Erkrankungen dazu, die über andere Mechanismen in eine Lungenfibrose münden.

Einteilung

Ungefähr bei der Hälfte der Patienten ist eine Ursache feststellbar, etwa:

- Systemerkrankungen, z. B. Sarkoidose (➤ 6.7.1), Kollagenosen (➤ 14.7), Vaskulitiden (➤ 14.8)
- Eingeatmete Schadstoffe, z. B. organische Stäube (etwa exogen-allergische Alveolitis ➤ 6.7.2), anorganische Stäube (Pneumokoniosen ➤ 6.7.3), Rauch, verschiedene Gase und Sprays

- Nicht-eingeatmete Schadstoffe, z. B. bestimmte Medikamente, nach Strahlenbehandlung
- Kreislauferkrankungen.

Bei den übrigen 50 % ist keine Ursache erkennbar (*idiopathische interstitielle Pneumonien* ➤ 6.7.3)

6.7.1 (Lungen-)Sarkoidose

DEFINITION

Sarkoidose *(Morbus Boeck, M. Besnier-Boeck-Schaumann):* Granulombildende, meist chronische Systemerkrankung. In > 90 % Befall der Lymphknoten des Lungenhilum und/oder der Lungen (häufigste interstitielle Lungenerkrankung). Altersgipfel 20.–40. Lebensjahr.
Löfgren-Syndrom: Akute Verlaufsform der Sarkoidose, an der vor allem junge Frauen erkranken.

Krankheitsentstehung

Die Ursache der **Sarkoidose** ist unklar. Eine genetische Komponente gilt als sicher.

Immunologische Fehlregulation mit T-Helferzellaktivierung führt möglicherweise über Freisetzung von Entzündungsbotenstoffen und Aktivierung weiterer Abwehrzellen zu den typischen nicht-nekrotisierenden Granulomen.

Symptome und Untersuchungsbefund

Lungensarkoidose

Bei 95 % der Patienten mit **Lungensarkoidose** liegt deren chronische Form vor. Sie beginnt schleichend mit wenig oder gar keinen Beschwerden und wird oft nur zufällig diagnostiziert. In späteren Stadien bekommt der Erkrankte Husten, Belastungsdyspnoe und Gelenkbeschwerden; evtl. etwas erhöhte Temperaturen.

Die akute Form, **Löfgren-Syndrom** genannt, ist mit 5 % weitaus seltener. Leitbeschwerden sind Fieber, Erythema nodosum und Gelenkschmerzen, typischerweise in beiden Sprunggelenken. Husten und Belastungsdyspnoe sind möglich. Die Röntgenaufnahme der Lunge zeigt eine Hilumlymphknotenvergrößerung.

Extrapulmonale Manifestationen

Prinzipiell kann die Sarkoidose alle Organe befallen (➤ Abb. 6.48). Häufigste Ursache plötzlicher Todesfälle bei Sarkoidose ist eine Herzbeteiligung.

Diagnostik

An erster Stelle steht die konventionelle Röntgenaufnahme des Thorax (nicht die CT!) zur Typeinteilung und Prognoseeinschätzung:

- **Typ 0:** Unauffälliger Röntgenbefund des Thorax bei isoliertem Befall außerhalb der Lunge
- **Typ I:** Beidseitige Vergrößerung der Hilumlymphknoten, keine Lungenveränderungen, spontane Rückbildung *(Spontanremission)* in 70 %
- **Typ II:** Beidseitige Vergrößerung der Hilumlymphknoten mit Lungenveränderungen (streifige oder fleckige Zeichnungsvermehrung), Spontanremission in 50 %
- **Typ III:** Lungenveränderungen ohne vergrößerte Lymphknoten, Spontanremission etwa 30 %
- **Typ IV:** Lungenfibrose, keine Spontanremission.

Die Lungenfunktionsprüfung zeigt in fortgeschrittenen Stadien eine restriktive Ventilationsstörung. Unbedingt erfolgen sollte eine Bronchoskopie mit bronchoalveolärer Lavage (➤ 6.3.6) und transbronchialer Lungenbiopsie, welche typische entzündliche Veränderungen und die charakteristischen Granulome zeigen.

Der Serumspiegel des Hormons Angiotensin converting enzyme *(ACE)* ist häufig erhöht und als Aktivitätsparameter verwertbar. Ein Tuberkulin-Test (➤ 6.4.5) ist charakteristischerweise negativ. Augenärztliche Untersuchung, EKG und Echokardiografie sollen einen weiteren Organbefall aufdecken.

Behandlungsstrategie

Der Typ I ist wegen der häufigen Spontanheilungen nicht therapie-, wohl aber kontrollbedürftig.

Ab Typ II der Sarkoidose und bei bedrohlichem extrapulmonalem Befall werden in erster Linie Glukokortikoide eingesetzt, ggf. kombiniert mit Immunsuppressiva (➤ Pharma-Info 14.2) wie etwa Methotrexat oder TNFα-Blocker (➤ Pharma-Info 14.2).

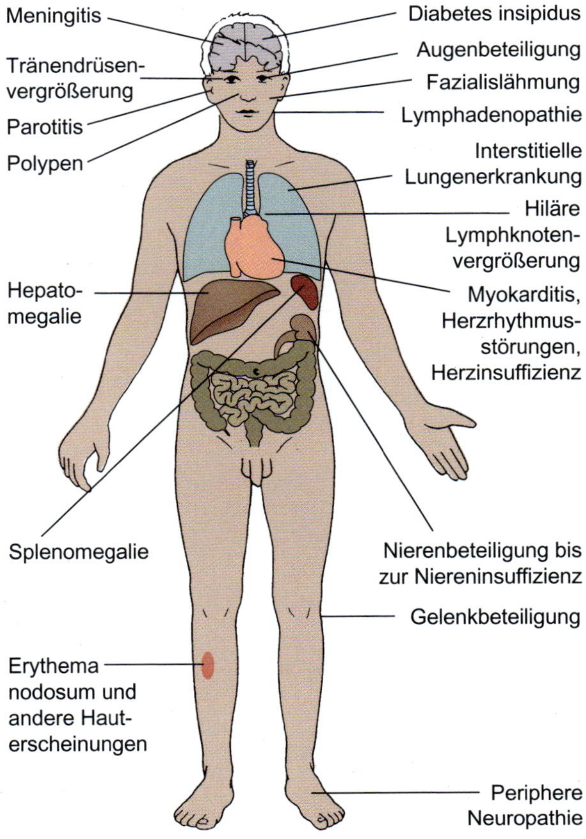

Abb. 6.48 Manifestationen der Sarkoidose. [L157]

Das Löfgren-Syndrom wird rein symptomatisch behandelt, es heilt in über 95 % aus.

Pflege und Patientenberatung

Die Pflege hängt von den individuellen Symptomen des Patienten ab. Sie umfasst:

- Bei Ventilationsstörungen atemerleichternde und unterstützende Maßnahmen (➢ 6.1.5)
- Bei Verschleimung sekretlösende und sekretentleerende Maßnahmen (➢ 6.1.5).

Bei fortgeschrittener Erkrankung entsprechen Pflege und Patientenberatung im Wesentlichen der bei chronisch-obstruktiver Bronchitis.

Patienteninformation und Prognose

Wegen der häufigen Spontanheilungen ist die Prognose für die Mehrzahl der Patienten gut. Alle Patienten müssen aber auf die Notwendigkeit regelmäßiger Kontrollen hingewiesen werden. Bei ca. 10 % der Patienten kommt es zu einer Lungenfibrose mit respiratorischer Insuffizienz und chronischem Cor pulmonale (➢ 6.10.2), die Letalität liegt insgesamt um 5 %.

6.7.2 Exogen-allergische Alveolitis

DEFINITION

Exogen-allergische Alveolitis (kurz *EAA, Hypersensitivitätspneumonie, allergische interstitielle Pneumonie*): Chronische, entzündliche Lungenerkrankung, die unbehandelt zu einer irreversiblen Lungenfibrose führt.

Krankheitsentstehung

Ursache der **exogen-allergischen Alveolitis** ist die Inhalation *organischer* Stäube, welche zu einer Typ-III- und Typ-IV-Immunreaktion (➢ 15.1.1) mit nachfolgender Entzündung der Lungen führen.

Tab. 6.12 Wichtige Formen der exogen-allergischen Alveolitis.

Erkrankung	Antigenquelle
Befeuchterfieber	Befeuchtungs-, Klimaanlagen, andere Wasserbehälter
Byssinose	Baumwolle
Dachdeckerlunge	Organische Dachmaterialen (Stroh, Schilf)
Farmerlunge	Feuchtes, schimmeliges Material (Heu, Komposterde). Zweithäufigste Form
Holz- und Waldarbeiterlunge	Sägemehl von Eichen und Zedern
Käsewäscherlunge	Verschimmelter Käse
Kürschnerlunge	Pelztierhaare
Mälzerlunge	Verschimmelte Gerste und Malz
Müllarbeiterlunge	Biomüll
Taubenzüchter-/ Vogelhalterlunge	Vogelexkremente, -sekrete (auch in Federn). Häufigste Form

In Frage kommen mehrere Hundert Antigene von Pflanzen, Tieren und Mikroorganismen, aber auch verschiedene Chemikalien (➢ Tab. 6.12). Da nur ein kleiner Teil der Exponierten erkrankt, ist von einer genetischen Veranlagung auszugehen.

Symptome, Befund und Diagnostik

- Bei der akuten Verlaufsform treten wenige Stunden nach Allergenkontakt Fieber, Husten und Atemnot auf
- Kommt der Betroffene häufig oder ständig mit nur geringen Allergenmengen in Kontakt, so entwickelt sich die chronische Verlaufsform mit uncharakteristischen Beschwerden, Husten und Atemnot.

Die Diagnose wird durch Anamnese, Röntgenaufnahme des Thorax, ggf. hochauflösendes CT, Lungenfunktionsprüfung und Bronchoskopie mit bronchoalveolärer Lavage gestellt. Wichtig ist die Klärung, ob eine (der Berufsgenossenschaft meldepflichtige) Berufskrankheit vorliegt.

Behandlungsstrategie

Die wichtigste Behandlungsmaßnahme ist das Meiden der auslösenden Substanz. Medikamentös werden Glukokortikoide (➢ Pharma-Info 10.1) und Immunsuppressiva eingesetzt. Infektionen müssen antibiotisch behandelt werden.

Prognose

Bei Meiden des Antigens ist die Prognose der akuten Form gut. Die Prognose der chronischen Form hängt davon ab, inwieweit der Umbau bereits fortgeschritten ist.

6.7.3 Weitere Lungenfibrosen

Pneumokoniosen

Auch die Inhalation zahlreicher *anorganischer Stäube* kann zur Lungenfibrose führen. Man spricht von **Pneumokoniosen** oder *Staublungenerkrankungen.* Häufig ist die Erkrankung beruflich bedingt und dann bereits bei Verdacht der Berufsgenossenschaft meldepflichtig. Hauptbeschwerden des Patienten sind Atemnot und trockener Husten. Zu den Pneumokoniosen zählen z. B.:

- Die **Silikose** durch Quarzstäube, bei der in 10 % eine Tuberkulose komplizierend hinzutritt
- Die **Asbestose** durch Asbeststaub, bei der ein Pleuramesotheliom oder – insbesondere bei Rauchern – ein Lungenkarzinom entstehen kann.

Idiopathische interstitielle Pneumonie/Lungenfibrose

Die Ursache der **idiopathischen interstitiellen Pneumonien (IPF)** ist, wie der Name schon sagt, nicht bekannt. Klinisch zeigen sie sich durch zunehmende Dyspnoe und trockenen Husten, die Lungenfunktionsprüfung ergibt eine restriktive Ventilationsstörung.

Anhand der Befunde im hochauflösenden CT, der bronchoalveolären Lavage und der (transbronchialen) Lungenbiopsie werden sieben verschiedene Formen mit unterschiedlicher Prognose unterschieden.

Mit ca. 60 % am häufigsten ist die heute als *usual interstitial pneumonia (UIP)* klassifizierte Form. Ihre Prognose ist schlecht, da Glukokortikoide und Immunsuppressiva oft ohne Wirkung bleiben. Sie ist die einzige, deren Endstadium noch als **idiopathische Lungenfibrose** bezeichnet wird, obwohl auch die anderen Formen in eine Fibrose münden können.

6.8 Lungentumoren

6.8.1 Gutartige Lungentumoren

Gutartige Lungentumoren > 1 cm Durchmesser sind selten. Sie bleiben meist symptomlos und werden dann zufällig diagnostiziert. Gelegentlich führen gutartige Lungentumoren zur Verlegung von Bronchien und begünstigen so ständige Entzündungen oder beeinträchtigen durch ihre Größe die Lungen-, Herz- oder Kreislauffunktion.

Die diagnostischen Maßnahmen entsprechen denen bei malignen Lungentumoren. Die Prognose ist gut.

Bildgebende Diagnostik

Durch die moderne Bildgebung werden immer mehr kleine Lungentumoren entdeckt, die häufiger gut- als bösartig sind. Sind sie bereits auf alten Vergleichsaufnahmen in gleicher Größe vorhanden, ist von Gutartigkeit auszugehen. Ansonsten wird je nach Einzelfall (Alter und Risikoprofil des Patienten, Lage des Herdes) entschieden, ob sofort eine diagnostische Klärung erforderlich ist oder der Tumor röntgenologisch kontrolliert und nur bei Größenzunahme invasiv abgeklärt wird.

6.8.2 Lungenkarzinom

DEFINITION

Lungenkarzinom *(bronchogenes Karzinom,* Bronchialkarzinom): Primäres Lungenmalignom mit Ausgang vom Bronchial- bzw. Alveolarepithel.

Das **Lungenkarzinom** ist in Deutschland der dritthäufigste bösartige Tumor. Bei Männern ist es die zweithäufigste, bei Frauen die dritthäufigste Tumorerkrankung. Bei Männern ist das Lungenkarzinom die häufigste zum Tode führende bösartige Erkrankung. Dies ist deprimierend, weil durch Einschränkung des Hauptrisikofaktors Rauchen ein Großteil dieser Todesfälle vermieden werden könnte. Das mittlere Erkrankungsalter liegt knapp unter 70 Jahren. Die 5-Jahre-Überlebensrate ist nach wie vor sehr niedrig [45].

Krankheitsentstehung und Einteilung

Krankheitsentstehung

Beim größten Teil der Lungenkarzinome spielen eingeatmete Schadstoffe eine entscheidende Rolle.

- Wichtigster Schädigungsfaktor ist das Rauchen, das für ca. 85 % der Lungenkarzinomtodesfälle verantwortlich gemacht wird. Raucher haben im Vergleich zu Nichtrauchern ein etwa 40-faches Risiko. Das Risiko steigt mit der Dauer des Rauchens und der Zahl der gerauchten Zigaretten. Besonders hoch ist das Risiko, wenn schon als Jugendlicher mit dem Rauchen begonnen wurde. Rauchen potenziert außerdem das Karzinomrisiko durch andere (z. B. berufliche) Schadstoffe. Auch Passivrauchen steigert das Risiko
- Umweltfaktoren sind z. B. das natürliche Vorkommen radioaktiven Radons, Luftverschmutzung durch Industrie und Verkehr sowie berufliche Karzinogene (z. B. Asbest, Chrom, Kohlenteer).

Eine bestehende Veranlagung scheint das Risiko etwa zu verdoppeln, möglicherweise wirken bestimmte Viren fördernd. Beide Einflüsse sind aber insgesamt von geringer Bedeutung.

Histologische Einteilung

Entscheidend für die Therapiewahl ist die Unterscheidung zwischen **kleinzelligen Lungenkarzinomen** (*small cell lung cancer,* kurz *SCLC,* ca. 20 %) und **nicht-kleinzelligen Lungenkarzinomen** (*non small cell lung cancer,* kurz *NSCLC,* ca. 80 %). Bei den nicht-kleinzelligen Lungenkarzinomen werden nochmals *Plattenepithel, Adeno-* und *großzellige Karzinome* differenziert.

Möglicherweise werden in Zukunft Rezeptorbestimmungen und molekulargenetische Verfahren die Einteilung verfeinern und evtl. die Basis individualisierter Therapien sein.

Symptome und Untersuchungsbefund

Anfangs-, aber nicht Frühsymptome sind häufig (länger dauernder) Husten und Atemnot sowie Gewichtsabnahme. Da viele Lungenkarzinompatienten gleichzeitig eine chronisch-obstruktive Lungenerkrankung haben, fallen (Veränderungen von) Husten und Atemnot aber oft nicht auf. Verlegt der Tumor einen Bronchus, können sich dahinter gelegene Lungenabschnitte entzünden **(Retentionspneumonie),** was zu wiederholten „Atemwegsinfekten" führt. Auch blutiges Sputum und Brustschmerzen sind möglich.

Die körperlichen Untersuchungsbefunde sind sehr variabel und bei vielen Patienten normal.

Symptome invasiven Wachstums und Metastasierung

Zeichen organüberschreitenden Wachstums und damit der Inoperabilität sind meist:

- Heiserkeit durch Kompression oder Infiltration des N. laryngeus recurrens
- (Einseitiger) Zwerchfellhochstand durch Infiltration des N. phrenicus
- Gestaute Halsvenen
- Pleuraerguss
- **Horner-Syndrom** mit Ptosis (Herabhängen des Oberlides), Miosis (enge Pupillen) und Enophthalmus (hier: scheinbares Zurücksinken des Augapfels in der Augenhöhle) durch Einwachsen eines in der Lungenspitze gelegenen **Pancoast-Tumors** in die Thoraxwand und damit Beeinträchtigung des sympathischen Nervensystems. Durch Nervenreizung oft gleichzeitig hartnäckige Thoraxschmerzen.

Rückenschmerzen, Kopfschmerzen, epileptische Anfälle oder Lähmungen sind nicht selten Ausdruck einer bereits erfolgten Knochen-

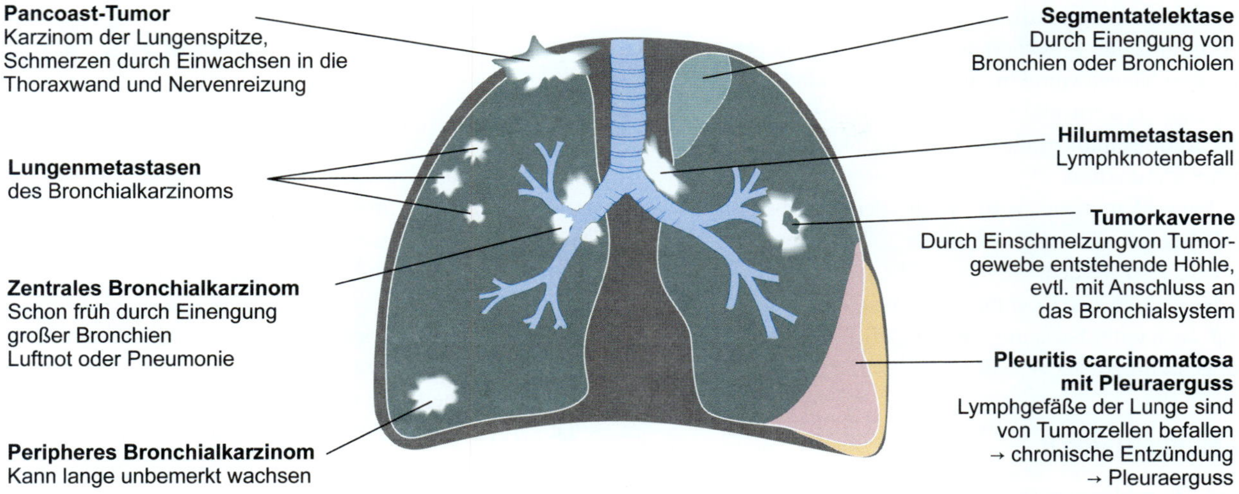

Abb. 6.49 Mögliche Befunde in der Röntgenaufnahme des Thorax bei einem Lungenkarzinom. [L190]

oder Gehirnmetastasierung. Auch Allgemeinbeschwerden wie Schwäche, Müdigkeit, Appetitlosigkeit und Gewichtsverlust weisen häufig auf ein fortgeschrittenes Tumorstadium oder Metastasierung hin.

Paraneoplastische Symptome

Vor allem kleinzellige Lungenkarzinome führen nicht selten zu **paraneoplastischen Symptomen** (➤ 12.3.3):

- Cushing-Syndrom (➤ 10.6.1) durch Substanzen mit ACTH-ähnlicher Wirkung
- Hyperkalzämie bei Sekretion Parathormon-ähnlicher Stoffe
- Syndrom der inadäquaten ADH-Sekretion (➤ 10.3.4) durch ADH-ähnliche Substanzen
- Weiter z. B. Schwäche insbesondere proximaler Muskeln, Neuropathien, Anämie. Thrombozytose.

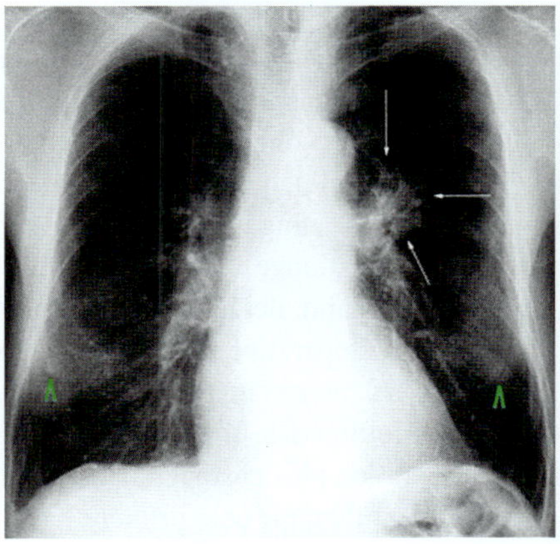

Abb. 6.50 Peripheres Lungenkarzinom: im Hilumbereich der linken Lunge ist eine Verschattung mit strahlenförmig in die Lunge ziehenden Ausläufern zu sehen (→). Die „Rundherde" bei ∧ entsprechen den Brustwarzen. [M506]

Diagnostik und Stadieneinteilung

Sicherung der Tumordiagnose

An erster Stelle stehen Röntgen-Thorax-Aufnahmen in zwei Ebenen und das Thorax-(Spiral-)CT mit Kontrastmittel (➤ Abb. 6.49, ➤ Abb. 6.50, ➤ Abb. 6.51).

Eine Bronchoskopie mit (transbronchialer) Biopsie und bronchoalveolärer Lavage ermöglicht oft den direkten Tumornachweis, eine histologische Artdiagnose und erste Hinweise auf die Ausbreitung des Tumors. **Endobronchiale Sonografie** und **Autofluoreszenz-Bronchoskopie** können die Tumoridentifikation verbessern. Bei Letzterer wird dabei bei der Bronchoskopie vom „normalen" Weißlicht auf blaues Licht einer bestimmten Wellenlänge umgeschaltet. Die dann auftretende spontane Fluoreszenz gesunder Gewebe lässt normale Schleimhaut bei Verwendung einer speziellen Kamera hellgrün, tumorös veränderte Schleimhaut jedoch bräunlich-rot erscheinen. Teilweise ist auch eine Biopsie mediastinaler Lymphknoten über die Speiseröhre oder eine transthorakale Feinnadelbiopsie des Tumors möglich. Ansonsten sind eine **Thorakoskopie** (endoskopische Untersuchung der Pleurahöhle), eine **Mediastinoskopie** (endoskopische Untersuchung des Mediastinums) oder eine Probethorakotomie durch den Chirurgen erforderlich.

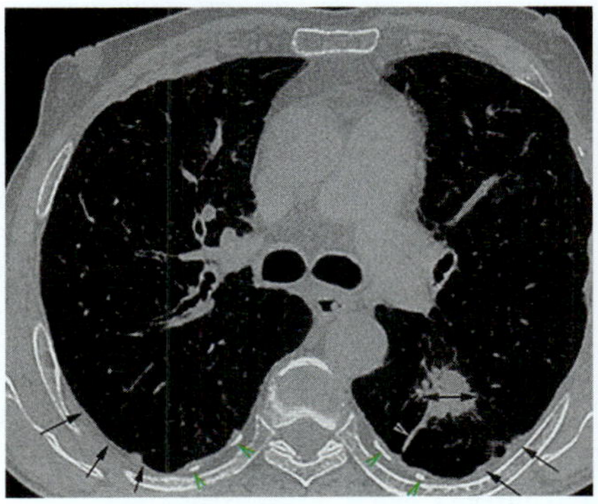

Abb. 6.51 Im CT stellt sich der Herd in der Peripherie der linken Lunge dar mit einem deutlich sichtbaren Ausläufer zur Pleura (∧). Mehrere Pleuraverdickungen und -verkalkungen (↑ bzw. ∧) sind Zeichen einer Asbestose. [M500]

Die PET (*Positronen-Emmissions-Szintigrafie,* ➤ 1.4.5) ist etabliert, aber bestimmten Fragestellungen vorbehalten. Sehr empfindlich, aber noch nicht Routine, ist die PET-CT als Kombination von PET und CT, welche eine exakte Lokalisation besonders stoffwechselaktiver Bezirke (solche sind schnell wachsende Tumoren) ermöglicht.

Tumormarker im Blut (➤ 12.4.2) sind *NSE* (*Neuronenspezifische Enolase,* vor allem bei kleinzelligen Karzinomen), *CYFRA 21–1 (Zytokeratinfragment,* vor allem bei nicht-kleinzelligen Karzinomen) und *CEA (Carcinoembryonales Antigen)*. Ihre Bedeutung liegt v. a. in der späteren Verlaufskontrolle.

Weitergehende Diagnostik

Ist die Tumordiagnose gesichert, folgt das Staging. Die genauen Untersuchungen hängen vom Einzelfall ab. Häufig sind Oberbauchsonografie und CT, Kernspintomografie des Mediastinums, Computer- oder Kernspintomografie des Gehirns, Skelettszintigrafie und Knochenmarkpunktion.

Das Lungenkarzinom wird nach der TNM-Klassifikation (➤ 12.4.5) eingeteilt, wobei bestimmte TNM-Gruppen zu Stadien zusammengefasst werden.

Zur Beurteilung der Operabilität dienen Lungenfunktionsprüfung (ggf. auch unter Belastung, ➤ 6.3.3), BGA (➤ 6.3.4) und evtl. eine Lungenszintigrafie (➤ 6.10.1).

Behandlungsstrategie

Kurative Therapieansätze

Ob ein kurativer, d. h. auf Heilung gerichteter, Therapieansatz möglich ist, hängt vom Allgemeinzustand des Patienten und Größe und Art des Tumors ab [46]:

- Bei *nicht-kleinzelligen* Karzinomen ist die Behandlung bei kurativem Therapieansatz primär operativ. Am häufigsten wird ein Lungenlappen **(Lobektomie)** entfernt, selten sogar eine Lunge **(Pneumektomie),** gelegentlich reicht eine **Manschettenresektion.** Voraussetzung ist, dass die (meist durch das Rauchen geschädigte) Restlunge einen ausreichenden Gasaustausch gewährleisten kann. Bei Inoperabilität erfolgt eine Strahlentherapie. Eine postoperative adjuvante Chemotherapie wird ab Stadium II, evtl. bereits im Stadium IB angeraten. Ab Stadium IIIA werden multimodale Therapiekonzepte (➤ 12.5.1) empfohlen, z. B. Operation plus postoperative adjuvante Bestrahlung und/oder Chemotherapie oder primäre Radio-Chemotherapie. Der Stellenwert sog. zielgerichteter Therapien (➤ 12.5.3) ist nach wie vor unklar und wahrscheinlich je nach Tumortyp unterschiedlich
- *Kleinzellige Karzinome* metastasieren sehr früh auf dem Blutweg, sodass zum Zeitpunkt der Diagnose in aller Regel eine *generalisierte* Tumorerkrankung anzunehmen ist, auch wenn (noch) keine Fernmetastasen nachweisbar sind. Entsprechend ist die Chemotherapie immer Bestandteil der Therapie. Zusätzliche erfolgen je nach Größe des Tumors Operation und/oder Strahlentherapie (auch des Schädels). Zielgerichtete Therapien oder andere Medikamente brachten bislang keine Vorteile.

Palliative Care

Palliative Therapien umfassen Chemotherapien, Strahlentherapie (perkutan wie auch durch Einbringen radioaktiver Substanzen in den Tumor) oder bronchoskopische Lasertherapien. Der Einsatz bronchialer *Stents* soll verengte Bronchien offenhalten. Selten ist eine palliative Operation sinnvoll.

Die palliative Pflege umfasst die Betreuung des Patienten im Rahmen der Chemo- und Strahlentherapie (➤ 12.5.2, ➤ 12.5.5) sowie die Unterstützung bei der Auseinandersetzung mit der Erkrankung [47].

Palliative Care ➤ Kap. 13
Hustendämpfer bei unstillbarem Hustenreiz ➤ Pharma-Info 6.3
Medikamentöse Schmerztherapie ➤ 2.4
Supportive Therapie bei Tumorerkrankungen ➤ 12.5.6

Pflege und Patientenberatung

Pflege bei Tumorerkrankungen ➤ 12.1
Atemunterstützende Interventionen ➤ 6.1.5

Die Pflege eines Patienten mit Lungenkarzinom, den die Diagnose meist sehr überraschend trifft, stellt hohe Anforderungen (Grundzüge ➤ 12.1).

Oberstes Ziel pflegerischen Handelns ist die Erhaltung der bestmöglichen Lebensqualität des Betroffenen. Dazu gehören:

- Schmerzfreiheit oder zumindest Schmerzarmut durch eine sorgfältige Schmerzbeobachtung und systematische Schmerztherapie (➤ Kap. 2)
- Erhaltung der Mobilität und Selbstständigkeit bei den täglichen Verrichtungen sowie Vermeidung von Sekundärerkrankungen (z. B. Dekubitus, Thrombose, Infektionen vor allem der Mundhöhle). Besonders wichtig sind atemunterstützende und sekretlösende Maßnahmen, die insbesondere Infektionen (z. B. eine Pneumonie) verhindern sollen. Sorgfältige Beobachtung der Atmung
- Gezielte Entlassungsplanung und Pflegeüberleitung in häusliche Pflege, den ambulanten oder stationären Hospizdienst oder Palliativpflege (➤ 1.2.5). Die Pflegenden informieren Patient und Angehörige über die Bedeutung der Tumornachsorge und beraten zu einer gesundheitsbewussten Lebensführung (z. B. Nikotinverzicht, eiweiß- und vitaminreiche Ernährung). Sie ermöglichen außerdem den Kontakt zu Selbsthilfegruppen.

Prognose

Die Prognose ist insgesamt schlecht. Die 5-Jahres-Überlebensrate lag 2019–2020 für Frauen bei 25 % und für Männer bei 19 % [45]. Für kleinzellige Tumoren ist die Prognose schlechter als für nicht-kleinzellige, für große Tumoren schlechter als für kleine.

Prävention

An erster Stelle der Primärprävention steht die Bekämpfung der exogenen Schädigungsfaktoren, insbesondere des Rauchens. Für die breite Anwendung geeignete Früherkennungsuntersuchungen gibt es bislang nicht.

6.8.3 Sekundäre Lungenmalignome

DEFINITION

Sekundäre Lungenmalignome: Durch Metastasierung von Malignomen anderer Organe (v. a. Mamma-, Nieren- und Prostatakarzinome) entstandene, maligne Lungentumoren.

Die Prognose einer Tumorerkrankung ist bei Vorliegen von Lungenmetastasen in der Regel infaust.

6.9 Pneumothorax

DEFINITION

Pneumothorax: Ansammlung von Luft im normalerweise luftleeren, spaltförmigen Raum zwischen den beiden Pleurablättern.

Krankheitsentstehung und Formen

Krankheitsentstehung

Beim **Pneumothorax** gelangt Luft in den kapillären Spalt zwischen der Pleura visceralis und der Pleura parietalis, sodass der physiologische Unterdruck im Pleuraspalt aufgehoben wird. Infolge der Eigenelastizität der Lunge kollabiert dann die betroffene Lunge teilweise oder sogar komplett und nimmt nur noch vermindert oder gar nicht mehr am Gasaustausch teil.

Pharma-Info 6.3

Antitussiva

Husten ist ein Schutzreflex zur Reinigung der Atemwege. Manchmal aber ist ein Husten nutzlos, so etwa beim Lungenkarzinom. Bei diesen Patienten oder bei Erschöpfung des Kranken durch den ständigen Husten kann eine medikamentöse Unterdrückung des Hustens sinnvoll sein. **Antitussiva** *(Hustendämpfer, Hustenmittel)* blockieren über zentrale oder periphere Angriffspunkte den Hustenreflex und lindern so den Hustenreiz.

Codein und Codeinabkömmlinge (z. B. Codicaps mono®, Paracodin®) sowie Dextromethorphan (z. B. Hustenstiller-ratiopharm® Dextromethorphan) haben als Opiatabkömmlinge prinzipiell die gleichen Nebenwirkungen wie Opioide (➤ 2.4.4), wenn auch schwächer ausgeprägt. Ambulante Patienten werden deshalb auf eine Beeinträchtigung der Fahrtüchtigkeit hingewiesen.

Weitere Substanzen ohne Abhängigkeitspotenzial sind Noscapin (z. B. Capval®) Levodropropizin (z. B. Quimbo®) und Pentoxyverin (z. B. Silomat®).

Einteilung

Nach der Ursache werden folgende Formen unterschieden:

- Die häufigste Form des Pneumothorax ist der **Spontanpneumothorax**
  - Der **idiopathische Spontanpneumothorax** betrifft vor allem Männer zwischen 20 und 40 Jahren. Seine Ursache ist unklar, möglicherweise führen entzündliche Veränderungen der Atemwege zu „Blasen", die dann platzen
  - Der **symptomatische** oder *sekundäre* **Spontanpneumothorax** ist Folge anderer Lungenerkrankungen wie etwa einer chronisch obstruktiven Lungenerkrankung oder eines Lungenkarzinoms
- Demgegenüber steht der verletzungsbedingte **traumatische Pneumothorax**
- Der **iatrogene Pneumothorax** ist durch ärztliche Maßnahmen (z. B. Pleurapunktion, „zu tiefe" Injektionen im Thoraxbereich) bedingt. Er kann auch als Sonderform des traumatischen Pneumothorax angesehen werden.

Nach der Art des Defekts werden differenziert (➤ Abb. 6.52):

- **Offener Pneumothorax** mit Verbindung der Pleurahöhle zur Außenwelt, unterteilt in *offenen äußeren Pneumothorax* z. B. bei Brustwanddefekt durch Stichverletzung und *offenen inneren Pneumothorax* durch Platzen einer Emphysemblase oder Bronchusriss
- **Geschlossener Pneumothorax,** bei dem diese Verbindung nicht (mehr) besteht.

Die Nomenklatur ist hier allerdings nicht einheitlich.

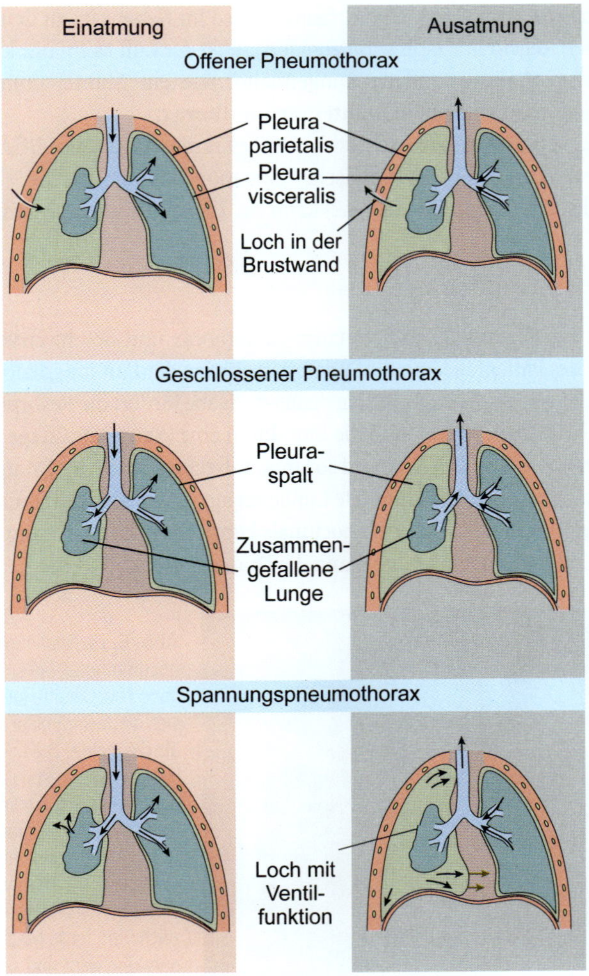

Abb. 6.52 Verschiedene Formen des Pneumothorax. [L190]

Symptome und Untersuchungsbefund

Erstsymptom ist meist ein einseitiger, stechender Schmerz im Brustkorb, dem Atemnot und (Reiz-)Husten folgen. Die Atmung ist meist schnell, die Atembewegungen asymmetrisch. Teilweise besteht eine Zyanose. Der Klopfschall ist einseitig hypersonor, und es sind mit dem Stethoskop nur sehr leise oder gar keine Atemgeräusche auskultierbar.

NOTFALL

Spannungspneumothorax

Lebensbedrohlicher Notfall ist der **Spannungspneumothorax** (*Ventilpneumothorax* ➤ Abb. 6.52), bei dem die bei jeder Atembewegung in den Pleuraspalt eindringende Luft nicht mehr entweichen kann, weil z. B. ein Hautlappen an der Wunde als Ventil wirkt. Die betroffene Pleurahöhle wird mit jedem Atemzug mehr aufgepumpt und das Mediastinum zur gesunden Lungenseite verdrängt. Oft innerhalb von Minuten entwickelt sich ein lebensbedrohlicher Schock mit stärkster Atemnot, Zyanose, Tachykardie und Blutdruckabfall. **Lebensrettende Sofortmaßnahme** ist die Umwandlung in einen offenen Pneumothorax: Falls kein spezielles Besteck zur Verfügung steht, wird mit einer großen Braunüle im 2. oder 3. ICR in der Medioklavikularlinie der betroffenen Seite eingestochen. Hierdurch kommt es zu einer sofortigen Entlastung des Überdrucks. Falls vorhanden, kann ein eingeschlitzter Fingerling aufgesetzt und so ein *Ventil* (sog. *Tiegel-Ventil*) geschaffen werden. Die endgültige Versorgung besteht in einer Dauersaugdrainage.

Diagnostik und Differenzialdiagnose

Die Diagnose wird durch eine Röntgenaufnahme des Thorax gesichert (➤ Abb. 6.53). Die Aufnahme wird im Gegensatz zu den üblichen Regeln in Exspiration angefertigt. Ist der Luftsaum nur klein, sodass er die betroffene Lungenhälfte wie ein Mantel umhüllt, spricht man von einem **Mantelpneumothorax.**

Ein EKG ist zum Ausschluss kardialer Erkrankungen, eine BGA zur Einschätzung der respiratorischen Situation erforderlich. Zur Ursachensuche (Emphysemblasen?) kann ein Thorax-CT angezeigt sein.

Behandlungsstrategie

Nur bei einem kleinen Spontanpneumothorax und Beschwerdefreiheit des Patienten kann die Spontanresorption der Luft innerhalb von 3–4 Tagen abgewartet werden. Sauerstoffgabe fördert die Resorption.

Ganz überwiegend wird die Luft durch eine **(Saug-)Drainage** entfernt (➤ 6.1.8). Der Sog wird so lange aufrechterhalten, bis Röntgenaufnahmen eine voll entfaltete Lunge zeigen. Dann wird die Drainage abgeklemmt und nach 24 h nochmals kontrolliert. Ist auch dann keine Luft mehr nachweisbar, kann die Drainage gezogen werden.

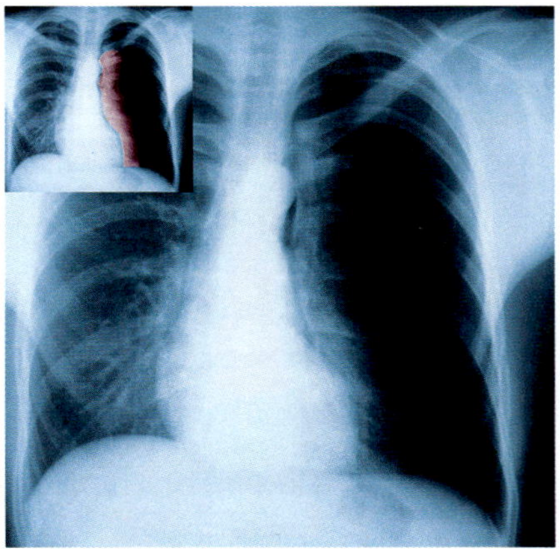

Abb. 6.53 Spannungspneumothorax links. Die linke Thoraxhälfte stellt sich deutlich dunkler dar als die rechte. Die linke Lunge ist völlig kollabiert und grenzt sich am linken Herzrand als Verschattung ab, die normalerweise bis zur Thoraxwand sichtbare feine Lungenzeichnung fehlt. Mediastinum und Herz sind zur gesunden Seite hin verdrängt. [T197]

Schließt sich die Verbindung zwischen Pleuraspalt und Bronchialsystem – unabhängig von der Ursache – nach Wiederausdehnung der Lunge nicht, muss sie operativ verschlossen werden (heute bevorzugt videoassistiert thorakoskopisch). Auch beim Rezidiv-Spontanpneumothorax auf der gleichen Seite sind invasive Maßnahmen, etwa eine thorakoskopische Übernähung oder eine Verklebung der Pleurablätter (Pleurodese ➤ 6.11.2), angezeigt.

Pflege und Patientenberatung

Die Erstmaßnahmen bei Pneumothorax entsprechen den Erstmaßnahmen bei Dyspnoe (➤ 6.2.1), hinzu kommt die Pflege bei Pleuradrainage (➤ 6.1.8).

Die Pflegenden achten auf die Einhaltung einer systematischen Schmerztherapie und planen darauf abgestimmt alle atemunterstützenden und sekretlösenden Maßnahmen (➤ 6.1.5). Da durch die Atembeeinträchtigung eine erhöhte Pneumoniegefahr besteht, führen die Pflegenden alle notwendigen Prophylaxen durch, insbesondere die Pneumonieprophylaxe (➤ 6.4.3). Sie informieren den Patienten und leiten ihn an, damit er die Maßnahmen aktiv und kontinuierlich unterstützt bzw. selbst durchführt.

In den ersten Wochen nach einem Pneumothorax sollte der Patient sich körperlich schonen, insbesondere keine schweren Lasten heben, außerdem nicht tauchen und fliegen.

Prognose und Patienteninformation

Die Prognose des Spontanpneumothorax ist trotz des Rezidivrisikos meist gut. Ansonsten ist die Prognose von der Grunderkrankung abhängig.

6.10 Erkrankungen des Lungenkreislaufs

Lungenödem ➤ 4.5.3

6.10.1 Lungenembolie

DEFINITION

Lungenembolie: Plötzliche oder schrittweise Verlegung von Lungenarterien, ganz überwiegend durch Thromben aus dem venösen Gefäßsystem. Eine der häufigsten „plötzlichen" Todesursachen überhaupt (die meisten Todesfälle ereignen innerhalb der ersten 2 h nach Symptombeginn). Meist Folge einer (nicht entdeckten) tiefen Bein- oder Beckenvenenthrombose (➤ 5.9.3).

Krankheitsentstehung

Meist entsteht eine **Lungenembolie** als Komplikation einer tiefen Bein- und Beckenvenenthrombose: Ein Teil des Blutgerinnsels löst sich, erreicht mit dem Blutstrom über die V. cava inferior und das rechte Herz die Lungenstrombahn und verlegt dort eine Arterie (➤ Abb. 6.54). Selten stammen die Thromben aus der V. cava superior, Venen der oberen Extremität oder dem rechten Herzen oder werden z. B. Tumorfragmente, Luft oder Fremdkörper in die Lun-

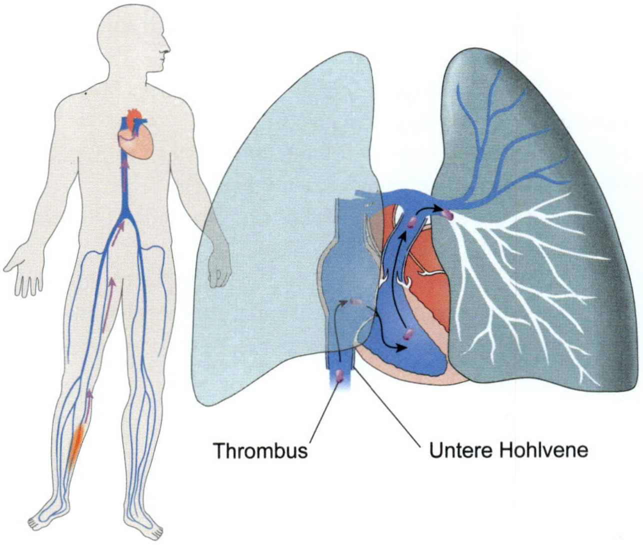

Abb. 6.54 Entstehungsmechanismus einer Lungenembolie. [L190]

gengefäße verschleppt. Die Risikofaktoren der Lungenembolie entsprechen aufgrund der Krankheitsentstehung denen der tiefen Beinvenenthrombose (➤ 5.9.3).

Folge der Verlegung der Lungenstrombahn ist eine akute Widerstandserhöhung im kleinen Kreislauf. Das muskelschwache rechte Herz kann gegen diesen Druck nicht „anpumpen" **(akutes Cor pulmonale),** das Herzzeitvolumen fällt ab, in Extremfällen so schnell, dass der Betroffene praktisch ohne jedes Warnzeichen stirbt.

Symptome und Untersuchungsbefund

Leitsymptome der Lungenembolie sind plötzliche Atemnot, atemabhängige Thoraxschmerzen (beim Einatmen stärker), Husten (evtl. mit blutigem Sputum), Zyanose, Unruhe und Angst. Auch Synkopen (kurzzeitiger Bewusstseinsverlust ➤ 4.2.3) sind verhältnismäßig häufig. Während kleine Lungenembolien fast ohne Beschwerden verlaufen können, kann sich bei schweren Embolien schnell ein Schock entwickeln (➤ Tab. 6.13).

Zusätzlich bestehen meist die Symptome einer tiefen Beinvenenthrombose (➤ 5.9.3), die vom Patienten oft aber nicht bemerkt oder nicht ernst genommen wurden.

Herz- und Atemfrequenz sind erhöht, der Puls möglicherweise unregelmäßig. Als Zeichen einer zentralvenösen Druckerhöhung sind die Halsvenen gestaut. Perkussion und Auskultation der Lungen ergeben oft normale Befunde. Eine Bradykardie bei Thoraxschmerzen spricht eher gegen eine Lungenembolie.

Komplikation: Lungeninfarkt

Das Lungengewebe wird nicht nur durch die Pulmonalarterie und ihre Äste, sondern auch durch Bronchialarterien aus der Aorta und Interkostalarterien mit Sauerstoff versorgt, wobei zwischen beiden zahlreiche Anastomosen bestehen. Dementsprechend kommt es bei einer Verlegung der Pulmonalarterie bzw. ihrer Äste meist nicht zu Nekrosen. Bei gleichzeitiger Linksherzinsuffizienz kann es aber durch Druckerniedrigung und Verlangsamung des Blutstroms in den Bronchialarterienästen zu einem Sauerstoffmangel des Lungengewebes und damit zum (hämorrhagischen) **Lungeninfarkt** kommen. Meist zeigt sich der Lungeninfarkt durch eine **Infarktpneumonie.**

Diagnostik

Bei eher vagem Verdacht auf eine Lungenembolie erfolgt als Erstes ein D-Dimer-Test (➤ 5.9.3). Ist dieser negativ, ist eine Lungenembolie äußerst unwahrscheinlich.

Ist der D-Dimer-Test nicht verwertbar (z. B. postoperativ, bei Sepsis, Pneumonie), positiv oder erscheint eine Lungenembolie von vornherein eher wahrscheinlich (z. B. bei einem Patienten mit klinischen Zeichen einer tiefen Beinvenenthrombose), wird bei Patienten in stabilem Zustand ein Spiral-CT mit CT-Angiografie durchgeführt (alternativ MRT und MR-Angiografie). Bei instabilen Patienten reichen eine Rechtsherzbelastung und ein Ausschluss anderer Herzerkrankungen in der Echokardiografie für den Therapieentscheid. Nur selten ist eine digitale Subtraktionsangiografie der A. pulmonalis **(Pulmonalis-DSA)** erforderlich, bei der ein Katheter über eine Vene vorgeschoben und dann Kontrastmittel zur Pulmonalisdarstellung gespritzt wird [48].

Die Röntgenaufnahme des Thorax soll vor allem andere Lungenerkrankungen ausschließen. Die Blutgasanalyse ergibt einen p_aO_2 < 70 mmHg bei erniedrigtem p_aCO_2.

Weitere diagnostische Maßnahmen wie etwa eine (Farb-)Duplex-Sonografie der Beinvenen (➤ 1.4.6) dienen der Ursachenklärung.

Lungenszintigrafie

Prinzip der Szintigrafie ➤ 1.4.5

Bei der **Lungenperfusionsszintigrafie** wird die *Lungendurchblutung* durch i. v.-Gabe einer radioaktiven Substanz dargestellt, bei der **Lungenventilationsszintigrafie** die *Lungenbelüftung* durch Inhalation eines Radionuklids. Normale Lungenszintigrafiebefunde machen eine Lungenembolie extrem unwahrscheinlich, der Anteil unklarer Befunde mit Notwendigkeit weiterer Diagnostik ist allerdings hoch. Die Lungenszintigrafie ist weitgehend von CT/MRT verdrängt.

Tab. 6.13 Schweregradeinteilung der Lungenembolie anhand ihrer Symptome und Befunde.

Schweregrad		Ausdehnung der Gefäßverschlüsse	Klinik	Blutdruck
I	**Klein**	Periphere Äste	Leichte Dyspnoe, Thoraxschmerz	Normal
II	**Submassiv**	Segmentarterien	Akute Dyspnoe, Thoraxschmerz, Tachypnoe, Tachykardie	Normal oder leicht erniedrigt
III	**Massiv**	Ein Pulmonalarterienast	Akute schwere Dyspnoe, Thoraxschmerz, Zyanose, Unruhe, Synkope	Stark erniedrigt
IV	**Fulminant**	Pulmonalarterienhauptstamm oder mehrere Lappenarterien	Dyspnoe, Schocksymptomatik, drohender Herz-Kreislauf-Stillstand	Schock

Behandlungsstrategie

Medikamentöse Erstmaßnahmen bei einer Lungenembolie sind die Schmerzbekämpfung mit Opioiden (➤ 2.4.4), die Sedierung z. B. mit Diazepam (z. B. Valium®) und die intravenöse Gabe eines Heparinbolus (meist 10 000 IE). Bei Hypoxie sind Sauerstoffgabe und in Extremfällen Beatmung erforderlich.

Eine High-dose-Heparinisierung (Vollheparinisierung), bevorzugt mit niedermolekularen Heparinen (➤ Pharma-Info 5.3), verhindert relativ zuverlässig die weitere Ausbreitung der Lungenembolie. In kritischen Fällen, d. h. den Stadien III und IV (➤ Tab. 6.13), muss nach der initialen Schocktherapie die rasche Auflösung bzw. Entfernung des Embolus versucht werden. Die Lysetherapie (➤ Pharma-Info 5.7) ist aber wegen Kontraindikationen nicht immer möglich und auch nicht immer erfolgreich. In Einzelfällen wird versucht, den Embolus über einen Katheter oder operativ zu entfernen (➤ Abb. 6.55).

Pflege

Erstmaßnahmen

In der Akutphase stehen der Erhalt oder die Verbesserung der Atemfunktion und das frühzeitige Erkennen etwaiger Komplikationen im Vordergrund.

- Patienten absolute Bettruhe einhalten lassen, um weitere Embolien zu vermeiden
- Oberkörper des Patienten erhöht positionieren, vor allem bei eingeschränkter Atmung

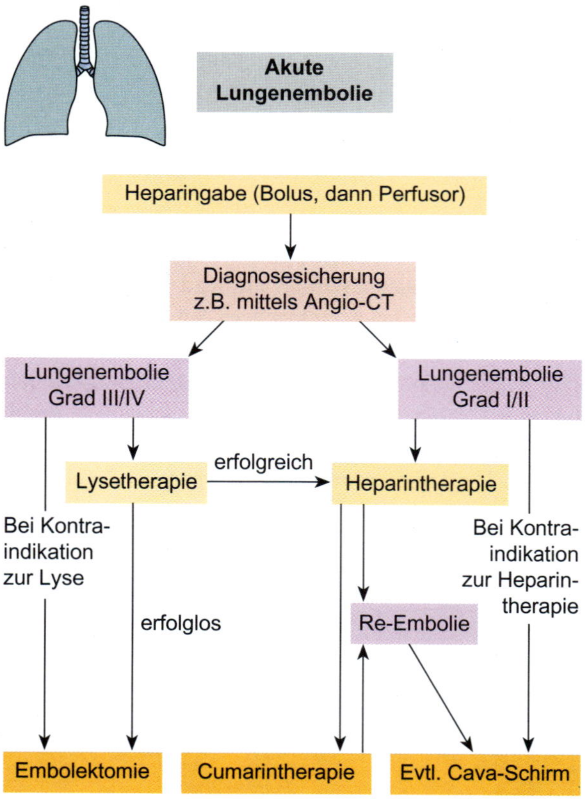

Abb. 6.55 Therapeutisches Vorgehen bei akuter Lungenembolie. [L157]

- Über die Rufanlage Hilfe holen, Arzt benachrichtigen. Patienten möglichst nicht alleine lassen
- Fenster öffnen, bei Hypoxie bis zu 10 l/min O_2 über Maske unter Patientenbeobachtung geben (➤ 6.1.6)
- Bei Atemnot entsprechende Hilfestellung leisten (➤ 6.2.1). Durch ruhiges Verhalten Sicherheit vermitteln
- Möglicherweise notwendig werdende Intubation und Reanimation durch Kollegen vorbereiten lassen
- Vitalzeichen kontrollieren. Bei Schockzeichen (Blutdruckabfall, Pulsanstieg) Beine auf Herzniveau anheben, dabei leichte Oberkörperhochpositionierung belassen. Bei Atem- oder Herzstillstand reanimieren (➤ 3.2).

VORSICHT

Bei Lungenembolie keine Kopftieflage des Patienten als Schocktherapie, da die Volumenverschiebung zu einem akuten Herzversagen führen kann.

- Gleichzeitig die Materialien für einen venösen Zugang mit Blutabnahme, eine BGA, einen zentralvenösen Katheter und die oben genannten medikamentösen Maßnahmen richten (lassen)
- Analgetika nach ärztlicher Anordnung geben
- Je nach Zustand des Patienten Verlegung auf Intensivstation organisieren.

VORSICHT

Bei Verdacht auf eine Lungenembolie keine i. m.-Injektionen (z. B. zur Schmerzbekämpfung), da diese eine Kontraindikation für die Lysetherapie darstellen!

Pflege bei Lysetherapie ➤ Pharma-Info 5.7
Pflege bei tiefer Beinvenenthrombose ➤ 5.9.3

Pflege im weiteren Krankheitsverlauf

Auch während der nächsten Tage bleibt der Patient pflegebedürftig:

- Bei einer Lysetherapie hat der Patient Bettruhe. Bewegungen des Kranken sind zu vermeiden, damit sich keine weiteren Thromben ablösen. Die Dauer der Bettruhe wird vom Arzt angeordnet
- Zur Atemerleichterung sind Oberkörperhochpositionierung und zusätzliche Weichpositionierung im Rahmen der Dekubitusprophylaxe sinnvoll (Wechseldruck-Matratzen einsetzen)
- Die Körperpflege des Patienten wird weitgehend von den Pflegenden übernommen. Der Patient darf sich nicht anstrengen
- Während der Lysetherapie besteht eine erhöhte Blutungsgefahr (➤ Pharma-Info 5.7)
- Da die Patienten zur Verhinderung neuer Embolien zum Stuhlgang nicht pressen sollen, ist eine Obstipationsprophylaxe (➤ 7.2.7) erforderlich. Blähungen vermeiden (erschweren die Atmung)
- Bei Rechtsherzbelastung ist eine Flüssigkeitsbilanzierung und evtl. eine Beschränkung der Trinkmenge notwendig (➤ 4.5)
- Die Thromboseprophylaxe mit Kompressionsverbänden oder -strümpfen und Beinhochpositionierung wird konsequent fortgesetzt
- Wegen der erhöhten Pneumoniegefahr ist eine sorgfältige Atemtherapie erforderlich (➤ 6.1.5, ➤ 6.4.3).

Patientenbeobachtung und Dokumentation

- Atmung, Bewusstsein, Puls, RR, Hautfarbe, Temperatur, Allgemeinbefinden
- Bei Lysetherapie zusätzlich auf Blutungen achten (Haut, Schleimhäute, Blut im Stuhl, Gelenkschmerzen).

Prävention und Patienteninformation

Patienteninformation bei Antikoagulanziengabe ➤ 5.8
Die Primärprävention der Lungenembolie entspricht der Thromboseprophylaxe (➤ 5.9.3).

Da rezidivierende Lungenembolien zum chronischen Cor pulmonale (➤ 6.10.2) führen können, erfolgt nach der Akutphase eine Behandlung mit (oralen) Antikoagulanzien (z. B. Marcumar® ➤ Pharma-Info 5.5) zur Rezidivprophylaxe (Tertiärprävention). Die Dauer der Antikoagulation hängt von der zugrunde liegenden Erkrankung bzw. den Risikofaktoren ab. Nach ihrem Absetzen wird der Patient über Thrombose-Risikofaktoren, -Warnzeichen und nicht-medikamentöse Maßnahmen der Thromboseprophylaxe informiert.

Bei wiederholten Lungenembolien trotz Antikoagulation oder Kontraindikationen gegen eine Antikoagulation kann das katheterinterventionelle Einbringen eines **Cavaschirmes** *(Cavafilters)* in die V. cava inferior erwogen werden, der Thromben „abfangen" soll.

6.10.2 Pulmonale Hypertonie und chronisches Cor pulmonale

DEFINITION

Pulmonale Hypertonie: Erhöhung des mittleren Pulmonalarteriendrucks auf > 20 mmHg in Ruhe [49].
Chronisches Cor pulmonale: Pulmonale Hypertonie mit Rechtsherzbelastung und nachfolgender Hypertrophie und Insuffizienz der rechten Herzkammer (➤ 4.5) infolge von Lungen- oder Lungengefäßerkrankungen.

Krankheitsentstehung

Die **pulmonale Hypertonie** wird eingeteilt in:

- **Pulmonal-arterielle Hypertonie** *(PAH)*, z. B. idiopathisch (ursächlich unklar), durch Medikamente oder im Rahmen von Kollagenosen
- Pulmonale Hypertonie bei Linksherzerkrankungen
- Pulmonale Hypertonie bei Lungenerkrankungen und/oder bei Hypoxämie, z. B. bei chronisch-obstruktiver Bronchitis (➤ 6.6.1)
- Pulmonale Hypertonie bei (wiederholter) Lungenarterienembolie
- Pulmonale Hypertonie durch andere Erkrankungen, z. B. Sarkoidose.

Unter anderem durch Vasokonstriktion und später Fibrosierung der Lungengefäße steigt der Widerstand im kleinen Kreislauf. Die Widerstandserhöhung führt zunächst zu einer Rechtsherzbelastung und letztlich zur Rechtsherzinsuffizienz (➤ 4.5). Man spricht von einem **Cor pulmonale** (➤ Abb. 6.56).

Symptome, Befund und Diagnostik

Patienten mit pulmonaler Hypertonie sind oft lange beschwerdefrei. Zudem werden erste Beschwerden wie etwa leichte Ermüdbarkeit vielfach auf die ursächliche Erkrankung zurückgeführt. Zeichen der Rechtsherzinsuffizienz sind häufig Beinödeme und Belastungsdyspnoe (➤ 4.5).

Die Verdachtsdiagnose wird meist klinisch gestellt. Zu den technischen Basisuntersuchungen zählen Echokardiografie, EKG, Röntgenaufnahme des Thorax und Lungenfunktionsprüfung. Weitere Untersuchungen folgen je nach Befund.

Behandlungsstrategie und Pflege

Bei einer feststellbaren Grunderkrankung ist deren Behandlung vorrangig. Ansonsten umfasst die Behandlung:

- Symptomatische Behandlung der Rechtsherzinsuffizienz, z. B. mit Diuretika
- Evtl. orale Antikoagulation (➤ 5.8)
- Bei respiratorischer Insuffizienz Sauerstofflangzeittherapie (➤ 6.1.6)
- Drucksenkende Medikamente vor allem bei PAH
  - Kalziumantagonisten (➤ Pharma-Info 5.1)
  - Nitrate (➤ Pharma-Info 4.1)
  - Prostazyklinabkömmlinge, z. B. Iloprost i. v. (Ilomedin®) oder inhalativ (Ventavis®)
  - Endothelin-Rezeptor-Antagonisten (Endothelin ist ein starker Vasokonstrikor), beispielsweise Bosentan oral (Tracleer®)
  - Phosphodiesterase-Inhibitoren, z. B. Sildenafil (Revatio®)
- Als ultima ratio Lungentransplantation.

Nichtmedikamentöse Maßnahmen sind Nikotinkarenz und Vermeidung von Über- wie Untergewicht. Die weitere Pflege hängt von der Grunderkrankung und der Ausprägung der Rechtsherzinsuffizienz ab.
Pflege bei Herzinsuffizienz ➤ 4.5

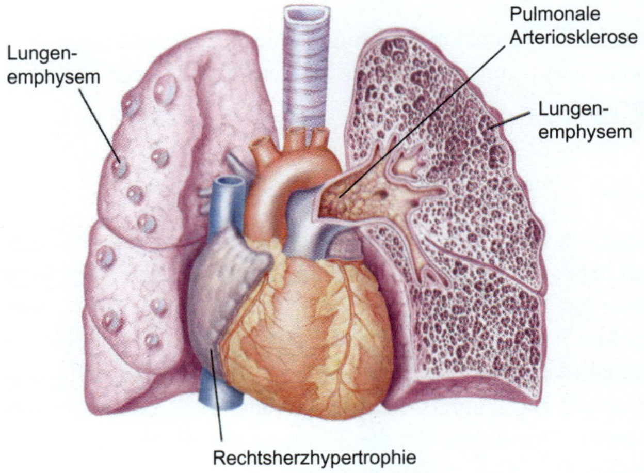

Abb. 6.56 Cor pulmonale. [G586]

6

6.11 Pleuraerkrankungen

6.11.1 Pleuritis

DEFINITION

Pleuritis (*Brustfellentzündung,* auch nicht ganz korrekt *Rippenfellentzündung*): Entzündung der Pleura.

Krankheitsentstehung und Einteilung

Hauptursachen einer **Pleuritis** sind Lungenerkrankungen (z. B. Pneumonie, Lungen- oder Pleuratumoren, Lungentuberkulose). Auch Virusinfektionen, eine Lungenembolie, Bauchspeicheldrüsenentzündung oder Kollagenosen können zu einer Pleuritis führen.

Oft handelt es sich zunächst um eine **Pleuritis sicca** *(Pleuritis fibrinosa, trockene Rippenfellentzündung)* ohne Erguss. Aus ihr entwickelt sich meist eine **Pleuritis exsudativa** *(feuchte Rippenfellentzündung)* mit entzündlichem Pleuraerguss (➤ 6.11.2).

Symptome, Befund und Diagnostik

Leitsymptome der Pleuritis sicca sind heftige, atemabhängige Thoraxschmerzen, trockener Husten und schmerzbedingte Verminderung der Atembewegungen auf der erkrankten Seite. Mit Ergussbildung lassen die Schmerzen nach, dafür kommt es zu Atemnot und Druckgefühl in der Brust je nach Größe und Entstehungsgeschwindigkeit des Pleuraergusses. Überlagert werden die Beschwerden durch die Symptome der Grunderkrankung.

Bei einer Pleuritis sicca ist bei der Auskultation ein „Pleurareiben" oder „Lederknarren" zu hören (Befund bei Pleuraerguss ➤ 6.11.2).

Der Ursachenklärung dienen Blutuntersuchungen (Blutbild, BSG, CRP, ggf. Virusserologie, Autoantikörpersuche), Röntgen-Thorax, ein Tuberkulintest (➤ 6.4.5) und ggf. die Untersuchung des Pleuraergusses.

Behandlungsstrategie

An erster Stelle steht die Behandlung der Grunderkrankung. Symptomatische Schmerzmittelgabe bei der Pleuritis sicca fördert das Durchatmen.

Pflege

Pflegerisch ist wegen der schmerzbedingten Atemeinschränkung (und der damit verbundenen Schonatmung) vor allem eine konsequente Pneumonieprophylaxe (➤ 6.4.3) in Kombination mit einer gezielten Schmerztherapie wichtig. Der Patient wird über die Notwendigkeit atemfördernder Maßnahmen informiert und bei allen Einschränkungen unterstützt. Der Betroffene soll möglichst auf der gesunden Seite liegen, um die Belüftung und Ausdehnung der erkrankten Lungenabschnitte zu fördern.

Prognose

Die Prognose der Erkrankung ist abhängig vom Grundleiden. Hauptkomplikationen sind Verdickung und Verwachsungen beider Pleurablätter, die **Pleuraschwarten,** welche je nach Ausdehnung die Entfaltung der Lunge beim Atmen behindern können.

6.11.2 Pleuraerguss

DEFINITION

Pleuraerguss: Flüssigkeitsansammlung in der Pleurahöhle. Prognose ursachenabhängig.

Krankheitsentstehung und Einteilung

Je nach Art der Flüssigkeit werden unterschieden:

- **Hydrothorax** durch **Transsudat**
  - Makroskopisch hell-serös = klar-wässrig
  - Bei der Laboruntersuchung Eiweiß < 30 g/l, Eiweiß Erguss/Serum < 0,5, LDH < ⅔ des oberen Serumnormwertes, LDH Erguss/Serum < 0,6
  - Hauptursachen Herzinsuffizienz, Hypoproteinämie (z. B. bei nephrotischem Syndrom)
- **Serothorax** durch **Exsudat**
  - Makroskopisch serös = klar-geblich, trüb-serös, serös-eitrig, serös-blutig, fibrinös
  - Bei der Laboruntersuchung mindestens eines der Transsudat-Kriterien nicht erfüllt
  - Hauptursachen Entzündungen (z. B. infektiös, bei Autoimmunerkrankungen), maligne Tumoren
- **Pleuraempyem**
  - Makroskopisch eitrig
  - Bei der Laboruntersuchung massenhaft (neutrophile) Granulozyten
  - Hauptursachen bakterielle Pneumonie (➤ 6.4.3), Lungenabszess, Speiseröhrenperforation, Operationen im Thoraxraum
- **Hämatothorax**
  - Makroskopisch Blut
  - Bei der Laboruntersuchung Hämatokrit Erguss/Serum ≥ 0,5
  - Hauptursachen in der Inneren Medizin Tumoren (Pleuramesotheliom ➤ 6.11.3), **Pleurakarzinose** (Durchsetzung der Pleura von zahlreichen Karzinommetastasen), Lungenembolie (➤ 6.10.1)
- **Chylothorax**
  - Makroskopisch milchig (Austritt von Lymphflüssigkeit in den Pleuraraum)
  - Bei der Laboruntersuchung Triglyzeride ≥ 110 mg/dl
  - Hauptursachen Lymphabflussstörungen (z. B. bei malignen Lymphomen ➤ 11.7) oder Verletzungen des Ductus thoracicus (Milchbrustgang, führt Lymphe zurück ins venöse System).

Die „Top-Drei" der Ursachen sind maligne Tumoren (ca. 50 %), Herzinsuffizienz und Pneumonie. Deshalb wird jeder neu aufgetretene Pleuraerguss punktiert und das Punktat untersucht.

Symptome, Befund und Diagnostik

Hauptsymptome eines (ausgedehnten) Pleuraergusses sind Atemnot und atemabhängige Schmerzen im Brustkorb. Insbesondere langsam entstehende Pleuraergüsse werden aber lange nicht bemerkt. Bei einem Empyem besteht Fieber und meist ein erhebliches Krankheitsgefühl.

Der Klopfschall über dem Erguss ist gedämpft und das Atemgeräusch mit dem Stethoskop nur noch leise oder gar nicht mehr hörbar.

Gesichert wird die Diagnose durch Röntgen-Thorax (➤ Abb. 6.57), Ultraschalluntersuchung (empfindlichste Methode) und diagnostische Pleurapunktion (➤ 6.3.7). Bei weiter unklarer Diagnose ist eine Biopsie notwendig.

Behandlungsstrategie

Die Behandlungsstrategie eines Pleuraergusses hängt von seiner Ursache ab:

- Bei einer Herzinsuffizienz als Ursache wird die Herzinsuffizienz behandelt und der Erguss ggf. zur Beschwerdelinderung punktiert
- Bei entzündlichen Ergüssen steht die antiinfektiöse Therapie im Vordergrund. Zusätzlich muss der Erguss punktiert werden, um Pleuraschwarten vorzubeugen. Bei Pleuraempyemen sind eine Pleuradrainage mit Spülung und evtl. weitere chirurgische Maßnahmen erforderlich
- Ggf. Pleurakatheter, ein unter der Haut getunnelt eingebrachtes Kathetersystem (z. B. PleurX®) zur Sekretableitung (auch ambulant möglich)
- Bei ständig wiederkehrenden Pleuraergüssen, z. B. bei unheilbaren Tumoren, kann eine **Pleurodese** (medikamentöse Verklebung der Pleurablätter) versucht werden. Hierzu wird nach Punktion des Ergusses z. B. Tetrazyklin oder – thorakoskopisch – Talkum in den Pleuraraum eingebracht.

Pflege ➤ 6.1.8, ➤ 6.3.7

6.11.3 Pleuramesotheliom

DEFINITION

Pleuramesotheliom *(Brustfellkrebs)*: Hochmaligner Tumor, der von der Pleura ausgeht.

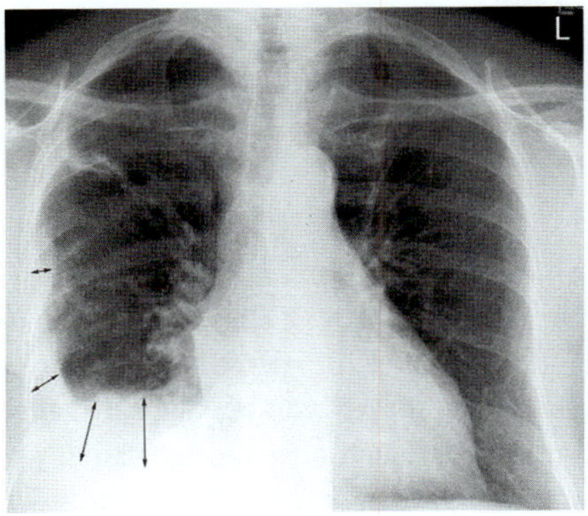

Abb. 6.57 Röntgenaufnahme des Thorax bei Pleuraerguss rechts. Der Pleuraerguss stellt sich als glatt begrenzte, zur Seite bzw. nach hinten ansteigende Verschattung dar (↔). [M500]

Krankheitsentstehung

Die meisten **Pleuramesotheliome** sind durch Asbest bedingt, das früher vor allem bei Bauarbeiten zur Isolierung und in der Autoindustrie breite Anwendung fand. Entsprechend sind Männer infolge beruflicher Schadstoffexposition bevorzugt betroffen.

Symptome, Befund und Diagnostik

Leitsymptome des Pleuramesothelioms sind zunehmende Atemnot (durch Pleuraerguss), atemabhängige Thoraxschmerzen (trotz Pleuraerguss) und hartnäckiger Husten. Anamnestisch ist in 70–90 % eine Asbestbelastung zu eruieren.

Die Verdachtsdiagnose wird durch Thorakoskopie (➤ 6.3.6) und Biopsie gesichert. Ein CT dient der Beurteilung der Krankheitsausdehnung, eine Bronchoskopie dem Ausschluss eines Lungenkarzinoms. Da die meisten Pleuramesotheliome beruflich bedingt sind, wird jeder Patient mit Pleuramesotheliom bereits bei Verdacht der Berufsgenossenschaft gemeldet.

Behandlungsstrategie und Prognose

Bei der seltenen kurativen Zielsetzung ist die Behandlung meist multimodal mit Operation, Strahlen- und Chemotherapie. Palliative Maßnahmen umfassen eine palliative Chemotherapie (oft mit Pemetrexed, z. B. Alimta®), eine Schmerztherapie und eine Pleurodese.

Die Prognose der Erkrankung ist sehr schlecht, die mittlere Überlebenszeit liegt bei gut einem Jahr.

6.12 Schlafbezogene Atmungsstörungen und Schlafapnoesyndrom

DEFINITION

Schlafbezogene Atmungsstörungen: Störungen der Atmung, die nur beim Schlafen auftreten.

Schlafapnoesyndrom *(SAS)*: Schlafbezogene Atemstörung mit Atemstillständen oder eingeschränkter Atmung > 10 s Dauer häufiger als 5-mal/h während des Schlafs. Infolgedessen Sauerstoffmangel, Unterbrechungen des Nachtschlafs und ausgeprägte Tagesmüdigkeit. Relativ häufiges Krankheitsbild (bis zu 4 % der über 40-jährigen Männer und 2 % der über 40-jährigen Frauen), das vorzugsweise übergewichtige Männer mittleren Alters betrifft [50].

Krankheitsentstehung und Einteilung

Schlafbezogene Atmungsstörungen mit Obstruktion der oberen Atemwege

Weitaus am häufigsten sind **schlafbezogene Atmungsstörungen mit Obstruktion** (Verengung) **der oberen Atemwege.**

Beim **obstruktiven Schlafapnoesyndrom** *(OSAS)* erschlafft die Rachenmuskulatur während des Schlafes, sodass der Atemstrom – bei gleichzeitig sichtbaren Atemanstrengungen im Brust-Bauch-Bereich – pro Stunde mindestens 5-mal für mindestens 10 s unterbrochen wird. Der arterielle pO_2 sinkt, es resultiert eine Sympathikusaktivierung mit Aufwachreaktion. Die Atmung beginnt wieder, meist mit einem lauten Schnarchgeräusch, und der Patient schläft weiter bis zur nächsten Atempause. Das ganz kurze Aufwachen wird dem Betroffenen meist nicht bewusst *(micro arousal)*, führt aber zu einer Fragmentierung des Nachtschlafes. Bei Hypopnoen wird die Atmung zwar nicht unterbrochen, aber erheblich eingeschränkt.

Ursächlich spielen wahrscheinlich genetische und anatomische Faktoren eine Rolle, die dann zusammen mit exogenen Faktoren zur Manifestation führen. Hier sind vor allem Übergewicht und Alkoholgenuss zu nennen. Begünstigend wirken außerdem z. B. Rückenlage, Beruhigungs- oder muskelentspannende Medikamente oder vergrößerte Tonsillen.

Der chronische Sauerstoffmangel kann langfristig zu einer Widerstandserhöhung im Lungenkreislauf (pulmonale Hypertonie ➤ 6.10.2) und später zu einer Rechtsherzinsuffizienz (➤ 4.5) führen. Der gesteigerte Sympathikotonus während der Aufwachphasen hat häufig eine arterielle Hypertonie (➤ 5.4.1) und Herzrhythmusstörungen (➤ 4.6) zur Folge. Die kardiovaskuläre Mortalität ist bei Patienten mit Schlafapnoesyndrom deutlich erhöht. Hinzu kommt ein gesteigertes Unfallrisiko über Tag.

Das **obstruktive Schnarchen** ist die leichtere Form des obstruktiven Schlafapnoesyndroms mit Verengung, aber nicht Verschluss der Atemwege und Arousals. Die Bezeichnung *Widerstandssyndrom der oberen Atemwege (Upper airway resistance Syndrom, UARS)* wird heute meist synonym benutzt. Abzugrenzen ist das harmlose **habituelle** *(gewöhnliche)* **Schnarchen** ohne Atemfluss- und Schlafarchitekturstörungen.

Schlafbezogene Atmungsstörungen ohne Obstruktion der oberen Atemwege

Wesentlich seltener und deshalb hier nicht weiter ausgeführt sind **schlafbezogene Atmungsstörungen ohne Obstruktion der oberen Atemwege,** etwa das **zentrale Schlafapnoesyndrom** mit periodischer Herabsetzung des Atemantriebs (keine erkennbaren Atembewegungen im Brust-Bauch-Bereich!) oder nächtliche Hypoventilationen bei vielen chronischen Lungenerkrankungen.

Symptome, Befund und Diagnostik

Leitsymptom ist lautes, unregelmäßiges Schnarchen während der Nacht abwechselnd mit längeren Atempausen, durch das vielfach der Partner des Betroffenen geweckt wird. Der Patient selbst bemerkt die Schlafstörung oft nicht.

Weitere charakteristische Symptome sind Müdigkeit und Konzentrationsstörungen tagsüber sowie morgendlich betonte Kopfschmerzen. Nicht wenige Kranke haben am Tag **imperative Schlafanfälle,** d. h., sie schlafen über Tag immer wieder und auch bei unpassenden Gelegenheiten (Autofahren!) kurzzeitig ein. Fast alle Patienten sind (erheblich) übergewichtig.

Bei Verdacht auf ein Schlafapnoesyndrom erfolgt zunächst ein ambulantes Schlafapnoemonitoring mit tragbaren Geräten. Bei krankhaften Ergebnissen folgt eine stationäre Untersuchung im Schlaflabor zur Diagnosesicherung und genauen Differenzierung.

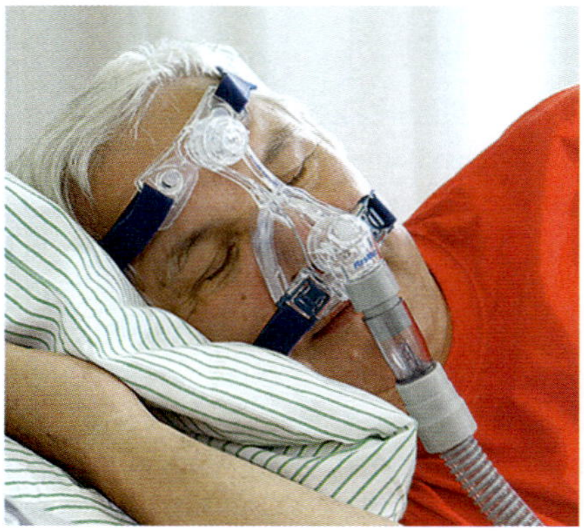

Abb. 6.58 Bei Schlafapnoesyndrom kann oft eine nächtliche nicht-invasive Überdruckbeatmung helfen. [V081]

Bei einem Schlafapnoesyndrom treten pro Stunde > 10 Apnoe-/Hypopnoephasen > 10 s Dauer auf.

Blutuntersuchungen, Lungenfunktionsprüfung und EKG decken andere Erkrankungen mit ähnlichen Beschwerden sowie bereits eingetretene Folgeschäden auf, eine HNO-ärztliche Untersuchung operativ behebbare Verengungen der Atemwege.

Behandlungsstrategie, Pflege und Patientenberatung

Allgemeinmaßnahmen sind in erster Linie die Verbesserung der Schlafhygiene, der Abbau von Übergewicht, das Meiden von Rauchen, Alkohol, Schlaf- und Beruhigungsmitteln sowie das Schlafen auf der Seite (nicht auf dem Rücken).

Unterkieferprotusionsschienen helfen in aller Regel nur bei leichter Ausprägung, eine Operation ist nur bei eindeutigen und gut behebbaren Verengungen der Atemwege sinnvoll.

Meist ist eine häusliche nächtliche Überdruckbeatmung über eine Maske (**nCPAP-Therapie,** *nCPAP = nasal continuous positive airway pressure*) angezeigt, die den Atemwegskollaps verhindert und die mittlerweile in verschiedenen Varianten verfügbar ist.

Die Maske (➤ Abb. 6.58) ist zunächst gewöhnungsbedürftig, ein guter Tragekomfort (keine Druckstellen, kein Engegefühl) ist mitentscheidend für die Akzeptanz der Behandlung. Die Erfolgsquote ist aber hoch.

6.13 ARDS

DEFINITION

ARDS *(acute respiratory distress syndrome,* deutsch *akutes Lungenversagen* des Erwachsenen): Schwere Lungenerkrankung mit akuter respiratorischer Insuffizienz bei vorher Lungengesunden mit nach wie hoher Letalität.
ALI *(acute lung injury)*: mildere Form des ARDS.

Krankheitsentstehung

Ursache des **ARDS** ist eine schwere direkte oder indirekte Schädigung der Lunge. Bei den direkten Lungenschädigungen sind z. B. die Aspiration z. B. von Wasser („Beinaheertrinken") oder Magensaft, Pneumonien oder die Inhalation von Atemgiften (z. B. eine Rauchvergiftung oder Sauerstoffüberdosierung) zu nennen.

Indirekt kann die Lunge z. B. durch Schock, Sepsis, Verbrauchskoagulopathie (disseminierte intravasale Gerinnung ➤ 11.10.5) oder Multiorganversagen geschädigt werden.

Die unterschiedlichen Schädigungsursachen führen zu einer recht gleichförmigen Reaktion der Lungen mit gesteigerter Kapillardurchlässigkeit (→ interstitielles Lungenödem), Entzündungsreaktion und Schäden des Alveolarepithels (→ alveoläres Lungenödem, Surfactantmangel, Atelektasen, Hypoxie). Später kommt es zur zunehmenden Lungenfibrosierung.

Symptome, Befund und Diagnostik

Die Krankheitserscheinungen setzen sofort oder nach einer Latenz von bis zu vier Tagen nach der Schädigung ein. Symptome und Untersuchungsbefunde des ARDS sind zunächst Hyperventilation und Hypoxie. Es folgen Atemnot und eine respiratorische Globalinsuffizienz.

Die Diagnose wird durch Anamnese, BGA, Röntgen des Thorax (beidseitige Infiltrate) und Lungenfunktionsprüfung gestellt.

Behandlungsstrategie

Die (Intensiv-)Behandlung umfasst:

- Beseitigung der Ursache, z. B. des Schocks oder der Sepsis
- Bei Hypoxie trotz nichtinvasiver Sauerstoffgabe schonende sog. *lungenprotektive (druckkontrollierte) Beatmung* mit PEEP, evtl. Verfahren des extrakorporalen Gasaustausches *(extracorporeal lung assist [ECLA], extracorporeal membrane oxygenation [ECMO])*
- Behandlung von Komplikationen.

Pflege

Patienten mit einem ARDS werden in der Regel intensivmedizinisch betreut. Hier stehen Maßnahmen im Vordergrund, die der Verbesserung des Gasaustausches dienen:

- Regelmäßiges Umpositionieren **(kinetische Therapie)** fördert Durchblutung und Belüftung der Lunge. Dazu gehören z. B. 30°- bzw. 135°-Positionierung, Rotationstherapie mit Spezialbetten (➤ Abb. 6.59) und regelmäßige Bauchlage (besserer Sekretabfluss aus den dorso-basalen Lungenabschnitten), als Intervall der Bauchlage sollte 16 h angestrebt und frühzeitig durchgeführt werden [51]. Die Positionierung in Bauchlage erfolgt auf Anordnung und anfangs in Anwesenheit des Arztes. Kontraindikationen sind z. B. instabiler Kreislauf oder Verschlechterung der Sauerstoffsättigung
- Pflege bei Beatmung, endotracheales Absaugen (➤ 6.1.5).

Darüber hinaus erfordert die Pflege eines ARDS-Patienten die üblichen Pflegemaßnahmen einer Intensivstation wie Sedierung und evtl. fiebersenkende Maßnahmen (auch zur Senkung des Sauerstoffverbrauchs), Dekubitus- und Thromboseprophylaxe sowie Flüssigkeitsbilanzierung.

Prognose

Die Prognose ist ernst. Die Sterblichkeit liegt je nach Ursache und Zeitpunkt des Therapiebeginns bei über 80 %.

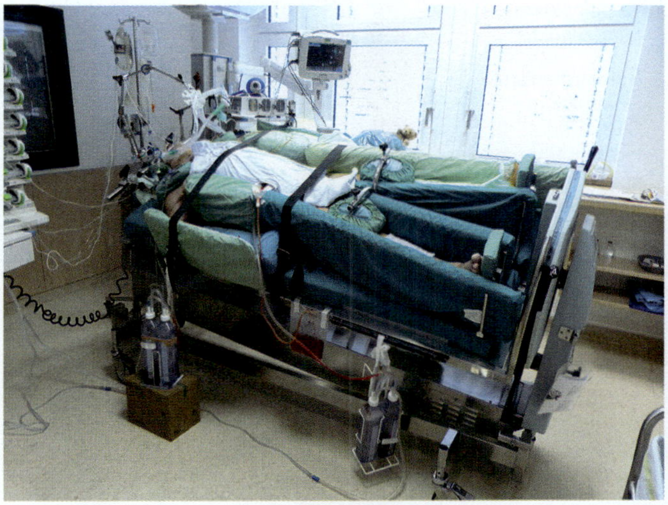

Abb. 6.59 Spezialbett zur Rotationstherapie. [M658]

6.14 Mukoviszidose

DEFINITION

Mukoviszidose (*zystische Fibrose, cystische Fibrose,* kurz *CF*): Erbliche Stoffwechselstörung mit Produktion eines zu zähen Sekrets durch die exokrinen Drüsen. Hauptmanifestation an Lunge und Pankreas.

Krankheitsentstehung

Mit einer Häufigkeit von 1 : 3 500 ist die **Mukoviszidose** hierzulande die zweithäufigste angeborene Stoffwechselstörung (➤ Abb. 6.60). Die verschiedenen Mutationen führen zu einer Störung der Chloridkanäle in den Epithelzellmembranen. Infolgedessen sind der Salz- und damit der Wassergehalt in den Sekreten *aller* exokrinen Drüsen zu gering. Besonders betroffen sind aber Lunge und Pankreas: Der zu zähe Schleim sammelt sich in den Bronchien an und verstopft die Pankreasausführungsgänge und schädigt dadurch die Organe [52].

Symptome, Befund und Diagnostik

Bei den meisten Erwachsenen ist die Erkrankung seit dem Kindesalter bekannt. Hauptprobleme bei Jugendlichen und Erwachsenen sind:

- Chronische Bronchitis (➤ 6.6.1), rezidivierende Bronchitiden (➤ 6.4.2), auch mit atypischen Erregern, Hämoptoe (➤ 6.2.6), Atelektasen (➤ 6.4.3), Bronchiektasen (➤ 6.15) und Pneumothorax (➤ 6.9)
- Wiederholte Nasennebenhöhlenentzündungen, Nasenpolypen
- Ausgeprägte exokrine Pankreasinsuffizienz (➤ 8.6.2) mit Fettstühlen und Malabsorptionssyndrom (➤ 7.6.2)
- Rektumprolaps (Mastdarmvorfall).

Zu den Spätkomplikationen gehören eine zunehmende respiratorische Insuffizienz, ein Cor pulmonale mit nachfolgendem Rechtsherzversagen (➤ 6.10.2, ➤ 4.5), eine Leberzirrhose (auch die Gallenflüssigkeit ist zu zäh und verstopft die Leberkanälchen) und ein Diabetes mellitus (➤ 10.7).

6

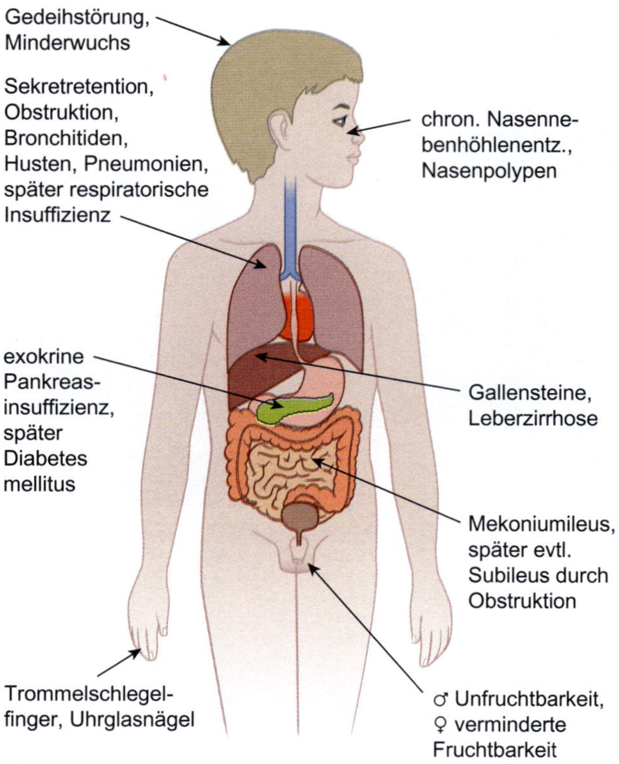

Abb. 6.60 Mukoviszidose. [L255]

Es gibt aber auch leichte Verläufe, die im Kindesalter nicht erkannt werden. Nicht selten führt dann im Erwachsenenalter die Abklärung einer ungewollten Kinderlosigkeit zur Diagnose, da die Fruchtbarkeit bei Frauen vermindert ist und Männer meist unfruchtbar sind.

Die Diagnose erfolgt durch Schweißtest (erhöhter Chloridgehalt des Schweißes) und molekulargenetische Untersuchung. Seit 2016 erfolgt ein Neugeborenenscreening durch Bestimmung des immunreaktiven Trypsins.

Behandlungsstrategie

Mukoviszidosepatienten werden am besten in spezialisierten interdisziplinären Ambulanzen (CF-Zentren) betreut (es gibt knapp zwei Dutzend solcher Spezialambulanzen für Erwachsene in Deutschland).

Die Lungensymptome werden durch Inhalationen mit schleimlösenden Arzneimitteln (Mukolytika ➤ Pharma-Info 6.2, rekombinante humane Desoxyribonuklease = Pulmozyme®), Sympathomimetika (➤ Pharma-Info 6.1), Glukokortikoiden und Antibiotika gebessert, bei Infekten werden ggf. Antibiotika systemisch gegeben. Bei den meisten Erkrankten kommen inzwischen CFTR-Modulatoren, z. B. Kaftrio®, Kalydeco®, zum Einsatz [53]. In fortgeschrittenen Stadien kann eine O_2-Langzeittherapie helfen, Ultima Ratio ist eine Lungentransplantation.

Die Funktionsstörung des Pankreas und die Resorptionsstörung erfordern eine ausreichende Enzymsubstitution (z. B. mit Kreon® ➤ 8.6.2) und die zusätzliche Zufuhr fettlöslicher Vitamine. Die Kost sollte kalorien- und fettreich sein. Möglicherweise ist eine zusätzliche künstliche enterale Ernährung sinnvoll (z. B. über die Nacht).

Pflege und Patienteninformation

Ganz entscheidend für den Krankheitsverlauf ist das Sekretmanagement (➤ 6.1.5) zur Erhaltung der Lungenfunktion. Im Säuglingsalter stehen Positionierungsdrainagen und Klopfmassagen, später die Sekretmobilisation durch gezielte Atemtechniken (autogene Drainage) im Vordergrund [54]. Physiotherapie, Übungen mit oszillierenden PEP-Geräten (➤ 6.1.5) und Inhalationen können in fortgeschrittenen Stadien mehrere Stunden täglich in Anspruch nehmen. Hilfreich sind der Kontakt zu Selbsthilfegruppen und eine Kontinuität in der ärztlichen Betreuung [55]. Die beruflichen und privaten Möglichkeiten der Kranken sind stark eingeschränkt. Bestimmte Sportarten, z. B. Schwimmen, sind empfehlenswert.

Patienteninformation und Prognose

Lebensbegrenzend ist in aller Regel die Lungenfunktionsstörung, wobei die Lebenserwartung heute bei ca. 40–50 Jahren liegt.

Den Angehörigen des Patienten steht zur Abschätzung des Risikos für eigene Kinder eine molekulargenetische Untersuchung zur Verfügung.

6.15 Bronchiektasen

DEFINITION

Bronchiektasen: Irreversible Erweiterungen von Bronchien oder deren Ästen.

Krankheitsentstehung

Bronchiektasen können durch angeborene Erkrankungen (z. B. Mukoviszidose, Fehlbildung) bedingt oder Folge frühkindlicher Infektionen oder anderer schwerer Entzündungen sein.

Symptome, Befund und Diagnostik

Leitsymptome sind Husten und sehr viel Auswurf, der blutig sein kann. Viele Patienten leiden unter wiederholten Atemwegsinfektionen. Es gibt aber auch symptomarme Verläufe.

Komplikationen (➤ Abb. 6.61) sind Hämoptysen (➤ 6.2.6), wiederholte Pneumonien (➤ 6.4.3) und ein chronisches Cor pulmonale (➤ 6.10.2) mit Ausbildung einer Rechtsherzinsuffizienz.

Nachgewiesen werden die Bronchiektasen am sichersten durch ein hochauflösendes CT (➤ 1.4.3).

Behandlungsstrategie

Die Behandlung ist schwierig und besteht in erster Linie in konsequenter Physiotherapie mit Sekretdrainage und frühzeitiger Antibiotikatherapie bei Infekten. Nur bei lokal begrenzten Bronchiektasen ist eine Resektion der betroffenen Lungenpartien angebracht. In extrem schwierigen Fällen kann eine Lungentransplantation erwogen werden.

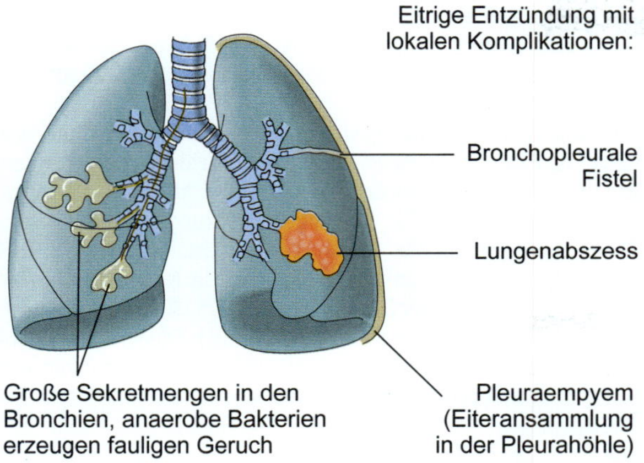

Abb. 6.61 Symptome und Komplikationen von Bronchiektasen. Große Sekretmengen verbleiben in den Bronchien. Es entsteht eine chronische Entzündung, die zu lokalen Komplikationen führt. [L190]

Literatur und Kontaktadressen

LITERATURNACHWEIS

1. www.globalasthmareport.org (letzter Zugriff: 26.1.2022).
2. www.copd-deutschland.de (letzter Zugriff: 22.1.2022).
3. Haslbeck, J.: Selbstmanagementförderung bei chronischer Krankheit – quo vadis? Pflege 24/2011, S. 159–160.
4. www.nichtraucherschutz.de/images/stories/05Presse/NID-PM%2011-12-27.pdf (letzter Zugriff: 20.6.2021).

5a. DEBRA: Deutsche Befragung zum Rauchverhalten. 2025. www.debra-study.info (letzter Zugriff: 15.10.2025).

5b. Robert Koch-Institut: Rauchen bei Erwachsenen in Deutschland. Fact Sheet 3/2017. www.rki.de/DE/Content/Gesundheitsmonitoring/Gesundheits berichterstattung/GBEDownloadsJ/FactSheets/JoHM_2017_02_Rauchen_Erwachsene.pdf?__blob=publicationFile (letzter Zugriff: 20.6.2021).

6. Rice, VH. et al.: Nursing interventions for smoking cessation. Cochrane database of Systematic Reviews 2013. Übersetzung nach: Richter, C., Abraham, J: Rauchfrei durch pflegerische Unterstützung? In: Die Schwester Der Pfleger 6/2016, S. 94.
7. www.awmf.org/uploads/tx_szleitlinien/076-006l_S3_Rauchen-_Tabakabhaengigkeit-Screening-Diagnostik-Behandlung_2021-03.pdf (letzter Zugriff: 26.1.2022).
8. Wiederhold, D. et al.: Pneumonieprophylaxe. In: Behrens, J.; Langer, G. (Hrsg.): Handbuch Evidence-based Nursing. Verlag Hans Huber, Bern 2010, S. 107–130.
9. Haslinger-Baumann, E.; Burns, E.: Pflegediagnose „Gefahr einer Pneumonie". Evaluierung und Vergleich evidenzbasierter und pflegepraktischer Interventionen. In: Pflege 20/2007, S. 337–342.
10. Robert Koch-Institut: Prävention der nosokomialen Pneumonie. In: Bundesgesundheitsblatt 2013, S.3.
11. Deutsches Krebsforschungszentrum (Hrsg.): Tabakatlas Deutschland 2020. www.dkfz.de/fileadmin/user_upload/Krebspraevention/Download/pdf/Buecher_und_Berichte/2020_Tabakatlas-Deutschland-2020.pdf (letzter Zugriff: 15.10.2025).

12a. Kuchenreuther, C.: Konsequente Sauerstoff-Langzeit-Therapie: „Reisekonzentratoren" im Alltag!? In: O2-Report 1/2015, S. 15–19.

12b. DGUV: Sauerstoff. Information 213-073. mediencenter.bgrci.de/shop/dguv-i_213-073_01/detail (letzter Zugriff: 15.10.2025).

13a. Schäfer, S. et al.: Fachpflege Beatmung. 7. A., Elsevier, Urban & Fischer Verlag, München 2015.

13b. Deutsche Gesellschaft für Pneumologie und Beatmungsmedizin e. V.: Leitlinie zur Diagnose und Therapie von Patienten mit chronisch obstruktiver Bronchitis und Lungenemphysem (COPD). 2018. www.thieme.de/statics/dokumente/thieme/final/de/dokumente/zw_pneumologie/s-0043-125031.pdf (letzter Zugriff: 22.12.2025).

14. Deutsche Gesellschaft für Pneumologie und Beatmungsmedizin e.V.: S3 Leitlinie: Nichtinvasive Beatmung als Therapie der chronischen respiratorischen Insuffizienz. Version 2024. https://register.awmf.org/de/leitlinien/detail/020-008 (letzter Zugriff 8.11.2025).
15. PRIVENT wieder selbst atmen: Prävention invasiver Ventilation. https://wieder-selbst-atmen.de (letzter Zugriff: 9.7.2025).
16. GKV-Spitzenverband: Rahmenempfehlung § 132a, Abs. 1 SGB V, S. 23. www.gkv-spitzenverband.de/media/dokumente/krankenversicherung_1/ambulante_leistungen/ausserklinische_intensivpflege/AKI-Rahmen empfehlung-2023-04-03.pdf (letzter Zugriff: 8.11.2025).
17. Klingshirn, H. et al.: Optimierung der Versorgung beatmeter Patienten in der außerklinischen Intensivpflege (OVER-BEAS); Endergebnis. https://innovationsfonds.g-ba.de/downloads/beschluss-dokumente/590/2024-05-17_OVER-BEAS_Ergebnisbericht.pdf (letzter Zugriff: 8.11.2025).
18. Deutsche Gesellschaft für Pneumologie und Beatmungsmedizin e.V.: S2k-Leitlinie Nichtinvasive Beatmung als Therapie der akuten respiratorischen Insuffizienz. Version 2024. https://register.awmf.org/de/leitlinien/detail/020-004 (letzter Zugriff: 8.11.2025).
19. Deutsche Gesellschaft für Pneumologie und Beatmungsmedizin e.V.: S2k Leitlinie Prolongiertes Weaning. https://register.awmf.org/assets/guidelines/020-015l_S2k_Prolongiertes_Weaning_2024-08_abgelaufen.pdf (letzter Zugriff: 22.12.2025).
20. Zentrum für Qualität in der Pflege: Beatmung zu Hause. ZQP-Ratgeber. 2019. www.zqp.de/wp-content/uploads/ZQP-Ratgeber-Heimbeatmung.pdf (letzter Zugriff: 8.11.2025).
21. DEGEMA-Leitlinie Akuter und chronischer Husten. 2021. www.degam.de/files/Inhalte/Leitlinien-Inhalte/Dokumente/DEGAM-S3-Leitlinien/053-013_Akuter und chronischer Husten/053-013l_S3_akuter und chronischer Husten DEGAM_final.pdf (letzter Zugriff: 16.10.2025).
22. Keifel, F.: Sekretlösende Techniken. In: Kolster, C. et al: Handbuch Physiotherapie. KVM Verlag, Berlin 2017.
23. www.rki.de/DE/Content/Infekt/EpidBull/Archiv/2015/Ausgaben/03_15.pdf?__blob=publicationFile (letzter Zugriff: 26.1.2022).
24. RKI-Ratgeber für Ärzte: Influenza (Teil 1): Erkrankungen durch saisonale Influenzaviren. Stand 2025. www.rki.de/DE/Aktuelles/Publikationen/RKI-Ratgeber/Ratgeber/Ratgeber_Influenza_saisonal.html?nn=16777040 (letzter Zugriff: 15.10.2025).
25. Deutsche Gesellschaft für Pneumologie und Beatmungsmedizin e. V. (DGP) et al.: Update der S3-Leitlinie: Epidemiologie, Diagnostik und Therapie erwachsener Patienten mit nosokomialer Pneumonie. 2024. https://register.awmf.org/assets/guidelines/020-013l_S3_Epidemiologie-Diagnostik-Therapie-erwachsener-Patienten-nosokomiale-Pneumonie__2024-03.pdf (letzter Zugriff: 15.10.2025).
26. Panknin, H.-T.: Bakterien im Mund-Rachen-Raum: Was verändert sich bei Beatmung? In: Pflegeintensiv 3/2019, S. 49–51.
27. Özlü, I.: Spezielle Mundpflege ist ein Muss! In: Pflegeintensiv 4/2019, S. 33–36.
28. WHO: WHO – Global Tuberculosis Report 2024. www.who.int/teams/global-programme-on-tuberculosis-and-lung-health/tb-reports/global-tuberculosis-report-2024/tb-disease-burden/1-2-tb-mortality (letzter Zugriff: 15.10.2025).
29. Robert Koch-Institut: Bericht zur Epidemiologie der Tuberkulose in Deutschland 2024. www.rki.de/DE/Aktuelles/Publikationen/RKI-Ratgeber/Ratgeber/Ratgeber_Tuberkulose.html?nn=16777040#doc16784684body Text1 (letzter Zugriff: 25.10.2025).
30. Deutsches Zentralkomitee zur Bekämpfung der Tuberkulose e.V. (DZK) et al.: S2k-Leitlinie Tuberkulose im Erwachsenenalter. 2025. https://register.awmf.org/assets/guidelines/020-019l_S2k_Tuberkulose-im-Erwachsenenalter_2023-09.pdf (letzter Zugriff: 15.10.2025).
31. Robert Koch-Institut: Tuberkulose. Maßnahmen für Einzelerkrankungen (Tuberkulose). 2024. www.rki.de/DE/Aktuelles/Publikationen/RKI-Ratgeber/Ratgeber/Ratgeber_Tuberkulose.html?nn=16777040#doc16784684body Text15 (letzter Zugriff: 15.10.2025).
32. Williams, G., Osterbrink, J.: Kampf gegen Tuberkulose – Internationales Anti-Tuberkulose-Projekt. In: Die Schwester Der Pfleger 11/2014. S. 1084–1086.
33. ICN: TB/MDR TB Project. www.icn.ch/how-we-do-it/projects/tbmdr-tb-project (letzter Zugriff: 15.10.2025).

6

34. Bundesärztekammer, Kassenärztliche Bundesvereinigung und Arbeitsgemeinschaft der Wissenschaftlichen Medizinischen Fachgesellschaften (Hrsg.): Nationale VersorgungsLeitline Asthma. 2024. https://register.awmf.org/assets/guidelines/nvl-002l_S3_Asthma_2024-08.pdf (letzter Zugriff: 15.10.2025).
35. Deutsche Gesellschaft für Pneumologie und Beatmungsmedizin e.V. et al.: S2k-Leitlinie zur fachärztlichen Diagnostik und Therapie von Asthma. 2023. https://register.awmf.org/assets/guidelines/020-009l_S2k_Fachaerztliche-Diagnostik-Therapie-von-Asthma_2023-07.pdf (letzter Zugriff: 26.1.2022).
36. Deutsche Atemwegsliga (Hrsg.): Asthmaleitlinie. Kurzfassung. 2023.
37. Asthmaschulungsprogramme: ABUS: Asthma-Behandlungs- und Schulungsprogramm, Heinrich-Heine-Universität, Düsseldorf – AFAS: Ambulantes Fürther Asthma Schulungsprogramm, Klinikum Fürth.
38. Deutsche Gesellschaft für Allergologie und klinische Immunologie und Deutsche Gesellschaft für Kinder- und Jugendmedizin: S3-Leitlinie Allergieprävention. 2022. https://register.awmf.org/assets/guidelines/061-016l_S3_Allergiepraevention_2022-11.pdf (letzter Zugriff: 15.10.2025).
39. Robert Koch-Institut: COPD: Prävalenz ab 45 Jahre. 2024. www.gbe.rki.de/DE/Themen/Gesundheitszustand/KoerperlicheErkrankungen/Atemwegserkrankungen/COPDPraevalenz/COPDPraevalenz_node.html?darstellung=0&kennzahl=1&zeit=2019&geschlecht=0&standardisierung=0 (letzter Zugriff: 15.10.2025).
40. Andreas S. et al.: Tabakentwöhnung bei COPD. Herausgegeben von der Deutschen Gesellschaft für Pneumologie und Beatmungsmedizin. In: Pneumologie 2014, S. 237–258.
41. Vogelmeier C. et al.: S2k-Leitlinie zur Diagnostik und Therapie von Patienten mit chronisch obstruktiver Bronchitis und Lungenemphysem (COPD). Stand 01/2018. www.awmf.org/uploads/tx_szleitlinien/020-006l_S2k_COPD_chronisch-obstruktive-Lungenerkrankung_2018-01.pdf (letzter Zugriff: 26.1.2022).
42. Müller, K. et al.: Die Bedeutung von Selbstwirksamkeitserwartungen im Krankheitsmanagement von Atemwegspatienten. In: O2-Report, 2. Halbjahr 2015, S. 10–11.
43. Meyer, F.: Neue Medikamentöse Strategien. In: O2-Report, 2. Halbjahr 2016, S. 6–12.
44. Deutsche Stiftung Organtransplantation: Grafiken zum Tätigkeitsbericht 2022. 2023. www.dso.de/BerichteTransplantationszentren/Grafiken D 2022 Lunge.pdf (letzter Zugriff: 15.10.2025.
45. Zentrum für Krebsregisterdaten, Gesellschaft der epidemiologischen Krebsregister in Deutschland e. V.: Krebs für Deutschland in 2019/2020. 14. Ausgabe. 2023. www.krebsdaten.de/Krebs/DE/Content/Publikationen/Krebs_in_Deutschland/krebs_in_deutschland_2023.pdf?__blob=publicationFile (letzter Zugriff: 15.10.2025).
46. Deutsche Gesellschaft für Pneumologie und Beatmungsmedizin e. V., Deutsche Krebsgesellschaft: S3-Leitlinie Prävention, Diagnostik, Therapie und Nachsorge des Lungenkarzinoms. Version 3.0. 2024. https://www.leitlinienprogramm-onkologie.de/fileadmin/user_upload/Downloads/Leitlinien/Lungenkarzinom/Version_3/LL_Lungenkarzinom_Langversion_3.0.pdf (letzter Zugriff: 15.10.2025).
47. Gaulke, K.; Rose, V.: Aufgaben des Palliativ Care Teams in einem Lungenkrebszentrum: Würde heißt eine Wahl zu haben. Pflegezeitschrift 6/2010, S. 347–349.
48. Deutsche Gesellschaft für Angiologie, Gesellschaft für Gefäßmedizin: S2k-Leitlinie Diagnostik und Therapie der Venenthrombose und Lungenembolie. Version 5.0. 2023. https://register.awmf.org/assets/guidelines/065-002l_S2k_Venenthrombose-Lungenembolie_2023-09.pdf (letzter Zugriff: 15.10.2025).
49. Deutsche Gesellschaft für Kardiologie e. V.: Pulmonale Hypertonie. 2022. https://leitlinien.dgk.org/files/12_2022_pocket_leitlinien_pulmonale_hypertonie_korrigiert.pdf (letzter Zugriff: 15.10.2025).
50. Deutsche Gesellschaft für Schlafforschung und Schlafmedizin: S3 Leitlinie Nicht erholsamer Schlaf/Schlafstörung. Kapitel „Schlafbezogene Atmungsstörungen bei Erwachsenen". www.awmf.org/assets/guidelines/063-001l_S3_SBAS_2023-01_verlaengert_und_Hinweis_Teil-Aktualisierung.pdf (letzter Zugriff: 15.10.2025).
51. Bein, T. et al.: Lagerungstherapie und Frühmobilisation zur Prophylaxe oder Therapie von pulmonalen Funktionsstörungen. Herausgegeben von der Deutschen Gesellschaft für Anästhesiologie und Intensivmedizin. www.awmf.org/uploads/tx_szleitlinien/001-015l_S2e_Lagerungstherapie_Frühmobilisation_pulmonale_Funktionsstörungen_2015-05.pdf (letzter Zugriff: 31.10.2017).
52. Deutsche Gesellschaft für Pneumologie und Beatmungsmedizin, Gesellschaft für Pädiatrische Pneumologie e. V.: S3-Leitlinie „Lungenerkrankung bei Mukoviszidose": Pseudomonas aeruginosa. https://register.awmf.org/assets/guidelines/026-022l_S3_Lungenerkrankung-bei-Mukoviszidose-Pseudomonas-aeruginosa__2023-02_02.pdf (letzter Zugriff: 15.10.2025).
53. Meyer, C.; Graepler-Mainka, U: Mukoviszidose: Neue Therapien bieten Leben. In: Die Schwester Der Pfleger 5/2021, S. 30–33.
54. Arbeitskreis Pflege Mukoviszidose e. V. (Hrsg.): Pflegeleitlinien bei Mukoviszidose – ambulant und stationär-. 2021. www.muko.info/fileadmin/user_upload/mediathek/lehrmaterial/pflegeleitlinien.pdf (letzter Zugriff: 16.10.2025).
55. Becher, C. et al.: Transition – Wie Jugendliche mit Cystischer Fibrose und ihre Eltern den Übertritt von der Kinder- in die Erwachsenenmedizin erleben. In: Pflege 27/2024, S. 359–368.
56. Weise, S. et al.: Deutsche Atemwegsliga. Empfehlungen zur Atemphysiotherapie. Dustri-Verlag, München 2019.
57. Möhler, R.: Intensive Mundpflege Kann sie Pneumonien vorbeugen? In: Die Schwester Der Pfleger 10/2019, S. 38–40.
58. Brooks, S. M.: Task force on surveillance for respiratory hazards in the occupational setting. Surveillance for respiratory hazards. In: ATS News 8/1982, S.12–16.

KONTAKTADRESSEN

Deutsche Lungenstiftung e. V., Reuterdamm 77, 30853 Langenhagen, Tel.: 05 11/2 15 51 10, www.lungenstiftung.de

Nationales ambulantes Schulungsprogramm für erwachsene Asthmatiker (NASA), Bestellung des Schulungsmaterials z. B. über www.pneumologenverband.de

Deutscher Allergie- und Asthmabund e. V. (DAAB), An der Eickesmühle 15–19, 41238 Mönchengladbach, Tel.: 0 21 66/6 47 88 20, www.daab.de

Deutsche Atemwegsliga e. V., Raiffeisenstraße 38, 33175 Bad Lippspringe, Tel.: 0 52 52/93 36 15, www.atemwegsliga.de; QR-Codes zu den Videos „Richtig Inhalieren": www.youtube.com/atemwegsliga

AG Lungensport in Deutschland e. V., Raiffeisenstraße 38, 33175 Bad Lippspringe, Tel.: 0 52 52/9 37 06 03, www.lungensport.org

Deutsche Emphysemgruppe e. V., Schulstraße 9, 29358 Eicklingen, Tel. 0 51 44/4 93 31 04, www.deutsche-emphysemgruppe.de

Alpha1 Deutschland e. V., Alte Landstraße 3, 64579 Gernsheim, Service-Tel.: 0800/58 94 662, www.alpha1-deutschland.org

Selbsthilfe Lungenkrebs, www.selbsthilfe-lungenkrebs.net

Mukoviszidose e. V. – Bundesverband Cystische Fibrose (CF), In den Dauen 6, 53117 Bonn, Tel.: 02 28/98 78 00, www.muko.info

PROGNOSIS – The Prospective German NON-CF-Bronchiectasis Registry, CAPNETZ STIFTUNG, Carl-Neuberg-Straße 1, 30625 Hannover, Tel.: 0511/532 44 47, www.bronchiektasen-register.de

Netzwerk schweres Asthma, www.netzwerk-schweres-asthma.de

Seltene Lungenerkrankungen, STARKE-LUNGE-STIFTUNG, Marin-Wohmann-Straße 28, 65719 Hofheim, Tel.: 0170/17 02 47 00 70, www.starkelunge.de

WEITERFÜHRENDE LITERATUR

Bundesärztekammer, Kassenärztliche Bundesvereinigung und Arbeitsgemeinschaft der Wissenschaftlichen Medizinischen Fachgesellschaften (Hrsg.): Nationale Versorgungsleitlinie COPD. 2. Aufl. Version 1. https://register.awmf.org/assets/guidelines/nvl-003l_S3_COPD_2024-12.pdf
Keifel, F.: Atmungstherapie. In: Kolster, B. et al. (Hrsg.): Handbuch Physiotherapie. 2. Aufl., Berlin: KVM-Verlag, 2023, S. 250 ff.
Müller, A.; Reusch, A.: Unterrichtskonzept Förderung von Rauchfreiheit und gesundem Lebensstil. Pflegezeitschrift 12/2016, S. 744–748.
S2k-Leitlinie 020/016: Diagnostik und Therapie der idiopatischen Lungenfibrose aktueller Stand: 03/2013.
Schulte, D.: Risiko Tuberkulose? Situation in Flüchtlingsheimen. Die Schwester Der Pfleger 1/2016, S. 22–23.
Wolschon, E.: Arzneimittel in der Praxis. Teil 2 Inhalatoren. Pflegezeitschrift 2/2016. S. 401–403.

KAPITEL

7 Pflege von Menschen mit Erkrankungen des Magen-Darm-Trakts

Pflegesituation „Frau Gäbele hat Bauchschmerzen" . . . 253

7.1 Pflege bei Erkrankungen des Magen-Darm-Trakts . . . 254
7.1.1 Betroffene Menschen . . . 255
7.1.2 Prävention . . . 255
7.1.3 Rehabilitation . . . 255
7.1.4 Patientenberatung . . . 255
7.1.5 Beobachten, Beurteilen und Intervenieren . . . 255
7.1.6 Pflege bei Ösophaguskompressionssonden . . . 257
7.1.7 Pflege bei gastrointestinalen Sonden . . . 259
7.1.8 Orthograde Darmspülung . . . 261
7.1.9 Stomatherapie und Stomapflege . . . 262

7.2 Hauptbeschwerden des Patienten mit Magen-Darm-Erkrankungen . . . 265
7.2.1 Übelkeit und Erbrechen . . . 265
7.2.2 Dysphagie . . . 266
7.2.3 Bauchschmerzen . . . 267
7.2.4 Akutes Abdomen . . . 268
7.2.5 Hämatemesis, Teerstuhl und Blutstuhl . . . 269
7.2.6 Diarrhö . . . 270
7.2.7 Obstipation . . . 271

7.3 Gastroenterologische Diagnostik . . . 273
7.3.1 Anamnese und körperliche Untersuchung . . . 273
7.3.2 Stuhluntersuchungen . . . 273
7.3.3 Bildgebende Verfahren . . . 274
7.3.4 Endoskopie und Endosonografie . . . 275
7.3.5 Funktionsdiagnostik . . . 276
7.3.6 Helicobacter pylori und Tests zum Nachweis von Helicobacter pylori . . . 277

7.4 Erkrankungen des Ösophagus . . . 278
7.4.1 Ösophagitis . . . 278
7.4.2 Refluxkrankheit und Refluxösophagitis . . . 278
7.4.3 Hiatushernie . . . 279
7.4.4 Ösophagusdivertikel . . . 280
7.4.5 Ösophagusmotilitätsstörungen . . . 280
7.4.6 Ösophaguskarzinom . . . 281

7.5 Erkrankungen des Magens . . . 282
7.5.1 Funktionelle Dyspepsie . . . 282
7.5.2 Gastritis . . . 282
7.5.3 Peptisches Ulkus . . . 283
7.5.4 Magenkarzinom . . . 286
7.5.5 MALT-Lymphom des Magens . . . 287

7.6 Erkrankungen des Dünn- und Dickdarms . . . 287
7.6.1 Ileus . . . 287
7.6.2 Malassimilationssyndrom . . . 289
7.6.3 Nahrungsmittelunverträglichkeiten . . . 290
7.6.4 Glutensensitive Enteropathie . . . 292
7.6.5 Chronisch-entzündliche Darmerkrankungen . . . 293
7.6.6 Clostridium-difficile-Diarrhö . . . 297
7.6.7 Ischämische Kolitis . . . 297
7.6.8 Dickdarmdivertikulose und -divertikulitis . . . 297
7.6.9 Reizdarmsyndrom . . . 298
7.6.10 Dickdarmpolypen . . . 299
7.6.11 Kolorektales Karzinom . . . 300

Literatur und Kontaktadressen . . . 301

Pflegesituation

Hintergrund zur Pflegesituation

Pflegerisches Setting: von der stationären Langzeitpflege in die Akutpflege
Patientin: Frau Marta Gäbele, 85 Jahre
Diagnose: Subileus

Frau Gäbele hat Bauchschmerzen

Im Seniorenheim „Zum Glücklichen Hirten" lebt Marta Gäbele. Sie ist 85 Jahre alt und für ihre Freundlichkeit, Offenheit und ihren Humor bekannt. Aber in den letzten Tagen hat sie sich merklich zurückgezogen und verlässt kaum noch ihr Zimmer. Den Pflegefachpersonen fällt auf, dass Frau Gäbele müde wirkt und kaum Appetit hat. Auch zum Trinken müssen sie sie mehrmals täglich anhalten. Während die Auszubildende Nina Straus Frau Gäbele bei der morgendlichen Körperpflege unterstützt, klagt diese über Bauchschmerzen und Unwohlsein. Auch erwähnt sie, dass sie seit Tagen keinen Stuhlgang gehabt habe und sich sehr aufgebläht fühle: *„Ich habe sowieso immer Schmerzen und jetzt auch noch diese Bauchschmerzen. Ich muss wegen meiner Schmerzen, wegen denen ich mich ja kaum noch bewegen kann, starke*

Opioide nehmen. Und ohne meinen Rollstuhl geht eigentlich gar nichts mehr. Die Ärztin hat mir vor zwei Wochen Psychopharmaka verschrieben, damit es mir in dieser dunklen Zeit ein bisschen besser geht. Vielleicht schlagen die mir auf den Darm." Der Auszubildenden verrät Frau Gäbele auch, dass sie den Pflegefachpersonen bisher verschwiegen hat, dass sie schon länger keinen Stuhlgang mehr hatte. Sie hoffte, dass sich das Problem von selbst lösen würde. Frau Gäbele hat Angst, ins Krankenhaus zu müssen, da sie aufgrund ihres Alters und der vielen Behandlungen wegen ihres gesundheitlichen Zustands einfach ihre Ruhe haben möchte. „*Aber diese Bauchschmerzen machen mir schon sehr zu schaffen*", merkt Marta Gäbele abschließend an.

Nina informiert die zuständige Pflegefachperson und diese bittet Dr. Ayshe Öztürk, Frau Gäbeles Hausärztin, um einen Besuch bei ihrer Patientin. Bei der Untersuchung bemerkt Dr. Öztürk typische Zeichen eines Subileus: krampfartige Bauchschmerzen, die intermittierend auftreten. Dazu passen auch das Unwohlsein und die seltene Stuhlentleerung sowie die Abwehrspannung beim Abtasten des Bauchs. Anschließend hört sie die Darmgeräusche mit einem Stethoskop ab und stellt eine verminderte Peristaltik fest. Da Frau Gäbele eine Einweisung in das örtliche Krankenhaus kategorisch ablehnt und auf ihre Patientenverfügung verweist, ordnet die Hausärztin Darmmassagen, Wärmetherapie und entlastende Positionen an und informiert die Pflegefachpersonen des Bereichs: „*Sie wissen ja, dass ein Subileus eine ernste Sache ist. Bitte schauen Sie regelmäßig nach Frau Gäbele. Ich verschreibe ihr auch noch Laxanzien und ein Klysma zur täglichen Anwendung.*"

In der Nacht erbricht Marta Gäbele im Schwall, das Erbrochene ist braun und übel riechend. Frau Gäbele gerät in Panik und bittet nun doch um die Einweisung ins Krankenhaus. Marja Kuzovczie, die zuständige Pflegefachperson im Nachtdienst, fleht sie an: „*Ich will nicht sterben, bitte helfen Sie mir!*" Marja holt den Notarzt.

Im Krankenhaus wird Frau Gäbeles Darmperistaltik wird mittels Ultraschall und Röntgen geprüft. „*Sie haben einen Subileus, Frau Gäbele. Es ist wichtig, sofort zu handeln*", erklärt Christoph Paolus, der diensthabende Arzt in der Notaufnahme. Er erklärt die geplante Behandlung mit Neostigmin. Frau Gäbele reagiert entsetzt, als sie erfährt, dass ihr eine Magensonde gelegt werden soll. „*Warum brauche ich das? Wie funktioniert das?*", fragt sie Pflegefachfrau Anna Hubertus verzweifelt. Anna beruhigt sie: „*Die Sonde wird vorsichtig durch die Nase eingeführt, um den Magen-Darm-Trakt zu entlasten. Komplikationen sind selten, und ich bleibe an Ihrer Seite.*"

Lernaufgaben:

1. Nennen Sie die Hauptbeschwerden von Patienten mit Magen-Darm-Erkrankungen.
2. Analysieren Sie Marta Gäbeles Risikofaktoren für einen Subileus.
3. Marta Gäbele ist in der Notaufnahme sehr ängstlich und überfordert. Sie bittet um Hilfe und Unterstützung. Führen Sie ein beruhigendes und aufklärendes Beratungsgespräch mit Frau Gäbele. Erklären Sie ihr die Behandlungsstrategie bei einem Subileus/paralytischen Ileus. Informieren Sie zudem Frau Gäbele über die geplanten Pflegemaßnahmen, die sie während ihres stationären Aufenthalts erwarten.
4. Die Hausärztin verordnet Frau Gäbele Laxanzien. Erklären Sie, um was es sich dabei handelt. Unterscheiden Sie die verschiedenen Laxanzienarten anhand ihrer Wirkweise und nennen Sie jeweils ein Beispiel.

DEFINITION

Gastroenterologie: Teilgebiet der Inneren Medizin. Umfasst die Vorbeugung, Diagnostik, konservative und endoskopische Therapie von Erkrankungen des **Magen-Darm-Trakts** *(Gastrointestinaltrakt)*, der **Leber** *(Hepar)*, des **Gallensystems** und der **Bauchspeicheldrüse** *(Pankreas)*.

Pflege bei Erkrankungen von Leber, Gallensystem und Bauchspeicheldrüse ➤ Kap. 8

7.1 Pflege bei Erkrankungen des Magen-Darm-Trakts

Je nach Erkrankung konzentriert sich die Pflege von Menschen mit Magen-Darm-Erkrankungen zunächst auf die Linderung der akuten Beschwerden. So steht z. B. bei einer akuten Gastritis, einem Magenulkus oder einer Dickdarmdivertikulitis zuerst die Schmerzbekämpfung und evtl. die Blutstillung im Vordergrund, bevor im weiteren Verlauf der vorsichtige Kostaufbau sowie die Beratung zur Vermeidung von Rezidiven an Bedeutung gewinnen.

Bei chronischen Erkrankungen wie z. B. Morbus Crohn oder Colitis ulcerosa liegt das Augenmerk darüber hinaus auf einer langfristigen Stabilisierung von Ernährung und Stuhlausscheidung und Maßnahmen zur Erreichung einer bestmöglichen Lebensqualität, da häufig gerade junge Menschen betroffen sind.

Insbesondere bei akut bedrohlichen Erkrankungen wie etwa dem akuten Abdomen oder bösartigen Erkrankungen wie dem Magen- oder Darmkarzinom bildet die psychische Betreuung des Patienten mit viel Einfühlungsvermögen und Gesprächsbereitschaft einen weiteren Schwerpunkt in der Pflege.

Einfühlsame Begleitung

Viele Patienten mit Erkrankungen des Magen-Darm-Trakts werden wegen akuter Probleme mit subjektiv belastenden Symptomen stationär aufgenommen. Sie sind meist ängstlich und unsicher, ebenso ihre Angehörigen. Sie erwarten von den Pflegenden Linderung ihrer Beschwerden und ein einfühlsames Eingehen auf ihre Ängste und Fragen. Patienten mit chronisch-entzündlichen Darmerkrankungen, die oft einen jahrelangen Krankheitsverlauf hinter sich haben, erhoffen sich von den Pflegenden, dass sie ihre individuellen Erfahrungen und Gewohnheiten z. B. bezüglich Ernährung oder Stomaversorgung akzeptieren.

7.1.1 Betroffene Menschen

Unabhängig davon, ob der Betroffene an einer Gastritis oder einer chronisch-entzündlichen Darmerkrankung leidet, ist ein Teil dessen betroffen, was für viele Menschen Lebensqualität ausmacht: das Essen. Sei es zu zweit oder in gemütlicher Runde mit Freunden, Menschen mit Magen-Darm-Erkrankungen müssen meist vorsichtig sein bei der Auswahl der Speisen. Sie können vielleicht nur einen Teil dessen essen, was auf dem Tisch steht, oder sie vertragen nur besondere Kost. Damit verlieren sie nicht nur an Genuss, sondern können sich auch von der Gruppe ausgeschlossen fühlen.

Noch viel mehr betrifft dies Menschen mit einem künstlichen Darmausgang, die Angst haben „zu riechen" oder durch Darmgeräusche aufzufallen. Dies kann psychisch sehr belastend sein (➤ 7.1.9).

Ebenfalls belastend ist die Situation für Betroffene, die sich mit der Diagnose einer bösartigen Erkrankung auseinandersetzen müssen. Sie haben Angst vor der Behandlung (Operation, Chemotherapie) und wie es danach für sie weitergehen wird.

Altersgruppen und Begleiterkrankungen

Erkrankungen des Magen-Darm-Trakts können Menschen jeden Alters betreffen. Auch wenn aufgrund der demografischen Entwicklung zunehmend mehr ältere Menschen betreut werden, scheint das Durchschnittsalter der Betroffenen tendenziell niedriger zu sein als etwa in kardiologischen Abteilungen. „Typische" Begleiterkrankungen können nicht definiert werden.

7.1.2 Prävention

Eine Primärprävention von Magen-Darm-Erkrankungen ist nur teilweise möglich und von Krankheit zu Krankheit sehr unterschiedlich. Falls es Möglichkeiten der Primärprävention gibt, werden sie deshalb bei den einzelnen Erkrankungen besprochen.

Als Maßnahmen der Sekundärprävention sind bislang vor allem die Darmkrebs-Vorsorgeprogramme zu nennen, die hauptsächlich auf Vorsorge-Koloskopien basieren. (Details ➤ 7.3.2, ➤ 7.3.4).

7.1.3 Rehabilitation

Besonders großer Rehabilitationsbedarf besteht in der Gastroenterologie bei Patienten mit chronisch-entzündlichen Darmerkrankungen und mit bösartigen Tumoren. Ziele bestehen darin, die Erkrankung selbst sowie alle krankheits- oder behandlungsbedingten Folgen möglichst umfassend zu verbessern und den Betroffenen bei der Wiedereingliederung in sein bisheriges Umfeld zu unterstützen. Die Rehabilitation wird fast immer stationär durchgeführt und muss für einen dauerhaften Rehabilitationserfolg durch ambulante Nachsorgemaßnahmen ergänzt werden.

Besondere Schwerpunkte der gastroenterologischen Rehabilitation sind (zur onkologischen Rehabilitation ➤ 12.1.3):

- Ausgleich von Mangelzuständen, Optimierung der Ernährung (z. B. Diät), dadurch Verbesserung der allgemeinen Leistungsfähigkeit
- Bei (chronischer) Diarrhö weitest mögliche Normalisierung der Ausscheidungen, bei (neu angelegtem) Stoma bestmögliche Stomaversorgung einschließlich Anleitung des Betroffenen
- Information über die jeweilige Erkrankung
- Bei chronischen Krankheiten Maßnahmen zur Akzeptanz der Erkrankung, Bewältigung der Erkrankung und ihrer Folgen (z. B. verändertes Körperschema)
- Motivation und Unterstützung des Betroffenen, trotz/nach der Erkrankung wieder am gesellschaftlichen und möglichst auch Arbeitsleben teilzunehmen, Abbau von krankheits(mit)bedingten ungünstigen Verhaltensweisen wie etwa Passivität, Rückzug und Resignation.

7.1.4 Patientenberatung

Zur Beratung gehört zunächst die Beratung zu Ernährung und Ausscheidung (➤ 7.1.5).

Da einige Erkrankungen des Magen-Darm-Trakts das Leben des Betroffenen drastisch verändern, ist hier eine frühzeitige Beratung über die Erkrankung und ihre Auswirkungen wichtig. Dies betrifft z. B. Lebensführung, Beruf, Körperbild und Sexualität sowie Hilfen zur Bewältigung des Alltags. So können viele Probleme schon im Vorfeld aufgefangen werden. Veränderungen im häuslichen Umfeld sowie der Umgang mit Hilfsmitteln können durch einen strukturiert durchgeführten Entlassungsprozess (➤ 1.2.5) rechtzeitig in die Wege geleitet werden. Günstig ist außerdem, den Patienten über Selbsthilfegruppen zu informieren. Kontakte mit Betroffenen erleichtern häufig die Bewältigung der akuten Erkrankung, z. B. bei Anlage eines Stomas.

Darüber hinaus sind zahlreiche Erkrankungen mit Schmerzen verbunden. Hier ist es Aufgabe der Pflegenden, den Patienten im Umgang mit den Schmerzen zu beraten (➤ 2.4.9) und durch eine optimale Zusammenarbeit mit ihm bzw. den Angehörigen größtmögliche Schmerzlinderung zu erzielen.

Die speziellen Beratungsaspekte orientieren sich an der zugrunde liegenden Erkrankung und werden in den entsprechenden Kapiteln behandelt. Hierzu gehören z. B. die Beratung zur Ernährung bei Refluxösophagitis (➤ 7.4.2) oder die Beratung zur Stomaversorgung (➤ 7.1.9).

7.1.5 Beobachten, Beurteilen und Intervenieren

In der Gastroenterologie sind die Beeinträchtigung von Nahrungsaufnahme und Stuhlausscheidung die zentralen Pflegeprobleme:

Ernährung

Auf die meisten der früher bei Magen-Darm-Erkrankungen üblichen Diäten wird heute verzichtet, da sie sich als nicht entscheidend für den Krankheitsverlauf herausgestellt haben. Dies hängt sicher auch mit der verbesserten Pharmakotherapie zusammen.

Die Kranken sollen lediglich die Speisen und Getränke meiden, die ihnen nicht bekommen. Hierbei können (und sollen) die Pflegenden aufgrund ihrer Erfahrung zwar zu bestimmten Nahrungsmitteln raten bzw. abraten, doch muss der Betroffene selbst ausprobieren, was ihm gut tut bzw. schadet. Hilfreich ist das Führen eines Ernährungsprotokolls, um längerfristig Unverträglichkeiten zu erkennen. Ist eine Diät hingegen zwingend notwendig, etwa bei einer akuten Divertikulitis, informieren Arzt und Pflegende den Patienten und seine Angehörigen über die Diät, ihren Zweck und ihre voraussichtliche Dauer, um eine bestmögliche Mitarbeit zu erreichen.

Auf Wünsche des Patienten eingehen

Wenn ein Patient nichts essen möchte, wird dies akzeptiert. In vielen Fällen kehrt der Appetit wieder, wenn die Akutphase der Erkrankung oder die psychische Ausnahmesituation vorbei ist. Bei länger dauernder Appetitlosigkeit kann eine Beratung durch einen Diätassistenten helfen.

Manche Patienten haben Appetit auf bestimmte Speisen, die nicht unbedingt zur Standardkost im Krankenhaus zählen. Falls die Krankenhausküche die Wünsche des Patienten nicht erfüllen kann, sind in der Regel Angehörige oder Freunde bereit, das Gewünschte zu besorgen.

Auch appetitliches Anrichten der Speisen steigert die Lust aufs Essen. Außerdem wirken sich ein frisch gelüftetes Patientenzimmer und, wenn möglich, das Essen in Tischgemeinschaft (➢ Abb. 7.1) günstig aus. Bettlägerige Patienten werden zum Essen in eine bequeme, wenn möglich sitzende Position gebracht.

Ratsam sind weiterhin:

- Regelmäßige und kleine Mahlzeiten
- Verzicht auf Alkohol und Zigaretten, zumindest aber ein reduzierter Konsum, da Alkohol und Zigaretten den Magen reizen und Alkohol bei Stomaträgern oft zu Durchfällen führt
- Meiden von Arzneimitteln, die die Magenschleimhaut reizen, etwa Azetylsalizylsäure (z. B. Aspirin®) oder nichtsteroidale Antiphlogistika (z. B. Voltaren®). Ggf. mit dem Arzt über Alternativen reden
- Reduktion von Übergewicht (begünstigt Erkrankungen wie Refluxösophagitis, Hämorrhoiden etc.).

Ausscheidung

Pflege bei Obstipation ➢ 7.2.7

Zweites Kernproblem vieler gastroenterologischer Patienten ist die *Stuhlausscheidung.* Sie ist eng mit der Intimsphäre und dem Schamgefühl des Patienten verbunden. Daher ist es selbstverständlich, einen Patienten vor Blicken anderer zu schützen, während er das Steckbecken oder den Toilettenstuhl benutzt.

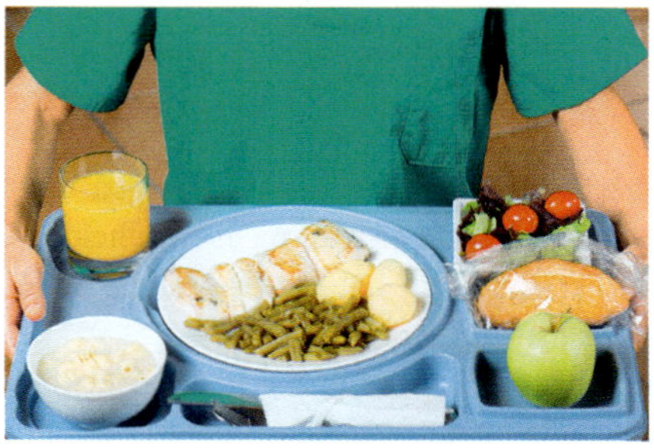

Abb. 7.1 Appetitlich angerichtetes Essen steigert die Lust aufs Essen. [J787]

Beschwerden beim Stuhlgang oder im Bereich des Afters werden oft schamhaft verschwiegen. Für die Pflege der Analregion sollten dem Patienten daher diskret Hilfsmittel angeboten werden, um ein Wundwerden zu vermeiden (weiches Toilettenpapier, Fettcreme etc.). Die Pflegenden können nur mit Sensibilität herausfinden, ob bzw. welche Beschwerden vorliegen. Voraussetzung dafür ist ein Vertrauensverhältnis zwischen Patient und Pflegeperson.

Wichtig ist aufmerksames Zuhören. Nicht selten erwähnen Patienten ernst zu nehmende und dringend abklärungsbedürftige Beschwerden nur beiläufig. Beispielsweise ist die Äußerung eines Patienten, er leide wohl unter Hämorrhoiden, da er seit kurzem ein bisschen Blut auf dem Stuhl habe, eine sehr wichtige Information für den Arzt, da auch ein Darmtumor für die Beschwerden verantwortlich sein kann. Dann ist der frühzeitige Einsatz entsprechender diagnostischer und therapeutischer Maßnahmen evtl. lebensrettend.

Beobachtung der Stuhlausscheidung

Der gesunde Mensch hat normalerweise ein- bis zweimal täglich Stuhlgang, aber auch dreimal wöchentlich gilt noch als völlig normal. Eine hell- bis dunkelbraune Färbung des Stuhls ist physiologisch. Die tägliche Stuhlmenge beträgt ca. 100–300 g, abhängig von Ernährung, Trinkmenge, körperlicher Bewegung und psychischen Faktoren (z. B. Durchfall bei Angst).

> **Stuhlgewohnheiten sind individuell verschieden**
>
> Die Stuhlgewohnheiten sind von Mensch zu Mensch sehr unterschiedlich. Eine Veränderung der Stuhlgewohnheiten unter sonst gleichen Lebensbedingungen kann Zeichen einer Erkrankung sein.

Stuhlveränderungen

Bei der Beurteilung des Stuhls ist vor allem die Beobachtung auf Farbveränderungen, Konsistenz, Geruch, Beimengungen und Parasitenbestandteile von diagnostischer Bedeutung. Über Veränderungen wird der behandelnde Arzt informiert.

Farbveränderungen

- Durch Nahrungsmittel z. B.:
  - Rot-braun: rote Bete (verfärbt auch den Urin)
  - Gelb-braun: viel Milchprodukte, Eier, stärkehaltige Kost (Kartoffeln)
- Durch Arzneimittel:
  - Schwarz: Eisen-, Kohletabletten
- Sonstige:
  - *Acholischer Stuhl* (grau, lehmfarben): fehlende Gallenausscheidung *(Acholie),* z. B. durch Gallensteine, Hepatitis (➢ Kap. 8)
  - Rotbraun bis dunkelrot: vor allem mit Blut durchmischter Stuhl bei Blutungen im Dickdarmbereich
  - Hellrote Blutauflagerungen: z. B. durch Hämorrhoiden, Rektumtumor
  - Schwarz: z. B. *Teerstuhl* (➢ 7.2.5) bei Blutung aus Magen, Dünndarm oder rechtsseitigem Dickdarm
  - Grünlich, flüssig: z. B. bei Salmonellosen oder Clostridium difficile (➢ 16.5.7).

Konsistenz
- *Kotstein:* extrem eingedickter Kot bei Obstipation
- Dünnflüssig, schaumig: **Gärungsdyspepsie,** eine Störung der Kohlenhydratverdauung, bei der vermehrt Kohlenhydrate unverdaut in den Dickdarm gelangen und dort durch Dickdarmbakterien vergoren werden, einhergehend mit Oberbauchbeschwerden, Blähungen, Durchfall und evtl. Erbrechen
- Schleimig, schleimig-blutig: Colitis ulcerosa, Morbus Crohn (➤ 7.6.5)
- Bleistiftförmig, bandartig: Stenosen, z. B. durch Tumoren im unteren Dickdarm
- Salbenförmig, fettig-glänzend: Fettresorptionsstörungen, z. B. bei Pankreasinsuffizienz (➤ 8.6.2).

Geruch
- Aashaft *stinkend:* u. U. Rektumkarzinom
- *Stechend sauer:* Gärungsdyspepsie
- *Süßlich stinkend:* Clostridium difficile Infektion.

Beimengungen
- *Schleim:* z. B. bei Reizdarmsyndrom (➤ 7.6.9), Colitis ulcerosa (➤ 7.6.5)
- *Eiter:* z. B. bei Abszessen im Enddarmbereich
- *Blut:* z. B. bei Tumoren und Entzündungen des Darms, Hämorrhoiden.

Wurmerkrankungen ➤ 16.10

7.1.6 Pflege bei Ösophaguskompressionssonden

DEFINITION

Ösophaguskompressionssonden: Sonden zur (temporären) Blutstillung bei blutenden Ösophagus- oder Magenfundusvarizen (➤ 8.4.7), wenn eine endoskopische Blutstillung nicht möglich ist. Wegen ihrer Risiken extrem selten und nur im Rahmen der Intensivpflege eingesetzt.

Die **Ösophaguskompressionssonde nach Sengstaken-Blakemore** (➤ Abb. 7.2) ist eine *dreilumige Doppelballonsonde* aus Gummi oder Vinyl:
- Zwei der drei Lumina sind mit Ballons verbunden. Das eine Lumen führt zum großen, 20 cm langen *Ösophagusballon* zur Kompression blutender Ösophagusvarizen, das andere zum *Magenballon* zur Fixation der Sonde im Magen. Beide werden über eine Spritze mit Luft geblockt. Steht die Blutung, muss der Druck im Ösophagusballon exakt reguliert werden: Der Druck muss so hoch sein, dass die Blutung weiterhin steht, darf aber nicht so hoch sein, dass das komprimierte Gewebe durch Drucknekrosen geschädigt wird. In aller Regel ordnet der Arzt zunächst einen Druck von 35–45 mmHg an, der alle 15 min über ein Manometer kontrolliert wird
- Das dritte Lumen führt zu dem in den Magen hineinragenden Sondenabschnitt, der ca. 70 cm langen Magensonde (14–16 Ch). Durch sie kann blutiger Mageninhalt abgesaugt und Nahrung zugeführt werden. Evtl. befindet sich an der Sonde proximal des Ösophagusballons eine Öffnung zum Absaugen von Speichel.

Hat die Sonde bei sonst gleichem Aufbau ein separates viertes Lumen zum Absaugen des Ösophagus, spricht man von einer **Minnesota-Vier-Lumen-Sonde.**

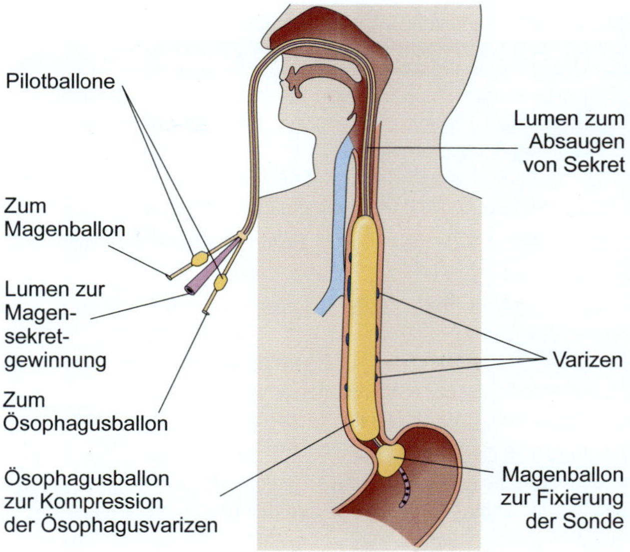

Abb. 7.2 Sengstaken-Blakemore-Sonde. [L190]

Die **Linton-Nachlas-Sonde** ist eine *dreilumige Einballonsonde,* die bei nicht stillbaren Fundusvarizenblutungen verwendet wird.
- Ein Lumen dient dem Aufblasen des birnenförmigen *Magenballons* mit einem Fassungsvermögen von ca. 600 ml
- Die anderen zwei Lumina ermöglichen eine getrennte Aspiration aus Magen und Ösophagus zur Lokalisation der Blutung (Varizenblutung? Ulkusblutung?).

Legen einer Ösophaguskompressionssonde

Material
- Alle Materialien zum Legen einer gastrointestinalen Sonde
- Großlumige Spritze (mindestens 50 ml)
- Klemme
- Schaumstoffpolster (Nase) und Pflaster
- Absauggerät mit Zubehör
- Zusätzlich bei der Sengstaken-Blakemore-Sonde eine Handpumpe und ein Manometer nach Recklinghausen
- Ggf. Aufhängevorrichtung für den Zug (Lochstabgeräte, Zugseile, Rolle) sowie Gewichte (bei der Sengstaken-Blakemore-Sonde 250 g, bei der Linton-Nachlas-Sonde 500 g, z. B. Plastikinfusionsflaschen mit 250 oder 500 ml Inhalt).

Vorbereitung
- Nach Arztanordnung Sedativum verabreichen
- Ggf. am Patientenbett Aufhängevorrichtung für die Extension anbringen
- Weitere Vorbereitungen wie beim Legen einer gastrointestinalen Sonde treffen
- Vor dem Legen einer Ösophaguskompressionssonde überprüfen, ob die Lumina durchgängig und die Ballons dicht sind. Anschließend die Luft aus den Ballons absaugen und die Ansätze mit Verschlusskappen oder Klemme schließen, um das Eindringen von Luft in die Ballons während des Vorschiebens zu vermeiden.

7

Tab. 7.1 Das Legen von Ösophaguskompressionssonden.

Sengstaken-Blakemore-Sonde	Linton-Nachlas-Sonde
• Patienten beobachten, beim Legen assistieren. Handschuhe, Mundschutz, ggf. auch Brille zum Eigenschutz tragen, da der Patient schwallartig Blut erbrechen kann • Lage der Sonde kontrollieren, in der Regel durch Röntgen (die Spitze der Sonde muss deutlich unterhalb des Zwerchfells liegen)	
Magenballon mit 100–150 ml Luft füllen	Ballon mit 400–700 ml Luft füllen
• Ansatz zum Magenballon sofort zwischen angesetzter Spritze und Pilotballon abklemmen • Um Erbrechen während des Aufblasens der Ballone zu verhindern, evtl. Mageninhalt über das Magensondenlumen absaugen • Sonde vorsichtig zurückziehen, bis federnder Widerstand spürbar wird	
Ggf. Zugseil an der Sonde befestigen/einhaken, freies Ende über die Aufhängevorrichtung leiten und Gewicht von 250 g anhängen	Ggf. Zugseil an der Sonde befestigen/einhaken, freies Ende über die Aufhängevorrichtung leiten und Gewicht von 500 g anhängen
Manometer nach Recklinghausen und Handpumpe am Ansatz zum Ösophagusballon befestigen	
Sonde an der Nase fixieren und im Nasenbereich mit einem Polster aus Schaumstoff unterlegen (Dekubitusprophylaxe)	
• Ösophagusballon aufpumpen bis der angeordnete Druck erreicht ist, meist bis zur 6. Stunde 35–45 mmHg, dann absinkend • Ansatz zum Ösophagusballon zwischen aufgesetztem Manometer und Pilotballon abklemmen	
Vorgang dokumentieren	

Tab. 7.2 Pflegemaßnahmen bei liegender Ösophaguskompressionssonde.

Sengstaken-Blakemore-Sonde	Linton-Nachlas-Sonde
Engmaschige Druckkontrollen ca. alle 15 min	
Bei Extension Entfernen des Gewichts alle 6 h für 10 min (nach Arztanordnung)	
Nach spätestens 6 h Kompression aufheben	Sonde nach 6 h ziehen
Blutungskontrolle durch halbstündliches oder stündliches Spülen des Magens mit Wasser über den Magenzugang, bei Blutungen aus dem Magen evtl. Eiswasserspülung (auf Arztanordnung)	
Evtl. Erhöhen des Drucks im Ösophagusballon	Bei Extension evtl. Erhöhen des Zugs auf Sonde
Aspirationsprophylaxe bei Sonden ohne proximales Ösophaguslumen: Alle 30 min Absaugen des Speichels aus dem Mund-Rachen-Raum, ansprechbare Patienten ggf. dazu anhalten, den Speichel auszuspucken	Aspirationsprophylaxe: Alle 30 min Absaugen des Speichels oberhalb des Magenballons durch den Ösophaguszugang, ggf. auch Dauersog
Regelmäßige Lagekontrolle, weitere Pflegemaßnahmen wie bei gastrointestinalen Sonden (➤ 7.1.7)	
Engmaschige Vitalzeichenkontrolle, v. a. der Atmung, evtl. O_2-Gabe. Ständige Nähe einer Pflegefachperson vermittelt Sicherheit	

Legen einer Ösophaguskompressionssonde und Pflege bei liegender Sonde ➤ Tab. 7.1, ➤ Tab. 7.2

Komplikationen

Ösophaguskompressionssonden sind komplikationsträchtig. Die Hauptgefahren bestehen in:

- *Asphyxie* durch Sondendislokation und dadurch Verlegung von Trachea und Larynx
- *Aspirationspneumonie* (➤ 6.4.4) durch Aspiration von Speichel oder Blut aus nicht ausreichend komprimierten Ösophagusvarizen
- *Ösophagusruptur* durch zu hohen Druck im Ösophagusballon oder Aufblasen des Magenballons noch im Ösophagus. *Kardiaruptur* durch Lageveränderung des Magenballons
- *Druckulzera* im Bereich des Ösophagus durch mangelhafte Druckentlastung.

Atmung ständig beobachten

Wichtig ist die ständige Kontrolle der Atmung, da eine verrutschte Sonde oder Speichelansammlungen oberhalb des Ballons zu Dyspnoe, Aspiration und Ersticken führen können. Immer eine Schere am Patientenbett bereithalten, um im Notfall eine verrutschte Sonde durchtrennen und so die Ballons schnell entlüften zu können.

Entfernen der Sonde

Sengstaken-Blakemore-Sonde

Soll die Sonde nicht wegen einer Endoskopie und Sklerosierung entfernt werden, wird wie folgt vorgegangen:

- Bei Blutungsstillstand bei einem intraösophagealen Druck von 25 mmHg Kompression für weitere 12 h belassen
- Ggf. Gewicht entfernen
- Pflasterfixierung lösen
- Luft aus dem Ösophagusballon ablassen. Den Patienten beim Entblocken des Ballons schluckweise Tee trinken lassen, um Verklebungen zu lösen
- Sonde bei geblocktem Magenballon ein kleines Stückchen in den Magen vorschieben, neu fixieren und mindestens vier Stunden, maximal 24 h in dieser Lage belassen (Möglichkeit der sofortigen Komprimierung bei Rezidivblutungen)
- Weiteres Vorgehen wie bei Entfernen einer Gastroduodenalsonde.

Linton-Nachlas-Sonde

- Bei bestehender Extension Gewichte pro Stunde um 100 g vermindern
- Luft aus dem Ballon erst ablassen, wenn alle Extensionsgewichte entfernt sind (100 ml Luft pro Stunde), sonst kann der noch teilgeblockte Ballon während des Entblockens durch den Zug nach oben rutschen und die Luftwege komprimieren
- Sicherstellen, dass sich kein Blut im Aspirat von Magen oder Ösophagus befindet
- Weiteres Vorgehen wie bei Entfernung einer gastrointestinalen Sonde.

7.1.7 Pflege bei gastrointestinalen Sonden

DEFINITION

Gastrointestinale Sonde: Dünner Schlauch aus Kunststoff oder Weichgummi, der zur Diagnostik oder Therapie in Magen **(Magensonde)** oder Dünndarm (**Dünndarmsonde,** also **Duodenal-** oder **Jejunalsonde**) eingeführt wird.

PEG ➤ 1.5.3

Indikationen und Kontraindikationen

Indikationen

Gastrointestinale Sonden (➤ Abb. 7.4) werden in der Inneren Medizin aus folgenden Indikationen gelegt:

- Diagnostisch zur Gewinnung von Magen- oder Duodenalsaft für Untersuchungszwecke (z. B. zur Magensaftanalyse, zum Erregernachweis bei V. a. Tuberkulose), bei *Gastroparese* (Magenlähmung) vor Implantation eines *Magenschrittmachers*
- Therapeutisch zur
  - Magenspülung in der ersten Stunde nach oraler Aufnahme giftiger Substanzen
  - Ableitung oder Absaugen von Magensaft, Blut oder Darminhalt zur Entlastung, z. B. bei blutenden Ulzera oder Ileus
  - Entfernung von Luft oder Gasen, z. B. nach Reanimation
  - Zufuhr von Sondennahrung, z. B. bei Patienten nach einem Schlaganfall.

Sonden zur Diagnostik oder Entlastung werden je nach Indikation gastral, duodenal oder jejunal platziert. Bei Ernährungssonden hingegen wird entweder eine gastrale Sonde gelegt oder eine jejunale (z. B. bei erhöhter Aspirationsgefahr), da duodenale Sonden dislozieren können und dann ungewollt gastral liegen (allgemeine Überlegungen zur Sondenwahl bei künstlicher enteraler Ernährung ➤ 1.5.3).

Kontraindikationen

Kontraindikationen für das Legen einer gastrointestinalen Sonde sind z. B. Traumen und Tumoren im Mund-Rachen-Raum, Ösophagustumoren oder eine Soorösophagitis.

Arten von Sonden

Gastrointestinalsonden zur Langzeitanwendung bestehen aus Silikonkautschuk oder Polyurethan, solche zur Kurzzeitanwendung auch aus PVC.

Am dünnsten sind reine Ernährungssonden mit nur einem Lumen (Durchmesser 8–12 Charrière, 1 Ch = ⅓ mm). Entleerungs- und Spülsonden haben einen Durchmesser von 12–16 Ch. Am dicksten ist der Schlauch zur Magenspülung mit bis zu 40 Ch. Magensonden für Erwachsene sind ca. 80–100 cm lang, Duodenalsonden ungefähr 20 cm, die in der Inneren Medizin verwendeten Jejunalsonden meist 40–70 cm länger.

Legen einer gastrointestinalen Sonde

Grundsätzlich ist das Legen einer gastrointestinalen Sonde ärztliche Aufgabe, die an die Pflegenden delegiert werden kann. Gastrointestinale Sonden können über die Nase **(nasogastral)** oder über den Mund **(orogastral)** eingeführt werden. Letzteres ist Ausnahmefällen vorbehalten, da die Sonde im Mund den Patienten stärker beeinträchtigt und Brechreiz verursachen kann. Neben dem Legen der Sonde fallen die Verabreichung der angeordneten Sondenkost sowie die Pflege und Entfernung der Sonde in den pflegerischen Aufgabenbereich. Dünndarmsonden werden stets vom Arzt gelegt, entweder endoskopisch oder unter Röntgenkontrolle.

Vorbereitung

- Den Patienten über das Vorgehen informieren und klären, ob er auch vom Arzt informiert wurde und mit der Maßnahme einverstanden ist
- Materialien richten (➤ Abb. 7.3, ➤ Abb. 7.4)
- Vitalzeichen kontrollieren
- Ggf. Sichtschutz anbringen
- Bewusstseinsklare Patienten mit erhöhtem Oberkörper, bewusstseinsgetrübte Patienten seitlich positionieren
- Ggf. Zahnprothese entfernen (lassen)
- Geeignetes Nasenloch feststellen: Nase reinigen (schnäuzen lassen) und prüfen, durch welches Nasenloch der Patient leichter atmen kann; in dieses wird die Sonde eingeführt
- Oberkörper des Patienten mit einem Tuch schützen
- Sondenlänge abmessen und markieren. Die Entfernung Nase-Ohrläppchen-Magengrube entspricht der benötigten Länge bei einer Magensonde
- Dem Patienten Nierenschale und Zellstoff für möglichen Brechreiz reichen
- Evtl. Schleimhaut von Nase und Rachenhinterwand mit Spray anästhesieren und Einwirkzeit beachten.

Durchführung

- Patienten mit 90° erhöhtem Oberkörper positionieren
- Patienten bitten, gleichmäßig durch den Mund zu atmen
- Hände desinfizieren
- Einmalhandschuhe anziehen

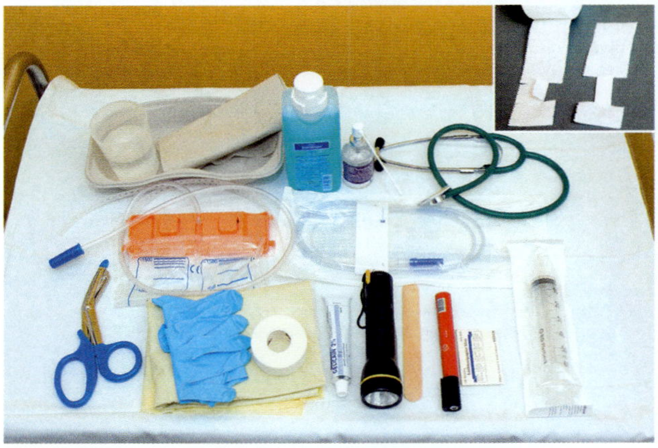

Abb. 7.3 Materialien zum Legen einer Magensonde. [K115]

- Sonde gleitfähig machen, z. B. mit anästhesierendem Gel bestreichen oder gut mit Wasser befeuchten
- Sonde vorsichtig etwa 10 cm tief in die Nase einführen
- Patienten ein Glas Wasser reichen (nicht bei Magensaftdiagnostik und nicht nach Rachenanästhesie). Ihn bitten, den Kopf nach vorne zu neigen, das Kinn auf die Brust zu bringen und mehrmals hintereinander zu schlucken. Währenddessen die Sonde zügig vorschieben, insgesamt bei Magensonden ca. 50–60 cm (bis zur Markierung auf der Sonde). Ein anfänglicher Würgreflex lässt meist nach, sobald die Sondenspitze im Magen liegt
- Gelangt die Sonde nicht in die Speiseröhre, Mund-Rachen-Raum inspizieren, ob sich die Sonde im Mund aufgerollt hat. Dies kann durch die Verwendung eines Mandrins vermieden werden
- Muss die Sonde durch den Mund gelegt werden, Patient bitten, die Zunge herauszustrecken. Sonde hinten im Mund auf den Zungengrund legen. Dabei Zäpfchen nicht berühren, da sonst der Würgreflex verstärkt wird. Das weitere Vorgehen entspricht dem Einführen durch die Nase
- Bei Anzeichen einer Zyanose oder bei starkem Husten ist die Sonde in die Trachea gelangt. Sonde zurückziehen, dem Patienten eine Pause gönnen und erneut sondieren
- Ggf. Mandrin entfernen und Sonde abklemmen
- Lage der Magensonde kontrollieren. Dies ist auf mehrere Arten möglich:
  - Sekret aspirieren und mit Indikatorpapier pH-Wert bestimmen: Magensekret hat einen pH von 2, Duodenalsekret von etwa 7
  - Stethoskop unterhalb der Sternumspitze aufsetzen und mittels Blasenspritze Luft durch die Sonde in den Magen einblasen. Bei korrekter Sondenlage ist ein blubberndes Geräusch zu hören. Im Zweifelsfall erfolgt eine Röntgenkontrolle
- Sonde an Nasenrücken und/oder Wange fixieren. Dabei darauf achten, dass die Sonde nicht gegen die Nasenflügel drückt (Dekubitusgefahr). Die Haut muss fettfrei sein, vorher evtl. mit Alkoholtupfern reinigen
- Bei einer Magensonde zur Magensaftentleerung Auffangbeutel anschließen und Klemme entfernen. Bei einer Ernährungssonde Verschlussstöpsel aufsetzen
- Patienten den Mund ausspülen lassen und ihm ggf. die Zahnprothese reichen
- Patienten bei der Positionierung unterstützen, Vitalzeichen kontrollieren

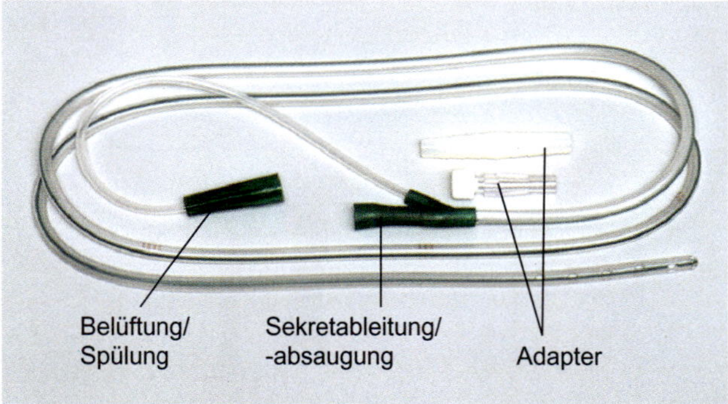

Abb. 7.4 Doppellumige Gastrointestinalsonde zur Sekretdrainage. [K183]

- Material entsorgen
- Maßnahme dokumentieren.

Abschließend informieren die Pflegenden Patienten und Angehörige über den Umgang mit der Sonde und ggf. der Ableitung (z. B. Zug an der Sonde vermeiden; Bescheid sagen, wenn die Sondenfixierung sich löst oder die Sonde [versehentlich] herausgerutscht ist).

VORSICHT

Beim Legen der Sonde

- Sollte während des Legens ein starker Hustenreiz und/oder Zyanose auftreten, ist die Sonde wahrscheinlich in die Trachea gelangt. Dann Sonde sofort zurückziehen, bis der Hustenreiz nachlässt
- Die Sonde nicht gegen Widerstand einführen (Verletzungsgefahr)
- Bei bewusstlosen Patienten ohne Hustenreflex kann die Sonde unbemerkt in die Trachea geraten. Deshalb ist es in diesem Fall besser, die Sonde unter Sicht vom Arzt legen zu lassen.

Pflege bei liegender Sonde

- Bei Sonden zur Ableitung von Magensekret Sekret regelmäßig auf Menge, Geruch, Konsistenz, Beimengungen und Aussehen überprüfen und dokumentieren. Nach Bedarf Sekretbeutel wechseln
- Regelmäßig, bei Ernährungssonden *vor* jeder Nahrungszufuhr, Lage der Sonde kontrollieren (➤ Abb. 7.5). Dabei die Markierung auf der Sonde berücksichtigen
- Sonde nach jeder Nahrungsverabreichung, nach jeder Medikamentenapplikation und nach jedem Absaugen mit mind. 20 ml Wasser durchspülen (➤ 1.5.3). Fördert eine Sonde kein Sekret und wird auch nichts über sie verabreicht, wird sie mindestens einmal täglich durchgespült
- Die Fixierung der Sonde täglich (bei empfindlicher Haut häufiger) wechseln und an neuer Stelle anbringen. Dabei die Nase auf Druckstellen und die Haut auf Pflasterreizung inspizieren. Sonde ggf. mit Schaumstoff abpolstern
- Beim Pflasterwechsel die Sonde festhalten, um ein Herausziehen/-rutschen der Sonde zu verhindern

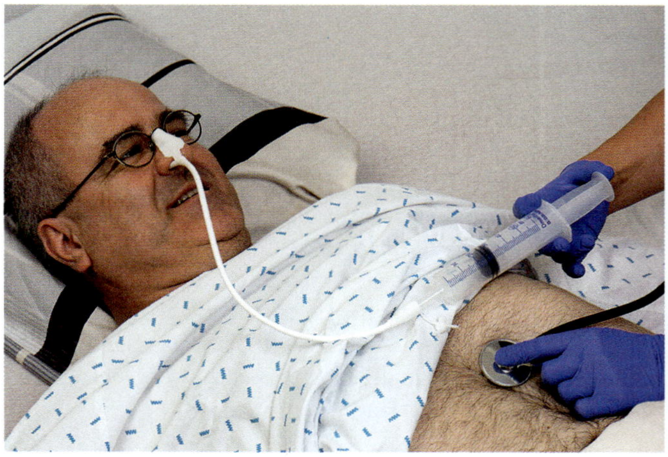

Abb. 7.5 Vor jeder Verabreichung von Flüssigkeit/Nahrung: Lagekontrolle der Sonde. [K115]

- Nasenschleimhaut täglich mit warmwassergetränkten Watteträgern austupfen und mit fetthaltiger Nasensalbe (z. B. Panthenolsalbe) pflegen
- Wegen des verringerten Speichelflusses Soor- und Parotitisprophylaxe durchführen. Wenn keine Kontraindikation vorliegt (Arztrücksprache), orale Flüssigkeitszufuhr zum Erhalt des Schluckreflexes und zur Förderung des Wohlbefindens ermöglichen. Bei Patienten, die wegen der Magensonde nur oberflächlich atmen, ist eine regelmäßige Pneumonieprophylaxe notwendig.

Verabreichen von Sondenkost ➤ 1.5.3

Komplikationen

Komplikationen während des Legens und bei liegender Sonde sind:
- Nasenbluten
- Via falsa („falscher Weg"): die Sonde reißt die Schleimhaut auf und wird unter der Schleimhaut weitergeschoben
- Bradykardie und/oder Herzstillstand durch Vagusreizung
- Verrutschen der Sonde in die Trachea, erkennbar an Husten und Zyanose des Patienten
- Ösophagus- oder Magenperforationen (fast nur bei vorgeschädigten Organen)
- Ösophagus- und Magenulzerationen nach längerer Liegedauer. Um diese Komplikation zu vermeiden, ist rechtzeitig die Anlage einer PEG in Erwägung zu ziehen (➤ 1.5.3).

Entfernen der Sonde

Eine Magensonde wird wie folgt entfernt:
- Patienten mit 90° erhöhtem Oberkörper positionieren
- Fixation lösen
- Einmalhandschuhe anziehen
- Sonde mit etwas Wasser vorsichtig durchspülen, damit sich kein Magensaft im Sondenlumen befindet, der beim Herausziehen der Sonde austreten und zu Schleimhautreizungen führen kann
- Sonde mit Verschlussstöpsel verschließen und abklemmen
- Sonde zügig herausziehen, um den Handschuh wickeln, den Handschuh darüberstülpen und in einen Abfallbeutel entsorgen
- Patienten den Mund ausspülen lassen, Nasenpflege durchführen
- Pflasterreste entfernen.

Dünndarmsonden dürfen nur langsam über Stunden und nur auf Arztanordnung entfernt werden:
- Ballon entleeren, Ansatz zum Ballon abklemmen
- Sonde stündlich um ca. 20 cm herausziehen. Bei zu schnellem Entfernen besteht die Gefahr einer *Darminvagination* (Darmeinstülpung). Das herausgezogene Stück reinigen und die Sonde erneut fixieren, um ein Tieferrutschen durch die Darmperistaltik zu verhindern
- Bei einer noch verbleibenden Länge von 45–50 cm Sonde durchspülen, damit sich kein Magensaft mehr im Sondenlumen befindet, der beim Herausziehen der Sonde zu Schleimhautreizungen führt
- Sonde abklemmen
- Sonde zügig entfernen. Dabei sollte der Patient zur Vermeidung einer Aspiration von Darminhalt oder anhaftendem Schleimpartikeln die Luft anhalten
- Patienten den Mund spülen lassen und Nasenpflege durchführen. Sonde entsorgen.

Wechseln der Sonde

Ist die Sonde verstopft, herausgerutscht oder hat der Patient sie versehentlich entfernt, legen der Arzt oder die Pflegenden eine neue Sonde.

7.1.8 Orthograde Darmspülung

DEFINITION

Orthograde Darmspülung (orthograd = in physiologischer Richtung): Spülung zur gründlichen Darmreinigung vor Dünn- und Dickdarmoperationen sowie vor Darmuntersuchungen (z. B. Koloskopie).

Bei der **orthograden Darmspülung** erhält der Patient am Vortag der Untersuchung oder der Operation zur Darmreinigung ca. 2 l einer speziellen Spüllösung oral oder über eine gastrointestinale Sonde. Zusätzlich sollten ca. 2 l Wasser verabreicht werden, um den Spüleffekt zu verbessern. Dies muss innerhalb von 4–6 h geschehen, da die Salze sonst resorbiert werden (mit einer erhöhten Gefahr von Elektrolytverschiebungen) und der Spüleffekt ausbleibt. Die Spülung kann abgeschlossen werden, sobald der Stuhlgang wasserklar ist.

Da der Spüleffekt bis zu 6 h andauern kann, sollte rechtzeitig mit der Spülung begonnen werden, damit die Nachtruhe des Patienten nicht gestört wird.

7

VORSICHT

Eine orthograde Darmspülung ist kontraindiziert bei Patienten mit Ileus oder Darmstenosen sowie bei herzinsuffizienten Patienten, da eine Spülung den Kreislauf stark belasten kann.

Orthograde Darmspülung durch orale Flüssigkeitsaufnahme

In aller Regel trinkt der Patient die Spüllösung.
- Bei Klean-Prep® (= Golytely = Macrogol plus schwer resorbierbare Sulfatsalze plus bilanzierte Elektrolyte, Wirkungsweise ➤ Pharma-Info 7.1) und Endofalk® (GolytelyRSS = Golytely mit reduziertem Salzanteil) wird aus einem Pulver die trinkfertige Spüllösung zubereitet. Trotz der zugefügten Aromastoffe klagt ein Teil der Patienten über schlechten Geschmack, der eine evtl. Übelkeit (durch die große Flüssigkeitsmenge) noch verstärkt. Teilweise hilft leichtes Kühlen der Flüssigkeit
- Fleet® Phospho-soda und Picoprep® (Magnesiumzitrat und Natriumpicosulfat) haben nur ein geringes Volumen, das durch ausreichend klare Flüssigkeit nach Wahl (z. B. Wasser, Kamille- oder Fencheltee, klare Brühe) ergänzt werden muss. Viele Patienten empfinden dies als weniger unangenehm als die Salzlösung.

Orthograde Darmspülung über eine Sonde

Selten wird im Krankenhaus die Flüssigkeit über eine Sonde gegeben, wenn der Patient sich nicht in der Lage fühlt, so viel zu trinken.

Materialien

- Materialien zum Legen einer gastrointestinalen Sonde (➤ 7.1.7)
- Körperwarme Spülflüssigkeit
- Infusionsgeräte und Klemme, ggf. Infusionsständer
- Formulare zur Flüssigkeitsbilanzierung und zur Überwachung, Blutdruckapparat und Stethoskop
- Nachtstuhl, Bademantel oder Decke zum Warmhalten
- Je nach Anordnung Antiemetikum (z. B. Paspertin®, Vomex®).

Der Patient wird über die bevorstehende Spülung informiert und gewogen, um eine eventuelle Gewichtszunahme durch die Spülung erkennen zu können.

Durchführung

- Gastrointestinale Sonde legen (➤ 7.1.7)
- Für mobile Patienten eine Toilette freihalten, für weniger mobile Patienten einen Nachtstuhl zur Verfügung stellen. Während der Spülung Topf des Nachtstuhls regelmäßig leeren. Auf ausreichende Wärmezufuhr mittels Bademantel, Decke und Heizung achten
- Infusionssystem an die Sonde anschließen und den ersten Liter der Spülflüssigkeit in etwa einer halben Stunde einlaufen lassen. Restflüssigkeit bei guter Verträglichkeit innerhalb von 2–4 h verabreichen
- Bei Komplikationen (Brechreiz, Erbrechen) die Flüssigkeitszufuhr stoppen. Auf Arztanordnung Spüllösung langsamer einlaufen lassen, ein Antiemetikum verabreichen oder die orthograde Darmspülung beenden
- Bei starken Schmerzen, anhaltendem Erbrechen und/oder fehlender Stuhlausscheidung Spülung ebenfalls abbrechen und Arzt informieren.

Während der Darmspülung kontrollieren die Pflegenden das Befinden des Patienten (Vitalzeichen, Verträglichkeit der Spüllösung, subjektives Befinden), die Einlaufgeschwindigkeit der Spüllösung und die Ausscheidung (Aussehen des Stuhls, Flüssigkeitsbilanzierung) engmaschig.

Nachbereitung

- Sonde entfernen
- Gelegenheit zur Intimtoilette bzw. Körperpflege geben, evtl. den Patienten dabei unterstützen
- Elektrolytkontrollen vorbereiten (Arztanordnung)
- Ggf. Nachtstuhl reinigen und desinfizieren
- Bis zur Untersuchung dem Patienten nur klare Flüssigkeit (Tee, Mineralwasser, Bouillon) geben
- Flüssigkeitsbilanz führen
- Gewicht des Patienten kontrollieren und mit dem Gewicht vor der Darmspülung vergleichen. Sollte der Patient deutlich zugenommen haben (mehr als 2 kg), Arzt informieren.

7

7.1.9 Stomatherapie und Stomapflege

DEFINITION

Stoma (*griech.* = Mund): Operativ geschaffene Öffnung eines Hohlorgans zur Körperoberfläche, vor allem zur Ableitung von Harn (*Urostoma*), Magen- oder Darminhalt, wenn eine physiologische Entleerung nicht möglich ist. Umgangssprachlich gleichgesetzt mit einem **Enterostoma** *(Anus praeter naturalis, AP, künstlicher Darmausgang, Kunstafter, äußere Darmfistel),* also einem operativ angelegten Darmausgang.

Die (operative) Anlage eines **Enterostomas** wird meist infolge einer malignen Tumorerkrankung des Darms (➤ 7.6.11) notwendig, seltener aufgrund einer entzündlichen Darmerkrankung, z. B. einer Colitis ulcerosa (➤ 7.6.5). Die **Stomatherapie** hat dann die körperliche, psychische und gesellschaftliche Rehabilitation des Stomaträgers zum Ziel. Angemessene Aufklärung, einfühlsames Verhalten und optimale Stomapflege ermöglichen die Wiedereingliederung des Betroffenen in sein bisheriges Umfeld.

Psychische Situation des Patienten

Für viele Patienten stellt ein Enterostoma eine psychische Belastung dar. Die Tatsache, nicht mehr kontinent zu sein, seine Ausscheidungen sehen und bei sich tragen zu müssen, führt oft zu einem Verlust von Selbstbewusstsein und Selbstvertrauen. Andererseits kann ein Stoma auch einen Gewinn an Lebensqualität bedeuten, wenn Patienten z. B. jahrelang unter der Belastung durch unvorhersehbare Durchfälle und den damit verbundenen sozialen Folgen gelitten haben [1].

Patienten mit einem Enterostoma, die auf eine internistische Station aufgenommen werden oder den Pflegenden in der ambulanten Pflege begegnen, haben in aller Regel bereits Erfahrungen mit ihrem Stoma und den Stomaartikeln gesammelt und können damit umgehen. Benötigen die Patienten aufgrund einer anderen Erkrankung nun plötzlich Hilfe bei der Stomapflege, berücksichtigen die Pflegenden die Wünsche und Gewohnheiten der Patienten bei der Versorgung. Es können jedoch auch nach monatelanger komplikationsloser Stomaversorgung Probleme auftreten, z. B. durch Stomaveränderungen wegen Gewichtszu- oder -abnahme. Um Komplikationen rechtzeitig zu erkennen, ist daher eine regelmäßige Inspektion des Stomas, auch im ambulanten Bereich, notwendig. Wichtig ist eine kontinuierliche Betreuung des Betroffenen, um Unsicherheiten frühzeitig zu begegnen und eine optimale Versorgung zu gewährleisten.

Auch der Hinweis auf Selbsthilfegruppen kann hilfreich sein, um sich mit anderen Betroffenen auszutauschen.

Stomapflege

Die Versorgung und Pflege eines Enterostomas ist für den Patienten eine sehr intime Angelegenheit. Die Unterstützung dabei erfordert viel Einfühlungsvermögen und Gesprächsbereitschaft von Seiten der Pflegenden. Die Stomapflege umfasst dabei die Reinigung des Stomas und den Wechsel der Basisplatte bzw. des Stomabeutels.

Die Details der Stomapflege hängen von der Art des Stomas ab, ob es ein **Ileostoma** (Stomaanlage im Dünndarm) oder ein **Kolostoma**

(Stomaanlage im Dickdarm) ist (➤ Abb. 7.6), und ob es sich um ein ein- oder zweiteiliges System handelt: Bei einem **einteiligen System** ist der Stomabeutel mit einer Klebefläche und/oder selbstklebenden Hautschutzplatte fest verbunden. Deshalb wird bei einem Beutelwechsel immer auch die auf der Bauchhaut befestigte Klebefläche mit entfernt. Einteilige Systeme werden vor allem bei einem Sigmoidostoma verwendet, bei dem meist nur 1- bis 2-mal täglich ein Beutelwechsel notwendig ist und die Haut durch Entfernen der Klebefläche nicht zu sehr strapaziert wird. Hingegen sind bei einem **zweiteiligen System** Hautschutzplatte und Beutel nicht fest miteinander verbunden und können getrennt gewechselt werden.

Bei einem endständigen Sigmoidostoma, bei dem der größte Teil des Dickdarms erhalten ist, besteht außerdem die Möglichkeit der **Irrigation.** Hierbei werden 1,5 l körperwarmes Wasser über das Stoma eingebracht und damit eine Massenperistaltik sowie eine komplette Darmentleerung ausgelöst. In der daran anschließenden ausscheidungsfreien Phase von 24–48 h kann das Stoma mit einer Miniversorgung oder eine Stomakappe verschlossen werden.

Material

Grundsätzlich werden für die Stomapflege benötigt:

- Lauwarmes Wasser und pH-neutrale Waschlotion
- Bettschutz
- Evtl. Zellstoff
- Einmalhandschuhe
- Unsterile 10 × 10 cm-Kompressen
- Evtl. Wattestäbchen
- Abwurfsack
- Schablone zur Bestimmung der Stomagröße
- Stift und Schere
- Stomabeutel, ggf. Basisplatte
- Ggf. Einmalrasierer bzw. elektrischer Rasierer
- Evtl. Hilfsmittel zur Stomaversorgung

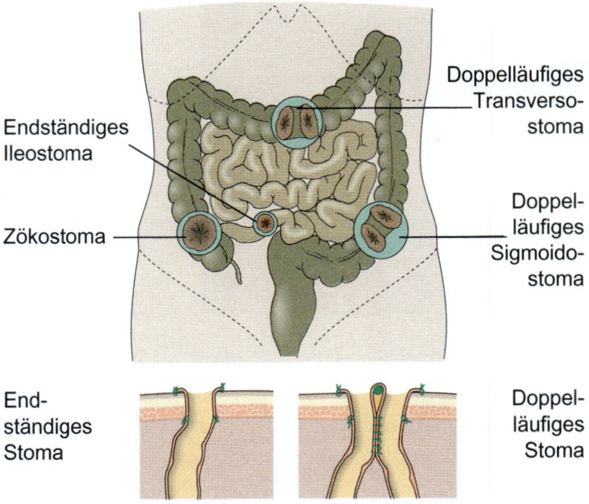

Abb. 7.6 Verschiedene Enterostomaarten und ihre typischen Platzierungen in der Bauchdecke. Im unteren Bildteil endständiges und doppelläufiges Stoma im Querschnitt. Ein endständiges Stoma wird in aller Regel gelegt, wenn das Stoma auf Dauer erforderlich sein wird, ein doppelläufiges, wenn später eine Rückverlagerung und Wiederherstellung der Darmkontinuität geplant ist. [L190]

- Evtl. Spiegel, um das Stoma besser sehen zu können
- Händedesinfektionsmittel.

Stomabeutelarten

Zwei Arten von Stomabeuteln lassen sich unterscheiden: der **geschlossene Beutel** und der **Ausstreifbeutel.** Der geschlossene Beutel wird gewechselt, sobald er voll ist. Er eignet sich bei weniger als drei Stuhlentleerungen pro Tag, also in erster Linie bei einem Kolostoma. Hingegen besitzt ein Ausstreifbeutel ein offenes Ende, das mit einer Klemme verschlossen wird. Durch diese Öffnung kann der Stuhl entfernt werden, ohne dass ein Beutelwechsel notwendig ist. Ein Ausstreifbeutel bietet sich wegen der hohen Ausscheidungsmengen bei einem Ileostoma an.

Vorbereitung des Patienten

- Patienten informieren, in den Ablauf einbeziehen und zur selbstständigen Versorgung anleiten
- Patienten bitten, störende Kleidungsstücke zu entfernen bzw. auszuziehen (ggf. unterstützen)
- Bettlägerige Patienten in Rückenlage bringen bzw. aufsitzen lassen, um sie in die Versorgung mit einzubeziehen. Bei mobilen Patienten die Versorgung z. B. im Badezimmer durchführen.

Durchführung bei einteiliger Stomaversorgung

- Einmalhandschuhe anziehen, gebrauchten Beutel mit Basisplatte vorsichtig entfernen und entsorgen
- Haut mit unsterilen Kompressen und Wasser (evtl. mit pH-neutraler Waschlotion) behutsam von außen nach innen säubern, um eine Keimverschleppung in das umliegende Hautgebiet zu vermeiden. Stomaränder mit Wattestäbchen reinigen
- Anschließend die Waschlotion gründlich entfernen und die Haut mit Kompressen trocknen. Dabei das Stoma sorgfältig inspizieren: Sieht es gut durchblutet und feucht aus? Oder ist es trocken und geschwollen?
- Ggf. nachgewachsene Haare in der Stomaumgebung entfernen (wegen der Allergiegefahr jedoch keine Enthaarungscremes verwenden), da die Manipulationen am Versorgungssystem die Haarbälge reizen und zu einer Follikulitis führen können. Außerdem haften bei starkem Haarwuchs die Klebeflächen der Beutel bzw. Basisplatten nicht auf der Haut. Wegen möglicher Verletzungen dabei Haare vom Stoma weg kürzen. Haare mit einer feuchten Kompresse abwischen
- Mithilfe einer Schablone die Größe des Stomas bestimmen, auf der Hautschutzfläche einzeichnen und ausschneiden. Dabei kann die Verpackung der Basisplatte als Schablone dienen oder fertige Vorlagen verschiedener Hersteller (z. B. Folie mit eingezeichneten Kreisen oder Karte mit unterschiedlich großen Löchern)
- Narben und Hautunebenheiten mit Stomapaste ausgleichen
- Ggf. die Hautschutzfläche zwischen den Handflächen oder mit einem Fön kurz anwärmen, damit sie weich und anschmiegsam wird
- Beutel entfalten (evtl. Luft einblasen). Evtl. medizinische Kohle oder Deodorant zur Geruchsdämmung in den Beutel geben
- Klebefläche des Stomabeutels von unten nach oben faltenfrei anbringen
- Beutel so befestigen, dass der Stuhl gut in den Beutel ablaufen kann und nicht auf dem Stoma verbleibt. Günstig: Bei bettlägeri-

7

gen Patienten zeigt das untere Beutelende zur Seite hin, bei mobilen Patienten zur Leiste
- Patient anschließend wieder bei der bequemen Positionierung unterstützen
- Materialien aufräumen bzw. entsorgen (Abwurfsack direkt in den Restmüll, nicht im Patientenzimmer lassen) und Maßnahme dokumentieren.

VORSICHT

Ungeeignet zur Reinigung eines Stomas sind:
- Öle, Salben, Cremes und rückfettende Hautreinigungs- und Pflegeprodukte: Wegen der rückfettenden Wirkung dieser Präparate haftet die Klebefläche von Beutel bzw. Basisplatte nicht mehr sicher auf der Haut
- Wundbenzin: Trocknet die Haut aus, die Klebeflächen haften dann zu stark und beim Wechsel der Versorgung kommt es zu Hautirritationen
- Gerbende Lotionen und Tinkturen: verändern den pH-Wert der Haut und die Hautbeschaffenheit
- Zellstoff: hinterlässt Rückstände
- Pflasterentferner, Enthaarungscreme und Reinigungslotionen: Sie können Allergien auslösen
- Waschlappen und Schwämme: Im feuchten Milieu können sich Bakterien festsetzen und ins Stoma eingeschleppt werden oder zur Entzündungen der Haut führen [2].

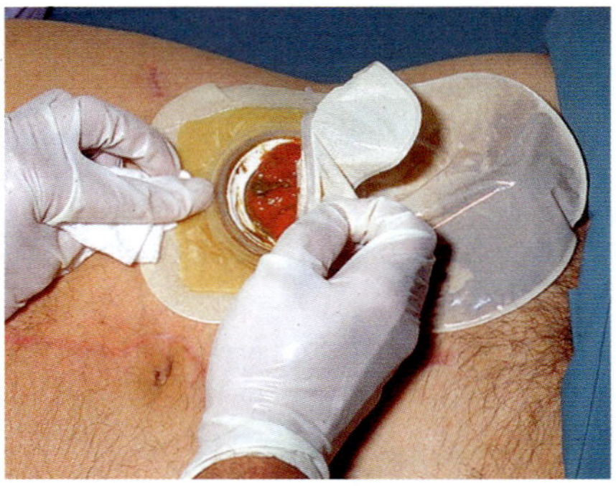

Abb. 7.7 Zweiteilige Versorgung eines Kolostomas (mit geschlossenem Beutel): Den gefüllten Stomabeutel von der Basisplatte lösen und entsorgen … [K183]

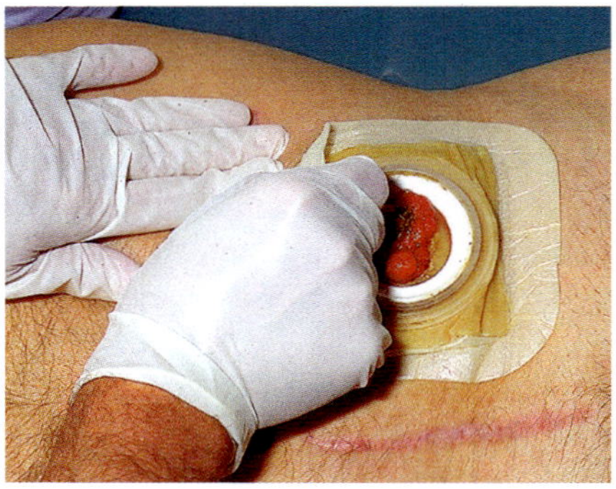

Abb. 7.8 … die Basisplatte vorsichtig entfernen; anschließend Haut sanft reinigen und sorgfältig trocknen … [K183]

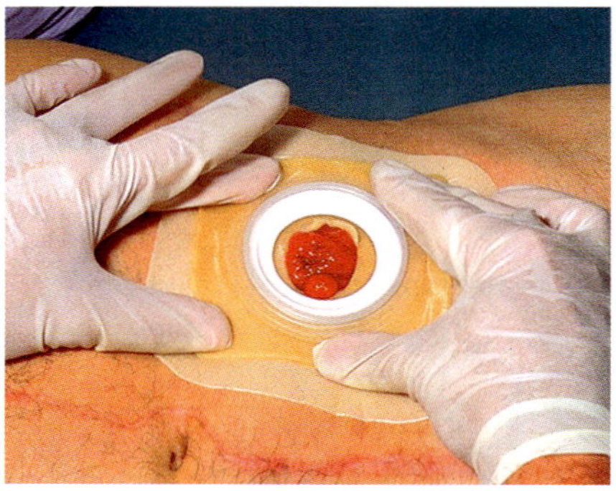

Abb. 7.9 … die neue Basisplatte faltenfrei anbringen … [K183]

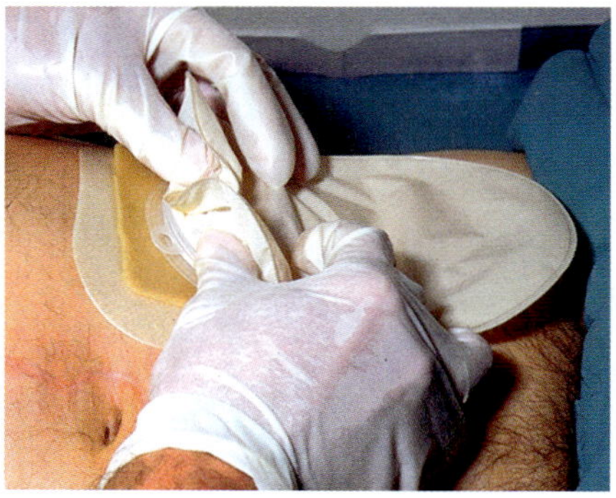

Abb. 7.10 … Beutel einrasten. [K183]

Durchführung bei zweiteiliger Stomaversorgung

Bis auf die folgenden Besonderheiten entspricht die Durchführung derjenigen bei einteiliger Versorgung:
- Basisplatte nur bei Bedarf entfernen, spätestens aber nach 3–5 Tagen (➤ Abb. 7.7, ➤ Abb. 7.8). Nach dieser Zeit ist insbesondere bei Männern oft eine Kürzung der nachwachsenden Haare um das Stoma herum erforderlich
- Öffnung in der Basisplatte entsprechend der Größe des Stomas zuschneiden
- Basisplatte von unten nach oben faltenfrei anbringen (➤ Abb. 7.9)
- Frischen Beutel auf der Basisplatte befestigen (➤ Abb. 7.10)
- Ist ein Ausstreifbeutel Teil der Stomaversorgung und soll nur dieser geleert werden, Verschlussklammer öffnen und Stuhl in eine Nierenschale oder das Steckbecken abfließen lassen. Beutel z. B. mit Zellstoff vollends ausstreifen, Beutelöffnung reinigen und wieder verschließen.

Parastomale Hautprobleme

Das Stoma muss von der aus der Hautschutzfläche ausgeschnittenen Öffnung exakt umschlossen sein. Es darf von der Öffnung weder eingeengt werden noch darf Haut zwischen Stoma und Klebefläche unbedeckt bleiben, da der Stuhl (insbesondere aggressiver Dünndarmstuhl) sonst innerhalb kurzer Zeit die Haut schädigen würde. Zum Ausgleich von Hautunebenheiten gibt es z. B. adhäsive Pasten oder Modellierstreifen.

Hautprobleme sind von besonderer Bedeutung. Sie erschweren nicht nur die Versorgung, sondern gefährden auch die Dichtigkeit, was wiederum zu sozialen Problemen für den Patienten führen kann. Folgende Hautprobleme können auftreten:
- Mechanische Hautirritationen: Mechanische Hautirritationen werden z. B. verursacht durch zu häufiges Wechseln oder zu stark haftende Materialien. Die Haut braucht Ruhe (zweiteiliges System bevorzugen)
- Toxisches Kontaktekzem: Durch Kontakt mit Stuhl z. B. durch unterwanderte Basisplatten, zu große Öffnungen oder mangelnde Abdichtung wegen Unebenheiten kann es zu einem toxischen Kontaktekzem kommen. Hier werden Hautschutzpasten oder Hautschutzringe empfohlen. Außerdem können retrahierte Stomata, die nicht mit einem konvexen System versorgt wurden, zu Hautirritationen führen
- Waschfrauen-Hände-Haut: Sie entsteht z. B. durch chronische Feuchtigkeit (u. a. bei starkem Schwitzen oder längerer Diarrhö mit Unterwanderung des Hautschutzes). Leitsymptom ist weiße,

Tab. 7.3 Häufige Wirkungen bestimmter Nahrungsmittel auf die Stuhlbeschaffenheit bei Stomaträgern.

Häufige Wirkung	Nahrungsmittel
Abführend	Spirituosen, Bier, Obst und Milch (roh), Kaffee, stark gewürzte und fette Speisen, Sauerkraut
Stopfend	Schokolade, Rotwein, Weißbrot, Kartoffeln, Teigwaren
Geruchshemmend	Spinat, grüner Salat, Petersilie, Joghurt
Geruchserzeugend	Fleisch, Fisch, Zwiebeln, Knoblauch, Käse
Blähend	Bier, Zwiebeln, Kohl, frisches Brot, kohlesäurehaltige Getränke
Blähungshemmend	Preiselbeeren, Joghurt

aufgequollene und faltige Haut. Anhaltende Feuchtigkeit kann warzenähnliche Wucherungen zur Folge haben *(Pseudo-Epitheliomatosis).* Dann müssen Form, Größe und Wechselintervalle der Stomaversorgung angepasst werden

- Allergisches Kontaktekzem: Führt das Versorgungsmaterial zu allergischen Reaktionen (Rötung, Juckreiz), muss es gewechselt werden. Bei Allergien auf Klebeflächen kann auf hydrokolloide Hautschutzflächen ausgewichen werden, bei Reaktionen auf Beutelfolien sind Produkte mit Vliesausstattung in Erwägung zu ziehen
- Mykosen: Nach Abstrich erfolgt die Behandlung mit einem Antimykotikum, was meist einen häufigeren Wechsel des Versorgungssystems bedingt. Wichtig sind außerdem gutes Trocknen der Haut, passgenaue Größe der Öffnung und Schutz der parastomalen Haut vor Feuchtigkeit [2].

Ernährung

Einer „günstigen" Ausscheidung des Stomapatienten kommt große Bedeutung zu. Allgemein gültige Ernährungstipps gibt es jedoch nicht. Jeder Patient muss für sich selbst austesten, welche Nahrungsmittel etwa zu Blähungen oder zu Verstopfung führen (➢ Tab. 7.3). Eine geeignete Methode ist das Führen eines Ernährungsprotokolls, in dem der Patient den Verzehr von Nahrungsmitteln und seine individuellen Reaktionen auf sie dokumentiert. Meist genügt ein Protokollieren über 14 Tage. Bei der Ileostomie sind Lebensmittel, die zu einer *Stomablockade* führen können (z. B. Nüsse, Spargel, Pilze, faserhaltiges Obst wie Orangen, Grapefruit), zu vermeiden.

7.2 Hauptbeschwerden des Patienten mit Magen-Darm-Erkrankungen

7.2.1 Übelkeit und Erbrechen

Übelkeit und **Erbrechen** können zahlreiche Ursachen innerhalb und außerhalb des Magen-Darm-Trakts haben (➢ Abb. 7.11). Häufig sind sie bedingt durch Magen-Darm-Erkrankungen einschließlich der infektiösen Gastroenteritis, Medikamente, starke Schmerzen verschiedenster Ursache oder Störungen des ZNS oder des Gleichgewichtsorgans.

Zeitpunkt und Häufigkeit des Erbrechens sowie seine Begleitsymptome können wichtige Hinweise auf die Ursache geben:

- Fieber und/oder Durchfall weisen v. a. auf infektiöse Gastroenteritiden (➢ 16.5.7) hin
- Begleitender Drehschwindel ist typisch für Erkrankungen des Gleichgewichtsorgans
- Für die Migräne ist die Kombination mit Lichtscheu und Halbseitenkopfschmerz charakteristisch
- Erbrechen nach jeder Nahrungsaufnahme tritt z. B. bei einer akuten Gastritis auf
- Erbrechen nur nach Aufnahme bestimmter Nahrungs- oder Arzneimittel spricht eher für eine Unverträglichkeit dieser Speisen oder Arzneimittel
- Morgendliches Erbrechen mit Kopfschmerzen kann auf erhöhten Hirndruck hindeuten, z. B. bei Gehirntumoren
- Nüchternerbrechen tritt vor allem in der Frühschwangerschaft oder bei Alkoholabusus auf.

Auch Farbe, Geruch und Beschaffenheit des Erbrochenen sowie evtl. Beimengungen können wegweisend sein. So finden sich:

- Unverdaute Nahrungsreste z. B. bei Aussackungen des Ösophagus (Divertikel ➢ 7.4.4)
- Angedaute, säuerlich riechende Nahrungsreste bei Magenentleerungsstörungen
- Grünfärbung bei Abflusshindernissen unterhalb der Gallenwegseinmündung in den Zwölffingerdarm oder bei lang andauerndem Erbrechen mit leerem Magen
- Hellrote Beimengungen bei einer Blutung aus den oberen Magen-Darm-Abschnitten *(obere Gastrointestinalblutung),* z. B. bei einer Ösophagusvarizenblutung
- Braun-schwarze Färbung *(Kaffeesatzerbrechen)* bei Beimengung von geronnenem Blut, z. B. bei Ulkusblutung oder Magenkarzinom (*Hämatemesis* ➢ 7.2.5)
- *Koterbrechen* (**Miserere**) bei Ileus (➢ 7.6.1).

Übelkeit und Erbrechen durch Arzneimittel

Vor allem bei älteren Menschen und Krankenhauspatienten treten Übelkeit und Erbrechen häufig als Nebenwirkungen von Arzneimitteln auf, z. B. durch:

- Antibiotika (➢ Pharma-Info 16.1)
- Digitalisglykoside (➢ Pharma-Info 4.2)
- Eisen (➢ 11.5.2)
- Morphin und Opioide (➢ 2.4.4)
- Nichtsteroidale Antirheumatika (➢ Pharma-Info 14.1)
- Zytostatika (➢ 12.5.2).

Diagnostik

Kann die Ursache durch Anamnese und Untersuchung nicht geklärt werden, sind Blut- und Urinuntersuchung, Sonografie, Abdomenleeraufnahme und EKG die wichtigsten technischen Untersuchungen.

Behandlungsstrategie

Therapeutisch vorrangig ist die Ursachenbeseitigung. Ob bei kurz dauerndem Erbrechen eine medikamentöse Unterdrückung durch

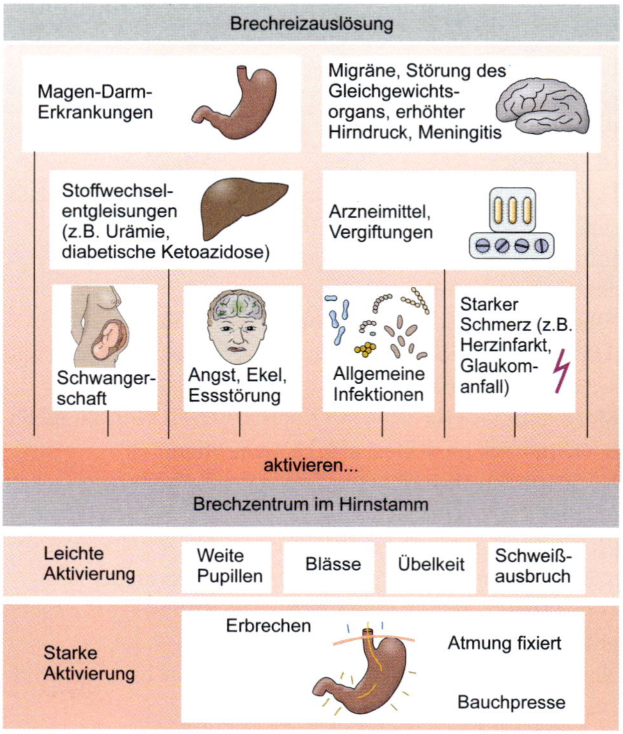

Abb. 7.11 Ursachen und Pathogenese des Erbrechens. [L190]

Antiemetika (➤ Tab. 7.4) sinnvoll ist, hängt auch von der Ursache ab, denn Erbrechen ist ein Schutzreflex, dessen Unterdrückung bei infektiöser oder toxischer Ursache die Ausscheidung der schädigenden Substanz verzögern kann.

Bei länger dauerndem Erbrechen hingegen ist fast immer eine symptomatische medikamentöse Bekämpfung angezeigt, da Erbrechen für den Patienten sehr belastend ist und *Dehydratation* (➤ 9.13.2) und *Elektrolytverschiebungen* drohen. Bei Zytostatikatherapie werden Antiemetika bei vielen Substanzen schon prophylaktisch gegeben (Details ➤ 12.5.2).

Pflege

- Dem Patienten Nierenschale und Zellstoff reichen
- Patienten aufrecht sitzen lassen, damit er das Erbrochene nicht aspiriert. Ist das nicht möglich oder ist der Patient bewusstlos, ihn auf der Seite positionieren
- Ggf. beengende Kleidung und Zahnprothese entfernen
- Zum ruhigen und tiefen Atmen anhalten, Kopf des Patienten halten
- Erbrochenes nach Möglichkeit in einer Nierenschale auffangen, bei Auffälligkeiten dem Arzt zeigen
- Nach dem Erbrechen eine Mundspülung anbieten und Zähne putzen, da Magensäure die Zähne stark angreift. Ggf. Zahnprothese wieder einsetzen
- Gesicht abwaschen, evtl. Hände des Patienten reinigen oder Ganzkörperwäsche durchführen
- Ggf. Kleidung und Bettwäsche wechseln
- Patienten bis zur Rücksprache mit dem Arzt nüchtern lassen (Vorsicht bei Diabetikern)

Tab. 7.4 Übersicht über häufig eingesetzte Antiemetika.

Substanzname	Handelsname (Bsp.)	Nebenwirkungen
Antihistaminika = H_1-(Rezeptor-)Antagonisten (v. a. gegen Reisekrankheit)		
Dimenhydrinat	Vomex A®	Sedierung, anticholinerge Wirkungen (z. B. Mundtrockenheit, Seh- oder Miktionsstörungen)
Diphenhydramin	Emesan®	
Parasympatholytika = Anticholinergika (v. a. gegen Reisekrankheit)		
Scopolamin	Scopoderm® TTS	Sedierung, anticholinerge Wirkungen (z. B. Mundtrockenheit, Seh- oder Miktionsstörungen)
Dopamin-(D_2-Rezeptor-)Antagonisten (zentrale Hemmung des Erbrechens, durch peripheren Angriff motilitätsfördernd = prokinetisch am Magen-Darm-Trakt)		
Domperidon	Motilium®	V. a. zentralnervöse Nebenwirkungen (bei Domperidon geringer): Sedierung, Schwindel, extrapyramidale Bewegungsstörungen, kontraindiziert bei M. Parkinson
Metoclopramid (MCP)	Gastrosil®, Paspertin®	
5-HT_3-(Serotonin-)Rezeptor-Antagonisten (zentrale und periphere Hemmung der Serotonin-Rezeptoren, v. a. bei zytostatikabedingtem Erbrechen, ➤ 12.5.2)		
Granisetron	Kevatril®	Kopfschmerzen, Magen-Darm-Beschwerden (Darmfunktion kontrollieren), Schwindel, Herzfrequenz-, EKG-Veränderungen
Ondansentron	Zofran®	
Palonosetron	Aloxi®	
Tropisetron	Navoban®	

- Erbrechen dokumentieren (Uhrzeit, Menge, Art, Aussehen, Geruch, Häufigkeit des Erbrechens).

Bei Vergiftungsverdacht

Bei jeglichem Verdacht auf eine Vergiftung Erbrochenes für die toxikologische Analyse aufheben.

7.2.2 Dysphagie

DEFINITION

Dysphagie *(Schluckbehinderung, Schluckbeschwerden):* Schluckstörung, meist einhergehend mit Druckgefühl oder Schmerzen hinter dem Sternum oder im Oberbauch oder dem Gefühl, dass Nahrung „stecken bleibt".

Bei der **oropharyngealen Dysphagie** bereitet der Weitertransport der zerkleinerten Nahrung aus dem Mund Probleme, z. B. bei Tumoren im Rachenraum oder bestimmten neurologischen Erkrankungen wie etwa dem Schlaganfall. Der Patient hat das Gefühl, dass der Bissen „oben stecken bleibt", möglicherweise hustet er, verschluckt sich (Aspirationsgefahr), es tritt Flüssigkeit aus der Nase oder Essen fließt aus dem Mund. Manchmal kann der eigene Speichel nicht mehr geschluckt werden.

Bei der **ösophagealen Dysphagie** handelt es sich um eine Passagebehinderung im Ösophagus, die ebenfalls häufig mit Würgereiz sowie Erbrechen verbunden ist.

Ursachen können z. B. Ösophagusstenosen jeglicher Art (etwa durch Karzinome, ➤ 7.4.6), Hiatushernien (➤ 7.4.3), Ösophagusachalasie (➤ 7.4.5) oder Lähmungen sein sowie Spasmen der Schluckmuskulatur. In seltenen Fällen ist eine Dysphagie psychogen bedingt.

Warnzeichen

Jede Dysphagie ist ein Alarmsymptom und muss diagnostisch geklärt werden.

Ösophagogastroduodenoskopie (➤ 7.3.4) sowie Röntgenbreischluck mit einem wasserlöslichen Kontrastmittel, evtl. Ösophagusmanometrie klären meist die Ursache. Die Therapie richtet sich nach der Grundkrankheit.

Pflege

Pflegerische Maßnahmen hängen von der Grundkrankheit ab.

Ein Patient mit Verdacht auf eine Stenose des unteren Ösophagus beispielsweise erhält bis zur Abklärung meist die Kost, die er bislang gut vertragen hat (z. B. passierte Kost, Suppe). Schluck- und Hustenreflex sind intakt.

Hingegen kann bei einem Schlaganfallpatienten der Schluckvorgang als solcher gestört sein und spezielle Maßnahmen erforderlich machen (➤ 5.6.2). Wird eine neurogene Schluckstörung vermutet, wird als erster Schritt wegen der Gefahr einer Aspiration der Husten- und Schluckreflex überprüft (➤ Abb. 7.12). Dazu legt die Pflegeperson Zeige- und Mittelfinger auf den Kehlkopf des Patienten und bittet ihn zu schlucken. Die Bewegung des Kehlkopfes muss spürbar sein. Anschließend wird der Patient zum Husten aufgefordert. Bei intaktem Husten- und Schluckreflex kann in einem zweiten Schritt mit dem Schlucktraining begonnen werden.

Schlucktraining

Der Patient sitzt bei der Nahrungsaufnahme aufrecht und neigt den Kopf etwas nach vorne, damit sich die Zunge im vorderen Mundbereich befindet. Dadurch gleitet die Nahrung nicht so schnell ungekaut den Rachen hinunter. Eine Zahnprothese muss gut sitzen. Begonnen wird das Schlucktraining mit dickflüssiger Kost (z. B. Kartoffelbrei), da diese einen Druck auf den Gaumenbogen ausübt, der den Schluckreflex auslöst. Folgendes ist dabei zu beachten [3]:

- Speisen mit einem halb vollen Löffel reichen, dabei vorderes Zungendrittel herunterdrücken

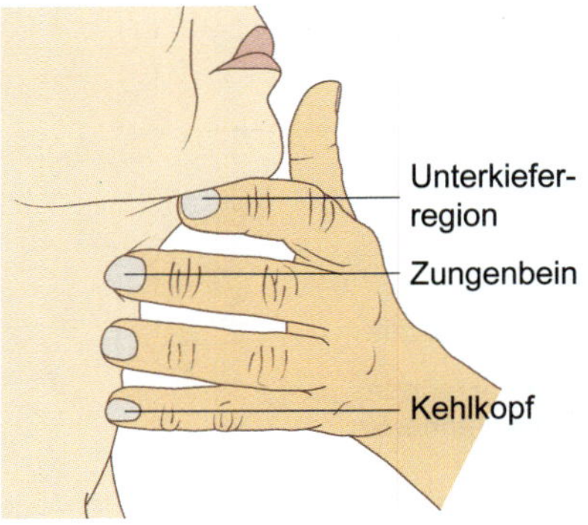

Abb. 7.12 Prüfung des Schluckreflexes. [L234]

- Bei ausbleibendem Schluckreflex kann dieser durch Entlangstreichen vom Kinn zum Kehlkopf ausgelöst werden
- Der Schluckreflex wird leichter ausgelöst, wenn die Speisen deutlich warm oder kalt sind
- Dem Patienten genügend Zeit zum Kauen/Schlucken geben und Schluckvorgang beobachten. Bei Zeichen von Verschlucken bzw. Husten Schlucktraining sofort abbrechen
- Nächsten Bissen erst anreichen, wenn der Mund vollständig leer ist
- Nach der Nahrungsaufnahme den Patienten noch ungefähr 30 min in der aufrechten Position belassen, um eine Aspiration zu vermeiden
- Erst nach erfolgreichem Schlucktraining dem Patienten angedickte bzw. dickflüssige Getränke (z. B. Buttermilch) anbieten. Durch die verlangsamte Fließgeschwindigkeit kann der Schluckvorgang besser kontrolliert werden. Die ersten Versuche des Trinktrainings können z. B. mit einem Strohhalm erfolgen, bevor ein Becher eingesetzt wird. Den Becher nur halb füllen, an die Unterlippe ansetzen und dabei die Zunge nicht berühren, da dies den Beißreflex auslösen kann
- Den Patienten immer nur kleine Schlucke trinken lassen, genügend Zeit zum Schlucken geben und nach jedem Schluck eine kleine Pause ermöglichen
- Kann der Patient problemlos dickflüssige Kost zu sich nehmen, kann das Schlucken von fester Nahrung versucht werden
- Ggf. werden Besucher durch ein Hinweisschild über das Schlucktraining informiert, damit sie dem Patienten keine ungeeigneten Speisen mitbringen.

Nahrung und Getränke

- Sorgfältige Auswahl von Trinkhilfen. Schnabelbecher und Trinkhilfen mit einem engen Auslass sind nicht geeignet, weil der Kopf zum Trinken stark nach hinten geneigt werden muss. Besser sind Becher mit breitem Auslass oder Nasenausschnitt. Sicherheitstrinkbecher geben pro Trinkvorgang nur eine bestimmte Menge Flüssigkeit frei und können das Trinktraining erleichtern
- Keine Gemische aus flüssiger und halbfester Nahrung verabreichen, da beide unterschiedliche Fließgeschwindigkeiten haben und dadurch die Gefahr des Verschluckens steigt
- Dünnflüssige Getränke (z. B. Wasser, Saft oder Saftschorle) sind für das Schlucktraining nicht geeignet, da sie keinen Reiz auf die Gaumenbögen ausüben und in den Rachen fließen
- Krümelige und trockene Speisen können meist schlecht geschluckt werden
- Salzige und säurehaltige Lebensmittel fördern den Speichelfluss. Süße Speisen und Milchprodukte können die Schleimbildung anregen, was den Schluckvorgang erschwert.

7.2.3 Bauchschmerzen

DEFINITION

Bauchschmerzen: Häufiges und vieldeutiges Symptom sowohl bei intra- als auch bei extraabdominalen Erkrankungen. Können Ausdruck einer harmlosen Infektion sein, sind aber auch Leitsymptom des lebensbedrohlichen akuten Abdomens (➤ 7.2.4).

Bauchschmerzen (viszerale Schmerzen) können zahlreiche Ursachen haben (➤ Abb. 7.13) und je nach Ursache und Ausprägung der Erkrankung akut, chronisch progredient oder chronisch rezidivierend auftreten.

Die Schmerzen entstehen oft zunächst durch Dehnung oder Entzündung von Hohlorganwänden oder Organhüllen. Diese *viszeralen Schmerzen* (➤ 2.2.1) sind meist dumpf, krampf- oder kolikartig und schlecht lokalisierbar, und der Patient versucht durch Lageänderung, den Schmerz zu lindern. Wird im weiteren Verlauf das Peritoneum parietale gereizt, wechselt der Schmerzcharakter: Es kommt zum scharfen und gut lokalisierbaren *somatischen* Schmerz (➤ 2.2.1), der Patient liegt nun ruhig und nimmt eine Schonhaltung ein.

Die Anamnese bei Bauchschmerzen umfasst neben der allgemeinen Schmerzanamnese (➤ 2.3.1) insbesondere die Frage nach der Abhängigkeit von Nahrungszufuhr oder Stuhlgang sowie bei Frauen nach einem eventuellen Zusammenhang zur Menstruation.

Die körperliche Untersuchung entspricht der bei anderen gastroenterologischen Erkrankungen (➤ 7.3.1), bei Frauen kann eine gynäkologische Untersuchung notwendig sein. Auch sollte immer an einen Herzinfarkt, der durch epigastrische Schmerzen auffällt, gedacht werden.

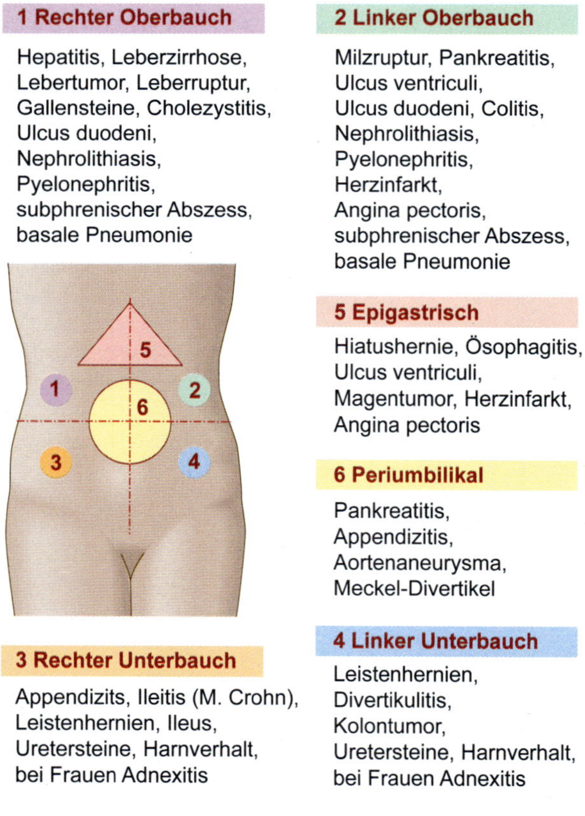

Abb. 7.13 Typische Schmerzlokalisationen von „Bauchschmerzen" in Abhängigkeit von ihrer Ursache. [L190]

7.2.4 Akutes Abdomen

DEFINITION

Akutes Abdomen *(akuter Bauch):* Akutes, ursächlich (zunächst) unklares Krankheitsbild mit den Leitsymptomen:
- Akute, starke Bauchschmerzen
- Abwehrspannung des Abdomens
- Kreislaufbeeinträchtigung bis zum Schock.

Erfordert unverzügliche Diagnostik und Therapie, da oft eine lebensbedrohliche Erkrankung zugrunde liegt.

Ursachen

Die Bezeichnung **akutes Abdomen** ist ein Sammelbegriff für ganz unterschiedliche Erkrankungen. Folgende Ursachenkomplexe werden unterschieden (➤ Abb. 7.14):
- Entzündung von Bauchorganen, z. B. Appendizitis (Wurmfortsatzentzündung, „Blinddarmentzündung"), Cholezystitis (➤ 8.5.2)
- Ruptur oder Perforation von Bauchorganen, z. B. Ulkusperforation (➤ 7.5.3)
- Verlegung von Hohlorganen, z. B. Harnleiter, Darm (mechanischer Ileus ➤ 7.6.1)
- Durchblutungsstörungen, z. B. Mesenterialarterieninfarkt (➤ 5.5.4)
- Blutungen in die Bauchhöhle, z. B. traumatisch
- Extraabdominale Erkrankungen, z. B. Herzinfarkt (➤ 4.4.2), Stoffwechselentgleisungen (z. B. *Pseudoperitonitis* bei diabetischer Ketoazidose, ➤ 10.7.4).

Symptome, Befund und Diagnostik

Leitsymptome des Akuten Abdomens sind akute, starke Bauchschmerzen, Abwehrspannung des Abdomens, eine Kreislaufbeeinträchtigung bis zum Schock und Störungen der Darmperistaltik bei schlechtem Allgemeinbefinden.

Leitfragen der *Anamnese* beziehen sich auf:
- Schmerzlokalisation (➤ Abb. 7.13), -charakter und -verlauf
  - *Kontinuierlich zunehmender Schmerz* bei Entzündung: Appendizitis, Cholezystitis, Pankreatitis, Divertikulitis, Peritonitis

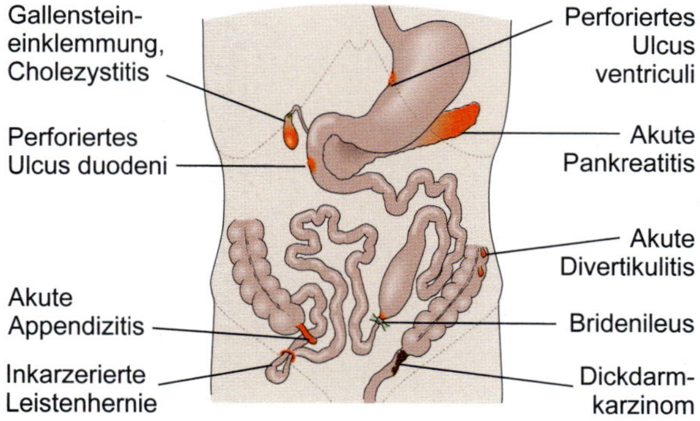

Abb. 7.14 Häufigste Ursachen des akuten Abdomens. [L190]

  - *Kolikartiger Schmerz* mit schmerzfreien Intervallen z. B. durch Gallensteinkolik, Uretersteinkolik, mechanischen Ileus
  - Plötzlicher Schmerz, dann kurzzeitige Schmerzfreit/-armut, gefolgt von kontinuierlicher Schmerzzunahme bei Perforation, Ischämie
- Letzter Stuhlgang, letzte Miktion
- Übelkeit, Erbrechen
- Fieber(-verlauf)
- Frühere Erkrankungen und Operationen
- Arzneimittel
- Bei Frauen Zyklusanamnese und letzte Menstruation.

Bei der *körperlichen Untersuchung* achtet der Arzt v. a. auf eine **Abwehrspannung** („bretthartert Bauch") als Zeichen einer **Peritonitis,** auf Darmgeräusche (Peristaltik) und auf **Hernien** (*Brüche,* z. B. Leistenbruch), die dem Patienten oft nicht bekannt sind. Die Temperaturmessung erfolgt rektal *und* axillar, da eine erhöhte Differenz zwischen beiden Hinweise auf die Ursache geben kann. Unbedingt erforderlich ist eine rektale Untersuchung (➤ 7.3.1). Bei Frauen kann eine gynäkologische (Konsiliar-)Untersuchung notwendig sein.

DEFINITION

Peritonitis: Bauchfellentzündung. Überwiegend ist die Peritonitis **sekundär-bakteriell** bedingt als:
- **Perforationsperitonitis** durch Perforation eines bakteriell besiedelten Hohlorgans (z. B. einer entzündeten Appendizitis)
- **Durchwanderungsperitonitis** bei durch Entzündung oder Durchblutungsstörung stark geschädigter Darmwand, sodass Darmkeime „hindurchwandern" können
- **Spontan bakterielle Peritonitis** bei Leberzirrhose mit Aszites (➤ 8.4.7).

Selten tritt die Peritonitis **primär-bakteriell** durch Erregeraussaat im Rahmen schwerer bakterieller Infektionen oder **abakteriell** auf, z. B. durch Blut oder Galle in der Bauchhöhle **(chemisch-toxische Peritonitis).**

Leitsymptom der (noch) begrenzten **lokalen Peritonitis** ist ein starker, aber umschriebener Druckschmerz. Die *diffuse* oder **generalisierte Peritonitis** des gesamten Peritoneums äußert sich in einem akuten Abdomen (➤ 7.2.4) mit nachfolgendem paralytischen Ileus (➤ 7.6.1).

Die Peritonitis ist v. a. durch Sepsis und (Multi-)Organversagen lebensbedrohlich (Letalität bis 30 %).

Die Therapie ist meist chirurgisch.

Folgende technische Untersuchungen dienen bei einem akuten Abdomen der Ursachensuche und Operationsvorbereitung:
- Labor: Blutbild, CRP, Elektrolyte, Kreatinin, Lipase, γ-GT, AP, GPT, GOT, Blutzucker, Quick, PTT, Blutgruppe, Kreuzblut, bei Frauen β-HCG (Schwangerschaftstest). Urinstatus, Urinsediment. BGA. Laktat. Weitere Laborwerte (z. B. Troponine, CK, ➤ 4.4.2) bei Verdacht auf nicht-abdominale Ursachen
- EKG
- Röntgen-Thorax
- Sonografie des Abdomens, evtl. Abdomenübersichtsaufnahme. Falls dadurch keine Diagnose möglich ist, CT des Abdomens.

Je nach Verdachtsdiagnose schließen sich weitere diagnostische Maßnahmen an, z. B. eine Angiografie (➤ 7.3.3).

Behandlungsstrategie

Die **Erstmaßnahmen** beim akuten Abdomen umfassen:
- Nahrungs- und Flüssigkeitskarenz
- Bettruhe
- I. v.-Zugang zur Volumengabe (Kreislauf stabilisieren)
- Bei V. a. mechanischen Ileus gastrointestinale Sonde
- Unverzüglich chirurgisches Konsil (meist Notfalloperation erforderlich).

Analgetikagabe bei akutem Abdomen

Ob Schmerzmittel bei akutem Bauchschmerz, dessen Ursache noch nicht geklärt ist, gegeben werden dürfen, ist umstritten. Viele Mediziner halten bei starken Schmerzen eine intravenöse Bolusgabe kurz wirksamer Analgetika für vertretbar, da deren Wirkung in absehbarer Zeit nachlässt und dann eine erneute, „ungeschminkte" Beurteilung der Situation möglich ist. Analgetikagabe durch Infusion oder lang wirksame Präparate ist zu vermeiden.

Pflege

Patientenbeobachtung
- Allgemeinzustand des Patienten, Bewusstsein, Vitalzeichen
- Flüssigkeitsbilanz
- Evtl. ZVD (➤ 4.1.6)
- Stuhlgang, Miktion
- Erbrechen
- Schmerzcharakter und -verlauf.

Neben der aufmerksamen Patientenbeobachtung zählen zu den Aufgaben der Pflegenden:
- Auf das Einhalten der Nahrungs- und Flüssigkeitskarenz zu achten
- Ggf. den Patienten für die Operation vorzubereiten
- Evtl. Patienten beim Erbrechen zu unterstützen (➤ 7.2.1)
- Infusionen anzuhängen und zu überwachen (➤ 1.5.7)
- Ggf. einen Blasenkatheter (➤ 1.5.8) oder eine Magensonde zu legen (➤ 7.1.7)
- Ggf. Sauerstoff nach Absprache mit dem Arzt zu verabreichen (➤ 6.1.6)
- Alle Maßnahmen durchzuführen, die bei strenger Bettruhe des Patienten notwendig sind (Prophylaxen, Unterstützung bei allen Einschränkungen)
- Bei allen Maßnahmen an die psychische Situation des Patienten denken (Lebensgefahr!). Ruhig auftreten, alle Maßnahmen erklären und den Kranken nicht alleine lassen.

7.2.5 Hämatemesis, Teerstuhl und Blutstuhl

DEFINITION

Hämatemesis: Bluterbrechen infolge **oberer Gastrointestinalblutung** mit Blutungsquelle oberhalb der Flexura duodenojejunalis. Entweder „kaffeesatzartig" (braun-schwarz) durch Kontakt des Blutes mit der Salzsäure des Magens oder hellrot (frisches Blut) bei sehr starker Blutung oder Blutungsquelle im Ösophagus.

7

Teerstuhl *(Meläna):* Durch Hämoglobinabbauprodukte schwarz gefärbter, glänzender Stuhl mit klebriger Konsistenz. In ca. 90 % durch eine obere Gastrointestinalblutung bedingt (bei gleichzeitiger Verweildauer im Magen-Darm-Trakt von > 8 h).
Blutstuhl *(rote Darmblutung, Hämatochezie):* Peranaler Abgang von rotem Blut in oder auf dem Stuhl. Blutstuhl ist zwar Leitsymptom der **unteren Gastrointestinalblutung,** kann aber auch bei einer massiven oberen Gastrointestinalblutung auftreten.

Obere Gastrointestinalblutung

85 % aller (akuten) Gastrointestinalblutungen sind **obere Gastrointestinalblutungen.** Die Blutungsquelle liegt oberhalb der Flexura duodenojejunalis in Ösophagus, Magen oder Duodenum. Häufigste Ursache ist eine Ulkusblutung (➤ Abb. 7.15).

Leitsymptome der oberen Gastrointestinalblutung sind **Hämatemesis** und **Teerstuhl.** Bei höhergradigem Blutverlust treten Zeichen eines akuten Blutverlustes bzw. einer Anämie (➤ 11.5) hinzu.

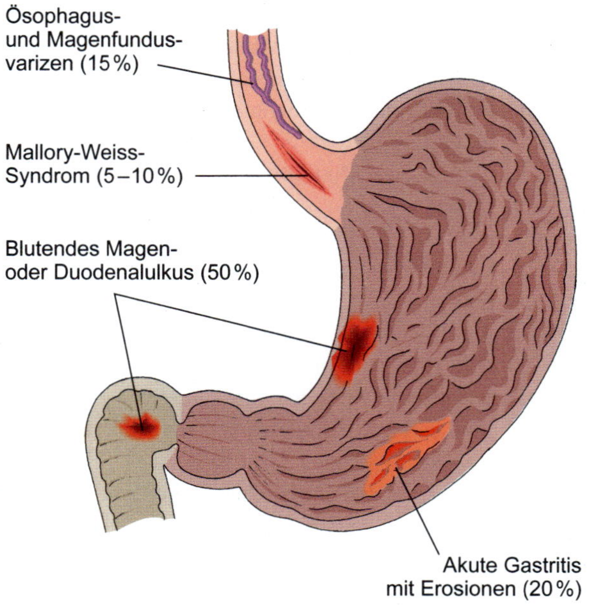

Abb. 7.15 Ursachen der oberen Gastrointestinalblutung mit einer Häufigkeit > 5 %. Beim Mallory-Weiss-Syndrom kommt es durch heftiges Erbrechen zu längs verlaufenden Schleimhautrissen am Übergang vom Ösophagus zum Magen. Nicht selten liegt ein Alkoholabusus vor. [L190]

„Physiologische" Veränderung der Stuhlfarbe

Auch orale Eisenpräparate (➤ 11.5.2), Kohletabletten zur Durchfallbehandlung sowie einige Nahrungsmittel (z. B. Spinat, Blaubeeren, rote Bete) können den Stuhl dunkel oder schwarz verfärben.

Unverzüglich werden mindestens zwei großlumige Venenverweilkanülen gelegt und dabei das Notfalllabor abgenommen (Blutbild, Gerinnung, Leberwerte, Kreatinin, Elektrolyte, Blutzucker, Blutgruppe, Kreuzblut).

Nach Kreislaufstabilisierung ist eine möglichst frühzeitige Notfallendoskopie angezeigt, bei der sich die Blutungsquelle in ca. 90 % der Fälle finden und oft gleichzeitig stillen lässt.

Gelingt die Blutstillung nicht, wird die Indikation zur operativen Therapie geprüft. Ausnahme sind blutende Ösophagusvarizen, bei denen eine Ösophaguskompressionssonde gelegt wird (➤ 7.1.6). Ist die Blutungsquelle nicht zu finden, werden z. B. Angiografie und/oder Szintigrafie (➤ 7.3.3) notwendig. Die Letalität liegt bei 5–10 %.

Pflege

Jede gastrointestinale Blutung ist potenziell lebensbedrohlich und erfordert von den Pflegenden ein schnelles und sicheres Vorgehen:

- Patienten Bettruhe, Nahrungs- und Flüssigkeitskarenz einhalten lassen
- Auch bei scheinbar stabilem Zustand den Patienten ständig beobachten auf: Puls, RR, Atmung, Bewusstsein, Stuhl- und Urinausscheidung (evtl. Blasenkatheter legen). Bei Hautblässe, Kaltschweißigkeit, Pulsanstieg und Blutdruckabfall Schockbehandlung einleiten (➤ 3.4) und Arzt benachrichtigen
- 4–6 Erythrozytenkonzentrate sowie zwei FFP (*Fresh Frozen Plasma* ➤ 11.4.1) bestellen (Arztanordnung)
- Infusionen anhängen und überwachen (➤ 1.5.7)
- Blutverlust möglichst exakt dokumentieren. Hämoglobin und Hämatokrit engmaschig kontrollieren (Arztanordnung)
- Ggf. gastrointestinale Sonde legen (Arztanordnung)
- Evtl. Sauerstoff geben (Arztanordnung)
- Bei unruhigen Patienten eine medikamentöse Sedierung in Erwägung ziehen (Arztanordnung)
- Psychische Situation des Patienten berücksichtigen (Lebensgefahr). Daher ruhig und ohne Hektik handeln, den Patienten angemessen informieren und auf Gesprächssignale achten.

Untere Gastrointestinalblutung

Blutiger Durchfall ➤ 7.2.6

Eine **untere Gastrointestinalblutung** ist wesentlich seltener. Häufige Ursachen sind z. B. Hämorrhoiden, Colitis ulcerosa (vor allem bei jüngeren Erwachsenen ➤ 7.6.5), Kolondivertikel (➤ 7.6.8) oder -polypen (➤ 7.6.10), kolorektale Karzinome (➤ 7.6.11) sowie – v. a. bei älteren Patienten – **Angiodysplasien,** also Gefäßveränderungen der Schleimhaut.

Die untere Gastrointestinalblutung zeigt sich meist durch dunkel- oder hellrote Blutbeimischungen zum Stuhl oder Blutauflagerungen auf dem Stuhl, die auch als **Blutstuhl** *(Hämatochezie)* bezeichnet werden. Nach einer evtl. erforderlichen Kreislaufstabilisierung und abführenden Maßnahmen steht die Lokalisationsdiagnostik (Endoskopie, ggf. Angiografie und weitere technische Untersuchungen) im Vordergrund.

7.2.6 Diarrhö

DEFINITION

Diarrhö *(Durchfall):* > 3 Stühle täglich oder Vermehrung der Stuhlmenge bei erhöhtem Wassergehalt des Stuhls (breiig-flüssige Stühle). Je nach zeitlichem Verlauf Unterscheidung zwischen **akuter** und **chronischer** (länger als 3–4 Wochen anhaltender) **Diarrhö.**

Krankheitsentstehung, Einteilung und Symptome

Akute Diarrhö

Häufigste Ursachen einer **akuten Diarrhö** sind Magen-Darm-Infektionen (➤ 16.5.7), Lebensmittelvergiftungen (➤ 16.5.7) und Arzneimitteleinnahme (z. B. Abführmittel, Antibiotika).

Je nach Ursache hat der Patient zusätzlich Appetitlosigkeit, Bauchschmerzen, Erbrechen und – bei infektiöser Ursache – Fieber. Bei zunehmender Exsikkose durch die Diarrhö treten Kreislaufsymptome hinzu.

Chronische Diarrhö

Chronische Diarrhöen sind Leitsymptom z. B. chronisch-entzündlicher Darmerkrankungen (➤ 7.6.5), Nahrungsmittelunverträglichkeiten (➤ 7.6.3), der glutensensitiven Enteropathie (➤ 7.6.4), der exokrinen Pankreasinsuffizienz (➤ 8.6.2) und bestimmter, in Deutschland eher seltener Darminfektionen. Eine chronische Diarrhö kann auch Zeichen eines Darmtumors sein und tritt dann oft im Wechsel mit Obstipation auf. Kann trotz Untersuchung keine Ursache gefunden werden, spricht man von einer **funktionellen Diarrhö.**

Malassimilation ➤ 7.6.2

Diagnostik

Neben einer ausführlichen *Anamnese* (Zeitpunkt, Begleiterscheinungen etc.) und der *körperlichen Untersuchung* des Patienten ist eine Inspektion des Stuhls sinnvoll.

Da die meisten akuten Diarrhöen nach wenigen Tagen von selbst aufhören, ist hier eine weitergehende Diagnostik nur bei schweren Formen (blutige Diarrhö, Diarrhö nach Tropenaufenthalt) oder bei besonders komplikationsgefährdeten Patienten, z. B. immunsupprimierten oder alten Menschen, erforderlich (➤ 16.5.7). Chronische Diarrhöen werden dagegen stets diagnostisch abgeklärt.

Laboruntersuchungen umfassen Stuhluntersuchungen (z. B. auf Mikroorganismen) und Blutuntersuchungen. Letztere dienen dabei der Ursachensuche wie der Gefährdungseinschätzung (Dehydratation? Elektrolytveränderungen?).

Weitergehende Blut- oder Stuhldiagnostik, Atemtests, Endoskopien und andere Untersuchungen folgen je nach Verdachtsdiagnose.

Therapie

Therapeutisch ist ein oraler oder intravenöser Flüssigkeits- und Elektrolytersatz vorrangig, um Dehydratation (➤ 9.13.2) und Elektrolytentgleisungen zu verhindern. Die weitere Therapie hängt von der Grunderkrankung ab. Symptomatisch wirkende Arzneimittel wie etwa das peristaltikhemmende Loperamid (z. B. Imodium®) sind nur selten angezeigt und sollten nur nach Ausschluss einer infektiösen Ursache angewandt werden.

Pflege

Die allgemeinen pflegerischen Maßnahmen bei Diarrhö entsprechen im Wesentlichen denen bei infektiöser Diarrhö (➤ 16.5.7). Steht fest, dass die Diarrhö nicht infektiös verursacht ist, entfallen die Isolierungsmaßnahmen.

7.2.7 Obstipation

DEFINITION

Obstipation *(Konstipation, Stuhlverstopfung):* < 3 (harte) Stühle pro Woche und erschwerte Stuhlentleerung.

Krankheitsentstehung und Symptome

Ursachen einer **Obstipation** sind vor allem:

- Ballaststoffarme (faserarme) Kost, zu geringe Nahrungsaufnahme
- Flüssigkeitsmangel
- Bewegungsmangel

Obstipation ohne organische Ursache

Die Kombination aus ballaststoffarmer Kost, unzureichender Flüssigkeitsaufnahme und Bewegungsmangel führt zur hierzulande häufigsten Obstipationsform, der **chronisch-habituellen Obstipation** ohne organische Ursache. Entsprechend ist eine Prävention möglich durch ballaststoffreiche Kost, ausreichendes Trinken und regelmäßige körperliche Aktivität.

- Reizdarmsyndrom (➤ 7.6.9)
- Arzneimittel wie Opioide, Sedativa oder Diuretika, besonders häufig aber ein Laxanzienabusus (➤ Pharma-Info 7.1)
- Erkrankungen der Analregion, sodass die Defäkation schmerzhaft ist und deswegen unterdrückt wird
- Kolonkarzinome, -polypen oder andere Prozesse, die das Darmlumen einengen
- Schwangerschaft
- Zu langsame Kolonpassage *(verlängerte Kolontransitzeit).* Sie betrifft v. a. jüngere Frauen, die Ursache ist im Detail unklar und wahrscheinlich nicht einheitlich
- Endokrine Störungen, v. a. Hypothyreose
- Neurologische Störungen, z. B. diabetische Neuropathie.

Besonders häufig betroffen sind alte Menschen. Schon der normale Alterungsprozess begünstigt durch Veränderungen von Darmflora und -peristaltik eine Obstipation, hinzu treten meist mehrere der oben genannten Lebensstilfaktoren und Medikamente.

Begleitend können krampfartige Schmerzen bei der Stuhlentleerung (Tenesmen), Bauchschmerzen, Völlegefühl, Appetitlosigkeit und ein aufgeblähter Bauch hinzutreten.

Diagnostik

VORSICHT

Jede plötzlich einsetzende Obstipation beim Erwachsenen ist verdächtig auf ein kolorektales Karzinom, insbesondere wenn ein Wechsel von Obstipation und Diarrhö, Blutauflagerungen auf dem Stuhl und/oder unfreiwilliger Stuhlabgang mit Winden hinzutreten. Sie muss immer diagnostisch abgeklärt werden.

Die Anamnese konzentriert sich auf Ernährungs- und Bewegungsgewohnheiten sowie Arzneimitteleinnahme. Evtl. lassen sich bei der körperlichen Untersuchung Resistenzen (Widerstände) im Abdomen tasten, eine rektale Untersuchung ist obligat. Die Basisdiagnostik umfasst außerdem eine Blutuntersuchung, eine Untersuchung des Stuhls auf okkultes Blut und eine Abdomensonografie.

Bei jüngeren Patienten ohne Hinweise auf eine organische Ursache kann dann ein Therapieversuch unternommen werden. Bei Patienten über ca. 40 Jahren oder Hinweisen auf eine organische Ursache folgt eine Koloskopie zum Ausschluss eines Kolonkarzinoms. Auch wenn die unten genannten Maßnahmen erfolglos bleiben, ist eine weitergehende Diagnostik angezeigt.

Behandlungsstrategie, Pflege und Patientenberatung

Bei organisch bedingter Obstipation ist die Behandlung der Grunderkrankung primär. Bei chronisch-habitueller Obstipation stehen stuhlregulierende Allgemeinmaßnahmen im Vordergrund (➤ Abb. 7.16):

- Ballaststoffreiche Kost (Vollkornbrot, Obst, Gemüse), ggf. auch durch Zusätze zur Nahrung, die als Füll- oder Quellmittel wirken (z. B. Leinsamen, Kleie, Flohsamen ➤ Pharma-Info 7.1). Gut wirken auch eingeweichte Trockenpflaumen oder -feigen morgens vor dem Frühstück verzehrt
- Versuch mit Sauermilchprodukten wie z. B. Joghurt und Buttermilch, welche Milchsäurebakterien (Laktobazillen) enthalten und dadurch eine gesunde Darmflora fördern. Auch Probiotika können unterstützend wirken
- Ausreichende Trinkmenge; insbesondere wichtig bei Quellmitteln, die immer mit reichlich Flüssigkeit einzunehmen sind
- Bewegung: Der Einfluss von Bewegung auf die Normalisierung des Stuhlgangs ist zwar von Patient zu Patient unterschiedlich, zu den Lebensstiländerungen bei Obstipation sollte aber immer ausreichend körperliche Aktivität gehören [4]
- Bei Stuhldrang kein Aufschieben des Stuhlganges, sondern Aufsuchen der Toilette
- Bei Patienten, die das Steckbecken benützen müssen und ihre Beine nicht anziehen können, Unterlagerung der Beine, um das Anstellen der Beine zu unterstützen und die Bauchpresse zu erleichtern
- Darmtraining: Der Betroffene sollte sich jeden Tag zur gleichen Zeit (am besten morgens nach dem Frühstück) auf die Toilette begeben und sich mindestens 15 Minuten für die Stuhlentleerung Zeit nehmen. Dabei sollte er sich nicht durch Nebentätigkeiten, beispielsweise Zeitung lesen, ablenken. Unterstützend kann das Trinken kühler Flüssigkeit morgens nach dem Aufstehen die Darmperistaltik reflektorisch anregen, ebenso eine frühmorgendliche Kolonmassage oder feucht-warme Bauchwickel.

Pharma-Info 7.1

Laxanzien

Laxanzien *(Laxanzien, Abführmittel)* sind Arzneimittel zur Beschleunigung des Nahrungstransports im Darm und der Darmentleerung.

Laxanzien sollten nur in Absprache mit dem behandelnden Arzt verabreicht bzw. eingenommen werden. Indiziert sind sie etwa bei Patienten, die während der Defäkation nicht pressen dürfen (z. B. nach einem Herzinfarkt), zur Darmreinigung vor Eingriffen oder während einer Langzeit-Opioid-Behandlung. Auf keinen Fall dürfen Laxanzien bei unklaren Bauchschmerzen, Ileus (➤ 7.6.1) oder akutem Abdomen (➤ 7.2.4) gegeben werden.

Quellmittel

Quellmittel *(Füllmittel)* sind nicht-resorbierbare Substanzen, die im Darm aufquellen, dadurch die Darmwand dehnen und reflektorisch zu einer Anregung der Darmperistaltik führen. Die wichtigsten Vertreter sind Agar-Agar, Weizenkleie, Leinsamen (z. B. Linusit®) und indische Flohsamenschalen (z. B. Mucofalk®). Quellmittel müssen immer mit reichlich Flüssigkeit eingenommen werden, da sie sonst im Darm verkleben und in Extremfällen zu einem mechanischen Ileus (➤ 7.6.1) führen können.

Gleitmittel

Gleitmittel wirken durch ihren „Schmiereffekt“. Gebräuchlich sind nur noch Glyzerinpräparate als Zäpfchen oder Klysma (z. B. Glycilax®) zur Erleichterung der Stuhlentleerung, wenn sich harter Stuhl im Rektum angesammelt hat.

Osmotisch wirksame Laxanzien

Osmotisch wirksame Laxanzien enthalten schwer resorbierbare Substanzen, welche *osmotisch* Wasser im Darm zurückhalten und wie Quellmittel die Peristaltik steigern. Auch sie müssen bei oraler Gabe mit reichlich Flüssigkeit gegeben werden.

Bevorzugt werden heute synthetische Polyethylenglykole (Macrogol, z. B. Movicol®). Das Pulver oder Granulat wird in Flüssigkeit aufgelöst und getrunken. Elektrolytzusatz soll Elektrolytverschiebungen verringern. Blähungen sind eher selten, da Macrogol nicht durch Darmbakterien verstoffwechselt wird. Dadurch wird die ebenfalls osmotisch wirksame Laktulose (z. B. Bifiteral®) heute seltener eingesetzt als früher.

Präparate zur rektalen Anwendung sind z. B. Freka Clyss® oder 1 × Klysma salinisch®.

Schleimhautreizende Laxanzien

Schleimhautreizende Laxanzien hemmen über eine Irritation der Darmschleimhaut die Resorption von Natrium und Flüssigkeit und fördern in höherer Dosierung die Elektrolyt- und damit Wasserabsonderung in den Darm.

Wichtige Vertreter sind Bisacodyl (z. B. Dulcolax®) und Natriumpicosulfat (z. B. Laxoberal®). Nach oraler Gabe tritt die Wirkung nach 6–8 h ein, nach rektaler Gabe (bei Bisacodyl) deutlich schneller. Anthrachinone, die etwa in Sennesblättern (z. B. Bekunis®, Agiolax®) und vielen Abführtees enthalten sind, werden nicht mehr empfohlen.

Gerade die schleimhautreizenden Laxanzien werden häufig missbräuchlich zur Stuhlregulierung eingesetzt mit dem Ergebnis, dass ein Gewöhnungseffekt eintritt und ein Teufelskreis entsteht. Bei Dauereinnahme drohen außerdem eine Hypokaliämie mit Verstärkung der Obstipation (➤ 9.13.3), eine Hyponatriämie, Osteoporose durch Kalziummangel, Veränderungen der Darmschleimhaut sowie bei Anthrachinonen eine **Melanosis coli** (Schwarzpigmentierung der Dickdarmschleimhaut).

Weitere Laxanzien

Zeigen die vorgenannten Substanzen keine Wirkung, ist der **5-HT4-Rezeptor-Agonist** Prucaloprid (z. B. Resolor®) eine Option, da er die Darmperistaltik anregt. Er ist jedoch nur für Frauen zugelassen.

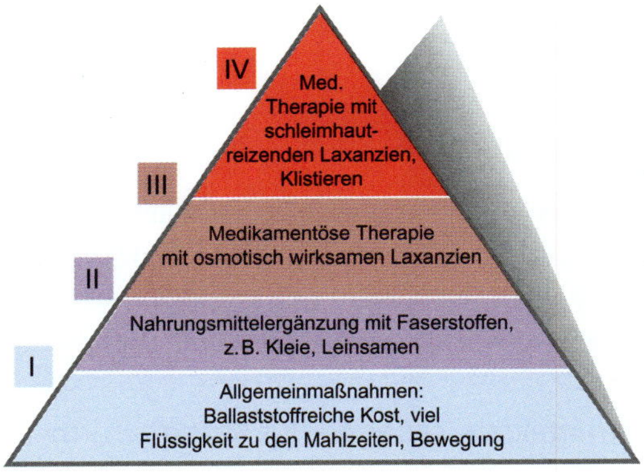

Abb. 7.16 Pyramidenschema der Obstipationsbehandlung. [L157]

Medikamentöse Maßnahmen

Bleiben Allgemeinmaßnahmen erfolglos, kann der Stuhl z. B. durch Macrogolpräparate (z. B. Laxofalk®) weicher gemacht werden. Bei über Tage ausbleibendem Stuhlgang kann ein Zäpfchen, (Mini-) Klistier oder Einlauf die Darmentleerung auslösen. „Stärkere" Medikamente werden nur in schweren Fällen und über kurze Zeit angewendet (➤ Pharma-Info 7.1).

7.3 Gastroenterologische Diagnostik

(Farb-)Duplex-Sonografie ➤ 1.4.6, ➤ 5.3.4

7.3.1 Anamnese und körperliche Untersuchung

Die **Anamnese** bei Verdacht auf Magen-Darm-Erkrankungen bezieht sich schwerpunktmäßig auf Appetit (Abneigung gegen bestimmte Nahrungsmittel?), Gewichtsverlust ohne Diätanstrengung (Hinweis auf einen Tumor), Schmerzen, Übelkeit oder Erbrechen, Blähungen und Stuhlgang.

Die **körperliche Untersuchung** umfasst Inspektion, Palpation, Perkussion und Auskultation des Abdomens. Evtl. lassen sich Resistenzen im Bauch tasten (z. B. Tumoren). Die Art der Darmgeräusche (normal, verstärkt, abgeschwächt, „totenstill") erlaubt Rückschlüsse auf die Darmfunktion. Unverzichtbar ist die digitale rektale Untersuchung (tastbarer Tumor? Blut oder Teerstuhl am Fingerling?).

7.3.2 Stuhluntersuchungen

Die sicherlich häufigste Stuhluntersuchung ist die Untersuchung auf **okkultes** (mit dem Auge nicht sichtbares) **Blut im Stuhl** (*FOBT = fecal occult blood test*) zur Frühdiagnose kolorektaler Karzinome (weitere Stuhluntersuchungen ➤ Tab. 7.5).

Tab. 7.5 Überblick über weitere Stuhluntersuchungen neben den Okkultbluttests.

Untersuchung	Indikation (Bsp.)	Pflegerische Aufgaben
Stuhlkultur	V. a. bakteriell bedingte Diarrhö (➤ 16.5.7)	Erbsengroße Stuhlprobe bzw. 0,5–1 ml dünnflüssigen Stuhl in einem sterilen Röhrchen ins Labor schicken (➤ 16.5.7)
Untersuchung des Stuhls auf Parasiten/Wurmeier	V. a. Wurmerkrankungen (➤ 16.10)	An drei aufeinander folgenden Tagen Stuhlproben in einem sterilen Röhrchen ins Labor schicken. Evtl. auch Analabstrich
Chymotrypsinbestimmung im Stuhl	V. a. exokrine Pankreasinsuffizienz (➤ 8.6.2)	Fünf Tage vor und während des Tests keine Pankreasenzyme geben. Dann an zwei Tagen gesamten Stuhl in einem vorher gewogenen Behälter ins Labor geben
Bestimmung der pankreatischen Elastase 1 im Stuhl	V. a. exokrine Pankreasinsuffizienz (➤ 8.6.2)	Stuhlprobe ins Labor schicken. Keine Verfälschung durch Pankreasenzympräparate, kein Sammelstuhl notwendig
Bestimmung von Calprotectin oder Laktoferrin im Stuhl	Unterscheidung entzündliche – funktionelle Darmerkrankung, Verlaufskontrolle bei chron. entzündlichen Darmerkrankungen	Stuhlprobe ins Labor geben (stabile Substanzen, die auch ungekühlt und unbehandelt einige Tage unverändert nachweisbar sind)

Okkultbluttests

Die klassischen **chemischen Okkultbluttests** (*g-FOBT, FOBT = fecal occult blood test*) beruhen auf der Peroxidaseaktivität des Hämoglobins. Der Patient bekommt drei verschlossene und mit Patientenetikett versehene Testbriefe (z. B. Hemo-Fec-Test®, Haemoccult®). Nach Rückgabe wird die andere Seite des Briefes geöffnet und mit einer Testlösung beträufelt, die sich bei Vorhandensein von Blut blau verfärbt (➤ Abb. 7.17). Auch wenn sich nur eines der insgesamt 6–9 Felder verfärbt, gilt der Test als positiv. Diese Tests können durch tierische Blutfarbstoffe und pflanzliche Nahrungsmittel mit hoher Peroxidaseaktivität falsch positive und durch hoch dosiertes Vitamin C falsch negative Ergebnisse zeigen. Diese Tests werden seit Ende 2017 nicht mehr vergütet.

Neuere **immunologische fäkale Okkultbluttests** (*i-FOBT*) weisen menschliches Hämoglobin mittels eines Antikörpers nach. In Studien haben sie sich tendenziell als empfindlicher und spezifischer gezeigt. Mit einem Probenstäbchen wird an verschiedenen Stellen in den Stuhl gestochen (Herstellerhinweise zur Handhabung beachten), das Stäbchen dann in ein Röhrchen mit Extraktionspuffer gesteckt, fest verschlossen und geschüttelt. Nahrungsmittel verfälschen den Test nicht.

Ein positiver Test bedeutet nur den Nachweis von Blut im Stuhl, dem eine Diagnostik mittels Koloskopie folgen muss. Quelle der Blutung können gut- oder bösartige Tumoren, Hämorrhoiden, Magengeschwüre, Darmentzündungen oder -polypen sein.

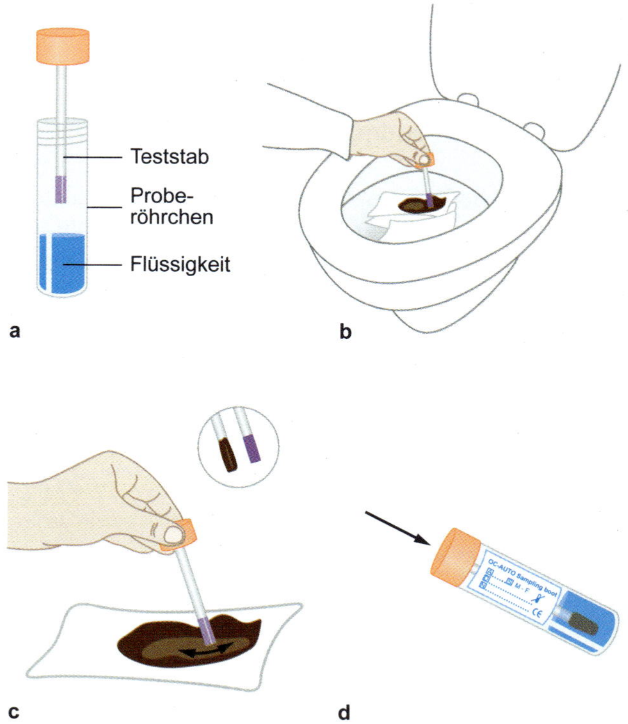

Abb. 7.17 Probengewinnung für den immunologischen Test auf okkultes Blut: a) Das Röhrchen enthält Teststab und Pufferlösung b) Mit der Spitze des Teststabs an verschiedenen Stellen Stuhl entnehmen c) Wichtig ist, dass die Spitze des Teststabs vollständig mit Stuhl bedeckt ist d) Anschließend wird das Probenröhrchen fest verschlossen, geschüttelt und ins Labor geschickt. [L231]

Pflege und Patienteninformation

Die Pflegenden händigen dem Patienten das Probenröhrchen aus und informieren ihn über die korrekte Entnahmetechnik und den Umgang mit dem Probenröhrchen.

7.3.3 Bildgebende Verfahren

Abdominale Sonografie ➤ 1.4.6, ➤ 8.3.3
Angiografie ➤ 5.3.5
Endosonografie ➤ 7.3.4
Hydro-MRT ➤ 7.6.5

Abdomenleeraufnahme

Hauptindikation für die **Abdomenleeraufnahme** ist der Verdacht auf Magen-Darm-Perforationen (Luftsicheln unter dem Zwerchfell ➤ Abb. 7.18) oder einen Ileus („Spiegel" an der Grenze zwischen Flüssigkeit und Luft in den Darmschlingen ➤ Abb. 7.28).

Kontrastmitteldarstellungen des Magen-Darm-Trakts

Kontrastmitteldarstellungen des Magen-Darm-Kanals ermöglichen die Tumor-, Ulkus-, Fistel- und Divertikeldarstellung sowie eine Beurteilung der Beweglichkeit der einzelnen Organe. Folgende Untersuchungen werden unterschieden:

- **Ösophagografie** *(Ösophagusbreischluck)* zur Darstellung des Ösophagus
- **Magen-Darm-Passage** *(MDP)* zur Darstellung von Magen und Duodenum
- **Doppelkontrast-Röntgenuntersuchung nach Sellink** *(Enteroklysma nach Sellink)* zur Darstellung insbesondere von Jejunum und Ileum
- **Kolonkontrasteinlauf** *(Kolon-KE)* oder **Kolondoppelkontrasteinlauf** zur Darstellung des Dickdarms und Rektums.

Das Kontrastmittel wird bei der Untersuchung von Ösophagus, Magen und Duodenum oral durch Trinken, bei der Untersuchung des übrigen Dünndarms über eine (nasal eingebrachte) Duodenalsonde

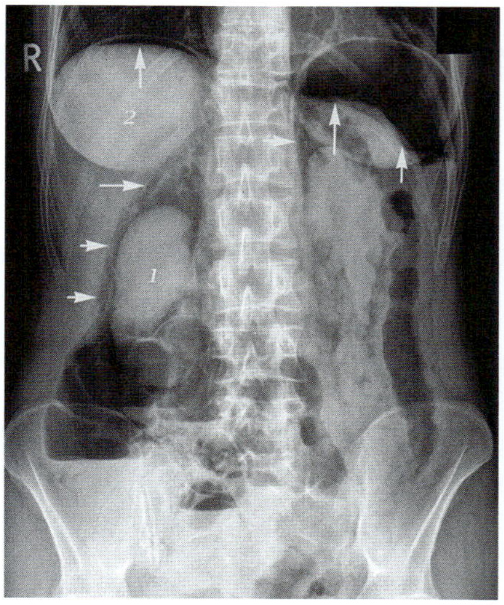

Abb. 7.18 Abdomenleeraufnahme (im Stehen) mit freier Luft. Luft aus dem Magen-Darm-Trakt ist in die Bauchhöhle ausgetreten und hat sich unterhalb der Zwerchfellkuppeln angesammelt (↑). Durch retroperitoneale Luftansammlung (→) zeichnet sich die rechte Niere (1) abnorm gut ab. [M500]

und bei Untersuchungen des Dickdarms durch einen Einlauf verabreicht. Darstellungen des Dünn- und Dickdarms werden meist als **Doppelkontrastuntersuchungen** durchgeführt: Durch Einsatz eines zweiten, negativen Kontrastmittels bildet das erste, positive Kontrastmittel einen zarten Beschlag auf der Schleimhaut. Dies ermöglicht eine bessere *Schleimhautbeurteilung* als die Prallfüllung mit Kontrastmittel (z. B. bei Darmentzündungen).

Untersuchungen sinnvoll planen

Zwischen einer Biopsie im Gastrointestinaltrakt und einer Kontrastmitteluntersuchung muss ein Sicherheitsabstand von mehreren Tagen eingehalten werden. Sind mehrere Kontrastmitteluntersuchungen geplant, werden die Darstellungen von Gallenblase (➤ 8.3.3) und/oder Harnwegen (➤ 9.3.6) vor der Darmuntersuchung eingeplant, da das Kontrastmittel im Darm eine sichere Beurteilung der anderen Organe unmöglich macht.

Pflege

Pflege bei Kontrastmitteluntersuchungen ➤ 1.4.3

- Vor einer Ösophagografie bleibt der Patient ab 22 Uhr des Vorabends nüchtern
- Am Vortag einer MDP sollte der Patient abgeführt haben, ab 22 Uhr bleibt er nüchtern und darf nicht mehr rauchen. Meist darf er morgens auch keine Medikamente nehmen und nicht die Zähne putzen, da dies die Magensaftsekretion steigern und so die Aussagekraft der Untersuchung beeinträchtigen kann (hausinterne Richtlinien beachten)
- Am Vortag einer Doppelkontrast-Röntgenuntersuchung nach Sellink darf der Patient ein leichtes Frühstück und Mittagessen (kein Obst, Gemüse, Brot, Reis) einnehmen. Danach erhält er nur noch klare Flüssigkeit. Abführende Maßnahmen erfolgen nach Arztanordnung
- Vor einem Kolonkontrasteinlauf ist eine vollständige Darmreinigung erforderlich (➤ 7.1.8, hausinterne Richtlinien beachten). Hierzu wird am Vortag meist ein Abführmittel verordnet, danach erhält der Patient nur noch flüssige Kost. Wichtig bei der Darmreinigung ist reichliches Trinken (ca. 3 l Wasser oder Tee). Am Untersuchungstag sind Kaffee, Tee oder Wasser zum Frühstück erlaubt (keine Milch). Vielfach wird am Vortag und/oder kurz vor der Untersuchung ein Einlauf durchgeführt
- Kurz vor der Untersuchung evtl. Gabe von Atropin und/oder eines Spasmolytikums (z. B. Buscopan®) nach Arztanordnung
- Nach der Untersuchung soll der Patient reichlich trinken, um einer Obstipation durch das Kontrastmittel vorzubeugen, ggf. sind zusätzliche Abführmaßnahmen nötig. Weiß gefärbter Stuhl ist Folge des Kontrastmittels und harmlos
- Nach einem Kolonkontrasteinlauf wird der Patient auf Veränderungen des Abdomens und Blut im Stuhl beobachtet.

Computertomografie (CT)

Die **Computertomografie** (➤ 1.4.3) dient v. a. der Tumor- und Metastasensuche. Unmittelbar vorher dürfen keine anderen Kontrastmitteluntersuchungen (z. B. Kolon-KE) durchgeführt werden, weil Kontrastmittelreste dieser Untersuchungen das CT-Ergebnis beeinträchtigen würden. Bestehen keine Kontraindikationen, wird bei einer Computertomografie des Abdomens stets Kontrastmittel i. v. gegeben. Je nach Fragestellung wird darüber hinaus ein spezielles Kontrastmittel oral oder rektal verabreicht. Vor Untersuchungen mit i. v.-Kontrastmittelgabe bleibt der Patient nüchtern.

7.3.4 Endoskopie und Endosonografie

Endoskopie

Endoskopien sind heute durch die gleichzeitige Biopsie- und oft auch Therapiemöglichkeit in der Gastroenterologie unverzichtbar. Häufig durchgeführt werden:

- Die **Ösophagogastroduodenoskopie** *(ÖGD)* zur Untersuchung von Speiseröhre, Magen und Duodenum
- Die **Koloskopie** zur Untersuchung des Dickdarms (bei Mitbeurteilung der letzten Ileumschlinge **Ileo-Koloskopie**)
- Die **Rektoskopie** zur Untersuchung des Mastdarms
- Die **Proktoskopie** zur Untersuchung des analnahen Darmabschnitts.

Die Proktoskopie wird mit einem starren Rohr, die Rektoskopie meist und alle anderen Untersuchungen werden stets mit flexiblen Instrumenten (➤ Abb. 1.15, ➤ Abb. 7.19) vorgenommen.

In aller Regel werden die gastroenterologischen Endoskopien unter Sedierung durchgeführt. Hauptkomplikationen sind Blutungen und Perforation.

Vorbereitung des Patienten und Nachbereitung ➤ Tab. 7.6, ➤ 1.4.7

Die Endoskopie des Dünndarms ist trotz erzielter Fortschritte aufwendig und belastend und daher speziellen Fragestellungen vorbehalten.

- Bei der **Push-Enteroskopie** wird ein 250 cm langes Endoskop vom Mund aus unter Kurznarkose in den oberen Dünndarm vorgeschoben. Die **Doppelballonenteroskopie** *(Push-and-pull-Enteroskopie)* erlaubt oft die Betrachtung des gesamten Dünndarms, wobei allerdings meist von oral und (danach) anal endoskopiert werden muss. Das Endoskop besteht aus dem „eigentlichen" Endoskop, das sich in einem „Übertubus" befindet. Beide haben an ihrer Spitze je einen Ballon. Durch abwechselndes Aufblasen und Entlüften der Ballons wird das Endoskop in den Dünndarm „eingefädelt". Die Untersuchung kann 2–3 h dauern. Hauptindikation ist der Verdacht auf eine Blutung im Dünndarm. Auch hier sind die Entnahme von Biopsien und kleinere therapeutische Eingriffe (z. B. die Verödung blutender Gefäßfehlbildungen = *Angiodysplasien*) möglich
- Bei der **Videokapselendoskopie** schluckt der Patient eine 11 × 26 mm große Kapsel mit einer winzigen Kamera, die den Darm passiert und dabei 8 h lang 2 Bilder/s aufnimmt. Für diese Zeit werden runde Sensoren auf die Bauchhaut des Patienten aufgebracht, und der Patient trägt einen Datenrekorder an einem Gürtel mit sich. Der Patient darf 12 h vor der Untersuchung nichts essen. Zwei Stunden nach Schlucken der Kapsel darf der Patient trinken, nach vier Stunden soll er eine leichte Mahlzeit zu sich nehmen. Die Videokapselendoskopie wird z. B. bei okkulten Blutungen im Magen-Darm-Trakt, chronischen Durch-

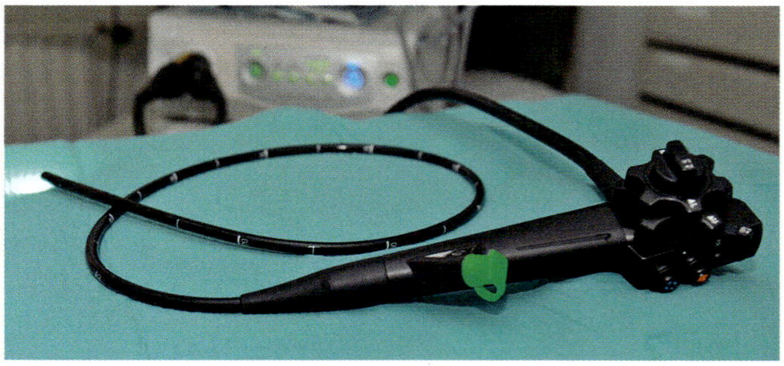

Abb. 7.19 Flexibles Endoskop. [M847]

fällen (Morbus Crohn?) oder Verdacht auf eine bösartige Erkrankung des Dünndarms eingesetzt, wenn alle übrigen diagnostischen Verfahren erfolglos waren. Kontraindikationen sind vor allem Stenosen, Motilitätsstörungen und ausgeprägte Divertikulose des Magen-Darm-Trakts. Hauptkomplikation ist ein „Steckenbleiben" der Kapsel mit der Notwendigkeit einer endoskopischen oder operativen Kapselentferung.

Endosonografie

Die gastroenterologischen **Endosonografien** (➤ 1.4.6) sind eine Kombination aus Ösophagogastroduodenoskopie bzw. Rekto-Koloskopie und Sonografie. Diese Untersuchungen werden mit speziellen Endoskopen durchgeführt, in deren Spitze eine kleine Ultraschallsonde integriert ist.

Auf diese Weise ist nicht nur eine Beurteilung der Schleimhautoberfläche, sondern auch der Submukosa und angrenzender Organe (z. B. von Lymphknoten oder des Pankreas) möglich, was besonders beim Staging maligner Tumoren hilfreich ist. Zunehmend wird die Endosonografie für sonografisch gesteuerte Punktionen anliegender Tumoren z. B. durch die Ösophagus-, Magen- oder Duodenalwand eingesetzt. Auch Interventionen wie die Einlage von Drainagen sind möglich, z. B. bei Pankreaspseudozysten durch die Magenwand.

Die Vorbereitung des Patienten entspricht derjenigen zur Ösophagogastroduodenoskopie, Koloskopie oder Rektoskopie.

7.3.5 Funktionsdiagnostik

Langzeit-pH-Metrie

Bei der **Langzeit-pH-Metrie** wird dem nüchternen Patienten eine pH-Messsonde über die Nase in den unteren Ösophagus bzw. den Magen eingeführt und ein Registriergerät umgehängt. Die Sonde misst dann den pH-Wert in Speiseröhre oder Magen über 24 h. Hauptindikation ist der Verdacht auf gastroösophagealen Reflux bei unauffälliger Endoskopie oder Therapieversagen.

Ösophagusmanometrie

Für die **Ösophagusmanometrie** wird eine Sonde in den Magen geschoben und der Druck in Ösophagus und Magenfundus an verschiedenen Stellen ohne und mit Schlucken gemessen. Dies ermöglicht eine Aussage über den Verschlussmechanismus zwischen Magen und Ösophagus und die Ösophagusbeweglichkeit. Auch vor dieser Untersuchung muss der Patient Nahrungskarenz einhalten.

Tests zur Überprüfung der Dünndarmresorption

Schilling-Test ➤ 11.5.4

H_2-Atemtests

H_2-Atemtests *(H_2-Exhalationstests)* werden bei V. a. Kohlenhydratmalabsorption oder bakterielle Fehlbesiedelung des Darms durchgeführt.

Das Prinzip ist immer das gleiche: Der nüchterne Patient atmet in ein Messgerät aus, um einen Ausgangswert für die H_2-Konzentration der Ausatemluft zu erhalten. Dann nimmt er den zu testenden Zucker gelöst in Wasser oral zu sich. Bei einer Resorptionsstörung im Dünndarm gelangt der Zucker in den Dickdarm, wo er von Bakterien verstoffwechselt wird. Der dabei entstehende Wasserstoff (H_2) diffundiert durch die Darmwand, gelangt mit dem Blut in die Lungen und ist bei der zweiten Messung in der Ausatemluft in erhöhter Konzentration nachweisbar. Auch bei bakterieller Fehlbesiedelung fällt der Test pathologisch aus. Die genaue Zuckermenge

Tab. 7.6 Besondere Pflegemaßnahmen bei gastroenterologischen Endoskopien (allgemeine Vor- und Nachbereitung endoskopischer Untersuchungen ➤ 1.4.7).

	Ösophagogastroduodenoskopie	Proktoskopie	Rektoskopie	Koloskopie*
Vortag der Untersuchung	Abends leichte/flüssige Kost. Nahrungskarenz ab 22 Uhr	Keine besonderen Vorbereitungen	Leichte Kost	Ab Mittag nur klare Flüssigkeit (keine Milch, keine fetthaltigen Suppen). Ab ca. 15 Uhr orthograde Darmspülung (➤ 7.1.8), ggf. Laxanzien
Am Untersuchungstag vor der Untersuchung	Prämedikation je nach Arztanordnung, bei Darmuntersuchungen Reinigung der Analregion			
	Nahrungskarenz, ggf. Entfernen von Zahnprothesen	Keine Nahrungskarenz nötig. Ggf. Klistier ca. 1 h vor der Untersuchung	Keine Nahrungskarenz nötig. Klistier ca. 1 h vor der Untersuchung	Fortsetzen der orthograden Darmspülung. Patient darf morgens trinken
Nach der Untersuchung	Vitalzeichenkontrolle, Achten auf Veränderungen des Abdomens und der Stuhlausscheidung (Blut im Stuhl?) als Zeichen von Komplikationen, Nahrungskarenz nach Arztanordnung			

* Bereits mehrere Tage vorher keine Körner, keine faserhaltigen Lebensmittel (z. B. Spargel), kein Obst mit kleinen Kernen. Zwei Tage vorher ballaststoffarme Kost. Die Richtlinien zur Darmreinigung vor Koloskopie variieren, deshalb stets hausinterne Vorschriften beachten.

7

und Auswertung hängen vom jeweiligen Zucker ab. Außerdem führt der nicht resorbierte Zucker typischerweise osmotisch zu Diarrhö und die bakterielle Verstoffwechselung zu Blähungen.

In der Woche vor dem Atemtest dürfen weder Kontrastmitteluntersuchungen noch eine orthograde Darmspülung durchgeführt werden, eine halbe Woche vorher sollte der Patient keine schwer verdaulichen Kohlenhydrate (v. a. Hülsenfrüchte) zu sich nehmen. Arzneimittel werden auf Arztanordnung abgesetzt, Antibiotika z. B. mindestens eine Woche, Protonenpumpenhemmer eine halbe Woche vorher. Der Patient sollte während der 12-stündigen Nahrungskarenz vor der Untersuchung auch nicht rauchen.

Folgende H_2-Atemtests sind möglich:

- **Laktose-H_2-Atemtest** bei V. a. Laktoseintoleranz
- **Fruktose-H_2-Atemtest** bei V. a. Fruktoseintoleranz
- **Sorbit-H_2-Atemtest** bei V. a. Sorbitintoleranz
- **Glukose-H_2-Atemtest** bei V. a. bakterielle Fehlbesiedelung.

^{13}C-Atemtests

Das Prinzip der **^{13}CAtemtests** ähnelt dem der H_2-Atemtests. Vor der Untersuchung darf der Patient 4–8 h (je nach Test) nichts essen. Dann nimmt er nach Bestimmung des Ausgangswertes eine mit ^{13}C markierte Testsubstanz zu sich. Wird diese verstoffwechselt, bildet sich $^{13}CO_2$, das abgeatmet wird. In der Ausatemluft wird das Verhältnis ^{13}C : ^{12}C gemessen.

Zur Verfügung stehen u. a.:

- Der **^{13}C-Harnstoff-Atemtest** zum Nachweis einer Helicobacter-pylori-Besiedelung
- Der **^{13}C-Laktose-Atemtest** bei V. a. Laktoseintoleranz
- Der **gemischte ^{13}C-Triglyzerid-Atemtest** bei V. a. exokrine Pankreasinsuffizienz.

Laktosetoleranztest

Der **Laktosetoleranztest** weist einen Laktasemangel (Laktose spaltendes Enzym) im Dünndarm nach. Der nüchterne Patient trinkt morgens 50 g Laktose in 400 ml Wasser. Bei Laktasemangel wird Laktose im Dünndarm nicht in Glukose und Galaktose aufgespalten, sodass der Blutglukosespiegel kaum ansteigt. Außerdem treten meist Blähungen und/oder Durchfall auf.

7.3.6 Helicobacter pylori und Tests zum Nachweis von Helicobacter pylori

Helicobacter pylori

Helicobacter pylori *(HP)* ist ein gramnegatives Bakterium. Übertragen wird es überwiegend schon in der Kindheit, wahrscheinlich durch Mund-zu-Mund-Kontakt und fäkal-oral (eine erneute Infektion im Erwachsenenalter ist selten). Die Durchseuchung der Bevölkerung nimmt mit dem Lebensalter zu (Faustregel: Lebensjahr etwa gleich der Prävalenz). [5]

Helicobacter pylori lebt dann im Magen unterhalb der schützenden Schleimschicht und spaltet durch sein Enzym Urease Harnstoff in Ammoniak, sodass der pH-Wert in der unmittelbaren Umgebung steigt. Dadurch kann Helicobacter pylori im sauren Magenmilieu überleben. Trotz lokaler und systemischer Immunabwehr (Antikörperproduktion) vermag der Körper den Keim nicht zu eliminieren.

Helicobacter pylori spielt bei der Entstehung von Magenschleimhautentzündungen (➤ 7.5.2), Magengeschwüren (➤ 7.5.3), Magenlymphomen (➤ 7.5.5) sowie Magenkarzinomen (➤ 7.5.4) eine Rolle. Es ist von der WHO als Kanzerogen eingestuft. Bei allen Erkrankungen müssen aber weitere Faktoren hinzutreten, denn es erkrankt nur ein Bruchteil der Infizierten. Die über 350 Helicobacter-Stämme haben dabei unterschiedliche pathogenetische Eigenschaften. Bestimmte Stämme scheinen sogar das Risiko für ein Adenokarzinom am Übergang von der Speiseröhre zum Magen zu verringern, wahrscheinlich weil durch die HP-Gastritis die Magensäuresekretion und damit das Risiko einer Refluxösophagitis abnimmt.

Invasive HP-Tests

Die Helicobacter-Erstdiagnostik fußt wegen der meist ohnehin erforderlichen Gastroskopie (➤ 7.3.4) überwiegend auf gastroskopisch gewonnenen Magenbiopsaten und dabei auf dem **Urease-schnelltest** (z. B. CLOtest®, Pyloritek®). Das Biopsat wird in ein vorgefertigtes Medium gegeben, das Vorhandensein von Helicobacter pylori ist nach 1–3 h anhand einer Verfärbung erkennbar.

Nichtinvasive HP-Tests

Es gibt zwei nichtinvasive Tests, die beide über 90 % der aktuell bestehenden Helicobacter-Infektionen entdecken. Eine Beurteilung der Magenschleimhaut ist mit ihnen naturgemäß nicht möglich. Sie kommen deshalb vor allem zur Therapiekontrolle nach Behandlung der Helicobacter-Infektion in Betracht, falls keine Kontrollgastroskopie erforderlich ist, außerdem zu epidemiologischen Fragestellungen. In der Erstdiagnostik sind sie nur für junge Patienten geeignet, da kein Karzinomausschluss möglich ist. Protonenpumpenhemmer und Wismutpräparate müssen vier Wochen vor dem Test abgesetzt werden, da sonst falsch negative Ergebnisse möglich sind.

- Beim **^{13}C-Harnstoff-Atemtest** trinkt der Patient eine Lösung mit ^{13}C-markiertem Harnstoff. Ist Helicobacter pylori und damit Urease im Magen vorhanden, wird der Harnstoff in ^{13}C-Kohlendioxid und Ammoniak gespalten, und die Konzentration von ^{13}C in der Ausatemluft steigt im Vergleich zum Ausgangswert an
- Beim **Helicobacter-Stuhl-Antigen-Test** wird eine Stuhlprobe auf das Vorhandensein von Helicobacter-Antigenen untersucht.

Serologische Methoden haben nur in epidemiologischen Untersuchungen Bedeutung, da nicht zwischen einer früheren und einer aktuellen Infektion unterschieden werden kann.

7.4 Erkrankungen des Ösophagus

Soorösophagitis ➤ 16.8.3

7.4.1 Ösophagitis

DEFINITION

Ösophagitis: Entzündung der Speiseröhre, die akut oder chronisch verlaufen kann. Ösophagitiden entstehen aufgrund von infektiösen (Soorösophagitis), chemischen (Verätzungen, Reflux) oder physikalischen (Magensonde) Ursachen.

An Bedeutung stark zunehmend ist die **eosinophile Ösophagitis,** welche eine chronisch entzündliche, immunvermittelte ösophageale Erkrankung darstellt. Hierbei kommt es zu einer ösophagealen Dysfunktion mit eosinophiler Schleimhautinfiltration. Die Entstehung ist z. T. unklar, in ca. 50 % wird eine allergische Genese (bzw. Nahrungsmittelallergene) vermutet.

Die Erkrankung zeigt sich häufig atypisch und sollte endoskopisch mit Entnahme von Biopsien diagnostiziert werden.

Die Therapie wird häufig durch Umstellung der Ernährung mit Verzicht auf entsprechende Allergene oder Kortikosteroide durchgeführt.

7.4.2 Refluxkrankheit und Refluxösophagitis

DEFINITION

Gastroösophagealer Reflux: Rückfluss von Mageninhalt in den Ösophagus.
Gastroösophageale Refluxkrankheit (*GERD, d = disease*): Beschwerden und/oder Komplikationen durch den gastroösophagealen Reflux. Mit ca. 20 % der Bevölkerung in den Industriestaaten sehr häufige Erkrankung. Unterteilt in Refluxkrankheit mit **Refluxösophagitis** (Entzündung der Ösophagusschleimhaut infolge eines gastroösophagealen Refluxes, *erosive Refluxkrankheit, ERD*) und Refluxkrankheit ohne endoskopischen Nachweis von Speiseröhrenveränderungen *(nicht-erosive Refluxkrankheit, NERD).*

Krankheitsentstehung

Mehrere Mechanismen, u. a. ein schraubenförmiger Verlauf der glatten Muskulatur, führen zu einem funktionellen Verschluss des unteren Ösophagus außerhalb der Mahlzeiten *(unterer Ösophagussphinkter).* Außerdem sorgen Speichelfluss und Ösophagusperistaltik für eine „Selbstreinigung" der Speiseröhre. Bei der **Refluxkrankheit** ist die Verschlussfunktion **(Kardiainsuffizienz)** und/oder die Selbstreinigung gestört.

Die aggressive Magensäure (seltener Galle- und Pankreassekret) fließt zurück in den Ösophagus **(Reflux)** und greift die Ösophagusschleimhaut an. Auf Dauer entsteht eine (chronische) Speiseröhrenentzündung, die **Refluxösophagitis.**

Bei der häufigen **primären Refluxkrankheit** bleibt die Ursache unklar (begünstigende Faktoren ➤ Abb. 7.20). Bei der **sekundären Refluxkrankheit** ist eine Ursache wie etwa eine Sklerodermie (➤ 14.7.2) feststellbar.

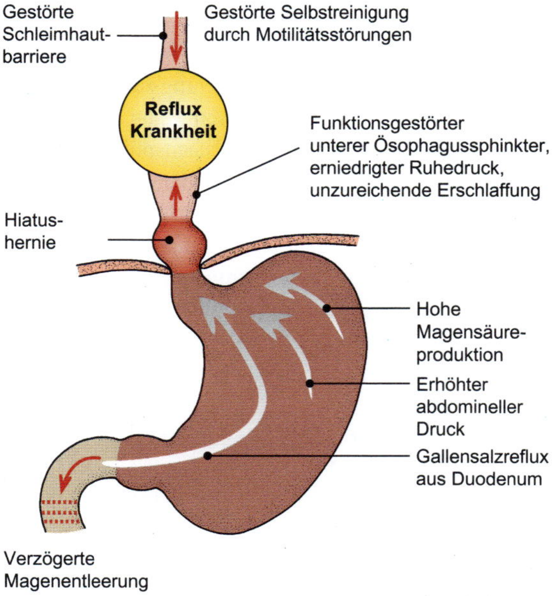

Abb. 7.20 An der Entstehung einer Refluxösophagitis beteiligte Faktoren. [L157]

Symptome, Befund und Diagnostik

Leitsymptome sind **Sodbrennen** (brennendes Gefühl hinter dem Sternum) und (saures) Aufstoßen vor allem beim Bücken, im Liegen und nach der Nahrungsaufnahme. Später treten Schmerzen hinter dem Sternum und beim Schlucken sowie **Regurgitation** (Zurückströmen) von Mageninhalt hinzu. Auch Atemwegsbeschwerden (Heiserkeit, chronischer Husten, asthmaähnliche Luftnot) und Halsschmerzen sind möglich und können sogar im Vordergrund stehen.

Die Stadien der Refluxösophagitis lassen sich endoskopisch nachweisen, beginnend bei Rötung und Schleimhautdefekten über Ulzera bis hin zu narbigen Schrumpfungen mit Lumeneinengung.

Bei Fehlen eindeutiger Schleimhautveränderungen und Dominieren von Atemwegsbeschwerden kann die Klärung schwierig sein. Eine Langzeit-pH-Metrie ist z. B. angezeigt, wenn eine Probetherapie ohne Erfolg bleibt.

Komplikationen

Gefährliche Komplikationen sind:

- Blutungen aus Ulzera
- Narbige Strikturen des Ösophagus **(peptische Stenose)**
- Maligne Entartung der chronisch entzündeten Schleimhaut. Wird das Plattenepithel des unteren Ösophagus durch Zylinderepithel ersetzt, spricht man von *Zylinderzellmetaplasie* oder **Barrett-Ösophagus** (➤ Abb. 7.24). Das Risiko einer malignen Entartung ist dann erhöht (Präkanzerose), regelmäßige endoskopische Kontrollen sind erforderlich.

Behandlungsstrategie

Mittel der Wahl sind Protonenpumpenhemmer (z. B. Antra®) zur Hemmung der Magensäurebildung (➤ Pharma-Info 7.2) über vier Wochen. Meist ist danach eine Langzeittherapie nötig, entweder als Dauer- oder als Bedarfsbehandlung.

Nur bei geringen Beschwerden ohne Schleimhautveränderungen kommen andere Arzneimittel in Betracht, vor allem H_2-Antagonisten (z. B. Zantic®, ➤ Pharma-Info 7.2), die ebenfalls die Magensäurebildung vermindern, sowie Antazida (z. B. Maaloxan®) zur Neutralisierung der Magensäure (➤ Pharma-Info 7.2).

Arzneimittel, die den Sphinktertonus senken, z. B. Nitrate oder Kalziumantagonisten, werden möglichst vermieden.

Bei Erfolglosigkeit der konservativen Therapie, schweren Komplikationen oder Medikamentennebenwirkungen bei notwendiger Langzeittherapie wird operiert.

Patientenberatung

- Häufige, kleine Mahlzeiten einnehmen
- Im Sitzen essen und danach nicht hinlegen. Günstig ist, nach dem Essen Kaugummi zu kauen, da dies den Speichelfluss anregt (Spülwirkung)
- Drei Stunden vor dem Schlafengehen nichts mehr essen
- Mit leicht erhöhtem Oberkörper schlafen (Kopfteil um mindestens 10–15 cm hochstellen)
- Übergewicht abbauen (Übergewicht erhöht den Druck im Bauchraum)
- Beim Bücken Oberkörper nicht nach unten hängen lassen, sondern in die Hocke gehen
- Keine einschnürende Kleidung (beispielsweise Gürtel, Korsetts) anziehen
- Obstipationsprophylaxe durchführen (Pressen bei der Defäkation erhöht den abdominalen Druck)
- Rauchen einstellen. Nikotin verschlechtert die Durchblutung der Ösophagusschleimhaut und vermindert so den Schutz vor der Magensäure.

Ernährungsberatung

Alkohol, Kaffee, fettreiche und Süßspeisen steigern die Magensäureproduktion und/oder senken den Tonus des Ösophagussphinkters. Dadurch können sie die Beschwerden verstärken. Im Gegenzug sollten vermehrt kohlenhydrat- und fettarme, eiweißreiche Nahrungsmittel auf dem Speiseplan stehen (Eiweiß steigert den Tonus des Ösophagussphinkters). Auch Milchprodukte werden meist gut vertragen.

7.4.3 Hiatushernie

DEFINITION

Hiatushernie: Verlagerung von Teilen des Magens durch den Hiatus oesophageus in den Brustraum (ohne Einstülpung des Ösophagus). Häufigste Form des *Zwerchfellbruches* (Hiatus oesophageus = *Bruchpforte*, Magen = *Bruchorgan*).

Krankheitsentstehung und Einteilung

Folgende Formen der **Hiatushernie** werden differenziert (➤ Abb. 7.21):

- Die mit ca. 90 % häufigste Form der Hiatushernie ist die **Gleithernie** *(gastroosöphageale Hernie, axiale Hernie)*, bei der Kardia und z. T. Fundus des Magens zeitweise oder ständig oberhalb des Zwerchfells liegen. Sie ist bei älteren Menschen häufig (60 % der 60-Jährigen)
- Wesentlich seltener ist die vor allem im mittleren Lebensalter auftretende **paraösophageale Hernie.** Ösophagus und Kardia liegen an normaler Stelle im Brust- bzw. Bauchraum, während sich der Magenfundus neben dem Ösophagus in den Brustraum drängt. Extremform ist der **Upside-down-Magen**
- **Mischformen** kommen vor.

Begünstigend wirken ein anlage- oder altersbedingter Verlust der Bindegewebselastizität und ein erhöhter Druck im Bauchraum, z. B. verstärkte Bauchpresse bei chronischer Obstipation, chronischer Husten, lang anhaltendes Erbrechen oder Schwangerschaft.

Symptome, Befund und Diagnostik

Gleithernien bereiten meist keinerlei Beschwerden und werden oft nur zufällig entdeckt. Evtl. tritt eine Refluxösophagitis (➤ 7.4.2) auf.

Paraösophageale Hernien führen zu Völlegefühl, Druckgefühl in der Herzgegend, Schluckbeschwerden oder Luftnot. Refluxösophagitiden sind selten.

Komplikationen drohen insbesondere bei der paraösophagealen Hernie: Ulzera mit Perforationsgefahr, blutende Schleimhauterosionen, Einklemmung des Magens mit Strangulation der Blutzu-

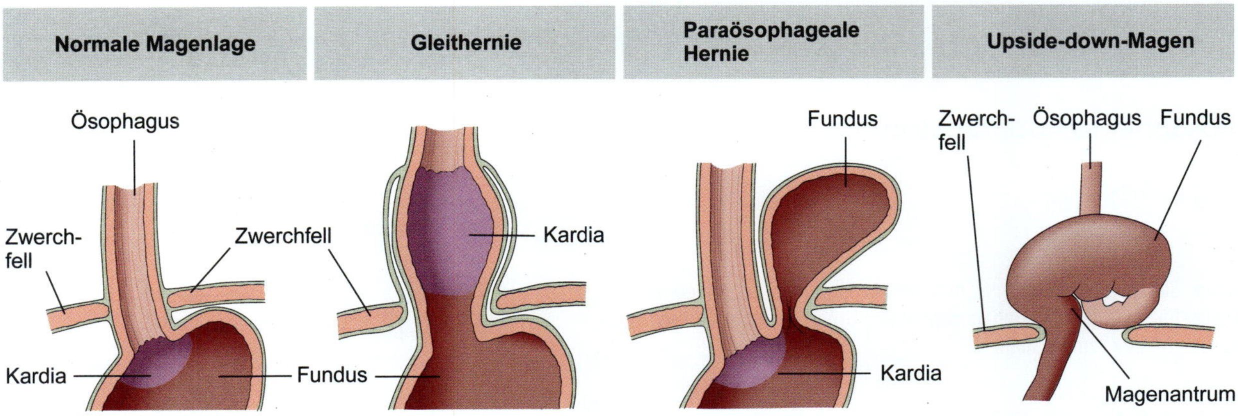

Abb. 7.21 Formen der Hiatushernie. [L190]

fuhr, Stieldrehung des Magens **(Magenvolvulus)** oder Speiseröhreneinklemmung **(Ösophagusinkarzeration).**

Die Diagnose wird durch Endoskopie und Röntgenbreischluck in Kopftieflage gestellt.

Behandlungsstrategie

Gleithernien bedürfen nur bei Refluxkrankheit einer Therapie (➤ 7.4.2). Paraösophageale Hernien dagegen werden wegen der möglichen Komplikationen immer (laparoskopisch) operiert.

Pflege wie bei Refluxösophagitis ➤ 7.4.2

7.4.4 Ösophagusdivertikel

DEFINITION

Divertikel: Angeborene oder erworbene, sackartige Schleimhautausstülpung umschriebener Wandbezirke in Ösophagus, Magen (selten), Dünndarm (selten) oder Dickdarm (➤ 7.6.8). Unterschieden werden **echte Divertikel** mit Ausstülpung der *gesamten* Darmwand und **falsche Divertikel** *(Pseudodivertikel),* die als erworbene *Schleimhauthernien* durch Lücken der Muskulatur dringen, z. B. an Durchtrittsstellen von Gefäßen.
Ösophagusdivertikel: Ausstülpungen der Speiseröhrenwand. Am häufigsten sind die **Zenker-Divertikel,** falsche Divertikel im Halsbereich.

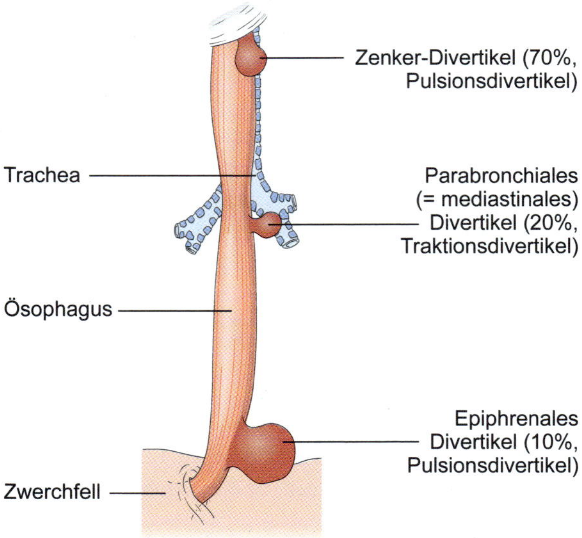

Abb. 7.22 Lokalisation der Ösophagusdivertikel und Häufigkeit. [L190]

Ösophagusdivertikel (➤ Abb. 7.22) zeigen sich durch üblen Mundgeruch, Fremdkörpergefühl im Hals und Schluckbeschwerden. Besonders Zenker-Divertikel führen zu Beschwerden. Die Symptome entstehen langsam über Jahre. Typisch für große Divertikel ist das nächtliche Zurückströmen *(Regurgitieren)* von unverdauten, nicht sauren Speiseresten, sichtbar an den morgendlichen Flecken auf dem Kopfkissen.

Komplikationen entstehen durch:

- Aspiration der nächtlich zurückströmenden Speisereste (Gefahr einer Aspirationspneumonie)
- Entzündungen (Divertikulitis) mit erhöhter Perforationsneigung.

Die Diagnose wird durch Ösophagusbreischluck (➤ 7.3.3) und vorsichtige Endoskopie (➤ 7.3.4) gestellt.

Das Zenker-Divertikel wird grundsätzlich endoskopisch (Therapie der Wahl) oder operativ entfernt, die anderen Divertikel nur bei Beschwerden.

7.4.5 Ösophagusmotilitätsstörungen

Ösophagus-Achalasie

DEFINITION

Achalasie: Seltene Erkrankung des mittleren Lebensalters mit ungeordneter Peristaltik im unteren Ösophagusanteil und Unfähigkeit des unteren Ösophagussphinkters zu erschlaffen.

Ursache der **Achalasie** ist möglicherweise eine viral getriggerte autoimmune Degeneration von Nervenzellen in der Ösophaguswand. Folge ist eine unzureichende Erschlaffung des unteren Ösophagussphinkters beim Schlucken.

Typischerweise kommt es langsam über Jahre zu zunehmenden Schluckbeschwerden (Dysphagie ➤ 7.2.2), retrosternalem Druck und Zurückfließen unverdauter, nicht saurer Speisen in die Mundhöhle. Deshalb essen die Betroffenen wenig und verlieren an Gewicht.

Die Diagnose wird durch Ösophagusbreischluck (typische Sekt- oder Weinglasform des Ösophagus mit engem unterem Ösophagus und erweitertem Ösophagus darüber), Endoskopie und Manometrie (➤ Abb. 7.23) gesichert.

Medikamentöse Therapieverfahren (Kalziumantagonisten, Nitrate) sind oft enttäuschend. Die Therapie der Wahl besteht meist in der Aufweitung des unteren Ösophagussphinkters durch einen in den Ösophagus eingeführten aufblasbaren Ballonkatheter (**pneumatische Dilatation,** *Ballondilatation*), die in bis zu 60 % einen Langzeiterfolg bringt. Eine Alternative ist das Einspritzen von Botulinustoxin (z. B. Dysport®) in den unteren Ösophagussphinkter

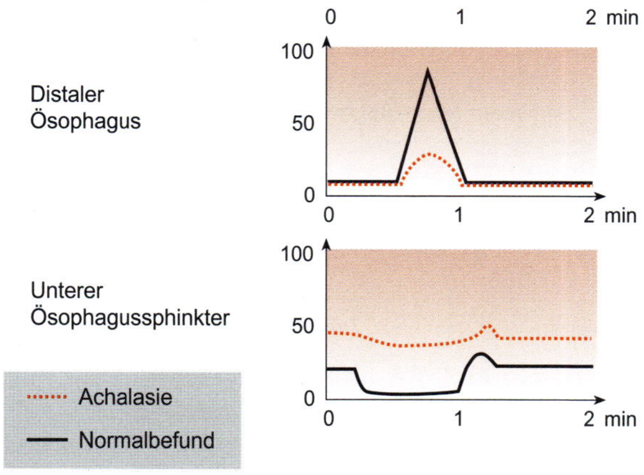

Abb. 7.23 Ösophagusmanometrie. Normalbefund und Befund bei Achalasie. Nach dem Schlucken ist bei der Achalasie die Kontraktion im distalen Ösophagus vermindert, der Tonus im unteren Ösophagussphinkter hingegen erhöht. [L157]

während einer Endoskopie. Das Botulinustoxin hemmt die Freisetzung von Azetylcholin an der motorischen Endplatte und lässt den unteren Ösophagussphinkter erschlaffen. Die Wirkung hält ca. 3–12 Monate an. Bei Erfolglosigkeit oder mehrfachen Rezidiven wird v. a. bei jüngeren Patienten die operative Spaltung der verdickten Muskelschichten **(Kardiomyotomie)** erwogen, die auch laparoskopisch möglich ist. Auch kann in manchen Zentren eine perorale endoskopische Myotomie (POEM) mit einer Erfolgsquote von bis zu 90 % durchgeführt werden.

Wegen des erhöhten Karzinomrisikos sind regelmäßige Kontrollendoskopien dringend notwendig.

Idiopathischer diffuser Ösophagusspasmus und hyperkontraktiler Ösophagus

DEFINITION

Idiopathischer diffuser Ösophagusspasmus *(Korkenzieher-Ösophagus)*: Kontraktionen des mittleren und unteren Ösophagus ohne propulsive (vorantreibende) Wirkung bei normaler Funktion des unteren Ösophagussphinkters.

Hyperkontraktiler Ösophagus *(Nussknacker-Ösophagus)*: Abnorm lange oder starke (peristaltische) Kontraktionen des distalen Ösophagus bei regelrechter Funktion des unteren Ösophagusspinkters. Ursache unklar.

Die Patienten haben krampfartige Brustschmerzen ähnlich denen einer Angina pectoris (➤ 4.4.1) sowie eine Dysphagie. Die Diagnose wird durch Ösophagusbreischluck, Endoskopie und Manometrie gestellt.

Als therapeutische Allgemeinmaßnahmen werden langsames Essen, gutes Kauen und Meiden schlecht verträglicher Speisen empfohlen. Medikamentös werden vor allem Kalziumantagonisten, Nitrate und die Injektion von Botulinustoxin versucht.

7.4.6 Ösophaguskarzinom

DEFINITION

Ösophaguskarzinom *(Speiseröhrenkrebs)*: Maligner Speiseröhrentumor, überwiegend im unteren und mittleren Speiseröhrendrittel, der meist spät diagnostiziert wird mit entsprechend schlechter Prognose. Mittleres Erkrankungsalter 65–70 Jahre, Männer häufiger betroffen als Frauen. 40 % Plattenepithel, 60 % Adenokarzinome. 5-Jahres-Überlebensrate insgesamt < 10 %.

Krankheitsentstehung

Risikofaktoren des **Ösophaguskarzinoms** sind insbesondere solche Einflüsse, welche die Ösophagusschleimhaut längere Zeit reizen und schädigen. Für das Plattenepithelkarzinom besonders bedeutsam sind langjähriger Konsum hochprozentiger Alkoholika, Nikotinabusus, heiße und scharf gewürzte Speisen, bestimmte chemische Substanzen (Nitrosamine, etwa in Gepökeltem), Aflatoxine (Schimmelpilzgifte, etwa in Nüssen) und Achalasie (➤ 7.4.5), für das Adenokarzinom das Barrett-Syndrom durch Refluxkrankheit (➤ 7.4.2). Die Häufigkeit des Adenokarzinoms ist zunehmend, wohingegen die Häufigkeit des Plattenepithelkarzinoms eher abnimmt.

Da die Speiseröhre keine Serosa hat, kann der Tumor schon früh das lokale Bindegewebe infiltrieren. Das Ösophaguskarzinom setzt typischerweise früh lymphogene Metastasen.

Symptome und Untersuchungsbefund

Die Leitsymptome des Ösophaguskarzinoms sind Spätsymptome:

- Schluckbeschwerden (Dysphagie), zunächst nur bei festen Speisen, später auch bei weicher Nahrung und Flüssigkeit
- Gewichtsverlust durch die unzureichende Nahrungszufuhr
- Fauliges Aufstoßen, Regurgitation der Nahrung (Aspirationsgefahr)
- Bei Infiltration in die Umgebung Schmerzen hinter dem Sternum und bei Karzinomen des oberen Ösophagus durch Schädigung der Kehlkopfnerven Heiserkeit oder Stimmlosigkeit *(Aphonie)*
- Bei Fistelbildung zum Tracheobronchialsystem Husten und Atemnot.

In der körperlichen Untersuchung können die Halslymphknoten als Zeichen einer lymphogenen Metastasierung vergrößert tastbar sein.

Diagnostik

Entscheidend ist die Endoskopie (➤ Abb. 7.24) mit Biopsieentnahme. Zur genauen Stadieneinteilung schließen sich Endosonografie, CT oder Kernspintomografie von Thorax und/oder Abdomen und evtl. Bronchoskopie (Tumorinfiltration in das Tracheobronchialsystem?) bzw. PET-CT an.

Behandlungsstrategie

Bei sehr kleinen Karzinomen kann eine **endoskopische Mukosaresektion** *(EMR)* ausreichen. Ansonsten ist die radikale operative Entfernung des Tumors in lokalisierten Stadien Therapie der Wahl, aber nur bei ca. ⅓ der Patienten möglich (Operationsletalität ca. 5 %). Bei fortgeschrittenen Tumoren kann durch Chemotherapie und/oder Bestrahlung versucht werden, den Tumor zu verkleinern *(downstaging)*, um doch noch Operabilität zu erreichen. Der Stellenwert postoperativer adjuvanter Therapien ist bislang unklar. Bei Karzinomen im oberen Ösophagusdrittel erfolgt meist eine primäre Radiochemotherapie.

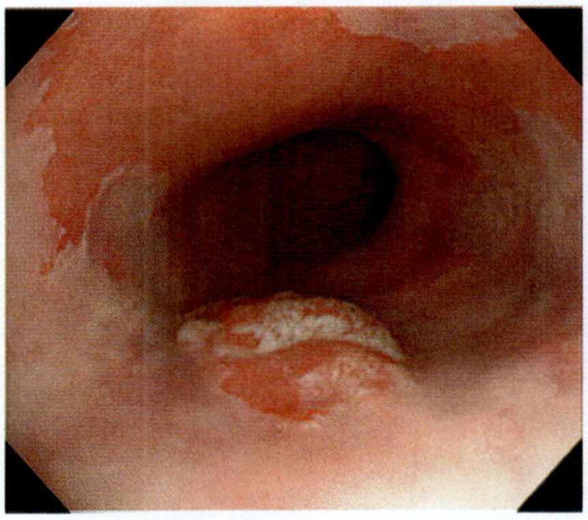

Abb. 7.24 Endoskopischer Befund eines Ösophaguskarzinoms. Die hellen Bezirke sind normales Ösophagus-Plattenepithel, die kräftig rosafarbenen entsprechen Zylinderepithel bei Barrett-Ösophagus. Auf dem Zylinderepithel hat sich ein Karzinom gebildet, im Vordergrund als knotige Masse sichtbar. [E759]

Häufig ist nur eine palliative Therapie möglich, die insbesondere die Nahrungspassage sicherstellen und so die Lebensqualität des Patienten verbessern soll. Durch endoskopische Lasertherapie, Bestrahlung des Tumors von innen oder endoskopisches Einlegen eines Stents („Gitter"röhrchen, meist silikonummantelt) wird das Lumen offen gehalten. Das Legen einer perkutanen endoskopischen Gastrostomie (PEG ➤ 1.5.3) ermöglicht die Nahrungszufuhr auch bei komplettem Verschluss des Ösophagus.

Pflege

Pflege onkologischer Patienten ➤ Kap. 12
- Viele kleine Mahlzeiten verabreichen und mit reichlich Flüssigkeit einnehmen lassen. Nach den Mahlzeiten den Patienten zum Umhergehen auffordern (erleichtert den Speiseübertritt in den Magen). Beobachten, ob das Schlucken zunehmend schwerer fällt, der Patient vermehrt hustet oder schlechter atmet
- Die Mahlzeiten mit flüssiger (Zusatz-)Kost und Vitaminen ergänzen, um die Ernährungssituation des Patienten zu verbessern. Regelmäßig Gewichtskontrollen durchführen
- Bei Dysphagie (➤ 7.2.2) und Schmerzen (➤ 2.4) unterstützen. Bei Schmerzen beim Schlucken vor den Mahlzeiten Analgetikum auf Arztanordnung verabreichen
- Darauf achten, ob sich die Stimme des Patienten verändert (vermehrte Heiserkeit?). Bei Stimmlosigkeit (Aphonie) Logopäden einschalten und andere Kommunikationsmöglichkeiten nutzen (z. B. durch Aufschreiben)
- Ggf. hyperkalorisch parenteral über einen ZVK ernähren oder Anlage einer PEG (➤ 1.5.3) erwägen.

Pflege bei Stenteinlage

Pflege vor Stentimplantation wie bei Ösophagogastroduodenoskopie ➤ 7.3.4

Pflege nach Stentimplantation:
- Oberkörperhochpositionierung, baldmöglichst Mobilisation
- Nahrungsaufbau nach Arztanordnung, meist nach Röntgenkontrolle zuerst klare Flüssigkeit, ab dem zweiten Tag pürierte Kost erlaubt. Ggf. 15 min vor dem Essen Lokalanästhetikum nach Arztanordnung in den Rachenraum sprühen.

Patientenberatung:
- Essen nur aufrecht (die Nahrung „rutscht" nur durch die Schwerkraft durch den Stent). 6–8 kleine Mahlzeiten täglich, nur pürierte Kost oder kleine, sehr gut gekaute Bissen. Reichlich Trinken zum Essen
- Nach dem Essen nicht hinlegen, sondern möglichst umhergehen zur Unterstützung der Nahrungspassage durch den Stent
- Zum Schlafen Kopfteil hochstellen oder Bett schrägstellen.

Prävention

Den derzeit zunehmenden Adenokarzinomen des unteren Ösophagus könnte zum Großteil durch eine konsequente Behandlung der Refluxösophagitis vorgebeugt werden.

Ansonsten sind die einzig möglichen Präventionsmaßnahmen die Nikotinkarenz und ein vernünftiger Umgang mit Alkoholika.

7.5 Erkrankungen des Magens

7.5.1 Funktionelle Dyspepsie

DEFINITION

Funktionelle Dyspepsie *(funktionelle Magenbeschwerden, Reizmagen):* Sammelbegriff für funktionelle Oberbauchbeschwerden ohne fassbare organische Ursache.

Krankheitsentstehung

Angenommen wird eine multifaktorielle und wahrscheinlich nicht einheitliche Entstehung der **funktionellen Dyspepsie** mit Beteiligung genetischer Faktoren, veränderter Wahrnehmung viszeraler Reize, veränderter Magenbeweglichkeit, Einwirkung von Magensäure, Nahrungsmittelunverträglichkeiten, immunologischer und psychosozialer Faktoren.

Symptome, Befund und Diagnostik

Um die Diagnose zu stellen, müssen nach den Richtlinien der ROM-III-Klassifikation eines oder mehrere der folgenden Leitsymptome mindestens drei Monate lang innerhalb der letzten sechs Monate aufgetreten sein:
- Störendes Völlegefühl nach dem Essen
- Beschleunigtes Sättigungsgefühl
- Brennen im Oberbauch
- Schmerzen im Oberbauch.

Dabei dürfen keine Anhaltspunkte für eine organische Erkrankung bestehen. Die Diagnose ist eine Ausschlussdiagnose. Welche technischen Untersuchungen durchgeführt werden, hängt vom Einzelfall und insbesondere vom Alter des Patienten ab. Meist empfiehlt sich neben Laboruntersuchungen und Sonografie auch eine Gastroskopie mit Untersuchung auf Helicobacter pylori.

Behandlungsstrategie

Nach Ausschluss organischer Erkrankungen wird der Patient über das Krankheitsbild aufgeklärt (kein erhöhtes Karzinomrisiko!) und zu Nikotin- und Alkoholverzicht, regelmäßiger Lebensführung mit Bewegung und Stressbewältigung sowie Ernährung beraten. Eine symptomatische, zeitlich begrenzte Medikation z. B. mit Protonenpumpenhemmern, H_2-Antagonisten (➤ Pharma-Info 7.2), Dopamin-Antagonisten (z. B. Metoclopramid ➤ Tab. 7.4). Auch pflanzliche Präparate können helfen. [6]

7.5.2 Gastritis

DEFINITION

Gastritis: Entzündung der Magenschleimhaut. Kann zu **Erosionen** (fleckförmigen, oberflächlichen Defekten der Magenschleimhaut) führen und wird dann als **erosive Gastritis** bezeichnet.

Akute Gastritis

Die **akute Gastritis** *(akute Magenschleimhautentzündung, Magenverstimmung)* ist fast immer verursacht durch:

- Virale oder bakterielle Infektionen oder bakterielle Toxine („Lebensmittelvergiftung" ➤ 16.5.7)
- Übermäßigen Alkohol- und Nikotingenuss
- Bestimmte Medikamente, z. B. nichtsteroidale Antirheumatika (NSAR ➤ Pharma-Info 14.1)
- Stress bei schweren Verbrennungen, Schock, Sepsis oder Operationen.

Symptome, Befund und Diagnostik

Leitsymptome sind Druckgefühl in der Magengegend, Appetitlosigkeit, Übelkeit und Erbrechen.

Meist reicht eine nicht-invasive Basisdiagnostik (Anamnese, Untersuchung, ggf. Laboruntersuchungen). Die Diagnose wird also streng genommen nicht gesichert, da dies eine histologische Untersuchung erfordert. Nur bei anhaltender Symptomatik wird gastroskopiert, bei Zeichen einer gastrointestinalen Blutung notfallmäßig.

Behandlungsstrategie und Pflege

Eine akute Gastritis wird mit Nahrungskarenz oder Tee und Zwieback über 24–36 h behandelt. Alle nicht unbedingt notwendigen Arzneimittel werden abgesetzt, um den Magen nicht weiter zu belasten. Auf Kaffee, Alkohol und Nikotin muss der Patient verzichten.

Prognose

Die akute Gastritis, etwa bei einem Virusinfekt, heilt nach einigen Tagen ohne Folgeschäden aus. Entscheidend für die Prognose der erosiven Gastritis sind die Grunderkrankung und die Ursachenbeseitigung.

Infektiöse Gastroenteritis ➤ 16.5.7

Chronische Gastritis

Die **chronische Gastritis** *(chronische Magenschleimhautentzündung)* ist relativ häufig. Die Anfangsbuchstaben der drei dominierenden Ursachen ergeben die **ABC-Klassifikation:**

Typ A: Autoimmungastritis

Die auf Magenkorpus und -fundus beschränkte **Autoimmungastritis** ist mit 2–5 % der Gastritiden insgesamt selten. Sie ist gekennzeichnet durch Autoantikörperbildung gegen die Salzsäure produzierenden Belegzellen der Magenschleimhaut und den Intrinsic Factor. Infolgedessen kommt es zu einem Salzsäuremangel im Magensaft **(Anazidität)** und einer *perniziösen Anämie* (➤ 11.5.4).

Von Seiten des Magens hat der Patient meist keine Beschwerden, die Erkrankung zeigt sich durch neurologische und hämatologische Symptome in Folge des Vitamin B_{12}-Mangels. Die Diagnose wird durch Endoskopie mit Biopsie gestellt.

Eine spezifische Therapie gibt es nicht. Den Betroffenen wird lebenslang alle drei Monate das fehlende Vitamin B_{12} parenteral verabreicht. Bei positivem Helicobacter-Status sollte eine Eradikationstherapie (➤ 7.5.3) erfolgen.

Es besteht ein mäßig erhöhtes Magenkarzinom- und Karzinoidrisiko (durch die Hypergastrinämie ➤ 10.10), jährliche Gastroduodenoskopien werden überwiegend empfohlen.

Typ B: Bakterielle Gastritis

Die **bakterielle Gastritis** durch Helicobacter pylori (➤ 7.3.6) ist mit ca. 80–85 % der Gastritiden am häufigsten; ungefähr 25 % der 25-Jährigen und über 50 % der über 50-Jährigen sind betroffen.

Die Gastritis ist meist symptomlos, und erst bei Auftreten von Komplikationen (z. B. Ulkus ➤ 7.5.3) wird nach einer Helicobacter-Besiedelung gesucht. Ob bei *asymptomatischen* Patienten eine Helicobacter-Eradikationstherapie erfolgen soll, ist strittig, wird aber mehrheitlich empfohlen (➤ 7.5.3).

Typ C: Chemisch-toxische Gastritis

Die **chemisch-toxische Gastritis** (10–15 %) ist z. B. durch die Einnahme nichtsteroidaler Antirheumatika oder einen Gallereflux bedingt. Die Diagnose wird endoskopisch-histologisch gestellt.

Therapeutisch wird wenn irgend möglich die Ursache beseitigt.

Gastritis bei Rheumapatienten

Bis zu 50 % aller länger mit nichtsteroidalen Antirheumatika behandelten Patienten zeigen endoskopisch Magenschleimhautschädigungen. Häufig bereiten diese dem Patienten nur wenig Beschwerden (schmerzlindernde Wirkung der NSAR) und zeigen sich erst durch eine evtl. lebensbedrohliche obere Gastrointestinalblutung (➤ 7.2.5).

7.5.3 Peptisches Ulkus

DEFINITION

Ulkus *(Geschwür):* Ein durch Verdauungssäfte entstandener Schleimhautdefekt, der im Gegensatz zur *Erosion* auch die Muscularis mucosae der Schleimhaut durchbricht (➤ Abb. 7.25). Am häufigsten entwickeln sich Ulzera im Magen (**Ulcus ventriculi,** *Magengeschwür*) und im Duodenum (**Ulcus duodeni,** *Zwölffingerdarmgeschwür*), selten im Ösophagus durch gastro-ösophagealen Reflux oder, vor allem beim Magenoperierten, im Jejunum

Krankheitsentstehung

Der Ulkusentstehung liegt letztlich ein Ungleichgewicht zwischen *aggressiven* (die Schleimhaut angreifenden) und *defensiven* (die

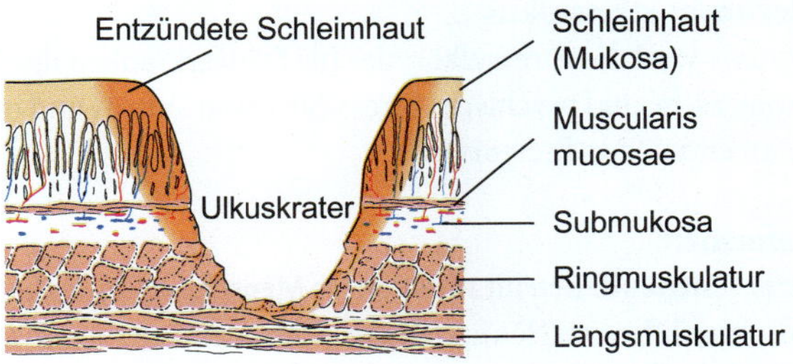

Abb. 7.25 Schematische Darstellung eines Geschwürs (Ulkus). [L190].

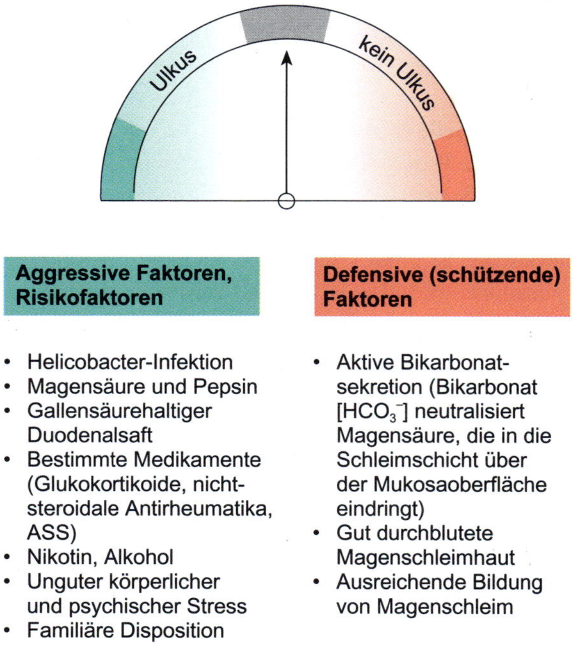

Abb. 7.26 Faktoren, die zur Ulkusentstehung im Magen beitragen oder die Magenschleimhaut davor schützen. [M100]

Schleimhaut schützenden) Faktoren zugrunde (➤ Abb. 7.26). Hauptfaktoren sind:

- Besiedelung mit Helicobacter pylori. Fast alle Patienten mit einem Duodenalulkus und 75 % der Patienten mit einem Magenulkus weisen eine Besiedelung der Magenschleimhaut mit Helicobacter pylori auf. Die Helicobacter-Besiedelung alleine führt aber nicht zu einem Ulkus – viele Erwachsene sind infiziert, ohne jemals an einem Ulkus zu erkranken. Es müssen also noch weitere Faktoren wie etwa Alkohol- oder Nikotinkonsum hinzutreten
- Einnahme nichtsteroidaler Antirheumatika (NSAR ➤ Pharma-Info 14.1). Hier wird die ulkusfördernde Wirkung auf eine Hemmung der (schützenden) Prostaglandinsynthese im Magen, eine lokale Durchblutungsminderung sowie eine direkte zellschädigende Wirkung zurückgeführt
- Einwirkung von Magensäure. Nach wie vor gilt „ohne Säure kein Ulkus". Allerdings können die Magensäurespiegel durchaus normal, ja sogar vermindert sein.

Bei über Jahre rezidivierenden Ulzera spricht man von **gastroduodenaler Ulkuskrankheit.**

Sonderform: Stressulkus

Abgegrenzt wird das Stressulkus, das bei Schwerkranken durch die akute physische und psychische Stress-Situation auftritt und in aller Regel ein einmaliges Ereignis ist.

Ulkusformen

- **Ulcus ventriculi:** Betrifft meist ältere Menschen. Keine Geschlechterdifferenz. Häufigste Lokalisation im Antrum und an der kleinen Kurvatur
- **Ulcus duodeni:** 2- bis 3-mal häufiger als Magenulkus. Meist jüngere Menschen betreffend (Männer häufiger als Frauen). Vermehrte Produktion von Magensäure, evtl. infolge einer zu starken Gastrinsekretion aufgrund der Helicobacter-pylori-Infektion.

Symptome und Untersuchungsbefund

Die Beschwerden sind oft uncharakteristisch: Appetitlosigkeit, Übelkeit, Völlegefühl, Schmerzen im Oberbauch und evtl. Gewichtsverlust. Typisch ist ein Sofortschmerz im Oberbauch *direkt nach* einer Mahlzeit beim Ulcus ventriculi und ein *Spät-* oder *Nüchternschmerz* im Ober- bis Mittelbauch mit Besserung nach Nahrungsaufnahme beim Ulcus duodeni. Vor allem bei Einnahme nichtsteroidaler Antirheumatika können die Schmerzen aber durch deren schmerzstillende Wirkung fehlen.

Der körperliche Untersuchungsbefund ist bis auf einen eventuellen Druckschmerz im Oberbauch (bei Ulcus ventriculi) bzw. Mittelbauch (bei Ulcus duodeni) meist unauffällig.

Nicht selten wird ein Ulkus allerdings erst nach Auftreten von Komplikationen erkannt (➤ Tab. 7.7).

Diagnostik

Die Diagnose wird durch Gastroduodenoskopie mit Biopsie gesichert. Wichtig sind ein Karzinomausschluss (Biopsie) und ein Test auf Helicobacter pylori (➤ 7.3.6).

Bei Verdacht auf ein **Zollinger-Ellison-Syndrom,** bei dem ein Gastrin bildender Tumor über eine massive Steigerung der Magensäuresekretion zu rezidivierenden Ulzera auch in tieferen Dünndarmabschnitten führt (➤ 10.10), wird der Gastrinspiegel im Blut bestimmt.

Behandlungsstrategie

Konservative Therapie

- Bei Helicobacter-Besiedelung wird eine Keimausrottung angestrebt (Eradikationstherapie ➤ Pharma-Info 7.2)
- Liegt keine Helicobacter-Besiedelung vor, werden Protonenpumpenhemmer zur Hemmung der Säuresekretion über vier Wochen gegeben. Rezidive können auf gleiche Weise angegangen werden
- Ulkusbegünstigende Arzneimittel (v. a. nichtsteroidale Antirheumatika) werden möglichst abgesetzt.

Bei einem Ulcus ventriculi wird der Behandlungserfolg nach ca. zwei Monaten durch eine Kontrollgastroskopie mit abermaligen Biopsien zum sicheren Karzinomausschluss sowie HP-Test überprüft. Beim Ulcus duodeni sind Kontrollendoskopien nicht nötig, hier kann der Therapieerfolg der Eradikationstherapie durch einen nicht-invasiven Atemtest kontrolliert werden.

Tab. 7.7 Ulkuskomplikationen und (Sofort-)Maßnahmen.

Komplikationen und Symptome	(Sofort-)Maßnahmen
Akute Blutung (➤ 7.2.5)	
• Hämatemesis (Bluterbrechen) • Teerstuhl • Volumenmangel • Schock	• Vitalzeichenkontrolle, Nahrungskarenz, möglichst flache Positionierung des Patienten • Infusionstherapie, ggf. Transfusionen, ZVD-Messung • Notfallendoskopie mit endoskopischer Blutstillung (durch Unterspritzung mit Adrenalin, Clipping = Applikation eines Metallclips auf einem sichtbaren Gefäßstumpf, Laserkoagulation, Fibrinkleber) • Evtl. Legen einer Magensonde zur Entlastung • Medikamentöse Säurehemmung (Protonenpumpenhemmer) • Wenn Blutung nicht gestillt werden kann: Notoperation
Chronische Blutung	
• Teerstuhl • Anämie	• Ggf. Transfusion • Endoskopie im Verlauf
Perforation	
• Plötzliche Schmerzen • Zunehmende Bauchdeckenspannung (Peritonitis) • Tachykardie, Kreislaufschock	• Vitalzeichenkontrolle, Nahrungskarenz • Schockbekämpfung (➤ 3.4), evtl. Plasma- oder Blutersatz • Sofortige Notoperation • Hoch dosierte Antibiotika
Penetration in umliegende Organe	
• Anhaltende, starke, bohrende Schmerzen (oft bis in den Rücken und die linke Schulter)	• Vitalzeichenkontrolle, Nahrungskarenz • Infusionstherapie (➤ 1.5.7) • Meist Operation
Pylorusstenose (Magenausgangsstenose)	
• Langsame Entwicklung • Völlegefühl, Übelkeit, Erbrechen • Gewichtsverlust	• Legen einer Magensonde zur Magenentleerung • Parenterale Ernährung (➤ 1.5.4) • Hemmung von Säuresekretion und Motorik (Anticholinergika) • Endoskopische Dilatation, Operation

Pharma-Info 7.2

Ulkustherapeutika

Entsprechend der Ursachen gastrointestinaler Ulzera richten sich **Ulkustherapeutika** vor allem gegen die Magensäure und gegen Helicobacter pylori.

Medikamente gegen die Magensäure

Protonenpumpenhemmer

Protonenpumpenhemmer *(PPH, Protonenpumpeninhibitoren, PPI)* wie z. B. Omeprazol (etwa Antra®MUPS), Lansoprazol (etwa Lanso TAD®) oder Pantoprazol (etwa Pantozol®) hemmen irreversibel das Enzym H^+/K^+-ATPase, ein Schlüsselenzym für den Protonentransport der Salzsäure produzierenden Belegzellen. Sie sind die stärksten verfügbaren säurehemmenden Medikamente und Mittel der ersten Wahl bei gastrointestinalen Ulzera und Refluxösophagitis. Wichtigste Nebenwirkungen sind Magen-Darm-Beschwerden (Durchfall, Obstipation, Blähungen), Müdigkeit, Schwindel, Kopfschmerzen und Blutbildveränderungen. Protonenpumpenhemmer sollen vor dem Frühstück eingenommen werden.

Histamin-H_2-Antagonisten

Histamin-H_2-Antagonisten *(H_2-Blocker)*,etwa Famotidin (z. B. Pepdul®) oder Ranitidin (z. B. Sostril®, Zantic®), blockieren die Histamin-H_2-Rezeptoren der Belegzellen und vermindern dadurch die Magensäureproduktion. Sie sind weniger stark wirksam als die Protonenpumpenhemmer und werden heute vor allem in der Stressulkus- und Rezidivprophylaxe eingesetzt.

Hauptnebenwirkungen der H_2-Antagonisten sind allergische Reaktionen, gastrointestinale Symptome (z. B. Durchfall), ZNS-Nebenwirkungen (Müdigkeit, Kopfschmerzen, Schwindel) und Blutbildveränderungen. Seltener sind ein Anstieg des Serumkreatinins oder der Leberwerte. Histamin-H_2-Antagonisten werden einmal am Tag abends eingenommen.

Antazida

Antazida neutralisieren die bereits gebildete Magensäure. Sie enthalten meist Aluminium- oder Magnesiumhydroxid oder Magnesiumtrisilikat und sind als Gel, Suspension oder (Kau-)Tabletten erhältlich (z. B. Maaloxan®, Riopan®). Aluminiumhaltige Präparate wirken eher obstipierend, magnesiumhaltige laxierend.

Die Präparate sind 1–2 h *nach* den Mahlzeiten, ggf. – bei längerer Essenspause – noch einmal nach 3 h sowie spätabends einzunehmen. Andere Arzneimittel sollten mit einem Sicherheitsabstand von 1 h verabreicht werden, da ihre Resorption sonst beeinträchtigt werden kann. Antazida haben kaum mehr Bedeutung bei Ulzera, sondern werden vor allem in der Selbstmedikation z. B. von Sodbrennen eingesetzt. Sie sollten nicht dauerhaft angewendet werden.

Weitere Substanzen

Weitere Substanzen haben nur noch wenig Bedeutung.
- **Schutzfilmbildner,** z. B. Sucralfat (etwa in Ulcogant®), überziehen die Magenschleimhaut mit einem dünnen Film. Sie werden möglichst auf leeren Magen eine Stunde vor einer Mahlzeit gegeben, Wasser kann nachgetrunken werden. Antazida und H_2-Antagonisten dürfen nicht zeitgleich mit Schutzfilmbildnern gegeben werden
- **Anticholinergika** wie etwa Pirenzepin (z. B. Gastrozepin®) hemmen als Azetylcholin-Rezeptor-Antagonisten die vagal vermittelte Magensäuresekretion. Vor allem bei höherer Dosierung haben sie durch die Hemmung auch anderer Parasympathikusfasern unangenehme Nebenwirkungen (Mundtrockenheit, Akkomodationsstörungen, Blasenentleerungsstörungen, Tachykardie).

Medikamente gegen Helicobacter pylori

Helicobacter pylori ist ein wesentlicher aggressiver Faktor für die Magenschleimhaut. Die **Helicobacter-Eradikationstherapie** hat die Ulkustherapie revolutioniert, da sie nicht nur die akute Erkrankung heilt, sondern auch weitgehend vor Rezidiven schützt.

Unumstrittene Indikationen zur Eradikationstherapie sind gastroduodenale Ulzera, eine HP-positive Gastritis, ein MALT-Lymphom des Magens sowie ein HP-Nachweis bei erhöhtem Magenkarzinomrisiko (etwa bei einem Magenkarzinom enger Verwandter).

Empfohlen werden zurzeit *einwöchige* Schemata aus drei Arzneimitteln **(Tripel-Therapie):** einem Protonenpumpenhemmer und zwei Antibiotika (bevorzugt Clarithromycin und Amoxicillin). Im Vergleich zu früheren, mehrwöchigen Schemata brechen weniger Patienten die Behandlung ab, die Erfolgsrate beträgt ca. 90 %. Bei ausbleibendem Erfolg wird Clarithromycin ausgetauscht oder auf eine Quadrupel-Therapie (vier Medikamente) gewechselt.

Wismutpräparate als die ersten wirksamen Arzneimittel gegen Helicobacter pylori sind heute Reservesubstanzen. Sie werden ½–1 h vor den Mahlzeiten eingenommen. Der Stuhl und – je nach Präparat und Art der Einnahme – möglicherweise auch Zunge, Zahnfleisch und Zahnprothesen verfärben sich (vorübergehend) schwarz.

Rezidivprophylaxe
Gelingt bei HP-positiven Ulzera die Eradikation, bekommen nur 1–2 % der Betroffenen ein Rezidivulkus. Werden bei NSAR-bedingten Ulzera die NSAR abgesetzt, ist auch hier ein Rezidiv selten. Ist Absetzen nicht möglich, muss eine Rezidivprophylaxe mit Protonenpumpenhemmern in halber Dosierung erfolgen.

Operative Ulkusbehandlung
Eine Operation ist nur noch selten bei Nichtansprechen auf die medikamentöse Therapie und bei bestimmten Ulkuskomplikationen (z. B. Perforation) erforderlich.

Pflege und Patientenberatung

Folgende Maßnahmen können vor allem zu Beginn der Behandlung die Beschwerden des Patienten lindern:
- Ernährung: Keine festen Diätvorschriften, jedoch Meiden schlecht verträglicher Nahrungsmittel. Tabu sind lediglich hochprozentige Alkoholika und Nikotin. Ansonsten gelten die Empfehlungen bei Refluxösophagitis (➤ 7.4.2)
- Geregelter Tagesablauf, ausreichend Zeit zum Essen
- Ggf. Information über Möglichkeiten zur Stressbewältigung (z. B. über Entspannungstechniken)
- Patientenbeobachtung und Dokumentation: Beobachtung auf typische Ulkussymptome (z. B. Schmerzen, Übelkeit, Appetitlosigkeit, Gewichtsverlust) und Komplikationen (➤ Tab. 7.7), Beobachtung von Stuhl (Teerstuhl?) und Erbrochenem (Hämatemesis?), Vitalzeichenkontrolle.

Prognose

Fast alle Patienten können heute durch eine konservative Behandlung geheilt werden.

Prävention

Einige ulkusfördernde Faktoren, etwa die Einnahme nichtsteroidaler Antirheumatika oder das Rauchen, sind einer Prävention zugänglich. Eine Primärprävention der Helicobacter-pylori-Infektion ist nicht möglich, wobei die Infektionsrate in Deutschland derzeit wegen der verbesserten Hygiene sinkt.

7.5.4 Magenkarzinom

DEFINITION

Magenkarzinom: Maligner Tumor des Magens, meist Adenokarzinom. In Deutschland abnehmende Häufigkeit, derzeit knapp 5 % der Krebsneuerkrankungen. Erkrankung v. a. älterer Menschen, Männer häufiger betroffen als Frauen.

Krankheitsentstehung

Als wichtigster Risikofaktor des **Magenkarzinoms** wird heute die chronische Gastritis vom Typ B bzw. Helicobacter pylori angesehen. Weitere Risikofaktoren sind:
- Chronische Gastritits vom Typ A, **Riesenfaltengastritis** (seltene Gastritis mit Vergrößerung von Magenschleimhaut und falten, Ursache Helicobacter pylori oder unklar, dann als **Ménétrier-Syndrom** bezeichnet)
- Magenpolypen, Zustand nach Magenulzera, -resektion
- Nikotin- und Alkoholabusus
- Nitrosamine in der Nahrung, z. B. in Fleisch- und Wurstwaren, wahrscheinlich auch Ernährung mit wenig Obst und Gemüse
- Nationalität (z. B. Japaner häufiger betroffen, wahrscheinlich ernährungsbedingt)
- Familiäre Disposition. [7]

7

Symptome und Untersuchungsbefund

VORSICHT
Frühsymptome gibt es nicht! Zudem können alle Symptome des Magenkarzinoms auch bei gutartigen Magenerkrankungen auftreten.

Das Magenkarzinom bereitet dem Patienten lange Zeit keine oder nur unspezifische Beschwerden („empfindlicher Magen"). Gewichtsabnahme, Leistungsknick, Schmerzen, Übelkeit und evtl. Abneigung gegenüber bestimmten Speisen (häufig Fleisch und Wurst) sind Spätsymptome. Bei Lokalisation des Tumors am Mageneingang treten Dysphagie (➤ 7.2.2), bei Lokalisation am Magenausgang Magenentleerungsstörungen mit Völlegefühl und evtl. (Blut-)Erbrechen hinzu. Chronische Blutverluste (Teerstuhl) können zu einer Anämie mit entsprechenden Beschwerden (➤ 11.5.1) führen.

Diagnostik

An erster Stelle steht die Gastroskopie mit Biopsie. Endosonografie, Sonografie und CT von Thorax und Abdomen dienen der Bestimmung der Tumorausdehnung (Staging) und der Metastasensuche.

Das Magenkarzinom wird nach dem TNM-System eingeteilt. Die auf Mukosa und Submukosa beschränkten T1-Tumoren werden auch als **Frühkarzinome** bezeichnet.

Behandlungsstrategie

Bei auf die Mukosa begrenzten Karzinomen reicht unter günstigen Umständen eine **endoskopische Mukosaresektion** *(EMR).* Ansonsten erfolgt bei *kurativer Zielsetzung* eine weitgehende oder vollständige operative Entfernung des Magens (**Magenresektion** bzw. **Gastrektomie**), je nach Tumorlokalisation auch des unteren Ösophagus. Zunehmend werden multimodale Therapiekonzepte angewandt, z. B. bei lokal fortgeschrittenen Tumoren eine perioperative Chemotherapie. Nach einer Gastrektomie muss Vitamin B_{12} lebenslang ersetzt werden. Bei inoperablen Patienten kommt eine Radiochemotherapie in Betracht. [7]

Palliativmaßnahmen umfassen Chemotherapien sowie zur Verbesserung der Nahrungspassage z. B. die endoskopische Abtragung des Tumors mittels Laser oder die Einlage einer Dünndarm-Ernährungssonde (➤ 1.5.3).

Pflege ➤ 7.1, ➤ Kap. 12

Prognose

Nur Frühkarzinome haben mit einer 5-Jahres-Überlebensrate um 90 % eine gute Prognose. Insgesamt beträgt die 5-Jahres-Überlebensrate 30–35 %.

Prävention

Eine zuverlässige Prävention ist nicht möglich. Risikominderung gelingt durch eine gesunde Ernährung mit viel Obst und Gemüse, wenig Gegrilltem und Gepökeltem sowie Verzicht auf zu heiße Speisen, hochprozentige Alkoholika und Nikotin. Bei Risikoerkrankungen des Magens sind regelmäßige Gastroskopien anzuraten. Eine Untersuchung auf Helicobacter pylori, ggf. mit nachfolgender Behandlung, wird Beschwerdefreien derzeit nur bei erhöhtem Magenkarzinomrisiko empfohlen.

7.5.5 MALT-Lymphom des Magens

Das **MALT-Lymphom** *(MALTom, MALT = mucosa associated lymphoid tissue)* ist ein außerhalb der Lymphknoten und vorzugsweise im Magen lokalisiertes Non-Hodgkin-Lymphom (➤ 11.7.2).

Wahrscheinlich wandert im Rahmen einer Helicobacter-Gastritis (➤ 7.5.2) lymphatisches Gewebe in den Magen ein, wo dann schließlich ein Lymphom entsteht.

Die Beschwerden des Patienten sind meist uncharakteristisch, im Vordergrund stehen Oberbauchbeschwerden, Übelkeit sowie evtl. Gewichtsverlust. Diagnostisch sind insbesondere die Endoskopie mit Biopsie und die Endosonografie von Bedeutung.

Bei einem niedrigmalignen MALT-Lymphom des Magens im Frühstadium reicht oft die Helicobacter-Eradikation (➤ 7.5.3). Bei hochmalignen Lymphomen, fortgeschrittenen Stadien niedrigmaligner Lymphome oder Erfolglosigkeit der Behandlung sind Radio- und/oder Chemotherapie, selten Operation erforderlich.

7.6 Erkrankungen des Dünn- und Dickdarms

Durchblutungsstörungen des Darmes ➤ 5.5.4, ➤ 7.6.7

7.6.1 Ileus

DEFINITION
Ileus („Darmverschluss"): Lebensbedrohliches Krankheitsbild mit Unterbrechung der Dünn- oder Dickdarmpassage durch ein mechanisches Hindernis **(mechanischer Ileus)** oder eine Darmlähmung **(paralytischer Ileus).**

Krankheitsentstehung

Mechanischer und paralytischer Ileus

Beim **mechanischen Ileus** *(Darmverschluss im engeren Sinne)* wird die Darmlichtung durch ein mechanisches Hindernis verlegt und die Darmpassage dadurch unterbrochen (➤ Abb. 7.27):

- Von *innen* durch stenosierende Tumoren, Polypen oder Fremdkörper
- Von *außen,* vor allem durch Verwachsungen **(Brideníleus).**

Sonderform ist der **Strangulationsileus** mit *zusätzlicher* Durchblutungsstörung der Darmwand durch Abschnürung oder Verdrehung der Mesenterialgefäße (etwa bei einer eingeklemmten Hernie).

Beim **paralytischen Ileus** *(Darmlähmung)* ist die Darmpassage funktionell unterbrochen (➤ Abb. 7.27):

- Reflektorisch bei schweren Entzündungen im Bauchraum (z. B. Pankreatitis oder Peritonitis), Gallen- oder Nierenkoliken, nach Bauchoperationen *(Darmatonie)* oder -verletzungen
- Durch Stoffwechselentgleisungen (z. B. Urämie, Kaliummangel)

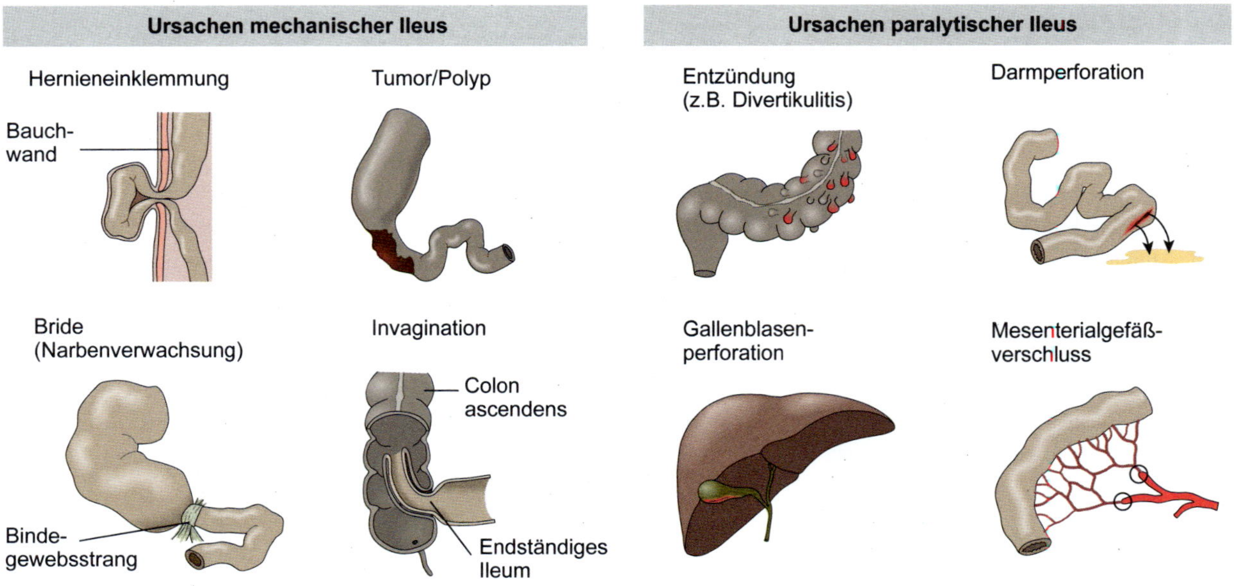

Abb. 7.27 Häufige Ursachen des mechanischen und des paralytischen Ileus. [L190]

- Vaskulär (z. B. bei reinem Darmarterienverschluss ohne mechanische Komponente)
- Durch Überdosierung von Psychopharmaka oder Opioiden.

Ein beginnender, (noch) unvollständiger Ileus heißt **Subileus.**

Bei beiden Ileusformen wird der Darminhalt nicht mehr weitertransportiert und die Darmwand immer mehr gedehnt und immer schlechter durchblutet. Interstitielle Flüssigkeit tritt in die Darmlichtung, Bakterien wandern in die Darmwand und durch sie hindurch; letztlich resultieren ein Kreislaufschock und eine sekundäre Peritonitis.

Dünn- und Dickdarmileus

Nach der Lokalisation des Stopps unterscheidet man **Dünndarmileus** und **Dickdarmileus.**

Symptome und Untersuchungsbefund

Leitsymptome und -befunde beider Ileusformen sind (unterscheidende Symptome ➤ Tab. 7.8):

- **Übelkeit und Erbrechen,** bei fortgeschrittenem Ileus auch Kot-Erbrechen **(Miserere)**durch Rückstau des Darminhalts in den Magen
- **Meteorismus**
- **Volumenmangel/-schock** durch den Flüssigkeitsverlust in die Darmlichtung und das Erbrechen
- Evtl. Fieber, Tachykardie, Leukozytose
- Akutes Abdomen.

Diagnostik

Die Röntgenaufnahme des Abdomens zeigt typisch aufgeblähte Darmschlingen mit Flüssigkeitsspiegeln (➤ Abb. 7.28). Der Ursachenklärung dienen Sonografie (Pankreatitis? Gallensteine?) sowie

Tab. 7.8 Unterscheidung von mechanischem und paralytischem Ileus.

Mechanischer Ileus	Paralytischer Ileus
Krampfartige Schmerzen durch Hyperperistaltik	Meist nur Druckgefühl
Stuhl-/Windverhalt bei Dickdarm- und tiefem Dünndarmileus	Stuhl-/Windverhalt
• Bei Auskultation Stenoseperistaltik (Darmmuskulatur kämpft gegen die Stenose an): „metallische", „spritzende", „hochgestellte" oder „klingende" Darmgeräusche • Nach Stunden bis Tagen Fehlen von Darmgeräuschen (Ermüdung der Darmmuskulatur)	Bei Auskultation Fehlen von Darmgeräuschen („Totenstille")

evtl. eine Kontrastmitteluntersuchung des Darmes mit wasserlöslichem Kontrastmittel (Darmstenose?), eine Angiografie der Bauchgefäße (Gefäßverschluss?) oder eine Computertomografie. Die Blutuntersuchung kann zur Ursachenfindung beitragen und ist zur Operationsvorbereitung erforderlich.

Behandlungsstrategie

Ein *mechanischer Ileus* erfordert in der Regel eine rasche Operation.

Der *paralytische Ileus* wird nur operiert, wenn die Ursache chirurgisch behandelbar ist oder eine Peritonitis vorliegt. Ansonsten wird konservativ behandelt mit:

- Nahrungskarenz
- Legen einer gastrointestinalen Sonde und Absaugen des gestauten Sekrets
- Korrektur des Flüssigkeits- und Elektrolythaushalts durch Volumensubstitution
- Medikamentöser Anregung der Peristaltik (z. B. Neostigmin, z. B. Neostig® i. v.)
- Ggf. Abführmaßnahmen
- Evtl. Antibiotikagabe.

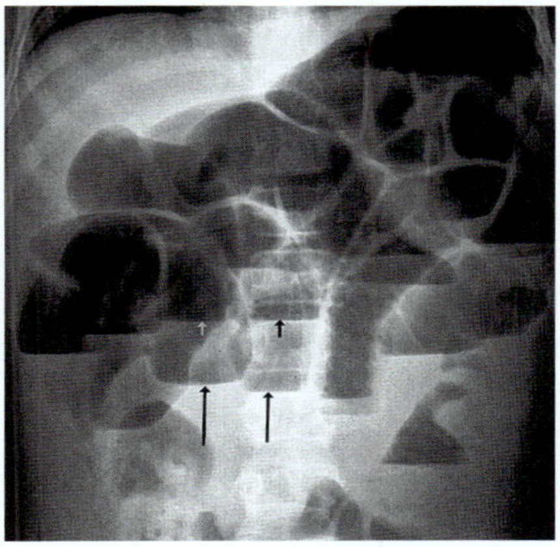

Abb. 7.28 Röntgenaufnahmen eines Patienten mit paralytischem Ileus. Dünndarm- und Kolonschlingen sind mit Luft gefüllt und aufgedehnt. Zusätzlich sind mehrere typische Flüssigkeitsspiegel zu sehen (Pfeile, die Flüssigkeit im Darm wird nicht transportiert, sammelt sich in den Darmschlingen und wird als Flüssigkeitsspiegel sichtbar). [M500]

Pflege bei Ileus

Zu den pflegerischen Maßnahmen gehören:

- Kontrolle von Vitalzeichen und Ausscheidungen (Bilanzierung), Fragen nach Schmerzen/Schmerzerfassung (Zeitabstände abhängig vom Zustand des Patienten)
- Überwachung von Bettruhe und Nahrungskarenz und Aufklärung des Patienten insbesondere über die Notwendigkeit der Nahrungskarenz
- Bauchdeckenentspannte und dadurch schmerzlindernde Positionierung (Knierolle und leichte Oberkörperhochpositionierung)
- Durchführung aller notwendigen Prophylaxen, Patienten je nach Zustand zur Mithilfe anleiten
- Hilfestellung bei allen Einschränkungen (z. B. der Körperpflege)
- (Assistenz beim) Legen einer gastrointestinalen Sonde (➤ 7.1.7), Beobachtung des abfließenden Sekrets (Menge? Aussehen?)
- Führen einer Flüssigkeitsbilanz nach Arztanordnung, ggf. Legen eines Blasenkatheters
- Überwachen der Infusionstherapie
- Ggf. Operationsvorbereitung (hausinterne Richtlinien beachten)
- Bei konservativer Therapie eines paralytischen Ileus intermittierendes Legen eines Darmrohrs (mechanischer Reiz, erleichtert den Abgang von Blähungen), Durchführung von Schwenkeinläufen zur Anregung der Peristaltik nach Arztanordnung (➤ Abb. 7.29)
- Bei allen Maßnahmen Berücksichtigung der psychischen Situation des Patienten, z. B. durch Erklärung der Maßnahmen, Vermeiden von Hektik.

VORSICHT

Bei einem mechanischen Ileus sind Einläufe und orale Abführmittel kontraindiziert! Sie verstärken die Überdehnung der Darmschlingen und erhöhen die Gefahr einer Darmperforation.

Prognose

Die Letalität liegt bei ca. 10–25 %. Die günstigste Prognose hat ein frühzeitig operierter mechanischer Ileus, der nicht durch bösartige Erkrankungen bedingt ist. Besonders schlecht ist die Prognose, wenn bereits Komplikationen eingetreten sind („letale Trias" aus *Sepsis* ➤ 16.12, *akutem Nierenversagen* ➤ 9.7 und *ARDS* ➤ 6.13).

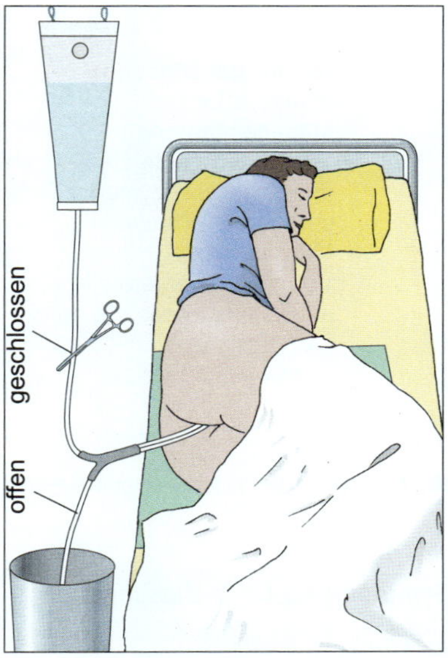

Abb. 7.29 Darmspülung. [L190]

7.6.2 Malassimilationssyndrom

DEFINITION

Malassimilationssyndrom: Symptomenkomplex durch verminderte Ausnutzung der in der Nahrung enthaltenen Nährstoffe. Ursachen sind (➤ Abb. 7.30):

- **Maldigestion:** Unzureichende Verdauung der Nahrung, z. B. bei exokriner Pankreasinsuffizienz (➤ 8.6.2) oder Cholestase (➤ 8.2.1)
- **Malabsorption:** Resorptionsstörung der bereits aufgespaltenen Nährstoffe z. B. infolge chronischer Dünndarmerkrankungen (z. B. Morbus Crohn ➤ 7.6.5), Darmresektion oder durch angeborenen Enzymmangel (z. B. Laktasemangel).

Symptome und Untersuchungsbefunde

Ein **Malassimilationssyndrom** zeigt sich durch:

- Gestörtes Allgemeinbefinden, Schwäche, Gewichtsabnahme
- Magen-Darm-Beschwerden: Blähungen, Diarrhö, evtl. **Fettstühle** (*Steatorrhö* = lehmartige, klebrige, glänzende, scharf riechende Stühle, Volumen > 300 g, Fettgehalt > 7 g täglich)
- Mangelerscheinungen, z. B.:
  - Ödeme durch Eiweißmangel
  - Anämie durch Eisen-, Vitamin-B_{12}-, Folsäuremangel
  - Glossitis (Zungenentzündung), Mundwinkelrhagaden durch Eisenmangel
  - Knochenschmerzen, Tetanie, Missempfindungen durch Kalziummangel
  - Neurologische Störungen durch Vitamin-B_{12}-Mangel
  - Nachtblindheit, verminderte Tränensekretion, trockene Haut durch Vitamin-A-Mangel
  - Osteomalazie durch Vitamin-D-Mangel
  - Blutungsneigung durch Vitamin-K-Mangel
- Evtl. Nierensteine durch erhöhte Oxalatresorption, Gallensteine durch Gallensäurenverlust
- Evtl. Zeichen der ursächlichen Erkrankung.

7

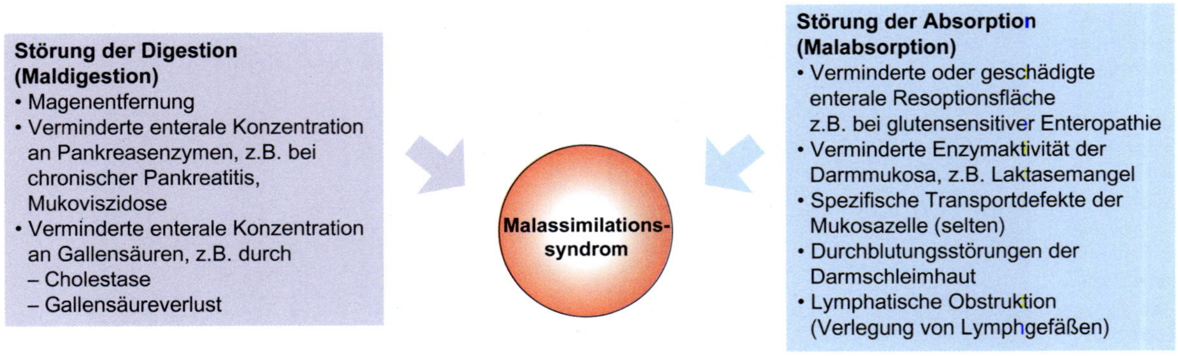

Abb. 7.30 Wichtige Ursachen einer Malassimilation. [L157]

Symptomtrias bei Malassimilation

Klassische Symptomtrias bei Malassimilation **(Malassimilationssyndrom):** chronische Diarrhö, Gewichtsverlust, Mangelerscheinungen.

Diagnostik

Die Diagnose eines Malassimilationssyndroms erfolgt klinisch und ggf. durch Stuhluntersuchungen. Laboruntersuchungen weisen Mangelerscheinungen nach. Der Ursachenklärung dienen Stuhluntersuchungen (z. B. Bestimmung der Elastase im Stuhl ➤ 7.3.2), Funktionstests wie etwa Atemtests (➤ 7.3.5), Endoskopie mit Darmschleimhautbiopsie sowie weitere Untersuchungen bis hin zur CT.

Behandlungsstrategie

Wenn irgend möglich wird die Ursache der Malassimilation beseitigt. Symptomatisch wird der Wasser- und Elektrolythaushalt reguliert und der bestehende Mangel an Vitaminen, Mineralstoffen und Spurenelementen ausgeglichen. Evtl. ist eine parenterale Ernährung erforderlich (➤ 1.5.4).

7.6.3 Nahrungsmittelunverträglichkeiten

DEFINITION

Nahrungsmittelunverträglichkeit *(Lebensmittelunverträglichkeit):* Sammelbegriff für alle (reproduzierbaren) Beschwerden durch den Verzehr bestimmter Nahrungsmittel/-bestandteile. Häufigkeit unklar.

Übersicht

Nahrungsmittelunverträglichkeit ist ein Sammelbegriff für unterschiedlichste Reaktionen auf Nahrungsmittel. Folgende ursachenbasierte Einteilung ist am gebräuchlichsten:

- **Toxische Reaktionen.** Dies sind **Lebensmittelvergiftungen,** etwa durch Giftpilze, aber auch Staphylokokkentoxine (➤ 16.5.3)
- **Nicht-toxische Reaktionen.**
  - **Immunologische Reaktionen** sind Ursache der **Nahrungsmittelallergien.** Sie werden nochmals unterteilt in *IgE-vermittelte* und *nicht-IgE-vermittelte Reaktionen.* Zu Letzteren wird teils auch die glutensensitive Enteropathie (➤ 7.6.4) gerechnet
  - **Nicht-immunologische Reaktionen** führen zu **Nahrungsmittelintoleranzen. Pseudoallergien** sind durch nicht-allergisch bedingte
  - Freisetzung von Histamin (z. B. nach Benzoe oder Zitronensäureaufnahme) bedingt. Auch biogene Amine in Lebensmitteln (Käse, Wein) oder Glutamat können zu Beschwerden führen. Bei beiden ähnelt das klinische Bild den Nahrungsmittelallergien. Weitere Ursache sind fehlende oder defekte Enzyme für den Abbau bestimmter Nahrungsbestandteile, z. B. bei der *Laktoseintoleranz* oder der *hereditären Fruktoseintoleranz.* **Unspezifische Nahrungsmittelunverträglichkeiten** treten bei anderen Erkrankungen wie etwa Ulzera oder Malassimilationssyndrom auf.

Intestinale Fruktoseintoleranz

Die **Fruktosemalabsorption** ist mit bis zu einem Drittel der Erwachsenen in Deutschland häufig, allerdings entwickelt nur ein Teil Beschwerden. Man spricht dann von **intestinaler Fruktoseintoleranz** (nicht zu verwechseln mit der *hereditären Fruktoseintoleranz*).

Die Fruktoseresorption ist abhängig von einem *Glukose-Fruktose-Transporter* in den Darmschleimhautzellen und physiologischerweise auf 35–50 g begrenzt. Bei Fruktosemalabsorption liegt diese Grenze < 25 g.

Fruktose ist in Obst und Süßigkeiten enthalten. Wird die individuelle Fruktosetransportkapazität überschritten, gelangt die nicht resorbierte Fruktose in den Dickdarm und wird dort von Bakterien verstoffwechselt. Folge sind Magen-Darm-Beschwerden, v. a. Blähungen, Völlegefühl und Diarrhö. Die Diagnose wird durch einen Atemtest gesichert (➤ 7.3.5).

Der Betroffene soll Fruktose nur für kurze Zeit meiden, bis die Beschwerden zurückgegangen sind. Danach kann und soll er Fruktose bis zu seiner individuellen Grenze aufnehmen. Obst wird nach einer Mahlzeit besser vertragen, auch gleichzeitiger Glukoseverzehr erhöht die Grenze. Sorbit hingegen sollte gemieden werden, da es den gleichen Transporter benutzt wie Fruktose und dadurch die Verträglichkeit verschlechtert.

Laktoseintoleranz

Der **Laktoseintoleranz** *(Milchzuckerunverträglichkeit)* liegt ein angeborener oder erworbener *Laktasemangel* zugrunde.

Bei der **adulten Form des angeborenen Laktasemangels** lässt ab dem Kleinkindalter (also wenn der Organismus nicht mehr auf Milch angewiesen ist) die Aktivität der laktosespaltenden *Laktase* immer mehr nach. Betroffen sind etwa 15 % der Deutschen, aber > 90 % der Asiaten. Nach dem Genuss von Milch und Milchprodukten kommt es durch die Laktose im Dickdarm zu Abdominalbeschwerden (➤ Abb. 7.31). Die Diagnose wird klinisch und ggf. durch einen Atemtest gestellt.

Die Betroffenen sollen und können Laktose entsprechend ihrer individuellen Verträglichkeit zu sich nehmen. Diese kann durch vorübergehenden Verzicht auf laktosehaltige Nahrungsmittel mit anschließender bewusster Steigerung des Verzehrs ausgetestet werden. Sauermilchprodukte (z. B. Joghurt, Dickmilch) und viele Käsesorten werden oft vertragen, im Rahmen einer Mahlzeit verzehrte Laktose wird besser toleriert als isoliert aufgenommene Laktose. Auch Einnahme von Laktasepräparaten unmittelbar vor Milchproduktverzehr kann helfen. Ansonsten haben im Handel verfügbare laktosefreie Fertigprodukte den Alltag mittlerweile erleichtert. Die Betroffenen sollten bewusst auf eine ausreichende Kalziumzufuhr achten. [8]

Ein **erworbener Laktasemangel** tritt bei vielen Darmerkrankungen auf. Er ist vorübergehend und geht mit Abklingen der akuten Krankheitsphase von selbst zurück. Milchverzicht ist nur kurzzeitig erforderlich.

Laktose- und intestinale Fruktoseintoleranz sind eher als lästige Normvarianten denn als Krankheit anzusehen.

Nahrungsmittelallergien

Nahrungsmittelallergien machen mit ca. 2 % der Erwachsenen einen eher kleinen Teil der Nahrungsmittelunverträglichkeiten aus. Bei Erwachsenen am häufigsten sind Allergien gegen verschiedene Obstsorten (oft Äpfel, Steinobst), Nüsse, Gewürze oder Fisch. Nicht selten liegt eine *Kreuzallergie* vor: Aufgrund einer Strukturähnlichkeit zwischen Pollen und Nahrungsmitteln entwickelt ein Pollenallergiker *sekundär* eine Nahrungsmittelallergie.

Symptome sind u. a. Hautjucken und -ausschlag, Atemwegsbeschwerden unterschiedlicher Ausprägung, Übelkeit bis zum Erbrechen, Bauchschmerzen, Durchfall und Kreislaufbeschwerden bis zum allergischen Schock.

Die Diagnostik folgt den Grundsätzen allergologischer Diagnostik (➤ 15.1.2), die Behandlung besteht im Meiden der unverträglichen Nahrungsmittel.

Hereditäre Fruktoseintoleranz

Mit einer Häufigkeit von 1 : 20 000 selten, aber potenziell lebensbedrohlich ist die **hereditäre Fruktoseintoleranz.** Durch Fehlen eines fruktosespaltenden Enzyms führen selbst kleinste Fruktosemengen durch Anhäufung toxischer Stoffwechselprodukte zu Übelkeit, Erbrechen, Hypoglykämien, Leber- und Nierenfunktionsstörungen. Bei Kindern fallen außerdem Gedeihstörungen und eine Abneigung gegen Obst und Süßigkeiten auf.

Die Diagnose kann heute durch molekulargenetischen Mutationsnachweis im Blut gesichert werden.

Der Betroffene muss sich lebenslang streng fruktose-, saccharose- und sorbitarm ernähren. Wegen der daraus resultierenden zahlreichen Einschränkungen ist eine entsprechende Ernährungsberatung unbedingt notwendig.

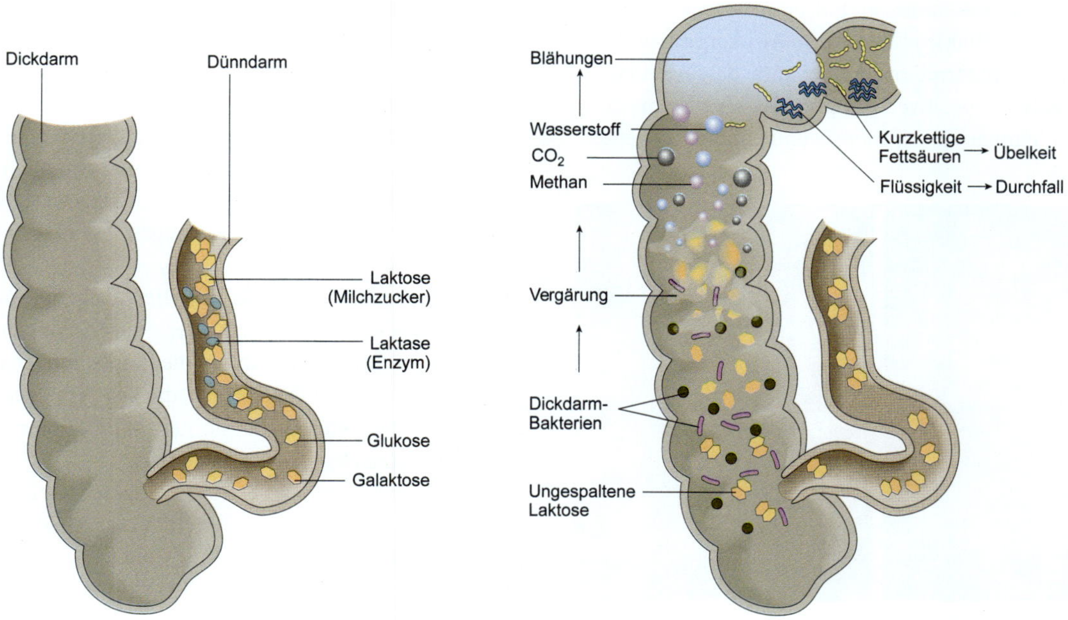

Abb. 7.31 Entstehungsmechanismen Laktoseintoleranz. [L190]

7.6.4 Glutensensitive Enteropathie

DEFINITION

Glutensensitive Enteropathie (*gluteninduzierte Enteropathie, früher einheimische Sprue*): Durch Glutenunverträglichkeit bedingte Schädigung der Dünndarmzotten mit Resorptionsstörungen und Malabsorptionssyndrom. Altersgipfel der Erstmanifestation im Säuglingsalter (dann auch als **Zöliakie** bezeichnet) und im 4–5. Lebensjahrzehnt.

Etwa 0,1 % der Deutschen zeigen das Vollbild der **glutensensitiven Enteropathie.** Symptomarme oder sogar -freie Verläufe mitgerechnet, liegt die Erkrankungshäufigkeit deutlich höher, wohl um 0,5 %.

Krankheitsentstehung

Die glutensensitive Enteropathie ist eine Autoimmunerkrankung. Durch Autoantikörper gegen die im ganzen Körper vorkommende *Gewebstransglutaminase* (*tTG, t = tissue = Gewebe*) wird diese aus den Zellen freigesetzt und verändert das im **Gluten** *(Klebereiweiß)* der Nahrung enthaltene **Gliadin.** Das veränderte Gliadin aktiviert T-Zellen, welche die Dünndarmschleimhaut schädigen bis hin zur totalen Zottenatrophie (➤ Abb. 7.32).

Eine genetische Disposition gilt als sicher. Welche Faktoren dann zur Manifestation führen, ist bislang unbekannt. Die Betroffenen haben überzufällig häufig weitere Autoimmunerkrankungen.

Symptome, Befund und Diagnostik

Man unterscheidet mehrere Verlaufsformen mit unterschiedlichem klinischem Bild, wobei die Bezeichnungen nicht einheitlich sind:

- Vollbild mit gestörtem Allgemeinbefinden, chronisch-rezidivierenden Durchfällen, Fettstühlen und allen Symptomen eines Malabsorptionssyndroms
- Atypische Verläufe, bei denen Beschwerden außerhalb des Magen-Darm-Trakts dominieren, z. B. eine Anämie
- **Stumme** *(silente)* **Zöliakie** mit positiven Antikörpern und pathologischer Dünndarmbiopsie, aber ohne Beschwerden
- **Latente Zöliakie** mit positiven Antikörpern, aber normaler Dünndarmschleimhaut in der Biopsie und ohne Beschwerden.

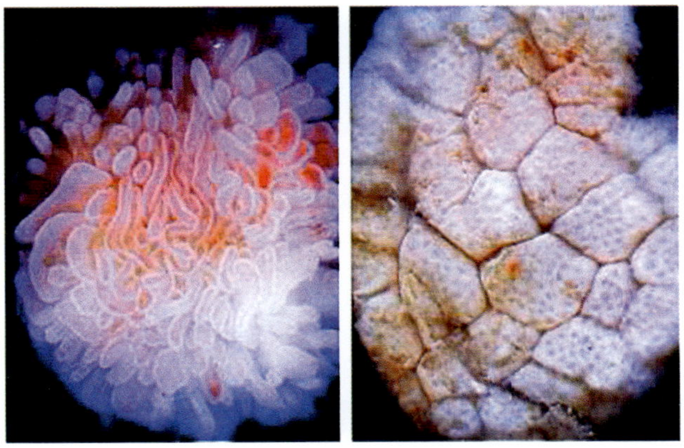

Abb. 7.32 Zottenbiopsie des Dünndarms. Links Normalbefund mit dicht stehenden Zotten, rechts Zottanatrophie bei glutensensitiver Enteropathie. [F813-004]

Diagnostik

Heute werden im Blut zunächst die Antikörper gegen Gewebstransglutaminase *(TGA)* und ggf. Endomysium *(EMA)* bestimmt. Sind beide negativ, ist eine glutensensitive Enteropathie ausgeschlossen. Bei positivem Befund schließt sich eine Dünndarmbiopsie an. Ein entsprechender histologischer Befund sichert dann zusammen mit einer deutlichen Beschwerdebesserung bei glutenfreier Diät die Diagnose.

Behandlungsstrategie

Gluten ist nicht lebensnotwendig. Unter glutenfreier Diät bildet sich die Zottenatrophie zurück, die Antikörper sinken ab und die meisten Betroffenen werden völlig beschwerdefrei.

Die Diät muss lebenslang eingehalten werden. Zwar führt Glutenzufuhr später nicht mehr bei allen Betroffenen sofort zu Beschwerden, doch steigt das Risiko weiterer Autoimmunerkrankungen und maligner Lymphome des Verdauungstrakts mit der Dauer der Glutenbelastung.

Milch und Milchprodukte werden durch die Zottenatrophie oft schlecht vertragen und sollten dann gemieden werden, bis sich die Schleimhaut erholt hat. Zusätzlich werden in den Anfangsmonaten fehlende Vitamine, Elektrolyte und Eisen parenteral verabreicht. Haben sich die Zotten regeneriert, sodass die Nährstoffe wieder resorbiert werden, ist dies nicht mehr nötig.

Patientenberatung

Eine lebenslange glutenfreie Diät erfordert eine sehr hohe Kooperationsbereitschaft von Seiten des Patienten. Wichtig ist eine umfassende Aufklärung durch eine Diätassistentin. Auch die Pflegenden sollten über geeignete bzw. ungeeignete Nahrungsmittel informieren können:

- Weizen, Roggen, Gerste, Dinkel und Grünkern enthalten Gluten. Deshalb sind fast alle „normalen" Brot- und Backwaren, Grieß, Nudeln, Bier und Malzgetränke für die Patienten tabu. Bei Hafer ist die Toleranzgrenze wahrscheinlich unterschiedlich. Allerdings sind praktisch alle „normalen" Hafermehle mit Anteilen vor allem von Weizen verunreinigt und enthalten somit Gluten. Von ihrem Verzehr wird abgeraten. Spezielle, gereinigte Haferprodukte können in kleinen Mengen (bis 50 g/Tag) ausgetestet werden [9]
- Da Gluten auch „versteckt" in vielen anderen Produkten vorhanden ist, z. B. löslichem Kaffee, Saucen, Suppen, Puddings und Fertiggerichten, ist es ratsam, die Empfehlungen der *Deutschen Zöliakie-Gesellschaft* zu prüfen, die Listen mit geeigneten bzw. nicht geeigneten Nahrungsmitteln herausgibt sowie solchen, in denen Gluten versteckt enthalten ist
- Grundsätzlich sollten bei allen Produkten die Inhaltsstoffe vor dem Verzehr genau geprüft werden. Innerhalb der EU besteht eine Kennzeichnungspflicht für Gluten
- Erlaubt sind Kartoffeln, Mais, Reis, Hirse, Buchweizen, Leinsamen, Johannisbrotkernmehl, Soja, Amaranth, Sorghum, Quinua

und Tapioka sowie daraus hergestellte Produkte, außerdem Fleisch, Fisch, Gemüse und Obst.
  - Amaranth, Quinua und Sorghum sind Pseudogetreide, d. h., sie zählen botanisch nicht zu den Getreiden, ähneln diesen aber in Nährwert und Verwendung
  - Tapioka ist körnige Stärke aus Maniokwurzeln
- Bewährt hat sich, die Kost anfangs zusätzlich milchfrei zuzubereiten und Fett in Form von mittelkettigen Triglyzeriden zu geben (z. B. Ceres®-Öl, -Margarine)
- Auch bei Aufbewahrung und Zubereitung der Speisen ist Sorgfalt vonnöten, damit es nicht zu Verunreinigungen der glutenfreien Nahrungsmittel kommt (z. B. getrennte Holzschneidebretter zum Brotschneiden).

Bedeutung für den Patienten

Das Angebot an glutenfreien Mehlen, Broten, anderen Backwaren und Fertigprodukten hat sich in den letzten Jahren deutlich verbessert. Nichtdestotrotz bleiben die Einschränkungen groß, v. a. bei Mahlzeiten außer Haus.

7.6.5 Chronisch-entzündliche Darmerkrankungen

Unter dem Begriff **chronisch-entzündliche Darmerkrankungen** *(CED)* werden der **Morbus Crohn** und die **Colitis ulcerosa** zusammengefasst (Übersicht ➤ Tab. 7.9). Sie betreffen vor allem jüngere Erwachsene (Erstmanifestation meist zwischen 15 und 35 Jahren) und schränken Lebensqualität und Arbeitsfähigkeit teils erheblich ein. In knapp 10 % ist eine eindeutige Zuordnung nicht möglich, was als **Colitis indeterminata** bezeichnet wird.

Morbus Crohn

DEFINITION

Morbus Crohn *(sklerosierende chronische Enteritis, Ileitis terminalis,* **Enteritis regionalis):** Chronische Entzündung unklarer Ursache, die alle Schichten der Darmwand umfasst. Betroffen sind v. a. das terminale Ileum und der Dickdarm. Prinzipiell kann aber jede Stelle des Magen-Darm-Trakts betroffen sein. Zurzeit nimmt der Morbus Crohn in allen Industrieländern zu.

Krankheitsentstehung

Die Ursache des **Morbus Crohn** ist unbekannt. Möglicherweise ist aufgrund einer genetischen Disposition die Barrierefunktion der Darmschleimhaut gestört, was z. B. über (fehlgeleitete) Immunreaktionen auf eingedrungene Darmbakterien oder körperfremde Stoffe eine chronische Entzündung verursachen könnte.

Zunächst bilden sich flache Schleimhautgeschwüre. Später erfasst eine Entzündung die gesamte Darmwand und führt evtl. zu Abszessen und Fisteln zu anderen Darmabschnitten, Bauchorganen oder der Haut sowie zu Darmstenosen. Bei gut 50 % der Patienten finden sich histologisch nichtverkäsende **Granulome** (knötchenförmige Neubildung aus Granulationsgewebe ➤ Abb. 7.33). Charakteristisch für den Morbus Crohn ist der *diskontinuierliche* Befall, d. h., gesunde und veränderte Schleimhaut wechseln ab *(skip lesions).*

Symptome und Untersuchungsbefund

Die Erkrankung beginnt meist allmählich und verläuft typischerweise in Schüben. Setzt sie akut im terminalen Ileum ein, ähnelt sie einer akuten Appendizitis. Die Patienten haben chronische Durchfälle (selten blutig), krampfartige Bauchschmerzen verschiedener Lokalisation (je nach betroffenem Darmabschnitt) und im akuten Schub evtl. auch Fieber. Der Gewichtsverlust ist Folge einer unzureichenden Nährstoffresorption im Darm und einer verminderten Nahrungsaufnahme aus Angst vor Schmerzen nach dem Essen.

Tab. 7.9 Vergleichende Übersicht Morbus Crohn – Colitis ulcerosa.

	Morbus Crohn	Colitis ulcerosa
Lokalisation	Abschnittsweiser (segmentaler) Befall von (terminalem) Ileum und Kolon, selten Befall des gesamten Gastrointestinaltrakts	Beginn im Rektum, kontinuierliche Ausbreitung im Kolon nach proximal, selten bis ins terminale Ileum
Symptome	3–6 Durchfälle pro Tag, selten blutig. Darmkrämpfe, Schleimabgang. Appendizitis ähnliche Symptome. Schubweiser Verlauf ohne richtige Ausheilung	Bis zu 30 blutig-schleimige Durchfälle pro Tag. Krampfartige Bauchschmerzen, Temperaturerhöhung. Meist chronisch-rezidivierender Verlauf mit zwischenzeitlicher Abheilung
Diagnostik	• Anamnese und körperliche Untersuchung (Stuhlfrequenz? Blutauflagerung? Fisteln? Abszesse?) • Blut: Blutbild (Anämie?), Entzündungsparameter (BSG/CRP, Leukozyten) • Stuhlkultur, Serologie (Ausschluss infektiöser Ursachen, z. B. Yersinien, Salmonellen), Calprotectin und/oder Laktoferrin (Entzündungsaktivität?) • Rekto-/Koloskopie mit Biopsie, Sonografie, evtl. Kolonkontrasteinlauf. Bei Morbus Crohn Suche nach weiteren Herden	
Komplikationen	Stenosen, Fisteln, Abszesse, Malabsorption mit Gewichtsverlust, selten Perforation. Mäßig erhöhtes Kolonkarzinomrisiko	Ulzerationen mit Blutungen, Abszesse, toxisches Megakolon mit septischem Krankheitsbild. Stark erhöhtes Kolonkarzinomrisiko
Therapie	Im ausgeprägten Schub niedermolekulare Elementardiät oder parenterale Ernährung. Milchfreie Kost bei Patienten mit Unverträglichkeit von Laktose (Arzneimittel *siehe* Text)	
	Bei Komplikationen chirurgisch (so sparsam wie möglich resezieren). Fast alle Patienten müssen irgendwann operiert werden. Hohe Rezidivrate. Meist keine Heilungen	Bei Komplikationen oder Versagen der konservativen Therapie chirurgisch: Proktokolektomie, möglichst kontinenzerhaltend mit ileoanalem Pouch

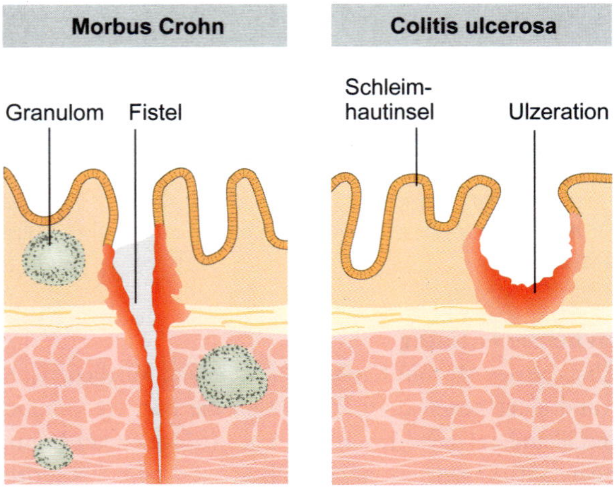

Abb. 7.33 Morbus Crohn und Colitis ulcerosa im Vergleich. Während die Ulzerationen bei der Colitis ulcerosa auf Mukosa und Submukosa begrenzt sind, ergreifen sie beim Morbus Crohn alle Wandschichten und führen häufig zur Fistelbildung. [L190]

Mitunter sind aufgrund der immunologischen Entstehung der Erkrankung andere Organe mitbetroffen (➤ Abb. 7.34).

Bei der körperlichen Untersuchung lässt sich die Verdickung des Darmes evtl. als druckschmerzhafte Resistenz im Bauch tasten. Bei der Inspektion der Analregion können Fistelausgänge sichtbar sein.

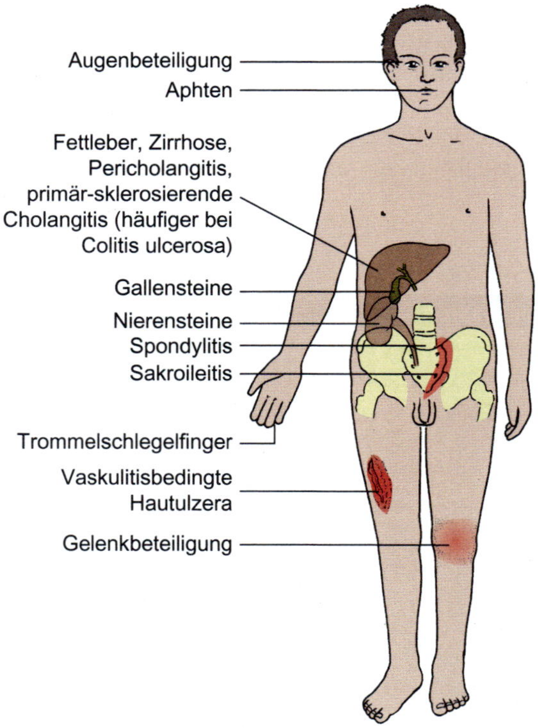

Abb. 7.34 Extraintestinale Manifestationen von Morbus Crohn und Colitis ulcerosa. Die extraintestinalen Manifestationen zeigen, dass es sich um Allgemeinerkrankungen handelt. Sie sind beim Morbus Crohn insgesamt häufiger als bei der Colitis ulcerosa. [L157]

7

Komplikationen

Typische Komplikationen sind:

- Fisteln zwischen verschiedenen Darmabschnitten und im Analbereich, aber auch zu Blase und Vagina
- Teils ausgedehnte Abszesse
- Narbige Darmstenosen (mit Ileusgefahr)
- Penetration in die Nachbarorgane.

Perforationen sind selten. Das Karzinomrisiko ist v. a. bei langstreckigem Kolonbefall erhöht, jedoch nicht so stark wie bei Colitis ulcerosa.

Diagnostik

Bei der Erstmanifestation wird die Diagnose durch Ileo-Koloskopie (➤ 7.3.4) und histologische Untersuchung dabei entnommener Gewebeproben gesichert.

Außerdem wird nach Herden im übrigen Magen-Darm-Trakt gesucht:

- Eine Sonografie des Abdomens gehört immer dazu, da erfahrene Untersucher mit modernen Ultraschallgeräten oft entzündliche Darmwandveränderungen, Fisteln, Abszesse und Stenosen darstellen können
- Für Speiseröhre, Magen und Duodenum ist die Ösophagogastroduodenoskopie Methode der Wahl
- Zur Herdsuche im Dünndarm wird heute in der Regel ein **Hydro-MRT** *(MR-Enteroklysma)* des Dünndarms angefertigt. Nach Wasserfüllung des Dünndarms (mit Zusatz osmotisch wirksamer Substanzen) durch Trinken, medikamentöser Darmentspannung und Gabe eines speziellen Kontrastmittels wird eine hoch auflösende Kernspintomografie durchgeführt.

Bei späteren Schüben wird im Einzelfall entschieden, welche Untersuchungen nötig sind. Das CRP im Blut korreliert recht gut mit der Krankheitsaktivität.

Behandlungsstrategie

Der Morbus Crohn wird zunächst *konservativ* behandelt. Die Wahl der Arzneimittel hängt von der Schwere eines Schubes und dem betroffenen Darmabschnitt ab:

- Bei leichten Schüben in terminalem Ileum und Colon ascendens wird Budenosid oral (Budenofalk®, Entocort®) gegeben, ein Glukokortikoid, das aufgrund seiner schnellen Verstoffwechselung in der Leber weniger systemische Nebenwirkungen hat als die übrigen Glukokortikoide. Mesalazin (*5-Aminosalizylsäure,* kurz *5-ASA,* z. B. Claversal®, Salofalk®) und andere Aminosalizylsäureabkömmlinge wie etwa Olsalazin (z. B. Dipentum®) hemmen die Entzündung über eine Beeinflussung der Prostaglandin- und Leukotriensynthese. Sie werden wegen schwächerer Wirksamkeit bei Befall des Ileozökalbereichs nicht generell empfohlen. Mesalazin ist bei Morbus Crohn nicht sicher wirksam (vgl. S3-Leitlinie). Bei Morbus Crohn wirkt am ehesten Sulfasalazin (Salazosulfapyridin), das aber wegen seiner Sulfonamidkomponente mehr Nebenwirkungen hat. Bei einem leichten Schub im Kolon kommen Sulfasalzin, Budesonid oder andere Glukokortikoide (auch lokal) in Frage
- Bei mäßigen und schweren Schüben sind systemische Glukokortikoide (➤ Pharma-Info 10.1) am wirksamsten, die bei Besserung möglichst ausgeschlichen werden. Bei Nichtansprechen

oder steroidabhängigem Verlauf werden Immunsuppressiva (v. a. Azathioprin, aber auch Methotrexat ➢ Pharma-Info 16.2) eingesetzt. Bleiben auch diese erfolglos, kommen TNFα-Inhibitoren (z. B. Infliximab, in Remicade®, Adalimumab, in Humira® ➢ Pharma-Info 15.2) in Betracht
- Bei Patienten mit Fisteln wird zusätzlich ein Antibiotikum gegeben (Metronidazol, z. B. Clont®, oder Ciprofloxacin, z. B. Ciprofloxacin AL®).

Bei raschen Rezidiven oder Unmöglichkeit, die Glukokortikoide zu reduzieren, werden ebenfalls Immunsuppressiva sowie bei Versagen TNFα-Antikörper eingesetzt. Über eine medikamentöse Rezidivprophylaxe nach Erreichen einer Remission wird individuell entschieden.

Die Wirksamkeit von Probiotika, insbesondere E. coli Nissle und Laktobazillen (Milchsäurebakterien), welche Darmflora und Immunsystem positiv beeinflussen sollen, ist nach wie vor unklar.

Ggf. werden zusätzlich Mangelerscheinungen behandelt, vor allem Vitamine, Folsäure, Eisen und Zink zugeführt.

Komplikationen wie Stenosen, Perforation, Ileus, Blutungen oder ausgedehnte Fisteln werden operiert. Eine Heilung der anderen betroffenen Darmabschnitte kann hierdurch naturgemäß nicht erreicht werden.

Das Rauchen sollte der Patient unbedingt aufgeben (Nikotinentwöhnung ➢ 6.1.2), da es das Rezidivrisiko erhöht und die Erkrankung dann oft schlechter auf Medikamente anspricht.

Der Morbus Crohn ist nicht psychisch verursacht, die Betroffenen leiden aber oft an psychischen Folgen der Erkrankung. Dann können Psychotherapien den Umgang der Betroffenen mit ihrer Erkrankung bessern und so den Leidensdruck lindern.

Pflege und Patientenberatung

Im akuten Schub zehren die häufigen Durchfälle physisch und psychisch am Patienten. Folgende Pflegemaßnahmen sind besonders hervorzuheben [10]:
- Darm durch enterale oder, falls auch diese nicht möglich ist, parenterale Ernährung entlasten. Die enterale Ernährung ist als (ballaststofffreie) Trink- oder Sondennahrung möglich, bei schweren Entzündungen werden niedermolekulare Lösungen (mit vorgespaltenen Nährstoffen ➢ 1.5.3) gegeben
- Patienten sorgfältig beobachten (Vitalzeichen, Temperatur, Stuhlgang, Haut, Schmerzen), regelmäßig wiegen und zur Selbstbeobachtung anleiten (Zeitpunkt des Auftretens der Durchfälle? Stuhlbeschaffenheit? Dehydrationszeichen?). Hilfreich ist außerdem, wenn der Patient die Beobachtungen festhält (Stuhltagebuch), um z. B. auslösende Faktoren zu erkennen
- Bei Schmerzen feuchtwarme Wickel und rhythmische Einreibungen mit Kümmel probieren, sie wirken oft schmerzlindernd
- Intimsphäre des Patienten beachten und frühzeitig Hilfsmittel zur Verfügung stellen (Fettsalbe für den Analbereich, weiches Toilettenpapier). Dafür sorgen, dass dem Patienten immer eine freie Toilette zur Verfügung steht, ggf. Nachtstuhl bereitstellen
- Einfühlsam auf den Patienten eingehen. Die Erkrankung ist nicht nur physisch, sondern auch psychisch belastend (Einschränkung der Lebensqualität, Angst vor dem nächsten Schub, evtl. drohender Arbeitsplatzverlust, Probleme in der Partnerschaft usw.). Ggf. Sozialdienst einschalten, um Rehamaßnahmen einzuleiten. Außerdem kann der Hinweis auf Selbsthilfegruppen hilfreich sein, um den Austausch mit Betroffenen zu ermöglichen.

Nach Abklingen des akuten Schubes wird die Ernährung langsam wieder aufgebaut:
- Begonnen wird mit gut verträglichen kohlenhydratreichen Nahrungsmitteln wie etwa Reis oder Zwieback, auch Brühe und Haferschleim sind geeignet (Kohlenhydratphase)
- Im nächsten Schritt kommen Weißbrot, Teigwaren, Kartoffeln und mageres Fleisch hinzu. Gemüse (anfangs nur leicht verdauliche in passierter Form) werden fettarm zubereitet (Kohlenhydrat-/Eiweißphase)
- Als Letztes werden Fette (zuerst mittelkettige Triglyzeride, später Butter und hochwertige Öle) hinzugefügt. Gemüse werden nicht mehr passiert, jedoch sehr weich gekocht (keine rohen Gemüse oder Salate)
- Im weiteren Verlauf kann sich der Patient seine Kost je nach Verträglichkeit selbst zusammenstellen, eine spezielle Diät gibt es nicht
- Die Kost sollte grundsätzlich den Kalorienbedarf des Patienten decken (bei Normalgewichtigen 30–35 kcal/kg Körpergewicht). Der Gesamtenergiebedarf ist u. a. abhängig von Größe, Gewicht und körperlicher Aktivität. Menschen mit chronisch entzündlichen Darmerkrankungen haben einen erhöhten Eiweißbedarf (1,0–1,2 g/kg Körpergewicht bzw. im akuten Schub 1,2–1,5 g/kg Körpergewicht). Besonders eiweißreich sind z. B. Milch- und Milchprodukte, Eier, Sojaprodukte, Fleisch
- Durchfälle führen zu Flüssigkeitsverlusten (Exsikkosegefahr), daher achten die Pflegenden auf ausreichende Flüssigkeitszufuhr. Früchtetees werden wegen des Fruchtsäuregehalts oft schlecht vertragen, ebenso Zitrusfruchtsäfte
- Um Mangelzuständen aufgrund gestörter Resorption vorzubeugen, wird die Einnahme eines Multivitamin-Mineralstoff-Präparats empfohlen. Pflegende achten auf Symptome des Vitamin- und Mineralstoffmangels wie z. B. Anämiesymptome, Wundheilungs- und Geschmacksstörungen
- Bei Fettstühlen wird MCT-reiche Kost gegeben, bei Laktoseunverträglichkeit milchfreie Kost, bei Stenosen ballaststoffarme Kost.

Die Beratung umfasst neben Informationen zur Selbstbeobachtung und zur Ernährung folgende Punkte:
- Information des Patienten zu Medikamenten und ihren Nebenwirkungen (z. B. regelmäßige Augenarztkontrollen bei Kortisoneinnahme)
- Patient auf Bedeutung regelmäßiger Arztbesuche hinweisen, um Komplikationen rechtzeitig zu erkennen (z. B. erhöhtes Kolonkarzinomrisiko)
- Beratung zum Umgang mit dem Stoma (➢ 7.1.9), falls ein Stoma angelegt wird.

Rehabilitation

Viele Patienten profitieren von Rehabilitationsmaßnahmen. Neben den allgemeinen Zielen und Inhalten (➢ 1.2.2, ➢ 7.1.3) sind die Ernährung und die psychosoziale Betreuung besondere Schwerpunkte. Verschiedene Psychotherapien und Vermittlung von Strategien zur Krankheitsbewältigung vermindern die psychischen Folgen der chronischen Erkrankung. Nicht wenige Betroffene sind von Arbeitsplatzverlust und/oder Erwerbsunfähigkeit bedroht. Dann ist der Sozialdienst zur Einleitung von Umschulungs- oder weiteren Rehamaßnahmen einzuschalten. Im Einzelfall sind z. B. eine Anleitung zur Stomaversorgung oder Hilfen/Training bei Inkontinenz notwendig.

Prognose

Der Morbus Crohn zeigt über Jahrzehnte hinweg eine hohe Rezidivneigung, besonders bei Rauchern. Mit zunehmendem Alter kann die Krankheitsaktivität abnehmen, heilbar ist die Erkrankung jedoch nicht. Die Lebenserwartung ist (praktisch) nicht verkürzt.

Colitis ulcerosa

DEFINITION

Colitis ulcerosa *(CU)*: Chronische Dickdarmentzündung, im Rektum beginnend und in Richtung Dünndarm fortschreitend. Nicht selten isolierter Rektumbefall, in 30 % Befall des gesamten Dickdarms. Nach langjähriger Erkrankung deutlich erhöhtes Entartungsrisiko.

Krankheitsentstehung

Die Ursache der Erkrankung ist nicht bekannt. Wahrscheinlich spielen wie beim Morbus Crohn genetische und immunologische Faktoren eine Rolle.

Die Entzündung ist im Gegensatz zum Morbus Crohn auf die Schleimhaut und die Submukosa begrenzt, wo sie zu Ulzerationen, Blutungen und *Pseudopolypen* (polypähnliche Erhabenheiten durch überschießende Schleimhautregeneration) führen kann (➤ Abb. 7.35). Das Rektum ist stets betroffen, von hier aus breitet sich die Erkrankung *kontinuierlich* aus (Proktitis → Linksseitenkolitis → ausgedehnte Kolitis). Das Ileum ist selten mitbefallen.

Symptome, Befund und Diagnostik

Die Erkrankung kann sowohl allmählich als auch akut beginnen und verläuft meist chronisch-rezidivierend. Kontinuierlich fortschreitende oder akute schwerste Verläufe sind demgegenüber selten.

Leitsymptom sind blutig-schleimige Durchfälle bis zu 30-mal am Tag (auch nachts), begleitet von krampfartigen Schmerzen *(Tenesmen)*.

Bei schwerer Entzündung kommen Fieber, Appetitlosigkeit, Übelkeit und Gewichtsabnahme hinzu.

Extraintestinale Manifestationen ➤ Abb. 7.34

Auch bei der Colitis ulcerosa steht die Endoskopie mit Biopsie diagnostisch an erster Stelle (➤ Abb. 7.35). Bei bekannter Colitis hat die transabdominale Sonografie (des Kolons) zunehmende Bedeutung erlangt.

Komplikationen

Wichtigste Akutkomplikationen sind Blutungen, Perforationen sowie das **toxische Megakolon,** eine massive Erweiterung des Darmlumens durch Schädigung der Darmwandnerven. Symptome sind Erbrechen, hohes Fieber, ein aufgetriebenes, gespanntes Abdomen und Schockzeichen.

Nach ca. 8- bis 15-jähriger Krankheitsdauer steigt das Risiko für ein kolorektales Karzinom, besonders stark bei ausgedehnter Kolitis.

Behandlungsstrategie

Die medikamentöse Therapie ähnelt der des Morbus Crohn. Mesalazin/-abkömmlinge nehmen aber eine höhere Stellung ein. Bei schweren Verläufen werden Glukokortikoide eingesetzt (➤ Pharma-Info 10.1), bei Therapieresistenz zunächst Immunsuppressiva und dann TNFα-Inhibitoren. Mesalazin und Glukokortikoide können bei (alleinigem) Befall des Rektums und tiefer Dickdarmabschnitte auch als Zäpfchen oder Klysma gegeben werden. [11]

Im akuten Schub mit massivem Durchfall müssen Elektrolyt- und Flüssigkeitsverluste ausgeglichen werden. Beim toxischen Megakolon wird in Absprache mit dem Chirurgen ein zeitlich befristeter konservativer Therapieversuch unternommen. Bei ausbleibender Besserung wird operiert.

Mittel der ersten Wahl zum Remissionserhalt ist Mesalazin. Bei Erfolglosigkeit oder Unmöglichkeit, die Glukokortikoide auszuschleichen, werden Immunsuppressiva (z. B. Azathioprin, etwa Azamedac®) oder TNFα-Antikörper (v. a. Infliximab, etwa Remicade®) eingesetzt. Ein alternativer Therapieversuch mit einem E.-coli-Präparat (z. B. Mutaflor®) ist möglich.

Auch die Ernährung gleicht der beim Morbus Crohn. Bei der relativ häufig vorkommenden Milchunverträglichkeit müssen Milch und Milchprodukte gemieden werden.

Versagt die konservative Therapie oder treten Komplikationen auf, ist eine *Proktokolektomie* angezeigt. Bei dieser Operation werden Dickdarm und Rektum entfernt. Der Schließapparat des Rektums und die sensible Darmschleimhaut (und damit die Kontinenz) bleiben aber nach Möglichkeit erhalten. Da sich aber in diesem Schleimhautrest von ca. 2 cm wieder eine Entzündung entwickeln kann, sind Nachkontrollen nötig. Bewährt hat sich die Anlage eines *ileoanalen Pouch,* bei dem dem Patienten als Ersatz für die Rektumampulle aus einer Dünndarmschlinge ein Reservoir angelegt wird.

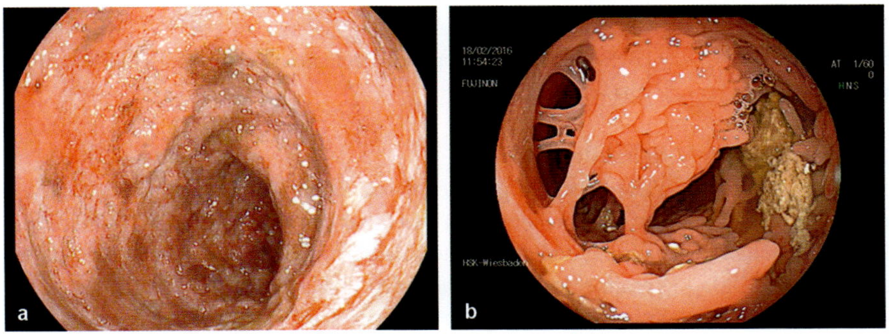

Abb. 7.35 Endoskopiebefunde bei chronisch entzündlicher Darmerkrankung. Links akut entzündete Darmschleimhaut, rechts Pseudopolypen durch überschießende Schleimhautregeneration. [M847]

Das erhöhte Kolonkarzinomrisiko erfordert regelmäßige Kontrollendoskopien. Stellen sich dabei Dysplasien oder intraepitheliale Neoplasien heraus, sollte ebenfalls eine Proktokolektomie durchgeführt werden. Lang dauernde Einnahme von Mesalazin vermindert das Karzinomrisiko. [11]

Pflege und Patientenberatung bei konservativer Therapie siehe Morbus Crohn

Prognose

Die Lebenserwartung hängt von Schwere und Dauer der Erkrankung sowie den auftretenden Komplikationen (Karzinom?) ab.

7.6.6 Clostridium-difficile-Diarrhö

DEFINITION

Clostridium-difficile-Diarrhö: Oft schwere Durchfallerkrankung vor allem vorerkrankter Patienten durch das Bakterium Clostridium difficile. Ein gehäuftes Auftreten nach Antibiotika-Einnahme ist zu beobachten.

Krankheitsentstehung

Clostridium difficile, ein sporenbildendes, obligat anaerobes Stäbchenbakterium (➤ 16.5.19), kommt bei ca. 3 % der gesunden Erwachsenen im Darm vor, bei stationären Patienten mit zunehmender Dauer des Aufenthaltes bei bis zu 30 %. Die Erreger werden mit dem Stuhl ausgeschieden (symptomlose Träger sind möglich) und durch Schmierinfektion übertragen.

Verantwortlich für Schleimhautschädigung und Durchfälle sind die vom Erreger produzierten Toxine. Stämme, die kein Toxin bilden, haben keinen Krankheitswert.

Infektionsgefährdete Personen

Hauptsächlich gefährdet sind Kranke mit verminderter Schutzfunktion der Darmschleimhaut, z. B. Patienten nach länger dauernder Antibiotikatherapie mit Reduktion der normalen Darmflora und Überwuchern von Clostridium difficile oder Patienten unter Immunsuppressiva- oder Strahlentherapie.

Symptome, Befund und Diagnostik

Die **Clostridium-difficile-Diarrhö** beginnt oft wenige Tage nach Ansetzen einer Antibiotikatherapie, selten bis zu mehrere Wochen später. Leitsymptom sind wässrige, schleimige, evtl. auch blutige Durchfälle mit krampfartigen Bauchschmerzen. Viele Patienten haben Fieber und sind in einem schlechten Allgemeinzustand. Das Spektrum reicht von ganz milden Verläufen bis zur lebensbedrohlichen **pseudomembranösen Kolitis.**

Hauptkomplikationen sind ein toxisches Megakolon (➤ 7.6.5), eine Kolonperforation mit Peritonitis (➤ 7.2.4) und eine Sepsis (➤ 16.12).

Bei der Untersuchung ist vor allem der linke Unterbauch druckschmerzhaft. Die Diagnose wird endoskopisch (Kolitis mit hellen Pseudomembranen auf der Schleimhaut) sowie durch Toxin- und Erregernachweis im Stuhl des Patienten gesichert.

Wichtigste Differenzialdiagnose sind die viel häufigeren **Antibiotika-assoziierten Diarrhöen** durch eine Störung der normalen Darmflora mit leichteren, nicht-blutigen Durchfällen ohne Bauchkrämpfe. Sie hören nach Beendigung der Antibiotikabehandlung von selbst wieder auf.

Behandlungsstrategie

Therapeutisch werden die bis dahin gegebenen Antibiotika abgesetzt. Patienten mit leichter Diarrhö benötigen keine spezifische Behandlung. Bei schweren Verläufen werden v. a. Metronidazol (Clont®) oder Vancomycin oral (Vancomycin Hexal®) gegeben.

Pflege

Die Patienten werden in einem Einzelzimmer mit eigener Nasszelle untergebracht. Vor engem Patientenkontakt sowie bei möglichem Kontakt zu erregerhaltigem Material legen die Pflegenden Schutzkittel und Einmalhandschuhe an und entsorgen sie vor dem Verlassen des Zimmers in einem geschlossenen Behälter. Die patientennahen Flächen werden täglich wischdesinfiziert. Medizinische Geräte werden patientenbezogen verwendet. Bei unabdingbaren Transporten wird der Bereich vorab über die Infektion informiert, Kontakt zu Besuchern oder anderen Patienten wird vermieden [12].

Pflege bei Diarrhö ➤ 7.2.6, ➤ 16.5.7

Pflege bei Infektionskrankheiten ➤ Kap. 16

7.6.7 Ischämische Kolitis

Akute arterielle Durchblutungsstörungen der Eingeweidearterien (Mesenterialinfarkt) ➤ 5.5.4

Die **ischämische Kolitis** ist eine lokal begrenzte Dickdarmentzündung infolge einer Minderdurchblutung der Darmschleimhaut. Ursächlich liegt der Minderdurchblutung meist eine Arteriosklerose der überwiegend älteren Patienten zugrunde, seltener Herzinsuffizienz, Schock oder Gefäßentzündungen.

Die ischämische Kolitis zeigt sich durch teils starke Bauchschmerzen (meist im linken Mittel- bis Unterbauch), blutige Stühle (teils Durchfälle), Übelkeit bis zum Erbrechen und evtl. Fieber. Die Diagnose wird durch Koloskopie, Sonografie und/oder CT gesichert.

Eine leichte ischämische Kolitis wird konservativ behandelt und heilt meist innerhalb weniger Tage bis Wochen aus. In schweren Fällen kann eine Resektion irreversibel geschädigter Darmabschnitte nötig sein.

7.6.8 Dickdarmdivertikulose und -divertikulitis

DEFINITION

Dickdarmdivertikulose: Vorhandensein von meist zahlreichen, meist falschen Divertikeln im Dickdarm, vor allem in Colon descendens und Sigma. Mit ca. 50 % der über 70-jährigen häufige, aber oft asymptomatische Erkrankung.

Dickdarmdivertikulitis: Entzündung der Wand und meist auch der Umgebung eines Dickdarmdivertikels.

Krankheitsentstehung

Dickdarmdivertikel (➤ Abb. 7.36) entstehen durch eine *Darmwandschwäche* (konstitutionell, im Alter) in Kombination mit *erhöhtem Darminnendruck.* Begünstigend wirken sich ballaststoffarme Ernährung, Obstipation, Adipositas und Bewegungsmangel aus.

Ursächlich für eine **Divertikulitis** ist in der Aussackung gestauter Darminhalt, der die Divertikelwand reizt und schließlich zur Entzündung führt.

Symptome und Untersuchungsbefund

Nur 20 % der Menschen mit Divertikulose haben (überwiegend uncharakteristische) Beschwerden. Zu deutlichen Symptomen kommt es meist erst bei einer Divertikulitis, wobei die **Sigmadivertikulitis** am häufigsten ist: Typisch sind hier krampfartige Schmerzen im linken Unterbauch, die oft nach dem Essen zu- und nach Defäkation abnehmen, Meteorismus und Stuhlunregelmäßigkeiten (Verstopfungen und/oder Durchfälle). Die Symptome ähneln denen einer akuten Appendizitis, sind aber im *linken* Unterbauch lokalisiert („Linksappendizitis"). Blut- und Schleimbeimengungen im Stuhl sowie Fieber sind möglich. Bei der Untersuchung lässt sich mitunter eine walzenförmige Resistenz im linken Unterbauch tasten.

Komplikationen der Divertikulitis

Hauptkomplikationen der Divertikulitis sind:

- Divertikelblutung
- Abszesse
- Perforation mit Peritonitis
- Fisteln zu Harnblase und Vagina
- Insbesondere bei chronischem Verlauf narbige Einengungen des Darmes, die zu einem mechanischen Ileus (➤ 7.6.1) führen können.

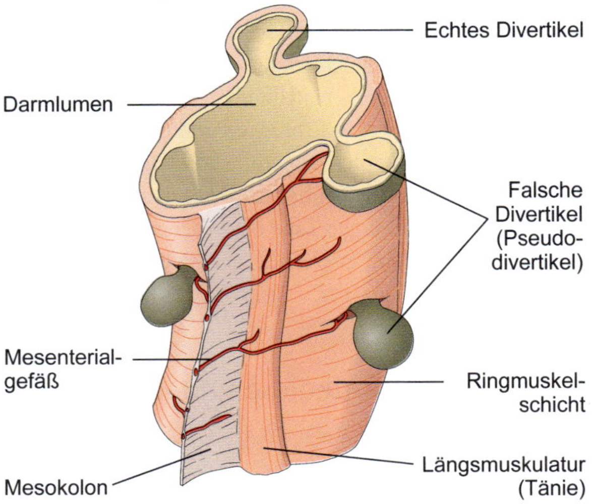

Abb. 7.36 Echte und falsche Kolondivertikel. Bei den echten Divertikeln stülpt sich die gesamte Darmwand aus, bei den falschen Divertikeln nur Mukosa und Submukosa. Besondere Schwäche zeigt die Darmwand an den Eintrittsstellen von Blutgefäßen. [L190]

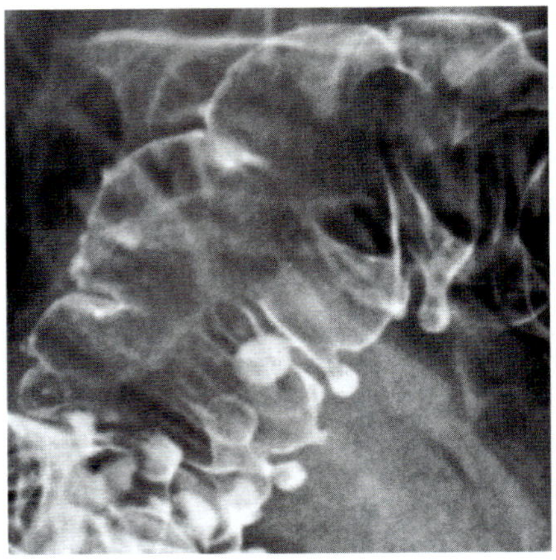

Abb. 7.37 Divertikulose des Kolons im Kolonkontrasteinlauf. [M500]

Diagnostik

Die Diagnose einer Divertikulose wird meist durch Koloskopie oder CT, seltener Kolondoppelkontrastaufnahme (➤ Abb. 7.37) gestellt, oft als Nebenbefund bei Untersuchungen wegen anderer Erkrankungen. Wegen der erhöhten Perforationsgefahr werden Koloskopie und Kolondoppelkontrastaufnahme nicht bei akuter Divertikulitis durchgeführt. Hier steht neben der CT die Sonografie zur Verfügung. Nach Abklingen der Beschwerden wird die Koloskopie zum Ausschluss eines Kolonkarzinoms nachgeholt. Die Blutuntersuchung zeigt bei einer Divertikulitis die typischen Entzündungszeichen.

Behandlungsstrategie und Pflege

Die Behandlung der nichtperforierten Divertikulitis erfolgt zunächst konservativ. Unter Antibiotikabehandlung zusammen mit ausreichender Flüssigkeitszufuhr und ballaststoffarmer oder niedermolekularer Diät heilen leichte Entzündungen meistens aus. In ausgeprägten Fällen sind zunächst Nahrungskarenz und parenterale Ernährung angezeigt. Spasmolytika (z. B. Buscopan®) können krampfartige Bauchschmerzen lindern. Einläufe dürfen wegen der Perforationsgefahr nicht gegeben werden.

Bei Versagen der konservativen Therapie, Perforation, schweren Blutungen oder Rezidiven oder Perforation muss der betroffene Darmabschnitt reseziert werden.

Nach Abklingen der akuten Beschwerden ist die langfristige Stuhlregulierung durch ballaststoffreiche Ernährung und ggf. Quellmittel sowie osmotische Laxanzien wichtig.

7.6.9 Reizdarmsyndrom

DEFINITION

Reizdarmsyndrom *(RDS, irritable bowel syndrome, IBS):* Häufige funktionelle Darmstörung ohne fassbare organische Ursache. Altersgipfel 30–40 Jahre, Frauen häufiger betroffen als Männer.

Krankheitsentstehung

Die Ursache des **Reizdarmsyndroms** ist unklar. Diskutiert werden u. a. eine erniedrigte viszerale Reizwahrnehmungsschwelle, eine veränderte Darmmotilität, eine Störung der intestinalen Barrierefunktion, eine erhöhte Konzentration von Abwehrzellen und immunologischen Botenstoffen in der Darmschleimhaut nach Infektionen und psychosoziale Faktoren. Überlappung mit der funktionellen Dyspepsie (➤ 7.5.1) ist möglich.

Symptome, Befund und Diagnostik

Ein Reizdarmsyndrom liegt vor, wenn folgende Kriterien erfüllt sind [13]:

- Länger als drei Monate dauernde Beschwerden (z. B. Bauchschmerzen, Blähungen), die von Patient *und* Arzt auf den Darm bezogen werden und in der Regel mit Stuhlgangsveränderungen einhergehen
- Relevante Beeinträchtigung der Lebensqualität
- Andere Erkrankungen mit ähnlichen Symptomen möglichst sicher ausgeschlossen sind.

Der körperliche Untersuchungsbefund ist unergiebig. Auffällig ist der trotz der chronischen Beschwerden gute Allgemeinzustand des Patienten.

Die Diagnose eines Reizdarmsyndroms darf erst nach Ausschluss organischer Krankheiten gestellt werden. Je kürzer die Vorgeschichte und je älter der Patient ist, desto unwahrscheinlicher ist ein Reizdarmsyndrom. Gegen ein Reizdarmsyndrom sprechen insbesondere Gewichtsabnahme, Leistungsknick, Nachtschweiß, Fieber, zunehmende Beschwerden sowie Blut im Stuhl.

Zur Basisabklärung werden Blutuntersuchungen (Blutbild, BSG, CRP, Kreatinin, Elektrolyte, Leberwerte, Lipase, Amylase, Transglutaminase-AK), Stuhluntersuchungen und ein Urinstatus empfohlen. Meist ist auch eine Ileokoloskopie sinnvoll.

Behandlungsstrategie

Die Behandlung ist schwierig. Basis ist die Aufklärung des Patienten über die Erkrankung. Kostveränderung (je nach Symptomatik), körperliche Bewegung und psychotherapeutische Beratung können langfristig helfen. Arzneimittel werden zurückhaltend und symptomorientiert eingesetzt, ihr Erfolg ist oft nur mäßig. Probiotika und pflanzliche Präparate können versucht werden.

7.6.10 Dickdarmpolypen

DEFINITION

Dickdarmpolyp: Benigne Schleimhauterhabenheit im Dickdarm, wobei es sich meist um *Adenome* handelt. Häufigkeit ca. 10 % der Erwachsenen, Lokalisation in 50 % der Fälle im Rektum.

Krankheitsentstehung

Bei ca. 80 % der **Dickdarmpolypen** (➤ Abb. 7.38, ➤ Abb. 7.40) handelt es sich um *Adenome,* also gutartige, von der Schleimhaut ausgehende Tumoren. Ihre Ursache ist nach wie vor unklar, bei ihrem Wachstum spielen die gleichen Faktoren wie beim kolorektalen Karzinom eine Rolle. Die Adenome können über die Jahre durch

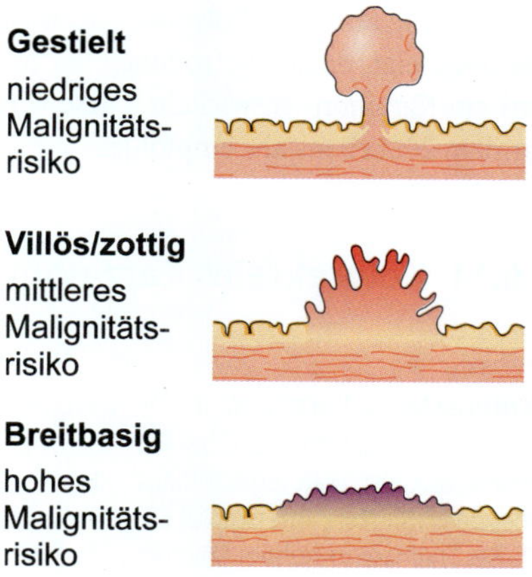

Abb. 7.38 Unterschiedliche Wuchsformen von Dickdarmpolypen. [L190]

weitere Mutationen zunächst **Epitheldysplasien** (Differenzierungsstörungen) entwickeln und dann zum Adenokarzinom entarten **(Adenom-Karzinom-Sequenz).**

Besonders viele Polypen treten im Rahmen verschiedener **Polyposis-Syndrome** auf. Zu erwähnen ist hier vor allem die autosomal-dominant vererbte **familiäre adenomatöse Polyposis** (*kurz FAP,* auch *Adenomatosis coli*), bei der die Kolonschleimhaut von Adenomen förmlich übersät ist.

Symptome, Befund und Diagnostik

Meist führen die Adenome nicht zu Beschwerden und werden nur bei einer Dickdarmuntersuchung aus anderen Gründen diagnostiziert. Mitunter können kleinere Mengen Blut (Nachweis okkulten Blutes im Stuhl) abgesetzt werden. Bei großen Polypen sind Passagestörungen (Ileus), abdominale Schmerzen und Koliken möglich.

Behandlungsstrategie

Wegen des Entartungsrisikos sollte jeder Polyp durch **endoskopische Polypektomie** (➤ Abb. 7.39) oder **endoskopische Mukosaresektion** *(EMR)* abgetragen und histologisch beurteilt werden. Der Patient sollte in regelmäßigen, risikoabhängigen Abständen nachuntersucht werden. Bei größeren Adenomen und Passagestörungen kann eine Operation erforderlich sein.

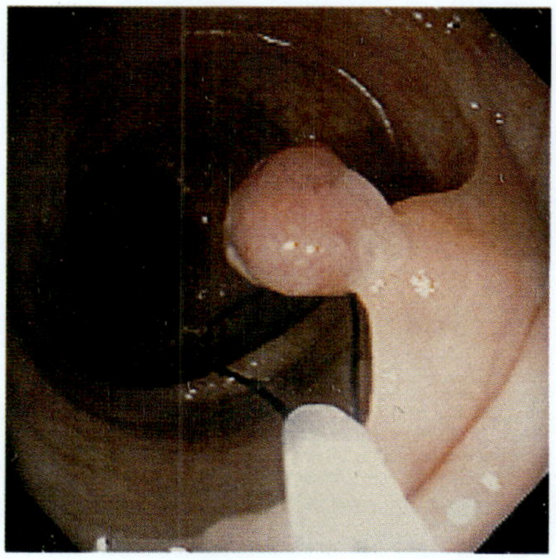

Abb. 7.39 Polypektomie mit Hochfrequenz-Diathermieschlinge. Die Schlinge wird um den Stiel des Polypen gelegt und zugezogen. Durch den Hochfrequenzstrom erhitzt sich der Schlingendraht, durchtrennt den Polypenstiel und wirkt gleichzeitig durch Eiweißgerinnung und Gewebeverkochung blutstillend. [R229]

Liegt eine familiäre Polypose vor, ist immer eine *Proktokolektomie* angezeigt, da alle Betroffenen bis zum 40. Lebensjahr mindestens ein Karzinom entwickeln. Diese wird nach der Pubertät, aber vor dem 20. Lebensjahr empfohlen.

7.6.11 Kolorektales Karzinom

DEFINITION

Kolorektales Karzinom *(Kolon-Rektum-Karzinom):* Dick- bzw. Mastdarmkrebs. In Deutschland bei Männern wie Frauen zweithäufigste maligne Erkrankung. Histologisch meist Adenokarzinom. Mit dem Alter zunehmende Häufigkeit, Altersgipfel 65.–75. Lebensjahr, Männer : Frauen = 3 : 2. Bei Therapie in frühem Stadium gute Prognose.

Krankheitsentstehung

Bei der Entstehung des **kolorektalen Karzinoms** (➤ Abb. 7.40) spielen viele endo- und exogene Einflüsse mit, wobei ihre Gewichtung umstritten ist. Umweltfaktoren und hier insbesondere der Ernährung („westliche" Ernährung mit viel Fleisch und tierischen Fetten, wenig Ballaststoffen) wird eine bedeutende Rolle zugeschrieben. Ungefähr 80 % der kolorektalen Karzinome sind in Rektum oder Sigma lokalisiert, ca. 5 % der Patienten haben mehrere Karzinome gleichzeitig.

Ein erhöhtes Karzinomrisiko haben Patienten mit *Adenomen* (die meisten Kolonkarzinome entstehen durch Entartung eines Adenoms), mit langjähriger Colitis ulcerosa und Morbus Crohn. Besonders hoch ist das Risiko bei der familiären adenomatösen Polyposis (➤ 7.6.10) und mit ca. 50–75 % beim **hereditären nichtpolypösen Kolonkarzinom** *(HNPCC, Lynch-Syndrom).* Gut 5 % der Kolonkarzinome sind auf diese beiden autosomal dominant erblichen Erkrankungen zurückzuführen.

Symptome, Befund und Diagnostik

Die Symptome sind in der Regel Spätsymptome:
- Wechsel von Stuhlgewohnheiten
- Teerstuhl bei Tumor im Colon ascendens, sichtbare Blutbeimengungen/-auflagerungen im Stuhl bei tieferen Tumoren
- Schmerzen im Abdomen, Ileussymptome (durch die Tumorstenose)
- Anämie (durch die chronischen Blutverluste)
- Leistungsknick, Gewichtsabnahme.

Veränderte Stuhlgewohnheiten

Jeder Wechsel von Stuhlgewohnheiten ohne erklärbare Ursache, z. B. Obstipation und/oder Diarrhö (auch abwechselnd), ist bei Menschen ab dem 40. Lebensjahr verdächtig auf ein kolorektales Karzinom.

Ergibt sich aus Anamnese und körperlicher Untersuchung (einschließlich rektaler Untersuchung) der Verdacht auf ein kolorektales Karzinom, erfolgt die weitere Diagnostik durch Koloskopie mit Biopsie und beim Rektumkarzinom mit Endosonografie. CT- oder MR-Kolonografie können die Koloskopie nicht ersetzen und werden nur durchgeführt, wenn wegen einer tumorbedingten Darmstenose keine komplette Koloskopie möglich ist.

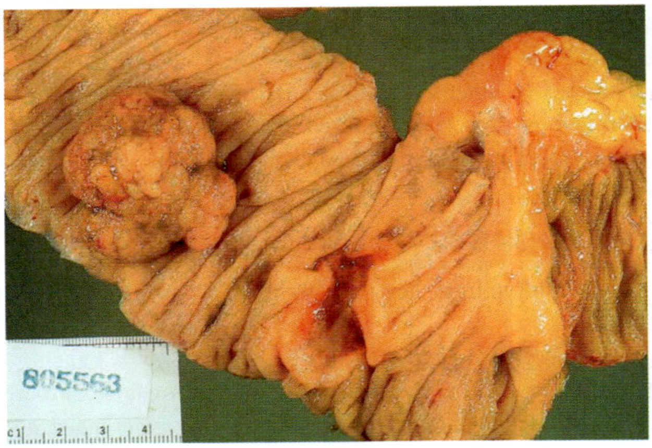

Abb. 7.40 Kolonpolyp und -karzinom des Colon ascendens (OP-Präparat). Im linken Bilddrittel fällt ein großer Polyp auf, daneben findet sich im mittleren Bilddrittel ein ulzeriertes Karzinom. [E439]

Derzeit haben ca. 25 % der Patienten zum Zeitpunkt der Diagnose schon Lebermetastasen. Zur Metastasensuche werden v. a. eine Sonografie und meist auch eine CT des Abdomens sowie eine Röntgenaufnahme des Thorax durchgeführt. Die Blutuntersuchung zeigt evtl. eine Anämie und CEA-Erhöhung. Die wiederholte Bestimmung der Tumormarker CEA und CA 19–9 (➤ 12.4.2) ermöglicht eine Verlaufskontrolle.

Klassifiziert wird das kolorektale Karzinom nach dem TNM-System, ggf. mit darauf basierender Zuordnung zu Stadien nach UICC oder Dukes.

Behandlungsstrategie

Praktisch immer ist eine operative Entfernung des Tumors angezeigt, entweder unter kurativer Zielsetzung oder um absehbare lokale Komplikationen durch den Tumor zu verhindern. Oft kann auch bei Rektumtumoren die Schließmuskelfunktion erhalten werden.

Als adjuvante (unterstützende) Therapie (➤ 12.5.1) kann beim Kolonkarzinom eine postoperative Chemotherapie (z. B. 5-Fluoruracil plus Folinsäure plus Oxaliplatin) erfolgen, beim Rektumkarzinom stadienabhängig eine neoadjuvante und/oder adjuvante Radio- und/oder Chemotherapie [14].

Einzelne bzw. wenige Leber- oder Lungenmetastasen werden, evtl. nach Chemotherapie, operativ entfernt, wenn der Primärtumor kurativ operiert wurde, eine vollständige Entfernung möglich erscheint und keine weiteren Fernmetastasen nachweisbar sind. Postoperativ folgt meist eine Chemotherapie.

Palliativmaßnahmen umfassen einzeln oder kombiniert:
- Kombinationschemotherapien. Es gibt mehrere Schemata, häufig verabreicht wird 5-Fluoruracil/Folinsäure mit Oxaliplatin (Eloxatin®) oder Irinotecan (Campto®)
- Antikörpertherapien wie z. B. Bevacizumab (Avastin®) oder Cetuximab (Erbitux®). Sie werden teilweise auch mit Zytostatika kombiniert
- Operationen, Strahlen- oder Laserbehandlungen.

Der Rehabilitationsbedarf von Patienten mit einem kolorektalen Karzinom ist sehr unterschiedlich und hängt von Art und Intensität der Behandlung ab (Stomaanlage? Kontinenzprobleme? Intensive Chemotherapie?). Betroffene sollten aber die Möglichkeit von Reha-Maßnahmen einschließlich psychosozialer Betreuung erhalten (➤ 12.1.3).
Pflege ➤ 12.1

Prognose

Im Stadium I hat das kolorektale Karzinom mit einer 5-Jahres-Überlebensrate von über 90 % eine gute Prognose. Insgesamt liegt die 5-Jahres-Überlebensrate derzeit um 60 %. Regelmäßige Kontrollen dienen der Früherkennung von Lokalrezidiven und Metastasen.

Prävention

Primärprävention. Eine sichere Prävention gibt es nicht. Wahrscheinlich kann eine „gesunde" Lebensweise mit viel Obst und Gemüse, aber wenig (rotem) Fleisch und tierischen Fetten in der Ernährung und ausreichend körperlicher Aktivität der Entstehung des kolorektalen Karzinoms vorbeugen. Möglicherweise wirkt auch (langjährige) Einnahme von Azetylsalizylsäure präventiv. Aufgrund der Nebenwirkungen (vor allem gastrointestinalen Blutungen mit allen ihren Risiken) wird dies aber nicht empfohlen.

Sekundärprävention. Zur Sekundärprävention gibt es in Deutschland folgendes Früherkennungsprogramm:

- Jährliche Stuhltests auf okkultes Blut zwischen 45 und 50 Jahren (➤ 7.3.2). Die Kosten für die klassischen chemischen Tests werden von den Krankenkassen getragen, für die immunologischen derzeit nicht. Ein positiver Befund wird durch Koloskopie abgeklärt
- Routinemäßige Koloskopie auch beschwerdefreier Menschen. Durch die hierbei mögliche Polypenentfernung werden viele kolorektale Karzinome wirklich verhindert, zudem werden mehr Karzinome in den prognostisch günstigen Frühstadien entdeckt. Die Kosten für eine „Basiskoloskopie" ab dem 50. Lebensjahr sowie bei unauffälligem Befund eine Wiederholungsuntersuchung nach zehn Jahren werden von den Krankenkassen übernommen. Die Akzeptanz dieser Untersuchung durch die Bevölkerung ist bisher gering, da die Koloskopie nach wie vor schambesetzt ist und viele Menschen – heute unbegründete – Angst vor Schmerzen haben.

Für Risikogruppen fußt die (Sekundär-)Prävention im Wesentlichen auf Koloskopien. Ab welchem Zeitpunkt und in welchen Abständen die Koloskopien empfohlen werden, kann speziellen Richtlinien entnommen werden. Bei Angehörigen von Menschen mit familiärer adenomatöser Polyposis kann eine Genanalyse klären, ob sie ebenfalls Träger der Erkrankung sind.

Literatur und Kontaktadressen

LITERATURNACHWEIS

1. Baker, B.: Neues Leben mit dem Stoma. Patientenbericht. In: Heilberufe 3/2008, S. 20.
2. Gruber, G.: Stomapflege. Erstes Handeln bei Komplikationen. In: Die Schwester/Der Pfleger 2/2010, S. 140–145.
3. Schmidt, M.: Nahrungsaufnahme trotz Schluckstörungen: Zurück zum Essen finden. In: Die Schwester/Der Pfleger 5/2012, S. 65–67.
4. Burke, U.: Therapie bei Verstopfung. In: Heilberufe 3/2008, S. 34–35.
5. Herold, G.: Innere Medizin, 2017; S 444
6. Gottschalk, L., Andresen, V., Layer, P.: Reizdarmsyndrom und funktionelle Dyspepsie: Diagnostik und Therapie [Irritable bowel syndrome and functional dyspepsia: Diagnosis and treatment]. Der Internist 63/2022, S. 51–61.
7. Leitlinienprogramm Onkologie der Arbeitsgemeinschaft der Wissenschaftlichen Medizinischen Fachgesellschaften e. V. (AWMF), der Deutschen Krebsgesellschaft e. V. (DKG) und der Deutschen Krebshilfe e. V. (DKH) (Hrsg.): Diagnostik und Therapie der Adenokarzinome des Magens und ösophagogastralen Übergangs. Version 3.0. 2025. https://register.awmf.org/assets/guidelines/032-009OLl_S3_Magenkarzinom_Diagnostik_Therapie_Adenokarzinome_oesophagogastraler_Uebergang_2025-05.pdf (letzter Zugriff: 16.10.2025).
8. Köhnke, K.: Essen und Trinken bei Lactoseintoleranz. 7. A. DGE-Infothek. DGE-MedienServive: 2022. www.dge-medienservice.de/essen-und-trinken-bei-lactoseintoleranz.html (letzter Zugriff: 19.12.2025).
9. Backes, G. Gluten – gesundes Eiweiß oder Krankmacher? Ernährungsradar. 2025. www.ernaehrungsradar.de/forschungsstand-gluten (letzter Zugriff: 19.12.2025).
10. Werner, S.: Mangelerscheinungen bei Morbus Crohn und Colitis ulcerosa. Ernährung bei chronisch-entzündlichen Darmerkrankungen. In: Pflegezeitschrift 12/2011, S. 712–715.
11. Kucharzik T. et al.: Aktualisierte S3-Leitlinie Colitis ulcerosa. Version 6.2. 2024. https://register.awmf.org/assets/guidelines/021-009l_S3_Colitis-ulcerosa_2025-02.pdf (letzter Zugriff: 16.10.2025).
12. Robert Koch-Institut: Infektionskrankheiten. www.rki.de/DE/Content/Infekt/Krankenhaushygiene/Erreger_ausgewaehlt/Clostridium/Tabelle_Uebersicht.html?nn=2386228 (letzter Zugriff: 16.10.2025).
13. Layer, P. et al.: Update S3-Leitlinie Reizdarmsyndrom: Definition, Pathophysiologie, Diagnostik und Therapie. Gemeinsame Leitlinie der Deutschen Gesellschaft für Gastroenterologie, Verdauungs- und Stoffwechselkrankheiten (DGVS) und der Deutschen Gesellschaft für Neurogastroenterologie und Motilität (DGNM). 2021. https://register.awmf.org/assets/guidelines/021-016l_S3_Definition-Pathophysiologie-Diagnostik-Therapie-Reizdarmsyndroms_2022-02.pdf (letzter Zugriff: 16.10.2025).
14. Arbeitsgemeinschaft der Wissenschaftlichen Medizinischen Fachgesellschaften e. V. (AWMF), Deutsche Krebsgesellschaft e. V. (DKG), Stiftung Deutsche Krebshilfe (DKH): S3-Leitlinie Kolorektales Karzinom. Version 3.0. 2025. https://hub.leitlinienprogramm-onkologie.de/leitlinie/kolorektales-karzinom (letzter Zugriff: 15.10.2025).

KONTAKTADRESSEN

Deutsche ILCO e. V. (Deutsche Ileostomie-Colostomie-Urostomie-Vereinigung), Thomas-Mann-Straße 40, 53111 Bonn, Tel.: 02 28/33 88 94 50, www.ilco.de

FgSKW e. V. (Fachgesellschaft Stoma, Kontinenz und Wunde), Nikolaus-Groß-Weg 6, 59379 Selm, Tel.: 0 25 92/97 31 41, www.fgskw.org

Deutsche Zöliakie-Gesellschaft e. V. (DZG), Kupferstraße 36, 70565 Stuttgart, Tel.: 07 11/4 59 98 10, www.dzg-online.de

Deutsche Morbus Crohn/Colitis Ulcerosa Vereinigung e. V. (DCCV), Inselstr. 1, 10179 Berlin, Tel.: 0 30/20 00 39 20, www.dccv.de

Kompetenznetz Darmerkrankungen e. V. Hopfenstr. 60, 24103 Kiel, Tel.: 04 31/580 90 60, www.kompetenznetz-ced.de

KAPITEL

8 Pflege von Menschen mit Erkrankungen von Leber, Gallenwegen, Pankreas und Milz

Pflegesituation „Ernsthafte Bauchschmerzen" 303

8.1 Pflege bei Erkrankungen von Leber, Gallenwegen, Pankreas und Milz 304
8.1.1 Betroffene Menschen 304
8.1.2 Prävention, Alkoholprävention und -entwöhnung ... 305
8.1.3 Rehabilitation 309
8.1.4 Patientenberatung 309
8.1.5 Beobachten, Beurteilen und Intervenieren 310

8.2 Hauptbeschwerden bei Erkrankungen von Leber, Gallenwegen, Pankreas und Milz 310
8.2.1 Ikterus und Cholestase 310
8.2.2 Aszites 312

8.3 Der Weg zur Diagnose 313
8.3.1 Anamnese und körperliche Untersuchung 313
8.3.2 Laboruntersuchungen 313
8.3.3 Bildgebende Verfahren 314
8.3.4 Aszitespunktion 315
8.3.5 Leberbiopsie 316
8.3.6 Laparoskopie 317

8.4 Erkrankungen der Leber 318
8.4.1 Hepatitis: Überblick 318
8.4.2 Akute Virushepatitis 318
8.4.3 Chronische Hepatitis 322
8.4.4 Alkoholische Leberschädigung 324
8.4.5 Leberschädigungen durch andere Noxen 325
8.4.6 Akutes Leberversagen 325
8.4.7 Leberzirrhose und Leberkoma 325
8.4.8 Tumoren der Leber 330
8.4.9 Stoffwechselerkrankungen mit Hauptmanifestation an der Leber 331

8.5 Erkrankungen von Gallenblase und Gallenwegen 332
8.5.1 Cholelithiasis 332
8.5.2 Cholezystitis 335
8.5.3 Akute eitrige Cholangitis 335
8.5.4 Nicht-eitrige chronisch-destruierende Cholangitis und primär biliäre Zirrhose 336
8.5.5 Primär sklerosierende Cholangitis 336
8.5.6 Gallenblasen- und Gallengangkarzinom 337

8.6 Erkrankungen des Pankreas 337
8.6.1 Akute Pankreatitis 337
8.6.2 Chronische Pankreatitis und Pankreasinsuffizienz 339
8.6.3 Pankreaskarzinom 340

8.7 Erkrankungen der Milz 341
8.7.1 Splenomegalie 341
8.7.2 Hypersplenismus 341

Literatur und Kontaktadressen 341

Pflegesituation

Hintergrund zur Pflegesituation

Pflegerisches Setting: stationäre Akutpflege
Patientin: Frau Agnes Berge, 57 Jahre
Diagnose: akute Cholangitis, akute Pankreatitis

Ernsthafte Bauchschmerzen

Pflegefachmann Daniel Coppens arbeitet im Spätdienst in der Notaufnahme. Er betreut die 57-jährige Agnes Berge, die mit krampfartigen Schmerzen im rechten Oberbauch aufgenommen wurde. Sie berichtet: „*Ich habe die Schmerzen schon seit ein paar Wochen. Diesmal sind sie aber besonders schlimm. Und sehen Sie mal meine Augen. Die sehen irgendwie gelb aus.*" Daniel schaut sich Frau Berges Augen genauer an, sie sind tatsächlich gelb gefärbt. Frau Berge fährt fort: „*Ich muss Ihnen noch etwas sagen. Das ist mir etwas peinlich. Mein Stuhlgang ist heller als sonst. Das habe ich noch nie gesehen.*" „*Das muss Ihnen nicht peinlich sein, Frau Berge*", entgegnet Daniel. Nach kurzer Rücksprache mit dem Arzt Lakshman Adhikari erklärt er Frau Berge das weitere Vorgehen. „*Ich würde gern mal bei Ihnen Blut abnehmen. Darin wollen wir uns verschiedene Werte anschauen, die Entzündungen zeigen können, und auch die Werte für die Leber und die Bauchspeicheldrüse kontrollieren. Der Arzt kommt gleich und macht bei Ihnen einen Ultraschall, um sich die Organe im Bauch genauer ansehen zu können.*" Daniel nimmt das Blut ab und Herr Adhikari führt eine Sonografie durch, in der ihm geweitete Gallengänge und Gallensteine auffallen. Auch das Labor zeigt auffällige Werte:

CRP	87 mg/dl
GGT	550 U/L
Bilirubin	4 mg/dl
GOT	611 U/L
GPT	482 U/L
Lipase	877 U/L

Herr Adhikari diagnostiziert eine akute Cholangitis und eine akute Pankreatitis. Er ordnet Ampicillin/Sulbactam 2.000 mg/ 1.000 mg 3 × täglich an und klärt Agnes Berge über eine ERCP auf. Sie soll ab sofort nichts mehr essen oder trinken und Bettruhe halten und wird 3 l Jonosteril über 24 Stunden mittels eines Infusomaten erhalten. Gegen die Schmerzen ordnet er Dolantin 50 mg i. v. bei Bedarf an.

Nach der Aufklärung über die ERCP betritt Daniel wieder das Zimmer. Frau Berge bricht in Tränen aus. *„Ich habe so große Angst. Was passiert nur mit mir? Ich habe gar nicht verstanden, was der Arzt zu mir gesagt hat. Eine E…R…? Was ist das? Was muss ich tun?“*

Lernaufgaben:

1. Frau Berge hat gelbe Augen. Nennen Sie den Fachbegriff für diese Gelbfärbung und beschreiben Sie, um welche Form es sich handelt.
2. Frau Berge soll eine ERCP bekommen. Erläutern Sie, was eine ERCP ist und welche Aufgaben eine Pflegefachperson im Rahmen der Untersuchung hat.
3. Benennen Sie pflegerische Aufgaben bei einer akuten Pankreatitis.
4. Frau Berge weint und weiß nicht, was sie erwartet und wie sie sich verhalten soll. Stellen Sie dar, wie Sie mit Frau Berge sprechen und welche Informationen Sie ihr geben würden.
5. Frau Berge berichtet von hellem Stuhlgang. Beschreiben Sie, wie es dazu gekommen ist.
6. Frau Berge erhält Jonosteril über den Infusomaten. Nennen Sie die Ziele einer Infusionstherapie.

DEFINITION

Neben dem Magen-Darm-Trakt gehören die **Leber,** die **Gallenblase** und das **Pankreas** *(Bauchspeicheldrüse)* zu den Verdauungsorganen und damit zum Fachgebiet des *Gastroenterologen.*
Die **Milz,** selbst kein Verdauungsorgan, liegt in enger Nachbarschaft zu diesen und ist durch das Pfortadersystem mit ihnen verbunden. Daher kann sie bei Erkrankungen der Verdauungsorgane mit betroffen sein.

Pflege bei Erkrankungen des Magen-Darm-Trakts ➤ Kap. 7

8

8.1 Pflege bei Erkrankungen von Leber, Gallenwegen, Pankreas und Milz

Das Spektrum der Erkrankungen von Leber, Gallenwegen, Pankreas und Milz reicht von der chronischen Leberzirrhose über die akute, schmerzhafte Gallensteinkolik bis zum rasch fortschreitenden Pankreaskarzinom. Die Aufgaben der Pflegenden sind vielfältig:

- Kontrolle von Blutdruck und Puls wegen häufig instabiler Kreislaufverhältnisse
- Kontrolle der Temperatur wegen krankheitsbedingter Entzündungsprozesse
- Schmerzbekämpfung bei akutem Geschehen oder Entzündungen
- Beobachtung von Urin und Stuhl zur Beurteilung des Krankheitsverlaufs
- Beobachtung auf Blutungen (Haut/Schleimhaut bzw. Stuhlgang) wegen häufiger Gerinnungsstörungen bei Lebererkrankungen
- Patientenberatung bezüglich einer gesunden Lebensweise zur Vermeidung von Rezidiven z. B. bei Gallensteinleiden oder akuter Pankreatitis. Ein wesentlicher Bestandteil der Patientenberatung liegt außerdem in der Unterstützung des Erkrankten bei der Alkoholentwöhnung.

8.1.1 Betroffene Menschen

Bei vielen Erkrankungen werden die Betroffenen ganz unerwartet mit beängstigenden (z. B. Ikterus) oder belastenden Symptomen (z. B. Schmerzen) konfrontiert. Sie sind außerdem in ihrer Leistungsfähigkeit stark eingeschränkt und haben teilweise (z. B. bei schwerer akuter Pankreatitis) zunächst Nahrungskarenz. Nach Abklingen der Akutphase fühlen sich die Patienten jedoch meist rasch besser.

Im Gegensatz dazu stehen Krankheitsbilder mit chronischem Verlauf, die die Betroffenen oft auch psychisch verändern. Ist zusätzlich noch eine Alkoholerkrankung im Spiel, versuchen die Betroffenen meist, Symptome zu verdrängen oder herunterzuspielen.

Häufig sind mit chronischen Lebererkrankungen Libido-, Potenz- und Hormonstörungen verbunden. Sie beeinträchtigen das Sexualleben und schränken die Fruchtbarkeit ein. In manchen Fällen muss sogar von der Familiengründung abgeraten werden, z. B. bei den oft jungen Frauen mit einer primär biliären Leberzirrhose (➤ 8.5.4). Vielen Betroffenen fällt es schwer, über ihre Gefühle diesbezüglich zu reden.

Bei Patienten mit Karzinomerkrankungen schreiten die Krankheitsverläufe häufig rasch voran, ändern das Leben der Betroffenen radikal und zwingen durch die stark eingeschränkte Leistungsfähigkeit oft zur Aufgabe der Berufstätigkeit.

Altersgruppen und Begleiterkrankungen

Menschen mit Erkrankungen von Leber, Gallenwegen, Pankreas und Milz sind durchschnittlich jünger als der „typische“ internistische Patient. Patienten mit einer Virushepatitis sind häufig jung, alkoholbedingte Leber- und Pankreaserkrankungen treten oft im mittleren Lebensalter auf, Autoimmunerkrankungen und Gallensteine mit 40–60 Jahren.

Insgesamt wohl häufigste ursächliche Erkrankung ist ein Alkoholabusus. Entsprechend haben nicht wenige Patienten weitere alkoholbedingte oder assoziierte Erkrankungen wie etwa Ösophagusvarizen oder ein Magenulkus.

8.1.2 Prävention, Alkoholprävention und -entwöhnung

Prävention

Alkoholmissbrauch ist in Deutschland die häufigste (Einzel-)Ursache für Leberschäden und chronische Bauchspeicheldrüsenentzündungen. Daher ist der maßvolle Umgang mit Alkohol wesentliche Maßnahme der Primärprävention (➤ Abb. 8.1). Durch risikobewusstes Verhalten und Impfungen könnten zudem viele Hepatitis-Erkrankungen mit allen daraus resultierenden Komplikationen verhindert werden (➤ 8.4.1).

Programme zur Früherkennung (Sekundärprävention) von Leber-, Gallenwegs- und Pankreaserkrankungen gibt es in Deutschland nicht. In Österreich gehört wegen der Häufigkeit alkoholbedingter Leberschäden neben einem Fragebogen eine routinemäßige Bestimmung der γ-GT im Blut zum Vorsorgeprogramm.

Bei der Tertiärprävention von Lebererkrankungen ist – neben der optimalen Behandlung der ursächlichen Erkrankung – die Vermeidung jeglicher weiterer Leberschädigungen wichtig. In der Praxis bedeutet dies vor allem einen absoluten Alkoholverzicht (auch wenn dieser nicht die Ursache der Erkrankung war). Hinzu kommt die Überprüfung aller eingenommenen Medikamente, da auch bestimmte rezeptfreie Medikamente (z. B. Paracetamol) gemieden werden müssen.

Alkoholprävention und -entwöhnung

DEFINITION

Alkoholabhängigkeitssyndrom *(Alkoholabhängigkeitserkrankung, Alkoholkrankheit):* Vorliegen von mindestens drei der folgenden Merkmale während des letzten Jahres:
- Starker Wunsch oder Zwang, Alkohol zu konsumieren
- Verminderte bis aufgehobene Kontrollfähigkeit bezüglich des Alkoholkonsums; der Betroffene kann nicht mehr steuern, wann er wie viel Alkohol trinkt
- Körperliche Entzugserscheinungen bei geringerer oder gar keiner Alkoholaufnahme, Alkoholkonsum zur Verminderung von Entzugserscheinungen
- Toleranzentwicklung (es wird immer mehr Alkohol „vertragen")
- Vernachlässigung anderer Interessen, Alkohol (einschließlich z. B. Beschaffung, Rauschzustände) nimmt immer mehr Zeit in Anspruch
- Weiterer Alkoholkonsum trotz bereits eingetretener schädlicher Folgen.

Daneben werden weitere, nicht einheitlich definierte Begriffe gebraucht, z. B.:

Alkoholmissbrauch: Alkoholkonsum, der mindestens eines der folgenden Kriterien, aber nicht die obigen Kriterien der Alkoholabhängigkeit erfüllt: Vernachlässigung von Pflichten, Konsum von Alkohol trotz rechtlicher oder psychosozialer Probleme oder Gesundheitsgefährdung.

Schädlicher Alkoholkonsum: Alkoholkonsum, der zu psychischen und/oder physischen Schäden geführt hat, ohne dass die obigen Kriterien der Alkoholabhängigkeit erfüllt sind.

Riskanter Alkoholkonsum: Länger dauernde tägliche Alkoholaufnahme, die in epidemiologischen Studien mit einem erhöhten Risiko alkoholbedingter psychischer und/oder physischer Schäden verbunden ist.

Die Entwicklung des Pro-Kopf-Konsums jedes Deutschen im Alter ab 15 Jahren lag 2022 bei 10,6 l Reinalkohol. Der internationale Vergleich zeigt, dass Deutschland nach wie vor zu den Hochkonsumländern gehört. Rund 7,9 Mio. Menschen im Alter von 18 bis 64 Jahren in Deutschland konsumieren Alkohol in einer gesundheitlichen riskanten Form. Bei 9 Mio. liegt ein problematischer Konsum vor. Männer sind häufiger und durchschnittlich früher betroffen als Frauen. [1]

Wirkungen von Alkohol

Der im Magen-Darm-Trakt resorbierte Alkohol gelangt mit dem Blut ins Gehirn. Über Angriff im Neurotransmitterhaushalt (vor allem im Dopaminhaushalt, also dem körpereigenen „Belohnungssystem") wirkt Alkohol in geringen Dosen anregend, stimmungshebend und angstabbauend und kann dadurch z. B. die Kontaktbereitschaft fördern. Diese von vielen als angenehm empfundenen Wirkungen werden bei höherer Alkoholaufnahme abgelöst von Gereiztheit (evtl. bis zu Aggressionen und Gewaltbereitschaft), Einschränkung von Wahrnehmung und Urteilsfähigkeit (mit den möglichen Folgen zu hoher Risikobereitschaft und Eigenüberschätzung), Koordinations- und Sprachstörungen. Sehr hohe Alkoholaufnahme führt zur akuten Intoxikation mit einem Verlust der Schutzreflexe (z. B. Aspirationsgefahr durch Erbrochenes) bis hin zum tödlichen Koma.

Bei regelmäßiger Alkoholaufnahme verändert sich das Neurotransmittergefüge im Gehirn – eine psychische und physische Abhängigkeit entsteht.

Entstehung der Alkoholabhängigkeit

Bei der Entstehung einer Alkoholabhängigkeit spielen zahlreiche Faktoren eine Rolle:
- **Soziales Umfeld.** Beispielsweise ist maßgeblich, wie im Elternhaus mit Konflikten umgegangen wird (Problembewältigungsstrategien?) und welchen Rang Alkohol bei den Bezugspersonen eines Kindes oder Jugendlichen einnimmt („Alkoholtradition" im Elternhaus, hoher Alkoholkonsum im Freundeskreis)
- **Erbliche Veranlagung.** Eine erbliche Veranlagung zur Alkoholabhängigkeit gilt als sicher. Zwillings- und Adoptionsstudien haben ergeben, dass nahe Verwandte von Alkoholabhängigen ein vierfach höheres Risiko als die Durchschnittsbevölkerung haben, alkoholabhängig zu werden. Dies wird auf genetisch bedingte Veränderungen des Neurotransmitterhaushalts im Gehirn zurückgeführt
- **Krisen.** Lebenskrisen werden weniger als Ursache, sondern mehr als Auslöser für eine Alkoholabhängigkeit gesehen.

Hat der Alkoholkonsum erst einmal zu Folgeproblemen wie etwa Partnerschaftskonflikten oder Arbeitsplatzverlust geführt, entwickelt sich oft eine Abwärtsspirale: Schuldgefühle, finanzielle und soziale Probleme lassen den Alkoholkonsum weiter steigen, dies verstärkt die Schwierigkeiten und vermindert die Fähigkeiten zur Problembewältigung usw.

Zeichen einer Alkoholabhängigkeit

Die Grenzen zwischen „normalem" Alkoholkonsum und Alkoholmissbrauch/-abhängigkeit sind fließend, die Zeichen der Abhängigkeitserkrankung v. a. vor dem Eintreten von Organschäden variabel und teils sehr diskret. Sehr viele Betroffene fallen lange nicht auf und sind sozial integriert. Auf ihren Alkoholkonsum angesprochen beteuern etliche, sie „hätten alles unter Kontrolle und könnten jederzeit aufhören". Andere reagieren gereizt oder werden aggressiv. Die meisten trinken heimlich und verstecken ihre Flaschen, viele wechseln zu höherprozentigen Alkoholika und/oder trinken auch schon im Laufe des Tages Alkohol.

Auch scheinbar grundlose Verhaltensänderungen und -schwankungen wie etwa Aggressivität und nachlassendes Verantwortungsgefühl können auf eine Alkoholabhängigkeit hinweisen.

Zum Screening geeignet sind z. B. der **Audit-Test** *(alcohol use disorders identifikation test)* aus zehn Fragen oder der **Audit-C,** die Kurzversion mit drei Fragen (wie oft Alkohol konsumiert wird, wie viele Getränke dann typischerweise getrunken werden und wie häufig mehr als sechs alkoholische Getränke pro Tag getrunken werden).

Laborwerte (v. a. γ-GT-, MCV-, CDT-Erhöhung) können Hinweise auf einen Alkoholmissbrauch geben. Sie erfassen aber nicht alle Betroffenen und insbesondere einer γ-GT- und MCV-Erhöhung können auch andere Erkrankungen zugrunde liegen.

Alkoholassoziierte Erkrankungen

Bei vielen Betroffenen stehen (zunächst) die Leberschäden im Vordergrund (➤ 8.4.4, ➤ 8.4.7). Alkohol fördert oder verursacht jedoch noch weitere Organschäden (➤ Abb. 8.2):

- *ZNS.* Abgesehen von der akuten Alkoholintoxikation und dem Entzugsdelir mit den Symptomen einer akuten Psychose leiden manche chronisch Alkoholabhängige unter:
  - **Korsakow-Syndrom** mit massiver Störung des Kurzzeitgedächtnisses, Desorientiertheit und *Konfabulationen* („erfundene Geschichten“)
  - **Wernicke-Enzephalopathie** (Gangunsicherheit, Augenmuskellähmungen, Reflexstörungen und Bewusstseinsstörungen)
  - *Polyneuropathien* (Erkrankung der peripheren Nerven mit Sensibilitätsstörungen ➤ 10.7.6)
- *Blut.* Häufig sind eine makrozytäre Anämie und/oder Thrombozytopenie
- *Herz/Kreislauf.* Lebensbegrenzend kann eine Herzinsuffizienz infolge alkoholbedingter dilatativer Kardiomyopathie (➤ 4.8) sein. Das Risiko für koronare Herzkrankheit und Bluthochdruck steigt
- *Magen und Darm.* Häufig sind Ösophagitiden (➤ 7.4.1), Ösophagusvarizen (➤ 8.4.7), Gastritiden (➤ 7.5.2), Magen-Darm-Ulzera (➤ 7.5.3) und als Folge obere gastrointestinale Blutungen (➤ 7.2.5)
- *Pankreas.* Alkoholabhängige leiden gehäuft an Pankreatitiden (➤ 8.6.1). Bei hochgradiger Pankreaszerstörung kann es zur exokrinen Pankreasinsuffizienz (➤ 8.6.2) oder zum Diabetes mellitus kommen. Gefährlich ist die Neigung zu Hypoglykämien
- *Stoffwechsel.* Typischerweise sind Triglyzerid- und Harnsäurespiegel im Blut erhöht
- *Immunsystem.* Es besteht ein stark erhöhtes Risiko für Tuberkulose, Pneumonien und Hirnhautentzündungen
- *Malignome.* Das Risiko vor allem für Karzinome im Mund-Rachen-Raum und Ösophagus ist erhöht.

Alkoholdelir

Häufiges Problem bei ungeplanten Krankenhausaufenthalten Alkoholabhängiger ist das **Alkoholdelir** *(Alkoholentzugsdelir).* Teilweise ist die Abhängigkeitserkrankung gar nicht bekannt.

Mäßig abhängige Patienten durchleben „nur“ ein **Prädelir** *(unvollständiges Delir, Entzugssyndrom),* das etwa 10 h nach Stopp der Alkoholzufuhr beginnt und sein Maximum nach 1–2 Tagen erreicht. Leitsymptome sind Tremor der Hände, Schweißausbrüche, Tachykardie, Hypertonie, Magen-Darm-Störungen (Durchfall, Übelkeit), Unruhe, Stimmungsschwankungen und Konzentrationsstörungen. Die Orientierung ist erhalten. Epileptische Anfälle sind möglich.

Ansonsten geht das Prädelir meist am 2.–3. Tag in ein **(vollständiges) Delir** *(Delirium tremens)* über:

- Körperlich fallen mäßiges Fieber, Schweißausbrüche, Durchfall und Erbrechen, starke Kurzatmigkeit sowie Tachykardie auf.

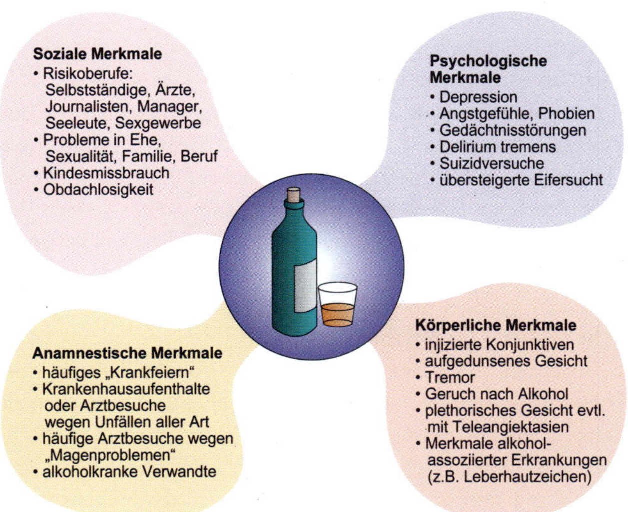

Abb. 8.1 Typische Konstellation, die eine Alkoholkrankheit begünstigt. [L157]

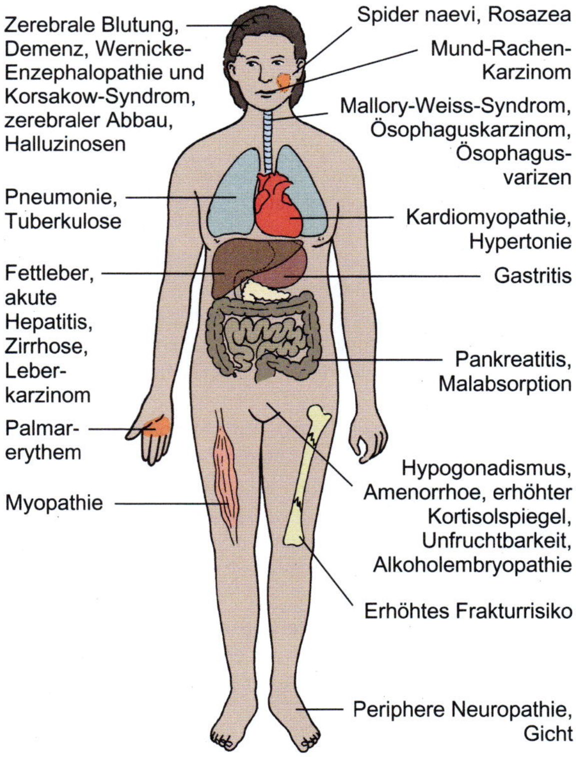

Abb. 8.2 Organische Veränderungen bei Alkoholabhängigkeitserkrankung. [L157]

Verlässt der Patient das Bett, besteht extreme Gangunsicherheit (Sturzgefahr!) und der Gleichgewichtssinn ist gestört
- Psychisch ist der Patient örtlich und zeitlich erheblich desorientiert, leidet unter szenenhaften visuellen Trugwahrnehmungen (*Halluzinationen,* z. B. „kleine Tiere"), ist hochgradig unruhig (auch motorisch, etwa ständiges „Nesteln"), kann nicht schlafen und durchlebt Phasen extremer Angst oder Euphorie
- Viele Betroffene sind aggressiv.

Patientenbeobachtung und Pflegemaßnahmen

Zeichnet sich ein beginnendes Delir ab (oft abends), überwachen die Pflegenden den Patienten engmaschig und benachrichtigen bei zunehmender Symptomatik sofort den Arzt. Je später die Medikation einsetzt, desto schwerer ist das Delir zu beherrschen. Behandlung und Pflege umfassen [2]:
- Vitalzeichenkontrolle (Atmung, Puls, Blutdruck, Temperatur), Beobachtung von Bewusstsein und psychischer Verfassung. Beobachtung der Ausscheidungen, Flüssigkeitsbilanzierung
- Richten der Materialien für venösen Zugang
- Flüssigkeitszufuhr, Elektrolytausgleich, ggf. parenterale Ernährung
- Reizabschirmung soweit möglich. Beruhigung des Patienten und Vermitteln von Sicherheit durch Zuwendung, Vermeiden von Hektik
- Schutz vor Verletzungen (Begleitung beim Aufstehen), im Extremfall Fixieren (auf ärztliche Anordnung), auch zur Gewährleistung der Infusionstherapie und zum Selbstschutz
- Vitamin-B_1- und -B_6-Gabe
- Medikamente gegen die Entzugs- und vegetativen Symptome und zur Krampfprophylaxe (je nach Symptomen und Vorerkrankungen):
  - Clomethiazol (Distraneurin®) oral
  - Haloperidol (z. B. Haldol®) oral oder i. v.
  - Benzodiazepine (z. B. Diazepam, etwa in Valium®) oral oder i. v.
  - Clonidin (z. B. Clonidin ratiopharm® i. v., nur auf Intensivstationen)
  - im Prädelir auch Carbamazepin (z. B. Tegretal®),Diazepam zur Krampfprophylaxe
- Evtl. Unterstützung beim Abhusten des Bronchialsekrets bis zum Absaugen, da Clomethiazol zu starker Verschleimung führen kann
- Prophylaxen entsprechend dem Zustand des Betroffenen (Pneumonieprophylaxe!).

Alkohol im Alter

Die Zahl alter Menschen mit Alkoholproblemen und die Krankenhausaufnahmen alter Menschen wegen einer Alkoholvergiftung haben zugenommen. Aktuelle Schätzungen gehen davon aus, dass etwa 3–5 % der Männer und rund 1–2 % der Frauen über 65 Jahre die Kriterien einer Abhängigkeit erfüllen [3]. Die Abhängigkeit kann bereits lange bestanden *(early-onset)* oder sich erst im höheren Alter entwickelt haben *(late-onset),* ausgelöst z. B. durch zunehmende Beschwerden

und Verlusterlebnisse, aber auch fehlende Tagesstruktur und Langeweile.

Mit zunehmendem Alter führt die gleiche Alkoholmenge aufgrund eines geringeren Körperwasseranteils und einer verminderten Abbaukapazität der Leber zu höheren Alkoholkonzentrationen im Blut. Die Gehirnzellen reagieren empfindlicher und werden schneller geschädigt. Hinzu kommen evtl. gefährliche Wechselwirkungen mit Medikamenten, nicht nur mit den besonders problematischen Schlaf- und Beruhigungsmitteln und Antidepressiva.

Alkoholprobleme alter Menschen bleiben oft sehr lange verborgen: Die meisten alten Menschen trinken den Alkohol „im stillen Kämmerlein", es gibt keine Berufskollegen (und oft auch kaum Freunde oder Nachbarn) mehr, denen etwas auffallen könnte, und die körperlichen Zeichen sind vielfach diskret und können bei zahlreichen anderen Erkrankungen ebenfalls auftreten. Warnsymptome für Pflegende sind neben allen oben genannten Zeichen z. B. Schwindel, Stürze, nachlassende geistige Fähigkeiten, Interesselosigkeit und Appetitverlust. Häufig ist es nicht möglich, zwischen altersbedingten Veränderungen, Folgen anderer Erkrankungen und alkoholbedingten Schäden zu unterscheiden.

Pflegende und Ärzte müssen alte Menschen beim Thema Alkohol anders ansprechen als junge. Viele alte Menschen warten mit Suchtmitteln nur noch auf den Tod, sie wollen ihre Situation gar nicht verändern. Resignation ist allerdings nicht angezeigt, denn die Erfolgsaussicht einer Therapie ist bei alten Menschen vergleichbar der bei Jüngeren (bei Late-onset-Formen besser als bei Early-onset-Formen). Besonders erfolgversprechend sind altersspezifische Angebote, welche die besonderen Probleme und nachlassenden Fähigkeiten älterer Menschen berücksichtigen. Sie befinden sich allerdings erst im Aufbau.

Alkoholprävention

Jugendliche sollten möglichst spät erstmalig Alkohol trinken und einen maßvollen Umgang mit Alkohol erlernen:
- Eltern, andere Verwandte und Bekannte und Erzieher haben Vorbildfunktion (➤ Abb. 8.1). Sie sollten versuchen zu vermitteln und vorzuleben, dass Alkohol oder andere Drogen keine Mittel zur Konfliktlösung sind und man auch ohne oder mit wenig Alkohol „Party machen und Spaß haben" kann
- Suchtpräventionsprogramme an Schulen sollen das Selbstbewusstsein der Kinder und Jugendlichen stärken, damit diese bewusst „Nein" zum Alkohol sagen können. Abschreckungsstrategien haben sich als wenig wirksam erwiesen
- Prävention des Alkoholmissbrauchs ist auch eine gesamtgesellschaftliche und gesetzgeberische Aufgabe – man denke etwa an das Alkoholabgabeverbot an Kinder und Jugendliche unter 18 Jahren oder die Preisgestaltung der sogenannten „Alcopops"
- Rauchen erhöht das Risiko, alkoholabhängig zu werden. Daher gilt alles oben Gesagte ebenso für Tabakwaren (➤ 6.1.2), wobei hier aber das Ziel der völlige Verzicht ist.

Empfehlungen zum risikoarmen Alkoholkonsum

Nach den Empfehlungen des wissenschaftlichen Kuratoriums der Deutschen Hauptstelle für Suchtfragen (DHS) liegt die „Grenze" für einen risikoarmen Alkoholkonsum für gesunde Erwachsene bei 24 g (Männer) bzw. 12 g (Frauen) Alkohol täglich. 24 g sind z. B. enthalten in 0,5–0,6 l Bier oder 0,25–0,3 l Wein (Alkoholgehalt von Alkoholika ➤ Tab. 8.1).

$$\text{Alkohol pro Getränk}\,[\text{g}] = \frac{\text{Vol.\%}}{100} \times \text{Vol. des Getränks}\,[\text{ml}] \times 0{,}8\,\text{g/ml}$$

An zwei Tagen pro Woche sollte außerdem überhaupt kein Alkohol getrunken werden.

8

Tab. 8.1 Alkoholgehalt verschiedener Getränke (Zahlen gerundet).

Getränk	Vol. %	Menge pro Drink	Reiner Alkohol pro Drink
Alco-Pops	5	0,30 l	12 g
Apfelwein	5	0,25 l	10 g
Bier	5	0,30 l	12 g
Cognac, Weinbrand	40	0,05 l	16 g
Doppelkorn, Wodka	40	0,02 l	6 g
Korn, Likör	30	0,02 l	5 g
Rotwein	14	0,10 l	11 g
Sekt	10	0,10 l	8 g
Sherry	15	0,05 l	6 g
Weißwein	10	0,10 l	8 g
Whiskey	50	0,02 l	8 g

Alkoholentzug und -entwöhnung

Am Beginn steht immer die Motivation des Betroffenen zu Alkoholentzug und -entwöhnung. Diese zu erreichen ist eine wesentliche Aufgabe aller Mitarbeiter und kann Monate dauern, evtl. auch gar nicht gelingen. Viele Kranke können sich erst bei sehr hohem Leidensdruck dazu entschließen.

Wünscht der Kranke eine Langzeittherapie, wird dem Betroffenen ein Platz in einer entsprechenden Einrichtung vermittelt (Therapiedauer ca. drei Monate), im Krankenhaus meist durch einen Sozialarbeiter. Wurde der Kranke wegen einer akuten Erkrankung stationär aufgenommen, sodass im Krankenhaus bereits ein Alkoholentzug erfolgte, ist ein direkter Wechsel in die Langzeiteinrichtung am besten, vielfach ist dies wegen Wartezeiten jedoch nicht möglich. Viele Einrichtungen fordern dann einen erneuten Krankenhausaufenthalt unmittelbar vor der geplanten Aufnahme (Dauer ca. eine Woche), da eine akute Entzugssymptomatik den Kranken gefährdet und die Arbeit mit ihm unmöglich macht.

Zunehmend werden ambulante Langzeittherapien durchgeführt. Sie sind insbesondere für Patienten mit (noch) wenig beeinträchtigtem sozialem Umfeld von Vorteil, da die Betroffenen nicht aus ihrer Umgebung herausgerissen werden und nicht über Wochen am Arbeitsplatz fehlen. Voraussetzungen sind allerdings eine gute Compliance des Patienten und ein unterstützendes Umfeld. Hat ein Patient (schlechte) Vorerfahrungen gemacht, gelingt die Motivation eher, wenn man diese Erfahrungen berücksichtigt und dem Betroffenen ein anderes therapeutisches Konzept vorschlägt.

Unter Experten umstritten ist, ob immer völlige Abstinenz angestrebt werden sollte oder ob auch sog. kontrolliertes Trinken mit Reduktion des Alkoholkonsums und Einhalten bestimmter Regeln (z. B. nicht vor 18 Uhr) eine Option (und besser als nichts) ist.

Die Rolle von Arzneimitteln in der Rückfallprophylaxe ist umstritten; auf jeden Fall sind sie nur eingebettet in ein therapeutisches Gesamtkonzept und mit Einverständnis des Patienten sinnvoll. In Deutschland zugelassen sind Acamprosat (Campral®) und Naltrexon (Adepend®, ein Opiatantagonist), die den Suchtdruck mindern sollen.

Pflege alkoholabhängiger Menschen

Pflegende begegnen Alkoholabhängigen wie anderen Patienten auch: wertfrei und ohne Vorurteile. Alle an der Therapie Beteiligten bemühen sich um ein Vertrauensverhältnis zum Patienten. Wünschenswert ist, dass eine Atmosphäre entsteht, in der er – mit einer Person seiner Wahl – über seine Probleme reden kann.

Auf der internistischen Station befinden sich Alkoholabhängigkeitserkrankte meist dann, wenn es bereits zu massiven Gesundheitsschäden gekommen ist. Der Patient ist in einer extremen Belastungssituation. Ihm wird im Laufe des Entzugs bewusst, welchen Einfluss der Alkohol bereits auf das eigene Leben und seine Umgebung genommen hat. Das erhöht den Leidensdruck und kann zu abweisendem oder aggressivem Verhalten den Pflegenden gegenüber führen. Dieser Leidensdruck kann für den Patienten allerdings auch ein wesentlicher Antrieb zur Entwöhnung sein.

Für viele Alkoholabhängige besteht die größte Schwierigkeit darin, sich einzugestehen, dass sie krank sind und Hilfe brauchen. Sie haben meist große Schuld- und Minderwertigkeitsgefühle. Der Wille zur Veränderung kann jedoch immer nur vom Patienten selber ausgehen und er muss diese für sich selbst wollen. Es hat keinen Sinn, für den Partner oder die Kinder „trocken“ werden zu wollen. Schuldzuweisungen und Druck, auch durch das therapeutische Team, sind kontraproduktiv. Ebenso wenig darf jedoch das Versteckspiel vieler Abhängiger, die ihr Alkoholproblem leugnen, unterstützt werden. Alle an der Therapie Beteiligten weisen ganz klar auf die Zeichen der Erkrankung hin und halten sich an feste Regeln im Umgang mit dem Patienten.

Der Patient darf dabei nicht allein gelassen werden, wenn er mit der Realität seiner Erkrankung konfrontiert wird und seine Scheinwelt zusammenbricht. Er muss Gelegenheit bekommen, sein Selbstbewusstsein wieder zu stärken, beispielsweise indem er sich selbstständig um Termine mit dem Sozialamt kümmert. Eine oft jahrelang bestehende Scheinwelt zu verlassen löst große Ängste aus und kann eine erhöhte Suizidgefahr zur Folge haben.

Eine Betreuung durch ein multiprofessionelles Team (Pflegende, Arzt, Psychologe, Sozialarbeiter, evtl. Seelsorger) ist unerlässlich.

Pflegende können auf Selbsthilfegruppen sowie auf Informationsquellen im Internet hinweisen.

VORSICHT

Alkoholabhängige sind insbesondere bei gerade zusammengebrochenem sozialem Umfeld in hohem Maße *suizidgefährdet.*

Patientenbeobachtung und Dokumentation

- Vitalzeichen (Atmung, Puls, RR), Temperatur
- Ausscheidungen, evtl. Flüssigkeitsbilanzierung
- Bewusstsein, psychischer Zustand.

8

8.1.3 Rehabilitation

Bei der Rehabilitation von Menschen mit Erkrankungen von Leber, Gallenwegen, Pankreas und Milz stehen zahlenmäßig die Patienten mit chronischen Leber- und Bauchspeicheldrüsenerkrankungen im Vordergrund. Schwerpunkte sind die Stabilisierung des Ernährungszustands und der Verzicht auf Alkohol und Nikotin (➤ Tab. 8.2, Allgemeines zur Rehabilitation ➤ 1.2.2, onkologische Rehabilitation ➤ 12.1.3).

Ist die Erkrankung durch Alkoholmissbrauch bzw. -abhängigkeit bedingt, kommen zusätzliche Aspekte hinzu: verschiedene Psychotherapien (etwa zum Aufdecken ungünstiger und Erlernen adäquater Verhaltensmuster, zu Konfliktbewältigungsstrategien, zu Gründen des Alkoholkonsums), Ergotherapie (z. B. zur Rückführung in einen geregelten Tagesablauf, zur Wiedererlangung von Alltagskompetenzen), Entspannungsverfahren, allgemeine Gesundheitsberatung (z. B. Ernährungsberatung) sowie die meist notwendige Nikotinentwöhnung (➤ 6.1.2). Auch die Angehörigen werden in die Rehabilitation einbezogen.

8.1.4 Patientenberatung

Bei Erkrankungen von Leber, Gallenwegen und Pankreas handelt es sich überwiegend um chronische Erkrankungen. Bei der Patientenberatung stehen Informationen zu einer gesunden Lebensweise und ausgewogenen Ernährung im Vordergrund. Hierzu gehört z. B. bei allen Leber- und Bauchspeicheldrüsenerkrankungen das strikte Meiden von Alkohol. Nur so kann langfristig weiteren Erkrankungen bzw. einem Fortschreiten der bestehenden Erkrankung vorgebeugt werden (Sekundärprävention).

Während der akuten Krankheitsphase ist der Patient über Sinn und Zweck der therapeutischen Maßnahmen informiert. Die Beratung richtet sich nach dem zugrunde liegenden Krankheitsbild. Ein Patient mit einer akuten Cholezystitis und Kontraindikationen für eine Operation wird über geeignete Nahrungsmittel in Bezug auf seine Erkrankung beraten (➤ 8.5.2), ein Patient mit einer Virushepatitis über die erforderlichen Maßnahmen zur Vermeidung einer Übertragung (➤ 8.4.2) oder ein Patient mit einer akuten Pankreatitis über auslösende Faktoren (➤ 8.6.1).

Tab. 8.2 Besonderheiten und Schwerpunkte der Rehabilitation bei chronischen Leber- und Bauchspeicheldrüsenerkrankungen.

	Besonderheiten/Schwerpunkte bei	
	Chronischen Lebererkrankungen	Chronischen Bauchspeicheldrüsenerkrankungen
Rehabilitationsziele	• Wissen über die Erkrankung • Verbesserung der körperlichen und geistigen Leistungsfähigkeit und des psychischen Befindens • Wiedereingliederung in das berufliche und soziale Umfeld	
	• Besserung z. B. von Juckreiz, Meteorismus, Aszites • Anpassung des Lebensstils, v. a. Verzicht auf Alkohol	• Besserung von Beschwerden, Ausgleich von Ernährungsdefiziten/Untergewicht, Verbesserung der Stoffwechseleinstellung bei Diabetes nach Pankreatitis/Pankreasresektion • Anpassung des Lebensstils, v. a. Verzicht auf Alkohol, Nikotin. Angemessener Umgang mit Schmerzmitteln
Medizinische Behandlung	Fortsetzung der medikamentösen Behandlung	
Patientenschulung	• Informationen über die Erkrankung einschließlich Komplikationen wie Ösophagusvarizenblutung, hepatischer Enzephalopathie • Lebergesundes Verhalten (Alkoholabstinenz), Beobachtung des Wasserhaushalts • Umgang mit Medikamenten (insbesondere auf den Alkoholgehalt von pflanzlichen Präparate in Tropfenform achten)	• Informationen über die Erkrankung (in Gruppen nach Krankheiten getrennt) • Maßnahmen zur Alkohol- und Nikotinentwöhnung • Umgang mit Medikamenten (Enzympräparate), Schmerzbehandlung • Ggf. zusätzlich Diabetikerschulung
Physiotherapie	Angepasstes körperliches Training	
Ernährungsberatung	• Ausreichende Kalorienzufuhr, ggf. Trinksupplemente • Eiweißreduzierte Ernährung bei hepatischer Enzephalopathie. Ggf. Zufuhr der verzweigtkettigen Aminosäuren Leucin, Isoleucin, Valin	• Kalorisch ausreichende, ausgewogene Ernährung • Ggf. zusätzliche Berücksichtigung postoperativer Probleme (z. B. nach Pankreasresektion)
Psychotherapie/Ergotherapie	• Aufbau von Zukunftsperspektiven • Aufbau von Bewältigungsstrategien	• Verbesserung der Krankheitsverarbeitung, Minderung von Ängsten • Schmerzbewältigungsstrategien, Entspannungstechniken
	• Motivation zur Alkoholabstinenz, ggf. Einleitung einer entsprechenden Behandlung (Details ➤ 8.4.4 und Text)	
Soziale Betreuung	• Ggf. Hilfe zur Wiedereingliederung in den Beruf (Arbeitsplatzsuche, Umschulung) • Ggf. Hilfe bei Rentenfragen	

8.1.5 Beobachten, Beurteilen und Intervenieren

Die Pflegenden unterstützen Patienten mit Erkrankungen von Leber, Gallenwegen, Pankreas oder Milz bei allen Einschränkungen und führen sämtliche erforderlichen Prophylaxen durch. Von besonderer Bedeutung ist die Pneumonieprophylaxe. Schmerzen und Aszites, evtl. mit Flüssigkeitsrestriktion, schränken die Atmung ein und erhöhen die Pneumoniegefahr. Daher führen die Pflegenden konsequent Maßnahmen zur Pneumonieprophylaxe (➤ 6.4.3) durch, beobachten die Atmung und sorgen für Schmerzfreiheit.

Sie beobachten den Patienten außerdem auf Blutungen (z. B. Nasenbluten, Hautblutungen, Blutungen nach invasiven Eingriffen), da hochgradige Leberfunktionseinschränkungen zu einer Gerinnungsstörung mit erhöhter Blutungsneigung führen.

Ein weiterer Fokus der Pflegemaßnahmen liegt auf Ernährung und Ausscheidung.

Ernährung

Bis vor kurzem wurden praktisch allen Patienten mit Erkrankungen an Leber, Gallenwegen und Pankreas spezielle Diäten abverlangt. In einzelnen Fällen sind diätetische Maßnahmen nach wie vor berechtigt, doch führen sie nach neuen wissenschaftlichen Erkenntnissen oft eher zu einer Fehlernährung als zu einem therapeutischen Nutzen. Deshalb gelten nur folgende Diätempfehlungen:

- Patienten mit akuten und chronischen *Lebererkrankungen* vertragen häufig keine fetthaltigen oder in Fett zubereiteten Speisen, Kohl oder Hülsenfrüchte. Bei einer Leberzirrhose im fortgeschrittenen Stadium (➤ 8.4.7) wird die Eiweiß- und Kochsalzzufuhr reduziert
- Patienten mit *Gallensteinen* (➤ 8.5.1) sollten jene Speisen meiden, die bei ihnen Koliken auslösen. Dies sind v. a. solche Nahrungsmittel, die eine starke Kontraktion der Gallenblase bewirken und dadurch die Steine in die engen Gallenwege treiben. Besonders häufig sind dies fetthaltige und gebratene Speisen, Eier, Kohl, Vollkornprodukte, Kaffee, aber auch rohes Obst
- Bei Patienten mit *chronischen Pankreaserkrankungen* (➤ 8.6.2) ist oft trotz medikamentösen Ersatzes der Verdauungsenzyme die Fettverdauung beeinträchtigt, weshalb fette Speisen oft Beschwerden bereiten. In diesem Fall ist eine fettarme Kost unter Bevorzugung mehrfach ungesättigter Fettsäuren empfehlenswert
- Bei allen Lebererkrankungen und Bauchspeicheldrüsenleiden, egal welcher Ursache, ist Alkohol absolut tabu. Für einen Teil der Patienten ist dies kein Problem. Patienten mit Alkoholabhängigkeit halten sich jedoch oft nicht an die Alkoholkarenz, wodurch die Grunderkrankung fortschreitet
- Gelegentlich ist eine Nahrungskarenz notwendig, z. B. bei der schweren akuten Pankreatitis (➤ 1.5.4).

Ausscheidung

Pflege bei Ösophaguskompressionssonden ➤ 7.1.6

Wichtig ist die Beobachtung der Ausscheidungen, da das Aussehen von Stuhl und Urin Hinweise auf Krankheitsursache und -verlauf geben kann. So weisen blasse, salbenartige Fettstühle *(Steatorrhö)* auf Pankreaserkrankungen oder ein tonfarbener *(acholischer)* Stuhl und bierbrauner Urin auf einen Verschluss der Gallengänge hin. Bei Patienten mit hepatischer Enzephalopathie ist eine exakte Bilanzierung von Ein- und Ausfuhr notwendig sowie ggf. Hilfestellung beim Urinsammeln und der Dokumentation aller aufgenommenen Flüssigkeiten.

Bei einer Leberzirrhose mit Ösophagus- und/oder Magenfundusvarizen (➤ 8.4.7) besteht außerdem die Gefahr einer (lebensbedrohlichen) oberen Gastrointestinalblutung. Daher beobachten Pflegende diese Patienten besonders genau und informieren schon bei leichten Blutungen oder bei Erbrechen geringer Blutmengen (Frischblut oder Kaffeesatz?) bzw. bei rektalem Blutabgang (Frischblut oder Teerstuhl?) umgehend den Arzt. Der Patient muss diese Blutungszeichen kennen und wissen, dass er sich bei ihrem Auftreten sofort melden muss.

8.2 Hauptbeschwerden bei Erkrankungen von Leber, Gallenwegen, Pankreas und Milz

8.2.1 Ikterus und Cholestase

Ikterus

DEFINITION

Ikterus *(Gelbsucht)*: Gelbfärbung von Haut und Schleimhäuten durch Anstieg des Bilirubins im Blut mit nachfolgendem Bilirubinübertritt in die Gewebe. Mit dem bloßen Auge sichtbar ab einem Gesamtbilirubin von etwa 34 µmol/l (2 mg/dl), zuerst als **Sklerenikterus** am Auge, weil hier die Gelbfärbung der Bindehaut vor dem Hintergrund der weißen Sklera (Lederhaut) besonders gut sichtbar wird (➤ Abb. 8.3)

Beim Hämoglobinabbau entsteht *wasserunlösliches,* **indirektes Bilirubin** *(unkonjugiertes Bilirubin)*, das im Blut an *Albumin* gebunden transportiert wird. In den Leberzellen wird das Bilirubin vom Albumin gelöst und an *Glukuronsäure* gekoppelt. Das so entstandene *wasserlösliche* **direkte Bilirubin** *(konjugiertes Bilirubin)* wird mit der Galle in den Darm ausgeschieden und von Dickdarmbakterien über **Sterkobilinogen** und **Urobilinogen** zu **Sterkobilin** bzw. **Urobilin** umgewandelt. Sterkobilin wird mit dem Stuhl ausgeschieden und verleiht ihm seine bräunliche Farbe. Ca. 20 % der Gallenfarbstoffe werden aus dem Darm rückresorbiert und gelangen erneut in die Leber **(enterohepatischer Kreislauf).**

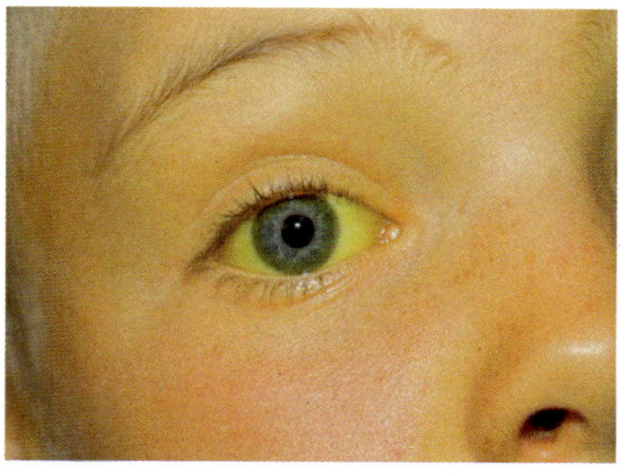

Abb. 8.3 Ikterus. [R232]

8

Krankheitsentstehung und Formen

Drei Formen des Ikterus lassen sich unterscheiden (➤ Abb. 8.4):

- **Prähepatischer Ikterus** *(nicht-hepatischer Ikterus, Überproduktionsikterus).* Meist bedingt durch erhöhten Abbau roter Blutkörperchen (*hämolytischer Ikterus, Hämolyse* ➤ 11.5.5). Die (gesunde) Leber kann das vermehrt anfallende Bilirubin nicht bewältigen (d. h. konjugieren), und das indirekte Bilirubin im Blut steigt an
- **Intrahepatischer Ikterus** *(Parenchymikterus).* Durch krankhafte Veränderungen der Leberzellen, etwa bei bestimmten Vergiftungen, Leberentzündungen (➤ 8.4.1) oder Leberzirrhose (➤ 8.4.7). Dabei können die Aufnahme des indirekten Bilirubins aus dem Blut in die Leberzelle, die einzelnen Stoffwechselschritte oder die Ausscheidung des direkten Bilirubins in die Gallenwege einzeln oder in Kombination gestört sein
- **Posthepatischer Ikterus** *(Verschlussikterus, obstruktiver Ikterus).* Verursacht durch Verlegung der Gallenwege mit nachfolgender Gallenabflussstörung *(Cholestase),* z. B. durch Gallensteine oder Tumoren. Das nach der Konjugation von den Leberzellen ausgeschiedene, direkte Bilirubin kann nicht abfließen, sondern staut sich zurück und steigt im Blut an.

Vor allem beim posthepatischen Ikterus werden die Patienten von starkem Juckreiz gequält, der auf den erhöhten Gallensäurespiegel im Blut zurückgeführt wird. Je nach Ikterusform kann außerdem der Stuhl hell werden und sich der Urin (dunkel-)braun färben.

Diagnostik

Eine erste Differenzierung der Ikterusformen erfolgt anhand von Anamnese und Klinik (z. B. Fieber, Urin- und Stuhlfarbe, Schmerzen). Es folgen Laboruntersuchungen (➤ Tab. 8.3, ➤ 8.3.2) und Sonografie, die oft eine Ursacheneingrenzung erlaubt (z. B. Erweiterung der Gallenwege bei tumorbedingtem Choledochusverschluss, aber nicht bei Virushepatitis). Weitere Untersuchungen hängen von der vermuteten Ursache ab.

Behandlungsstrategie

Prä- und intrahepatischer Ikterus werden meist konservativ behandelt, während die Ursachen eines posthepatischen Ikterus in aller Regel endoskopisch oder operativ beseitigt werden (z. B. Gallensteine, Tumoren).

Der Juckreiz lässt sich durch gallensäurebindende Arzneimittel, z. B. Colestyramin (etwa Quantalan®), lindern. Helfen diese nicht, werden Ursodesoxycholsäure, Phenobarbital, Ondansentron (Zofran®) oder der Opiatantagonist Naloxon (➤ 2.4.4) gegeben, da Serotonin und (endogenen) Opioiden wahrscheinlich eine Media-

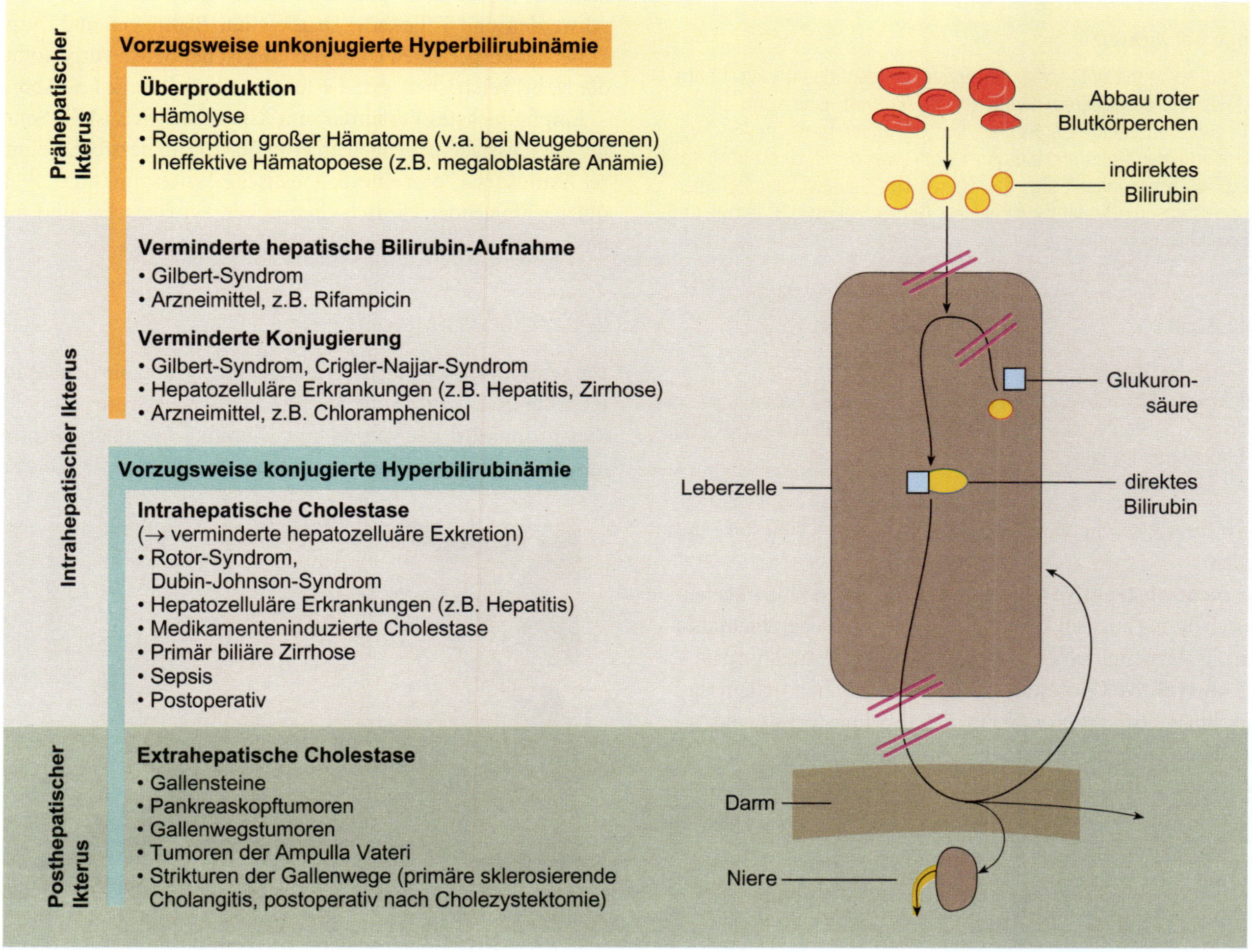

Abb. 8.4 Die drei Ikterusformen und ihre häufigsten Ursachen. [L157]

Tab. 8.3 Differenzialdiagnose des Ikterus anhand von Laboruntersuchungen und klinischen Kriterien. Ein Quotient direktes Bilirubin/Gesamt-Bilirubin > 0,5 spricht für einen posthepatischen Ikterus. Zu den sonstigen Laborparametern ➤ 8.3.2.

	Prähepatisch	Intrahepatisch	Posthepatisch
Ursache	Hämolyse	Parenchymschäden	Cholestase
Serum • Indirektes Bilirubin • Direktes Bilirubin • GOT, GPT • AP, γ-GT	 ↑↑ Normal Normal Normal	 Normal bis ↑ ↑↑ ↑↑ ↑	 (↑) ↑↑ ↑ ↑↑
Urin • Bilirubin • Urobilinogen • Urinfarbe	 – ↑ Normal	 ↑ ↑↑ Dunkel	 ↑↑ – Dunkel
Stuhlfarbe	Dunkel	Hell bis dunkel	Hell
Juckreiz	Nein	Evtl.	Ja

torfunktion bei der Juckreizwahrnehmung im Gehirn zukommt. Antihistaminika helfen wenig.

Pflege bei Juckreiz

Die Haut sollte mit W/O-Lotionen gepflegt werden, damit sie nicht austrocknet und der Juckreiz dadurch verstärkt wird. Eine kühle Dusche kann zwar kurzzeitig den Juckreiz lindern, andererseits im Anschluss jedoch zu einer Mehrdurchblutung führen, was den Juckreiz noch verstärkt. Nachts empfiehlt sich das Tragen von Baumwollhandschuhen, um ein Kratzen im Schlaf zu vermeiden. Generell günstig ist leichte und lockere Kleidung.

8

Cholestase

DEFINITION

Cholestase: Einschränkung oder Unterbrechung des Gallenflusses mit „Rückstau" gallenpflichtiger Substanzen (vor allem Bilirubin, Gallensäuren, Cholesterin) ins Blut.

Je nach ihrer Ursache werden zwei Formen der Cholestase unterschieden:

- Die **nicht-obstruktive Cholestase** durch eine gestörte Gallenausscheidung aus den Hepatozyten, etwa bei Leberentzündungen, als Arzneimittelnebenwirkung oder familiäre Formen
- Die **obstruktive Cholestase** durch mechanischen Gallenwegsverschluss, etwa durch einen im Ductus choledochus eingeklemmten Gallenstein oder ein Pankreaskarzinom.

Leitsymptome der Cholestase sind (cholestatischer) Ikterus, brauner Urin bei hellem Stuhl, Juckreiz und Fettstühle durch das Fehlen der Gallensäuren im Darm.

Blutuntersuchungen (z. B. zu hoher Bilirubinspiegel), Sonografie sowie ggf. Computer- und Kernspintomografie (einschließlich Varianten wie etwa MRCP), ERCP oder Leberbiopsie dienen der Ursachensuche. Die Behandlung ist ursachenabhängig.

8.2.2 Aszites

DEFINITION

Aszites *(Bauchwassersucht):* Ansammlung von Flüssigkeit in der freien Bauchhöhle.

Krankheitsentstehung

In ca. 80 % ist ein **Aszites** auf eine Lebererkrankung zurückzuführen, ganz überwiegend eine Leberzirrhose (➤ 8.4.7). Weitere Ursachen sind:

- Maligne Tumoren im Bauchraum (v. a. Metastasenleber, Peritonealkarzinose), ca. 10 %
- Herzerkrankungen (v. a. Rechtsherzinsuffizienz)
- Entzündungen im Bauchraum (Pankreatitis, Peritonitis)
- Albuminmangel im Blut.

Symptome, Befund und Diagnostik

Dem Patienten fällt meist der vergrößerte Bauchumfang auf (Hosenbund und Gürtel werden zu eng), teilweise auch eine Gewichtszunahme. Diese kann aber durch gleichzeitige Abmagerung infolge der Grunderkrankung maskiert werden (Widerspruch zwischen „dickem" Bauch und dünnen Extremitäten). Weitere mögliche Beschwerden sind Völle- oder Druckgefühl, Blähungen und Dyspnoe.

Bei der körperlichen Untersuchung ist der Bauch vorgewölbt und der Nabel verstrichen, evtl. besteht eine Nabelhernie (➤ Abb. 8.5).

Empfindlichstes Verfahren zum Aszitesnachweis ist die Sonografie, die Flüssigkeitsmengen ab etwa 50–100 ml darstellt. Bei unklarer Aszitesursache ist eine diagnostische Aszitespunktion (➤ 8.3.4) mit nachfolgender klinisch-chemischer, zytologischer und mikrobiologischer Untersuchung des Punktats angezeigt.

Behandlungsstrategie

Die symptomatische nicht-medikamentöse Therapie besteht in erster Linie in kochsalzarmer Kost und Flüssigkeitsrestriktion. Reicht dies nicht, wird der Aszites mit Diuretika (➤ Pharma-Info 9.1) ausgeschwemmt, vorzugsweise mit Spironolacton (z. B. Aldacto-

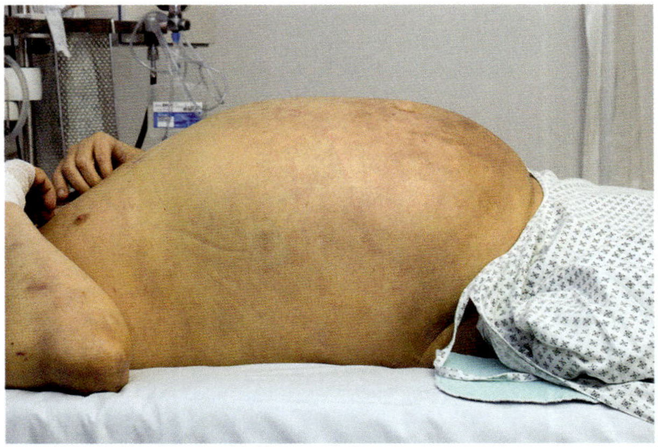

Abb. 8.5 Massive Aszitesbildung. Der Patient ist außerdem ikterisch und hat auffällig viele Hämatome. [K115]

ne®), ggf. in Kombination mit anderen Diuretika wie etwa Torasemid (z. B. Aquaphor®) oder Furosemid (z. B. Lasix®).

Bei Erfolglosigkeit der medikamentösen Behandlung werden therapeutische Aszitespunktionen durchgeführt (➤ 8.3.4). In schwersten, therapieresistenten Fällen werden die Implantation eines TIPS (➤ 8.4.7) oder – bei geringen sonstigen Organschäden und damit guter Lebenserwartung – eine Lebertransplantation erwogen. [4]

Pflege

- Achten auf das Einhalten relativer Bettruhe (sofern angeordnet) zur Verstärkung der Ausscheidung
- Unterstützung bei der Ganzkörperwäsche zur körperlichen Schonung
- Sorgfältige Hautpflege (Juckreiz) und Hautbeobachtung (Leberhautzeichen, ➤ 8.4.7)
- Evtl. Positionierung mit Knierolle oder angezogenen Beinen zur Bauchdeckenentlastung
- Bei eingeschränkter Mobilität des Patienten Durchführen entsprechender Prophylaxen, insbesondere Pneumonie- und Dekubitusprophylaxe (sorgfältige Hautpflege!)
- Salz- und Flüssigkeitszufuhr je nach Arztanordnung. Bei nichtmedikamentöser Behandlung und auch unter Diuretikaeinnahme nur schwer behandelbarem Aszites kochsalzarme Kost mit ca. 5 g Salz täglich, je nach Blutelektrolyten Flüssigkeitsbeschränkung auf 1 000–1 500 ml täglich [4]
- Kalorisch ausreichende, eiweißreiche Kost, sofern nicht anders angeordnet
- Flüssigkeitsbilanzierung (evtl. Menge des Punktats mitbilanzieren)
- Tägliches Wiegen des Patienten und tägliches Messen des Bauchumfangs zur Verlaufskontrolle; die tägliche Gewichtsabnahme sollte bei maximal 300–500 g liegen, bei zusätzlich peripheren Ödemen bei maximal 1 kg
- Bei liegendem ZVK ZVD-Messung
- Assistenz bei einer Aszitespunktion (➤ 8.3.4).

8.3 Der Weg zur Diagnose

8.3.1 Anamnese und körperliche Untersuchung

Anamnese

In der Anamnese fragt der Untersucher gezielt nach früheren Lebererkrankungen sowie leberschädigenden Einflüssen, v. a.:

- Alkoholkonsum
- Arzneimitteleinnahme
- Belastungen durch leberschädigende Substanzen am Arbeitsplatz
- Bluttransfusionen
- Dialyse
- i. v.-Drogenkonsum
- Geschlechtsverkehr mit häufig wechselnden Partnern
- Auslandsaufenthalten
- Stoffwechselstörungen in der Familie.

Körperliche Untersuchung

Bei der Untersuchung achtet der Arzt auf:

- Haut: Ikterus? Kratzspuren? Hautblutungen? Sichtbare Bauchhautvenen? Leberhautzeichen (➤ 8.4.7)?
- Ödeme, Aszites
- Neurologische Auffälligkeiten, z. B. Konzentrations-, Bewusstseinsstörungen, Zittern
- Leber (Größe? Hart oder weich? Druckschmerz?), Milzgröße
- Bei Männern: Gynäkomastie? Verminderung der Schambehaarung?

8.3.2 Laboruntersuchungen

Leberdiagnostik

Laboruntersuchungen des Blutes (➤ 1.4.2) spielen in der Diagnostik von *Leber-* und *Gallenwegserkrankungen* eine wesentliche Rolle (➤ Abb. 8.6).

Enzymdiagnostik

Die wichtigsten Enzyme sind (Details ➤ Kap. 17):

- Die **Transaminasen AST** (*Aspartat-Amino-Transferase*, früher *Glutamat-Oxalazetat-Transaminase*, kurz *GOT*) und **ALT** (*Alanin-Amino-Transferase*, früher *Glutamat-Pyruvat-Transaminase*, kurz *GPT*) als Marker von Leberzellschäden
- Die **cholestaseanzeigenden Enzyme γ-GT** (*γ-Glutamyl-Transferase*) und **AP** (*Alkalische Phosphatase*)
- Die mitochondriale **GLDH** (*Glutamat-Dehydrogenase*), die schwere Leberschäden mit Nekrosen anzeigt.

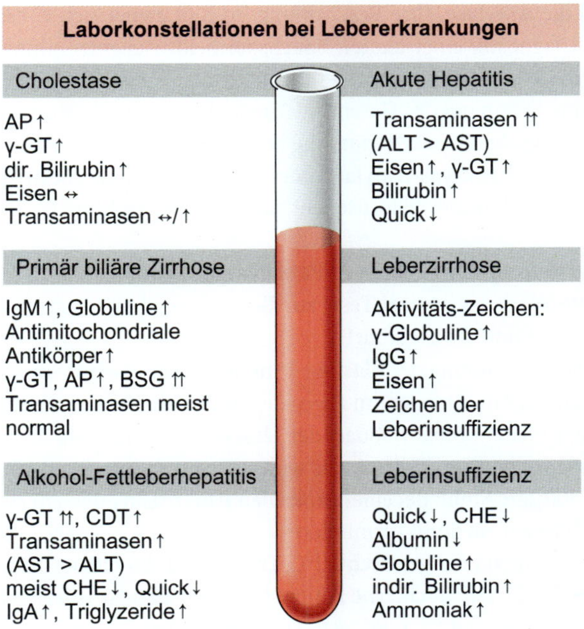

Abb. 8.6 Typische Laborkonstellationen bei Lebererkrankungen (Abkürzungen im Text erläutert). [L190]

Beurteilung der Syntheseleistung der Leber

Das Plasmaeiweiß Albumin, das Enzym *Cholinesterase* (kurz **CHE**) und viele Gerinnungsfaktoren werden in der Leber synthetisiert. Bei einer Leberfunktionsstörung mit verminderter Syntheseleistung der Leber fallen sie im Blut ab.

Beurteilung der Entgiftungsleistung der Leber

Als Parameter für die Entgiftungsleistung der Leber können, wenn auch mit Einschränkungen, der Bilirubinspiegel (➤ 8.2.1) und der Ammoniakspiegel im Blut herangezogen werden.

Weitere Blutuntersuchungen

- **CDT** bei Verdacht auf Alkoholabusus. Das Glykoprotein Transferrin wird in der Leber gebildet. Bei einer Aufnahme > 60 g Alkohol über > 1 Woche werden Transferrinformen mit zu wenigen Kohlenhydraten gebildet, die *Kohlenhydrat (carbohydrate)-defizienten Transferrine.* Nach 2–3 Wochen Abstinenz sinken die CDT wieder in den Normbereich. Falsch positive Ergebnisse sind selten
- *Eiweißelektrophorese* (Albuminverminderung bei beeinträchtigter Syntheseleistung, γ-Globulinerhöhung bei chronischer Entzündung)
- Serologische Untersuchungen (➤ 1.4.2) bei Verdacht auf eine akute Virushepatitis (➤ 8.4.1)
- *Autoantikörpersuche* (➤ 8.4.3, ➤ 8.5.4, ➤ 15.2)
- AFP als Tumormarker des Leberzellkarzinoms (➤ 8.4.8)
- *Ferritin, Transferrinsättigung, Kupfer- und Coeruloplasminspiegel* im Blut (➤ 8.4.3, ➤ 8.4.9) bei Verdacht auf Speicherkrankheiten.

Pankreasdiagnostik

8

Enzymdiagnostik

Die für die Pankreasdiagnostik wichtigen Enzyme sind die **Lipase** und die **Amylase.** Ihre Bestimmung im Blut eignet sich vor allem zur Diagnostik einer akuten Bauchspeicheldrüsenentzündung, bei der die Werte erhöht sind (➤ 8.6.1).

Eine Erhöhung der Gesamt-α-Amylase kann durch Mund- oder Bauchspeicheldrüsenentzündung bedingt sein, während eine Erhöhung der **Pankreas-Amylase** oder der Lipase ganz überwiegend durch eine Bauspeicheldrüsenentzündung verursacht ist.

Beurteilung der exokrinen Pankreasfunktion

Heute werden v. a. zwei Tests zur Beurteilung der exokrinen Pankreasfunktion durchgeführt:

- Die Bestimmung der **Elastase 1 im Stuhl.** Diese wird von der Pankreas ins Duodenum abgegeben und während der Darmpassage nicht abgebaut, sodass der Elastasegehalt im Stuhl die Elastaseproduktion der Pankreas widerspiegelt. Normal sind 175–2 500 µg/g Stuhl. Bei einer exokrinen Pankreasinsuffizienz ist die Elastase 1 im Stuhl vermindert
- Zunehmend der **gemischte ^{13}C-Triglyzerid-Atemtest** (Prinzip ➤ 7.3.5). Der nüchterne Patient isst unter standardisierten Bedingungen mit ^{13}C markierte Triglyzeride. Bei Pankreasinsuffizienz werden weniger Triglyzeride aufgenommen und verstoffwechselt, in der Ausatemluft ist somit weniger ^{13}C nachweisbar.

Die Fettbestimmung im Stuhl (bei Pankreasinsuffizienz erhöht) und die Chymotrypsinbestimmung im Stuhl (bei Pankreasinsuffizienz vermindert) werden wegen geringerer Empfindlichkeit kaum noch durchgeführt.

8.3.3 Bildgebende Verfahren

Sonografie

Die **abdominale Sonografie** (Prinzipien und Pflege bei Sonografien ➤ 1.4.6) nimmt wegen ihrer Nebenwirkungsfreiheit und minutenschnellen Ergebnisse eine Vorrangstellung in der Beurteilung von Leber, Gallenblase, Pankreas und Milz ein (Organgröße? Tumoren? Gallensteine?). Sie weist außerdem Flüssigkeitsansammlungen (Blut, Eiter, Aszites) in der Bauchhöhle nach.

Mithilfe der **Doppler- bzw. Duplex-Sonografie** (➤ 1.4.6) können auch die großen Gefäße im Bauchraum und deren Strömungsverhältnisse dargestellt werden, etwa bei Verdacht auf Pfortaderhochdruck oder Milzvenenthrombose.

Eine **Kontrastmittelsonografie** (z. B. mit Sonovue®) kann bei unklaren Leberherden oft mit hoher Wahrscheinlichkeit zwischen gut- und bösartigen Läsionen unterscheiden.

In der Pankreasdiagnostik wird die abdominale Sonografie häufig ergänzt durch die **Endosonografie** (➤ 1.4.6), die mit einem Endoskop mit Schallkopf vom Magen oder Duodenum aus durchgeführt wird. Die Pflege des Patienten entspricht derjenigen bei Ösophagogastroduodenoskopie (➤ 7.3.4).

CT und Kernspintomografie

Wie bei anderen Organsystemen auch, haben *Computer-* (➤ 1.4.3) und *Kernspintomografie* (➤ 1.4.4) große Bedeutung in der Tumor- und Metastasensuche.

Zur Darstellung der Gallenwege und ggf. zusätzlich des Pankreasgangsystems wird heute zunehmend die *Magnetresonanzcholangiografie* **(MRC)** bzw. *Magnetresonanzcholangiopankreatikografie* (**MRCP** ➤ Abb. 8.7) eingesetzt. Letztere ist mittlerweile für die meisten diagnostischen Fragestellungen ausreichend, erlaubt aber keine therapeutischen Eingriffe. Hierfür steht dann eine invasive ERCP zur Verfügung. Ähnliches gilt für die MR-Angiografie (➤ 1.4.4, ➤ 5.3.5), nur noch in besonderen Fällen erfolgt präoperativ eine konventionelle Angiografie. Neue Techniken ermöglichen konventionelle Kernspintomografie, MRCP und MR-Angiografie in einer Untersuchung („One-stop-shop-MRT“, „All-in-one-MRT“).

ERCP (Endoskopisch-retrograde Cholangio-Pankreatikografie)

Die *endoskopisch-retrograde Cholangio-Pankreatikografie* (kurz **ERCP**) ist eine Kombination aus Endoskopie und Kontrastmittelröntgen zur Darstellung des Gallen- und Pankreasgangsystems. Sie wird heute nur noch selten aus rein diagnostischen Gründen durchgeführt. Hauptindikationen sind (gleichzeitige) therapeutische Interventionen, etwa eine Papillenschlitzung (**endoskopische Papil-**

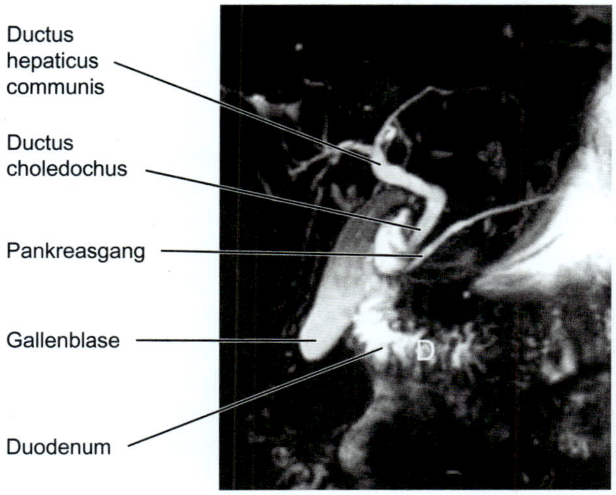

Abb. 8.7 Normalbefund einer Magnetresonanzcholangiopankreatikografie (MRCP). Pankreasgang und Gallenwege stellen sich regelrecht dar. [M500]

lotomie, *EPT*) oder Steinentfernung bei Steinen im Ductus choledochus.

Mit einem Duodenoskop, einem speziellen Seit-Blick-Endoskop, wird die Papille im Duodenum aufgesucht, der Gallen- und Pankreasgang sondiert, *retrograd* („rückwärts", hier: in Gegenrichtung zum physiologischen Gallenfluss) Kontrastmittel in Gallengang bzw. Gallen- und Pankreasgang gespritzt und geröntgt.

Hauptkomplikation einer ERCP ist eine Pankreatitis (➤ 8.6.1), seltener sind Blutung, Perforation oder Cholangitis.

Pflege

Die Pflege bei ERCP entspricht im Wesentlichen derjenigen bei Ösophagogastroduodenoskopie (➤ 1.4.7, ➤ 7.3.4).

Nach der Untersuchung kontrollieren die Pflegenden engmaschig das Allgemeinbefinden (Übelkeit, Erbrechen) und die Vitalwerte des Patienten und achten dabei v. a. auf Veränderungen des Abdomens (zunehmende Bauchschmerzen, Abwehrspannung). Die Zeitdauer der Nahrungskarenz nach der Untersuchung, Infusionen und Kostaufbau richten sich nach der Art des Eingriffs (Rachenanästhesie? Diagnostischer oder therapeutischer Eingriff?) und werden ebenso wie evtl. Kontrollen der Lipase und Entzündungszeichen vom Arzt angeordnet.

8.3.4 Aszitespunktion

Bei der **Aszitespunktion** *(Bauchpunktion, Bauchhöhlenpunktion, Peritonealpunktion)* punktiert der Arzt die Bauchhöhle, um die Flüssigkeit, die sich dort angesammelt hat (Aszites), zu gewinnen.

Eine **diagnostische Aszitespunktion** dient der Ursachenfindung bei unklarem Aszites (➤ 8.2.2). Die **therapeutische Aszitespunktion** dient zur Entlastung eines ausgeprägten Aszites und zur Drainage bei einer Peritonitis oder einem Abszess.

Bevorzugter Punktionsort ist der Übergang vom äußeren zum mittleren Drittel auf einer gedachten Linie zwischen Nabel und Spina iliaca anterior superior links (vorderer oberer Darmbeinstachel); hier besteht die geringste Gefahr, den Darm zu verletzen. Alternativ sind auch der entsprechende Punkt auf der rechten Seite oder die Mitte zwischen Nabel und Symphyse möglich.

Heute wird meist unter Ultraschallkontrolle punktiert, um Verletzungen der Bauchorgane zu vermeiden.

Vorbereitung

Vorbereitung des Patienten

- Alle erforderlichen Unterlagen richten (z. B. aktuelles Blutbild, Gerinnungswerte, unterschriebene Einverständniserklärung)
- Patienten unmittelbar vor der Punktion bitten, Blase und möglichst auch Darm zu entleeren
- Bereich der Einstichstelle ggf. rasieren (hausinterne Richtlinien beachten)
- Patienten in leichter Linksseitenlage positionieren, um dem Arzt den Zugang zur Punktionsstelle und das Ablaufen des Punktats zu erleichtern.

Vorbereitung der Materialien

- Flüssigkeitsdichte Unterlage als Bettschutz
- Maßband, Filzschreiber, ggf. Einmalrasierer
- Händedesinfektionsmittel
- Abwurfbehälter
- Materialien zur Hautdesinfektion (➤ 1.4.2)
- Instrumententisch mit steriler Auflage
- Bei Punktion auf Station: mobiles Ultraschallgerät
- Materialien zur Lokalanästhesie: Lokalanästhetikum, passende Spritze und Kanüle
- Materialien zur Punktion: Steriles Abdecktuch, sterile Handschuhe, OP-Kittel, zusätzlich
  - Bei der diagnostischen Punktion 20-ml-Spritze und Kanüle
  - Bei der Entlastungspunktion z. B. Venenverweilkanüle mit einem sterilen Pleurapunktionsset mit Verlängerungsschlauch, Dreiwegehahn, Spritze (50 ml) und Sekretbeutel in einem geschlossenen System
- Materialien zur Diagnostik:
  - Etikettierte Untersuchungsröhrchen (klinische Chemie, Pathologie, Mikrobiologie) und Anforderungsscheine
  - Ggf. Urometer zur Bestimmung des spezifischen Gewichts
- Materialien zum Wundverschluss:
  - Pflaster, sterile Kompressen
  - Evtl. breite Bauchbinde, Sandsack zur Kompression der Punktionsstelle.

Durchführung und Pflege

Die eigentliche Aszitespunktion (Durchführung ➤ Abb. 8.8, ➤ Abb. 8.9, ➤ Abb. 8.10) ist eine ärztliche Tätigkeit. Die Pflegenden haben neben der Assistenz folgende Aufgaben:

- Während der Punktion Vitalzeichen des Patienten kontrollieren (Schockzeichen durch zu rasche Druckentlastung?)
- Infusionen nach Arztanordnung geben, Albuminersatz meist bei Punktion von ≥ 3 l (8 g Humanalbumin/l Aszites)
- Punktatmenge messen und spezifisches Gewicht (➤ 9.3.3) bestimmen

- Aussehen des Punktats beobachten: Klar? Blutig? Trüb?
- Probe zur weiteren Diagnostik ins Labor weiterleiten
- Verlauf der Punktion und alle ermittelten Werte im Dokumentationssystem festhalten.

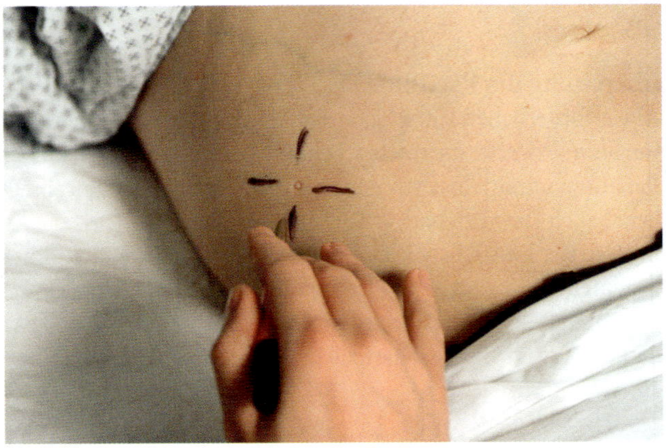

Abb. 8.8 Aszitespunktion zur Entlastung: Punktionsstelle am Übergang vom mittleren zum äußeren Drittel einer gedachten Verbindungslinie zwischen Nabel und Spina iliaca anterior superior links markieren… [K115]

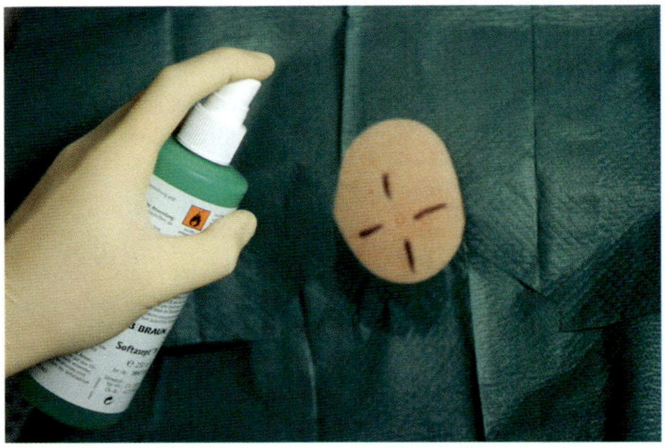

Abb. 8.9 … Bauch und Oberschenkel mit sterilem Lochtuch abdecken und Punktionsstelle desinfizieren. Anschließend mit spezieller Punktionskanüle oder Braunüle® punktieren… [K115]

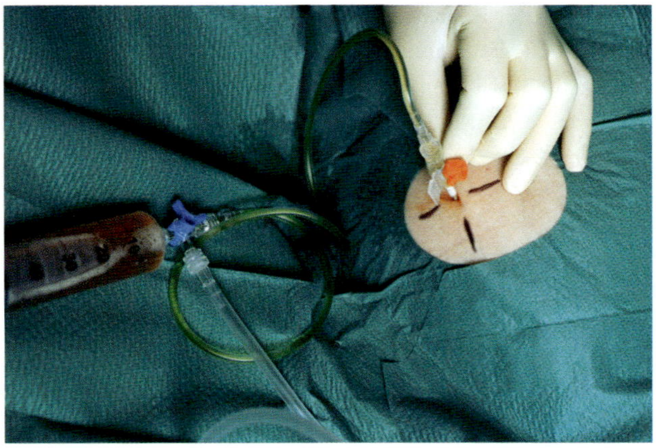

Abb. 8.10 … Wenn die Braunüle® liegt, Aszitesprobe (hier blutig) in eine Spritze ziehen bzw. über den durch Dreiwegehahn angeschlossenen Schlauch in ein Gefäß abfließen lassen. [K115]

Nachbereitung

Die Nachbereitung umfasst:

- Patienten auf der dem Punktionsort gegenüberliegenden Seite positionieren, um das Risiko eines verlängerten Aszitesaustritts durch den Stichkanal zu minimieren [4]. Ggf. Bauchbinde umlegen oder Sandsack zur Komprimierung der Einstichstelle auflegen (hausinterne Richtlinien beachten)
- Bettruhe nach Arztanordnung einhalten lassen
- Einstichstelle und Verband auf Zeichen einer Nachblutung oder Infektion kontrollieren
- Gewicht regelmäßig kontrollieren (nachlaufender Aszites?)
- Allgemeinbefinden und Vitalzeichen einschließlich Temperatur des Patienten überprüfen, um mögliche Komplikationen (Peritonitis, Schock) frühzeitig zu erkennen
- Laboruntersuchungen nach Arztanordnung organisieren, z. B. Bluteiweißbestimmung zur Erfassung möglicher Verluste
- Evtl. Infusionen (z. B. Albumin) überwachen.

8.3.5 Leberbiopsie

Eine **Leberbiopsie** kann zur Diagnosefindung bei unklaren Lebererkrankungen wie auch zu Verlaufskontrolle und Therapieentscheid bei bestimmten Lebererkrankungen (z. B. einer chronischen Hepatitis) angezeigt sein.

Leberbiopsien können zum einen perkutan von außen gewonnen werden. Üblicherweise erfolgen **perkutane Leberpunktionen** heute unter Ultraschallkontrolle und heißen deshalb auch *sonografisch assistierte Leberblindpunktionen (SALB)*. Gebräuchliche Punktionsnadeln sind je nach Verdachtsdiagnose z. B. die *Menghini-Nadel* (➢ Abb. 8.11) oder die *Tru-Cut-Nadel*. Perkutane Leberpunktionen werden in aller Regel in entsprechenden Funktionsabteilungen durchgeführt. Der Patient liegt auf dem Rücken. Meist reicht eine Lokalanästhesie. Die Leber wird dann unter aseptischen Bedingungen auf der rechten Seite perkutan am Oberrand einer Rippe punktiert.

Alternative ist die Leberpunktion im Rahmen einer (Mini-)Laparoskopie (➢ 8.3.6). Sie ist aussagekräftiger, da das Gewebe hier unter Sicht entnommen wird und der Arzt zusätzlich das Aussehen der Leber beurteilen kann.

Insgesamt ist die Komplikationsrate gering. Hauptkomplikationen sind Blutungen, Galleleck, Entzündungen und Organverletzungen.

Pflege bei perkutaner Leberbiopsie

Vorbereitung

- Punktion ggf. in der Funktionsabteilung anmelden. Rechtzeitig alle erforderlichen Unterlagen richten (z. B. Blutgruppennachweis, aktuelles Blutbild und Gerinnungswerte, unterschriebene Einverständniserklärung)
- Patienten vor der Punktion nüchtern lassen (Dauer gemäß Arztanordnung)
- Ggf. Punktionsstelle rasieren (hausinterne Richtlinien beachten)
- Patientenakte und genügend Etiketten für die Probenröhrchen mitgeben, sofern die Punktion nicht auf der Station durchgeführt wird

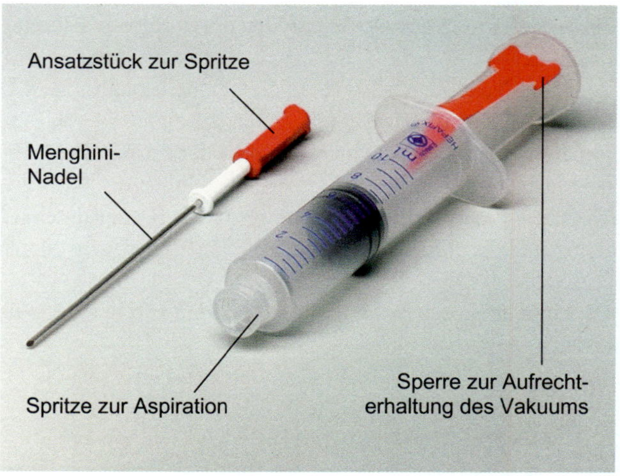

Abb. 8.11 Menghini-Nadel und Spezialspritze zur perkutanen Leberpunktion. [K183]

- Patienten unmittelbar vor der Punktion bitten, Blase und möglichst auch Darm zu entleeren
- Materialien vorbereiten: Ggf. alles zum Legen einer Venenverweilkanüle, Hautdesinfektionsmittel, alles zur Lokalanästhesie, spezielles Punktionsbesteck mit Leberpunktionsnadeln nach Menghini (➤ Abb. 8.11) und Spezialspritze, Skalpell oder Lanzette, NaCl 0,9 %, sterile Handschuhe, sterile Abdecktücher, sterile Kompressen, Tupfer, Verbandmaterial, Gefäß mit Fixierlösung für Leberzylinder, Sandsack zur Kompression.

Nachbereitung

- Vitalzeichen des Patienten (Pneumothorax? Blutungen?) und Verband (Blutungen? Austritt von Galle?) nach Arztanordnung kontrollieren
- Patienten nach der Punktion für ca. sechs Stunden Bettruhe einhalten lassen, davon die ersten zwei in Rechtsseitenlage auf einem Kühlelement oder einem Sandsack
- Auf das Einhalten der Nahrungskarenz achten: Bei komplikationslosem Verlauf darf der Patient nach sechs Stunden wieder essen und trinken (Arztanordnung)
- Schmerzen in der rechten Schulter sind Folge einer Zwerchfellreizung (Arzt informieren)
- Sonografische Kontrolluntersuchung nach Arztanordnung anmelden.

8.3.6 Laparoskopie

In der Inneren Medizin wird die **Laparoskopie** *(Bauchspiegelung)* in erster Linie zur Diagnostik eingesetzt: Sie ermöglicht die direkte Betrachtung erkrankter Organe und eine gezielte Punktion von Krankheitsherden.

Die Bauchhöhle wird über eine Kanüle mit Kohlensäure- oder Lachgas aufgebläht, sodass sich die inneren Organe voneinander abheben. Anschließend wird nach einem kleinen Bauchschnitt im Bereich des Nabels das Laparoskop eingeführt. Der Arzt kann sich nun die inneren Organe ansehen und nach einem zweiten Einschnitt Biopsien entnehmen.

Eine Verkleinerung der Geräte (z. B. Trokardurchmesser unter 3 mm) hat zur sog. **internistischen Mini-Laparoskopie** geführt, die meist in Lokalanästhesie plus Analgosedierung möglich ist. Sie wird in den letzten Jahren zunehmend zur Gewinnung einer Leberbiopsie durchgeführt, auch ambulant bzw. tagesklinisch.

Hauptkomplikationen der Laparoskopie sind Blutungen in die Bauchdecke oder der Bauchhöhle, eine Peritonitis, eine Verletzung intraabdominaler Organe und Kreislaufstörungen bis zum Schock.

Pflege

Vorbereitungen bis zum Vorabend

- Rechtzeitig alle erforderlichen Unterlagen richten (z. B. Blutbild, Gerinnungswerte, Blutgruppe, unterschriebene Einverständniserklärung)
- Ggf. Operationsgebiet rasieren (hausinterne Richtlinien beachten)
- Patient bitten zu duschen (ggf. bei der Ganzkörperwäsche unterstützen) und Nagellack zu entfernen
- Bauchnabel reinigen
- (Mikro-)Klysma verabreichen, wenn der Patient über mehrere Tage keinen Stuhlgang hatte
- Abends leichte Kost geben, ab 22 Uhr nüchtern lassen
- Prämedikation auf Arztanordnung verabreichen.

Vorbereitungen am OP-Tag

- Körperpflege:
  - Nach Möglichkeit Patienten nochmals duschen (lassen)
  - Prothesen, Schmuck, Kontaktlinsen entfernen (lassen), OP-Hemd anziehen (lassen)
- Thromboseprophylaxe:
  - Medizinische Thromboseprophylaxestrümpfe anziehen
  - Ggf. Low-dose-Heparinisierung (➤ Pharma-Info 5.3) beginnen
- Vor Verabreichung der Prämedikation Blase entleeren lassen
- Erforderliche Patientenunterlagen bereithalten und in OP mitgeben.

Nachbereitung ➤ Tab. 8.4

Tab. 8.4 Nachbereitung nach Laparoskopie.

Parameter	Pflegerische Maßnahmen
Vitalzeichenkontrolle	Zunächst 3-mal stündlich, dann – je nach Zustand des Patienten und ermittelten Werten – 1-mal am Tag
Ernährung	Nach Allgemeinanästhesie ca. 6 h Nahrungskarenz (Anästhesieprotokoll beachten). Bei starkem Durst Ausspülen des Mundes oder – falls erlaubt – Lutschen von Eiswürfeln oder Trinken kleiner Mengen Tee. Am OP-Abend Suppe oder Tee und Zwieback, ab 1. postop. Tag leichte Vollkost. Nach Analgosedierung meist kürzere Nahrungskarenz
Wundkontrolle, -versorgung	Am OP-Tag lediglich Kontrolle des Verbands auf Durchbluten. Nach Gewebeentnahme Kompression der Einstichstelle durch einen Sandsack. Entfernen des Verbands, wenn die Wunde trocken ist
Mobilisation	Nach Blutdruckkontrolle erstes Aufstehen 4–6 h nach der Laparoskopie (dabei möglichst auch erster Toilettengang)
Besonderes	Postoperative Schmerzen (unterhalb des Zwerchfells bis zum Nacken) sind durch das eingeleitete Gas bedingt

8.4 Erkrankungen der Leber

Die Leber reagiert auf die unterschiedlichsten Schädigungen (z. B. Viren, Sauerstoffmangel, Toxine) gleich, nämlich mit Cholestase, Verfettung, Entzündung (Hepatitis), Nekrose sowie bei längerer Dauer Fibrose mit dem Endstadium Leberzirrhose.

8.4.1 Hepatitis: Überblick

DEFINITION

Hepatitis: Entzündung der Leber.

Bei einer **Hepatitis** kommt es aus den verschiedensten Ursachen zu einer Entzündung der Leber mit Untergang von Leberzellen. Stärke der Entzündungsreaktion, Nekrosen und auch klinischer Verlauf können dabei sehr unterschiedlich stark sein.

Einteilung und Formen

Nach der Ursache werden vor allem differenziert (➤ Abb. 8.12):

- **Infektiöse Hepatitiden** durch Viren, Bakterien, Pilze, Protozoen und Parasiten. Bei einer **Begleithepatitis** dominieren die Erscheinungen an anderen Organen (etwa bei Epstein-Barr- oder Zytomegalie-Virus-Infektionen). **Virushepatitis** (im engeren Sinne) bezeichnet nur die Hepatitiden durch Hepatitis-Viren (➤ 8.4.2)
- Toxische Hepatitiden, allen voran die Alhoholhepatitis (➤ 8.4.4)
- Autoimmunhepatitis (➤ 8.4.3)
- Hepatitiden im Rahmen von **Stoffwechselerkrankungen,** z. B. bei Morbus Wilson (➤ 8.4.9).

Nach dem Verlauf werden die **akute Hepatitis** (Dauer unter sechs Monate) und die **chronische Hepatitis** (Dauer über sechs Monate) abgegrenzt.

Die Einteilung nach histologischen Kriterien tritt demgegenüber zurück.

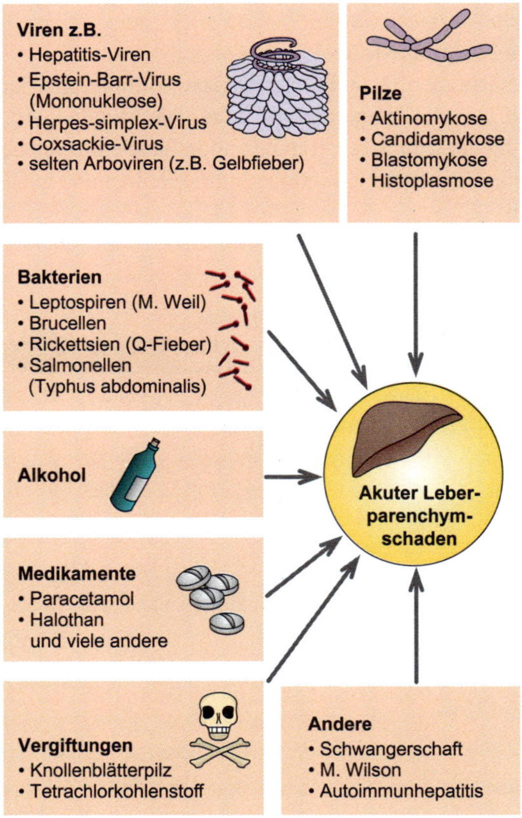

Abb. 8.12 Ursachen der Hepatitis. [L157]

8.4.2 Akute Virushepatitis

DEFINITION

Akute Virushepatitis: Nicht-eitrige Leberentzündung durch die **Hepatitis-Viren A–E.** Unterschiedliches Risiko der Chronifizierung und anderer Komplikationen je nach ursächlichem Virus.

Virushepatitiden (Erkrankung und Tod) sind ebenso wie der Nachweis von Hepatitis-Viren meldepflichtig (➤ 16.15). 2011 wurden dem Robert Koch-Institut fast 7 000 akute bzw. erstmalig festgestellte Virushepatitiden, welche die Referenzdefinition erfüllten, gemeldet. Bei medizinischem Personal sind Virushepatitiden die häufigste gemeldete berufsbedingte Infektion und können als Berufskrankheit anerkannt werden (➤ 16.1.4).

Krankheitsentstehung

Die **akute Virushepatitis** kann durch verschiedene **Hepatitis-Viren** hervorgerufen werden (Übersicht ➤ Tab. 8.5). In allen Fällen kommt es durch direkte Leberzellschädigung (Hepatitis C und teils auch Hepatitis B) oder durch Immunreaktionen (alle außer Hepatitis C) zu einer Entzündung der gesamten Leber, typischerweise mit verstreuten *Einzelzellnekrosen.*

Hepatitis A

Die **Hepatitis A** wird durch das *Hepatitis-A-Virus* **(HAV)** hervorgerufen, ein weltweit verbreitetes RNA-Virus, das fäkal-oral v. a. durch Schmierinfektion, infizierte Nahrungsmittel oder verseuchtes Wasser übertragen wird. Übertragung durch Blut(-produkte) ist möglich, aber aufgrund der kurzen Virämie (Vorhandensein von Viren im Blut) selten.

Die Inkubationszeit beträgt ca. 2–7 Wochen, ca. 50 % der Infektionen verlaufen asymptomatisch. Durchschnittlich erkranken ältere Menschen schwerer als jüngere. Die Ansteckungsfähigkeit ist in den 1–2 Wochen vor Beginn der Erkrankung am höchsten und dauert meist bis eine Woche nach Beginn des Ikterus. Die Krankheitsdauer beträgt 4–6 Wochen, selten 3–4 Monate. Die Hepatitis A wird nicht chronisch und hinterlässt lebenslange Immunität.

Die Durchseuchungsrate ist desto höher, je schlechter die hygienischen Verhältnisse sind. Entsprechend ist sie in Deutschland in den letzten Jahrzehnten stetig gesunken.

Tab. 8.5 Übersicht über wichtige Kriterien der verschiedenen Hepatitisformen.

	Hepatitis A	Hepatitis B	Hepatitis C	Hepatitis D	Hepatitis E
Erreger	HAV	HBV	HCV	HDV	HEV
Hauptübertragungsweg	Fäkal-oral	Parenteral, sexuell, perinatal	Parenteral, sexuell, perinatal	Parenteral, sexuell, perinatal	Fäkal-oral, über Tiere
Inkubationszeit	2–7 Wochen	1–6 Monate	½–5 Monate	1–6 Monate	2–8 Wochen
Dauer der Infektiosität	2 Wochen vor bis 2 Wochen nach Symptombeginn	Bis HB_s-Ag bzw. HBV-DNA negativ, Anti-HBs-Ag positiv	Bis HCV-RNA negativ	Bis HDV-RNA negativ	Unklar
Serologische Routinediagnostik	Anti-HAV-IgM	HB_s-Ag (in 5–10 % neg.), HB_e-Ag, Anti-HB_c-IgM, (HBV-DNA, Anti- HB_e)	Anti-HCV (erst nach 1–6 Mon. positiv), HCV-RNA	Anti-HDV-IgM, (HDV-RNA), Hepatitis-B-Serologie	Anti-HEV-IgM, (HEV-RNA)
Besonderheiten des Verlaufs	Fulminante Verläufe ca. 0,1 %, keine chron. Verläufe	Fulminante Verläufe < 1 %, 5–10 % chron. Verläufe bei Erwachsenen	Kaum fulminante Verläufe, ohne Therapie 50–85 % chron. Verläufe bei Erwachsenen	Fulminante Verläufe 2–10 %, bei HBV-HDV-Koinfektion 5 %, bei HDV-Superinfektion bis 95 % chron. Verläufe	Fulminante Verläufe möglich, bei Schwangeren bis 20 %, keine chron. Verläufe
Impfung	Passiv und aktiv	Passiv und aktiv	Nicht möglich	Schutz durch Impf. gegen Hepatitis B*	Nicht möglich

* Für die besonders gefährdete Gruppe der HB_S-Ag-Träger gibt es somit keine Möglichkeit der Immunprophylaxe

Reiseerkrankung Hepatitis A

Die Hepatitis A ist in Deutschland eine typische Reiseerkrankung nach Reisen in Länder mit schlechterem Hygienestandard. Eine Impfung ist erhältlich.

Hepatitis B

Verursacher der **Hepatitis B** ist das *Hepatitis-B-Virus* **(HBV),** ein DNA-Virus. Es gibt neun Genotypen (hier: Virustypen mit erheblichen Unterschieden im Erbgut), die z. T. für das Ansprechen auf eine Therapie von Bedeutung sind. Das Hepatitis-B-Virus wird in erster Linie durch Körpersekrete wie Blut, Samenflüssigkeit bzw. Vaginalsekret sowie seltener durch Speichel übertragen. Risikogruppen sind v. a. Bluterkranke, Dialysepatienten, Drogenabhängige ohne eigenes Injektionsbesteck und Personen mit häufig wechselnden Sexualpartnern. Bei der Hepatitis B ist der sexuelle Übertragungsweg in Deutschland der häufigste. Auch medizinisches und zahnmedizinisches Personal ist gefährdet.

Die Inkubationszeit beträgt etwa 1–6 Monate. In den meisten Fällen heilt die Hepatitis B folgenlos ab, danach besteht Immunität. Bei ca. 5–10 % der Erwachsenen wird sie chronisch. Eine Impfung ist ebenfalls erhältlich.

Hepatitis C

Die **Hepatitis C** ist durch eine Infektion mit dem *Hepatitis-C-Virus* **(HCV),** einem RNA-Virus, bedingt. Bis heute sind sechs Genotypen bekannt, die unterschiedlich auf die antivirale Therapie ansprechen (➤ 8.4.3). Übertragungswege und Risikogruppen entsprechen denen der Hepatitis B, die Hepatitis C ist aber weniger ansteckend. Die Inkubationszeit beträgt ½–5 Monate. Die Hepatitis C verläuft bei Erwachsenen in ca. 80 % der Fälle ohne oder nur mit unspezifischen Beschwerden, wird aber in ca. 50–80 % chronisch. Die Hepatitis C ist in Deutschland die bei weitem häufigste (gemeldete) Virushepatitis.

Hepatitis D

Die zur **Hepatitis D** *(Hepatitis Delta)* führende Infektion mit dem *Hepatitis-Delta-Virus* **(HDV)** stellt einen Sonderfall dar, denn das HDV benötigt für seine Ausbreitung im infizierten Organismus das HBV. Das HDV wird v. a. parenteral übertragen und ist in Deutschland selten (ca. 5 % der HbsAg-Träger).

Das Risiko der Chronifizierung hängt vom Zeitpunkt der Infektion ab. Werden HBV- und HDV-Infektion gleichzeitig erworben (**HBV-HDV-Koinfektion** oder *-Simultaninfektion*), liegt es nur bei 5–10 %. Pfropft sich hingegen eine HDV-Infektion auf eine bestehende HBV-Infektion auf **(HDV-Superinfektion),** zeigen bis zu 95 % der Betroffenen einen chronischen Verlauf.

Hepatitis E

Die **Hepatitis E** durch das fäkal-oral übertragene *Hepatitis-E-Virus* **(HEV)** kommt v. a. in Asien, Afrika, Mittel- und Südamerika vor, ist aber zunehmend auch in Deutschland bedeutsam. Wahrscheinlich spielen Tiere (unzureichend gegartes Fleisch, z. B. von Schweinen) gerade bei in Deutschland erworbenen Erkrankungen bei der Übertragung eine Rolle.

Symptome und Untersuchungsbefund

Das klinische Erscheinungsbild ist bei allen Hepatitisformen so ähnlich, dass Rückschlüsse von der Klinik auf den Erreger nicht möglich sind. Wegen anikterischer Verläufe (ohne Ikterus) und asymptomatischer Verläufe ist die Dunkelziffer hoch.

Typisch ist ein dreiphasiger Verlauf:

Prodromalphase (Präikterisches Stadium)

Die Erkrankung beginnt mit einer Prodromalphase von einigen Tagen bis Wochen:

- Grippeähnliche Allgemeinsymptome, z. B. Mattigkeit, Kopfschmerzen, subfebrile Temperaturen
- Appetitlosigkeit, Übelkeit, Brechreiz, Durchfall und Druckgefühl im Oberbauch
- Evtl. Gelenk- und Muskelschmerzen
- Evtl. Störungen des Geschmacks- und Geruchsempfindens
- Evtl. Hautausschläge.

Krankheitsphase (Ikterisches Stadium)
In der Krankheitsphase dominieren die leberspezifischen Symptome. Sie dauert meist 2–6 Wochen.

- Ikterus
- Dunkler Urin und – je nach Ausprägung der Cholestase – graugelber Stuhl (➤ 8.2.1)
- (Druckschmerzhafte) Vergrößerung von Leber, evtl. auch Milz und Lymphknoten
- Insbesondere bei ausgeprägtem Ikterus Juckreiz
- Evtl. Beteiligung anderer Organe, z. B. von Haut, Gelenken und Nieren (am ehesten bei Hepatitis B).

Rekonvaleszenzphase (Postikterisches Stadium)
In der Rekonvaleszenzphase bilden sich alle Krankheitszeichen langsam zurück. Uncharakteristische Beschwerden wie Müdigkeit und Abgeschlagenheit können noch über längere Zeit bestehen bleiben. Insbesondere bei der Hepatitis A kommen zweigipflige Verläufe mit einem „zweiten Kranksein" innerhalb von sechs Monaten vor.

Komplikationen

Gefährlichste Frühkomplikation ist ein **fulminanter Verlauf** mit schwersten Leberfunktionsstörungen, der sich als Erstes durch einen Abfall der Lebersyntheseparameter (➤ 8.3.2) äußert.

Wichtigste Spätkomplikation ist die Entwicklung einer **chronischen Hepatitis** (➤ 8.4.3) mit erhöhtem Risiko einer *Leberzirrhose* (➤ 8.4.7) und eines *Leberzellkarzinoms* (➤ 8.4.8). Das Risiko hängt von der Hepatitisform ab (➤ Tab. 8.5).

VORSICHT
Ein milder oder anikterischer klinischer Verlauf ist *nicht* gleichbedeutend mit einem komplikationslosen Abheilen der Erkrankung. Gerade Patienten mit einer Hepatitis C haben in bis zu 75 % keinen Ikterus, entwickeln aber in 50–80 % eine chronische Hepatitis.

Diagnostik

Bei einer akuten Virushepatitis sind Bilirubin und Transaminasen (ALT > AST) deutlich, AP und γ-GT meist nur leicht erhöht (Ausnahme: cholestatische Verläufe). Der Eisenspiegel und die γ-Globulin-Fraktion der Elektrophorese sind ebenfalls vermehrt. Gerinnungsstatus und Cholinesterase ermöglichen Rückschlüsse auf die noch verfügbare Lebersyntheseleistung.

Die Anamnese erlaubt Vermutungen über den Virustyp (z. B. nach Reisen in die Tropen HAV, bei Tätigkeit im medizinischen Bereich HBV/HCV wahrscheinlicher). Die Erregersicherung erfolgt durch Blutuntersuchungen (➤ Abb. 8.13, ➤ Abb. 8.14), wobei zunächst Anti-HAV-IgM, HB_s-Ag, Anti-HB_c-IgM und Anti-HCV bestimmt werden. Ggf. folgen weitere Untersuchungen (➤ Tab. 8.5). Bei Hepatitis B wird immer der Hepatitis-D-Status abgeklärt.

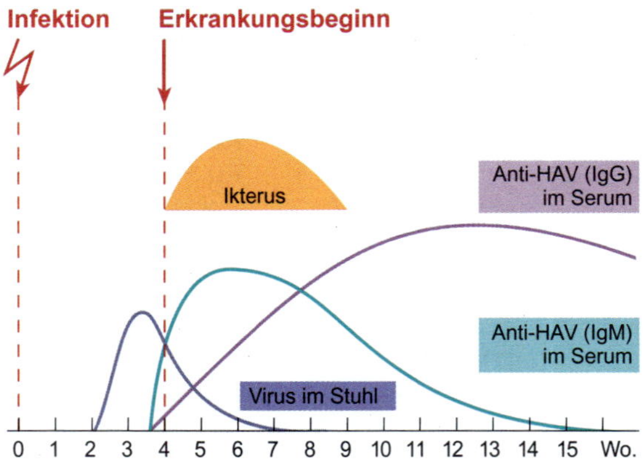

Abb. 8.13 Die Nachweisbarkeit der Hepatitis-A-Viren im Stuhl oder der HAV-Antikörper im Blut ist abhängig vom Krankheitsstadium. [L157]

Behandlungsstrategie

Die symptomatische Behandlung besteht v. a. in der Ausschaltung leberschädigender Noxen (z. B. Alkohol, Arzneimittel) und einer sorgfältigen Pflege.
Medikamentös behandelt wird in zwei Fällen:

- Bei schwerer akuter Hepatitis B mit drohendem fulminanten Verlauf (Quick-Wert < 50 %) wird das Nucleosidanalogon Lamivudin (z. B. Zeffix®) gegeben [5]
- Die akute Hepatitis C, die allerdings wegen häufig asymptomatischer Verläufe selten erkannt wird, wird wegen des hohen Risikos einer chronischen Hepatitis mit α-Interferon über sechs Monate behandelt. α-Interferon wirkt nach heutigem Wissen direkt antiviral und verstärkt die (zelluläre) Abwehr des Organismus. Bevorzugt werden pegylierte (also an Polyethylenglykol gebundene) Interferone, da sie nur einmal wöchentlich s. c. injiziert werden und die Wirkstoffspiegel wenig schwanken (➤ 8.4.3). Hauptnebenwirkungen sind grippeähnliche Symptome, Magen-Darm-Beschwerden, Blutbildveränderungen und psychische Nebenwirkungen, insbesondere Depressionen.

Bei einem fulminanten Verlauf muss wegen der dann hohen Letalität frühzeitig mit einem Transplantationszentrum Kontakt aufgenommen werden.

Pflege und Patientenberatung

Bei Patienten mit einer Hepatitis A oder E geht die Hauptinfektionsgefahr vom Kontakt mit infektiösem Stuhl aus (fäkal-orale Schmierinfektion), bei Patienten mit einer Hepatitis B, C oder D vom Kontakt mit infektiösen Körpersekreten, allen voran Blut.

Eine stationäre Aufnahme ist nur bei Patienten mit erheblich beeinträchtigtem Allgemeinbefinden und/oder ausgeprägten Leberfunktionsstörungen erforderlich. Ansonsten können die Erkrankten zu Hause betreut werden, sofern die häusliche Versorgung gewährleistet ist und durch sorgfältige Hygiene (je nach Erreger, v. a.

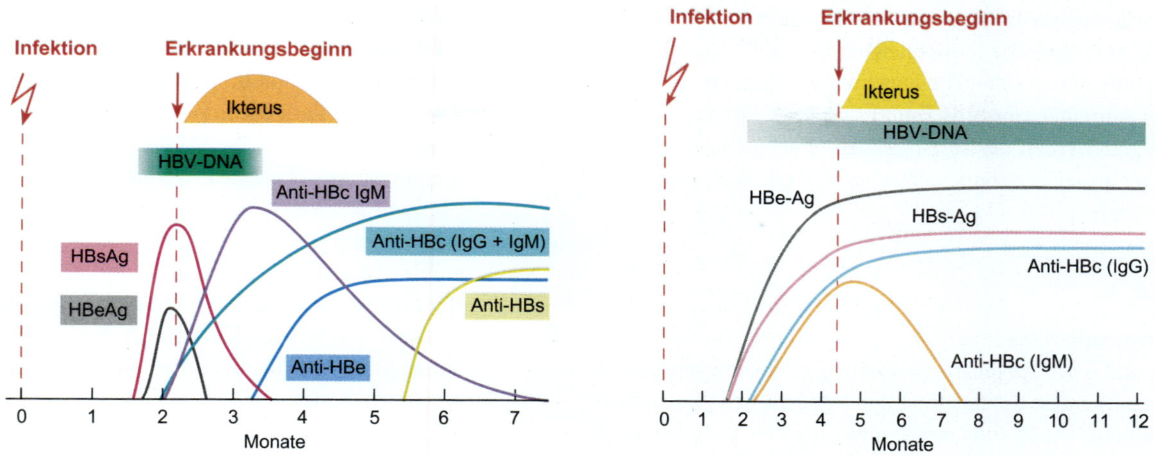

Abb. 8.14 Nachweisbarkeit von Virusantigenen und -antikörpern bei Hepatitis B. Links: akute Hepatitis B mit nachfolgender Ausheilung; rechts: mit Übergang in eine chronische Hepatitis B. Nachweis von HBsAg bedeutet mögliche, von HBV-DNA definitive Ansteckungsfähigkeit. [L157]

Hände-, Toilettenhygiene) eine weitere Übertragung vermieden wird.

Patienten (einschließlich betreuender Personen) darüber informieren:

- Bei Hepatitis A und E Hände nach jedem Toilettengang zu desinfizieren, bei Hepatitis B, C, D nach Kontakt mit Blut
- Betreuende Personen müssen Handschuhe und Schutzkittel tragen, wenn Kontakt zu virushaltigem Material zu befürchten ist. Eine korrekte Händedesinfektion ist auch bei Tragen von Handschuhen erforderlich
- Wenn möglich separate Waschmöglichkeit und Toilette für Patienten mit Hepatitis A und E.

Hygienemaßnahmen im Krankenhaus

Patienten mit einer Hepatitis A oder E sollten in einem Einzelzimmer untergebracht werden. Bei Patienten mit einer Hepatitis B, C oder D ist dies nur in Sonderfällen nötig, etwa einer Gastrointestinalblutung, blutigen Durchfällen oder anderen schweren Blutungen. Stets gilt:

- Patienten über Hygienemaßnahmen informieren
- Handschuhe und Schutzkittel (ggf. auch Mund-Nasen-Schutz und Schutzbrille) tragen, wenn ein Kontakt zu virushaltigem Material wie Blut, Urin, Stuhl oder anderen Körperflüssigkeiten möglich ist (z. B. beim endotrachealen Absaugen)
- Nach Umgang mit virushaltigem Material Handschuhe ausziehen und Hände desinfizieren. Auch eingetrocknetes Blut ist ansteckend!
- Kanülen in einem als „infektiös" gekennzeichneten Abfallbehälter entsorgen; ggf. Behälter direkt im Zimmer anbringen (➤ 16.1.2)
- Laborröhrchen besonders kennzeichnen (je nach Richtlinien des Hauses)
- Mit virushaltigem Material in Berührung gekommene Gegenstände sofort verwerfen bzw. desinfizieren. Kontaminierte Bettwäsche sowie Verbandmaterial kennzeichnen und gesondert entsorgen. Dies gilt ebenso für Abfall bei Kontamination mit infektiösem Material
- Hygieneartikel des Patienten beschriften und gesondert aufbewahren (z. B. im Nachttisch)
- Separate Toilette/Waschbecken zur Verfügung stellen. Falls dies nicht möglich ist, Nachtstuhl oder Steckbecken benutzen und entsprechend entsorgen
- Besondere Vorsicht ist bei Kontakt mit Schwangeren geboten.

Allgemeine Pflegemaßnahmen

Die früher angeratene Bettruhe wird heute nicht mehr empfohlen. Vielmehr darf sich der Patient je nach seinem Befinden bewegen, soll sich aber insgesamt körperlich schonen. Nach dem Allgemeinzustand des Betroffenen richten sich auch die Pflegemaßnahmen (Unterstützung bei allen Einschränkungen, Durchführung sämtlicher erforderlicher Prophylaxen).

Eine spezielle Leberschonkost ist nicht nötig (➤ 8.1.5). Erfahrungsgemäß vertragen die Patienten eine kohlenhydratreiche, fettarme Kost am besten. Unabdingbar bei der akuten Virushepatitis ist ein absolutes Alkoholverbot! Bei stark ausgeprägtem Ikterus kann nach Absprache mit dem Arzt ein Laxans zur Förderung des Stuhlganges und des Gallenabflusses gegeben werden. Patienten mit Oberbauchschmerzen empfinden warme Wickel als angenehm (Therapie bei Ikterus ➤ 8.2.1).

Patientenbeobachtung

- Allgemeinbefinden, Vitalzeichen, Temperatur, Gewicht
- Ausscheidungen (Häufigkeit, Konsistenz, Blut, Farbe)
- Haut und Skleren (Gelbfärbung? Juckreiz?).

Prognose und Patienteninformation

Die Gesamtletalität im Akutstadium einer Virushepatitis liegt unter 1 %. Wegen der häufigen chronischen Verläufe mit allen Folgerisiken langfristig am gefährlichsten ist die Hepatitis C (➤ Tab. 8.5, ➤ 8.4.3). Bei frühzeitiger Interferonbehandlung ist die Prognose mit > 90 % Ausheilung deutlich besser.

Meist werden die Patienten schon entlassen, bevor sich die Laborwerte vollständig normalisiert haben. Dann ist es wichtig, sie auf regelmäßige Kontrolluntersuchungen und die Notwendigkeit einer

8

absoluten Alkoholkarenz hinzuweisen. (Möglicherweise) leberschädigende Medikamente (einschließlich der „Pille“ bei Frauen) dürfen für eine gewisse Zeit nicht eingenommen werden.

Patienten mit einer Hepatitis B und C müssen wissen, dass sie bis zum Negativwerden der serologischen Untersuchungen ihren Sexualpartner anstecken können. Wie bei HIV gilt auch hier: Kondome schützen.

Prävention

Expositionsprophylaxe

Hepatitis A und E werden fäkal-oral übertragen, entsprechend kann die Übertragung meist durch sorgfältige Händehygiene (insbesondere bei der Zubereitung von Speisen und nach dem Toilettengang) vermieden werden. Auf Reisen schützen die gleichen Maßnahmen, wie sie auch zum Schutz vor infektiösen Durchfällen empfohlen werden (➤ 16.5.7).

Hepatitis B, C und D werden bei Erwachsenen sexuell und parenteral übertragen. Erster Hauptpfeiler der Expositionsprophylaxe ist somit die konsequente Benutzung von Kondomen außerhalb jeder monogamen Beziehung. Zweiter Hauptpfeiler ist die Vermeidung von Blutkontakten. Auch wenn das Risiko in Deutschland gering ist, sollten Blutprodukte nur nach strenger Indikationsstellung und unter Ausnutzung aller heutigen Testmöglichkeiten auf Hepatitisviren gegeben werden (➤ 11.4.1). Bei Reisen in Länder mit schlechter medizinischer Versorgung empfiehlt sich die Mitnahme von Einmalspritzen und -kanülen. Bei Ohrlochstechen, Piercing und Tätowierungen ist auf das Einhalten der Hygieneregeln zu achten. Besonders wichtig ist der Schutz vor Blutkontakten für medizinisch Tätige, in erster Linie durch das Tragen von Handschuhen (Details hierzu ➤ 15.4.6).

Immunprophylaxe

Eine spezifische Immunprophylaxe ist nur gegen Hepatitis A und B möglich (➤ Tab. 16.1):

- Sowohl gegen Hepatitis A als auch gegen Hepatitis B gibt es gut verträgliche Aktivimpfstoffe.
  - Die aktive Impfung gegen Hepatitis A (z. B. Havrix®) wird vor allem für Menschen empfohlen, die in Hepatitis-A-Endemiegebiete reisen, außerdem für Bewohner von psychiatrischen Einrichtungen und Einrichtungen für Menschen mit Verhaltensstörungen oder zerebralen Schädigungen sowie alle, die im Erziehungs- oder Gesundheitssektor arbeiten oder beim Beruf Kontakt mit Abwasser haben. Außerdem sollten alle Patienten mit chronischen Lebererkrankungen oder häufiger Übertragung von Blutbestandteilen gegen Hepatitis A geimpft werden, da das Risiko fulminanter Verläufe bei ihnen deutlich erhöht ist
  - Die aktive Hepatitis-B-Impfung, z. B. mit Engerix®-B, wird für alle Säuglinge, Kinder und Jugendliche *allgemein* empfohlen. Auffrischimpfungen alle zehn Jahre sind nur bei Risikogruppen erforderlich. Bei Erwachsenen wird die aktive Impfung aus Kostengründen weiterhin nur für bestimmte Personengruppen empfohlen, z. B. Angehörige von HbsAg-Trägern, Patienten mit bereits bestehenden Lebererkrankungen, Dialysepatienten, medizinisches Personal oder Polizisten. Bei Menschen mit erhöhtem Risiko oder möglicherweise schlechterem Impferfolg wird der Impferfolg durch Bestimmung des Anti-HBs-Titers kontrolliert. Die Impfung gegen Hepatitis B schützt auch vor Hepatitis D
  - Kombinationsimpfstoffe gegen Hepatitis A und B sind auf dem Markt (z. B. Twinrix®).
- Die passive Impfung hat durch die guten Möglichkeiten der aktiven Immunisierung erheblich an Bedeutung verloren.
  - Hauptindikation einer Passivimmunisierung gegen Hepatitis A durch Gabe von Immunglobulin (z. B. Beriglobin®) ist eine ganz kurzfristige Reise in ein Endemiegebiet. Der Schutz hält aber nur 3(–6) Monate an
  - Nach Kontakt mit virushaltigem Material (z. B. durch eine Nadelstichverletzung) kann eine Hepatitis B verhindert werden, wenn in den ersten Stunden danach Hepatitis-B-Hyperimmunglobulin gegeben wird (z. B. Hepatitis-B-Immunglobulin® Behring)
  - In allen Fällen einer passiven Immunisierung sollte geprüft werden, ob nicht eine Simultanimpfung sinnvoll ist, d. h. die gleichzeitige aktive und passive Impfung (an verschiedenen Körperstellen).

Impfempfehlungen

Die Ständige Impfkommission (STIKO) beim Robert Koch-Institut (RKI) empfiehlt für alle im Gesundheitsdienst Tätigen die Impfung gegen Hepatitis A und B.

8.4.3 Chronische Hepatitis

DEFINITION

Chronische Hepatitis *(chronische Leberentzündung):* Länger als sechs Monate bestehende Entzündung der Leber mit definierten histologischen Veränderungen.

Krankheitsentstehung und Einteilung

Die Klassifikation der **chronischen Hepatitis** beruht auf drei Kriterien:

- Der Ursache
- Dem Grad der entzündlichen Aktivität (➤ Abb. 8.15): minimal (leichte Entzündung nur der Portalfelder) – mild – mäßig – schwer (ausgeprägte Nekrosen)
- Dem Ausmaß der Fibrose und der Zerstörung der normalen Leberstruktur: keine – milde Fibrose – mäßige Fibrose – schwere Fibrose – Zirrhose.

Ursache

- Weltweit am häufigsten ist die **virusbedingte chronische Hepatitis** infolge einer Hepatitis-B-, -C- oder -D-Infektion (➤ 8.4.2)
- Die meist schleichend beginnende **Autoimmunhepatitis** betrifft vor allem jüngere Frauen. Sie tritt gehäuft bei bestimmten HLA-Typen auf, nicht selten zusammen mit weiteren Autoimmuner-

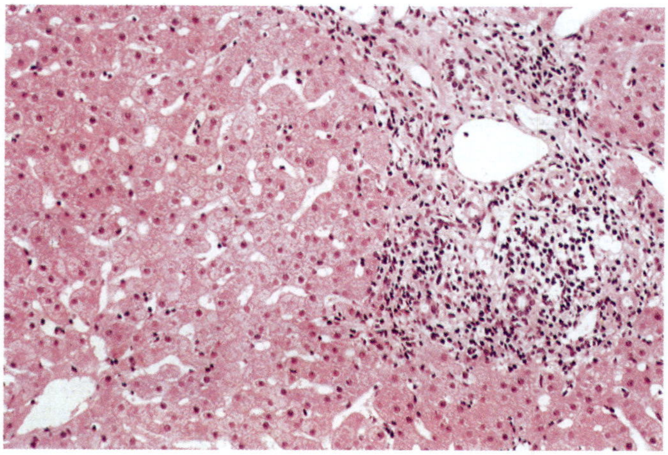

Abb. 8.15 Histologisches Bild bei chronischer Hepatitis mäßiger entzündlicher Aktivität. Lymphozyten sind nicht nur in den Portalfeldern zu finden, sondern auch in den Läppchen, sodass die Grenze nicht mehr erkennbar ist. Einzelne Leberzellen gehen zugrunde. [G684]

krankungen (z. B. autoimmun bedingte Schilddrüsenentzündung)
- Die **exogen-toxische chronische Hepatitis** ist durch Arzneimittel oder Chemikalien bedingt (➢ 8.4.5)
- **Stoffwechselkrankheiten,** die unter dem Bild einer chronischen Hepatitis verlaufen können, sind bei Erwachsenen insbesondere die *Hämochromatose* (➢ 8.4.9), der *Morbus Wilson* (➢ 8.4.9) und der *α_1-Antitrypsin-Mangel* (➢ 10.11.2).

Fettleberhepatitis (➢ 8.4.4), primär biliäre Zirrhose (➢ 8.5.4) und primär sklerosierende Cholangitis (➢ 8.5.5) zählen nicht zu den chronischen Hepatitiden im engeren Sinne.

Symptome und Untersuchungsbefund

Bei geringer Entzündungsaktivität haben die Betroffenen meist keine Beschwerden. Ansonsten stehen uncharakteristische Symptome wie z. B. Müdigkeit, verminderte Leistungsfähigkeit sowie Völle- und Druckgefühl im Oberbauch im Vordergrund. Extrahepatische Symptome, am häufigsten Gelenkschmerzen, sind möglich. In fortgeschrittenen Stadien treten die typischen Zeichen einer Leberfunktionseinschränkung auf (➢ 8.4.7). Im entzündlichen Schub kann der Patient ikterisch sein. Bei der körperlichen Untersuchung ist die Leber oft vergrößert und verhärtet tastbar.

Diagnostik

Der Verdacht entsteht meist durch eine lang andauernde Erhöhung der Transaminasen. Es folgen weitere Blutuntersuchungen zur Ursachensuche:
- Hepatitismarker (➢ Tab. 8.5) zur Diagnose einer chronischen Virushepatitis
- **ANA** = *antinukleäre Antikörper,* **LKM** = *Leber/Niere-mikrosomale Antikörper* (engl. *liver/kidney*), **SLA** = *Antikörper gegen lösliches Leberantigen* (engl. *soluble liver*) und **SMA** = *Antikörper gegen glatte Muskulatur* (engl. *smooth muscle*) als wichtigste Autoantikörper bei Autoimmunhepatitis. Es gibt einen **Autoimmunhepatitis-Score,** der die Diagnose erleichtert: Für verschiedene Kriterien gibt es Punkte. Je höher die Gesamtpunktzahl ist, desto wahrscheinlicher ist eine Autoimmunhepatitis
- Ferritin, Kupfer, Coeruloplasmin, α_1-Antitrypsin zum Ausschluss einer Hämochromatose, eines Morbus Wilson und eines α_1-Antitrypsin-Mangels.

Stets wird eine Sonografie des Oberbauchs durchgeführt, oft ist eine Leberbiopsie (➢ 8.3.5) erforderlich.

In ca. 20 % der Fälle überlappt sich die Autoimmunhepatitis mit einer primär biliären Zirrhose (➢ 8.5.4) oder einer primär sklerosierenden Cholangitis (➢ 8.5.5, **autoimmunes Overlap-Syndrom**).

Behandlungsstrategie

Eine chronische Hepatitis B wird bei stärkerer Viruslast, Entzündungsaktivität oder Fibrosierung sowie erhöhten Transaminasen mit (pegyliertem) α-Interferon (z. B. Pegasys®) behandelt. Bei Nichtansprechen oder Kontraindikationen werden Nukleosid- oder Nukleotidanaloga gegeben (z. B. Entecavir = Baraclude®, Lamivudin = Zeffix®, Telbivudin = Sebivo®, Tenofovir = Viread®, ➢ 15.4.4). [5]

Die Therapie ist aktuell im Umbruch, neue Medikamente erobern die Therapiestrategien.

Bei Patienten mit einer chronischen Hepatitis C hängt die Therapie vom Genotyp des Virus ab:
- Eine chronische HCV-Infektion Genotyp 2–6 wird wie bisher mit einer Kombination von pegyliertem α-Interferon und Ribavirin (z. B. Rebetol®) behandelt (duale Therapie)
- Die HCV-Genotyp-1-Infektion spricht hierauf schlechter an. Sie sollte, falls keine Kontraindikationen vorliegen, mit einer Dreifachkombination (Triple-Therapie) aus pegyliertem α-Interferon, Ribavirin und einem der beiden Protease-Inhibitoren (➢ 15.4.4) Boceprevir (Victrelis®) oder Telaprevir (Incivo®) therapiert werden. Dadurch ist die Ansprechrate auf ca. 70 % gestiegen, allerdings um den Preis vermehrter Nebenwirkungen (v. a. Blutbildveränderungen, Hauterscheinungen). [5] Auch hier werden neue Virustatika zur Therapie zugelassen.

In allen Fällen sind regelmäßige Untersuchungen zur Erfassung von Nebenwirkungen und Bestimmung der Therapiedauer nötig. Schreitet die Erkrankung bis zur Zirrhose fort, sollte eine Lebertransplantation diskutiert werden.

Bei der Autoimmunhepatitis wird eine immunsuppressive Therapie über mindestens vier Jahre, oft aber lebenslang durchgeführt, v. a. mit Glukokortikoiden und Azathioprin (z. B. Imurek® ➢ Pharma-Info 15.2).

Pflege, Patientenberatung und Rehabilitation

Die pflegerischen Interventionen richten sich nach dem Allgemeinzustand des Patienten. Die Pflegenden achten auf Leistungsfähigkeit, Oberbauchbeschwerden, Schmerzäußerungen (Patienten bitten, sich bei Schmerzen zu melden) und beobachten die Haut auf Leberhautzeichen (➢ 8.4.7).

Außerdem informieren die Pflegenden den Betroffenen, leberschädigende Noxen unbedingt zu meiden. Dazu gehören ein abso-

8

luter Alkoholverzicht und das Absetzen aller nicht dringend notwendigen Arzneimittel nach Rücksprache mit dem Arzt. Vor der Verordnung eines neuen Medikaments weist der Patient den Arzt ggf. auf seine Erkrankung hin, um die leberschädigende Wirkung zu prüfen. Der Patient soll sich mäßig körperlich bewegen und auf eine ausgewogene, vitaminreiche Ernährung achten.

Frühzeitige Rehabilitationsmaßnahmen sollen Informationsdefizite bezüglich der Erkrankung, ihrer Behandlung und Komplikationen beheben, den Patienten zu einem gesundheitsfördernden Lebensstil hinführen, seine allgemeine Leistungsfähigkeit bessern und eine Berentung vermeiden oder zumindest hinauszögern.

Prognose

Bei der chronischen Virushepatitis B oder C sprechen je nach Untergruppe bis zu 80 % der Patienten auf die Behandlung an.

Die Prognose für Patienten mit einer autoimmunbedingten chronischen Hepatitis hat sich durch die immunsuppressive Therapie sehr verbessert (5-Jahres-Überlebensrate etwa 90 %).

8.4.4 Alkoholische Leberschädigung

Pflege von alkoholabhängigen Menschen ➤ 8.1.2

Alkohol-Fettleber

Krankheitsentstehung

Beim Alkoholabbau hat die Leber eine zentrale Rolle. Insbesondere bei regelmäßiger Zufuhr größerer Alkoholmengen kommt es zu:

- Vermindertem Fettsäureabbau und gesteigerter Fettsäuresynthese mit der Folge einer Leberzellverfettung und -vergrößerung (Hepatomegalie) bis zur **Fettleber**
- Verringerter Glukoneogenese (Glukoseneubildung) mit Hypoglykämiegefahr
- Vermehrtem Anfall des lebertoxischen Azetaldehyds, das zur Lebervergrößerung und vermehrten Bildung von Bindegewebe führt (Fibrosierung)
- Gesteigertem Sauerstoffverbrauch durch die Verstoffwechselung mit Hypoxie und letztlich ebenfalls Fibrosierung.

Neben Alkohol sind Diabetes mellitus (➤ 10.7), Adipositas (➤ 10.8.1) und Fettstoffwechselstörungen (➤ 10.8.3) weitere Ursachen einer Fettleber.

Symptome, Befund und Diagnostik

Die meisten Patienten haben keine Beschwerden, sodass die Fettleber eher zufällig diagnostiziert wird. Die Leber ist vergrößert tastbar, die sonografische Leberstruktur verändert. Bei den Laborwerten weisen eine erhöhte γ-GT, ein erhöhtes MCV (➤ 11.3.3) sowie erhöhte CDT (➤ 8.3.2) auf den langjährigen Alkoholkonsum hin.

Alkohol-Fettleberhepatitis

Bei einer Fettleber infolge Alkohoabusus kann es insbesondere nach Alkoholexzessen zur **Alkohol-Fettleberhepatitis** *(alkoholische Steatohepatitis, ASH)* mit entzündlich-nekrotischen Leberveränderungen kommen. Möglich, aber nicht zwingend sind verminderte Leistungsfähigkeit, Übelkeit, Erbrechen und Ikterus bis hin zu fulminanten Verläufen. Im Blut zeigt sich eine Erhöhung von Transaminasen, γ-GT, Bilirubin und Blutfetten (➤ Abb. 8.6). Abgegrenzt werden müssen nicht-alkoholische Fettleberhepatitiden (vor allem bei Diabetes mellitus Typ 2) sowie andere chronische Hepatitiden.

Einzig wirksame Behandlung sind absoluter **Alkoholverzicht** und das **Vermeiden leberschädigender Arzneimittel.** Nur dann kann sich die Alkohol-Fettleberhepatitis zurückbilden (➤ Abb. 8.16).

Bei schweren Verläufen kann der Patient unter Ersatz der fehlenden Vitamine (v. a. Vitamin B_1, Folsäure) und Ausgleich des Flüssigkeits- und Elektrolythaushalts unter bestimmten Voraussetzungen für einige Wochen mit Kortikosteroiden behandelt werden.

Behandlung bei Aszites ➤ 8.2.2

Behandlung bei Enzephalopathie ➤ 8.4.7

Sonderform der alkoholischen Leberschädigung ist das meist nach längerem Alkoholexzess auftretende **Zieve-Syndrom,** die Kombination aus Alkohol-Hepatitis, hämolytischer Anämie und Hyperlipidämie. Eine spezifische Therapie gibt es nicht, vorrangig ist absolute Alkoholkarenz.

Alkoholbedingte Leberzirrhose

Bei weiter fortgesetztem Alkoholabusus entwickelt sich eine irreversible, **alkoholbedingte Leberzirrhose** (auch *Alkoholzirrhose* genannt ➤ 8.4.7).

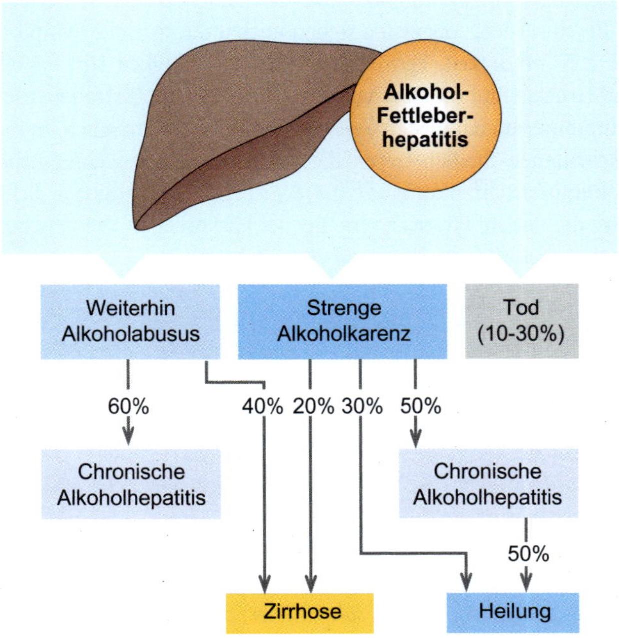

Abb. 8.16 Verlaufsmöglichkeiten der Alkohol-Fettleberhepatitis. [L157]

8.4.5 Leberschädigungen durch andere Noxen

Krankheitsentstehung

Nicht nur Alkohol, sondern auch zahlreiche andere Fremdstoffe können die Leber akut und/oder chronisch schädigen:

- Nahrungsmittel und -zusatzstoffe
- Toxine, z. B. des Knollenblätterpilzes
- Arzneimittel, z. B. Tetrazykline, Paracetamol, Immunsuppressiva, Zytostatika, Östrogene, Halothan
- Gewerbliche Stoffe, z. B. Pestizide.

Man unterscheidet eine *toxische Form* mit dosisabhängiger Leberschädigung von einer *Überempfindlichkeitsreaktion,* die dosisunabhängig (also auch bei kleinsten Mengen) nur bei einigen Menschen auftritt.

Symptome, Befund und Diagnostik

Die Symptome reichen von geringem Druckgefühl im Oberbauch bis zum akuten, tödlichen **Leberversagen** (➤ 8.4.6) und können die Krankheitszeichen aller anderen Lebererkrankungen hervorrufen. Die Diagnose wird anhand von Anamnese, Klinik und ggf. Leberbiopsie mit nachfolgender histologischer Untersuchung zum Ausschluss anderer Erkrankungen gestellt.

Behandlungsstrategie

Vordringlich ist das Absetzen der schädigenden Substanz. Ansonsten ist die Therapie meist symptomatisch, spezifische Maßnahmen sind nur bei einigen Noxen möglich (z. B. bei einer Paracetamolvergiftung möglichst frühzeitige Gabe von Acetylcystein). Bei drohendem Leberversagen ist frühzeitig Kontakt mit einem Transplantationszentrum aufzunehmen.

8.4.6 Akutes Leberversagen

DEFINITION

Akutes Leberversagen *(ALV):* Innerhalb von Tagen bis Wochen auftretende, schwerste Beeinträchtigung der Leberfunktion ohne vorbestehende chronische Lebererkrankung. Hohe Letalität.

Krankheitsentstehung

Ca. 90 % aller Fälle von **akutem Leberversagen** sind zurückzuführen auf Virushepatitiden (➤ 8.4.2, Tendenz in Deutschland rückläufig) oder Lebergifte (Chemikalien, z. B. Tetrachlorkohlenstoff, Arzneimittel, z. B. Paracetamol, Tendenz steigend).

Symptome, Befund und Diagnostik

Symptome sind ein Ikterus, eine rasch zunehmende hepatische Enzephalopathie (➤ 8.4.7) und Gerinnungsstörungen. Komplizierend treten Hirnödem, Kreislauf-, Nieren- und Lungenversagen, Blutungen sowie Infektionen bis zur Sepsis hinzu.

Zur Diagnosesicherung und Ursachensuche werden Blutuntersuchungen, Sonografie und ggf. auch eine Biopsie durchgeführt.

Behandlungsstrategie

Kausale Maßnahmen sind nur teilweise möglich, z. B. eine antivirale Therapie bei fulminanter Hepatitis oder Acetylcysteingabe bei Paracetamolintoxikation. Die symptomatische intensivmedizinische Therapie umfasst u. a. Flüssigkeits- und Elektrolytbilanzierung, Hirnödem- und Infektionsbehandlung, ggf. auch Beatmung und Dialyse. Patienten mit ungünstiger Prognose ohne Kontraindikationen gegen eine Lebertransplantation werden frühzeitig in einem Transplantationszentrum vorgestellt.

Da eine Lebertransplantation mit erheblichen (Langzeit-)Risiken für den Patienten verbunden ist (➤ 8.4.7) und die Leber sehr regenerationsfähig ist, werden bei potenziell reversiblem Lebersagen verschiedene Methoden zur *temporären* Leberentlastung versucht, etwa die Teilleber-Transplantation mit späterer Entfernung des Transplantats (**auxiliäre partielle orthotope Lebertransplantation,** *APOLT*) oder Verfahren zum künstlichen Ersatz der Leberfunktion (*extrakorporale Detoxikation,* z. B. *molecular adsorbent recirculation system,* kurz *MARS*).

8.4.7 Leberzirrhose und Leberkoma

DEFINITION

Leberzirrhose *(Schrumpfleber):* Chronisch fortschreitende, irreversible Zerstörung der Leberläppchen, einhergehend mit Bindegewebsvermehrung und knotigem Umbau der Leber. Mögliches Endstadium nahezu aller Lebererkrankungen. Lebensbedrohlich durch ihre Folgezustände. Altersgipfel 50.–60. Lebensjahr, Männer : Frauen = 7 : 3.

Krankheitsentstehung

Ursachen einer Leberzirrhose

Häufigste Ursachen einer Leberzirrhose sind in Mitteleuropa mit gut 50 % ein chronischer Alkoholabusus und mit ca. 25 % eine chronische Virushepatitis.

Weitere Ursachen einer Leberzirrhose sind:

- Autoimmunhepatitis (➤ 8.4.3), primär biliäre Zirrhose (➤ 8.5.4), primär sklerosierende Cholangitis (➤ 8.5.5)
- Gallenwegserkrankungen mit Gallenstau **(sekundär biliäre Zirrhose)**
- Kardiovaskuläre Erkrankungen, z. B. Stauungsleber bei chronischer Rechtsherzinsuffizienz oder Lebervenenverschluss (chronische Form des **Budd-Chiari-Syndroms**)
- Leberschäden durch Arzneimittel oder Gifte
- Stoffwechselerkrankungen (z. B. Hämochromatose ➤ 8.4.9, Morbus Wilson ➤ 8.4.9, α_1-Antitrypsin-Mangel ➤ 8.4.3, ➤ 6.6.1, ➤ 6.6.2, ➤ 10.11.2).

Leberzelluntergang und narbig-bindegewebige Umwandlung der Leber führen zum einen zu Durchblutungsstörungen mit fort-

8

schreitender Leberfunktionseinschränkung, zum anderen durch die mechanische Beeinträchtigung des Blutstromes zu einem Pfortaderhochdruck. Die Oberfläche der Leber ist nicht mehr glatt und weich, sondern höckrig und hart.

Symptome und Untersuchungsbefund

Die Leberzirrhose macht sich meist erst im fortgeschrittenen Zustand bemerkbar (➤ Abb. 8.17):

- *Allgemeinbeschwerden.* Müdigkeit, verminderte Leistungsfähigkeit, Gewichtsverlust
- Übelkeit, Druckgefühl oder Schmerzen im Oberbauch
- Leberhautzeichen:
  - **Palmarerythem** (gerötete Handinnenflächen, ➤ Abb. 8.18)
  - **Spider naevi** (Gefäßspinnen, -sternchen, ➤ Abb. 8.19)
  - **Lackzunge** (glatte und rote Zunge durch Vitamin-B-Mangel), Mundwinkelrhagaden (eingerissene Mundwinkel)
  - **Caput medusae** (*Medusenhaupt,* verstärkte Venenzeichnung um den Bauchnabel infolge eines Umgehungskreislaufs bei Pfortaderhochdruck)
  - **Pergamenthaut** (dünne, atrophische Haut)
- *Hormonelle Störungen:*
  - Bei Männern Potenzstörungen und Libidoverlust, *Gynäkomastie* (Brustbildung beim Mann), Hodenatrophie und Verminderung/Verlust der männlichen Sekundärbehaarung
  - Bei Frauen Störungen der Regelblutung bis hin zur Amenorrhö
- Evtl. Modifikation der Symptome durch die Grunderkrankung, z. B. starker Juckreiz, falls eine Erkrankung mit Cholestase die Ursache ist
- Symptome der Komplikationen, z. B. Hautblutungen bei Gerinnungsstörungen, erweiterte Bauchhautvenen bei Pfortaderhochdruck.

Bei der körperlichen Untersuchung zeigt sich oft ein von Blähungen und Aszites aufgetriebener Bauch.

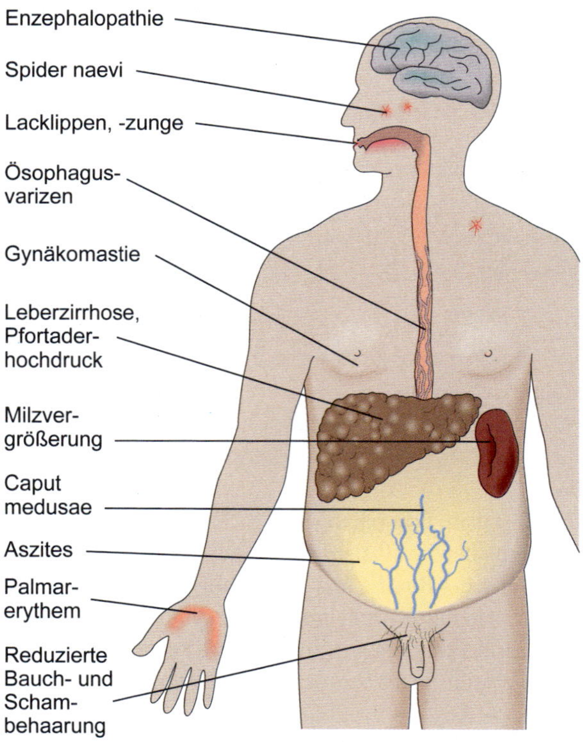

Abb. 8.17 Typische Symptome eines Patienten mit Leberzirrhose. [L190]

Komplikationen der Leberzirrhose und Leberkoma

Schreitet die Leberzirrhose fort, führt sie bei praktisch allen Patienten früher oder später zu tödlichen Komplikationen.

Pfortaderhochdruck

Der bindegewebige Umbau des Lebergewebes behindert den Blutfluss durch die Leber. Das Blut staut sich zurück und es entsteht ein **Pfortaderhochdruck** *(portale Hypertension).* Der Blutstau führt zum einen zu einer Milzvergrößerung (*Splenomegalie* ➤ 8.7.1) mit vermehrtem Abbau von Blutkörperchen (Panzytopenie). Zum anderen bilden sich Umgehungskreisläufe zwischen Pfortader- und Hohlvenensystem. Klinisch bedeutsam sind hierbei *äußere Hämorrhoiden,* das *Caput medusae* (erweiterte Venen unter der Bauchhaut) und vor allem **Ösophagus-** und **Magenfundusvarizen,** die leicht platzen und zu einer akut lebensbedrohlichen *oberen Gastrointestinalblutung* (➤ 7.2.5) führen können.

Ein Aszites bei Leberzirrhose ist häufig und nicht allein durch den Pfortaderhochdruck, sondern multifaktoriell bedingt (➤ Abb. 8.21, Therapie ➤ 8.2.2).

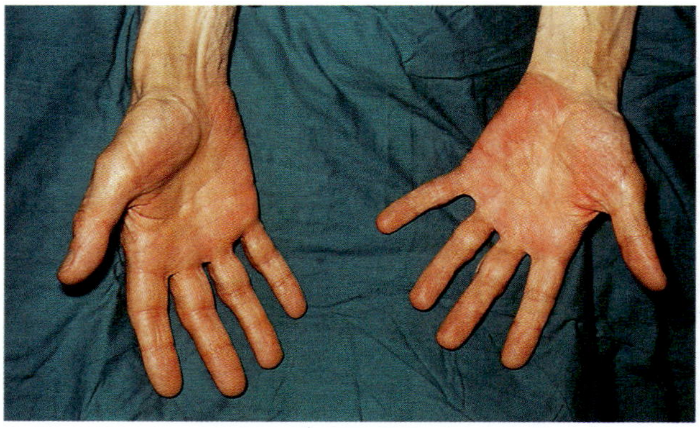

Abb. 8.18 Ein solches Palmarerythem ist typisches Hautzeichen einer Leberzirrhose. [R229]

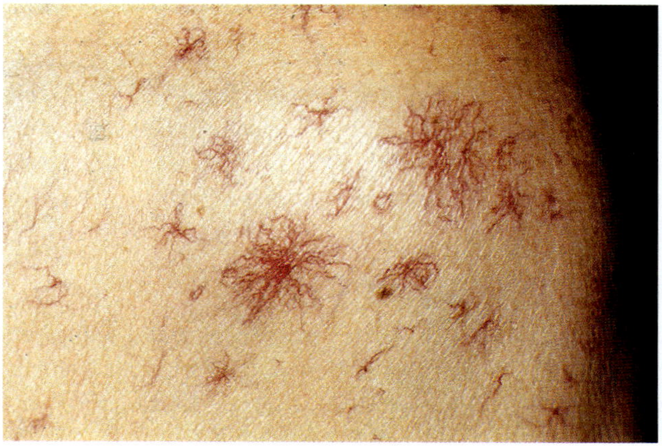

Abb. 8.19 Spider naevi. [R246]

Weitere Auswirkungen des Pfortaderhochdrucks auf verschiedene Organe ➤ Abb. 8.20

Pfortaderthrombose

Patienten mit einer Leberzirrhose erleiden gehäuft **Pfortader-** oder **Milzvenenthrombosen,** die meist zu Ösophagus- bzw. Magenfundusvarizen mit der Gefahr von Varizenblutungen (➤ 7.2.5) führen.

Spontane bakterielle Peritonitis

Bei einer Leberzirrhose mit Aszites können auch ohne Perforation Bakterien durch die Darmwand treten und eine lebensbedrohliche **spontane bakterielle Peritonitis** *(SBP)* verursachen. Leitsymptome sind Fieber und Bauchschmerzen. Beweisend ist eine Granulozytenzahl im Aszites über 250/µl, der Keimnachweis gelingt nur in 60 %.

Die Behandlung besteht in Antibiotikagabe. Nach überlebter spontaner bakterieller Peritonitis wird eine Antibiotikaprophylaxe empfohlen. [4]

Beeinträchtigte Syntheseleistung der Leber

- Durch die beeinträchtigte Syntheseleistung der Leber werden nicht mehr genügend Gerinnungsfaktoren gebildet, was eine erhöhte *Blutungsneigung* (➤ 11.10) zur Folge hat
- Die unzureichende Albuminsynthese der Leber und der Pfortaderhochdruck begünstigen die Ödem- und Aszitesentwicklung, die dann durch einen *sekundären Hyperaldosteronismus* (➤ 10.6.1) unterhalten werden.

Hepatische Enzephalopathie und Leberkoma

DEFINITION

Hepatische Enzephalopathie *(HE, portosystemische Enzephalopathie, PSE):* Neurologische und psychische Auffälligkeiten, die bei Lebererkrankungen v. a. durch Anstieg von Ammoniak und anderer Eiweißabbauprodukte im Blut aufgrund der gestörten Entgiftungsfunktion der Leber entstehen. Schwerstform Leberkoma.

Leberkoma *(hepatisches Koma, Coma hepaticum):* Schwerste Bewusstseinsstörung bis zur tiefen Bewusstlosigkeit durch Ausfall der Entgiftungsfunktion der Leber. Häufig tödlich. Unterteilt in:

- **Leberzerfallkoma** *(endogenes Leberkoma)* bei massivem Leberzelluntergang etwa im Rahmen einer fulminanten Hepatitis oder Vergiftungen (➤ 8.4.6)
- **Leberausfallkoma** *(exogenes Leberkoma)* bei Leberzirrhose mit Umgehungskreislauf, ausgelöst durch zusätzliche, „exogene" Belastungen des Organismus wie z. B. hohe Eiweißzufuhr, gastrointestinale Blutung, Alkohol oder Infektionen.

Auch die Entgiftungsfunktion der Leber ist durch Leberzellschädigung und/oder Umgehungskreisläufe des venösen Darmblutes gestört. Als **hepatische Enzephalopathie** (*portosystemische Enzephalopathie,* kurz *PSE; Enzephalopathie* = nichtentzündliche Erkrankung/Schädigung des Gehirns) werden neurologische und psychische Auffälligkeiten des Kranken bezeichnet, die v. a. auf einen Anstieg von Ammoniak und anderen Eiweißabbauprodukten im Blut zurückzuführen sind (➤ Abb. 8.22). Das Zellgift Ammoniak

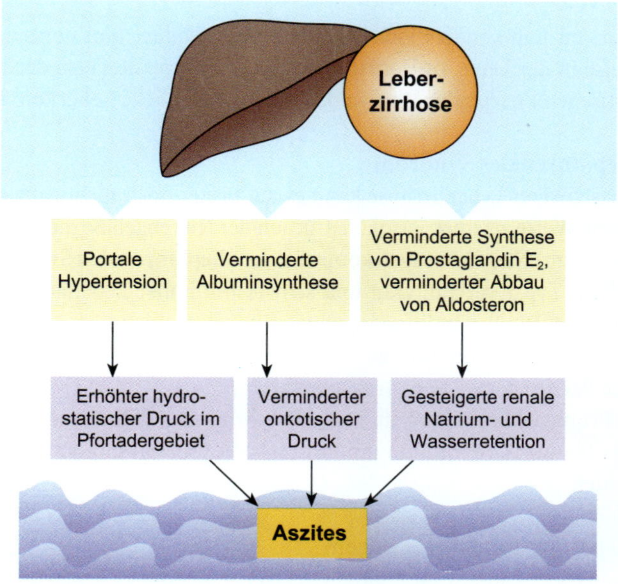

Abb. 8.21 Entstehungsmechanismen des Aszites bei Leberzirrhose. [L157]

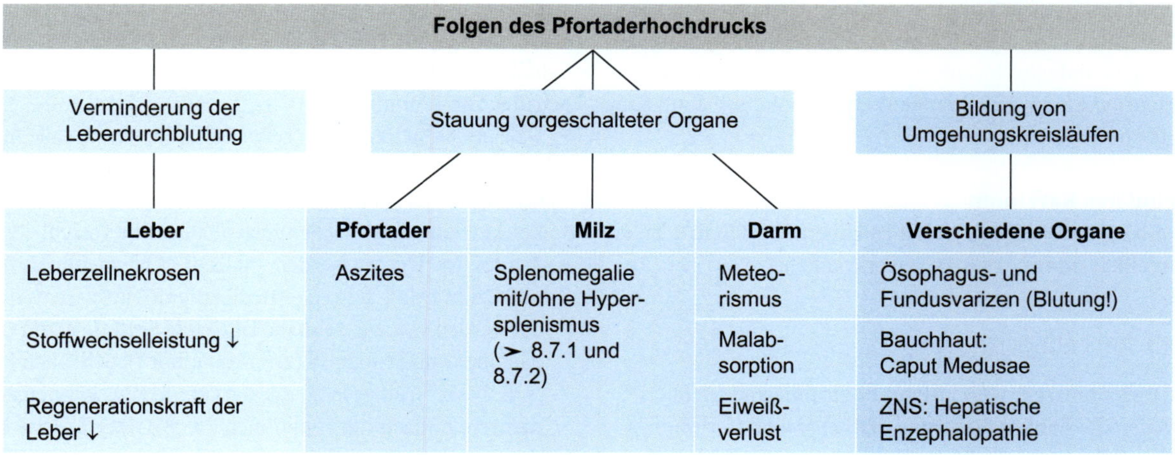

Abb. 8.20 Auswirkungen des Pfortaderhochdrucks auf verschiedene Organe. [A400]

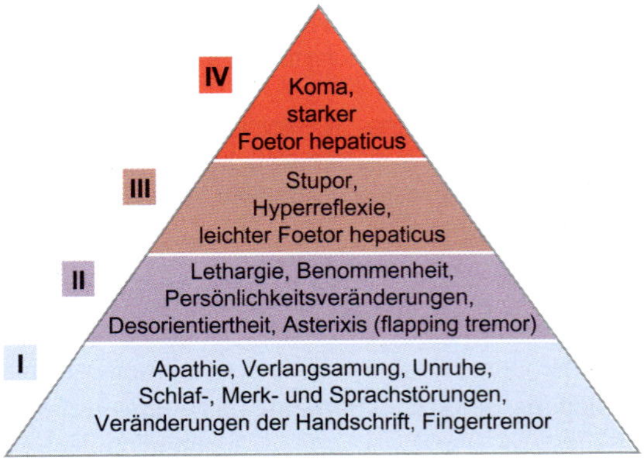

Abb. 8.22 Stadien der hepatischen Enzephalopathie. Als Asterixis, flapping tremor oder Flattertremor bezeichnet man einen symmetrischen, distal betonten Armtremor mit 1–3 Flexionen pro Sekunde im Handgelenk zusammen mit einem Fingertremor, der besonders deutlich bei nach vorn ausgestreckten Armen zu beobachten ist. [L157]

wird im Rahmen des Eiweißstoffwechsels gebildet und normalerweise in der Leber zu Harnstoff abgebaut. Schwerste Form der hepatischen Enzephalopathie ist das lebensbedrohliche **Leberkoma.**

Hepatorenales Syndrom

Bei schwerer Leberzirrhose kann es auf bisher noch nicht ganz geklärte Weise zu einer Vasokonstriktion der Nierengefäße mit (funktionellem) Nierenversagen kommen, dem **hepatorenalen Syndrom** *(HRS).* Typ 1 verläuft akut und schwer mit hoher Letalität, Typ 2 langsam. Die Behandlung ist schwierig, entscheidend ist, ob es gelingt, die Leberfunktion zu verbessern (Beseitigung der auslösenden Faktoren, evtl. Lebertransplantation).

Prophylaktisch wird in besonders kritischen Situationen (z. B. Aszites-Ausschwemmung/Entlastung) die Nierenfunktion beobachtet.

Hepatopulmonales Syndrom

Außerdem kann es im Rahmen der Leberzirrhose zu Lungenfunktionsstörungen (**hepatopulmonales Syndrom,** *HPS*) kommen. Ursache ist eine Weitstellung der Lungengefäße mit erhöhtem Blutfluss durch die Lunge bei gleich bleibender Lungenbelüftung, sodass sich ein (funktioneller) Shunt innerhalb der Lunge ausbildet. Typischerweise bessern sich Luftnot und Sauerstoffsättigung des Blutes im Liegen und verschlechtern sich beim Aufrichten (also genau umgekehrt wie beim Herzkranken). Symptomatisch kann Sauerstoff gegeben werden.

Hepatozelluläres Karzinom

Patienten mit einer Leberzirrhose haben ein erhöhtes Risiko, an einem **Leberzellkarzinom** (➤ 8.4.8) zu erkranken.

Diagnostik bei Leberzirrhose

- *Labor:* Transaminasen, γ-GT, AP und Bilirubin sind leicht erhöht. Wegen der Funktionsstörung der Leber sind Gerinnungsfaktoren und damit Quick-Wert, Cholinesterase und Albumin vermindert. Das Blutbild zeigt oft eine Anämie, Leukozytopenie und Thrombozytopenie. Elektrolytstörungen, insbesondere eine Hypokaliämie, sind häufig. Die Hepatitisserologie und die Suche nach Autoantikörpern dienen der Ursachenklärung (Diagnostik bei Verdacht auf Hämochromatose oder Morbus Wilson ➤ 8.4.9)
- *Oberbauchsonografie:* Zirrhotische Veränderungen der Leber sind ab einem bestimmten Stadium sichtbar, evtl. zeigt sich Aszites. Andere Oberbaucherkrankungen können ausgeschlossen werden
- *Duplex-Sonografie:* Mithilfe der Duplex-Sonografie können Fließrichtung und Flussgeschwindigkeit in der Pfortader dargestellt und so das Ausmaß des Pfortaderhochdrucks eingeschätzt werden
- *Transiente Elastometrie (transiente Elastografie):* Hierunter versteht man verschiedene ultraschallbasierte Verfahren zur Messung der „Lebersteife" und damit des Fibroseausmaßes. Allerdings sind diese Verfahren nicht bei allen Patienten anwendbar und übersehen v. a. leichte Fibrosierungen
- *Endoskopie:* Unbedingt erforderlich ist eine Ösophagogastroduodenoskopie zum Nachweis oder Ausschluss von Ösophagus- und Magenfundusvarizen
- *Biopsie:* Eine Biopsie mit nachfolgender histologischer Untersuchung des entnommenen Lebergewebes ist insbesondere anzuraten bei jungen Patienten, für die evtl. eine Lebertransplantation in Betracht kommt, sowie bei unklarer Ursache der Leberzirrhose. Bei fortgeschrittener Leberzirrhose lässt sich jedoch die Genese im umgebauten Lebergewebe häufig nicht mehr erkennen.

Behandlungsstrategie bei Leberzirrhose

Die Behandlung bei Leberzirrhose besteht in der frühestmöglichen Therapie der Grunderkrankung. Ansonsten ist eine Behandlung nicht möglich, „Leberschutzpräparate" sind nutzlos.

Alkoholkarenz

Unabdingbar bei jeder Form der Leberzirrhose ist absolute Alkoholkarenz!

Unabhängig von der Ursache werden zusätzliche Noxen (z. B. Schadstoffe, Alkohol, Arzneimittel) wenn irgend möglich ausgeschaltet und Komplikationen behandelt:

- Da viele Arzneimittel die Leber belasten, werden alle nicht unbedingt notwendigen Arzneimittel abgesetzt. Insbesondere Beruhigungsmittel sollten nicht gegeben werden, da sie zudem die Zeichen einer hepatischen Enzephalopathie verschleiern
- Aszites und Ödeme werden – falls die Allgemeinmaßnahmen nicht zum Erfolg führen – medikamentös ausgeschwemmt. Dabei werden vorzugsweise die Diuretika Spironolacton (z. B. Aldactone®) und Xipamid (z. B. Aquaphor®), evtl. auch Furosemid (z. B. Lasix®), eingesetzt. Bei starkem Aszites können eine oder mehrere Entlastungspunktionen (➤ 8.3.4) erforderlich sein. Bei therapierefraktärem Aszites kann die Anlage eines TIPS (transjugulären portosystemischen Shunts) überlegt werden

- Bei Ösophagus- oder Magenfundusvarizenblutungen ist zur Diagnostik immer eine Endoskopie erforderlich, in deren Rahmen der Arzt eine endoskopische Blutstillung versucht. Medikamentös kann der Pfortaderdruck durch Terlipressin oder Somatostatin/analoga gesenkt werden (z. B. Glycylpressin®, Somatostatin Ferring®, Sandostatin®). Ist die Blutung endoskopisch nicht zu stillen oder eine Endoskopie nicht akut verfügbar, legt der Arzt zunächst eine Kompressionssonde (➤ 7.1.6). Bei auf Dauer unkontrollierbarer Blutung kommt die Implantation eines TIPS in Betracht
- Ein (drohendes) Leberkoma erfordert eine Intensivtherapie, u. a. mit Darmsterilisation, parenteraler Ernährung (Elektrolytausgleich, Gabe von Aminosäuren) sowie dem Ersatz von Gerinnungsfaktoren und Vitamin K.

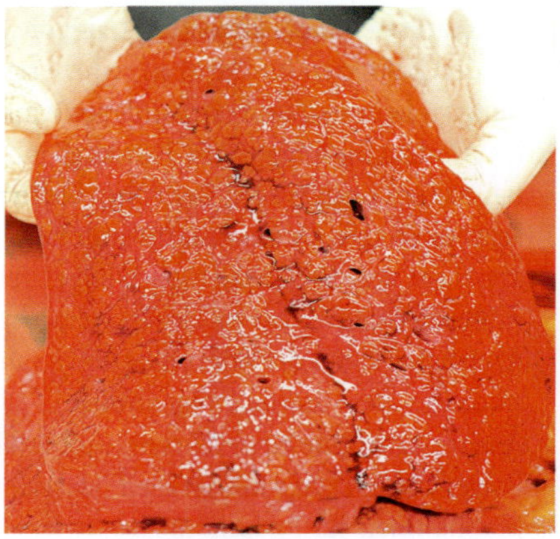

Abb. 8.23 Makroskopisches Bild einer feinknotigen Leberzirrhose, nach Organexplantation bei Lebertransplantation. [M847]

Blutungsprophylaxe
Zur Prophylaxe einer lebensgefährlichen Ösophagusvarizenblutung dient die Gabe von nichtselektiven β-Blockern oder Nitraten (Druckentlastung). Hatte der Patient bereits eine Blutung, kommen zusätzlich v. a. die Gummibandligatur der Varizen sowie bei Erfolglosigkeit die Anlage eines **portosystemischen Shunts** in Betracht. Dabei wird das Blut aus dem Pfortaderkreislauf teilweise oder vollständig an der geschädigten Leber vorbei ins Hohlvenensystem geleitet, sodass die Ösophagusvarizen kollabieren.

Bevorzugt wird heute der **transjuguläre intrahepatische portosystemische (Stent-)Shunt** (kurz *TIPS, TIPPS*), ein interventionell-radiologisches Verfahren, bei dem eine Metallgitter-Endoprothese (Stent) über V. jugularis, V. cava superior und Lebervene in die Leber eingebracht und zwischen Lebervenen- und Pfortadersystem platziert wird.

Enzephalopathie-Risiko

Zwar schützt ein portosystemischer Shunt weitgehend vor Ösophagusvarizenblutungen, doch steigt aufgrund der noch geringeren Entgiftung durch die Leber das Risiko einer Enzephalopathie.

Lebertransplantation

Auxiliäre partielle orthotope Lebertransplantation ➤ 8.4.6
Die **Lebertransplantation** *(LTX)* ist sehr aufwendig und komplikationsreich, aber für viele Patienten im Endstadium einer Lebererkrankung die einzige Überlebenschance.

Hauptindikationen sind in Deutschland die verschiedenen Leberzirrhosen (➤ Abb. 8.23), primäre Tumoren von Leber oder Gallenwegen sowie das (sub-)akute Leberversagen. Die Kontraindikationen entsprechen im Wesentlichen denen anderer Transplantationen (z. B. metastasierende Tumorleiden). Ist eine Alkoholabhängigkeit Ursache der Lebererkrankung, muss der Patient vor Aufnahme auf die Warteliste mindestens sechs Monate abstinent gewesen sein.

In geeigneten Fällen wird nicht die ganze Spenderleber transplantiert, sondern eine **Split-Leber-Transplantation,** bei der die Leber in zwei Teile (für zwei verschiedene Empfänger) geteilt wird, oder eine **Leberlebendspende** des linken Leberlappens durchgeführt. So können trotz Organmangels möglichst viele Patienten versorgt werden.

Postoperativ bedürfen die Patienten einer konsequenten Immunsuppression (➤ 15.2) und lebenslanger Nachkontrollen. Gefürchtet sind die akute oder chronische Transplantatabstoßung und das Wiederauftreten der Grundkrankheit, z. B. einer Virushepatitis.

Heute liegt die 1-Jahres-Überlebensrate bei ca. 80 %, die 5-Jahres-Überlebensrate um 60 % (abhängig von der Grunderkrankung).

Pflege und Patientenberatung

Pflege bei Alkoholabhängigkeit ➤ 8.1.2
Pflege bei Aszitespunktion ➤ 8.3.4
Pflege bei Ikterus ➤ 8.2.1
Pflege bei Ösophagusvarizenblutung ➤ 7.1.6, ➤ 7.2.5
ZVD-Messung ➤ 4.1.6

- Eine spezielle Diät ist in den Anfangsstadien einer Leberzirrhose nicht nötig. Am günstigsten ist eine vitaminreiche, kochsalzarme, ausgewogene Mischkost. Die (parenterale) Gabe von Vitaminpräparaten ist bei Vitaminmangelerscheinungen sinnvoll, die v. a. die fettlöslichen Vitamine A, D, E, K (z. B. 1 Amp. ADEK-Falk® alle zwei Wochen) und die wasserlöslichen Vitamine B_1, B_6, B_{12} und Folsäure betreffen
- Die Pflegenden achten auf eine ausreichende Kalorienzufuhr, da sowohl die Erkrankung selbst als auch die Therapie zu Appetitlosigkeit führen können
- Nur bei hepatischer Enzephalopathie ist eine Verminderung der Eiweißzufuhr erforderlich. Vielfach empfiehlt sich eine Supplementierung mit den verzweigtkettigen Aminosäuren Isoleucin, Leucin und Valin (z. B. Falkamin®), da dies den Protein- und damit Muskelabbau hemmt, sodass u. a. weniger Ammoniak entsteht. Auch Ornithinaspartat (z. B. Hepa Merz®) kann den Blutammoniakspiegel senken und so die zerebrale Situation etwas verbessern
- Zur Stuhlregulierung wird bei Leberzirrhose oral Laktulose (z. B. Bifiteral®, ➤ Pharma-Info 7.1) gegeben, deren Dosierung sich nach dem Stuhlverhalten richtet. Anzustreben sind zwei weiche Stuhlgänge täglich. Laktulose senkt zudem den Blutammoniakspiegel durch Beeinflussung der Darmbakterien und verminderte Ammoniakresorption aus dem Dickdarm
- Häufig wird eine *Darmsterilisation (selektive Darmdekontamination)* durch orale Gabe von Antibiotika (z. B. Rifampicin) und Laktulose (z. B. Bifiteral®, oral oder als Einlauf) oder durch Na-

triumacetateinläufe angeordnet, um die Ammoniak produzierenden Bakterien im Darm zu reduzieren, die Ammoniakbildung zu hemmen und vorhandenes Ammoniak auszuscheiden. Im Akutstadium liegen die Patienten auf der Intensivstation
- Bei Aszites begünstigen Bettruhe, Kochsalz- und Flüssigkeitsbeschränkung die Ödemausschwemmung. Es wird eine Gewichtsabnahme von 300–500 g täglich angestrebt, bei zusätzlichen peripheren Ödemen bis zu 1 kg (regelmäßige Gewichtskontrollen). Ansonsten steigt die Komplikationsgefahr, insbesondere das Risiko eines hepatorenalen Syndroms
- Aszites kann eine eingeschränkte, oberflächliche Atmung zur Folge haben. Daher führen die Pflegenden die notwendigen Maßnahmen zur Pneumonieprophylaxe (➤ 6.4.3) durch
- Wegen einer vorliegenden Gerinnungsstörung (➤ 11.10) achten Pflegende besonders darauf, dass es nicht zu Verletzungen kommt. Hierzu gehört auch die Sturzprophylaxe bei gangunsicheren Patienten
- Die Haut der Patienten ist oft atrophisch und bedarf daher sorgfältiger Hautpflege
- Patienten mit einer Leberzirrhose sind in einem reduzierten Allgemeinzustand und dadurch besonders infektgefährdet. Deshalb ist eine Infektionsprophylaxe unbedingt erforderlich (➤ 11.4.2). Die Pflegenden unterstützen den Patienten bei allen Einschränkungen
- Die Pflegenden bemühen sich, die oft eingeschränkte Beweglichkeit des Patienten zu erhalten bzw. zu verbessern. Bei Bedarf führen die Pflegenden sämtliche erforderlichen Prophylaxen durch.

VORSICHT

Arzneimittel bei Leberzirrhose

Der Patient soll keine Arzneimittel eigenmächtig einnehmen, da auch etliche frei verkäufliche Arzneimittel die Leber belasten und alle durch die Leber abgebauten Arzneimittel niedriger dosiert werden müssen.

Patientenbeobachtung

- Allgemeinbefinden und Bewusstsein (Bewusstseinstrübung durch Ammoniakanstieg? Drohendes Leberkoma? Drohendes Alkoholdelir?)
- RR, Puls, Temperatur, Atmung
- Haut (Gelbfärbung, Pergamenthaut)
- Bauchumfang, Gewicht, Ausscheidung (Flüssigkeitsbilanzierung)
- Blutungszeichen.

Prognose

Die Prognose der Leberzirrhose ist insgesamt schlecht. Sind bereits Komplikationen (Ikterus, Aszites, Gastrointestinalblutungen, Enzephalopathie, hepatorenales Syndrom) aufgetreten, liegt die 5-Jahres-Überlebensrate bei konservativer Therapie nur bei ca. 20 %.

8.4.8 Tumoren der Leber

Gutartige Lebertumoren

Die häufigsten **gutartigen Lebertumoren** sind **Hämangiome** (gutartige Blutgefäßtumoren). Meist werden sie zufällig bei einer Sonografie diagnostiziert. Entfernt werden Hämangiome nur, wenn sie rasch an Größe zunehmen oder zu Beschwerden führen.

Auch das **Leberzelladenom** und die **fokale noduläre Hyperplasie** (lokal begrenzte, knotenförmige Leberzellhyperplasie) verlaufen meist ohne Beschwerden. In beiden Fällen müssen orale Kontrazeptiva („Pille") abgesetzt werden, weil sie diese Erkrankungen begünstigen. Adenome werden wegen des Entartungsrisikos stets operativ entfernt, Hyperplasien nur bei Beschwerden oder (drohenden) Komplikationen.

Bösartige Lebertumoren

Lebermetastasten

Bösartige Lebertumoren kommen am häufigsten als *sekundäre bösartige Lebertumoren,* als **Lebermetastasen,** vor (➤ Abb. 8.24). Bei Männern sind Lebermetastasen am häufigsten auf Magen-Darm- und Bronchialkarzinome zurückzuführen, bei Frauen auf Magen-Darm-, Mamma- und Uteruskarzinome. Lebermetastasen können *solitär* (einzeln) oder *multipel* auftreten und werden gewöhnlich bei der Ultraschalluntersuchung als rundliche Knoten erkannt.

Eine solitäre Lebermetastase kann evtl. operativ entfernt werden, falls der Primärtumor behandelt ist. Multiple, nicht mehr operable Lebermetastasen werden zunehmend behandelt, v. a. durch lokalablative Verfahren (z. B. Radiofrequenzablation, Lasertherapie), regionale Chemotherapie mit isolierter Zytostatikadurchspülung der Leber oder systemische Chemotherapie. Hierdurch kann die Lebenszeit zwar verlängert werden, eine Heilung ist aber nicht möglich.

Hepatozelluläres Karzinom

DEFINITION

Hepatozelluläres Karzinom *(HCC, primäres Leberzellkarzinom):* In Europa seltenes, von den Leberzellen ausgehendes Karzinom, das Männer dreimal häufiger betrifft als Frauen.

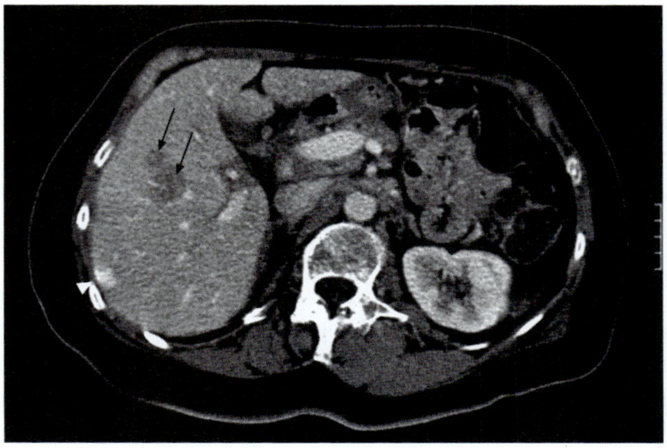

Abb. 8.24 Lebermetastasen im CT. [M505]

Hepatozelluläre Karzinome treten am häufigsten auf dem Boden einer Leberzirrhose auf, wahrscheinlich durch den chronischen Entzündungs- und Regenerationsreiz. Besonders hoch ist das Risiko bei hepatitis- oder hämochromatosebedingter Leberzirrhose. Zusammenhänge bestehen auch zu bestimmten chemischen Noxen, z. B. Arsen oder den Aflatoxinen des Schimmelpilzes Aspergillus flavus.

Leitbeschwerden sind Müdigkeit, Gewichtsverlust und Oberbauchbeschwerden. Evtl. bestehen Ikterus oder Aszites. Die Leber ist meist vergrößert und hart. Die Diagnose wird sonografisch oder mittels Computer- bzw. Kernspintomografie gestellt. Häufig ist der Tumormarker AFP (α-Fetoprotein ➤ 12.4.2) erhöht.

Empfohlene Kontrolluntersuchungen

Patienten mit Leberzirrhose werden halbjährliche Sonografie- und AFP-Kontrollen zur Früherkennung eines hepatozellulären Karzinoms empfohlen.

Ist der Tumor klein und lokal begrenzt, kann er evtl. durch Leberteilresektion entfernt werden. Ist eine Resektion nicht möglich, der Tumor aber auf die Leber begrenzt, kann eine Lebertransplantation sinnvoll sein. Ansonsten kommen palliativ lokale Verfahren, Chemo- und zielgerichtete Therapien in Betracht. Die Prognose ist mit einer 5-Jahres-Überlebensrate von 20 % schlecht.

8.4.9 Stoffwechselerkrankungen mit Hauptmanifestation an der Leber

α1-Antitrypsin-Mangel ➤ 6.6.1, ➤ 6.6.2, ➤ 10.11.2

Familiäre Hyperbilirubinämien

Bei **familiären Hyperbilirubinämien** ist aufgrund erblicher Defekte die Aufnahme des indirekten Bilirubins in die Leberzelle, die Konjugation des indirekten Bilirubins oder die Ausscheidung des konjugierten Bilirubins aus der Leberzelle gestört. Als Folge steigt der Bilirubinspiegel im Blut an.

Mit ca. 5–10 % der Bevölkerung am häufigsten ist das **Gilbert-Syndrom** *(Gilbert-Meulengracht-Syndrom),* das zu den Konjugationsstörungen zählt. Das Bilirubin im Blut ist leicht bis mäßig erhöht, verschiedene Faktoren wie etwa Fasten, Stress oder Infektionen lassen den Bilirubinspiegel weiter ansteigen und können zu einem sichtbaren Ikterus führen. Beschwerden bestehen meist keine. Auch Folgeschäden der Leber entwickeln sich nicht, sodass keine Behandlung nötig ist.

Hämochromatose und Hämosiderose

Die **primäre** *(hereditäre)***Hämochromatose** ist eine autosomal-rezessiv vererbte Eisenstoffwechselstörung. Betroffen sind ca. 0,1–0,3 % der Bevölkerung.

Infolge einer chronisch erhöhten Eisenresorption kommt es zu Eisenablagerungen und zunehmenden Organschäden. Alkohol beschleunigt die Manifestation, weil es Eisen aus Ferritin freisetzt und selbst leberschädigend wirkt.

Symptome treten in aller Regel erst auf, wenn der Organismus mehr als 20–40 g überschüssigen Eisens gespeichert hat. Männer erkranken meist nach dem 40. Lebensjahr, Frauen aufgrund der monatlichen Eisenverluste durch die Menstruation seltener und erst in der Postmenopause.

Charakteristisch für die primäre Hämochromatose ist die Trias aus Lebererkrankung (bis zur Leberzirrhose), Diabetes mellitus und bronzefarbener Haut. Auch eine Herzinsuffizienz,

Herzrhythmusstörungen, Gelenkschäden und endokrine Störungen (insbesondere der Keimdrüsen) sind möglich.

Die Diagnose wird durch Blutuntersuchungen (Serumeisen, Plasmaferritin und Transferrinsättigung erhöht) und evtl. Leberpunktion oder Kernspintomografie der Leber zum Nachweis der Eisenüberladung gestellt. Mithilfe einer molekulargenetischen Untersuchung kann bei über 90 % der Gendefekt nachgewiesen werden. Bei gesicherter Diagnose sollen Familienuntersuchungen betroffene, aber noch erscheinungsfreie Familienmitglieder aufdecken, damit diese rechtzeitig behandelt werden.

Die Behandlung besteht in erster Linie in wiederholten, lebenslangen Aderlässen, zunächst häufiger, später nur noch einmal im Vierteljahr. Setzt diese früh genug ein, ist die Prognose gut. Besteht bereits eine Leberzirrhose oder eine Herzinsuffizienz, wird evtl. eine Leber- oder Herztransplantation erwogen.

Die Patienten sollen sehr eisenhaltige Nahrungsmittel meiden (z. B. Fleisch). Da Vitamin C die Eisenresorption fördert, sollte hier zumindest eine Überversorgung vermieden werden. Schwarzer Tee als Getränk zu den Mahlzeiten vermindert umgekehrt die Eisenaufnahme. Alkohol ist aus dem oben genannten Grunde tabu.

Abzugrenzen sind **sekundäre Hämosiderosen,** z. B. durch langjährige Transfusionen bei angeborenen Anämien (➤ 11.5). Hier ist wegen einer bestehenden Anämie oft keine Aderlassbehandlung möglich. Dann werden *Chelatbildner* gegeben (Deferoxamin, z. B. Desferal®, über eine subkutane Infusionspumpe, oder Deferasirox, z. B. Exjade®, oral). Sie binden Eisen und fördern dessen Ausscheidung.

Morbus Wilson

Beim autosomal rezessiv vererbten **Morbus Wilson** *(hepatolentikuläre Degeneration)* kommt es aufgrund zu geringer Kupferausscheidung mit der Galle zu einer abnormen Kupferspeicherung insbesondere in der Leber und in den Basalganglien (tief gelegene Kerngebiete im Groß- und Zwischenhirn).

In der Regel zeigt sich der Morbus Wilson zuerst durch eine Transaminasenerhöhung, gefolgt von einer chronischen Hepatitis (➤ 8.4.3) und schließlich einer Leberzirrhose (➤ 8.4.7). Außerdem kommt es bei vielen Betroffenen zu neurologischen Erscheinungen, v. a. Tremor, verlangsamten Bewegungen, Störungen der Motorik und der Koordination sowie psychiatrischen Auffälligkeiten. Sichtbares Zeichen der Erkrankung, das aber in Frühstadien oft fehlt, ist der **Kayser-Fleischer-Kornealring,** ein braun-grüner Ring am Rande der Hornhaut (Spaltlampenuntersuchung, ➤ Abb. 8.25). Durch freies Kupfer sind akute Entgleisungen mit Hepatitis und/oder Anämie möglich.

Coeruloplasmin (Transportprotein für Kupfer) und Kupfer im Blut sind erniedrigt, Kupfer im Urin hingegen erhöht. Bei der quantitativen Kupferbestimmung im Lebergewebe zeigt sich ein zu hoher Kupfergehalt des Lebergewebes. Wie bei der primären Hämochromatose sind bei gesicherter Diagnose Familienuntersuchungen erforderlich.

VORSICHT

Bei jeder unklaren Lebererkrankung von Patienten unter ca. 35 Jahren muss differenzialdiagnostisch an einen Morbus Wilson gedacht werden!

Die medikamentöse Therapie besteht in der Gabe von Chelatbildnern, welche das freie Kupfer binden und zur Ausscheidung bringen. Langfristig wird hierdurch auch das Gewebekupfer vermindert. Eingesetzt werden D-Penicillamin (z. B. Metalcaptase®), Triethylentetramin (Trientine®, nur über internationale Apotheken) oder Zinkpräparate. Alle Arzneimittel sollen möglichst 1–2 h vor den Mahlzeiten eingenommen werden. Die Patienten sollten v. a. zu Beginn der Behandlung auf kupferreiche Nahrungsmittel (z. B. Nüsse, Kakao, Rosinen) verzichten. Kupferreiches Leitungswasser sollte vor Genuss entmineralisiert, kupferhaltige Töpfe gegen Edelstahl- oder Glasgefäße ausgetauscht werden.

Bei fulminanten Krankheitsverläufen oder bereits dekompensierter Leberzirrhose kommt eine Lebertransplantation in Betracht.

Bei rechtzeitiger, lebenslanger Behandlung ist die Prognose heute gut, unbehandelt schlecht.

8.5 Erkrankungen von Gallenblase und Gallenwegen

8.5.1 Cholelithiasis

DEFINITION

Cholelithiasis *(Gallensteinkrankheit, Gallensteinleiden):* Bildung von Konkrementen in der Gallenblase **(Cholezystolithiasis)** und/oder den Gallengängen **(Choledocholithiasis).** Häufige und mit dem Alter zunehmende Erkrankung: In Deutschland sind ca. 10 % der über 40-jährigen Männer und ca. 20 % der über 40-jährigen Frauen betroffen, jedoch in 80 % der Fälle symptomlos.

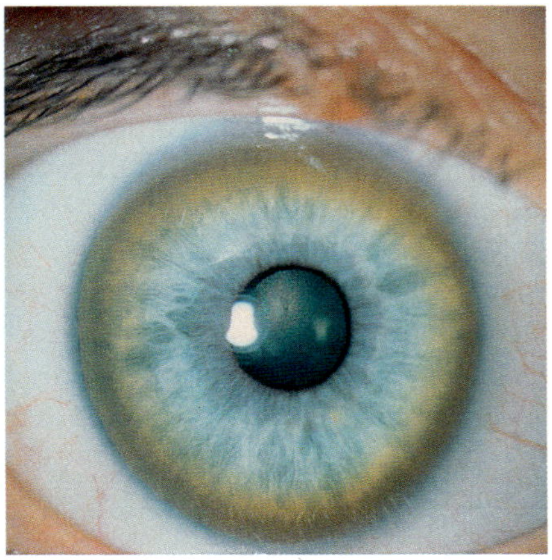

Abb. 8.25 Kayser-Fleischer-Kornealring bei M. Wilson. [E438-003]

Krankheitsentstehung

In Mitteleuropa sind ca. 80 % aller Gallensteine **Cholesterinsteine,** die weitgehend oder ausschließlich aus Cholesterin bestehen. Vor allem drei Faktoren spielen bei ihrer Entstehung eine Rolle: ein zu hoher Cholesteringehalt der Galle, ein gestörtes Verhältnis zwischen steinfördernden und steinhemmenden

Substanzen in der Galle und eine Beweglichkeitsstörung der Gallenblase.

Rund 20 % der Gallensteine sind **Pigmentsteine** mit den Hauptbestandteilen Bilirubin und Kalzium(-salzen).

Risikofaktoren für Gallensteine sind entsprechend Entzündungen, Transportstörungen und Stauung der Gallenwege, hämolytische Anämien (➤ 11.5.5), Diabetes mellitus (➤ 10.7), Hypercholesterinämie (➤ 10.8.3), niedriges HDL-Cholesterin, unausgewogene Ernährung, Übergewicht, Schwangerschaft und eine positive Familienanamnese.

Die 6 F

6-F-Regel bei Cholelithiasis: female (weiblich), fair (blond), fat (übergewichtig), forty (mittleres Lebensalter), fertile (Kinder), family (positive Familienanamnese).

Symptome und Untersuchungsbefund

Viele Gallensteinträger haben keinerlei Beschwerden **(stumme Steine),** ein weiterer Teil hat wiederholte uncharakteristische Oberbauchbeschwerden.

Wird ein Stein aus der Gallenblase in den Ductus cysticus oder Ductus choledochus ausgetrieben und eingeklemmt, kommt es zur typischen **Gallenkolik:** Der Patient hat heftige, krampfartige Schmerzen im rechten Ober- und Mittelbauch, die in den Rücken oder die rechte Schulter ausstrahlen können. Die Schmerzen dauern länger als 15 min, meist 1–6 h. Vegetative Begleiterscheinungen wie Schweißausbruch, Brechreiz und Erbrechen sowie evtl. Kreislaufkollaps sind häufig (➤ Abb. 8.26). Die Temperatur kann leicht erhöht sein. Die körperliche Untersuchung ergibt einen Druckschmerz über der Gallenblase.

Komplikationen

Bei einem relativ geringen Teil der Patienten führt das Gallensteinleiden zu ernsten Komplikationen (➤ Abb. 8.27, ➤ Tab. 8.6).

Diagnostik und Differenzialdiagnose

Erste technische Untersuchung ist heute die Sonografie (➤ Abb. 8.28), sowohl zur Gallensteindiagnose als auch zur Feststellung von Komplikationen, etwa erweiterter Gallengänge oder entzündungsbedingter Verdickungen der Gallenblasenwand.

Zum differenzialdiagnostischen Ausschluss anderer Erkrankungen oder Komplikationen sind erforderlich:

- Blutuntersuchungen (Blutbild, Elektrolyte, AST, ALT, AP, γ-GT, Bilirubin, Lipase, CK, Troponine, LDH, Gerinnungsstatus)

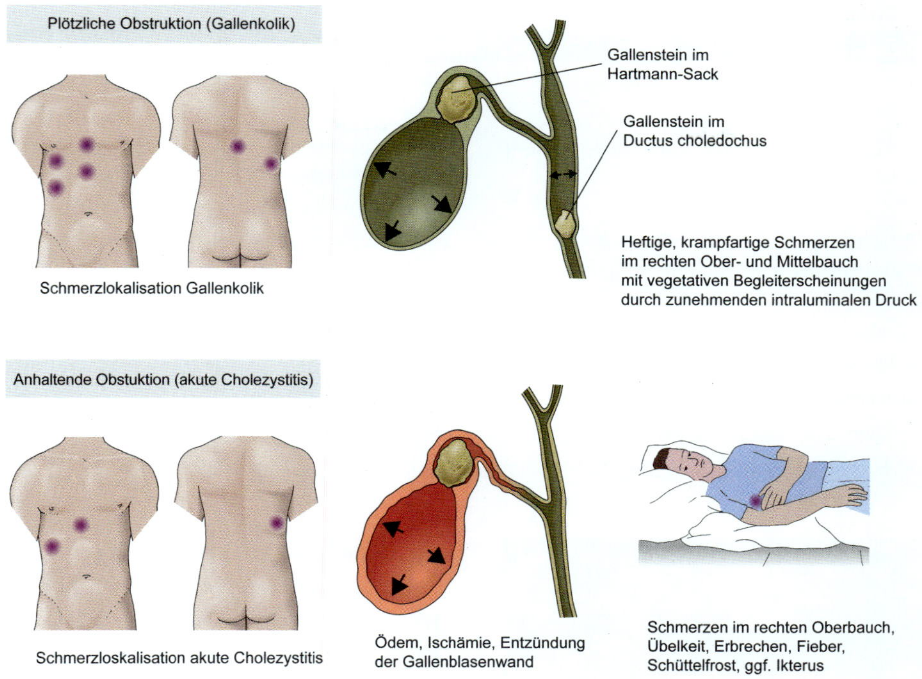

Abb. 8.26 Gallenkolik und akute Cholezystitis. [L190]

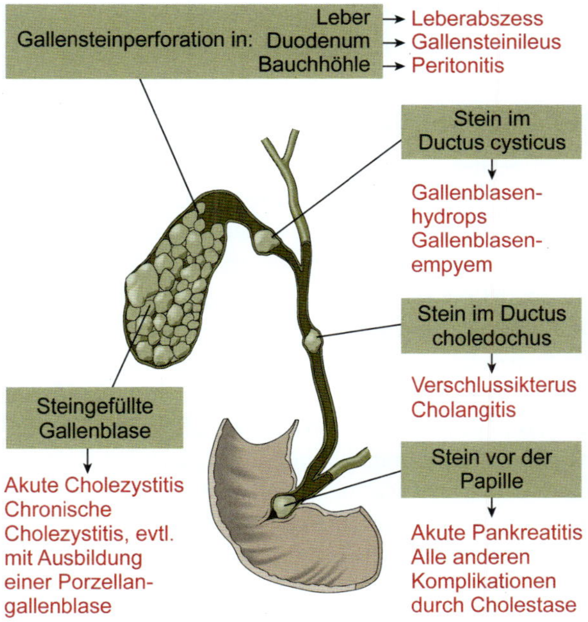

Abb. 8.27 Mögliche Komplikationen von Gallensteinen (rote Schrift) in Abhängigkeit von ihrer Lokalisation. [L190]

- Urinuntersuchung (Pyelonephritis?)
- EKG (Herzinfarkt?)
- Evtl. Röntgenaufnahme des Thorax (Pneumonie?)
- Evtl. Röntgenleeraufnahme des Abdomens (Ileus? Freie Luft?).

Diese Untersuchungen dienen gleichzeitig der Vorbereitung einer ERCP oder Operation.

Je nach Fragestellung (Gallengangsteine?) sind weitergehende Untersuchungen erforderlich, vor allem Endosonografie, MRCP, CT und als therapeutische Maßnahme die ERC/ERCP (➤ 8.3.3).

Behandlungsstrategie

Stumme Steine bedürfen keiner Behandlung, da das Komplikationsrisiko gering ist. Ausnahme ist z. B. die **Porzellangallenblase** (Gallenblase mit verkalkter, verhärteter Wand), die wegen des Entartungsrisikos operativ entfernt werden sollte.

Patienten mit einer Gallenkolik erhalten krampflösende (z. B. Buscopan®) und schmerzlindernde (z. B. Voltaren®, Novalgin®, Dolantin®) Arzneimittel i. v. Die Patienten dürfen nichts essen und haben Bettruhe. Klingt die Gallenkolik hierunter ab, ist dem Patienten eine **Cholezystektomie** (Gallenblasenentfernung) im beschwerdefreien Intervall anzuraten *(Intervalloperation)*, um erneuten Koliken mit entsprechender Komplikationsgefahr vorzubeugen. Standard ist heute die laparoskopische Cholezystektomie. Bei anhaltenden Schmerzen und Entzündungszeichen ist die *Frühoperation* angezeigt, um z. B. einer Gallenblasenperforation vorzubeugen.

Bei Gallensteineinklemmung im Ductus choledochus geht man möglichst in zwei nacheinander geschalteten Eingriffen vor:

- Zunächst wird eine endoskopische Steinentfernung durch ERCP mit Papillotomie *(endoskopische Papillotomie = EPT)* und Extraktionskörbchen (Dormiakörbchen, ➤ Abb. 8.29) durchgeführt. Im beschwerdefreien Intervall folgt die Cholezystektomie, die dann meist laparoskopisch möglich ist
- Schlägt der Versuch der endoskopischen Steinentfernung fehl, wird meist eine konventionelle Cholezystektomie mit **Choledochusrevision** (Eröffnung des Ductus choledochus mit evtl. Steinentfernung) vorgenommen.

Tab. 8.6 Die wichtigsten Komplikationen einer Cholezystolithiasis im Überblick.

Komplikation	Ursache	Symptome	Therapie
Verschlussikterus	Steineinklemmung im Ductus choledochus → Gallenstau	Ikterus, Juckreiz, entfärbter Stuhl, dunkler Urin	Endoskopische Intervention, Cholezystektomie
Gallenblasenhydrops	Verschluss des Ductus cysticus durch einen Stein → Stau von Schleim und Galle in der Gallenblase	Meist unspezifische Oberbauchbeschwerden. Evtl. tastbare schmerzlose Schwellung am Leberunterrand	Cholezystektomie
Gallenblasenempyem	Bakterielle Besiedelung eines Gallenblasenhydrops → Eiteransammlung in der Gallenblase	Starke Oberbauchschmerzen, hohes Fieber, Schüttelfrost, schlechtes Allgemeinbefinden. Sepsisgefahr!	Antibiotika, raschestmögliche Cholezystektomie
Cholezystitis, Cholangitis	Steineinklemmung → Gallenstau, Schleimhautschädigung → bakterielle Besiedelung/Entzündung	➢ 8.5.2, ➢ 8.5.3, ➢ 8.5.4, ➢ 8.5.5	
Pankreatitis	Steineinklemmung in der Papille	➢ 8.6.1	
Peritonitis	Perforation in die freie Bauchhöhle	➢ 7.2.4	
Gallensteinileus	Gedeckte Perforation und Penetration in den Darm	Wechselnde Ileussymptomatik (➢ 7.6.1)	

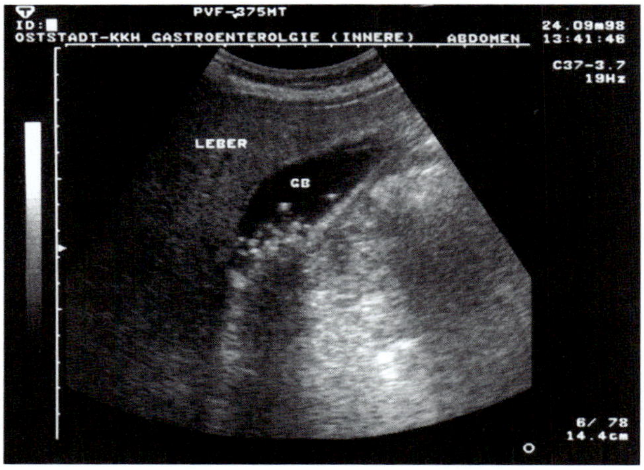

Abb. 8.28 Die Sonografie ermöglicht heute in den meisten Fällen die Diagnose von Gallensteinen in nur wenigen Minuten. Hier stellen sich viele kleine Steine in der Gallenblase dar. [M181]

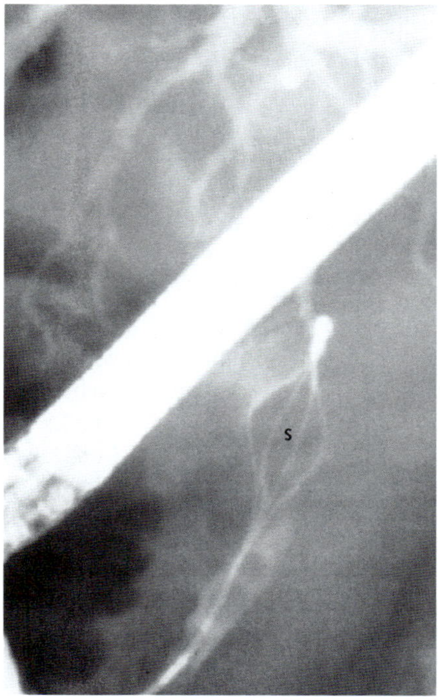

Abb. 8.29 Endoskopische Gallensteinentfernung mit Dormiakörbchen. [E546]

Nichtoperative Steinentfernung

Verfahren zur *nichtoperativen Steinentfernung* sind wegen der teils sehr langen Behandlungsdauer und der hohen Rezidivquote nur selten sinnvoll. Erwähnenswert sind vor allem:

- Die *medikamentöse Steinauflösung* bei nicht-röntgendichten Steinen (Gabe von Urso- und/oder Chenodesoxycholsäure über 1–2 Jahre, zusätzlich Gewichtsreduktion und fettarme Kost)
- Die extrakorporale *Stoßwellenlithotripsie* bei einzelnen Gallensteinen (➢ 9.10).

Pflege bei Gallenkolik

- Die Pflegenden achten darauf, dass die Patienten Bettruhe und Nahrungskarenz einhalten. Ab dem zweiten Tag wird die Kost langsam wieder aufgebaut (Tee → Haferschleim → Weißbrot, Zwieback → Kartoffelbrei → Gallenschonkost bzw. die Nahrungsmittel, die der Betroffene verträgt)
- Die meisten Patienten empfinden eine bauchdeckenentspannte Positionierung als angenehm. Darüber hinaus können warme Bauchwickel oder eine Wärmflasche krampflösend und damit schmerzstillend wirken. Da Wärme grundsätzlich einen entzündlichen Prozess verschlechtern kann, darf die Wärmeanwendung nur auf Arztanordnung erfolgen. Analgetika werden ebenfalls nach ärztlicher Anordnung verabreicht
- Die Pflegenden kontrollieren regelmäßig das Allgemeinbefinden des Patienten (Bauchschmerzen), das Abdomen (harte Bauchdecken als Zeichen einer Peritonitis), Temperatur, Puls und Blutdruck
- Nach Indikationsstellung zur Operation bereiten die Pflegenden die Verlegung des Patienten auf eine chirurgische Station vor und beginnen evtl. mit der OP-Vorbereitung (Klysma am Vortag, am Vorabend nur noch Flüssigkeit, ab 22 Uhr des Vorabends nüchtern, Rasur, vor einer laparoskopischen Cholezystektomie gründliche Reinigung des Nabels).

Der Patient sollte über eine angepasste Ernährung informiert sein (➢ 8.1.5). Im beschwerdefreien Intervall wird häufig eine fettarme Diät zur Vermeidung von Koliken empfohlen, obwohl eine positive Auswirkung auf das Beschwerdebild wissenschaftlich nicht erwiesen ist. Individuell nicht vertragene Nahrungsmittel wird der Betroffene naturgemäß ohnehin vermeiden. Übergewicht sollte der Patient abbauen.

Prognose

Die Prognose ist meist sehr gut. Nach einer Cholezystektomie können die meisten Betroffenen nach einer Übergangszeit wieder völlig normal essen. Es können sich aber Steinrezidive im Gallengangsystem bilden, die dann endoskopisch oder durch operative Choledochusrevision behandelt werden müssen.

8.5.2 Cholezystitis

DEFINITION

Cholezystitis: Entzündung der Gallenblase, meist bei bestehendem Gallensteinleiden. Je nach zeitlichem Verlauf Unterteilung in **akute** und **chronische Cholezystitis.**

Akute Cholezystitis

Krankheitsentstehung

Ganz überwiegend handelt es sich bei der **akuten Cholezystitis** um eine *sekundäre* Gallenblasenentzündung bei Vorhandensein von Gallensteinen: Zuerst kommt es nach Verlegung des Ductus cysticus durch einen Stein zu einer *abakteriellen* Entzündung der gedehnten Gallenblase, dann wandern Bakterien ein, vorzugsweise E. coli und Enterokokken, und führen zu einer *bakteriellen* Entzündung.

Symptome und Untersuchungsbefund

Bei der akuten Cholezystitis haben die Patienten Schmerzen im rechten Oberbauch (evtl. mit Ausstrahlung in die rechte Schulter), Übelkeit, Erbrechen, Fieber über 38,5 °C, Schüttelfrost und evtl. auch einen Ikterus. Die Gallenblase ist druckschmerzhaft.

Alte Menschen zeigen nicht selten ein vergleichsweise mildes klinisches Bild, auch die Leukozytose ist häufig geringer.

Komplikationen

Hauptkomplikationen sind Perforation der Gallenblasenwand mit Gefahr eines Gallensteinileus oder einer galligen Peritonitis, Penetration z. B. in die Leber, Gallenblasenempyem und Sepsis. Übergang in eine chronische Cholezystitis ist möglich.

Diagnostik

Die Diagnose kann meist durch Sonografie (➢ Abb. 8.30) und Blutuntersuchung (BSG-Erhöhung, Leukozytose, Leberwertanstieg) gestellt werden.

Die weiteren technischen Untersuchungen und differenzialdiagnostischen Überlegungen sind die gleichen wie bei einer Gallenkolik. Bei hohem Fieber werden zusätzlich Blutkulturen (➢ 16.4.3) abgenommen.

Behandlungsstrategie und Pflege

Eine akute Cholezystitis bedarf immer der stationären Behandlung. Sie besteht in Nahrungs- und Flüssigkeitskarenz mit parenteraler Ernährung, Bettruhe, intravenöser Antibiotikagabe und Schmerzbekämpfung wie bei einer Gallenkolik. Am günstigsten ist es, wenn die entzündete Gallenblase innerhalb der ersten 72 h nach Symptombeginn entfernt wird. Ist dies wegen anfangs unsicherer Diagnose oder schlechtem Allgemeinzustand des Patienten nicht möglich, wird zunächst konservativ behandelt und im beschwerdefreien Intervall operiert.

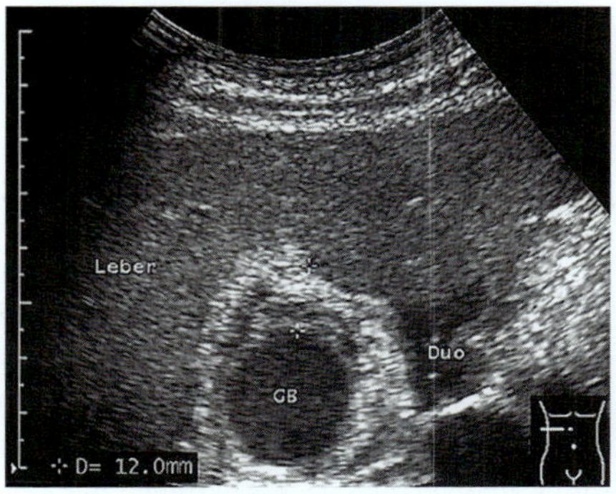

Abb. 8.30 Sonografie bei akuter Cholezystitis. Die Gallenblasenwand ist auf 12 mm verdickt und stellt sich geschichtet dar. [M392]

Patientenbeobachtung und Dokumentation

- Temperatur, Puls, Blutdruck
- Schmerzen, Bauchdeckenspannung
- Pankreatitiszeichen (➢ 8.6.1), Darmtätigkeit.

Chronische Cholezystitis

Die **chronische Cholezystitis** ist Folge einer akuten Cholezystitis oder einer (evtl. symptomlosen) Cholelithiasis (➢ 8.5.1).

Hauptsymptome sind Beschwerden nach Verzehr von bestimmten Nahrungsmitteln (v. a. fettreiche Speisen), Oberbauchdruck oder -schmerz sowie Koliken und Meteorismus. Die Beschwerden können abklingen (und später wieder auftreten), aber auch in eine akute Cholezystitis übergehen.

Die Behandlung besteht in der Cholezystektomie.

8.5.3 Akute eitrige Cholangitis

DEFINITION

Akute eitrige Cholangitis: Entzündung der Gallenwege, in der Regel durch Gallenabflussbehinderung mit nachfolgender bakterieller Besiedelung der gestauten Galle.

Krankheitsentstehung

Am häufigsten ist die **akute eitrige Cholangitis** Folge einer Gallenabflussbehinderung durch Gallengangsteine. Eine tumorbedingte Gallenstauung ist demgegenüber seltener.

Symptome und Untersuchungsbefund

Typische, aber nur bei gut ⅔ der Patienten vorhandene Symptomkombination ist die **Charcot-Trias** aus Fieber mit Schüttelfrost, Ikterus und Koliken, meist im rechten Oberbauch.

Hauptkomplikation sind eine Sepsis (➤ 16.12), evtl. mit septischem Schock, Verbrauchskoagulopathie und/oder Nierenversagen, sowie ein Leberabszess.

Diagnostik und Behandlungsstrategie

Erste diagnostische Maßnahmen sind Blutuntersuchungen und Sonografie. Zeigt die Sonografie Steine im Ductus choledochus, wird unter intravenöser Antibiotikatherapie eine ERCP (➤ 8.3.3) mit Papillotomie und Steinextraktion durchgeführt. Eine Cholezystektomie schließt sich nach Abklingen des akuten Bildes an.

Schlägt die endoskopische Steinentfernung fehl oder ist sie – etwa nach bestimmten Bauchoperationen – nicht möglich, erfolgt eine konventionelle Cholezystektomie mit Choledochusrevision.

Liegt ein tumorbedingter Verschluss ursächlich zugrunde, wird eine endoskopische Gallendrainage angestrebt.

Die übrige Therapie entspricht derjenigen bei einer akuten Cholezystitis (➤ 8.5.2).

Pflege

Die Patienten bedürfen der Intensivüberwachung mit Kontrolle von Blutdruck, Puls, Ausscheidungen und Atmung (BGA ➤ 6.3.4). Sie müssen Nahrungs- und Flüssigkeitskarenz sowie Bettruhe einhalten.

8.5.4 Nicht-eitrige chronisch-destruierende Cholangitis und primär biliäre Zirrhose

8

DEFINITION

Nicht-eitrige chronisch-destruierende Cholangitis (destruieren = zerstören): Chronisch fortschreitende, nicht-eitrige Entzündung der kleinen intrahepatischen Gallengänge. Betrifft zu 90 % Frauen, meist im mittleren Lebensalter.

Endstadium ist die **primär biliäre Zirrhose,** kurz *PBC,* eine Sonderform der Leberzirrhose (➤ 8.4.7).

Krankheitsentstehung

Die Ursache der **nicht-eitrigen chronisch-destruierenden Cholangitis** ist nicht genau bekannt. Vermutlich handelt es sich um eine Autoimmunerkrankung auf dem Boden einer genetischen Disposition im Zusammenspiel mit Umweltfaktoren. Folge ist eine fortschreitende Zerstörung der kleinen Gallengänge in der Leber.

Symptome, Befund und Diagnostik

Die Patienten sind lange Zeit nur abgeschlagen, haben uncharakteristische Oberbauchbeschwerden und Juckreiz. Eine Beteiligung extrahepatischer Organe, v. a. in Form von Gelenkentzündungen (➤ 14.2), Schilddrüsenentzündung (➤ 10.4.5) und Sicca-Syndrom (➤ 14.3.4), ist häufig.

Infolge der Cholestase sind AP, γ-GT und Bilirubin im Blut erhöht. Der wichtigste Laborbefund aber ist der Nachweis *antimitochondrialer Autoantikörper* (*AMA* ➤ 15.2) und dabei die Untergruppe *Anti-M2 (Anti-PDH-E2).*

Sonografie und in Einzelfällen die ERCP dienen dem Ausschluss anderer cholestaseverursachender Erkrankungen. Nur selten ist zur Diagnosestellung die Leberbiopsie nötig.

Mittlerweile wird die **Diagnose häufig in einem noch asymptomatischen Stadium** gestellt, z. B. durch Abklärung einer erhöhten γ-GT.

Behandlungsstrategie

- Eine kausale Therapie ist nicht bekannt. Trotz der mutmaßlich autoimmunologischen Ursache ist Immunsuppression erfolglos
- Ursodesoxycholsäure (z. B. Urofalk®) regt den Gallenfluss an, wirkt günstig auf Cholestase und Juckreiz und verzögert den Krankheitsverlauf
- Bei starkem Juckreiz wirkt am ehesten Colestyramin (z. B. Quantalan®), das die Gallensäureausscheidung mit dem Stuhl erhöht. Ein Abstand von 1–2 h zu anderen Arzneimitteln verhindert Resorptionsbeeinträchtigungen
- Wegen der Resorptionsstörungen infolge der Cholestase müssen die fettlöslichen Vitamine (A, D, E, K) ersetzt werden, außerdem Kalzium zur Osteoporoseprophylaxe. Als Nahrungsfett eignen sich mittelkettige Triglyzeride (MCT-Fette, z. B. Ceres®-Margarine), da sie auch ohne Gallensäuren resorbiert werden
- Bei Versagen der konservativen Therapie ist eine Lebertransplantation zu erwägen.

Prognose

Eine Prognoseabschätzung ist anhand des Bilirubinwertes möglich. Bei einem Bilirubinwert > 6 mg/dl liegt die Lebenserwartung unter zwei Jahren. Bei Lebertransplantation beträgt die 5-Jahres-Überlebensrate 75 %, Rezidive sind jedoch möglich.

8.5.5 Primär sklerosierende Cholangitis

DEFINITION

Primär sklerosierende Cholangitis *(PSC):* Chronisch-fibrosierende, ursächlich unklare Entzündung der Gallenwege, die bis zur Leberzirrhose fortschreitet. Männer sind häufiger betroffen als Frauen, das Hauptmanifestationsalter liegt bei 25–45 Jahren.

Die **primär sklerosierende Cholangitis** ist eine seltene, cholestatische Lebererkrankung. Sie ist wahrscheinlich autoimmunogen bedingt, bis zu 75 % der Patienten leiden gleichzeitig an einer chronisch-entzündlichen Darmerkrankung, meist einer Colitis ulcerosa (➤ 7.6.5).

Leitsymptome sind Müdigkeit, Juckreiz und Ikterus. Im Blut sind die γ-GT und die AP erhöht, und bei der Mehrzahl der Patienten lassen sich Autoantikörper nachweisen, v. a. *pANCA* (*perinukleäre Anti-Neutrophilen-Cytoplasma-Antikörper,* AMA sprechen gegen die Diagnose). ERC bzw. MRC zeigen perlenschnurartige Gallenwege, die beweisend sind.

Die Behandlung entspricht im Wesentlichen derjenigen der primär biliären Zirrhose. Im Endstadium muss eine Lebertransplantation erwogen werden.

8.5.6 Gallenblasen- und Gallengangkarzinom

Gallenblasen- und **Gallengangkarzinome** sind selten. (Spät-)Symptome sind langsam zunehmende, schmerzlose Gelbsucht (ohne Koliken), Oberbauchbeschwerden, Übelkeit, Erbrechen und Gewichtsverlust.

Die Diagnosestellung erfolgt durch (Endo-)Sonografie, *ERC* (*endoskopisch-retrograde Cholangiografie* ➤ 8.3.3) und CT.

Zum Zeitpunkt der Diagnose ist eine Radikaloperation mit kurativer Zielsetzung meist nicht mehr möglich. Palliativmaßnahmen umfassen Chemotherapien sowie (endoskopische) Stenteinlage, photodynamische Therapie (Zerstörung der Tumorzellen durch Licht nach vorheriger Gabe einer photosensibilisierenden Substanz), perkutane Gallendrainage oder palliative Operation zur Gallenableitung und damit Beschwerdelinderung. Die Prognose ist schlecht.

8.6 Erkrankungen des Pankreas

Endokrin aktive Pankreastumoren ➤ 10.10
Mukoviszidose ➤ 6.14

8.6.1 Akute Pankreatitis

DEFINITION

Akute Pankreatitis *(akute Bauchspeicheldrüsenentzündung):* Plötzlich einsetzende Entzündung der Bauchspeicheldrüse mit *Autolyse* (Selbstandauung) des Organs und Beeinträchtigung der Pankreasfunktion. Hauptursachen sind Gallengangssteine (ca. 50 %) und Alkoholabusus (ca. 35 %). Altersgipfel 30.–50. Lebensjahr. In 80–85 % leichte **interstitiell-ödematose Pankreatitis**
mit Organödem, in 10–15 % schwere **hämorrhagisch-nekrotische** Pankreatitis mit Teil- oder Totalnekrose des Pankreas und/oder anderen Organkomplikationen.

Krankheitsentstehung

Bei einer **akuten Pankreatitis** werden die Verdauungsenzyme des Pankreas bereits im Pankreas und nicht erst im Dünndarm aktiviert. Folge ist eine Autolyse des Organs (➤ Abb. 8.31). Als Mechanismen dieses Prozesses werden v. a. diskutiert:

- *Stauung des Pankreassekrets* und nachfolgende Schädigung der Drüsenzellen bei Gallensteineinklemmung im Papillenbereich
- *Direkte* Schädigung der Pankreaszellen durch Alkohol.

Seltene Ursachen sind z. B. Arzneimittel (etwa Glukokortikoide, Zytostatika), Infektionen (etwa Mumps, Scharlach, Hepatitis), exzessive Erhöhungen des Triglyzeridspiegels im Blut, ein zu hoher Blutkalziumspiegel (➤ 9.13.4, ➤ 10.5.1), Traumen (auch ERCP!) sowie erbliche Formen.

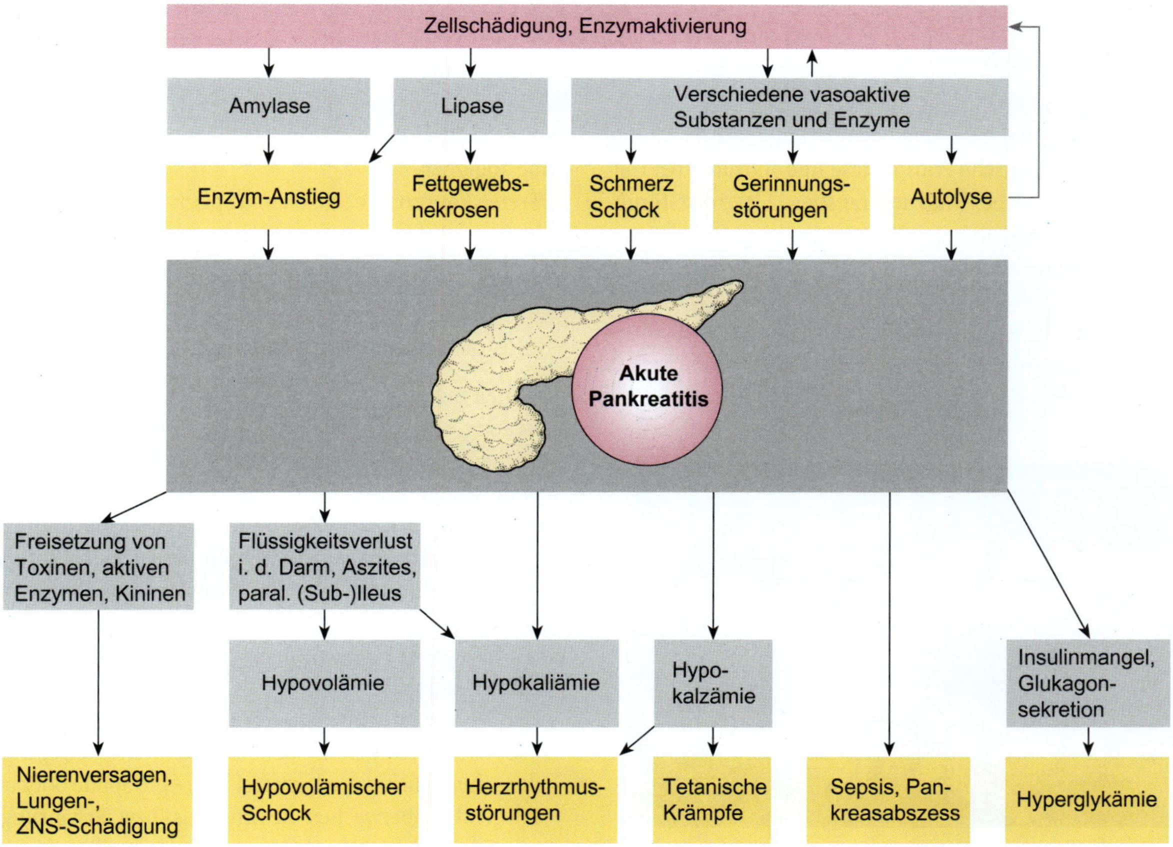

Abb. 8.31 Pathogenese, Klinik und Komplikationen der akuten Pankreatitis. [L157]

8

Symptome und Untersuchungsbefund

Charakteristisch ist ein plötzlicher Beginn mit schweren Dauerschmerzen im Oberbauch, die oft gürtelförmig in den Rücken ausstrahlen. Außerdem können Übelkeit, Erbrechen, ein Subileus oder Ileus (➤ 7.6.1) und evtl. Fieber bestehen. In schweren Fällen treten Ikterus, Aszites, Pleuraergüsse sowie Schock- und Sepsiszeichen hinzu (➤ Abb. 8.31). Typisch bei der körperlichen Untersuchung sind ein druckschmerzhaftes Abdomen und ein sog. „Gummibauch“, der durch Meteorismus und (mäßige) Abwehrspannung bedingt ist.

Komplikationen und Verlauf

VORSICHT

Die Gefährlichkeit der akuten Pankreatitis wird zu Beginn der Erkrankung leicht unterschätzt!

Akut sind die Patienten vor allem durch die Hypovolämie infolge der Verluste eiweißreichen Exsudats in den Peritonealraum bedroht. Dies kann zu Kreislaufversagen mit nachfolgendem *akuten Lungen- oder Nierenversagen* (➤ 6.13, ➤ 9.7), *Verbrauchskoagulopathie* (➤ 11.10.5) sowie *Sepsis* (➤ 16.12) führen. Weitere teils lebensbedrohliche Komplikationen sind Blutungen, Nekrosen (➤ Abb. 8.32), Abszesse und **Pseudozystenbildung** (krankhafter Hohlraum, der nur von Bindegewebe umgeben ist und nicht von Epithel ausgekleidet wird).

Diagnostik und Differenzialdiagnose

8

Die Pankreasenzyme Lipase und α-Amylase im Blut sind stark erhöht. Außerdem bestehen eine Leukozytose, eine CRP-Erhöhung sowie erhöhte γ-GT, alkalische Phosphatase und Bilirubin bei Gallengangssteinen als Ursache. Blutzuckeranstieg, Elektrolytstörungen (Hypokalzämie, Hypokaliämie), Kreatininanstieg, Gerinnungsstörungen und Azidose weisen auf einen schweren Verlauf mit Komplikationen hin.

Bei der Sonografie lassen sich oft Pankreasnekrosen, Gallensteine, Gallengangerweiterungen oder – meist erst ab der zweiten Krankheitswoche – Pseudozysten nachweisen. Zum Ausschluss anderer Grunderkrankungen werden eine Röntgenleeraufnahme des Abdomens (Luftsicheln? Ileus?), eine Röntgenaufnahme des Thorax (Pleuraergüsse? Pneumonie?) und ein EKG (Herzinfarkt?), oft auch ein Abdomen-CT angefertigt. Die rein diagnostische ERC/ERCP ist heute von Endosonografie und MRCP abgelöst worden, bei biliärer Ursache ermöglicht sie aber gleichzeitig die Therapie und ist dann Therapie der Wahl.

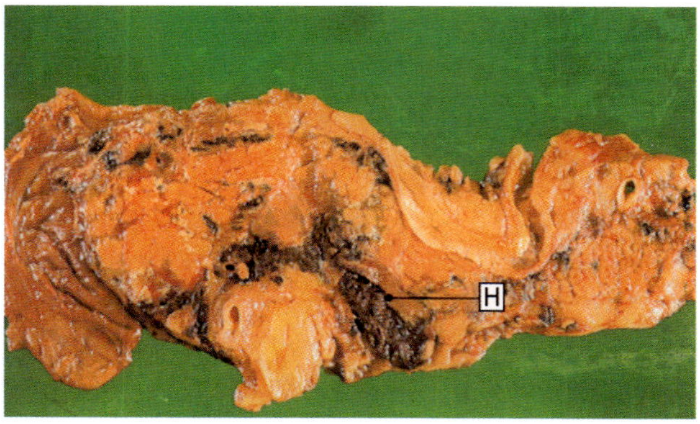

Abb. 8.32 Schwere Pankreatitis mit Nekrosen und Blutungen (H = Hämorrhagien). [E803]

Behandlungsstrategie

Die Basistherapie umfasst:

- Allgemeinmaßnahmen
- Schmerzbekämpfung mit Paracetamol, Metamizol (z. B. Novalgin®), Tramadol (z. B. Tramal®), Pethidin (z. B. Dolantin®) oder Buprenorphin (z. B. Temgesic®). Bei Erfolglosigkeit der medikamentösen Maßnahmen kann eine Periduralanästhesie gelegt werden
- (Möglichst kurzzeitige) parenterale Ernährung mit Elektrolyt- und Volumenersatz, zunächst meist mehrere Liter täglich (z. B. je 1 500 ml Glukose 5 % und Ringer-Lösung)
- Nach Erreichen von Schmerzfreiheit oraler Kostaufbau oder enterale Ernährung über eine Sonde, da so die Darmschleimhaut erhalten bleibt und Infektionen seltener sind
- Evtl. medikamentöse Ulkusprophylaxe (➤ 7.5.3)
- Evtl. Sauerstoffgabe über eine Nasensonde
- Evtl. intravenöse Antibiotikagabe (meist bei Fieber über 38,5 °C und/oder Nekrosen)
- Bei Subileus/Ileus Legen einer Magensonde
- Je nach Komplikationen z. B. Schocktherapie, maschinelle Beatmung, Hämodialyse.

Bei Verdacht auf eine Gallensteineinklemmung im Papillenbereich ist eine frühzeitige ERCP mit Papillenschlitzung und Steinentfernung angezeigt.

Treten konservativ und endoskopisch nicht beherrschbare Komplikationen auf (etwa infizierte Nekrosen), ist ein interventionelles, endoskopisches und/oder chirurgisches Eingreifen nötig.

Pflege und Patientenberatung

Patienten mit einer akuten Pankreatitis benötigen eine umfassende Betreuung, bei sehr schweren Verläufen auf der Intensivstation. Vitalzeichen (einschließlich Schmerzbeobachtung), Bewusstsein, Ausscheidung (Flüssigkeitsbilanz) und ZVD (➤ 4.1.6) werden engmaschig kontrolliert, das Infusionsprogramm nach Anordnung verabreicht und überwacht. Wegen des stark reduzierten Allgemeinzustands unterstützen die Pflegenden den Patienten bei allen Einschränkungen und führen die notwendigen Prophylaxen durch (v. a. Pneumonie-, Dekubitus- und Thromboseprophylaxe).

In der Akutphase:

- Hat der Patient zunächst Nahrungskarenz. Er wird bis zur Schmerzfreiheit parenteral über einen venösen Zugang ernährt, danach möglichst rasch enteral über eine Sonde oder oral. Die Pflegenden überwachen die Infusions- bzw. Ernährungstherapie (➤ 1.5.7, ➤ 1.5.3) und führen eine regelmäßige Soor- und Parotitisprophylaxe durch

- Beobachten die Pflegenden wegen der Gefahr eines (Sub-)Ileus den Stuhlgang und führen ggf. Maßnahmen zur Anregung der Darmtätigkeit (nach Arztanordnung) durch
- Wirkt eine bauchdeckenentlastende Positionierung (z. B. durch Knierolle) schmerzlindernd, ebenso – nach Rücksprache mit dem Arzt – ein Kühlelement auf dem Oberbauch.

Nach Abklingen der Akutphase:

- Wird der Patient langsam mobilisiert und die Kost wieder aufgebaut. Bei milden Formen, Schmerzfreiheit des Patienten und komplikationslosem Verlauf geht die Tendenz heute zu einem raschen Kostaufbau mit fettreduzierter Kost ohne die früher übliche strenge „Pankreasschonkost" (hausinterne Richtlinien beachten)
- Raten die Pflegenden dem Patienten, mehrere kleine Mahlzeiten über den Tag verteilt zu essen, weil dies besser vertragen wird. Reizstoffe wie Alkohol oder Koffein sind tabu, Fett wird erst am Ende in kleinen Mengen hinzugegeben.

Prognose

Die Sterblichkeit in der Akutphase liegt bei leichten Formen < 5 %, bei schwersten Verläufen dagegen > 50 %. Die langfristige Prognose hängt maßgeblich davon ab, ob es gelingt, Rezidive zu verhüten. Je nach Ursache bedeutet dies in den meisten Fällen Alkoholentzug oder eine Sanierung der Gallensteinerkrankung.

8.6.2 Chronische Pankreatitis und Pankreasinsuffizienz

DEFINITION

Chronische Pankreatitis *(chronische Bauchspeicheldrüsenentzündung)*: Kontinuierlich oder in Schüben fortschreitende Bauchspeicheldrüsenentzündung mit zunehmendem Verlust der endokrinen und exokrinen Pankreasfunktion **(Pankreasinsuffizienz).** In ca. 75 % durch Alkoholabusus bedingt.

Symptome und Untersuchungsbefund

Leitsymptom der **chronischen Pankreatitis** sind wiederholte Oberbauchschmerzen über Stunden bis Tage, die häufig gürtelförmig in den Rücken ausstrahlen. Oft werden die Schmerzen durch Mahlzeiten verstärkt, vor allem fettes Essen und Alkohol. Die Patienten nehmen wegen der Schmerzen oft eine gekrümmte Körperhaltung ein. Im Endstadium der Erkrankung lassen die Schmerzen meist nach („Ausbrennen" der Pankreatitis). Nur in ca. 10 % verläuft die Erkrankung von Beginn an schmerzlos. Viele Patienten nehmen außerdem schon früh an Gewicht ab.

Erst wenn mehr als 90 % des Pankreas zerstört sind, treten mit Fettunverträglichkeit, Fettstühlen, Malassimilationssyndrom (➤ 7.6.2) und Diabetes mellitus (➤ 10.7) die Zeichen einer exokrinen und endokrinen **Pankreasinsuffizienz** auf.

Bei der Palpation des Abdomens geben die meisten Patienten einen Druckschmerz im Oberbauch an.

Komplikationen

Als Komplikationen können z. B. Pseudozysten mit Ikterus durch Kompression der Gallenwege oder mit Erbrechen durch Kompression des Duodenums, Abszesse, eine Milzvenen- oder Pfortaderthrombose oder Aszites auftreten. Verschließen Konkremente den Pankreasgang, leiden die Patienten unter kaum erträglichen Schmerzen. Das Risiko eines Pankreaskarzinoms (➤ 8.6.3) ist erhöht. Patienten mit chronischer Pankreatitis leiden außerdem gehäuft an Magen-Darm-Geschwüren (➤ 7.5.3).

Diagnostik und Differenzialdiagnose

Eine Verdachtsdiagnose ist meist aufgrund von Anamnese und klinischer Untersuchung möglich. (Endo-)Sonografisch können v. a. in späteren Krankheitsstadien Verkalkungen, Gangunregelmäßigkeiten oder Pseudozysten nachgewiesen werden.

Die Lipase im Blut ist in der Regel nur während eines akuten Schubes erhöht und liegen in fortgeschrittenen Stadien oft im Normbereich.

In der ERCP ist der Pankreasgang typisch verändert, u. U. sind auch therapeutische Maßnahmen möglich. Auch hier löst die MRCP die rein diagnostische ERCP ab.

Ist ein Alkoholabusus Ursache der chronischen Pankreatitis, finden sich vielfach weitere Hinweise auf einen Alkoholabusus sowie dadurch bedingte Folgeerkrankungen (➤ 8.4.4).

^{13}C-Triglyzerid-Atemtest und Elastase 1 im Stuhl (➤ 8.3.2) dienen dem Nachweis einer *exokrinen*, ein oraler Glukosetoleranztest (➤ 10.7.3) dem einer endokrinen Pankreasinsuffizienz.

Behandlungsstrategie, Pflege und Patientenberatung

- Akute Schübe entsprechen in Behandlung und Pflege einer akuten Pankreatitis (➤ 8.6.1)
- Bei einem Diabetes mellitus ist eine Insulintherapie notwendig (➤ 10.7.7, ➤ 10.7.8)
- Pankreasgangsteine oder Pankreasgangstenosen können oft endoskopisch angegangen werden, ebenso ist eine Drainage von Pseudozysten meist über endoskopisch eingebrachte Katheter möglich. Dadurch sind offene Operationen seltener als früher erforderlich, etwa bei endoskopisch nicht behebbaren Stenosen, Pseudozysten oder Fisteln
- Die Pflegenden informieren den Patienten über eine angemessene Ernährung und die Bedeutung von Alkohol (➤ 8.1.2):
  - Alle Patienten müssen unabhängig von der Ursache der Erkrankung absolut auf Alkohol verzichten, da dieser das Pankreas zusätzlich schädigt
  - Am günstigsten ist eine kohlenhydrat- und eiweißreiche Kost, verteilt auf kleine Mahlzeiten. Bei Fettstühlen werden Pankreasenzyme substituiert (z. B. Kreon®) und der Fettgehalt der Nahrung reduziert. Am besten werden dann spezielle Fette, sog. *mittelkettige Triglyzeride* (kurz *MCT*, z. B. in Ceres®-Margarine) resorbiert
  - Ob eine Vitamin- und Spurenelementgabe notwendig ist, hängt davon ab, wie stark die Verdauungsfunktion des Organs (z. B. gestörte Fettverwertung) beeinträchtigt ist.

Prognose

Sind Choledochus- oder Papillensteine bzw. -stenosen Anlass der Erkrankung, ist nach endoskopischer oder operativer Beseitigung der Ursache die Prognose gut. Alle anderen Formen sind durch einen langen Leidensweg, aber geringe Letalität gekennzeichnet. Der Krankheitsverlauf lässt sich jedoch durch eine konsequente Diät und absolute Alkoholkarenz positiv beeinflussen. Auch Rauchen wirkt sich ungünstig aus und sollte daher unterbleiben (Nikotinentwöhnung ➤ 6.1.2). Zum Erreichen dieses Ziels können Rehabilitationsmaßnahmen sinnvoll sein (➤ 8.1.3).

8.6.3 Pankreaskarzinom

DEFINITION

Pankreaskarzinom *(Bauchspeicheldrüsenkrebs):* Zu ca. 70 % im Pankreaskopf lokalisierter, maligner Tumor des Pankreas. Histologisch fast immer Adenokarzinom. Betrifft Männer etwas häufiger als Frauen, mit zunehmendem Alter häufigeres Auftreten. Sehr schlechte Prognose.

Tumoren des gastroentero-pankreatischen Systems ➤ 10.10

Krankheitsentstehung

Als Risikofaktoren des **Pankreaskarzinoms** werden eine familiäre Belastung, Rauchen, Alkoholabusus und die chronische Pankreatitis (➤ 8.6.2) angenommen.

Symptome und Untersuchungsbefund

Das Pankreaskarzinom bereitet lange Zeit nur unspezifische Beschwerden, vornehmlich Gewichtsverlust, Leistungsknick, Oberbauchbeschwerden (typischerweise nachts bzw. im Liegen stärker) und Rückenschmerzen. Pankreaskopf- und Papillenkarzinome können aber bereits recht früh durch Verlegung der ableitenden Gallenwege zu einem Ikterus (*ohne* begleitende Schmerzen) und einer vergrößerten, nicht druckschmerzhaften Gallenblase **(Courvoisier-Zeichen)** führen. Paraneoplastische Thrombosen und Thrombophlebitiden (Paraneoplasie ➤ 12.3.3) sind möglich.

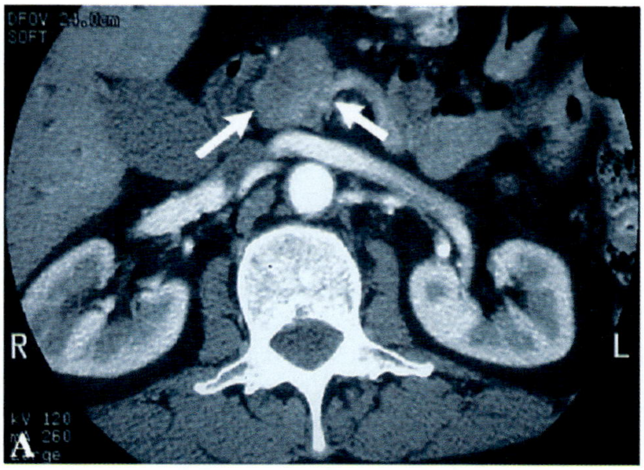

Abb. 8.33 Kleines Pankreaskopfkarzinom (Pfeile) im CT. [E211-100]

Diagnostik

Erster Schritt der Diagnostik ist heute die Sonografie.

Es folgen meist eine Endosonografie und eine Kernspintomografie kombiniert mit MRCP und MR-Angiografie, alternativ eine (Spiral-)CT (➤ Abb. 8.33) und/oder eine ERCP. Bei unklaren Befunden kann eine endosonografische oder CT-gesteuerte Punktion die Diagnose sichern. Geeignete Tumormarker (➤ 12.4.2) sind CEA und CA 19–9.

Bei gesichertem Pankreaskarzinom folgen je nach Einzelfall weitere Untersuchungen zum Staging.

Behandlungsstrategie

Eine kurative Zielsetzung mit radikaler Entfernung des Tumors weit im Gesunden ist nur bei 20 % aller Patienten möglich. Nach einer vollständigen Entfernung des Pankreas **(Pankreatektomie)** müssen Pankreasenzyme und Insulin lebenslang ersetzt werden, nach einer teilweisen Pankreasentfernung

hängt dies von der Organrestfunktion ab. Postoperativ folgt eine adjuvante Chemotherapie mit Gemcitabin (z. B. Gemcitabin oncovis®).

Meist sind nur Palliativmaßnahmen möglich, etwa:

- Chemotherapie. Erstlinienmedikament ist auch hier Gemcitabin (z. B. Gemcitabin oncovis®), evtl. in Kombination mit Oxaliplatin (z. B. Medoxa®) oder dem Tyrosinkinaseinhibitor Erlotinib (z. B. Tarceva®)
- Strahlentherapie oder Radiochemotherapie
- Bei Ikterus das endoskopische Einlegen einer Drainage oder eine chirurgisch angelegte **biliodigestive Anastomose** (operative Verbindung zwischen Gallenwegen und Magen-Darm-Trakt) zur Gallenableitung
- Bei einer Magenentleerungsstörung **Gastrojejunostomie** (operative Verbindung von Magen und Jejunum) zum Erhalt der Magen-Darm-Passage.

Pflege

Auf internistischen Stationen werden in erster Linie Patienten mit noch unklarer Diagnose sowie unheilbar Kranke zur Schmerztherapie (➤ 2.4, ➤ 12.5.6) und Palliativpflege betreut.

Die Pflegenden bemühen sich, die Lebensqualität des Betroffenen in den engen Grenzen seiner Erkrankung so weit wie möglich zu erhalten. Sie unterstützen den Patienten nach dessen Zustand und Bedürfnissen, beobachten seine Schmerzsituation und geben ihm nach Arztanordnung Schmerzmittel. Wegen des häufig schlechten Ernährungszustands erhält der Patient Wunschkost nach individueller Speisenverträglichkeit.

Prognose

Zum Zeitpunkt der Diagnosestellung sind 80 % der Patienten inoperabel, ein Grund für die geringe insgesamte 5-Jahres-Überlebensrate von ca. 5 %. Damit ist das Pankreaskarzinom der Gastrointestinaltumor mit der schlechtesten Prognose.

8.7 Erkrankungen der Milz

8.7.1 Splenomegalie

DEFINITION
Splenomegalie *(Milzschwellung, Milztumor):* Vergrößerung der Milz, wodurch die ansonsten nicht tastbare Milz unter dem linken Rippenbogen tastbar wird.

Krankheitsentstehung

Mögliche Ursachen einer Splenomegalie sind:

- Infektionskrankheiten, z. B. infektiöse Mononukleose (➤ 16.6.6), Malaria (➤ 16.9.1), akute Virushepatitis (➤ 8.4.2) oder Sepsis (➤ 16.12)
- Hämatologische und lymphatische Erkrankungen, z. B. hämolytische Anämie (➤ 11.5.5), Polycythaemia vera (➤ 11.8) und andere myeloproliferative Erkrankungen (➤ 11.8), Leukämien (➤ 11.6) oder Lymphome (➤ 11.7), die dazu führen können, dass die Milz derart an Größe zunimmt, dass sie bis ins kleine Becken reicht
- Pfortaderstau, z. B. bei chronischer Hepatitis (➤ 8.4.3), Leberzirrhose (➤ 8.4.7) oder Pfortaderthrombose
- Rheumatische Erkrankungen wie Lupus erythematodes (➤ 14.7.1)
- Speicherkrankheiten, etwa Hämochromatose (➤ 8.4.9)
- Primäre Milzerkrankungen, z. B. Milztumoren (Sarkom) oder Milzzysten.

Symptome, Befund und Diagnostik

Die vergrößerte Milz kann zu einem Druckgefühl und zu Schmerzen im linken Oberbauch führen. Die Diagnose wird durch Palpation (in Seitenlage) und Sonografie gestellt (➤ Abb. 8.34). Häufig schließen sich weitere technische Untersuchungen zur Ursachenklärung an.

Behandlungsstrategie und Pflege

Therapie und Pflege sind abhängig von der Grundkrankheit.

Viele Grunderkrankungen werden durch eine **Splenektomie** *(Milzentfernung)* günstig beeinflusst. Die Milz ist für einen Erwachsenen nicht lebenswichtig.

Hauptkomplikationen nach Milzentfernung sind:

- In den ersten Wochen postoperativ Thrombosen, aber auch eine erhöhte Blutungsneigung durch Thrombozytenfunktionsstörungen. Der Patient sollte also in dieser Zeit alles vermeiden, was die Thrombosegefahr oder die Blutungsgefahr erhöht (also keine stundenlangen Autofahrten, aber auch keine Sportarten mit hoher Verletzungsgefahr)
- Langfristig eine erhöhte Infektionsgefährdung, vor allem drohen noch Jahre später schwere bakterielle Infektionen mit Sepsis und Verbrauchskoagulopathie (sog. *overwhelming postsplenectomy infection,* kurz **OPSI,** vor allem durch Pneumokokken und andere bekapselte Bakterien). Daher werden die Patienten gegen Pneumokokken geimpft (bei geplanten Milzentfernungen noch präoperativ), außerdem gegen Haemophilus influenze Typ B (HiB), Influenza sowie Meningokokken.

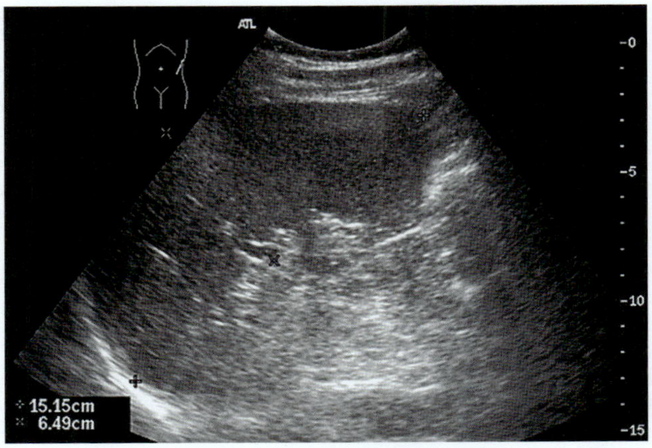

Abb. 8.34 Eine Splenomegalie – hier bei CML – lässt sich mit der Sonografie binnen Minuten feststellen. [M382]

Die Patienten erhalten einen Notfallausweis, aus dem auch evtl. erfolgte Impfungen hervorgehen. Bei Eingriffen mit voraussichtlicher Bakteriämie (z. B. Zahnbehandlungen) ist eine Antibiotikaprophylaxe erforderlich.

8.7.2 Hypersplenismus

DEFINITION
Hypersplenismus *(Hypersplenie-Syndrom):* Überaktivität der Milz, dadurch Mangel an Blutzellen im Blut.

Beim **Hypersplenismus** werden die Blutzellen in der Milz beschleunigt abgebaut. Bis zu einem gewissen Maß kann der Blutzellverlust durch eine *Knochenmarkhyperplasie* kompensiert werden. Ist jedoch die Funktionsreserve des Knochenmarks erschöpft, kommt es zu einem Mangel an Blutzellen im peripheren Blut, wobei einzelne Blutzellreihen (meist Granulozyten und/oder Thrombozyten) oder alle drei Blutzellreihen betroffen sein können.

Ursächlich kommen alle Erkrankungen in Frage, die eine Splenomegalie hervorrufen **(sekundärer Hypersplenismus).** Ob es einen **primären Hypersplenismus** ohne erkennbare Grundkrankheit gibt, ist umstritten.

Diagnostisch wegweisend ist ein Mangel an Blutzellen bei gleichzeitiger Knochenmarkhyperplasie. Mit nuklearmedizinischen Methoden (➤ 1.4.5) wird die Lebensdauer der Blutzellen bestimmt und die erhöhte Milzaktivität nachgewiesen. Therapie und Pflege entsprechen denen bei Splenomegalie.

Literatur und Kontaktadressen

LITERATURNACHWEIS

1. Rummel, C.; Lehner, B.; Kepp, J.: Daten, Zahlen und Fakten. DHS Jahrbuch Sucht. 2025. www.dhs.de/unsere-arbeit/dhs-jahrbuch-sucht (letzter Zugriff: 21.12.2025).
2. Leitlinien für Diagnostik und Therapie in der Neurologie: Delir und Verwirrtheitszustände inklusive Alkoholentzugsdelir. https://dgn.org/wp-content/uploads/2020/12/030006_LL_Delir_2020.pdf (letzter Zugriff: 30.10.2025).
3. Rauschert, C. et al.: Konsum psychoaktiver Substanzen in Deutschland. Ergebnisse des Epidemiologischen Suchtsurvey 2021. In: Deutsches Ärzteblatt 31–32/2022, S. 527–534.
4. Gerbes, A. L.; Gülberg, V.; Sauerbruch, T. et al.: S3-Leitlinie Aszites, spontane bakterielle Peritonitis, hepatorenales Syndrom. www.thieme-connect.de/products/ejournals/pdf/10.1055/s-0031-1273405.pdf (letzter Zugriff: 30.10.2025).
5. Cornberg, M.; Protzer, U.; Petersen, J. et al.: S3-Leitlinie der Deutschen Gesellschaft für Gastroenterologie, Verdauungs- und Stoffwechselkrankheiten (DGVS) zur Prophylaxe, Diagnostik und Therapie der Hepatitis-B-Virusinfektion 2021. www.awmf.org/uploads/tx_szleitlinien/021-011l_S3_Prophylaxe-Diagnostik-Therapie-der-Hepatitis-B-Virusinfektion_2021-07.pdf (letzter Zugriff: 30.10.2025).

KONTAKTADRESSEN

Anonyme Alkoholiker Interessengemeinschaft e. V. (AA), Frankfurter Allee 40, 10247 Berlin, Tel.: 0 30/20 62 98 20, www.anonyme-alkoholiker.de

Deutsche Hauptstelle für Suchtfragen e. V. (DHS), Babelsdorf 121, 58454 Witten, Tel.: 0 23 81/9 01 50, www.dhs.de

Lebertransplantierte Deutschland e. V., Maiblumenstraße 12, 74626 Bretzfeld, Tel.: 0 23 02/1 79 89 91, www.lebertransplantation.de

Morbus Wilson e. V., Seefeldstr. 28a, 97273 Kürnach, Tel.: 0 73 61/8 09 65 10, www.morbus-wilson.de

KAPITEL

9 Pflege von Menschen mit Erkrankungen der Nieren

Pflegesituation „Wenn man Krankheiten lange ignoriert" ... 343

9.1 Pflege in der Nephrologie ... 344
9.1.1 Betroffene Menschen ... 344
9.1.2 Prävention ... 345
9.1.3 Rehabilitation ... 345
9.1.4 Patientenberatung ... 346
9.1.5 Beobachten, Beurteilen und Intervenieren ... 346

9.2 Hauptbeschwerden des nierenkranken Patienten ... 347
9.2.1 Veränderungen der Harnproduktion ... 347
9.2.2 Beschwerden beim Wasserlassen ... 347
9.2.3 Harninkontinenz ... 348
9.2.4 Schmerzen bei nephrologischen Erkrankungen ... 349

9.3 Der Weg zur Diagnose in der Nephrologie ... 349
9.3.1 Anamnese und körperliche Untersuchung ... 349
9.3.2 Diagnostische Uringewinnung ... 349
9.3.3 Urinuntersuchungen ... 350
9.3.4 Blutuntersuchungen bei Nierenerkrankungen ... 352
9.3.5 Sonografie ... 353
9.3.6 Andere bildgebende Verfahren (Computer- und Kernspintomografie, Angiografie) ... 354
9.3.7 Nierensequenzszintigrafie ... 354
9.3.8 Nierenbiopsie ... 354

9.4 Harnwegsinfekte und bakterielle Nierenentzündungen ... 355
9.4.1 Überblick über die Harnwegsinfekte ... 355
9.4.2 Akute Zystitis ... 355
9.4.3 Akute Pyelonephritis ... 356
9.4.4 Chronische Pyelonephritis ... 357
9.4.5 Urogenitaltuberkulose: Nierentuberkulose ... 358

9.5 Glomerulonephritis ... 358
9.5.1 Akute Glomerulonephritis ... 358
9.5.2 Nephrotisches Syndrom ... 360
9.5.3 Chronische Glomerulonephritis ... 361

9.6 Interstitielle Nephritis ... 361
9.6.1 Akute interstitielle Nephritis ... 361
9.6.2 Chronische interstitielle Nephritis ... 362

9.7 Akutes Nierenversagen ... 362

9.8 Chronische Niereninsuffizienz ... 365

9.9 Nierenersatztherapie ... 368
9.9.1 Hämodialyse und Hämofiltration ... 369
9.9.2 Peritonealdialyse (Bauchfelldialyse) ... 372
9.9.3 Nierentransplantation ... 373
9.9.4 Palliativtherapie ... 375

9.10 Nephrolithiasis ... 375

9.11 Nierenarterienstenose ... 376

9.12 Raumfordernde Prozesse in der Niere ... 377

9.13 Störungen des Wasser- und Elektrolythaushalts ... 378
9.13.1 Ödeme ... 378
9.13.2 Störungen des Wasser- und Natriumhaushalts ... 379
9.13.3 Störungen des Kaliumhaushalts ... 381
9.13.4 Störungen des Kalziumhaushalts ... 383
9.13.5 Störungen des Magnesiumhaushalts ... 384

9.14 Störungen des Säure-Basen-Haushalts ... 384
9.14.1 Azidose ... 384
9.14.2 Alkalose ... 386

Literatur und Kontaktadressen ... 386

Pflegesituation

Hintergrund zur Pflegesituation

Pflegerisches Setting: von der stationären Langzeitpflege in die stationäre Akutpflege
Patient: Herr László Homoki, 78 Jahre
Diagnose: akutes und chronisches Nierenversagen

Wenn man Krankheiten lange ignoriert

László Homoki ist ein 78-jähriger Patient und seit zwei Jahren Witwer. Mit seiner Frau Olivia führte er eine liebevolle Ehe. Während sie sich um den Haushalt kümmerte, arbeitete er als Handwerker. Da ihre Ehe kinderlos blieb, reisten sie viel. Nach dem Tod seiner Frau kam Herr Homoki zu Hause nicht mehr zurecht und zog in das Seniorenheim „Tulpenhof". Herr Homoki ist freundlich im Umgang, aber aufgrund der Trauer um seine Frau sehr zurückgezogen und kann nur schwer eine Beziehung zu anderen Bewohnern und Bewohnerinnen und den Pflegefachpersonen aufbauen. Nur zu Pflegefachmann Abdullah Omar hat er eine gute Beziehung.

Da Herr Homoki seit 30 Jahren an einer arteriellen Hypertonie und einem Diabetes mellitus Typ 2 leidet, müssen jeden Morgen Blutdruck und Blutzucker gemessen werden. Die Einnahme des von seiner Hausärztin Dr. Louise Petit verordneten Medikaments Ramipril® 10 mg 1-0-1 verweigert Herr Homoki oft. Ebenso nimmt er wenig Rücksicht auf seinen Diabetes. Er isst gern und viel Süßigkeiten sowie Kuchen, was häufig zu Blutzuckerwerten von über 300 mg/dl führt, die durch die Einnahme von Actrapid®, das Herrn Homoki von den Pflegefachpersonen verabreicht wird, gesenkt werden. *„Naschen ist die einzige Freude, die mir noch geblieben ist. Lassen Sie mir die doch"*, antwortet Herr Homoki, wenn Dr. Petit oder eine Pflegefachperson mit ihm über seine Ernährungsgewohnheiten sprechen möchte.

Eines Morgens misst Abdullah einen Blutdruck von 165/95 mmHg. Er ist besorgt: *„Herr Homoki, Ihr Blutdruck ist zu hoch. Das ist nicht gut. Bitte nehmen Sie das Ramipril ein."* Dieser entgegnet: *„Ich verstehe gar nicht, warum das so wichtig sein soll. Mir geht es doch gut! Von den Tabletten bin ich immer müde und schlapp. Die helfen mir gar nicht."* Nur zu den regelmäßigen Blutabnahmen durch Dr. Petit lässt er sich überreden. Dabei fällt dieser auf, dass Herrn Homotis Kreatin auf 1,7 mg/dl angestiegen ist. Sie diagnostiziert ein chronisches Nierenversagen und betont, wie wichtig eine adäquate Blutdruck- und Blutzuckereinstellung ist.

Zwei Wochen später tritt im Pflegeheim Tulpenhof ein Norovirus auf und infiziert viele Bewohner und Bewohnerinnen. Auch Herr Homoki ist betroffen. Er leidet unter wässrigen Durchfällen und Erbrechen. Trinken kann er aufgrund seiner Symptomatik nicht, und so geht es ihm innerhalb kürzester Zeit immer schlechter. Bei der morgendlichen Grundpflege sagt er: *„Ich fühle mich gar nicht wohl. Heute bin ich so müde und schlapp, und mich juckt es überall. Das hatte ich noch nie."* Abdullah fallen zudem geschwollene Knöchel auf. Er fragt Herrn Homoki, ob seine Urinausscheidung normal ist. Dieser entgegnet, dass er seit der Norovirusinfektion kaum Wasser gelassen habe. Daraufhin ruft Abdullah in Dr. Petits Praxis an, um ihr von den neu aufgetretenen Symptomen zu berichten. Sie kommt am nächsten Tag zu einem Hausbesuch, und bei der abgenommenen Blutprobe wird ein Kreatininwert von 2,8 mg/dl festgestellt. Dr. Petit weist Herrn Homoki mit der Diagnose „akutes auf chronisches Nierenversagen" ins Krankenhaus ein.

Lernaufgaben:

1. Beschreiben Sie, wie sich die chronische Niereninsuffizienz bei Herrn Homoki entwickelte.
2. Nennen Sie weitere Symptome der chronischen Niereninsuffizienz.
3. Welche Form des akuten Nierenversagens liegt bei Herrn Homoki vor? Begründen Sie Ihre Antwort.
4. Benennen Sie die Phase des akuten Nierenversagens bei Herrn Homoki. Beschreiben Sie zusätzlich die mögliche Therapie in dieser Phase.
5. Herrn Homoki wird jeden Tag Actrapid® verabreicht. Abdullah geht jedes Mal davor die 10-R-Regel durch. Zählen Sie alle zehn Rs auf.
6. Erläutern Sie mögliche Beratungsanlässe im Rahmen der Pflege von Herrn Homoki.

9

DEFINITION

Nephrologie: Teilgebiet der Inneren Medizin, das vor allem die Prophylaxe, Diagnostik und Therapie von Nierenerkrankungen einschließlich der Nierenersatztherapien und des Bluthochdrucks zum Gegenstand hat.

9.1 Pflege in der Nephrologie

In der **Nephrologie** werden Pflegende mit sehr unterschiedlichen Krankheitsbildern konfrontiert: Sie reichen von einem klinisch kaum in Erscheinung tretenden bis zum chronischen Nierenversagen mit Dialysepflicht, von der akuten Nierenbeckenentzündung (Pyelonephritis) mit hohem Fieber über eine chronische, immunologisch bedingte Nierenentzündung (Glomerulonephritis) unter Umständen mit sehr verschiedenen Begleiterkrankungen bis hin zur Versorgung von transplantierten Patienten.

Pflegende betreuen Menschen mit nephrologischen Erkrankungen nicht nur in Akutkrankenhäusern oder in der häuslichen Pflege, sondern auch z. B. in Dialysezentren. Im Vordergrund der therapeutischen Bemühungen steht die Wiederherstellung oder der Erhalt einer bestmöglichen Nierenfunktion mit gleichzeitig bestmöglicher Lebensqualität oder auch die Durchführung einer Nierenersatztherapie. Die Beobachtung der Urinausscheidung ist dabei ein wichtiger Bestandteil der Pflege. Daneben finden sich gerade in Dialysezentren viele andere wichtige Aufgaben bei der pflegerischen Betreuung der Patienten mit Dialysebehandlungen oder nach Nierentransplantation, zunehmend auch von Patienten mit fortgeschrittener Niereninsuffizienz, die keine Nierenersatztherapie erhalten (möchten), und den daraus resultierenden Problemen. Da gelegentlich Nierenerkrankungen mit Fieber und Schmerzen einhergehen, sind dies weitere Schwerpunkte der pflegerischen Maßnahmen.

Pflege von Patienten mit Schmerzen ➤ Kap. 2

9.1.1 Betroffene Menschen

Die Situation nephrologischer Patienten und entsprechend ihre Probleme und Bedürfnisse sind je nach Erkrankung, den seelischen Gegebenheiten und dem sozialen Kontext, in dem sie leben, ganz unterschiedlich. Insbesondere bei möglicherweise chronischen Erkrankungen stehen Ungewissheit und Angst vor dem, was kommen mag, im Vordergrund der Krankheitsverarbeitung und überwiegen nicht selten die medizinischen Aspekte bei Weitem. Letztere stehen allerdings in der Regel im Vordergrund der Betrachtung des medizinischen Personals.

Viele Patienten werden unvorbereitet und innerhalb kürzester Zeit mit einer schweren akuten oder chronischen Erkrankung konfrontiert und fühlen sich auch existenziell bedroht. So verläuft z. B. eine chronische Niereninsuffizienz oft lange symptomarm, bis sie plötzlich zum terminalen Nierenversagen dekompensiert und der Patient erfährt, dass er sein Leben lang auf eine Nierenersatztherapie mit all den ihm bis dahin unbekannten Konsequenzen, über die, wenn überhaupt, nur Schreckensfantasien existieren, angewiesen sein wird.

Menschen mit chronischen Nierenerkrankungen können oft ihren Beruf und ihre Hobbys nicht mehr ausüben. Dies bedeutet für etliche einen Verlust an Lebensqualität, ändert soziale Gefüge und kann zu Sinnkrisen führen.

Zu anderen Identitätskrisen können außerdem Probleme des sexuellen Erlebens (Lust) und sexueller Funktionen (u. a. Erektion, Lubrikation) führen. Frauen mit einer chronischen Niereninsuffizienz haben z. B. meist Menstruationsstörungen bis hin zur Unfruchtbarkeit, Patientinnen mit Kinderwunsch wird in der Regel von einer Schwangerschaft abgeraten, da diese Mutter und Kind erheblich gefährden kann.

Andere Betroffene kämpfen dagegen mit Schmerzen durch Nierensteine oder mit Fieber durch Infektionen (vom „harmlosen" Harnwegsinfekt bis zur schweren Pyelonephritis). Sie fühlen sich in ihrer allgemeinen Leistungsfähigkeit teils erheblich eingeschränkt.

Kommunikation

Da nephrologische Erkrankungen mit Fragen zur Ausscheidung einhergehen und diese den Betroffenen gewöhnlich peinlich sind, wird von den Pflegenden viel Sensibilität bei der Kommunikation erwartet. Noch bedeutsamer ist, dass das intellektuelle Verständnis nephrologischer Erkrankungen zum Teil sehr schwierig ist. Allein aufgrund dessen sind Ungewissheit und Ängste bei den Menschen ausgeprägt und erfordern einen entsprechend einfühlsamen Umgang. Generell benötigen Patienten mit chronischen Erkrankungen Empathie für die mit der Erkrankung und ihren Einschränkungen verbundenen Änderung der Lebensabläufe und Perspektiven.

Altersgruppen

Nierenerkrankungen können Menschen jeden Alters betreffen. Entzündungen und immunologisch (mit-)bedingte Erkrankungen z. B. zeigen einen (ersten) Altersgipfel im Kindes- und Jugendalter. Infolge der zunehmenden ursächlichen Bedeutung von arterieller Hypertonie, Diabetes mellitus und Arteriosklerose sind aber gerade bei der chronischen Niereninsuffizienz zunehmend Menschen im höheren Lebensalter betroffen. Durch die längere Lebenserwartung nehmen Nierenkomplikationen zahlenmäßig deutlich zu.

Begleiterkrankungen

Begleiterkrankungen sind neben den genannten Risikoerkrankungen vor allem die durch eine Nierenerkrankung verursachte Hypertonie (Bluthochdruck) aber auch die zahlreichen Folgeerkrankungen bei chronischem Nierenversagen (z. B. Hauterkrankungen, Nervenfunktionsstörungen, Erkrankungen der Knochen und Gelenke). Manche Nierenerkrankungen treten im Rahmen anderer z. B. autoimmuner Erkrankungen auf, deren andere Organbeteiligungen dann entsprechend mit imponieren.

9.1.2 Prävention

Eine Primärprävention von Nierenerkrankungen ist nur sehr begrenzt möglich. Hierzu bedarf es in erster Linie eines Gesundheitsbewusstseins zur Verhinderung von Diabetes und Bluthochdruckerkrankungen sowie zur Verhinderung des Rauchens als wesentlichen Risikofaktoren.

Zur Sekundärprävention zählt dann die optimale Einstellung einer Hypertonie und eines Diabetes mellitus.

Auch Früherkennungsmaßnahmen dieser Erkrankungen gehören dazu, wozu auch die von den gesetzlichen Krankenkassen angebotenen Gesundheitsuntersuchungen zumindest bedingt beitragen können. Ist es bereits zu einer Nierenerkrankung gekommen, vermag eine konsequente Behandlung den Verlust an funktionstüchtigem Nierengewebe oft zu verlangsamen, je nach Erkrankung sogar aufzuhalten. Zusätzlich werden unabhängig von der Art der Nierenerkrankung weitere nierenschädigende Faktoren (z. B. nierenschädigende Medikamente, Nikotinkonsum) wenn irgend möglich vermieden. Bei einer Nierenfunktionseinschränkung werden Risikofaktoren für Herz-Kreislauf-Erkrankungen bestmöglich eingestellt, da sie wesentliche Todesursache bei Nierenkranken sind.

9.1.3 Rehabilitation

Wesentlicher Schwerpunkt der nephrologischen Rehabilitation ist die Rehabilitation von Patienten mit Niereninsuffizienz aller Stadien (einschließlich Dialysepatienten) und nach Nierentransplantation. Ziele sind eine bestmögliche Organ- bzw. Transplantatfunktion, die Minimierung von Folgeschäden (z. B. Anämie, Knochenbeteiligung), die Verbesserung der Lebensqualität und die weitest mögliche Wiedereingliederung der Patienten in ihr soziales und berufliches Umfeld. Hierzu dienen:

- (Medizinische) Diagnose- und Therapiemaßnahmen
- Vermittlung von Wissen über die Erkrankung, Anleitung z. B. zu Selbstkontrollen oder Umgang mit Medikamenten
- Ernährungstherapie, Diätberatung (➤ 9.1.5)
- Psychologische Betreuung, um die Krankheitsverarbeitung sowie Selbstverantwortung und Aktivität des Kranken zu fördern
- Bewegungstherapie. Eine fortgeschrittene Niereninsuffizienz beeinträchtigt die körperliche Leistungsfähigkeit erheblich, gleichzeitig profitieren die Betroffenen von körperlicher Aktivität. Bewegungsübungen sind selbst während einer Hämodialyse möglich
- Klärung der beruflichen Möglichkeiten. Diese ist oft besonders schwierig. Viele Patienten sind noch im erwerbsfähigen Alter. Die Niereninsuffizienz kann aber jederzeit zu krankheitsbeding-

ten Ausfällen führen und Nierenersatztherapien erfordern große Kooperationsbereitschaft seitens Patient und Arbeitgeber. Dennoch ist eine berufliche (Wieder-)Eingliederung immer anzustreben und oft auch möglich.

9.1.4 Patientenberatung

So vielfältig wie die Krankheitsbilder in der Nephrologie, so vielfältig sind die Anforderungen für die Patientenberatung. Sie erstreckt sich von der Beratung zur Lebensweise bei Patienten mit chronischer Niereninsuffizienz (➤ 9.8) oder mit Nierensteinleiden (➤ 9.10) über eine psychologische Beratung bis hin zur Ernährungs- und Sozialberatung (➤ 9.9).

9.1.5 Beobachten, Beurteilen und Intervenieren

Ausscheiden

Je nach Erkrankung sind Urinbildung oder -ausscheidung unterschiedlich stark beeinträchtigt. Daher beobachten und dokumentieren die Pflegenden zum einen die Ausscheidungsmenge (meist täglich, teils sogar stündlich) und die Flüssigkeitsaufnahme.

Zum anderen gilt es, Farbe und Aussehen des Urins (➤ Abb. 9.1) zu beobachten. Verschiedene Nierenerkrankungen können dazu führen, dass z. B. rote oder weiße Blutkörperchen im Urin enthalten sind, was zu einer Rotfärbung bzw. Trübung führen kann.

Neben diesen diagnostischen Maßnahmen (➤ 9.3) übernehmen die Pflegenden außerdem Aufgaben im Rahmen des therapeutischen Vorgehens (➤ 9.2) zur Beurteilung bzw. Unterstützung der Ausscheidungsfunktion der Niere.

Ernährung

Die verschiedenen Nierenerkrankungen haben unterschiedlichen Einfluss auf die Ausscheidung von Wasser, Eiweißen und Elektrolyten. Für alle Nierenerkrankungen allgemein gültige Ernährungsempfehlungen existieren daher nicht, vielmehr werden Ernährung und Trinkmenge individuell an Stadium und Behandlung der Nierenerkrankung angepasst. Folgende Nahrungsbestandteile bedürfen bei Patienten mit (hochgradiger) Funktionseinschränkung der Nieren (Niereninsuffizienz) besonderer Beachtung (➤ 9.7, ➤ 9.8).

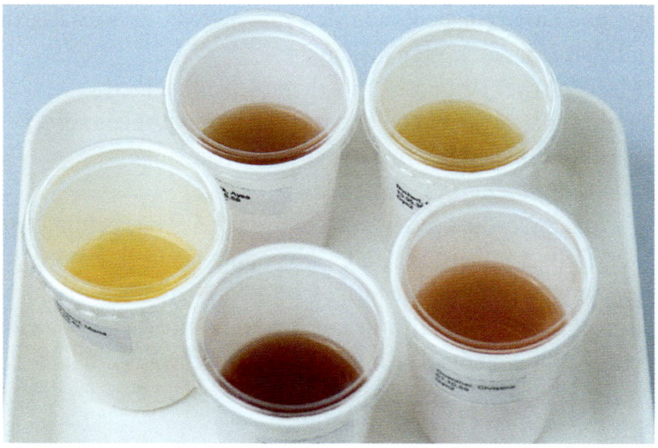

Abb. 9.1 Urin kann, je nach Krankheitsbild, ganz unterschiedlich aussehen. Die sorgfältige Urinbeobachtung ist daher ein wesentlicher Bestandteil bei der Pflege von Menschen mit nephrologischen Erkrankungen. [K115]

Kalorien. Viele chronisch Nierenkranke sind unzureichend ernährt. Dies liegt vor allem an Appetitlosigkeit, Übelkeit und/oder Erbrechen im Zusammenspiel mit der Erkrankung oder diätetischen Einschränkungen. Als Richtwert für eine kalorisch ausreichende Ernährung gilt ein Bedarf von 30–35 kcal pro kg Körpergewicht.

Eiweiß. Die Eiweißzufuhr hängt von Art und Stadium der Nierenerkrankung ab. Bei nicht-dialysepflichtiger Niereninsuffizienz wird eine Reduktion der Eiweißzufuhr auf 0,6–0,7 g pro kg Körpergewicht und Tag empfohlen. Dialysepflichtige Patienten hingegen verlieren durch die Dialyse Eiweiß und haben daher einen höheren Eiweißbedarf (➤ 9.9.1). Allerdings sind viele eiweißreiche Lebensmittel auch reich an Phosphat, das von dialysepflichtigen Patienten nur in möglichst geringen Mengen aufgenommen werden sollte.

Kalium. Mit zunehmendem Verlust der Nierenfunktion gerät der Kaliumhaushalt aus dem Gleichgewicht, es droht eine akut lebensbedrohliche Hyperkaliämie (➤ 9.13.3). Deshalb muss die Kaliumzufuhr von normal 3–4 g täglich auf unter 2 g reduziert werden. Auch unter Hämodialyse ist eine Kaliumbeschränkung erforderlich. Unter Peritonealdialyse sind die Verhältnisse von Patient zu Patient sehr verschieden, meistens ist jedoch keine Kaliumbeschränkung notwendig.

Kaliumquellen sind insbesondere pflanzliche Lebensmittel, vor allem Nüsse, Bananen, Aprikosen, Kiwis, Trockenobst, Kartoffeln/Kartoffelprodukte, Hülsenfrüchte, Pilze, Tomaten, Spinat und Broccoli. Der Kaliumgehalt dieser Lebensmittel lässt sich allerdings durch *Wässern* (24 h vor der Zubereitung, Kochwasser nicht weiterverwenden) und weiteren küchentechnischen Zubereitungsarten erheblich verringern.

Tiefkühl- und Konservenprodukte enthalten insgesamt weniger Kalium als Frischware, allerdings muss das Auftauwasser bzw. die Konservenflüssigkeit ebenfalls verworfen werden. Obst- und Gemüsesäfte, ebenso „Diätsalz“ sollten wegen des darin enthaltenen Kaliumchlorids vermieden werden. Für die Zubereitung von Fleisch und Fisch gilt, dass durch Kochen und Verwerfen des Suds ebenfalls Kalium eingespart werden kann.

Da bei einer kaliumarmen Ernährung viele wichtige Vitamine nicht oder nur in geringen Mengen verzehrt werden und das „Wässern“ und Kochen in viel Wasser den Vitamingehalt weiter reduziert, benötigen diese Patienten zusätzlich wasserlösliche Vitamine, die in Form entsprechender Präparate zugeführt werden sollten.

Phosphat. Ähnliche Empfehlungen gelten auch für die Zufuhr von Phosphat, wobei hier die Einschränkungen für alle Dialyseverfahren gleichermaßen gelten (ca. 0,8–1,2 g pro Tag). Phosphatbinder werden, trotz möglicher Komplikationen bei der Langzeitanwendung, vielfach zusätzlich zur phosphatarmen Kost verschrieben und werden zu den Mahlzeiten eingenommen.

Phosphatreich sind Nüsse, Hartkäse, Kochkäse, Schmelzkäse, Milch- und Milchprodukte und Fleisch (v. a. Innereien). In Fertigprodukten finden phosphathaltige Zusatzstoffe ebenfalls Verwendung. Kenntlich gemacht werden diese u. a. mit den E-Nummern E 322 (Lecithin), E 338 (Orthophosphatsäure), E 339, E 340, E 341, E 343 (Natrium-, Kalium-, Kalzium-, Magnesiumorthophosphate), E 450a (Diphosphat).

Kochsalz und Flüssigkeit. Kochsalz- und Wasserhaushalt hängen eng zusammen, da eine erhöhte Kochsalzzufuhr zu gesteigertem Durst und dadurch zu vermehrtem Trinken führt.

In frühen Stadien der Niereninsuffizienz ist oft eine eher hohe Flüssigkeitszufuhr von 2–2,5 l täglich sinnvoll, damit die Niere ihre Ausscheidungs- und Entgiftungsfunktion erfüllen kann.

In späteren Stadien der Niereninsuffizienz sowie bei Dialysepatienten ist aber oft eine Kochsalz- und Flüssigkeitsbeschränkung unumgänglich, vor allem für Patienten, die keinen Urin mehr produzieren (➤ 9.7, ➤ 9.8, ➤ 9.9, ➤ 9.10).

Salzreduktion bedeutet den Verzicht auf Salzen von Speisen (auch kein „Diätsalz“) sowie auf bekanntermaßen salzige Lebensmittel (z. B. in Fertiggerichten, Knabbereien, Laugengebäck, Geräuchertem). Doch auch in vielen Süßigkeiten und süßem Gebäck findet sich Salz. Der Geschmacksverlust kann z. B. durch die Verwendung von frischen Kräutern oder anderen Gewürzen (Vorsicht vor Fertigwürzmischungen!) ausgeglichen werden.

Ernährungsberatung

Aufgrund der teils zahlreichen Beschränkungen ist für Nierenkranke und ihre Angehörige eine individuelle Diät- bzw. Ernährungsberatung unverzichtbar. Pflegende werden in allen Pflegesettings von Patienten oft zu diesem Thema befragt und sollten daher Basiskenntnisse besitzen.

Ernährung bei Dialyse ➤ 9.9.1

Haut

Da der Körper bei einer mangelnden Ausscheidung über die Nieren vermehrt Wasser einlagert, können Ödeme entstehen. Daher sind eine sorgfältige Hautbeobachtung (z. B. Schwellung im Knöchelbereich) und regelmäßige Gewichtskontrollen wichtig, um Ödeme rechtzeitig zu erkennen.

Eine sorgfältige Hautbeobachtung ist außerdem wichtig, da auch Urochrome und andere Stoffe, die normalerweise über die Nieren ausgeschieden werden, sich anreichern und zu schmutzig-braunen Hautveränderungen führen können. Die Haut ist bei Nierenfunktionsstörungen zudem oft sehr trocken und juckt und wird z. B. mit W/O-Emulsionen gepflegt.

Eine besondere Beachtung verdient die Haut im Bereich eines Dialyseshunts (künstlich geschaffene Verbindung zwischen einer Schlagader und einer Vene bei Hämodialysepatienten) und/oder an Kathetereintrittstellen (Hämodialyse/Bauchfelldialyse).

9.2 Hauptbeschwerden des nierenkranken Patienten

(Makro-)Hämaturie, trüber und eitriger Urin ➤ 9.3.3

9.2.1 Veränderungen der Harnproduktion

Oligurie und Anurie

DEFINITION

Oligurie: Verminderung der Harnausscheidung auf 100–500 ml täglich.
Anurie: Verminderung der Harnausscheidung auf < 100 ml Harn täglich.

Bei **Oligurie** und **Anurie** ist die Harnmenge vermindert.

Eine **funktionelle Oligurie** mit Ausscheidung eines stark konzentrierten Harns ist häufig Folge eines Flüssigkeitsmangels *(Dehydratation)* (➤ 9.13.2) und dann durch Ersatz der fehlenden Flüssigkeit reversibel. Bei anhaltendem Flüssigkeitsmangel kann sich ein akutes Nierenversagen entwickeln. Diesbezüglich sind ältere Menschen mit eingeschränktem Durstempfinden besonders gefährdet.

Ansonsten sind Oligo- und Anurie Leitsymptome des akuten Nierenversagens (➤ 9.7) und der fortgeschrittenen chronischen Niereninsuffizienz (➤ 9.8).

Erster Schritt in der Diagnostik ist die Sonografie zur Abgrenzung vom **Harnverhalt** bei Harnabflussbehinderung, z. B. durch Prostatavergrößerung. In diesem Fall zeigt sich im Ultraschall eine flüssigkeitsgefüllte Harnblase. Bei „echter“ Oligo-/Anurie folgen Urin- und Blutuntersuchungen.

Polyurie

DEFINITION

Polyurie: Erhöhung der Urinmenge auf mehr als 3 l täglich, in Extremfällen auf 10–20 l täglich.

Häufige Ursache einer **Polyurie** ist die Hyperglykämie beim Diabetes mellitus (➤ 10.7): Die Nieren scheiden große Mengen Glukose aus, was nur in Verbindung mit viel Flüssigkeit möglich ist.

Beim Diabetes insipidus (➤ 10.3.3) ist die große Urinmenge Folge einer gestörten Wasserrückresorption in den Sammelrohren. Auch bestimmte Phasen des akuten oder chronischen Nierenversagens sind durch eine Polyurie gekennzeichnet (➤ 9.7, ➤ 9.8).

Als Reaktion auf die Polyurie verspüren Patienten oft starken Durst und versuchen, durch vermehrtes Trinken **(Polydipsie)** den hohen Flüssigkeitsverlust über die Nieren auszugleichen.

Bei der nicht seltenen psychogenen Polydipsie trinken die Betroffenen große Flüssigkeitsmengen, die dann bei gesunden Nieren zu entsprechender Urinproduktion führen.

9.2.2 Beschwerden beim Wasserlassen

DEFINITION

Dysurie: Erschwertes Wasserlassen.
Algurie: Schmerzhaftes Wasserlassen.
Pollakisurie: Häufiger Harndrang mit jeweils nur geringer Urinmenge bei in der Regel normaler Urinmenge über 24 h.
Nykturie: Vermehrtes nächtliches Wasserlassen (ein- oder auch mehrmaliges Wasserlassen in der Nacht ist insbesondere bei älteren Menschen normal).

Dysurie bezeichnet das erschwerte Wasserlassen, z. B. bei Prostatavergrößerung. Sie ist oft kombiniert mit weiteren Beschwerden, etwa Missempfindungen oder Brennen.

Algurie (schmerzhaftes Wasserlassen) und **Pollakisurie** (häufiges Wasserlassen bei geringen Urinmengen) sind oft Ausdruck eines Harnwegsinfekts und treten meist kombiniert auf. Bei älteren Personen sind sie zudem häufig durch eine „Reizblase" bedingt, bei Männern durch eine Prostatavergrößerung. Seltener sind Blasentumoren die Ursache.

Eine **Nykturie** (häufiges nächtliches Wasserlassen) ist oft durch Herzinsuffizienz (➤ 4.5) oder Prostataerkrankungen verursacht. Nierenerkrankungen führen zu einer Nykturie, wenn die Nieren den Harn nur noch unzureichend konzentrieren können und deshalb die nächtliche Urinmenge steigt. Manchmal spielen auch Trinkgewohnheiten eine Rolle: Alkoholkonsum kann zu einem kurzfristigen „Diabetes insipidus" in der Nacht führen (Nachdurst am Morgen).

9.2.3 Harninkontinenz

DEFINITION

Harninkontinenz *(Blaseninkontinenz):* Unfreiwilliger Harnverlust/unwillkürlicher Harnabgang.

Harninkontinenz ist bei Patienten in Kliniken ein häufiges und bedeutendes Pflegeproblem. Sie belastet die Betroffenen oft stark, wird aber vielfach aus Scham verschwiegen. Deshalb sind auch Häufigkeitsangaben sehr unterschiedlich. Nach einer Studie leiden etwa 16 % der männlichen Patienten und fast 31 % der weiblichen Patientinnen an einer Harninkontinenz, bei einer postalischen Umfrage gaben 48 % der Frauen an, betroffen zu sein [1, 2].

- Medikamentös behandelbar ist vor allem die **Dranginkontinenz** *(Urge-Inkontinenz).* Die Patienten verspüren plötzlich einen so starken, zwanghaften Harndrang *(imperativer Harndrang),* dass er die Toilette nicht mehr rechtzeitig aufsuchen kann.
- Ursache der **Stressinkontinenz** *(Belastungsinkontinenz)* sind unzureichende Blasenverschlussmechanismen, sodass eine Druckerhöhung im Bauchraum (z. B. Husten, Niesen, Treppensteigen, Gehen) zu unwillkürlichem Urinabgang ohne Harndrang führt.
- Bei **chronischer Harnretention mit Restharnbildung** besteht eine Entleerungsstörung der Blase durch Abflussbehinderung (z. B. Prostatavergrößerung), neurologische Erkrankungen, psychogene Störungen oder medikamentöse Einflüsse. Die Blase ist überdehnt mit Restharnbildung und entleert sich oft unwillkürlich und meist nur tropfenweise.
- Die **Reflexinkontinenz** ist durch Rückenmarkschädigung oberhalb des Miktionszentrums bedingt.

Zur Abklärung können auch technische Untersuchungen erforderlich sein. Diagnostik und Therapie der Inkontinenz fallen überwiegend in das Fachgebiet der Urologie (ggf. auch Gynäkologie, Neurologie).

Pflege und Patientenberatung

Harninkontinenz ist ein häufiges Pflegeproblem, das professionelles Handeln erfordert, um Betroffene angemessen zu unterstützen. Anleitung hierzu finden Pflegende u. a. in dem vom Deutschen Netzwerk für Qualitätsentwicklung herausgegebenen Expertenstandard „Kontinenzförderung in der Pflege" [3].

Ein Hauptaugenmerk liegt auf der korrekten Einschätzung der Harninkontinenz. Dies bildet die Grundlage für kontinenzfördernde und inkontinenzkompensierende Maßnahmen sowie für die Patientenberatung.

Die Einschätzung beinhaltet:

- Kenntnis und Berücksichtigung der Risikofaktoren und Symptome einer Harninkontinenz zur Identifizierung von Gefährdeten und Betroffenen
- Sensibles Erfragen von eventuellen Kontinenzproblemen. Betroffene neigen dazu, die Inkontinenz schambedingt zu verbergen oder zu umschreiben. Fassen sie jedoch Vertrauen, sind sie dankbar, über ihre Probleme und die damit verbundenen Einschränkungen sprechen zu können
- Pflegeanamnese mit Erfragen von Art und Schwere der Inkontinenz, Risikofaktoren und möglichen Ursachen, Dauer des Problems, bereits eingesetzten Hilfsmitteln, Trinkgewohnheiten, Leidensdruck
- Anwendung von speziellen Assessmentinstrumenten wie **Miktionsprotokoll** (strukturiertes Formular zur Erfassung von Miktionshäufigkeit und -menge, Trinkgewohnheiten, eingesetzten Hilfsmitteln und Unterstützung, situativen Umständen sowie Tag- Nacht-Unterschieden), **24-h-Vorlagengewichtstest** (Erfassen der Menge des unfreiwilligen Urinverlustes durch Wiegen der Inkontinenzvorlage [4]) oder **ICIQ** (im Expertenstandard empfohlener kurzer Fragebogen zur Erfassung des subjektiven Belastungserleben der Betroffenen [6]).

Die Pflegenden beraten Patienten zu:

- Notwendigkeit einer ausreichenden Trinkmenge. Viele Betroffene trinken aus Angst vor häufigem Wasserlassen zu wenig, v. a. wenn der Gang zur Toilette bei eingeschränkter Mobilität erschwert ist. Dies führt zu Dehydratation, Obstipation und Harnwegsinfekten, was u. U. negative Auswirkung auf die Harninkontinenz hat
- Reduzierung von Übergewicht
- Umgang mit funktionellen Hilfsmitteln (z. B. Kondom-Urinale, Urinflasche, Urinschiffchen, Blasenkatheter)
- Umgang mit aufsaugenden Hilfsmitteln (Vorlagen, Inkontinenzslips mit Klebebändern oder als „Pull up")
- Möglichkeiten der Kontinenzförderung (z. B. Toiletten-, Blasen-, Beckenbodentraining)
- Angemessener Hautpflege: schonende Reinigung des Intimbereichs mit eher lauwarmem bis kühlem Wasser ohne starkes Reiben oder mit Hautreinigern, deren pH-Wert im Bereich der normalen Haut liegt (pH-Wert 4–6). Hautschutz durch Wasser-in-Öl-(W/O)-Lotionen. Bei besonders empfindlicher Haut haben sich sog. Barrierecremes als hautschützend erwiesen. Diese enthalten sog. Barrierebestandteile (Zinkoxid, Dimeticon) und sind im Gegensatz zu Salben, Pasten oder reinen Fettpräparaten, die

zu Abdichtung, Hitzestau und Aufquellen der Haut führen können, atmungsaktiv [5]
- Informationsmöglichkeiten und Selbsthilfegruppen.

Spezielle kontinenzfördernde Maßnahmen
- **Toilettentraining** ist das geplante Aufsuchen der Toilette (oder die Begleitung dorthin) nach einem individuellen oder festgelegten Zeitplan. Es eignet sich auch für Personen mit eingeschränkten kognitiven Fähigkeiten [4]
- **Blasentraining** umfasst Maßnahmen und Übungen zur Verhaltensänderung, durch die eine Vergrößerung der Blasenkapazität und ein Hinauszögern der Miktion gefördert werden. Es wird v. a. bei kognitiv nicht eingeschränkten Personen mit Drang- und Mischinkontinenz eingesetzt
- **Beckenbodentraining** bezeichnet Übungen zur Kräftigung der Beckenbodenmuskulatur. Es wirkt v. a. bei Frauen mit Belastungsinkontinenz.

9.2.4 Schmerzen bei nephrologischen Erkrankungen

Erkrankungen der Nieren können gelegentlich mit starken **Schmerzen** verbunden sein:
- Bei Organschwellung durch Entzündung klagen Patienten über Druckgefühl und dumpfen **Dauerschmerz.** Beispiel ist der Flankenschmerz bei einer Nierenbeckenentzündung. Ausstrahlung in benachbarte Regionen ist möglich
- Bei der Verlegung eines Hohlorgans, z. B. einer Ureterverlegung durch Nierensteine, kommt es zu auf- und abschwellenden, krampfartigen Schmerzen, der **Kolik.** Oft strahlen die Schmerzen in den Rücken oder die Genitalregion aus. Die gleichzeitige Bauchfellreizung führt zu Übelkeit, evtl. (Sub-)Ileus (➤ 7.6.1) und Kollaps.

Schmerzen

Der Patient mit einem Entzündungs- oder Tumorschmerz liegt eher ruhig, während sich der Patient mit einer Kolik unruhig windet und krümmt.

Viele chronische nephrologische Erkrankungen (z. B. Glomerulonephritiden) verlaufen aber schmerzlos. Schmerzhafte Nierenerkrankungen gehören in der Regel in das Fachgebiet der Urologie.

9.3 Der Weg zur Diagnose in der Nephrologie

9.3.1 Anamnese und körperliche Untersuchung

Bei der *Anamnese* erfragen Untersuchende neben den genauen Beschwerden (➤ 9.2):
- Allgemeinerkrankungen, die häufig mit Nierenschäden verbunden sind, allen voran Diabetes mellitus (➤ 10.7) und arterielle Hypertonie (➤ 5.4.1)
- Frühere Nieren- und Harnwegserkrankungen sowie Operationen im Bauchraum
- Arzneimitteleinnahme, da Arzneimittel Hinweise auf anamnestisch „vergessene“ Erkrankungen geben und zudem selbst Ursache einer chronischen Nierenfunktionsstörung sein können (Schmerz-, Rheumamittel).

Die körperliche Untersuchung besteht in einer gründlichen *Allgemeinuntersuchung:*
- Beobachtung der Hautfarbe und des Geruchs des Patienten. Patienten mit einer Anämie bei Niereninsuffizienz sehen blass aus. Typisch für Kranke mit einer *Urämie* (➤ 9.8) sind eine schmutzig-fahle Hautfarbe und *Uringeruch* in der Atemluft
- Sorgfältige Untersuchung auf Ödeme (➤ 9.13.1)
- Blutdruckmessung, da viele Nierenerkrankungen mit einem erhöhten Blutdruck einhergehen (➤ 5.3.2, ➤ 5.4.1, ➤ 9.5, ➤ 9.7, ➤ 9.8, ➤ 9.11).

9.3.2 Diagnostische Uringewinnung

Transurethraler Blasenkatheter und suprapubische Blasendrainage ➤ 1.5.8

Spontanurin

Am häufigsten wird **Spontanurin** untersucht. Frauen sollten vor der Uringewinnung die Schamlippen spreizen, Männer die Vorhaut zurückziehen und dann das äußere Genitale gründlich mit Wasser reinigen, um einer Verfälschung des Untersuchungsergebnisses durch Verunreinigungen vorzubeugen. In Zweifelsfällen wird ggf. durch sterile Einmalkatheterisierung durch die Harnröhre Urin zur weiteren, meist bakteriologischen, Untersuchung entnommen. Für bakteriologische Untersuchungen wird ein *steriles* Uringefäß verwendet.

Mittelstrahlurin
Bei der Untersuchung des **Mittelstrahlurins** *(MSU)* wird nur die *mittlere* Harnportion aufgefangen und untersucht: Der Patient lässt ein wenig Urin in die Toilette und unterbricht den Harnstrahl dann. Die folgenden, „mittleren“ 20–40 ml Urin werden in einem Gefäß aufgefangen. Danach entleert der Patient den restlichen Harn in die Toilette.

Morgenurin
Bestimmte Untersuchungen, z. B. eine Urinkultur auf Bakterien, werden vorzugsweise am **Morgenurin** vorgenommen. Als Morgenurin wird der Urin der ersten morgendlichen Miktion bezeichnet.

Sammelurin

Zur Flüssigkeitsbilanzierung oder für quantitative Bestimmungen (z. B. Eiweißausscheidung mit dem Urin/24 h, Kreatinin-Clearance) kann das Sammeln des Urins über eine bestimmte Zeit nötig sein.

Die Sammelperiode dauert meist 24 h, beginnt dann in der Regel um 7:00 Uhr morgens und endet um 7:00 Uhr des Folgetages. Um exakt 24 h zu sammeln, entleert der Patient zu Beginn der Sammelperiode (also um 7:00 Uhr) seine Blase. Dieser Urin wird verworfen. Am Ende der Sammelperiode lässt der Patient nochmals seinen Urin in das ausreichend große (!) Sammelgefäß, auch wenn er keinen Harndrang verspürt.

Vor der Untersuchung des **Sammelurins** oder der Entnahme einer Laborprobe wird der Sammelurin aufgerührt, damit sich alle Bestandteile gleichmäßig verteilen. Wird nur eine Probe ins Labor gesandt, so notieren die Pflegenden die Gesamt-Sammelurin-Menge auf der Laboranforderung. In der Praxis ist die Sammelphase des Urins vor allem im häuslichen Setting äußerst störanfällig.

9.3.3 Urinuntersuchungen

Untersuchungsverfahren

Streifen-Schnelltests

Streifen-Schnelltests (➤ Tab. 9.1) haben sich wegen ihrer einfachen Handhabung und schnellen Ergebnisse zum Screening und als Urin-Erstuntersuchung durchgesetzt. Die trockenen chemischen Reagenzien der Testfelder reagieren mit dem Urin und verfärben sich je nach Urinbefund.

Am häufigsten werden Kombinationsteststreifen benutzt. Der Teststreifen wird so in den Urin getaucht, dass alle Testfelder benetzt sind. Dann streift man den überschüssigen Urin z. B. am Rand des Urinprobenbechers ab und wartet die vom Hersteller angegebene Wartezeit ab. Die Teststreifen können dann entweder visuell durch Vergleich mit der Farbskala des Herstellers oder automatisch mithilfe passender Geräte ausgewertet werden.

Streifenschnelltests zum Screening auf eine Mikroalbuminurie haben insbesondere Bedeutung in der Betreuung von Patienten mit Diabetes mellitus und/oder arterieller Hypertonie.

Teststreifen korrekt anwenden

- Die Teststreifen der verschiedenen Anbieter unterscheiden sich in Farbgebung, Farbreaktion und Wartezeit bis zum Ablesen. Deshalb Packungsbeilage und Farbfelder auf dem Behälter beachten
- Luftfeuchtigkeit verändert die Reagenzien und verfälscht die Ergebnisse. Daher Teststreifen im verschlossenen Originalbehälter aufbewahren und diesen nur für die Entnahme eines Teststreifens kurz öffnen
- Patienten, die zu Hause selbstständig Teststreifenuntersuchungen durchführen sollen, werden von den Pflegenden rechtzeitig entsprechend informiert und angeleitet.

Tab. 9.1 Beispiel eines Kombinationsteststreifens mit den wichtigsten Indikationen und pathologischen Befunden. GN = Glomerulonephritis.

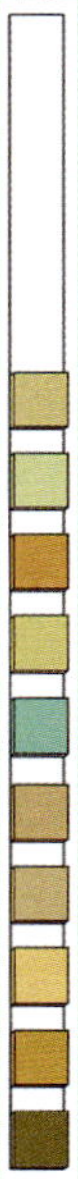

Farbskala und Befunde	Wichtige Indikationen/Ursachen pathologischer Befunde
LEUKOZYTEN 2 min: Negativ, Spuren, Gering +, Mäßig ++, Hoch +++	Harnwegsinfektion (➤ 9.4), GN (➤ 9.5), Nieren-Tbc (➤ 9.4.5), Männer auch Prostataentzündung
NITRIT 60 sec: Negativ, Positiv (jeder rosarote Farbton)	Harnwegsinfektion mit Nitrit produzierenden Bakterien
pH 60 sec: 5.0, 6.0, 6.5, 7.0, 7.5, 8.0, 8.5	Kontrolle bei Nierensteinen. Verändert u. a. bei Harnwegsinfektion (➤ 9.4), Azidose, Alkalose
PROTEIN 60 sec [mg/dL]: Negativ, Spuren, 30 +, 100 ++, 300 +++, >2000 ++++	Harnwegsinfektion (➤ 9.4), Nierenerkrankungen (z. B. GN ➤ 9.5, nephrot. Syndrom ➤ 9.5.2), gering z. B. bei Fieber, körperlicher Belastung
GLUCOSE 30 sec [mg/dL]: Negativ, 100, 250, 500, 1000, >2000	Schlecht eingestellter Diabetes mellitus (➤ 10.7), bestimmte Nierenerkrankungen, Schwangerschaft
KETON 40 sec [mg/dL]: Negativ, Spuren 5, Gering 15, Mäßig 40, Hoch 80, Hoch 160	Entgleister Diabetes mellitus (➤ 10.7.4), (längeres) Fasten, Schwangerschaftserbrechen
UROBILINOGEN 60 sec [Ehrlich Einh. / dL]: 0.2, 1 (Normal), 2, 4, 8	Lebererkrankungen, Hämolyse, Porphyrien. Diagnostisch eher weniger bedeutsam
BILIRUBIN 30 sec: Negativ, Gering +, Mäßig ++, Hoch +++	Alle Erkrankungen mit erhöhtem Bilirubin im Blut. Diagnostisch eher weniger bedeutsam
BLUT 60 sec: Negativ, Nichthämolisierte Spuren, Hämolisierte Spuren, Gering +, Mäßig ++, Hoch +++	Harnwegsinfektion (➤ 9.4), GN (➤ 9.5), Nierensteine, Tumoren, bei Männern Prostataerkrankungen, Blutgerinnungsstörungen, Muskelschäden
DICHTE 45 sec: 1.000, 1.005, 1.010, 1.015, 1.020, 1.025, 1.030	Kontrolle bei Nierensteinleiden, zur Beurteilung der anderen Testfelder (verdünnter Urin?)

Urinsediment

Zeigt der Teststreifen einen pathologischen Befund an oder besteht bei unauffälligem Teststreifenbefund weiter ein Krankheitsverdacht, wird ggf. das **Urinsediment** untersucht. Es besteht aus den festen Bestandteilen des Urins. Der frisch gelassene Urin wird zentrifugiert und der Bodensatz *(Sediment)* unter dem Mikroskop ausgewertet. Alternativ wird der Urin *ohne* vorheriges Zentrifugieren in eine spezielle Zählkammer gegeben und mikroskopiert **(Zählkammermethode).** Die Zellzahlen werden dann pro mm^3 (= µl) Urin angegeben.

- *Erythrozyten:* Sie dürfen nur vereinzelt auftreten (≤ 3 pro Gesichtsfeld)
- *Leukozyten:* Normal sind ≤ 5 pro Gesichtsfeld
- *Epithelzellen/Urothelzellen:* Abgeschilferte Zellen der Epithelgewebe von Nieren oder ableitenden Harnwegen dürfen nur vereinzelt vorkommen. Sie sind bei vermehrtem Auftreten Zeichen entzündlicher Veränderungen
- *Zylinder:* Zylinder sind rollenförmige Zusammenballungen, die in den Nierentubuli entstehen. *Hyaline Zylinder* bestehen aus Eiweiß und sind auch beim Gesunden, etwa nach sehr geringer Flüssigkeitsaufnahme, in geringer Zahl möglich. Zylinder aus roten oder weißen Blutkörperchen (➤ Abb. 9.2) oder Epithelzellen weisen immer auf eine Nierenschädigung hin
- Krankhaft sind *Keime* wie Bakterien und Trichomonaden.

Urinkultur

DEFINITION

Bakteriurie: Vorhandensein von Bakterien im Urin. Bei Fehlen von Beschwerden handelt es sich um eine **asymptomatische Bakteriurie,** bei Beschwerden liegt eine **Harnwegsinfektion** (➤ 9.4.2) vor.

Bei Verdacht auf eine *bakterielle* Infektion der Nieren oder der ableitenden Harnwege (➤ 9.4) dient die **Urinkultur** der Keimzahlbestimmung, der Keimdifferenzierung und der Resistenztestung der Keime gegen Antibiotika (➤ 16.4.3).

Urinkonzentration

Die gesunden Nieren können den Urin je nach Flüssigkeitsangebot *verdünnen* oder *konzentrieren.* Die Messung der Urinkonzentration ist v. a. in der Differenzialdiagnostik der verschiedenen Polyurieformen bedeutsam.

- Das **spezifische Gewicht des Urins** kann *semiquantitativ* durch Teststreifen bestimmt werden. Reines Wasser wiegt 1 000 g/l, Urin ist je nach Menge der in ihm gelösten Stoffe entsprechend schwerer. Der Normwert liegt bei 1 010–1 025 mg/ml (= g/l = g/cm^3 = kg/m^3). Wird das spezifische Uringewicht auf das spezifische Gewicht des Wassers (1 000 g/cm^3) bezogen, ergibt sich ein Normbereich von 1,010–1,025
- Reicht dies nicht aus, wird heute ganz überwiegend die **Urinosmolalität** gemessen (durch Gefrierpunkterniedrigung). Der Normwert liegt bei 50–1 200 mosmol/kg, nach Durstversuch 855–1 335 mosmol/kg bzw. ein Osmolalitätsverhältnis Urin : Serum ≥ 3.

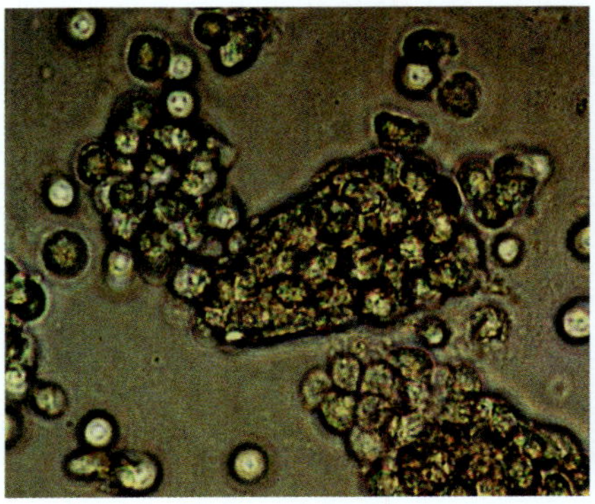

Abb. 9.2 Leukozyten und Leukozytenzylinder im Urinsediment (Phasenkontrastmikroskop, 400-fache Vergrößerung). [O157]

Pathologische Untersuchungsergebnisse

Hämaturie

DEFINITION

Hämaturie („Blut im Urin"): Ausscheidung von roten Blutkörperchen mit dem Urin.

Man unterscheidet:

- **Makrohämaturie,** bei der das Blut bereits mit bloßem Auge sichtbar ist (ab ca. 0,5–1 ml Blut/l Urin)
- **Mikrohämaturie,** bei der das Blut nur mit Teststreifen oder Mikroskopie nachweisbar ist. Da eine ganz geringe Zahl von roten Blutkörperchen auch beim Gesunden im Urin vorhanden sein kann, erst ab 5 Erythrozyten/mm^3.

Neben der Zahl ist auch das Aussehen der roten Blutkörperchen wichtig: Erythrozyten aus der Niere sind meist verformt (*dysmorph,* z. B. mit bläschenartigen Ausstülpungen), während solche aus den Harnwegen normal aussehen.

Eine Hämaturie wird am häufigsten durch Tumoren, Steine und Entzündungen von Nieren, ableitenden Harnwegen und Blase verursacht (➤ Abb. 9.3).

Abgegrenzt werden müssen eine Rotfärbung des Urins durch bestimmte Nahrungsmittel oder Medikamente (z. B. Rote Bete, Sulfonamide, einige Schmerzmittel) sowie bei Frauen eine Verunreinigung des Urins während der Menstruation.

Hämaturie

Jede Hämaturie erfordert eine weitergehende Diagnostik, auch wenn sie bereits von selbst wieder aufgehört hat. Eine Makrohämaturie sollte wenn irgend möglich noch während der Blutung vom Urologen abgeklärt werden.

Leukozyturie und Pyurie

DEFINITION

Leukozyturie: Krankhafte Ausscheidung von weißen Blutkörperchen mit dem Urin (> 10 Leukozyten/mm^3 Urin bzw. > 5 Leukozyten pro Gesichtsfeld im Urinsediment).

Am häufigsten ist eine **Leukozyturie** durch einen Harnwegsinfekt (➤ 9.4) bedingt. Eine ausgeprägte Leukozyturie führt zu trübem Urin bis hin zur eitrigen **Pyurie** durch massenhaft weiße Blutkörperchen im Urin.

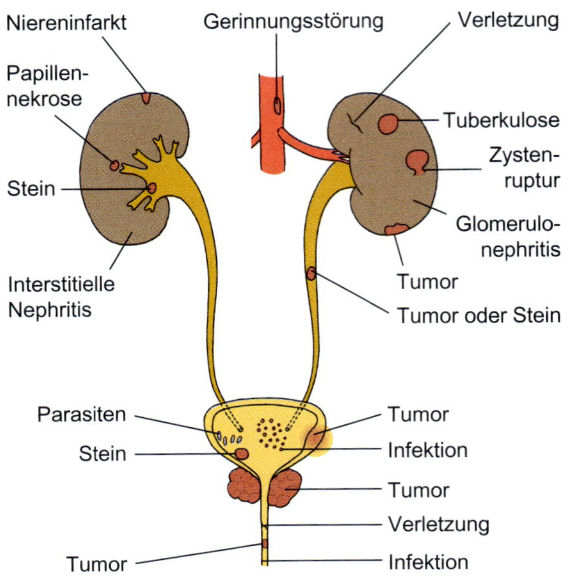

Abb. 9.3 Mögliche krankhafte Ursachen der Hämaturie in der Übersicht. [L157]

Proteinurie

DEFINITION

Proteinurie: Ausscheidung von Eiweiß im Urin > 150 mg/24 h.
Mikroalbuminurie: Ausscheidung von 30–300 mg Albumin/24 h. Wichtiges Frühzeichen einer Nierenschädigung durch Diabetes mellitus oder Bluthochdruck.
Makroalbuminurie: Albuminausscheidung > 300 mg Albumin/24 h.

Eiweiße *(Proteine)* erscheinen beim Gesunden nur in Spuren im Urin, denn die wenigen kleinen Eiweiße, die in den Primärharn filtriert werden, werden im Tubulussystem weitgehend wieder rückresorbiert. Gelegentlich tritt eine geringe, vorübergehende **Proteinurie** bei Fieber, Kälte, körperlicher Anstrengung *(Anstrengungsproteinurie),* langem Stehen oder Laufen *(Marschproteinurie)* auf.

Wiederholte Eiweißausscheidungen > 1,5 g täglich beruhen überwiegend auf einer Schädigung der Nierenkörperchen *(Glomerula)* oder der Nierenkanälchen *(Tubuli),* bestimmten Bluterkrankungen (Hämolyse, Plasmozytom) oder Verletzungen (Myoglobinurie). Neben der Menge ist auch die Art der ausgeschiedenen Eiweiße wichtig: Große Eiweiße wie etwa Albumin oder Immunglobuline weisen auf eine glomeruläre Ursache hin („undichter Filter"), kleine wie z. B. β_2-Mikroglobulin auf eine Tubulusschädigung mit beeinträchtigter Rückresorption.

Bei einer ausgeprägten Proteinurie treten aufgrund des Eiweißmangels im Blut *Ödeme* (➤ 9.13.1) auf.

9.3.4 Blutuntersuchungen bei Nierenerkrankungen

Kreatinin, Harnstoff und Cystatin C

Kreatinin (Endprodukt des Muskelstoffwechsels) und **Harnstoff** (Endprodukt des Eiweißstoffwechsels) sind **harnpflichtige Substanzen.** Diese werden ausschließlich durch die Nieren ausgeschieden und reichern sich deshalb bei Nierenfunktionsstörungen im Blut an.

Die größere Bedeutung hat der Kreatininwert. Der Normbereich liegt für Männer bei 0,6–1,1 mg/dl (= 53–97 µmol/l), für Frauen bei 0,5–0,8 mg/dl (= 44–71 µmol/l) (Achtung: labor- und methodenspezifische Normwerte!).

- Der Kreatininspiegel im Blut wird von der Muskelmasse beeinflusst. Entsprechend kann er bei Menschen mit wenig Muskulatur (alte oder schmächtige Menschen) trotz beeinträchtigter Nierenfunktion normal sein und bei muskelkräftigen Menschen trotz normaler Nierenfunktion grenzwertig hoch
- Bei einer Nierenfunktionsstörung steigt der Kreatininspiegel im Blut, allerdings erst bei einer Abnahme der glomerulären Filtrationsrate von ca. 50 %. Bis dahin ist der Kreatininwert somit trotz bereits eingeschränkter Filtrationsrate normal. Dieser vom Kreatininwert nicht erfasste Bereich heißt **kreatininblinder Bereich.**

Harnstoff wird wie Kreatinin glomerulär filtriert. Da Harnstoff aber in nennenswertem Umfang tubulär rückresorbiert und sein Blutspiegel zudem durch Ernährung, Flüssigkeitshaushalt und Begleiterkrankungen stärker beeinflusst wird als der des Kreatinins, ist der Harnstoffspiegel im Blut zur Beurteilung der glomerulären Filtrationsrate schlechter geeignet: Erst bei einer Einschränkung auf ca. 25 % des Normalen steigt er an. Der Normwert für Harnstoff liegt bei 10–50 mg/dl (= 2–8 mmol/l).

Cystatin C ist ein kleines Eiweiß, das von fast allen Körperzellen gebildet wird. Es wird in den Primärharn filtriert, von den Tubuluszellen wieder aufgenommen und abgebaut. Cystatin C wird von anderen Organen weder verstoffwechselt noch ausgeschieden. Deshalb hängt sein Blutspiegel praktisch nur von der Nierenfunktion ab.

Normal ist ein Cystatinspiegel im Blut von ca. 0,6–1,2 mg/l (laborabhängig). Cystatin C steigt bereits bei einer Einschränkung der glomerulären Filtrationsrate um ca. 30 % an und ist daher insbesondere im kreatininblinden Bereich eine Hilfe. Der Cystatin-C-Spiegel wird weder von der Ernährung noch von der Muskelmasse beeinflusst. Bei Rauchern, (hoch dosierter) Glukokortikoidgabe, Hyperthyreose (➤ 10.4.3) und einigen Autoimmunerkrankungen allerdings ist der Wert falsch hoch.

Aus dem Cystatin-C-Spiegel im Blut kann außerdem die glomeruläre Filtrationsrate näherungsweise ohne das fehlerträchtige Urinsammeln berechnet werden.

Kreatinin-Clearance

DEFINITION

Clearance (engl. für Klärung): Plasmavolumen, das pro Zeiteinheit von einer bestimmten Substanz befreit („geklärt") wird.

Die **Kreatinin-Clearance** ist insbesondere bei gering beeinträchtigter Nierenfunktion ein Maß für die glomeruläre Filtrationsrate und damit für die Nierenfunktion.

Am genauesten ist die Berechnung der Kreatinin-Clearance (C) aus dem Kreatininwert im Blut (P), dem Urinkreatinin (U), dem Urinvolumen (V) und der Urinsammelzeit (t) nach der Formel:

$$C = \frac{U \times V}{P \times t}$$

Entsprechend sind eine Blutabnahme und ein Sammelurin (am besten über 24 h) erforderlich. Orientierend kann die Kreatinin-Clearance aus entsprechenden Formeln berechnet werden, wenn Serumkreatinin, Alter, Geschlecht, ethnische Herkunft und evtl. Gewicht des Patienten bekannt sind und der Serumkreatininwert stabil ist.

Der Normwert der Kreatinin-Clearance liegt bei ca. 90–120 ml/min. Er sinkt mit zunehmendem Alter ab, und zwar ab dem vierten Lebensjahrzehnt um ca. 10 ml/min alle zehn Jahre.

Zur Umgehung der Probleme bei der Ermittlung der Filtrationsleistung wurden verschiedene Berechnungsformeln entwickelt, mit denen sich die Kreatinin-Clearance ohne die Notwendigkeit der Urinsammlung abschätzen lässt. Prinzipiell ungenau sind die ermittelten eGFR-Werte (e = errechnet) bei Menschen mit starkem Über- oder Untergewicht oder bei sehr kreatininreicher oder -armer Ernährung. Derzeit wird am häufigsten die **CKD-EPI-Formel** genutzt. eGFR-Werte finden sich inzwischen in den meisten Laborwerttabellen (➤ Tab. 9.2, ➤ Tab. 9.3).

Tab. 9.2 Kategorien der GFR nach KDIGO 2013.

GFR Kategorie	GFR [ml/min/1,73 m²]	Bezeichnung	Symptome
G1	≥ 90	Normal oder hoch	Keine
G2	60–89	Leicht eingeschränkt	Kreatinin-Clearance eingeschränkt, Serum-Kreatinin normal, keine Beschwerden, evtl. Hypertonie
G3a	45–59	Leicht- bis mittelgradig eingeschränkt	Serum-Kreatinin- und -Harnstoff erhöht, evtl. Leistungsschwäche, Anämie, Hypertonie, sekundärer Hyperparathyreoidismus, metabolische Azidose, keine Urämiesymptome
G3b	30–44	Mittel- bis hochgradig eingeschränkt	
G4	15–29	Hochgradig eingeschränkt	Serum-Kreatinin erhöht, Urämiesymptome beginnend
G5	< 15	Nierenversagen	

Tab. 9.3 Klassifikation der Albuminurie

Kategorie	Albuminexkretion [mg/24 h]	Albumin/Kreatinin-Ratio (ACR)	Kategorie	Albuminexkretion [mg/24 h]
A1	< 30	< 3	< 30	Normal bis leicht erhöht
A2	30–300	3–30	30–300	Mäßig erhöht
A3	> 300	> 30	> 300	Stark erhöht

9.3.5 Sonografie

Abdominalsonografie

Praktisch bei jeder **Abdominalsonografie** (Ultraschalluntersuchung des Bauchraums) werden die Nieren routinemäßig mituntersucht. Sie gibt insbesondere Aufschluss über:

- *Anzahl, Form und Größe der Nieren:* Einzelniere? Schrumpfniere? Größendifferenz?
- *Beurteilung von Nierenparenchym und Nierenbecken* (➤ Abb. 9.4, ➤ Tab. 1.3): Tumoren, Steine oder Zysten? Gestautes Nierenbecken? Parenchymdicke und -aussehen?
- *Harnblasenfüllung:* Urinmenge in der Blase? Bei Oligo-/Anurie ist dadurch die Differenzierung zwischen verminderter Urinproduktion und Harnverhalt möglich.
- *Volumenstatus:* Bei Patienten mit eingeschränkter Ausscheidung: Überwässerung? Exsikkose?

Pflege bei Sonografie ➤ 1.4.6

(Farb-)Duplex-Sonografie von Gefäßen

Die **(Farb-)Duplex-Sonografie** (➤ 1.4.6) wird insbesondere bei Verdacht auf eine Nierenarterienstenose oder Nierenvenenthrombose sowie zur Beurteilung der Durchblutung einer transplantierten Niere eingesetzt.

Eine große Bedeutung hat sie auch als Gefäßsonografie zur Planung einer Dialyseshuntanlage und zur Beurteilung der Funktion eines Dialyseshunts.

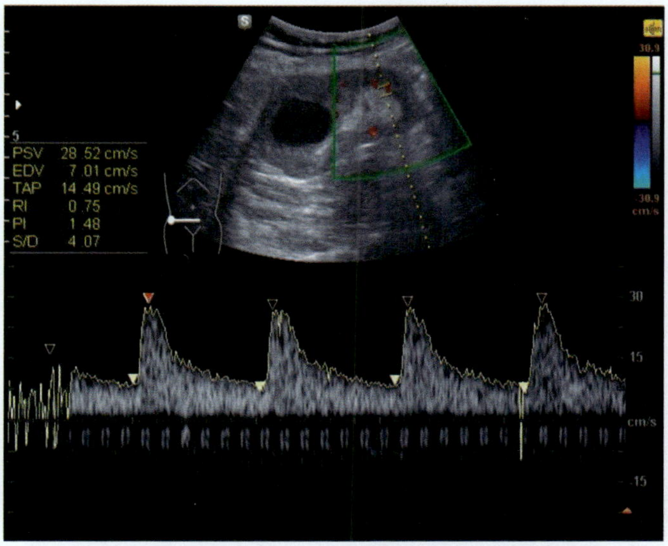

Abb. 9.4 Nierenduplexsonografie mit Darstellung einer Nierenzyste im Bereich des Nierenbeckens und Darstellung des Blutflusses in einer intrarenalen Arterie bei einer Transplantatniere. [O502]

9.3.6 Andere bildgebende Verfahren (Computer- und Kernspintomografie, Angiografie)

Computertomografie und Kernspintomografie

Computer- und **Kernspintomografie** werden in der Inneren Medizin am häufigsten zur Abklärung unklarer Raumforderungen (Tumor? Zyste?) und zum *Staging* (➤ 12.4.5) bei bereits bekannter Tumorerkrankung eingesetzt. Sie dienen auch weitgehend der Darstellung der ableitenden Harnwege und Gefäße. Insbesondere die Kernspintomografie eignet sich auch als MR-Angiografie zur Gefäßdiagnostik.

Angiografie

Komplikationen und Pflege bei angiografischen Untersuchungen ➤ 1.4.3, ➤ 5.3.5

Bei der **Angiografie** der Nierengefäße (meist als *intraarterielle digitale Subtraktionsangiografie, i. a.-DSA,* ➤ 5.3.5) wird die A. femoralis punktiert und ein Katheter über die Aorta bis in die Nierenarterie vorgeschoben; darüber wird Kontrastmittel in das Gefäß injiziert und es werden Röntgenaufnahmen angefertigt. Die Angiografie der Nierengefäße wird heute vor allem bei einer Nierenarterienstenose durchgeführt, wenn eine Aufdehnung im gleichen Eingriff möglich erscheint (➤ 9.11, ➤ Abb. 9.5).

Komplikationen und Pflege bei Kontrastmitteluntersuchungen ➤ 1.4.3

9.3.7 Nierensequenzszintigrafie

Die **Nierensequenzszintigrafie** gehört zu den *Funktionsuntersuchungen* der Niere. Sie erlaubt für jede einzelne Niere Aussagen über deren Ausscheidungsleistung (renale Clearance ➤ 9.3.4).

Dem Patienten wird eine radioaktive Substanz i. v. gespritzt, die mit dem Blut die Nieren erreicht, in den Urin gelangt und mit diesem ausgeschieden wird. Dieser Weg des Radiopharmakons wird durch engmaschige Erfassung der Radioaktivität über der rechten und linken Niere über ca. 30 min mit einer γ-Kamera nachverfolgt.

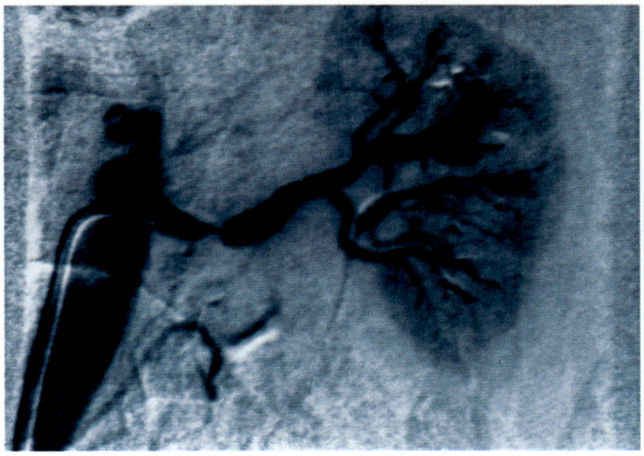

Abb. 9.5 Angiografie (DAS) der linken Nierenarterie mit deutlich sichtbarer Stenose. Ursächlich war hier eine Arteriosklerose. [M181]

Aus den seitengetrennten Zeit-Aktivitäts-Kurven kann dann die prozentuale Teilleistung jeder Niere und bei gleichzeitigen Blutabnahmen auch die Clearance jeder Niere ermittelt werden.

Allgemeine Pflege bei nuklearmedizinischen Untersuchungen ➤ 1.4.5

9.3.8 Nierenbiopsie

Eine **Nierenbiopsie** zur feingeweblichen Untersuchung in der Pathologie wird insbesondere bei vermuteter Glomerulonephritis (➤ 9.5) oder nephrotischem Syndrom (➤ 9.5.2) entnommen, um eine genaue Differenzialdiagnose zu sichern, die Prognose abschätzen und die Therapie besser planen zu können. Da die genannten Erkrankungen immer beide Nieren betreffen, wird nur eine Seite punktiert. Einen besonderen Stellenwert hat die Nierenbiopsie von transplantierten Nieren.

Die Nierenbiopsie wird in einem Eingriffsraum durchgeführt, in aller Regel unter Lokalanästhesie. Der Patient wird in Bauchlage positioniert. Nach Hautdesinfektion und Lokalanästhesie wird eine Gewebeprobe unter Ultraschallsicht entnommen: Spezielle Ultraschallköpfe mit Extrakanal für die Biopsienadel oder Aufsätze für den Ultraschallkopf erlauben eine ständige Kontrolle der Nadelposition (➤ Abb. 9.6).

Nach der Punktion wird der Patient mit untergelegtem Sandsack auf dem Rücken positioniert. Bei Punktion einer Transplantatniere, die im Unterbauch platziert ist, ist ein Druckverband erforderlich.

Komplikationen sind insgesamt selten. Am häufigsten sind eine vorübergehende Hämaturie und kleine Hämatome. Eine retroperitoneale Hämatombildung ist zwar selten, aber aufgrund der guten Durchblutung der Nieren gefürchtet.

Pflege vor der Untersuchung

- Prüfen, ob die schriftliche Einverständniserklärung des Patienten und aktuelle Laborwerte (Blutbild, Gerinnungsstatus, Elektrolyte) vorliegen
- Rechtzeitig vor der Untersuchung gerinnungshemmende Medikamente nach Arztanordnung absetzen
- Patienten zur Biopsie nüchtern lassen, da bei Zwischenfällen eine Intubation erforderlich werden kann (sorgfältige Terminabsprache). Die morgendliche Tabletteneinnahme mit etwas Wasser ist erlaubt
- Patienten direkt vor der Untersuchung bitten, die Blase zu entleeren und ein Patientenhemd anzuziehen
- Evtl. Prämedikation nach Arztanordnung verabreichen
- Alle Patientenunterlagen und genügend Etiketten zum Bekleben des Probengefäßes und der Begleitpapiere für die Pathologie mitgeben.

Pflege nach der Untersuchung

- Regelmäßig Vitalzeichen (Tachykardie? Blutdruckabfall? Übermäßiger Blutdruckanstieg?) und Einstichstelle (Nachblutung?) kontrollieren. Nach Schmerzen und vegetativen Symptomen wie Übelkeit oder Unwohlsein fragen

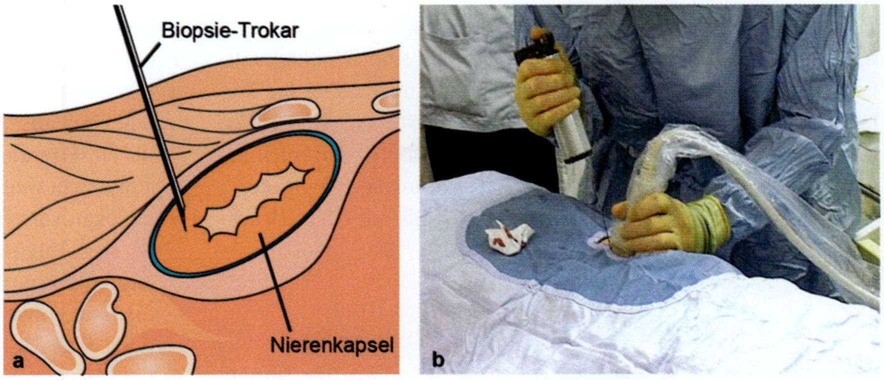

Abb. 9.6 Ultraschallgesteuerte Nierenbiopsie. Entnahme eines Stanzzylinders aus der Nierenrinde. [G130-002, G516-001]

- Patienten für 12–24 h Bettruhe einhalten lassen, davon die ersten 6 h möglichst in flacher Rückenlage, um das Nierenlager zu entlasten (hausinterne Richtlinien beachten)
- Auf das Einhalten einer zweistündigen Nahrungskarenz achten und Patienten danach zum reichlichen Trinken animieren (2–3 l täglich). Bei Nierenfunktionsstörungen (z. B. Oligurie oder Anurie) Flüssigkeitszufuhr nach Arztanordnung
- Ersten Urin nach der Biopsie auf Blutbeimengungen beobachten (Makrohämaturie?). Kleine Mengen sind normal
- Für den Tag nach der Biopsie Blutbild- und Ultraschallkontrolle (Hämatom um die Niere?) einplanen. In den 3–4 Folgetagen Urinkontrollen je nach Arztanordnung und Vorbefunden durchführen (lassen)
- Patienten darauf hinweisen, für 1–2 Wochen größere körperliche Anstrengungen zu vermeiden, um Komplikationen vorzubeugen.

9.4 Harnwegsinfekte und bakterielle Nierenentzündungen

9.4.1 Überblick über die Harnwegsinfekte

DEFINITION

Harnwegsinfektion *(Harnwegsinfekt, HWI):* Meist bakteriell bedingte Entzündung der ableitenden Harnwege. Leitsymptome schmerzhaftes und häufiges Wasserlassen, Leitbefunde Bakteriurie und Leukozyturie. Bei Beteiligung der Nieren zusätzlich Fieber, allgemeines Unwohlsein und Nierenlagerklopfschmerz.

Harnwegsinfekte werden eingeteilt:

- Nach der Lokalisation in **untere Harnwegsinfektion** von Urethra und Blase und **obere Harnwegsinfektion** mit Beteiligung von Nierenbecken und Nieren
- Nach dem zeitlichen Verlauf in **akute** und **chronische Harnwegsinfektion**
- Nach dem Vorliegen von Vorerkrankungen in **primäre Harnwegsinfektion** ohne und **sekundäre Harnwegsinfektion** mit prädisponierenden Erkrankungen
- Nach dem Vorhandensein von Verengungen der ableitenden Harnwege in **nicht-obstruktive** und **obstruktive Harnwegsinfektion** ohne bzw. mit Verengung und Harnaufstau
- Nach dem Vorhandensein von Risikofaktoren für eine Infektion und/oder ein Nicht-Ansprechen auf die Therapie (z. B. Immunsuppression) in **unkomplizierte** und **komplizierte Harnwegsinfektion**
- Nach „Wanderungsrichtung" der Erreger in **aszendierende** und **deszendierende Harnwegsinfektion,** je nachdem, ob die Erreger von den unteren Harnwegen zur Niere auf- oder von der Niere zu den unteren Harnwegen absteigen.

9.4.2 Akute Zystitis

DEFINITION

Akute Zystitis: Akute Harnblasenentzündung. Meist durch Aufsteigen von Bakterien durch die Harnröhre *(Urethra)* bedingt. Oft besteht gleichzeitig eine akute Urethritis.
Akute Urethritis: Akute Harnröhrenentzündung.

Krankheitsentstehung

Bei der **akuten Zystitis** handelt es sich um eine Infektion, bei der häufig Darmbakterien oder Keime aus dem Bereich der Genitalorgane über die Urethra in die Harnblase einwandern. Wegen der räumlichen Nähe von Darm- und Harnröhrenöffnung und der kurzen Urethra sind Frauen wesentlich häufiger betroffen als Männer. Begünstigt wird eine Zystitis durch Harnabflussstörungen, Katheterisierung und bei Frauen durch Geschlechtsverkehr, unzureichende oder falsche Intimhygiene sowie durch hormonell bedingte Veränderungen der Schleimhaut von Vulva und Urethra.

Andere Ursachen wie etwa Viren, Pilze, Chlamydien sowie physikalische oder chemische Noxen (Zystitis nach Radio- oder Chemotherapie) treten demgegenüber zurück.

Symptome und Untersuchungsbefund

Die klinischen Zeichen einer Zystitis können sich innerhalb weniger Stunden entwickeln. Klassisch ist die Symptomkombination aus:

- Pollakisurie (➤ 9.2.2): Häufiger Harndrang mit jeweils nur geringer Urinmenge
- Dysurie, Algurie (➤ 9.2.2): Brennen und Schmerzen beim Wasserlassen.

Einige Patienten haben außerdem krampfartige Schmerzen oberhalb des Schambeins *(Blasentenesmen)* oder eine Dranginkontinenz mit so plötzlichem und starkem Harndrang, dass sie die Toilette nicht mehr rechtzeitig erreichen. Fieber besteht nicht. Bei alten Menschen dominieren nicht selten unspezifische Allgemeinbeschwerden (etwa Schlappheit), teils ganz ohne lokale Symptome.

Der körperliche Untersuchungsbefund ist bis auf einen Druckschmerz in der Blasenregion unauffällig.

Diagnostik und Differenzialdiagnose

Erster Schritt der Diagnostik ist ein Urinstreifentest: Das Testfeld auf Leukozyten reagiert immer, die Testfelder auf Nitrit, Eiweiß und Erythrozyten reagieren häufig positiv. Oft ist der pH-Wert erhöht.

Bei Anlegen einer Urinkultur, die nur unter bestimmten Bedingungen erforderlich ist, zeigt sich bei Fehlen prädisponierender Faktoren (z. B. auch liegender Harnblasenkatheter) in 75 % der Fälle ein Wachstum von *Escherichia coli* (➤ 16.5.10). Im Gegensatz dazu wachsen bei Vorerkrankungen und nosokomialen Infektionen häufig „Problemkeime“ wie z. B. Pseudomonaden, Klebsiellen oder Proteus (➤ 16.5.11, ➤ 16.5.10) oder es liegt eine Mischinfektion mit mehreren Keimen vor.

Bei wiederholten Harnwegsinfekten nicht-schwangerer Frauen, bei jedem Harnwegsinfekt eines Mannes oder bei ausbleibendem Therapieerfolg muss abgeklärt werden, ob begünstigende Faktoren wie Abflusshindernisse (z. B. Fehlbildungen der Harnwege, Blasenstein) oder ein Diabetes mellitus vorliegen.

Abzugrenzen: Reizblase
Bei der **Reizblase** sind keine Keime im Urin nachweisbar. Es müssen aber durch Spezialnährböden auch die Erreger ausgeschlossen werden, die nicht in einer normalen Urinkultur wachsen, etwa Trichomonaden, Pilze und Chlamydien. Als Ursachen der Reizblase werden unter anderem Östrogenmangel und vegetative oder psychosomatische Einflüsse diskutiert.

Behandlungsstrategie

Der untere Harnwegsinfekt wird bei sonst gesunden Frauen mit Antibiotikagabe über 1–5 Tage (je nach Präparat) behandelt. In allen anderen Fällen werden die Antibiotika länger gegeben.

Patientenberatung

Dem Patienten erklären, dass der Infekt nur ausheilen kann, wenn die Antibiotika ausreichend lange und ausreichend hoch dosiert genommen werden, da viele Patienten die Antibiotika nach Beschwerdebesserung eigenmächtig absetzen (➤ Pharma-Info 16.1).

Patientenberatung

Den Patienten zu reichlichem Trinken und damit zum „Blasenspülen“ animieren. Anzustreben sind mindestens 2 l täglich, falls keine Kontraindikationen vorliegen.

Bei rezidivierenden Harnwegsinfekten ohne prädisponierende Faktoren wird der Patient beraten:

- Eine hohe Trinkmenge „spült“ die Harnwege und schwemmt Bakterien aus
- Bei einsetzendem Harndrang sollte generell zügig die Toilette aufgesucht werden (nicht „einhalten“)
- Evtl. kann ein Gespräch über die richtige Intimhygiene notwendig sein. Ungünstig sind hautreizende Pflegemittel, Intimsprays (stören die normale Bakterienflora) und lange (Voll-)Bäder, die die Haut aufweichen und das Eindringen von Bakterien begünstigen. Eine Säuberung des Genitalbereichs von vorne nach hinten, also vom Schambein zum Anus hin, vermindert die Keimeinschleppung aus dem Darm
- Frauen sollten nach dem Geschlechtsverkehr Wasser lassen und den Intimbereich reinigen.
- Eine Infektprävention mit medizinischen Präparaten (Cranberry, Mannose etc.) kann erfolgen, ein Effekt ist aber nicht generell gesichert.

Prognose

Eine akute Pyelonephritis heilt bei ansonsten Nierengesunden aus.

Prävention

Die oben genannten Maßnahmen bei rezidivierenden Harnwegsinfekten können insbesondere Frauen auch zur Primärprävention empfohlen werden.

9.4.3 Akute Pyelonephritis

DEFINITION

Pyelonephritis (*Nieren- und Nierenbeckenentzündung*, kurz *PN*): Meist bakteriell bedingte Entzündung des Nierenbeckens und Nierenparenchyms, am häufigsten durch das Aufsteigen von Bakterien beim unteren Harnwegsinfekt.

Krankheitsentstehung

Die **akute Pyelonephritis** entsteht in erster Linie im Rahmen einer Zystitis durch das Aufsteigen von Bakterien in das Nierenbecken.

Die Bakterien führen zu einer Entzündung von Nierenbecken und Nierenparenchym, wobei insbesondere Niereninterstitium und Tubuli betroffen sind. Mikroskopisch finden sich viele kleine Abszesse.
Einteilung der Nierenentzündungen ➤ Abb. 9.7

Symptome und Untersuchungsbefund

Die Krankheitszeichen sind ungleich heftiger als bei einer Zystitis mit:

- Starker Beeinträchtigung des Allgemeinbefindens
- Fieber > 38 °C
- Oft Übelkeit und Erbrechen
- Klopfschmerz über einem oder beiden Nierenlagern. Evtl. Rücken- oder Flankenschmerzen
- Zusätzlich meist Zeichen einer Zystitis (➤ 9.4.2).

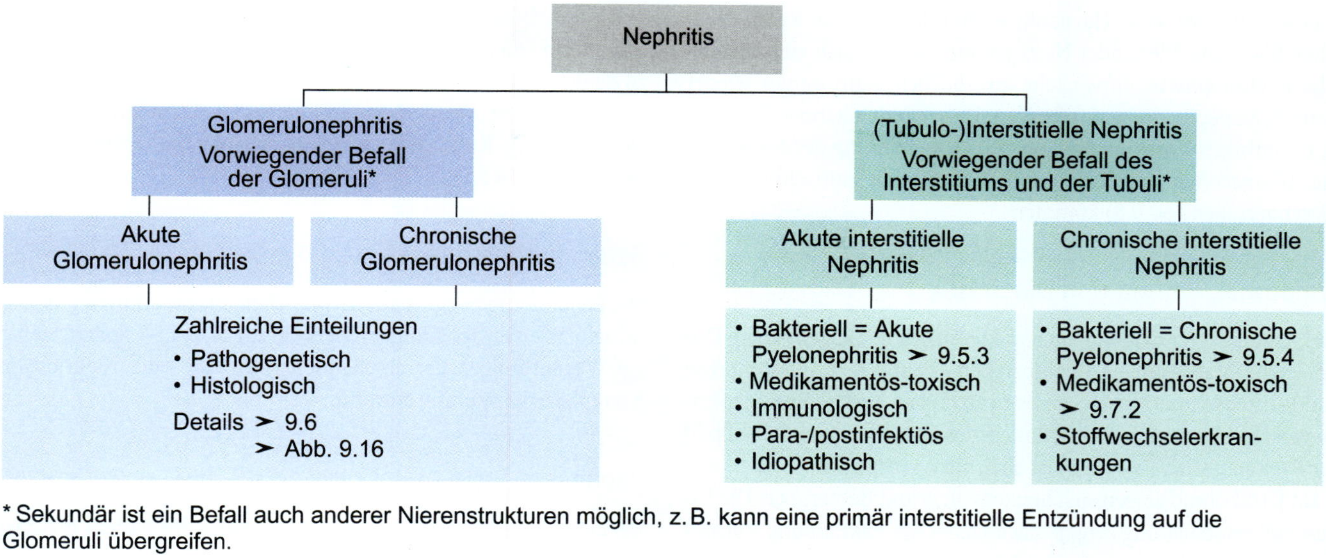

Abb. 9.7 Es ist nicht leicht, angesichts der verschiedenen Einteilungen und Namen von entzündlichen Nierenerkrankungen den Überblick zu behalten. Dieses (vereinfachte) Schema soll eine Orientierungshilfe sein. [A400]

> **Unspezifische Beschwerden beachten**
>
> Insbesondere bei alten Patienten oder Diabetikern kann sich eine Pyelonephritis allein durch unspezifische Beschwerden wie Fieber, Übelkeit, Erbrechen, Bauchschmerzen oder Verwirrtheit zeigen.

Diagnostik und Differenzialdiagnose

Die Verdachtsdiagnose wird durch Urinuntersuchung (Leukozytenzylinder im Sediment) und Urinkultur gesichert. Um etwaige Komplikationen rechtzeitig zu erfassen, erfolgt eine Blutuntersuchung mit Blutbild (Leukozytose?), CRP und Kreatininwertbestimmung (Nierenfunktionsverschlechterung?). Eine Sonografie soll prädisponierende Erkrankungen (Fehlbildungen? Harnaufstau? Nierensteine?) und weitere Komplikationen (Abszess?) ausschließen. Je nach Befunden können weitere Untersuchungen nötig sein.

Komplikationen

Komplikationen der akuten Pyelonephritis sind:

- Keiminvasion in die Blutbahn mit evtl. nachfolgender lebensbedrohlicher **Urosepsis**
- Eitrige Einschmelzung von Nierengewebe mit Bildung von **Nierenabszessen,** einer **Pyonephrose** (Abszess und Eiteransammlung im Nierenbecken) und/oder eines **paranephritischen Abszesses** neben der Niere. Neben Antibiotikatherapie ist eine chirurgische Abszessdrainage erforderlich.

Behandlungsstrategie

Bei einer akuten Pyelonephritis beginnt die antibiotische Behandlung sofort nach Abnahme der Urin- und vorzugsweise auch Blutkultur, bei Risikopatienten als Kombinationstherapie mit mehreren hochwirksamen Antibiotika. Je nach Ergebnis des Antibiogramms (➤ 16.4.3) wird evtl. auf ein anderes Antibiotikum gewechselt. Insgesamt wird mindestens über 10–14 Tage therapiert. Wichtig sind zwei Kontrolluntersuchungen etwa eine und sechs Wochen nach Ende der Behandlung.

Pflege

Zusätzlich zu den pflegerischen Maßnahmen bei einem unkomplizierten Harnwegsinfekt (➤ 9.4.2) sind erforderlich:

- Patienten je nach seinem Befinden (weitgehende) Bettruhe einhalten lassen und je nach Bedarf bei allen Einschränkungen unterstützen
- Notwendige Prophylaxen (z. B. Pneumonie-, Dekubitusprophylaxe) durchführen
- Flüssigkeitsbilanz führen, um rechtzeitig ein drohendes akutes Nierenversagen zu erkennen. Ggf. Infusionen verabreichen, falls der Patient nicht genug trinken kann.

Prognose

Die Prognose der unkomplizierten Pyelonephritis ist gut. Bei prädisponierenden Faktoren, die nicht beseitigt werden können, kann die Erkrankung jedoch zur chronischen Pyelonephritis fortschreiten (➤ 9.4.4).

9.4.4 Chronische Pyelonephritis

> **DEFINITION**
>
> **Chronische Pyelonephritis:** Chronisch-rezidivierende, bakterielle Entzündung von Nierenbecken und Nierenparenchym.

Krankheitsentstehung

Eine akute Pyelonephritis heilt bei ansonsten Nierengesunden aus.

Bestehen aber eine Harnabflussbehinderung, ein Reflux zwischen Blase und Niere oder Nierensteine, so kann sich eine **chronische Pyelonephritis** entwickeln, auf die sich dann immer wieder akute Pyelonephritiden aufpfropfen. Unbehandelt kann es langfristig zu narbigen Umbauvorgängen mit Deformierung der Nierenkelche, Glomerulus- und Tubulusschäden bis hin zum chronischen Nierenversagen (➤ 9.8) kommen.

Symptome, Befund und Diagnostik

Die Symptome sind häufig uncharakteristisch mit allgemeinem Unwohlsein, Mattigkeit, Appetitlosigkeit, häufigen Kopfschmerzen und Rückenschmerzen. Bei einer zusätzlichen akuten Pyelonephritis verschlechtert sich das Befinden des Betroffenen. Das Vollbild der Pyelonephritis (➤ 9.4.3) ist aber nicht zwingend.

Im Urinbefund zeigen sich Leukozyturie und Bakteriurie. Die Ultraschalluntersuchung zeigt je nach Dauer der Erkrankung Vernarbungen und Schrumpfung der Nieren. Weitere Untersuchungen folgen zur Diagnostik der zugrunde liegenden prädisponierenden Faktoren.

Behandlungsstrategie

Vorrangig ist die Beseitigung der begünstigenden Faktoren wie etwa einer Harnabflussstörung. Akute Harnwegsinfektionen werden antibiotisch behandelt.

9.4.5 Urogenitaltuberkulose: Nierentuberkulose

Pflege ➤ 6.4.5, ➤ 16.1

DEFINITION

Urogenitaltuberkulose: Tuberkulose der Nieren, der ableitenden Harnwege und/oder der Geschlechtsorgane. Gehört zu den meldepflichtigen Infektionskrankheiten (➤ 16.15).

9

Krankheitsentstehung

Am häufigsten entsteht die **Urogenitaltuberkulose** durch hämatogene Verschleppung von Tuberkulosebakterien bei einer Lungentuberkulose (➤ 6.4.5).

Eine Schädigung der Nieren im Rahmen einer Tuberkulose verursacht dabei entweder ein Keimbefall der Nieren selber oder aber die medikamentöse Behandlung einer Tuberkulose oder eine Amyloidose in Folge der chronischen Infektion.

Symptome, Befund und Diagnostik

Typische Symptome gibt es nicht. Die ersten Symptome ähneln denen einer unteren Harnwegsinfektion. In fortgeschrittenen Stadien treten die typischen Allgemeinerscheinungen einer Tuberkulose wie Müdigkeit, Leistungsabfall, Nachtschweiß, subfebrile Temperaturen und Gewichtsverlust auf.

Da die Mykobakterien in der normalen Urinkultur nicht wachsen, ist bei jeder „sterilen" Leukozyturie auch an eine Tuberkulose zu denken.

Die Diagnose erfordert den Erregernachweis im Urin durch spezielle Färbung, Kultur oder molekularbiologische Diagnostik (PCR ➤ 9.3.3, ➤ 16.4.3).

Behandlungsstrategie

Die Behandlung beginnt mit den gleichen antituberkulösen Arzneimitteln wie bei der Lungentuberkulose (➤ 6.4.5). Später werden ggf. Vernarbungen der ableitenden Harnwege oder funktionslose Nierenbezirke operativ entfernt.

Pflege

Bei einer reinen Urogenitaltuberkulose muss der Patient nicht isoliert werden. Schutzmaßnahmen wie Anziehen von Schutzkitteln oder Handschuhen sind bei Kontakt zu erregerhaltigem Material erforderlich.

9.5 Glomerulonephritis

DEFINITION

Glomerulonephritis (kurz *GN*): Abakterielle (nicht durch Bakterien verursachte), immunologisch bedingte Entzündungen stets beider Nieren mit primärer Schädigung der Nierenkörperchen (Glomeruli).

Von den entzündlichen Glomerulonephritiden werden nicht-entzündliche Schädigungen der Nierenkörperchen wie z. B. die diabetische oder bluthochdruckbedingte Nephropathie abgegrenzt.

Eingeteilt werden kann nach der Pathogenese (z. B. postinfektiös, im Rahmen von Systemerkrankungen), nach klinischen Aspekten (z. B. zeitlicher Verlauf, vorherrschende Symptomatik ➤ Tab. 9.4), nach histologisch-morphologischen Kriterien (➤ Abb. 9.8) sowie nach dem immunhistologischen Befund.

Ein sicherer Rückschluss von Ursachen oder histologischem Befund auf den klinischen Verläufen (oder umgekehrt) ist dabei nicht möglich.

Die Einteilung in diesem Lehrbuch orientiert sich an klinischen Kriterien.

9.5.1 Akute Glomerulonephritis

DEFINITION

Akute Glomerulonephritis: Akute Entzündung der Nierenkörperchen mit den Leitsymptomen eines nephritischen oder nephrotischen Syndroms oder auch ohne Leitsymptome (➤ Tab. 9.4).

Krankheitsentstehung

Primäre Glomerulonephritiden befallen in erster Linie die Strukturen der Nierenkörperchen: Filterkapsel, Gefäße, Bindegewebe der

Tab. 9.4 Klinische Verlaufsformen der Glomerulonephritiden.

Klinische Verlaufsform	Charakterisierung/Beispiele
Mono-/oligosymptomatischer Verlauf	• Hämaturie und/oder geringe Proteinurie ohne Beschwerden, ohne Hypertonie, ohne weitere Zeichen einer Nierenfunktionsstörung und ohne Systemerkrankung. Häufig Zufallsbefund • Oft zeitlebens ohne Nierenfunktionseinschränkung, evtl. jedoch Übergang in eine der anderen Verlaufsformen möglich. Daher Kontrolluntersuchungen sinnvoll • Beispiel **IgA-Nephritis:** Makro- oder Mikrohämaturie, oft nach Atemwegsinfekt. Ursache meist unklar. Verlauf unterschiedlich, Risiko der chronischen Niereninsuffizienz ca. 10 %
Akutes nephritisches Syndrom (➤ 9.5.1)	• Akute, oft schwere Erkrankung mit Hämaturie, Zylindern im Urin, oft Oligurie/Anurie, Ödeme, Hypertonie • Beispiele: akute postinfektiöse Glomerulonephritis, rasch progrediente Glomerulonephritis
Nephrotisches Syndrom (➤ 9.5.2)	• Unterschiedlich schweres Bild mit Proteinurie, Ödemen, Hypoproteinämie, Hyperlipoproteinämie • Verlauf unterschiedlich je nach zugrunde liegender histologischer Form
Chronische Glomerulonephritis (➤ 9.5.3)	• Mögliches Endstadium aller (auch unbemerkter) Glomerulonephritiden • Bei subjektiv zunächst lange symptomarmem Verlauf Erythrozyturie, Proteinurie, Hypertonie, zunehmender Verlust der Nierenfunktion bis zur Dialysepflicht

Körperchen *(Mesangium)*. Ursache der **sekundären Glomerulonephritiden** sind sogenannte Systemerkrankungen, bei denen auch, aber nicht nur, die Nierenkörperchen mitbefallen sind. Als Beispiel seien hier Glomerulonephritiden im Rahmen rheumatischer Erkrankungen oder bei einer infektiösen Gelbsucht genannt.

Symptome und Untersuchungsbefund

Eine typische Anamnese, klinische Zeichen einer Erkrankung, die gehäuft zu sekundärer Glomerulonephritis führt, zufällig festgestellte Blutbeimengungen im Urin (vor allem Mikrohämaturie) oder Kreatininerhöhungen, Ödembildungen sowie ein neu aufgetretener Bluthochdruck lassen überhaupt nur an eine Glomerulonephritis denken. Diese bestätigt sich dann weit gehend, wenn verformte rote Blutkörperchen im Urinsediment nachweisbar sind, wenn dort spezielle Zylinder auftreten und vor allem, wenn es zu einer vermehrten Eiweißausscheidung bestimmter Proteine im Urin kommt. Zudem lassen sich bei verschiedenen primären und sekundären Glomerulonephritiden mehr oder weniger typische Laborparameter als auffällig finden (z. B. spezielle Antikörper).

Des Weiteren können Symptome einer Grunderkrankung, die typischerweise mit einer Glomerulonephritis assoziiert sein kann (z. B. eine Gelenkentzündung), einen Hinweis auf eine möglichen Nierenbeteiligung geben.

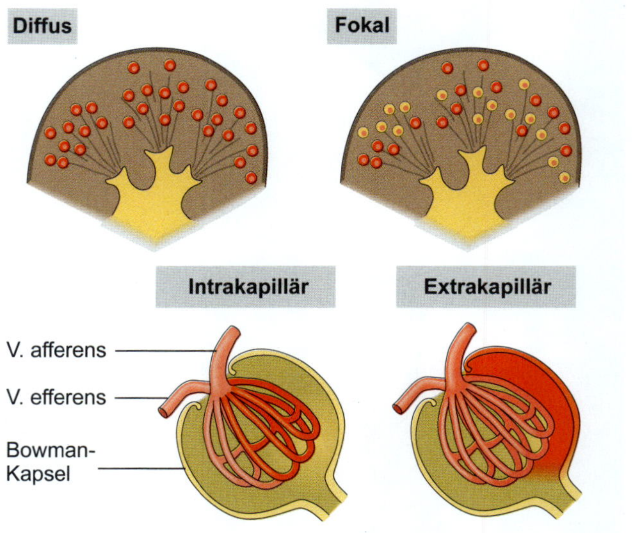

Abb. 9.8 Einteilung der Glomerulonephritis nach histologisch-morphologischen Veränderungen (Auszug). Hierbei handelt es sich um eine rein beschreibende Einteilung. [L190]

Akutgefahr: Nierenversagen

Die Nierenfunktion ist eingeschränkt, es droht ein akutes Nierenversagen!

Diagnostik und Differenzialdiagnose

- Die Urinuntersuchung zeigt neben einer unterschiedlich starken Proteinurie evtl. eine Mikro- oder selten Makrohämaturie. Kennzeichnend sind Erythrozytenzylinder und verformte Erythrozyten *(Akantozyten)*
- Zum Basislabor gehören Blutbild, Kreatinin, Harnstoff, Elektrolyte und verschiedene Bluteiweiße. Eine Autoantikörpersuche soll Autoimmunerkrankungen als Grunderkrankung aufdecken
- Die Ultraschallbefunde der Nieren bei einer akuten Glomerulonephritis sind zwar uncharakteristisch, die Untersuchung ermöglicht jedoch die Abgrenzung zur chronischen Form, bei der die Nieren verkleinert sind
- Eine Nierenbiopsie ist bei einer Eiweißausscheidung > 1–3 g täglich sowie schnell zunehmendem oder länger als zwei Wochen dauerndem Kreatininanstieg indiziert. Bei sehr raschem Kreatininanstieg besteht darüber hinaus der Verdacht auf eine rasch progrediente Glomerulonephritis, bei der nur eine *frühzeitige* Therapie die Prognose verbessert (➤ Abb. 9.8).

Behandlungsstrategie

Eine evtl. vorhandene Hypertonie und Ödeme werden stets behandelt. Hinzu tritt die spezifische Therapie, die sich nach der spezifischen Erkrankung richtet, die letztlich nur nach dem Ergebnis einer feingeweblichen Untersuchung nach Nierenbiopsie sicher diagnos-

9

tiziert werden kann. Sie besteht in der Regel in einer die Immunantwort beeinflussenden Behandlung (Immunsuppression) mit verschiedenen Medikamenten, die als Einzeltherapie oder in Kombinationen in verschiedenen Dosierungen und über unterschiedliche Zeiträume verabreicht werden. Es sind dies u. a. Cortison, Cyclosporin, Mycophenolat, Tacrolimus, Azathioprim.

Pflege und Patientenberatung

- Bei Hypertonie, Ödemen oder deutlichem Kreatininanstieg körperliche Schonung. Strenge Bettruhe ist meist nicht erforderlich. Die Pflegenden unterstützen den Patienten bei der Körperpflege und führen je nach Schwere der Erkrankung alle erforderlichen Prophylaxen durch
- Engmaschige Kontrollen von Puls und Blutdruck, Gewicht und Temperatur. Beobachtung des Urins auf Aussehen und Menge, Flüssigkeitsbilanzierung
- Beobachtung auf Ödeme (Gesicht verquollen? Lungenödem?)
- Ernährung in Abhängigkeit von der Schwere des Krankheitsbildes. Grundsätzlich gilt, dass Hypertonie, Ödeme und/oder eine eingeschränkte Nierenfunktion eine Reduzierung der Kochsalz- und Flüssigkeitszufuhr erfordern. Als Richtwert für die Eiweißzufuhr gelten 0,7 g/kg Körpergewicht, wobei bei hochgradigem Eiweißverlust über die Nieren ein Zuschlag erforderlich ist. Steigt infolge der Nierenfunktionseinschränkung das Serumkalium an, muss der Patient auf kaliumhaltige Lebensmittel verzichten (➤ 9.1.5).

Prognose

Die akuten Glomerulonephritiden bei Erwachsenen haben je nach Erkrankung sehr unterschiedliche Prognosen hinsichtlich Ausheilung, Defektheilung oder Fortschreiten bis hin zum endgültigen Nierenversagen. Komplikationen bestehen im akuten Nierenversagen (➤ 9.7) und in der Entwicklung einer chronischen Niereninsuffizienz (➤ 9.8), die beide unter Umständen eine vorübergehende oder anhaltende Nierenersatztherapie nach sich ziehen.

Bei der rasch progredienten Glomerulonephritis (➤ Abb. 9.9) hängt die Prognose wesentlich vom Zeitpunkt des Therapiebeginns und von einer evtl. bestehenden Grunderkrankung ab. Auch nach einer (scheinbar) ausgeheilten akuten Glomerulonephritis sollten die Patienten über Jahre ärztlich nachkontrolliert werden, da spätere Nierenfunktionseinschränkungen beobachtet worden sind.

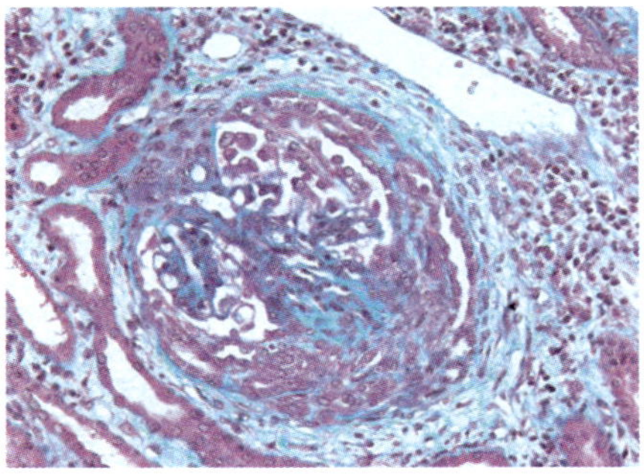

Abb. 9.9 Extrakapilläre Glomerulonephritis mit nicht mehr erkennbarem Kapselraum (sog. Halbmondbildung). Zeigen die meisten Glomeruli ein solches mikroskopisches Bild, ist der Verlauf meist schwer als rasch prodrediente Glomerulonephritis. [E760]

9.5.2 Nephrotisches Syndrom

DEFINITION

Nephrotisches Syndrom: Sammelbezeichnung für verschiedene Erkrankungen mit massiven Eiweißverlusten über die Nieren und Ödemen.

Krankheitsentstehung

Beim **nephrotischen Syndrom** wird die sonst für großmolekulare Substanzen sehr dichte glomeruläre Filtrationsbarriere stark durchlässig, sodass große Eiweißmengen über den Urin ausgeschieden werden. Durch den sinkenden Eiweißgehalt des Serums nimmt dessen Rückhaltekraft für Wasser ab. Deshalb diffundiert Wasser verstärkt ins umliegende Gewebe und führt so zu Ödemen.

In 75 % ist eine Glomerulonephritis für das „Leck" der glomerulären Filtrationsbarriere verantwortlich, wobei bei Kindern eine *minimal-change Glomerulonephritis* und bei Erwachsenen eine *membranöse Glomerulonephritis* am häufigsten ist. Häufigste nichtentzündliche Ursache sind die diabetische und die hypertensive Nephropathie (➤ 10.7.6).

Symptome, Befund und Diagnostik

Vier Symptome bzw. Befunde definieren das nephrotische Syndrom:

- Ausgeprägte Ödeme, zunächst der Beine (➤ Abb. 9.10), der Lider und des Gesichts („aufgedunsenes Aussehen"), später des ganzen Körpers. Im Gegensatz zu den Ödemen bei Herzschwäche sind die Ödeme beim nephrotischen Syndrom lageunabhängig
- Proteinurie > 3,5 g/Tag, bezogen auf eine Körperoberfläche von 1,73 m^2 („Durchschnittserwachsener"). In Extremfällen verliert der Patient täglich bis zu 50 g Eiweiß über die Nieren
- Eiweißmangel im Blut (Hypoproteinämie) als Folge der Eiweiß-, insbesondere Albuminverluste
- Triglyzerid- und Cholesterinerhöhung im Blut.

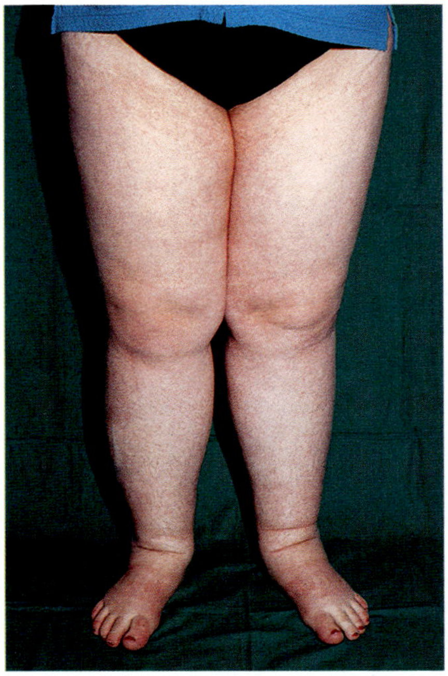

Abb. 9.10 Patientin mit massiven Beinödemen bei nephrotischem Syndrom. [M181]

Zudem besteht eine erhöhte Infektionsneigung durch den γ-Globulin-Verlust mit dem Urin und durch das Überwiegen gerinnungsaktiver Substanzen bei Eiweißmangel die Gefahr von thromboembolischen Komplikationen.

Die weitere Abklärung des nephrotischen Syndroms erfolgt vergleichbar der Glomerulonephritis durch Sonografie, Antikörpernachweis im Blut, Suche nach einer Grunderkrankung und in der Regel durch eine Nierenbiopsie.

Behandlungsstrategie

- Eine feststellbare Ursache wird behandelt, z. B. eine Glomerulonephritis immunsuppressiv behandelt oder ein Diabetes mellitus (➤ 10.7) optimal eingestellt
- Die Ödeme können meist durch Diuretika (➤ Pharma-Info 9.1) und Trinkmengenbeschränkung ausgeschwemmt werden. Ein diuretikabedingter Kaliumverlust erfordert evtl. eine Kaliumsubstitution
- ACE-Hemmer oder Sartane senken den Filtrationsdruck in den Glomeruli und dadurch die Proteinurie. Gleichzeitig wirken sie einer Hypokaliämie entgegen. Generell muss ein erhöhter Blutdruck optimiert behandelt werden.
- Wegen der erhöhten Thrombosegefahr durch den Verlust gerinnungshemmender Eiweiß-Faktoren (z. B. AT III) über den Urin ist ggf. eine Antikoagulation (Gerinnungshemmung) notwendig
- Bei längerem Bestehen eines nephrotischen Syndroms ist eine diätetische und medikamentöse Senkung der erhöhten Blutfettspiegel erforderlich.

Pflege und Patientenberatung

- Patienten aufklären, dass er sich körperlich schonen soll
- Thromboseprophylaxe/Antikoagulation wegen der erhöhten Thrombosegefahr gewissenhaft durchführen
- Puls, Blutdruck und Gewicht engmaschig kontrollieren
- Urinausscheidung beobachten und Flüssigkeitsbilanz führen
- Kochsalzarme Kost reichen (ca. 3–6 g/Tag). Die Eiweißzufuhr sollte bei 0,8 g/kg Körpergewicht liegen, da eine eiweißreduzierte Kost die Proteinurie vermindert
- Patienten auf die Anzeichen von möglichen Komplikationen beobachten: Pleuraergüsse (➤ 6.11.2), Lungenödem (➤ 4.5.3), Aszites (➤ 8.2.2)
- Auf Warnsignale einer Infektion achten (der Patient ist durch den Immunglobulinverlust erhöht infektionsgefährdet)
- Bei Diuretikatherapie Flüssigkeitsbilanz durchführen und Elektrolyte auf Arztanordnung kontrollieren
- Ödeme beobachten und Ausschwemmung wenn möglich durch Hochpositionierung der entsprechenden Körperpartie fördern.

Prognose

Die Prognose ist v. a. ursachenabhängig. So hat das nephrotische Syndrom durch Minimal-change-Glomerulonephritis bei Kindern eine gute Prognose. Etwa ein Drittel erwachsener Patienten mit einer membranösen Glomerulonephritis dagegen entwickelt im weiteren Verlauf eine chronische Niereninsuffizienz.

9.5.3 Chronische Glomerulonephritis

DEFINITION

Chronische Glomerulonephritis: Schleichend über Jahre bis Jahrzehnte voranschreitende Glomerulonephritis, nicht selten aus ungeklärter Ursache.

Symptome, Befund und Diagnostik

Die **chronische Glomerulonephritis** verläuft typischerweise sehr lange symptomarm. Sie wird oft durch Abklärung einer Hypertonie oder der meist uncharakteristischen Beschwerden einer fortgeschrittenen Nierenfunktionsstörung diagnostiziert.

Manchmal liegen eine (Mikro-)Hämaturie und Proteinurie sowie meist die Blutbefunde eines chronischen Nierenversagens (➤ 9.8) vor.

Behandlungsstrategie

Eine spezifische Behandlung ist meist nicht möglich. Der optimalen Einstellung des Blutdrucks (➤ 9.8) kommt die größte Bedeutung zu. ACE-Hemmer und Sartane (➤ Pharma-Info 5.1) sowie einige andere neuere Medikamente hemmen dabei über ihre blutdrucksenkende Wirkung hinaus das Fortschreiten der Niereninsuffizienz. Eine zusätzliche Nierenschädigung z. B. durch Arzneimittel (etwa nichtsteroidale Antirheumatika) und Nikotinkonsum muss auf jeden Fall vermieden werden.

Prognose

Die meisten Patienten mit chronischer Glomerulonephritis werden nach Jahren bis Jahrzehnten dialysepflichtig.

9.6 Interstitielle Nephritis

DEFINITION

Interstitielle Nephritis *(tubulo-interstitielle Nephritis):* Entzündung der Nieren unterschiedlicher Ursache mit vorwiegendem Befall des Niereninterstitiums und meist auch der Tubuli. Sekundäre Beteiligung der Glomeruli ist möglich.

9.6.1 Akute interstitielle Nephritis

Krankheitsentstehung

Die **akute interstitielle Nephritis** kann durch zahlreiche Faktoren hervorgerufen werden (➤ Abb. 9.7):

- Medikamentös-allergisch, v. a. durch Antibiotika (z. B. Penicilline), Diuretika und nichtsteroidale Antirheumatika

- Immunologisch, etwa im Rahmen eines systemischen Lupus erythematodes (➤ 14.7.1)
- Infektiös oder parainfektiös, z. B. bei Virusinfektionen (etwa mit Epstein-Barr-, Zytomegalie- oder Hantaviren) oder bakteriellen Infektionen (etwa Streptokokkeninfektionen)
- Idiopathisch.

Symptome, Befund und Diagnostik

Das klinische Bild reicht von einer geringen kurzzeitigen Einschränkung der Nierenfunktion bis zum akuten Nierenversagen (➤ 9.7). Fieber, Hautausschläge und Gelenkbeschwerden sind möglich, Bluthochdruck und Ödeme fehlen in der Regel. Häufig verläuft eine akute Nephritis völlig asymptomatisch.

Der Urinbefund zeigt eine Erythro- und (sterile) Leukozyturie sowie eine tubuläre Proteinurie (meist unter 3 g täglich). Das Serumkreatinin ist meist erhöht.

Kommt es bei schweren Verläufen zu einem anhaltenden akuten Nierenversagen bis hin zur Dialysepflicht, ist zur Diagnosesicherung eine Nierenbiopsie erforderlich.

Behandlungsstrategie und Prognose

Die ursächlichen Faktoren (Medikamente, Infekte) werden schnellstmöglich beseitigt, vielfach werden Glukokortikoide zur Unterdrückung des auslösenden Immunprozesses und entzündlichen Geschehens gegeben. Ein akutes Nierenversagen wird symptomatisch behandelt.

Die Prognose ist für den überwiegenden Teil der Patienten gut, leichte Formen werden oft nicht einmal bemerkt und diagnostiziert. Nur selten entwickelt sich eine chronische Niereninsuffizienz (➤ 9.8).

Pflege bei akutem Nierenversagen ➤ 9.7

9.6.2 Chronische interstitielle Nephritis

Die **chronische interstitielle Nephritis** kann Folge zahlreicher Schädigungsfaktoren sein. Hierzu zählen die chronische Stauungsniere, Schädigungen durch Medikamente (z. B. Zytostatika), Strahlen, Röntgenkontrastmittel und andere. In Deutschland nach wie vor bedeutsam ist die **Analgetikanephropathie.**

Krankheitsentstehung der Analgetikanephropathie

Ursächlich scheint der in der Regel langjährige Gebrauch von Phenacetin, was weitgehend nicht mehr im Handel ist, oder Paracetamol in Kombinationspräparaten, meist mit Codein und/oder Koffein. Die Rolle von NSAR bei der Entwicklung einer Analgetikanephropathie ist noch nicht vollständig geklärt. Sie führen eher zu einer akuten interstitiellen Nephritis, die gelegentlich chronifizieren kann. Viel problematischer ist das Fortschreiten einer vorbestehenden Niereninsuffizienz unter Verwendung von NSAR. Die Rolle der neueren COX-2-Inhibitoren in diesem Zusammenhang ist derzeit noch unklar.

Symptome, Befund und Diagnostik

Lange Zeit bestehen keine oder nur unspezifische Beschwerden. Infolge des herabgesetzten Konzentrationsvermögens der Nieren durch die Tubulusschädigung können sich Poly- und Nykturie entwickeln. Später stehen eine langsam zunehmende Niereninsuffizienz, gehäufte Harnwegsinfekte und Nierenkoliken durch nekrotische Papillenanteile im Vordergrund.

Bereits in der Anamnese lassen sich Hinweise auf den Schmerzmittelmissbrauch oder ein chronisches Schmerzproblem finden. Mitunter ergeben sich auch Hinweise auf anderweitige Ursachen einer chronischen Nephritis (Tumorleiden mit Chemotherapie oder Bestrahlung, Lithiumtherapie, berufliche Schwermetallexposition usw.).

Die weitere Diagnostik umfasst Urin- und Blutuntersuchungen, eine Sonografie der Nieren und ggf. eine Nierenbiopsie.

Scheinbarer Harnwegsinfekt

Frühzeichen einer chronischen interstitiellen Nephritis ist nicht selten eine sterile Leukozyturie!

Behandlungsstrategie und Prognose

Wichtigste Maßnahme ist das konsequente Absetzen der Noxen. Eine evtl. bereits vorhandene Nierenfunktionseinschränkung wird nach den üblichen Richtlinien behandelt (➤ 9.8).

Bei einer nur geringen Nierenfunktionseinschränkung kommt die Erkrankung nach Absetzen in der Regel zum Stillstand, bei einem Kreatininwert > 3 mg/dl schreitet die Niereninsuffizienz meist fort. Darüber hinaus ist das Risiko eines *Urothelkarzinoms* der ableitenden Harnwege bei Analgetikanephropathie erheblich erhöht.

9.7 Akutes Nierenversagen

DEFINITION

Akutes Nierenversagen *(ANV)* bzw. **akute Nierenschädigung** *(acute kidney injury, AKI):* Plötzlicher, prinzipiell reversibler Funktionsausfall der Nieren bei vorher Nierengesunden. Leitsymptome Oligo-/Anurie und Kreatininwertanstieg.

Eine akute Nierenschädigung ist definiert durch
- Serumkreatininanstieg ≥ 0,3 mg/dl (≥ 26,5 mikromol/l) innerhalb von 48 h
- oder durch einen Kreatininanstieg um das 1,5-fache des Ausgangswerts
- oder durch eine Urinausscheidung von weniger als 0,5 ml/kg/h innerhalb von 6 h (z. B. Stundenurin ≤ 35 ml bei einem 70 kg schweren Menschen).

Krankheitsentstehung

In ca. 75 % handelt es sich um ein **prärenales Nierenversagen** (➤ Abb. 9.11). Eine starke Durchblutungsminderung führt zum

Tab. 9.5 Einteilung der akuten Nierenschädigung.

RIFLE	GFR	Urinausfuhr	AKI
Risk (Risiko)	Krea > 1,5-fach GFR > 25 % Krea > 0,3 mg/dl	< 0,5 ml/kg/h in 6 h	**Stadium I**
Injury (Schädigung)	Krea > 2-fach GFR > 50 %	< 0,5 ml/kg/h in 12 h	**Stadium II**
Failure (Versagen)	Krea > 3-fach GFR > 75 % Krea > 4 mg/dl/Dialyse	< 0,3 ml/kg/h in > 24 h oder Anurie > 12 h	**Stadium III**
Loss (Verlust)	Nierenversagen > 4 Wochen		
ESRD (chron. Nieren-versagen)	Nierenversagen > 3 Monate		

Absinken der glomerulären Filtrationsrate und später zum Untergang von Tubuluszellen, der die Nierenschädigung verstärkt. Auch nach Beseitigung der Ursache kehrt die Nierenfunktion (zunächst) nicht wieder. Ursachen sind:

- Hochgradiger Volumenmangel mit Blutdruckabfall
- Kreislaufinsuffizienz bei Sepsis
- Schwere Herzinsuffizienz, kardiogener Schock
- Hepatorenales Syndrom.

Zunehmend häufig und gefürchtet ist das akute **Nierenversagen im Rahmen eines Multiorganversagens** bei Sepsis, nach großen Operationen oder schweren Verletzungen.

In ca. 20 % liegt ein **(intra-)renales Nierenversagen** vor, etwa als Folge einer toxischen Tubulusschädigung (auch durch Medikamente und Kontrastmittel), schwerer Nierenentzündungen (z. B. akute Glomerulonephritis, akute interstitielle Nephritis) oder einer Gefäßerkrankung in der Niere (etwa bei thrombotisch-thrombozytopenischer Purpura/hämolytisch-urämischem Syndrom oder Vaskulitiden).

Beim **postrenalen Nierenversagen** liegt primär eine *Abflussstörung* vor, die zum Harnverhalt mit Anurie führt. Wird die Abflussstörung nicht beseitigt, kommt es zu einer sekundären Schädigung der Nierenfunktion.

Symptome und Untersuchungsbefund

Leitsymptome des akuten Nierenversagens sind:

- Oligo- oder Anurie. Jedoch ist bei bis zu 30 % der Patienten die Urinmenge anfangs normal oder sogar erhöht!
- „Überwässerung" durch unzureichende/fehlende Kochsalz- und Wasserausscheidung. Dadurch kommt es zu (interstitiellem) Lungenödem mit Luftnot und schneller Atmung *(fluid lung)*, Hypertonie und Ödemen. Warnzeichen eines Hirnödems sind Unruhe, Krampfanfälle und Bewusstseinsstörung bis zum Koma
- Herzrhythmusstörungen durch Hyperkaliämie (➤ 9.13.3)
- Metabolische Azidose (➤ 9.14.1) durch verminderte H^+-Ionen-Ausscheidung
- Bei längerem Bestehen alle Urämiesymptome, Bewusstseinsstörungen (➤ 9.8).

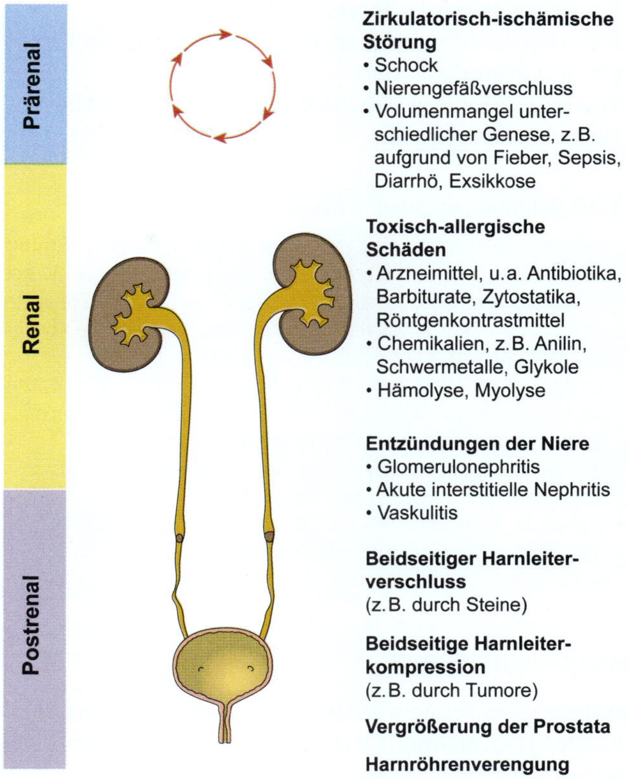

Abb. 9.11 Mögliche Ursachen eines akuten Nierenversagens. [L190]

Zusätzlich bestehen die Symptome der Grunderkrankung. Sie können das klinische Bild so dominieren, dass die Nierenschädigung zu Beginn sogar übersehen wird, wenn nicht bewusst darauf geachtet wird.

Diagnostik

Diagnosesicherung, Ursachensuche und Gefährdungseinschätzung müssen zügig erfolgen:

- Blutuntersuchungen
- Blutdruck, Puls, Füllungszustand der Halsvenen und Hautturgor zur Feststellung einer Hypovolämie oder Exsikkose
- Abdominalsonografie zur Abgrenzung des akuten Nierenversagens im engeren Sinne (normal große Nieren) zum Harnverhalt (volle Blase, gestaute Nierenbecken) und dem Nierenversagen als Dekompensation unbemerkt chronisch geschädigter Nieren (kleine *Schrumpfnieren* ➤ 9.8)
- Urinuntersuchung mit Streifen-Schnelltest, Sedimentuntersuchung, Urinkultur und Bestimmung des spezifischen Gewichts sowie Messung des Einstunden-Urins und Bestimmung der Urinelektrolyte zur Differenzierung eines prärenalen von einem intrarenalen Nierenversagen. Während der Urin bei einer funktionellen Oligurie (➤ 9.13.2) maximal konzentriert ist, ist die Niere bei einem akuten Nierenversagen nicht mehr in der Lage, den Urin zu konzentrieren
- EKG, um die typischen Veränderungen einer Hyperkaliämie bis hin zu Herzrhythmusstörungen rechtzeitig zu erfassen (➤ Abb. 9.25)

9

- Röntgenaufnahme des Thorax (fluid lung?)
- Farb-Doppler-/-Duplex-Sonografie zur Beurteilung der Nierengefäße (Gefäßverschlüsse?)
- Weitere Maßnahmen je nach Einzelfall, z. B. CT, CT-/MR-Angiografie, Nierenbiopsie.

AKIN-Definition der akuten Nierenschädigung

Zunehmend benutzt wird die Bezeichnung **akute Nierenschädigung** *(acute kidney injury = AKI, acute kidney injury network = AKIN)* mit dem akuten Nierenversagen als Schwerstform (➤ Tab. 9.5). Die akute Nierenschädigung ist etwas vereinfacht definiert als plötzliche Abnahme der Nierenfunktion (innerhalb von 48 h) mit:

- Stadium I: Kreatininanstieg ≥ 0,3 mg/dl oder auf das 1,5- bis 2-Fache des Ausgangswertes oder Urin-Ausscheidung < 0,5 ml pro kg und h über > 6 h (nach Ausgleich eines Flüssigkeitsdefizits)
- Stadium II: Kreatininanstieg auf das 2- bis 3-Fache oder Urinausscheidung < 0,5 ml pro kg und h über > 12 h
- Stadium III: Kreatininanstieg auf über das 3-Fache oder ≥ 4 mg/dl oder Urinausscheidung < 0,5 ml pro kg und h über > 24 h oder Anurie für 12 h.

Behandlungsstrategie

Das akute Nierenversagen verläuft unabhängig von der Ursache der Schädigung gleichförmig in vier Stadien (➤ Abb. 9.12). Dabei birgt jedes Stadium typische Gefahren für den Patienten.
Die Therapie im Stadium einer Oligo- oder Anurie umfasst:

- Behandlung der Ursache, z. B. Volumengabe bei Flüssigkeitsverlust
- Nach definitivem Ausschluss/Korrektur einer Dehydratation i. v.-Gabe von Schleifendiuretika, z. B. Furosemid über wenige Tage
- Ausgleich der Elektrolyte, v. a. der Hyperkaliämie und der metabolischen Azidose. Gegen die Hyperkaliämie sind Kationenaustauscher (z. B. Resonium®) sowie i. v.-Gabe von Insulin und Glukose wirksam (bewirkt eine Kaliumaufnahme in die Zellen mit Sinken des *Serumkaliums*)
- Natriumbikarbonat i. v. gegen eine schwere Azidose
- Antibiotikagabe bei Verdacht auf Infektionen
- Rechtzeitige Nierenersatztherapie, meist Hämodialyse über speziellen ZVK (z. B. mehrlumigen Shaldon-Katheter) bei trotz Therapie fortbestehender Anurie, raschem Kreatininanstieg, nicht beherrschbarer Überwässerung, Azidose, Hyperkaliämie oder klinischen Urämiezeichen.

Pflege im Stadium der Oligo-/Anurie

Viele Patienten mit einem akuten Nierenversagen sind aufgrund ihrer Grunderkrankung in einem kritischen Allgemeinzustand und werden intensivmedizinisch betreut.
Für die Pflege gilt:

- Es ist eine exakte Flüssigkeitsbilanzierung erforderlich (inkl. täglicher Gewichtskontrollen, Messung des ZVD (Ziel: ca. 8–12 cmH_20). Vielfach wird hierzu zunächst ein Blasendauerkatheter bzw. ein suprapubischer Katheter (z. B. bei einer postrenalen Harnabflussstörung) gelegt, der aber nach Diagnosesicherung und anfänglicher Stundenbilanzierung wegen der Infektionsgefahr so rasch wie möglich wieder entfernt wird. Bei noch vorhandener Urinproduktion werden Menge, Aussehen und spezifisches Gewicht bzw. Osmolalität des Urins kontrolliert und dokumentiert
- Die Flüssigkeitszufuhr wird dem Flüssigkeitsverlust angepasst. Als Faustregel gilt, dass die erlaubte Flüssigkeitsaufnahme der

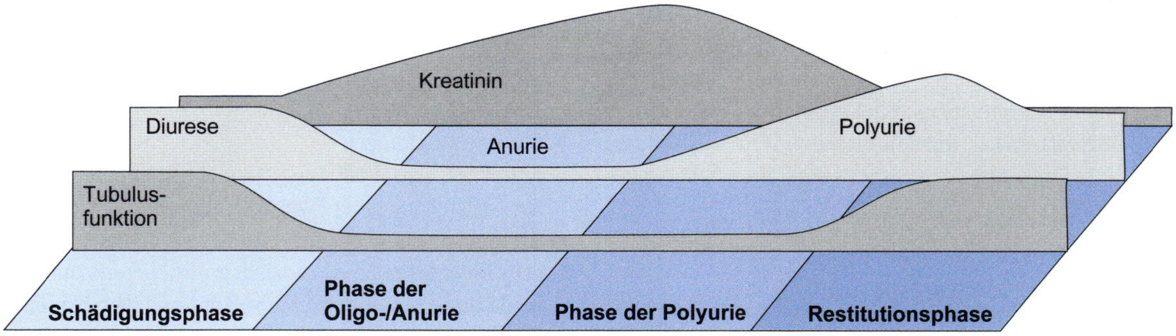

Dauer: Stunden – Tage Beginnende Oligo- bis Anurie bei zunächst noch erhaltener Konzentrationsfähigkeit	Dauer: 1 – max. 10 Wochen Oligo-/Anurie, Isosthenurie* Komplikationen: Überwässerung (Lungenödem), Hyperkaliämie, Azidose, Urämie	Dauer: Tage – Wochen Allmählicher Rückgang der Urämiesymptome Komplikationen: Durch Polyurie Gefahr der Exsikkose sowie des Kalium- und Natriumverlusts	Dauer: 1 – 3 (max. 12) Monate Normalisierung der Nierenfunktion

Abb. 9.12 Stadien des akuten Nierenversagens. * Isosthenurie (Harnstarre) = konstantes spezifisches Uringewicht um 1,012 unabhängig von der Flüssigkeitszufuhr. [A300]

Ausscheidung des Vortages zuzüglich Flüssigkeitsverlusten durch Schwitzen, Erbrechen, Durchfall oder Wundsekreten entspricht. Der Durst quält die Patienten oft sehr. Sorgfältige Mundpflege mit häufigem Ausspülen, und, falls erlaubt, Lutschen von Eiswürfeln (Wasser in der Flüssigkeitsbilanz berücksichtigen) können das Durstgefühl lindern
- Kalorisch ausreichende Ernährung, ggf. eiweißreduziert sowie natrium- und kaliumarm, wobei Bedarfsänderungen durch die zum Nierenversagen führende Grunderkrankung möglich sind
- Engmaschige Kontrollen von Blutdruck (Hypertonie?), Puls (Herzrhythmusstörungen?), Atmung (Lungenödem?), Temperatur (Infektion?) und Bewusstsein (Urämie? Hirnödem?) sollen Komplikationen frühzeitig erfassen
- Die Pflegenden achten auf eine regelmäßige rückfettende Hautpflege, da die Haut eher trocken ist und oft juckt
- Ganz wichtig ist, den meist unruhigen und ängstlichen Patienten das Gefühl zu vermitteln, nicht allein zu sein und bei Bedarf jederzeit Pflegende helfend zur Seite zu haben.

Pflege des Dialysepatienten ➤ 9.9.1

Pflege im Stadium der Polyurie

Im polyurischen Stadium scheidet der Patient ca. 4–5 l Urin täglich aus und ist deshalb durch Mineralstoffverluste *(Hyponatriämie, Hypokaliämie)* gefährdet:
- Körpergewicht und Ausscheidung (Urinvolumen) werden weiterhin engmaschig kontrolliert
- Die Ernährungsvorschriften sind denen des anurischen Stadiums entgegengesetzt: Reichliches Trinken zum Ausgleich des Flüssigkeitsverlustes, kräftig gesalzene Kost (Natriumverlust mit dem Urin) und kaliumreiche Lebensmittel (Trockenobst, Nüsse und einige Gemüsesorten wie Hülsenfrüchte sowie Kräuter). Evtl. ist eine medikamentöse Zufuhr von Kalium (z. B. Kalinor®) erforderlich. Mit fortschreitender Wiederkehr der Nierenfunktion kann der Eiweißgehalt der Nahrung schrittweise angehoben werden.

Prognose

Die Prognose des akuten Nierenversagens ist abhängig von der Schädigungsursache, der Dauer der Schädigungseinwirkung, der Schwere der Nierenschädigung sowie von Alter und Erkrankungen des Patienten. Die mit durchschnittlich 50 % immer noch hohe Gesamt-Letalität ist v. a. auf die Grunderkrankung zurückzuführen.

Prävention

Angesichts der Häufigkeit des prärenalen Nierenversagens ist es besonders wichtig, Gefährdete genau zu beobachten und Risikofaktoren wie etwa einen Volumenmangel, z. B. bei älteren Menschen mit nachlassendem Durstempfinden, zu beheben oder vor Röntgenkontrastmitteluntersuchungen für eine erhöhte Flüssigkeitszufuhr zu sorgen.

9.8 Chronische Niereninsuffizienz

DEFINITION

Chronische Niereninsuffizienz *(CNI, chronisches Nierenversagen, CNV)*: Über mindestens drei Monate anhaltende Nierenfunktionsstörung auf dem Boden zahlreicher möglicher Grunderkrankungen. Endet mit dem völligen Funktionsverlust beider Nieren.

Urämie *(Harnvergiftung)*: Komplexes klinisches Bild als Folge der Anreicherung harnpflichtiger Substanzen bei weit fortgeschrittener Niereninsuffizienz.

Krankheitsentstehung

Hauptursachen der chronischen Niereninsuffizienz sind in Deutschland:
- Die diabetische Nephropathie als Langzeitkomplikation des Diabetes mellitus (➤ 10.7.6). Sie ist mittlerweile mit ca. 35 % häufigste Ursache einer neu eingetretenen Dialysepflicht [7]
- Die vaskuläre Nephropathie (Gefäßschäden der Nieren durch Arteriosklerose, z. B. bei Bluthochdruck, zunehmender Alterung der Bevölkerung [fast 25 %])
- Chronische Glomerulonephritiden (➤ 9.5.3)
- Chronische interstitielle Nephritiden/Pyelonephritiden.

Weitere Ursachen sind **Zystennieren,** bei denen zahlreiche Zysten die Nieren durchsetzen und kaum noch funktionstüchtiges Nierengewebe verbleibt, Systemerkrankungen (Sarkoidose, Amyloidose etc.), entzündliche Gefäßerkrankungen (Vaskulitiden), Tumorleiden (Plasmozytom), Infektionserkrankungen (Tuberkulose, Hantavirusinfektion) und Nierenversagen bei chronischen Herz- oder Lebererkrankungen (kardiorenales bzw. hepatorenales Syndrom).

In allen Fällen kommt es zu einem fortschreitenden Nephronenverlust. Intraglomerulärer Druck und Filtrationsleistung der verbliebenen Nephronen steigen kompensatorisch an. Dies hält zwar kurzfristig die Nierenfunktion aufrecht, schädigt aber mittel- und langfristig die Nieren zusätzlich. Die Nieren sind immer weniger in der Lage, ihre Ausscheidungsfunktion *(exkretorische Nierenfunktion)* und ihre Rollen im Hormonhaushalt *(inkretorische Nierenfunktion)* zu erfüllen. Wasser- und Elektrolythaushalt entgleisen, und die Anreicherung harnpflichtiger Substanzen schädigt letztlich alle Organe.

Symptome und Befund

Aufgrund der hohen Leistungsreserve der Nieren bleibt ein Patient mit einer langsam fortschreitenden Nierenschädigung oft lange beschwerdefrei. Meist fällt dem Patienten zuerst ein Leistungsknick auf, er fühlt sich einfach nicht mehr wohl.

In der Folge bekommt der Patient immer mehr Beschwerden (➤ Abb. 9.13, Stadieneinteilung ➤ Tab. 9.2):
- *Allgemeinbefinden:* Müdigkeit und Leistungsminderung
- *Herz und Kreislauf:* Hypertonie (➤ 5.4.1), Überwässerung, Perikarditis (➤ 4.7.3, evtl. mit Perikarderguss), Herzrhythmusstörungen (➤ 4.6) mit der Gefahr eines Herzstillstands aufgrund der Hyperkaliämie (➤ 9.13.3)
- *Lunge:* Lungenödem (➤ 4.5.3), Pleuritis (➤ 6.11.1), Pneumoniegefahr bei allgemeiner Abwehrschwäche, vertiefte Atmung bei Azidose (➤ 9.14.1)

- *Magen-Darm-Trakt:* Mundgeruch, Geschmacksstörungen, Übelkeit, Erbrechen, Durchfälle, urämische Gastroenteritis
- *Nervensystem:* Konzentrationsstörungen, Kopfschmerzen, Wesensveränderung, Verwirrtheit, Krampfneigung, Bewusstlosigkeit bis hin zum urämischen Koma. Periphere Polyneuropathie, Gangstörungen und das Bedürfnis, ständig die Beine zu bewegen *(restless legs)*
- *Haut:* Juckreiz, bräunlich-gelbes Hautkolorit, Uringeruch
- *Blut, Immunsystem:* Renale Anämie aufgrund verminderter Produktion des Hormons Erythropoetin in der Niere und verkürzter Lebensdauer der Erythrozyten (➤ 11.5.1), Blutungsneigung durch Thrombozytenfunktionsstörung, Abwehrschwäche
- *Knochensystem:* **Renale Osteopathie** mit Knochenschmerzen**,** Gelenkprobleme
  - Zum einen kann die Niere das mit der Nahrung aufgenommene Vitamin D nicht mehr in seine aktive Form überführen. Dadurch wird im Darm zu wenig Kalzium aufgenommen und der Knochen kann nicht ausreichend mineralisieren. Folge ist eine Osteomalazie (➤ 9.13.4)
  - Zum anderen verliert die Niere die Fähigkeit, ausreichend Kalzium aus dem Primärharn zurück zu resorbieren und gleichzeitig genügend Phosphat auszuscheiden. Dies bedingt eine gesteigerte Parathormonsekretion der Nebenschilddrüsen (*sekundärer Hyperparathyreoidismus* ➤ 10.5.1) und infolgedessen einen erhöhten Knochenum- und -abbau

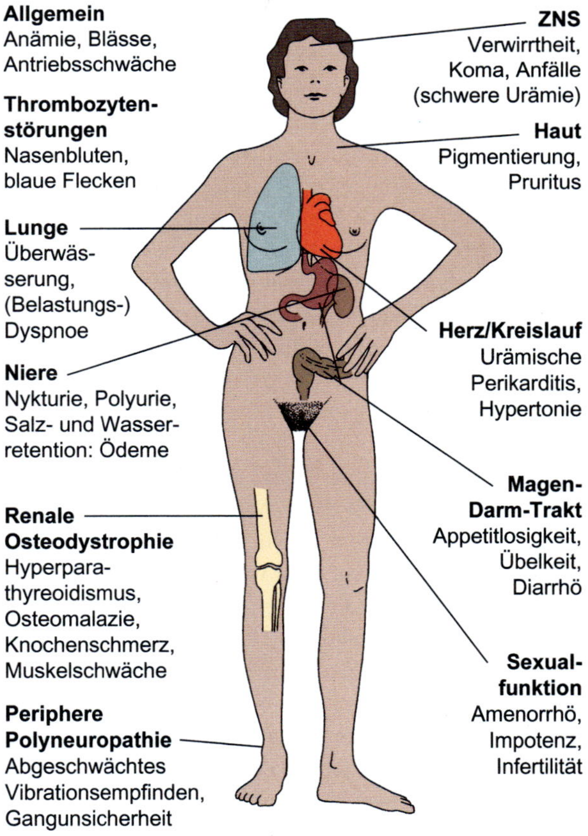

Abb. 9.13 Symptome und klinische Befunde bei chronischer Niereninsuffizienz (Urämie). [L157]

- *Hormonsystem:* Neben den bereits genannten Veränderungen v. a. schlechtere Glukosetoleranz (➤ 10.7.3), erhöhte Blutfette (➤ 10.8.3) und verschiedene Störungen der Sexualfunktionen.

Diagnostik

- Urinuntersuchung
- Kreatinin-Clearance-Bestimmung zur Abschätzung des noch verbliebenen Glomerulusfiltrats
- Blutabnahme: Blutbild (Anämie?), Elektrolyte (Entgleisung mit Azidose und Hyperkaliämie? Hyperphosphatämie?), Kreatinin, Harnstoff, Blutzucker (Diabetes mellitus?), Parathormon
- Abdominal-, Farb-Duplex-Sonografie: Meist sind die Nieren bei einer chronischen Niereninsuffizienz klein *(Schrumpfnieren).* Auch eine Zystennierenerkrankung ist so leicht und nichtinvasiv diagnostizierbar
- Bei Verdacht auf Nierenarterienstenosen, die sich evtl. noch korrigieren lassen, Darstellung der Nierengefäße durch Angiografie (➤ 9.3.6).

Behandlung bei leicht- und mäßiggradiger Nierenfunktionseinschränkung

Eine vorhandene Grunderkrankung wird wenn möglich optimal therapiert. Ansonsten soll die medikamentöse Behandlung das Fortschreiten der Niereninsuffizienz verlangsamen, ihre Folgen für den Gesamtorganismus verringern und die Beschwerden des Betroffenen lindern.

Einzige Möglichkeiten, eine Progressionsverzögerung zu erreichen, sind:

- Optimale Hypertonieeinstellung, da eine Hypertonie das Fortschreiten der Niereninsuffizienz erheblich beschleunigt. Zielwert für den Blutdruck ist 130/80 mmHg, bei stärkerer Proteinurie 125/75 mmHg. Wegen ihres zusätzlichen nierenprotektiven (nierenschützenden) Effekts besonders geeignet sind ACE-Hemmer und Angiotensin-II-Antagonisten (Vorsicht: Verstärkung einer Hyperkaliämie und potenziell rasche Verschlechterung der Niereninsuffizienz). Gut geeignet sind auch **Diuretika** (➤ Pharma-Info 9.1), da die Hypertonie bei Niereninsuffizienz v. a. durch eine erhöhte Natrium- und Wasserretention ausgelöst wird
- Einsatz von SGLT2-Hemmern (Glifozinen)
- Nikotinverzicht
- Bei Diabetikern leitlinienorientierte Blutzuckereinstellung

- Konsequente Behandlung von Harnwegsinfekten
- Verzicht auf bestimmt Schmerzmedikamente (NSAR)
- Wenn möglich Verzicht auf intravenös verabreichtes Röntgenkontrastmittel
- Phosphatarme Kost. Später Phosphatbinder oral zur Hemmung der Phosphataufnahme im Darm, Kalzium und evtl. Magnesium, evtl. kalziumfreie Phosphatbinder Sevelamer und Lanthancarbonat oder auch Aluminium- oder eisenhaltige Phosphatbinder
- Bei hochgradiger renaler Anämie Eisen oral oder gelegentlich auch intravenös und im zweiten Schritt Erythropoetin oder ähnliche Substanzen

- Bei Überfunktion der Nebenschilddrüsen Vitamin D oder Vitamin-D-Analoga (z. B. Paricalcitol), bei zusätzlicher Hyperkalzämie evtl. Kalzimimetika (z. B. Cinacalcet), evtl. operative Entfernung der Nebenschilddrüsen
- Bei Hyperkaliämie – trotz Diät – orale Gabe von Ionenaustauschern, bei Azidose Gabe von Bikarbonat.

Dosisreduktion bei Arzneimitteln

Alle Arzneimittel müssen auf eine notwendige Dosisreduktion bei Niereninsuffizienz überprüft werden. Dies gilt insbesondere für die häufig verordneten Antibiotika, da die verminderte Ausscheidung zu einer Anreicherung des Arzneimittels und evtl. zu toxischen Nebenwirkungen führt.

Pharma-Info 9.1

Diuretika

Diuretika wirken durch direkten Angriff an der Niere harntreibend (diuretisch). Fast alle sind *Saluretika,* die primär die Salz- und dadurch indirekt die Wasserausscheidung erhöhen.

Eingesetzt werden Diuretika vor allem bei Herzinsuffizienz (einschließlich dem akuten Lungenödem), arterieller Hypertonie, Aszites infolge Leberzirrhose und Nierenerkrankungen. Dabei ist zu beachten, dass Diuretika die Harnmenge erhöhen, aber weder die glomeruläre Filtrationsrate steigern noch das Fortschreiten der Nierenerkrankung wesentlich beeinflussen.

Thiaziddiuretika

Thiaziddiuretika hemmen die NaCl-Rückresorption am frühdistalen Tubulus. Dadurch werden vermehrt Kochsalz (Na^+Cl^-) und Wasser ausgeschieden. Auch K^+ und Mg^{2+} gehen verstärkt verloren, wohingegen die Ausscheidung von Ca^{2+} und Phosphat zurückgeht. Thiaziddiuretika sind insgesamt schwach bis mittelstark wirksam. Bei fortgeschrittener Niereninsuffizienz dürfen sie nicht gegeben werden, da sie Nierendurchblutung und glomeruläre Filtration verringern (Ausnahme Xipamid).

Die wichtigsten Nebenwirkungen sind Hypokaliämie, Blutzucker- und Harnsäureanstieg. Auch die Blutfettspiegel können ansteigen.

Beispiele für Thiaziddiuretika sind Hydrochlorothiazid, Xipamid, sowie das lang wirksame Chlortalidon.

Schleifendiuretika

Schleifendiuretika hemmen die NaCl-Rückresorption im aufsteigenden Teil der Henle-Schleife; im Gegensatz zu den Thiaziden wird auch Ca^{2+} vermehrt ausgeschieden. Schleifendiuretika sind stärker wirksam als Thiazide und auch bei einer fortgeschrittenen Niereninsuffizienz noch effektiv. Bei Wirkungsverlust der Schleifendiuretika ist eine Kombination mit Thiaziddiuretika möglich und sinnvoll (**sequenzielle Nephronblockade** durch unterschiedliche Angriffspunkte). Schleifendiuretika werden zudem gegeben, wenn eine schnelle, intensive Wirkung erwünscht ist, etwa beim akuten Lungenödem.

Zusätzlich zu den Nebenwirkungen der Thiazide ist ein (reversibler) Hörverlust möglich.

Schleifendiuretika sind etwa Furosemid (z. B. Lasix®), Torasemid (z. B. Torem®) oder Piretanid (z. B. Arelix®).

Kaliumsparende Diuretika

Kaliumsparende Diuretika sind entweder Aldosteronantagonisten (Spironolacton, Eplerenon, Finerenon) oder hemmen die NaCl-Rückresorption im spätdistalen Tubulus und in den Sammelrohren (Amilorid, Triamteren). Im Gegensatz zu den bisher genannten Diuretika verringern sie die Ausscheidung von K^+. Da sie nur schwach wirksam sind, werden sie meist in Kombination mit Thiaziden oder Schleifendiuretika eingesetzt. Bei Herzinsuffizienz und Proteinurie haben sie zum Teil zusätzliche günstige Effekte, bei Niereninsuffizienz und Hyperkaliämie dürfen kaliumsparende Diuretika dagegen nicht oder nur unter engmaschiger Kontrolle gegeben werden (z. B. bei kardiorenalem Syndrom).

Pflege bei Diuretikagabe

- Der Blutdruck wird täglich, das Gewicht mindestens zwei- bis dreimal wöchentlich kontrolliert. Evtl. ist das Erstellen einer Flüssigkeitsbilanz erforderlich
- Zu schnelle Ödemausschwemmung (mehr als 500 g täglich) erhöht die Thrombosegefahr. Daher ist die Thromboseprophylaxe von besonderer Bedeutung
- Pflegende beobachten die Patienten auf Zeichen einer Exsikkose, da diese zu Verschlechterung der Gehirndurchblutung und Kreislaufbeschwerden führen kann. Patienten mit Blutdruckabfällen werden beim Aufstehen begleitet
- Diuretika werden am günstigsten morgens verabreicht, da so die Nachtruhe des Patienten am wenigsten durch Toilettengänge gestört wird
- Die Pflegenden achten auf Zeichen des Kaliummangels (Hypokaliämie ➤ 9.13.3): Muskelkrämpfe, Herzrhythmusstörungen, Obstipation. Dann geben sie eine kaliumreiche Ernährung oder auf Arztanordnung medikamentös Kalium
- Puls und EKG werden regelmäßig kontrolliert, da sich auch die Hyperkaliämie bei kaliumsparenden Diuretika durch Herzrhythmusstörungen bemerkbar macht.

Pflege und Patientenberatung

Rehabilitation ➤ 9.1.3

Zur Pflege eines Patienten mit chronischer Niereninsuffizienz zählt die Beratung des Patienten über eine der chronischen Erkrankung angepasste Lebensweise. Ziel ist Erhalt oder Rückgewinn einer bestmöglichen Lebensqualität trotz aller Einschränkungen.

- Solange der Patient sich leistungsfähig fühlt, sollte er sich regelmäßig (maßvoll) körperlich anstrengen (z. B. Nordic Walking, Joggen, Fahrradfahren, Schwimmen)

9

- Die Ernährung sollte eiweiß-, kalium- und phosphatarm sein, muss dabei aber den Kalorienbedarf des Kranken decken (Details ➤ 9.1.5) [8]
- Eine generelle Flüssigkeits- und Kochsalzeinschränkung ist nicht angezeigt. In frühen Stadien ist die Urinmenge infolge der nachlassenden Konzentrationsfähigkeit der Nieren eher hoch. Flüssigkeits- und Kochsalzzufuhr sollten also individuell je nach Ausscheidung, Blutdruck und Ödemneigung gehandhabt werden. Die Flüssigkeit wird am günstigsten gleichmäßig über den Tag verteilt. Flüssigkeitsbilanzierung und tägliche Gewichtskontrollen sind unter Umständen notwendig
- Patienten und Angehörige über Ernährungsempfehlungen informieren, Ernährungsberatung einschalten
- Bei der Patientenbeobachtung ist besonders auf Blutdruck, Puls, Atmung, Temperatur, beginnende Infekte, Urämiesymptome und Symptome einer Überdosierung von Medikamenten zu achten. In diesem Rahmen leiten die Pflegenden den Patienten auch zur Selbstdiagnostik an, insbesondere zur Kontrolle von Harnaussscheidung, Körpergewicht, Ödemen und Blutdruck
- Bei Juckreiz sorgfältige Hautpflege und Information des Patienten, nur kurz (lauwarm) zu duschen
- Bei aller Sorge um Urinmenge und Serumkalium darf das seelische Wohlbefinden nicht vergessen werden
- Auch die Bereiche Sexualität und Fruchtbarkeit (Fertilität) sind von den Folgen der chronischen Niereninsuffizienz betroffen. Bei Männern besteht je nach Stadium der Erkrankung häufig eine erektile Dysfunktion. Bei Frauen tritt nicht selten eine sekundäre Amenorrhö ein, und ein bestehender Kinderwunsch bleibt meist unerfüllt. Bei Menschen beiderlei Geschlechts ist ein Nachlassen des sexuellen Verlangens (Libido) eine häufige Begleiterscheinung, teils in Folge einer hormonellen Dysbalance, teils durch andere Symptome der Erkrankung bedingt, in nicht unerheblichem Maße aber auch dadurch, dass es schwierig ist eine chronische Erkrankung als Teil des Lebens zu akzeptieren und zuzulassen (Coping). Kommt es zu einer Schwangerschaft, ist diese in der Regel mit einem erhöhten Frühgeburtsrisiko und Dystrophie des Kindes verbunden. Auch die Niereninsuffizienz kann sich u. U. bei gleichzeitig bestehender Schwangerschaft verschlechtern. Einfühlsame und fachkundige Beratung ist notwendig
- Chronische Erkrankungen bedingen fast immer, dass sich die Lebensperspektiven oder auch Konkret die Lebensumstände eines Menschen ändern. Nicht selten führt dies zu erheblichen seelischen oder auch sozialen Konflikten bis hin zur Entwicklung von Ängsten oder einer Depression.
- Jugendliche mit einer chronischen Nierenerkrankung sollten sich auf jeden Fall beraten lassen, welche Berufe für sie infrage kommen. Erwachsene im erwerbsfähigen Lebensalter benötigen oft eine soziale Beratung zu diversen Rentenfragen und zum Schwerbehindertenrecht.

Behandlung und Pflege bei hochgradiger und terminaler Niereninsuffizienz

Zeichnet sich eine Dialysepflicht ab, wird mit dem Patienten besprochen, welche Nierenersatztherapie (➤ 9.9) für ihn in Frage kommt und ggf. rechtzeitig ein Shunt angelegt (➤ 9.9.1) oder, in der Regel später, ein Peritonealkatheter implantiert (➤ 9.9.2). Manche Personen sind dann auch schon über die Möglichkeit einer Nierentransplantation aufzuklären und ggf. sind dazu bereits Vorbereitungen zu treffen. Grundsätzlich sollte mit (fast) allen Patienten auch über die Option eines Verzichts auf eine Nierenersatztherapie als therapeutische Maßnahme zur Lebensverlängerung und zum Erhalt oder zur Wiederherstellung von Lebensqualität gesprochen werden. Dies setzt allerdings immer sowohl bei den Patienten als auch bei den Beratenden voraus, dass eine lebensanschauliche und spirituelle Auseinandersetzung mit dem Thema Tod und zur Gestaltung des Lebensendes stattgefunden hat oder zu diesem Zeitpunkt stattfindet.

Behandlung und Pflege – einschließlich diätetischer Empfehlungen – bestehen ansonsten weiter in einer Beachtung der Empfehlungen bei kompensierter Niereninsuffizienz. Außerdem ist es wichtig, die Patienten auch psychosozial auf ein Leben mit einer Nierenersatztherapie vorzubereiten, wozu evtl. auch eine berufliche Umschulung gehört.

Prävention

Entsprechend der Ursachen der chronischen Niereninsuffizienz sind die Vermeidung bzw. optimale Behandlung von Diabetes und Hypertonie die wesentlichen Pfeiler der Primärprävention. Für Risikogruppen ist die regelmäßige Untersuchung auf Folgekomplikationen wichtige Maßnahme der Sekundärprävention. Bei bereits bekannter Erkrankung entspricht die Tertiärprävention der oben dargestellten Behandlungsstrategie. Dazu gehört auch eine frühzeitige fachärztliche Mitbetreuung von niereninsuffizienten Menschen durch Nephrologen und wie oben angedeutet eine sogenannte Shared-Care-Betreuung durch verschiedene Berufsgruppen (Pflege, Ärzte, Sozialarbeiter, Psychotherapeuten etc.).

9.9 Nierenersatztherapie

Nierenersatztherapien übernehmen Anteile der verloren gegangenen Nierenfunktion bei terminaler Niereninsuffizienz (➤ 9.8) übernehmen. Unterschieden werden die verschiedenen physikalischen Verfahren, oft vereinfachend als **Dialyse** („Blutwäsche") zusammengefasst, und die **Nierentransplantation.** Über 80 000 Menschen, also ca. 1 ‰ der Bevölkerung, sind derzeit in Deutschland auf eine regelmäßige Dialyse angewiesen, mehr als 25 000 leben mit einer transplantierten Niere [9].

Der optimale Zeitpunkt für einen Dialysebeginn ist ein individueller, er muss gemeinsam von Nephrologen und Patienten bestimmt werden. Ein ungeplanter Beginn ist mit einer hohen Sterblichkeit verbunden. Keinen Zweifel am Zeitpunkt zum Dialysebeginn lassen unbeherrschbare Symptome der Urämie oder schwere Elektrolytentgleisungen oder eine erloschene Urinproduktion. Sonst scheint eine renale Restfunktion von 5–7 % in der Regel der späteste geeignete Zeitpunkt für einen Dialysebeginn, der selten oberhalb einer Restfunktion von 20 % erfolgt.

9

Patientenberatung

Für viele Betroffene kommen sowohl Hämo- als auch Peritonealdialyse in Betracht. Beide sind heute als gleichwertige Blutreinigungsverfahren anzusehen. Deshalb sollte ein niereninsuffizienter Patient rechtzeitig über Vor- und Nachteile beider Methoden aufgeklärt werden. Evtl. kann ein Kontakt zu anderen Patienten hergestellt werden, damit er eine fundierte Entscheidung treffen kann. Hat ein Patient sich für eine Hämodialysebehandlung entschieden, ist es ratsam, dass der nicht dominante Arm bei Blutentnahmen für eine spätere Dialyseshuntanlage (➤ 9.9.1) geschont wird. Er sollte bei Blutentnahmen stets darauf aufmerksam machen.

9.9.1 Hämodialyse und Hämofiltration

DEFINITION

Hämodialyse *(HD)* und **Hämofiltration** *(HF): Extrakorporale* Verfahren (d. h., das Blut wird *außerhalb* des Körpers gereinigt) zum Ersatz der Ausscheidungs- und Entgiftungsfunktionen der Nieren bei akutem oder chronischem Nierenversagen. Kombinationsform **Hämodiafiltration.**

Hämodialyse und Hämofiltration werden außerdem bei Vergiftungen zur Gifteliminierung bei dialysierbaren bzw. ultrafiltrierbaren Giften eingesetzt.

Hämodialyse

Die (intermittierende) **Hämodialyse** (➤ Abb. 9.14) ist mit knapp 90 % die gebräuchlichste Nierenersatztherapie und wird von vielen Laien mit der „Dialyse" gleichgesetzt.

Das Blut des Patienten wird mittels einer *Blutpumpe* durch ein Schlauchsystem (sog. *arterielles System*) in den **Dialysator** als zentralem Bestandteil des **Dialysegeräts** geleitet. Die heute üblichen *Kapillardialysatoren* bestehen aus Tausenden Kapillaren mit Wänden aus semipermeablen (halbdurchlässigen) Kunststoffmembranen. In der Kapillare fließt das Patientenblut in die eine Richtung, außen strömt gegenläufig das **Dialysat** *(Dialysierlösung)* vorbei. Dies ist speziell aufbereitetes Wasser mit Elektrolyt-, Puffer- und ggf. Glukosezusatz, in dem die wichtigsten Elektrolyte in der Konzentration vorhanden sind, auf die das Patientenblut korrigiert werden soll. Durch den Konzentrationsunterschied zwischen Patientenblut und Dialysat diffundieren die kleinmolekularen Substanzen so lange in das Dialysat, bis der Konzentrationsunterschied abgebaut ist. Blutzellen und -eiweiße können die Membran nicht passieren. Zusätzlich wird dem Körper in der Regel durch **Ultrafiltration,** d. h. durch Abpressen von Wasser durch hydrostatischen Druck, Wasser entzogen. Nach Passage des Dialysators wird das „gereinigte" Blut über ein weiteres Schlauchsystem (sog. *venöses System*) zum Patienten zurückgeleitet.

Damit sich in Schlauchsystemen und Dialysator keine Blutgerinnsel bilden, wird das Blut antikoaguliert, was (selten) zu Blutungskomplikationen führen kann. In aller Regel sind drei Dialysebehandlungen wöchentlich über jeweils 4–5 h erforderlich, um die harnpflichtigen Substanzen auf tolerable Werte zu senken.

Organisationsformen

Folgende Organisationsformen werden unterschieden:

- **Zentrumsdialyse** *(Praxisdialyse):* Der Betroffene kommt in ein Dialysezentrum bzw. eine Dialysepraxis und wird dort von ausgebildetem Fachpersonal (Ärzte, Pflegende) betreut (➤ Abb. 9.15)
- **Heimdialyse:** Das Dialysegerät steht in der Wohnung des Betroffenen. Dieser und/oder seine Angehörigen führen die Dialyse nach ausreichend langer Trainingsphase selbstständig durch
- **Zentralisierte Heimdialyse** *(Limited-care-Dialyse):* Der Patient führt die Dialyse in einem Zentrum bzw. einer Praxis mit Unterstützung durch Pflegende durch; ein Arzt ist nicht ständig anwesend.

Alle Formen haben Vor- und Nachteile (z. B. Möglichkeit zur Kontaktaufnahme mit anderen Betroffenen, Bindung an ein Zentrum, Angst vor Komplikationen bei der Heimdialyse). Die Entscheidung, welche Form die geeignete ist, wird in Absprache mit dem Patienten und unter Berücksichtigung seiner Ressourcen und Lebensumstände getroffen.

Voraussetzung: Großkalibrige Gefäßzugänge

Die Dialyse erfordert einen großkalibrigen dauerhaft zur Verfügung stehenden Gefäßzugang. Ein kurzzeitiger Gefäßzugang, z. B. beim akuten Nierenversagen, ist über einen speziellen großlumigen ZVK möglich (z. B. Shaldon-Katheter®).

Bei Patienten, die über lange Zeit dialysiert werden müssen, wird ein Gefäßzugang angelegt, der auf Dauer problemlos punktiert werden kann. Meist erhalten die Patienten operativ einen subkutanen

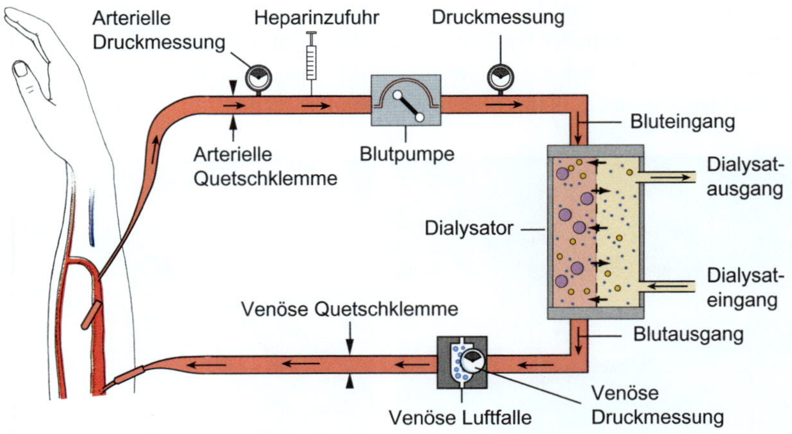

Abb. 9.14 Prinzip der Hämodialyse. Aus dem punktierten Shuntgefäß wird Blut entnommen, durch ein System semipermeabler Membranen geleitet und in einen zweiten Gefäßzugang des Patienten zurückgeleitet. Zu sehen ist auch der Cimino-Brescia-Shunt, der durch Anschluss der distalen V. cephalica an die A. radialis gebildet wird. [L190]

9

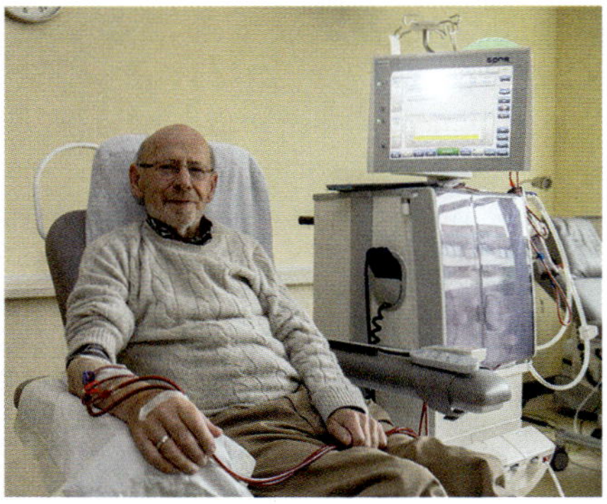

Abb. 9.15 Patient bei der Dialyse. [K157]

Cimino-Brescia-Shunt, der in einem Kurzschluss *(Shunt)* eine Armarterie (z. B. A. radialis) mit einer Armvene (z. B. V. cephalica) verbindet (➤ Abb. 9.16). Dadurch erhöht sich der Druck in der Vene und erweitert diese mit der Zeit, sodass sie gute Punktionsmöglichkeiten für die Gefäßzugänge während der Dialyse bietet. Diese Anpassung erfordert jedoch einige Wochen Zeit. Daher sollte der Shunt rechtzeitig vor der ersten Dialyse angelegt werden. Bei Patienten, bei denen ein solcher *nativer Shunt* etwa aufgrund schlechter Venenverhältnisse nicht möglich ist, kann auf Kunststoffimplantate oder, als letzte Möglichkeit, auf operativ angelegte permanente zentrale Venenkatheter ausgewichen werden (z. B. Demers-Katheter®).

Komplikationen der Dialyse

Die lebensrettende Hämodialyse birgt auch Gefahren:

- Da viele Patienten in den Tagen zwischen den Dialysen (fast) keine Flüssigkeit ausscheiden, muss dem Körper – auch bei strenger Trinkmengenbegrenzung – in den wenigen Stunden der Dialyse relativ viel Flüssigkeit entzogen werden. Dies kann zu erheblichen **Kreislaufproblemen** mit Schwindel und Kollaps führen
- Wahrscheinlich durch die schnelle Harnstoffentfernung und den nachfolgenden Abfall der Osmolarität verursacht, kann es – besonders nach Einleitung einer Dialysebehandlung – zu einem passageren Hirnödem kommen, das sich durch Kopfschmerz, Schwindel, Bewusstseinsstörungen und zerebrale Krampfanfälle äußert **(Dysäquilibrium-Syndrom)**
- Durch den Kaliumentzug während der Behandlung drohen bei Hypokaliämie **Herzrhythmusstörungen**
- Allergische Reaktionen, z. B. gegen Membranbestandteile, sind möglich
- Vor allem bei mangelhafter Hygiene drohen **Shunt-Infektionen** oder Katheterinfektionen mit der Gefahr der der Sepsis. Durch die Antikoagulation des Blutes besteht insbesondere an den Punktionsstellen Blutungsgefahr (arterieller Druck). Umgekehrt kann ein Shunt oder ein Katheter auch thrombosieren.

Pflege und Patientenberatung

Während der Dialyse wird der Patient durch speziell geschulte Pflegende betreut und beraten, damit er bestmöglich mit seiner Erkrankung umgehen kann. Aber auch die **allgemeine Pflege von Dialysepatienten** stellt hohe Anforderungen:

- Zur täglichen „Shuntpflege" gehören die Inspektion der Shuntregion auf Rötungen, Schwellungen oder Hämatome und die Punktionsstellenkontrolle durch Palpation und Auskultation mit dem Stethoskop. Normal sind ein deutlich tastbares „Schwirren" und ein hörbares Rauschen über dem Shunt. Die Hautpartie um den Shunt wird täglich mit Wasser und Seife gereinigt und an den dialysefreien Tagen gut eingecremt
- Gewicht und Blutdruck des Patienten werden täglich kontrolliert. Am Shuntarm werden keine Kompressionen (wie z. B. Blutdruckmessung) durchgeführt. Die Kompression durch die Blutdruckmanschette am Shuntarm führt zu einer Aussackung shuntnaher, peripherer Venen. Dies kann die Flussrate in dem zu punktierenden Gefäß vermindern und letztlich zum Verschluss dieses Gefäßes führen. Der Patient weiß darüber Bescheid, sodass er ggf. selber darauf hinweisen kann
- Wegen der Behandlung mit gerinnungshemmenden Arzneimitteln wird auf Blutungskomplikationen (Hämatome, gastrointestinale, urologische sowie zerebrale Blutungen) geachtet und der Patient zur Selbstbeobachtung angeleitet.

VORSICHT

Shuntgefäße schonen

Keine Blutabnahmen und keine Blutdruckmessung am Shuntarm! Keine abschnürende Kleidung oder komprimierenden Verbände (Ausnahme: Druckverband bei Shuntblutungen sowie nach der Dialyse).

Ähnliches gilt für die Pflege der Katheterinsertionsstellen bei liegenden Verweilkathetern (Inspektion, Reinigung und Hautpflege).

Ernährung

Ernährung ➤ 9.1.5

Der Ernährungszustand des Patienten beeinflusst den Krankheitsverlauf entscheidend. Deshalb ist eine ernährungsphysiologisch vollwertige Kost besonders wichtig. Zu bedenken ist, dass es große Unterschiede in der Beeinträchtigung der Nierenfunktion gibt. Eine einheitliche „Nierendiät" existiert daher nicht. Die Ernährungsberatung erfolgt immer individuell auf den Patienten zugeschnitten.

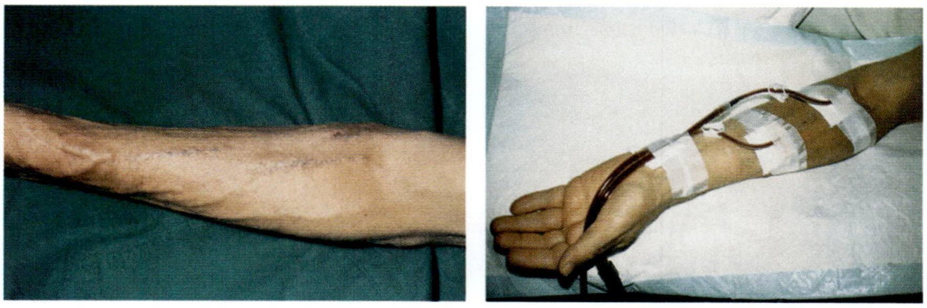

Abb. 9.16 Cimino-Brescia-Shunt. Links: Am linken Bildrand ist die Narbe über der Anastomose zwischen A. radialis und Shuntvene zu erkennen. Das Shuntgefäß zeichnet sich als Vorwölbung unter der Haut ab, auch die Punktionsstellen sind (schwach) zu erkennen. Rechts: Der gleiche Arm mit liegenden Shuntnadeln. [O157]

Die Umstellung der Ernährung hat einen guten Ernährungszustand und die bestmögliche Lebensqualität zum Ziel. Angaben für die Nährstoffzufuhr unter Nierenersatztherapie richten sich im deutschsprachigen Raum nach den DACH-Referenzwerten (➤ Tab. 9.6). Folgende Grundregeln gelten [10]:

- Je nach körperlicher Aktivität des Patienten ist eine Kalorienzufuhr von 30–35 kcal/kg täglich angemessen, davon etwa 50 % Kohlenhydrate. Eiweiß sollte ein Dialysepatient vermehrt zu sich nehmen (1,0–1,2 g/kg Körpergewicht täglich), da während der Behandlung Proteine ausgewaschen werden. Die Kost sollte dabei kalium- und phosphatarm sein. Die Einschränkung der Natriumzufuhr richtet sich nach Blutdruck, Durstgefühl und Restdiurese
- Der Patient wird über die Symptome eines zu hohen Kaliumspiegels mit Muskelschwäche, schweren Beinen, Müdigkeit oder Erbrechen informiert
- Grundsätzlich ist das Einschalten einer Ernährungsberaterin hilfreich, um Patient und Angehörige bestmöglich zu informieren
- Die Trinkmenge wird so bemessen, dass der Patient im dialysefreien Intervall möglichst nicht mehr als 0,5–0,8 kg täglich zunimmt. Als Faustregel gilt: 500–800 ml plus die Restausscheidung vom Vortag. Um ein verstärktes Durstgefühl zu vermeiden, wird der Patient darauf hingewiesen, stark gesalzene oder gesüßte Speisen zu meiden, Medikamente mit der Nahrung einzunehmen, langsam und bewusst aus kleineren Gläsern zu trinken, häufig den Mund zu spülen (ohne die Flüssigkeit zu schlucken) und den Speichelfluss anzuregen (z. B. durch Lutschen von Zitronenstückchen). Er soll sich außerdem auf die Zeichen einer Überwässerung beobachten (Atemnot, Husten, Ödeme).

Tab. 9.6 Richtwerte für Dialysepatienten nach den DACH-Referenzwerten (D = Deutschland, A = Österreich, CH = Schweiz), den Empfehlungen der European Dialysis and Transplant Nurses Association (EDTNA) und der European Renal Care Association (ERCA).

	Richtwert	Besonders viel enthalten z. B.
Eiweiß	1,2–1,3 g/kg Körpergewicht	Getreide, Kartoffeln, Soja, Nüsse, Hülsenfrüchte
Fette	35 % des Energiebedarfs, ca. 1,0–1,2 g/kg Körpergewicht	Fleisch, Fisch, Sahne, Öle
Kohlenhydrate	50 % des Energiebedarfs	Getreide, Kartoffeln, Hülsenfrüchte
Natrium	< 2 400 mg	Gewürzmischungen, Fertiggerichte, Sauerkonserven, Geräuchertes, Salzgebäck
Kalium	Ca. 2 000 mg	Obst- und Gemüsesäfte, Trockenfrüchte, Tomatenmark, Nüsse, Bananen, Aprikosen, Kiwi, Pilze, Spinat, Brokkoli
Kalzium	1 500–2 000 mg	Milch, Milchprodukte, Brokkoli, Grünkohl
Phosphat	1 000–1 400 mg	Nüsse, Hartkäse, Schmelzkäse, Fleisch, Fisch, Milch, Milchprodukte

Psychische Probleme

Zu Beginn empfinden Patienten die Dialyse oft als Erleichterung, da die unmittelbare Lebensgefahr gebannt ist, Symptome möglicherweise vorhandener Komplikationen gemildert werden und sie sich meist wesentlich wohler fühlen. Nichtsdestotrotz ist gerade der Beginn einer Hämodialysebehandlung auch sehr angstbesetzt, vermittelt doch gerade die unmittelbare Dialysesituation das Gefühl des Ausgeliefertseins an Mensch (Ärzte, Pflegende) und Maschine in einer zudem noch fremden Umgebung. Mit der Zeit werden den Patienten jedoch mehr und mehr auch die Einschränkungen im Alltag bewusst:

- Ständiges Einhalten von Ernährungsempfehlungen bzw. einer „Diät“, die womöglich nicht schmeckt
- Trinkmengenbeschränkung mit (oft) quälendem Durstgefühl
- Müdigkeit und Abgeschlagenheit nach der Dialyse
- Dominanz der Dialysetermine über den gesamten Lebensablauf. Dadurch und durch das reduzierte Allgemeinbefinden werden Unternehmungen oft verhindert
- Eingeschränkte Reise- und Freizeitmöglichkeiten wegen der notwendigen Nähe zu Dialysezentren
- Nicht selten Aufgabe der beruflichen Tätigkeit.

Die tägliche Konfrontation mit der Krankheit stellt oft eine hohe seelische Belastung dar, insbesondere dominieren Ängste vor möglichen Komplikationen bzw. Langzeitfolgen und Wesensveränderungen (z. B. Passivität, Aggressionen) aufgrund der starken Abhängigkeit von den Dialysemaschinen und dem therapeutischen Team.

Kontakte zu Selbsthilfegruppen sind vielen Patienten und ihren Angehörigen eine Hilfe. Dort ist ein Erfahrungsaustausch über viele Alltagsprobleme, z. B. auch über die Dialysemöglichkeiten in Ferienorten, möglich.

Hämofiltration

Unter intensivmedizinischen Bedingungen, etwa bei Vergiftungen oder akutem Nierenversagen, wird häufig die technisch einfachere **Hämofiltration** durchgeführt. Dies ist ein reines **Ultrafiltrationsverfahren,** bei dem allein durch eine (hydrostatische) Druckdifferenz über einer relativ grobporigen Membran ein Ultrafiltrat abgepresst wird. Harnpflichtige Substanzen werden dabei mitgenommen. Der Vorgang ähnelt also dem Abpressen des Glomerulusfiltrats in den Nierenkörperchen. Das notwendige Druckgefälle wird bei der heute üblichen **kontinuierlichen venovenösen Hämofiltration** *(CVVH)* durch eine zwischengeschaltete Pumpe hergestellt.

Da das gesamte Ultrafiltrat verworfen wird, entstehen dem Patienten enorme Flüssigkeitsverluste, die durch Zufuhr geeigneter Infusionslösungen ausgeglichen werden müssen.

Hämodiafiltration

Bei der **Hämodiafiltration** *(HDF)* findet zum einen eine „normale“ Hämodialyse statt. Zum anderen wird dem Patientenblut vor oder nach dem Dialysator eine sterile Elektrolytlösung zugesetzt und durch Hämofiltration wieder entzogen. Die Hämodiafiltration entfernt mehr klein- und mittelmolekulare Substanzen als Dialyse bzw. Hämofiltration allein und ist kreislaufschonender. Seit es Dialysatoren gibt, welche die für die Hämofiltration benötigte Elektrolytlösung durch Dialysataufbereitung selbst herstellen **(Online-Hämodiafiltration)**, wird die Hämodiafiltration zunehmend eingesetzt.

9.9.2 Peritonealdialyse (Bauchfelldialyse)

DEFINITION

Peritonealdialyse *(PD): Intrakorporales* Blutreinigungsverfahren zur Nierenersatztherapie, wobei das Bauchfell *(Peritoneum)* als semipermeable Membran dient.

Bei der **Peritonealdialyse** (ca. 5 % der Dialysen) wird das gut durchblutete Peritoneum als Dialysemembran benutzt (➤ Abb. 9.17).

Die Dialyselösung wird über einen implantierten Peritonealdauerkatheter (z. B. *Tenckhoff-Katheter*) in die Bauchhöhle eingebracht und nach einer bestimmten, methodenabhängigen Zeit wieder abgelassen. Der Flüssigkeitsentzug erfolgt durch Zusatz von Glukose oder Alternavisubstanzen zum Dialysat, die osmotisch Wasser an sich ziehen. Ein Glukosezusatz kann die Glukosetoleranz verschlechtern. Ein Gefäßzugang oder eine Antikoagulation sind nicht erforderlich. Eine noch bestehende Nierenrestfunktion ist von großem Vorteil, da die Methode nur leicht eingeschränkt Wasser entziehen kann (Ultrafiltration).

Die Peritonealdialyse ist schonender als die Hämodialyse, weil die Urämietoxine nicht nur dreimal wöchentlich, sondern rund um die Uhr herausgefiltert werden und auch der Wasserentzug kontinuierlich stattfindet. Die diätetischen Einschränkungen sind meist geringer, die tageszeitliche Flexibilität des Patienten ist am größten und das häusliche Milieu muss nicht verlassen werden.

Über 90 % der Peritonealdialysen sind Heimdialysen, die eine entsprechende Schulung des Patienten erfordern. Der Patient muss bei Problemen immer einen Arzt oder eine Pflegekraft anrufen können, die auch für Hausbesuche zur Verfügung stehen sollten. Alle 4–6 Wochen erfolgt eine Kontrolle in der Klinik oder Praxis.

Da das Verfahren auch als nächtliches Verfahren (s. u.) eingesetzt werden kann, ermöglicht es für einige Patienten die Fortsetzung der Teilnahme am Berufsleben.

Komplikationen

Ein wesentliches Risiko sind Infektionen über den liegenden Peritonealkatheter: **Exit-site-Infektionen** an der Katheteraustrittstelle, **Tunnelinfektionen** im Katheterverlauf durch die Bauchwand und **Peritonitis** (Bauchfellentzündung ➤ 7.2.4). Deshalb sind insbesondere beim Umgang mit dem Katheter strenge Hygieneregeln zu beachten (Schließen von Fenster und Türen, Händedesinfektion, Tragen eines Mundschutzes). Auch der Katheter selbst kann Probleme bereiten, etwa durch Dislokation. Der erhöhte Druck im Bauchraum kann z. B. zu Hernien führen.

Verfahren

Bei der **kontinuierlichen ambulanten Peritonealdialyse** *(CAPD)* füllt der Patient 4- bis 5-mal täglich ca. 2 l Dialysat aus einem Beutel über den Peritonealkatheter in die Bauchhöhle ein und lässt die Flüssigkeit nach 5–8 h wieder in den Beutel ab. Für die nächste Spülung benötigt er einen neuen Beutel. In der Nacht bleibt das Dialysat für die Schlafenszeit, also ca. 8 h, in der Bauchhöhle. Für einen Beutelwechsel von Hand muss ca. eine halbe Stunde veranschlagt werden.

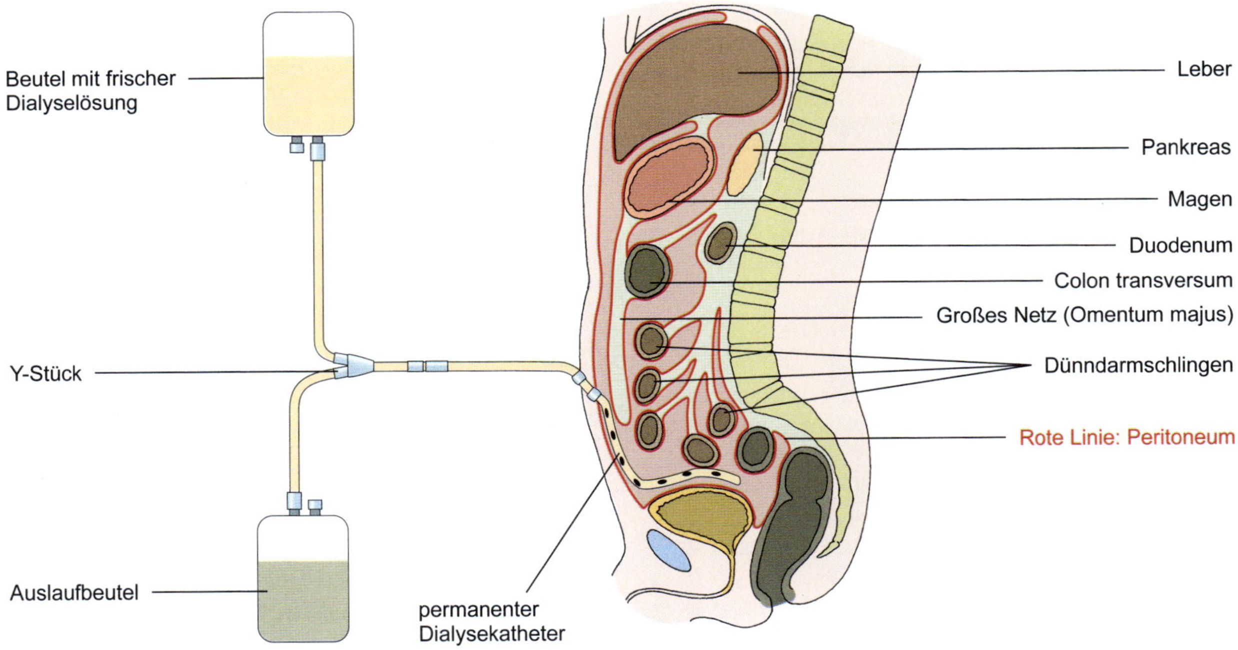

Abb. 9.17 Prinzip der kontinuierlichen ambulanten Peritonealdialyse (CAPD). Der Patient schließt für den Dialysatwechsel ein Y-Stück mit Dialysat- und Ablaufbeutel an. Er lässt das „verbrauchte" Dialysat ablaufen, spült das Schlauchsystem mit frischem Dialysat durch und lässt dann aus dem Dialysatbeutel frische Lösung einlaufen. [L190]

Daneben gibt es Automaten für den Beutel- bzw. Dialysatwechsel, sog. **Cycler.** Sie erleichtern zum einen zum Teil die Peritonealdialyse, zum anderen haben sie zu den verschiedenen Verfahren der **automatischen Peritonealdialyse** *(APD)* geführt: Bei der **kontinuierlichen zyklischen Peritonealdialyse** *(kontinuierliche cyclergestützte Peritonealdialyse, CCPD)* schließt sich der Patient nur nachts an den Cycler an, der nach programmierten Daten für das regelmäßige Ein- und Auslaufen des Dialysats sorgt. Am Morgen „stöpselt" sich der Patient vom Gerät ab und ist meist für den Tag von der Dialyse unabhängig. Das kurz vor dem Aufstehen eingeflossene Dialysat verbleibt über Tag in der Bauchhöhle. Potenziell nachteilig ist der gestörte Nachtschlaf, etwa durch (Fehl-)Alarme des Geräts. Die **nächtliche intermittierende Peritonealdialyse** *(NIPD)* funktioniert genauso, weshalb sie nur für Patienten mit raschem Stoffaustausch über das Peritoneum in Frage kommt.

Eine Peritonealdialyse ist auch in Form einer Zentrumsdialyse möglich, bei der Patienten dreimal pro Woche für 8–10 Std. ins Dialysezentrum für eine APD kommen. Dies Verfahren nennt man intermittierende Peritonealdialyse (IPD), sie ist eher ein palliatives Verfahren mit einer insgesamt eher schlechten Dialyseleistung für Patienten, die nicht mehr in der Lage sind selber eine CAPD durchzuführen und für die eine Hämodialysebehandlung nicht in Frage kommt. In letzter Zeit etabliert sich die Peritonealdialyse auch in Pflegeheimen oder daheim mit der Betreuung durch ambulante Pflegedienste mit entsprechend geschultem Pflegepersonal, das die Beutelwechsel durchführt, als sogenannte **assistierte Peritonealdialyse.**

Pflege von Patienten unter Peritonealdialyse

Patienten unter Peritonealdialyse kennen sich in aller Regel bestens mit dem Verfahren aus (Heimdialyse). Für die Pflege gilt:

- Dokumentieren, wie viel Flüssigkeit zugeführt und abgelassen wurde. Dialyseflüssigkeit nur körperwarm zuführen. Die Differenz zwischen Ein- und Ausfuhr entspricht der dem Körper entzogenen Flüssigkeit. Eine Trübung der ablaufenden Flüssigkeit weist immer auf eine Peritonitis hin
- Katheteraustrittsstelle mindestens alle zwei Tage unter Einhaltung strenger Hygienemaßnahmen verbinden (hausinterne Richtlinien beachten). Dabei Austrittsstelle und Umgebung des Tenckhoff-Katheters auf Zeichen einer Infektion beobachten (Rötung, Sekret, Druckschmerz). Jeglichen Druck oder Zug auf den Katheter vermeiden

Peritonitis vermeiden

Der sorgfältige hygienische Umgang mit dem Katheter zur Verhinderung einer Peritonitis ist ganz wesentlich für den Erfolg einer Peritonealdialyse.

- Regelmäßig Blutdruck und Gewicht kontrollieren
- Wegen eines möglichen Proteinverlustes über das Peritoneum für eine ausreichende Eiweißzufuhr sorgen (täglich 1,2–1,5 g Eiweiß pro Kilogramm Körpergewicht). Kalium- und Wasserzufuhr werden individuell bestimmt. Die Beschränkungen sind meist nicht ganz so streng wie bei der Hämodialyse (Details ➤ 9.1.5).

Patientenberatung

Zusätzlich zu den Beratungsinhalten bei chronischer Niereninsuffizienz (➤ 9.8) gehen die Pflegenden im Gespräch mit dem Patienten auf die Besonderheiten der Diät bei Peritonealdialyse (➤ 9.1.5) ein. Sie leiten ihn zur Selbstkontrolle an (Ausscheidung, Körpergewicht, Ödeme, Blutdruck). Der Patient muss außerdem wissen, dass er auch unter Peritonealdialyse nur vermindert körperlich belastbar ist (schweres Heben vermeiden) und die Hautpflege nach wie vor besonderer Sorgfalt bedarf.

Da die Peritonealdialyse überwiegend zu Hause durchgeführt wird, vergewissern sich die Pflegenden, dass der selbstständige Beutelwechsel beherrscht wird. Die Katheteraustrittsstelle wird selbstständig korrekt verbunden und auf mögliche Infektionszeichen (z. B. Rötung) beobachtet. Die Möglichkeit der Kontaktaufnahme mit dem nächsten Dialysezentrum muss geregelt sein. Beim Baden und Schwimmen muss die Katheteraustrittsstelle mit einem wasserundurchlässigen Pflaster abgedichtet sein.

9.9.3 Nierentransplantation

Die **Nierentransplantation** als Nierenersatztherapie ist grundsätzlich eine Alternative zur lebenslangen Dialyse (➤ Abb. 9.18).

Indikation zur Nierentransplantation ist eine irreversible, dialysepflichtige Niereninsuffizienz, die unter Umständen auch erst in Kürze zu erwarten ist. Die allgemeinen Überlegungen zu Indikation, Kontraindikationen und ethischen Problemen entsprechen denen bei anderen Transplantationen.

Knapp 6400 Patienten warteten 2024 in Deutschland auf eine Nierentransplantation, aber nur 2075 wurden in diesem Jahr transplantiert [9]. Dies ist nur möglich, wenn Menschen bereit sind, ihre Organe nach dem Tod zu spenden (➤ Abb. 9.19). Die durchschnittliche Wartezeit, die mit dem ersten Tag der Dialyse beginnt, beträgt derzeit etwa sechs bis acht Jahre. Schwerwiegende zusätzliche Erkrankungen (Herz, Lunge, bösartige Erkrankungen, Infektionen etc.) schließen eine Transplantation aus.

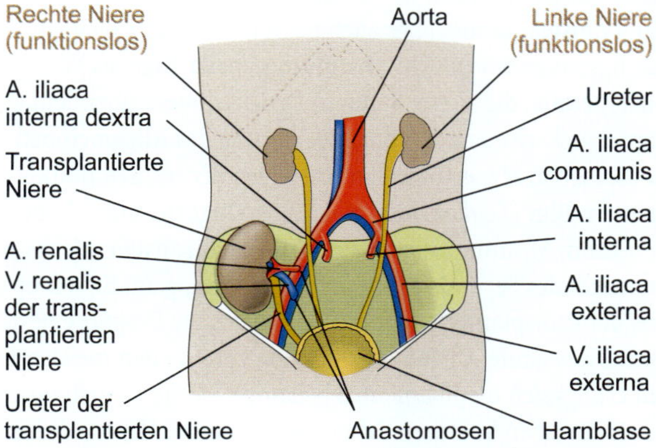

Abb. 9.18 Lage einer transplantierten Niere. Die Spenderniere wird zusätzlich zu den eigenen, funktionslosen Nieren in die Fossa iliaca der Darmbeinschaufel eingepflanzt, die Gefäße der Spenderniere mit den Iliakalgefäßen des Empfängers und der fremde Harnleiter mit der Harnblase des Patienten verbunden. [L190]

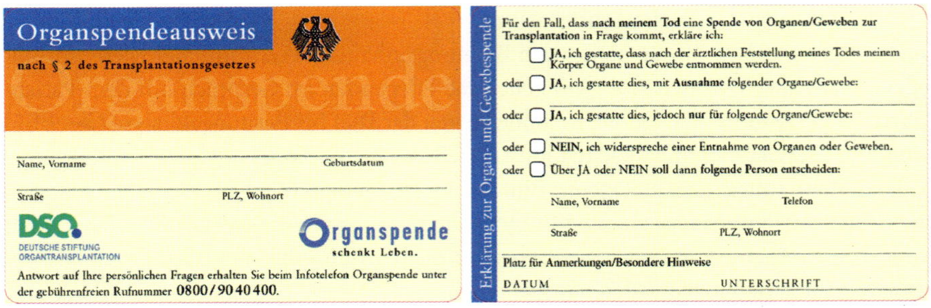

Abb. 9.19 Organspendeausweis: Der Ausweis kann online ausgefüllt und als PDF gespeichert und ausgedruckt werden oder als Plastikkarte im Scheckkartenformat bestellt werden. Zudem besteht die Möglichkeit, seine persönliche Entscheidung für oder gegen eine Organspende im zentralen Organspende-Register des Bundesinstituts für Arzneimittel und Medizinprodukte (BfArM) einzutragen (www.organspende-info.de). [W162]

Eine vorrangige Vermittlung erfolgt bei Personen unter 16 Jahren, bei geplanten kombinierten Transplantationen (z. B. Niere und Bauchspeicheldrüse oder Niere und Lunge) und bei einigen wenigen anderen Konstellationen. Außerdem gibt es Sonderregelungen für Spender und Empfänger über 65 Jahre (*Eurotransplant Senior Programm, ESP,* „old für old"), um die Chancen älterer Menschen auf eine Transplantatniere zu erhöhen.

Bei der Nierentransplantation kommt auch zunehmend eine Lebendnierenspende zum Tragen, bei der gesunde Personen als Spender infrage kommen, die in einer engen verwandtschaftlichen oder emotionalen Beziehung zum Empfänger stehen.

Immunsuppression nach Nierentransplantation

Nach Nierentransplantation ist lebenslang eine Immunsuppression zur Verhinderung von Abstoßungsreaktionen erforderlich.
Basismedikamente dabei sind Glukokortikoide, Azathioprin (z. B. Imurek®), Mycophenolatmofetil (Cellcept®, Myfortic®), Ciclosporin A (z. B. Sandimmun®), Tacrolimus (Prograf®), Sirolimus (Rapamune®) und Everolimus (Certican®) sowie poly- und monoklonale Antikörper.
Grundsätzliche Nebenwirkungen sind eine erhöhte Infektgefährdung und ein langfristig leicht erhöhtes Tumorrisiko. Insbesondere Ciclosporin und Tacrolimus haben darüber hinaus neben negativen Eigenschaften auf Blutdruck, Fettstoffwechsel und Blutzucker selbst eine nierenschädigende, toxische Wirkung. Ihre Wirkspiegel müssen daher eng überwacht werden.

In der Inneren Medizin begegnen den Pflegenden nierentransplantierten Patienten nach der akuten postoperativen Phase. Risiken sind:

- *Abstoßungsreaktionen* (➤ 15.2). Sie sind wenige Minuten nach der Transplantation, aber auch noch nach Jahren möglich. Am häufigsten ist eine **akute Abstoßung,** meist Tage bis Wochen postoperativ, die sich z. B. durch Druckschmerz über dem Organ, Bauchschmerzen, Verschlechterung des Allgemeinbefindens, Fieber, Hypertonie, ein Ansteigen der weißen Blutkörperchen im Blut (*Leukozytose* ➤ 11.3.3), Oligurie und Ödeme zeigen kann. Mitunter zeigt aber einzig ein ansonsten unerklärlich ansteigendes Serumkreatinin eine Abstoßung an. Eine Biopsie aus der transplantierten Niere kann dann die Diagnose bestätigen. Diese akute Abstoßungsreaktion kann in den meisten Fällen erfolgreich medikamentös bekämpft werden. Hoch dosierte Kortisongaben kommen dabei regelmäßig zur Anwendung. Dagegen ist das symptomarme **chronische Transplantatversagen** *(chronische Transplantatdysfunktion)* nur schwer zu beeinflussen. Seine Ursache ist noch nicht in allen Einzelheiten geklärt. Nach heutigem Wissen spielen immunologische Faktoren (chronische Abstoßungsreaktionen), degenerative Prozesse und toxische Effekte der Immunsuppressiva (Ciclosporin A, Tacrolimus) eine Rolle. Das chronische Transplantatversagen führt meist nach Jahren zur abermaligen Niereninsuffizienz
- *Infektionen,* z. B. Harnwegsinfektionen, CMV-Infektionen, BK-Virus-Infektionen
- *Tumoren.* Das Tumorrisiko nach Nierentransplantation ist erhöht, vor allem für Hauttumoren, maligne Lymphome und Tumoren des Urogenitaltrakts. Auch hier sind die Ursachen im Detail noch unklar
- *Befall der Transplantatniere von der Grunderkrankung,* z. B. einer Glomerulonephritis.

Die Patienten werden deshalb über Jahre engmaschig ärztlich kontrolliert. Prinzipiell ist bei Transplantatversagen eine erneute Nierentransplantation möglich.

Die Lebenserwartung nach einer Transplantation ist zwar gegenüber Gesunden vermindert, ein Überlebensvorteil gegenüber Dialysepatienten jedoch mittlerweile gesichert und die Lebensqualität oft deutlich besser als bei Dialysepatienten. Nach fünf Jahren sind nach Lebendspende ca. 85 %, nach Leichenspende gut 70 % der transplantierten Nieren noch funktionsfähig.

Pflege und Patientenberatung

Rehabilitation ➤ 9.1.3

Maßnahmen der Pflegenden in der Inneren Medizin nach der akuten postoperativen Phase sind:

- Regelmäßige Kontrollen von Vitalzeichen (einschließlich Temperatur), Gewicht und Ausscheidung zur Früherkennung von Infektionen und Abstoßungsreaktionen
- Flüssigkeitsbilanzierung. Die tägliche Trinkmenge richtet sich nach der Urinausscheidung
- Ernährung je nach Transplantatleistung. Eine Gewichtszunahme ist unerwünscht (oft gesteigerter Appetit durch Kortisoneinnahme)
- Gewährleistung einer regelmäßigen Medikamenteneinnahme, Beobachtung des Patienten auf Nebenwirkungen
- Infektionsprophylaxe wegen erhöhten Infektionsrisikos durch Dauertherapie mit Immunsuppressiva: Vorsicht bei Nagel- und Zahnpflege, um Verletzungen und damit einem Eindringen von Keimen vorzubeugen; sorgfältige Hautpflege (wegen Gefahr von Pilzinfektionen feuchte Kammern vermeiden). Ernährungsberatung aufgrund des Infektionsrisikos (Obst, Salate, Fleischwaren, unpasteurisierte Milchprodukte u. a.)
- Dem Patienten alle Maßnahmen begründen und ihn zur Selbstbeobachtung/-durchführung anleiten

- Patienten über sicheres Verhalten nach der Entlassung informieren [10]:
  - Bei Zeichen einer Abstoßungsreaktion sofort Arztinformation. Regelmäßige Kontrolle von RR, Temperatur und Gewicht, Beobachtung der Urinausscheidung
  - Bedeutung der korrekten Einnahme der Immunsuppressiva für das Überleben des Transplantats
  - Einhalten der Nachsorgetermine, Information aller behandelnden Ärzte über die Transplantation und die immunsuppressive Therapie (z. B. Zahnarzt wegen häufiger Zahnfleischwucherungen)
  - Kein Heben schwerer Lasten, Maß der körperlichen Aktivität bzw. Sportarten mit dem Arzt absprechen
  - Ausreichender Sonnenschutz, um die Bildung von Hauttumoren zu vermeiden
  - Infektionsprophylaxe (z. B. Gartenarbeit mit Handschuhen)
  - Keine Reisen in Länder mit schlechtem hygienischen Standard oder hohem Infektionsrisiko. Durchfallerkrankungen beispielsweise erhöhen das Risiko einer Abstoßungsreaktion. Ärztliche Bescheinigung in englischer Sprache mit verordneten Medikamenten bei sich führen.

9.9.4 Palliativtherapie

Das Thema einer palliativen Versorgung terminal niereninsuffizienter Patienten wird in den nächsten Jahren aus verschiedenen Gründen zunehmend in den Fokus der Behandlungsoptionen rücken. Dabei geht es um Patienten, die dem Beginn einer Nierenersatztherapie nicht zustimmen oder eine Nierenersatztherapie beenden möchten oder solche, bei denen aus medizinischen oder psychosozialen Gründen der Beginn oder die Fortführung einer Dialysebehandlung nicht möglich ist. In diesen Fällen tritt an die Stelle einer Nierenersatztherapie die Palliativversorgung.

Für deren Durchführung tragen auch Pflegende verschiedener Einrichtungen Mitverantwortung. Neben medizinischen Aspekten betrifft diese Versorgung auch seelische, soziale und spirituelle Bedürfnisse betroffener Menschen und erfordert mithin immer ein Teamwork, um Patienten dabei zu unterstützen *(Support Care)*, eine bestmögliche Lebensqualität vor dem Hintergrund der persönlichen Entscheidung und der die genannten Bereiche betreffenden Gegebenheiten zu erreichen. Die Versorgung sollte idealerweise strukturiert und sektorenübergreifend erfolgen (Krankenhaus, Hausarzt, Nephrologie, Zuhause, (spezialisierte) Pflegedienste, Heim, Hospiz). Dazu gehört es auch, dem Umgang mit besonderen Situationen (Reanimation, Hospitalisation etc.) eine auf dem Boden einer gemeinsamen Entscheidung fußende Struktur zu geben. Voraussetzung für eine fundierte Entscheidungsmöglichkeit Betroffener und ihrer Angehörigen ist auch das Gespräch über die Prognose, im konkreten Fall darüber, was passiert, wenn keine Nierenersatzbehandlung begonnen bzw. wenn diese beendet wird. Dabei wird oft angenommen, das Ableben in der Urämie träte in Form eines schmerzlosen Wegdämmerns auf. In der Tat erleiden aber über 75 % der Patienten Schmerzen. Allgemeine Schwäche, Depression, Agitation, Myoklonien, Krämpfe sowie Juckreiz und Luftnot sind weitere beeinträchtigende Symptome der letzten Lebenszeit, bei denen eine gute supportive Betreuung zumindest Linderung verschaffen kann. Eine individuelle Prognose zu den zu erwartenden Problemen und erst recht zum zeitlichen Verlauf ist sehr vage und eher spekulativ.

9.10 Nephrolithiasis

DEFINITION

Nephrolithiasis *(Urolithiasis, Nierensteinleiden, krankheit):* Konkrementbildung in den ableitenden Harnwegen, häufig verbunden mit typischen Schmerzanfällen, den **Nierenkoliken.** Betrifft ungefähr 5 % der mitteleuropäischen Bevölkerung, Männer häufiger als Frauen.

Krankheitsentstehung

Normalerweise halten sich steinfördernde und -hemmende Stoffe im Harn die Waage. Diese Balance kann durch zahlreiche Faktoren zugunsten einer Auskristallisation von Salzen im Urin umschlagen (➤ Abb. 9.20), vor allem:

- Hohe Ausscheidung steinbildender Substanzen, z. B. Kalzium, Harnsäure
- Niedrige Konzentration steinhemmender Substanzen, z. B. Zitrat
- Harnwegsinfekte
- Harnstau
- Starke Abweichungen vom normalen Urin-pH
- Geringe Trinkmenge mit daraus resultierender hoher Harnkonzentration.

Es bilden sich zunächst kleine Salzkristalle, die immer größer werden. Kalziumhaltige Steine (*Kalziumoxalat* oder *-phosphat*) sind mit ca. 80 % die häufigste Steinart, gefolgt von *Harnsäuresteinen* (ca. 10–15 %).

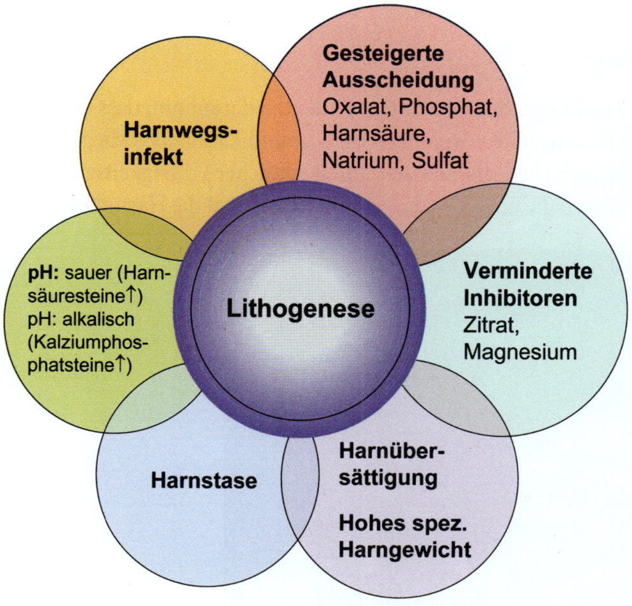

Abb. 9.20 Die Nephrolithiasis entsteht bei einem Ungleichgewicht zwischen steinbegünstigenden (lithogenen) und steinhemmenden (antilithogenen) Faktoren. Inhibitoren sind Hemmstoffe, die ein Steinwachstum verzögern bzw. vermindern. [L157]

Symptome und Untersuchungsbefund

Leitsymptom der **Nephrolithiasis** (➤ Abb. 9.21) ist die **Nierenkolik** (*akuter Steinanfall* ➤ 9.2.4) bei Einklemmung des Steines:

- Stärkste, krampfartige Schmerzen, die wellenförmig wiederkehren
- Ausstrahlung der Schmerzen bei Steinen im Nierenbecken oder oberen Ureter in den Rücken, bei Steinen im unteren Ureter in den Hoden oder die Schamlippen
- Bewegungsdrang des Patienten während der Kolik
- Dysurie, (Makro-)Hämaturie
- Häufig Übelkeit, Erbrechen oder *Subileus* (➤ 7.6.1).

Große Nierenbeckensteine *(Nierenbeckenausgussstein)* verursachen oft nur einen leichten Dauerschmerz. Dennoch kann dieser Stein viel gefährlicher sein, indem er durch ständigen Reiz auf die Nierenschleimhaut zu Entzündungen und Dauerschäden der Niere bis hin zur Schrumpfniere führt.

Die Behandlung und weitere Versorgung fällt in das urologische Fachgebiet.

Behandlungsstrategie bei der Akutbehandlung

Die medikamentöse Therapie hat zuerst einmal das Ziel, den Patienten von seinen quälenden Schmerzen zu befreien. Dies ist am besten möglich mit der Gabe von Analgetika in Kombination mit krampflösenden Arzneimitteln. Hierdurch und durch geeignete pflegerische Maßnahmen gehen 80 % der Steine ab. Bereits beim geringsten Verdacht einer Harnwegsinfektion muss eine Behandlung mit Antibiotika einsetzen, da die Gefahr der *Urosepsis* besteht.

Bleibt diese Behandlung erfolglos oder ist sie bei großen Steinen von Anfang an wenig erfolgversprechend, werden verschiedene urologische Verfahren durchgeführt.

Pflege

- Die Pflegenden weisen den Patienten darauf hin, dass er viel trinken sollte – wenn keine Kontraindikationen vorliegen, ca. 3 l täglich (inkl. abendlicher und nächtlicher Flüssigkeitszufuhr). Durch die erhöhte Urinausscheidung wird die Harnübersättigung mit steinbildenden Substanzen und damit eine erneute Konkrementbildung verhindert
- Außerdem ist dem Patienten körperliche Bewegung, z. B. Treppensteigen oder Hüpfen, zu empfehlen, da hierdurch gelegentlich ein spontaner Steinabgang gelingt
- Viele Patienten empfinden lokale Wärme als sehr angenehm. Diese Maßnahme erfordert aber ärztliche Zustimmung (kontraindiziert bei akuten Entzündungen)
- Der Urin wird auf Farbe und Menge kontrolliert und der pH-Wert mittels Teststreifen oder im Labor bestimmt. Das spezifische Gewicht sollte unter 1 012–1 015 mg/ml liegen. Darüber hinaus informieren die Pflegenden den Patienten darüber, während der Behandlung den Urin mittels Papierfilter zu sieben, um abgehende Steine oder Konkremente für eine spätere chemische Untersuchung aufzufangen. Außerdem wird in der Regel ein 24-h-Sammelurin (➤ 9.3.2) benötigt
- Regelmäßige Temperaturkontrollen dienen der Früherkennung eines Harnwegsinfekts (Gefahr der Urosepsis)
- Je nach Zusammensetzung des Steines kann eine Diät sinnvoll sein, um den Blut- und damit indirekt den Harnspiegel der steinbildenden Substanzen zu senken.

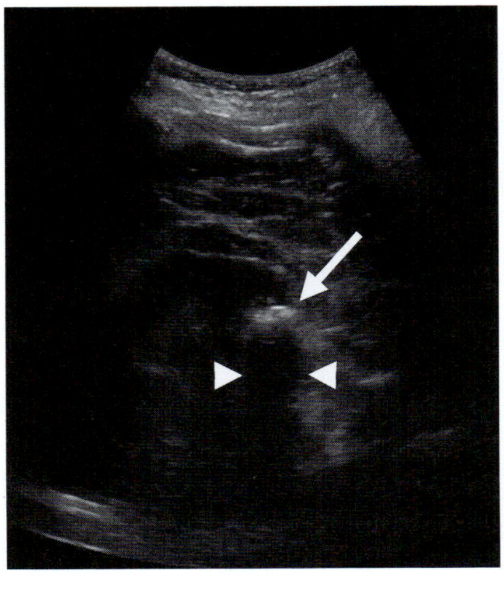

Abb. 9.21 Sonografie der linken Niere: zu sehen ist ein großer Nierenstein (Pfeil) und Schallschatten (Pfeilspitzen). [F968-001]

9.11 Nierenarterienstenose

DEFINITION

Nierenarterienstenose: Meist erworbene Verengung der Nierenschlagader. Verantwortlich für knapp 2 %, bei älteren Menschen für bis zu 10 % der Bluthochdruckerkrankungen (➤ 5.4.1). Die durch eine Nierenarterienstenose bedingte Hypertonie heißt auch **renovaskuläre Hypertonie** *(nierengefäßbedingter Bluthochdruck).*

Krankheitsentstehung

In ca. 80 % der Fälle ist die Nierenarterienverengung arteriosklerosebedingt (➤ 5.5.1). Die Patienten sind meist älter, Männer sind häufiger betroffen als Frauen. In ca. 20 % (oft jüngere Frauen) ist eine teils beidseitige **fibromuskuläre Dysplasie** (bindegewebige Fehlbildung) die Ursache. Andere Ursachen sind selten.

Die Verengung der Nierenarterie führt zu einer Minderdurchblutung der betroffenen Niere. Um die *lokale* Blutdruckerniedrigung auszugleichen, produziert die Niere mehr Renin, das über das Renin-Angiotensin-Aldosteron-System (RAAS, ➤ Abb. 5.7) zu Vasokonstriktion, Natrium- und Wasserretention und damit einem Blutdruckanstieg im *Gesamtorganismus* führt.

Symptome und Untersuchungsbefund

Die klinischen Zeichen der renovaskulären Hypertonie entsprechen im Wesentlichen denen anderer Hypertonieformen (➤ 5.4.1). Hinweise auf eine Nierenarterienstenose bei Hypertonie sind u. a. ein hoher diastolischer Blutdruckwert, Therapieresistenz, hypertensive Krisen mit Herzinsuffizienz (Lungenödem) oder Verschlechterung der Nierenfunktion. Bei ca. 40 % der Patienten ist im Oberbauch ein Stenosegeräusch zu auskultieren.

Diagnostik und Differenzialdiagnose

Eine Nierenarterienstenose wird meist im Rahmen der Bluthochdruckdiagnostik (➤ 5.4.1) aufgedeckt:

- Erster Schritt ist die Farb-Duplex-Sonografie der Nierenarterien. Allerdings ist z. B. bei adipösen Patienten nicht immer eine ausreichende Darstellung möglich
- Alternative ist eine MR-Angiografie.
- Beweisend ist die Stenosedarstellung durch eine Nierenangiografie (➤ 9.3.6, ➤ Abb. 9.5) die angezeigt ist, wenn Aufdehnung oder Operation erwogen werden. Sinnvollerweise sollte eine Aufdehnung in gleicher Sitzung möglich sein.

Behandlungsstrategie

Die Behandlung besteht in:

- Der Aufdehnung der Verengung mittels eines eingeführten Ballonkatheters (*Ballondilatation,* kurz *PTA = perkutane transluminale Katheterangioplastie*), meist mit Einlage eines Stents, um das Gefäß offen zu halten
- Selten in der operativen Beseitigung der Stenose bei Unmöglichkeit oder Erfolglosigkeit einer PTA.

Die medikamentöse Therapie der renovaskulären Hypertonie entspricht den allgemeinen Richtlinien bei Hochdruckerkrankungen.

Pflege bei Hypertonie ➤ 5.4.1

Prognose

Die Prognose der *rechtzeitig* behandelten fibromuskulären Dysplasie ist gut.

Bei einer Arteriosklerose als Ursache oder schon vorhandenen Hypertonie-Folgeschäden ist die Prognose schlechter. Auch erfolgreich aufgedehnte Verengungen neigen aufgrund des Fortschreitens der Arteriosklerose zum Rezidiv.

Prävention

Eine Primärprävention ist nur bei der arteriosklerosebedingten Nierenarterienstenose in Grenzen möglich (➤ 5.1.2). Sekundärpräventiv sind regelmäßige Blutdruckkontrollen und ein optimal eingestellter Blutdruck sowie Senkung anderer kardiovaskulärer Risikofaktoren (Cholesterin, Rauchen) hervorzuheben.

9.12 Raumfordernde Prozesse in der Niere

Mit steigendem Lebensalter werden **Nierenzysten** als sonografischer Zufallsbefund festgestellt. Sie sind rundlich, oval und unterschiedlich groß (bis zu ca. 10 cm) und werden von einer einzelnen Epithelschicht begrenzt. Ihr Inhalt ist reines Plasmafiltrat. Sie haben in der Regel keinen Krankheitswert. Sollten die sonografischen Kriterien einer unkomplizierten Nierenzyste nicht erfüllt sein, muss eine CT-Untersuchung oder eine Kontrastmittelsonografie zur Abgrenzung zystischer Tumoren erfolgen. Kompliziert werden Nierenzysten recht selten durch eine Zystenblutung oder eine Zysteninfektion. Nur daraus folgen therapeutische Konsequenzen.

Abzugrenzen von Nierenzysten sind sogenannte **Zystennieren.** Die autosomal-dominant vererbte **polyzystische Nierenerkrankung (ADPKD)** ist die häufigste erbliche Nierenerkrankung. Bei etwa der Hälfte der Betroffenen führt sie zur Dialysepflicht zwischen dem 50. und 60. Lebensjahr, denn beide Nieren sind von Zysten durchsetzt, die letztlich zur Verdrängung des gesunden Nierengewebes führen.

Komplikationen können sein:

- Zystenruptur mit Hämaturie und/oder Schmerzen
- Harnwegsinfekte, ggf. mit Zysteninfektion/Nierensteinbildung
- Niereninsuffizienz mit entsprechender Symptomatik
- Entwicklung einer arteriellen Hypertonie.

Eine gezielte Behandlung der ADPKD ist möglich mittels optimaler Blutdruckbehandlung unter Verwendung eines ACE-Hemmers oder Sartans sowie des Einhaltens einer recht hohen Trinkmenge (Zielurinvolumen ca. 3 l). Zudem steht für eine definierte Gruppe von Patienten eine gezielte medikamentöse Behandlung zur Verfügung.

Informationen zu Nierentumoren erfolgen hier nur kursorisch, da Patienten mit Nierentumoren in der Regel urologisch betreut werden.

Gutartige (solide) Nierentumoren sind eher selten. Da sie dem Patienten meist keine Beschwerden bereiten, werden sie häufig zufällig diagnostiziert, etwa bei einer Sonografie. Am häufigsten sind **Angiomyolipome,** die in der CT und sonografisch oft ein typisches Bild zeigen und meist nur kontrollbedürftig sind. Bei Zweifeln ist eine operative Tumorentfernung zur Klärung der Gut- oder Bösartigkeit angezeigt. Eine Operation ist auch bei großen **Hämangiomen** *(Blutgefäßgeschwülsten)* der Niere wegen der Blutungsgefahr notwendig.

Nierenzellkarzinom

DEFINITION

Nierenzellkarzinom *(Nierenkarzinom, Hypernephrom, Grawitz-Tumor, Adenokarzinom der Niere):* Karzinom der Niere, das durch maligne Entartung der Tubuluszellen in der Nierenrinde entsteht und ungefähr 2 % aller malignen Tumoren des Erwachsenen ausmacht. Mittleres Erkrankungsalter ca. 70 Jahre, Männer : Frauen = 2 : 1.

Krankheitsentstehung

Die Ursache des **Nierenzellkarzinoms** (➤ Abb. 9.22) ist unbekannt. Neben genetischen Faktoren werden Zusammenhänge mit narbigen Veränderungen, übermäßiger Schmerzmitteleinnahme, Chemikalien (Cadmium), Rauchen und Übergewicht diskutiert.

Symptome und Untersuchungsbefund

Die meisten Patienten haben lange keine Beschwerden. Eine schmerzlose Mikro- oder Makrohämaturie und Schmerzen im Nierenlager oder in der Flanke sind keine Früh-, sondern Spätsymptome.

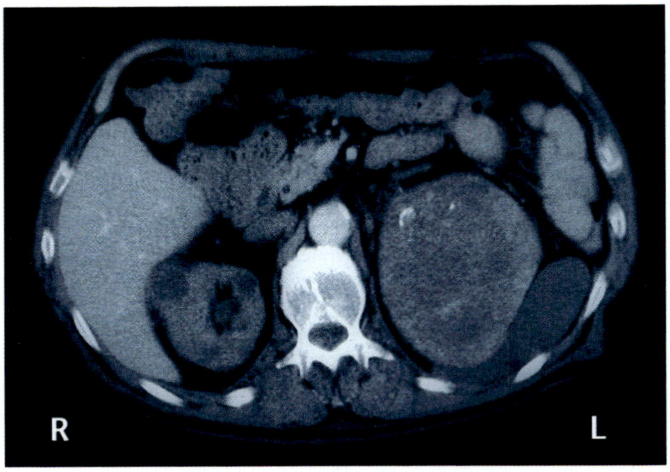

Abb. 9.22 Nierenzellkarzinom im CT. Im Bereich der linken Niere (R = rechts, L = links) findet sich ein großer Tumor, die normale Binnenstruktur der Niere ist nicht mehr erkennbar. Am seitlichen Rand der rechten Niere ist als harmloser Nebenbefund eine Nierenzyste zu sehen. [M181]

Mittlerweile werden über 60 % der Nierenzellkarzinome zufällig durch eine Sonografie aus anderem Grunde entdeckt.

Behandlungsstrategie

Nach wie vor bietet allein die **operative Therapie** Heilungschancen. Sie ist zumindest in früheren Stadien der Erkrankung die Therapie der Wahl – sei es in Form einer radikalen oder teilweisen Nierenentfernung sowohl offen chirurgisch als auch minimalinvasiv. Inzwischen gibt es adjuvante Antikörpertherapien, die die Rezidivrate senken können.

Bei Patienten mit fortgeschrittenen und/oder metastasierten Tumoren kommen zunehmend neben der chirurgischen und ggf. radiologischen auch andere systemische Therapieformen (Immuntherapie, gezielte Molekültherapie, antiangiogene Therapie) zur Anwendung.

Therapie und Nachsorge obliegen primär der Urologie/Onkologie, nur in besonderen Situationen kommt eine nephrologische Mitbetreuung in Betracht (Niereninsuffizienz bei Einzelniere, Hypertonie).

9.13 Störungen des Wasser- und Elektrolythaushalts

9.13.1 Ödeme

DEFINITION

Ödem *(Wassersucht):* Ansammlung wässriger Flüssigkeit im Gewebe, die sich durch eine schmerzlose, nicht gerötete Schwellung zeigt. Auftreten *lokalisiert* oder *generalisiert.* Die Prognose hängt von der Ursache ab. Ödeme im Bereich der Haut nennt man auch *periphere Ödeme* (lokalisiertes Hautödem, Unterschenkelödem, Lidödem, Anasarka etc.), Flüssigkeitsansammlungen im Körperinneren *(zentrale Ödeme)* werden nach ihrer Lokalisation benannt (Lungenödem, Pleuraerguss, Perikarderguss, Aszites etc.).

Krankheitsentstehung

Beim Gesunden ist das Verhältnis ausbalanciert zwischen:

- *Flüssigkeitsausstrom* aus den Kapillaren: Am arteriellen Schenkel der Kapillare sind die aus dem Gefäß gerichteten Kräfte, also der hydrostatische Druck des Blutes auf die Kapillarwände und der kolloidosmotische Druck des Interstitiums, insgesamt größer als die nach innen gerichteten Kräfte (kolloidosmotischer Druck in den Kapillaren und hydrostatischer Druck des Interstitiums). Daher tritt Flüssigkeit in das umliegende Gewebe aus *(Filtration)*
- *Flüssigkeitseinstrom* in die Kapillaren: Am venösen Schenkel überwiegen die nach innen gerichteten Kräfte, im Wesentlichen infolge des Abfalls des hydrostatischen Drucks in den Kapillaren. Daher strömt Flüssigkeit aus dem Gewebe in die Kapillaren zurück *(Reabsorption).*

Bei **Ödemen** ist dieses Verhältnis gestört. Die am arteriellen Ende ausgetretene Flüssigkeit kann nicht vollständig in die Kapillaren zurückströmen und sammelt sich als Ödem im Gewebe an.

Die häufigsten pathophysiologischen Mechanismen sind (➤ Abb. 9.23):

- Eine Erhöhung des hydrostatischen Drucks im venösen System, z. B. generalisiert bei der Herzinsuffizienz (➤ 4.5.2) oder lokal bei bzw. nach venösen Thrombosen (➤ 5.9.3)
- Eine Erniedrigung des (kolloid-)osmotischen Drucks durch Eiweißmangel (Hypoproteinämie, z. B. bei nephrotischem Syndrom ➤ 9.5.2 oder Leberzirrhose ➤ 8.4.7)
- Eine Störung des Lymphabflusses, etwa infolge von Tumoren oder nach Entzündungen oder bei Adipositas (das Lymphödem bei Adipositas ist nicht gleichbedeutend mit einem Lipödem als eigenständiger Erkrankung)
- Eine erhöhte Durchlässigkeit der Kapillarwände, z. B. bei einer Allergie oder Entzündung.

Symptome und Untersuchungsbefund

Nur größere Wasseransammlungen im Gewebe bemerkt der Patient durch:

- Gewichtszunahme
- „Dicke Beine", Schwellung im Knöchelbereich (typisch für die Herzinsuffizienz), verquollenes Gesicht
- Zunahme des Leibesumfangs („mir passt keine Hose mehr im Bund, dabei hab' ich doch so dünne Beine", typisch für Aszites bei Lebererkrankungen ➤ 8.2.2)
- Luftnot durch Ansammlung von Flüssigkeit in den Lungenbläschen oder zwischen Rippen- und Lungenfell (Pleuraerguss).

Symptome und Untersuchungsbefund werden durch die Grunderkrankung beeinflusst. So ist ein entzündlich bedingtes Ödem häufig gerötet und druckschmerzhaft.

Diagnostik und Differenzialdiagnose

Die Diagnostik dient zum einen der Einschätzung des Schweregrades, zum anderen der Ursachensuche. Basisuntersuchungen sind:

- Flüssigkeitsbilanzierung, Verlauf des Körpergewichts: Bilanz weiter positiv? Weitere Gewichtszunahme?

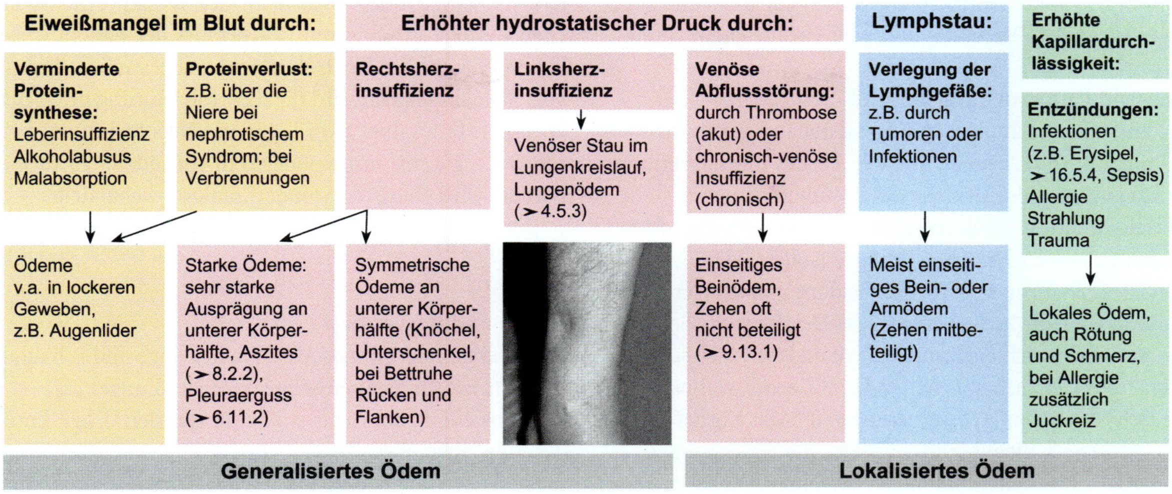

Abb. 9.23 Übersicht über die Hauptursachen einer Ödembildung. [Foto: T127, Schema: A400]

- Blutuntersuchung: Blutbild, Elektrolyte, Kreatinin, Gesamteiweiß und Eiweißelektrophorese (Nierenschädigung, Elektrolytstörung?)
- Urinuntersuchung: Urinstatus, Eiweiß im 24-h-Urin (nephrotisches Syndrom?)
- Röntgenaufnahme des Thorax: Pleuraerguss, Herzgröße, Lungenödem?
- Abdomensonografie: Aszites, Leberzirrhose?
- Echokardiografie: Perikarderguss, Herzleistung?

Die weiteren Untersuchungen hängen von der Verdachtsdiagnose ab.

Behandlungsstrategie und Pflege

Ausgeprägte Ödeme (➤ Abb. 9.24) müssen durch Gabe von *Diuretika* (➤ Pharma-Info 9.1) ausgeschwemmt werden. Bei sehr niedrigem Albumingehalt des Blutes können – je nach Ursache des Eiweißmangels – Albumininfusionen sinnvoll sein.

Begleitend wird, wenn irgend möglich, die Ursache der Ödembildung (z. B. eine Herzinsuffizienz) behandelt, da die Ödeme sonst schnell wieder „nachlaufen".

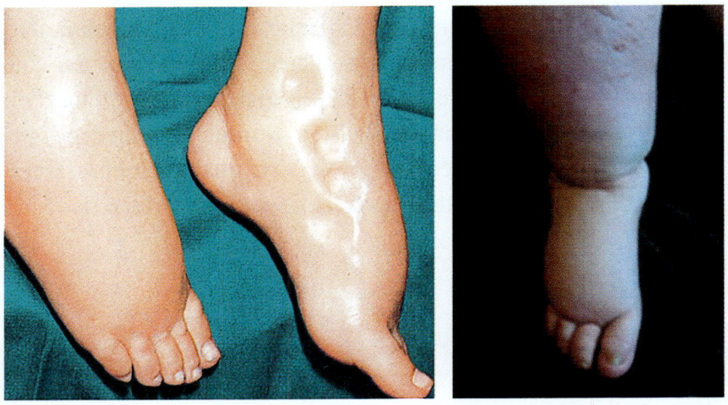

Abb. 9.24 Ödembildung im Bereich der Unterschenkel. Links: eindrückbare Ödeme unter Aussparung der Zehen bei nephrotischem Syndrom; rechts: derbes Lymphödem mit Kastenzehen und Papillomatose am Unterschenkel. [G476]

Pflegerisch sind eine sorgfältige Thromboseprophylaxe durch die erhöhte Thrombosegefahr (oft Low-dose-Heparinisierung), eine salzarme Kost und eine Trinkmengenbeschränkung nach Arztanordnung zu beachten.

Auch physikalisch therapeutische Maßnahmen (Kompressionstherapie, Lymphdrainage, Pleurapunktion, Aszitespunktion) können bei manchen Ödemformen sinnvoll sein.

9.13.2 Störungen des Wasser- und Natriumhaushalts

Dehydratation

DEFINITION

Dehydratation *(Hypohydratation):* Verminderung des Körperwassers. Betrifft zunächst den Extrazellulärraum, je nach begleitender Na^+-Konzentration und Osmolalität unterschiedliche Volumenveränderungen von Intravasal-, interstitiellem und intrazellulärem Raum.
Hypovolämie: Reine Verminderung des Intravasalvolumens. Leitsymptome Tachykardie und niedriger Blutdruck.

Krankheitsentstehung

Eine Dehydratation geht zurück auf:

- Verminderte Flüssigkeitsaufnahme: z. B. bei gestörtem Durstempfinden (häufig bei alten Menschen), beeinträchtigter Mobilität (der Gang zur Toilette wird gescheut) oder Angst vor Einnässen bei Inkontinenz
- Flüssigkeitsverluste: z. B. durch Erbrechen, Durchfall, Schwitzen, Fieber, Verbrennungen oder erhöhte Urinausscheidung (etwa bei Diabetes mellitus, Diuretikabehandlung) oder durch Drainagen oder Blutungen oder auch „innere Verluste" (z. B. Aszites, nach Knochenbrüchen).

Alte Menschen sind aus mehreren Gründen besonders dehydratationsgefährdet: nachlassendes Durstgefühl, Probleme beim Trinken, vermindertes Körperwasser (durch weniger Muskel- und mehr

Fettgewebe), verminderte Fähigkeit der Nieren zur Urinkonzentration bei Wassermangel, Diuretika- und/oder Laxanzieneinnahme.

Symptome und Untersuchungsbefund

Symptome und Untersuchungsbefund sind abhängig vom Ausmaß der Dehydratation, vom Ausmaß und der Art des Blutsalzverlustes und natürlich auch von der Ursache des Volumenmangels:

- **Leichte Dehydratation** (Wasserverlust 3–5 % des Körpergewichts): Durst (kann bei älteren Menschen gering sein oder fehlen), Schleimhäute leicht trocken, evtl. Ausscheidung von weniger und konzentrierterem Urin, leichter Anstieg der Herzfrequenz, Schwindel beim Aufstehen, leichtere Ermüdbarkeit und evtl. auch schon Muskelkrämpfe oder auch nur ein messbarer Gewichtsverlust
- **Mäßige Dehydratation** (Wasserverlust 6–8 % des Körpergewichts): Trockene Schleimhäute, verminderter Spannungszustand der Haut (Hautfaltenbildung an der Oberschenkelinnenseite oder über dem Brustbein, bei alten Menschen wegen nachlassenden Hautturgors auch ohne Dehydratation möglich), Oligurie, deutlicher Anstieg der Herzfrequenz, Schwäche, Schwindel mit erhöhter Sturzneigung, Konzentrationsstörungen, Obstipation, Blutdruck niedrig-normal
- **Schwere Dehydratation** (Wasserverlust ≥ 9 % des Körpergewichts): Anurie, schneller, fadenförmiger Puls, eindeutig zu niedriger Blutdruck, evtl. Verwirrtheit, Bewusstseinstrübung.

Symptome der Elektrolytstörungen können vielfältig sein. Hierzu zählen beispielsweise eine Muskelschwäche (Kalium), vermehrte oder verminderte Diurese und verändertes Durstempfinden (Kalium), schnelles, vertieftes Atmen (Übersäuerung – Azidose), Verwirrtheit, Übererregbarkeit (Gegenteil der Übersäuerung – Alkalose), Lethargie, Verwirrtheit, Krämpfe und Koma (Natrium)

Patientenbeobachtung

Als **Faustregel** kann gelten, dass dem Patienten beim Auftreten starken Durstgefühls ca. 2 l Flüssigkeit und bei den ersten Kreislaufsymptomen bereits ca. 4 l Flüssigkeit fehlen.

Diagnostik und Differenzialdiagnose

Die Diagnose wird vor allem durch das klinische Bild, ergänz durch Blutuntersuchung (Blutbild, Kreatinin, Harnstoff Elektrolyte) und Urinuntersuchung (Natrium, Osmolarität, spezifisches Gewicht) gestellt. Dabei kann man je nach Serum-Natrium-Gehalt eine **hypotone, isotone** und **hypertone Dehydratation** finden. Meist beweist ein niedriges Urinnatrium (mit Ausnahmen) einen ausgeprägten Flüssigkeitsmangel. Wichtige Ausnahmen dabei sind: dekompensierte Herzinsuffizienz (niedriges Blutvolumen bedingt durch eine geringe Auswurfleistung des Herzens, aber viel Flüssigkeit im Gewebe), Leberzirrhose mit Aszites (Gefäße sind leer, aber viel Flüssigkeit im Bauchraum) oder ein nephrotisches Syndrom (Gefäße sind leer, viel Flüssigkeit im Gewebe) oder auch die Einnahme entwässernder Medikamente.

Behandlungsstrategie

Die Behandlung richtet sich neben dem klinischen Befund und den Laborbefunden wesentlich auch nach der zugrunde liegenden Problematik. In leichten Fällen kann der Wasserverlust oral ausgeglichen werden, in schweren Fällen muss der Patient Infusionen erhalten, die auf die Elektrolytstörung abgestimmt sind. Abgesehen von Ausnahmefällen wird die Elektrolytstörung möglichst langsam korrigiert (etwa über zwei Tage), um Nebenwirkungen eines zu raschen Ausgleichs, insbesondere ein Hirnödem, zu vermeiden. Außerdem wird eine evtl. Grunderkrankung behandelt.

Die Prognose hängt von Ursache und Schweregrad der Störung ab.

Pflege und Prävention

- Inspektion der Mundschleimhaut: Zunge und Schleimhaut trocken? Fehlender Speichelsee unter der Zunge? [12]
- Beobachtung des Urins (stark konzentriert?), ggf. Entnahme von Urinproben, Führen einer Flüssigkeitsbilanz. Bei starkem Schwitzen und Durchfällen ist der Flüssigkeitsbedarf erhöht
- Ausgleich eines Flüssigkeitsdefizits durch ausreichendes Trinken, ggf. durch Infusionen nach Arztanordnung. Für den gesunden älteren Menschen empfiehlt die Deutsche Gesellschaft für Ernährung die Aufnahme von 1,5 l Flüssigkeit durch Getränke, 0,75 l über die Nahrung. Die Pflegenden bieten dem Patienten immer wieder seine Lieblingsgetränke an und animieren ihn zum Trinken. Es sollte immer ein gefülltes Gefäß in Reichweite stehen. Gefäße verwenden, mit denen der Patient gut umgehen kann (ggf. Hilfsmittel benutzen), dabei nicht zu voll einschenken
- Anbieten v. a. salzhaltiger Getränke bei isotoner und hypotoner Dehydratation (ca. 10 g NaCl auf 2–3 l Flüssigkeit, „Maggisuppe“), bei hypertoner Dehydratation (Natriumüberschuss) dagegen Wasser oder Tee
- Bestellung von Speisen mit hohem Flüssigkeitsanteil (z. B. Kompott, Suppe, Brei), wenn das Trinken schwerfällt (z. B. bei älteren Patienten). Anbieten von wasserreichem Gemüse (Gurken, Melonen, Tomaten)
- Gleichzeitig achten Pflegende bei den häufig älteren Patienten darauf, ob durch die erhöhte Flüssigkeitszufuhr eine bis dahin gerade noch kompensierte Herzinsuffizienz entgleist (➤ 4.5.2). Bei Patienten mit Begleiterkrankungen Flüssigkeitszufuhr generell nach Arztanordnung.

Diese Maßnahmen sind auch zur **Dehydratationsprophylaxe** geeignet, die angesichts der zunehmenden Zahl älterer Menschen einen immer höheren Stellenwert erlangt. Bei Wärme treten zusätzliche Maßnahmen hinzu – ein beträchtlicher Teil der „Hitzetodesfälle“ alter Menschen während sommerlicher Hitzewellen ist auf eine Dehydratation zurückzuführen. Da sich „Jahrhundertsommer“ in Zukunft wahrscheinlich häufen werden, wurden verschiedene Hitzewarnstufen mit entsprechenden Vorsichtsmaßnahmen erarbeitet, z. B. Sorgen für Schatten durch Jalousien, Überprüfen der Kleidung.

Hyperhydratation

DEFINITION

Hyperhydratation: Vermehrung des Körperwassers. Je nach begleitender Na^+-Konzentration und Osmolalität unterschiedliche Volumenveränderungen von Intravasal-, interstitiellem und intrazellulärem Raum.

9

Krankheitsentstehung

Häufige Ursachen der **Hyperhydratation** sind Herzinsuffizienz (➤ 4.5), Nierenversagen (➤ 9.7, ➤ 9.8), nephrotisches Syndrom (➤ 9.5.2) oder Leberzirrhose (➤ 8.4.7). *Iatrogen* (d.h. vom Arzt verursacht) ist die Hyperhydratation durch „Überinfusion" oder Langzeitkortikoidbehandlung.

Symptome und Untersuchungsbefund

Leitsymptome der Hyperhydratation sind Gewichtszunahme und Ödeme (➤ 9.13.1). Die Patienten fühlen sich oft abgeschlagen und haben Herzklopfen sowie Luftnot, die sich beim flachen Liegen verstärkt. Ihre Haut ist prall-glänzend und die Halsvenen sind gestaut. Bei Druck auf die Haut entsteht eine Vertiefung, die sich nur langsam wieder zurückbildet. Auch wenn die Hyperhydratation nicht durch eine Herzinsuffizienz bedingt ist, kann ein vorgeschädigtes Herz durch die übermäßige Volumenzufuhr dekompensieren (Symptome der Herzinsuffizienz ➤ 4.5). Insbesondere bei begleitenden Störungen der Serumosmolarität bestehen ZNS-Symptome, beispielsweise Verwirrtheit, Bewusstseinsstörungen oder Krampfanfälle.

Diagnostik und Differenzialdiagnose

Die Laboruntersuchungen entsprechen denen bei einer Dehydratation. Je nach der Serumnatriumkonzentration werden unterschieden:

- Die **hypotone Hyperhydratation** (Na^+ erniedrigt)
- Die **isotone Hyperhydratation** (Na^+ normal)
- Die **hypertone Hyperhydratation** (Na^+ erhöht).

Behandlungsstrategie

Neben der Behandlung der Grunderkrankung ist eine Einschränkung der Flüssigkeitszufuhr, oft auch der Salzaufnahme mit der Nahrung, erforderlich. Reicht dies allein nicht aus, werden Diuretika (➤ Pharma-Info 9.1) gegeben. In schwersten Fällen muss das überschüssige Wasser durch Dialyse oder Hämofiltration (➤ 9.9.1) entfernt werden. Die Prognose hängt von Ursache und Schweregrad der Störung ab.

Pflege bei Hyperhydratation

Neben Flüssigkeitsbilanzierung und Gewichtskontrollen steht für die Pflegenden die Beachtung der diätetischen Vorschriften sowie der Trinkmengenbeschränkung im Vordergrund. Die Ödeme werden beobachtet (z. B. durch Umfangsmessungen).

9.13.3 Störungen des Kaliumhaushalts

Hypokaliämie

DEFINITION

Hypokaliämie: Unter den Normbereich von 3,5–4,8 mmol/l verminderte Kaliumkonzentration des Blutes.

Kalium (K^+) ist das Haupt-Kation in der Zelle. Es spielt unter anderem eine wichtige Rolle bei der Erregungsübertragung im Nervensystem und am Herzen.

Krankheitsentstehung

Eine **Hypokaliämie** kann bedingt sein durch:

- Kaliumverlust. Ursache ist meist die Einnahme von Diuretika (➤ Pharma-Info 9.1) oder Abführmitteln (*Laxanzien* ➤ Pharma-Info 7.1). Auch Erbrechen, Durchfälle oder bestimmte Hormonstörungen (z. B. Hyperaldosteronismus ➤ 10.6.1) können starke Kaliumverluste hervorrufen. Auch eine Dialysebehandlung, vor allem eine Peritonealdialysetherapie können zu deutlichen Kaliumverlusten führen
- Zu geringe Kaliumaufnahme mit der Nahrung (sehr selten)
- Kaliumumverteilung (Verlagerung von Kalium in die Zelle) vor allem bei Störungen des Säure-Basen Haushalts und zwar bei Alkalose. Eine deutlich vermehrte Blutbildung (z. B. bei Therapie einer Anämie mit Vitamin B_{12}/Erythropoetin) und eine Hypothermie (Unterkühlung) sind mögliche Ursachen für eine Hypokalämie durch Umverteilung.

Symptome, Befund und Diagnostik

Klinisch zeigt sich eine Hypokaliämie meist erst bei Werten unter 2,5 mmol/l durch Muskelschwäche an Skelettmuskulatur (Muskelkrampf) und Darm (Verstärkung einer möglichen Obstipation) sowie Herzrhythmusstörungen bis hin zum lebensbedrohlichen Kammerflimmern. Manchmal zeigen sich auch charakteristische EKG Veränderungen, die zur Verdachtsdiagnose einer Hypokaliämie führen.

Die Diagnose wird durch die Bestimmung des Kaliumspiegels im Blut (immer mit gleichzeitiger Blutgasanalyse, da die Kaliumkonzentration im Blut pH-abhängig ist) und ein EKG (➤ Abb. 9.25) gestellt.

Oft ist die Ursache der Hypokaliämie anamnestisch eruierbar. Manchmal aber gestaltet sich die Ursachensuche schwieriger.

Behandlungsstrategie und Pflege

In der Regel reicht der Verzehr kaliumreicher Nahrungsmittel (z. B. Bananen, grünes Gemüse, Trockenobst ➤ 9.1.5) zum Ausgleicht einer Hypokaliämie bei weitem nicht aus, bei geringem und nicht bedrohlichen Kaliumdefizit ist meist eine orale Gabe von Kaliumpräparaten indiziert. Diese sollten in Flüssigkeit gelöst genommen werden (Brausetabletten), da sie die Schleimhäute des Magen-Darm-Trakts angreifen. Je nach Ursache macht auch die Verwendung von Kalium-sparenden Diuretika (z. B. Amilorid, Spironolacton) Sinn.

Nur in schweren Fällen wird Kalium *langsam* i. v. gegeben (max. 10–20 mmol/h über Infusionspumpe, weil sonst lebensbedrohliche Herzrhythmusstörungen drohen, ggf. Monitoring). Oft ist dabei eine intensivmedizinische Überwachung notwendig.

VORSICHT

Kalium schädigt die Venenwände

Da Kalium die Venenwand reizt, sollte nicht mehr als 10 mmol/h über eine periphere Vene infundiert werden. Konzentrationen über 40 mmol/l sollten nur über einen ZVK infundiert werden.

9

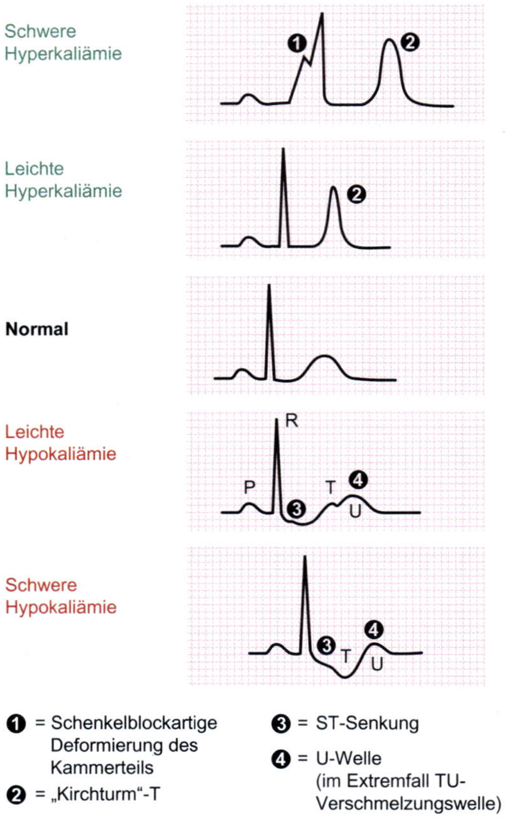

Abb. 9.25 Veränderung des EKGs bei zunehmend hoher (oben) und niedriger (unten) Kaliumkonzentration im Blut. Sowohl extreme Hyper- als auch Hypokaliämie führen unbehandelt rasch zum Tod. [A400]

Hyperkaliämie

DEFINITION

Hyperkaliämie: Über den Normbereich von 3,5–4,8 mmol/l erhöhte Kaliumkonzentration des Blutes.

Krankheitsentstehung

Auch bei der **Hyperkaliämie** sind drei Ursachenkomplexe zu unterscheiden:

- Verminderte Kaliumausscheidung durch die Nieren: durch verminderte Freisetzung des Hormons Aldosteron (ACE-Hemmer, Sartane, NSAR, Heparin, Aldosteronmangel); durch eine verminderte Aldosteronwirkung (kaliumsparende Diuretika, Aldosteronantagonisten); durch vermindertes Natrium- und Wasserangebot in der Niere (Volumenmangel, Exsikkose); durch akutes oder chronisches Nierenversagen
- Kaliumumverteilung (Verlagerung von Kalium aus den Zellen hinaus) durch Azidose, massiven Zelluntergang (große Weichteilverletzungen, nach Zytostase bei Tumorlyse, nach Bestrahlung, Unterkühlung u. a.), bestimmte Medikamente (einige Immunsuppressiva, Digitalis), nach Bluttransfusionen
- Beim Nierengesunden ist eine vermehrte Kaliumaufnahme ohne Belang, da Kaliumüberschüsse problemlos über die Nieren ausgeschieden werden, bei akutem und vor allem chronischem Nierenversagen spielt sie eine wichtige Rolle.

Besonders gefahrenträchtig ist das Zusammentreffen mehrerer Risikofaktoren (Tumortherapie bei einem Dialysepatienten).

Symptome, Befund und Diagnostik

Die Symptome der Hyperkaliämie ähneln denen der Hypokaliämie: Muskelschwäche bis zu Lähmungen, die meist in den Beinen beginnen, Herzrhythmusstörungen bis zum Herzstillstand und spezifische EKG Veränderungen. Sie treten entweder dann auf, wenn der Kaliumanstieg recht rasch erfolgt, sonst meist erst bei Kaliumspiegeln über 7,0 mmol/l.

Die Diagnose wird durch EKG (➤ Abb. 9.25) und Blutuntersuchung und vor allem eine sorgfältige Anamnese gesichert. Bei unklarer Ursache sind weitergehende Untersuchungen indiziert.

Falsch hohes Blutkalium (Pseudohyperkaliämie)

Einige Faktoren bei der Blutentnahme können einen hohen Kaliumspiegel vortäuschen:

- Mechanisches Trauma bei der Blutentnahme durch Zerstörung von Erythrozyten („Stochern" zu dünne Nadel, Gewebsquetschung bei Kapillarblutentnahme etc.)
- Zu langes und intensives Stauen kann ebenfalls zu Kaliumaustritt aus Zellen führen
- Intensiver Faustschluss kann durch Kaliumaustritt aus den Muskelzellen deutlich ansteigen lassen
- Zu lange Lagerung der Blutprobe ohne abzuseren.

Behandlungsstrategie

Bei der Hyperkaliämie ist es wichtig, die Dringlichkeit der Behandlung abzuschätzen, die von der Symptomatik, dem Schweregrad und der Ursache der Hyperkäliämie abhängt.

NOTFALL

Hyperkaliämischer Notfall

Muskelschwäche oder Lähmungen, Herzrhythmusstörungen und oder Reizleitungsstörungen, Kalium über 7 mmol/l. Schwere Hyperkaliämie über 6,5 mmol/l mit Gewebsverletzung. Moderate Hyperkaliämie über 5,5 mmol/l mit anhaltendem Gewebsuntergang (schweres Trauma etc.).

Notfallpatienten brauchen unter intensivmedizinischer Überwachung intravenös Kalzium zur Stabilisierung der Symptome; intravenös Insulin, um Kalium in die Zellen zu verlagern; intravenöse Diuretika und Kationenaustauscher im Magen-Darm-Trakt um Kalium auszuscheiden bzw. die Aufnahme zu verhindern und ggf. eine Hämodialysebehandlung. In leichten Fällen reichen das Absetzen ursächlicher Arzneimittel und der Verzicht auf kaliumreiche Lebensmittel (z. B. Obst, Gemüse, Säfte).

Ansonsten werden kaliumbindende Medikamente in ausreichend Flüssigkeit gegeben und ggf. Schleifendiuretika verordnet.

Wichtig ist mittelfristig dabei nach Klärung der Genese einer Hyperkaliämie eine gezielte Prophylaxe. Hierzu zählt bei niereninsuffizienten Patienten eine strukturierte Ernährungsberatung, Vermeidung entsprechender Medikamente, Gabe von kaliumsenkenden Medikamenten, Intensivierung der Dialysebehandlung.

9.13.4 Störungen des Kalziumhaushalts

Hypokalzämie

DEFINITION

Hypokalzämie: Unter den Normbereich von 2,1–2,6 mmol/l (1,16 1,31, mmol/l ionisiert) erniedrigte Kalziumkonzentration des Blutes.

Kalzium (Ca^{2+}) ist am Aufbau von Knochen und Zähnen beteiligt und wichtig für die Erregungsübertragung von den Nerven auf die Muskeln sowie die Muskelkontraktion. Reguliert wird der Kalziumhaushalt durch Vitamin-D-Hormon, Parathormon und Kalzitonin.

Krankheitsentstehung

Eine **Hypokalzämie** hat ihre Ursache am häufigsten in hormonellen Störungen (Vitamin-D-Stoffwechselstörungen ➢ 10.5.3, ➢ 10.8.3 oder Parathormon ➢ 10.5.2), seltener bedingt durch andere Erkrankungen oder Medikamente. Hauptsteuerungshormon des Kalziumstoffwechsels ist Parathormon (PTH), es Steuert die Kalziumausscheidung aus den Nieren, erhöht die intestinale Kalziumaufnahme und die Knochenfreisetzung. Es wird eine Hypokalzämie mit hohem oder niedrigem PTH unterschieden:

- Niedriges PTH: nach Operationen (Schilddrüse, Nebenschilddrüse), Bestrahlung, autoimmuner PTH Mangel und andere seltene Ursachen
- Hohes PTH: Vitamin-D-Mangel (z. B. bei terminaler Niereninsuffizienz), Hyperphosphatämie, osteoblastische Metastasen und andere seltenere Ursachen (Sepsis, Magnesiummangel, Massentransfusionen)
- Eine medikamentöse Hypokalzämie tritt auf unter Behandlung mit Bisphosphonaten (z. B. Osteoporose) oder Cinacalcet und einigen Chemotherapeutika.

Ein „falsch" niedriger Kalziumwert tritt bei Hypoalbuminämie, z. B. im Rahmen eines nephrotischen Syndroms, auf. Da Kalzium im Plasma zu großen Teilen an Protein gebunden ist, nimmt seine Konzentration im Blut bei Eiweißmangel entsprechend ab. Ist so eine Änderung bekannt, muss das ungebundene, ionisierte Kalzium berechnet oder bestimmt werden.

Symptome, Befund und Diagnostik

Die **akute Hypokalzämie** führt zu einer gesteigerten neuromuskulären Erregbarkeit (gesteigerte Erregbarkeit von Nerven und Muskeln) mit Kribbeln der Haut (meist um den Mund) und tetanischen Krämpfen der Muskulatur (typische „Pfötchenstellung" der Hände, Spitzfußstellung der Füße) bis hin zu fokalen oder auch generalisierten Krampfanfällen. Manchmal sind die Symptome aber auch sehr unspezifisch wie Müdigkeit, Ängstlichkeit oder Depressivität bis hin zu psychotischen Zuständen. Die typische Tetanie tritt meist frühestens bei Kalziumwerten unterhalb von 1,1 mmol/l auf.

Die Schlagkraft des Herzens (Hypotonie) kann abnehmen und im EKG zeigen sich ggf. Veränderungen. Manchmal kommt es am Auge zu einem Papillenödem.

Abgegrenzt werden muss das **Hyperventilationssyndrom** (➢ 6.2.3), bei dem kein eigentlicher Kalziummangel, sondern ein Mangel an *ionisiertem* Kalzium im Blut vorliegt, der durch eine Alkalose infolge übersteigerter Atmung entstanden ist (➢ 9.14.2).

Chronischer Kalziummangel zeigt sich durch trophische Hautstörungen (trockene, rissige Haut), Haarausfall, Querrillen an den Nägeln sowie Knochenveränderungen. Typisch beim Erwachsenen ist die **Osteomalazie,** bei der die Knochengrundsubstanz zu wenig Mineralstoffe enthält. Dadurch wird der Knochen weich und biegsam, es kommt zu krankhaften Knochenverkrümmungen besonders der statisch belasteten Knochen, zu Gangstörungen und Schmerzen, v. a. im Brustkorb-, Wirbelsäulen- und Beckenbereich.

Blutuntersuchungen sichern die Verdachtsdiagnose und sind zur Ursachenklärung erforderlich (Kalzium, ionisiertes Kalzium, Albumin, PTH, Magnesium u. a.).

Behandlungsstrategie

Bei der akuten Hypokalzämie wird Kalzium *langsam* intravenös gegeben zumindest wenn Symptome vorliegen (Tetanie, EKG-Veränderungen).

Bei der chronischen Hypokalzämie wird Kalzium oral gegeben (Kalziumkarbonat oder -zitrat) wenn dies möglich ist. Evtl. wird Vitamin D ergänzt, manchmal ist auch ein Magnesiumersatz erforderlich. Zusätzlich wird wenn möglich die Ursache beseitigt.

Hyperkalzämie

DEFINITION

Hyperkalzämie: Über den Normbereich von 2,1–2,6 mmol/l erhöhte Kalziumkonzentration des Blutes.

Krankheitsentstehung

Eine **Hyperkalzämie** ist in 80–90 % durch maligne Tumoren (in der Regel durch Knochenmetastasen) oder Nebenschilddrüsenüberfunktion (➢ 10.5.1) bedingt. Letztere kann durch ein Nebenschilddrüsenadenom verursacht sein oder viel häufiger bei niereninsuffizienten Patienten als sogenannter renaler Hyperparathyreoidismus auftreten. Seltener sind z. B. Vitamin-D-Vergiftung, die Einnahme von Thiaziddiuretika oder Lithium oder eine Sarkoidose (➢ 6.7.1) (Vitamin D-Wirkung) ursächlich. Grund für die erhöhten Kalziumspiegel ist fast immer eine vermehrte Freisetzung aus den Knochen oder seltener eine verminderte Ausscheidung über die Nieren.

Symptome, Befund und Diagnostik

Oft wird ein erhöhter Blutkalziumspiegel nur zufällig diagnostiziert.

Symptomatische Patienten haben (meist Kalziumspiegel über 3 mmol/l):

- (Muskel-)Schwäche, Müdigkeit, Depressivität
- Magen-Darm-Beschwerden (Appetitlosigkeit, Übelkeit, Erbrechen, Verstopfung), Magen- oder Zwölffingerdarmgeschwüre
- Herzrhythmusstörungen, EKG Veränderungen
- Polyurie mit verstärktem Durst und bei nicht ausreichender Flüssigkeitszufuhr Dehydratation, Nierensteine (bei chronischer Hyperkalzämie), Nierenversagen
- Knochenschmerzen.

In ausgeprägten Fällen (meist über 3,5 mmol/l) Bewusstseinsstörungen bis zu Verwirrtheit und Koma.

NOTFALL

Hyperkalzämische Krise

Akut lebensbedrohlich ist die **hyperkalzämische Krise** (Serumkalzium meist über 3,0–3,75 mmol/l) mit massiver Polyurie und Polydipsie, Übelkeit, Erbrechen, Exsikkose, Fieber, Bewusstseinsstörungen bis zum Koma und Herzrhythmusstörungen.

Behandlungsstrategie

Die Behandlung besteht prinzipiell in ausreichender Flüssigkeitszufuhr und bei milden Formen (< 3 mmol/l) in der Vermeidung von erkennbaren Ursachen wie einer Thiazid- oder Lithiumtherapie oder der Beendigung einer Behandlung mit Ca-haltigen Medikamenten oder einer sehr kalziumhaltigen Ernährung und, wenn möglich, in Mobilisierung bei bettlägerigen Patienten.

Bei höheren Werten (> 3,5 mmol/l) oder symptomatischen Patienten ist eine Zufuhr von isotoner Kochsalzlösung erforderlich sowie zur raschen Absenkung des Kalziumspiegels die subkutane Gabe von Calcitonin (rasche, aber kurze Wirkung bis 28 Stunden). Gleichzeitig sollten Bisphosphonate (vor allem bei Tumormetastasen) gegeben werden, deren Wirkung aber erst nach ca. 48 h eintritt. Außer bei gleichzeitiger kardialer Problematik sollte kein Einsatz von Schleifendiuretika mit Volumengabe (forcierte Diurese) erfolgen wegen der damit verbundenen anderweitigen Elektrolytverschiebungen. In seltenen Fällen (< 4,5 mmol/l, schwere neurologische Symptome) muss eine Hämodialysebehandlung zur Behandlung einer Hyperkalzämie durchgeführt werden.

Bei Vitamin-D-Exzess (alimentär, Sarkoidose) können Glukocortikoide Verwendung finden.

9.13.5 Störungen des Magnesiumhaushalts

DEFINITION

Hypomagnesiämie: Blutmagnesiumspiegel < 0,7 mmol/l. Oft besteht gleichzeitig eine Hypokalzämie.

9

Ursache einer **Hypomagnesiämie,** die immerhin bei über 10 % der hospitalisierten Patienten vorkommt, sind entweder gastrointestinale (Durchfall) oder renale (Diuretika, Alkoholabusus mit tubulären Verlusten) Magnesiumverluste. Seltener spielen andere Faktoren eine Rolle (Pankreatitis, Mangelernährung, Einnahme von Protonenpumpenblockern über 1 Jahr).

Da oft andere Elektrolytstörungen mit einem Magnesiummangel einhergehen, ist die Symptomatik oft nicht eindeutig zuzuordnen. Im Wesentlichen kommt es neuromuskulär zu einer muskulären Übererregbarkeit (Tremor, Krämpfe) bis aber auch hin zu Schwäche und Apathie oder Koma. Kardiovaskulär können neben EKG Veränderungen bei einem schweren Mangel Herzrhythmusstörungen auftreten. Die Diagnose wird durch eine Blutuntersuchung gestellt, eine Hypokalzämie (s. u.) oder Hypokaliämie (s. o.) können hinweisend für eine begleitende Hypomagnesiämie sein. Eine Untersuchung der 24h Ausscheidung von Magnesium im Urin kann differentialdiagnostisch helfen.

Als Behandlung reicht eine Medikation mit Magnesiumsalzen (z. B. Magnesium Verla®) aus. In schweren Fällen ist eine langsame intravenöse Magnesiumgabe unter ständiger Beobachtung des Patienten erforderlich (Vorsicht bei Nierenfunktionseinschränkung). Entscheidend ist aber immer auch der Einfluss auf die zugrundeliegende Problematik oder Ursache, wenn dies möglich ist.

DEFINITION

Hypermagnesiämie: Blutmagnesiumspiegel > 1,5 mmol/l.

Ursache einer Hypermagnesiämie kann nur eine eingeschränkte Nierenfunktion (Spiegel dabei bei 1–1,5 mmol/l) oder die Gabe recht großer Mengen Magnesium sein. Eine Magnesiumüberladung ist sehr selten, allenfalls bei gleichzeitiger Niereninsuffizienz z. B. bei Einläufen mit Mg-haltigen Substanzen.

Symptome treten meist erst bei Spiegeln über 2 mmol/l auf. Zunächst Übelkeit, Kopfschmerzen, Benommenheit und evtl. verminderte Reflexe, im weiteren Verlauf dann Somnolenz, Hypotonie und Bradykardie, bei sehr hohen Spiegeln (über 5 mmol/l) schließlich Paralyse, Atemstillstand und Herzstillstand als ultimative Komplikationen.

Patienten mit eingeschränkter Nierenfunktion oder Nierenversagen sollten entweder kein Magnesium erhalten oder unter entsprechendem Monitoring. Die Gabe von Diuretika, evtl. mit magnesiumfreien Infusionen als forcierte Diurese kombiniert, kann den Magnesiumspiegel senken. Eine Hämodialyse ist Ultima ratio bei schwerer, bedrohlicher Hypermagnesiämie.

9.14 Störungen des Säure-Basen-Haushalts

9.14.1 Azidose

DEFINITION

Azidose: Absinken des arteriellen Blut-pH-Wertes unter 7,36. Je nach Ursache Unterscheidung zwischen **metabolischer** und **respiratorischer** sowie **gemischter Azidose** (➤ Abb. 9.26).

Metabolische Azidose

Krankheitsentstehung

Die Ursache einer **metabolischen Azidose** geht auf den Stoffwechsel zurück und besteht:

- In einem vermehrten Anfall von sauren Stoffwechselprodukten, z. B. bei der **Ketoazidose** (diabetisches Koma mit erhöhter Produktion von Ketonkörpern ist häufigste Ursache), bei der **Laktatazidose** durch Laktatanfall (etwa infolge einer Gewebehypoxie vor allem des Darms, Sepsis) oder bei bestimmten Vergiftungen
- In einer verminderten H^+-Ausscheidung über die Nieren (vor allem bei Nierenversagen)
- Im Verlust von (basischem) Bikarbonat (z. B. bei Durchfall, Erbrechen).

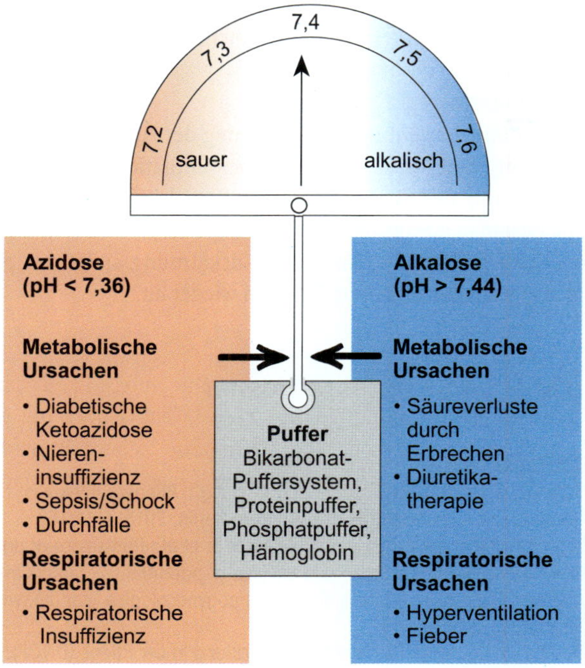

Abb. 9.26 Häufige Ursachen von Azidosen und Alkalosen: Die Puffersysteme im Körper halten den pH-Wert in einem engen Rahmen konstant. Durch Überlastung der Systeme kann es zu Azidosen oder Alkalosen kommen. [A400]

Symptome, Befund und Diagnostik

Hauptsymptom einer metabolischen Azidose ist eine vertiefte, in fortgeschrittenen Stadien auch beschleunigte Atmung, da der Körper versucht, die Azidose durch vermehrtes Abatmen von Kohlensäure in Form des gasförmigen CO_2 auszugleichen. Evtl. erlaubt der Atemgeruch bereits Rückschlüsse auf die Ursache der Azidose (obstartiger Geruch der Ausatemluft beim diabetischen Koma). Bei schwerer Azidose treten eine Herzinsuffizienz (➤ 4.5), ein Blutdruckabfall, psychische Veränderungen (z. B. Verwirrtheit) und Bewusstseinstrübungen bis zum Koma hinzu.

Die Diagnose wird durch eine Blutgasanalyse (BGA ➤ 6.3.4) gesichert: Zuerst *(primär)* sinkt das Bikarbonat, eine wichtige körpereigene Puffersubstanz zum „Abfangen" von Säuren. Um den Blut-pH dennoch konstant zu halten, wird wie bereits oben erwähnt vermehrt CO_2 abgeatmet, demzufolge sinkt *kompensatorisch* (sekundär, ausgleichend) der pCO_2 (➤ Tab. 9.7).

Man spricht von einer **kompensierten Azidose,** wenn der Blut-pH zwar noch im Normbereich liegt, die übrigen Werte der BGA die Störung aber bereits anzeigen.

Außerdem besteht häufig eine Hyperkaliämie (➤ 9.13.3).

Behandlungsstrategie

Die kausale Behandlung der Azidose besteht in der Behandlung der Grundkrankheit, z. B. des entgleisten Diabetes mellitus. Eine Pufferung einer *schweren akuten Azidose* unter intensivmedizinischen Bedingungen z. B. mit Bikarbonat ist nicht ganz unumstritten. Bei einer *chronischen Azidose* z. B. im Rahmen einer Niereninsuffizienz mit oralen Bikarbonatpräparaten gehört sie zur Standardtherapie, bei der Dialyse wird ebenfalls über die Dialyselösung stets gepuffert.

Respiratorische Azidose

Krankheitsentstehung

Eine **respiratorische Azidose** entsteht, wenn die Abatmung von Kohlendioxid gestört ist und sich damit CO_2 bzw. Bikarbonat und Wasserstoffionen im Körper ansammeln. Häufige Ursachen sind Lungenerkrankungen mit Ventilationsstörungen (z. B. Asthma bronchiale ➤ 6.5, oder chronisch obstruktive Lungenerkrankung ➤ 6.6), wenn sich der Patient bei der Atmung muskulär erschöpft hat und sein im Körper entstehendes CO_2 nicht mehr abzuatmen schafft. Auch eine Dämpfung des Atemantriebs durch Arzneimittel (z. B. durch Benzodiazepine oder Opioide ➤ 2.4.4) kann zu einer ventilatorischen Insuffizienz und in der Folge respiratorischen Azidose führen.

Symptome, Befund und Diagnostik

Symptome der respiratorischen Azidose sind Atemnot, Zyanose, Herzrhythmusstörungen, psychische Veränderungen und Bewusstseinstrübung bis zum Koma.

Die Diagnose wird durch eine BGA gestellt.

Behandlungsstrategie

Gelingt es nicht, die Atemstörung zu beheben, muss der Patient unter intensivmedizinischer Betreuung beatmet werden (Grenz-pH ca. 7,2).

Tab. 9.7 Blutgasanalyse bei den verschiedenen Formen von Azidose und Alkalose. BE = Base excess = Differenz der nachweisbaren gegenüber den normalen Pufferbasen.

	pH*	pCO_2 [mmHg]	Bikarbonat [mmol/l]
Normwert	7,36–7,44	32–45	22–26
Störung	pH	Primäre Veränderung	Kompensatorische Veränderung
Metabolische Azidose	↓	H^+ ↑ Bikarbonat ↓	pCO_2 ↓
Metabolische Alkalose	↑	H^+ ↓ Bikarbonat ↑	pCO_2 ↑
Respiratorische Azidose	↓	pCO_2 ↑	Bikarbonat ↑
Respiratorische Alkalose	↑	pCO_2 ↓	Bikarbonat ↓
Faustregel: metabolisch miteinander = bei metabolischen Störungen verändern sich pH, Bikarbonat und pCO_2 gleichsinnig!			

* Bei kompensierten Veränderungen ist der pH noch normal, die übrigen Parameter sind jedoch schon verändert.

9.14.2 Alkalose

DEFINITION

Alkalose: Anstieg des arteriellen pH-Wertes über 7,44. Je nach Ursache Unterscheidung zwischen **metabolischer** und **respiratorischer Alkalose** (➤ Abb. 9.26).

Metabolische Alkalose

Krankheitsentstehung

Die **metabolische Alkalose** entsteht durch:

- Übermäßige Zufuhr von Basen (z. B. bei nicht ausgewogener Infusionstherapie)
- Verlust von Säuren, z. B. bei Erbrechen, längerem Ableiten des sauren Magensafts oder endokrinen Störungen (Cushing, Conn-Syndrom ➤ 10.6.1)
- Diuretikabehandlung mit Hypokaliämie und Volumenmangel oder übermäßige Sekretion von Mineralokortikoiden, da beides zu einer gesteigerten H^+-Ausscheidung über die Nieren führt
- Eine durch Therapie gebesserte dekompensierte chronisch obstruktive Lungenerkrankung (➤ 6.6). Diese Sonderform der metabolischen Alkalose ist bedingt durch eine noch nachhängende, vermehrte Bikarbonatrückresorption in den Nieren.

Symptome, Befund und Diagnostik

Der Organismus versucht zwar, durch Einschränkung der Atmung (Hypoventilation) die Störung auszugleichen, doch diese wird durch den Sauerstoffbedarf der Gewebe begrenzt. Die Symptome der begleitenden Hypokaliämie (➤ 9.13.3), der Verminderung des ionisierten Kalziums sowie evtl. des Volumenmangels (Durst) stehen im Vordergrund. Die Diagnose wird durch die BGA gestellt.

Behandlungsstrategie

In leichten Fällen reicht die Behandlung der Grunderkrankung aus.

Schwere Störungen werden durch Infusionen (beispielsweise NaCl 0,9 %, HCl- oder L-Argininhydrochloridlösung) behandelt. Gleichzeitig wird oral oder durch Infusionen Kalium ersetzt.

9

Respiratorische Alkalose

Krankheitsentstehung

Ursache der **respiratorischen Alkalose** ist eine übermäßig gesteigerte Atmung **(Hyperventilation).** Am häufigsten ist die Hyperventilation *psychogen* bedingt, etwa bei Angst- oder Erregungszuständen. Seltene Ursachen einer Hyperventilation sind Fieber, Gehirnerkrankungen (z. B. Meningitis, Enzephalitis ➤ 16.13.2) oder Sepsis (➤ 16.12).

Symptome, Befund und Diagnostik

Die gesteigerte Atmung fällt meist auf den ersten Blick auf. Typischerweise hat der Patient Atemnot und ist ängstlich, die Haut ist aber nicht zyanotisch (Teufelskreis Alkalose → Verengung der Atemwege → noch mehr Angst und weitere Steigerung der Atmung). Durch die Verminderung des *ionisierten* Kalziums entsteht ein **Hyperventilationssyndrom** *(Hyperventilationstetanie)* mit Parästhesien und Muskelkrämpfen (typische Pfötchenstellung der Hände).

Behandlungsstrategie

Die Behandlung besteht in der Beseitigung der zugrunde liegenden Atemstörung. Beim psychogenen Hyperventilationssyndrom sind dies Beruhigung des Patienten, die sog. Beutelrückatmung (Patient atmet langsam in eine möglichst große Papiertüte) und evtl. die medikamentöse Sedierung. Durch die Rückatmung steigt der pCO_2 und damit auch das ionisierte Kalzium wieder an.

Literatur und Kontaktadressen

LITERATURNACHWEIS

1. Schmitz, G.: Inkontinenz. In: Dassen, T. (Hrsg.): Pflegeprobleme in Deutschland. Charité Universitätsmedizin Berlin, 2015, S. 58–62
2. Schreiber Pedersen, L.; Lose G.; Høybye M.T. et al.: Prevalence of urinary incontinence among women and analysis of potential risk factors in Germany and Denmark. In: Acta obstetricia et gynecologica Scandinavica, 96(8)/2017, S. 939–948.
3. Deutsches Netzwerk für Qualitätsentwicklung in der Pflege (DNQP): Expertenstandard Kontinenzförderung in der Pflege. 2. Aktualisierung, DNQP, Osnabrück, 2024.
4. Deutsche Gesellschaft für Geriatrie (DGG): S2k-Leitlinie Harninkontinenz bei geriatrischen Patienten - Diagnostik und Therapie, 2024. https://register.awmf.org/assets/guidelines/084-001l_S2e_Harninkontinenz-bei-geriatrischen-Patienten-Diagnostik-Therapie_2024-01_1.pdf (letzter Zugriff: 30.10.2025).
5. Deutsches Netzwerk für Qualitätsentwicklung in der Pflege (DNQP): Expertenstandard Erhaltung und Förderung der Hautintegrität in der Pflege, DNQP, Osnabrück, 2024.
6. Hayder-Beichel, D.; Boguth K.; Saxer, S. et al.: Harninkontinenz: Wie hoch ist die Belastung? Assessment des subjektiven Belastungserlebens. In: Die Schwester Der Pfleger 1/2015, S. 38–41.
7. Braun, J.; Müller-Wieland, D. (Hrsg.): Basislehrbuch Innere Medizin. 7. A., Elsevier, München 2022.
8. Kauer, R.: Ernährung für Menschen mit Niereninsuffizienz. In: Breuch, G.; Müller, E. (Hrsg.): Fachpflege Nephrologie und Dialyse. 7. A., Elsevier, München 2025, S. 322–333.
9. Deutsche Stiftung Organtransplantation (Hrsg.): 100.000 Niere transplantiert. DSO-Pressemitteilungen. 2025. www.dso.de/Lists/Pressemitteilungen/DispForm.aspx?ID=147 (letzter Zugriff: 19.12.2025).
10. Schulte, D.: Nierentransplantation. „Jetzt wird alles anders!". In: Die Schwester Der Pfleger 6/2011, S. 528–529.
11. Deutsche Gesellschaft für Hämatologie und Onkologie (Hrsg.). S3-Leitlinie Diagnostik, Therapie und Nachsorge des Nierenzellkarzinoms. 2024. https://register.awmf.org/assets/guidelines/043-017OLl_S3_Diagnostik-Therapie-Nachsorge-Nierenzellkarzinom_2024-10.pdf (letzter Zugriff: 30.10.2025).
12. Huhn, S.: Dehydratation. Vorsicht Austrocknung! In: Die Schwester Der Pfleger 6/2012, S. 544–546.

KONTAKTADRESSEN

Bundesverband Niere e. V., Kakteenweg 9, 55126 Mainz, Tel.: 0 61 31/8 51 52, www.bundesverband-niere.de

Deutsche Kontinenz Gesellschaft e. V., Friedrichstraße 15, 60323 Frankfurt, Tel.: 0 69/79 58 83 93, www.kontinenz-gesellschaft.de

KfH Kuratorium für Dialyse und Nierentransplantation e. V., Martin-Behaim-Straße 20, 63263 Neu-Isenburg, Tel.: 0 61 02/35 90, www.kfh-dialyse.de

KAPITEL

10 Pflege von Menschen mit endokrinologischen, stoffwechsel- und ernährungsbedingten Erkrankungen

Pflegesituation „Taio ist müde" ... 388

10.1 Pflege bei endokrinologischen, stoffwechsel- und ernährungsbedingten Erkrankungen ... 389
10.1.1 Betroffene Menschen ... 389
10.1.2 Prävention ... 389
10.1.3 Rehabilitation ... 390
10.1.4 Patientenberatung: Ernährungsberatung ... 390
10.1.5 Beobachten, Beurteilen und Intervenieren ... 391

10.2 Der Weg zur Diagnose in der Endokrinologie ... 391
10.2.1 Anamnese und körperliche Untersuchung ... 391
10.2.2 Blut- und bildgebende Untersuchungen ... 392

10.3 Erkrankungen der Hypophyse ... 392
10.3.1 Unterfunktion des Hypophysenvorderlappens ... 392
10.3.2 Überfunktion des Hypophysenvorderlappens ... 393
10.3.3 Diabetes insipidus ... 394
10.3.4 Syndrom der inadäquaten ADH-Sekretion ... 394

10.4 Schilddrüsenerkrankungen ... 395
10.4.1 Schilddrüsendiagnostik ... 395
10.4.2 Euthyreote Struma ... 396
10.4.3 Hyperthyreose ... 397
10.4.4 Hypothyreose ... 399
10.4.5 Thyreoiditis ... 400
10.4.6 Schilddrüsenkarzinom ... 401

10.5 Erkrankungen der Nebenschilddrüsen und metabolische Knochenerkrankungen ... 402
10.5.1 Überfunktion der Nebenschilddrüsen ... 402
10.5.2 Unterfunktion der Nebenschilddrüsen ... 403
10.5.3 Osteoporose ... 404

10.6 Erkrankungen der Nebennieren ... 406
10.6.1 Überfunktion der Nebennierenrinde ... 406
10.6.2 Unterfunktion der Nebennierenrinde ... 408
10.6.3 Erkrankungen des Nebennierenmarks: Phäochromozytom ... 410

10.7 Diabetes mellitus ... 411
10.7.1 Definition und Einteilung ... 411
10.7.2 Diabetes mellitus Typ 1 ... 411
10.7.3 Diabetes mellitus Typ 2 ... 412
10.7.4 Diabetisches Koma ... 414
10.7.5 Hypoglykämie ... 415
10.7.6 Folgeerkrankungen des Diabetes mellitus ... 417
10.7.7 Insulintherapie bei Diabetes mellitus ... 417
10.7.8 Orale medikamentöse Therapie des Diabetes mellitus Typ 2 ... 422
10.7.9 Pflege des Patienten mit Diabetes mellitus ... 423
10.7.10 Ernährung bei Diabetes mellitus ... 426
10.7.11 Diabetesmanagement ... 428
10.7.12 Diabetesschulung und -rehabilitation ... 429
10.7.13 Diabetesprävention ... 430

10.8 Ernährungsbedingte Erkrankungen ... 430
10.8.1 Übergewicht und Adipositas ... 430
10.8.2 Untergewicht, Unter- und Mangelernährung ... 433
10.8.3 Fettstoffwechselstörungen ... 434
10.8.4 Vitaminmangelsyndrome und Hypervitaminosen ... 437
10.8.5 Spurenelementmangelsyndrome ... 438

10.9 Hyperurikämie und Gicht ... 439

10.10 Neuroendokrine Neoplasien ... 440

10.11 Weitere Erkrankungen des endokrinen Systems und des Stoffwechsels ... 441
10.11.1 Porphyrien ... 441
10.11.2 Alpha-1-Antitrypsin-Mangel ... 442

Literatur und Kontaktadressen ... 443

Pflegesituation

Hintergrund zur Pflegesituation

Pflegerisches Setting: stationäre Akutpflege
Patient: Taio Fröhlich, männlich, 8 Jahre
Diagnose: Diabetes mellitus Typ 1

Taio ist müde

Alexander Dobrowski befindet sich im dritten Ausbildungsjahr zum Pflegefachmann. Aktuell absolviert er seinen pädiatrischen Pflichteinsatz auf einer internistischen Station in einem Kinderkrankenhaus. Heute lernt er den achtjährigen Taio Fröhlich und seine Mutter Susanne Fröhlich kennen. Taio wurde gestern Abend mit einer akuten Hyperglykämie eingeliefert. Im Raum steht der Verdacht auf eine Erstmanifestation eines Diabetes mellitus Typ 1. Bevor Alexander in Taios Zimmer geht, beschäftigt er sich mit der Krankengeschichte des Jungen. Dort erfährt er, dass Taio von Susanne Fröhlich und ihrem Mann Martin adoptiert wurde. Taio wurde in Angola kurz nach seiner Geburt vor einem Krankenhaus ausgesetzt und kam dann als gesunder und vitaler Säugling über eine Adoptionsagentur zu Familie Fröhlich.

Alexander Dobroswki geht zu Taio, um sich vorzustellen. *„Hallo, mein Name ist Alexander Dobrowski, und ich bin Auszubildender im dritten Jahr. Ich darf dich heute zusammen mit meiner Praxisanleiterin Julia betreuen. Sie ist gerade noch in einem anderen Zimmer, kommt aber gleich zu uns. Ich dachte, ich stelle mich schon einmal vor."* Taio sieht Alexander mit großen Augen an, danach blickt er unsicher zu seiner Mutter. Er wirkt noch etwas erschöpft von den Geschehnissen der letzten Stunden.

„Hallo, schön, Sie kennenzulernen. Ich bin Susanne Fröhlich, und das ist mein Sohn Taio." Taio schaut immer noch unsicher, bis sein Blick auf Alexanders Schuhe fällt. Aufgeregt zeigt er darauf und fragt: *„Magst du auch Pokémon? Was ist dein liebstes Pokémon? Warte, nicht sagen! Ich will raten!"* Alexander lacht und deutet auf das Kuscheltier, das neben Taio im Bett liegt. *„Du magst wahrscheinlich das kleine Glumanda am meisten, hab' ich recht?"* Taio nickt heftig.

Frau Fröhlich beginnt zu erzählen: *„WennTaio nicht mit seinem Fahrrad durch die Siedlung düst, spielt er im Garten Fußball oder wirft mit dem Basketball auf den Korb an der Garage. Still sitzen gelingt Taio nur vor seiner Lieblingssendung im Fernsehen. Da kann er auch stundenlang eine Folge nach der anderen schauen, ohne sich zu bewegen. Bis auf die letzten Tage. Da war er so ganz anders als sonst. Er war öfters müde und hat sehr viel getrunken. Ich hatte den Eindruck, teilweise zu viel. Einmal hat er sogar wieder eingenässt, weil er es nicht rechtzeitig zur Toilette schaffte. Er hat auch etwas abgenommen, aber vor ein paar Tagen hatte er auch mit Übelkeit und Erbrechen zu kämpfen, deswegen habe ich mir nichts dabei gedacht. Gestern Nachmittag war er dann ganz komisch, irgendwie kaum wach zu bekommen. Und es lag so ein seltsamer Geruch in der Luft, da habe ich Angst bekommen und den Rettungsdienst gerufen."*

Es klopft an der Tür und Pflegefachfrau Julia Jauer betritt mit einem Mann im weißen Kittel das Zimmer. *„Hallo, mein Name ist Julia Jauer und ich betreue dich heute, Taio. Wie geht es dir?"*, fragt Julia freundlich. Taio will gerade antworten, als der Mann sagt: *„Wir haben keine Zeit für solche Gespräche. Mein Name ist Dr. Mateo Riminez, ich bin der Oberarzt und Diabetologe hier im Haus. Frau Fröhlich, wenn wir uns bitte einmal draußen unterhalten könnten?"* Mit besorgtem Blick folgt Frau Fröhlich Dr. Riminez. *„Bleib du bitte bei Taio, ich gehe mit"*, weist Julia Alexander an. Die drei verlassen das Zimmer.

„Was ist denn los mit mir? Warum will der Arzt mir das nicht sagen? Ist es was Schlimmes?" Taio macht ein ängstliches Gesicht, Tränen steigen ihm in die Augen. Alexander setzt sich zu ihm und versucht, ihn zu beruhigen: *„Die kommen gleich wieder, und dann besprechen wir bestimmt, was mit dir los ist. Wollen wir uns so lange über Pokémon austauschen? Sammelst du auch Karten?"* Taios Miene hellt sich etwas auf, und er holt eine Mappe aus seinem Nachtschrank.

Später in der Pause fragt Alexander Julia, warum Dr. Riminez nicht vor Taio mit dessen Mutter gesprochen hat. Julia seufzt: *„Das macht er nie. Dr. Riminez ist zwar ein toller Kinderarzt, aber mit Kindern sprechen kann er nicht. Dabei hat Taio ein Recht darauf zu erfahren, was los ist. Gerade, weil er aktiv mitarbeiten muss, um mit seiner Erkrankung in Zukunft gut umgehen zu können." „Er hat das Recht dazu?"*, fragt Alexander. Julia nickt und holt einen Ordner aus dem Regal mit der Aufschrift „EACH-Charta". *„Lies dir das mal durch, das ist eine der Grundlagen unserer Arbeit. Auch Kinder haben Rechte."*

Lernaufgaben:

1. Nennen Sie die Symptome, die bei Taio Fröhlich auf eine Erstmanifestation eines Diabetes mellitus hindeuten.
2. Erklären Sie, warum es sich bei Taio höchstwahrscheinlich um einen Diabetes mellitus Typ 1 handelt.
3. Erläutern Sie, warum aus pflegerischer Sicht eine einfühlsame Begleitung von Taio und seiner Mutter notwendig ist.
4. Erläutern Sie, um was es sich bei der EACH-Charta, von der in der Pflegesituation gesprochen wird, handelt und warum sie ins Leben gerufen wurde.
5. Nennen Sie den Artikel, gegen den Dr. Riminez mit seinem Vorgehen verstößt.

DEFINITION

Endokrinologie und Diabetologie: Teilgebiet der Inneren Medizin, das die Vorbeugung, Diagnostik und (konservative) Behandlung von Störungen des Hormonsystems zum Gegenstand hat. Umfasst auch Vorbeugung, Diagnostik und Behandlung des metabolischen Syndroms, des Diabetes mellitus sowie der Diabetes-Folgeerkrankungen.

10.1 Pflege bei endokrinologischen, stoffwechsel- und ernährungsbedingten Erkrankungen

Patienten mit endokrinologischen, stoffwechsel- und ernährungsbedingten Erkrankungen begegnen Pflegenden in allen Abteilungen des Krankenhauses, in Rehaeinrichtungen und in der häuslichen Pflege. Bei der Vielschichtigkeit der unterschiedlichen Krankheitsbilder lassen sich nur grob pflegerische Schwerpunkte benennen:

- Krankenbeobachtung: z. B. Beobachtung der Vitalzeichen (etwa veränderte Pulsfrequenz bei Hypo- oder Hyperthyreose, ➤ 10.4.3, ➤ 10.4.4), Schmerzassessment (etwa beim Gichtanfall ➤ 10.9), Gewichtskontrollen (etwa bei Adipositas oder Mangelernährung, ➤ 10.8.1, ➤ 10.8.2)
- Unterstützung bei allen eingeschränkten Aktivitäten und Durchführung der nötigen Prophylaxen, z. B. bei ausgeprägten Diabetes-Folgeerkrankungen
- Anleitung und Beratung des Patienten: z. B. zur angemessenen Ernährung bei Diabetes (➤ 10.7.10) oder Gicht (➤ 10.9), zur Blutzuckerbestimmung (➤ 10.7.11) oder zur Hormonsubstitution (➤ 10.4.4, ➤ 10.6.2) einschließlich der Insulininjektion (➤ 10.7.7).

Zusätzlich vermitteln die Pflegenden auf Wunsch den Kontakt zu Selbsthilfegruppen.

10.1.1 Betroffene Menschen

Einige Betroffene werden von der Erkrankung überrascht, wie z. B. beim Gichtanfall. Andere haben sich schon längere Zeit müde und schlapp gefühlt, z. B. viele Patienten mit Hypothyreose oder Typ-2-Diabetes.

Unabhängig davon sind viele hormonelle Erkrankungen chronisch und erfordern eine lebenslange Umstellung z. B. der Ernährung. Einige Patienten müssen sich damit auseinandersetzen, dauerhaft Hormone einzunehmen oder sie sich sogar selbst zu injizieren wie beim insulinpflichtigen Diabetes. Je nach Art und Schwere der Erkrankung und Verabreichungsform des Hormons ergeben sich daraus unterschiedliche Veränderungen im Alltag.

Altersgruppen und Begleiterkrankungen

Genaue Daten zur Altersverteilung bei endokrinologischen, stoffwechsel- und ernährungsbedingten Erkrankungen fehlen. Führt man sich jedoch die Altersverteilung der häufigsten dieser Erkrankungen vor Augen, so ist davon auszugehen, dass die Betroffenen durchschnittlich jünger sind als der „typische" internistische Patient.

Über die Begleiterkrankungen bei Menschen mit endokrinologischen, stoffwechsel- und ernährungsbedingten Erkrankungen sind keine pauschalen Aussagen möglich, da sie von Erkrankung zu Erkrankung unterschiedlich sind. So leiden Menschen mit Diabetes mellitus Typ 1 gehäuft an weiteren Autoimmunerkrankungen z. B. der Schilddrüse, solche mit Diabetes mellitus Typ 2 oder Gicht hingegen an weiteren „Zivilisationskrankheiten" wie etwa Bluthochdruck oder Fettstoffwechselstörungen.

10.1.2 Prävention

Primärprävention

Eine Primärprävention ist bei den meisten endokrinologischen Erkrankungen nicht möglich. Wesentliche Ausnahme ist die euthyreote Struma, der durch ausreichende Jodzufuhr mit der Nahrung vorgebeugt werden kann (➤ 10.4.2).

Anders sieht es bei den Erkrankungen aus, die durch falsche Ernährung begünstigt oder hervorgerufen werden. In Deutschland von großer Bedeutung sind Übergewicht (Adipositas ➤ 10.8.1), metabolisches Syndrom (➤ 10.7.3), Diabetes mellitus Typ 2 (➤ 10.7.3), Fettstoffwechselstörungen (➤ 10.8.3) und Gicht (➤ 10.9). Eine „gesunde" Ernährung (➤ Abb. 10.1) und ein ausreichendes Maß an körperlicher Bewegung von Kindesbeinen an kann die Manifestation dieser Erkrankungen wesentlich hinauszögern oder sogar verhindern. Deshalb sollten alle Menschen über die Grundsätze einer ausgewogenen Ernährung Bescheid wissen (zur körperlichen Aktivität ➤ 10.7.9). Krankheitsspezifische Aspekte sind bei den einzelnen Erkrankungen aufgeführt.

Sekundärprävention

In Deutschland gibt es für Erwachsene zur Früherkennung von endokrinologischen, stoffwechsel- und ernährungsbedingten Erkrankungen lediglich die Gesundheitsuntersuchung für Versicherte ab

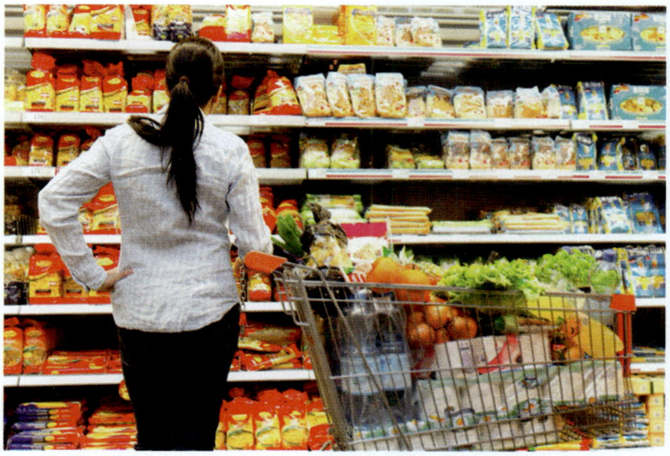

Abb. 10.1 Die Prävention ernährungs(mit)bedingter Erkrankungen beginnt bereits im Supermarkt mit der bewussten Auswahl von Lebensmitteln. Für Menschen mit ernährungs- oder stoffwechselbedingten Erkrankungen ist diese Pflicht, denn nicht alle Lebensmittel sind für sie geeignet. [J787]

35 Jahren (alle drei Jahre): Durch Untersuchung, Blutcholesterin- und Blutzuckermessung sollen Übergewicht, Blutfettstoffwechselstörungen und Diabetes mellitus erkannt werden.

Tertiärprävention

Wie auch bei anderen Erkrankungen ist bei endokrinologischen, stoffwechsel- und ernährungsbedingten Erkrankungen eine konsequente Behandlung wesentlich zur Vorbeugung von Komplikationen und Folgeschäden. Im Vordergrund stehen dabei ein Ersatz fehlender Hormone und/oder eine Umstellung von Ernährung (➤ Abb. 10.1) und Lebensweise, die meist lebenslang nötig sind und entsprechende Schulung und Kooperation der Patienten erfordern.

10.1.3 Rehabilitation

Einige endokrinologische, stoffwechsel- und ernährungsbedingte Erkrankungen bedürfen keiner speziellen Rehabilitationsmaßnahmen, bei anderen reichen einmalige Maßnahmen, z. B. postoperativ. Bei den Erkrankungen mit hohem Rehabilitationsbedarf stehen die Adipositas (➤ 10.8.1), der Diabetes mellitus (➤ 10.7) und die Osteoporose (➤ 10.5.3) zahlenmäßig im Vordergrund. Da sich die Maßnahmen so stark unterscheiden, dass eine gemeinsame Betrachtung wenig sinnvoll erscheint und zudem die Rehabilitation bei Diabetes mellitus sehr komplex ist, wird die Rehabilitation bei den jeweiligen Erkrankungen abgehandelt (zu den allgemeinen Zielen ➤ 1.2.2).

10.1.4 Patientenberatung: Ernährungsberatung

Die Patientenberatung bei endokrinologischen, stoffwechsel- und ernährungsbedingten Erkrankungen ist sehr unterschiedlich und findet sich daher bei den einzelnen Krankheitsbildern. Ein gemeinsamer Aspekt ist jedoch die **Ernährungsberatung,** die daher im Folgenden detaillierter dargestellt wird.

Aspekte guter Ernährungsberatung

Essen ist mehr als nur Nährstoffaufnahme, Essen bedeutet auch Genuss. Es ist geprägt von individuellen Vorlieben, familiären Traditionen, regionalen Besonderheiten und oft genug auch von den Anforderungen der Arbeitswelt. Gute **Ernährungsberatung** berücksichtigt all diese Faktoren. Rigide Diätvorschriften und Nahrungsmittelverbote werden heute nur noch für bestimmte Krankheiten befürwortet. Möglicherweise begünstigen Essverbote sogar Ess-Störungen.
Ernährungsberatung sollte möglichst leicht im Alltag umzusetzen sein, ohne Kalorien- oder Nährstofftabellen. Und: Es ist besser, auch kleine Schritte in der Ernährungsumstellung zuzulassen als eine sofortige und komplette Abkehr von allem „Ungesunden" zu fordern – besser ein kleiner Schritt als Anfang eines Umstellungsprozesses als gar keiner.

Einschätzung des Ernährungszustands

Im pflegerischen Alltag zeigt sich immer wieder, dass Übergewicht (➤ 10.8.1) meist auffällt und zu einer genauen Gewichtseinschätzung führt. Mangel- und Unterernährung mit und ohne Untergewicht (➤ 10.8.2) hingegen werden häufig übersehen.

Pflegende sollten deshalb den Ernährungszustand systematisch einschätzen und dokumentieren [1]. Hierzu gibt es mehrere Screening-Bögen, die Menschen mit drohender oder vorhandener Mangelernährung mit wenigen Fragen (meist nach BMI ➤ 10.8.1, ungewolltem Gewichtsverlust, verminderter Nahrungsaufnahme und Erkrankungen in letzter Zeit) recht gut herausfiltern. Für die Klinik wird üblicherweise der **NRS-2002** *(Nutritional Risk Screening)* empfohlen, für die Praxis der **MUST** *(Malnutrition Universal Screening Tool).* Der **MNA** *(Mini Nutritional Assessment)* kann in der häuslichen Versorgung, im Krankenhaus oder innerhalb der Langzeitpflege eingesetzt werden. [2]

Bei auffälligem Screening-Test wird der Ernährungszustand genauer erfasst. Evtl. empfiehlt sich das (befristete) Führen eines **Ernährungsprotokolls,** in dem alle aufgenommenen Speisen und Getränke erfasst werden, um herauszufinden, ob der Patient wirklich zu wenig isst. Stellt sich tatsächlich eine Unter- oder Mangelernährung heraus, folgt die Ursachensuche (➤ 10.8.2).

Ernährungsberatung

Basis jeder Ernährungsberatung ist das Wissen, wie viel Energie und Nährstoffe ein Mensch pro Tag braucht (➤ Tab. 10.1).

Dieses reicht allerdings alleine für eine praxisnahe Ernährungsberatung nicht aus. Zur möglichst einfachen Veranschaulichung einer vollwertigen Lebensmittelauswahl stehen die **Dreidimensionale Lebensmittelpyramide** der Deutschen Gesellschaft für Ernährung e. V. sowie die **Ernährungspyramide** des Bundeszentrums für Ernährung zur Verfügung (➤ Abb. 10.2).

- Die Basis einer gesunden und ausgewogenen Ernährung bilden die Getränke. Hier sollte auf eine ausreichende Zufuhr von Flüssigkeit (1,5 l pro Tag) geachtet werden. Als optimal gelten energiefreie Mineralwässer, Kräuter- oder Früchtetee; in kleineren Mengen sind Kaffee und Saftschorlen möglich. Abzuraten ist von Nektar, Limonade, Cola-Getränken und sog. Energy-Drinks
- Bei den pflanzlichen Lebensmitteln sollten Obst und Gemüse am reichlichsten verzehrt werden – sie sind verhältnismäßig energiearm und reich an Vitaminen, Ballaststoffen und sekundären Pflanzenstoffen. **Ballaststoffe** *(Nahrungsfasern, Faserstoffe)* sind organische Verbindungen, v. a. Kohlenhydrate, die für den Menschen nicht verdaulich sind, aber positiv auf Darm und Stoffwechsel wirken. Auch **sekundäre Pflanzenstoffe,** z. B. Carotinoide, Phytosterine und Flavonoide, sind nicht energetisch verwertbar, entfalten aber teilweise positive Wirkungen. Ideal sind fünf Portionen Obst, Salat oder Gemüse täglich („5 am Tag", am besten „bunt"). Eine Portion entspricht dabei ungefähr einer Hand voll des Betreffenden
- Ebenfalls reichlich und häufig sollen Getreideprodukte wie Vollkornprodukte (lange sättigend) und (fettlos oder -arm zubereitete) Kartoffeln verzehrt werden
- Maßvoller Genuss gilt für tierische Lebensmittel (einschließlich Eier, Milch und Milchprodukte)
- Bei den Fetten und Ölen ist Sparsamkeit angesagt; zudem ist bei der Auswahl das Fettsäureprofil wichtig. Die Fettsäuren werden

unterteilt in **gesättigte Fettsäuren** (nur Einfachbindungen zwischen den C-Atomen), **einfach ungesättigte Fettsäuren** (eine Doppelbindung) und **mehrfach ungesättigte Fettsäuren** (mehrere Doppelbindungen). Bei Letzteren werden je nach Position der ersten Doppelbindung **n-3-Fettsäuren** *(Omega-3-Fettsäuren)* und **n-6-Fettsäuren** *(Omega-6-Fettsäuren)* unterschieden. Während n-6-Fettsäuren zu Thromboxan und entzündungsfördernden Botenstoffen verstoffwechselt werden, werden n-3-Fettsäuren zu entzündungshemmenden Substanzen umgebaut. Die Gesamt-Fettsäurenaufnahme sollte sich auf jeweils ca. ⅓ gesättigte, einfach ungesättigte und mehrfach ungesättigte Fettsäuren verteilen und bei Letzteren das Verhältnis n-6-Fettsäuren : n-3-Fettsäuren ≤ 5 : 1 betragen. Entsprechend sind Raps-, Walnuss-, Soja- und Olivenöl qualitativ am günstigsten, andere Pflanzenöle wie Sonnenblumenöl oder -margarine sind nicht ganz so hochwertig
- Extras wie Süßigkeiten, Snacks und Kuchen oder fettreiche Kartoffelprodukte sind in Lebensmittel- und Ernährungspyramide ganz an der Spitze zu finden („Genuss-" und keine Lebensmittel). Sie enthalten in der Regel sehr viel Zucker und industriell gehärtete Fette, die beide ungünstig für den Stoffwechsel sind.

Generell sollten frische und selbst zubereitete Speisen gegenüber Fertigprodukten bevorzugt werden. Fertigprodukte enthalten neben den Aroma- und Konservierungsstoffen oft versteckt Salz, Zucker und Fett.

Tab. 10.1 Überblick über den Bedarf an Energie und Nährstoffen. Zu den Vitaminen und Spurenelementen ➤ 10.8.4, ➤ 10.8.5 [3].

Energie	Frauen: 1 800–2 000 kcal/Tag [7530–8370 kJ/Tag], Männer: 2 200–2 500 kcal/Tag [9 210–10 460 kJ/Tag]. Der Bedarf hängt ab von Alter, Körpergewicht und Aktivität.
Kohlenhydrate	55–60 % der Energie. Möglichst hoher Anteil an langsam resorbierbaren Kohlenhydraten
Eiweiß	10–15 % der Energie (0,8 g/kg Körpergewicht und Tag)
Fett	25–30 % der Energie (ca. 60 g bei Frauen, 75 g bei Männern)
Ballaststoffe	Mindestens 30 g/Tag

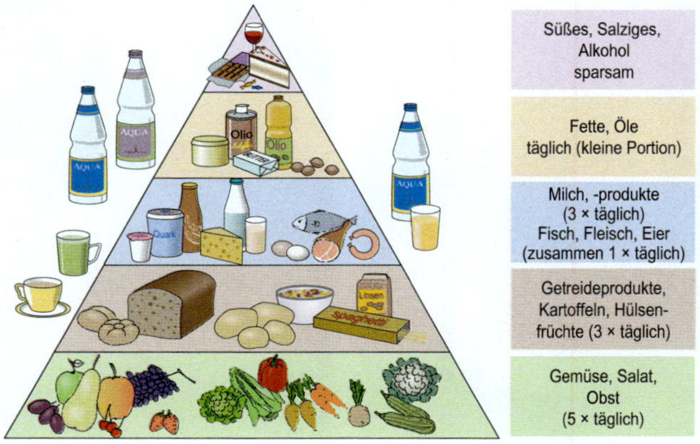

Abb. 10.2 Die Ernährungspyramide veranschaulicht wesentliche Aspekte einer vollwertigen Ernährung. [L190]

Auch das Essverhalten ist wichtig: Gegessen werden sollte nicht nebenher und den ganzen Tag über (bei der Arbeit, beim Fernsehen etc.), sondern es sollten drei Haupt- sowie evtl. zwei Zwischenmahlzeiten eingenommen werden.

Ernährungsberatung in besonderen Situationen

Ernährungsberatung spielt bei vielen internistischen Erkrankungen eine Rolle. Hierzu zählen u. a.:
- Arteriosklerosebedingte Erkrankungen (➤ 5.5.1)
- Bauchspeicheldrüsenentzündung (➤ 8.6.1, ➤ 8.6.2)
- Chronische Lebererkrankungen (➤ 8.4.3), Leberzirrhose (➤ 8.4.7)
- Chronisch-entzündliche Darmerkrankungen (➤ 7.6.5)
- Diabetes mellitus (➤ 10.7)
- Dysphagie (➤ 7.2.2)
- Eisenmangelanämie (➤ 11.5.2)
- Entzündlich-rheumatische Erkrankungen (➤ 14.6)
- Fettstoffwechselstörungen (➤ 10.8.3)
- Gallensteine (➤ 8.5.1)
- Gicht (➤ 10.9)
- Hepatitis (➤ 8.4.2)
- Höhergradige Nierenfunktionsstörungen (➤ 9.7, ➤ 9.8)
- Hypertonie (➤ 5.4.1)
- KHK (➤ 4.4.1), Herzinfarkt (➤ 4.4.2)
- Magen- und Duodenalulzera (➤ 7.5.3)
- Mangelernährung (➤ 10.8.2)
- Nahrungsmittelunverträglichkeiten (➤ 7.6.3), glutensensitive Enteropathie (➤ 7.6.4)
- Nierenersatztherapie (➤ 9.9)
- Nierensteine (➤ 9.10)
- Obstipation (➤ 7.2.7)
- Refluxösophagitis (➤ 7.4.1)
- Tumorerkrankungen, v. a. während Chemotherapie (➤ 12.5.2)
- Übergewicht (➤ 10.8.1)
- Zustand nach Enterostomaanlage (➤ 7.1.9).

10.1.5 Beobachten, Beurteilen und Intervenieren

Die einzelnen Krankheitsbilder sind so unterschiedlich, dass sich davon keine allgemein gültigen pflegerischen Maßnahmen ableiten lassen. Die Pflege findet sich daher bei den einzelnen Erkrankungen.

10.2 Der Weg zur Diagnose in der Endokrinologie

10.2.1 Anamnese und körperliche Untersuchung

Endokrinologische oder stoffwechselbedingte Erkrankungen bereiten zu Beginn oft nur unspezifische Beschwerden wie etwa allgemeine Schwäche. Wegen ihrer langsamen Entwicklung werden sie zudem vom Patienten lange Zeit nicht bemerkt oder in ihrer Bedeutung unterschätzt.

Deshalb nehmen Fragen nach dem *Allgemeinzustand* bei der **Anamneseerhebung** großen Raum ein, z. B. nach:

- *Allgemeinerscheinungen* wie etwa Müdigkeit, Appetitlosigkeit, Gewichtsab- oder -zunahme
- *Psychischen Veränderungen,* etwa Antriebslosigkeit, depressive Verstimmung, Nervosität oder Unruhe
- *Vegetativen Funktionen,* z. B. Stuhlgang (Durchfall, Obstipation?), Urinmenge, Schwitzen, Durst, Herzklopfen/-rasen.

Bei der **Untersuchung** achtet der Arzt auf Veränderungen von Körperbau (z. B. stammbetontes Übergewicht?), Haut (Striae? Blässe? Hyperpigmentierung?) und Haaren (struppig? Besonders dünn?).

10.2.2 Blut- und bildgebende Untersuchungen

Blutuntersuchungen

Unabdingbar bei Verdacht auf eine endokrinologische Erkrankung sind Blutuntersuchungen. Heute sind *Blutspiegelbestimmungen* für ein Großteil der Hormone verfügbar. Bei Hormonen, die im Blut an Transportproteine gebunden werden, muss entweder das Transportprotein mitbestimmt oder müssen die freien Hormone gemessen werden. Ein Zuwenig oder Zuviel an Transportproteinen führt nämlich zu einem veränderten *Gesamt*hormonspiegel, ohne dass der freie Anteil und damit die biologische Aktivität des Hormons verändert ist.

Wegen des hierarchischen Aufbaus des endokrinen Systems ist oft die Analyse *mehrerer* Hormone notwendig, möglicherweise ergänzend *Stimulations-* oder *Hemmtests* (z. B. ➤ 10.4.1, ➤ 10.6.1).

Bildgebende Untersuchungen

Ist die hormonelle (Funktions-)Störung gesichert, folgen gezielte bildgebende Untersuchungen zur Lokalisation.

Bei der oberflächennahen Schilddrüse steht dabei die Sonografie im Vordergrund, ggf. ergänzt durch die Szintigrafie (➤ 10.4.1). Ansonsten sind Computer- und Kernspintomografie oft Verfahren der Wahl.

Weitere Untersuchungen, z. B. PET, folgen je nach Verdachtsdiagnose.

10.3 Erkrankungen der Hypophyse

10.3.1 Unterfunktion des Hypophysenvorderlappens

DEFINITION

Hypophysenvorderlappeninsuffizienz *(Hypopituitarismus, HVL-Insuffizienz):* Unterfunktion des Hypophysenvorderlappens mit teilweisem oder völligem Fehlen dort gebildeter Hormone. Der teilweise Ausfall heißt auch **partielle Hypophysenvorderlappeninsuffizienz,** der völlige Ausfall **komplette Hypophysenvorderlappeninsuffizienz** oder *Panhypopituitarismus.* Insgesamt selten.

Krankheitsentstehung

Der **primären Hypophysenvorderlappeninsuffizienz** liegt eine Zerstörung oder Verdrängung des Hypophysenvorderlappens zugrunde. Häufigste Ursache sind Tumoren und dabei Hypophysenadenome, gefolgt von Schädel-Hirn-Traumen, neurochirurgischen Operationen und Durchblutungsstörungen. Entzündungen einschließlich Autoimmunprozessen sind seltener.

Die **sekundäre Hypophysenvorderlappeninsuffizienz** ist durch Erkrankungen des Hypothalamus bedingt.

Symptome und Untersuchungsbefund

Die Symptome sind überwiegend verursacht durch das Fehlen der normalerweise im Hypophysenvorderlappen gebildeten glandotropen Hormone LH, FSH, TSH, STH und ACTH. Durch die unzureichende Stimulation produzieren die Hormondrüsen im Körper zu wenig Hormone. Die Beschwerden setzen in der Regel schleichend ein, bei Erwachsenen meist in folgender Reihenfolge:

- Eierstock- bzw. Hodenunterfunktion: Lichten der Schambehaarung (➤ Abb. 10.3 b), Libidoverlust, bei Männern verminderter Bartwuchs (➤ Abb. 10.3 a), Potenzverlust, bei Frauen Zyklusstörungen bis zum Ausbleiben der Menstruation (Amenorrhö)
- Schilddrüsenunterfunktion: z. B. Müdigkeit, Frieren, langsamer Herzschlag
- Nebennierenrindenunterfunktion: u. a. Antriebsarmut, Blässe, Gewichtsabnahme, reduzierte Leistungsfähigkeit, niedriger Blutdruck.

Der Wachstumshormonmangel führt bei Erwachsenen v. a. zu uncharakteristischen Beschwerden, z. B. Abgeschlagenheit.

Entsteht der Mangel akut oder kommt es bei gerade noch kompensiertem chronischem Mangel zu zusätzlichen Belastungen (z. B. Verletzung, Operation), steht der ACTH- und damit Glukokortikoidmangel im Vordergrund. Leitsymptome sind Atem- und Kreislaufstörungen (Hypoventilation, Bradykardie, Hypotonie), Hypothermie (Abfall der Körpertemperatur), Hypoglykämie (➤ 10.7.5),

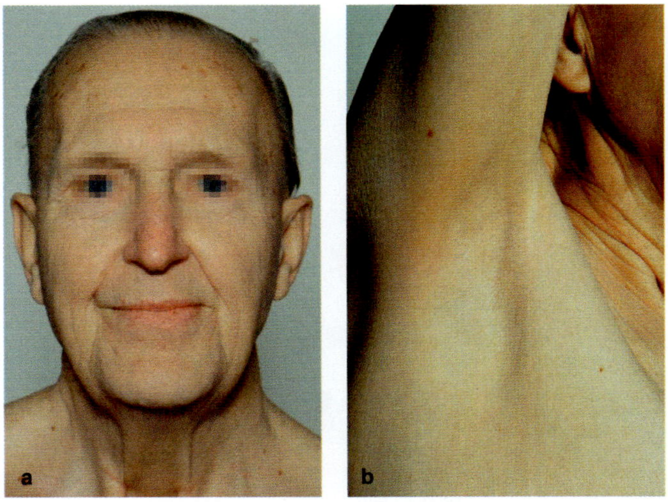

Abb. 10.3 Patient mit Hypophysenvorderlappeninsuffizienz, erkennbar an vermindertem Bartwuchs (a) und fehlender Schambehaarung (b). [E1237-002]

abdominelle Beschwerden (Schmerzen, Übelkeit, Erbrechen) und Bewusstseinstrübungen bis hin zum **hypophysären Koma.**

Diagnostik und Differenzialdiagnose

Die Diagnose wird heute meist durch den **kombinierten Hypophysenvorderlappen-Stimulationstest** gesichert: i.v.-Gabe von CRH, TRH, LHRH und GHRH führt beim Gesunden zu einem Anstieg von Kortisol, ACTH, TSH, FSH, LH und Wachstumshormon (STH) im Blut. Bei einer Unterfunktion des Hypophysenvorderlappens sind diese Reaktionen abgeschwächt oder aufgehoben. Hauptnebenwirkungen des Tests sind Wärmegefühl, *Flush* (Hautrötung mit Hitzegefühl), Schwindel und Harndrang kurz nach der Injektion. **Wichtig:** Die EDTa-Blutproben müssen nach Entnahme rasch zentrifugiert werden und das Plasma muss eingefroren werden.

Bildgebende Untersuchungen (v.a. Kernspintomografie) sowie Gesichtsfeldprüfungen durch den Augenarzt (Hypophysentumoren können auf den Sehnerv drücken) sollen helfen, die Ursache der Erkrankung festzustellen.

Behandlungsstrategie

Wann immer möglich, wird die zugrunde liegende Erkrankung behandelt, etwa ein Tumor entfernt.

Oft müssen die fehlenden Hormone ersetzt werden. Die Substitutionstherapie umfasst:

- Glukokortikoide oral (➤ Pharma-Info 10.1)
- Schilddrüsenhormone oral
- Periphere Geschlechtshormone, auch für ältere Patienten, da sonst das Osteoporoserisiko erhöht und oft das Allgemeinbefinden eingeschränkt ist
- Bei ausgeprägtem Mangel Wachstumshormon (s.c.-Injektion einmal täglich abends mittels spezieller Pens).

Eine Substitution von Mineralokortikoiden ist nicht erforderlich, da die Nebennierenrinde intakt ist und weitgehend unabhängig von der Stimulation durch den Hypophysenvorderlappen arbeitet.

Pflege

- Je nach Gefährdung des Patienten ist eine engmaschige Kontrolle der Vitalzeichen erforderlich, um ein drohendes hypophysäres Koma zu erkennen
- Die sehr dünne, trockene und empfindliche Haut der Patienten bedarf einer sorgfältigen und individuell abgestimmten Haut- und Haarpflege
- Ggf. leiten die Pflegenden den Patienten zur s.c.-Injektion an.

Patienteninformation

Die Hormonsubstitution ist in aller Regel lebenslang notwendig und erfordert regelmäßige Blutkontrollen. In Belastungssituationen (Erkrankung, Operation) muss die Glukokortikoiddosis unverzüglich erhöht werden. Der Betroffene sollte stets einen Notfallausweis bei sich tragen, damit z.B. bei Unfällen sofort ausreichend Hormone substituiert werden, auch wenn er selbst nicht mehr Auskunft geben kann.

Hilfreich kann zusätzlich der Kontakt zu einer Selbsthilfegruppe sein.

10.3.2 Überfunktion des Hypophysenvorderlappens

DEFINITION

Überfunktion des Hypophysenvorderlappens *(Hyperpituitarismus):* Vermehrte Sekretion *eines* oder – selten – *mehrerer* Hypophysenvorderlappenhormone.

Krankheitsentstehung

Ursache einer **Überfunktion des Hypophysenvorderlappens** sind vorwiegend gutartige, hormonproduzierende Tumoren *(Hypophysenvorderlappenadenome).*

Symptome, Befund und Diagnostik

Das Zuviel an Hormonen führt meist zu typischen Krankheitsbildern:

- Überproduktion von Prolaktin beim **Prolaktinom,** dem häufigsten hormonproduzierenden Hypophysenvorderlappentumor, führt bei Frauen zu Zyklusstörungen, Sterilität, Brustwachstum und Milchfluss, bei Männern häufig zu Libidostörungen sowie seltener zu Brustwachstum und Brustschmerzen
- Überproduktion von **Wachstumshormon** verursacht beim Erwachsenen die **Akromegalie** (*Akren* = distale Körperteile) mit Vergröberung der Gesichtszüge und Vergrößerung von Kinn, Nase (➤ Abb. 10.4), Lippen, Zunge, Händen und Füßen. Auch

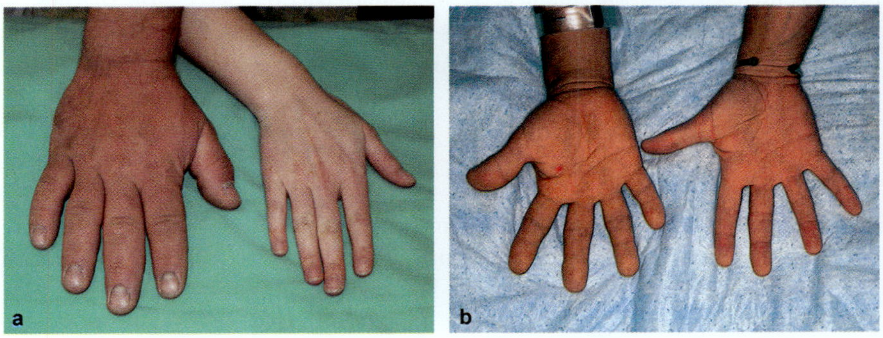

Abb. 10.4 Charakteristische Vergrößerung der Hände bei einem Patienten mit Akromegalie (jeweils links im Bild) im Vergleich zu einem Gesunden mit gleicher Körpergröße. [O663, E508]

die inneren Organe können vergrößert sein **(Viszeromegalie).** Viele Patienten klagen über Kopfschmerzen und Gewichtszunahme, nicht selten besteht ein Diabetes mellitus (Wachstumshormon ist ein Gegenspieler des Insulins)

- **ACTH-produzierende Adenome** führen zum Cushing-Syndrom (➤ 10.6.1).
- Die sehr seltenen TSH-sezernierenden **Thyreotropinome** bedingen eine Hyperthyreose (Schilddrüsenüberfunktion ➤ 10.4.3).

Wird das normale Gewebe durch den Tumor geschädigt, entwickelt sich zusätzlich eine partielle Hypophysenvorderlappeninsuffizienz (➤ 10.3.1). Drückt der Tumor auf die Sehnervenkreuzung, sind Gesichtsfeldeinschränkungen die Folge.

Die Diagnose wird durch Hormonbestimmungen im Blut mit nachfolgenden Lokalisationsuntersuchungen gestellt.

Behandlungsstrategie

Bei Prolaktinomen ist die Therapie der Wahl eine medikamentöse Hemmung der Hormonproduktion durch Dopaminagonisten (Bromocriptin, z. B. Pravidel®, Quinagolid, z. B. Norprolac®, Cabergolin, z. B. Dostinex®), die oft zu einer weitgehenden Rückbildung des Tumors führt. Hauptnebenwirkungen sind Übelkeit (Tabletten nicht auf nüchternen Magen einnehmen) und Orthostaseprobleme.

Bei allen anderen Tumoren wird eine operative Entfernung angestrebt. Zur Behandlung der Akromegalie bei inoperablen Patienten oder zur präoperativen Tumorverkleinerung werden v. a. Octreotid (Sandostatin®), Lanreotid (Somatuline Autogel®, beides Somatostatin-Analoga) und Pegvisomant (Somavert®, ein Wachstumshormonrezeptor-Antagonist) eingesetzt. Eine Strahlentherapie kommt bei Inoperabilität oder Rezidiven in Betracht.

Hat der Patient eine partielle Hypophysenvorderlappeninsuffizienz, werden die fehlenden Hormone substituiert.

10.3.3 Diabetes insipidus

DEFINITION

Diabetes insipidus: Störung des Wasser- und Elektrolythaushalts mit Ausscheidung großer, unkonzentrierter Urinmengen infolge verminderter Fähigkeit der Nieren zur Wasserrückresorption.

Krankheitsentstehung

Dem **zentralen Diabetes insipidus** liegt ein ADH-Mangel zugrunde, etwa durch Schädel-Hirn-Traumen, Hypothalamus- oder Hypophysentumoren, aber auch idiopathisch (aus ungeklärter Ursache). Der **renale Diabetes insipidus** mit Nicht-Ansprechen der Nieren auf das normal vorhandene ADH ist selten.

Symptome, Befund und Diagnostik

Leitsymptome sind Polyurie (tägliche Urinmengen bis 20 l, Nykturie), starker Durst (nächtliches Trinken!) und oft eine Dehydratation. Da der Urin durch die unzureichende Wasserrückresorption sehr verdünnt ist, steigen Natriumkonzentration und Osmolarität des Plasmas.

Die Diagnose wird durch Bestimmung der Serum- und Urinosmolalität gestellt. Die Differenzierung zwischen zentralem und renalem Diabetes insipidus ist durch eine probeweise Zufuhr von ADH oder ADH-Abkömmlingen möglich **(Vasopressintest).**

Behandlungsstrategie

Liegt keine behandelbare Grunderkrankung vor, wird beim zentralen Diabetes insipidus ein ADH-Abkömmling als Spray oder Tablette gegeben (z. B. Desmopressin, etwa in Minirin®).

Beim renalen Diabetes insipidus bleibt nur der Ausgleich von Flüssigkeits- und Elektrolytverlusten. Medikamentös können Thiaziddiuretika (➤ Pharma-Info 9.1) oder nichtsteroidale Antirheumatika (➤ Pharma-Info 14.1) versucht werden.

Pflege

Keine Trinkmengenbeschränkung

Bei Patienten mit Diabetes insipidus wird die Trinkmenge nicht eingeschränkt, da das Trinken vor Exsikkose schützt. **Cave:** Elektrolyte (Natriumkonzentration) und Osmolarität des Plasmas.

Der Patient erhält einen Notfallausweis, den er stets bei sich tragen sollte.

10.3.4 Syndrom der inadäquaten ADH-Sekretion

DEFINITION

Syndrom der inadäquaten ADH-Sekretion *(SIADH, Schwartz-Bartter-Syndrom):* Hypotone Hyperhydratation (Überwässerung ➤ 9.13.2) infolge überschießender Bildung von ADH oder ADH-ähnlichen Substanzen.

Am häufigsten ist das **Syndrom der inadäquaten ADH-Sekretion** paraneoplastisch bedingt (v. a. bei kleinzelligem Bronchialkarzinom). Durch die überschießende Sekretion von ADH oder ADH-ähnlichen Substanzen wird in der Niere zu viel Wasser rückresorbiert.

Leitsymptome sind Übelkeit, Erbrechen, Appetitlosigkeit, Schwindel, Kopfschmerzen und Reizbarkeit sowie Muskelkrämpfe als Zeichen der Hyperhydratation. Typischerweise bestehen keine Ödeme.

Die Diagnose wird durch Blut- und Urinuntersuchungen gestellt (Serumnatrium und -osmolalität niedrig bei konzentriertem Urin und hohem Urinnatrium).

Wenn möglich, wird die Grunderkrankung behandelt. Die symptomatische Behandlung besteht v. a. in Flüssigkeitsbeschränkung auf 500–800 ml täglich und ggf. Gabe von Schleifendiuretika oder *Vasopressin-(V2-)Rezeptor-Antagonisten* (**Vaptanen,** etwa Tolvaptan, z. B. Samsca®). Eine langsame Anhebung des Serumnatriums durch hypertone Kochsalzlösung ist ebenfalls denkbar.

10.4 Schilddrüsenerkrankungen

Schilddrüsenerkrankungen sind sehr häufig. Sie können eingeteilt werden in:

- Erkrankungen mit *normalen* Schilddrüsenhormonspiegeln **(Euthyreose)**
- Erkrankungen mit *Störung* der Schilddrüsenstoffwechsellage. Bei *erhöhtem* Schilddrüsenhormonspiegel spricht man von einer **Hyperthyreose,** bei *erniedrigtem* von einer **Hypothyreose.**

Unabhängig von der Schilddrüsenstoffwechsellage kann die Schilddrüse normal groß oder vergrößert **(Struma)** sein. Entsprechend bezeichnet man eine vergrößerte Schilddrüse bei normaler Stoffwechsellage als *euthyreote Struma* (➤ 10.4.2).

10.4.1 Schilddrüsendiagnostik

Palpation

Bei Verdacht auf Schilddrüsenerkrankungen tastet der Untersucher die Schilddrüse auf Größe, Knoten und Konsistenz (verhärtet?) ab. Ist die Schilddrüse wärmer als die Umgebung und druckschmerzhaft, deutet dies auf eine Entzündung hin (*Thyreoiditis* ➤ 10.4.5).

Blutuntersuchungen

TSH und Schilddrüsenhormone

Weitaus am häufigsten sind primäre Schilddrüsenfunktionsstörungen mit Ursache in der Schilddrüse selbst. Empfindlichster Blutwert ist hier das (basale) **TSH** (*Thyreoidea-stimulierendes Hormon*). Um den Schilddrüsenhormonhaushalt im Gleichgewicht zu halten, steigt es schon an bzw. fällt ab, bevor sich die Blutspiegel der peripheren Schilddrüsenhormone **Thyroxin** *(T_4)* und **Trijodthyronin** *(T_3)* ändern – man spricht von **latenter Hypo-** bzw. **Hyperthyreose.** Deshalb dient der TSH-Wert auch zum Screening und Ausschluss von Schilddrüsenfunktionsstörungen.

Bei verändertem TSH oder konkretem Verdacht auf eine Schilddrüsenerkrankung werden zusätzlich T_3 und T_4 bestimmt. Um Verfälschungen durch Veränderungen des thyroxinbindenden Globulins zu vermeiden, werden fast nur noch die Spiegel an *freiem* Hormon (FT_3 und FT_4) gemessen (➤ 10.2.2). Bei der Einnahme bestimmter Medikamente wie Heparin, Glukokortikoide, Biotin oder hochdosierte Azetylsalizylsäure kann der TSH, auch ohne bestehende Schilddrüsenerkrankung, erniedrigt sein.

Selten nötig ist der **TRH-Test** mit TSH-Bestimmung vor und nach Stimulation durch TRH (*Thyreotropin-Releasing Hormon*).

Schilddrüsen(auto)antikörper

Einige Schilddrüsenerkrankungen, z. B. M. Basedow (➤ 10.4.3) und Hashimoto-Thyreoiditis (➤ 10.4.5), sind immunogen (mit-)bedingt (➤ 15.2). Bei vielen dieser Patienten sind im Blut **Schilddrüsen(auto) antikörper** nachweisbar. Wichtig sind insbesondere:

- **Antikörper gegen thyreoidale Peroxidase,** kurz *TPO-AK* oder *Anti-TPO* (*TPO = thyreoidale Peroxidase* = ein bestimmtes Enzym der Schilddrüse), früher auch *Mikrosomale Antikörper,* kurz *MAK*
- **Antikörper gegen Thyreoglobulin** (*TgAK, Anti-TG,* Thyreoglobulin ist ein in der Schilddrüse gebildeter Vorläufer der Schilddrüsenhormone)
- **Antikörper gegen TSH-Rezeptoren** *(TSH-Rezeptor-Autoantikörper = TRAK).*

Sonografie

Die **Sonografie** zeigt schnell und nebenwirkungsfrei Lage, Größe und Gewebestruktur der Schilddrüse sowie Knoten (➤ Abb. 10.9) und Zysten. Bei Verdacht auf ein Nebenschilddrüsenadenom (➤ 10.5.1) vermag die Sonografie manchmal die Lokalisation zu klären.

Schilddrüsenszintigrafie

Die **Schilddrüsenszintigrafie** (➤ 1.4.5) ist die häufigste Isotopenuntersuchung in der Endokrinologie. Sie ist z. B. bei der Funktionsdiagnostik von Knoten angezeigt. Die Interpretation erfolgt immer in Zusammenhang mit der Schilddrüsensonografie.

Dem Patienten wird in der nuklearmedizinischen Abteilung eine geringe Dosis radioaktiv markierten Technetiums (^{99m}Tc) i. v. gespritzt, das von der Schilddrüse aufgenommen wird (radioaktives Jod wird nur zu bestimmten Fragestellungen verwendet). Aufnahmen mit der Gammakamera erlauben dann die zweidimensionale Darstellung des Schilddrüsengewebes (➤ Abb. 10.5).

- **Kalte Knoten** nehmen das Radionuklid nicht auf. Sie können Zysten entsprechen oder solide („innen fest") sein
- **Warme Knoten** speichern das Radionuklid etwas mehr als das umgebende Gewebe und können nur durch Palpation oder Ultraschalluntersuchung identifiziert werden
- **Heiße Knoten** speichern das Nuklid sehr intensiv und das übrige Schilddrüsengewebe stellt sich nur abgeschwächt oder gar nicht dar. Sie sind stoffwechselaktiv und produzieren evtl. große Schilddrüsenhormonmengen.

Solide kalte Schilddrüsenknoten sind immer karzinomverdächtig, aber in 90 % der Fälle gutartig.

Bei der Untersuchungsplanung ist zu beachten, dass in den letzten vier Wochen vor der Untersuchung keine Schilddrüsenhormone, Jodpräparate, jodhaltigen Arzneimittel oder schilddrüsenblockierenden Arzneimittel wie z. B. Thyreostatika (➤ 10.4.3) eingenommen werden dürfen, denn dann würde die Schilddrüse das radioaktive Nuklid evtl. nicht aufnehmen (ggf. auf Arztanordnung vorher absetzen). Aus dem gleichen Grund dürfen vor einer Schilddrüsenszintigrafie keine Untersuchungen mit jodhaltigen Röntgenkontrastmitteln erfolgen. Die **Suppressionsszintigrafie** soll autonome Adenome aufdecken. Zunächst wird ein Ausgangsszintigramm angefertigt. Die Gabe von Schilddrüsenhormonen über einige Tage führt bei intaktem Regelkreis zu einer verringerten TSH-Sekretion und dadurch zu einer verminderten Radionuklidaufnahme des normalen Schilddrüsengewebes. Hingegen speichern *autonome Bezirke,* die sich der Kontrolle durch das übergeordnete TSH entziehen, das Radionuklid ebenso stark wie im Ausgangsszintigramm.

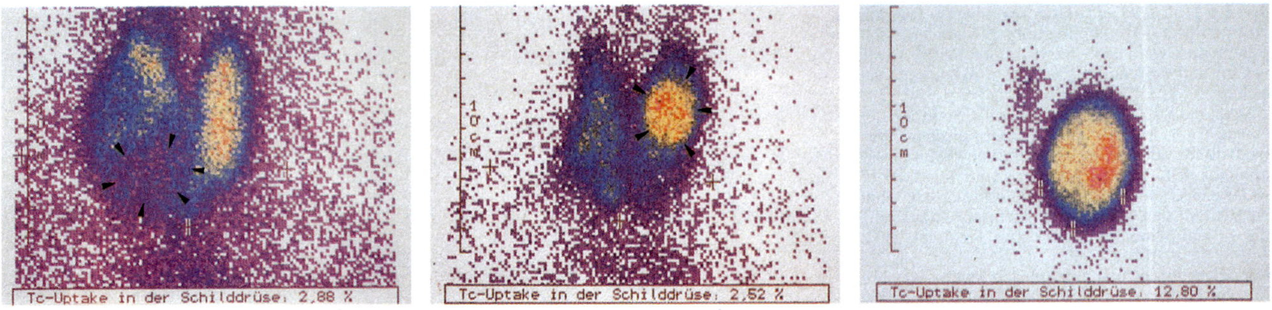

Abb. 10.5 Schilddrüsenszintigrafie. Die linke Abbildung zeigt einen kalten Knoten (Dreiecke), der kein Technetium speichert, wohingegen sich die übrige Schilddrüse normal darstellt. In der mittleren und rechten Abbildung ist jeweils ein stark speichernder heißer Knoten zu sehen. Während die übrige Schilddrüse in der mittleren Abbildung noch erkennbar ist (kompensierte unifokale Autonomie), ist dies rechts nicht mehr der Fall (dekompensierte unifokale Autonomie). [M467]

Pflege

Pflege bei Szintigrafie ➢ 1.4.5

Vor einer Schilddrüsenszintigrafie dürfen keine jodhaltigen Desinfektionsmittel zur Hautdesinfektion verwendet werden.

Nach der Untersuchung halten die Pflegenden den Patienten zum Trinken an, da reichliche Flüssigkeitszufuhr die Ausscheidung der radioaktiven Substanz beschleunigt und so die Strahlenbelastung vermindert.

Feinnadelpunktion der Schilddrüse

Eine **Feinnadelpunktion der Schilddrüse** *(Aspirationszytologie)* ist insbesondere bei kalten Knoten sowie zur Differenzierung der Schilddrüsenentzündungen indiziert. Unter sonografischer Kontrolle wird der verdächtige Bezirk mit einer dünnen Kanüle punktiert und Material für die zytologische Untersuchung entnommen.

Pflege bei Feinnadelpunktion

- *Benötigtes Material:* Hautdesinfektionsmittel, sterile Tupfer und Kompressen, dünne Kanülen, mehrere Spritzen (10–30 ml), evtl. Hilfsgeräte zur Punktion wie etwa *Cameco-(Pistolet-)Handgriff,* Handschuhe, Pflaster, Objektträger, Behälter für das Punktat, Begleitpapiere, Sonografiegerät
- *Vorbereitung des Patienten:* Den Patienten kurz vor der Punktion bitten, die Blase zu entleeren. Patienten ggf. zur Punktion begleiten
- *Nachbereitung:* Einstichstelle auf Blutung oder Zeichen einer Infektion beobachten.

10.4.2 Euthyreote Struma

DEFINITION

Struma: Vergrößerung von Teilen oder der ganzen Schilddrüse unabhängig von der Ursache der Vergrößerung oder der Funktion der Schilddrüse. Bei gleichmäßiger Vergrößerung als **Struma diffusa,** bei vorhandenen Knoten als **Struma nodosa** bezeichnet.

Euthyreote Struma *(blande Struma):* Schilddrüsenvergrößerung bei regelrechter Schilddrüsenstoffwechsellage. Sehr häufige Erkrankung, in Deutschland sind 15–30 % der Bevölkerung betroffen.

Krankheitsentstehung

Hauptursache der **Struma** ist Jodmangel in der Nahrung, der eine ausreichende Synthese der Schilddrüsenhormone behindert. Intrathyreoidale (innerhalb der Schilddrüse) Wachstumsfaktoren und TSH stimulieren dann das Schilddrüsenwachstum, sodass trotz des geringen Jodangebots lange genügend Hormone produziert werden.

Mit zunehmender Größe der Struma, Dauer ihres Bestehens und Knotenbildung steigt die Wahrscheinlichkeit einer Autonomie (➢ 10.4.1, ➢ 10.4.3).

Symptome und Untersuchungsbefund

Als Erstes fällt dem Patienten meist eine Verdickung des Halses auf (➢ Abb. 10.6), gelegentlich auch ein Engegefühl im Halsbereich. Eine große Struma führt durch Druck auf Trachea und Ösophagus zu Luftnot (➢ 6.2.1), Kloßgefühl, Schluckbeschwerden und evtl. *inspiratorischem Stridor* (➢ 6.2.4). Dies ist besonders dann der Fall, wenn Teile der Struma hinter dem Sternum liegen **(retrosternale Struma).**

Die Schilddrüsenvergrößerung ist meist bei der Untersuchung tast- und/oder sichtbar.

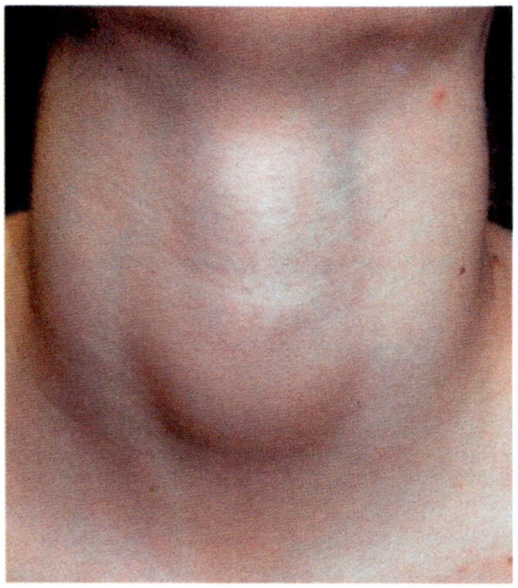

Abb. 10.6 Patientin mit großer Struma. [R232]

Diagnostik und Differenzialdiagnose

- Blutabnahme mit Bestimmung des freien T_3 und T_4 und des basalen TSH. Bei einer *euthyreoten Struma* ist die Hormonproduktion regelrecht. Bei jeder hyperthyreoten Struma besteht der Verdacht auf *autonome* Schilddrüsenbezirke (➤ 10.4.3)
- Sonografie zur Bestimmung des Schilddrüsenvolumens (normal < 18 ml bei Frauen, < 25 ml bei Männern) und zur Diagnose von Knoten oder Entzündungen
- Bei tastbaren oder im Ultraschall sichtbaren Knoten Szintigrafie zur Erfassung karzinomverdächtiger kalter und autonomer heißer Knoten
- Evtl. Bestimmung von BSG, CRP und Schilddrüsenantikörpern im Blut zum Ausschluss einer Schilddrüsenentzündung
- Evtl. Feinnadelpunktion bei V. a. Karzinom oder Entzündung.

Behandlungsstrategie

Bei einer euthyreoten Struma ohne Autonomie (TSH normal, bei älteren Patienten ggf. vorher zum Ausschluss Suppressionsszintigrafie) werden 200 µg Jodid täglich gegeben (z. B. Jodetten 200®), um der Schilddrüse den Wachstumsreiz zu nehmen. Bei unzureichendem Erfolg wird das Jodid mit dem Schilddrüsenhormon Thyroxin kombiniert (z. B. Jodthyrox®, Thyronajod®).

Bei erheblichen Beschwerden des Patienten oder Erfolglosigkeit der medikamentösen Therapie ist eine **subtotale Strumaresektion** angezeigt. Dabei wird nicht die gesamte Schilddrüse entfernt, sondern beidseitig ein Schilddrüsenrest und die Nebenschilddrüsen belassen. Ein *einzelner* Strumaknoten (selten) kann auch *reseziert* (ausgeschält) werden.

Weitere Alternative z. B. bei älteren Patienten, allgemeiner Inoperabilität oder Rezidivstruma ist eine **Radiojodtherapie** (➤ 10.4.6).

Rezidivprophylaxe

Nach einer Strumaresektion unabdingbar ist eine Rezidivprophylaxe, da Schilddrüsenrestgewebe sonst erneut zu einer Struma auswachsen kann **(Rezidivstruma).** Sie wird in der Regel mit Thyroxin durchgeführt, bei größeren Schilddrüsenresten auch mit einer Kombination aus Thyroxin und Jodid oder Jodid allein.

Prognose

Die Prognose einer Struma ist desto besser, je früher die Therapie einsetzt und insgesamt sehr gut.

Strumaprävention

Viele Gegenden Deutschlands enthalten zu wenig Jod im Boden und damit in der Nahrung, sodass weniger als die erforderlichen 150–200 µg Jodid täglich aufgenommen werden. Entsprechend haben dort verhältnismäßig viele Menschen eine Struma – man spricht von **endemischer Struma.**

Mediziner empfehlen deshalb die Verwendung jodierten Kochsalzes (15–25 µg Jod/g Kochsalz) im Haushalt, den bevorzugten Kauf jodsalzgewürzter Produkte und häufige Meeresfischmahlzeiten (z. B. Seelachs, Kabeljau, Schellfisch). Selbst Menschen mit einer (unbekannten) Schilddrüsenüberfunktion sind durch Jodsalzverwendung nicht gefährdet, da die für eine Stoffwechselentgleisung „kritische" Menge von 300–500 µg Jod dabei nicht erreicht wird. Zumindest in Phasen besonders hohen Bedarfs (Pubertät, Schwangerschaft, Stillzeit) sind Jodidtabletten sinnvoll.

10.4.3 Hyperthyreose

DEFINITION

Hyperthyreose *(Schilddrüsenüberfunktion):* Überproduktion von Schilddrüsenhormonen. Häufige Erkrankung, meist aufgrund einer **Schilddrüsenautonomie** (ungehemmte Produktion von Schilddrüsenhormonen) oder eines **M. Basedow** (chronische immunogene Schilddrüsenerkrankung, oft Frauen mittleren Alters betreffend).

Krankheitsentstehung

Zwei Ursachen stehen bei der Hyperthyreose im Vordergrund:

- Bei der **Schilddrüsenautonomie** haben sich abgegrenzte Schilddrüsenbezirke oder diffus das ganze Gewebe der Kontrolle durch die übergeordneten Zentren entzogen und produzieren ungehemmt Schilddrüsenhormone. Am häufigsten entwickelt sich die Schilddrüsenautonomie auf dem Boden einer Jodmangelstruma als kompensatorische Hyperplasie. Liegt nur ein einzelner autonomer Knoten vor, spricht man von *unifokaler Autonomie* (früher als *autonomes Adenom* bezeichnet), bei mehreren von *multifokaler Autonomie* und bei enthemmter Hormonproduktion in der gesamten Schilddrüse von *disseminierter Autonomie*
- Der **M. Basedow** ist eine chronische Autoimmunerkrankung (➤ 15.2). Die TSH-Rezeptor-Autoantikörper besetzen die TSH-Rezeptoren und führen zu einer ständigen Stimulation der hormonbildenden Schilddrüsenzellen. Eine Struma ist möglich.

Seltener tritt eine Hyperthyreose im Anfangsstadium einer *Thyreoiditis* (Schilddrüsenentzündung ➤ 10.4.5) oder infolge Überdosierung von Schilddrüsenhormonen auf.

Symptome und Untersuchungsbefund

Die Symptome der Hyperthyreose betreffen den ganzen Organismus. Häufig sind (➤ Abb. 10.7):

- Psychische Veränderungen, meist Unruhe, Nervosität, Reizbarkeit bis zur Psychose *(endokrines Psychosyndrom)* und Schlafstörungen, seltener Antriebsarmut
- Erhöhte Herzfrequenz, evtl. Herzrhythmusstörungen
- Warme und gerötete Haut, feucht-warme Hände sowie dünnes, weiches Haar
- Wärmeempfindlichkeit mit schnellem Schwitzen
- Erhöhte Stuhlfrequenz bis zu Durchfällen
- Muskelschwäche und feinschlägiger Fingertremor („Zittern" der Finger)
- Gewichtsverlust trotz eher reichlicher Nahrungsaufnahme infolge des gesteigerten Energiebedarfs.
- Zyklusstörungen bei der Frau

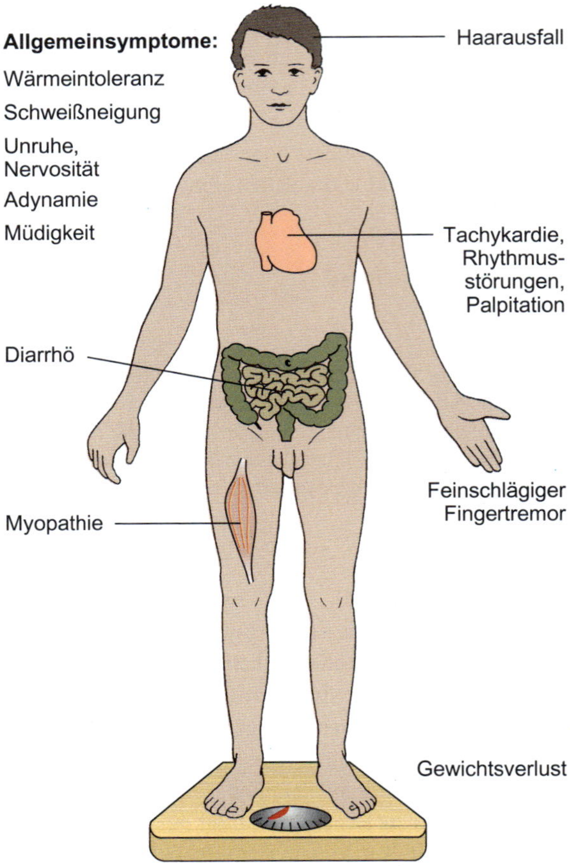

Abb. 10.7 Symptomspektrum bei Hyperthyreose. [L157]

Symptomarmer Verlauf möglich

Vor allem bei älteren Patienten kann die Hyperthyreose symptomarm verlaufen und sich lediglich durch Gewichtsverlust, Schwäche, Herzinsuffizienz oder Herzrhythmusstörungen (v. a. eine absolute Arrhythmie bei Vorhofflimmern) zeigen.

Bei > 50 % der Patienten mit einem M. Basedow sind Zeichen einer ebenfalls immunbedingten **endokrinen Orbitopathie** *(endokrine Ophthalmopathie)* zu beobachten (➤ Abb. 10.8). Der Augapfel tritt aus der Augenhöhle hervor **(Exophthalmus),** das Oberlid ist zurückgezogen, der Lidschlag zu selten und der Lidschluss unvollständig. In schweren Fällen bestehen Augenmuskellähmungen mit Doppelbildern.

Typisch für den M. Basedow ist auch das mit 5 % aller Betroffenen seltenere **prätibiale Myxödem,** eine blaurote, grobporige Schwellung in der Schienbeinregion. Im Gegensatz zu den Beinödemen des Herzkranken (➤ 4.5) bleibt beim Myxödem auf Druck keine Delle zurück.

Die für den M. Basedow charakteristische Symptomkombination aus Struma, Tachykardie und Exophthalmus wird als **Merseburger Trias** bezeichnet.

Diagnostik und Differenzialdiagnose

Die technischen Untersuchungen entsprechen denen bei euthyreoter Struma (➤ 10.4.2):

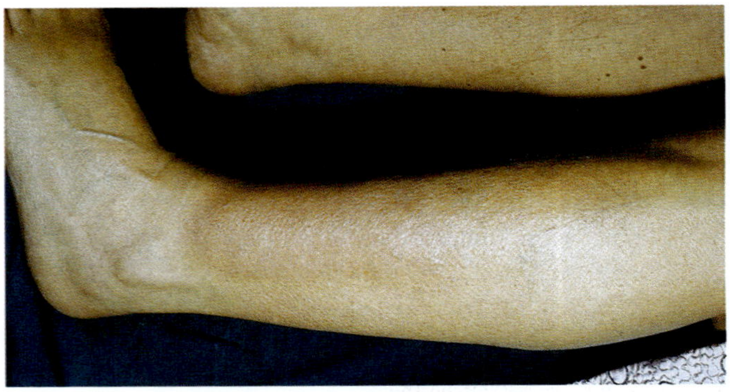

Abb. 10.8 Prätibiales Myxödem bei M. Basedow. [R168]

- Blutabnahme: Hyperthyreose (TSH erniedrigt, T_3 und T_4 erhöht). Bei M. Basedow in der Autoantikörper-Bestimmung TRAK in > 90 %, TPO-AK in 60–70 % positiv (➤ 10.4.1)
- Sonografie: beim M. Basedow diffuse, homogene Echoarmut des Schilddrüsengewebes (d. h., das Gewebe sieht gleichmäßig, aber dunkler als normal aus), bei Autonomien entsprechende knotige Veränderungen
- Szintigrafie: bei heißen Knoten umschriebene mehrspeichernde Areale in der Schilddrüse, bei M. Basedow intensive Speicherung des Radionuklids in der gesamten Schilddrüse.

Behandlungsstrategie

Erster Behandlungsschritt beim *M. Basedow* ist meist eine ca. einjährige medikamentöse Therapie mit oralen **Thyreostatika,** welche die Schilddrüsenhormonsynthese hemmen. Die meistgebrauchten Substanzen sind Carbimazol (z. B. Carbimazol Aristo®), Thiamazol (z. B. Favistan®) und Propylthiouracil (z. B. Propycil®). Die Dosierung wird durch Kontrolle der Schilddrüsenwerte überprüft. Nebenwirkungen der Thyreostatika sind Juckreiz, Hautausschläge, Leberschäden sowie (selten) Agranulozytose (➤ 11.6.4, regelmäßige Blutbildkontrolle). Da die Wirkung erst nach 1–2 Wochen einsetzt, müssen die Symptome anfänglich oft durch β-Blocker und evtl. Sedativa bekämpft werden. Auch Seleneinnahme soll sich günstig auswirken.

Bleibt diese Behandlung erfolglos oder kommt es nach Absetzen der Arzneimittel zu einem Rezidiv, werden eine Radiojodtherapie (➤ 10.4.6) oder eine Operation durchgeführt.

Auch für die *endokrine Orbitopathie* ist das Erreichen einer Euthyreose vordringlich. Das Rauchen sollte der Patient unbedingt einstellen, da es die endokrine Opthalmopathie auf noch nicht genau geklärte Weise verschlimmert. Bei leichter Ausprägung kann Selen gegeben werden, bei schwerer sind Glukokortikoide erste Wahl, auch eine Strahlentherapie ist möglich. Evtl. ist eine Operation (Orbitadekompression, Lid-, Augenmuskelkorrektur) angezeigt.

Bei einer *Schilddrüsenautonomie* wird eine Beseitigung des autonomen Gewebes durch Radiojodtherapie (➤ 10.4.6) oder Operation angestrebt. Dabei ist nicht immer eine subtotale Strumaresektion erforderlich. Einzelne Knoten können oft aus dem gesunden Gewebe ausgeschält (reseziert) werden. Vor der Operation muss die Schilddrüsenfunktion normalisiert worden sein. Hierzu werden vorzugsweise Thyreostatika, seltener hoch dosiertes Jod eingesetzt.

Nach einer radikalen Radiojodtherapie oder Operation müssen Patienten lebenslang Schilddrüsenhormone einnehmen.

NOTFALL

Thyreotoxische Krise

Lebensbedrohliche Komplikation einer Hyperthyreose ist die **thyreotoxische Krise,** spontan oder nach Gabe *jodhaltiger Arzneimittel* oder *Kontrastmittel* (➤ 1.4.3).
Die Symptome sind hochgradige Tachykardie, Herzrhythmusstörungen, Fieber, Durchfall, Erbrechen, Muskelschwäche, Exsikkose, Delir und Desorientierung, die später von Somnolenz und Koma abgelöst wird.
Sofortige intensivmedizinische Therapie ist lebensrettend:

- Thyreostatika, evtl. Perchlorat (z. B. Irenat®)
- Vor allem bei jodinduzierter Hyperthyreose evtl. Plasmapherese und/oder frühzeitige subtotale Strumaresektion
- Flüssigkeitsersatz (ca. 4 l täglich), hohe Kalorienzufuhr
- Evtl. β-Blocker, Digitalis, Glukokortikoide i. v.
- Evtl. medikamentöse Sedierung des Patienten, z. B. mit Diazepam (etwa in Valium®)
- Fiebersenkende physikalische Maßnahmen
- Thromboseprophylaxe.
- Bei lebensbedrohlicher jodinduzierter thyreotoxischer Krise kann eine Plasmapherese erfolgen. Allerdings ist die Wirksamkeit dieser Maßnahme umstritten. Auch eine Notfall-Thyreoidektomie käme infrage.

Die Prophylaxe der kontrastmittelinduzierten thyreotoxischen Krise besteht aus:

- Bestimmung der Schilddrüsenwerte vor Kontrastmitteluntersuchungen (auf Arztanordnung, meist reicht TSH)
- Bei Patienten mit einer autonomen Schilddrüsenüberfunktion Gabe von Perchlorat (z. B. Irenat® Tropfen, 900 mg = 60 Tropfen, hemmt die Jodaufnahme der Schilddrüse) am besten 24 h, spätestens 2–4 h vor der Untersuchung; bei bekannter autonomer Hyperthyreose Kombination mit einem Thyreostatikum.

Pflege

Die Pflegenden kontrollieren engmaschig die Kreislaufparameter sowie Temperatur und Bewusstsein, um rechtzeitig eine thyreotoxische Krise zu erkennen. Darüber hinaus berücksichtigen sie die z. T. nervöse und hektische Grundstimmung des hyperthyreoten Patienten, da zusätzliche Unruhe (z. B. auch durch Fernsehsendungen) das Bild ungünstig beeinflussen kann. Ein Hilfsmittel zur frühzeitigen Erkennung einer thyreotoxischen Krise ist der Burch-Wartofsky-Score. Maßnahmen:

- Unterbringung in einem ruhigen Zimmer, bei schweren Krankheitsverläufen Bettruhe, soweit der Patient dies toleriert. Hektik und Aufregung durch Besucher, Pflegende oder äußere Reize vermeiden
- Raumtemperatur gemäß den Wünschen des Patienten. Als angenehm werden in aller Regel Temperaturen unter 20 °C empfunden; manche Patienten bevorzugen kühle Anwendungen wie kalte Wickel oder Teil- bzw. Ganzwaschungen
- Verzicht auf stimulierende Getränke wie Kaffee oder Tee. Anbieten von beruhigenden Tees (z. B. Baldriantee) bei Schlafstörungen
- Verabreichung von künstlichen Tränen oder entzündungshemmenden Augentropfen sowie Augensalben zur Nacht bei einer endokrinen Orbitopathie mit Gefährdung der Hornhaut.

Patientenbeobachtung und Dokumentation

- Puls (Tachykardie?), Blutdruck, Temperatur (Fieber?)
- Psychischer Zustand (Unruhe?), Schlaf, Bewusstsein
- Motorik (Tremor?, Hyperaktivität?, Muskelschwäche?)
- Ausscheidungen (Durchfälle?)
- Haut, Rachen (Angina als möglicher Hinweis auf Agranulozytose?)
- Gewicht.

Patienteninformation

Die Prognose der *Schilddrüsenautonomie* ist gut. Hingegen lassen sich beim *M. Basedow* die endokrine Orbitopathie und das prätibiale Myxödem nicht immer befriedigend bessern.

Die Behandlung beider Erkrankungen erfordert aufgrund ihrer langen Dauer und der regelmäßigen Kontrollen die Mitarbeit des Patienten. Nach einer Operation hängt die Notwendigkeit einer Schilddrüsenhormonsubstitution bzw. Rezidivprophylaxe von der Größe des Schilddrüsenrestes ab (➤ 10.4.2).

VORSICHT

Keine Selbstmedikation bei Hyperthyreose!

Patienten mit einer Hyperthyreose sollen keine Arzneimittel eigenmächtig einnehmen. Das „banale" Schmerzmittel Aspirin® etwa kann durch Verdrängung der Schilddrüsenhormone aus ihrer Bindung an die Bluteiweiße die Hyperthyreose verstärken.

10.4.4 Hypothyreose

DEFINITION

Hypothyreose *(Schilddrüsenunterfunktion):* Mangel an Schilddrüsenhormonen. Seltener als die Hyperthyreose.

Krankheitsentstehung

Bei der **primären Hypothyreose** liegt die Ursache in der Schilddrüse. Sie ist v. a. Folge einer chronischen Thyreoiditis (Schilddrüsenentzündung ➤ 10.4.5), einer Schilddrüsenoperation, einer Radiojodtherapie (➤ 10.4.6) oder von Arzneimitteln. Eine angeborene Hypothyreose ist ebenfalls möglich. Der seltenen **sekundären Hypothyreose** liegt eine Hypophysenvorderlappeninsuffizienz zugrunde (➤ 10.3.1).

Symptome und Untersuchungsbefund

Die Hypothyreose beginnt schleichend und steigert sich langsam zum Vollbild mit:

- Antriebsarmut, Müdigkeit, Verlangsamung und Desinteresse
- Bradykardie, evtl. Herzinsuffizienz
- Kühler, blasser, trockener und teigig geschwollener Haut **(generalisiertes Myxödem),** wobei auf Druck mit dem Finger keine Dellen zurückbleiben
- Struppigem, trockenem Haar
- Muskelschwäche, Obstipation
- Rauer, heiserer Stimme
- Kälteempfindlichkeit

- Gewichtszunahme
- Verlangsamten Reflexen.

Bei älteren Menschen verläuft die Hypothyreose oft wenig eindrücklich und wird nicht selten als Depression oder Demenz verkannt.

NOTFALL

Hypothyreotes Koma (Myxödem-Koma)

Leitsymptome des seltenen hypothyreoten Komas (Myxödem-Koma) sind Bradykardie mit Hypotonie, Atemstörungen (Hypoventilation), Hypothermie und Bewusstseinsstörungen. Die Therapie erfolgt auf der Intensivstation (Schilddrüsenhormon- und Glukokortikoidgabe, Infusionen, langsame Erwärmung, ggf. Beatmung). Trotzdem ist die Letalität hoch.

Diagnostik und Differenzialdiagnose

Wie bei allen Schilddrüsenerkrankungen ist die Blutuntersuchung diagnostisch entscheidend: freies T_3 und T_4 erniedrigt, TSH bei primärer Hypothyreose erhöht, bei sekundärer erniedrigt. Bei der Hashimoto-Thyreoiditis als häufigster Ursache Autoantikörper TPO-AK und TAK in aller Regel erhöht. Zusätzlich hohes Blutcholesterin.

Eine Sonografie dient der weiteren diagnostischen Abklärung.

Behandlungsstrategie

Die Behandlung besteht in der Dauersubstitution von Schilddrüsenhormonen, z. B. Euthyrox® oder L-Thyroxin®. Eine einschleichende Dosierung soll Herzbeschwerden vermeiden (je älter der Patient, desto vorsichtiger).

Pflege bei Hypothyreose

- Puls, Blutdruck und EKG zu Beginn der medikamentösen Substitution regelmäßig kontrollieren, um Herzrhythmusstörungen und Zeichen einer bis dahin latenten KHK (➤ 4.4.1) rechtzeitig zu erkennen (erhöhter Sauerstoffverbrauch des Herzens bei Verabreichung von Schilddrüsenhormonen)
- Erhöhten Zeitbedarf bei verlangsamten Patienten für eine aktivierende Pflege einplanen
- Eigenaktivitäten der Patienten wie z. B. (kürzere) Spaziergänge fördern, Überforderung jedoch vermeiden
- Wegen der trockenen Haut für eine adäquate Haut- und Haarpflege sorgen
- Raumtemperatur nach den Wünschen des Patienten richten (erhöhte Kälteempfindlichkeit)
- Auf eine ballaststoffreiche, kalorienbewusste Ernährung achten (Patienten sind oft übergewichtig) und Maßnahmen zur Obstipationsprophylaxe ergreifen.

Patientenbeobachtung und Dokumentation

- Puls (Bradykardie?)
- Gewicht, Appetit, Stuhlgang
- Haut (Ödeme?)
- Allgemeines Befinden, Psyche, Aktivität, Motorik.

Patienteninformation

Die Prognose einer Hypothyreose ist bei konsequenter Behandlung gut. Der Patient muss wissen, dass er sich nur unter einer *lebenslänglichen* Dauertherapie mit Schilddrüsenhormonen wohl fühlen wird und dazu regelmäßige ärztliche Kontrollen erforderlich sind. Am besten nimmt der Patient die Schilddrüsenhormone morgens ca. 30 min vor dem Frühstück ein.

10.4.5 Thyreoiditis

DEFINITION

Thyreoiditis: Schilddrüsenentzündung. Differenzierung je nach Verlauf in **akute, subakute** und **chronische Thyreoiditis.** Mit schätzungsweise 1 % der Bevölkerung am häufigsten ist die chronische **Hashimoto-Thyreoiditis,** die meist zur permanenten Hypothyreose führt. Altersgipfel im mittleren Erwachsenenalter, Frauen häufiger betroffen als Männer.

Hashimoto-Thyreoiditis

Die **Hashimoto-Thyreoiditis** *(chronisch-lymphozytäre Thyreoiditis, Autoimmunthyreoiditis)* zählt zu den Autoimmunerkrankungen. Weitere Autoimmunerkrankungen treten überzufällig häufig auf (➤ 10.6.2).

Die Hashimoto-Thyreoiditis verläuft meist symptomarm. Manchmal kommt es anfänglich zu einer vorübergehenden Hyperthyreose durch Freisetzung von Hormonen aus den geschädigten Zellen (➤ 10.4.3). Typischerweise wird die Krankheit aber erst bemerkt, wenn es in der Folge zu einer Hypothyreose gekommen ist (➤ 10.4.4), da die Schilddrüsenfollikel durch Bindegewebe ersetzt werden.

Diagnostisch wegweisend sind Blutuntersuchung (Hypothyreose, in > 90 % TPO-AK) und Schilddrüsensonografie.

Therapeutisch müssen lebenslang die fehlenden Schilddrüsenhormone ersetzt werden.

Thyreoiditis de Quervain

Die Ursache der akuten bis subakuten **Thyreoiditis de Quervain** ist unklar; vermutlich wird sie bei entsprechender Veranlagung durch eine Virusinfektion ausgelöst.

Die Erkrankung beginnt meist mit allgemeinem Krankheitsgefühl, Abgeschlagenheit, Glieder- und Rückenschmerzen sowie Temperaturerhöhung (meist um 38 °C). Die Betroffenen haben oft heftige Schmerzen im Schilddrüsenbereich, die in Kiefer oder Ohr oder gelegentlich zu den Schultern ausstrahlen. Die Schilddrüse ist berührungsempfindlich und oft hart und geschwollen. In den ersten Wochen kann eine (milde) Schilddrüsenüberfunktion bestehen (➤ 10.4.3), die von selbst wieder verschwindet. Symptomarme Verläufe sind möglich.

Die Diagnose wird aufgrund der ausgeprägten Entzündungszeichen (BSG und CRP stark erhöht), der Sonografie (inhomogenes Bild) und ggf. der Punktionszytologie mit Nachweis von Riesenzellen gestellt.

Die Prognose der Thyreoiditis de Quervain ist gut (75 % Spontanheilung). Je nach Ausprägung der Beschwerden können nichtsteroidale Antirheumatika (➤ 2.4.3, ➤ Pharma-Info 14.1) oder Glukokortikoide (➤ Pharma-Info 10.1) gegeben werden, wobei schnelles Ansprechen auf Glukokortikoidgabe charakteristisch für die Erkrankung ist. Etwaige Hyperthyreosesymptome werden symptomatisch behandelt.

Akute Thyreoiditis

Die **akute Thyreoiditis** als Folge einer bakteriellen oder viralen Infektion oder einer Strahlentherapie ist sehr selten. Leitsymptome sind Fieber, lokale Schmerzen und Rötung.

10.4.6 Schilddrüsenkarzinom

DEFINITION

Schilddrüsenkarzinom: Bösartiger Tumor der Schilddrüse. Mit 0,5 % aller Malignome zwar insgesamt selten, aber häufigster bösartiger Tumor des endokrinen Systems. In über 90 % ausgehend vom Follikelepithel: **differenzierte Karzinome** (nochmals unterteilt in *papilläre* und *follikuläre Karzinome*) sowie **undifferenzierte** *(anaplastische)* **Karzinome.** Das **onkzytäre Karzinom** *(Hürthle-Zell-Karzinom)* galt früher als Variante des follikulären Schilddrüsenkarzinoms und wird heute als eigenständiger Karzinomtyp betrachtet. Weniger als 10 % **medulläre Karzinome** durch Entartung der Kalzitonin produzierenden C-Zellen. Letztere treten in 25–30 % familiär gehäuft auf im Rahmen einer **multiplen endokrinen Neoplasie.**

Symptome und Untersuchungsbefund

Leitsymptom der **Schilddrüsenkarzinome** sind schmerzlose, harte Knoten in der Schilddrüse. Spätsymptome sind z. B. Schluck- oder Atembeschwerden, Heiserkeit (durch Infiltration des N. recurrens) oder Schmerzen. Differenzierte Schilddrüsenkarzinome treten bevorzugt bei jüngeren, undifferenzierte bei älteren Patienten auf.

Diagnostik und Differenzialdiagnose

Die Diagnosestellung erfolgt durch Ultraschall (➤ Abb. 10.9), Szintigrafie, Computer- oder Kernspintomografie und Feinnadelpunktion. Bei dann noch unsicherer Diagnose wird operiert.

Als Tumormarker für die postoperative Verlaufskontrolle sind das *Thyreoglobulin* (Vorläuferprotein der Schilddrüsenhormone) für differenzierte Karzinome und das *Kalzitonin* für C-Zell-Karzinome geeignet (➤ 12.4.2). In der Metastasen- und Rezidivdiagnostik haben außerdem SPECT und PET einen hohen Stellenwert.

Multiple endokrine Neoplasie

Bei einem C-Zell-Karzinom muss durch Blutuntersuchung auf die zugrunde liegende Genmutation eine **Multiple endokrine Neoplasie** *(MEN)* ausgeschlossen werden. Bei diesen autosomal-dominant erblichen Leiden ist das Risiko außerordentlich groß, an mehreren, teils malignen endokrinen Tumoren in verschiedenen Organen zu erkranken:

- **MEN Typ 1** *(Wermer-Syndrom):* Tumoren von Hypophysenvorderlappen, Nebenschilddrüse und Inselzellen der Bauchspeicheldrüse

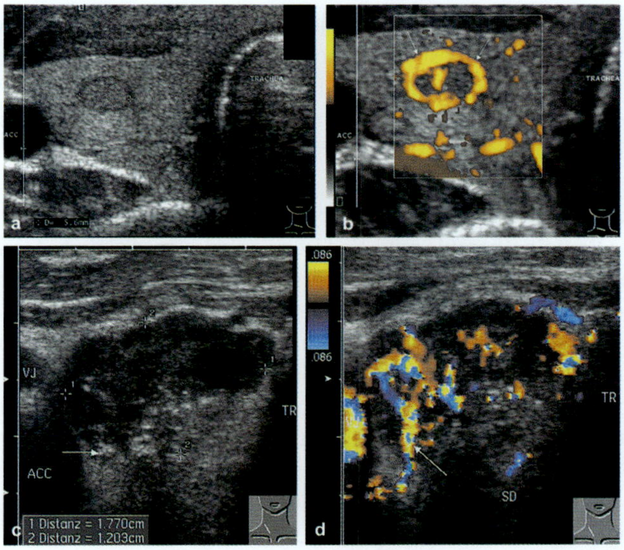

Abb. 10.9 Oben: gutartiger Schilddrüsenknoten mit glatter Begrenzung in der B-Bild Sonografie (links) und kreisförmigem Randgefäß in der Farb-Duplex-Sonografie (rechts). Unten: Schilddrüsenkarzinom mit unscharfer Begrenzung (Kreuze), Mikroverkalkungen (Pfeil linke Abb.) und starker, unregelmäßiger Durchblutung sowie tumorversorgendem Gefäß (Pfeil rechte Abb.). [M377]

- **MEN Typ 2a** (*Sipple-Syndrom,* früher MEN Typ 2): Tumoren von Schilddrüse, Nebenschilddrüse und Nebennierenmark
- **MEN Typ 2b** (früher MEN Typ 3): Tumoren von Schilddrüse, Nebennierenmark und Nervenzellen der Schleimhäute sowie Veränderungen des Bewegungsapparats.
- **MEN Typ 4:** Eine seltenere Form, die durch Mutationen im CDKN1B-Gen verursacht wird und ähnliche Symptome wie MEN Typ 1 zeigen kann.

Bei gesicherter MEN werden die Familienangehörigen des Patienten genetisch beraten und ggf. regelmäßig untersucht. Genträgern für die MEN Typ 2 wird eine prophylaktische Schilddrüsenentfernung im Kindesalter angeraten, da alle Betroffenen – oft schon in jungen Jahren – ein medulläres Schilddrüsenkarzinom entwickeln.

Behandlungsstrategie

Erster Therapieschritt ist in aller Regel die Entfernung der *gesamten* Schilddrüse **(totale Thyreoidektomie)** und der regionalen Lymphknoten. In fortgeschrittenen Stadien ist eine Neck **Dissection** (operative Ausräumung der Halsweichteile) indiziert.

Bei differenzierten, hormonell aktiven Karzinomen folgt nach ca. vier Wochen eine **Radiojodtherapie,** die auch kleinste Metastasen zerstören soll. Zwischen Operation und Radiotherapie dürfen *keine* Schilddrüsenhormone oder Jodpräparate gegeben werden, da die Metastasen das Jod bei hohem TSH besser aufnehmen. Bei weit fortgeschrittenen papillären Karzinomen oder undifferenzierten Tumoren, die nicht am Jodstoffwechsel teilnehmen, ist oft eine postoperative perkutane Bestrahlung (➤ 12.5.5) sinnvoll. Zytostatika (➤ 12.5.2) zeigen kaum Wirkung, die Hoffnungen für eine medikamentöse Therapie fortgeschrittener Tumoren konzentrieren sich derzeit auf Tyrosinkinase-Inhibitoren (➤ 12.5.3).

Zur Vermeidung einer Hypothyreose werden lebenslang Schilddrüsenhormone substituiert, wobei bei allen Tumoren, die vom Follikelepithel ausgegangen sind, der TSH-Wert sehr niedrig sein soll („TSH-suppressive Dosis"), um ein Wachstum doch noch verbliebener Tumorzellen so weit wie möglich zu unterdrücken.

Radiojodtherapie

Die **Radiojodtherapie** mit ^{131}Jod ist eine nuklearmedizinische Strahlentherapie (➤ 1.4.5). Sie ist bei bestimmten Formen der Hyperthyreose und bei differenzierten Schilddrüsenkarzinomen angezeigt.

Jod wird fast ausschließlich vom Schilddrüsengewebe aufgenommen. Bei Zufuhr radioaktiven Jods werden somit die Schilddrüse und funktionell aktive, Jod speichernde Schilddrüsenkarzinome einschließlich ihrer Metastasen mit sehr hohen Dosen bestrahlt und zerstört. Die Strahlenbelastung des Knochenmarks, der Keimdrüsen und der Nachbarorgane ist gering (die Reichweite der von ^{131}Jod abgegebenen Strahlung liegt bei ca. 2 mm).

Zur Dosisberechnung wird vorher ein **Radiojodtest** durchgeführt. Dabei wird nach Gabe radioaktiven Jods eine Schilddrüsen- bzw. Ganzkörperszintigrafie zur Berechnung des Jodumsatzes und zur Lokalisation etwaiger Metastasen angefertigt.

Aus Strahlenschutzgründen wird die Radiojodtherapie in Deutschland nur in speziellen nuklearmedizinischen Stationen mit Strahlenschutzeinrichtungen durchgeführt. Die Patienten schlucken das radioaktive Jod und bleiben so lange in der Klinik, bis die von ihnen ausgehende Radioaktivität unter den gesetzlichen Grenzwert gefallen ist. Während des stationären Aufenthaltes versorgen sich die Patienten nach Möglichkeit selbst, um die Strahlenbelastung für die Pflegenden gering zu halten.

Nebenwirkungen sind selten und beschränken sich meist auf leichte, gut behandelbare lokale Beschwerden. Nach der Radiojodtherapie sollten die Patienten für 6–12 Monate eine zuverlässige Methode der Empfängnisverhütung wählen.

Pflege ➤ 12.1, ➤ 12.5.4

Prognose

Die Prognose hängt vor allem von Histologie und Tumorstadium bei Diagnose ab. Die 10-Jahres-Überlebensrate für differenzierte Karzinome liegt bei ca. 75–90 %, für medulläre Karzinome um 50 %. Bei undifferenzierten Karzinomen überleben nur wenige Patienten mehr als ein Jahr nach der Diagnosestellung.

10.5 Erkrankungen der Nebenschilddrüsen und metabolische Knochenerkrankungen

Renale Osteopathie ➤ 9.8

10.5.1 Überfunktion der Nebenschilddrüsen

DEFINITION

Hyperparathyreoidismus: Überfunktion der Nebenschilddrüsen mit gesteigerter Sekretion von Parathormon (PTH), die durch den veränderten Kalzium- und Phosphathaushalt zu einer klassischen Symptomkombination aus „Stein-, Bein- und Magenpein" führt. Betrifft v. a. Frauen > 50 Jahre.

Krankheitsentstehung

Multiple endokrine Neoplasie (MEN) ➤ 10.4.6

Beim **primären Hyperparathyreoidismus** liegt die Ursache in der Nebenschilddrüse selbst: In ca. 85 % produzieren ein oder mehrere **Nebenschilddrüsenadenome** unabhängig vom Blutkalziumspiegel Parathormon. Bei ca. 15 % der Patienten sind die Nebenschilddrüsen diffus vergrößert **(Nebenschilddrüsenhyperplasie).** Ein **Nebenschilddrüsenkarzinom** ist als Ursache extrem selten.

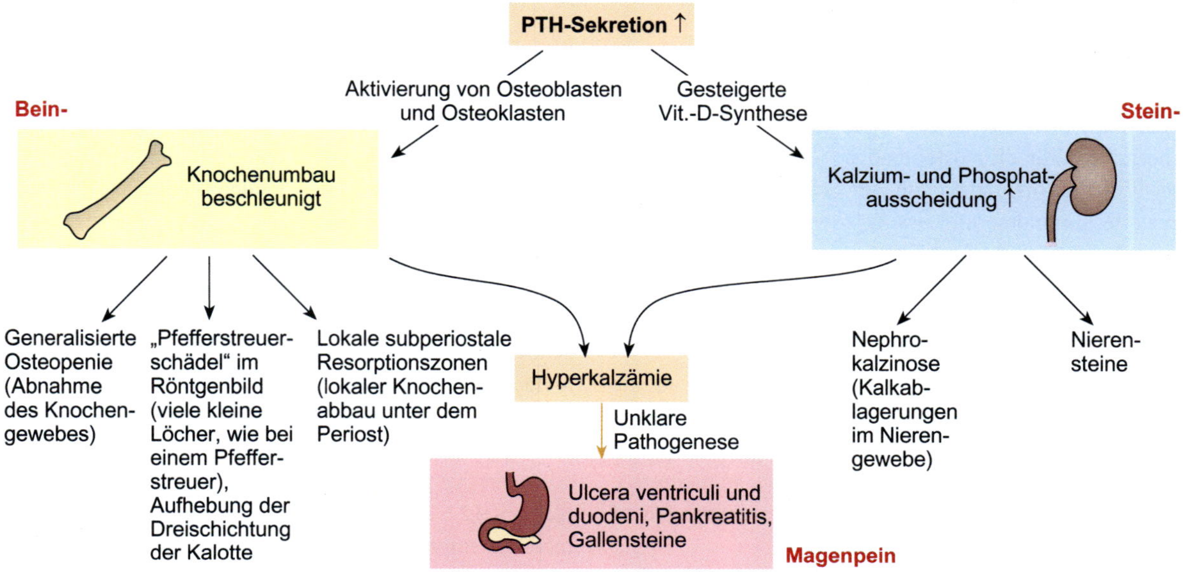

Abb. 10.10 Pathogenese und klinisches Bild bei primärem Hyperparathyreoidismus: Stein- Bein-, Magenpein. Das Vollbild der Erkrankung ist aber mittlerweile selten. [L157]

Die gesteigerte PTH-Sekretion des **sekundären Hyperparathyreoidismus** ist Folge eines erniedrigten Kalziumspiegels im Blut (z. B. bei Niereninsuffizienz).

Das Parathormon führt über eine vermehrte Kalziumresorption aus dem Darm und eine gesteigerte Knochendemineralisation zu einem erhöhten Blutkalziumspiegel, der seinerseits zahlreiche Stoffwechselveränderungen bewirkt (Stimulation der Gastrin- und Säurebildung des Magens, Beeinflussung des Nerven- und Muskelstoffwechsels, ➢ Abb. 10.10).

Symptome und Untersuchungsbefund

Die meisten Patienten haben allenfalls unspezfische Beschwerden (Zufallsdiagnose bei Abklärung einer Hyperkalzämie). Leitsymptome sind ansonsten (➢ Abb. 10.10):

- Durst, hohe Trink- und Urinmenge (Polydipsie und Polyurie)
- Wiederholte Nierensteine („Steinpein") durch den erhöhten Blutkalziumspiegel
- Knochenschmerzen („Beinpein") durch den gesteigerten Knochenumbau
- Obstipation, Appetitlosigkeit, Übelkeit („Magenpein"), evtl. Magengeschwür (➢ 7.5.3)
- Psychische Veränderungen, Müdigkeit und Muskelschwäche
- Weichteilverkalkungen an Faszien, Bändern, Muskeln und Gefäßen.

Diagnostik und Differenzialdiagnose

Die Blutuntersuchung ergibt einen erhöhten Kalzium- und PTH-Spiegel sowie eine Erniedrigung des Phosphatspiegels. Bei Knochenbeteiligung ist die Alkalische Phosphatase erhöht. Die Röntgenaufnahmen des Skeletts zeigen im Spätstadium Knochenentkalkungen, zystische Auftreibungen und Verformungen der Knochen. Nierensteine oder -verkalkungen werden sonografisch nachgewiesen (➢ 9.10). Die Adenomlokalisation gelingt meist durch Ultraschalluntersuchung der Schilddrüsenregion, CT und Kernspintomografie, Szintigrafie sowie intraoperativ durch den Chirurgen. Vor der Operation wird ein gleichzeitig bestehendes Phäochromozytom (➢ 10.6.3) bei MEN ausgeschlossen.

Behandlungsstrategie

Bei einem zufällig diagnostizierten *asymptomatischen* Hyperparathyreoidismus mit normalem Serumkalzium kann oft unter regelmäßiger ärztlicher Kontrolle abgewartet werden. Ansonsten wird sowohl bei einem Adenom als auch bei Hyperplasie operiert. Ein Karzinom erfordert die **Hemithyreoidektomie** *(halbseitige Schilddrüsenentfernung)* auf der erkrankten Seite.

Postoperativ wird der Blutkalziumspiegel bis zur Stabilisierung kontrolliert, da es durch den überstürzten Kalziumeinbau in die Knochen zu einer Hypokalzämie mit Muskelkrämpfen kommen kann.

Die symptomatische Therapie bei älteren oder inoperablen Patienten entspricht der bei Hyperkalzämie (➢ 9.13.4), eine medikamentöse Osteoporoseprophylaxe ist sinnvoll. Bei inoperablen Patienten, sekundärem Hyperparathyreoidismus bei dialysepflichtiger Niereninsuffizienz oder Hyperkalzämie bei Nebenschilddrüsenkarzinom kann Cinacalcet (z. B. Mimpara®) gegeben werden, das Parathormon- und Kalziumspiegel im Blut vermindert.

Pflege und Patienteninformation

Die Pflegenden beobachten Ausscheidung (Urinmenge? Obstipation?), Trinkverhalten, Schmerzsituation, psychisches Befinden und Beweglichkeit des Patienten. Sie informieren ihn, Nahrungsmittel mit einem hohen Kalziumgehalt zu meiden und sich zu bewegen (Immobilisation vermeiden).

Patientenbeobachtung

Ein unbehandelter Hyperparathyreoidismus kann zu einer **hyperkalzämischen Krise** (➢ 9.13.4) führen. Um diese frühzeitig zu erkennen ist, neben engmaschigen Kalziumkontrollen im Blut, eine gezielte Beobachtung des Patienten auf die Warnsymptome erforderlich: massive Polyurie, Polydipsie, Erbrechen, Exsikkose, Fieber und Bewusstseinstrübung. Bei einer hyperkalzämischen Krise wird der Patient auf die Intensivstation verlegt.

10.5.2 Unterfunktion der Nebenschilddrüsen

DEFINITION

Hypoparathyreoidismus: Unterfunktion der Nebenschilddrüsen mit Parathormon- und damit einhergehendem Kalziummangel.

Krankheitsentstehung

Ein **Hypoparathyreoidismus** ist meist Folge einer zu „radikalen" Schilddrüsen-, Nebenschilddrüsen- oder Kehlkopfoperation mit (versehentlicher) Entfernung aller vier Nebenschilddrüsen.

Symptome, Befund und Diagnostik

Folge des niedrigen Serumkalziums ist vor allem eine Übererregbarkeit von Nerven und Muskulatur mit gesteigerten Reflexen, Parästhesien und anfallsartigen Muskelkrämpfen (**Tetanie** ➢ 9.13.4, ➢ 9.14.2) mit typischer Pfötchenstellung der Hände. In sehr schweren Fällen kommt es zu Bauchschmerzen, Atemnot, Stimmritzenkrampf und generalisierten Krämpfen (bei erhaltenem Bewusstsein). Auch psychische Veränderungen sind möglich.

Die Diagnose wird durch Anamnese (Halsoperation) und Blutuntersuchung gestellt (zu niedriger Kalzium- und PTH-Spiegel bei erhöhtem Blutphosphat).

Behandlungsstrategie

Die Behandlung erfolgt medikamentös durch Kalzium- und Vitamin-D-Zufuhr (z. B. Vigantol®, Rocaltrol®). Wegen der Gefahr einer Hypo- oder Hyperkalzämie (➢ 9.13.4) und um Folgeschäden eines gestörten Kalzium- und Phosphat-Haushalts zu vermeiden, sind regelmäßige Blutuntersuchungen und augenärztliche Kontrollen (erhöhtes Kataraktrisiko) erforderlich. Zur Vermeidung einer Hyperkalziurie und damit einhergehenden Nierensteinen oder einer Nephrokalinose kann ein Thiaziddiuretikum verabreicht werden.

10.5.3 Osteoporose

DEFINITION

Osteoporose: Systemische Skeletterkrankung mit krankhafter Verminderung der Knochenmasse, veränderter Knochenstruktur und dadurch erhöhtem Frakturrisiko. Häufige Erkrankung des höheren Lebensalters, Frauen sind 3- bis 4-mal häufiger betroffen als Männer.

Krankheitsentstehung

Etwa ab dem 40. Lebensjahr nimmt die Knochenmasse physiologischerweise ab. Es liegt ein Missverhältnis zwischen Osteogenese (Knochenaufbau) und Osteolyse (Knochenabbau) vor. Je nach Ausprägung spricht der Mediziner zuerst von **Osteopenie,** später von **Osteoporose.** Zugleich leidet die Mikroarchitektur der Knochen. Beides zusammen führt zu verminderter Knochenstabilität und erhöhtem Frakturrisiko.

95 % der Erkrankten haben eine **primäre Osteoporose:**

- Die *Typ-I-* oder **postmenopausale Osteoporose** befällt vor allem Frauen 10–15 Jahre nach den Wechseljahren. Wichtigster Faktor ist wahrscheinlich Östrogenmangel, der unter anderem zu einer gesteigerten Osteoklastenaktivität führt. Typische Fraktur ist die Wirbelkörperfraktur
- Die *Typ-II-* oder **senile Osteoporose** tritt in aller Regel nach dem 70. Lebensjahr auf (Männer : Frauen = 1 : 2) und verläuft meist schleichend. Wahrscheinlich spielen vor allem ein ernährungsbedingter Kalziummangel, ein Vitamin-D-Mangel und körperliche Inaktivität eine Rolle. Charakteristisch sind v. a. Schenkelhalsfrakturen
- Mischformen sind möglich.

Hauptursachen der weit selteneren **sekundären Osteoporose** sind eine Langzeitbehandlung mit Glukokortikoiden (➤ Pharma-Info 10.1), eine Schildrüsenüberfunktion (➤ 10.4.3), Alkoholabusus, Mangelernährung, Tumoren und Bewegungsmangel *(Inaktivitätsosteoporose).*

Symptome und Untersuchungsbefund

Einige Osteoporose-Erkrankte haben Rückenschmerzen (z. B. durch Wirbelkörperverformungen mit reaktiven Muskelverspannungen). Viele sind aber beschwerdefrei, bis sie typischerweise durch einen Sturz aus dem Stand einen Knochenbruch erleiden, meist eine Wirbelkörper, Schenkelhals- oder distale Radiusfraktur.

Auch eine Größenabnahme von mehr als 4 cm im Alter, der „Witwenbuckel" älterer Frauen, „der Tannenbaumeffekt" durch schlaffe, quere Hautfalten am Rücken und scheinbar zu lange Arme (durch Rumpfverkürzung) sind Zeichen einer Osteoporose.

Diagnostik und Differenzialdiagnose

Innerhalb der Anamneseerhebung sollte ein Augenmerk auf Risikofaktoren und Frakturen in der Vorgeschichte gelegt werden. Bei der körperlichen Untersuchung zeigen sich häufig Klopfschmerzen über der Wirbelsäule. Eine Ermittlung des Sturzrisikos durch den Timed-Up-and-Go- oder Tinetti-Test ist ratsam.

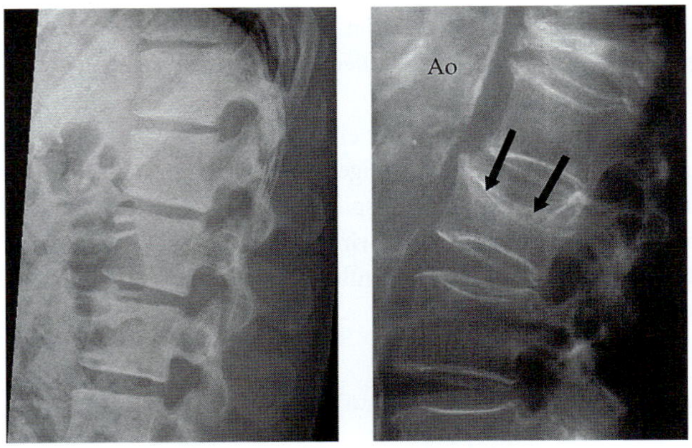

Abb. 10.11 Wirbelkörper in der Röntgenaufnahme, links mit normaler Knochendichte, rechts bei Osteoporose. Die Wirbelkörper sind viel durchscheinender und durch Deckplatteneinbrüche (Pfeile) höhengemindert. Nebenbefundlich eine verkalkte Aorta (Ao). [T479, M507, M500]

In der normalen Röntgenaufnahme des Knochens (➤ Abb. 10.11) ist eine Osteoporose erst bei einem Knochenverlust von ca. 30 % erkennbar. Sie eignet sich deshalb nicht zur Früherkennung.

Methode der Wahl und Referenzmethode der WHO ist derzeit die **Knochendichtemessung** *(Knochen-, Osteodensitometrie)* mittels **DXA** (*Doppel-Röntgen-Absorptiometrie,* engl. *dual X-ray absorptiometry*).

Andere Verfahren wie etwa *quantitative Ultraschallverfahren* werden momentan nur in bestimmten Ausnahmen angeraten.

Blutuntersuchungen werden zur Abgrenzung von anderen Erkrankungen wie etwa der **Osteomalazie** (zu weicher Knochen mit Verbiegungstendenz, meist durch Störung des Vitamin-D-Stoffwechsels) empfohlen. Immer sollten Kalzium, Phosphat, Alkalische Phosphatase, γ-GT, Kreatinin, BSG und TSH bestimmt und eine Serum-Eiweißelektrophorese durchgeführt werden.

Blut-Marker des Knochenab- oder -umbaus können die Diagnose nicht sichern, sind aber bei krankhaftem Ergebnis ein unabhängiger Risikofaktor. Zum Screening sind sie umstritten. In der Therapiekontrolle sollten ein Anbaumarker (z. B. Alkalische Phosphatase) und ein Abbaumarker bestimmt werden. Mit am besten untersucht sind die β-**CTX** *(β-Crosslaps).* Dies sind Kollagenbruchstücke, die beim Abbau von (älterer) Knochensubstanz freigesetzt werden.

Behandlungsstrategie

Die nicht-medikamentöse und medikamentöse Basistherapie entspricht den unten dargestellten Maßnahmen der Osteoporoseprophylaxe. Spezifische medikamentöse Maßnahmen erfolgen bei einem 10-Jahres-Frakturrisiko > 30 % (mittels DVO-Rechner) oder bereits stattgehabter Fraktur. Medikamente erster Wahl sind [4]:

- **Bisphosphonate.** Bisphosphonate wie etwa Alendronat (z. B. Fosamax®) und Risedronat (z. B. Actonel®) hemmen die Osteoklastentätigkeit. Ihre Wirksamkeit ist nachgewiesen, sie werden prophylaktisch wie therapeutisch eingesetzt. Bisphosphonate sind insgesamt gut verträglich, häufigste Nebenwirkung sind Magen-Darm-Beschwerden. Das Risiko von Kiefernekrosen, wie sie von den hohen Dosierungen in der Onkologie bekannt sind, ist bei den in der Osteoporosebehandlung üblichen Dosierungen

10

gering. Bisphosphonate werden wegen der sonst unzureichenden Resorption getrennt von den Mahlzeiten mit viel Flüssigkeit (keine Milch) eingenommen. Bei einer gleichzeitigen Behandlung mit Kalzium müssen die Präparate wegen einer sonst möglichen Komplexbildung getrennt eingenommen werden. Einnahme in aufrechter Körperposition (anschließend für ca. 30 min verbleiben); Tablette nicht lutschen oder kauen, da Schleimhautulzerationen entstehen können

- Strontiumranelat (z. B. Protelos®) wird in den Knochen eingebaut, stimuliert die Osteoblasten und hemmt die Osteoklasten. Hauptnebenwirkungen sind Magen-Darm-Beschwerden, Kopfschmerzen und Hautreaktionen. Außerdem ist das Thromboserisiko gering erhöht. Das Präparat muss mit 2 h Zeitabstand zu Kalziumpräparaten eingenommen werden
- **Selektive Östrogenrezeptor-Modulatoren** *(SERM)* wie etwa Raloxifen (z. B. Evista®) wirken am Knochen ähnlich wie Östrogene, steigern das Risiko eines Uteruskarzinoms aber nicht. Sie senken nur das Risiko von Wirbelfrakturen, nicht das von Schenkelhalsfrakturen und können Wechseljahresbeschwerden verstärken
- **Parathormonabkömmlinge.** Parathormonabkömmlinge wie etwa Teriparatid (z. B. Forsteo®) wirken bei intermittierender Gabe knochenaufbauend (bei dauerhaft erhöhten Spiegeln hingegen knochenabbauend ➤ 10.5.1). Derzeit sind sie in der Osteoporosetherapie nur für höchstens 24 Monate Anwendung zugelassen.

Seit 2010 zugelassen ist der monoklonale Antikörper Denosumab (z. B. Prolia®), der die Osteoklastenaktivierung verhindert. Er wird halbjährlich s. c. gespritzt, Langzeiterfahrungen stehen noch aus. Für postmenopausale Frauen sind mittlerweile monoklonale Sklerosin-Antikörper wie Romosozumab (z. B. Evenity®) zugelassen. Durch eine Sklerostinhemmung wird der Knochenaufbau durch Osteoblasten gefördert, während der Knochenabbau durch Osteoklasten verringert wird.

Fluoride (z. B. Tridin®) werden nur noch selten, Östrogene wegen ihrer Risiken nur noch im Einzelfall eingesetzt.

Bei einer klinisch manifesten Osteoporose ist außerdem eine ausreichende Schmerzbekämpfung unumgänglich, damit der Betroffene nicht immobil wird. Passive Stützmaßnahmen, etwa durch Korsetts oder Mieder, sind nur temporär sinnvoll, da sie die Muskulatur schwächen.

Rehabilitation und Pflege

Rehabilitation und Pflege sind eng miteinander verzahnt. Sie werden stationär begonnen und müssen nach der Entlassung weitergeführt werden, wenn sie auf Dauer erfolgreich sein sollen.

Alle Maßnahmen haben zum Ziel, den Knochenabbau aufzuhalten, Schmerzen zu lindern, Mobilität und Koordination zu verbessern und für mehr Belastbarkeit zu sorgen. Dies erfolgt durch:

- Interdisziplinäre Schmerztherapie
- Patientenschulung über die Erkrankung einschließlich ihrer Risikofaktoren
- Ernährungsberatung (kalzium- und proteinreiche (> 1 g/kg KG) Kost)
- Beratung über Sturzprophylaxe im Alltag (z. B. Wohnraumanpassung, geeignete Schuhe, Vermeiden sturzfördernder Medikamente wie etwa Schlafmittel), Einsatz von Hüftprotektoren (werden von den Betroffenen nicht immer akzeptiert)
- Umfangreiche Physio- und, falls möglich, Sporttherapie
- Ggf. Hilfsmittelversorgung (z. B. Rollator)
- Ggf. psychologische Hilfen zur Schmerz- und Krankheitsbewältigung
- Ggf. Einleitung von Hilfen für die Zeit nach der Entlassung.

Aufgabe der Pflegenden ist außerdem, bereits jüngere Patienten über die Gefahren einer Osteoporose und die möglichen präventiven Maßnahmen zu informieren.

Physiotherapie bei Osteoporose

Die Physiotherapie hat einen hohen Stellenwert in Prävention, Therapie und Rehabilitation der Osteoporose und osteoporosebedingter Frakturen.

Bewegungen mit mechanischer Belastung der Knochen erhöhen zeitlebens die Knochendichte und senken damit das Frakturrisiko (Walking ist also besser als z. B. Radfahren). Gute Koordination beugt Stürzen vor. Entsprechend sind Programme mit Krafttraining aller großen Muskelgruppen einschließlich der Rückenstrecker, Koordinations- und Gleichgewichtstraining (z. B. Schattenboxen) *und* geeigneten Sportarten (z. B. Walking, Tanzen) am erfolgversprechendsten. Viele Patienten sind in ihrer Leistungsfähigkeit stark beeinträchtigt, sodass die Übungen der individuellen Belastbarkeit angepasst werden müssen (vorsichtiger Anfang mit langsamer Steigerung). Am besten sind Übungen unter Aufsicht in Kombination mit häuslichem Eigentraining. Der Patient muss wissen, dass die Physiotherapie nur wirkt, solange sie konsequent fortgesetzt wird. Insbesondere schon stark beeinträchtigte Patienten profitieren vom Üben von Alltagsbewegungen.

Prognose

Ohne Behandlung schreitet die Osteoporose fort, und auch mit den heutigen Möglichkeiten lässt sich der Knochen nur unvollständig wieder aufbauen.

Osteoporoseprävention

Primärprävention

Die Osteoporoseprävention beginnt bereits im Kindes- und Jugendalter, um eine möglichst hohe maximale Knochenmasse zu erreichen. Bei Erwachsenen sollen die Basismaßnahmen den (physiologischen) Abbau verlangsamen.

Bewegung. Ganz wesentlich in der Osteoporoseprophylaxe ist zeitlebens Bewegung, wie oben erwähnt v. a. Bewegung, die einen mechanischen Reiz auf die Knochen ausübt.

Ausreichend Kalzium. Zeitlebens wirkt sich ausreichende Kalziumzufuhr positiv auf die Knochen aus. Für Erwachsene werden heute 1 000 mg Kalzium täglich empfohlen, die Gesamtkalziumzufuhr aus Nahrung und ggf. Supplementierung sollte 1 500 mg täglich nicht überschreiten. Die Resorption des durch die Nahrung aufgenommenen Kalziums lässt sich durch gleichzeitige Aufnahme von Vitamin-C-reichen Nahrungsmitteln oder Milchzucker verbessern.

Kalzium

Hauptkalziumquelle sind Milch und Milchprodukte, Gemüse wie Lauch, Broccoli und Fenchel sowie ggf. kalziumreiche Mineralwässer. Faustregel: 100 ml flüssige oder breiige Milch(-produkte) enthalten gut 100 mg Kalzium, 100 g halbfeste wie etwa Camembert ca. 500 mg und 100 g Schnittkäse ca. 800 mg Kalzium.

Mäßig Phosphat. Sowohl ein Zuwenig als auch ein Zuviel an Phosphat ist ungünstig für die Knochen. Da die Ernährung hierzulande eher phosphatreich ist, ist ein Mangel selten. Das Augenmerk muss daher auf dem nur mäßigen Verzehr phosphatreicher Nahrungsmittel (z. B. Fleisch, Wurst, Schmelzkäse, Cola) liegen.

Genug Vitamin D. Auch Vitamin D (z. B. in Seefisch) muss ausreichend vorhanden sein. Mit der Nahrung werden nur ca. 3 µg täglich aufgenommen [5]. Der Rest kann bei ausreichend Sonnenlicht zwar in der Haut hergestellt werden (eine halbe Stunde Sonnenlichtexposition von Armen und Beinen, etwa beim Spazierengehen, reicht). Dies wird allerdings im Winter nicht unbedingt erreicht. Besonders kritisch ist die Versorgung älterer Menschen: Die Fähigkeit zur Vitamin-D-Bildung in der Haut lässt mit dem Alter erheblich nach, zudem halten sich v. a. mobilitätseingeschränkte und pflegebedürftige alte Menschen wenig an der frischen Luft auf und dann oft mit langärmliger Kleidung. Für sie wird deshalb mittlerweile eine generelle Supplementierung empfohlen.

Weitere Vitamine und Spurenelemente. Generell sollte der Vitaminhaushalt ausgeglichen sein, denn neben Kalzium und Vitamin D sind insbesondere noch die Vitamine B_6, C und K gut für die Knochen. Auch Spurenelemente sind für den Knochen nötig, werden aber in aller Regel in ausreichendem Maße aufgenommen.

Genussmittel. Rauchen und hoher Alkoholkonsum (≥ 30 g täglich) sind auch in puncto Knochengesundheit ungünstig, ebenso wie übermäßiger Kaffeegenuss.

Sekundärprävention

Programme zur Früherkennung einer Osteoporose gibt es in Deutschland derzeit nicht. Die deutschen Leitlinien empfehlen eine Diagnostik (Anamnese, Kraft- und Koordinationstests, Knochendichtemessung, ggf. Laboruntersuchungen und Röntgen der Wirbelsäule) nur bei einem 10-Jahres-Frakturrisiko > 20 %. Dieses ist bei über 70-jährigen Frauen und über 80-jährigen Männern allein schon durch das Lebensalter gegeben. Im Lebensjahrzehnt davor müssen Risikofaktoren (z. B. Immobilität, mehrere Stürze, Rauchen, Untergewicht) oder bereits stattgehabte Frakturen vorliegen.

10.6 Erkrankungen der Nebennieren

10.6.1 Überfunktion der Nebennierenrinde

Cushing-Syndrom und Morbus Cushing

DEFINITION

Cushing-Syndrom: Störung des Nebennierenrindenhormonhaushalts mit (überwiegender) Erhöhung von Kortisol (Hauptvertreter der körpereigenen Glukokortikoide) im Blut.

Krankheitsentstehung

- Häufigste Ursache überhaupt ist eine Glukokortikoid-Dauertherapie (**iatrogenes Cushing-Syndrom** ➤ Pharma-Info 10.1)
- Zweithäufigste Ursache ist eine ACTH-Hypersekretion durch die Hypophyse mit nachfolgender beidseitiger Nebennierenrindenhyperplasie und -überfunktion. Diesem **Morbus Cushing** *(zentrales Cushing-Syndrom)* liegen überwiegend (gutartige) Tumoren des Hypophysenvorderlappens zugrunde. ACTH kann auch *paraneoplastisch* v. a. bei kleinzelligem Lungenkarzinom (➤ 6.8.2) gebildet werden
- Verhältnismäßig selten ist eine *autonome* Kortisol-Hypersekretion durch gutartige Nebennierenrindenadenome **(peripheres Cushing-Syndrom),** noch seltener die durch **Nebennierenrindenkarzinome** verursachte Kortisol-Hypersekretion.

Je nach Ursache können Mineralokortikoide und Androgene in geringem Ausmaß mit erhöht sein.

Symptome und Untersuchungsbefund

Das Cushing-Syndrom beginnt meist unspezifisch mit Leistungsabfall, Müdigkeit und Schwäche.

Das Vollbild der Erkrankung ist eindrücklich (➤ Abb. 10.12):

- Stammfettsucht, Rundgesicht, Fettansammlung im Nacken und mit Fett ausgefüllte Supraklavikulargruben durch Gewichtszunahme und Fettumverteilung
- Gesichtsrötung, Hauteinblutungen, dunkelrote, breite Streifen *(Striae rubrae)* und schlecht heilende Wunden durch Eiweißabbau und Bindegewebsatrophie
- Proximal betonte Muskelschwäche durch Eiweißabbau (der kräftig aussehende Patient kann z. B. kaum oder nicht aus der Hocke aufstehen)

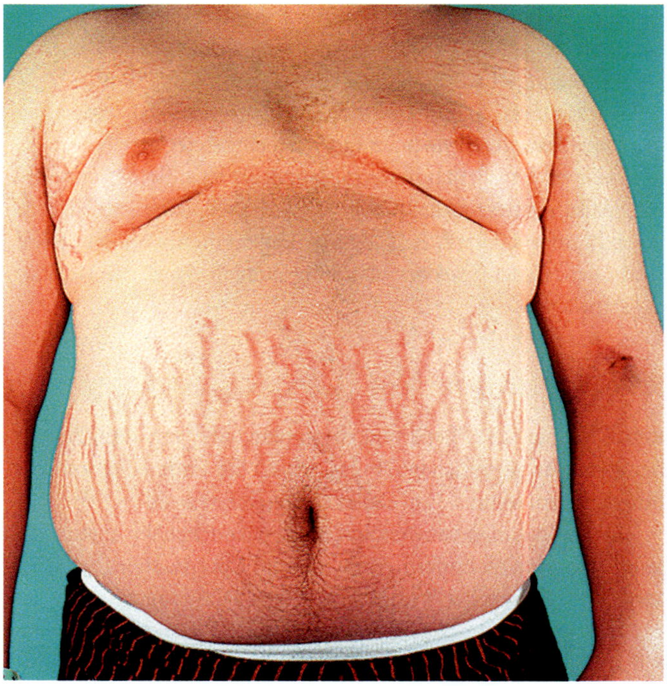

Abb. 10.12 Patient mit Cushing-Syndrom. Gut zu erkennen sind die stammbetonte Adipositas mit verstrichenen Supraklavikulargruben und die breiten Striae. [E985]

- Rundrückenbildung und Knochenschmerzen durch erhöhten Knochenumbau und Osteoporose
- Infektanfälligkeit durch Verminderung des lymphatischen Gewebes
- Psychische Veränderungen, meist Depressionen
- Fettige Haut, Akne und männlicher Schambehaarungstyp bei Frauen infolge Androgenwirkung
- Zyklusstörungen bei Frauen, Potenzminderung bei Männern, Wachstumsminderung bei Kindern.

Bei der Untersuchung werden häufig eine Hypertonie und Ödeme festgestellt.

Diagnostik und Differenzialdiagnose

Erster Schritt ist der Nachweis der erhöhten Kortisolspiegel durch:

- Plasmakortisol-Tagesprofil (beim Cushing-Syndrom morgendlich erhöhte Werte und fehlender abendlicher bzw. nächtlicher Abfall)
- Messung des freien Kortisols im Speichel
- Messung des Kortisols im 24-h-Urin (➤ 9.3.2)
- **Dexamethason-Kurztest:** bei Cushing-Syndrom unzureichendes Absinken des Plasma-Kortisolspiegels nach oraler Gabe von 2 mg Dexamethason um 23 Uhr bis zum nächsten Morgen (bei Depressionen oder Alkoholabusus evtl. falsche Ergebnisse).

Bei der Blutuntersuchung zeigen sich sekundär oft eine diabetische Stoffwechsellage und Blutbildveränderungen.

Zur Ursacheneingrenzung erfolgen dann:

- Bestimmung des ACTH-Spiegels im Blut, ggf. **CRH-Stimulations-Test** mit Blutabnahmen vor und nach CRH-Gabe: ACTH- und Kortisolanstieg bei M. Cushing, nicht aber bei den übrigen Ursachen
- **Hoch dosierter Dexamethason-Hemmtest** mit Dexamethasongabe über drei Tage. Fallen ACTH und Kortisol im Plasma ab, handelt es sich um einen M. Cushing, fallen sie nicht ab, um Ursachen in der Nebenniere oder ektope ACTH-Sekretion.

Der Lokalisationsdiagnostik dienen v. a. Sonografie, CT und Kernspintomografie von Nebenniere und Hypophyse.

Behandlungsstrategie

Das nicht-iatrogene Cushing-Syndrom wird in erster Linie chirurgisch behandelt. Bei Hypophysen- oder Nebennierenadenomen wird versucht, lediglich den Tumor operativ zu entfernen. Gelingt es durch die Operation nicht, ACTH und Kortisol zu normalisieren, kann eine Strahlenbehandlung der Hypophyse oder die beidseitige Entfernung der Nebennieren **(bilaterale Adrenalektomie)** angezeigt sein. Auch bei multiplen Nebennierenrindenadenomen müssen beide Nebennieren entfernt werden. Bei Karzinomen der Nebenniere ist meistens die Entfernung der betroffenen Nebenniere ausreichend. Oft ist eine Nachbestrahlung erforderlich. Postoperativ müssen zunächst hohe Glukokortikoidmengen substituiert werden, da die Nebennieren erst allmählich wieder „anspringen" und der Patient sonst durch eine akute Nebennierenrindeninsuffizienz gefährdet ist (➤ 10.6.2). Nach beidseitiger Nebennierenentfernung müssen, vergleichbar der primären Nebennierenrindeninsuffizienz (➤ 10.6.2), die Nebennierenrindenhormone lebenslang substituiert werden.

Bei malignen Tumoren, Inoperabilität des Patienten oder als Überbrückungsmaßnahme bis zur Operation kann eine medikamentöse Hemmung der Hormonsynthese versucht werden, z. B. mit Ketoconazol und Octreotid oder Metyrapon (etwa in Metopiron®).

Bei paraneoplastischem Cushing-Syndrom steht die Behandlung des Primärtumors im Vordergrund.

Pflege

- Psychische Unterstützung bei der Auseinandersetzung mit dem veränderten Aussehen sowie bei Depressionen, auf Wunsch Einschaltung eines Psychologen sowie Kontaktvermittlung zu Selbsthilfegruppen
- Tägliche Gewichtskontrolle wegen der Gefahr der Flüssigkeitsretention, Blutdruck- und Blutzuckerkontrollen gemäß Arztanordnung
- Kalorien- und salzarme, jedoch kaliumreiche Kost
- Sorgfältige Hautbeobachtung und -pflege, Vermeidung zusätzlicher Belastungen (z. B. möglichst keine Pflaster)
- Postoperativ sind bei Patienten mit M. Cushing die Infektions- und Thrombosegefahr besonders erhöht, daher führen die Pflegenden die entsprechenden Prophylaxen regelmäßig durch.

Prognose

Die Prognose hängt in erster Linie von der Grunderkrankung ab.

Hyperaldosteronismus

DEFINITION

Hyperaldosteronismus: Nebennierenrindenhormon-Überproduktion mit Erhöhung des Aldosterons sowie einhergehender Hypernatriämie und Hypokaliämie.

Krankheitsentstehung

Der **primäre Hyperaldosteronismus** *(Conn-Syndrom)* ist durch eine beidseitige idiopathische Nebennierenrindenhyperplasie, gutartige Adenome der Nebennierenrinde oder – selten – ein Aldosteron produzierendes Nebennierenrindenkarzinom verursacht.

Ein **sekundärer Hyperaldosteronismus** ist Folge einer übermäßigen Aktivierung des Renin-Angiotensin-Aldosteron-Systems (➤ Abb. 5.7), z. B. bei Diuretika-Therapie oder Nierenarterienstenose (➤ 9.11).

Symptome und Untersuchungsbefund

Leitsymptom ist eine Hypertonie mit allen ihren Symptomen und Folgen (➤ 5.4.1).

Häufiger als früher angenommen

Der primäre Hyperaldosteronismus ist die häufigste Ursache der sekundären Hypertonie!

Ein Teil der Patienten klagt außerdem über Obstipation, Muskelschmerzen und -schwäche bis zu Lähmungen, aber auch über tetanische Muskelkrämpfe und Parästhesien (Missempfindungen) als Folge von Elektrolytstörungen, v. a. einer Hypokaliämie.

Diagnostik und Differenzialdiagnose

Im Blut werden Aldosteron und Renin bestimmt: Aldosteron ist erhöht, Renin beim primären Hyperaldosteronismus erniedrigt und beim sekundären erhöht. Ein erhöhter Blutkaliumspiegel (➤ 9.13.3) und eine metabolische Alkalose (➤ 9.14.2) sind möglich, aber nicht zwingend.

Die Lokalisation eines Aldosteron produzierenden Tumors gelingt meist mit Ultraschall, CT und Kernspintomografie. Selten ist eine seitengetrennte Blutentnahme aus den Nebennierenvenen mit Aldosteronbestimmung notwendig.

Behandlungsstrategie

Bei einem sekundären Hyperaldosteronismus wird die Ursache behandelt, etwa die Nierenarterienstenose beseitigt. Bei einem Adenom oder Karzinom als Ursache eines Conn-Syndroms wird operiert. Bei einer Nebennierenrindenhyperplasie muss die Aldosteronwirkung z. B. mit Spironolacton (etwa in Aldactone®) dauerhaft unterdrückt werden. Evtl. sind weitere Diuretika (➤ Pharma-Info 9.1) erforderlich.

Prognose

Die Prognose hängt vor allem davon ab, ob sich der Bluthochdruck wieder auf Normwerte senken lässt und ob bereits Folgeschäden vorliegen. Bei 70 % der Betroffenen normalisieren sich die Werte nach einer Operation.

10.6.2 Unterfunktion der Nebennierenrinde

DEFINITION

Nebennierenrindeninsuffizienz *(Unterfunktion der Nebennierenrinde):* Möglicherweise lebensbedrohlicher Mangel an Mineralo- und Glukokortikoiden.

Krankheitsentstehung

Bei der **primären Nebennierenrindeninsuffizienz** *(Morbus Addison, Addison-Krankheit)* ist die Nebennierenrinde zerstört. Mit 80 % der Fälle häufigste Ursache ist eine **Autoimmunadrenalitis.** Bei einem Teil dieser Patienten sind im Rahmen eines **polyglandulären Autoimmunsyndroms** *(autoimmunes polyglanduläres Syndrom, APS)* weitere endokrine Drüsen (Schilddrüse, Pankreas) betroffen. Andere Ursachen wie z. B. Tuberkulose, andere Infektionen oder Nebennierenblutungen sind demgegenüber selten.

10

Die **sekundäre Nebennierenrindeninsuffizienz** ist Folge einer verminderten Stimulation bei Hypothalamus- oder Hypophysenerkrankungen sowie die von diesen verursachten Nebenwirkung einer Dauerbehandlung mit Glukokortikoiden durch eine mögliche Unterdrückung der Nebennieren (➤ Pharma-Info 10.1).

Die **tertiäre Nebennierenrindeninsuffizienz** resultiert aus einer Störung des Hypothalamus mit einhergehender Verminderung der CRH-Sekretion.

Symptome und Untersuchungsbefund

Bei der primären Nebennierenrindeninsuffizienz fehlen Gluko- *und* Mineralokortikoide. Leitsymptome sind Müdigkeit, Schwäche, niedriger Blutdruck, Gewichtsverlust sowie eine Hyperpigmentierung (gebräuntes Aussehen, dunkle Handlinien ➤ Abb. 10.13), Fußsohlen und Mundschleimhaut. Weitere Beschwerden sind Übelkeit, Erbrechen und andere abdominale Symptome, Hypoglykämien, Salzhunger, Dehydratation, psychische Störungen sowie bei Frauen eine Verminderung der Schambehaarung (durch Androgenmangel).

Bei der sekundären Nebennierenrindeninsuffizienz ist die überwiegend ACTH-unabhängige Mineralokortikoidsekretion weitgehend erhalten. Es dominieren die Glukokortikoidmangelerscheinungen und die Patienten sind eher blass. Oft zeigen sie komplexe Hormonstörungen durch Mangel mehrerer glandotroper Hormone.

NOTFALL

Addison-Krise

Typische Erstmanifestation ist die **Addison-Krise,** die bei bis dahin (gerade noch) kompensierter Insuffizienz durch zusätzliche Belastungen (z. B. Infekte, Unfälle) ausgelöst wird. Zusätzlich zu den oben aufgeführten Symptomen bestehen eine deutliche Exsikkose, ein Schock mit Oligurie und Bewusstseinsstörungen bis zum Koma sowie evtl. auch Erbrechen und Durchfälle. Lebensrettend ist dann die Intensivtherapie mit Kortisongabe und Volumensubstitution.

Diagnostik und Differenzialdiagnose

Kortisol in Blut und Urin ist vermindert. Beim M. Addison bestehen ein Aldosteronmangel und eine metabolische Azidose (➤ 9.14.1) mit erhöhter Kalium- und erniedrigter Natriumkonzentration des Blutes. ACTH-Bestimmung im Blut, CRH-Test (➤ 10.6.1) und **ACTH-Test** (Kortisolbestimmung nach Gabe von ACTH = Synacthen®) erlauben die Differenzierung zwischen primärer und sekundärer Nebennierenrindeninsuffizienz. Bei primärer Nebennierenrindeninsuffizienz folgen eine Blutuntersuchung auf Nebennierenrinden-Autoantikörper und Computer- bzw. Kernspintomografie der Nebenniere, bei sekundärer Nebennierenrindeninsuffizienz Computer- bzw. Kernspintomografie des Gehirns.

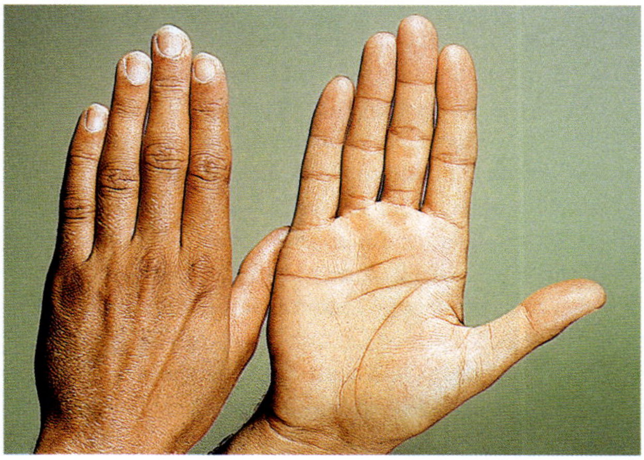

Abb. 10.13 Typisch für die primäre Nebennierenrindeninsuffizienz ist eine Hyperpigmentierung, oft deutlich an den Handlinien zu beobachten. [M468]

Pharma-Info 10.1

Glukokortikoide

Pharmakologische Glukokortikoidtherapie

Glukokortikoide wirken entzündungshemmend und immunsuppressiv. Hauptindikationen der **pharmakologischen Glukokortikoidtherapie** sind entsprechend Allergien, Asthma, Autoimmunerkrankungen sowie Abstoßungsreaktionen nach Transplantation.

Einmalige Glukokortikoidgabe, etwa beim anaphylaktischen Schock, führt praktisch nicht zu Nebenwirkungen. Problematisch ist die Langgzeittherapie: Dosen oberhalb der **Cushing-Schwelle** (bei Prednisolon z. B. ca. 7 mg, ➤ Tab. 10.2) führen zum *iatrogenen Cushing-Syndrom* (➤ Abb. 10.12, ➤ Abb. 10.14, ➤ 10.6.1), auch bei geringeren Dosierungen treten bereits Nebenwirkungen wie etwa eine Begünstigung von Magengeschwüren und Osteoporose auf. Außerdem hemmt das von außen zugeführte Glukokortikoid die CRH- und ACTH-Sekretion und führt so zu einer sekundären Nebennierenrindeninsuffizienz. Grundregeln der pharmakologischen Glukokortikoidtherapie sind daher:

- Lokale Glukokortikoidgabe (z. B. inhalative Gabe bei Asthma) gegenüber der systemischen bevorzugen, da für die meisten Nebenwirkungen die Dosis im Blutkreislauf maßgeblich ist
- Geringste noch wirksame Dosis geben
- Gesamttagesdosis frühmorgens geben *(zirkadiane Therapie)*, besser noch Gabe nur jeden zweiten Tag *(alternierende Therapie)*, damit die körpereigene Glukokortikoidproduktion möglichst wenig gehemmt wird
- Bei zusätzlichen Belastungen (z. B. Operation) Dosis erhöhen, da die unterdrückten Nebennierenrinden den Mehrbedarf nicht decken können
- Bei Therapieende Medikation langsam reduzieren (ausschleichen), damit sich die Nebennierenrinden wieder an die „Eigenarbeit" gewöhnen können.

Pflege bei Glukokortikoidtherapie

- Die Pflegenden beobachten den Patienten auf das Auftreten von Cushing-Symptomen
- Während einer Therapie mit Glukokortikoiden kommt es oft zu blutenden Magen- und Duodenalgeschwüren, ohne dass der Patient nennenswerte Beschwerden hat. Daher achten die Pflegenden auf Teerstuhl und führen ggf. einen Test auf okkultes Blut (➤ 7.3.2) durch
- Auch Infektionen können „maskiert" sein. Deshalb kontrollieren die Pflegenden regelmäßig die Temperatur des Kranken und achten auf Entzündungszeichen
- Die Ernährung soll der katabolen Wirkung der Kortikoide und den evtl. Elektrolytverschiebungen entgegensteuern. Daher sorgen die Pflegenden für eine eiweiß-, kalzium- und kaliumreiche, aber salzarme Kost. Bei vielen Patienten führt die Kortikoidgabe zu einer deutlichen Appetit- und Gewichtssteigerung; dann mag es notwendig sein, den Kaloriengehalt der Nahrung zu reduzieren. Der Blutzucker sollte regelmäßig kontrolliert werden
- Wegen der Gefahr der Flüssigkeitsretention überprüfen die Pflegenden täglich das Gewicht des Patienten
- Bei Erbrechen nach der Glukokortikoideinnahme sollte das Medikament nochmals eingenommen werden. Eventuell ist zu erwägen, auf ein glukokortikoidhaltiges Notfallzäpfchen zurückzugreifen
- Der Patient sollte einen Notfallausweis erhalten, aus dem Indikation, Dauer und Dosierung der Glukokortikoidtherapie hervorgehen. Pflegende informieren den Patienten, den Ausweis stets bei sich zu tragen, damit etwa bei Unfällen keine zusätzliche Gefährdung durch die sekundäre Nebennierenrindenunterfunktion entsteht (➤ 10.6.2).

Substitutionstherapie

Seltener ist die **Glukokortikoid-Substitutionstherapie** bei Nebennierenrindeninsuffizienz. Um den normalen Tagesrhythmus nachzuahmen, wird die Kortisondosis in 2–3 Einzeldosen aufgeteilt, z. B. morgens 15 mg, nachmittags 10 mg oder morgens 15 mg, mittags 5 mg, abends 5 mg. Bei korrekter Dosierung sind die oben genannten Nebenwirkungen nicht zu befürchten.

Tab. 10.2 Übersicht über die häufigsten therapeutisch eingesetzten Glukokortikoide. Von oben nach unten nimmt die „Stärke" des Glukokortikoids zu und die Cushing-Schwelle ab.

Substanz	Cushing-Schwelle [mg/Tag]
Kortison (z. B. Hydrocortison „Hoechst"®)	30
Prednison (z. B. Decortin®)	7
Prednisolon (z. B. Decortin H®)	7
Methylprednisolon (z. B. Urbason®)	6
Dexamethason (z. B. Fortecortin®)	1,5

Behandlungsstrategie

Die Behandlung besteht in einer Substitutionstherapie, wobei beim M. Addison sowohl Mineralo- als auch Glukokortikoide lebenslang ersetzt werden müssen (➤ Pharma-Info 10.1).

Bei der sekundären Nebennierenrindeninsuffizienz ist nur die Substitution von Glukokortikoiden nötig.

Pflege

- Die Pflegenden beobachten Patienten mit Verdacht auf eine Nebennierenrindeninsuffizienz auf die Warnsymptome einer Addison-Krise und informieren ihn, sich bei Veränderungen zu melden. Warnsymptome sind anfangs insbesondere zunehmende Schwäche bei gleichzeitiger Unruhe, Übelkeit, Erbrechen und Verminderung der Urinmenge. Das Auftreten möglicher Hypotonien erfordert regelmäßige Blutdruckkontrollen

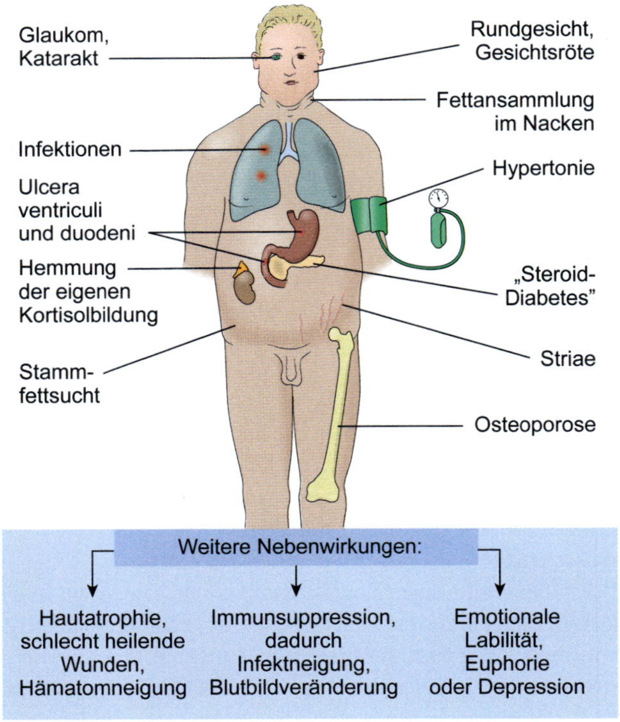

Abb. 10.14 Mögliche Nebenwirkungen einer Glukokortikoid-Dauertherapie. [L190]

- Sie klären die Patienten darüber auf, viel zu trinken und sich eher kochsalzreich zu ernähren.

Prognose und Patienteninformation

Unbehandelt verläuft die Nebennierenrindenunterfunktion tödlich. Durch geeignete Hormonsubstitution können die meisten Patienten heute jedoch normal leben und sind auch leistungsfähig. Wichtig ist, dem Patienten zu erklären, dass die Behandlung lebenslang fortgeführt werden muss.

Patienteninformation

Der Patient muss wissen, dass bei Infekten, Erbrechen, Operationen, aber auch starker körperlicher Anstrengung oder anderen Belastungen, eine vorübergehende *Erhöhung* der Kortisondosis auf das 2- bis 5-Fache erforderlich ist. Die Anpassung wird mit dem Arzt abgesprochen. Patient und Angehörige werden über das Verhalten in Notfallsituationen informiert, um richtig zu reagieren. Der Patient sollte stets einen Notfallausweis und eine „Notportion" Kortison als Zäpfchen bei sich tragen.

10.6.3 Erkrankungen des Nebennierenmarks: Phäochromozytom

DEFINITION

Phäochromozytom: Seltener, meist vom Nebennierenmark ausgehender und in > 90 % gutartiger Tumor, der mit einer periodischen oder ständigen Überproduktion von Katecholaminen einhergeht und zu anfallsartigem oder permanentem arteriellem Hochdruck führt. Liegt bei Patienten mit arterieller Hypertonie in 0,1–0,7 % als Ursache zugrunde. Erwachsene im mittleren Lebensalter sind am häufigsten betroffen.

Krankheitsentstehung

Etwa 85–90 % der **Phäochromozytome** gehen vom Nebennierenmark aus. Das Nebennierenmark gehört zum sympathischen Nervensystem und produziert Adrenalin und Noradrenalin. Extraadrenale Phäochromozytome **(Paragangliome)** treten v. a. in den lumbalen oder thorakalen Sympathikusganglien auf.

Die Phäochromozytome produzieren meist Noradrenalin, seltener Adrenalin, Dopamin oder andere hormonell wirksame Peptide.

Phäochromozytome können sporadisch, d. h. als Einzelfälle, oder familiär gehäuft auftreten, v. a. im Rahmen einer *Multiplen endokrinen Neoplasie Typ 2a/2b* (➤ 10.4.6).

Symptome und Untersuchungsbefund

Typischerweise klagen die Patienten über anfallsartig auftretendes Herzklopfen, Herzjagen, Schweißausbruch bei blasser Haut, Kopfschmerzen, Schwindel, Sehstörungen, Ohrensausen, Angstgefühle, Übelkeit, Erbrechen und Schwarzwerden vor den Augen. Dabei ist der Blutdruck stark erhöht, in ca. 40 % anfallsartig, bei 60 % dauernd. Auslöser der unterschiedlich langen Anfälle sind oft körperliche Anstrengungen oder psychischer Stress.

Diagnostik und Differenzialdiagnose

Differenzialdiagnosen bei Hypertonie ➤ 5.4.1

Die Diagnose wird durch den Nachweis erhöhter Katecholamine bzw. Katecholaminabbauprodukte in Plasma und/oder Urin gesichert. In Zweifelsfällen wird im **Clonidin-Hemmtest** die Reaktion des Körpers auf Clonidingabe geprüft: Bei essenzieller Hypertonie sinken die Katecholamine im Urin ab, bei einem Phäochromozytom hingegen nicht.

Der Nachweis des Tumors gelingt heute mit CT, Kernspintomografie, **MIBG-Szintigrafie** *(MIBG = Metajodbenzylguanidin)*, SPECT oder PET (➤ 1.4.3, ➤ 1.4.4, ➤ 1.4.5).

Bei gesichertem Phäochromozytom folgt eine Blutuntersuchung auf die Genmutation bei multipler endokriner Neoplasie (➤ 10.4.6).

Behandlungsstrategie

Die Therapie der Wahl ist die chirurgische (evtl. minimalinvasive endoskopische) Entfernung des Tumors. Vorbehandlung mit α-Blockern und ggf. zusätzlich β-Blockern verhindert krisenhafte Blutdruckanstiege während der Operation und postoperative Blutdruckabfälle.

Prognose

Die Prognose ist bei den gutartigen Phäochromozytomen günstig. Es können jedoch Rezidive auftreten, weshalb die Patienten regelmäßig nachkontrolliert werden müssen.

Bei den seltenen malignen Phäochromozytomen hängt die Prognose vom Tumorstadium ab.

10.7 Diabetes mellitus

10.7.1 Definition und Einteilung

DEFINITION

Diabetes mellitus: Bezeichnung für verschiedene chronische Stoffwechselstörungen mit dem Leitbefund eines erhöhten Blutzuckerspiegels durch Insulinmangel und/oder gestörte Insulinwirkung. 10–12 % der Deutschen sind an Diabetes erkrankt, Tendenz steigend. Erhebliche soziale Bedeutung v. a. durch gravierende Folgeerkrankungen wie etwa Herz-Kreislauf-Komplikationen, chronische Niereninsuffizienz oder Erblindung.
Insulin: Bauchspeicheldrüsenhormon. Einziges blutzuckersenkendes Hormon des Körpers mit zahlreichen weiteren Stoffwechselwirkungen.

Der manifeste Diabetes mellitus wird eingeteilt in:

- **Diabetes mellitus Typ 1** (➤ 10.7.2, ➤ Tab. 10.3)
- **Diabetes mellitus Typ 2** (➤ 10.7.3, ➤ Tab. 10.3)
- **Andere spezifische Diabetestypen** *(Diabetes mellitus Typ 3):* z. B. durch genetische Defekte, Erkrankungen des exokrinen Pankreas (➤ 8.6.2, ➤ 8.6.3), hormonelle Erkrankungen (Akromegalie ➤ 10.3.2, Cushing-Syndrom ➤ 10.6.1), Infektionen oder Arzneimittel (Glukokortikoide ➤ Pharma-Info 10.1, Thiaziddiuretika ➤ Pharma-Info 9.1)
- **Schwangerschaftsdiabetes** *(Gestationsdiabetes, Diabetes mellitus Typ 4):* Jede Störung der Glukosetoleranz, die erstmals während einer Schwangerschaft auftritt. Mit 0,5–3 % aller Schwangeren häufigste Stoffwechselerkrankung in der Schwangerschaft. Nach der Schwangerschaft meist Normalisierung des Stoffwechsels, jedoch erhöhtes Risiko eines (Typ-2-)Diabetes im späteren Leben.

10.7.2 Diabetes mellitus Typ 1

3-4 % der Menschen mit Diabetes in Deutschland leiden an einem **Diabetes mellitus Typ 1.** Am häufigsten manifestiert er sich im Kindes-, Jugend- und jungen Erwachsenenalter, selten im Alter.

Krankheitsentstehung

Wahrscheinlich lösen Virusinfekte auf dem Boden einer genetischen Veranlagung eine Autoimmunreaktion gegen die Insulin produzierenden B-Zellen des Pankreas aus (➤ Abb. 10.15). Je mehr B-Zellen zerstört sind, desto weniger Insulin wird produziert, es kommt zu einem *absoluten* Insulinmangel. Erst wenn ca. 80 % der Zellen zerstört sind, wird die Erkrankung klinisch manifest.

Wie andere Autoimmunerkrankungen, so nimmt auch der Diabetes mellitus Typ 1 in Deutschland seit Jahren zu.

Symptome und Untersuchungsbefund

Das klinische Bild des Diabetes mellitus Typ 1 entwickelt sich häufig rasch in Tagen bis Wochen:

- Durch die erhöhte Zuckerausscheidung mit dem Urin (**Glukosurie** ➤ Abb. 10.16) kommt es zu einer *Polyurie.* Obwohl die Patienten sehr viel trinken *(Polydipsie),* um den Flüssigkeitsverlust auszugleichen, entwickelt sich eine zunehmende Exsikkose
- Die Patienten nehmen trotz hoher Kalorienzufuhr an Gewicht ab. Typ-1-Diabetiker sind zum Zeitpunkt der Diagnosestellung typischerweise schlank oder gar mager
- Die zunehmende Stoffwechselentgleisung führt zu Übelkeit, Schwäche, Leistungsknick und Bewusstseinsstörungen bis hin zum Koma (➤ 10.7.4).

Bei Bewusstlosen weisen vertiefte Atmung und *Azetongeruch* der Atemluft auf ein **ketoazidotisches Koma** hin (➤ 10.7.4).

Tab. 10.3 Unterscheidung von Diabetes mellitus Typ 1 und 2.

	Diabetes mellitus Typ 1	Diabetes mellitus Typ 2
Manifestationsalter	In jedem Lebensalter möglich, meist vor dem 40. Lebensjahr	In jedem Lebensalter möglich; in der Altersgruppe der 70–79 Jährigen der höchste Erkrankungsstand
Ursache und Auslöser	Absoluter Insulinmangel infolge autoimmun bedingter Zerstörung der insulinproduzierenden B-Zellen des Pankreas; ideopathische Form auch ohne Antikörper möglich	Zunächst Insulinresistenz mit kompensatorisch erhöhter Insulinproduktion, die sich später erschöpft. Hauptmanifestationsfaktoren Übergewicht, Bewegungsmangel
Erbliche Komponente	Variabel	Variabel
Klinik	Akuter Beginn mit starkem Durst, Polyurie, Übelkeit, Schwäche und teils erheblichem Gewichtsverlust. Oft auch diabetisches Koma als Erstmanifestation. Patienten in aller Regel schlank	Schleichender Beginn mit (wiederholten) Infekten (Harnwege, Haut), Juckreiz, Schwäche. Oft gleichzeitig Übergewicht, Fettstoffwechselstörungen, Bluthochdruck. Häufig jahrelang unbemerkt, deshalb bei Diagnose oft bereits Folgeerkrankungen
Besondere Laborbefunde	C-Peptid niedrig oder fehlend. Oft Autoantikörper	C-Peptid zu Beginn hoch, dann vermindert
Stoffwechsellage	Eher labil	Eher stabil
Therapie	Insulin, angepasste Ernährung	Bewegung, Gewichtsreduktion, angepasste Ernährung. Bei Versagen dieser Maßnahmen orale Antidiabetika, bei Erfolglosigkeit oder späterem Therapieversagen (Sekundärversagen) Insulin

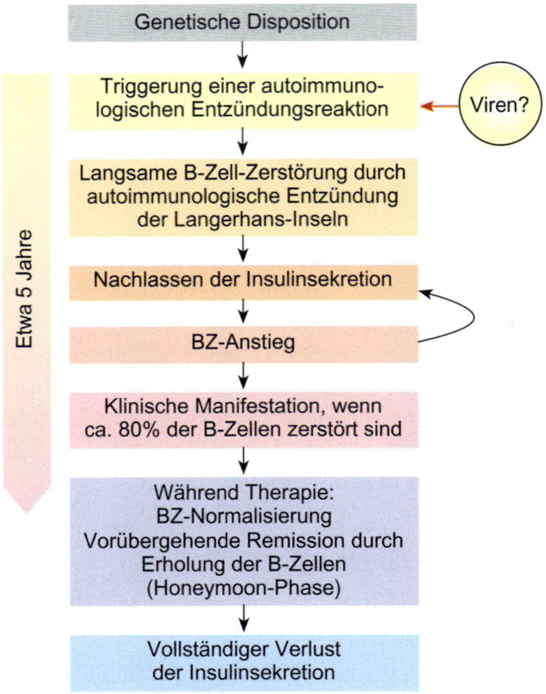

Abb. 10.15 Vermutete Pathogenese des Diabetes mellitus Typ 1. [L157]

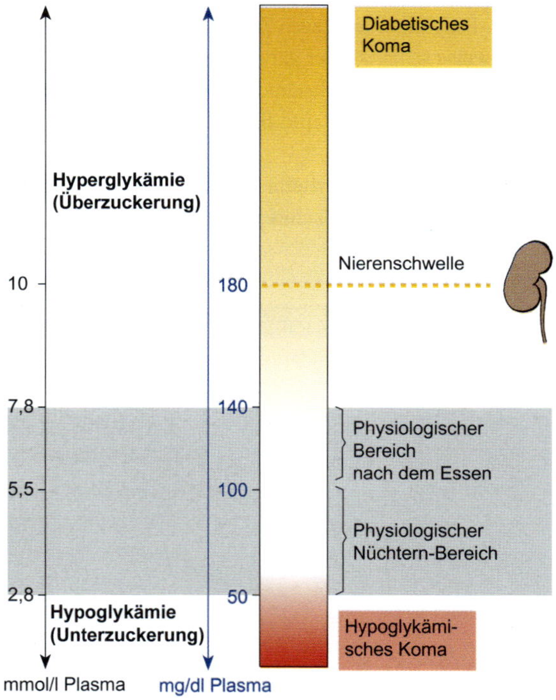

Abb. 10.16 Blutzuckerspiegel (alle Angaben in mg/dl). Unterhalb von 50 mg/dl liegt eine Hypoglykämie (Unterzuckerung) vor, oberhalb 140 mg/dl eine Hyperglykämie (Überzuckerung). Ab einer Blutzuckerkonzentration von 180 mg/dl ist die Nierenschwelle überschritten, d. h., die Niere schafft es nicht mehr, die filtrierte Glukose zu resorbieren und ins Blut zurückzuführen. Folglich findet man Glukose im Urin (Glukosurie). Durch einfache Streifentests (➤ 9.3.3) kann die Glukosurie nachgewiesen werden. [A400]

Diagnostik

Beim Typ-1-Diabetiker ist der Blutzucker bei klinischer Manifestation in aller Regel über 200 mg/dl erhöht und somit die Diagnose sicher (weitere Diagnosekriterien ➤ 10.7.3).

In > 90 % lassen sich zum Zeitpunkt der Diagnose Autoantikörper nachweisen: *Inselzell-Autoantikörper* **(ICA),** *Glutaminsäure-Decarboxylase-Antikörper* **(GADA),** *Tyrosin-Phosphatase-IA-2-Autoantikörper* **(IA-2-AK)** und/oder *Insulin-Autoantikörper* **(IAA).** Die Diagnose des Diabetes mellitus erfolgt anhand des Blutzuckers immer in Kombination mit einer Antikörperbestimmung.

Wichtig ist die Einschätzung der akuten Gefährdung durch Blutgasanalyse (➤ 6.3.4), Bestimmung der Elektrolyte, des Phosphatspiegels, der Nierenretentionswerte und der Serumosmolarität.

Die Messung des **C-Peptids,** das bei der Abspaltung des Insulins aus *Pro-Insulin* entsteht und somit ein Maß für die körpereigenen Insulinproduktion ist, ermöglicht in Zweifelsfällen die Differenzierung von Typ-1- und Typ-2-Diabetes (bei Typ-1-Diabetes niedrig).

Diagnostik bei ketoazidotischem Koma ➤ 10.7.4

Behandlungsstrategie

Der Diabetes mellitus Typ 1 erfordert neben einer angepassten Ernährung immer das lebenslange Spritzen von *Insulin* (Details ➤ 10.7.7). Therapieziele sind ein möglichst normaler Blutzucker (nahe-normoglykämische Blutzuckereinstellung) und die Vermeidung von Hypoglykämien, um Lebensqualität zu erhalten, das Wohlbefinden des Patienten wiederherzustellen und Folgeerkrankungen vorzubeugen. Grundlage dafür ist die umfassende Schulung und Betreuung durch Diabetologen, Diabetesberater und Diätassistenten. Außerdem ist Ziel der Therapie eine größtmögliche Flexibilität bei der Nahrungsaufnahme, um ein weitgehend normales Leben in Beruf und Freizeit zu ermöglichen [6].

Pflege ➤ 10.7.4, ➤ 10.7.5, ➤ 10.7.7, ➤ 10.7.9, ➤ 10.7.10, ➤ 10.7.11, ➤ 10.7.12

Patienteninformation und Prognose

Diabetesbedingte Folgeerkrankungen lassen sich heute durch eine normnahe BZ-Einstellung wesentlich hinauszögern oder gar verhindern, die meisten Patienten können Jahrzehnte (fast) normal leben.

10.7.3 Diabetes mellitus Typ 2

Über 90 % aller Menschen mit Diabetes in Deutschland sind an einem **Diabetes mellitus Typ 2** erkrankt. Mit zunehmendem Alter nimmt die Zahl der Erkrankten zu (über 20 % der über 60-Jährigen). Frauen sind etwas häufiger betroffen als Männer. Mit steigender Adipositas-Häufigkeit bei Kindern und Jugendlichen werden aber immer mehr junge Patienten mit Diabetes mellitus Typ 2 beobachtet.

Krankheitsentstehung

Am Anfang des Typ-2-Diabetes steht eine im Wesentlichen durch Über- und Fehlernährung und Bewegungsmangel bedingte verminderte *Insulinempfindlichkeit* **(Insulinresistenz)** der Fett-, Muskel- und Leberzellen. Die Gesamt-Insulinproduktion ist normal oder erhöht, die Insulinsekretion nach einer Mahlzeit aber zeitlich verzögert **(Insulinsekretionsstörung).** Zunächst ist der Blutzucker durch die Mehrproduktion von Insulin normal. Im Laufe der Jahre aber erschöpfen sich die B-Zellen, die Insulinproduktion sinkt, und durch den *relativen Insulinmangel* steigt der Blutzucker, meist zunächst der postprandiale Blutzucker nach den Mahlzeiten.

Metabolisches Syndrom

Der Diabetes mellitus Typ 2 ist eine Facette des **metabolischen Syndroms,** einer komplexen und im Detail noch unklaren Stoffwechselstörung. Fehl- und Überernährung und Bewegungsmangel führen zu Insulinresistenz und stammbetonter Adipositas (➤ Abb. 10.17). Fettzellen sind keine passiven Speicher, sondern setzen physiologischerweise zahlreiche Substanzen frei, z. B. Fettsäuren, Interleukine und Hormone **(Adipokine)** wie *Adiponektin, Leptin, Osteopontin* und *Resistin.* Die Insulinresistenz und das durch die zunehmende Fettansammlung am Stamm veränderte Freisetzungs„muster" führen u. a. zu Blutdruckerhöhung, vermehrter Triglyzeridbildung in der Leber durch das erhöhte Angebot freier Fettsäuren, Entzündungsförderung, Verschlechterung der Glukosetoleranz und Verstärkung der Insulinresistenz. Das kardiovaskuläre Risiko ist deutlich erhöht.

Symptome und Untersuchungsbefunde

Die Krankheitserscheinungen setzen langsam über Monate bis Jahre ein:

- Allgemeine Schwäche und Leistungsknick
- Gehäufte Harnwegsinfekte und Pilzinfektionen
- Juckreiz
- Erst spät „typische" Diabetessymptome wie starker Durst, Polyurie und Gewichtsabnahme.

Selten manifestiert sich der Diabetes mellitus Typ 2 durch ein hyperosmolares Koma (➤ 10.7.4). Viel häufiger wird er zufällig durch eine Routineuntersuchung des Blutes diagnostiziert.

Bei der Untersuchung ist die Suche nach bereits manifesten diabetischen Folgeschäden (➤ 10.7.6) von Bedeutung, da der Diabetes oft schon Jahre unbemerkt bestanden hat. Erforderlich sind eine sorgfältige Inspektion der Füße auf Wunden und Zeichen einer Minderdurchblutung, das Tasten aller peripheren Pulse (arterielle Verschlusskrankheit? ➤ 5.5.2) und eine neurologische Untersuchung (diabetische Polyneuropathie? ➤ 10.7.6). Außerdem sollte eine augenärztliche Untersuchung stattfinden (diabetische Retinopathie? ➤ 10.7.6).

Als technische Untersuchungen sind eine Bestimmung des Albumins im 24-h-Sammelurin oder des Mikroalbumins (MALB) mit einem Teststreifen im Soforttest (diabetische Nephropathie? ➤ 10.7.6) sowie EKG- und Belastungs-EKG (KHK? ➤ 4.4.1) nötig.

Diagnostik und Differenzialdiagnose

Ein Diabetes mellitus wird diagnostiziert, wenn eines der folgenden Kriterien erfüllt ist. Die Glukosemessungen müssen in einem entsprechend qualifizierten Labor erfolgen und sollten durch Wiederholungsbestimmung gesichert werden. Geräte zur Blutzuckerselbstmessung sind nicht geeignet.

- Klassische Diabetessymptome und ein Glukosespiegel im Plasma ≥ 200 mg/dl (≥ 11,1 mmol/l) zu einem beliebigen Zeitpunkt des Tages gemessen, ohne Rücksicht auf die letzte Mahlzeit
- Nüchtern-Plasmaglukose ≥ 126 mg/dl (≥ 7,0 mmol/l). Nüchtern bedeutet hier keine Kalorienzufuhr für ≥ 8 h
- Im **oralen Glukosetoleranztest** *(OGT, OGTT)* 2 h-Wert im Plasma ≥ 200 mg/dl (≥ 11,1 mmol/l, ➤ Tab. 10.4, Testdurchführung nach WHO-Richtlinien)
- HbA_{1c} ≥ 6,5 % (≥ 48 mmol/mol).

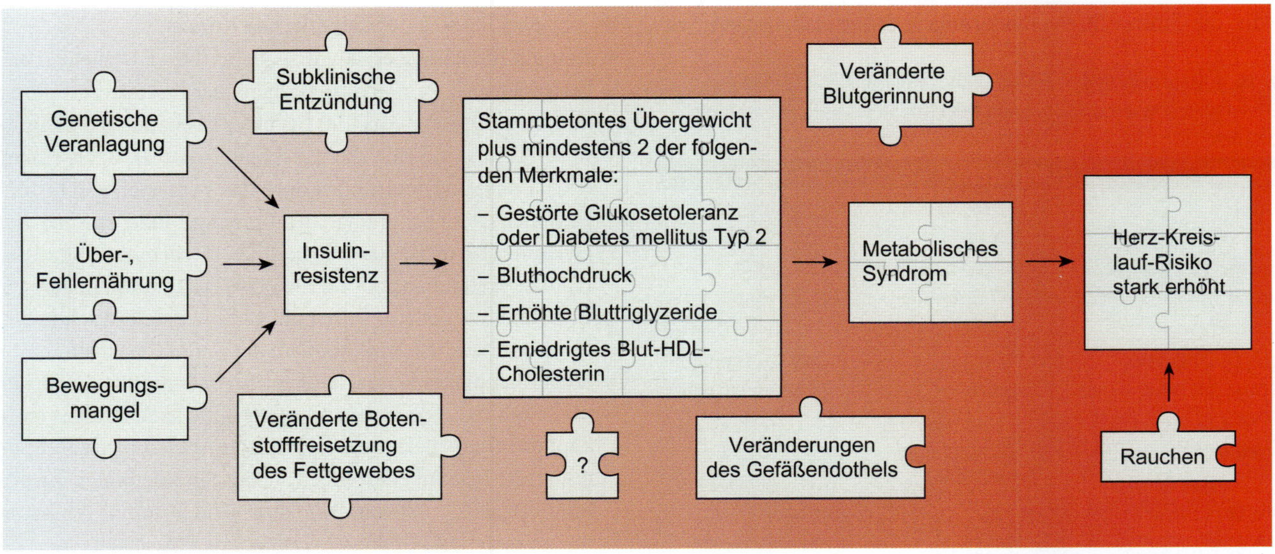

Abb. 10.17 Bei dem Puzzle „metabolisches Syndrom" ist bei etlichen Teilen noch unklar, wohin sie gehören – zu den Ursachen, zu den Folgen [6a]? [L190]

Durchführung des oralen Glukosetoleranztests (nach WHO-Richtlinien)

- In den drei Tagen vor dem Test mindestens 150–200 g Kohlenhydrate pro Tag bei normaler körperlicher Aktivität zuführen
- Nach 10–16 h Nahrungs- und Alkoholkarenz Nüchtern-BZ bestimmen und Patienten dann 75 g Glukose, gelöst in 250–300 ml Wasser, innerhalb von 5 min trinken lassen
- Blutzucker 2 h nach dem Glukosetrunk messen. In dieser Zeit muss der Patient ruhig sitzen oder liegen und darf nicht rauchen
- Störfaktoren:
  - Menstruation: mindestens drei Tage Abstand
  - Arzneimittel (z. B. Thiaziddiuretika, Glukokortikoide, Kontrazeptiva, Laxanzien): mindestens drei Tage vorher absetzen
  - Akute Erkrankungen, Hypokaliämie, Magen- und Duodenalulkus, Magenteilresektion.

Glykohämoglobine

Glukose lagert sich je nach Blutzuckerspiegel fest an die Hämoglobinmoleküle an, diese Verbindung bleibt bis zum normalen Abbau des Hämoglobinmoleküls bestehen. Der Anteil dieses **Glykohämoglobins** kann laborchemisch gemessen werden. In aller Regel wird das **HbA_{1c}** bestimmt, das eine Aussage über den durchschnittlichen Blutzuckerspiegel der letzten 8–12 Wochen erlaubt. Ein HbA_{1c}-Wert < 5,7 % (< 39 mmol/mol) schließt einen Diabetes aus, einer ≥ 6,5 % (≥ 48 mmol/mol) sichert ihn, wobei der HbA_{1C} bei älteren Menschen um 0,407 % (4–8 mmol/mol) erhöht sein kann, auch wenn kein Diabetes vorliegt. Bei Werten dazwischen wird die Plasmaglukosemessung empfohlen.

Nur bei unzuverlässigem HbA_{1c} (z. B. bei hämolytischer Anämie) werden die **Fruktosamine** bestimmt, „gezuckerte" Proteine (hauptsächlich Albumin), die eine Aussage über die Blutzuckereinstellung der letzten zwei Wochen erlauben.

Behandlungsstrategie

Die Therapieziele sind grundsätzlich die gleichen wie beim Typ-1-Diabetes. Bei adipösen Patienten reichen häufig eine konsequente kalorienreduzierte Kost (➤ 10.7.10) und körperliche Bewegung aus, die die Stoffwechselveränderungen des metabolischen Syndroms angehen. Erst wenn hierdurch keine ausreichende Senkung des Blutzuckers zu erzielen ist, wird eine medikamentöse Therapie, zunächst mit *oralen Antidiabetika,* begonnen (➤ 10.7.8). Erste Wahl ist Metformin (➤ 10.7.8). Sinkt das HbA_{1c} auch hierdurch nicht ausreichend, wird ein zweites orales Antidiabetikum oder Insulin zusätzlich gegeben [7]. Als wichtige Therapieoption haben sich SGLT-2-Hemmer (z. B. Empagliflozin, Dapagliflozin) und GLP-1-Rezeptoragonisten (z. B. Semaglutid, Liraglutid) etabliert. Diese Medikamente senken nicht nur den Blutzuckerspiegel, sondern dienen der Reduktion kardiovaskulärer Risiken und des Gewichts.

In neuerer Zeit wird zunehmend eine patientenzentrierte Herangehensweise befürwortet, da von einer sehr strengen Blutzucker- und HbA_{1c}-Einstellung wahrscheinlich nicht alle Typ-2-Diabetiker profitieren und der Blick auf die Optimierung *aller* kardiovaskulären Risikofaktoren (Bewegungsmangel, Hypertonie, Fettstoffwechselstörung etc.) möglicherweise erfolgversprechender ist. Insbesondere bei wiederholten therapiebedingten Hypoglykämien, im hohen Alter oder bei schweren Begleiterkrankungen mit nur noch begrenzter Lebenserwartung wird der individuelle HbA_{1c}-Zielwert höher angesetzt [7].

Pflege ➤ 10.7.4, ➤ 10.7.5, ➤ 10.7.7, ➤ 10.7.8, ➤ 10.7.9, ➤ 10.7.10, ➤ 10.7.11, ➤ 10.7.12

Tab. 10.4 Beurteilung des oralen Glukosetoleranztests. Er wird in Zweifelsfällen sowie zum Screening bei Patienten mit Risikofaktoren empfohlen.

Bewertung	Nüchtern-Blutzucker	2 h-Wert
Normal	< 110 mg/dl (6,1 mmol/l)	< 140 mg/dl (7,8 mmol/l)
Abnorme Nüchtern-Glukose *(Impaired Fasting Glucose, IFG)*	110–125 mg/dl (6,1–7,0 mmol/l)	< 140 mg/dl (7,8 mmol/l)
Gestörte Glukosetoleranz *(impaired Glucose Tolerance, IGT)*	< 126 mg/dl (7,0 mmol/l)	140–199 mg/dl (7,8–11,1 mmol/l)
Diabetes mellitus	≥ 126 mg/dl (7,0 mmol/l)	≥ 200 mg/dl (11,1 mmol/l)

* Alle Werte beziehen sich auf die Plasmaglukose. Der Blutzucker im venösen Vollblut ist etwa 10–15 % niedriger als im Plasma und sollte wegen der Verwechslungsmöglichkeit nicht mehr angegeben werden.

Prognose

Auch die Prognose des Diabetes mellitus Typ 2 wird wesentlich bestimmt von den diabetesbedingten Folgeerkrankungen (➤ 10.7.6).

10.7.4 Diabetisches Koma

DEFINITION

Diabetisches Koma *(Coma diabeticum, hyperglykämisches Koma):* Stets lebensbedrohliche Komplikation des Diabetes mellitus mit teilweise extrem hohen Blutzuckerwerten.

Krankheitsentstehung und Einteilung

Es gibt zwei Formen des **diabetischen Komas:**

- **Ketoazidotisches Koma,** vor allem bei Typ-1-Diabetikern und bei ungefähr 25 % aller Typ-1-Diabetiker Erstmanifestation des Diabetes. Typische Auslöser bei bereits behandelten Menschen mit Diabetes sind ein erhöhter Insulinbedarf (z. B. bei einem Infekt), Dosierungsfehler, aber auch das Vergessen von Insulininjektionen. Der hochgradige Insulinmangel führt zu einer Hyperglykämie (BZ meist 300–700 mg/dl = 17–39 mmol/l) und einer *Lipolyse* (Fettabbau) mit Ketonkörperproduktion, in deren Folge eine Azidose entsteht. Durch die Azidose entgleist sekundär der Elektrolythaushalt, insbesondere der Kaliumhaushalt
- **Hyperosmolares Koma,** häufiger bei Patienten mit Diabetes mellitus Typ 2. Als Erstmanifestation wie auch infolge von (gehäuften) Diätfehlern, vernachlässigter Arzneimittelzufuhr oder erhöhtem Insulinbedarf möglich. Die extreme Blutzuckererhöhung (BZ z. T. > 700 mg/dl entsprechend 39 mmol/l) führt zu einer ausgeprägten Glukosurie mit hohen Flüssigkeits- und Elektrolytverlusten über die Nieren, sodass sich eine schwere Exsik-

kose entwickelt. Die vom Körper produzierten Insulinmengen reichen hier häufig aus, um die Lipolyse zu hemmen, sodass meist keine Azidose entsteht
- Mischformen sind möglich.

Symptome und Untersuchungsbefund

Die Symptome von ketoazidotischem und hyperosmolarem Koma ähneln sich sehr: Nach zunehmender Polyurie, starkem Durst, Schwäche, Übelkeit und Erbrechen kommt es zu einer zunehmenden Bewusstseinstrübung (➤ Tab. 10.5).

Beim *ketoazidotischen Koma* können abdominelle Schmerzen mit Abwehrspannung auftreten **(Pseudoperitonitis).** Typisch sind außerdem eine vertiefte, regelmäßige Atmung *(Kußmaul-Atmung)* und Azetongeruch in der Atemluft.

Dagegen dominieren beim *hyperosmolaren Koma* mit Exsikkose, Tachykardie und Hypotonie bis zum Schock die Zeichen des Volumenmangels. Die Haut der Patienten ist warm und trocken.

Diagnostik und Differenzialdiagnose

Ein sehr hoher Blutzucker im **BZ-Stix** (Streifen-Schnelltest zur Blutzuckerbestimmung aus Kapillarblut) zusammen mit einem Ketonkörpernachweis in einem dafür entsprechenden Ketonkörper-Messgerät (Urin oder Kapillarblut ist möglich) sichert rasch die Diagnose. Zur Abschätzung der aktuellen Gefährdung sind eine Blutgasanalyse (➤ 6.3.4) sowie die Bestimmung der Elektrolyte, des Blutbilds, der Serumosmolarität und der Nierenwerte im Blut erforderlich.

Behandlungsstrategie

Die Behandlung erfolgt auf der Intensivstation:
- Intravenöse Volumensubstitution: In den ersten 12 h können bis zu 10 % des Körpergewichts an Flüssigkeit erforderlich sein (Vorsicht bei vorbestehender Herz- oder Niereninsuffizienz)

Tab. 10.5 Symptome bei ketoazidotischem und bei hyperosmolarem Koma. [A300]

	Ketoazidotisches Koma	Hyperosmolares Koma
Bevorzugt Betroffene	Typ-1-Diabetiker	Typ-2-Diabetiker
Zeitdauer bis zum Vollbild	Stunden bis Tage	Tage bis Wochen
Blutzucker	Ca. 300–700 mg/dl (17–39 mmol/l)	Evtl. > 700 mg/dl (39 mmol/l)
Typische Symptome	Appetitlosigkeit. Polyurie, Polydipsie, Dehydratation durch osmotische Diurese (massive Glukosurie), Tachykardie und Hypotonie bis zum Schock (dann Oligo-/Anurie bis zum akuten Nierenversagen). Verlangsamte Reflexe, hypotone Muskulatur, Bewusstseinsstörungen	
	Azidose mit Übelkeit, Erbrechen, Peritonitissymptomen, Azetongeruch der Atemluft, vertiefte (Kußmaul-)Atmung	Trockene, heiße Haut

- I. v.-Gabe von Normalinsulin (➤ 10.7.7) über Perfusor (meist 6–10 IE/h). Dabei darf der Blutzuckerspiegel stündlich nur um maximal 50–100 mg/dl (2,8–5,6 mmol/l) sinken, da sonst die Gefahr eines Hirnödems besteht
- Kaliumzufuhr unter Serumkaliumkontrolle, da durch den Azidoseausgleich und das Insulin vermehrt Kalium in die Zellen einströmt und es oft zur Hypokaliämie kommt
- Bei BZ < 250 mg/dl (13,8 mmol/l) zusätzlich Glukose intravenös, um den Blutzuckerabfall zu verlangsamen, da die Insulingabe nicht gestoppt werden darf (ist zur Azidosekorrektur notwendig)
- Nur bei ausgeprägter Azidose Bikarbonatgabe zur Korrektur des Säure-Basen-Haushalts (➤ 9.14.1)
- Thromboseprophylaxe mit Heparin.

Pflege

- Flüssigkeitsbilanzierung. Legen eines Blasendauerkatheters zur exakten Messung der Ausscheidung, bei starkem Erbrechen auch Legen einer Magensonde
- Durchführung aller notwendigen Prophylaxen
- Überwachung der Infusionstherapie, Pflege der venösen Zugänge.

Patientenbeobachtung und Dokumentation

- Stündliche Kontrollen von BZ, Kalium, Natrium (➤ 4.1.6)
- Ein- bis vierstündliche Kontrolle der BGA (➤ 6.3.4)
- Regelmäßige Kontrolle von Blutdruck, Puls, Atmung (Aspirationsgefahr), Temperatur, Haut und Bewusstsein
- Flüssigkeitsbilanzierung mit stündlicher Bilanz.

Prognose

Die Sterblichkeit beim diabetischen Koma liegt immer noch bei bis zu 10 %.

10.7.5 Hypoglykämie

DEFINITION

Hypoglykämie: Blutzucker unter ca. 50 mg/dl (2,8 mmol/l). Bei einer **leichten Hypoglykämie** bestehen zwar Symptome, die Patienten sind aber noch bewusstseinsklar und handlungsfähig. Bei einer **schweren Hypoglykämie** ist der Betroffene bewusstseinsgestört bis komatös und handlungsunfähig.

Krankheitsentstehung

Die **Hypoglykämie** ist meist Folge von Arzneimittelüberdosierung (Insulin, Sulfonylharnstoffe), Alkoholgenuss oder starker körperlicher Anstrengung bei Menschen mit Diabetes. Nicht selten liegt die Ursache darin, dass Patienten zu wenig oder gar nichts essen, sich aber trotzdem die verordnete Menge Insulin spritzen oder ihre Tabletten einnehmen.

Seltener sind andere Grunderkrankungen die Ursache, z. B. Leberfunktionsstörungen oder ein Insulin produzierender Tumor (➤ 10.10).

Symptome, Befund und Diagnostik

Die Symptome entwickeln sich oft innerhalb weniger Minuten. Sie sind z. T. Folge der sympathikusvermittelten Gegenregulation des Körpers, um den Blutzucker konstant zu halten, z. T. Folge des Glukosemangels im Gehirn. Im typischen Fall verspürt der Patient Heißhunger, wird unruhig, zittrig und hat einen zu schnellen Puls. Seine Haut ist blass, kalt und infolge eines Schweißausbruches feucht (➤ Abb. 10.18). Es folgen psychische Störungen jeglicher Art (z. B. Albernheit, Aggressivität), Bewusstseinstrübungen bis zur Bewusstlosigkeit (Koma) sowie neurologische Ausfälle, die denen eines Schlaganfalls ähneln können. Auch zerebrale Krampfanfälle sind möglich. In Extremfällen hat der Patient zentrale Atem- und Kreislaufregulationsstörungen.

Nächtliche Hypoglykämien ➤ 10.7.5

Verschleierte Symptomatik möglich

Die Medikation mit β-Blockern (➤ Pharma-Info 5.1) oder eine diabetischen Neuropathie (➤ 10.7.6) können die Symptomatik verschleiern. Insbesondere bei häufigen Hypoglykämien kann sich auch eine **Hypoglykämiewahrnehmungsstörung** ausbilden. In diesen Fällen gerät der Patient scheinbar unvermittelt ins Koma.

Möglich ist aber auch, dass Hypoglykämien ganz langsam entstehen und sich zunächst lediglich durch auffälliges Verhalten bemerkbar machen.

Die Diagnosestellung ist durch eine Blutzuckermessung sofort möglich.

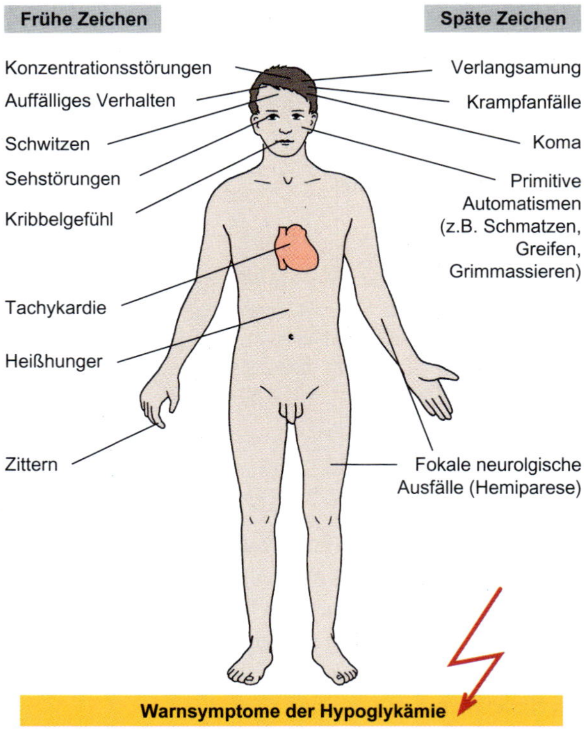

Abb. 10.18 Überblick über die Symptome bei Hypoglykämie. [L157]

Behandlungsstrategie

Menschen mit Diabetes fangen die meisten Hypoglykämien bereits im Frühstadium selbst ab. Würfel- oder Traubenzucker oder zuckerhaltige Getränke (z. B. Cola, Saft) führen zu einem raschen Blutzuckeranstieg. Verschwinden die Hypoglykämiezeichen danach, empfiehlt es sich, ½–1 Scheibe Brot, ein Stück Obst oder einen Riegel Schokolade zu essen (keine Diätprodukte), um länger dauernde Blutzuckerstabilität zu erreichen.

Ist der Patient nicht mehr ansprechbar, können geschulte Angehörige noch außerhalb der Klinik eine *Glukagon-Fertigampulle* s. c. spritzen (bei alkoholbedingten Hypoglykämien wirkungslos).

Im Krankenhaus besteht die Behandlung in der intravenösen Gabe von Glukose 40 %. Manche Stationen bevorraten diese auf einem „Hypotablett" mit Venenverweilkanülen, Hautdesinfektionsmittel, Tupfer und Pflastern. Die weitere Behandlung hängt davon ab, wie schnell der Patient aufklart und welche Ursache der Hypoglykämie zugrunde lag. Da Hypoglykämien durch orale Antidiabetika aufgrund ihrer z. T. langen Halbwertszeit länger andauern, wird der Patient in diesem Fall über 24–48 h beobachtet und erhält entsprechend der BZ-Werte Glukoseinfusionen. Immer ist eine Überprüfung der Medikation erforderlich.

Pflege

- Patienten sorgfältig überwachen
- BZ, Puls und Blutdruck kontrollieren (Häufigkeit je nach Arztanordnung).

VORSICHT

- Bei Bewusstlosigkeit unbekannter Ursache stets eine Blutzuckermessung durchführen
- Bei unklarem Koma immer zuerst an eine Hypoglykämie denken und Glukose zuführen. Auf keinen Fall Insulin verabreichen. Sollte eine Hyperglykämie vorliegen, schadet die zugeführte Glukose nicht, hingegen ist die Gabe von Insulin im Falle einer Hypoglykämie lebensbedrohlich.

Patientenberatung

(Schwere) Hypoglykämien gefährden den Patienten selbst und evtl. auch andere. Alle Menschen mit Diabetes sollten über die Symptome einer Hypoglykämie Bescheid wissen und immer mindestens 2 KE Traubenzucker bei sich haben, entsprechend z. B. vier quadratischen Plättchen (= 23 g). Da die Anzeichen einer Hypoglykämie individuell unterschiedlich sind, ist es wichtig, dass der Patient ein Gespür dafür entwickelt, um rechtzeitig reagieren zu können. Von Bedeutung ist außerdem die Information über die Ursachen einer Hypoglykämie, um deren Entstehung zu verhindern.

VORSICHT

Bei Hypoglykämien während einer Kombinationstherapie mit Acarbose (z. B. Glucobay® ➤ 10.7.8) wirkt oral nur reine Glukose (Traubenzucker, Monosaccharid). Würfelzucker (Disaccharid) und in Schokolade enthaltener Zucker werden nicht resorbiert und sind daher unwirksam.

10.7.6 Folgeerkrankungen des Diabetes mellitus

Der Diabetes mellitus gefährdet den Patienten nicht nur durch akute Stoffwechselentgleisungen. Entscheidend für die Langzeitprognose sind heute die **diabetischen Folgeerkrankungen** *(diabetisches Spätsyndrom).* Bei einem schlecht eingestellten Diabetiker treten sie schon nach 5–10 Jahren auf. Gute Stoffwechselführung vermindert das Risiko diabetischer Folgeerkrankungen signifikant.

Die **diabetischen Folgeerkrankungen** betreffen v. a. die Arterien und damit so gut wie alle Organsysteme (➤ Abb. 10.19):

- Die **Makroangiopathie** (Erkrankung der großen Blutgefäße) entspricht einer (vorzeitigen) Arteriosklerose (➤ 5.5.1). Ursächlich sind die Stoffwechselveränderungen des metabolischen Syndroms – entsprechend sind Typ-2-Diabetiker besonders stark betroffen. KHK (➤ 4.4.1), Herzinfarkt (oft ohne Schmerzen! ➤ 4.4.2), Schlaganfall (➤ 5.6) und periphere arterielle Verschlusskrankheit (pAVK ➤ 5.5.2) treten gehäuft und früher als bei Nicht-Diabetikern auf. Eine arteriosklerotische Nierenschädigung ist möglich
- Die **Mikroangiopathie** (Erkrankung der kleinen Blutgefäße) ist eine *diabetesspezifische Gefäßschädigung* u. a. mit Verdickung der kapillären Basalmembranen. Ursächlich kommt der Hyperglykämie die Hauptbedeutung zu
  - Die typische **diabetische Nephropathie** (nicht-entzündliche Nierenschädigung) wird auch *Glomerulosklerose Kimmelstiel-Wilson* genannt. Frühsymptom ist eine *Mikroalbuminurie,* d. h. eine leicht gesteigerte Albuminausscheidung über die Nieren (30–300 mg/24 h), die durch spezielle Urinteststreifen (z. B. Micral-Test® S) ohne großen Aufwand festgestellt werden kann (➤ 9.3.3, Herstellerangaben beachten). Die Nierenfunktion nimmt langsam ab und es kann zur Dialysepflicht kommen (➤ 9.9). Die mit der Niereninsuffizienz einhergehende Blutdruckerhöhung schädigt die Gefäße zusätzlich. Das Fortschreiten der diabetischen Nephropathie lässt sich durch optimale Blutzucker- und Blutdruckeinstellung, Nikotinverzicht sowie eine Reduktion der Eiweißaufnahme auf ≤ 0,8 g Eiweiß/kg Körpergewicht täglich („fast-vegetarische" Kost) erheblich verzögern. Vermutlich sind genetische Faktoren (mit-)entscheidend dafür, ob und wann ein Mensch mit Diabetes eine diabetische Nephropathie entwickelt
  - Am Auge führt die Mikroangiopathie zur **diabetischen Retinopathie** mit Mikroaneurysmen, Einblutungen und Gefäßwucherungen der Netzhaut und Netzhautablösung. Sie ist eine der häufigsten Erblindungsursachen bei Erwachsenen
- Auch **Katarakt** *(Linsentrübung)* und **Glaukom** *(Erhöhung des Augeninnendrucks)* können als Folge eines Diabetes mellitus am Auge auftreten
- Ursache der **diabetischen Polyneuropathie** (Nervenschädigung infolge eines Diabetes mellitus) ist wahrscheinlich eine direkte Nervenschädigung durch Stoffwechselprodukte der Hyperglykämie kombiniert mit einer Schädigung der winzig kleinen Blutgefäße, welche die Nerven versorgen. Sie zeigt sich vor allem als **periphere Polyneuropathie** (Schädigung der peripheren Nerven) mit Sensibilitätsstörungen, Schmerzen und Lähmungen. Frühzeichen ist ein vermindertes Vibrationsempfinden (Stimmgabeltest). Besonders typisch sind schmerzhafte Missempfindungen der distalen Unterschenkel und der Füße *(burning feet).*Oft besteht auch eine **autonome Polyneuropathie,** d. h. eine Mitbeteiligung des vegetativen (autonomen) Nervensystems. Hauptsymptome sind Herzrhythmusstörungen, Störungen der Herzfrequenz- und Blutdruckregulation, evtl. mit Schwindel, Übelkeit und Völlegefühl durch eine Magenentleerungsstörung (Gastroparese) sowie Durchfall oder Obstipation durch Beeinträchtigung der Darmperistaltik. Besonders belastend sind Störungen der Blasenentleerung sowie Erektionsstörungen. Sind sympathische Bahnen betroffen, spürt der Patient unter Umständen die Warnsymptome einer Hypoglykämie (➤ 10.7.5) nicht mehr, da diese auch über den Sympathikus vermittelt werden
- Das **diabetische Fußsyndrom** ist meist durch ein Zusammenspiel von Makro- und Mikroangiopathie, Neuropathie und erhöhter Infektneigung verursacht
  - Beim **neuropathischen diabetischen Fuß** ist der Fuß typischerweise warm, die Fußpulse sind tastbar, die Haut ist trocken und die Sensibilität gestört. Vermindertes Schmerzempfinden führt nicht selten dazu, dass Druckstellen oder kleine Verletzungen erst bemerkt werden, wenn sie zu Nekrosen geführt haben oder infiziert sind. Typisch ist das *Mal perforans,* ein wie ausgestanzt wirkendes, schmerzloses Ulkus, das vor allem an mechanisch belasteten Regionen der Fußsohle entsteht (➤ Abb. 10.20)
  - Der **ischämische Fuß** ist Folge einer pAVK (➤ 5.5.2): Der Fuß ist kalt und blass, die Fußpulse sind nicht tastbar, die Sensibilität erhalten. Charakteristisch sind hier (schmerzhafte) Nekrosen der Akren (Zehen, Fersen). Diese führen unbehandelt ebenso wie kleine Wunden durch Infektion und Durchblutungsstörungen oft zu einer *diabetischen Gangrän*
  - Mischformen sind möglich.

Die Behandlung des diabetischen Fußsyndroms ist interdisziplinär, vielerorts gibt es spezielle Fußambulanzen. Grundvoraussetzung für ein Abheilen ist eine konsequente Druckentlastung durch spezielle orthopädische Schuhe, Orthesen bzw. Nutzen von Rollstuhl oder Gehhilfen. In Frühstadien ist eine konservative Behandlung der Läsionen mit antiseptischen Verbänden und ggf. systemischer Antibiotikagabe fast immer erfolgreich. Bei relevanter arterieller Durchblutungsstörung ist die Möglichkeit einer gefäßchirurgischen Intervention zu prüfen. In Spätstadien können Operationen oder sogar Amputationen notwendig werden.

10.7.7 Insulintherapie bei Diabetes mellitus

Eine Insulintherapie ist bei Typ-1-Diabetikern immer und lebenslang erforderlich. Häufig kommt es nach Einleitung der Behandlung zu einer vorübergehenden Remissionsphase *(Honeymoon-Phase)* mit sehr geringem Insulinbedarf. Es sollte jedoch auch während dieser Zeit eine gering dosierte Insulintherapie erfolgen.

Typ-2-Diabetiker müssen Insulin spritzen, wenn Diät, Bewegung und orale antidiabetische Medikation (➤ 10.7.8) nicht ausreichen **(Sekundärversagen).** Insulingabe ist auch erforderlich beim diabetischen Koma und perioperativ bei größeren Operationen.

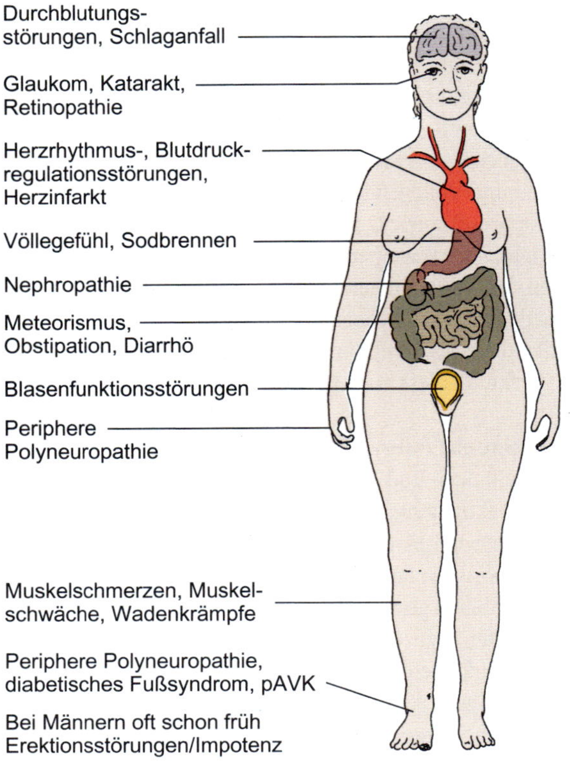

Abb. 10.19 Diabetische Folgeerkrankungen. Todesursache bei Diabetikern sind in 70–80 % kardiovaskuläre Erkrankungen. [L190]

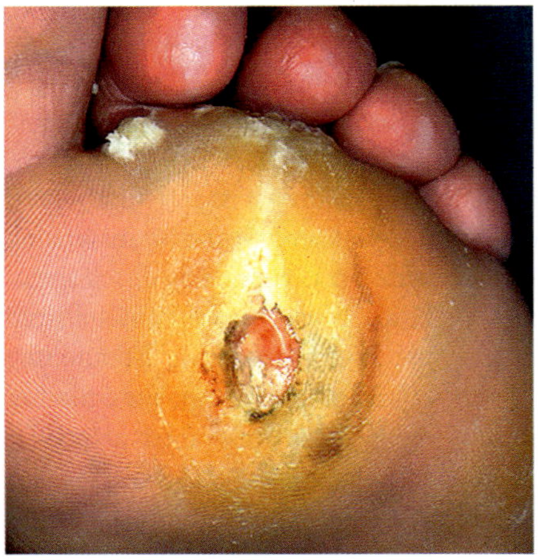

Abb. 10.20 Mal perforans an typischer Stelle am Vorfuß. [M123]

Insulinarten

In Deutschland sind zwei Insulinarten auf dem Markt: gentechnisch produzierte und mit dem menschlichen Insulin identische **Humaninsuline** oder von diesen hergeleitete **Insulin-Analoga.** Beide gibt es als **kurz wirksame** und **Verzögerungsinsuline.**

Kurz wirksame Insuline

Normalinsulin. Die blutzuckersenkende Wirkung von **Normalinsulin** (früher *Altinsulin*) setzt nach subkutaner Injektion bereits nach 15–30 min ein und erreicht nach ca. 2 h ihren Gipfel. Da die Normalinsuline nur 4–6 h (je nach Dosis) wirken, sind 3–4 Injektionen täglich erforderlich.

Normalinsuline werden im Rahmen der supplementären (ergänzenden) Insulintherapie, der intensivierten Insulintherapie, bei akuten Stoffwechselentgleisungen und perioperativ eingesetzt.

Beispiele sind Actrapid®, Huminsulin® Normal oder Insuman® Rapid und Berlinsulin® Normal.

> **Normalinsulin** kann als einziges Insulin auch i. m. oder i. v. gespritzt werden.

Kurz wirksame Insulin-Analoga. Bei den kurz wirksamen Insulin-Analoga sind im Vergleich zum Humaninsulin 1–2 Aminosäuren verändert. Deshalb lagern sie sich im Gewebe nicht wie Normalinsulin in Sechsergruppen zusammen und werden schneller resorbiert. Auf dem Markt sind Insulin aspart (z. B. Novo Rapid®), Insulin glulisin (z. B. Apidra®) und Insulin lispro (z. B. Humalog®). Die Wirkung beginnt bereits nach 5–15 min, die Maximalwirkung wird bereits nach 1 h erreicht, nach 2–3 h ist die Wirkung abgeklungen. Die Anwendungsgebiete entsprechen denen von Normalinsulin.

> **Schnellwirkende Analog-Insuline** (Novo Rapid®, Humalog®, Liprolog®, Apidra®) sind speziell gepuffert und dürfen zur Insulinpumpenbehandlung und i. v. im Perfusor verabreicht werden.

Wegen der schnellen Wirkung und der damit verbundenen flexiblen Mahlzeiten- und Tagesplanung, werden schnellwirkende Insulin-Analoga bevorzugt eingesetzt; Normalinsuline hingegen nur noch in Verbindung mit dem Einhalten von Zwischenmahlzeiten.

Verzögerungsinsuline

Durch Änderung der physikochemischen Eigenschaften oder durch Bindung an Verzögerungssubstanzen konnte eine Verlängerung der Insulinwirkung erzielt werden (**Verzögerungsinsuline**):

- **Mittellang wirksame Insuline** *(Intermediärinsuline)* wie z. B. Insuman® Basal oder Protaphane® beginnen nach 45–90 min zu wirken (Herstellerangaben beachten), erreichen das Maximum ihrer Wirkung nach 4–8 h und haben eine Wirkdauer von ca. 20 h, wobei die Dauer der Insulinwirkung auch von der injizierten Menge abhängt (die Wirkdauer verlängert sich mit steigender Dosis). Intermediärinsuline dienen zur Deckung des basalen Insulinbedarfs und sind Bestandteil von **Mischinsulinen**
- **Lang wirksame Insuline** *(Langzeitinsuline)* zur Deckung des Basalbedarfs wirken am längsten. Sie beginnen nach ca. 2–3 h zu wirken. Derzeit verfügbar sind die Insulin-Analoga Insulin detemir (Levemir®, Wirkdauer 16–20 h) und Insulin glargin (Lantus®, Wirkdauer > 24 h, Toujeo® U300, Wirkdauer 24–36 h)
- **Mischinsuline** (z. B. Insuman Comb® 15/25/50, Actraphane® 30/50; Humalog Mix®, Novomix®) bestehen aus einer Mischung aus kurz wirksamem und Verzögerungsinsulin und sind in verschiedenen Mischungsverhältnissen erhältlich, um durch unterschiedliche Wirkprofile den verschiedenen Stoffwechselbedürfnissen Rechnung zu tragen. Ihr Hauptanwendungsgebiet ist die konventionelle Insulintherapie.

Bei **Mischinsulinen** gibt der Zusatz nach dem Präparatenamen das Mischungsverhältnis von Normal- und Intermediärinsulin an. Heute am gebräuchlichsten ist eine Zahl, die den Prozentanteil des Normalinsulins widergibt, z. B. enthält Actraphane® 30 30 % Normalinsulin.

Die Zahlen zu den Wirkzeiten sind dabei als Anhaltspunkte zu betrachten, von denen der einzelne Diabetiker durchaus Abweichungen beobachten kann.

Insulindosierung

Insuline werden nach *internationalen Einheiten,* kurz **IE,** dosiert. In Deutschland sind Insuline für Einmalspritzen in den Konzentrationen 40 IE/ml und 100 IE/ml im Handel. Ampullen für Insulin-Pens enthalten immer 100 IE/ml und sind meist durch Zusätze wie „100“, „Penfill“ oder „für Pens“ gekennzeichnet. Insulinfertigspritzen sind Einmalpens mit 300 IE Gesamtinsulingehalt.

Insulinlagerung

Der Insulinvorrat wird bei +2 bis +8 °C aufbewahrt, z. B. im Butter- oder Gemüsefach des Kühlschranks. Tiefkühltemperaturen verträgt das Insulin ebenso wenig wie Hitze (z. B. im Handschuhfach des Autos), weil es dann ausflockt und unwirksam wird. Die gerade im Pen befindliche Patrone kann vier Wochen bei Zimmertemperatur gelagert werden (ggf. Anbruchdatum notieren). Auf Reisen gehören Insulin, Spritzbesteck und Pen ins Handgepäck (je nach Umgebungstemperatur z. B. am Körper tragen oder in einem Thermobehälter transportieren).

Schemata der Insulintherapie

Unabhängig von der Art der Insulintherapie gilt:

- Es besteht Hypoglykämiegefahr
- Die Insulintherapie erfordert eine angepasste Ernährung
- In besonderen Situationen (z. B. geänderter Tagesablauf, Sporturlaub, Krankheit) ist eine Anpassung der Insulindosis erforderlich.

Es gibt mehrere Schemata der Insulintherapie (➤ Abb. 10.21, [6, 8]).

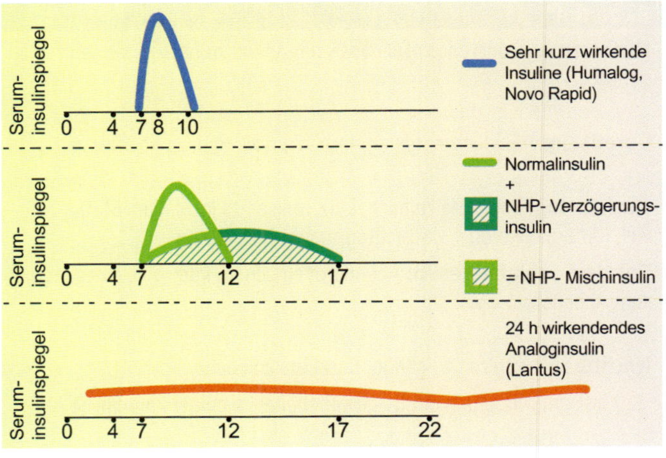

Abb. 10.21 Verschiedene Therapieschemata der Insulintherapie. [L138]

Basalunterstützte orale Therapie und supplementäre Insulintherapie

Basalunterstützte orale Therapie *(BOT)* und **supplementäre** *(prandiale)* **Insulintherapie** *(SIT)* sind Kombinationstherapien aus oralen Antidiabetika und Insulin, wenn bei Typ-2-Diabetikern durch Diät, Bewegung und orale Antidiabetika keine befriedigende Stoffwechsellage zu erzielen ist. Durch sie ist verhältnismäßig einfach (wichtig bei den häufig älteren Patienten) eine oft deutliche Stoffwechselverbesserung zu erzielen:

- Die basalunterstützte orale Therapie wird v. a. gewählt, wenn der Nüchtern-BZ am Morgen oder die Werte generell zu hoch sind. Zusätzlich zur Einnahme oraler Antidiabetika wird einmal täglich abends ein Basalinsulin gespritzt
- Sind bei normalem Nüchtern-BZ die BZ-Werte nach den Mahlzeiten zu hoch, wird bei der supplementären Insulintherapie vor den Hauptmahlzeiten ein kurz wirksames Insulin gespritzt, wobei je nach Einzelfall entweder feste Dosierungen vorgegeben werden oder der Patient vorher seinen BZ misst und die Insulindosis dann aus einer Tabelle abliest.

Konventionelle Insulintherapie

Bei der **konventionellen Insulintherapie** *(CT)* wird vor Frühstück und Abendessen ein Mischinsulin injiziert, meist morgens ⅔ und abends ⅓ der Gesamtdosis. Der Vorteil besteht darin, dass nur 1–2 Injektionen am Tag nötig sind, die auch von einem ambulanten Pflegedienst verabreicht werden können, falls der Patient die Injektion nicht selbst erlernt. Allerdings sind Essens- und damit Tagesablauf des Patienten festgelegt.

Die konventionelle Insulintherapie wird hauptsächlich bei Typ-2-Diabetikern eingesetzt. Beim Typ-1-Diabetiker ist sie nur eine Notlösung, wenn der Patient zu mehrfach täglichen Blutzuckermessungen und Insulininjektionen nicht fähig oder bereit ist.

Intensivierte konventionelle Insulintherapie

Bei der **intensivierten konventionellen Insulintherapie** *(ICT, auch funktionelle Insulintherapie, FIT, normnahe Insulinsubstitution, NIS)* nach dem **Basis-Bolus-Konzept** spritzt der Patient zur Deckung des Basalbedarfs abends oder morgens und abends ein Verzögerungsinsulin **(Basalrate).** Zusätzlich ist zu den Hauptmahlzeiten die Gabe eines kurz wirksamen Insulins erforderlich, dessen Menge sich nach dem unmittelbar zuvor bestimmten aktuellen Blutzuckerwert und dem Kohlenhydratgehalt (➤ 10.7.10) der vorgesehenen Mahlzeit richtet **(Mahlzeitenbolus).** Ob ein **Spritz-Ess-Abstand** notwendig ist und wie lang er sein sollte, muss durch postprandiale Blutzuckermessungen ausprobiert werden.

Pro Berechnungseinheit sind morgens mehr Insulineinheiten erforderlich als mittags und abends. Richtwerte (➤ Tab. 10.6) geben einen Anhaltspunkt zu Beginn der Therapie und müssen ggf. korrigiert werden (häufige Probleme ➤ Tab. 10.7). Vorhersehbare Zwischenmahlzeiten können bei Verwendung von Normalinsulin schon bei der vorangegangenen Hauptmahlzeit einberechnet werden. Beim Einsatz von kurz wirksamen Insulin-Analoga müssen die KE der Zwischenmahlzeiten separat „abgedeckt“ werden.

Vorteile sind eine größere Flexibilität in der Lebensführung und eine in aller Regel bessere Stoffwechseleinstellung.

10

Tab. 10.6 Richtwerte für die intensivierte konventionelle Insulintherapie (ICT).

Basalbedarf	0,3–0,4 IE/kg (bei Übergewicht mehr), ≅ 50–60 % des Tagesbedarfs	
Mahlzeiten-Bolus	Morgens, mittags, abends	Z. B. 2 IE/KE
Zielbereich Blutzucker	Nüchtern, präprandial	90–120 mg/dl
Zielbereich HbA_{1c}	< ca. 7 % (53 mmol/l, individuelle Festlegung je nach Hypoglykämiehäufigkeit), Schwangere weniger	
Korrekturmöglichkeiten	1 IE kurz wirksames Insulin senkt den BZ um ca. 30–40 mg/dl (ca. 2 mmol/l; **30er-** bzw. **40er-Regel**), in der Nacht um ca. 50 mg/dl (2,8 mmol/l). Umgekehrt hebt 1 KE den BZ um 30–40 mg/dl (entspricht 2 quadratischen Plättchen Dextro Energen® oder 100 ml Fruchtsaft)	

Bei älteren Typ-2-Diabetikern mit immer etwa gleichen Portionsgrößen, die das Errechnen des Bolus nicht mehr erlernen, kann gewissermaßen als Kompromiss die Insulindosis je nach aktuell gemessenem Blutzucker aus einer vom Arzt erstellten Tabelle abgelesen werden.

Voraussetzungen sind Fähigkeit und Bereitschaft des Patienten zu mehrfach täglichen BZ-Messungen und Insulininjektionen, zur Berechnung der Insulindosen vor den Mahlzeiten und zur Korrektur bei Blutzuckerschwankungen.

Insulinpumpentherapie

Die **Insulinpumpentherapie** (*CSII = kontinuierliche,* engl. *continuous, subkutane Insulininfusion*) kommt in Betracht, wenn mit der Injektionstherapie keine guten Ergebnisse zu erzielen sind oder eine besonders strenge Stoffwechseleinstellung nötig ist (diabetische Neuropathie, vor und während einer Schwangerschaft).

Wie bei der intensivierten konventionellen Insulintherapie findet auch hier das Basis-Bolus-Prinzip Anwendung. Über eine in der Bauchdecke subkutan liegende Katheternadel wird mittels einer Pumpe, die außerhalb des Körpers getragen wird (➤ Abb. 10.22), kurz wirksames Insulin appliziert.

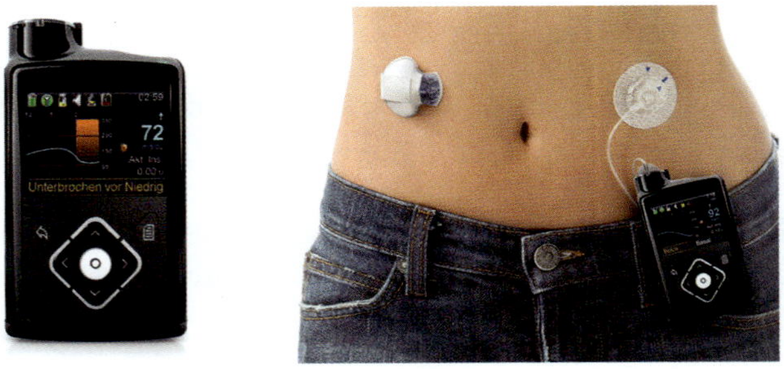

Abb. 10.22 Insulinpumpe und kontinuierliche Glukosemessung (Used with the permission of Medtronic). [V170-4]

- Zur Deckung des basalen Insulinbedarfs wird kontinuierlich eine geringe, vorprogrammierte Menge Insulin zugeführt (Basalrate)
- Zusätzlich ruft der Patient vor den Mahlzeiten einen Insulinbolus ab (Mahlzeitenbolus), dessen Dosierung er wie bei der intensivierten konventionellen Insulintherapie kurz vorher berechnet.

Wesentlicher Vorteil der Insulinpumpe ist ihre Flexibilität.

Durchführung der Insulininjektion

Insulin wird, abgesehen von der i. v.-Injektion durch den Arzt, immer subkutan gespritzt. Mögliche Injektionsorte für die subkutane Injektion sind Bauch, Oberschenkel und Gesäß. Systematisches Wechseln der Injektionsstellen innerhalb eines Spritzareals (➤ Abb. 10.23) und konsequente Einmalverwendung der Pennadeln beugen Schädigungen des Unterhautfettgewebes (v. a. **Lipohypertrophien** = Verdickungen des Unterhautfettgewebes) vor. Sie sind nicht nur kosmetisch störend, sondern verändern auch die Insulinresorption. Dies ist eine häufige Ursache für vermeintlich unerklärliche Blutzuckerschwankungen. Eine Hautdesinfektion vor der Injektion sollte im Krankenhaus und bei Fremdinjektion stets erfolgen. Bei der selbstständigen Injektion durch den Patienten zu Hause liegt dies im Ermessen des Patienten, bei Einhaltung der üblichen Körperhygiene wird sie überwiegend nicht für erforderlich gehalten [9].

Ob eine Insulinspritze oder eine Injektionshilfe (Pen, Einmalpen ➤ Abb. 10.24) benutzt wird, ist Geschmackssache. Pen-Benutzer

Tab. 10.7 Häufige Probleme bei der Blutzucker-Einstellung und deren mögliche Ursachen.

BZ zu hoch	BZ zu tief*
Nüchtern: Abendliche Insulindosis zu gering oder Injektionszeitpunkt zu früh am Abend, Abendbrot oder Spätmahlzeit zu reichlich, nächtliche Hypoglykämie (→ Gegenreaktion = Somogyi-Effekt, durch 3-Uhr-BZ auszuschließen)	**Nüchtern:** Verzögerungsinsulindosis am Abend zu hoch. Spätmahlzeit zu gering
Vormittag: beim Frühstück zu viele KE für die gespritzten Insulineinheiten, KE-Zusammensetzung ungünstig (leicht resorbierbare Kohlenhydrate)	**Vormittag:** Frühstück zu gering, Insulin am Morgen zu hoch dosiert
Nachmittag: Mittags- oder Nachmittagsmahlzeit zu reichlich, morgendliches Verzögerungsinsulin zu gering, Normalinsulin zum Mittag zu gering	**Nachmittag:** Basalrate zu hoch, kurz wirksames Insulin am Mittag zu viel, Mittags- und/oder Nachmittagsmahlzeit zu gering
Vor dem Schlafengehen: Abendbrot zu reichlich, kurz wirksames Insulin zum Abendbrot zu wenig, BE-Zusammensetzung ungünstig (leicht resorbierbare Kohlenhydrate)	**Vor dem Schlafengehen:** Abendbrot zu gering, kurz wirksames Insulin zum Abendbrot zu viel
Nachts: Spätmahlzeit zu reichlich, Basalrate zu gering	**Nachts:** Spätmahlzeit zu gering, Basalrate zu hoch
BZ-Niveau insgesamt zu hoch: Unerkannter Infekt, zusätzliche Medikation (z. B. Kortison), Änderung der Essgewohnheiten, weniger körperliche Aktivität, Änderung des Injektionsortes	
* Alkoholgenuss und Sport können zu jedem Zeitpunkt zu niedrigen Blutzuckerwerten führen.	

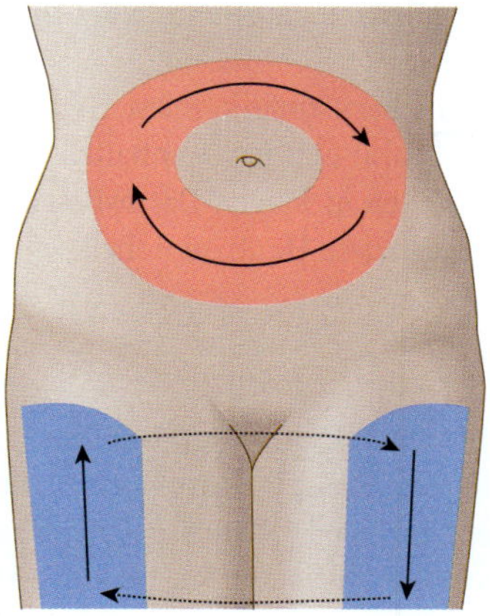

Abb. 10.23 Beispiel für einen Spritzenkalender für die Insulininjektion. Die rote Farbfläche zeigt den geeigneten Injektionsbereich für Insuline, bei denen ein rascher Wirkungseintritt erwünscht ist. In blau der Injektionsbereich für lang wirksame Insuline. Die Injektionsstellen werden im Uhrzeigersinn gewechselt, also von rechts oben nach links außen, nach links unten und weiter nach rechts außen (aus Patientensicht) [L190]

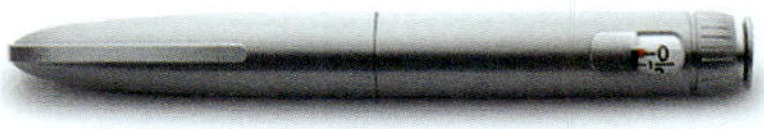

Abb. 10.24 Ein Insulinpen erlaubt eine exakte und schnelle Insulingabe, bei der das Aufziehen des Insulins nicht mehr nötig ist. Im Pen liegt eine Insulinpatrone. Man stellt am Dosierknopf die gewünschte Insulinmenge in Einheiten ein und kontrolliert sie im Sichtfenster. Durch Knopfdruck wird die vorgegebene Insulinmenge gespritzt. [U126]

sollten aber für den Fall eines Defekts Einmalspritzen sowie passendes Insulin bzw. einen Ersatz-Einmalpen zu Hause haben.

Die richtige Technik der Insulininjektion: Schritt für Schritt

Insuline können über einen Pen oder eine Spritze verabreicht werden. Dabei ist zu beachten, dass es Insulinfläschchen und Spritzen mit 40 und 100 IE/ml gibt. Die Konzentrationsangabe auf der Spritze muss mit der der Insulinampulle übereinstimmen. Penpatronen enthalten immer 100 IE/ml. Ob mit Pen oder Spritze – in beiden Fällen ist NPH-Verzögerungsinsulin vor dem Aufziehen durch mehrfaches vorsichtiges Schwenken oder Rollen zu durchmischen. Es sieht dann trüb aus. Nicht schütteln, da dies zur Schaumbildung führt.

Insulininjektion über Pen [10]:

- Überprüfen, ob der Pen dem Patienten gehört. Um Verwechslungen zu vermeiden, Pen mit dem Namen des Besitzers versehen
- Die zum Pen dazugehörige Einmalkanüle aufsetzen. Es gibt Pen-Kanülen von 4–12,7 mm Länge. Sie sind auch als Sicherheits-Pen-Kanülen zur Vermeidung von Nadelstichverletzungen (bei Injektion durch die Pflegenden) erhältlich
- Verzögerungsinsulin mehrmals schwenken oder rollen
- 1–2 Einheiten zur Funktionskontrolle abgeben
- Am Dosierrad verordnete Insulinmenge einstellen (wenn der Patient dies nicht selbst kann)
- Injektionsstelle mind. 2–3 cm neben der vorherigen Stelle wählen. Auf intakte Haut achten, (z. B. keine Verhärtungen tastbar)
- Haut desinfizieren (bei Injektion durch die Pflegenden)
- An der geplanten Injektionsstelle im 90°-Winkel einstechen. Für Erwachsene Pennadeln von 4–5 mm Länge verwenden. Das Abheben einer Hautfalte ist nicht erforderlich. Bei dünnerem Unterhautfettgewebe und Kanüle ≥ 6 mm Hautfalte abheben, um eine versehentliche intramuskuläre Injektion zu vermeiden. Hautfalte erst nach der Injektion lösen (➤ Abb. 10.25)
- Zur Injektion Knopf am Pen ganz herunterdrücken und im Sichtfenster prüfen, ob alle Einheiten verabreicht wurden (im Dosisfenster erscheint eine 0)
- Bei Dosierungen über 20 IE muss das Insulin gesplittet, d. h. auf zwei oder mehrere Injektionen verteilt werden, da sonst Resorptionsprobleme auftreten können
- Nadel erst nach 10 s herausziehen, damit sich das Insulin verteilen kann
- Nadel anschließend sicher entsorgen.

VORSICHT

Von der bei Selbstinjektion häufig praktizierten Wiederverwendung von Penkanülen ist abzuraten: Eine mögliche Folge sind Dosierungenauigkeiten. Wiederverwendung fördert außerdem durch Nadelverformung mittel- und langfristig Veränderungen des Subkutangewebes, welche die Insulinresorption beeinträchtigen.

Wirkbeginn und -dauer des Insulins

Wie schnell und wie lange das gespritzte Insulin wirkt, hängt von mehreren Faktoren ab:

- Bei einer Injektion in den Bauch wird Insulin schneller resorbiert als am Oberschenkel oder Gesäß. Deshalb sollte das Insulin nicht planlos, sondern nach einem festen Muster gespritzt werden (➤ Abb. 10.23). Bei der Mischinsulintherapie empfiehlt sich, morgens in den Bauch und abends in Oberschenkel oder Hüfte zu spritzen. Bei der intensivierten konventionellen Insulintherapie ist es zweckmäßig, kurz wirksames Insulin in den Bauch und Verzögerungsinsulin in Oberschenkel oder Gesäß zu injizieren. Zum Nabel sollte ein Abstand von etwa zwei Querfingern eingehalten werden, am Oberschenkel zum Kniegelenk mindestens eine Handbreit
- Die Injektion in die Außenseite des Oberarms wird nicht mehr empfohlen
- Nach Wärme (warmes Baden, Saunabesuch) oder Muskelarbeit tritt die Insulinwirkung schneller ein
- Viele Insuline wirken desto länger, je höher die Insulindosis (bei gleichem Präparat) ist.

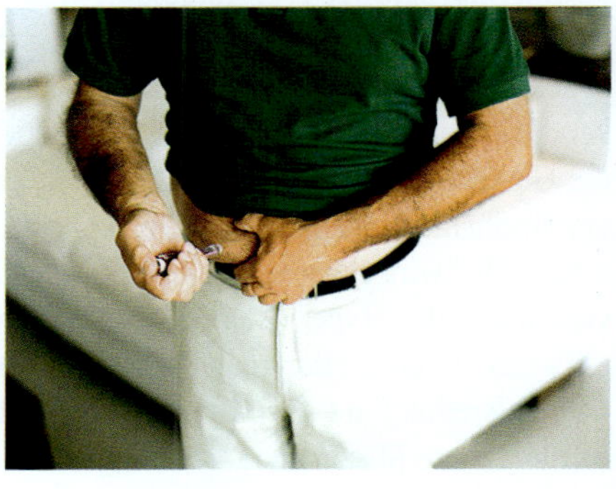

Abb. 10.25 Der Patient injiziert das Insulin in eine Bauchfalte, hier mit einem Insulinpen. Die Einstichstelle sollte nach einem festen Plan gewechselt werden, um das Unterhautfettgewebe zu schonen. [U126]

10.7.8 Orale medikamentöse Therapie des Diabetes mellitus Typ 2

Eine orale medikamentöse Therapie ist bei Typ-2-Diabetikern angezeigt, deren Stoffwechsel mit Ernährungsumstellung, Gewichtsabnahme und regelmäßiger Bewegung nicht befriedigend eingestellt werden kann. Voraussetzung ist, dass die Bauchspeicheldrüse noch Insulin produziert.

Biguanide

Biguanide reduzieren die Glukoseresorption, hemmen die Glukoseneubildung in der Leber, verstärken die periphere Insulinwirkung, erleichtern die Gewichtsabnahme und beeinflussen die Blutfette günstig. In Deutschland ist nur Metformin (z. B. Glucophage®) im Handel. Metformin ist Medikament der ersten Wahl bei Diabetes mellitus Typ 2. [7]

Hauptnebenwirkungen sind Magen-Darm-Beschwerden und metallischer Geschmack im Mund. Metformin verursacht keine Hypoglykämien. Die gefährliche **Laktatazidose** (metabolische Azidose durch erhöhten Milchsäurespiegel im Blut) ist bei Beachtung der Gegenanzeigen sehr selten: Bei Leber- und Nierenfunktionsstörungen (Metformin kann bis zu einer glumerulären Filtrationsrate [GFR] von 45 ml/min), Herzinsuffizienz oder respiratorischer Insuffizienz, Alkoholabusus und Azidose darf es nicht gegeben werden. Bei akuten (schweren) Erkrankungen, vor Kontrastmittelgabe oder präoperativ muss Metformin pausiert werden. Metformin wird zu oder nach der Mahlzeit eingenommen und kann mit anderen oralen Antidiabetika kombiniert werden.

Glukosidasehemmer

Die **Glukosidasehemmer** Acarbose (Glucobay®) und Miglitol (z. B. Diastabol®) hemmen kohlenhydratspaltende Darmenzyme, verzögern dadurch die Kohlenhydratresorption im Magen-Darm-Trakt und vermindern so den Blutzuckeranstieg nach den Mahlzeiten. Blähungen, Völlegefühl und Durchfall sind häufige Folgen der nicht resorbierten Kohlenhydrate im Dickdarm, können aber durch einschleichende Dosierung verringert werden. Hypoglykämiegefahr besteht nicht. Glukosidashemmer werden ergänzend zu anderen Therapien eingesetzt und zu Beginn der Mahlzeit eingenommen.

Sulfonylharnstoffe

Sulfonylharnstoffe, z. B. Gliquidon (z. B. Glurenorm®) oder das stark wirksame Glibenclamid (z. B. Euglucon®) stimulieren die Insulinsekretion der Bauchspeicheldrüse und wirken so blutzuckersenkend. Glimepirid (Amaryl®) wirkt zusätzlich durch eine Hemmung der Glukoseneubildung in der Leber und Verbesserung der Insulinempfindlichkeit der Zielzellen blutzuckersenkend. Aus pathogenetischem Blickwinkel betrachtet sind Sulfonylharnstoffe ungünstig: Sie verstärken die Hyperinsulinämie des Typ-2-Diabetikers und erschweren aufgrund der anabolen Insulinwirkungen die notwendige Gewichtsreduktion („Insulinmast"). Deshalb sollten sie nur gegeben werden, wenn Metformin nicht möglich ist oder nicht ausreicht.

Sulfonylharnstoffe werden 1- bis 2-mal täglich eine halbe Stunde vor der Mahlzeit eingenommen, Glimepirid einmal täglich vor dem Frühstück.

Sulfonylharnstoffe können Hypoglykämien hervorrufen, die je nach Präparat teils lange anhalten können. Weitere Nebenwirkungen bestehen in Magen-Darm-Beschwerden (Übelkeit, Erbrechen) und allergischen Hautreaktionen.

Glinide

Glinide *(Sulfonylharnstoff-Analoga, prandiale Glukoseregulatoren)* wie Repaglinid (z. B. NovoNorm®) steigern kurzzeitig die Insulinfreisetzung aus der Bauchspeicheldrüse *abhängig vom Blutglukosespiegel.* Sie werden zu Beginn einer Hauptmahlzeit eingenommen und erreichen ihre maximale Wirkung nach 45 min. Auch Glinide sollten nachrangig zu Metformin eingesetzt werden. Wegen der kurzen Wirkdauer ist die Hypoglykämiegefahr geringer als bei Sulfonylharnstoffen, die Flexibilität bezüglich des Mahlzeitenzeitpunktes größer. Die Verordnung von Gliniden ist nur noch bei einer Nierenfunktionseinschränkung möglich, weil dann Sulfonylharnstoffe kontraindiziert sind. Glinide haben gemäß gemeinsamen Bundesausschuss keinen Zusatznutzen und sind deshalb nicht verordnungsfähig, für Selbstzahler aber erhältlich.

Inkretin-Verstärker

Inkretine sind im Darm gebildete Hormone, die bei erhöhtem Blutzuckerspiegel (also nach Kohlenhydrataufnahme) freigesetzt werden. Sie verlangsamen die Magenentleerung, stimulieren die Insulinproduktion in der Bauchspeicheldrüse, vermindern die Glukoneogenese in der Leber und hemmen den Appetit. Wichtigster Vertreter ist *Glucagon like peptide 1 (GLP-1),* das im Körper rasch vom Enzym *Dipeptidyl-Peptidase 4 (DPP-4)* abgebaut wird. Nach heutigem Wissen sind beim Typ-2-Diabetes Inkretinproduktion wie auch Inkretinwirkung vermindert.

- **Inkretin-Mimetika** *(Inkretin-Rezeptor-Agonisten, GLP-1-Analoga)* greifen an den gleichen Rezeptoren an wie GLP-1. In Deutschland sind sie bei Typ-2-Diabetes in Kombination mit anderen Antidiabetika zugelassen. Alle Präparate werden ohne Blutzuckermessung in einer festen Dosis s. c. gespritzt. Exenatid gibt es in einer Präparation zur 1- bis 2-mal täglichen Injektion vor der Mahlzeit (z. B. Byetta®) und seit 2011 in einer Präparation zur einmal wöchentlichen Gabe (Bydureon®). Trulicity (Lilly) steht mit einer 1-mal wöchentlichen Gabe als Monopräparat zu Verfügung. Es kann mit allen Insulinen sowie allen OADs kombiniert werden. Liraglutid (z. B. Victoza®) wird einmal täglich immer zur gleichen Tageszeit gespritzt. Hauptnebenwirkungen sind Magen-Darm-Beschwerden (Die Hauptnebenwirkungen sind gewünschte Nebenwirkungen! Die Empfehlung an die Patienten lautet, sollten sie bei den Mahlzeiten ein Völlegefühl verspüren, das Essen abbrechen, sonst Gefahr von Übelkeit und Erbrechen) sowie bei Bydureon lokale Probleme an der Injektionsstelle
- **DPP-4-Hemmer** *(DPP-4-Inhibitoren)* wie etwa Sitagliptin (z. B. Januvia®) vermindern den Abbau der körpereigenen Inkretine

und verstärken dadurch deren Wirkung. DPP-4-Hemmer werden 1- bis 2-mal täglich als Tablette unabhängig von den Mahlzeiten geschluckt. Wichtigste Nebenwirkungen sind gastrointestinale Beschwerden. Selten kann es bei der Einnahme von DPP-4-Hemmern zu einer akuten Pankreatitis kommen, weswegen DPP-4-Hemmer nicht für Pankreatitis-Risikopatienten geeignet sind

- SGLT-2-Hemmer oder -Inhibitoren. Gliflozine fördern die Glukoseausscheidung über die Niere. Das führt zu einer Absenkung des Blutzuckers und zu einem Kalorienverlust. Zugelassen sind Dapagliflozin (Forxiga) und Empagliflozin (Jardiance). Nebenwirkungen: Scheidenpilz bei Frauen, eine Eichelentzündung bei Männern, Harnwegsinfektionen, häufiges Wasserlassen und eine vermehrte Urinausscheidung.

10.7.9 Pflege des Patienten mit Diabetes mellitus

Viele Menschen mit Diabetes in der Inneren Medizin haben bereits langjährige Erfahrung mit ihrer Erkrankung und sind z. T. sehr gut geschult. Pflege bedeutet hier vor allem, den Patienten in seinem gewohnten Umgang mit der Erkrankung sowie bei allen Einschränkungen zu unterstützen und seine Selbstständigkeit so weit wie möglich zu erhalten.

Hingegen sind bei Erstdiagnose eines Diabetes – neben der Beobachtung auf die Warnzeichen von Stoffwechselentgleisungen – die Unterstützung des Patienten in der Auseinandersetzung mit der Erkrankung sowie die Information und Schulung von herausragender Bedeutung. Diese erfolgt durch Fachpersonal wie Diabetesberater und findet in Fachabteilungen von Kliniken bzw. in spezialisierten Arztpraxen statt.

Sowohl Typ-1- als auch Typ-2-Diabetiker sehen sich mit einer chronischen Erkrankung konfrontiert, die sie ihr Leben lang begleiten wird und die mit Konsequenzen für Familie, Beruf und Freizeit verbunden ist. Für viele Patienten bedeutet das Bewusstwerden dieser weit reichenden Konsequenzen einen Schock, der inneren Rückzug oder Abwehrverhalten zur Folge haben kann. Die Pflegenden akzeptieren dies und versuchen den Patienten einfühlsam zu begleiten. Vielen Patienten helfen Kontakte zu anderen Betroffenen, die gelernt haben, mit der Krankheit umzugehen. Krankenkassen oder verschiedene Organisationen für Diabetiker bieten Informationsmaterialien und stellen den Kontakt zu örtlichen Selbsthilfegruppen her.

Bewegung

Grundsätzlich ist die Mobilität von Menschen mit Diabetes nicht eingeschränkt. Solange dies der Fall ist, können und sollen sie wie Gesunde körperlich aktiv sein.

Typ-1-Diabetiker sind in der Regel jünger, wollen ihre Freizeit so normal wie möglich gestalten und treiben oft gerne Sport. Heutzutage ist jede Sportart für Menschen mit Diabetes mit einer entsprechenden Schulung möglich. Wegen der Hypoglykämiegefahr sind diejenigen Sportarten problematisch, die allein ausgeübt werden, nicht unterbrochen werden können (tagelanges Segeln) oder mit einer hohen Selbst- und Fremdgefährdung einhergehen (Fallschirmspringen).

Anders ist die Situation bei den oft älteren, übergewichtigen Typ-2-Diabetikern, bei denen Bewegungsmangel meist wesentlicher Faktor bei der Diabetesentstehung war. Sie müssen an körperliche Bewegung oft erst herangeführt werden, die den Stoffwechsel deutlich verbessern kann. Für sie sind Ausdauersportarten wie z. B. Rad fahren, Laufen, Walken besonders geeignet.

Einschränkungen können sich außerdem durch bereits vorhandene Folgeerkrankungen ergeben. Patienten mit einer peripheren Neuropathie nehmen z. B. Schmerzen beim Sport (etwa Druckstellen durch schlecht sitzendes Schuhwerk) weniger wahr, was zu Komplikationen führen kann. Hier eignen sich eher Sportarten, bei denen die Füße nicht belastet sind (z. B. Schwimmen).

Bewegung wirkt blutzuckersenkend. Ältere Typ-2-Diabetiker, die nachmittags eine Stunde spazieren gehen und mit ihrem Blutzucker ohnehin eher hoch liegen, brauchen keine Angst vor einer Unterzuckerung zu haben. Ansonsten sind vor allem Typ-1-Diabetiker beim Sport hypoglykämiegefährdet. Daher sollten alle Betroffenen stets genügend Traubenzucker und/oder süße Getränke dabei haben und Begleitpersonen über ihre Erkrankung informieren. Sind früher bereits Hypoglykämien mit Bewusstlosigkeit aufgetreten, ist es sinnvoll, diese Personen in die Technik der Glukagoninjektion einzuweisen.

Nur durch häufige Blutzuckerselbstkontrollen vor, während und nach der körperlichen Belastung kann der Diabetiker herausfinden, wie sein Blutzucker beeinflusst wird, und sich darauf einstellen:

- Im Rahmen *kurzzeitiger Belastungen* wird bei geplantem Sport der Bolus kurz wirksamen Insulins vor und/oder nach dem Sport (je nach Zeitpunkt von Mahlzeit und Sport und Ausmaß der Aktivität) vermindert, z. B. vor dem Lauftreff um 14:00 Uhr der Mittagessen-Bolus. Bei nicht geplanten Aktivitäten, bereits gespritztem Insulin oder Blutzuckerabfall trotz Reduktion der Insulindosis muss der Diabetiker zusätzliche Kohlenhydrate zu sich nehmen („Sport-KE", 1–4 KE/h). Grundsätzlich gilt: Je höher die körperliche Belastung, desto stärker sinkt der Blutzucker. Und je ballaststoffreicher die Nahrung war, desto eher bleibt der Blutzucker (einigermaßen) konstant
- Bei *länger andauernden Belastungen* (z. B. Radtour) muss meist die Insulindosis vor und nach dem Sport reduziert werden, bei langen Aktivitäten nicht nur das Normal, sondern auch das Basalinsulin, denn Sport wirkt bis zu 24 Stunden „nach". Durch zusätzliche Kohlenhydratzufuhr werden auch hier niedrige Blutzuckerwerte ausgeglichen.

Allerdings: Bei bestehendem Insulinmangel (also hohen Blutzuckerwerten) kann Sport zu Blutzuckeranstieg mit Ketoazidosegefahr führen, da Glukose aus der Leber freigesetzt wird, aber nicht in die Muskulatur aufgenommen werden kann. Daher sollte ein Mensch mit Diabetes mit einem Blutzucker über 250 mg/dl (13,9 mmol/l) und einem deutlich positiven Azetontest keinen Sport treiben, sondern erst den Blutzucker korrigieren.

Haut

Diabetiker sind bei schlechter Stoffwechsellage erhöht infektionsgefährdet. Mitursache ist ein zuckerhaltiges Haut- und Schleimhautmilieu, das die Keimbesiedelung begünstigt. Sorgfältige Körperpflege, Beobachtung von Haut und Schleimhäuten (z. B. im Mund häufigeres Auftreten von Soor und Zahnfleischentzündungen) und das Beachten allgemeiner Hygienemaßnahmen beugt häufig *Candidosen* (Hefepilzinfektionen ➤ 16.8.3) und bakteriellen Hautinfektionen vor.

Wichtig ist die Vermeidung von feuchten Kammern. Daher sollte die Haut nach dem Waschen gut abgetrocknet (besonders auch zwischen Hautfalten) und mit rückfettenden Salben eingecremt werden, denn Risse sind Eintrittspforten für Erreger und Diabetiker haben häufig sowieso trockene, schuppige Haut. Besondere Aufmerksamkeit bei der Körperpflege verdient die *Fußpflege* (➤ Abb. 10.26).

Fußpflege bei Menschen mit Diabetes

Bis zu 10 % der Menschen mit Diabetes haben ein diabetisches Fußsyndrom (➤ 10.7.6). Wegen der reduzierten Schmerzempfindung (Polyneuropathie) werden Verletzungen oft spät oder gar nicht bemerkt, und durch eine verminderte Schweißsekretion wird die Haut schneller rissig. Um gefährlichen Komplikationen vorzubeugen, kommt der Fußpflege besondere Bedeutung zu:

- Die Füße täglich, am besten nur mit körperwarmem Wasser (Thermometer benutzen) waschen, ggf. eine rückfettende, pH-neutrale Waschlotion verwenden. Ein Fußbad sollte nicht länger als drei Minuten dauern, um die Haut nicht aufzuweichen. Danach die Füße und besonders die Zehenzwischenräume gut abtrocknen. Füße mit einer feuchtigkeitsspendenden Pflegecreme oder einem Pflegeschaum, z. B. Allpresan®, eincremen (Zehenzwischenräume aussparen, um Pilzbefall vorzubeugen)
- Strümpfe tragen, die die Füße nicht „einschließen" (z. B. aus Baumwolle oder Seide) und keine einengenden Bündchen oder drückenden Nähte haben
- Die Füße täglich auf Druckstellen, Hornhaut, Blasen, Rötungen und Verletzungen, die Zehenzwischenräume auf Mykosen inspizieren (➤ Abb. 10.27). Zum Betrachten der Fußsohle einen Spiegel benutzen. Ggf. Angehörigen darum bitten
- Die Zehennägel gerade und nur mit einer kleinen Abrundung an den Ecken feilen. Bei Hühneraugen, Warzen, Hornhaut und eingewachsenen Nägeln muss ein Podologe (Hausarztrezept mit Verordnung einer podologischen Komplexbehandlung) die Fußpflege übernehmen. Keine scharfen Werkzeuge (Scheren, Hornhauthobel) verwenden (Verletzungsgefahr). Keine Hornhaut- und Hühneraugenpflaster anbringen (schädigen die Haut)
- Auch kleinste Verletzungen an den Füßen desinfizieren und (ärztlich) beobachten lassen, ebenso alle anderen Veränderungen, da Entzündungen und Nekrosen drohen (➤ 10.7.6). Bei Polyneuropathie nicht barfuß gehen, um Verletzungen vorzubeugen
- Wegen der häufigen Sensibilitätsstörungen bei kalten Füßen keine Wärmflaschen und kein Heizkissen benutzen (Verbrennungsgefahr). Besser ist z. B. das Tragen von warmen Socken
- Schuhe innen regelmäßig auf Falten, eingetretene Nägel oder erhabene Nähte kontrollieren, damit diese nicht unbemerkt zu Druckstellen oder Verletzungen und in der Folge zu ernsteren Schäden führen. Manchmal sind von Orthopädie-Schuhtechnikern angefertigte Einlagen zur Druckentlastung erforderlich, die auch Rezidiven vorbeugen [11]. Das Tragen von hellen Socken ermöglicht es, Blutungen frühzeitig zu erkennen.

Körpertemperatur

Hat ein Mensch mit Diabetes Fieber, muss die Ursache schnell geklärt werden, weil es im Rahmen einer Infektion rasch zu einer hyperglykämischen Stoffwechselentgleisung kommen kann. Die Pflegenden messen den Blutzucker engmaschig, kontrollieren die Körpertemperatur und informieren den Patienten, nach Entlassung aus der Klinik jedes Fieber ernst zu nehmen und im Zweifelsfall den Hausarzt aufzusuchen.

VORSICHT

Diabetiker mit fieberhaftem Infekt

Bei älteren, vor allem alleinstehenden Menschen mit Diabetes kann bei fieberhaften Infekten wegen der Gefahr einer Stoffwechselentgleisung eine Krankenhauseinweisung erforderlich sein. In der ambulanten Pflege sollte bei diesen Patienten mit scheinbar harmlosen Infekten regelmäßig der Blutzucker gemessen und der Besuch des Hausarztes angefordert werden.

Ausscheidung

Eine erhöhte Urin- und Trinkmenge sind immer verdächtig auf einen Diabetes mellitus bzw. schlechte Blutzuckereinstellung (➤ 10.7.2).

Bei Diabetikern und insbesondere bei *Glukosurie* ist das Risiko eines Harnwegsinfekts deutlich erhöht. Daher klären Pflegende die Patienten unbedingt über die Zeichen einer Blasen- (➤ 9.4.2) oder

10

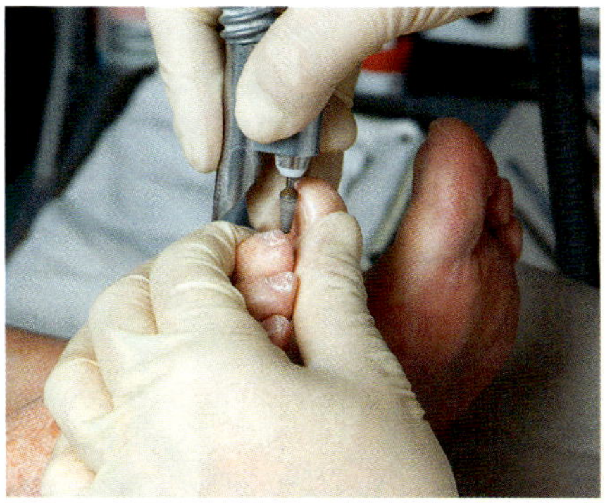

Abb. 10.26 Professionelle Fußpflege. [J787]

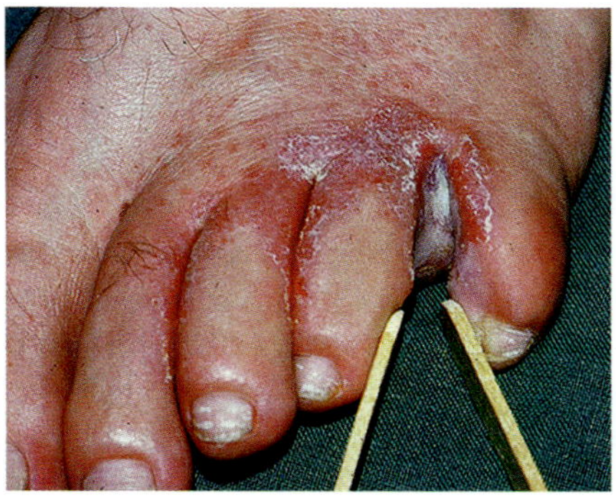

Abb. 10.27 Mykose bei Diabetes. [M123]

Nierenbeckenentzündung (➤ 9.4.3) auf. Im Rahmen einer diabetischen Polyneuropathie können Blasenentleerungsstörungen mit *Restharnbildung* die Infektgefahr weiter erhöhen.

Eine autonome Neuropathie kann verantwortlich für Phasen von (nächtlichen) Durchfällen im Wechsel mit einer Obstipation sein. Die damit verbundene unterschiedliche Nahrungsresorption erschwert die Stoffwechseleinstellung.

Schlaf

Übergewichtige Typ-2-Diabetiker haben ein höheres Risiko für eine Schlafapnoe. Die Pflegenden sollten im Nachtdienst gezielt auf Atempausen achten und ggf. Partner oder Zimmernachbarn fragen. Bei Atempausen sollte ein Schlafapnoe-Screening angeregt werden.

Bei Patienten mit einer diabetischen Polyneuropathie (➤ 10.7.6) können die Missempfindungen nachts so stark werden, dass sie die Bettdecke als geradezu schmerzhaft schwer empfinden. Dann hilft es, einen Deckenheber („Tunnel“, „Bahnhof“) ins Bett zu legen.

Nächtliche Hyperglykämien sind zwar möglich (z. B. wenn die Insulininjektion vergessen wurde), doch ist es eher selten, dass ein Patient von normalen Werten am Abend innerhalb von Stunden in ein ketoazidotisches Koma rutscht. Ein größeres Problem sind Hypoglykämien, meist zwischen 2 und 3 Uhr nachts.

VORSICHT

Nächtliche Hypoglykämien

Die Hauptsymptome nächtlicher Hypoglykämien sind Unruhe, Schwitzen, Alpträume sowie Auffälligkeiten in Gestik und Sprache des Patienten (➤ 10.7.5).

Langjährige Menschen mit Diabetes schlafen häufig trotzdem weiter, sodass den Pflegenden u. U. nur ein vermehrtes Schwitzen des Patienten auffällt:

- Die Pflegenden wecken dann den Patienten und kontrollieren den Blutzucker. Bei niedrigem Blutzucker soll der Patient schnell resorbierbare Kohlenhydrate, z. B. vier Plättchen Dextro-Energen® oder Apfelsaft, zu sich nehmen
- Ist der Patient nicht weckbar, benachrichtigen die Pflegenden *sofort* den Arzt. Danach wird der Blutzucker bestimmt.

Nächtliche Blutzuckerkontrollen

Bei vielen Diabetikern sind vor allem in der Einstellungsphase nächtliche Blutzuckerkontrollen nötig:

- Ist der BZ um 22 Uhr zwischen 80 und 120 mg/dl und ist auch der Nüchtern-BZ am nächsten Morgen normal, kann davon ausgegangen werden, dass der BZ während der Nacht in Ordnung war
- Ist der BZ um 22 Uhr < 50 mg/dl, soll der Patient 2 KE Kohlenhydrate zusätzlich essen. Keinesfalls darf die basale Insulinversorgung weggelassen werden. Ob die normale oder eine reduzierte Insulindosis gespritzt wird, hängt vom Einzelfall ab und wird ausschließlich vom Arzt angeordnet. Weitere BZ-Kontrollen erfolgen um 24 und um 3 Uhr
- Ist der BZ um 22 Uhr normal, aber morgendlich erhöht, sollte der Wert um 3 Uhr ebenfalls kontrolliert werden, da ein hoher Nüchtern-BZ eine Gegenreaktion auf eine nächtliche Hypoglykämie sein kann **(Somogyi-Effekt).** Zweite Möglichkeit kann die vermehrte Ausschüttung blutzuckersteigernder Hormone im Verlauf der frühen Morgenstunden sein **(Dawn-Phänomen).** Dritte Möglichkeit ist ein ungünstiges Mischungsverhältnis oder eine zu geringe Dosis des abendlichen Insulins.

Grundsätzlich angestrebt wird ein nächtlicher BZ-Wert zwischen 80 und 150 mg/dl. Bei nächtlichen Blutzuckerwerten zwischen 60 und 80 mg/dl sollte der Patient mindestens 1 KE, unter 60 mg/dl 2 KE essen.

Diabetes im Alltag

Menschen mit Diabetes können heute weitgehend wie Nicht-Diabetiker leben, d. h. berufstätig sein, eine Familie gründen, reisen und vieles andere mehr.

Fast alle Berufe stehen auch insulinpflichtigen Personen offen. Berufe mit Nacht- oder Schichtdienst sind eher ungünstig, aber in Einzelfällen möglich.

Berufe mit erhöhter Eigen- oder Fremdgefährdung sind ungeeignet und nur in Ausnahmefällen möglich, da eine Hypoglykämie zu schweren Unfällen führen kann. Hier sind etwa Dachdecker, Gerüstbauer, Fensterputzer, Lokomotivführer, LKW-, Taxi- und Busfahrer zu nennen.

Ob ein Verbleib im erlernten Beruf nach Manifestation eines Diabetes mellitus möglich ist, muss im Einzelfall entschieden werden. Hilfreich ist eine gute Zusammenarbeit zwischen Diabetologen, Betriebsarzt und Betroffenem. Vorrang hat der Erhalt des Arbeitsplatzes ohne soziale Ausgrenzung.

Sexualität

Gut eingestellte Menschen mit Diabetes sind in ihrer Sexualität nicht eingeschränkt. Im Rahmen der diabetischen Neuropathie sind allerdings bei Männern Erektionsstörungen bis zur Impotenz häufig, bei Frauen sind verringerte Erregbarkeit und Scheidentrockenheit möglich. Darüber zu reden fällt vielen jedoch schwer, wenngleich ihre Beziehung darunter stark leiden kann. Die Pflegenden versuchen, ein Vertrauensverhältnis zu den Betroffenen aufzubauen und auf Anzeichen zu achten, die auf mögliche Probleme hinweisen. Sie sprechen diese einfühlsam an, informieren über vorhandene Hilfen (z. B. Medikamente, Gleitmittel) und vermitteln ein Gespräch mit dem Arzt (Fachmann ist der Urologe bzw. Gynäkologe).

Schwangerschaft

Heute kann eine Frau mit Diabetes wie jede andere Frau ein gesundes Kind zur Welt bringen. Die Schwangerschaft gilt zwar als Risikoschwangerschaft, aber bei sehr guter Stoffwechseleinstellung (die Blutzucker- und HbA_{1c}- Zielwerte für Schwangere sind niedriger als für Nicht-Schwangere) ist das Komplikationsrisiko für Mutter und Kind weit geringer als früher. Unabdingbar sind eine gute Diabeteseinstellung schon vor der Empfängnis und engmaschige Betreuung durch Diabetologen/Diabetesberater und Gynäkologen während der Schwangerschaft.

10.7.10 Ernährung bei Diabetes mellitus

Menschen mit Diabetes haben den gleichen Kalorien- und Nährstoffbedarf wie Gesunde (➤ 10.1.4), und die Ernährung bei Diabetes mellitus entspricht im Wesentlichen einer gesunden Vollwertkost, wie sie auch für Gesunde wünschenswert ist. Die Bezeichnung „Diät“ ist somit ungünstig. Besser ist es, z. B. von angepasster Ernährung zu sprechen. Sie ist eine der Grundsäulen einer erfolgreichen Diabetesbehandlung und wesentlicher Bestandteil der Diabetesschulung.

Ernährungsberatung

Der Kostplan muss sich in erster Linie dem Patienten anpassen und nicht umgekehrt. Jeder Patient ist und isst anders. Es ist unabdingbar, mit dem Patienten zusammen einen Kostplan zu erarbeiten, der mitgetragen und eingehalten wird.

Erster Schritt hierzu ist die gezielte und präzise Ernährungsanamnese.

Die Ernährungsanamnese erfragt:

- Mahlzeitenrhythmus, -häufigkeit, -regelmäßigkeit und -zusammenstellung
- Beruflichen Tagesablauf (z. B. feste Arbeitspausen, Schichtdienst, Arbeit und Essen außer Haus)
- Individuelle Geschmacksvorlieben
- „Naschereien zwischendurch“ (z. B. Eis, Süßigkeiten, Salzgebäck)
- Getränke (z. B. Limonade, Milch, Alkoholika)
- Freizeitaktivitäten (z. B. Sport, Gartenarbeit, Vereine, Stammtisch, Einladungen, Essen gehen).

Es folgt die Erstellung eines Kostplans mit unterschiedlichen Schwerpunkten je nach Behandlungsform:

- Die übergewichtigen Typ-2-Diabetiker (also ca. 80 % der Patienten) ohne Insulintherapie brauchen sich mit dem Zählen von Kohlenhydrateinheiten nicht zu belasten. Sie müssen vielmehr zu einer *Reduktionsdiät* mit dem Ziel einer langfristigen Ernährungsumstellung beraten werden – eine Gewichtsabnahme um 10 % würde bei einem Großteil der Typ-2-Diabetiker die Stoffwechsellage kompensieren
- Menschen mit Diabetes mit konventioneller Insulintherapie müssen über Kohlenhydratmengen und Kohlenhydrateinheiten (KHE bzw. KE) Bescheid wissen. Für diese meist älteren Patienten empfiehlt sich die Erstellung beispielhafter Tageskostpläne, um eine gleichmäßige Verteilung der Kohlenhydrate über den Tag sicherzustellen. Außerdem sollten die Patienten wissen, welche Nahrungsmittel sie gegeneinander austauschen können
- Patienten mit intensivierter konventioneller Insulintherapie oder Pumpentherapie können über Zahl, Zeitpunkt und Art der Mahlzeiten weitgehend frei entscheiden. Voraussetzungen sind Blutzuckerselbstkontrollen sowie Übung im Schätzen von Kohlenhydratmengen (➤ Abb. 10.28) und im Berechnen der notwendigen Insulindosis.

Patientenberatung

Wichtig ist, dass der Patient all diese Maßnahmen im Rahmen einer angepassten Ernährung nicht als erdrückende Einschnitte empfindet, sondern die Chancen erkennt, die darin für eine positive Einflussnahme auf seine Erkrankung liegen. Dies gilt im Übrigen für die gesamte Lebensführung.

Kohlenhydrate und Broteinheiten

Direkt blutzuckerwirksame Bestandteile der Nahrung sind die *Kohlenhydrate.* Während sich beim Gesunden die Insulinproduktion der Bauspeicheldrüse nach der Kohlenhydratzufuhr richtet, werden beim Diabetiker die Kohlenhydrataufnahme und die noch vorhandene körpereigene Insulinsekretion bzw. die Insulinzufuhr von außen aufeinander abgestimmt.

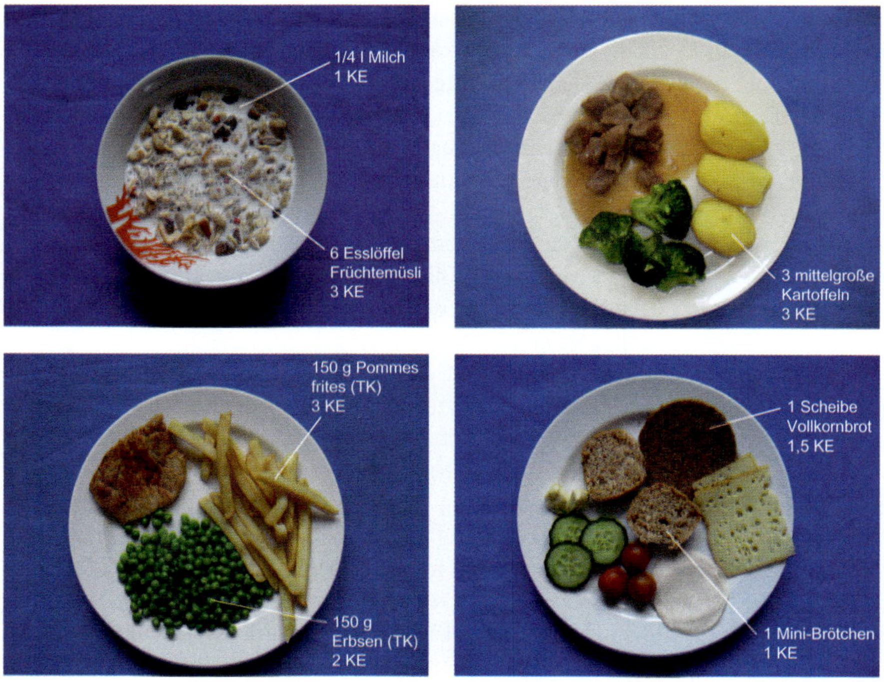

Abb. 10.28 Insulinpflichtige Menschen müssen wissen, welche Nahrungsmittel Kohlenhydrate enthalten (also „berechnet“ werden) und welche nicht. Auf vielen Lebensmittelverpackungen ist heute der Kohlenhydratgehalt aufgeführt. Oft reicht auch Abschätzen mit Küchenmaßen und gelegentliche Kontrolle der Schätzwerte durch Abwiegen. [O408]

Die Ernährung muss den Kalorien- und Nährstoffbedarf des Patienten decken (➤ 10.1.4). Wie viele Kalorien benötigt werden, hängt wie beim Gesunden von Geschlecht, Größe, Alter, Beruf und Freizeitgewohnheiten ab. Aus dem Kalorienbedarf, dem Kaloriengehalt der Kohlenhydrate (1 g KH liefert 4,1 kcal) und dem angestrebten Verhältnis der Nährstoffe zueinander (Kohlenhydrate ca. 55 %, Eiweiß 10–15 %, Fett ca. 30 %) lässt sich dann die Kohlenhydratmenge pro Tag errechnen (➤ Tab. 10.8).

Das Wissen um die genauen *Kohlenhydratmengen* ist vor allem für Insulin spritzende Diabetiker zur Berechnung der Insulindosis erforderlich. Die **Kohlenhydrateinheit** *(KE)* ist als *Kohlenhydrat-Schätzwert* definiert und entspricht ungefähr der Menge eines Nahrungsmittels in Gramm, in der 10 g verwertbare Kohlenhydrate enthalten sind.

Zu den kohlenhydrathaltigen Nahrungsmitteln zählen:

- Stärkehaltige Kohlenhydrate (Kartoffeln, Reis, Nudeln, Mais, Brot …)
- Zuckerhaltige Kohlenhydrate (Milch, Obst, Säfte, Honig …)

Schokolade, Eis, Kuchen enthalten auch Zucker, jedoch überwiegend Fett, und das verändert den glykämischen Index (Aufnahmegeschwindigkeit der KH ins Blut).

Die meisten Gemüse und Salate enthalten vorwiegend Wasser und Ballaststoffe; sie haben kaum Einfluss auf den Blutzucker und müssen daher bei Normalportionen nicht berechnet werden.

Da der Kohlenhydratgehalt der Nahrungsmittel sehr unterschiedlich ist, muss der Patient wissen, wie viel Lebensmittel in Gramm einer KE entspricht und wie schwer die vorgesehene Portion ist. Dazu benötigt zumindest der Anfänger eine Küchenwaage, mit der er alle kohlenhydratreichen Lebensmittel auswiegen kann. Der Geübte kann den KE-Gehalt einer Portion abschätzen (➤ Abb. 10.29).

Nahrungsmittelmengen mit dem gleichen Kohlenhydratgehalt (also den gleichen KE) können gegeneinander ausgetauscht werden. Hierzu gibt es als Hilfe eine Reihe sog. **Kohlenhydrat-(Austausch-)Tabellen.** Nützlich sind dabei insbesondere solche Tabellen, die zusätzlich zu den Grammangaben entsprechende Küchenmaße enthalten, z. B. 1 KE ist enthalten in:

- 25 g Weizenbrötchen = ½ Brötchen
- 30 g Roggenmischbrot = ½ Scheibe
- 100 g Apfelfruchtfleisch = 1 kleiner Apfel
- 50 g gekochten Erbsen = 4 Esslöffel gekochte Erbsen [12].

Sogar für industrielle Fertigprodukte sind solche Tabellen mittlerweile verfügbar.

Es kommt allerdings nicht nur auf die Menge, sondern auch auf die *Art der Kohlenhydrate* an. Einige kohlenhydrathaltige Nahrungsmittel lassen den Blutzucker sehr schnell ansteigen, z. B. Säfte oder Weißbrot. Andere, die viele Ballaststoffe enthalten (z. B. Vollkornbrot), erhöhen den Blutzucker nur langsam und sind deshalb besonders empfehlenswert.

Dritte Einflussgröße neben Menge und Art der Kohlenhydrate ist ihre *zeitliche Verteilung* über den Tag. Für Patienten mit einer konventionellen Insulintherapie ist eine relativ regelmäßige Verteilung der Kohlenhydrate über den Tag in sechs Mahlzeiten am günstigsten; so lassen sich Blutzuckerspitzen, aber auch unerwünscht niedrige Werte vermeiden. Gängige Empfehlung bei übergewichtigen Menschen mit Diabetes, in Kombination mit schnellwirkenden Analog-Isulinen, sind drei Hauptmahlzeiten und keine Zwischenmahlzeiten. Gut geschulte Personen mit einer intensivierten Insulintherapie können Zahl, Zeitpunkt und Zusammensetzung ihrer Mahlzeiten weitgehend frei wählen. Mittlerweile gibt es eine Vielzahl von meist kostenfreien Tracking-Apps welche Kalorien und Makronährstoffe aus Lebensmitteln protokollieren. Dies kann zu einer verbesserten Berechnung der KE und Steuerbarkeit der Ernährung führen.

Ziel der Ernährung

Bei Diabetes mellitus ist nicht – wie fälschlicherweise oft angenommen – das Einsparen von Kohlenhydraten das Ziel, sondern die richtige Auswahl der Kohlenhydrate und ihre optimale Verteilung über den Tag.

Süßungsmittel

Zucker darf heute bis zu 10 % der Kalorien ausmachen, sofern er im Rahmen von Mahlzeiten verzehrt und durch eine entsprechende Insulindosis abgedeckt wird. Ausnahme sind zuckerhaltige Getränke (z. B. Säfte), die der Behandlung von Hypoglykämien vorbehalten bleiben.

Süßstoffe wie z. B. Saccharin, Cyclamat und Aspartam sind für Diabetiker ebenso geeignet wie für Nicht-Diabetiker. Sie enthalten keine Kalorien und müssen nicht berechnet werden. Es gibt sie in flüssiger Form, als Tabletten und zum Streuen und sie können auch zum Kochen und Backen verwendet werden.

Zuckeraustauschstoffe wie Fructose, Isomaltose, Sorbit und Xylit (z. B. Fructosan®, Laevoral®, Sionon®) enthalten Kalorien und sind daher zum Abnehmen ungeeignet. Außer dem geringeren Blutzuckeranstieg haben sie keine Vorteile für den Stoffwechsel. Fruktose wirkt sich in größeren Mengen (nicht in den in Obst enthaltenen Mengen) sogar negativ aus. Zudem können Zuckeraustauschstoffe zu Blähungen und Durchfall führen. Sie werden deshalb nicht mehr empfohlen.

Als Konsequenz wurde die Bezeichnung „Diabetiker-Lebensmittel" (enthielten neben Zuckeraustauschstoffen oft noch mehr Fett als herkömmliche Produkte) 2010 aus der Diätverordnung gestri-

Tab. 10.8 Richtwerte zur Abschätzung des Kalorienbedarfs und der Kohlenhydratmenge (KH = Kohlenhydrate) bei Erwachsenen. Die Kohlenhydratmenge (angegeben in g bzw. Kohlenhydrateinheiten = KE) ergibt sich aus dem Kalorienbedarf und dem gewünschten Verhältnis der verschiedenen Nährstoffe zueinander.

	kJ/Tag [kcal/Tag]	kJ [kcal] aus KH	KH in g	KE (ca.)
Ältere, normalgewichtige Patienten	7 100 kJ [1 700 kcal]	4 000 kJ [940]	225	19
Stark übergewichtige Patienten	5 000 kJ [1 200 kcal]	2 750 kJ [660]	160	14
Normal große, arbeitende Patienten und Schwangere	10 500 kJ [2 500 kcal]	8 500 kJ [1375]	335	28
Große, körperlich schwer arbeitende Patienten	≥ 12 500 kJ [3 000 kcal]	6 900 kJ [1 650]	400	33
Bei Gewichtsreduktion	2600 kJ [600 kcal] unter Gesamtenergiebedarf			

10

chen. Sie dürfen seit 2012 nicht mehr produziert werden. Selbstverständlich dürfen noch z. B. Produkte mit Süßstoffen hergestellt werden, doch mit anderer Kennzeichnung und teils mit anderer Rezeptur.

Diabetiker sollten sich wie alle anderen an der Liste der Inhaltsstoffe auf der Verpackung orientieren. Je weiter vorne ein Inhaltsstoff in der Liste angegeben ist, desto höher ist dessen Gehalt in dem Produkt.

Getränke

Diabetiker sollen reichlich trinken. *Geeignet* sind z. B. Tee, Mineralwasser oder ungesüßter Kaffee.

Bedingt geeignet sind verdünnte Fruchtsäfte ohne Zuckerzusatz, da hier KE- und Kaloriengehalt zu berücksichtigen sind (1 KE/100 ml Saft). Schorlen sind umso besser geeignet, je stärker verdünnt sie sind. Da Fruchtsäfte im Gegensatz zu Frischobst keine Ballaststoffe mehr enthalten, steigt der Blutzucker schneller an. Alkohol kann in Maßen genossen werden, wobei Getränke mit wenig Restsüße zu empfehlen sind (trockene Weine, trockener Sekt).

Ungeeignet sind alle stark zuckerhaltigen Getränke wie Cola, Limonaden, unverdünnte Säfte und Alkoholika mit reichlich Zucker (Liköre, Dessertweine, süßer Sekt, Alkopops). Zu beachten ist, dass Alkohol bei der Therapie mit oralen Antidiabetika oder Insulin zu einer Hypoglykämie führen kann, da er die Glukoneogenese in der Leber hemmt und damit die Gegenregulation im Falle eines niedrigen Blutzuckerspiegels verhindert.

10.7.11 Diabetesmanagement

Das **Diabetesmanagement** ist Bestandteil der Diabetesschulung und Grundlage der modernen Diabetestherapie. Sie dient nicht nur der *Therapiekontrolle,* sondern ermöglicht dem Betroffenen in gewissem Umfang auch eigenständige *Korrekturen* der Behandlung. Dies erfordert aber das Führen eines **Diabetikertagebuches** (➤ Abb. 10.29), in dem alle Befunde der Selbstkontrolle sowie Besonderheiten der Lebensführung (z. B. Einladungen, Sport) und Erkrankungen (z. B. Infekte) eingetragen werden. Nur so kann ein Mensch mit Diabetes nachvollziehen, welche Auswirkungen z. B. eine Korrektur bei Hyperglykämie gehabt hat. Das Führen des Diabetikertagebuches erlernt der Patient bereits während der Ersteinstellung. Das Tagebuch oder einen Notfall-Ausweis sollte der Diabetiker stets bei sich tragen, damit etwa bei einer Bewusstlosigkeit rasch die richtige Hilfe erfolgt. Bei vielen Diabetikern sind darüber hinaus Blutdruckselbstkontrollen (➤ 5.4.1) sinnvoll.

Urinazeton-Selbstkontrolle

Azeton gehört zu den sog. *Ketonkörpern,* die bei gesteigertem Fettabbau (etwa bei Insulinmangel) vermehrt gebildet und mit dem Urin ausgeschieden werden. Für den Azetonnachweis im Urin sind Teststreifen im Handel.

Jeder Typ-1-Diabetiker sollte diese Streifen verfügbar haben: Azetonnachweis im Urin **(Ketonurie)** zusammen mit einem hohen Blutzucker ist immer ein Alarmsignal (Insulinmangel mit drohender diabetischer Ketoazidose ➤ 10.7.4). Führen Insulingabe und reichliches Trinken nicht zu einer raschen Besserung der Stoffwechsellage, muss ein Arzt konsultiert werden (= akuter Notfall).

Harmlose Ursache für eine Ketonurie ist (längeres) Fasten. Der Blutzucker ist dann normal.

Blutzucker-Selbstkontrolle

Blutzucker-Selbstkontrollen sind leicht zu erlernen. Welches Messgerät gewählt wird, hängt von den persönlichen Bedürfnissen und Vorlieben des Patienten ab. In jedem Fall sind zur korrekten Handhabung die Angaben des Herstellers zu beachten.

Nur noch wenige Geräte müssen codiert werden. Der Code auf dem Gerät muss mit der Codenummer der Teststreifenpackung übereinstimmen. Die Teststreifen sind kühl (2–30 °C) und trocken zu lagern.

Datum: 1.6.2026 Arbeitstag ☒ Urlaubstag ☐ Mo ☐ Di ☒ Mi ☐ Do ☐ Fr ☐ Sa ☐ So ☐									
Uhrzeit		8		12		18		22	Gesamt
BZ		100		110		90		120	
HZ/Az.									
BE		6		7		5			18
BE-Faktor		2		1		1,5			
Bolus		12		7		8			2.7
Basis		10						10	20
Blutdruck/Puls									Korrektur-Regel:

Datum: Arbeitstag ☐ Urlaubstag ☐ Mo ☐ Di ☐ Mi ☐ Do ☐ Fr ☐ Sa ☐ So ☐									
Uhrzeit									Gesamt
BZ									
HZ/Az.									
BE									
BE-Faktor									
Bolus									
Basis									
Blutdruck/Puls									Korrektur-Regel:

Abb. 10.29 Beispiel für ein Blutzuckertagebuch für Menschen mit Diabetes. KE-Faktor = die Menge kurz wirkenden Insulins, die für 1 KE zu einer bestimmten Uhrzeit benötigt wird. HZ = Harnzucker. Korrektur-Regel = blutzuckersenkende Wirkung durch eine Einheit kurz wirkenden Insulins. [U126]

Zur Blutzucker-Selbstkontrolle sollte der Patient warme Hände haben. Im häuslichen Bereich reicht vorheriges Händewaschen, eine Hautdesinfektion ist nicht nötig. Der Patient sticht mit einer der zahlreichen Stechhilfen *seitlich* in die Fingerbeere ein. Dort stört die Einstichstelle nicht beim Tasten und ist weniger schmerzhaft. Moderne Geräte benötigen nur einen stecknadelkopfgroßen Blutstropfen und liefern nach 5–20 s das Ergebnis. Der Blutstropfen darf nicht aus dem Finger gequetscht werden, denn das kann falsch niedrige Werte ergeben.

Die Häufigkeit der Kontrollen richtet sich nach der Therapieform. Als grober Anhaltspunkt gilt, dass die Zahl der täglichen Blutzuckerselbstkontrollen etwa denen der täglichen Insulininjektionen entspricht und zusätzlich ca. alle zwei Wochen postprandiale und alle zwei Monate nächtliche Messungen sinnvoll sind.

POCT-Geräte in der Klinik (vernetzbar) dienen zum Übertrag der gemessenen BZ-Werte in die elektronische Akte. Diese und andere nichtvernetzte Handmessgeräte müssen einmal in der Woche mit zwei unterschiedlichen Testlösungen (z. B. hoch, normal) qualitätskontrolliert werden.

Aktuell kommen kontinuierliche Glukosemesssysteme (CGM) wie FreeStyle Libre oder Dexcom in der Diabetesbehandlung zum Einsatz. Insbesondere bei Menschen mit Typ-1-Diabetes, aber auch bei Menschen mit insulinbehandeltem Typ-2-Diabetes. Diese Messsysteme verbessern die glykämische Kontrolle und reduzieren Hypoglykämierisiken. Darüber hinaus haben die Diabetologen die Möglichkeit, die Blutzuckerwerte im Verlauf nachzuvollziehen, um so ggf. die Therapie anzupassen. Ein weiterer Vorteil der CGM ist, dass sie am Messzeitpunkt sowie bei Hypoglykämie ein akustisches Signal geben.

10.7.12 Diabetesschulung und -rehabilitation

Sowohl Typ-1- als auch Typ-2-Diabetes sind chronische Erkrankungen, die den Betroffenen ihr Leben lang begleiten. Je besser ein Betroffener geschult ist und bei der Behandlung mitwirken kann, desto besser ist langfristig seine Lebensqualität und desto günstiger ist die Langzeitprognose.

Personen mit einem neu diagnostizierten Diabetes sollten deshalb baldmöglichst nach Diagnosestellung die Möglichkeit haben, an einem strukturierten Schulungsprogramm (ggf. im Rahmen eines stationären Aufenthalts in einer Rehaklinik oder einem Diabeteszentrum) teilzunehmen. Solche Schulungen werden stationär oder ambulant angeboten, zunehmend u. a. von Diabetes-Schwerpunktpraxen.

Diabetesschulungen sind immer interdisziplinär unter Beteiligung z. B. von speziell ausgebildeten Pflegenden **(Diabetesberatern)** und Ärzten **(Diabetologen),** Diätassistenten, Physiotherapeuten und Psychologen. Ziele von Rehabilitation und Schulung sind insbesondere ein möglichst „normales" Leben und eine Vermeidung diabetischer Folgeerkrankungen durch normnahe Blutzuckerwerte.

Für Menschen mit Diabetes mellitus stehen über die Deutsche Diabetes-Gesellschaft strukturierte Schulungsprogramme zu unterschiedlichen Themen zur Verfügung (z. B. Primas, Medias, LINDA).

Mögliche Inhalte von Schulungen:

- Wissensvermittlung zu Entstehung, Diagnostik und Behandlung der Erkrankung sowie möglicher Folgeerkrankungen und deren Prävention
- Umgang mit Medikamenten. Besonders umfangreich bei Insulinbehandlung (Umgang mit Insulin, Selbstinjektion, jeweils mit praktischen Übungen)
- Ernährungsberatung (einzeln und in der Gruppe): Bei Typ-2-Diabetikern zentriert auf den Kalorien- und Fettgehalt der Nahrung sowie langsam und schnell resorbierbare Kohlenhydrate. Bei Typ-1-Diabetikern unterschiedliche Blutzuckerwirksamkeit der Kohlenhydrate, Abschätzen des Kohlenhydratgehalts der Nahrungsportionen (➤ 10.7.10). Praktische Übungen in der Lehrküche, aber auch außerhalb (Einkaufen, Restaurant)
- Führen eines Diabetikertagebuches
- Selbstkontrollen: Bei Behandlung eines Typ-2-Diabetikers mit oralen Antidiabetika Anleitung zur Blutzucker-Selbstkontrolle, je nach Medikation (Hypoglykämiegefahr) auch zur Urinzucker-Selbstkontrolle. Bei Typ-1-Diabetikern immer Schulung in der Blutzucker- und Keton-Selbstkontrolle
- Selbstmanagement bei Hyper- und Hypoglykämie
- Körper-, insbesondere Fußpflege (mit praktischer Anleitung zu Selbstinspektion der Füße und Fußpflege)
- Sport: Geeignete Sportarten (ausdauer- wie kraftorientiert, Einzel- und Mannschaftssportarten). Effekte von Sport auf den Blutzucker und ggf. den Insulinbedarf. Individuelles Sportprogramm, bei Typ-2-Diabetikern oft Wieder-Heranführen an Bewegung, bei Typ-1-Diabetikern oft Fortsetzung der gewohnten Sportarten unter Anpassung von Ernährung und Insulinzufuhr
- Umgang mit Alkohol
- Ggf. Tabakentwöhnung zur Minimierung des gesamten kardiovaskulären Risikos
- Notwendigkeit ärztlicher Kontrollen auch bei Beschwerdefreiheit, möglichst mit Dokumentation der Befunde und Behandlungsziele (z. B. im „Gesundheitspass Diabetes" der Deutschen Diabetes-Gesellschaft):
  - Alle drei Monate beim Hausarzt Besprechung des Diabetikertagebuches, Blutdruckmessung (ggf. Anleitung zur Selbstmessung), Hautinspektion der Injektionseinstichstellen, Bestimmung von Blutzucker und HbA_{1c}
  - Zusätzlich jährlich: Bestimmung von Gewicht, Kreatinin, Blutfetten. EKG, evtl. Belastungs-EKG, Stimmgabeltest zur Prüfung des Vibrationsempfindens, Tasten der Fußpulse, Fußinspektion, Urin-Streifentest auf Mikroalbuminurie. Augenärztliche Untersuchung
- Verhalten in besonderen Situationen (z. B. Krankheit, Reisen ➤ 10.7.9)
- Psychologische Beratung und Therapie zur Förderung der Krankheitsbewältigung
- Ggf. soziale Beratung, Maßnahmen zur beruflichen (Wieder-) Eingliederung
- Kontaktvermittlung zu Selbsthilfegruppen
- Angehörigenschulung.

10.7.13 Diabetesprävention

Diabetes mellitus Typ 1

Bei Diabetes mellitus Typ 1 ist derzeit keine Vorbeugung möglich. Alle Versuche, beim Nachweis von Autoimmunphänomenen den Autoimmunprozess zu unterdrücken und dadurch die Manifestation des Diabetes hinauszuzögern oder zu vermeiden, waren bislang erfolglos.

Diabetes mellitus Typ 2

Ganz anders sieht das Bild beim Diabetes mellitus Typ 2 aus. Auch hier lässt sich zwar die genetische Veranlagung nicht ändern, doch sind die Manifestationsfaktoren in hohem Maße beeinflussbar. Kernpunkte sind die Vermeidung bzw. Reduktion von Übergewicht durch „gesunde“ Ernährung mit reichlich Vollkornprodukten und mäßigem Fettverzehr sowie mindestens 30 min sportlicher Betätigung an den meisten Tagen der Woche.

Es hat sich jedoch gezeigt, dass die Mehrheit der Erwachsenen auf sich alleine gestellt eine solche Änderung des Lebensstils nicht auf Dauer schafft und die Erfolgsrate durch die Einbindung in entsprechende Programme erheblich steigt. Studien haben ergeben, dass eine intensive Betreuung von Risikogruppen die Diabeteshäufigkeit um 50–60 % zu senken vermag. Am sinnvollsten ist es aber, wenn Kindern ein solcher „gesunder“ Lebensstil von klein auf als „normal“ vermittelt wird.

10.8 Ernährungsbedingte Erkrankungen

10.8.1 Übergewicht und Adipositas

DEFINITION

Übergewicht: Body-Mass-Index > 25 kg/m².
Adipositas *(Fettleibigkeit, Fettsucht):* Übergewicht mit Body-Mass-Index > 30 kg/m².
In praktisch allen Wohlstandsgesellschaften mittlerweile ein großes Problem. In Deutschland sind 53 % der Frauen und 67 % der Männer von Übergewicht (einschließlich Adipositas) betroffen [15]. Gefährlich insbesondere durch das erhöhte Risiko von Herz-Kreislauf-Erkrankungen wie etwa Schlaganfall und Herzinfarkt.

Krankheitsentstehung

Bei der Entstehung der häufigen **primären Adipositas** spielen mehrere Faktoren eine Rolle:

- Zwillings- und Adoptionsstudien haben gezeigt, dass genetische Faktoren zweifellos eine Rolle spielen
- Übergewicht hat in den Industrieländern während der letzten Jahrzehnte erheblich zugenommen. In dieser Zeit ist die genetische Ausstattung des Menschen (die auf das Anlegen von Fettspeichern in guten Zeiten angelegt ist, um in schlechten Zeiten davon zehren zu können) praktisch gleich geblieben. Die Umwelt hingegen hat sich erheblich verändert. Vor allem Bewegungsmangel und Über- sowie Fehlernährung (z. B. durch „Fast Food“) sind für die „Adipositas-Epidemie“ verantwortlich
- Weitere Faktoren wie etwa psychosomatische Faktoren (Essen aus Kummer, emotionaler Leere oder nervöser Anspannung) haben nach wie vor einen Stellenwert.

Die **sekundäre Adipositas** als Folge anderer organischer Ursachen ist demgegenüber mit 3–5 % weit seltener. Hier sind z. B. das Cushing-Syndrom (➤ 10.6.1), die Schilddrüsenunterfunktion (➤ 10.4.4), Hypophysenschäden, das Insulinom (➤ 10.10), aber auch genetisch bedingte Erkrankungen oder Medikamente (etwa bestimmte Antidepressiva) zu nennen.

Maßgeblich ist letztlich, dass die zugeführte Energiemenge höher ist als der Energieverbrauch.

Symptome, Befund und Diagnostik

Das Gewicht wird anhand des *Body-Mass-Index* **(BMI)** beurteilt, der eng mit der Fettmasse korreliert. Er kann berechnet werden nach der Formel:

$$BMI\left[kg/m^2\right] = \frac{Körpergewicht\left[kg\right]}{Quadrat\ der\ Körpergröße\left[m^2\right]}$$

Normal ist ein BMI von 18,5–24,9 kg/m². Bei einem BMI von 25–29,9 kg/m² spricht man von **Übergewicht** oder *Präadipositas,* darüber von *Fettsucht* oder **Adipositas** (➤ Tab. 10.9).

Bedeutsamer als der BMI ist aber die Fettverteilung (➤ Abb. 10.30, ➤ Abb. 10.31), da das viszerale Fettgewebe im Bauchraum andere Stoffwechselwirkungen hat als das subkutane an Gesäß, Hüften und Oberschenkeln:

- Beim **stammbetonten Fettverteilungstyp** (*androider Fettverteilungstyp, männlicher Fettverteilungstyp,* „Apfelform“) befinden sich die Hauptfettansammlungen am Körperstamm. Die Extremitäten sind relativ schlank
- Beim **hüftbetonten Fettverteilungstyp** (*gynoider Fettverteilungstyp, weiblicher Fettverteilungstyp,* „Birnenform“) lagert sich das Fett mehr an Hüften und Oberschenkeln an. Die Gefahr von Folgeerkrankungen ist geringer.

Einfachstes Kriterium ist der *Taillenumfang:* Ab einem Taillenumfang von 80 cm ist bei Frauen das Risiko für Folgeerkrankungen (➤ 10.8.3) erhöht, ab 88 cm deutlich. Für Männer sind es 95 cm bzw. 102 cm. Noch etwas aussagekräftiger ist der **Taille-Größe-**

Tab. 10.9 Body-Mass-Index (BMI) – Interpretation.

Klassifikation	BMI (kg/m²)
Untergewicht	< 18,5
Normalgewicht	18,5–24,9
Übergewicht	≥ 25,0
Präadipositas	25,0–29,9
Adipositas Grad 1	30,0–34,9
Adipositas Grad 2	35,0–39,9
Adipositas Grad 3	≥ 40,0

Quelle: www.who.int/nutrition/topics/5_population_nutrient/en/index5.html

Quotient (*waist to height ratio, WHtR,* Grenze 0,5 für unter 40-Jährige, zwischen 40 und 50 Jahren pro Jahr 0,01 mehr bis 0,6 für über 50-Jährige). Der **Taille-Hüft-Quotient** (*waist to hip ratio, WHR,* Grenze 0,85 bei Frauen und 1 bei Männern) hat eine hohe evidenzbasierte Relevanz in der Beurteilung des kardiometabolischen Risikos und wird zunehmend als ergänzender oder sogar überlegenerer Marker im Vergleich zum BMI betrachtet. Grund hierfür ist, dass die viszerale Fettverteilung gefährlicher in Bezug auf kardiovaskuläre Erkrankungen ist als ein generelles Übergewicht.

Besteht aufgrund von Anamnese und Untersuchung der Verdacht auf eine sekundäre Adipositas, sind z. B. Hormonbestimmungen erforderlich. Außerdem sollten weitere kardiovaskuläre Risikofaktoren wie etwa ein Bluthochdruck, eine Glukosetoleranz- oder Fettstoffwechselstörung festgestellt bzw. ausgeschlossen werden.

Risiken

(Deutlich) Übergewichtige haben häufiger ein metabolisches Syndrom (➤ 10.7.3) mit arterieller Hypertonie (➤ 5.4.1), Glukosetoleranzstörung bzw. Diabetes mellitus Typ 2 (➤ 10.7.3) und Fettstoffwechselstörung (➤ 10.8.3) als weiteren Komponenten. Das Risiko für Herz-Kreislauf-Erkrankungen, Atemprobleme (z. B. Schlafapnoesyndrom, ➤ 6.12), Hüft- und Kniegelenkarthrose sowie manche Karzinome ist erhöht. Generell ist Adipositas bei jüngeren Menschen mit höheren Risiken verknüpft als bei Älteren.

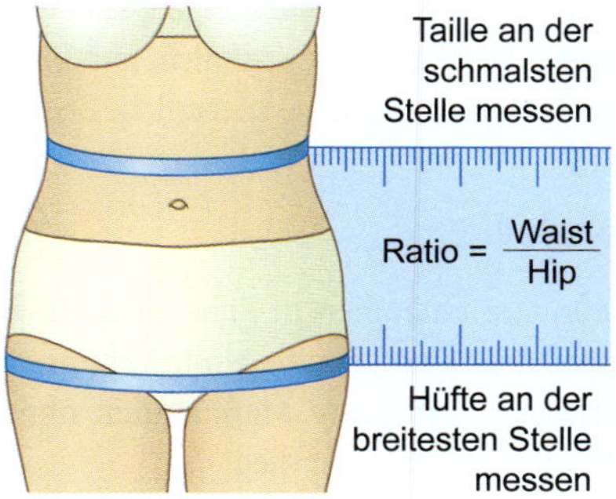

Abb. 10.30 Waist to hip ratio: Messung. [L234]

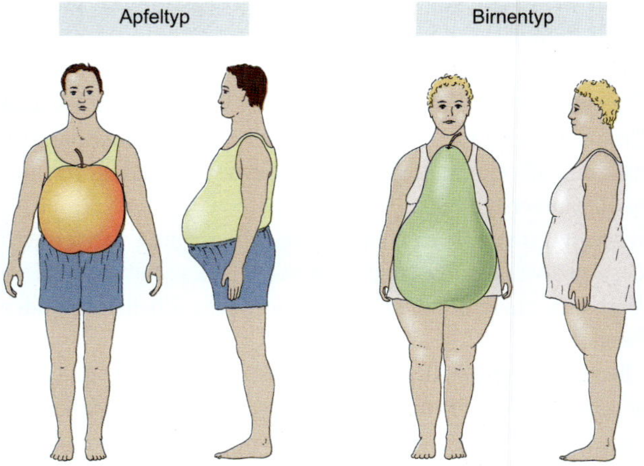

Abb. 10.31 Stamm- und hüftbetonter Fettverteilungstyp. [L190]

Behandlungsstrategie und Pflege

Behandlungsziele

Ziele der Adipositas-Behandlung sind die Gewichtsreduktion, eine Verbesserung des Stoffwechsels und die Minimierung der (kardiovaskulären) Risiken. Basis dazu sind Ernährungsumstellung und mehr körperliche Aktivität. Übergewichtige, die Sport treiben, haben ein geringeres Risiko für Folgeerkrankungen als Inaktive mit gleichem Körpergewicht. Auch Verhaltenstherapien zum Durchbrechen der eingefahrenen, ungünstigen Verhaltensmuster gehören zur Behandlung.

Menschen mit einem BMI zwischen 25 und 30 kg/m² sollten auf jeden Fall versuchen, ihren Lebensstil umzustellen und so ihr Gewicht zu halten und ihren Stoffwechsel zu verbessern. Bei stammbetontem Übergewicht sowie durch Übergewicht verursachten oder begünstigten Erkrankungen (etwa Fettstoffwechselstörungen, verminderte Glukosetoleranz) ist eine Gewichtsabnahme von 5–10 % anzustreben. Auch wenn der Patient unter seinem Übergewicht stark leidet, ist eine Behandlung angezeigt. Patienten mit einem BMI über 30 kg/m² brauchen auf jeden Fall eine Therapie [13].

Ernährung

Erster Schritt der Ernährungsumstellung sollte ein Ernährungsprotokoll (einschließlich der Getränke) über 1–2 Wochen sein, um die bisherigen Gewohnheiten zu erfassen und damit auch besser angehen zu können (z. B. unbewusstes Essen „nebenher"). Es folgt eine individuelle Ernährungsberatung, welche die Vorlieben des Patienten, Beruf und Freizeitgewohnheiten berücksichtigt.

Eine *ballaststoffreiche, fettarme Kost* mit viel Obst, Salat und Gemüse (aber ohne ständiges Kalorienzählen und Verbote, ➤ 10.1.4) und das Meiden kalorienhaltiger Getränke wie Bier, Limonade und unverdünnter Säfte reichen bei vielen schon für eine langsame, aber stetige Gewichtsabnahme aus: Ein „Minus" von 500 kcal täglich im Vergleich zum Bedarf ist z. B. mit einem Gewichtsverlust von ca. 1,5 kg pro Monat verbunden. Reichliches Trinken ist wichtig und reduziert auch das Hungergefühl. Bei Patienten mit Familie sollte die Familie mit einbezogen werden (zumal nicht selten weitere Familienmitglieder übergewichtig sind). Eine ballaststoffreiche, fettarme Kost ist nicht als Diät, sondern als Normalkost anzusehen, und wenn nur diese Lebensmittel im Haus sind, erleichtert es dem Betroffenen die Kostumstellung.

Nächste Stufe ist die *mäßig energiereduzierte Mischkost,* bei der neben der Fettzufuhr auch die Kohlenhydrat- und Eiweißzufuhr beschnitten werden. Auch dies ist langfristig ohne Nebenwirkungen möglich. Bei unzureichendem Erfolg oder schneller gewünschter Gewichtsabnahme können einzelne Mahlzeiten durch *Formulaprodukte* ersetzt werden. Dies sind industriell vorgefertigte Ersatzmahlzeiten, etwa Shakes oder Suppen, die den Körper bei verringerter Kalorienzufuhr mit den notwenigen Nährstoffen versorgen und so z. B. Muskelabbau verhindern sollen.

Kurzzeitige Diäten sind umstritten, weil das falsche Essverhalten nicht korrigiert wird, der Organismus mit „Sparschaltung" reagiert (was den „Jo-Jo-Effekt" fördert) und Niedrigst-Kalorien-Diäten evtl. auch gefährlich sein können.

Einseitige Diäten sind abzulehnen, weil sie Mangelerscheinungen fördern und falsches Essverhalten nicht korrigiert wird. „Light"-Produkte spielen dem Betroffenen eine gesunde Lebensführung meist nur vor.

Digitale Tools wie Apps, welche die Kalorien und auch Nährstoffangaben per Barcode-Scanner erfassen (z. B. Yazio, FDDB Extender), können hilfreich sein.

Körperliche Bewegung

Ebenso wichtig wie die Kalorienreduktion – und meist genauso schwierig durchzuhalten – ist ein Mehr an körperlicher Bewegung, nicht nur für die Gewichtsreduktion, sondern auch für den Stoffwechsel, das Herz-Kreislauf-Risiko und nicht zuletzt für Lebensqualität und Allgemeinbefinden.

Zum einen soll der Patient sich im „ganz normalen Alltag" möglichst viel bewegen, also Treppen steigen statt Aufzug fahren. Zum anderen sollte der Patient regelmäßig Ausdauersport betreiben. Da viele Patienten auf sich alleine gestellt erfahrungsgemäß nicht lange durchhalten, ist eine Bindung an Vereine oder Sportgruppen sinnvoll. Aus dem gleichen Grunde sollte der Patient den Sport zwar mit Rücksicht auf die körperlichen Möglichkeiten, aber dennoch nach seinen Neigungen auswählen – wenn er sich täglich dazu zwingen muss, ist das Scheitern vorprogrammiert. Nach Erreichen des Wunschgewichts verhindert bzw. vermindert körperliche Betätigung eine neuerliche Gewichtszunahme.

Weitere Maßnahmen

Verhaltenstherapien helfen dem Betroffenen v. a., das reduzierte Gewicht auf Dauer zu halten. Ziel ist ein *flexibel kontrolliertes Essverhalten,* bei dem der Patient ohne Ess-Störungen zu entwickeln einerseits Einschränkungen durchhält, andererseits aber bewussten Genuss erfährt und sich selbst erlauben kann. Er soll auch lernen, mit kurzzeitigen Rückfällen umzugehen. Das Erlernen von Stressbewältigungstechniken kann bei Patienten sinnvoll sein, die unter Belastung vermehrt essen.

Arzneimittel können bei einem BMI > 30 zeitlich begrenzt und eingebettet in ein therapeutisches Gesamtprogramm versucht werden, wenn die obigen Maßnahmen trotz konsequenter Durchführung über ca. drei Monate nur unzureichenden Erfolg gezeigt haben. In Deutschland zugelassen ist derzeit nur der Lipase- und damit Fettabsorptionshemmer Orlistat (Xenical®). Hauptnebenwirkung sind Magen-Darm-Beschwerden, z. B. Fettstühle.

Semaglutid (Ozempic®) ahmt das körpereigene Hormon GLP-1 nach, das nach dem Essen im Darm ausgeschüttet wird. Es hat mehrere Effekte:

- Blutzuckersenkung: Semaglutid erhöht die Insulinausschüttung (glukoseabhängig) und hemmt die Glukagonausschüttung (erhöht normalerweise den Blutzucker)
- Verzögerte Magenentleerung: längeres Sättigungsgefühl
- Appetitzügelung: Viele Patienten verlieren dadurch Gewicht.

Operative Maßnahmen **(bariatrische Operationen)** sind bei einem BMI über 35–40 (je nach Begleiterkrankungen, bei Diabetes mellitus Typ 2 auch schon bei BMI > 30) und nach Ausschöpfen der Möglichkeiten einer konservativen Gewichtsreduktion angezeigt. Diese Operationen werden zunehmend durchgeführt und beruhen letztlich auf einer Verringerung der aufnehmbaren Nahrungsmenge (z. B. Magenballon, Magenband) und/oder Verkürzung der zur Resorption verfügbaren Darmlänge. **Liposuktion** *(Fettabsaugen)* ist ohne Vorteile für den Stoffwechsel.

Vielen Patienten erleichtern **Selbsthilfegruppen** oder die Teilnahme an interdisziplinären **Gewichtsreduktionsprogrammen** das Durchhalten.

Pflege

Motivation und Beratung zu Ernährungsumstellung und Bewegung sind auch eine zentrale Aufgabe der Pflegenden. Die Motivation zu erarbeiten kann sehr schwierig sein, denn viele Patienten haben schon etliche Diäten ohne anhaltenden Erfolg ausprobiert und sind frustriert. Sie leiden unter ihrem Aussehen und manchmal auch den Kommentaren der Umwelt.

Daher ist es wichtig, eine Stigmatisierung des Patienten zu vermeiden, Verständnis zu zeigen, realistische Maßnahmen und Ziele darzustellen und die Betroffenen durch Lob und Anerkennung bei ihren Bemühungen zu unterstützen [14].

Die Pflegenden berücksichtigen außerdem spezielle Pflegeaspekte wie z. B. die sorgfältige Reinigung, Inspektion und das gute Abtrocknen zwischen Körperfalten, um Hautpilzinfektionen vorzubeugen. Evtl. braucht der Patient Unterstützung bei der Körperpflege (z. B. beim Füße waschen, Strümpfe anziehen).

Bei der Mobilisation, der Körperpflege oder dem Positionieren werden Hilfsmitteln (z. B. spezieller Patientenlifter, Toilettenstuhl) benutzt, die für adipöse Patienten geeignet sind (Angaben zur Maximallast beachten). Diese gewährleisten nicht nur die Sicherheit des Patienten, sondern reduzieren auch die körperliche Beanspruchung der Pflegenden.

Rehabilitation

Stationäre Therapien in Reha-Kliniken sind bei Adipositas nur als Einstieg in eine grundlegende Lebensstiländerung sinnvoll, wenn vorherige ambulante Maßnahmen ohne Erfolg blieben oder der BMI über ca. 35 kg/m^2 liegt.

Ziele sind neben der Gewichtsabnahme eine Minderung adipositasbedingter Erkrankungen und des kardiovaskulären Risikos sowie eine Besserung von körperlicher Leistungsfähigkeit und seelischem Befinden.

Bausteine sind [15]:

- Information über Entstehung, Folgen und Therapie der Adipositas
- Ernährungstherapie: Meist ist eine vollwertige Reduktionskost am sinnvollsten mit dem Ziel einer Gewichtsabnahme von 5–10 % im ersten Jahr
- Bewegungstherapie zum Hinführen an Bewegung, Steigerung des Selbstwertgefühles und Verbesserung des Stoffwechsels
- Verhaltenstherapie zum Erlernen eines gesundheitsfördernden Essverhaltens.

In allen Fällen werden theoretische Wissensvermittlung und praktische Übungen miteinander kombiniert. Ein Teil der Maßnahmen erfolgt in der Gruppe, andere als Einzeltherapien je nach individuellen Problemen des Betroffenen. Unabdingbar ist eine rechtzeitige Einleitung von Nachsorgemaßnahmen, um eine dauerhafte Verhaltensänderung zu erzielen.

Adipositasprävention

Angesichts der rapiden Zunahme der Adipositas und der damit verbundenen Folgeprobleme ist eine Adipositasprävention dringend erforderlich. Säulen hierzu sind Vermeiden von Überernährung (➤ 10.1.4) und Förderung von körperlicher Bewegung, und zwar von Kindesbeinen an, denn eine Umstellung des Lebensstils im Erwachsenenalter fällt weit schwerer und ist weniger wirkungsvoll als das Erlernen eines vernünftigen Lebensstiles von klein auf. Hier sind sowohl die Gesellschaft (Bewegungsförderung und gesunde Ernährung sind ein zunehmendes und von den Krankenkassen unterstütztes Thema in Kindergärten und Schulen) als auch das Medizinsystem als auch jeder Einzelne selbst gefordert. Die WHO empfiehlt steuerpolitische Maßnahmen (z. B. „Zuckersteuer") zur Adipositasprävention.

Alle medizinisch Tätigen sollten Gefährdeten oder bereits Betroffenen Hilfen anbieten, die über „Sie müssen abnehmen" hinausgehen, beispielsweise durch Aufklärung über die Krankheitsentstehung, Therapieansätze und Weitervermittlung an entsprechende Institutionen wie Ernährungsberatern oder Sportgruppen.

10.8.2 Untergewicht, Unter- und Mangelernährung

DEFINITION

Untergewicht: Zu geringes Körpergewicht (BMI < 18,5). Üblicherweise unterteilt in leichtes Untergewicht (BMI 17–18,4), mäßiges Untergewicht (BMI 16–16,9) und schweres Untergewicht (BMI < 16).
Kachexie: Multifaktorielles Syndrom, das durch einen anhaltenden Verlust an Skelettmuskelmasse (mit oder ohne Fettverlust) definiert wird. Kann durch konventionelle Ernährung nicht vollständig rückgängig gemacht werden und zu einer fortschreitenden funktionellen Einschränkung führen.
Unterernährung *(quantitative Mangelernährung):* Unzureichende Nährstoff- und Energiezufuhr. Zunächst (noch) normales Körpergewicht, auf Dauer aber zu Untergewicht führend.
Mangelernährung *(qualitative Mangelernährung):* Uneinheitlich benutzter Begriff, der meist die unzureichende Versorgung mit einem oder mehreren Nährstoffen bei ausreichender Energiezufuhr bezeichnet.
Malnutrition: Teils Sammelbezeichnung für Mangel- und Fehlernährung, teils synonym zu Mangel- oder Unterernährung benutzt.

Untergewicht, Unter- und Mangelernährung sind hierzulande zwar weit seltener als Übergewicht. So sind z. B. „nur" 1,9 % aller Erwachsenen untergewichtig. Zwei Gruppen sind aber weit häufiger betroffen: einerseits junge Mädchen und Frauen durch die in diesem Alter häufigen Ess-Störungen (7,4 % der 18- bis 29-jährigen Frauen haben einen BMI < 18,5) und andererseits alte Menschen. Die Deutsche Seniorenliga schätzt, dass 8–9 % aller über 60-Jährigen in Deutschland mangelernährt sind. Für Pflegebedürftige und Krankenhauspatienten werden Zahlen bis 60 % angegeben. [16]

Krankheitsentstehung

Bei Erwachsenen jungen und mittleren Alters spielen in unserer Gesellschaft vor allem drei Ursachenkomplexe eine Rolle:

- Einseitige Kost z. B. aufgrund ideologischer Überzeugungen
- Chronische körperliche Erkrankungen. Nicht nur chronische Magen-Darm-Erkrankungen, auch z. B. schwere Herz- oder Lungenerkrankungen oder Infektionen verschlechtern den Ernährungszustand und letztlich die Prognose des Betroffenen. Dabei kann es sich sowohl um eine verminderte Nahrungsresorption als auch um einen gesteigerten und nicht gedeckten Bedarf handeln
- Chronische psychische Erkrankungen. Am bekanntesten ist die Anorexia nervosa oder Pubertätsmagersucht, die zunehmend auch bei Frauen um 40–45 Jahre beobachtet wird. Jedoch können auch andere lang dauernde psychische Erkrankungen zu Mangelernährung führen, etwa bei Vergiftungswahn.

Bei alten Menschen spielen neben den oft bestehenden Erkrankungen häufig mehrere ungünstige Faktoren gleichzeitig eine Rolle: Unwissen über den veränderten Bedarf im Alter, eingeschränkte Mobilität mit Problemen beim Einkauf, Unvermögen und Unlust zu kochen, seit Jahrzehnten bestehende falsche Essgewohnheiten, Ablehnung ungewohnter Kost (z. B. bei Essen auf Rädern), Appetitmangel (etwa durch Einsamkeit, nachlassendes Geschmacksempfinden, durch Medikamenteneinnahme), Kau- und Schluckprobleme, Bewegungseinschränkungen, die Zubereitung und Aufnahme von Nahrung erschweren. Eine besondere Risikogruppe in der Geriatrie sind Menschen, die an einer Demenz erkrankt sind.

Es kommt nicht nur zu Nährstoffdefizit, Gewichtsabnahme und veränderter Körperzusammensetzung, sondern auch zu Funktionseinbußen und tiefgreifenden Stoffwechselveränderungen sowie meist einer erhöhten Entzündungsaktivität.

Symptome, Befund und Diagnostik

Mangelernährte, aber normgewichtige Patienten fühlen sich oft schwach; ansonsten hängen die Beschwerden davon ab, welcher Nährstoff fehlt (➤ 10.1.4). Die Betroffenen fallen lange nicht auf, am häufigsten zeigen sich Haut-, Schleimhaut- und Haarveränderungen, erhöhte Infektanfälligkeit, schlechte Wundheilung sowie neurologische Auffälligkeiten. Die Diagnose wird durch Ernährungsanamnese (➤ 10.1.4), Untersuchung und Blutuntersuchungen (z. B. Blutbild, Albuminbestimmung, ggf. gezielte Bestimmung einzelner Vitamine oder Spurenelemente) gesichert.

Untergewicht hingegen wird nach außen sichtbar: das Fettgewebe wird weniger, später auch die Muskulatur, die Gelenke sehen im Vergleich zur übrigen Extremität breit aus, die Knochen stehen hervor (➤ Abb. 10.32). Bei stärkerem Untergewicht fallen hohle Wangen auf, die Augen sehen eingesunken aus. Die Betroffenen klagen über Leistungsabfall (Ausnahme ist die Anorexia nervosa, hier sind die Betroffenen sehr aktiv), sie frieren leicht und bei Frauen vor der Menopause bleibt bei ausgeprägterem Untergewicht die Menstruation aus (bei Anorexia oft Frühsymptom). Diagnose und Schweregradeinschätzung sind durch Gewichtsbestimmung möglich, wobei allerdings Ödeme einschließlich Aszites berücksichtigt werden müssen.

In allen Fällen ist eine Ursachenabklärung erforderlich, die einfach, aber auch sehr kompliziert sein und technische Untersuchungen erfordern kann.

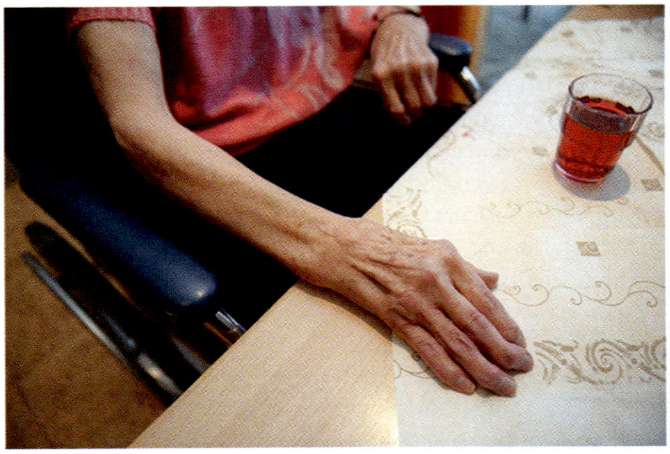

Abb. 10.32 Ältere Frau mit Kachexie (Untergewicht) und Sarkopenie (zu wenig Skelettmuskelmasse als Folge von Immobilität und Mangelernährung). [K157]

Behandlungsstrategie

Grunderkrankung, ggf. hinzutretende Komplikationen und Mangelernährung verschlechtern sich gegenseitig. Unter- und mangelernährte Patienten haben eine schlechtere Lebensqualität und ein erhöhtes Komplikations- und Sterberisiko.

Falls irgend möglich wird bei Mangel- und Unterernährung und Untergewicht die Ursache beseitigt. Außerdem wird der Ernährungszustand z. B. durch Anreicherung der normalen Nahrung, zusätzliche Trinknahrung, enterale oder parenterale Ernährung oder gezielte Gabe fehlender Vitamine und/oder Spurenelemente verbessert.

Pflege

Zur Ermittlung des Ernährungszustands stehen, neben der Beobachtung des Ess- und Trinkverhaltens sowie der Ermittlung des BMI, verschiedene Screening-Bögen zur Verfügung (➤ 10.1.4).

Eine Malnutrition birgt zahlreiche Risiken:

- Reduzierter Allgemeinzustand und Schwäche führen zu weniger Bewegung und damit zu erhöhter Thrombose- und Pneumoniegefahr
- Veränderte Hautbeschaffenheit, weniger „Fettpolster" und Bewegungsminderung erhöhen das Dekubitusrisiko
- Malnutrition bedeutet meist auch verminderte Flüssigkeitszufuhr mit Folgen wie z. B. Schwindel oder Verwirrtheit, aber auch häufigeren Harnwegsinfekten (begünstigt durch zu geringe Urinmenge).

10

Folgende Pflegemaßnahmen können den Ernährungszustand verbessern [17]:

- Essen in Gesellschaft anbieten, z. B. Patienten gemeinsam mit anderen Patienten am Tisch essen lassen, Umgebung angenehm gestalten (Zimmer lüften, Tisch herrichten, keine Störungen etc.), Patienten ggf. bei der Nahrungsaufnahme unterstützen
- Auf besondere Vorlieben des Patienten eingehen, Wunschkost bestellen bzw. durch Angehörige mitbringen lassen
- Auf leicht verträgliche Kost achten. Sie sollte wenig Fett enthalten (niedrigerer Energiebedarf des älteren Menschen), dafür reich an Kohlenhydraten, hochwertigem Eiweiß, Vitaminen, Mineral- und Ballaststoffen sein. Patienten informieren, gut zu kauen und mehrere kleine Mahlzeiten zu bevorzugen
- Bei Kau- und Schluckproblemen Sitz der Prothese überprüfen und weiche Kost (Grießbrei, Kompott, Suppe) bestellen
- Getränke in verschiedenen Geschmacksrichtungen anbieten und auf ausreichende Flüssigkeitszufuhr achten
- Ggf. Trinknahrung für eine bessere Energiezufuhr anbieten
- Ernährungsempfehlungen für besondere Krankheitsbilder berücksichtigen, z. B. bei Demenzkranken „Fingerfood" oder „Eat-by-walking" (➤ 5.7)
- Ess- und Trinkprotokoll anlegen.

Zum professionellen Umgang mit Mangelernährung steht der Expertenstandard „Ernährungsmanagement zur Sicherstellung und Förderung der oralen Ernährung in der Pflege" zur Verfügung [18].

10.8.3 Fettstoffwechselstörungen

DEFINITION

Hyperlipoproteinämie *(Hyperlipidämie)*: Erhöhung des Triglyzeridspiegels und/oder des Cholesterinspiegels im Blut. Sehr häufige Erkrankung mit enormer sozialer Bedeutung, da durch eine Hyperlipoproteinämie koronare Herzkrankheit mit Herzinfarkt (➤ 4.4.2), Schlaganfälle (➤ 5.6) und arterielle Verschlusskrankheit (➤ 5.5.2) begünstigt werden.

Krankheitsentstehung

Die **primären Hyperlipoproteinämien** (➤ Abb. 10.33) sind genetisch (mit-)bedingt. Zu ihnen zählen u. a. folgende Formen:

- Am häufigsten ist die **polygene Hypercholesterinämie.** Äußere Faktoren wie falsche Ernährung führen auf dem Boden einer polygen vererbten Veranlagung zur Manifestation der Hyperlipoproteinämie. Die Gewichtung dabei ist individuell unterschied-

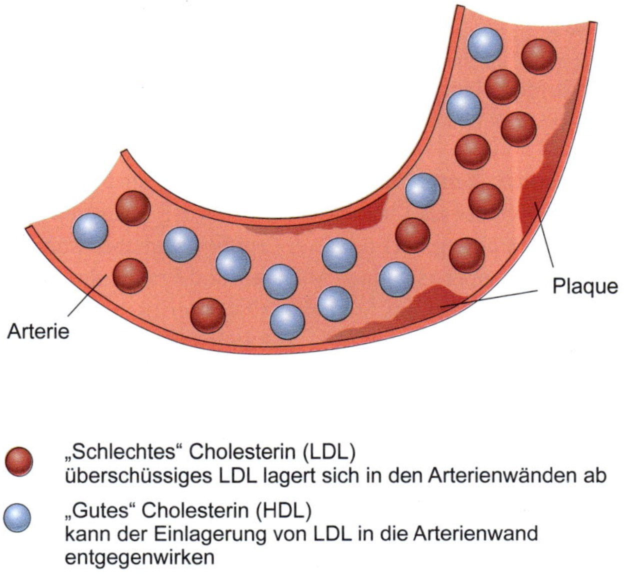

Abb. 10.33 Fettstoffwechselstörung. [L190]

lich, die Grenze zu rein ernährungsbedingten Hypercholesterinämien unscharf. Das Gesamtcholesterin ist meist mäßig auf 250–350 mg/dl (6,5–8,9 mmol/l) erhöht. Das Arterioskleroserisiko ist entsprechend des LDL-Cholesterinspiegels erhöht

- Die **familiäre kombinierte Hyperlipidämie** kann zu einer Cholesterin-, Triglyzeriderhöhung oder beiden führen. Das Arterioskleroserisiko ist hoch
- Die autosomal dominant vererbte **familiäre (monogene) Hypercholesterinämie** beruht auf Verminderung oder unzureichender Aktivität der LDL-Rezeptoren, sodass die Leber weniger LDL aus dem Blut aufnimmt und verarbeitet. Heterozygote haben oft ein Gesamtcholesterin um 400 mg/dl (10,4 mmol/l) und ein sehr hohes Herz-Kreislauf-Risiko, vielfach sind Familienangehörige mit vorzeitige KHK bekannt. Homozygote erleiden meist schon im zweiten Lebensjahrzehnt einen Herzinfarkt
- Bei der **familiären Hypertriglyzeridämie** sind nur die Triglyzeride erhöht. Die Arteriosklerosegefährdung ist in ihrem Ausmaß nach wie vor umstritten.

Sekundäre *(symptomatische)* **Hyperlipoproteinämien** sind auf Grunderkrankungen wie Diabetes mellitus (➤ 10.7), Hypothyreose (➤ 10.4.4), bestimmte Nierenerkrankungen (➤ 9.5) oder Arzneimittel (z. B. Thiaziddiuretika) zurückzuführen.

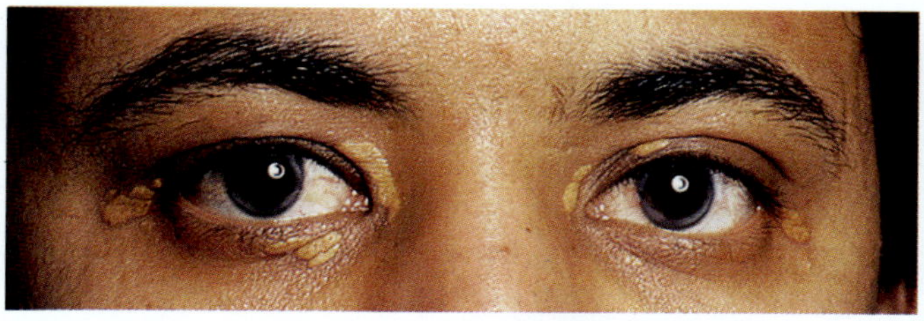

Abb. 10.34 Arcus lipoides und Xanthelasmen bei einem jungen Mann mit Hypercholesterinämie. [E273]

Symptome und Untersuchungsbefund

Die Hyperlipoproteinämien bereiten dem Patienten in der Regel keinerlei Beschwerden und werden nur zufällig diagnostiziert. **Xanthelasmen** (gelbliche Fettablagerungen im Bereich der Augenlider) oder der **Arcus lipoides** (ringförmige, weißliche Hornhauttrübung ➤ Abb. 10.34) treten bei Patienten mit Fettstoffwechselstörungen gehäuft auf, sind aber in höherem Lebensalter auch bei Gesunden zu finden. Die Erstsymptome sind oft Zeichen arteriosklerosebedingter Komplikationen, etwa ein Herzinfarkt (➤ 4.4.2) oder ein Schlaganfall (➤ 5.6).

Nur sehr hohe Blutfettspiegel führen zu **Xanthomen** durch Fetteinlagerung oder in Extremfällen zu einer Pankreatitis.

Pharma-Info 10.2

Lipidsenker

Lipidsenker sollen erhöhte Blutfettspiegel senken und so Folgeschäden verhindern:

- **Statine** *(HMG-CoA-Reduktasehemmer, CSE-Hemmer),* z. B. Atorvastatin, etwa in Sortis®, Lovastatin, etwa in Lovabeta®, Pravastatin, etwa in Pravasin®, Simvastatin, etwa in Zocor®. Statine hemmen ein Schlüsselenzym der körpereigenen Cholesterinsynthese und senken den Cholesterinspiegel mit 30–40 % am stärksten. Darüber hinaus wirken sie sich durch Effekte auf Gefäßwände, Thrombozyten und Entzündungsdämpfung unabhängig von der LDL-Senkung günstig auf eine Arteriosklerose aus. Wegen belegter Prognoseverbesserung sind Statine erste Wahl bei erhöhtem LDL-Cholesterin sowie bei KHK- oder Hochrisikopatienten. Der relativ guten subjektiven Verträglichkeit stehen einige ernste Nebenwirkungen an Leber und Muskulatur (Muskelfaserauflösung mit Nierenversagen als möglicher Folge) gegenüber. Daher sollten die Leberwerte kontrolliert und eine Kombinationsbehandlung z. B. mit Fibraten möglichst vermieden werden
- **Anionenaustauscher,** z. B. Cholestyramin, etwa in Quantalan®. Sie senken den Cholesterinspiegel durch Bindung der zur Synthese benötigten Gallensäuren im Darm. Häufigste und nicht selten zum Therapieabbruch führende Nebenwirkungen sind Blähungen und Obstipation. Vorbeugend wirken einschleichende Dosierung und ausreichende Trinkmenge. Außerdem vermindern die Anionenaustauscher die Resorption anderer Arzneimittel, die daher 1 h vor oder 4 h nach den Anionenaustauschern eingenommen werden sollen
- **Fibrate,** z. B. Bezafibrat, etwa in Cedur®. Fibrate senken vor allem den Triglyzeridspiegel, weniger das Cholesterin. Sie sind meist nebenwirkungsarm und gut verträglich, können aber neben Magen-Darm-Beschwerden selten Muskelschmerzen und Muskelentzündungen verursachen
- **Nikotinsäureabkömmlinge,** z. B. Nikotinsäure, etwa in Nicotinsäureamid Jenapharm®. Auch dieses Präparat senkt die Triglyzeride stärker als das Cholesterin. Häufige Nebenwirkungen sind vor allem ein mit der Zeit nachlassender Flush, andere Hauterscheinungen und Magen-Darm-Beschwerden. Harnsäure- und Blutzuckerspiegel können während der Behandlung ansteigen und sollten daher kontrolliert werden
- **Cholesterin-Absorptionhemmer,** z. B. Ezetimib (Ezetrol®). Ezetimib lagert sich in der Darmschleimhaut ein und hemmt die Cholesterinresorption. Hauptnebenwirkungen sind gastrointestinale Beschwerden und Kopfschmerzen. Ezetimib wird v. a. eingesetzt bei Statinunverträglichkeit oder wenn andere Kombinationstherapien mit Statinen keine ausreichende Wirkung gezeigt haben.

Diagnostik und Differenzialdiagnose

Eine Blutabnahme nach 12-stündiger Nahrungskarenz mit Bestimmung von Gesamtcholesterin, Triglyzeriden, HDL- und LDL-Cholesterin sichert die Diagnose. Als normal gelten ein Gesamtcholesterin < 200 mg/dl (5,2 mmol/), ein LDL-Cholesterin < 130 mg/dl (3,4 mmol/), ein HDL-Cholesterin > 40 mg/dl (1 mmol/)

10

bei Männern bzw. > 45 mg/dl (1,2 mmol/) bei Frauen und Triglyzeride < 150 mg/dl (1,7 mmol/). Die Normgrenzen sind allerdings strittig.

Weitere Untersuchungen sind nur bei bestimmten Fragestellungen nötig. Immer sollte aber nach weiteren kardiovaskulären Risikofaktoren wie Bluthochdruck gesucht werden.

Behandlungsstrategie

Ansatzpunkte der Behandlung

Von herausragender Bedeutung bei der Behandlung von Hyperlipoproteinämien sind die langfristige Ernährungsumstellung, körperliche Bewegung und der Abbau weiterer kardiovaskulärer Risikofaktoren. Ursächliche Grunderkrankungen werden behandelt.

Der Zielwert bei den Blutfettwerten hängt davon ab, ob der Patient noch weitere kardiovaskuläre Risikofaktoren aufweist, da dies das Risiko vervielfacht, z. B. frühzeitig einen Herzinfarkt zu erleiden. Therapieziel ist nicht die bloße Senkung erhöhter Werte, sondern eine Senkung des individuellen kardiovaskulären Risikos. Generell ist der LDL-Zielwert desto niedriger, je höher das Risiko (➤ Tab. 10.10).

Bei der überwiegenden Mehrzahl der Patienten ist der Cholesterinwert nur mäßig auf 250–350 mg/dl (6,5–9,1 mmol/l) erhöht. Dann besteht der erste Behandlungsschritt in einer fett- und cholesterinarmen, ballaststoffreichen Kost sowie Verbesserung des Lebensstils. Führt dies nicht zu einem Erreichen des Zielwertes, ist eine medikamentöse Therapie angezeigt. Bei Cholesterinwerten > 350 mg/dl (9,1 mmol/l) sollte die medikamentöse Behandlung mit **Lipidsenkern** (➤ Pharma-Info 10.2) sofort beginnen.

In sehr schweren Fällen können invasive Therapieverfahren erforderlich sein. Bei der **Lipid-Apherese** wird das LDL-Cholesterin außerhalb des Körpers aus dem Blut entfernt, die Methode ist also fast schon mit der Dialyse vergleichbar. Die Behandlungen müssen in regelmäßigen Abständen zwischen einer und wenigen Wochen wiederholt werden.

Bei allen Patienten, bei denen eine medikamentöse Therapie als notwendig erachtet wird, sollte zudem die niedrig dosierte Gabe von Azetylsalizylsäure erwogen werden (➤ Pharma-Info 5.6).

Ernährung

- Die Nahrung sollte fett- und cholesterinarm sein: Weniger als 30 % der Kalorien sollten aus Fett stammen. An Cholesterin sind maximal 300 mg täglich erlaubt. Diese Menge ist bereits in einem einzigen großen Eidotter enthalten. Als wesentlich hat sich außerdem die Art der Fette herausgestellt. Der Gesamtfettverzehr soll zu mindestens einem Drittel aus mehrfach ungesättigten, zu einem Drittel aus einfach ungesättigten und zu höchstens einem Drittel aus gesättigten Fettsäuren bestehen. Gesättigte Fettsäuren sind v. a. in tierischen Fetten enthalten. Auch industriell gehärtete Fette *(Trans-Fette)* wirken sich ungünstig auf die Blutfette aus und sollten gemieden werden. (Mehrfach) ungesättigte Fettsäuren kommen v. a. in pflanzlichen Fetten vor. Günstig sind dabei insbesondere *n-3-Fettsäuren.* Eine mediterrane Ernährung, die reich an Nüssen, Olivenöl und Fisch ist, ist vorteilhaft
- Darüber hinaus ist der reichliche Verzehr von Faserstoffen (mindestens 35 g täglich) anzuraten, insbesondere Haferkleie und Apfelpektin (senkt ebenfalls den Blutfettspiegel)
- Patienten mit einer Erhöhung der Triglyzeride sollten auf Alkohol ganz verzichten. Bei Patienten mit einer reinen Erhöhung des Cholesterinspiegels erhöht der Genuss geringer Alkoholmengen den Cholesterinspiegel meist nicht
- Auf Zucker (Süßigkeiten), Teigwaren und Mehlspeisen sollten insbesondere Patienten mit einer Erhöhung der Triglyzeride weitgehend verzichten, um eine kohlenhydratverursachte Hyperlipoproteinämie zu vermeiden
- Ein Abbau von Übergewicht ist stets zu empfehlen, wobei Patienten mit einer Erhöhung der Triglyzeride besonders gut darauf ansprechen.

Bewegung

Alle Patienten profitieren von *regelmäßiger* körperlicher Aktivität. Zu empfehlen sind insbesondere Ausdauersportarten wie etwa schnelles Gehen oder Rad fahren.

Die körperliche Aktivität senkt die Triglyzeridspiegel, erhöht (leicht) das HDL-Cholesterin und wirkt sich günstig auf den Gesamtstoffwechsel und damit das individuelle kardiovaskuläre Risiko aus.

Abbau weiterer Risikofaktoren

Das kardiovaskuläre Risiko eines Patienten hängt nicht nur von seinen Blutfetten ab, sondern ergibt sich aus dem Zusammenspiel zahlreicher Faktoren. Daher sollten Patienten mit einer Hyperlipoproteinämie zur Optimierung ihres persönlichen Risikoprofils weitere kardiovaskuläre Risikofaktoren unbedingt meiden. Dazu gehört, auf das Rauchen zu verzichten und den Blutdruck regelmäßig kontrollieren zu lassen.

Tab. 10.10 Risikoabschätzung und Therapieziele bei Hyperlipoproteinämie (gering verändert nach [19]).

	Primärprävention		Sekundärprävention bei Bestehen von	
Charakterisierung	0–1 Risikofaktoren*	≥ 2 Risikofaktoren*	KHK, anderer Gefäßerkrankung oder Diabetes mellitus oder 10-Jahres-Risiko für eine Gefäßerkrankung > 20 %**	KHK und Diabetes, Zustand nach akutem Koronarsyndrom
Therapieziel LDL	≤ 160 mg/dl (4,1 mmol/l**)	≤ 130 mg/dl (3,3 mmol/l**)	≤ 100 mg/dl (2,5 mmol/l), optional ≤ 70 mg/dl (1,8 mmol/l**)	≤ 70 mg/dl (1,8 mmol/l)

* Risikofaktoren: z. B. Rauchen, Bluthochdruck, HDL-Cholesterin ≤ 40 mg/dl, Alter (Männer ≥ 45 Jahre, Frauen ≥ 55 Jahre), positive Familienanamnese für frühe KHK (Männer ≤ 55 Jahre, Frauen ≤ 65 Jahre)
** berechnet z. B. nach PROCAM ➤ 4.1.2

Pflege

Da eine *lebenslange* Umstellung der Lebensgewohnheiten sehr schwer fällt, kommt den Pflegenden besondere Bedeutung bei der Motivation des Patienten zu. Sie unterstützen ihn, stehen für Fragen zur Verfügung bzw. leiten sie an Arzt oder Diätassistenz weiter.

Prognose und Patienteninformation

Nur wenn es gelingt, die erhöhten Blutfette dauerhaft zu senken, wird das Risiko gefährlicher Folgeerkrankungen deutlich vermindert. Weitere Risikofaktoren (➢ Tab. 10.10, ➢ 5.1.2) müssen unbedingt ausgeschaltet werden, da sie sich in ihrer Wirkung nicht nur addieren, sondern potenzieren.

10.8.4 Vitaminmangelsyndrome und Hypervitaminosen

Vitaminmangelsyndrome

Krankheitsentstehung
Eine ausgewogene Ernährung vermag hierzulande beim Gesunden den Vitaminbedarf das ganze Jahr über zu decken. Die **Nationale Verzehrstudie 2** hat ergeben, dass die Vitaminversorgung der Bevölkerung im Großen und Ganzen ausreichend ist. Lücken bestehen lediglich bei Vitamin D und Folsäure, grenzwertig ist die Versorgung bei Vitamin E. [5]
Ein Vitaminmangel entsteht jedoch als Folge von:

- Fehlernährung unterschiedlichster Ursache, z. B. bei einkommensschwachen Menschen, Menschen, die sehr viel Fertigprodukte, Fast oder Convenience-Food zu sich nehmen, Alkoholkranken und auch Menschen, die sich vegan ohne Supplementation (Vitamin B_{12}) oder einseitig vegetarisch ernähren
- Erhöhtem Bedarf, z. B. während Schwangerschaft und Stillzeit
- Resorptionsstörungen, z. B. bei Autoimmungastritis (➢ 7.5.2), nach Magen-Darm-Resektionen, bei schweren Darmentzündungen
- Bestimmten Arzneimitteln, z. B. Langzeitgabe von Antibiotika, die die Darmflora zerstören.

Symptome und Untersuchungsbefunde
Leichte Vitaminmangelsymptome werden als **Hypovitaminosen,** schwere als **Avitaminosen** bezeichnet. Vitaminmangelsymptome betreffen selten nur ein einzelnes Vitamin (➢ Tab. 10.11). Meist liegen komplexe Störungen mit einer Mischsymptomatik vor. So werden nach einer Darmresektion zahlreiche Nahrungsbestandteile nicht ausreichend aufgenommen, und beim Alkoholkranken bestehen zusätzlich zur Vitaminmangelsymptomatik toxische Erscheinungen durch den Alkohol selbst.

Diagnostik
Die Diagnose wird v. a. klinisch gestellt. Zwar können viele Vitamine oder ihre Metaboliten im Blut bestimmt werden, dies erlaubt aber oft keinen sicheren Rückschluss auf die Langzeit-Vitaminversorgung des Organismus. Ausnahmen sind die Bestimmungen von Vitamin B_{12}, Vitamin D und Folsäure, die häufiger sinnvoll sind.

Behandlungsstrategie
Zum einen wird die Grunderkrankung möglichst beseitigt, also die Ernährung umgestellt oder eine Darmerkrankung behandelt.

Zum anderen wird das Vitamindefizit durch Zufuhr des Vitamins behoben. Ob eine orale oder parenterale Gabe erforderlich ist, hängt u. a. von der Ursache der Erkrankung ab. Bei Resorptionsstörungen nach Darmresektionen ist die parenterale Zufuhr angezeigt, bei Fehlernährung als Ursache kann das Vitamin oral gegeben werden.

Prävention
Wie erwähnt deckt eine ausgewogene Ernährung hierzulande den Vitaminbedarf. Vitamintabletten sind in der Prävention keine Lösung: Vitaminsupplemente (u. a. mit Vitamin E) haben in mehreren Studien enttäuscht, hinzu kommt, dass den Supplementen weitere günstige Pflanzeninhaltsstoffe fehlen. Menschen, die aufgrund von Krankheit oder Alter wenig essen, aber auch Menschen, die viel außer Haus essen (müssen), sollten besonders auf abwechslungsreiche Kost mit viel Obst, Gemüse, Salat und Vollkornprodukten achten (z. B. immer eine Schale gewaschenes Obst in der Küche, Bananenmilch aus Milch und frischen Bananen).

Lediglich zwei Supplemente werden für Erwachsene derzeit empfohlen:

- Folsäure für Frauen mit Kinderwunsch und in der Frühschwangerschaft zur Vorbeugung kindlicher Neuralrohrdefekte
- Vitamin D zusammen mit Kalzium für alte Menschen, besonders Pflegebedürftige, die sich kaum oder gar nicht im Freien aufhalten.

Ansonsten sollte nur bei chronischen Erkrankungen, die eine ausreichende Vitaminversorgung gefährden, etwa nach großen Darmresektionen, auf Tabletten zurückgegriffen werden.

Prognose
Während die leichteren Hypovitaminosen oft völlig reversibel sind, können Avitaminosen bleibende Schäden hinterlassen, z. B. Sensibilitätsstörungen nach schwerem Vitamin B_{12}-Mangel oder Zahnverlust nach Skorbut aufgrund von Vitamin-C-Mangel.

Hypervitaminosen

Hypervitaminosen, d. h. Krankheitserscheinungen durch eine zu *hohe* Vitaminzufuhr, sind nur bei den *fettlöslichen Vitaminen* A, D, E und K möglich, da diese im Körper gespeichert werden können. Auslöser ist meist eine Überdosierung von Vitaminpräparaten:

- Die **Vitamin-A-Hypervitaminose** zeigt sich *akut* durch Schmerzzustände, Schwindel und Erbrechen oder *chronisch* durch Knochenhautveränderungen, Blutungen und neurologisch-psychiatrische Störungen (z. B. Reizbarkeit)
- Die **Vitamin-D-Hypervitaminose** äußert sich in Knochenentkalkung, Nierenverkalkungen und *Hyperkalzämie* (➢ 9.13.4).

Hypervitaminosen der Vitamine E und K hingegen sind beim Menschen bisher nicht bekannt.

Tab. 10.11 Übersicht über Funktion, Vorkommen, Mangelerscheinungen sowie Tagesbedarf der Vitamine. Vitamin D wird heute auch den Hormonen zugeordnet.

Vitamin	Funktion; wichtig für/als	Vorkommen	Mangelerscheinungen	Empfohlene Zufuhr*
Fettlösliche Vitamine				
Vitamin A (Retinol), Vorstufe β-Carotin	Sehen, Haut, Schleimhäute, Immunsystem	Karotten, grüne Gemüse, Leber, in geringerem Maß Fleisch, Milch, Eier, Butter	Nachtblindheit (erstes Zeichen), Hornhautschäden, Haut/Schleimhautveränderungen, Immunschwäche	0,8–1 mg
Vitamin D (Calciferole)	Kalzium- und Phosphatstoffwechsel, Knochen	Bei ausreichend Sonnenlicht Synthese in der Haut. Leber, fette Fische (Hering), Eier	Häufig, v. a. bei alten Menschen: Begünstigung der Osteoporose (➤ 10.5.3), Osteomalazie (➤ 9.13.4), evtl. Muskelschwäche	20 µg**
Vitamin E (Tokopherole)	Oxidationsschutz	Pflanzenöle, Getreidekeime, Haselnüsse	Nicht genau bekannt. In Extremfällen Neuro-, Myopathie	11–15 mg
Vitamin K	Gerinnungsfaktoren	(Grüne) Gemüse, Fleisch, Milch, Eier, Getreide. Bildung durch Darmbakterien, Bedeutung unklar	Blutgerinnungsstörungen (Antikoagulation mit Cumarinen = gewollter Vit.-K-Mangel)	65–80 µg
Wasserlösliche Vitamine				
Vitamin B_1 (Thiamin)	Kohlenhydratstoffwechsel, Herzfunktion, Nervensystem	Vollkornprodukte, Haferflocken, Hülsenfrüchte, Kartoffeln, Fleisch	Müdigkeit, Schwäche, Muskelschwund, neurolog. Störungen (Gedächtnisstörungen)	1,0–1,3 mg
Vitamin B_2 (Riboflavin)	Fast gesamter Stoffwechsel (Bestandteil der Atmungskette)	Vollkornprodukte, Fleisch, Fisch, Eier, Milch	Haut-, Schleimhautentzündung (v. a. Mund, Zunge), Keratitis, Anämie	1,2–1,5 mg
Niazin	Fast gesamter Stoffwechsel (Bestandteil der Atmungskette)	Bildung aus der Aminosäure Tryptophan. Fleisch, Leber, Fisch, Milch, Vollkornprodukte	**Pellagra** *(3-D-Krankheit):* Hautentzündung (Dermatitis), Diarrhö, neurologisch-psychiatrische Symptome (z. B. Depression, Demenz)	13–17 mg
Vitamin B_6 (Pyridoxin)	Eiweißstoffwechsel	Vollkornprodukte, Fleisch, Fisch, einige Gemüse, Kartoffeln, Bananen	Anämie, neurologische Störungen (z. B. Neuritis, Bewegungsstörungen), Dermatitis	1,2–1,5 mg
Vitamin B_{12} (Cobalamin)	Nukleinsäurebildung (Blutzellen!), Markscheidenbildung	Alle tierischen Lebensmittel. Zur Resorption Intrinsic Factor nötig	Häufig (durch Autoimmungastritis): pernizöse Anämie, vegane oder vegetarische Ernährung (➤ 11.5.4)	3 µg
Folsäure	Nukleinsäurebildung (Erythrozyten), Zellteilung, Homocysteinstoffwechsel	Vollkornprodukte, Fleisch, Leber, Milch, Eier, grüne Blattgemüse, Kartoffeln, Tomaten, Gurken, Apfelsinen	Häufig: Makrozytäre Anämie, erhöhte Homocysteinspiegel. Erhöhtes Risiko von Neuralrohrdefekten	400 µg***
Pantothensäure (Vitamin B_5)	Fast gesamter Stoffwechsel	Vollkornprodukte, Fleisch, Fisch, Milch, Hülsenfrüchte, gering in fast allen Lebensmitteln	Extrem selten, am ehesten Burning-feet-Syndrom mit Kribbeln und Schmerzen der Füße	6 mg
Biotin (Vitamin H)	Fast gesamter Stoffwechsel	Innereien, Sojabohnen, Eigelb Bildung durch Darmbakterien	Extrem selten: Dermatitis, Übelkeit, Schwäche, Depression	30–60 µg
Vitamin C (Ascorbinsäure)	Bindegewebe, Immunabwehr, Oxidationsschutz	Obst, Gemüse, Kartoffeln	Müdigkeit, Infektanfälligkeit, verzögerte Wundheilung. Sehr selten: **Skorbut** mit Blutungsneigung, Zahnausfall, Muskelschmerzen	100 mg

* Angabe für Erwachsene außerhalb von Schwangerschaft und Stillzeit

** Angabe bei fehlender Eigensynthese. Mit der Nahrung werden ca. 3 µg täglich aufgenommen, die Synthese in der Haut hängt von Alter und Sonnenlichtexposition ab.

*** Schwangere 600 µg. Frauen mit Kinderwunsch und Schwangere im ersten Schwangerschaftsdrittel zusätzlich 400 µg als Supplement zur Vorbeugung von Neuralrohrdefekten

Dagegen kann der Mensch einen Überschuss an wasserlöslichen Vitaminen über die Nieren ausscheiden. Ob dies auch für die Langzeiteinnahme extrem hoher Dosierungen gilt, lässt sich aber noch nicht endgültig beurteilen.

10.8.5 Spurenelementmangelsyndrome

Für viele Spurenelemente sind Mangelsyndrome beim Menschen nicht gesichert, auch wenn sie in der Laienpresse immer wieder postuliert und mit dem Verkauf entsprechender Präparate zur Vorbeugung und Behandlung verbunden werden.

Nach heutigen Erkenntnissen kann man davon ausgehen, dass durch eine gesunde, vollwertige Ernährung der Spurenelementbedarf eines ansonsten Gesunden gedeckt wird. Kritisch ist es lediglich beim Eisen mit der Folge einer Eisenmangelanämie (➤ 11.5.2) und beim Jod, dessen Mangel zu einer Schilddrüsenvergrößerung und evtl. einer Schilddrüsenunterfunktion führt (➤ 10.4.4).

10.9 Hyperurikämie und Gicht

DEFINITION

Hyperurikämie: Harnsäureerhöhung im Serum > 6,4 mg/dl (380 µmol/l).
Gicht *(Urikopathie):* Klinische Manifestationsform der Hyperurikämie, äußert sich insbesondere in Gichtanfällen mit starken Gelenkbeschwerden (**Arthritis urica** = spezifische Form der Urikopathie im Sinne einer entzündlichen Gelenkerkrankung einhergehend mit der Ablagerung von Harnsäurekristallen in den Gelenken). Häufigkeit ca. 1 % der Deutschen, davon gut 90 % Männer. Tritt häufig zusammen mit einem metabolischen Syndrom auf (➤ 10.7.3).

Krankheitsentstehung

Die schlecht lösliche Harnsäure ist das Endprodukt des Purinstoffwechsels (➤ Abb. 10.35). Die **primäre Hyperurikämie/Gicht** ist fast immer Folge einer polygen vererbten Minderausscheidung von Harnsäure durch die Nieren. Bei purinreicher Ernährung mit viel Fleisch (Überernährung als wichtigster Manifestationsfaktor) steigt der Harnsäurespiegel im Blut an. Bei hoher Harnsäurekonzentration fallen Harnsäurekristalle *(Urate)* aus, lagern sich insbesondere in den Gelenken ab und führen dort zu der typischen Entzündungsreaktion.

Sekundäre Hyperurikämien sind auf Grunderkrankungen mit erhöhter Harnsäurebildung (z. B. Leukämien, solide Tumoren mit Zellzerfall während Therapie) oder verminderte Harnsäureausscheidung durch die Nieren (etwa bei Niereninsuffizienz oder Einnahme bestimmter Arzneimittel) zurückzuführen.

Symptome und Untersuchungsbefund

Es werden vier Stadien differenziert:

- **Asymptomatische Hyperurikämie** *(Prägicht).* Symptomlose Erhöhung des Harnsäurespiegels über Jahre bis Jahrzehnte
- **Akuter Gichtanfall.** Plötzliche Arthritis eines Gelenks, am häufigsten des Großzehengrundgelenks **(Podagra).** Auslöser oft reichliches Essen mit Alkoholgenuss oder umgekehrt (längeres) Fasten. Das Gelenk ist stark geschwollen, gerötet und extrem schmerzhaft (➤ Abb. 10.35). Selbst das Gewicht der Bettdecke und leichteste Berührungen oder Erschütterungen lösen heftige Schmerzen aus. Manchmal hat der Patient Fieber

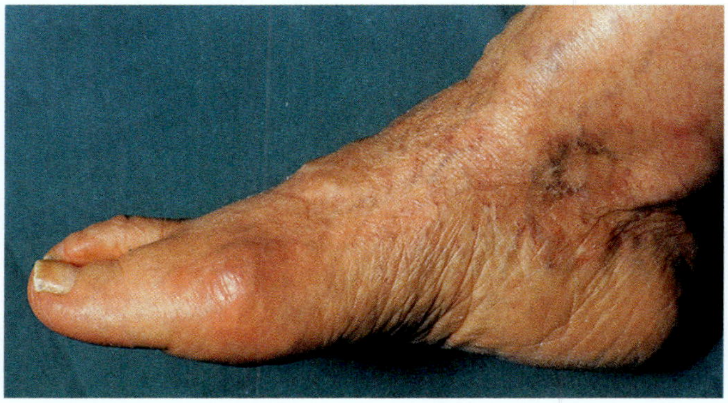

Abb. 10.35 Akuter Gichtanfall im Großzehengrundgelenk (Podagra). Der Bereich des Großzehengrundgelenks ist gerötet, geschwollen und sehr schmerzhaft. [E273]

- **Interkritische Phase.** Zeitraum zwischen zwei Gichtanfällen (im weiteren Verlauf wechseln akute Gichtanfälle mit Beschwerdefreiheit)
- **Chronische Gicht.** Bei ausbleibender Behandlung nach 5–15 Jahren, heute selten:
  - Gelenkdeformierungen
  - Sichtbare Harnsäureablagerungen in Weichteilen und Knochen **(Gichttophi)**
  - Nierenbeteiligung, entweder mit Nierensteinen oder als **Gichtnephropathie** *(Gichtniere)* bis hin zur Niereninsuffizienz.

Diagnostik und Differenzialdiagnose

Die Blutuntersuchung zeigt einen erhöhten Harnsäurespiegel. Im akuten Gichtanfall ist die BSG beschleunigt, und es liegt eine Leukozytose vor. Manchmal ist die Differenzialdiagnose zu einer eitrigen Gelenkentzündung schwierig. Dann ist eine Punktion des betroffenen Gelenks erforderlich. Bei der Gicht sind im Punktat mikroskopisch Uratkristalle nachweisbar. In fortgeschrittenen Stadien sind in der Röntgenleeraufnahme typische Knochendefekte sichtbar.

Behandlungsstrategie

Beim *akuten Gichtanfall* werden entzündungs- und schmerzhemmende Arzneimittel gegeben:

- Nichtsteroidale Antirheumatika wie etwa Diclofenac, z. B. Voltaren®, jedoch nicht Azetylsalizylsäure, da diese die Harnsäureausscheidung vermindert
- Colchizin, z. B. Colchicum Dispert®, 1 mg, gefolgt von 0,5–1,5 mg Colchizin alle 1–2 Stunden bis zum Abklingen der Schmerzen, jedoch nur bis zu einer Höchstdosis von 8 mg Colchizin innerhalb von 24 Stunden. Die rasche Wirksamkeit des Colchizins bei Gicht ist so typisch, dass dies auch als diagnostisches Kriterium genutzt wird. Fast alle Patienten bekommen gastrointestinale Beschwerden, vor allem Durchfälle. Deshalb wird Colchizin heute vor allem gegeben, wenn nichtsteroidale Antirheumatika keine ausreichende Wirkung zeigen
- Glukokortikoide *intraartikulär* (in das Gelenk) oder systemisch nur bei Erfolglosigkeit obiger Behandlungsschritte.

Nach Abklingen des akuten Gichtanfalls wird der Harnsäurespiegel durch Diät und Arzneimittel gesenkt (➤ Abb. 10.36). Mittel der Wahl ist Allopurinol, z. B. in Zyloric®, das die Harnsäureproduktion reduziert. Hauptnebenwirkungen sind Hautreaktionen und Magen-Darm-Beschwerden. *Urikosurika,* die die Harnsäureausscheidung erhöhen (z. B. Benzbromaron, etwa in Benzbromaron AL®), werden weit seltener gegeben, etwa wenn Allopurinol nicht vertragen wird.

Pflege

- Im akuten Gichtanfall lindern die Pflegenden die Beschwerden des Patienten durch Ruhigstellung und Kühlen des betroffenen Gelenks. Ist bereits der Druck der Bettdecke schmerzhaft, hilft oft ein Bettbogen
- Darüber hinaus achten die Pflegenden darauf, dass der Patient ausreichend trinkt. Insbesondere bei der Behandlung mit Uriko-

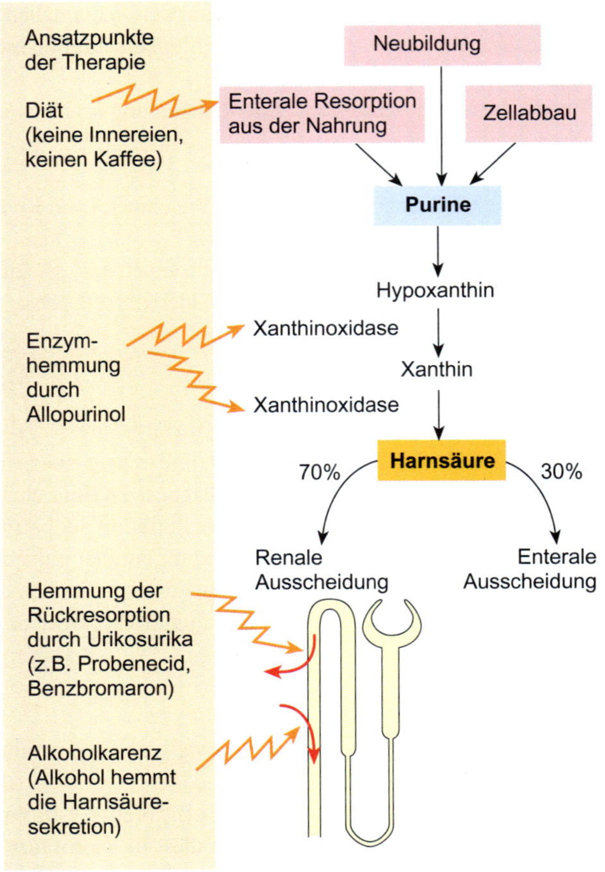

Abb. 10.36 Purinstoffwechsel und Angriffspunkte der Gichtbehandlung. [L157]

surika sollte die tägliche Urinausscheidung mindestens 2 l betragen, um die Bildung von Harnsäuresteinen zu verhindern

- Eine Urinalkalisierung, etwa durch Uralyt-U®, kann bei erhöhtem Harnsäureanfall, z. B. während einer Chemotherapie, oder bei Harnsäuresteinen angezeigt sein. Dann sind Urinkontrollen mit Indikatorpapier notwendig (angestrebt wird ein pH von 5–7)
- Die Pflegenden informieren den Patienten über eine purinarme Ernährung; Fleisch ist nur in kleinen Portionen erlaubt, Innereien, Wild und Fleischextrakte sind zu meiden. Auch Ölsardinen und Thunfisch in Öl sowie Sprotten enthalten viel Purin. Als Eiweißträger eignen sich Milch und Milchprodukte sowie bei normalem Blutcholesterinspiegel Eier
- Alkohol ist zu vermeiden, da Alkoholgenuss die Harnsäureausscheidung vermindert. Auch auf Kaffee sollte verzichtet werden. Generell ist übergewichtigen Patienten eine Gewichtsnormalisierung anzuraten, allerdings nicht durch radikale Fastenkuren, da sie den Harnsäurespiegel erhöhen
- Die Pflegenden machen den Patienten darauf aufmerksam, dass extreme körperliche Anstrengung oder Unterkühlung ebenfalls Anfälle auslösen können.

Patienteninformation

Bei konsequenter Behandlung ist die Prognose gut. Der Patient wird darüber aufgeklärt, dass Diät und meist auch die medikamentöse Behandlung lebenslang nötig sind, da die Stoffwechselanomalie als solche bestehen bleibt.

Prävention

Der erblichen Veranlagung zur Harnsäureminderausscheidung kann nicht vorgebeugt werden. Wie z. B. bei Adipositas oder Fettstoffwechselstörungen führen aber auch bei der Gicht erst ungünstige Umweltfaktoren zur manifesten Erkrankung, vor allem die in Wohlstandszeiten häufige Überernährung, reichlicher Fleisch- und Alkoholkonsum (Alkohol verschlechtert die Harnsäureausscheidung, Bier ist zudem purinreich). Entsprechend beugt „gesunde" Ernährung auch der Gicht vor.

10.10 Neuroendokrine Neoplasien

DEFINITION

Neuroendokrine Neoplasien *(NEN):* Seltene, potenziell bösartige Tumoren ausgehend von neuroendokrinen Zellen.

Im ganzen Körper liegen hormonproduzierende Zellen, die gewisse Ähnlichkeiten zu Nervenzellen haben, die *neuroendokrinen Zellen.* Die von ihnen ausgehenden **neuroendokrinen Neoplasien** *(NEN)* sind überwiegend im Magen-Darm-Trakt lokalisiert und heißen dann auch **gastroenteropankreatische neuroendokrine Tumoren** *(GEP-NEN).* Außerdem kommen die neuroendokrinen Neoplasien in den Lungen vor.

Neuroendokrine Neoplasien werden heute nach WHO nach Differenzierung und Wachstumsverhalten eingeteilt:

- Die *gut differenzierten neuroendokrinen Neoplasien* oder **neuroendokrine Tumoren** *(NET).* Sie entsprechen dem **Insulinom, Gastrinom, Glukagonom, Karzinoid** und **VIPom** der traditionellen Einteilung, welche die Tumoren nach dem von ihnen (vorwiegend) produzierten Hormon benannte
- Die *schlecht differenzierten neuroendokrinen* Neoplasien oder **neuroendokrinen Karzinome.**

Familiär gehäuftes Auftreten im Rahmen der verschiedenen multiplen endokrinen Neoplasien ist möglich (➤ 10.4.6).

Symptome, Befund und Diagnostik

Die Symptome hängen von Tumorgröße, -lokalisation und Hormonsekretion durch den Tumor ab. Bei funktionell aktiven Tumoren kommt es zu typischen Symptomen durch die Hormonabgabe (➤ Tab. 10.12). Funktionell inaktive Tumoren führen meist erst spät durch ihre Größe zu Beschwerden, etwa wenn sie die Darmlichtung verengen.

Bei Verdacht werden die vom Tumor produzierten Hormone im Blut bestimmt, bei fehlender Hormonabgabe ins Blut kann Chromogranin A als Tumormarker versucht werden. Zur Lokalisation des Tumors dienen (Endo-)Sonografie, Gastroduodenoskopie, Computer- und Kernspintomografie sowie Somatostatinrezeptor-Szintigrafie (Octreotid-Szintigrafie).

Tab. 10.12 Übersicht über die hormonproduzierenden gastroenteropankreatischen neuroendokrinen Tumoren.

Tumor → Hormon, Hauptlokalisation, Dignität	Leitsymptome	Spezifische Diagnostik
Insulinom → insulinendokrines Pankreas, überwiegend gutartig	**Whipple-Trias:** Spontanhypoglykämien + Hypoglykämie-Symptome + Besserung der Beschwerden durch Glukosezufuhr (also Essen, daher oft Gewichtszunahme)	**Fastenversuch:** Nahrungskarenz über 72 h zur Provokation einer Hypoglykämie. Regelmäßige Messung von Blutzucker, Insulinspiegel, C-Peptid im Blut
Gastrinom → Gastrin, Duodenum, endokrines Pankreas, meist bösartig	**Zollinger-Ellison-Syndrom:** rezidivierende Magen-Darm-Ulzera (teils bis ins Jejunum), Reflux, evtl. Diarrhö	Gastrinbestimmung im Blut, Magen-pH
Glukagonom → Glukagonendokrines Pankreas, häufig bösartig	Diabetes mellitus, Hauterscheinungen (Hautrötung, -blasen, -nekrosen)	Glukagonbestimmung im Blut
Funktionell aktive Karzinoide → Serotonin, Histamin, Magen-Darm-Trakt, Lungen, Appendixkarzinoide fast immer gut, sonst ganz überwiegend bösartig	Meist erst bei Lebermetastastasen **Karzinoidsyndrom:** Flush (Gesichts-Hals-Röte), Durchfälle, asthmaähnliche Luftnot. Im Spätstadium evtl. Endokardfibrose v. a. des rechten Herzens mit Herzinsuffizienz	Bestimmung von Serotonin im Blut, 5-Hydroxyindolessigsäure (Abbauprodukt des Serotonins) im 24 h-Urin. Drei Tage vor und während des Sammelns keine serotoninreichen Nahrungsmittel wie etwa Bananen, Nüsse und Ananas
VIPom → vasointestinales polypeptidendokrines Pankreas, meist bösartig	**Verner-Morrison-Syndrom:** v. a. wässrige Durchfälle, Hypokaliämie	VIP-Bestimmung im Blut

Behandlungsstrategie

Die Behandlung besteht wenn irgend möglich in der operativen Entfernung des Tumors. Bei Inoperabilität oder postoperativen Tumorresten werden v. a. Somatostatinanaloga (z. B. Octreotid, etwa Sandostatin®) versucht, die auch mit radioaktiven Substanzen gekoppelt werden können, um gezielt Tumorzellen zu zerstören. Bei Erfolglosigkeit oder schlecht differenzierten Tumoren ohne Somatostatinrezeptoren werden Zytostatika und seit einigen Jahren Everolimus und der Kinaseinhibitor Sunitinib eingesetzt.

Ggf. wird zusätzlich symptomatisch behandelt, z. B. beim Gastrinom mit Protonenpumpenhemmern (z. B. Omeprazol, etwa Antra®).

10.11 Weitere Erkrankungen des endokrinen Systems und des Stoffwechsels

Hämochromatose ➢ 8.4.9
Morbus Wilson ➢ 8.4.9

10.11.1 Porphyrien

DEFINITION

Porphyrien: Durch vererbte oder erworbene Enzymdefekte bedingte Stoffwechselerkrankungen mit gestörter Hämbildung und dadurch gesteigerter Bildung von Zwischenprodukten der Hämbiosynthese – der **Porphyrine** bzw. ihrer Vorstufen. Leitsymptome der **akuten Porphyrien** sind Bauchbeschwerden, Herz-Kreislauf-Symptome und psychische oder neurologische Auffälligkeiten. Leitsymptome der **chronischen Porphyrien** sind lichtbedingte Hautveränderungen.

Die Hämbiosynthese erfolgt über mehrere Zwischenprodukte, die Porphyrinvorstufen und die **Porphyrine.** Die einzelnen Reaktionsschritte werden durch unterschiedliche Enzyme beschleunigt. Ist das erste, physiologischerweise geschwindigkeitsbestimmende Enzym in seiner Aktivität vermindert, entwickelt sich eine Anämie (➢ 11.5.1) mit typischer Ablagerung des nicht verwerteten Eisens in den Zellen der Erythropoese. Sind nachgeschaltete Enzyme beeinträchtigt, resultiert eine Aktivitätssteigerung des ersten Enzyms und damit eine Mehrproduktion der vor dem „Engpassenzym" anfallenden Zwischenprodukte. Dadurch kann zwar eine ausreichende Hämsynthese gewährleistet werden, doch kommt es zu den verschiedenen **Porphyrien** mit erhöhten Konzentrationen bestimmter Porphyrine und Porphyrinvorstufen im Blut *(Porphyrinämie)* sowie abhängig vom beeinträchtigten Enzym zu Ablagerung der Porphyrine(-vorstufen) in Geweben oder zu ihrer Ausscheidung mit dem Harn *(Porphyrinurie).*

Die **klinische Symptomatik** der Porphyrien hängt von den sich anhäufenden Zwischenprodukten ab.

Chronisch-hepatische Porphyrie

DEFINITION

Chronisch-hepatische Porphyrie *(Porphyria cutanea tarda, PCT):* Häufigste Porphyrieform mit typischen Hautschäden. Männer häufiger betroffen als Frauen, Altersgipfel in der zweiten Lebenshälfte.

Krankheitsentstehung

Der Enzymdefekt bei **Porphyria cutanea tarda** ist wahrscheinlich bei ungefähr der Hälfte der Betroffenen angeboren, bei der anderen Hälfte durch toxische Schädigungen bedingt. Tritt zu dem Enzymdefekt eine Lebererkrankung, z. B. durch Alkohol oder Hepatitis-C-Infektion, kann sich die Erkrankung manifestieren. Es werden Porphyrine in den Geweben eingelagert; die Lichtabsorption der in der Haut gespeicherten Porphyrine führt dann zu den charakteristischen Hautveränderungen.

Symptome, Befund und Diagnostik

Meist erst nach dem 40. Lebensjahr bildet sich eine ausgeprägte Lichtempfindlichkeit aus, die an den Handrücken besonders augen-

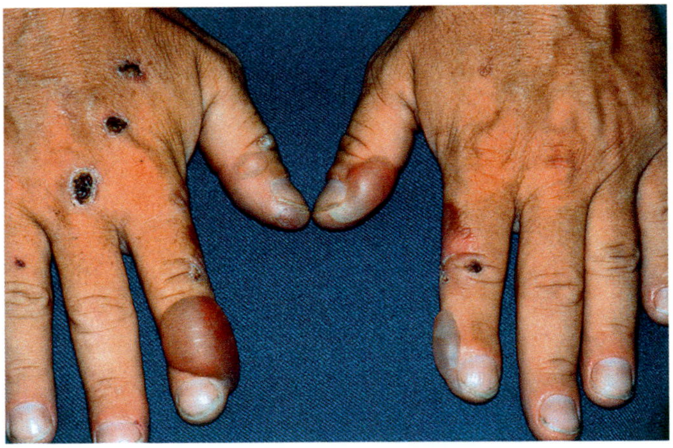

Abb. 10.37 Hände eines Patienten mit Porphyria cutanea tarda. Frische Blasen, Erosionen, Krusten und Narben als typische Symptome sind deutlich zu erkennen. [E365]

fällig ist: Es kommt zu Blasenbildung, Erosionen, Krusten, verstärkter Pigmentierung, hellen Narben und erhöhter Verletzbarkeit der Haut (> Abb. 10.37). Der Haarwuchs im Schläfenbereich ist typischerweise vermehrt. Die Patienten scheiden einen rosa bis braun nachdunkelnden Urin aus.

Die Diagnose wird durch Bestimmung der Porphyrine in Blut, Stuhl und sowie Leberbiopsie gestellt. Die Identifizierung erblicher Formen ist heute möglich.

Behandlungsstrategie

Die Porphyrinausscheidung kann durch Chloroquin (z. B. Resochin®) und bei einem Teil der Patienten auch Aderlässe gesteigert werden. Die Lebererkrankung und die Hautveränderungen werden nach den üblichen Richtlinien behandelt.

Da sich ein Rückfall durch Wiederansteigen der Porphyrine in Blut und Urin ankündigt, werden regelmäßige Kontrollbestimmungen durchgeführt.

Prognose

Die Prognose ist ganz wesentlich davon abhängig, ob die auslösenden Faktoren gemieden werden können (Alkoholkarenz, keine hormonellen Kontrazeptiva, möglichst geringe Sonneneinwirkung auf die Haut).

10

Akute intermittierende Porphyrie

DEFINITION

Akute intermittierende Porphyrie: Zweithäufigste, autosomal-dominant vererbte Porphyrieform. Ausgelöst durch verschiedene Provokationsformen kommt es bei ca. 20 % der Anlageträger zur akuten Manifestation der Erkrankung mit einer Vielzahl möglicher Symptome, jedoch keiner Porphyrinspeicherung in den Geweben.

Symptome, Befund und Diagnostik

Meist zeigt sich die Erkrankung erstmalig im jüngeren Erwachsenenalter, ausgelöst vor allem durch Arzneimittel, Alkohol, Hunger oder Infektionen. Frauen sind häufiger betroffen als Männer. Die Symptomatik ist vielgestaltig und reicht von Bauchkoliken und Erbrechen über Fieber, Bluthochdruck und Herzrhythmusstörungen bis hin zu psychischen Symptomen, Sensibilitätsstörungen, Lähmungen, Krampfanfällen und Bewusstseinsstörungen. Deshalb kommt es häufig zu Fehldiagnosen.

Typische Symptomkombination

Die Kombination aus unklaren Bauchschmerzen, Tachykardie und neurologischen oder psychiatrischen Auffälligkeiten ist stets verdächtig auf das Vorliegen einer Porphyrie.

Der Urin der Kranken verfärbt sich beim Stehenlassen rot oder rotbraun. Die Diagnose wird durch Bestimmung der verschiedenen Porphyrine und ihrer Vorstufen in Blut, Stuhl und Urin gestellt. Angesichts der Konsequenzen der Erkrankung sind heute Bestimmung der Enzymaktivität und molekularbiologische Verfahren zur exakten Diagnostik anzuraten.

Behandlungsstrategie und Patienteninformation

Akute Krisen können lebensbedrohlich sein; deshalb muss der Patient auf einer Intensivpflegestation betreut werden. Hochprozentige Glukose- und Häminfusionen sollen die übersteigerte Hämbiosynthese hemmen. Verdächtige Arzneimittel werden sofort abgesetzt. Zusätzlich werden die Beschwerden des Patienten symptomatisch behandelt, etwa β-Blocker gegen Bluthochdruck oder Tachykardie gegeben.

Nach Abklingen der akuten Symptomatik wird der Patient über die möglichen Auslöser aufgeklärt: An erster Stelle sind hier Arzneimittel zu nennen, etwa Diclofenac, Diazepam oder Sulfonamide. Vorbeugend sind diese Arzneimittel ebenso zu meiden wie Alkohol oder Hungersituationen. Der Patient erhält einen Notfallausweis, der auch eine Liste „unsicherer" Arzneimittel beinhaltet. Familienuntersuchungen dienen einer Ermittlung bislang beschwerdefreier Anlageträger, eine genetische Beratung wird angeboten.

Prognose

Bei rechtzeitiger Diagnose und Therapie bilden sich die Symptome meist vollständig zurück. Bei Meiden der auslösenden Faktoren ist die Prognose dann gut.

10.11.2 Alpha-1-Antitrypsin-Mangel

DEFINITION

Alpha-1-Antitrypsin-Mangel *(Alpha-1-Proteaseninhibitormangel, Laurell-Eriksson-Syndrom):* Autosomal-rezessiv vererbter Stoffwechseldefekt mit Mangel an Alpha-1-Antitrypsin, der in erster Linie zu Leber- und Lungenschädigung führt.

Krankheitsentstehung

Alpha-1-Antitrypsin ist ein vornehmlich in Leber und Lunge gebildetes Protein, das Eiweiß spaltende Enzyme wie Trypsin oder Chymotrypsin hemmt. Bei einem **Alpha-1-Antitrypsin-Mangel**

kommt es durch die nun überschießende Aktivität Eiweiß spaltender Enzyme zu einem Abbau körpereigenen Gewebes.

Symptome, Befund und Diagnostik

Die genaue Ausprägung des Defektes und damit die Symptomatik variieren. Hauptsächlich treten Leber- und Lungenschäden auf: Bei Homozygoten kann es bereits im Säuglingsalter zu einer Leberschädigung (verlängerte Neugeborenengelbsucht) kommen. Zeigt sich die Erkrankung erst im Erwachsenenalter, sind klinisch vor allem eine chronische Hepatitis (➤ 8.4.3) mit nachfolgender Leberzirrhose (➤ 8.4.7) und/oder ein früh einsetzendes Lungenemphysem (➤ 6.6.2) zu beobachten.

Bei einem schweren Alpha-1-Antitrypsin-Mangel fällt bereits in der Serumelektrophorese das fast völlige Fehlen der Alpha-1-Globulin-Fraktion auf. Gesichert wird die Diagnose durch Bestimmung des Alpha-1-Antitrypsinspiegels im Blut und ggf. durch eine Leberbiopsie.

Behandlungsstrategie und Patienteninformation

Heute kann der Mangel durch die regelmäßige inhalative oder i. v.-Gabe von Alpha-1-Antitrypsin (Prolastin®) gebessert werden. Zusätzlich müssen die bestehenden Organerkrankungen behandelt werden, in Extremfällen kommt eine Leber- oder Lungentransplantation in Betracht.

Die Patienten sollten weitere lungenschädigende Faktoren unbedingt meiden (z. B. Rauchen). Betroffenen sollte eine genetische Beratung vermittelt werden; ein Heterozygotennachweis und eine pränatale Diagnostik sind mittlerweile möglich.

Literatur und Kontaktadressen

LITERATURNACHWEIS

1. Tannen, A. et al.: Mangelernährung und ungenügende Nahrungszufuhr in der stationären Pflege. Das Problem rechtzeitig erkennen. In: Pflegezeitschrift 10/2007, S. 548–551.
2. Screening-Instrumente: www.dgem.de/screening (letzter Zugriff: 25.11.2025).
3. Deutsche Gesellschaft für Ernährung, Österreichische Gesellschaft für Ernährung, Schweizerische Gesellschaft für Ernährungsforschung, Schweizerische Vereinigung für Ernährung (Hrsg.): Referenzwerte für die Nährstoffzufuhr. Neuer Umschau Buchverlag, Neustadt/Weinstraße 2008.
4. DVO-Leitlinie zur Prophylaxe, Diagnostik und Therapie der Osteoporose bei postmenopausalen Frauen und Männern ab dem 50. Lebensjahr. https://register.awmf.org/assets/guidelines/183-001l_S3_Prophylaxe-Diagnostik-Therapie-der-Osteoporose_2023-11.pdf (letzter Zugriff: 25.11.2025).
5. Max Rubner-Institut (Hrsg.). Nationale Verzehrstudie II, Ergebnisbericht Teil 2. Karlsruhe 2008.
6. Deutsche Diabetes Gesellschaft (Hrsg.): S3-Leitlinie Therapie des Typ-1-Diabetes. 2. A. 2018. www.deutsche-diabetes-gesellschaft.de/fileadmin/user_upload/05_Behandlung/01_Leitlinien/Evidenzbasierte_Leitlinien/2018/S3-LL-Therapie-Typ-1-Diabetes-Auflage-2-Langfassung-09042018.pdf (letzter Zugriff: 25.11.2025).

6a. International Diabetes Federation (IDF): The IDF Consensus Worldwide Definition of the Metabolic Syndrome. Brüssel, 2006. https://idf.org/media/uploads/2023/05/attachments-30.pdf (letzter Zugriff: 29.12.2025).

7. Inzucchi, S.; Bergenstal, R. M.; Buse, J. B. et al.: Management of Hyperglycemia in Typ-II-Diabetes. A Patient-Centered Approach. In: Diabetes Care 6/2012, S. 1.364–1.379.
8. Matthaei, S.; Bierwirth, R.; Fritsche, A. et al.: Behandlung des Diabetes mellitus Typ 2. In: Diabetologie 6/2011, S. 131–136.
9. www.dgkh.de/Nutzerdaten/File/empfehlungen/2010_09_01_pen_papier.pdf (letzter Zugriff: 25.11.2025).
10. Feucht, I.: Diabetestherapie. Insulin sicher injizieren. In: Die Schwester Der Pfleger 5/2012, S. 430–434.
11. Protz, K.: Das Diabetische Fußsyndrom. Fußpflege im Fokus. In: Die Schwester Der Pfleger 5/2011, S. 444–449.
12. Schumacher, W.; Toeller, M.: KH-Tabelle für Diabetiker. 11. Aufl., Kirchheim Verlag, Mainz 2021.
13. Deutsche Adipositas-Gesellschaft, Deutsche Diabetes-Gesellschaft, Deutsche Gesellschaft für Ernährung, Deutsche Gesellschaft für Ernährungsmedizin (Hrsg.): S3-Leitlinie Prävention und Therapie der Adipositas. 2024. https://register.awmf.org/assets/guidelines/050-001l_S3_Praevention-Therapie-Adipositas_2024-10.pdf (letzter Zugriff: 25.11.2025).
14. Kischkel, I.; Ciarrettino, M.: Adipositas. Übergewichtige Patienten brauchen besondere Pflege. In: Die Schwester Der Pfleger 8/2012, S. 736–739.
15. Deutsche Adipositas-Gesellschaft: Prävalenz der Adipositas im Erwachsenenalter. https://adipositas-gesellschaft.de/ueber-adipositas/praevalenz (letzter Zugriff: 25.11.2025).
16. Robert Koch-Institut (Hrsg.): Ernährung und Ernährungsverhalten. www.rki.de/DE/Themen/Nichtuebertragbare-Krankheiten/Lebensweise-und-Gesundheit/Ernaehrung/Ernaehrung_verhalten_inhalt.html (letzter Zugriff: 25.11.2025).
17. Tannen, A.: Pflegerische Versorgung bei Mangelernährung. In: Pflegezeitschrift 12/2011, S. 720–723.
18. Deutsches Netzwerk für Qualitätsentwicklung in der Pflege (DNQP) (Hrsg.): Expertenstandard Ernährungsmanagement zur Sicherstellung und Förderung der oralen Ernährung in der Pflege. Osnabrück, 2017.
19. Empfehlungen zur Diagnostik und Therapie von Fettstoffwechselstörungen in der Ärztlichen Praxis. www.lipid-liga.de/fuer-aertze/empfehlungen (letzter Zugriff: 25.11.2025).
20. Bundesministerium für Gesundheit: Vorsorgen mit dem Gesundheits-Check-Up. 2025. https://gesund.bund.de/gesundheits-check-up-fuer-erwachsene (letzter Zugriff: 25.11.2025).
21. Deutsche Gesellschaft für Endokrinologie, Hormone und Stoffwechsel: Nebennierenhormonmangel – „Nebennereninsuffizienz". 2025. www.endokrinologie.net/krankheiten-nebenniereninsuffizienz.php (letzter Zugriff: 25.11.2025).
22. Deutsche Gesellschaft für pädiatrische und adoleszente Endokrinologie und Diabetologie e.V. (DGPAED): S1-Leitlinie Anti-Diuretisches Hormon (ADH)-Mangel bei Kindern und Jugendlichen. 2024. https://register.awmf.org/assets/guidelines/174-020l_S1_Anti-Diuretisches-Hormon-ADH-Mangel-Kinder-Jugendliche_2024-12.pdf (letzter Zugriff: 25.11.2025).
23. Deutsche Diabetes Stiftung: Diabetes – was ist das? www.diabetesstiftung.de/leben-mit-diabetes/diabetes-was-ist-das (letzter Zugriff: 25.11.2025).
24. Deutsche Gesellschaft für Allgemeinmedizin und Familienmedizin e. V. (DEGAM): Erhöhter TSH-Wert in der Hausarztpraxis. 2023. https://register.awmf.org/assets/guidelines/053-046l_S2k_Erhoehter-TSH-Wert-in-der-Hausarztpraxis_2024-07.pdf (letzter Zugriff: 25.11.2025).
25. Deutsches Schilddrüsenzentrum: Schilddrüsenüberfunktion (Hyperthyreose). 2025. www.deutsches-schilddruesenzentrum.de/wissenswertes/schilddruesenerkrankungen/schilddruesenueberfunktion (letzter Zugriff: 25.11.2025).
26. Bundesärztekammer, Kassenärztliche Bundesvereinigung, AWMF: Nationale Versorgungsleitlinie Typ-2-Diabetes. 2023. https://register.awmf.org/assets/guidelines/nvl-001l_S3_Typ-2-Diabetes_2024-12.pdf (letzter Zugriff: 25.11.2025).

KONTAKTADRESSEN

Netzwerk Hypophysen- und Nebennierenerkrankungen e. V., Waldstraße 53, 90763 Fürth, Tel.: 09 11/97 92 00 90, www.glandula-online.de

Schilddrüsen-Liga Deutschland e. V., Postfach 1123, 53333 Meckenheim, Tel.: 02 28/3 86 90 60, www.schilddruesenliga.de

Deutscher Diabetiker Bund e. V. (DDB), Käthe-Niederkirchner-Straße 16, 10407 Berlin, Tel.: 0 30/42 08 24 98 0, www.diabetikerbund.de

Deutsche Diabetes Gesellschaft e. V. (DDG), Albrechtstraße 9, 10117 Berlin, Tel.: 0 30/31 16 93 70, www.deutsche-diabetes-gesellschaft.de

KAPITEL

11 Pflege von Menschen mit hämatologischen Erkrankungen

Pflegesituation „Isoliert und doch nicht allein“ 445

11.1 Pflege in der Hämatologie 446
11.1.1 Betroffene Menschen 446
11.1.2 Prävention 447
11.1.3 Rehabilitation 447
11.1.4 Patientenberatung 447
11.1.5 Beobachten, Beurteilen, Intervenieren 447

11.2 Hauptbeschwerden und Leitbefunde des Patienten in der Hämatologie 447
11.2.1 Gewichtsabnahme, Fieber und Nachtschweiß 447
11.2.2 Infektionsneigung 448
11.2.3 Lymphknotenvergrößerung 448

11.3 Diagnostik in der Hämatologie 448
11.3.1 Anamnese und körperliche Untersuchung 448
11.3.2 Blutsenkung 448
11.3.3 Blutbilduntersuchungen 449
11.3.4 Blutgruppenbestimmung 450
11.3.5 Gerinnungstests 453
11.3.6 Knochenmarkpunktion und -biopsie 454

11.4 Therapiemaßnahmen in der Hämatologie 455
11.4.1 Blutprodukte 455
11.4.2 Hämatopoetische Stammzelltransplantation 459
11.4.3 CAR-T-Zelltherapie 464

11.5 Erkrankungen der Erythrozyten 464
11.5.1 Übersicht über die Anämien 464
11.5.2 Eisenmangelanämie 465
11.5.3 Anämie bei chronischer Erkrankung 467
11.5.4 Megaloblastäre Anämien 467
11.5.5 Hämolytische Anämien 468
11.5.6 Aplastische Anämien und Panzytopenie 470
11.5.7 Sekundäre Polyglobulie 471

11.6 Erkrankungen der Leukozyten 471
11.6.1 Übersicht über die malignen hämatologischen Erkrankungen 471
11.6.2 Akute Leukämien 472
11.6.3 Chronische Leukämien 473
11.6.4 Allergische Agranulozytose 475

11.7 Maligne Lymphome 475
11.7.1 Hodgkin-Lymphom 475
11.7.2 Non-Hodgkin-Lymphome 476
11.7.3 Multiples Myelom 476

11.8 Chronische myeloproliferative Neoplasien 478

11.9 Myelodysplastische Syndrome 478

11.10 Hämorrhagische Diathesen 479
11.10.1 Thrombozytopenie 480
11.10.2 Thrombozytopathie 481
11.10.3 Von-Willebrand-Jürgens-Syndrom 481
11.10.4 Hämophilie A und B 481
11.10.5 Verbrauchskoagulopathie 482
11.10.6 Blutungen durch Gefäßerkrankungen 483
11.10.7 Pflege von Patienten mit hämorrhagischer Diathese 483

Literatur und Kontaktadressen 484

Pflegesituation

Hintergrund zur Pflegesituation

Pflegerisches Setting: stationäre Akutpflege
Patient: Herr Lennart Berger, 28 Jahre
Diagnose: akute myeloische Leukämie (AML)

Isoliert und doch nicht allein

Ziel erreicht! Alena Hiller hat vor wenigen Tagen ihr Examen erfolgreich bestanden und darf sich nun Pflegefachfrau nennen. Ihren Berufseinstieg vollzieht sie auf einer hämatologischen Station in einem Universitätsklinikum, einem Fachbereich, welcher sie bereits während ihrer Ausbildung faszinierte. Gemeinsam mit dem erfahrenen Pflegefachmann Jonas Carter versorgt sie u. a. Lennart Berger, einen 28 Jahre alten Patienten mit akuter myeloischer Leukämie (AML), der seine erste Chemotherapie erhält. Herr Berger ist sportlich sehr aktiv und von Beruf Physiotherapeut. An seiner Arbeit schätzt er besonders den engen Kontakt mit Menschen, und in seiner Freizeit fährt er gern Mountainbike, geht klettern und verbringt viel Zeit mit seiner Partnerin Mira Hertel. Die beiden leben gemeinsam in einer kleinen Wohnung am Stadtrand.

Vor einigen Wochen veränderte sich Herrn Bergers Leben grundlegend. Anfangs fühlte er sich häufiger müde, schlief nach Feierabend viel und war oft kraftlos. Hinzu kamen kleine blaue Flecken, gelegentliches Zahnfleischbluten und nächtliches Schwitzen. Seine Partnerin bemerkte Herrn Bergers verändertes Wesen schnell. *„Du bist nicht mehr du selbst"*, sagte sie eines Tages besorgt und überzeugte ihn schließlich, einen Arzt aufzusuchen. Nach mehreren Untersuchungen stand die Diagnose fest: akute myeloische Leukämie (AML). Ein schwerer Schock für Herrn Berger, seine Partnerin, die Familie und den Freundeskreis.

Aufgrund seines stark geschwächten Immunsystems ist Herr Berger auf Station in einem Umkehrisolationszimmer untergebracht, sein Kontakt zur Außenwelt ist auf ein Minimum reduziert. Diese Distanz fällt besonders Frau Hertel schwer, obwohl sie die medizinische Notwendigkeit versteht. Mehrfach hat Herr Berger bereits Transfusionen erhalten, sowohl Erythrozyten als auch Thrombozyten. Für Alena ist Herr Berger der erste Patient mit AML, den sie als Pflegefachfrau betreut. Die strengen Hygienemaßnahmen, die Isolation und Herrn Bergers seelischer Zustand fordern sie, aber sie sieht diese Aufgabe auch als Chance, fachlich und menschlich zu wachsen.

Am fünften Tag seines Aufenthalts sitzt Herr Berger lange schweigend am Fenster und blickt in den Himmel. Auf Alenas vorsichtige Frage, ob er jemanden zum Reden habe, antwortet er leise: *„Meine Freundin ist da. Jeden Tag. Aber ich sehe es in ihren Augen, dass sie genauso überfordert ist wie ich. Ich weiß nicht, wie wir das gemeinsam schaffen sollen."* Auch seine Eltern besuchen ihn regelmäßig und bringen kleine Dinge aus dem Alltag mit. Doch Herr Berger wirkt oft abwesend und in sich gekehrt.

Alena spürt, wie wichtig in dieser Situation nicht nur medizinisches Fachwissen ist, sondern auch Zuhören und Mitgefühl. Sie macht sich Notizen, nicht nur zu Medikamenten und Transfusionen, sondern auch zu dem, was Herr Berger ihr anvertraut hat. Sie möchte für ihn da sein. So wie es auch seine Familie, seine Partnerin und Freunde mit aller Kraft sind.

Lernaufgaben:

1. Herr Berger ist aufgrund seiner ausgeprägten Immunschwäche in einem erweiterten Umkehrisolationszimmer untergebracht. Alena Hiller überlegt, welche potenziellen Infektionsquellen für ihn ein Risiko darstellen können.
   a. Zählen Sie mögliche Infektionsquellen auf, die Herrn Berger während seines Krankenhausaufenthalts gefährlich werden können.
   b. Beschreiben Sie geeignete pflegerische Maßnahmen, mit denen Alena das Infektionsrisiko für Herrn Berger wirksam reduzieren kann.
2. Herrn Berger werden sowohl Erythrozyten- als auch Thrombozytenkonzentrate transfundiert. Erklären Sie die Notwendigkeit beider Transfusionen.
3. Alena wurde vom Stationsarzt beauftragt, alle Vorbereitungen für eine weitere Erythrozytentransfusion zu treffen. Kurz überlegt sie, welche Aufgaben an Pflegefachpersonen delegiert werden können. Führen Sie alle Aufgaben einer Pflegefachperson im Transfusionsmanagement auf und erläutern Sie auch, welche Aufgaben nicht von Pflegefachpersonen übernommen werden dürfen.
4. Alena möchte Herrn Berger zum Verhalten bei Thrombozytopenie beraten. Nennen Sie wichtige Informationen, die sie ihm vermitteln muss, damit er selbst aktiv zur Vermeidung von Komplikationen beitragen kann.

DEFINITION

Hämatologie: Lehre von den Erkrankungen des Blutes und der Blut bildenden Organe sowie den Krankheiten der Bluteiweiße, der Blutgerinnung **(Hämostaseologie)** und des Lymphsystems **(Lymphologie** ➤ Kap. 5) einschließlich ihrer Prophylaxe, Diagnostik und Therapie.
Die **Hämatologie** bildet zusammen mit der *Internistischen Onkologie* (➤ Kap. 12) ein Teilgebiet der Inneren Medizin.

11.1 Pflege in der Hämatologie

Schwerpunkte der pflegerischen Betreuung sind:

- Beobachtung und Bewertung des Allgemeinzustands und der Vitalfunktionen
- Maßnahmen zur Infektionsprophylaxe
- Beratung zur gesundheitsfördernden Lebensweise
- Begleitung, Unterstützung und Anleitung zur Rückführung in die unabhängige Lebensgestaltung
- Begleitung im Rahmen palliativer Konzepte (➤ Kap. 13).

Akute Verschlechterungen, wie sie vor allem bei bösartigen Bluterkrankungen auftreten, fordern von den Pflegenden eine sorgfältige Patientenbeobachtung, rasches Eingreifen, Flexibilität, Fachkenntnisse und emotionale Kompetenz.

11.1.1 Betroffene Menschen

Das Spektrum hämatologischer Erkrankungen reicht von der gut behandelbaren Blutarmut bis zu lebensbedrohlichen hämatoonkologischen Erkrankungen. Entsprechend unterschiedlich ist die Situation der Betroffenen. Sehr häufig wird aber ihre Lebensqualität durch Schwäche, Müdigkeit und verminderte Leistungsfähigkeit erheblich beeinträchtigt.

Patienten mit hämatoonkologischen Erkrankungen müssen sich zudem mit schwerwiegenden Diagnosen auseinandersetzen, möglicherweise sind intensive Therapien mit langen Krankenhausaufenthalten erforderlich, welche die Betroffenen völlig aus ihrem bisherigen Umfeld werfen. Diese Menschen fragen sich nach dem Sinn von Leben, Leiden und Tod (➤ Kap. 12).

Altersgruppen und Begleiterkrankungen

Hämatologische Erkrankungen können Menschen jeden Alters betreffen, allerdings mit erheblichen Unterschieden je nach Erkrankung. So treten Eisenmangelanämien besonders häufig bei Kindern und Frauen vor der Menopause auf, die perniziöse Anämie hingegen bei Erwachsenen in der zweiten Lebenshälfte.

11.1.2 Prävention

Eine Primärprävention ist nur bei wenigen Erkrankungen möglich, so etwa bei den mangelbedingten Formen der Blutarmut wie der Eisenmangelanämie.

Gerade für die hämatoonkologischen Erkrankungen sind zwar Risikofaktoren wie etwa bestimmte Chemikalien, radioaktive Strahlen oder Viren (➤ 11.6.1) bekannt. Bei der Mehrzahl der Patienten ergeben sich aber keinerlei Hinweise auf diese Risikofaktoren; somit ist eine Prävention für den Einzelnen nicht möglich.

Früherkennungsprogramme gibt es in Deutschland abgesehen von der Untersuchung Schwangerer auf eine Blutarmut nicht.

11.1.3 Rehabilitation

Die Rehabilitation von stationär behandelten Menschen mit hämatologischen Erkrankungen beginnt bereits im Krankenhaus, etwa wenn die Pflegenden kreislaufinstabile Patienten mobilisieren.

Bei vielen hämatologischen Erkrankungen sind darüber hinaus keine Reha-Maßnahmen nötig. Patienten mit hämatoonkologischen Erkrankungen benötigen aber fast immer eine Rehabilitation. Die Grundsätze entsprechen dabei denen bei anderen onkologischen Erkrankungen (➤ 12.1.3), wobei der beruflichen Rehabilitation besondere Bedeutung zukommt, da viele der Betroffenen noch im Arbeitsprozess stehen. Die speziellen Aspekte der Frührehabilitation nach hämatopoetischer Stammzelltransplantation sind in ➤ 11.4.2 dargestellt.

11.1.4 Patientenberatung

Die Beratungsinhalte z. B. eines Patienten mit Stammzelltransplantation (➤ 11.4.2) im Vergleich zu einem Patienten mit Eisenmangelanämie (➤ 11.5.2) sind so unterschiedlich, dass dazu keine allgemeingültigen Aussagen getroffen werden können. Die Schwerpunkte der Patientenberatung liegen auf den häufigen Problemfeldern bei hämatologischen Erkrankungen wie Anämie (➤ 11.5), Störungen der Blutgerinnung (➤ 11.10), erhöhte Infektanfälligkeit und den Folgen maligner hämatologischer Erkrankungen (➤ 11.7).

11.1.5 Beobachten, Beurteilen, Intervenieren

Einige Problemfelder tauchen in der Hämatologie immer wieder auf und sind von zentraler Bedeutung für die Pflege:

- Viele Patienten mit hämatologischen Erkrankungen haben eine Anämie (Pflege bei Anämie ➤ 11.5.1, ➤ 11.6.3)
- Nicht nur bei isolierten Störungen der Blutstillung und -gerinnung, sondern auch bei hämatoonkologischen Erkrankungen neigen die Patienten zu teils schweren Blutungen (Pflege bei erhöhter Blutungsneigung ➤ 11.10.7). Umgekehrt kann bei einigen Erkrankungen aber auch eine erhöhte Thromboseneigung auftreten (Pflege ➤ 5.9.3)
- Bei hämatoonkologischen Krankheitsbildern sind die Betroffenen infolge der Erkrankung selbst oder infolge der notwendigen Therapien durch einen Mangel funktionsfähiger Leukozyten hochgradig infektionsgefährdet. Dies erfordert besondere Maßnahmen zum Schutz vor Infektionen (Pflege bei Leukozytopenie ➤ 11.4.2).

Pflegerische Maßnahmen bei Patienten mit hämatoonkologischen Erkrankungen entsprechen meist denen bei Patienten mit anderen onkologischen Erkrankungen (➤ 12.1). Häufig leiden die Patienten unter denselben Beschwerden wie z. B. einer erhöhten Infektanfälligkeit mit allen damit verbundenen Risiken, Appetitlosigkeit und Gewichtsabnahme oder Obstipation durch Medikamentennebenwirkung. Auch die Auseinandersetzung mit der Frage nach dem Sinn des Lebens und die Angst vor dem Tod betreffen beide Patientengruppen und fordern viel Einfühlungsvermögen und Gesprächsbereitschaft von den Pflegenden (psychische Betreuung ➤ 12.1.5).

11.2 Hauptbeschwerden und Leitbefunde des Patienten in der Hämatologie

Symptome

Die Symptome bei hämatologischen bzw. hämatoonkologischen Erkrankungen sind häufig uncharakteristisch. Oft empfindet der Patient nur allgemeines Unwohlsein oder abnorme Müdigkeit, seltener Fieber oder Nachtschweiß.

Anämie ➤ 11.5.1
Erhöhte Blutungsneigung ➤ 11.10
Milzvergrößerung (Splenomegalie) und Hypersplenismus ➤ 8.7.1, ➤ 8.7.2

11.2.1 Gewichtsabnahme, Fieber und Nachtschweiß

Manche Erkrankungen zeigen sich zuerst nur durch eine unklare Gewichtsabnahme oder durch *Fieberzustände* und *Nachtschweiß*, die sich nicht durch einen Infekt erklären lassen (sog. B-Symptomatik ➤ 11.3.1). Beispielsweise tritt bei einigen Patienten mit Morbus Hodgkin (➤ 11.7.1) das seltene, aber typische wellenförmige Fieber **(Pel-Ebstein-Fieber)** auf.

11.2.2 Infektionsneigung

Einige Bluterkrankungen, insbesondere Leukämien (➤ 11.6.1, ➤ 11.6.2, ➤ 11.6.3), und Leukozytopenien (➤ 11.3.3, ➤ 11.4.2) führen zu einem Mangel an *funktionsfähigen* Abwehrzellen im Blut. Eine weitere Ursache einer Immunschwäche sind Antikörpermangelsyndrome bei malignen hämatologischen Erkrankungen.

Folge ist eine **Abwehrschwäche** und dadurch eine erhöhte **Infektionsneigung.** Die Infektionen sind typischerweise nicht nur häufiger, sondern auch schwerer (Gefahr von Sepsis oder ZNS-Beteiligung) und durch ansonsten seltene Erreger verursacht.

Abwehrschwäche bei Zytostatikatherapie ➤ 12.5.2
Abwehrschwäche nach Knochenmarktransplantation ➤ 11.4.2

11.2.3 Lymphknotenvergrößerung

Lymphknotenvergrößerungen *(Lymphome)* können bei Entzündungen vorkommen, etwa ein Anschwellen der Halslymphknoten bei einer Angina tonsillaris oder tastbare Leistenlymphknoten bei einem Erysipel am Fuß. Kennzeichnend für diese **entzündlichen Lymphknotenvergrößerungen** ist, dass die vergrößerten Lymphknoten weich, druckschmerzhaft und gut verschieblich sind. Nach Ausheilen der Entzündung wird der Lymphknoten von selbst wieder kleiner.

Dagegen sind **maligne Lymphknotenvergrößerungen** (➤ Abb. 11.1) in der Regel schmerzlos, hart und schlecht verschieblich („verbacken"). Der Patient bemerkt die Schwellung meist zufällig, etwa beim Blick in den Spiegel während der Rasur. Die Schwellung bleibt über Wochen gleich groß oder wird sogar größer.

Lymphknotenvergrößerungen treten *lokal* (also nur an *einer* Körperregion, z. B. bei lokal begrenzten Entzündungen oder Tumoren) oder *generalisiert* (an weiten Teilen des Körpers, z. B. bei bösartigen Erkrankungen des lymphatischen Systems) auf.

Lymphknotenvergrößerung

Jede nicht durch eine Entzündung oder Infektionskrankheit erklärbare Vergrößerung der Lymphknoten ist verdächtig und muss nach ca. drei Wochen auch bei Beschwerdefreiheit durch eine Lymphknotenentnahme geklärt werden. Nur so kann eine bösartige Erkrankung, z. B. ein M. Hodgkin (➤ 11.7.1), ausgeschlossen werden.

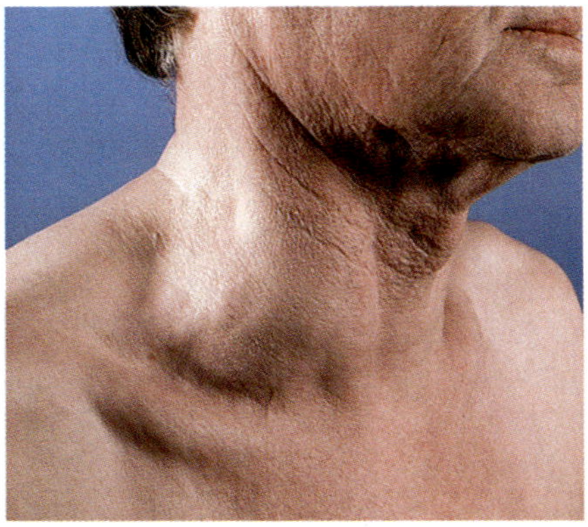

Abb. 11.1 Vergrößerter zervikaler Lymphknoten bei einem Patienten mit Hodgkin-Lymphom [G359-002]

11.3 Diagnostik in der Hämatologie

11.3.1 Anamnese und körperliche Untersuchung

Wichtige Bestandteile der **Anamneseerhebung** in der Hämatologie und hämatologischen Onkologie sind:

- Die Ernährungs- und Arzneimittelanamnese, da etwa eine Fehlernährung für eine Eisenmangelanämie verantwortlich sein kann und bestimmte Arzneimittel die Zellbildung im Knochenmark schädigen können (➤ 11.6.4)
- Die Fragen nach Appetitlosigkeit, Geschmacksstörungen und Abneigungen gegenüber bestimmten Nahrungsmitteln, z. B. Fleisch
- Bei Anämie die Frage nach schwarzem Stuhlgang (Teerstuhl ➤ 7.2.5) und Stärke der Regelblutung, da Blutungen aus dem Magen-Darm-Trakt oder verstärkte Menstruationen *(Hypermenorrhö)* die häufigsten Ursachen einer Anämie sind
- Die Frage nach sog. *B-Symptomen* (ungewollter Gewichtsverlust > 10 % in den letzten sechs Monaten, ungeklärtes Fieber > 38 °C oder Nachtschweiß) auch als **Begleitsymptomatik** (➤ 11.7) und Screening einer möglichen Mangelernährung mit z. B. Nutritional Risk Screnning (NRS).

Die **körperliche Untersuchung** umfasst alle Elemente einer gründlichen allgemein-internistischen Untersuchung. Besonders ist zu achten auf:

- Beurteilung des Ernährungszustands (z. B. anhand des BMI, ➤ 10.8)
- Hautfarbe (Ikterus? Blässe?)
- Kleinste Blutungen, z. B. punktförmige Hautblutungen *(Petechien)* an den unteren Extremitäten
- Lymphknotenvergrößerung in den Achselhöhlen und den Leisten, am Hals und über den Schlüsselbeinen, Milzvergrößerung
- Entzündungen im Einzugsgebiet vergrößerter Lymphknoten
- Blut oder Teerstuhl am Handschuh bei der rektalen Untersuchung.

11.3.2 Blutsenkung

DEFINITION

Blutsenkung *(Blutkörperchensenkungsgeschwindigkeit, Blutsenkungsreaktion,* kurz **BSG,** *BKS* oder *BSR*): Maß für die Sedimentationsgeschwindigkeit der Erythrozyten in ungerinnbar gemachtem Blut.

Durch Zitratzusatz kann die Blutgerinnung verhindert werden, sodass sich die Erythrozyten bei längerem Stehen der Probe am Boden des Gefäßes absetzen. Die **Blutsenkung** gibt an, wie schnell die Erythrozyten sedimentieren. Normal ist eine Absenkung < 20 mm in der ersten Stunde bei Frauen (bei über 50-Jährigen < 30 mm) und < 15 mm bei Männern (bei über 50-Jährigen < 20 mm). In der Schwangerschaft steigt die BSG langsam an und erreicht kurz nach der Geburt etwa das Doppelte des Normalwertes.

Eine erhöhte (beschleunigte) BSG tritt bei infektiösen und nicht-infektiösen Entzündungen, Tumoren, fast allen Anämien und bei Veränderungen der Bluteiweiße auf (➤ Abb. 11.2). Sind die Erythrozyten im Blut vermehrt (**Polyglobulie** ➤ 11.5.7, ➤ 11.8), ist die BSG auf < 1 mm/h verlangsamt.

Die BSG wurde zwar insbesondere in der Infektionsdiagnostik vom CRP (➤ 16.4.2) abgelöst, hat aber als unspezifischer Suchtest nach wie vor ihre Berechtigung.

BSG-Bestimmung ohne lange Wartezeit durchführen (lassen), da längeres Liegen der Probe die Werte verfälscht. Darüber hinaus ist die BSG temperaturabhängig; die üblichen Normwerte beziehen sich auf „normale" Raumtemperaturen von 23 °C. Um falsch hohe Werte zu vermeiden, darf der Ständer zur Bestimmung z. B. nicht in der Nähe der Heizung oder in der Sonne stehen.

11.3.3 Blutbilduntersuchungen

Die **Blutbilduntersuchung** ist eine der häufigsten Laboruntersuchungen. Die Anfertigung aus dem Venenblut erfolgt heute halb- oder vollautomatisch durch **Hämatologie-Analyzer.** Nur in Zweifelsfällen werden die weißen Blutkörperchen in einem gefärbten Blutausstrich manuell ausgezählt. Dabei beurteilt der Arzt gleichzeitig das Aussehen der Zellen.

Unterschieden werden:

- **Kleines Blutbild** *(kleines BB)* aus dem *roten Blutbild* (Hämatokrit, Hämoglobingehalt, Erythrozytenzahl), den daraus abgeleiteten Erythrozytenindizes, der Gesamtleukozyten- und der Thrombozytenzahl
- **Differenzialblutbild** *(Diff BB)* oder *großes Blutbild* (großes BB) mit zusätzlicher Bestimmung der der verschiedenen Leukozytengruppen.

Rotes Blutbild

Die grundlegenden Größen des **roten Blutbildes** sind:

- **Hämatokrit** *(Hkt):* Volumenanteil der Blutkörperchen in % bezogen auf das Gesamtblutvolumen (➤ Abb. 11.3). Er kann in aller Regel mit dem Erythrozytenanteil gleichgesetzt werden, da die Leukozyten normalerweise einen vernachlässigbar geringen Anteil ausmachen. Der Normbereich liegt für Männer bei 36–48 % und für Frauen bei 34–44 %
- **Hämoglobingehalt des Blutes** *(Hb):* Menge des roten Blutfarbstoffes in g pro Liter Blut. Da Hämoglobin ausschließlich in Erythrozyten vorkommt, hängt der Hb-Gehalt des Blutes von der Anzahl der Erythrozyten und vom Hb-Gehalt des einzelnen Erythrozyten ab. Normwert beim Mann 13,6–17,2 g/dl (8,4–10,7 mmol/l), bei der Frau 12–15 g/dl (7,5–9,3 mmol/l)
- **Erythrozytenzahl** *(Erys):* Normwert beim Mann 4,3–5,9 Millionen/µl (= 4,3–5,9/pl) Blut, bei der Frau 3,5–5,0 Millionen/µl (= 3,5–5,0/pl) Blut.

Die Bestimmung der **Retikulozytenzahl** *(Retis)* erfolgt nur auf separate Anforderung, weil vor der (automatischen) Auszählung eine spezielle Färbung nötig ist. Normal sind 0,5–2,0 % der Gesamt-Erythrozyten. Bei einer gesteigerten Blutbildung, etwa nach einem Blutverlust, werden vermehrt junge Erythrozyten aus dem Knochenmark ausgeschwemmt **(Retikulozytose).**

Anämie ➤ 11.5
Polyglobulie ➤ 11.5.7, ➤ 11.8

Erythrozytenindizes

Aus den Grundgrößen errechnen die Hämatologie-Analyzer automatisch die **Erythrozytenindizes,** die insbesondere bei der Differenzialdiagnose der Anämien eine Rolle spielen:

- **Mittleres korpuskuläres Volumen** *(MCV):* Mittleres Volumen eines einzelnen Erythrozyten, Normwert 81–96 µm³
- **Mittleres korpuskuläres Hämoglobin** *(MCH, HbE, Färbekoeffizient):* Durchschnittlicher Hämoglobingehalt des einzelnen Erythrozyten, Normwert 27–34 pg (1,7–2,1 fmol)
- **Mittlere korpuskuläre Hämoglobinkonzentration** *(MCHC):* Durchschnittliche Hämoglobinkonzentration des Erythrozyten, Normwert 32–36 g/dl (19,9–22,3 mmol/l). Die Erythrozyten bestehen also zu rund einem Drittel aus Hämoglobin
- **Erythrozytenverteilungsbreite** *(RDW, red cell distribution width):* Größenabweichung der Erythrozyten in %. Normal sind < 15 %. Ein hoher Wert bedeutet sehr unterschiedlich große Erythrozyten **(Anisozytose).**

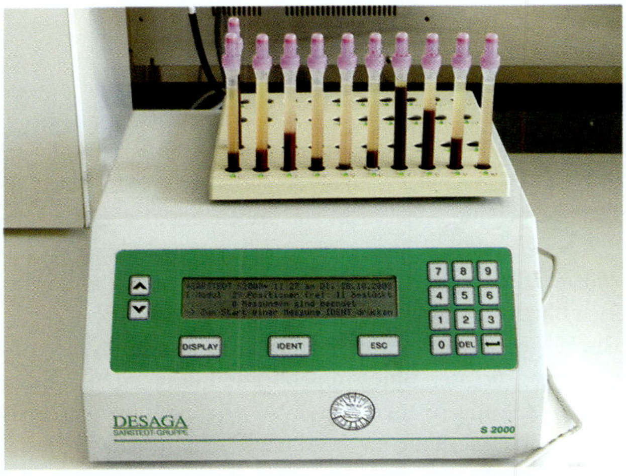

Abb. 11.2 Die BSG kann manuell mittels eines Ständers oder automatisch (hier im Bild ein BSG-Automat) ermittelt werden. Der jeweilige Messwert ist die Grenze zwischen festen und flüssigen Blutbestandteilen. Hier ist z. B. die BSG im Röhrchen ganz rechts stark erhöht. [K115]

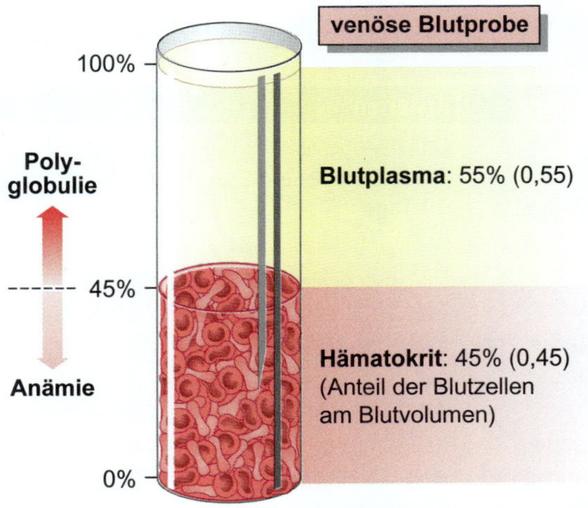

Abb. 11.3 Venöse Blutprobe nach Zentrifugation mit Trennung in Blutplasma (ca. 55 %) und zelluläre Bestandteile (Hämatokrit, ca. 45 %). [L106]

Ein Teil der Geräte bestimmt außerdem den **Prozentsatz hypochromer Erythrozyten** (*%HYPO*, normal 1–5 %). Eine deutliche Erhöhung (> 10 %) gibt Hinweis auf einen Ferritin-Mangel und sollte durch die Bestimmung von Ferritin und Transferrinsättigung weiter abgeklärt werden.

DEFINITION

Der Mangel einer Zellfamilie wird als **-penie** (Leukozytopenie, Erythrozytopenie, Thrombozytopenie), ein Zuviel als **-zytose** (Leukozytose, Erythrozytose, Thrombozytose) und eine Funktionsstörung als **-pathie** (Thrombozytopathie ➤ 11.10.2) bezeichnet.

Weißes Blutbild

Die Gesamtleukozytenzahl beträgt normalerweise etwa 4 000–10 000/µl. Davon sind rund 60 % neutrophile Granulozyten und ca. 35 % Lymphozyten. Eosinophile und basophile Granulozyten sowie Monozyten sind demgegenüber weit seltener (Kap. 16, Differenzialblutbild).

Leukozytose

Bei einer **Leukozytose** beträgt die Leukozytenzahl im peripheren Blut > 10 000/µl. Meist sind die Neutrophilen vermehrt **(Neutrophilie),** z. B. bei einer akuten Infektion oder einem Herzinfarkt. Eine Vermehrung der Eosinophilen **(Eosinophilie)** kommt v. a. bei allergischen und parasitären Erkrankungen vor. Eine **Basophilie** ist z. B. bei der chronisch-myeloischen Leukämie oder den chronischen myeloproliferativen Neoplasien (➤ Tab. 11.6) zu beobachten. Krankheiten, die mit einer **Monozytose** einhergehen können, sind z. B. bestimmte Formen myeloproliferativer Neoplasien, Tuberkulose oder Malaria.

Leukozytopenie

Leukozytopenie *(Leukopenie)* bezeichnet die Verminderung der weißen Blutkörperchen < 4 000/µl (4/nl). Sie kann einzelne oder alle Leukozytengruppen betreffen (➤ Tab. 11.1, ➤ Tab. 11.2). Durch Infektionen lebensbedrohlich ist **Agranulozytose,** hier sind Granulozyten nicht mehr nachweisbar bzw. < 200 Granulozyten/µl Blut (= 0,2/nl).

Tab. 11.1 Risikogruppen auf Grundlage der Leuko- und Granulozytopenie. [4]

Risikogruppe	Kriterien
1 Mittelschwere Immunsuppression/-defizienz	Leukozytopenie < 1×10⁹/l; < 1000/µl Granulozytopenie < 0,5×10⁹/l (< 500/µl) **bis zu 10 Tage**
2 Schwere Immunsuppression/-defizienz	Leukozytopenie < 1×10⁹/l; < 1000/µl Granulozytopenie < 0,5×10⁹/l (< 500/µl) **über mehr als 10 Tage**
3 Sehr schwere Immunsuppression/-defizienz	**Allogene KMT/PBSCT** (= Peripheral Blood Stem Cell Transplantation) in der intensiven Therapiephase (bis zum Engraftment = Regeneration der Granulopoese), **Schwere GVHD** Grad III oder IV unter intensiver Immunsuppression

Tab. 11.2 Einschätzung der Leukozytenveränderungen nach CTCAE. [5]

Schweregrad		Leukozyten (nl)
0	**Kein**	≥ 4,0
1	**Gering**	< 4,0–3,0
2	**Mäßig**	< 3,0–2,0
3	**Schwer**	< 2,0–1,0
4	**Lebensbedrohlich**	< 1,0

Linksverschiebung

Bei einer **Linksverschiebung** gelangen vermehrt „junge" Granulozyten ins Blut (stabkernige ≥ 5 %, ➤ Abb. 11.4). Ist die Linksverschiebung Ausdruck eines erhöhten Zellbedarfs, etwa bei bakteriellen Infektionen, reicht die Linksverschiebung in aller Regel (höchstens) bis zu den Myelozyten. Bei den Leukämien hingegen finden sich mit den Myeloblasten noch jüngere Granulozytenvorstufen im Blut.

Beurteilung der Zellmorphologie

Das Aussehen der Erythrozyten und Leukozyten kann sich im Rahmen bestimmter Krankheiten verändern (➤ Abb. 11.5).

Die Zytologie, d. h. Mikroskopie eines Blut- oder Knochenmarkausstrichs durch einen Hämatologen, stellt eines der wichtigsten diagnostischen Mittel dar. Eine alleinige Bestimmung eines maschinellen Differentialblutbildes ist in vielen Fällen nicht ausreichend.

11.3.4 Blutgruppenbestimmung

Auf der Oberfläche der Erythrozyten befinden sich zahlreiche Antigene, die zu **Blutgruppen(systemen)** zusammengefasst werden. Diese haben enorme Bedeutung in der Transfusionsmedizin, da es bei *blutgruppenunverträglichen* Transfusionen (➤ 11.4.1) zu Antigen-Antikörper-Reaktionen bis zur Zerstörung der Erythrozyten *(Hämolyse)* und anaphylaktischem Schock (➤ 3.4, ➤ 15.1.1) kommen kann. Die Blutgruppenantigene werden vererbt und bleiben während des ganzen Lebens gleich.

AB0-System

Das wichtigste Blutgruppensystem ist das **AB0-System,** da *jeder* Mensch im Plasma hohe Antikörperspiegel gegen die AB-Antigene besitzt, die bei ihm selbst nicht vorhanden sind. Daher kommt es bereits bei der *ersten* Fehltransfusion zu lebensbedrohlichen Transfusionsreaktionen mit Agglutination (Verklumpung) des transfundierten Blutes.

Um bei geplanten Transfusionen Fehlbestimmungen zu vermeiden, werden bei der **Blutgruppenbestimmung** im AB0-System nicht nur die Antigene auf den Erythrozyten durch spezielle Testseren nachgewiesen, sondern es wird umgekehrt auch das Serum des Patienten mithilfe von Testerythrozyten auf das Vorhandensein der „passenden" Antikörper geprüft (➤ Abb. 11.6). Beispielsweise kann eine Blutprobe mit der angeblichen Blutgruppe A nicht den

11

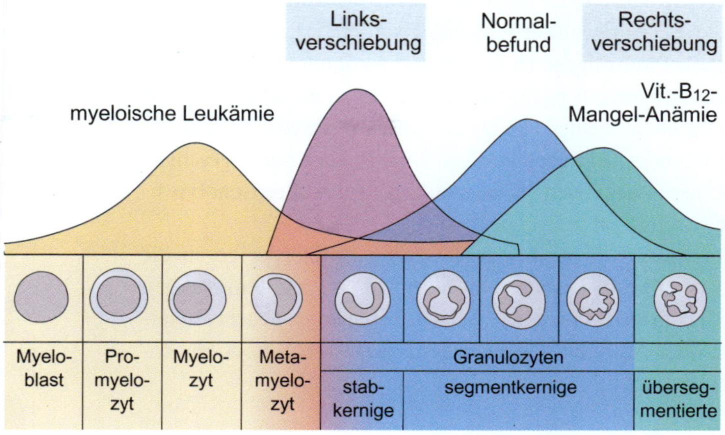

Abb. 11.4 Von links nach rechts sind die einzelnen Entwicklungsstufen der Granulozyten dargestellt. Bei einer Linksverschiebung (z. B. bei Entzündung) gelangen verstärkt stabkernige Granulozyten ins Blut. Bei einer Rechtsverschiebung (z. B. bei der perniziösen Anämie ➤ 11.5.4) kommt es zu einer Überalterung der Granulozyten mit vielen übersegmentierten Granulozyten. [L190]

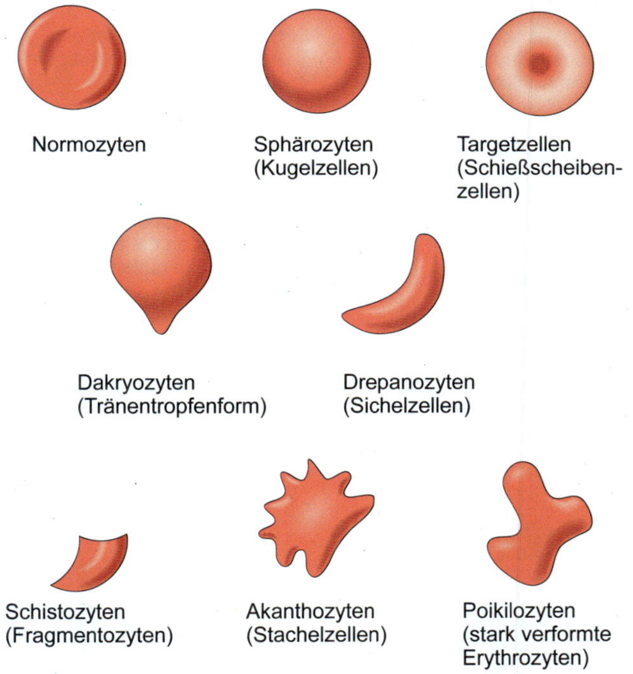

Abb. 11.5 Pathologische Erythrozytenmorphologie (vereinfachte Schemazeichnung). [L190]

Antikörper Anti-A enthalten, da das Blut im Körper des Patienten sonst ständig von selbst agglutinieren würde.

Für eine Blutgruppenbestimmung sind 10 ml zitratfreies Blut erforderlich. Besonders wichtig sind die exakte Beschriftung des Probenröhrchens *und* des Laborscheins mit den Daten des Patienten sowie die Unterschrift des Blut abnehmenden Arztes auf dem Laborschein und in einigen Kliniken auch auf dem Probenröhrchen. Eine Blutgruppenbestimmung ist – außer in extremen Notfällen – wegen der Verwechslungsgefahr auch bei solchen Patienten zu veranlassen, in deren Impfpass oder Blutspendeausweis bereits eine Blutgruppe vermerkt ist.

Rhesus-System

Das **Rhesus-System** umfasst fast 50 Antigene mit **Antigen D** als wichtigstem. 86 % der Bevölkerung haben das D-Antigen und werden als **Rhesus-positiv** *(Rh pos., D pos.)* bezeichnet, 14 % sind **Rhesus-negativ** *(Rh neg., D neg.)*. In der Routinediagnostik sind ferner noch die Antigene C, c, E und e von Bedeutung.

Es gibt schwache Formen (**weak D,** D^u, D^{weak}) sowie qualitativ veränderte Varianten (**partielles D,** *partial D,* am wichtigsten: D^{VI}) des Antigens D. Patienten mit weak D sind als Spender und Empfänger Rhesus-positiv, Patienten mit partiellem D als Spender Rh-positiv und als Empfänger Rh-negativ, da sie Antikörper gegen Antigen D bilden.

Blutgruppe	Häufigkeit	Testserum mit Antikörpern			Testerythrozyten		
		Anti-A	Anti-B	Anti-A+B	A	B	0
A	44 %	Agglutination	Keine Agglutination	Agglutination	Keine Agglutination	Agglutination	Keine Agglutination
B	10 %	Keine Agglutination	Agglutination	Agglutination	Agglutination	Keine Agglutination	Keine Agglutination
AB	4 %	Agglutination	Agglutination	Agglutination	Keine Agglutination	Keine Agglutination	Keine Agglutination
0	42 %	Keine Agglutination	Keine Agglutination	Keine Agglutination	Agglutination	Agglutination	Keine Agglutination

Agglutination Keine Agglutination

Abb. 11.6 Blutgruppenbestimmung und Häufigkeitsverteilung der vier Blutgruppen nach dem AB0-System für die deutsche Bevölkerung. [A400]

11

Bei der Schreibweise ist heute die **CDE-Nomenklatur** Standard, bei der alle drei Antigene berücksichtigt werden (z. B. CcD. ee, CCD. ee, CcddEe). Die Antigene D, C, c, E und e können durch entsprechende Antikörpertests nachgewiesen werden, d bisher nicht (es ist definiert durch das Fehlen von D). Da rhesus-positive Personen den Genotyp DD oder Dd haben können, wird D. oder nur D geschrieben. Bei rhesus-negativen Menschen hingegen ist der Genotyp sicher und wird mit dd bezeichnet.

Im Gegensatz zum AB0-System werden Antikörper gegen die Antigene des Rhesus-Systems erst *nach* Kontakt mit dem Antigen gebildet (Fehltransfusion sowie Geburt, Fehlgeburt, Fruchtwasserpunktion oder Abtreibung eines Rhesus-positiven Kindes bei Rh-negativer Mutter).

Kell-System

Als drittes wird noch das **Kell-System** *(Kell-Cellano-System)* routinemäßig bestimmt. Wichtigste der über 30 Antigene sind die **Antigene K** und **k.** 92 % der deutschen Bevölkerung sind **kell-negativ** (kk), 8 % **kell-positiv** (7,8 % Kk und 0,2 % KK). Antikörperbildung ist sowohl gegen das Merkmal K als auch gegen das Merkmal k möglich. k ist zwar weniger immunogen als K, tranfusionsmedizinisch aber das größere Problem, da bei Menschen mit Anti-k nur 0,2 % der Bevölkerung als Spender in Betracht kommen.

Antikörpersuchtest

Neben den drei dargestellten existieren noch ca. 20 weitere Blutgruppensysteme. Deren Antigene sind nur schwach immunogen und werden deshalb nicht einzeln, sondern zusammen ausgetestet.

Durch den **Antikörpersuchtest** wird das Vorhandensein so genannter **irregulärer** *(nicht natürlicherweise vorkommender)* **Antikörper** gegen diese Systeme ausgeschlossen. Der Antikörpersuchtest ist Bestandteil jeder Blutgruppenbestimmung sowie der Schwangerenvorsorge. Außerdem wird er bei jeder Verträglichkeitsprobe wiederholt, falls der letzte Antikörpersuchtest älter ist als drei Tage (in definierten Ausnahmen sieben Tage).

Der Antikörpersuchtest besteht in der Regel aus einem indirekten Coombs- oder einem vergleichbaren Test. Die Antigene der Testerythrozyten (und damit die zu suchenden Antikörper) sind dabei genau definiert, sie umfassen u. a. C, c, D, E, e, K, k, Fya, Fyb, Jka, Jkb, M, N, S, s. Bei positivem Antikörpersuchtest folgen weitere Untersuchungen zur Antikörperdifferenzierung.

Coombs-Test

Der **Coombs-Test** *(Antiglobulintest, Antihumanglobulintest, AHG-Test)* dient dem Nachweis *inkompletter Antikörper* gegen menschliche Erythrozyten (➤ Abb. 11.7):

- Der **direkte Coombs-Test** weist inkomplette Antikörper *auf den Erythrozyten* nach (etwa nach Transfusionszwischenfällen oder bei einer autoantikörperbedingten hämolytischen Anämie ➤ 11.5.5)
- Will man hingegen wissen, ob das Serum *freie* inkomplette Antikörper gegen Erythrozyten enthält, wird der **indirekte Coombs-Test** durchgeführt (etwa bei Antikörpersuchtest oder Verträglichkeitsprobe).

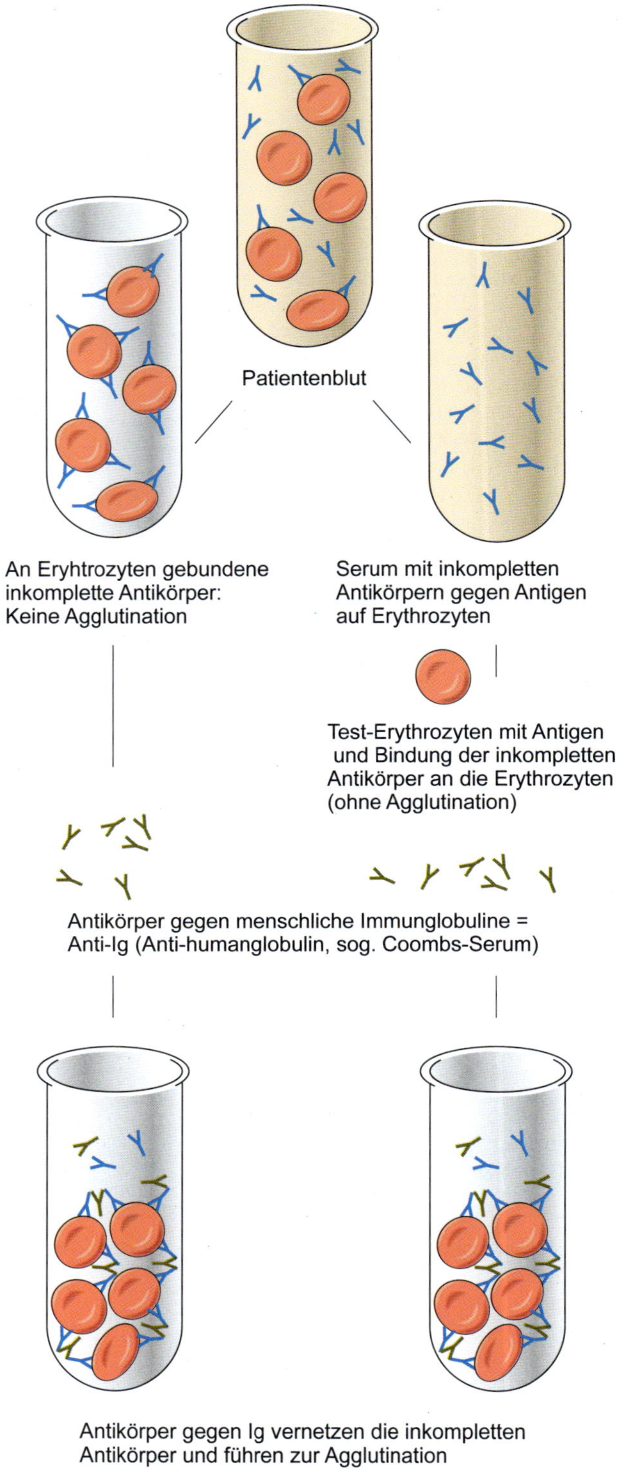

Abb. 11.7 Direkter und indirekter Coombs-Test. Inkomplette Antikörper können die Erythrozyten nicht alleine agglutinieren, hierzu ist Zugabe von Antihumanglobulin (AHG) nötig. [L190]

Serologische Verträglichkeitsprobe

Die **serologische Verträglichkeitsprobe** *(Kreuzprobe)* soll seltene irreguläre Antikörper und AB0-Vertauschungen bzw. -Fehlbestimmungen gegen die aktuell zu transfundierende Blutkonserve ausschließen.

Obligater Bestandteil ist der **Majortest,** bei dem Empfängerserum mit Spendererythrozyten vermischt wird. Es darf dabei keine Agglutination auftreten. Der **Minortest,** bei dem Empfängererythrozyten und Spenderserum vermischt werden, kann je nach Spendervortestung entfallen.

Für die serologische Verträglichkeitsprobe werden Spenderblut sowie 5–10 ml zitratfreies Empfängerblut benötigt. Dieses muss dem Patienten speziell dafür abgenommen werden. Die Verwendung des Blutes, aus dem die Blutgruppe bestimmt wurde, ist nicht zulässig. Die Verträglichkeitsprobe ist nur für drei, unter bestimmten Bedingungen sieben Tage gültig. Wurde die Blutkonserve bis dahin nicht transfundiert, muss die Probe wiederholt werden.

Bedside-Test

Unmittelbar vor *jeder* Transfusion muss der Arzt dem Patienten nochmals Blut abnehmen und dessen Blutgruppe im **Bedside-Test** (*AB0-Identitätstest* ➢ Abb. 11.8) überprüfen. Die Bezeichnung „Bedside"-Test rührt daher, dass der Test am Patientenbett und nicht im Labor durchgeführt wird.

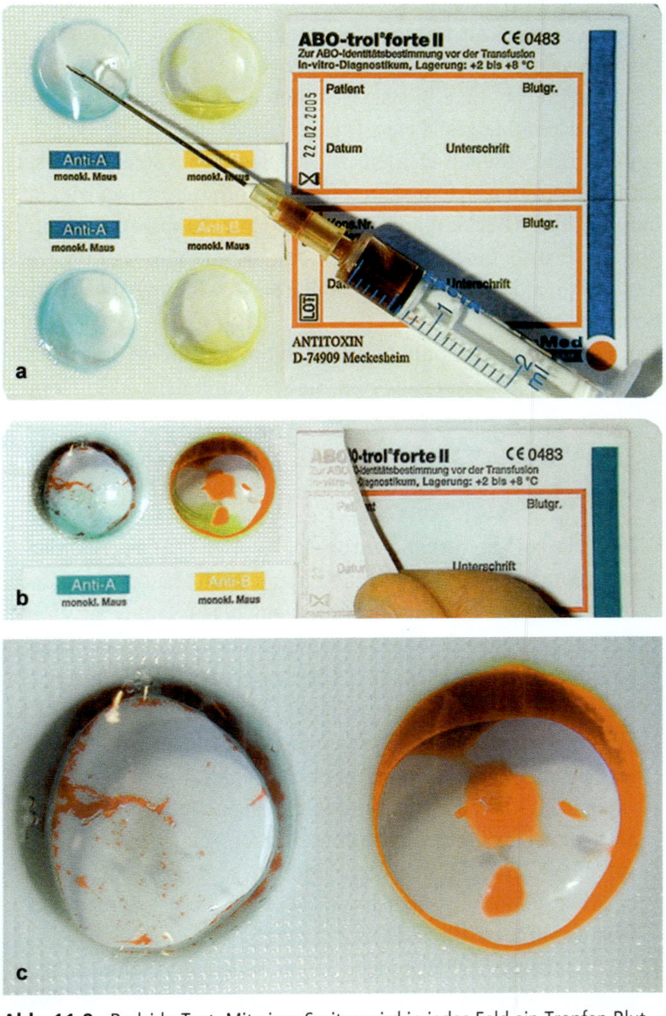

Abb. 11.8 Bedside-Test. Mit einer Spritze wird in jedes Feld ein Tropfen Blut gegeben, das Antiserum ist bereits unter der Folie enthalten. Nach leichtem Schwenken kann das Ergebnis nach 10 Sekunden abgelesen werden. Diese Patientinnen haben die Blutgruppe A. [V334]

Die Blutgruppe des Spenders wird bei Fremdblut vom Labor geprüft und garantiert, aber zur Dokumentation oft mitbestimmt. Bei Eigenbluttransfusionen müssen hingegen alle Eigenblutpräparate getestet werden.

Material

- Blutgruppen-Dokumentationskarte, entweder mit vom Hersteller aufgetragenem Anti-Serum oder zusätzlich Fläschchen-Satz mit Anti-Serum (Anti-A, Anti-B, Anti-AB, evtl. Anti-D)
- Alles zur venösen Blutentnahme (mit normaler Spritze)
- Ggf. Gegenstand zum Verrühren der Blutprobe (z. B. Glasampulle oder Kanülenschutz) und unsterile Tupfer.

Dokumentiert wird das Ergebnis heute meist durch Einkleben des Selbstklebeetiketts der Testkarte in die Patientenakte. Die Testfelder selbst werden bis mindestens 24 h nach der Transfusion aufbewahrt und können dann vernichtet werden.

Bedside-Test

Anti-Seren für den Bedside-Test bzw. Testkarten im Kühlschrank aufbewahren.

11.3.5 Gerinnungstests

D-Dimere ➢ 5.9.3

Basistests der Blutgerinnung sowohl anlässlich einer Krankenhausaufnahme als auch bei Verdacht auf Blutgerinnungsstörungen sind:

- **Quick-Test** *(Thromboplastinzeit, Prothrombinzeit):* Der Quick-Test (➢ Abb. 11.9) ist ein Globaltest für das *exogene System,* d. h. insbesondere die Faktoren I, II, V, VII und X. Mit Zitrat versetztes Blut wird mit Gewebsthrombokinase und Kalzium vermischt und dadurch die Gerinnungskaskade in Gang gebracht. Die Dauer bis zur Gerinnung wird gemessen und bezogen auf eine Standardzeit in Prozent angegeben. Da die beim Quick-Wert getesteten Gerinnungsfaktoren in der Leber gebildet werden, prüft er nicht nur die Gerinnung, sondern auch die Syntheseleistung der Leber. Normal sind 70–120 %. Wegen der Methodenabhängigkeit sind die Quick-Werte verschiedener Labors schlecht vergleichbar. Daher wird bei der Kontrolle einer Cumarintherapie (➢ Pharma-Info 5.5) die *International normalized ratio,* kurz **INR,** bevorzugt, bei der diese Unterschiede durch einen Korrekturfaktor ausgeglichen werden. Normal ist eine INR von 1,0. Je stärker die Gerinnung herabgesetzt ist, desto niedriger ist der Quick und desto höher die INR. Die therapeutischen Zielwerte hängen von der Indikation zur Antikoagulation ab (z. B. nach Beinvenenthrombose oder bei Vorhofflimmern Quick-Wert 25–35 %, INR 2–3)
- **Partielle Thromboplastinzeit** *(PTT, aPTT):* Zitratplasma wird mit Kalzium und einer speziellen Verbindung, die den Plättchenfaktor simuliert, vermischt und die Gerinnungszeit gemessen. Die PTT (➢ Abb. 11.9) ist ein Globaltest des *endogenen Systems* und damit der Faktoren I, II, V, VIII, IX, X, XI und XII.

Tab. 11.3 Einteilung in Schweregrade bei Veränderungen der Thrombozyten nach CTCAE. [5]

Schweregrad		Thrombozyten (nl)
0	**Kein**	≥ 100
1	**Gering**	normal – 75
2	**Mäßig**	< 75–50
3	**Schwer**	< 50–25
4	**Lebensbedrohlich**	< 25

Der Normwert liegt bei ca. 30–40 s. Sie wird auch bei der Überwachung einer Vollheparinisierung eingesetzt

- **Thrombozytenzahl:** Normal sind 150 000–400 000 Thrombozyten/µl Blut (150–400/nl). ➤ Tab. 11.3 zeigt die Schweregrade bei Veränderungen der Thrombozyten.

Zur Bestimmung der **Thrombinzeit** *(Plasmathrombinzeit, PTZ)* wird die Gerinnungszeit nach Zusatz von Thrombin zu Zitratplasma gemessen (normal 17–24 s). Die Thrombinzeit dient vor allem zur Kontrolle der Vollheparinisierung.

Die **Blutungszeit** testet die Thrombozytenfunktion. Es ist die Zeit, die vom Setzen einer definierten Verletzung bis zum Blutungsstillstand unter reproduzierbaren Bedingungen vergeht. Normal sind 120–300 s (2–5 min). Negativ ist, dass die Blutungszeit stark vom Untersucher abhängig ist. Deshalb wird bei Verdacht auf Thrombozytenfunktionsstörungen oft die **In-vitro-Blutungszeit** bestimmt: Blut wird in eine ganz dünne Kapillare gesaugt und gemessen, wie lange es dauert, bis die Kapillare nicht mehr durchgängig ist.

In den meisten Häusern werden für Gerinnungstests die Spezialröhrchen des Monovetten®- oder Vacutainer®-Systems verwendet, die bereits Zitrat enthalten. Da nur ein bestimmtes Verhältnis zwischen Zitrat und Blut zuverlässige Ergebnisse gewährleistet, müssen die Röhrchen für Gerinnungstests immer genau bis zur Markierung mit Blut gefüllt sein.

Beim **Rumpel-Leede-Test** legt man dem Patienten eine Blutdruckmanschette um den Oberarm und pumpt sie für 5 min 10 mmHg über den diastolischen Blutdruck auf. Punktförmige Hautblutungen (Petechien) distal der Stauung sprechen bei normaler Thrombozytenzahl für eine Blutungsneigung infolge Gefäßstörung (➤ 11.10).

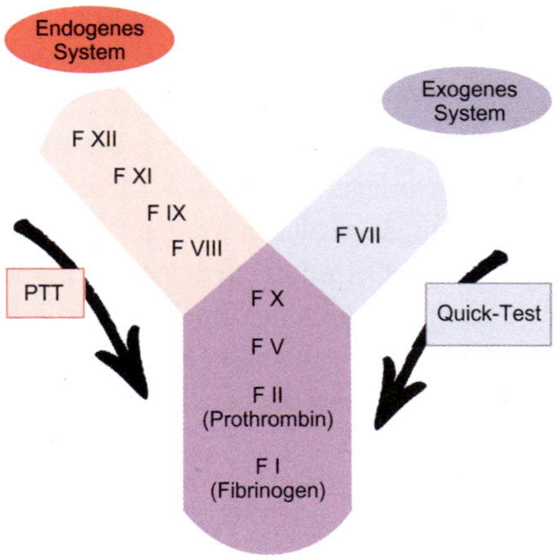

Abb. 11.9 Überblick über die Gerinnungskaskade und die bei Quick-Test/INR und PTT geprüften Gerinnungsfaktoren. [L157]

11.3.6 Knochenmarkpunktion und -biopsie

Eine **Knochenmarkpunktion** oder **-biopsie** ist angezeigt, wenn bei hämatologischen Erkrankungen eine exakte Diagnosestellung aus dem Blut nicht möglich oder bei onkologischen Erkrankungen fraglich ist, ob Tumorzellen bereits in das Knochenmark gelangt sind. Weiterhin wird sie zur Verlaufs- und Therapiekontrolle z. B. bei Leukämien eingesetzt.

- Zum einen kann durch eine Nadel das flüssige rote Knochenmark (Knochenmarkblut) *aspiriert* werden, was die Untersuchung der Zellen darin erlaubt **(Knochenmarkaspirationszytologie);** zusätzlich zur Zytologie erfolgen auch, je nach hämatologischer Fragestellung, genetische Untersuchungen aus dem Knochenmark-Aspirat
- Zum anderen kann die mit einer *Stanzbiopsie* gewonnene Gewebeprobe (also Blutzellen, Knochen, Gefäße) histologisch beurteilt werden **(Knochenmarkhistologie).**

Ob eine *Aspiration* oder *Biopsie* durchgeführt wird, hängt von der Fragestellung ab. Eine Biopsie ist außerdem erforderlich, wenn die Punktion kein Material liefert *(Punctio sicca).*

Beim Erwachsenen werden in aller Regel am hinteren Beckenkamm Aspirationszytologie und Biopsie unmittelbar nacheinander durchgeführt **(Beckenkammpunktion** und **-biopsie).** Die Punktion des Brustbeins **(Sternalpunktion)** hat ein höheres Komplikationsrisiko und ermöglicht zudem nur die Gewinnung einer Aspirationszytologie.

Eine Knochenmarkpunktion oder -biopsie erfordert das schriftliche Einverständnis des Patienten. Sie kann ambulant oder stationär erfolgen.

Vorbereitung

- **Materialvorbereitung** (➤ Abb. 11.10): Ggf. Clipper, Hautdesinfektionsmittel, Lokalanästhetikum, je nach Haus/Untersucher etwa 4 einfache Objektträger (auf saugfähigem Papier auf einem Tablett angeordnet), 4–8 Objektträger mit Namensfeld, plangeschliffene Deckgläschen (zum Übertragen der Markbröckel), 5-ml-Spritze mit 2 ml Natriumcitrat, Abwurfbehälter, Sandsack. Steriles Material: 10-ml-Spritzen mit Kanülen, Skalpell für evtl. Hautschnitt, Handschuhe, Lochtuch, Tupfer, Verbandmaterial (möglichst Klebeverband mit breitflächiger Auflage), *Yamshidi-Stanznadel* für die Beckenkammpunktion/-biopsie (bzw. entsprechende Nadel für die Sternalpunktion). Im Falle einer Knochenmarkbiopsie zusätzlich verschließbarer Glaszylinder oder Plastikröhrchen mit Fixierungslösung
- **Vorbereitung des Patienten:** Patient bitten, noch einmal die Blase zu entleeren. Punktionsstelle rasieren. Je nach Arztanordnung Prämedikation, z. B. Midazolam (etwa Dormicum®), verabreichen. Sehr selten wird die Punktion unter Kurznarkose durchgeführt

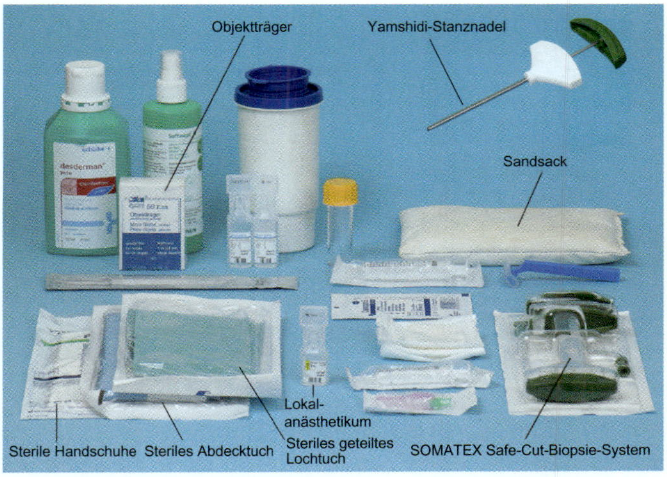

a Materialien. Rechts oben Yamshidi-Stanznadel, die eine Biopsie (durch Eindrehen der Nadel ohne Mandrin) wie auch eine Punktion (durch Aufsetzen einer Spritze) erlaubt.

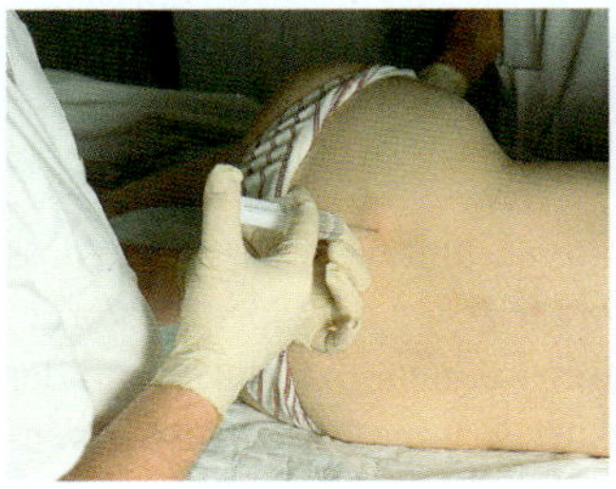

b Nach Desinfektion der Punktionsstelle folgt die Lokalanästhesie bis zum Periost.

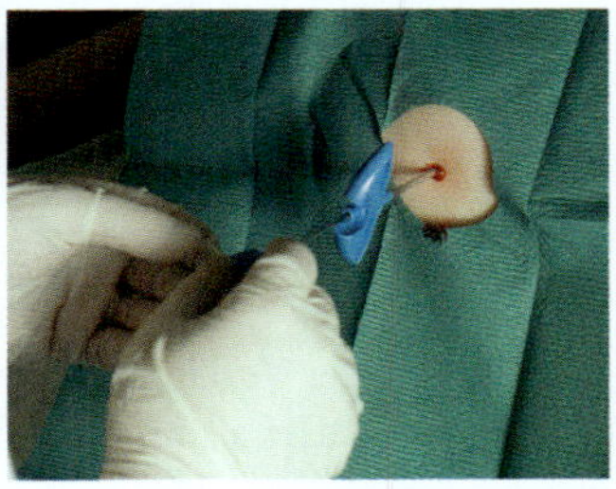

c Nach Stichinzision und „Eindrehen" der Yamshidi-Nadel wird die Biopsie entnommen. Zur Aspiration wird eine Spritze aufgesetzt.

Abb. 11.10 Set zur Knochenmarkpunktion, hier zur Beckenkammbiopsie mit der Yamshidi-Stanznadel. [K115]

- **Positionierung des Patienten:** Patienten für die Beckenkammpunktion in Bauchlage mit einer Rolle unter dem Bauch (oberhalb der Symphyse) oder in Seitenlage mit angewinkelten Knien bringen. Für die Sternalpunktion: flache Rückenlage
- Überwachung der Vitalzeichen.

Durchführung

Die Durchführung der Knochenmarkpunktion/-biopsie ist Aufgabe des Arztes. Die Pflegenden betreuen den Patienten und reichen evtl. Material an.

Nachbereitung

- Punktionsstelle komprimieren, danach Pflasterverband anlegen und Patienten auf einen Sandsack positionieren bzw. Sandsack auflegen
- Auf Nachblutungen achten und Patient informieren, sich bei Blutungen und Schmerzen zu melden
- Patienten Bettruhe nach Arztanordnung (meist 1–2 h) zur Komprimierung der Punktionsstelle einhalten lassen
- Nach einer Kurznarkose Vitalzeichen, Ausscheidung kontrollieren und Patienten noch 2 h nüchtern lassen
- Verband nach 24 h entfernen bzw. wenn notwendig erneuern.

Untersuchungsbefund

Pathologische Befunde sind z. B.:

- Verschiebung der Mengenverhältnisse der Zellen untereinander, Vermehrung oder Verminderung der Zellen der Erythro-, Granulo- oder Thrombozytopoese
- Physiologischerweise nicht zum Knochenmark gehörende Zellen, z. B. Tumorzellen
- **Hyperzellularität:** Pathologischer Zellreichtum (durch Wucherung einzelner/mehrerer Knochenmarkzellreihen), z. B. bei Leukämien (➤ 11.6.1, ➤ 11.6.2, ➤ 11.6.3) oder den chronischen myeloproliferativen Neoplasien (➤ 11.8)
- **Knochenmarkaplasie,** d. h. Verminderung der Blutzellbildung aller Reihen, etwa nach bestimmten Arzneimitteln oder Strahlenbehandlung.

11.4 Therapiemaßnahmen in der Hämatologie

11.4.1 Blutprodukte

Bei Patienten mit Blut- oder Tumorerkrankungen, Gerinnungsstörungen oder Blutverlusten ist nicht selten die Gabe von **Blutprodukten** *(Blutpräparaten)* erforderlich. Die hierfür gebräuchliche Bezeichnung **Transfusion** (lat. transfusio = das Hinübergießen) stammt aus einer Zeit, als Vollblut direkt vom Spender auf den Empfänger übertragen wurde.

Risiken durch Blutprodukte

Auch wenn Blutprodukte in Deutschland vergleichsweise sicher sind, bergen sie Risiken für den Patienten und werden daher nur nach strenger Indikationsstellung eingesetzt.

Unverträglichkeitsreaktionen und Immunisierung

Blutprodukte enthalten Zellen und Eiweiße fremder Spender. Bis heute ist nur ein Teil der zu **Unverträglichkeitsreaktionen** führenden Antigene bekannt, und von diesen können nur die wichtigsten vor der Gabe von Blutpräparaten getestet werden. Unverträglichkeitsreaktionen gefährden den Patienten zum einen akut. Zum anderen besteht bei jeder Gabe von Blutprodukten auch die Gefahr einer **Immunisierung,** die den Erfolg späterer Transfusionen, aber auch die Erfolgschancen einer späteren Organtransplantation vermindert.

Übertragung von Infektionen

Bei einigen Blutprodukten besteht die Gefahr, **Infektionserreger** zu übertragen. Besonders bedrohlich sind Hepatitis- und HI-Viren (➤ 8.4.1 bzw. ➤ 15.4.1). Anamnese und Untersuchung aller Blutspender sowie eine Testung des Spenderblutes auf Antikörper gegen HIV-1/2, HBc, HCV und Treponema pallidum (➤ 16.5.21) sowie HBs-Antigen, Erbsubstanz von HCV und HIV-1 sollen das Risiko minimieren [1]. Viele Hersteller führen außerdem freiwillig weitere Untersuchungen durch.

Bei einem Teil der Blutprodukte können die Viren heute mit einem Höchstmaß an Sicherheit inaktiviert werden, für andere ist eine mehrmonatige **Quarantänelagerung** *(Sperrlagerung)* vorgeschrieben, bis eine zweite Untersuchung des Spenders auf Viren negativ war. Außerdem besteht für angewendete Blutprodukte und Plasmaderivate zum Zwecke der Rückverfolgung (z. B. bei Infektion durch ein Blutprodukt) eine patienten- und präparatebezogene **Chargendokumentationspflicht** (Name, Charge und Dosierung des Präparats, Hersteller, Datum der Anwendung, Empfängerdaten).

Infektionsgefahr durch Blutprodukte

Das Risiko einer Virusinfektion durch Blutprodukte ist heute in Deutschland minimal. Schätzungen zufolge liegt es für Hepatits-B-Viren unter 1 : 500 000, für HIV und Hepatitis-C-Viren unter 1 : 1 Million [1].

Stoffwechselentgleisungen

Auch **Stoffwechselentgleisungen,** z. B. eine Zitratvergiftung mit Azidose durch das in den Blutkonserven enthaltene Zitrat oder eine Hyperkaliämie und Gerinnungsstörungen durch Hämolyse, können auftreten, insbesondere nach der Übertragung größerer Mengen von Plasma oder Erythrozytenkonzentraten.

Arten von Blutprodukten

Die im Folgenden beschriebenen Arten von Blutprodukten stehen zur Verfügung. Hinzu kommen spezielle oder modifizierte Verfahren, etwa die vor allem in der Chirurgie wichtige **Eigenbluttransfusion** bei planbaren Operationen [1, 2].

Erythrozytenkonzentrate

Erythrozytenkonzentrate (*EK* ➤ Abb. 11.11) werden aus Vollblut oder mithilfe von Zellseparatoren **(maschinelle Apherese)** gewonnen und sind bei Aufbewahrung in geeigneten Kühlschränken 4–7 Wochen haltbar.

Standard sind **leukozytendepletierte EKs** mit geringem Restgehalt an Leukozyten, Thrombozyten und Plasma, sodass das Risiko einer Immunisierung und einer Infektion mit zellständigen Viren verhältnismäßig niedrig ist. Mehrmaliges Aufschwemmen der Erys in NaCl- oder Additivlösung und Abzentrifugieren reduziert Restthrombozyten und -plasma weiter **(gewaschene EKs).** Bei **bestrahlten EKs** verhindert die Bestrahlung, dass immunkompetente Restlymphozyten im EK Empfängergewebe angreifen (Graft-versus-host-Reaktion ➤ 11.4.2). Beide sind besonderen Indikationen vorbehalten. Einige wenige Blutbanken halten aufwendig herzustellende, aber lange haltbare **kryokonservierte EKs** mit seltenen Blutgruppen vor.

Erythrozytenkonzentrate werden bei akutem Blutverlust oder Anämie gegeben. Die „Grenze" liegt etwa bei einem Hb von 7–8 g/dl, genaue Zahlenwerte sind aber nicht möglich, da diese von der Geschwindigkeit des Verlustes, der Indikation und den Begleiterkrankungen des Patienten abhängt. Erythrozytenkonzentrate werden immer AB0-gleich (in Notfällen AB-kompatibel = AB-verträglich) und unter Berücksichtigung des Rhesus- und bei Frauen vor der Menopause möglichst auch des Kell-Systems transfundiert. AB0-kompatible Erythrozytentransfusion bedeutet, dass die Blutgruppe der Spenderkonserve so ausgewählt werden muss, dass beim Empfänger keine AB0-Antikörper gegen den Spender vorliegen, die zu einer Verklumpung führen können. Ein Patient mit der Blutgruppe A darf also neben Blut der Gruppe A (= blutgruppengleiche Transfusion) nur noch Blut der Gruppe 0 erhalten (= AB-kompatibel, Erythrozyten der Blutgruppe 0 haben keine AB-Antigene). 1 EK steigert den Hb beim Erwachsenen um ca. 1 g/dl.

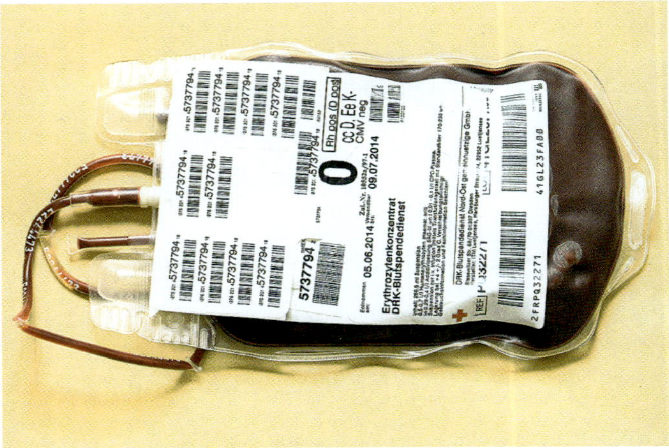

Abb. 11.11 Blutkonservenbeutel. Das Etikett enthält die genaue Blutgruppe, den Ort der Herstellung und eine Liste der zugesetzten (Konservierungs-)Stoffe. Die zwei blutgefüllten Schläuche wurden zum Füllen des Beutels benötigt und sind jetzt verschlossen. Die beiden mit einer Folienkappe versehenen Schlauchenden dienen dem Anschluss des Transfusionsbesteckes. [K115]

Thrombozytenkonzentrate

Thrombozytenkonzentrate *(TK)* werden aus Vollblut *(Buffy-coat-TK),* gepoolt von 4–6 Vollblutspendern, oder durch Thrombozytapherese *(Apherese-TK)* eines Einzelspenders gewonnen. Letztere haben ein geringeres Immunisierungsrisiko. Bestrahlung ist wie bei EKs möglich. TKs sind in speziellen Kunststoffbeuteln und unter ständiger gleichförmiger Bewegung (in Spezialschränken) maximal fünf Tage haltbar.

Indikationen sind schwere Thrombozytopenien oder Thrombozytenfunktionsstörungen. Thrombozytenkonzentrate werden wegen ihres Rest-Ery-Gehalts möglichst AB0- und rhesuskompatibel transfundiert. Eine therapeutische Einheit (= 1 Einzelspender-Apherese-TK oder 1 Pool-TK) steigert die Thrombozytenzahl beim Erwachsenen um ca. 30/nl.

Granulozytenkonzentrate

Granulozytenkonzentrate *(GK)* werden durch Apherese nach medikamentöser Vorbehandlung der Spender gewonnen, bestrahlt und innerhalb weniger Stunden nach Herstellung transfundiert. Ihre Indikation sind (schwere) Infektionen bei gleichzeitiger Granulozytopenie ≤ 500/µl Blut, die sich nicht innerhalb der nächsten Tage bessern wird. Die Präparate werden AB0- und rhesuskompatibel gegeben.

Gefrorenes Frischplasma

Gefrorenes Frischplasma *(GFP, FFP)* kann aus Vollblut oder durch Apherese gewonnen werden. *Einzelspenderplasma* unterliegt der

Quarantänelagerung, bei *Poolplasma* werden Verfahren zur Virensuche sowie -inaktivierung eingesetzt. Gefrorenes Frischplasma enthält alle Gerinnungs- und Fibrinolysefaktoren und deren Inaktivatoren und wird gegeben z. B. bei Verbrauchskoagulopathie, einem Mangel an den Gerinnungsfaktoren V und XI (für die es noch keine Einzelfaktorpräparate gibt) oder nach Plasmaaustausch. Die Präparate werden blutgruppengleich oder zumindest -kompatibel transfundiert.

Präparate zum Ersatz einzelner Plasmabestandteile

Präparate zum Ersatz einzelner Plasmabestandteile sind Fertigarzneimittel zur blutgruppenunabhängigen Gabe. Alle werden aus Poolplasma gewonnen, auf Viren getestet und Verfahren zur Virusinaktivierung unterzogen.

- **Humanalbumin** wird bei Volumen- oder Albuminmangel sowie bei Plasamaaustausch gegeben. Humanalbumin muss lichtgeschützt gelagert werden, je nach Angaben des Herstellers bei Raumtemperatur oder im Kühlschrank
- **Immunglobuline** dienen der passiven Immunisierung (➤ 16.1.3). Sie werden unterteilt in:
  - **Normale Immunglobuline**
  - **Spezifische Immunglobuline** mit einem besonders hohen Gehalt bestimmter Antikörper, z. B. gegen den Rhesusfaktor D (etwa Rhophylac®), gegen Hepatitis-A- oder -B-Viren (etwa Hepatitis-B-Immunoglobulin Behring®) oder gegen Tetanus (etwa Tetagam P®)
- **PPSB** (*Prothrombinkomplex*, z. B. PPSB-human SD/Nano®) enthält die Gerinnungsfaktoren II, VII, IX und X. Diese werden alle in der Leber produziert, entsprechend wird PPSB vor allem bei Blutungen infolge von Vitamin-K-Mangel, Cumarinüberdosierung oder Lebererkrankungen gegeben
- Bei den **Einzelfaktorkonzentraten** am häufigsten verwendet werden diejenigen für die Faktoren I (Fibrinogen), VII, VIII, VIII/von-Willebrand-Faktor, IX, XIII und Antithrombin III. Sie werden bei Einzelfaktormangel verabreicht, teilweise auch gentechnisch hergestellt (sog. rekombinante humane Faktoren) und sind dann frei von Infektionsrisiken. Eine Einheit/kg Körpergewicht lässt den betreffenden Faktor im Plasma um 1–2 % steigen.

Vorbereitung einer Transfusion

Im Folgenden wird die Transfusion eines Erytrozytenkonzentrats beschrieben. Für andere Blutprodukte müssen evtl. noch weitere Voraussetzungen für die Transfusion geschaffen werden (hausinterne Richtlinien beachten).

Aufwärmen der Konserve

In aller Regel werden die gekühlten Blutkonserven im Blutdepot (Labor) bis auf Zimmertemperatur erwärmt, bevor sie an die Station abgegeben werden.

Nur in Ausnahmefällen, z. B. unterkühlten Patienten oder Vorliegen von Kälteantikörpern, werden Blutkonserven auf max. 37 °C erwärmt (Arztanordnung). Um eine Hämolyse zu vermeiden, darf das Aufwärmen nur mit speziellen *Blutwärmegeräten*, z. B. Barkey autocontrol erfolgen.

Transfusionsbesteck anschließen

Hat die Konserve die richtige Temperatur, wird das Transfusionsbesteck angeschlossen und dabei eine Sicherheitsüberprüfung durchgeführt:

- Arbeitsfläche desinfizieren
- Benötigte Materialien bereitlegen: Händedesinfektionsmittel, Infusionsständer, Blutkonserve mit Begleitpapieren, Transfusionsbesteck (mit Standardfilter, Porengröße 170–230 µm)
- Sicherheitsüberprüfung durchführen: Angaben auf der Konserve mit denen der Begleitpapiere und der Patientenunterlagen vergleichen (Personalien des Patienten, Blutgruppe und Rhesusfaktor, Ergebnis der Kreuzprobe, Registriernummer der Konserve und der Begleitpapiere, Herstellungsdatum der Konserve und Verfallsdatum, besondere Anforderungen wie etwa Bestrahlung oder negative Testung auf das Zytomegalie-Virus). Evtl. Unstimmigkeiten müssen erst zweifelsfrei geklärt werden, bevor die Konserve verwendet werden darf. Danach Konservenbeutel auf Beschädigungen und Konserve auf Farbveränderungen (z. B. hellrot oder fast schwarz) prüfen. Im Zweifelsfall entscheidet der Arzt über die Freigabe der Konserve
- Hygienische Händedesinfektion durchführen
- Beutel flach hinlegen, Folienkappe bzw. Lasche am Konservenbeutel öffnen und Dorn der Transfusionsleitung schräg in den Konservenbeutel einstechen (Tropfkammer steht auf dem Kopf)
- Rollenklemme schließen, Konservenbeutel aufhängen, Spiegel in der Tropfkammer einrichten
- Rollenklemme öffnen, Transfusionsleitung langsam luftfrei füllen und Schlauchklemme wieder schließen
- Transfusionsprotokoll vorbereiten
- Über den Transfusionszugang dürfen neben dem Blutprodukt und Kochsalzlösung keine anderen Infusionen oder Arzneimittel gegeben werden
- Die Transfusion des Blutprodukts muss innerhalb von 6 Stunden abgeschlossen sein.

Vorbereitung des Patienten

Die Aufklärung des Patienten und Einholung des Einverständnisses ist Sache des Arztes. Die Pflegenden bitten den Patienten unmittelbar vor der Transfusion, noch einmal zur Toilette zu gehen.

Durchführung und Überwachung der Transfusion

Aufgaben von Pflegenden

Im Gegensatz zu Infusionen kann der Arzt die Durchführung von Transfusionen nicht vollständig an die Pflegenden delegieren. Sie übernehmen die Vor- und Nachbereitung sowie die Beobachtung des Patienten während der Transfusion.

Das Anlegen einer Transfusion ist ausschließlich Aufgabe des Arztes. Unmittelbar vor der Transfusion führt er eine erneute Identitätskontrolle durch (richtiger Patient? richtige Blutkonserve? richtige Blutgruppe? Übereinstimmung der Angaben auf Konserve und Begleitschein?) und ist für den Bedside-Test (➤ 11.3.4) zuständig.

Dann beginnt er die Transfusion. Er lässt bei Erythrozytenkonzentraten ca. 50 ml Blut zügig einlaufen und kontrolliert das Befinden des Patienten über 10–15 min zum Ausschluss von Sofortreaktionen (**Oehlecker-Probe,** *Vorprobe*). Danach stellt er die Tropfgeschwindigkeit der Transfusion auf 40–60 Tropfen pro Minute ein, d. h., ein Erythrozytenkonzentrat läuft in etwa einer Stunde ein. Bei Patienten mit Herzinsuffizienz (➢ 4.5) wird die Durchlaufzeit auf 3–4 h verlängert. Für Transfusionen anderer Blutprodukte gelten andere Richtlinien, z. B. sollte ein Thrombozytenkonzentrat in ca. 30 min einlaufen.

Im weiteren Verlauf der Transfusion überwachen Pflegende den Patienten engmaschig. Empfohlen wird, die Vitalzeichen des Patienten zu kontrollieren:

- Erkundigung nach dem Befinden des Patienten (Kopf-, Gelenk- oder Gliederschmerzen? Übelkeit? Hitzewallungen? Juckreiz?)
- Information des Patienten, sich bei Veränderungen des Befindens sofort zu melden (Rufanlage in Reichweite). Anleitung zur Selbstbeobachtung
- Beobachtung der Haut auf Rötungen und Quaddelbildung
- Messen von Puls, Blutdruck, Überwachen von Atmung und Bewusstseinslage
- Kontrolle von Transfusionssystem und Füllungszustand des Konservenbeutels und Inspektion der Einstichstelle
- Dokumentation nach hausinternen Richtlinien (von den Pflegenden in der Kurve und vom Arzt im Transfusionsprotokoll): Einwilligung des Patienten, Konservennummer (Charge), Hersteller, Blutgruppe, Gültigkeit der Verträglichkeitsprobe, Bedside-Test. Datum/Uhrzeit sowie Verlauf/Verträglichkeit der Transfusion. Transfusionsreaktionen werden in der Pflegedokumentation vermerkt, außerdem muss der Arzt den Transfusionsverantwortlichen im Haus benachrichtigen (ggf. Meldung an Blutspendedienst bzw. Hersteller oder bei schweren Reaktion an das Paul-Ehrlich-Institut).

VORSICHT

Auch diffuse Beschwerden können auf einen Transfusionszwischenfall hinweisen

Unklare Beschwerden des Patienten wie etwa „mir wird so komisch" oder „irgendwie habe ich ein flaues Gefühl" sind unbedingt ernst zu nehmen. In solchen Fällen wird die Transfusion gestoppt, der Patient kontinuierlich überwacht und der Arzt benachrichtigt. Der Venenzugang wird belassen, um bei Bedarf schnell Arzneimittel injizieren zu können.

Transfusionsreaktionen

Bei ca. 1 % aller Transfusionen kommt es während oder kurz nach der Transfusion zu **Transfusionsreaktionen** *(Transfusionszwischenfällen):*

- Am häufigsten sind **allergische Transfusionsreaktionen,** wobei die Symptome meist auf die Haut beschränkt bleiben (Urtikaria, Juckreiz, ➢ 15.1.1)
- **Nicht-hämolytisch fieberhafte Transfusionsreaktionen** *(NHFTR)* durch Immunreaktionen gegen mittransfundierte Leukozyten sind nach Einführung der Leukozytendepletion für zelluläre Blutprodukte seltener geworden. Leitsymptome sind Schüttelfrost oder Hitzegefühl und Fieber
- Bei **hämolytischen Transfusionsreaktionen** werden zwei Typen unterschieden:
  - **Hämolytische Transfusionen vom Soforttyp** sind v. a. durch AB0-Unverträglichkeit bedingt und durch sorgfältige Kontrollen (Bedside-Test!) fast immer vermeidbar. Leitsymptome sind Unruhe, Übelkeit, Erbrechen, Hautrötung oder -blässe, Rücken- oder Brustschmerzen, Fieber, Schweißausbruch, Pulsanstieg und Blutdruckabfall während oder kurz nach der Transfusion
  - **Hämolytische Transfusionsreaktionen vom verzögerten Typ** sind v. a. durch Blutgruppenantikörper der nicht einzeln ausgetesten Blutgruppen verursacht. Meist nach Tagen kommt es zu einer Hämolyse mit Fieber, erneutem Hb-Abfall und Ikterus
- Leitsymptome der **transfusionsassoziierten akuten Lungeninsuffizienz** *(TRALI)* sind Husten, Atemnot und hohe Atemfrequenz bis zur respiratorischen Insuffizienz sowie Fieber kurz nach der Transfusion. Ursächlich liegen Granulozyten-Antikörper zugrunde, wobei es sich meist um Spender-Antikörper handelt
- Durch Transfusion können auch andere als die oben genannten Infektionen übertragen werden, z. B. **bakterielle Infektionen** mit Fieber und Schüttelfrost.

NOTFALL

Erstmaßnahmen beim Transfusionszwischenfall

- Transfusion stoppen, angebrochene Transfusion aufbewahren!
- Weitere Pflegende rufen, Arzt benachrichtigen
- Patienten nicht alleine lassen
- Venösen Zugang mit NaCl 0,9 % offen halten
- Ggf. Sauerstoffgabe, Schockbehandlung, Reanimation (➢ 3.2) durchführen
- Materialien für eine Blutentnahme (➢ 1.4.2) und ggf. für eine Blutkultur (➢ 16.4.3) richten.

Beenden der Transfusion

Wenn die Blutkonserve eingelaufen ist, wird die Transfusion beendet:

- Venöse Zugänge werden nach abgeschlossener Transfusion vom Arzt z. B. mit NaCl 0,9 % durchgespült (Verstopfungsgefahr). Ggf. auf Anordnung Folgeinfusion anhängen
- Der Zugang wird zunächst noch belassen, um eventuelle Spätkomplikationen schnell medikamentös behandeln zu können
- Der Patient wird nach der Transfusion noch ca. 1 h engmaschig überwacht
- Das gebrauchte Transfusionssystem inklusive Blutbeutel und Bedside-Test wird verpackt (Infektionsgefahr) für 24 h im Kühlschrank aufbewahrt (nach hausinternen Richtlinien), dabei mit Patientennamen und Transfusionsdatum versehen, um bei etwaigen Spätkomplikationen noch ausreichend Blut für Nachuntersuchungen parat zu haben
- Das Transfusionsprotokoll wird abgeschlossen und den Patientenunterlagen hinzugefügt.

11.4.2 Hämatopoetische Stammzelltransplantation

DEFINITION

Hämatopoetische Stammzelltransplantation *(HSZT, HSCT):* Übertragung von Stammzellen der Blutbildung durch **Knochenmarktransplantation** *(KMT)* oder **periphere Blutstammzelltransplantation** *(PBST, Stammzelltransplantation, SZT).* Heute fester Bestandteil der therapeutischen Möglichkeiten, jedoch wegen ihres Aufwands und ihrer Nebenwirkungen nur in größeren Zentren durchgeführt, meist im Rahmen von klinischen Studien.

Alle Blutzellen entwickeln sich aus *pluripotenten* **hämatopoetischen Stammzellen** mit noch vielen Differenzierungsmöglichkeiten (➤ Abb. 11.12). Diese bringen weitere pluripotente Stammzellen sowie *Vorläuferzellen (determinierte Stammzellen)* mit nur noch eingeschränkten Entwicklungsmöglichkeiten hervor. Gesteuert wird die **Hämatopoese** *(Blutzellbildung)* durch **Wachstumsfaktoren,** v. a. **Erythropoetin, Thrombopoetin,** *koloniestimulierende Faktoren* oder kurz **CSF** und **Interleukine.** Auch im Körper des Erwachsenen sind noch hämatopoetische Stammzellen vorhanden und können therapeutisch genutzt werden.

Indikationen

Angezeigt ist eine hämatopoetische Stammzelltransplantation insbesondere bei Erkrankungen, bei denen die Blut bildenden Zellen des Knochenmarks durch Krankheit oder vorangegangene Therapie geschädigt sind, z. B. bei:

- Hämatoonkologischen Erkrankungen wie Leukämien (➤ 11.6.1, ➤ 11.6.2, ➤ 11.6.3) oder malignen Lymphomen (➤ 11.7), um einen nur schwer zu behandelnden Rückfall zu verhindern
- Hämatologischen Erkrankungen mit unzureichender oder fehlender Blutbildung, etwa aplastischen Anämien (➤ 11.5.6)
- *Hochdosis-Chemotherapie* (➤ 12.5.2) bei soliden Tumoren
- Einigen genetisch bedingten Erkrankungen, etwa Thalassämie (➤ 11.5.5) oder schweren Immundefekten (➤ 15.3).

Allogene oder autologe Transplantation

Bei der **allogenen hämatopoetischen Stammzelltransplantation** werden Stammzellen eines anderen Menschen übertragen. Je höher die Gewebeverträglichkeit ist, desto größer ist die Wahrscheinlichkeit, dass die transplantierten Zellen ihre Funktion aufnehmen. Zunächst wird überprüft, ob ein HLA-identischer Familienspender vorhanden ist (HLA = human leucocyte antigen). Ist dies nicht der Fall, wird meist nach einem HLA-identischen Fremdspender gesucht. Schlägt auch diese Suche fehl, wird je nach Situation auf einen HLA-haploidentischen („halbidentischen") Verwandten als Spender ausgewichen.

Die allogene Transplantation ist Methode der Wahl bei allen genetisch bedingten Erkrankungen, da alle patienteneigenen Zellen den genetischen Defekt haben. Sie wird auch für viele hämatoonkologische Erkrankungen bevorzugt, da immunkompetente Lymphozyten des Transplantats die Tumorzellen des Patienten als fremd erkennen und zerstören, was die Rezidivgefahr mindert (**Graft-versus-Tumor-** bzw. **-Leukämie-Effekt**).

Bei der **autologen hämatopoetischen Stammzelltransplantation** kommen die Stammzellen vom Patienten selbst. Sie wird nach Hochdosis-Chemotherapien durchgeführt, um die therapiebedingte Knochenmarkinsuffizienz abzufangen, sowie teilweise bei hämatoonkologischen Erkrankungen, wenn kein geeigneter Fremdspender gefunden wird. Aufgrund der raschen technischen Weiterent-

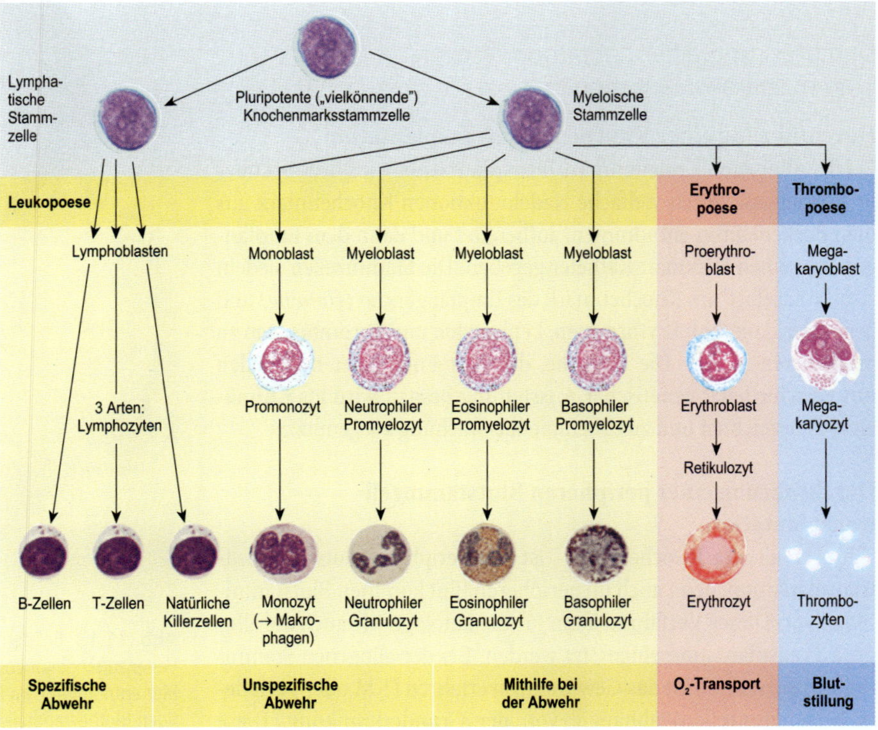

Abb. 11.12 Überblick über die Hämatopoese und die Aufgaben der einzelnen Blutzellen. [A400]

wicklung sowohl der Transplantationstechniken als auch der übrigen Therapien ist die Indikationsstellung zur hämatopoetischen Transplantation ständig im Fluss.

Vorbereitung des Patienten

Voruntersuchungen

Die Vorbereitung des Patienten beginnt etwa 1–2 Monate vor der Transplantation. Umfangreiche Untersuchungen sollen besondere Risiken aufdecken (z. B. Lungenfunktionsstörungen). Infektionsherde, z. B. im Bereich von Hals, Nase, Ohren und Zähnen, werden saniert. Diese Maßnahmen sind teilweise ambulant möglich.

Konditionierung

Etwa eine Woche vor der Transplantation wird der Patient zur **Konditionierung** stationär aufgenommen. Wie diese Vorbehandlung genau aussieht, hängt von der Art und der Ursache der Transplantation ab. Bei allogenen Transplantationen ist meist eine hochgradige Immunsuppression zur Vermeidung späterer Abstoßungsreaktionen erforderlich. Insbesondere bei den Leukämien ist zudem eine möglichst weitgehende Vernichtung der Tumorzellen im Körper notwendig. Dazu wird überwiegend eine Kombination aus Hochdosis-Chemotherapie (➤ 12.5.2) und Ganzkörperbestrahlung angewandt. Bei einer autologen Transplantation ist in der Regel keine Ganzkörperbestrahlung erforderlich.

Bei der **Stammzelltransplantation mit (toxizitäts-)reduzierter Konditionierung** wird auf die weitest mögliche Vernichtung der Leukämiezellen verzichtet, Hauptziel ist die Immunsuppression, wichtiger Therapie-Mechanismus der Graft-versus-Leukämie-Effekt. Sie wird zunehmend und nicht mehr nur bei älteren oder vorerkrankten Patienten eingesetzt, für die eine „normale" Konditionierung zu risikoreich ist.

Durchführung einer hämatopoetischen Stammzelltransplantation

Durchführung einer Knochenmarktransplantation

Bei der **allogenen Knochenmarktransplantation** wird dem Spender in Vollnarkose durch vielfache Nadelpunktionen Knochenmark aus dem Beckenkamm entnommen, aufbereitet und dann dem Empfänger über einen Hickman-Katheter gegeben. Die Stammzellen siedeln sich „von selbst" im Knochenmark des Empfängers an *(Homing)* und beginnen, dauerhaft Erythrozyten, Leukozyten und Thrombozyten zu produzieren *(Take)*. Die Tatsache, dass der Empfänger nun Zellen mit verschiedener genetischer Ausstattung besitzt, wird als **Chimärismus** bezeichnet und zur Therapieüberwachung ausgenutzt.

11

Durchführung einer peripheren Blutstammzelltransplantation

Häufiger als die Knochenmark- ist die periphere Blutstammzelltransplantation, denn auch im peripheren Blut kommen Blutstammzellen vor. Dieses Verfahren kann für die autologe wie auch die allogene Transplantation eingesetzt werden. Bei der allogenen Stammzelltransplantation ist das Gewinnungsverfahren (KM oder periphere Blutstammzellen) abhängig von der Grunderkrankung. Diese können durch **Stammzellapherese** *(Leukapherese)*, ein Verfahren, das an die Dialyse erinnert, ohne Vollnarkose aus dem peripheren Blut entnommen werden (➤ Abb. 11.13). Allerdings muss der normalerweise sehr geringe Stammzellanteil im peripheren Blut durch Vorbehandlung des Patienten oder Spenders mit Zytostatika und/oder Wachstumsfaktoren der Blutbildung gesteigert werden (dies schwemmt Stammzellen aus dem Knochenmark ins Blut aus), damit ausreichend Zellen gewonnen werden können. Für die Dauer der Zellgewinnung wird das Blut heparinisiert. Dann werden die Zellen aufbereitet, ggf. tiefgefroren und später wieder aufgetaut und schließlich zur Transplantation wie Knochenmark infundiert.

Für den Fall, dass sich auch durch wiederholte Stammzellapheresen nicht genügend Stammzellen gewinnen lassen, muss sich der Spender mit einer Knochenmarkentnahme einverstanden erklären, da zum Zeitpunkt der Apherese die Konditionierung des Empfängers schon läuft und Letzterer somit auf die Stammzellen des Spenders angewiesen ist. Hauptnebenwirkung der G-CSF-Vorbehandlung des Spenders sind grippeähnliche Beschwerden. Langzeitfolgen wurden bislang nicht beobachtet.

Nabelschnurblut-Transplantation

Reich an Blut bildenden Stammzellen insbesondere früher Stadien ist auch Nabelschnurblut, das ohne Nebenwirkungen für Mutter und Kind gewonnen, aufbereitet und gelagert werden kann. Nabelschnurblut hat immunologische Vorteile und birgt kaum Infektionsrisiken. Die in „einer Portion" enthaltene Stammzellmenge reicht nur für Menschen bis 40 kg Körpergewicht. Für Erwachsene werden zunehmend zwei Einheiten in einer sog. **Tandem-Trans-**

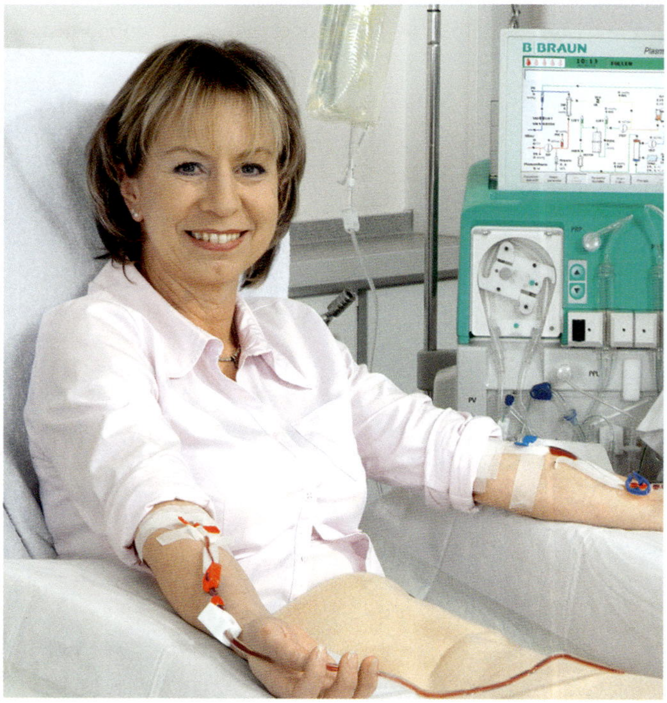

Abb. 11.13 Bei der Stammzellapherese wird der Spender über zwei periphere Venenzugänge an das Gerät angeschlossen: Über den ersten Zugang wird das Blut entnommen. Im Gerät werden die Stammzellen herausgefiltert und die übrigen Blutbestandteile über den zweiten Zugang zurückgegeben. [U223]

plantation kombiniert transplantiert, Verfahren zur Vermehrung der Stammzellen befinden sich in der Erprobung.

Komplikationen

Frühkomplikationen

Die ersten Spenderleukozyten sind nach ca. zwei Wochen im Blut zu finden, nach peripherer Blutstammzelltransplantation früher als nach Knochenmarktransplantation. In dieser Aplasie- und Neutropeniephase ist der Patient hochgradig infektionsgefährdet. Daher ist die Pflege in einer *erweiterten Umkehrisolation* in *Laminar-air-flow-Räumen* oder einer *Sterilbetteinheit* notwendig. Regelmäßige Gabe von Antibiotika, Virustatika und Antimykotika dient der Infektionsprophylaxe. Der ebenfalls durch die Knochenmarkinsuffizienz bedingte Erythrozyten- und Thrombozytenmangel lässt sich meist durch die Gabe entsprechender Blutprodukte „abfangen". Die Infektionsgefahr bleibt nach Anwachsen des Transplantats noch länger erhöht (teils therapiebedingt), wobei das Erregerspektrum sich in Abhängigkeit von der Zeit verändert.

Eine weitere wesentliche Gefahr für den Patienten besteht in der **akuten Graft-versus-Host-Krankheit** *(GvHD, Spender-gegen-Empfänger-Krankheit, Transplantat-gegen-Wirt-Reaktion),* einer Abstoßungsreaktion des Transplantats *(graft)* gegen den Empfänger *(host).* Betroffen sind v. a. Haut, Leber und Darm des Empfängers. Es kommt zu Juckreiz und sonnenbrandähnlichen Hauterscheinungen (➤ Abb. 11.14), Durchfällen und Leberfunktionsstörungen. Die Behandlung besteht in der Gabe von Glukokortikoiden, Ciclosporin A, ggf. Methotrexat und anderen Arzneimitteln, welche die immunkompetenten Zellen schädigen. Diese Arzneimittel verstärken aber die bereits vorhandene Abwehrschwäche.

Eine Möglichkeit, der Graft-versus-Host-Krankheit vorzubeugen, ist die Gabe von Methotrexat und Ciclosporin A nach der Transplantation. Da das transplantierte Knochenmark nach einiger Zeit den Organismus des Empfängers nicht mehr als „fremd" ansieht und die Abstoßungsversuche einstellt, können die Immunsuppressiva im Normalfall nach ca. 4–6 Monaten ausgeschlichen werden. Im Gegensatz zu den meisten Organtransplantationen ist also keine lebenslange Immunsuppression erforderlich.

Die GvHD ist durch immunkompetente Zellen des Spenders bedingt, welche die für sie fremden Empfängerzellen bekämpfen. Diese Zellen führen aber auch zu dem erwünschten Graft-versus-Leukämie-Effekt.

Weitere Frühkomplikationen sind Organschäden durch die vorangegangene Chemo- oder Strahlentherapie. Beispielsweise schädigt die Konditionierung die Schleimhäute des Empfängers so sehr, dass er parenteral ernährt werden muss.

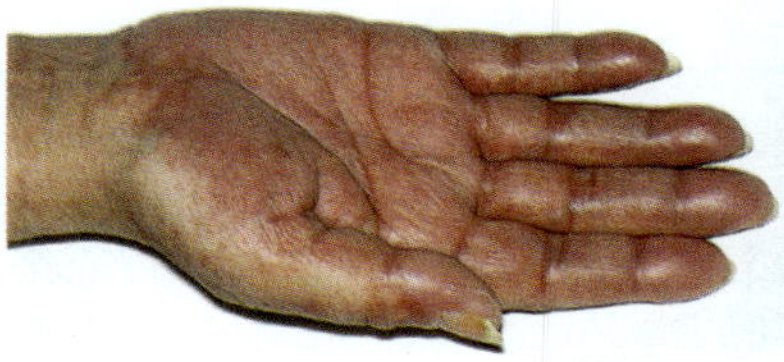

Abb. 11.14 Hauterscheinungen bei akuter Graft-versus-Host-Krankheit nach allogener Blutstammzelltransplantation. [E279]

Sollten die Stammzellen die gewünschte Funktion nicht aufnehmen **(Transplantatversagen),** ist eine erneute Knochenmark/Stammzelltransplantation notwendig.

Spätkomplikationen

Patienten nach einer Knochenmark-/Stammzelltransplantation bedürfen lebenslanger ärztlicher Kontrollen, zum einen wegen der Grunderkrankung (z. B. Rezidiv), zum anderen wegen möglicher Spätfolgen der Therapie. Hier sind vor allem **chronische Graft-versus-Host-Krankheit,** Organschäden durch die hoch dosierte Chemo- und Strahlentherapie (z. B. grauer Star nach Bestrahlung) und endokrine Störungen (z. B. Sterilität) zu erwähnen. Das Risiko von Zweittumoren ist erhöht.

Pflege bei Leukozytopenie und Agranulozytose

Therapie- oder krankheitsbedingt kann es bei hämatologischen und onkologischen Erkrankungen zu einer Leukozytopenie bis zur Agranulozytose kommen, bei hämatopoetischer Stammzelltransplantation ist dies regelhaft der Fall. Folge ist eine erhöhte Infektionsgefährdung des Patienten, die spezielle medizinische und pflegerische Maßnahmen sowie ggf. unterschiedliche Isolationsstufen erforderlich macht. Die Stufen reichen von einer **Umkehrisolation** *(kleine Umkehrisolation, einfache Umkehrisolation, Schutzisolierung)* z. B. bei einer Leukozytopenie über die **erweiterte Umkehrisolation** bis zur **Sterilbetteinheit.** Wie die Maßnahmen im Detail in die Praxis umgesetzt werden, ist von Haus zu Haus unterschiedlich (hausinterne Richtlinien beachten). Liegt gleichzeitig auch eine Thrombozytopenie vor, sind zusätzliche Maßnahmen zur Blutungsprophylaxe erforderlich (➤ 11.10.1, ➤ 11.10.4), zumal Hämatome und Verletzungen auch eine Infektionsquelle darstellen können.

Pflege bei Umkehrisolation

Drei Ziele der Umkehrisolation

- Reduktion der Keime in der Umgebung des Patienten
- Verminderung der körpereigenen Keime des Patienten
- Früherkennung und Frühbehandlung auftretender Infektionen.

Reduktion der Umgebungskeime

Während die allgegenwärtigen Umweltkeime einem Gesunden nicht schaden, können sie beim Abwehrgeschwächten lebensbedrohliche Infektionen hervorrufen (➤ Abb. 11.15). Der Patient muss daher vor den Bakterien, Viren und Pilzen seiner Umgebung, also auch seiner Mitmenschen, geschützt werden. Außerhalb des Patientenzimmers trägt der Patient einen Mundschutz. Damit keine Keime aus der Umgebung eingeschleppt werden, sind folgende Maßnahmen erforderlich:

- Vor jedem Kontakt mit dem Patienten werden die Hände desinfiziert
- Regelmäßige Zimmer- und Händedesinfektion vermindert die Keime auf den Gegenständen im Zimmer
- Blumen sind ebenfalls Keimträger und daher im Patientenzimmer und auf der gesamten Station untersagt

- Die Wäsche des Patienten (einschließlich Bettwäsche) wird bei mindestens 60 °C gewaschen und täglich nach der Ganzkörperpflege gewechselt (die Bettwäsche in einigen Häusern nur bei erweiterter Umkehrisolation)
- Waschlappen und Handtücher werden nach jedem Gebrauch gewechselt, da sie Brutstätten für Bakterien sind, die dann (wieder) auf den Körper des Patienten gelangen
- Auch die Nahrung muss keimarm sein. Dies bedeutet z. B. den Verzicht auf frischen Salat, nicht schälbares Obst, nicht mitgekochte Gewürze, Schimmelkäse und Milchprodukte aus unpasteurisierter Milch (z. B. Rohmilchkäse) sowie Sauermilchprodukte. Erlaubt sind dagegen schälbares Obst, z. B. Bananen, Obstkonserven oder Salate aus dem Glas. Angebrochene Packungen werden nach 24 Stunden verworfen
- Besucher gelten generell als Kontaminationsquelle. Ihre Zahl ist daher in Absprache mit dem Patienten zu begrenzen. Die Besucher müssen gesund sein, wobei auch eine „harmlose" Erkältung als „nicht gesund" gilt
- Ständiges Hinein- und Hinausgehen aus dem Zimmer erhöht das Risiko einer Infektion. Daher sollte der Patient seine Wünsche an die Pflegenden oder Besucher bündeln.

Verminderung der körpereigenen Keime

Der Patient ist nicht nur durch Keime von außerhalb, sondern auch durch eigene Haut- und Darmkeime gefährdet. Über folgende Maßnahmen informieren ihn die Pflegenden:

- Der ganze Körper ist täglich zu waschen
- Nach dem Waschen wird die Haut gut abgetrocknet. Besonders wichtig sind alle Hautfalten, z. B. im Genitalbereich, unter den Brüsten oder zwischen den Zehen. Sonst bilden sich „feuchte Kammern", in denen sich Bakterien und Pilze optimal vermehren können. Durch Eincremen schützt der Patient die Haut vor dem Austrocknen und beugt Hauteinrissen vor, die Keimen als Eintrittspforte dienen

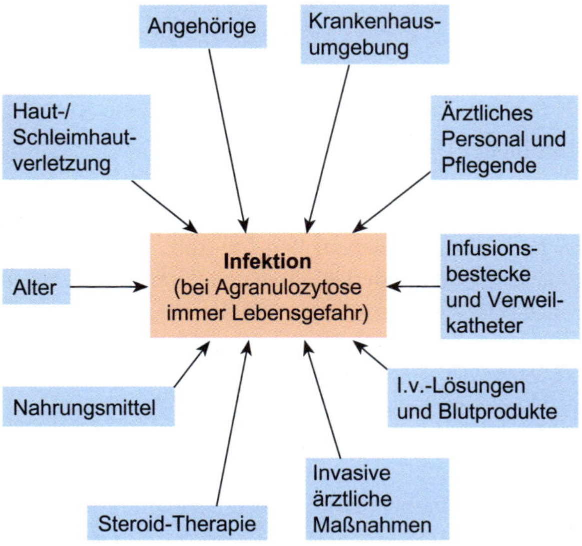

Abb. 11.15 Der Tumorpatient ist während der Chemotherapie von vielen Seiten infektionsbedroht. [A400]

- Anbringung von speziellen Filtersystemen am Waschbecken und Dusche
- Vor jeder Spülung der Toiletten wird der Toilettendeckels geschlossen
- Nach jedem Gang zur Toilette ist eine Waschung und Desinfektion der Hände erforderlich, ebenso vor dem Essen
- Nach jeder Mahlzeit und vor dem Zubettgehen putzt der Patient sich die Zähne mit einer weichen Zahnbürste (Ausnahme: Blutungsgefahr, hier sind nur Mundspülungen erlaubt). Mindestens viermal täglich bzw. nach jeder Mahlzeit sind Mundspülungen erforderlich, meist mit milden Lösungen (hausinternen Standard beachten). Viele Patienten entwickeln mit der Zeit eine zunehmende Abneigung gegenüber den Mundspülungen. Dann suchen Pflegende und Ärzte nach einer individuellen Lösung wie z. B. dem Wechsel des Präparats, um zu verhindern, dass der Patient die Mundspülungen einfach weglässt
- Die Darmkeime werden durch eine *Darmdekontamination* vermindert: Durch die Einnahme von Antibiotika und Antimykotika wird die Darmflora zerstört und einem Pilzbefall im Gastrointestinaltrakt vorgebeugt.

Früherkennung von Infektionen

Trotz aller Vorsicht lassen sich Infektionen nicht immer vermeiden.

Möglichst frühe Erkennung und Behandlung von Infektionen dienen der „Schadensbegrenzung":

- Die Pflegenden inspizieren und palpatieren täglich die Einstichstelle eines Venenkatheters und wechseln ihn nach hausinternen Richtlinien. Bei entzündlichen Veränderungen muss der Zugang entfernt werden (Arztinformation)
- Die Pflegenden leiten den Patienten an, selbstständig Haut und Mundschleimhaut täglich auf Risse, Rötungen, Druckstellen und Blutungen zu beobachten
- Darüber hinaus informieren sie ihn, zwei- bis viermal täglich (je nach hausinternen Richtlinien) seine Temperatur zu messen (nicht rektal) und auf Erkrankungssymptome wie z. B. Husten, Auswurf, Übelkeit, Durchfälle oder Veränderungen beim Wasserlassen zu achten
- Da auch scheinbare Kleinigkeiten wie leichte Kopfschmerzen, abnormes Schwitzen, Frieren oder Blähungen eine Infektion ankündigen können, halten die Pflegenden den Patienten an, alle Auffälligkeiten mitzuteilen.

VORSICHT

Bei Patienten mit einer Leukozytopenie können Infektionen z. B. im Bereich von Kathetereintrittstellen oder anderen Wunden ohne Eiterbildung einhergehen, da die Abwehrzellen, aus denen der Eiter besteht, weitgehend fehlen.

Pflege bei erweiterter Umkehrisolation

Pflege bei Chemotherapie ➤ 12.5.2

In den meisten Häusern werden für die erweiterte Umkehrisolation sog. keimarme Zimmer genutzt, die fast wie normale Patientenzimmer aussehen, deren Luft und Wasser aber z. B. gefiltert ist (➤ Abb. 11.16). Die Vorschriften stellen eine „Verschärfung" der oben aufgeführten Regeln dar. So darf der Patient z. B. das Zimmer nicht

11

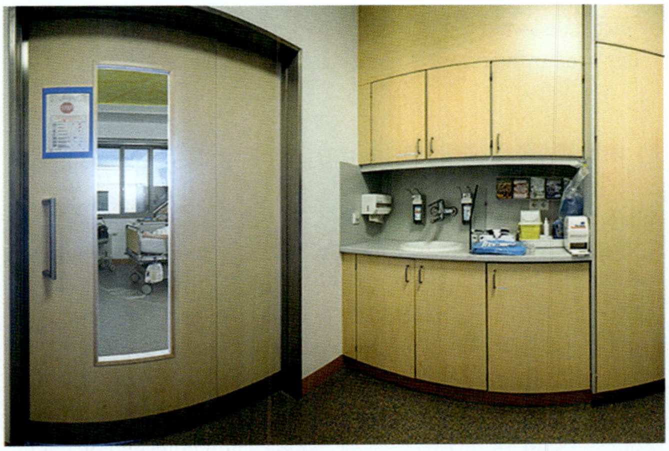

Abb. 11.16 Patientenzimmer zur Schutzisolierung. In der Schleuse stehen alle für die Schutzmaßnahmen benötigten Materialien bereit. [K115]

verlassen, Fenster und Türen bleiben geschlossen. In der persönlichen Hygiene sind Waschungen mit einem Wasch-Antiseptikum und akribische Mundpflege erforderlich, in den meisten Zentren außerdem mehrfach tägliche Desinfektion von Körperöffnungen und -falten mit Antiseptika oder Antibiotika. Kleidung und Bettwäsche werden täglich gewechselt.

Pflege bei Unterbringung in einer Sterilbetteinheit

Am strengsten sind die Vorschriften bei der Unterbringung in einer **Sterilbetteinheit.** Da die meisten Infektionen von körpereigenen Keimen des Patienten ausgehen, wird sie heute deutlich seltener als früher eingesetzt, am ehesten noch bei Patienten nach allogener Stammzelltransplantation.

Prinzipiell wird der Kontakt des Patienten zur Außenwelt auf das Nötigste beschränkt. Günstig ist ein Vorraum als Schleuse, der Waschbecken und Fäkalienspüle enthält.

- Alle Personen, die das Patientenzimmer betreten (Ärzte, Pflegende, weitere Krankenhausangestellte, Besucher), ziehen Schutzkittel, Mundschutz und Überschuhe sowie bei langem Haar einen Haarschutz an und desinfizieren sich vor dem Betreten des Zimmers die Hände. Diese Maßnahmen heißen *Einschleusen*
- Alle Gegenstände einschließlich der Pflegeutensilien und der persönlichen Gegenstände (z. B. Bücher) werden sterilisiert, bevor der Patient sie erhält. Selbst die Nahrung des Patienten ist keimfrei und steril verpackt, sofern er nicht – wie in der ersten Zeit nach der Knochenmarktransplantation – vollkommen parenteral ernährt wird (➤ 1.5.4).

Die persönlichen Hygienemaßnahmen entsprechen weitgehend denen der erweiterten Umkehrisolation.

Psychische Betreuung des isolierten Patienten

Die isolierten Patienten befinden sich – zusätzlich zu ihrer schweren körperlichen Erkrankung – in einer psychischen Ausnahmesituation. Der Bewegungsradius ist eingeschränkt, die sozialen Kontakte sind stark reduziert. Die Pflegenden können den Patienten in dieser Phase entscheidend unterstützen:

- Die notwendigen Maßnahmen werden nicht negativ, als Verbot oder Einschränkung, dargestellt, sondern positiv formuliert, als notwendige Maßnahmen „zu Ihrer Sicherheit". Nicht wenigen Patienten hilft es auch, (einen Teil der) Prophylaxemaßnahmen selbst durchzuführen, so aktiv zu bleiben und wenigstens ein Stück weit Unabhängigkeit zu bewahren
- Der Patient vermisst seine gewohnten Bezugspersonen. Ganz wichtig ist es, dass die Pflegenden sich bemühen, trotz der engen Grenzen der Isolierungsmaßnahmen dem Patienten den Kontakt zur Außenwelt durch Briefe, Telefonate, Zeitungen, Fernsehen und flexible Besuchszeiten zu erhalten. Flexible Besuchszeiten machen auch einmal eine spontane Krisenintervention durch einen nahe stehenden Menschen möglich
- Die Angehörigen werden mit Einverständnis des Patienten von den Pflegenden ebenso aufgeklärt und informiert wie der Patient, damit ein Gedankenaustausch mit dem Patienten auf einer gemeinsamen Grundlage möglich ist
- Bereits wenige persönliche Sachen (z. B. Fotos, Bücher) machen das Patientenzimmer vertrauter und damit „gemütlicher"
- Die Gefahr ist groß, dass der isolierte Patient sich abhängig und unmündig fühlt. Deshalb akzeptieren Pflegende kleine Eigenheiten des Patienten, solange sie den Therapieerfolg nicht gefährden, da dies dem Patienten das Gefühl der Selbstbestimmung und Unabhängigkeit gibt. Auch werden Dinge, die der Patient vorhersehbar benötigen wird, *vorher* bereitgestellt, damit er nicht darum bitten muss, da dies seine Abhängigkeitsgefühle verstärken würde. Der Patient sollte trotz der eingreifenden Behandlung soweit es sein Zustand erlaubt aktiv bleiben, je nach Situation im Zimmer oder auf Station, mit oder ohne Geräte (z. B. Fahrradergometer, Stepper). Dies verbessert nicht nur das körperliche, sondern auch das psychische Befinden.

Auch wenn ein isolierter Patient die notwendigen Maßnahmen nachvollziehen kann und als vernünftig akzeptiert, durchlebt er depressive oder aggressive Phasen. In diesen Phasen benötigt der Patient besonders **intensive Betreuung von Seiten der Pflegenden.**

Patientenberatung bei hämatopoetischer Stammzelltransplantation

Die **Patientenberatung bei hämatopoetischer Stammzelltransplantation** ist sehr umfangreich und umfasst sowohl die Beratung zum Verhalten während des stationären Aufenthalts als auch für die Zeit danach. Die meisten Transplantationszentren haben (zusätzlich z. B. zu Anweisungen und Standards für die Pflegenden) Patientenmerkblätter und -broschüren, die für die Beratung genutzt werden können und dem Patienten zum Nachlesen mitgegeben werden sollten.

In der ersten Zeit steht bei den meisten Patienten die Angst im Vordergrund, dass das Transplantat abgestoßen wird und es nicht zu der erwünschten Zellneubildung kommt. Hier ist Einfühlungsvermögen und Gesprächsbereitschaft von den Pflegenden verlangt.

Bei komplikationslosem Verlauf wird der Patient etwa sechs Wochen nach der Knochenmarktransplantation entlassen. Aber auch dann ist das Leben noch lange nicht normal. Die Pflegenden informieren den Patienten und seine Angehörigen gemeinsam mit dem Arzt über die entsprechenden Verhaltensregeln. Erst nach ungefähr einem Jahr ist das Immunsystem des Patienten nach hämatopoetischer Stammzelltransplantation wieder gefestigt. Bis dahin gilt:

- Der Patient darf die ersten Wochen keinen direkten Kontakt zu Tieren, Pflanzen oder Pflanzenerde haben. Menschenansammlungen (Kino, Konzerte) sind zu meiden; evtl. ist ein Mundschutz zu tragen, um einer Ansteckung vorzubeugen. Generell soll der Betroffene keinen Kontakt zu kranken Menschen haben und auf regelmäßiges Händewaschen achten
- Die früheren strengen Regeln zur Nahrungsbeschränkung wurden deutlich gelockert. Kräuter und Gewürze müssen mitgegart werden, und bei Senf/Ketchup, Marmelade und Butter sind nur Portionspackungen erlaubt. Rohmilchprodukte, probiotische Lebensmittel, rohes Fleisch (Tatar), rohen Fisch (Sushi), Schimmelpilzkäse, Sprossen, Imkerhonig sowie unverpackt angebotenes Speiseeis etc. darf der Patient nicht zu sich nehmen. Prinzipiell soll die Nahrung frisch zubereitet bzw. durchgegart werden, längeres Warmhalten oder Erwärmen auf lauwarme Temperaturen sind nicht erlaubt. Der Restinhalt geöffneter Packungen ist generell nach 24 h zu verwerfen
- Direkte Sonneneinstrahlung ist insbesondere wegen der Graft-versus-Host-Krankheit (z. B. wegen der sonnenbrandähnlichen Hauterscheinungen) zu vermeiden. Jegliche Hautveränderungen sind sofort dem Arzt zu zeigen
- Manipulationen an den Zähnen sind erst nach einem Jahr erlaubt. Um Infektionen rechtzeitig zu erkennen, ist die regelmäßige Inspektion der Mundhöhle notwendig, ebenso eine sorgfältige Mundpflege
- Je nach Konditionierung und Art der Transplantation hat der Patient keinen Impfschutz mehr. Ob der Impfschutz nur aufgefrischt werden oder die Grundimmunisierung wiederholt werden muss, entscheiden die Ärzte im Transplantationszentrum, ebenso, wann wieder geimpft werden kann. Als Faustregel kann gelten, dass erste Totimpfungen nach frühestens einem halben Jahr möglich sind, Lebendimpfungen wesentlich später.

Rehabilitation bei hämatopoetischer Stammzelltransplantation

Da maligne Erkrankungen Hauptindikation hämatopoetischer Stammzelltransplantationen sind, entsprechen die Grundzüge der Rehabilitation dem in ➤ 11.1.3 und ➤ 12.1.3 Gesagten. Es gibt aber einige Besonderheiten:

- Während der Frühphase der Rehabilitation können noch ernste medizinische Komplikationen auftreten, sodass die Frührehabilitation nur in ausgewählten Kliniken möglich ist
- Oft kommt es erst nach der Akutphase zu starker Erschöpfung als Reaktion auf das Durchgemachte. Patienten nach hämatopoetischer Stammzelltransplantation leiden zudem noch mehr als andere Krebspatienten unter Gedächtnis- und Konzentrationsstörungen. Psychologische Betreuung und dosierte Belastungssteigerungen sind entsprechend besonders wichtig
- Ein weiterer Schwerpunkt ist die Vertiefung der Patientenberatung zu den besonderen Anforderungen der Haut- und Körperpflege, den weiteren Maßnahmen des Infektionsschutzes und der Ernährung im ersten Jahr nach der Transplantation.

11.4.3 CAR-T-Zelltherapie

DEFINITION

CAR-T-Zelltherapie *(CAR = Chimeric Antigen Receptor):* Immuntherapie, bei der genetisch veränderte Leukozyten/T-Zellen zur Bekämpfung von Tumorzellen eingesetzt werden.

Mittels Leukapherese (➤ 11.4.2) werden dem Patienten Leukozyten/T-Zellen entnommen und im Labor gentechnisch so verändert und vermehrt, dass sie nach einer *Konditionierungschemotherapie* und der *CAR-T-Zell-Transfusion* das Immunsystem beim Aufspüren und Beseitigen getarnter Tumorzellen unterstützen können. Dabei zielen die CAR-Zellen meist auf den *Oberflächenmarker CD19* der Tumorzellen.

Die CAR-T-Zelltherapie ist beim diffusen großzelligen B-Zell-Lymphom (DLBCL, ➤ 11.7.2) oder einer B-Zell-ALL Indiziert. Sie wird nur in besonderen Zentren durchgeführt, da sie teilweise schwere akute Nebenwirkungen verursacht. Durch die übermäßige Aktivierung der Leukozyten und anschließender Freisetzung von proinflammatorischen Zytokinen kann es zu einer unerwünschten Entzündungsreaktion, dem sogenannten Zytokinfreisetzungssyndrom *(Cytokine-Release-Syndrom, CRS),* mit typischen Symptomen wie Fieber, Schüttelfrost, Tachykardien, Tachypnoe und Hypotonie kommen.

Neurologische Nebenwirkungen wie Kopfschmerzen, Verwirrtheit, Müdigkeit bis hin zu Halluzinationen und Krämpfe werden als **Immuneffektorzell-assoziierte Neurotoxizitätssyndrome** *(Immune Effector Cell-Associated Neurotoxicity Syndrome, ICAN* bzw. *CAR-T Cell-related Encephalopathy Syndrome, CRES)* bezeichnet. Deren Therapie erfolgt symptombezogen mit Glukokortikoiden, z. B. Dexamethason, ggf. monoklonaler Antikörper wie Tocilizumab (z. B. RoActemra®) zur Hemmung der Entzündungsreaktionen, ggf. Antiepileptika und bei Mangelerscheinungen Immunglobulin.

11.5 Erkrankungen der Erythrozyten

11.5.1 Übersicht über die Anämien

DEFINITION

Anämie: Verminderung der Hämoglobinkonzentration und des Hämatokrits bei normalem Blutvolumen (Hb < 12 g/dl bei Frauen, Hb < 13 g/dl bei Männern). Meist gleichzeitig erniedrigte Erythrozytenzahl.

Krankheitsentstehung und Einteilung

Anämien lassen sich nach verschiedenen Gesichtspunkten einteilen:

- Ursachenorientiert (➤ Abb. 11.17)
- Labordiagnostisch wird unterschieden
  - Nach der Größe der Erythrozyten zwischen *mikrozytären* (MCV zu niedrig ➤ 11.3.3), *normozytären* (MCV normal) und *makrozytären* (MCV zu hoch) Anämien

- Nach dem Hämoglobingehalt des Einzelerythrozyten zwischen *hypochromen* (MCH zu gering), *normochromen* (MCH normal) und *hyperchromen* (MCH zu hoch) Anämien.

Symptome und Untersuchungsbefund

Patienten mit einer Anämie fühlen sich müde und ihre Leistungsfähigkeit ist eingeschränkt. Sie sehen blass aus, ihre Handflächen sind heller als die eines Gesunden. Um trotz der Anämie genug Sauerstoff zu transportieren, schlägt das Herz schneller (Tachykardie). Schon bei geringer körperlicher Anstrengung haben viele Patienten Herzklopfen und Atemnot. Häufig sind sie kälteempfindlicher als Gesunde und neigen zu Schwindel.

Die Stärke der Beschwerden hängt u. a. davon ab, wie schnell die Anämie entstanden ist. Bei langsamer Entwicklung werden auch sehr niedrige Werte nicht selten erstaunlich gut toleriert.

Bei einer ausgeprägten Anämie kann die Sauerstofftransportkapazität des Blutes so weit absinken, dass insbesondere bei vorgeschädigten Organen eine kritische Schwelle unterschritten wird. So kann sich z. B. eine bis dahin unbekannte koronare Herzkrankheit (➤ 4.4.1) infolge der Anämie erstmals durch Herzschmerzen oder Luftnot bei Belastung zeigen. Bei vielen älteren Anämiepatienten mit einer Arteriosklerose der hirnversorgenden Blutgefäße sinkt die Sauerstoffversorgung des Gehirns vor allem nachts so weit ab, dass neurologische Störungen wie z. B. Verwirrtheit auftreten.

Je nach Ursache der Anämie bestehen weitere Symptome, die auf die Grunderkrankung hinweisen, etwa Teerstühle bei einer chronischen Blutung aus dem Magen-Darm-Trakt.

Diagnostik

Erster Schritt ist die Blutbilduntersuchung (➤ 11.3.3) einschließlich einer Retikulozyten- und Thrombozytenbestimmung. Ggf. folgen weitere Laboruntersuchungen, vor allem zu Einschätzung des Eisenhaushalts (Ferritin und Transferrinsättigung ➤ 11.5.2) oder einer Hämolyse (LDH, Haptoglobin und Bilirubin ➤ 8.2.1, ➤ 11.5.5). Eine Knochenmarkuntersuchung kann ebenfalls erforderlich werden. Weitere Untersuchungen können nötig sein, um die Ursache der Anämie herauszufinden.

Behandlungsstrategie

Die Behandlung hängt von der Ursache der Anämie ab.

Pflege

Für die Pflege von Patienten mit Anämie gilt:

- Regelmäßig Blutdruck und Puls kontrollieren, Hautfarbe beobachten (zunehmende Blässe?). Auf Abnahme der Leistungsfähigkeit und zunehmende Müdigkeit achten
- Wegen der verminderten Leistungsfähigkeit Belastungen gering halten und gleichmäßig über den Tag verteilen (ausreichend Ruhepausen einplanen). Bei längeren Wegen ggf. Rollstuhl benutzen. Andererseits Patienten durchaus unterstützen, sich im Rahmen seiner Möglichkeiten zu bewegen, damit so viel Selbstständigkeit wie möglich erhalten bleibt
- Für ausreichend Wärme sorgen, da der Patient oft friert (z. B. zusätzliche Decke anbieten)
- Patienten mit niedrigem Blutdruck bei Mobilisation langsam aus dem Liegen über das Sitzen aufstehen lassen (Sturzgefahr durch einen orthostatischen Blutdruckabfall). Patienten bei allen Einschränkungen unterstützen, z. B. so lange begleiten, bis er kreislaufstabil ist
- Auf ausgewogene Ernährung und ausreichende Flüssigkeitszufuhr (2–3 l) achten, soweit keine Kontraindikationen vorliegen
- Dekubitusprophylaxe durchführen, da die verminderte Sauerstoffversorgung der Haut die Dekubitusgefahr erhöht. Bei verminderter Mobilität besteht außerdem erhöhte Thrombose- und Pneumoniegefahr.

Zusätzliche Pflegemaßnahmen können je nach Anämieform erforderlich sein und werden dort behandelt.

11.5.2 Eisenmangelanämie

Die **Eisenmangelanämie** ist mit 80 % aller Anämien die häufigste Anämieform überhaupt.

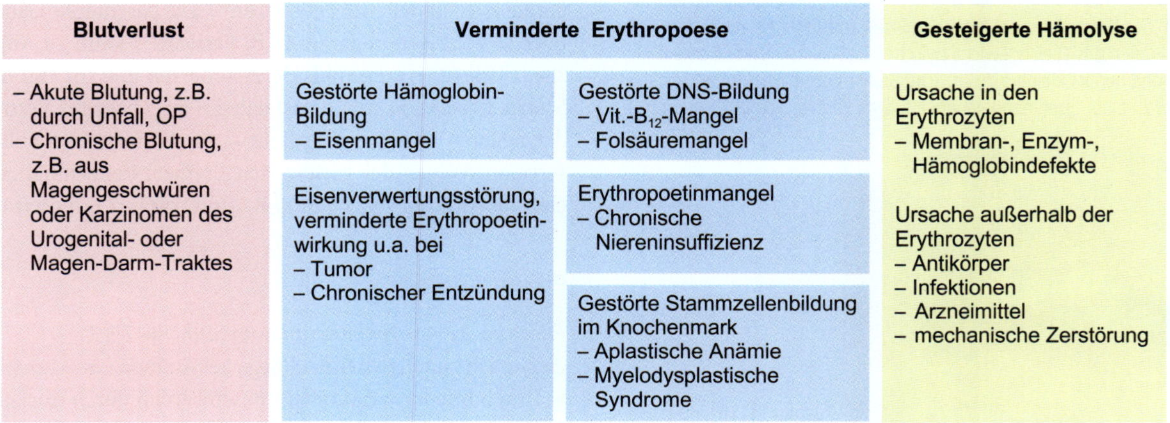

Abb. 11.17 Übersicht über die häufigsten Ursachen einer Anämie. [A400]

Krankheitsentstehung

Notwendiger Bestandteil des Hämoglobins und eines der klinisch bedeutsamsten Spurenelemente ist das **Eisen.** 5–10 % der Mitteleuropäer und ca. 20 % der Frauen vor der Menopause haben einen Eisenmangel:

- Im *Stadium I* ist nur das Speichereisen vermindert
- Bei stärkerer Ausprägung ist die Hämoglobinsynthese und damit die Erythrozytenbildung gestört, da nicht genügend Eisen zum Einbau zur Verfügung steht
  - Im *Stadium II,* dem *funktionellen Eisenmangel* oder der *defizitären Erythropoese,* sind die Erythrozytenvorstufen im Knochenmark schon unzureichend mit Eisen versorgt
  - Erst im *Stadium III,* der *Eisenmangelanämie,* sinkt das Hämoglobin im Blut unter den Normwert. [3]

Ursachen des Eisenmangels sind:

- Chronische Blutungen z. B. aus dem Magen-Darm-Trakt (etwa bei Ulzera, Karzinomen) sowie verlängerte oder zu häufige Menstruationsblutungen (bei Frauen ist der Eisenhaushalt gerade so ausgeglichen ➤ Abb. 11.18)
- Zu geringe Eisenaufnahme bei Fehlernährung (einseitige Diäten), verminderter Eisenresorption nach Darmoperationen oder bei bestimmten Darmerkrankungen
- Erhöhter Eisenbedarf bei Schwangeren oder Kindern.

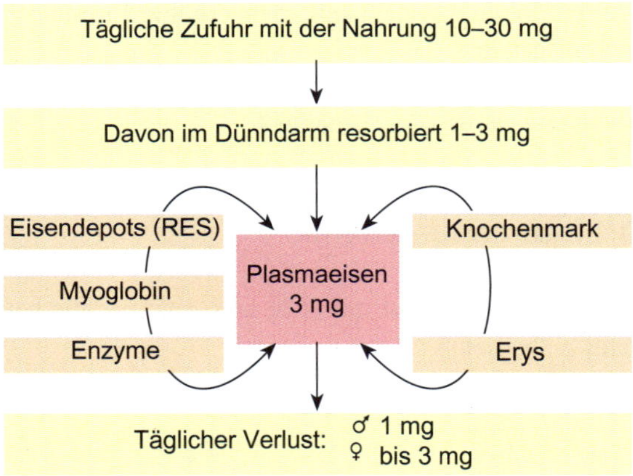

Abb. 11.18 Die Darstellung des täglichen Eisenstoffwechsels zeigt, dass insbesondere bei Frauen das Gleichgewicht zwischen Eisenzufuhr und Eisenverlust sehr labil ist und bereits kleinere zusätzliche Blutverluste (1 ml Blut enthält 0,5 mg Eisen) zu einer Eisenmangelanämie führen können. [A400]

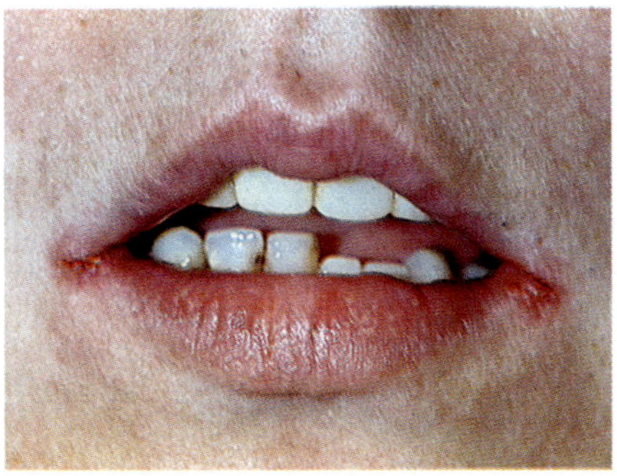

Abb. 11.19 Mundwinkelrhagaden bei Eisenmangelanämie. [R246]

Symptome und Untersuchungsbefund

Zusätzlich zu den allgemeinen Symptomen einer Anämie (➤ 11.5.1) haben die Patienten mit einer Eisenmangelanämie oft Hohlnägel, Haarausfall, trockene, rissige Haut mit Mundwinkelrhagaden (➤ Abb. 11.19) sowie Zungenbrennen und Schluckbeschwerden durch Schleimhautatrophie **(Plummer-Vinson-Syndrom).** Nicht selten decken Anamnese und Untersuchung bereits die Ursache des Eisenmangels auf (z. B. Teerstuhl bei gastrointestinalen Blutungen).

Diagnostik und Differenzialdiagnose

Die Eisenmangelanämie ist eine hypochrome mikrozytäre Anämie. MCV, MCH und MCHC sind vermindert (➤ 11.3.3). Ein Anteil hypochromer Erythrozyten ≥ 10 % beweist eine Eisenmangelanämie oder eine Hämoglobinopathie. Außerdem sind die Erythrozyten ungleich groß (Anisozytose, RDW erhöht). Die Retikulozyten, das Eisenspeicherprotein **Ferritin** und die **Transferrinsättigung** (prozentuale Eisenbeladung des **Transferrin,** des Transporteiweißes für Eisen im Blut) sind erniedrigt. Da die beiden letztgenannten bei Entzündungen wenig aussagekräftig sind, wird das CRP mitbestimmt. Bei Entzündungen oder bei der Abgrenzung zur Anämie bei chronischer Erkrankung hilft der **lösliche Transferrinrezeptor** *(sTfR)* im Blut weiter. Dies sind von den Erythrozyten/-vorstufen ins Blut abgeschilfte Transferrinrezeptoren, die bei Eisenmangel oder Stimulation der Erythropoese vermehrt gebildet werden.

Da die Ursache des Eisenmangels gefunden werden muss, wird:

- Nach Blutungen im Magen-Darm-Trakt und im Bereich der Harnwege gesucht
- Bei Frauen gynäkologisch untersucht.

Wichtigste Differenzialdiagnose ist die Anämie der chronischen Erkrankung (➤ 11.5.3).

Behandlungsstrategie

An erster Stelle steht die Behandlung der Grunderkrankung. Zusätzlich ist meist eine medikamentöse Eisenzufuhr erforderlich. Am besten ist trotz der relativ schlechten Magen-Darm-Verträglichkeit (Übelkeit, Obstipation) die orale Gabe zweiwertiger [Fe^{2+}] Eisenpräparate (z. B. Eryfer® 100, Lösferron®). Die parenterale Gabe dreiwertiger [Fe^{3+}] Eisenpräparate (z. B. Ferrlecit®) kann zu Kopfschmerzen, Übelkeit, Hitzegefühl, Herzschmerzen und im Extremfall zum Schock führen (➤ 3.4). Sie ist daher – trotz besserer Verträglichkeit der neueren i. v.-Eisenpräparate – die Ausnahme, z. B. bei Malabsorption. Wegen der gesteigerten Erythrozytenneubildung ist evtl. eine Substitution von Vitamin B_{12} und Folsäure erforderlich.

Pflege

Pflege bei Test auf okkultes Blut im Stuhl ➤ 7.3.2

Zusätzlich zur allgemeinen Pflege bei Anämie (➤ 11.5.1) gilt:

- Durch intensive Hautpflege Beschwerden durch trockene, rissige Haut, Mundwinkelrhagaden und brüchige Nägel lindern bzw. vorbeugen

- Auf eine intakte Mundschleimhaut achten, regelmäßig inspizieren bzw. den Patienten zur Selbstbeobachtung anleiten. Maßnahmen zur Soor- und Parotitisprophylaxe durchführen
- Orale Eisensubstitutionspräparate sollten zwischen den Mahlzeiten genommen werden, vorzugsweise nüchtern, d.h. mindestens 1–0,5 h vor den Mahlzeiten, und mit Wasser statt Milch, da Kalzium die Eisenresorption vermindert. Aus dem gleichen Grund keine anderen Tabletten gleichzeitig einnehmen lassen. Wegen häufiger Magen-Darm-Unverträglichkeiten (z.B. Obstipation) Patienten nach Veränderungen der Stuhlausscheidung fragen bzw. ihn zur Selbstbeobachtung anleiten. Ggf. Arztinformation, um auf ein anderes Präparat zu wechseln. In Ausnahmefällen Eisentabletten zu den Mahlzeiten verabreichen, um eine parenterale Gabe oder einen eigenmächtigen Therapieabbruch des Patienten zu vermeiden
- Retikulozytenkontrolle (➤ 11.3.3) im Blut zwei Wochen nach Behandlungsbeginn einplanen, da ein Retikulozytenanstieg das Ansprechen auf die Eisengabe zeigt.

Patientenberatung

- **Stuhlverfärbung:** Der Patient wird darüber aufgeklärt, dass sich der Stuhl durch die Eisentabletten schwarz verfärbt
- **Ernährung:** Tierisches Eisen (Fleisch, Leber, Eier) wird besser resorbiert als pflanzliches Eisen (Kartoffeln, grünes Gemüse, Hülsenfrüchte, Nüsse, Vollkorngetreide). Jedoch wird Leber wegen ihres Schwermetallgehalts heute nicht mehr empfohlen. Genügend Vitamin C (Obst, frisches Gemüse) ist wichtig, da Vitamin C das Eisen in der zweiwertigen Form stabilisiert und so die Resorption verbessert
- **Behandlungsdauer:** Die Fortsetzung der Behandlung ist noch für einige Monate nötig, um die Eisenspeicher des Körpers aufzufüllen. Als Faustregel gilt: Nach Normalisierung des Hämoglobinwertes sollte zusätzlich so lange substituiert werden, wie die Normalisierung des Hb-Wertes in Anspruch genommen hat.

Prävention

Die Prävention einer Eisenmangelanämie besteht für ansonsten Gesunde in einer ausgewogenen Ernährung. Bei einer vegetarischen Kost ist das Risiko erhöht, hier sollte deshalb noch mehr auf den Eisengehalt der Lebensmittel geachtet werden.

11.5.3 Anämie bei chronischer Erkrankung

Zweithäufigste Anämieform ist die **Anämie bei chronischer Erkrankung** (engl. *anemia of chronic disease,* daher kurz *ACD*).

Krankheitsentstehung

Hauptursachen sind chronische Infektionen, nicht-infektiöse chronische Entzündungen (z.B. Autoimmunkrankheiten) und Tumorerkrankungen.

Die Eisenaufnahme aus dem Darm wie auch die Eisenverwertung sind gestört, es besteht ein relativer Erythropoetinmangel, das Ansprechen des Knochenmarks auf Erythropoetin ist vermindert und die Erythrozytenüberlebenszeit ist leicht verkürzt. Dabei spielen die durch die Entzündung bzw. den Tumor stimulierten Abwehrzellen, die von diesen freigesetzen Zytokine (Interleukin 1, Interferon-γ, TNF-α) sowie das in der Leber produzierte Eiweiß *Hepcidin* eine bedeutende Rolle.

Symptome, Befund und Diagnostik

Die unspezifischen Beschwerden der Anämie (➤ 11.5.1) werden überlagert von den Symptomen der Grunderkrankung.

Die Blutuntersuchung ergibt eine normochrom-normozytäre, später hypochrom-mikrozytäre Anämie. Serumeisen, Transferrinsättigung und Retikulozyten sind wie bei der Eisenmangelanämie niedrig, Ferritin jedoch erhöht. Weitere Untersuchungen hängen von der mutmaßlichen Grunderkrankung ab.

Behandlungsstrategie und Pflege

Mit Behandlung der Grunderkrankung (soweit dies möglich ist) bessert sich die Anämie der chronischen Erkrankung von selbst. Nur bei sehr ausgeprägter Anämie wird ein Versuch mit Erythropoetin s.c. unternommen. Eisengabe ist sinnlos.

Die Pflege entspricht zum einen der Pflege bei Anämie, nach Feststellung der Ursache wird auch sie meist von der Grunderkrankung bestimmt.

11.5.4 Megaloblastäre Anämien

Megaloblastären Anämien haben ihren Namen von den zu großen Vorstufen der Erythrozyten im Knochenmark, den **Megaloblasten** (*griech.* mega = groß).

Krankheitsentstehung

Hauptursachen megaloblastärer Anämien sind der Vitamin-B_{12}- und der Folsäuremangel.

Häufigste Form ist dabei die **perniziöse Anämie** (perniziös = verderblich, weil sie unbehandelt zum Tode führt): Eine chronische Autoimmungastritis (➤ 7.5.2) führt hier zu einem Mangel an **Intrinsic Factor,** der normalerweise in der Magenschleimhaut gebildet wird und notwendig ist zur Vitamin-B_{12}-Resorption im terminalen Ileum.

Vitamin-B_{12}- und Folsäuremangel können außerdem durch mangelhafte Zufuhr von Vitamin B_{12} bzw. Folsäure bedingt sein, z.B. bei lang andauernder Mangelernährung (bei Alkoholkranken oder Veganern) oder Malabsorption (➤ 7.6.2).

Der Mangel führt zu einer gestörten Kernreifung und damit bei den Erythrozytenvorläufern zu den erwähnten Megaloblasten mit unreifen Kernen bei ausgereiftem Zytoplasma. Außerdem gehen viele Erythrozytenvorläufer noch im Knochenmark vorzeitig zugrunde **(ineffektive Erythropoese).**

11

Symptome und Untersuchungsbefund

Zusätzlich zu den allgemeinen Anämiesymptomen (➤ 11.5.1) bestehen bei der Vitamin-B_{12}-Mangel-Anämie weitere hämatologische, gastrointestinale und neurologische Störungen wie z. B. glattrote, „brennende" Zunge **(Hunter-Glossitis),** strohgelbe Hautfarbe, Gangunsicherheit, Kribbeln und schmerzhafte Missempfindungen. Neurologische Symptome können auch ohne Anämie bestehen. Ob reiner Folsäuremangel zu neurologischen Symptomen führt, ist nach wie vor umstritten.

Diagnostik und Differenzialdiagnose

Diagnostisch sind erforderlich:

- Blutbilduntersuchung: hyperchrome, makrozytäre Anämie, große ovale Erythrozyten, verminderte Retikulozyten. Häufig Thrombo- und Leukozytopenie sowie zu viele übersegmentierte Granulozyten, da auch bei diesen Zellreihen die Reifung gestört ist
- Bestimmung des Vitamin-B_{12}- und des Folsäurespiegels im Blut
- Autoantikörpersuche im Blut: Bei perniziöser Anämie sehr oft Autoantikörper gegen die Parietalzellen des Magens und Intrinsic Factor, oft auch gegen Schilddrüsengewebe positiv
- Evtl. Gastroskopie
- Evtl. Bestimmung von Methylmalonsäure (erhöht bei Vitamin-B_{12}-Mangel) oder Homocystein (erhöht bei Vitamin-B_{12}- und Folsäuremangel) im Blut.

Zusätzlich können ggf. zum Einsatz kommen:

- Schilling-Test zur Differenzierung, ob niedrige Vitamin-B_{12}-Spiegel auf Mangel an Intrinsic Factor oder Malabsorption zurückzuführen sind (wird nicht routinemäßig durchgeführt). Durchführung: 1 µg radioaktiv markiertes Vitamin B_{12} oral auf nüchternen Magen geben. Nach 2 h 1 000 µg unmarkiertes Vitamin B_{12} i. m. als „Ausschwemmdosis" spritzen. Dann 24 h-Urin sammeln (➤ 9.3.2). Bei Malabsorption führt orale Gabe von Intrinsic Factor nicht zu einer Normalisierung des Tests, wohl aber bei Mangel an Intrinsic Factor
- Knochenmarkuntersuchung: Nachweis von **Megaloblasten.** Diese Untersuchung wird nicht routinemäßig durchgeführt, sondern nur zum Ausschluss anderer Differenzialdiagnosen.

Behandlungsstrategie

- Behandlung der Grunderkrankung, Beseitigung einer Fehlernährung
- Bei perniziöser Anämie s. c.- oder i. m.-Injektion von Vitamin B_{12}, z. B. Vitamin B_{12} ratiopharm N®
- Bei Folsäureanämie orale Folsäurepräparate, z. B. Folsan®
- Gabe von Eisenpräparaten, da durch die überaus rasche Erythrozytenneubildung nach Behandlungsbeginn ein Eisenmangel entsteht
- Kontrollen des Serumkaliums, da die rasche Erythrozytenneubildung darüber hinaus eine Hypokaliämie verursachen kann. Evtl. medikamentöse Kaliumsubstitution
- Retikulozytenkontrolle eine Woche nach Behandlungsbeginn einplanen, da es bei Ansprechen auf die Behandlung zu diesem Zeitpunkt zu einer **Retikulozytenkrise** mit sehr hohen Retikulozytenzahlen kommt
- Ggf. kaliumreiche Kost mit reichlich Obst, insbesondere Bananen und Trockenobst, geben.

Patienteninformation

Patienten mit perniziöser Anämie durch Gastritis oder nach Magenresektion müssen lebenslang einmal im Monat Vitamininjektionen erhalten, da sich der Mangel an Intrinsic Factor nicht bessern wird.

Prävention

Ein Folsäuremangel ist in Mitteleuropa häufig und erhöht bei Frauen die Gefahr eines kindlichen Neuralrohrdefekts. Frauen mit Kinderwunsch sollten daher schon vor der Empfängnis Folsäuretabletten einnehmen.

Patienten mit Autoimmungastritits oder nach Magenentfernung sollten bereits prophylaktisch Vitamin-B_{12}-Injektionen bekommen.

11.5.5 Hämolytische Anämien

DEFINITION

Hämolyse: Zerstörung von Erythrozyten durch Schäden der Erythrozytenmembran.

Kompensierte Hämolyse: Verkürzte Erythrozytenlebensdauer, die durch Steigerung der Erythrozytenbildung im Knochenmark noch ausgeglichen wird (normales Hb).

Hämolytische Anämien: Anämien, bei denen die Erythrozyten vorzeitig (im Extremfall nach nur wenigen Tagen) zugrunde gehen.

Hämolytische Transfusionsreaktion ➤ 11.4.1

Krankheitsentstehung

Die Ursache einer hämolytischen Anämie kann in zahlreichen Störungen liegen (➤ Tab. 11.4):

- Bei **korpuskulären hämolytischen Anämien** liegt die Ursache im Bereich der Erythrozyten, z. B. in Defekten der Erythrozytenmembran (etwa bei der **Kugelzellenanämie**), Enzymstörungen (z. B. **Glukose-6-Phosphat-Dehydrogenase-Mangel**) oder Hämoglobindefekten (etwa bei der **Sichelzellenanämie**). Da diese Erkrankungen fast immer angeboren sind, heißen sie auch *hereditäre hämolytische Anämien*
- **Extrakorpuskuläre hämolytische Anämien** (mit Ursache außerhalb der Erythrozyten) werden durch Autoantikörper (aus unklarer Ursache oder z. B. im Rahmen von Lymphomen), durch Arzneimittel oder Infektionskrankheiten (z. B. Malaria), seltener durch künstliche Herzklappen hervorgerufen. Sie werden auch als *erworbene hämolytische Anämien* bezeichnet. Sonderfall sind die **mikroangiopathischen hämolytischen Anämien,** z. B. die **thrombotisch-thrombozytopenische Purpura** *(TTP),* bei der Blutgerinnselbildung in den Kapillaren zu Thrombozytopenie und Anämie führt. Ursachen sind Arznei-

11

Tab. 11.4 Überblick über die hämolytischen Anämien (Auswahl).

Erkrankung	Kurzcharakterisierung	Behandlung
Korpuskuläre hämolytische Anämien		
Kugelzellenanämie (*Sphärozytose*)	Infolge eines Membrandefektes kugelförmige Erythrozyten → vorzeitiger Abbau. Häufig Skelettanomalien. In Mittel-/Nordeuropa häufigste korpuskuläre hämolytische Anämie	Milzentfernung
Favismus (*Glukose-6-Phosphat-Dehydrogenase-Mangel*)	Hämolytische Krisen bei Verzehr von Saubohnen (Favabohnen), Infektionen, bestimmten Arzneimitteln (z. B. ASS, Sulfonamide). Im Mittelmeerraum häufig	Meiden der Auslöser
Sichelzellenanämie	Durch einen Hämoglobindefekt (HbS mit Austausch einer Aminosäure) bei Sauerstoffmangel sichelförmige Erythrozyten (➤ Abb. 11.20) → Hämolyse, Durchblutungsstörungen und Organinfarkte wegen ihrer schlechten Verformbarkeit. Häufig Schmerzkrisen	Meiden von Infekten, Austrocknung und Sauerstoffmangel. Bei schweren Verläufen verwandt-allogene hämatopoetische Stammzelltransplantation
Thalassämie	Verminderte Synthese der α- oder β-Kette des Hb mit kompensatorischer Vermehrung der γ- oder δ-Kette (HbF bzw. HbA_2). Bei Heterozygoten leichte Minor-Form (symptomlos oder leichte Anämie), bei Homozygoten schwere und prognostisch ungünstige Major-Form (mit Knochenveränderungen, Hepatosplenomegalie und Ikterus). Im Mittelmeerraum häufig	Bei Minor-Formen keine Behandlung, bei Major-Formen heute möglichst frühe hämatopoetische Stammzelltransplantation. Ggf. Transfusion von Erythrozytenkonzentraten (Gefahr der Eisenüberladung mit Eisenablagerung in den Organen = Hämosiderose, daher Gabe von Chelatbildnern, z. B. Deferoxamin)
Extrakorpuskuläre hämolytische Anämien		
Immunhämolytische Anämien • **Autoimmunhämolytische Anämien** (*AIHA*) • **Medikamentinduzierte immunhämolytische Anämie** (verschiedene Formen)	Vorzeitiger Erythrozytenabbau durch: • Autoantikörper gegen die Erythrozytenmembran, ohne erkennbare Ursache oder – häufiger – bei z. B. Non-Hodgkin-Lymphom, systemischem Lupus erythematodes, nach Infektionen • Nach bestimmten Arzneimitteln	Behandlung einer etwaigen Grunderkrankung, Absetzen des Medikaments. Sonst Immunsuppression (➤ 15.2), evtl. Milzentfernung, in Notfällen Entfernung der Antikörper aus dem Blut durch Plasmapherese
Thrombotisch-thrombozytopenische Purpura/hämolytisch-urämisches Syndrom (*TTP/HUS*)	Thrombozyten- und Gerinnungsaktivierung mit (teilweisem) Verschluss kleinster Gefäße → (mechanische) Erythrozytenzerstörung, Organischämie. Ursachen z. B. autoimmun, Medikamente, bestimmte E. coli (EHEC)	Ursachenabhängig, v. a. Plasmaaustausch, Immunsuppression

mittel, Infektionen oder Tumoren. Manchmal ist keine Ursache zu finden (idiopathische Form).

Symptome, Befund und Diagnostik

Zusätzlich zu den allgemeinen Anämiesymptomen bestehen bei den chronischen hämolytischen Anämien eine Milzvergrößerung (➤ 8.7.1, die Erythrozyten werden hauptsächlich in der Milz abgebaut) und ein Ikterus (➤ 8.2.1), da die Leber die Abbauprodukte des Hämoglobins, insbesondere das Bilirubin, nicht so rasch verarbeiten kann. Augenfällig ist die Dunkelfärbung des Urins durch die Bilirubin-Abbauprodukte. Gallensteine treten gehäuft auf.

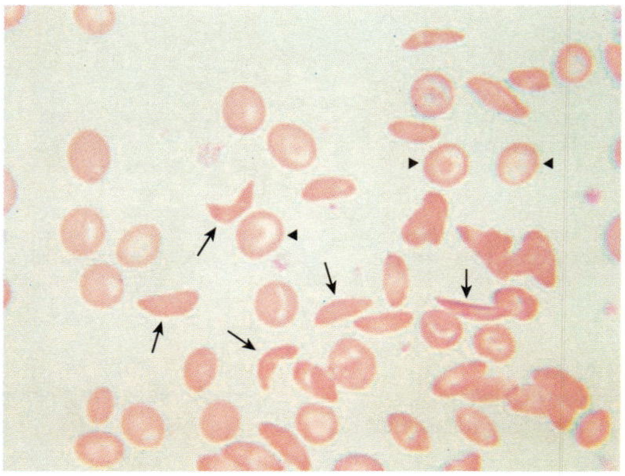

Abb. 11.20 Sichelzellen im peripheren Blutausstrich. Neben den Sichelzellen (→) finden sich Schießscheibenzellen (▶). [E355]

Bei einer weiteren (temporären) Steigerung der Hämolyse, ausgelöst etwa durch Infektionen, kann es zur **hämolytischen Krise** mit Verschlechterung des Allgemeinbefindens, Zunahme des Ikterus, zu Fieber und Bauchschmerzen, in Extremfällen zum Multiorganversagen kommen. Umgekehrt ist auch eine **aplastische Krise** mit krisenhaftem Stopp der Erythropoese möglich.

Die Diagnose wird in erster Linie durch Blutuntersuchungen gesichert:

- Erhöhung der LDH (genauer LDH_1 = HBDH) infolge des vermehrten Erythrozytenuntergangs
- Anstieg des Bilirubins durch vermehrten Hämoglobinabbau (➤ 8.2.1)
- Verminderung des **Haptoglobins,** wenn Erythrozyten *in* den Gefäßen zugrunde gehen (bei Entzündungen nicht verwertbar, da Haptoglobin ein Akute-Phase-Protein ist). Das Transportprotein Haptoglobin fängt frei werdendes Hämoglobin ab und bringt es zum Abbau zum *mononukleären Phagozytose-System* (*MPS,* auch *retikulo-endotheliales System, RES*)
- Vermehrung der Retikulozyten als Zeichen einer gesteigerten Erythrozytenbildung.

Weitere Laboruntersuchungen (z. B. Hämoglobinelektrophorese, Antikörpersuche) dienen der Ursachenfindung.

Behandlungsstrategie

Die Behandlung richtet sich nach der Ursache der Anämie. Bei den angeborenen Erythrozytenmembran- und Hämoglobindefekten bessert Milzentfernung die Beschwerden. Lösen äußere Einflüsse einen Hämolyseschub aus, soll der Patient diese Faktoren meiden. Zunehmend wird für schwere Formen die hämatopoetische Stammzelltransplantation empfohlen, da nur durch sie der Defekt behoben werden kann.

Bei Autoantikörperbildung wird eine fassbare Grunderkrankung behandelt. Oft ist eine Immunsuppression mit Glukokortikoiden, Azathioprin (z. B. Imurek®) oder Cyclophoshamid (z. B. Endoxan®) angezeigt. Bei therapierefraktären Formen wird seit kurzem der monoklonale, gegen B-Lymphozyten gerichtete Antikörper Rituximab (Mabthera®) im Rahmen eines Off-Label-Use eingesetzt.

Pflege und Patientenberatung

- Soll Blut zur Antikörpersuche verschickt werden, muss die Probe für die Suche nach Kälteantikörper *warm* verschickt werden. Die Blutprobe für die Untersuchung auf Kälteantikörper darf zwischen Abnahme und Ankunft im Labor keinen Augenblick abkühlen, bei Weiterversand muss sie der zuständigen MTA direkt übergeben werden
- Patienten mit Kälteantikörpern werden darüber aufgeklärt, dass sie sich vor Kälte schützen sollten
- Kranke mit einem Glukose-6-Phosphat-Dehydrogenase-Mangel müssen bestimmte Arzneimittel und den Genuss von Saubohnen (Favabohnen) meiden
- Vor einer Milzentfernung ist die Impfung gegen Pneumokokken, Meningokokken, Hämophilus influenzae B und Influenza wichtig
- Nach einer Milzentfernung ist postoperativ eine gewissenhafte Thromboseprophylaxe wichtig, da es zu einer vorübergehenden Thrombozytose und damit Thrombosegefährdung kommt.

11.5.6 Aplastische Anämien und Panzytopenie

DEFINITION

Aplastische Anämie *(AA):* Seltene Anämie infolge (erworbener) Schädigung der Stammzellen im Knochenmark und demzufolge unzureichender Erythrozytenbildung. Tritt in erster Linie im Rahmen einer **Panzytopenie,** d. h. einer Verminderung *aller* Blutzellreihen, auf.

Krankheitsentstehung

Ein Teil der **aplastischen Anämien** und **Panzytopenien** kann auf vorangegangene Arzneimittelgabe (z. B. Chloramphenicol), Gifte (z. B. Insektizide, Benzol), ionisierende Strahlung oder Virusinfekte (z. B. Hepatitis, Parvoviren) zurückgeführt werden. Oft bleibt die Ursache aber unklar.

Die mangelhafte Teilung der Blut bildenden Stammzellen führt zu einer Verminderung aller Blutzellen, wobei eine Reihe den anderen zeitlich vorausgehen kann.

Symptome, Befund und Diagnostik

Die Symptome hängen davon ab, welche Blutzellreihe am stärksten betroffen ist:

- Überwiegt die Anämie, klagt der Patient vor allem über Müdigkeit, verminderte Belastbarkeit, Herzklopfen und Schwindel (➤ 11.5.1)
- Die Granulozytopenie zeigt sich durch häufige Infekte sowie Ulkusbildung z. B. der Mundschleimhaut (➤ 11.4.2, ➤ 11.5.2, ➤ Tab. 12.6)
- Die Thrombozytopenie führt zu einer erhöhten Blutungsneigung (➤ 11.10.1).

Diagnostisch ist neben Blutuntersuchungen (Panzytopenie, verminderte Retikulozyten ➤ Abb. 11.21) unbedingt eine Knochenmarkuntersuchung erforderlich (zellarmes Knochenmark).

Behandlungsstrategie

Alle verdächtigen Substanzen müssen sofort weggelassen werden. Dabei sind prinzipiell *alle* Arzneimittel verdächtig, auch „alternative" Arzneimittel und Nahrungsmittelergänzungsstoffe.

Therapie der Wahl ist die Kombinationstherapie mit Glukokortikoiden, Antithymozytenglobulin (ATG), Ciclosporin und evtl. dem Wachstumsfaktor G-CSF. Steht ein HLA-identischer Spender zur

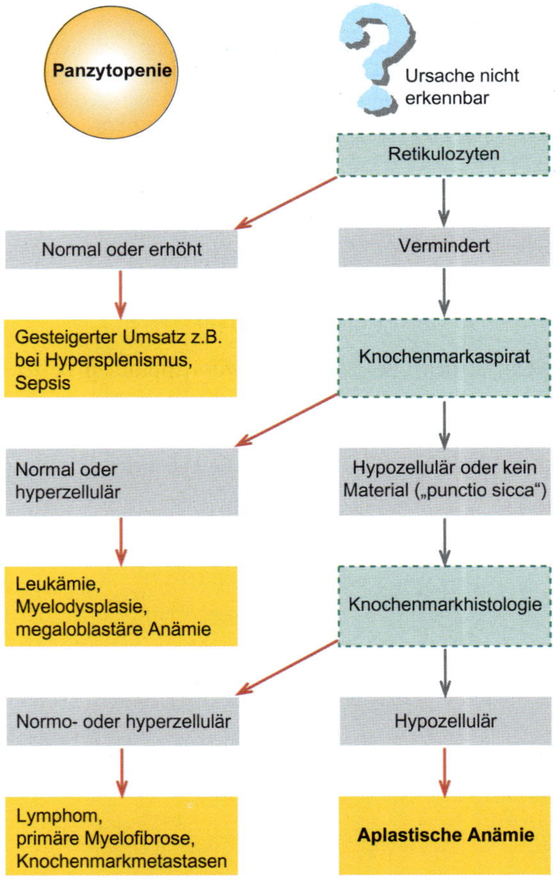

Abb. 11.21 Überblick über das diagnostische Vorgehen bei Panzytopenie (vereinfachte Darstellung). [L157]

Verfügung und bleibt die anfängliche immunsuppressive Therapie wirkungslos, kann durch hämatopoetische Stammzelltransplantation die Überlebensrate auf 80 % gesteigert werden.
Bei entsprechender Symptomatik werden Blutprodukte gegeben.

11.5.7 Sekundäre Polyglobulie

DEFINITION

Polyglobulie *(Erythrozytose):* Erythrozytenvermehrung bei normalem Plasmavolumen. Bei einem Hämatokrit > 55 % Gefahr von Durchblutungsstörungen und Thromboembolien.
Sekundäre Polyglobulie: Polyglobulie durch feststellbare Ursache/ Grunderkrankung.

Krankheitsentstehung

Sekundäre Polyglobulien sind meist Folge eines Sauerstoffmangels, z. B. bei Lungenfunktionsstörungen, Aufenthalt in großer Höhe oder Herzfehlern. Dadurch steigt die Sekretion von Erythropoetin, des Hauptwachstumsfaktors der Erythropoese, und in der Folge die Erythrozytenbildung.

Seltener liegt eine Erythropoetinerhöhung durch hormonelle Störungen oder paraneoplastisch bei bösartigen Erkrankungen zugrunde.

Häufigste Ursache der Polyglobulie ist das Rauchen.

Symptome, Befund und Diagnostik

Die Patienten haben typischerweise eine rot-blaue Hautfarbe. Bei hohem Hämatokrit und demzufolge hoher Blutviskosität bestehen oft „Kreislaufbeschwerden" (Schwindel, Ohrensausen, Atemnot), Kopfschmerzen, Angina pectoris und Nasenbluten. Der Blutdruck ist häufig erhöht.

Diagnosesicherung und Abgrenzung zur Polycythaemia vera (➤ 11.8) sind in aller Regel durch Blutbilduntersuchungen, Bestimmung der arteriellen Sauerstoffsättigung und des Erythropoetinspiegels im Blut sowie Ultraschalluntersuchung (Milzgröße) möglich. Sie dienen gleichzeitig der Ursacheneingrenzung (Lungenerkrankung? Tumor?) und werden bei Bedarf durch weitergehende Untersuchungen ergänzt.

Behandlungsstrategie und Pflege

Vorrangig ist die Behandlung der Grunderkrankung. Die Betroffenen sind besonders bei einem Hämatokrit über 50 % durch kardiovaskuläre Komplikationen (Herzinfarkt, Schlaganfall, Thrombosen) gefährdet, pflegerisch ist vor allem das erhöhte Thromboserisiko zu berücksichtigen.

Prognose

Die Prognose der sekundären Polyglobulie ist abhängig von der Grunderkrankung.

11.6 Erkrankungen der Leukozyten

11.6.1 Übersicht über die malignen hämatologischen Erkrankungen

Krankheitsentstehung

Maligne hämatologische Erkrankungen entstehen durch Entartung einer teilungsfähigen Zelle des Blutzell-Stammbaumes. Je nachdem, welche Zelle betroffen ist, können also *eine* oder *mehrere* Zelllinien betroffen sein.

Die Ursache bleibt in aller Regel unklar. Zwar ist bekannt, dass genetische Faktoren (z. B. Trisomie 21), chemische Substanzen (z. B. Benzol, Zytostatika), radioaktive Strahlung oder einige Viren zumindest bei einem Teil der Erkrankungen das Krankheitsrisiko erhöhen. Bei den meisten Patienten liegen aber keine Risikofaktoren vor.

Mit der Entartung gehen je nach Erkrankung und Krankheitsstadium in unterschiedlicher Ausprägung einher:

- Unkontrolliertes Wachstum. Die Nachkommen der entarteten Zelle verdrängen die gesunden Blut bildenden Zellen im Knochenmark mehr und mehr (➤ Abb. 11.23). Mögliche Folgen sind:
  - Ein Mangel an *gesunden* Blutzellen im peripheren Blut (z. B. Anämie, Thrombozytopenie)
  - Massenhaftes Auftreten abnormer Zellen im peripheren Blut (falls die abnormen Zellen ins Blut ausgeschwemmt werden)
- Erhöhter oder verminderter Untergang der entarteten Zellen im Vergleich zu den normalen Blutzellen
- Abnorme Differenzierung oder Differenzierungsverlust der entarteten Zellen.

Einteilung

Die Einteilung der malignen hämatologischen Erkrankungen ist hochkompliziert; historisch gewachsene Einteilungen stehen neben modernen Klassifikationen, die immunologische (➤ Abb. 11.22), zytogenetische und molekularbiologische Diagnosekriterien berücksichtigen. Teilweise überlappen sich die Einteilungen.

Meist wird eingeteilt in:

- Leukämien (➤ 11.6.2, ➤ 11.6.3)
- Maligne Lymphome (➤ 11.7)
- Chronische myeloproliferative Neoplasien (➤ 11.8)
- Myelodysplastische Syndrome (➤ 11.9).

Leukämien
Je nach Abstammung der entarteten Blutkörperchen werden die **Leukämien** (= weißes Blut) unterteilt in **lymphatische Leukämien,** bei denen die malignen Zellen der lymphatischen Reihe angehören, und **myeloische** *(nicht-lymphatische)* **Leukämien,** bei denen die myeloische Reihe betroffen ist. Selten und hier nicht weiter behandelt sind die Leukämien mit unklarer Linienzugehörigkeit.

Weitere Einteilungen unterscheiden je nach zeitlichem Verlauf zwischen **akuten** und **chronischen** sowie in Abhängigkeit von der Morphologie der Zellen zwischen **unreifzelligen** und **reifzelligen Leukämien,** wobei unreifzellige Leukämien in aller Regel akut und reifzellige zum weit überwiegenden Teil chronisch verlaufen.

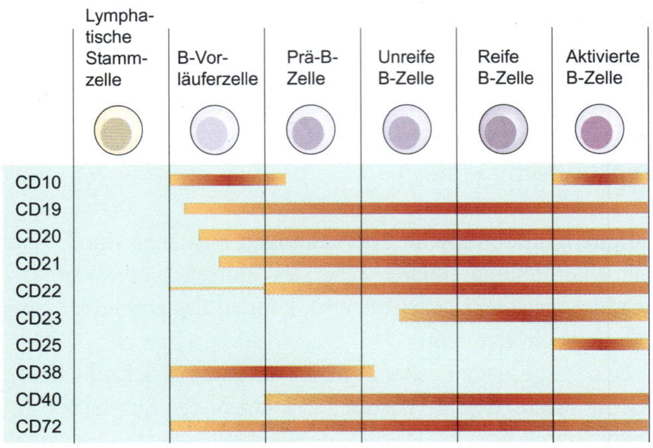

Abb. 11.22 Leukozyten/-vorstufen zeigen je nach Zellreihe und Entwicklungsstufe unterschiedliche Oberflächenmoleküle auf ihrer Zellmembran, die als Rezeptoren dienen und als Cluster of Differentiation Antigens bezeichnet werden, z. B. CD4, CD8, CD20 (hier Beispiele aus der B-Zell-Reihe). Mithilfe monoklonaler Antikörper kann die Zelloberfläche so „kartiert" werden, etwa zur Leukämiediagnostik. [L157]

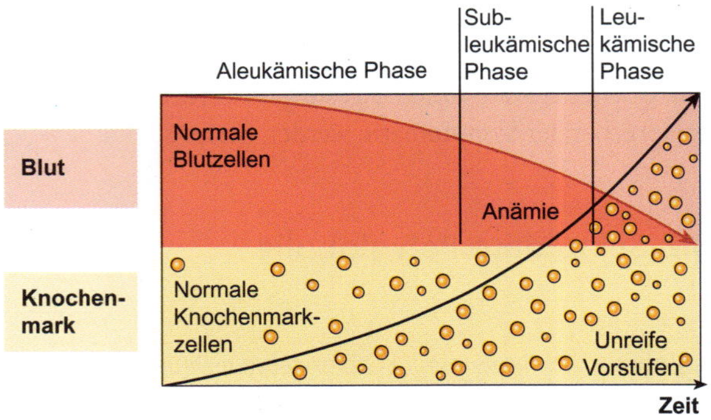

Abb. 11.23 Typische Entwicklung einer Leukämie. In der aleukämischen Phase vermehren sich die entarteten unreifen Blutzellen nur im Knochenmark. In der subleukämischen Phase treten erste unreife Vorstufen im peripheren Blut auf, gleichzeitig entwickelt sich eine leichte Anämie. In der leukämischen Phase nehmen die unreifen Blutzellen im peripheren Blut und die Gesamtleukozytenzahl massiv zu, Anämie und Thrombozytopenie werden immer ausgeprägter. [L157]

11.6.2 Akute Leukämien

Akute Leukämien sind aggressiv verlaufende, maligne Erkrankungen, welche die Patienten unbehandelt nur Wochen bis wenige Monate überleben. Bei Erwachsenen handelt es sich in ca. 80 % der Fälle um **akute myeloische Leukämien** *(AML)* und in knapp 20 % um **akute lymphatische** *(lymphoblastische)* **Leukämien** *(ALL).*

Symptome und Untersuchungsbefund

Die akute Leukämie beginnt mit uncharakteristischen Allgemeinsymptomen (Leistungsabfall, unklares Fieber), kombiniert mit Beschwerden durch einen Mangel an *normalen* Blutzellen:

- Anämie mit Blässe, Luftnot, Abgeschlagenheit und Müdigkeit
- Erhöhte Blutungsneigung
- Gehäufte Infektionen (auch Pilzinfektionen) mit hoher Sepsisgefahr
- Bei sehr hohen Leukozytenzahlen **Leukostasesyndrom** durch Mikrozirkulationsstörungen, z. B. Verwirrtheit.

Seltener sind Bauch- oder Knochenschmerzen sowie Zahnfleischwucherungen. Die Anamnese ist kurz.

Bei Patienten mit einer ALL fallen bei der Untersuchung oft Lymphknotenschwellungen und eine Milzvergrößerung auf.

In fortgeschrittenen Krankheitsstadien können leukämische Infiltrate z. B. in den Nieren, der Haut (➤ Abb. 11.24), der Lunge und im Gehirn auftreten.

Diagnostik und Differenzialdiagnose

Im Vordergrund steht die Untersuchung des Blutes und des Knochenmarks:

- Meist sind die *Blasten,* d. h. die Vorstufen der Leukozyten (➤ Abb. 11.23), schon im Differenzialblutbild sichtbar. Dabei kann die Gesamtleukozytenzahl im Blut normal, erhöht oder erniedrigt sein
- Häufig bestehen eine Anämie, Granulozytopenie und Thrombozytopenie durch Verdrängung der normalen Zellen im Knochenmark
- Die Knochenmarkuntersuchung (➤ 11.3.6) zeigt ein zellreiches, viel zu viele Blasten enthaltendes Mark (AML Blasten > 20 %, ALL > 25 %).

Therapieplanung und Risikoabschätzung erfordern eine exakte Klassifikation der Leukämieform. Sie umfasst heute neben mikroskopischer Untersuchung auch eine Immunphänotypisierung (➤ Abb. 11.22) sowie zytogenetische und molekularbiologische Untersuchungen (Chromosomenaberrationen in den Leukämiezellen?).

Durch Sonografie (Leber-, Milz-, Lymphknotenvergrößerung?), Computer- oder Kernspintomografie von Gehirn, Thorax und Abdomen und Liquoruntersuchung sollen bei Vorliegen von Risikofaktoren weitere Organmanifestationen aufgedeckt werden.

VORSICHT

Ein normales Differenzialblutbild schließt eine akute Leukämie nicht aus (➤ Abb. 11.23)!

Da durch die Therapie die körpereigene Abwehr des Patienten noch weiter unterdrückt wird, müssen chronische Entzündungsherde (Nasennebenhöhlen, Zähne) vor der Behandlung diagnostiziert und saniert werden.

Außerdem sind Röntgen-Thorax, EKG, Sonografie und Nierenfunktionsuntersuchungen angezeigt, um vorbestehende Herz-, Lungen- oder Nierenschäden auszuschließen, da dann bestimmte Zytostatika nur eingeschränkt gegeben werden können (➤ 12.5.2).

Behandlungsstrategie

Die Behandlung bei akuter Leukämie besteht zum einen aus einer **antileukämischen** *(antiproliferativen)* **Therapie** zur Verminderung der entarteten Zellen, zum anderen aus einer **supportiven**

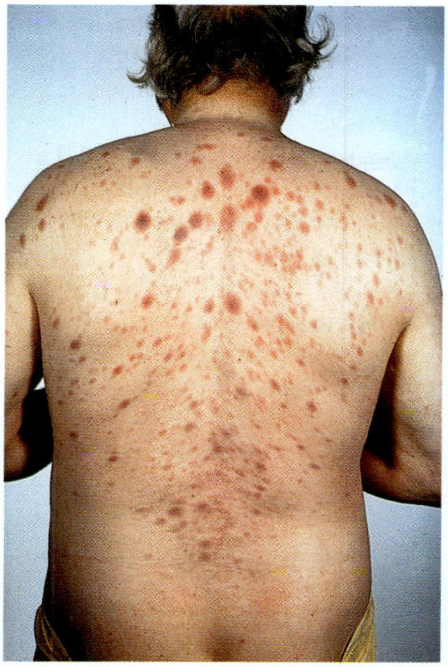

Abb. 11.24 Leukämisches Hautinfiltrat am Rücken eines Patienten mit Leukämie. [E288]

Therapie zum Abfangen von Komplikationen sowohl der Erkrankung selbst als auch der antileukämischen Therapie.

Antileukämische Therapie
Alle akuten Leukämien werden unverzüglich in hämatologisch-onkologischen Zentren aggressiv mit Zytostatika behandelt, evtl. werden außerdem monoklonale Antikörper, etwa Rituximab gegen den Oberflächenmarker CD20 (➤ Tab. 12.7) oder Tyrosinkinaseinhibitoren, etwa Imatinib (➤ Tab. 12.7) gegeben. Ziel dieser aggressiven **Induktionstherapie** ist eine **(zytologische) Vollremission** mit Normalisierung des peripheren Blutbildes und weniger als 5 % Leukämiezellen im Knochenmarkausstrich.

Das Erreichen einer Vollremission bedeutet jedoch nicht, dass alle entarteten Zellen vernichtet worden sind. Deshalb folgt eine intensive **Konsolidierungstherapie,** die von der Leukämieform und dem individuellen Risiko des Patienten abhängt. Bei vielen Patienten wird in der ersten Vollremission eine (allogene) hämatopoetische Stammzelltransplantation angestrebt, da sonst häufig nicht mehr kurierbare Rezidive auftreten. Die Therapieentscheidung bezüglich einer allogenen Stammzelltransplantation erfolgt vor allem nach einer zyto- und molekulargenetischen Risikostratifizierung initial und molekulargenetischen Überwachung des Therapieansprechens, der sog. „minimal residual disease" (MRD).

Auch Rezidive unter konservativer Therapie sind kurierbar, wenn eine allogene Stammzelltransplantation möglich ist. Die Prognose ist aber schlechter als eine Transplantation in erster Remission.

Da die Zytostatika nicht ausreichend in das Gehirn eindringen, können v. a. bei ALL zur Verhinderung eines späteren Rezidivs und einer leukämischen Infiltration der Hirnhäute ein Einbringen von Zytostatika in den Liquorraum und eine Bestrahlung des Gehirns angezeigt sein *(ZNS-Prophylaxe).*

Wurde keine Stammzelltransplantation durchgeführt, schließt sich bei ALL eine weniger aggressive, ambulante **Erhaltungstherapie** an. Nach ca. drei Jahren ist die Behandlung abgeschlossen.

Supportive Therapie
Der Patient ist nicht nur durch die Erkrankung selbst, sondern auch durch die notwendigerweise aggressive Behandlung akut gefährdet (➤ 12.5.2). Aufkeimende Infektionen müssen sofort antibiotisch behandelt werden. Fast immer sind Bluttransfusionen oder die Gabe anderer Blutersatzprodukte, z. B. von Gerinnungspräparaten, erforderlich (➤ 11.4.1).
Pflege bei Blutungsneigung ➤ 11.10.7
Pflege bei tumorassoziierter Fatigue ➤ 12.1.6
Pflege bei onkologischen Erkrankungen ➤ 12.1
Pflege bei Strahlentherapie ➤ 12.5.5
Pflege bei Zytostatikatherapie ➤ 12.5.2

Prognose

Die Prognose akuter Leukämien bei Erwachsenen ist nach wie vor schlechter als bei Kindern: Die 5-Jahres-Überlebensrate liegt je nach Patientenalter und Leukämieform bei ca. 10–70 %.

11.6.3 Chronische Leukämien

Chronisch-myeloische Leukämie

Die **chronisch-myeloische Leukämie** (kurz *CML*) wird auch zu den myeloproliferativen Neoplasien (MPN) gerechnet (➤ 11.8). Sie betrifft v. a. Erwachsene von 50–60 Jahren.

Krankheitsentstehung
Bei ca. 95 % der Patienten liegt eine Translokation von Teilen des Chromosoms 22 auf das Chromosom 9 vor, d. h., das Chromosom 22 bricht (aus ungeklärter Ursache) an einer Stelle und das Bruchstück wird an Chromosom 9 angeheftet. Der übrig gebliebene Rest des Chromosoms 22 mit dem kleinen Stück von Chromosom 9 heißt **Philadelphia-Chromosom.** Die verschmolzenen Anteile von Chromosom 9 und 22 bilden ein funktionstüchtiges, aber krankhaftes *Fusionsgen.* Folge ist eine erhöhte Tyrosinkinaseaktivität und dadurch eine unkontrollierte Proliferation der Zellen.

Symptome und Untersuchungsbefund
In der ersten, *chronischen Krankheitsphase,* die meist mehrere Jahre dauert, fühlen sich die Patienten abgeschlagen und müde und haben möglicherweise Oberbauchbeschwerden durch die teils stark vergrößerte Milz. Unbehandelt kommt es in der Mehrzahl der Fälle nach einer Übergangs- oder *Akzelerationsphase* mit ausgeprägteren Beschwerden und zunehmender Knochenmarkinsuffizienz zur *Blastenkrise,* die klinisch einer akuten Leukämie ähnelt.

Diagnostik und Differenzialdiagnose
Diagnostisch entscheidend sind Blutbild (➤ Abb. 11.25) und Knochenmarkausstrich. Die Leukozytenzahl ist deutlich erhöht und kann in Extremfällen 500 000/µl überschreiten. Zyto- und molekulargenetische Untersuchungen sind auch bei der chronisch-myeloischen Leukämie unabdingbar.

11

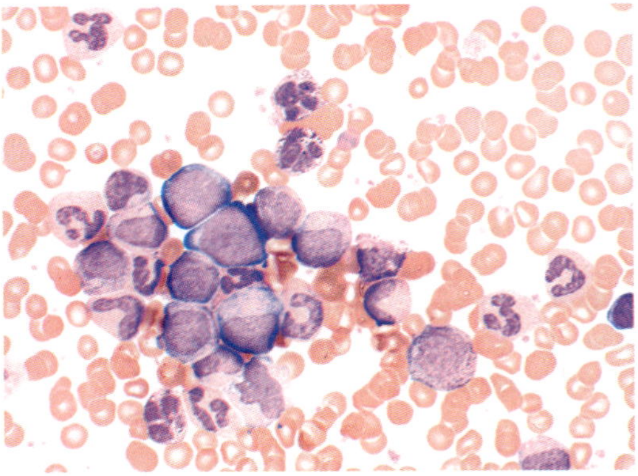

Abb. 11.25 Blutausstrich in der chronischen Phase der CML. Es liegt ein buntes Zellbild vor mit verschiedenen Reifungsstufen vom Myeloblasten bis zum segmentkernigen Granulozyten (kontinuierliche Linksverschiebung der CML). [E413]

Behandlungsstrategie

Medikamente erster Wahl bei Nachweis des Fusionsgens sind heute die Tyrosinkinasehemmer Imatinib (z. B. Glivec®), Dasatinib (z. B. Sprycel®) und Nilotinib (z. B. Tasigna®, neueste Generation: Bosutinib®, Ponatinib®). Die Behandlung ist nebenwirkungsarm und ambulant möglich, die Medikation muss jedoch durchgehend, lebenslang eingenommen werden.

Dadurch sind Interferon-α und Hydrohyharnstoff (z. B. Litalir®) zu Reservemedikamenten geworden. Zeichnet sich ein Versagen der medikamentösen Therapie ab, wird die Indikation zur hämatopoetischen Stammzelltransplantation geprüft. Sie ist nach wie vor die einzige Chance auf Heilung, aber mit einem hohen Risiko behaftet.

Prognose

Die 5-Jahres-Überlebensrate liegt seit Verfügbarkeit der Tyrosinkinasehemmertherapie um 90 %.

Chronisch-lymphatische Leukämie

Die **chronisch-lymphatische Leukämie** *(CLL)*, ein *Non-Hodgkin-Lymphom* (➤ 11.7.2), ist eine typische Erkrankung des höheren Lebensalters – der Altersgipfel liegt bei gut 70 Jahren – und ist in den Industrieländern die häufigste Form der Leukämie im Erwachsenenalter [6].

Symptome und Untersuchungsbefund

Die chronisch-lymphatische Leukämie verläuft häufig sehr lange symptomlos oder arm und wird daher in rund zwei Drittel der Fälle nur zufällig diagnostiziert. Leitsymptom bzw. -befund ist eine oft symmetrische, schmerzlose Lymphknotenvergrößerung (➤ 11.2.3). Viele Patienten neigen zu Infektionen (z. B. Herpes zoster ➤ 16.6.4), haben unklare Hautausschläge oder klagen über starken Juckreiz (durch Hautinfiltrationen).

Diagnostik und Differenzialdiagnose

Die Blutuntersuchung ergibt eine Leukozytose mit viel zu hohem Lymphozytenanteil. Diagnosesicherung und Prognoseabschätzung sind heute oft durch Immunphänotypisierung und zytogenetische Untersuchung von Blut-Lymphozyten möglich, sodass eine Knochenmarkuntersuchung nicht mehr zwingend ist. Zusätzlich erfolgt eine Abdomensonografie. Anämie, Thrombozytopenie und Antikörpermangel bilden sich meist erst im weiteren Verlauf aus. Paraproteinbildung (meist IgM, ➤ 11.7.3) ist möglich.

Für die Krankheit CLL gibt es eine interdisziplinäre S3-Therapie- [6] und eine S3-Patientenleitlinie [7] im Leitlinienprogramm Onkologie (➤ 12.5.1).

Behandlungsstrategie

Angesichts oft hohen Alters der Patienten und des meist langsamen Spontanverlaufs wird erst bei einer deutlichen Knochenmarkinsuffizenz mit Symptomen wie Anämie, Lymphozytose, Thrombozytopenie oder bestimmten Beschwerden (z. B. Fieber) behandelt. Je nach Alter, körperlichem Zustand und Begleiterkrankungen des Patienten werden Protein-/Tyrosinkinaseinhibitoren Acalabrutinib (z. B. Calquence®), Igrutinib (z. B. Imbruvica®) und Bcl-Inhibitoren wie Venetoclax (z. B. Venclyxto®) sowie die monoklonalen Antikörper Rituximab (z. B. MabThera®) eingesetzt. Eine (allogene) hämatopoetische Stammzelltransplantation wird derzeit nur bei einem Therapieversagen oder einem schnellen Übergang in eine höhere maligne Form empfohlen.

Zusätzlich ist eine symptomatische Therapie erforderlich, z. B. Immunglobulingabe bei Antikörpermangel und dadurch gehäuften Infektionen.

Pflege

Grundsätzlich ist die Pflege bei chronischer Leukämie abhängig von Krankheitsstadium und Therapieform. Sie reicht von der angemessenen Unterstützung des Patienten (nicht zu viel und nicht zu wenig) in einem fortgeschrittenen Krankheitsstadium bis zur Pflege bei Knochenmarktransplantation (➤ 11.4.2). Oft kommen gerade Patienten mit chronisch-lymphatischer Leukämie erst relativ spät zu längeren Aufenthalten in die Klinik. Wichtig ist, dass die Pflegenden die Selbstständigkeit der Patienten während dieser Aufenthalte so lange wie möglich bewahren und z. B. gemeinsam mit ihm Strategien zur Bewältigung seiner Probleme erarbeiten, z. B. häufig Pausen bei Erschöpfung einzulegen. Die Pflegenden stellen außerdem den Kontakt zu Beratungsstellen her, wenn der Patient sich selber informieren möchte.

Pflege bei Blutungsneigung ➤ 11.10.7
Pflege bei tumorassoziierter Fatigue ➤ 12.1.6
Pflege bei Leukozytopenie ➤ 11.4.2
Pflege bei onkologischen Erkrankungen ➤ 12.1
Pflege bei Strahlentherapie ➤ 12.5.5
Pflege bei Zytostatikatherapie ➤ 12.5.2

Prognose

Die Prognose der CLL ist gut. Oft ist der (ältere) Patient über Jahre nur wenig eingeschränkt und stirbt nicht an der Leukämie, sondern an anderen Erkrankungen des höheren Lebensalters. Um die Prognose einschätzen zu können, wird der CLL-IPI (Internationaler Prognose-Index) genutzt, bestehend aus Variablen wie u. a. Alter, klinisches Stadium, Mutationsstatus, Serum-β_2-Mikro und Risiko, z. B. niedrig, mittel, hoch und sehr hoch.

11

Lymphoplasmozytisches Lymphom

Ein eigenes Krankheitsbild mit enger „Verwandtschaft" zur CLL und zum multiplen Myelom ist das **lymphoplasmozytische Lymphom** (früher *Immunozytom, Morbus Waldenström*). Typisch ist ein IgM-Paraprotein (Paraprotein ➤ 11.7.3). Die Behandlung umfasst stadienabhängig eine Strahlentherapie sowie die bei der CLL genannten Medikamente, bei Komplikationen durch das Paraprotein wie etwa zu hoher Blutviskosität evtl. in Kombination mit einer Plasmapherese (Plasmaaustausch).

11.6.4 Allergische Agranulozytose

Selten, aber gefürchtet, ist die **allergische Agranulozytos**e, die nach Einnahme von Arzneimitteln wie etwa Metamizol (z. B. Novalgin®) oder Thyreostatika (➤ 10.4.3) auftreten kann. Im Gegensatz zur **toxischen Knochenmarkschädigung** (z. B. bei Zytostatikatherapie) ist die allergisch bedingte Knochenmarkschädigung *dosisunabhängig.*

Der Patient wird innerhalb weniger Tage schwer krank. Leitsymptome sind Schüttelfrost, hohes Fieber und (Mund-)Schleimhautnekrosen. Das Risiko einer Sepsis ist hoch.

Alle verdächtigen Arzneimittel werden sofort abgesetzt. Die Granulozytenerholung wird mit Wachstumsfaktoren der Blutbildung (z. B. G-CSF) beschleunigt. Die symptomatische Behandlung entspricht derjenigen bei Agranulozytosen durch Zytostatikatherapie oder nach Knochenmarktransplantation (➤ 12.5.2, ➤ 11.4.2).

Überlebt der Patient die akute Phase, ist die Prognose gut. Allerdings muss er das verursachende Arzneimittel lebenslang meiden (*Allergiepass* ➤ 15.1.3).

11.7 Maligne Lymphome

DEFINITION

Maligne Lymphome: Vom lymphatischen Gewebe ausgehende bösartige Erkrankungen. Nach morphologischen Kriterien (feingewebliche histopathologische Einteilung) Differenzierung in **Hodgkin-** und **Non-Hodgkin-Lymphome.**

11.7.1 Hodgkin-Lymphom

Das **Hodgkin-Lymphom** *(Morbus Hodgkin, Lymphogranulomatose)* geht von den Lymphknoten aus. Jährlich erkranken ungefähr 2 500 Menschen in Deutschland neu am Hodgkin-Lymphom, am häufigsten im frühen und mittleren Erwachsenenalter [8].

Krankheitsentstehung

Die Ursache der Erkrankung ist unklar, diskutiert werden virale und immunologische Ursachen. Nach heutigem Kenntnisstand entarten beim Hodgkin-Lymphom B-Zellen in den Lymphknoten. Diese breiten sich dann über das Lymphsystem und erst relativ spät über das Blut aus.

Für die Krankheit Hodgkin-Lymphom gibt es eine interdisziplinäre S3-Therapie- [9] und eine S3-Patientenleitlinie [10] im Leitlinienprogramm Onkologie (➤ 12.5.1).

Symptome und Untersuchungsbefund

Grund für den Arztbesuch ist typischerweise eine schmerzlose Lymphknotenvergrößerung, in etwa 70 % am Hals, möglicherweise verbunden mit unspezifischen Allgemeinsymptomen wie Müdigkeit, Leistungsabfall oder Juckreiz. Die vergrößerten Lymphknoten sind derb und meist nur wenig verschieblich.

Wellenförmige Fieberschübe von 1–2 Wochen Dauer **(Pel-Ebstein-Fieber)** treten überwiegend erst später auf. Selten, aber stets verdächtig, ist der **Alkoholschmerz** (nach Alkoholkonsum schmerzen die betroffenen Lymphknoten).

Für die Stadieneinteilung (Staging ➤ 12.4.5) ist es wichtig, ob ein ungewollter Gewichtsverlust (> 10 % in den letzten sechs Monaten), ungeklärtes Fieber (> 38 °C) oder Nachtschweiß vorliegen. Bereits bei nur einem Symptom gilt die B-Symptomatik als vorhanden.

Diagnostik und Differenzialdiagnose

Bei Verdacht auf ein Hodgkin-Lymphom wird immer ein vergrößerter Lymphknoten entfernt und histologisch untersucht. Entscheidend ist der Nachweis der bösartigen *Hodgkin-Reed-Sternberg-Zellen.*

Nach Diagnosestellung erfolgen weitere Untersuchungen zur Stadieneinteilung (➤ Tab. 11.5) und Therapiewahl wie etwa Röntgen-Thorax in zwei Ebenen, CT von Hals, Thorax und Abdomen, Sonografie und Beckenkammbiopsie (KM-Infiltration?). Leberbiopsie und PET (➤ Abb. 11.26) erfolgen, wenn sich daraus Konsequenzen für die Therapie ergeben.

Tab. 11.5 Stadieneinteilung des Morbus Hodgkin nach der Ann-Arbor-Klassifikation.

Stadium	Befund
I	Befall einer einzelnen Lymphknotenregion I_E = einzelner **e**xtranodaler (= außerhalb der Lymphknoten liegender) Herd
II	Befall zweier oder mehrerer Lymphknotenregionen auf der gleichen Zwerchfellseite II_E = lokalisierte **e**xtranodale Herde mit Befall einer oder mehrerer Lymphknotenregionen auf der gleichen Zwerchfellseite
III	Befall von Lymphknotenregionen auf beiden Zwerchfellseiten III_E lokalisierte **e**xtranodale Herde und Lymphknotenbefall auf beiden Zwerchfellseiten
IV	Diffuser Befall eines oder mehrerer extralymphatischer Organe mit oder ohne Lymphknotenbefall

Zusatz entsprechend A/B-Einteilung: B = mit mind. einem der sog. B-Symptome: Gewichtsverlust, Fieber oder Nachtschweiß; A = ohne Gewichtsverlust, Fieber oder Nachtschweiß
Organsymbole: D = Haut, E = extranodal, H = Leber, L = Lunge, M = Knochenmark, N = Lymphknoten, O = Knochen, P = Pleura, S = Milz

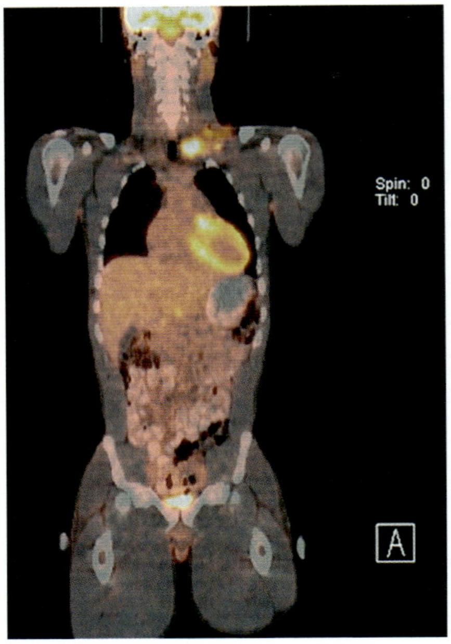

Abb. 11.26 Zunehmend eingesetzt bei Konsequenzen für die Therapie wird die (FDG-) PET (FDG = Fluorodeoxyglukose) bzw. PET/CT. Hier stellte die Ganzkörper-PET/CT bei einem Patienten mit Hodgkin-Lymphom mehranreichernde Lympknoten über dem linken Schlüsselbein und im Bauchraum (kleiner gelber Punkt am unteren Leberrand) dar, die sich bei weiteren Untersuchungen bestätigten. Somit lag ein Stadium III vor. [F264-003]

Behandlungsstrategie

Die Therapie beim Erwachsenen besteht meist in einer Chemotherapie und nachfolgender Strahlenbehandlung. Intensität und Dauer der Chemotherapie sowie Dosis der Bestrahlung hängen ab vom Krankheitsstadium und evtl. Risikofaktoren (z. B. hohe BSG, großer Mediastinaltumor, Befall von mehr als drei Lymphknotenarealen). Die Bestrahlungsfelder sind im Vergleich zu früher sehr viel kleiner, es werden lediglich beteiligte Regionen bestrahlt *(Involved-Field-Radiotherapie).*

Das Vorgehen bei Rezidiven ist unterschiedlich, oft wird eine Hochdosischemotherapie mit nachfolgender hämatopoetischer autologer Stammzelltransplantation (➤ 11.4.2) durchgeführt.

Pflege

Pflege bei Zytostatika- und Strahlentherapie ➤ 12.5.2, ➤ 12.5.5

Prognose

Hodgkin-Lymphome gehören mit einer Langzeitüberlebensrate > 80 % zu den gut behandelbaren bösartigen Erkrankungen. Aufgrund der guten Prognose wird zudem versucht, die Therapie weiter zu optimieren, um Organtoxizitäten und Langzeitschäden durch die Chemotherapie (Kardiomyopathie, Polyneuropathie etc.) zu reduzieren. Allerdings treten nach einer Kombination aus Strahlen- und Chemotherapie in späteren Jahren Zweitmalignome wesentlich gehäuft auf.

11.7.2 Non-Hodgkin-Lymphome

CLL und lymphoplasmozytisches Lymphom ➤ 11.6.3

Mit jährlich mehr als 17 900 Neuerkrankungen in Deutschland machen die **Non-Hodgkin-Lymphome** knapp 3 % aller bösartigen Neuerkrankungen aus [11]. Das Erkrankungsrisiko nimmt mit steigendem Lebensalter zu. Die häufigste Erkrankungsart ist das diffuse großzellige B-Zell-Lymphom *(Diffuse Large B-Cell Lymphoma, DLBCL)* [12].

Krankheitsentstehung und Klassifikation

Bei den Non-Hodgkin-Lymphomen entarten die verschiedenen Reifungsstufen der B- oder T-Zell-Reihe. Die Ursache hierfür ist weitgehend unklar. Abwehrschwäche, Infektionserreger (bei bestimmten Lymphomen, z. B. Helicobacter beim MALT-Lymphom des Magens ➤ 7.5.5), verschiedene Chemikalien und radioaktive Strahlung spielen eine Rolle.

Für die Krankheit DLBCL gibt es eine interdisziplinäre S3-Therapieleitlinie [12] im Leitlinienprogramm Onkologie (➤ 12.5.1).

Symptome, Befund und Diagnostik

Die Anfangssymptome der Non-Hodgkin-Lymphome entsprechen denen der Hodgkin-Lymphome. Die Non-Hodgkin-Lymphome breiten sich wesentlich früher als die Hodgkin-Lymphome aus, sodass zum Zeitpunkt der Diagnose oft schon z. B. das Knochenmark oder andere Organe beteiligt sind. Nicht selten sind Magen- und Darmbeschwerden als Folge der malignen Infiltrationen.

Diagnostik, Staging und Stadieneinteilung entsprechen denjenigen des Morbus Hodgkin, wobei für Sonderformen wie etwa die CLL gesonderte Stadieneinteilungen existieren.

Behandlungsstrategie

Die Therapie hängt von Alter und Zustand des Patienten und der genauen Klassifikation des Non-Hodgkin-Lymphoms ab. Als Faustregel kann gelten:

- Die **indolenten Non-Hodgkin-Lymphome** zeigen überwiegend einen langsamen Verlauf. Eine Heilung ist in der Regel nur in den frühen Stadien möglich, die Erkrankung lässt sich aber durch eine schonende (palliative) Behandlung über Jahre in Schach halten
- Die **aggressiven Non-Hodgkin-Lymphome** schreiten wesentlich rascher fort und enden unbehandelt oft innerhalb von Monaten tödlich. Andererseits besteht durch aggressive Chemotherapie (ggf. mit hämatopoetischer Stammzelltransplantation ➤ 11.4.2) eine Heilungschance.

11.7.3 Multiples Myelom

Das **Multiple Myelom** *(Morbus Kahler, Plasmozytom)* tritt meist bei über 60- bis 70-jährigen Patienten auf und gehört zur Erkrankungsgruppe der Non-Hodgkin-Lymphome.

Krankheitsentstehung

Durch die Entartung einer einzigen Plasmazelle entstehen unkontrolliert wuchernde Plasmazellklon die sich im Knochenmark ausbreiten, diese produzieren Immunglobuline (meist IgA oder IgG) oder Bruchstücke von Immunglobulinen (in der Regel die Leichtketten). Da alle pathologischen Zellen das *gleiche* Protein produzieren, spricht man von **monoklonaler Gammopathie.** Das pathologische Protein wird als **Paraprotein** bezeichnet. Selten gibt es auch asekretorische Multiple Myelome ohne Paraprotein.

Für die Krankheit multiples Myelom gibt es eine interdisziplinäre S3-Therapie- [13] und eine Patientenleitlinie [14] im Leitlinienprogramm Onkologie (➤ 12.5.1).

Symptome und Untersuchungsbefund

Das multiple Myelom verursacht zunächst keine oder allenfalls uncharakteristische Beschwerden und wird dann nur zufällig durch eine Blutuntersuchung aus anderem Grunde festgestellt. Hauptsymptome späterer Stadien sind:

- Allgemeinsymptome wie Abgeschlagenheit, Gewichtsverlust
- Knochenschmerzen und Spontanfrakturen (v. a. der Wirbelkörper) durch *Osteolysen* (lochförmige Knochenaufhellung im Röntgenbild durch Auflösung von Knochen)
- Anämie und Infektneigung
- Niereninsuffizienz u. a. durch die Hyperkalzämie und die nierenschädigende Wirkung der Paraproteine
- **Hyperviskositätssyndrom.** Infolge des hohen Eiweißgehalts ist das Blut zähflüssiger, wodurch Durchblutungsstörungen und letztlich Funktionsstörungen der verschiedenen Organe entstehen können.

Diagnostik und Differenzialdiagnose

Die Diagnose wird gesichert durch:

- *Blutuntersuchung:* Häufig **Sturzsenkung** mit BSG > 100 mm in der ersten Stunde. Im Differenzialblutbild lässt sich oft eine normozytäre Anämie, Neutro- und Thrombozytopenie als Zeichen einer Verdrängung des normalen blutbildenden Knochenmarks nachweisen. Das pathologische Protein ist als spitze Zacke in der *Serum-Eiweißelektrophorese* (➤ Abb. 11.27) darstellbar. Die *Immunfixation* hilft, das pathologische Eiweiß genauer zu charakterisieren. Als quantitativer Marker für die Myelom„masse" dient das *β_2-Mikroglobulin.* Die quantitative Bestimmung der freien Leichtketten im Serum und im Urin ist Standard
- *Urinelektrophorese:* teilweise Nachweis freier Leichtketten **(Bence-Jones-Proteine),** die in der Serum-Eiweißelektrophorese (und in Urin-Streifentests) nicht nachweisbar sind sowie Gesamteiweiß im 24-h-Urin
- *Low-dose-Knochenstatus-CT*
- Evtl. *Kernspintomografie* zum Nachweis früher Knochenläsionen
- *Knochenmarkuntersuchung* inklusive immunologischer, zyto- und molekulargenetischer Diagnostik.

Lässt sich bei einer Paraproteinämie trotz Diagnostik kein malignes Myelom nachweisen, so spricht man von einer *monoklonalen Gammopathie unbestimmter Signifikanz* **(MGUS).** Dazu ist eine Knochenmarkuntersuchung notwendig, welche einen Anteil der Plasmazellen > 10 % im Knochenmark zeigt. Eine Zwischenstufe zwischen MGUS und Multiplem Myelom ist das Smoldering Myloma, bei dem ein Multiples Myelom ohne bereits vorliegende Endorganschäden nachgewiesen wird. Bei einem Teil der Patienten bleibt der Befund über Jahre stabil, bei anderen kommt es zu einem Progress zu einem therapiebedürftigen Multiplen Myelom.

Behandlungsstrategie und Pflege

Behandelt wird erst bei zunehmenden Krankheitszeichen wie z. B. Anämie, Hyperkalzämie, Knochenzerstörung oder Niereninsuffizienz. Für jüngere Patienten bis ca. 65 Jahren ist heute eine Induktionstherapie, gefolgt von Hochdosis-Chemotherapie und hämatopoetischer Stammzelltransplantation (➤ 11.4.2), der Goldstandard. Die Tendenz geht zu einer Kombination mit einem der „neuen" Medikamente Thalidomid, Lenalidomid (z. B. Revlimid®) oder Bortezomib (z. B. Velcade®, ➤ 12.5.3). Ältere Patienten erhalten möglichst die konventionelle Therapie mit Melphalan (z. B. Leukeran®) und Kortison in Kombination mit einem der neuen Medikamente. In beiden Fällen scheint eine Erhaltungstherapie die Prognose zu verbessern.

Zusätzlich werden Bisphosphonate (etwa Pamidronat, z. B. Aredia®, Zoledronat, z. B. Zometa®) zur Hemmung der Osteoklasten und damit zur Knochenstabilisierung verabreicht. Bei bedrohlichen Durchblutungsstörungen infolge der hohen Blutviskosität kann eine Plasmapherese indiziert sein. Gegen die Anämie werden Erythrozytenkonzentrate, evtl. auch Erythropoetin gegeben, der Antikörpermangel wird mit der Gabe von Immunglobulinen behandelt.

Die Pflegenden achten insbesondere auf eine ausreichende Trinkmenge des Patienten, um die Nierenfunktion zu unterstützen. Darüber hinaus sorgen sie dafür, die Sturzgefährdung des Patienten zu minimieren.

Pflege bei Blutungsneigung ➤ 11.10.7
Pflege bei tumorassoziierter Fatigue ➤ 12.1.6

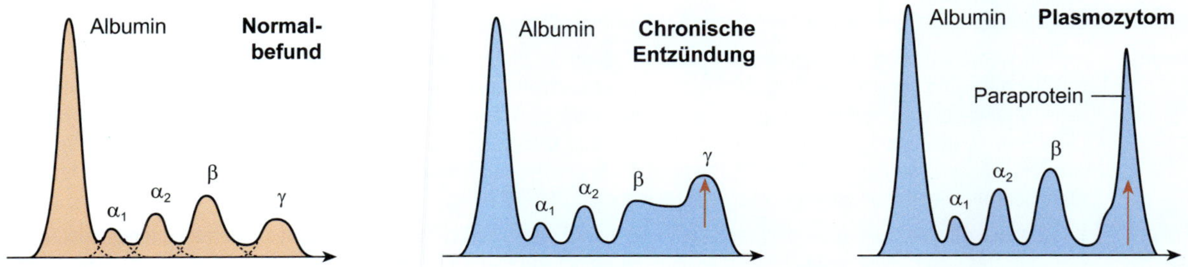

Abb. 11.27 Serum-Eiweißelektrophorese. Bei der chronischen Entzündung fällt die breitbasig erhöhte γ-Globulinfraktion durch eine Vermehrung der Immunglobuline auf. Die ungehemmte Immunglobulinbildung des multiplen Myeloms zeigt sich durch eine spitze Zacke im Bereich der γ-Globuline (M-Gradient, M-Form des Kurvenverlaufs). [A400]

Pflege bei onkologischen Erkrankungen ➢ 12.1
Pflege bei Strahlentherapie ➢ 12.5.5
Pflege bei Transfusion ➢ 11.4.1
Pflege bei Zytostatikatherapie ➢ 12.5.2
Therapie bei Hyperkalzämie ➢ 9.13.4

Prognose

Der Verlauf ist sehr unterschiedlich. Manche Patienten brauchen jahrelang nicht behandelt zu werden. Die mittlere Überlebenszeit nach Eintritt einer Behandlungsbedürftigkeit beträgt heute 6–7 Jahre.

11.8 Chronische myeloproliferative Neoplasien

DEFINITION

Chronische myeloproliferative Neoplasien *(CMPN):* Zusammenfassende Bezeichnung v. a. für die **chronische myeloische Leukämie** *(CML)*, die **Polycythaemia vera** *(PV)*, die **essenzielle Thrombozythämie** *(ET)*, die **primäre Myelofibrose** (*PMF*, ➢ Tab. 11.6).

Die nach wie vor ursächlich unklaren **chronischen myeloproliferativen Erkrankungen** (➢ Tab. 11.6) zeigen mehrere Gemeinsamkeiten:

- Entartung einer pluripotenten myeloischen Stammzelle und in der Folge Wucherung *aller* Zellreihen in unterschiedlichem Ausmaß. Bei fast allen Patienten mit Polycythaemia vera und etwa der Hälfte der übrigen Patienten ist die **JAK2-Mutation** nachweisbar. Die **Januskinasen** gehören zu den Tyrosinkinasen, die Mutation führt zu unkontrollierter Zellvermehrung

Unklare chronische myeloproliferative Erkrankungen

Jede nicht erklärbare Polyglobulie, Leukozytose oder Thrombozytose ist verdächtig auf eine myeloproliferative Erkrankung.

- Fortschreitende Verdrängung der normalen Blut bildenden Zellen im Knochenmark
- Zunehmender Differenzierungsverlust der abnormen Zellen, im Endstadium Entwicklung einer akuten Leukämie möglich (jedoch in sehr unterschiedlicher Häufigkeit)
- Unterschiedlich starke Fibrosierung des Knochenmarks und extramedulläre Blutbildung vor allem in Leber und Milz (Hepato-, Splenomegalie)
- Überlappungen zwischen den Erkrankungen, Übergang einer Erkrankung in die andere möglich
- Übergang in eine akute myeloische Leukämie möglich.

11.9 Myelodysplastische Syndrome

DEFINITION

Myelodysplastische Syndrome *(MDS):* Sammelbegriff für verschiedene Erkrankungen der Blut bildenden Stammzellen im Knochenmark, die durch Proliferations- und Reifungsstörungen gekennzeichnet sind. Altersgipfel nach dem 60. Lebensjahr.

Krankheitsentstehung

Bei 90 % der Patienten liegt ein **primäres myelodysplastischen Syndrom** vor, d. h., die Ursache der Erkrankung bleibt unklar. Bei den 10 % **sekundärer myelodysplastischer Syndrome** sind Schädigungsfaktoren wie etwa Benzol oder Zytostatika feststellbar. Wahrscheinlich kommt es zuerst zu Störungen der Zelldifferenzierung

Tab. 11.6 Übersicht über die chronischen myeloproliferativen Neoplasien.

Bezeichnung Hpts. proliferierende Zellreihe	Charakterisierung
Chronische myeloische Leukämie ➢ 11.6.3	
Essenzielle Thrombozythämie *(ET, primäre Thrombozythämie, PT)* Thrombozyten	Thrombozytenvermehrung ≥ 600 000/µl, im Extremfall bis 5 Mill./µl bei gleichzeitigen funktionellen Thrombozytenveränderungen. Dadurch Gefahr sowohl von Thromboembolie und Durchblutungsstörungen (v. a. der Finger, Zehen und des Gehirns) als auch von Blutungen. Therapie mit Thrombozytenaggregationshemmern, bei hohen Zellzahlen oder nach Thrombose Zellzahlverminderung mit Anagrelide (Xagrid®), Hydroxyharnstoff (Litalir®), α-Interferon, ggf. Thrombozytapherese (maschinelle Entfernung der Thrombozyten aus dem Blut). Meist weitgehend normale Lebenserwartung, allerdings erhöhtes Thromboserisiko
Polycythaemia vera *(PV)* Erythrozyten	Erythrozytenvermehrung trotz normaler Sauerstoffsättigung des Blutes und bei niedrigem Erythropoetinspiegel. Überwiegend zusätzlich Thrombo- und Granulozytose. Nach langjährigem Verlauf evtl. zunehmende Knochenmarkfibrose mit Blutzellmangel, Splenomegalie, Myelodysplastisches Syndrom (MDS), akute myeloische Leukämie. Leitsymptome Gesichtsröte, bei sehr hohem Hkt Gefäßkomplikationen (Durchblutungsstörungen, Thrombosen). Selten, aber typisch: Juckreiz bei Wasserkontakt, Hypertonie. Therapie v. a. durch Aderlässe, Erythrapherese (maschinelle Entfernung der Erythrozyten), Hydroxyharnstoff (z. B. Litalir®), α-Interferon, Thrombozytenaggregationshemmer. Mittlere Überlebenszeit mit Behandlung 10–20 Jahre
Primäre Myelofibrose *(PMF, Osteomyelofibrose, OMF)*	Knochenmarkfibrose mit extramedullärer Blutbildung in Milz und Leber. Leitsymptome Milzvergrößerung, „rheumatische" Beschwerden, unklares Fieber, Allgemeinbeschwerden, evtl. Blutungen. Im Blut Vorstufen der myeloischen Zellreihe, oft Anämie, LDH-Erhöhung. Risiko zum Übergang in AML. Therapie u. a. mit Blutprodukten, Hydroxyharnstoff, α-Interferon, Thalidomid, Lenalidomid (Revlimid®); spezifische Therapie auch mit Ruxolitinib (Jakavi®). Milzentfernung, -bestrahlung, bei Jüngeren hämatopoetische Stammzelltransplantation. Mittlere Überlebenszeit 5–8 Jahre

und -reifung und ineffizienter Blutbildung und erst später durch weitere Genschäden zur unkontrollierten Vermehrung der entarteten Zellen.

Symptome, Befund und Diagnostik

Das myelodysplastische Syndrom bereitet den meist älteren Patienten lange Zeit keine Beschwerden. Später treten zunehmend die Symptome einer Anämie (Müdigkeit, Schwäche, Schwindel), Leukozytopenie (Infektneigung) und Thrombozytopenie (Blutungsneigung) auf.

Diagnostik

Diagnostisch wegweisend sind eine Zellarmut im peripheren Blut (einer, zweier oder aller Zellreihen) und ein verändertes Aussehen von Blutzellen wie Knochenmark.

Durch weitere Blut- und Knochenmarkuntersuchungen wird festgestellt:

- Ob eine oder mehrere Zellreihen betroffen sind
- Wie hoch der Blastenanteil im Blut und Mark ist
- Ob **Ringsideroblasten** vorliegen (Erythroblasten mit eisenüberladenen Mitochondrien)
- Ob bzw. welche zyto- und molekulargenetischen Veränderungen die Blutzellen zeigen.

Dies ermöglicht die Zuordnung zu den verschiedenen Untergruppen des myelodysplastischen Syndroms (z. B. **refraktäre Anämie ohne** oder **mit Mehrliniendysplasien, mit Ringsideroblasten, mit Blastenüberschuss**) und eine Prognoseabschätzung.

Das MDS hat ein erhöhtes Risiko zum Übergang in eine akute myeloische Leukämie, zunehmend mit steigendem Blastenanteil im Knochenmark.

Behandlungsstrategie und Pflege

Eine Standardtherapie gibt es nicht. Symptomatisch werden Blutprodukte gegeben und Infektionen umgehend antibiotisch behandelt.

Bei ungünstiger Prognose sollte eine (allogene) hämatopoetische Stammzelltransplantation (➤ 11.4.2) erwogen werden, die zwar riskant, aber einzige Heilungschance ist. Ist diese nicht möglich, kann Azacytidin (z. B. Vidaza®) gegeben werden.

Ansonsten können je nach Unterform Wachstumsfaktoren der Blutbildung, Immunsuppressiva (etwa Ciclosporin A, Alemtuzumab), Immunmodulatoren (etwa Lenalidomid, Temsirolimus) und Valproinsäure zumindest bei einem Teil der Betroffenen eine verbesserte Blutbildung erreichen.

Pflege bei Blutungsneigung ➤ 11.10.7
Pflege bei tumorassoziierter Fatigue ➤ 12.1.6
Pflege bei Leukozytopenie ➤ 11.4.2
Pflege bei onkologischen Erkrankungen ➤ 12.1
Pflege bei Transfusion ➤ 11.4.1
Pflege bei Zytostatikatherapie ➤ 12.5.2

11.10 Hämorrhagische Diathesen

DEFINITION

Hämorrhagische Diathese: Erhöhte Blutungsneigung. Die Blutungen sind im Verhältnis zur vorliegenden Verletzung oder Erkrankung zu lang, zu stark oder treten sogar spontan auf.

Entsprechend den drei Stufen der Gerinnung liegen **hämorrhagischen Diathesen** drei Ursachenkomplexe zugrunde:

- Häufigste Ursache sind Störungen der Thrombozyten (➤ 11.10.1), also eine **Thrombozytopenie** oder **Thrombozytopathie** (Funktionsstörung der Thrombozyten)
- Mit weitem Abstand folgen Störungen der plasmatischen Gerinnung **(Koagulopathie),** z. B. angeboren bei von-Willebrand-Jürgens-Syndrom (➤ 11.10.3) oder Hämophilie (➤ 11.10.4), viel häufiger aber erworben bei unzureichender Synthese der Gerinnungsfaktoren durch Vitamin-K-Mangel (erwünscht bei Langzeit-Antikoagulation mit Cumarinen, ➤ Pharma-Info 5.5), schweren Leberfunktionsstörungen sowie bei Verbrauchskoagulopathie (➤ 11.10.5)
- An letzter Stelle stehen Störungen der Gefäße (**Vasopathie** ➤ Tab. 11.7).

Tab. 11.7 Überblick über Klinik und Diagnostik bei erhöhter Blutungsneigung.

		Koagulopathie	Thrombozytopenie, Thrombozytopathie	Vasopathie
Klinik		Hämatome, Muskel- u. a. Weichteilblutungen. Nachblutungen nach anfänglichem Blutungsstillstand. Bei schweren Formen Gelenkblutungen (Hämarthros)	Punktförmige Hautblutungen (Petechien). Kleinflächige Blutungen (Purpura). Flächenhafte Blutungen (Ekchymosen, ➤ Abb. 11.28). Schleimhautblutungen	Uncharakteristisch, meist Petechien und Purpura kombiniert, oft der unteren Extremität
Orientierende Diagnostik	Quick	Erniedrigt *	Normal	Normal
	PTT	Verlängert **	Normal	Normal
	Thrombos	Normal	Bei Thrombozytopenie erniedrigt, bei -pathie normal	Normal
	Rumpel-Leede-Test	Normal	Normal oder krankhaft	Krankhaft

* Normal bei Mangel an F VIII, IX, XI, XII
** Normal bei F-VII-Mangel

11

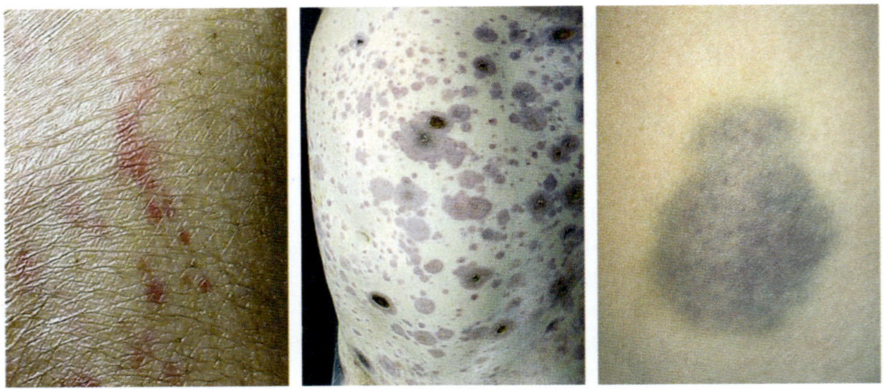

Abb. 11.28 Verschiedene Hautblutungen. Links: punktförmige Petechien, Mitte: kleinflächige Purpura, rechts: flächenhafte Ekchymosen. [E729]

In leichten Fällen klagen die Patienten nur über vermehrtes Nasenbluten oder häufige „blaue Flecke" (➤ Abb. 11.28). In schwersten Fällen kann es ohne sichtbaren Auslöser z. B. zu einer tödlichen Gehirnblutung kommen. Die Art der Blutung lässt gewisse Rückschlüsse auf die zugrunde liegende Ursache zu (➤ Tab. 11.7).

11.10.1 Thrombozytopenie

DEFINITION

Thrombozytopenie: Thrombozytenzahl < 150 000/µl Blut.

Krankheitsentstehung

Eine **Thrombozytopenie** entsteht auf zwei Wegen:

- *Durch verminderte Thrombozytenproduktion,* ganz überwiegend erworben. Die Thrombozytenproduktion sinkt bei Knochenmarkschädigung unterschiedlichster Ursache, etwa bei Leukämien oder einer Knochenmarkaplasie nach Arzneimitteln (Zytostatika) oder Bestrahlung, aber auch bei schwerem Vitamin-B_{12}- oder Folsäuremangel (➤ 11.5.4)
- *Durch erhöhten Thrombozytenabbau.*
  - Bei **Immunthrombozytopenie** (*ITP, Morbus Werlhof,* teilweise auch *primäre Immunthrombozytopenie*). Infolge einer Beladung mit Autoantikörpern werden die Thrombozyten in Milz, Leber und Knochenmark vorzeitig abgebaut. Übersteigt der Abbau die Fähigkeit des Knochenmarks zur Mehrproduktion, fallen die Thrombozytenzahlen ab. Bei Erwachsenen verläuft die ITP häufig chronisch, ist aber nicht immer behandlungsbedürftig
  - Nach den unterschiedlichsten Medikamenten, einigen Infektionen oder im Rahmen von Autoimmunerkrankungen, z. B. eines systemischen Lupus erythematodes. Auch hier liegen immunologische Mechanismen zugrunde, weshalb diese Thrombozytopenien teilweise auch als *sekundäre Immunthrombozytopenie* bezeichnet werden
  - Bei heparininduzierter Thrombozytopenie (➤ Pharma-Info 5.3)
  - Bei thrombotisch-thrombozytopenischer Purpura (➤ 11.5.5)
  - Bei Verbrauchskoagulopathie (➤ 11.10.5)
  - Bei **Hypersplenismus** durch „Überfunktion" der Milz
  - Bei künstlichen Herzklappen durch mechanische Zerstörung der Thrombozyten
- Durch Kombination beider, etwa bei Alkoholabusus.

Symptome und Untersuchungsbefund

Erstes Zeichen bei Thrombozyten < 150 000/µl Blut können verstärkte Blutungen nach Verletzungen sein. Es folgen z. B. Hautblutungen bei sonst folgenlosen „Verletzungen". Spontanblutungen treten, falls die übrigen Komponenten der Blutstillung intakt sind, erst bei Thrombozytenzahlen < 30 000/µl auf. Bei den thrombozytär verursachten Blutungen handelt es sich meist um Petechien oder Schleimhautblutungen.

Diagnostik und Differenzialdiagnose

Zunächst wird die Thrombozytenzählung in Zitrat- oder Heparinblut wiederholt (mögliche Verfälschung bei EDTA-Blut durch Ausbildung von Thrombozytenaggregaten) und ein Blutausstrich angefertigt. Der Ursachenklärung dient z. B. eine Antikörpersuche oder Knochenmarkuntersuchung.

Behandlungsstrategie

Bei lebensbedrohlichen Blutungen sind **Thrombozytentransfusionen** (➤ 11.4.1) erforderlich. Ansonsten hängt die Behandlung von der Ursache der Erkrankung ab.

Bei medikamentös bedingter Thrombozytopenie muss das auslösende Arzneimittel abgesetzt werden.

Bei schwerer, aber nicht unmittelbar bedrohlicher Immunthrombozytopenie werden Glukokortikoide gegeben. Kommt es hierunter nicht zu einer Besserung, ist eine Milzentfernung am erfolgversprechendsten. Medikamentöse Optionen bei Kontraindikationen oder Rezidiv nach Milzentfernung sind v. a. der monoklonale Antikörper Rituximab (z. B. Mabthera®), **Thrombopoetin-Rezeptor-Agonisten** (*TRA,* Romiplostin, z. B. Nplate®, Elthrombopag, z. B. Revolade®) und immunsuppressive Zytostatika.

Die Gabe von Thrombozytenkonzentraten ist bei der ITP nicht erfolgversprechend und sollte primär nicht erfolgen. Bei lebensbedrohlichen Blutungen erfolgt eine Therapie mit Immungloblinen. Dann kann auch eine Gabe von Thrpmbozytenkonzentraten erwogen werden.

11.10.2 Thrombozytopathie

DEFINITION
Thrombozytopathie: Funktionsstörung der Blutplättchen.

Krankheitsentstehung

Thrombozytopathien sind ganz überwiegend erworben. Am häufigsten und therapeutisch erwünscht ist die Hemmung der Thrombozytenaggregation etwa durch Azetylsalizylsäure, Clopidogrel und die neueren Substanzen Ticagrelor und Prasugrel. Aber auch andere Medikamente wie Cephalosporine, Penicilline, nichtsteroidale Antirheumatika oder Kalziumantagonisten können die Thrombozytenfunktion (unerwünscht) beeinflussen. Niereninsuffizienz, myeloproliferative Erkrankungen (➤ 11.8) oder ein multiples Myelom (➤ 11.7.3) sind weitere Ursachen erworbener Thrombozytopathien.
Angeborene Thrombozytopathien sind selten.

Symptome, Befund und Diagnostik

Thrombozytopathien führen v. a. zu Blutungskomplikationen nach Verletzungen und nur selten zu Spontanblutungen (Petechien, Schleimhautblutungen). Die Thrombozytenzahl ist normal, die Blutungszeit verlängert. Die Verdachtsdiagnose wird durch spezielle Funktionstests gesichert.

Behandlungsstrategie

Vorrangig ist die Beseitigung der Ursache. Bei Blutungen spricht ein Teil der Patienten auf Desmopressin (z. B. Minirin®) an, im Notfall werden Thrombozytenkonzentrate gegeben.

Thrombozytenaggregationshemmer müssen vor invasiven Eingriffen, in Abhängigkeit von der bestehenden Indikation und Art des Eingriffs, abgesetzt werden! Der Zeitpunkt des Absetzens richtet sich nach dem jeweiligen Medikament.

11.10.3 Von-Willebrand-Jürgens-Syndrom

DEFINITION
Von-Willebrand-Jürgens-Syndrom *(vWS):* Angeborene Verminderung, Fehlen oder Funktionsstörung des **von-Willebrand-Faktors** *(vWF).* Mit einem Vorkommen von fast 1 % der Bevölkerung häufig, aber meist symptomarm.

Krankheitsentstehung

Es gibt verschiedene, am häufigsten autosomal dominant vererbte Formen des **von-Willebrand-Jürgens-Syndroms.** Der **von-Willebrand-Faktor** *(vWF)* fehlt, ist vermindert oder funktionsgestört. Da dieser bei der Thrombozytenanheftung an die Gefäßwand, der Thrombozytenaggregation und als Trägerprotein von Faktor VIII von Bedeutung ist, kommt es zu einer Störung von Thrombozytenfunktion *und* Gerinnungskaskade.

Symptome, Befund und Diagnostik

Meist ist die Störung so leicht, dass sie nur zufällig, etwa im Rahmen präoperativer Routineuntersuchungen, festgestellt wird. Bei mäßig schwerer Ausprägung kommt es zu Nachblutungen nach Verletzungen, Zahnextraktionen oder Operationen. In schweren Fällen besteht eine manifeste Blutungsneigung mit Petechien, Schleimhautblutungen und flächenhaften Blutungen nebeneinander. Gelenkblutungen sind eher selten.

Je nach genauem Typ können Blutungszeit und PTT sowohl normal als auch verlängert sein. Die Diagnose wird durch Faktorbestimmung gesichert.

Behandlungsstrategie

In leichten Fällen lässt Desmopressin (z. B. Octostim® Dosierspray) den Faktorspiegel durch eine vermehrte Freisetzung ausreichend ansteigen. Ansonsten sind spezielle Faktorenkonzentrate notwendig, die den von-Willebrand-Faktor enthalten (z. B. Willfact®). Bei Frauen kann eine hormonelle Verminderung oder Unterdrückung der Menstruation angezeigt sein.
Pflege ➤ 11.10.7

11.10.4 Hämophilie A und B

DEFINITION
Hämophilie *(Bluterkrankheit):* Angeborene Koagulopathie, bei der einzelne Gerinnungsfaktoren nicht oder nicht ausreichend gebildet werden. Schätzungsweise einer von 10 000 Männern ist betroffen, wobei 85 % der X-chromosomal-rezessiv vererbten **Hämophilie A** zuzuordnen sind, bei der die Bildung des Gerinnungsfaktors VIII gestört ist. 15 % gehören zur gleichfalls X-chromosomal-rezessiv vererbten **Hämophilie B,** bei der der Gerinnungsfaktor IX betroffen ist.

Krankheitsentstehung

Bei den Hämophilien handelt es sich um X-chromosomal-rezessiv vererbte Gerinnungsdefekte. In ca. 30 % ist der genetische Defekt durch Spontanmutationen neu erworben („leere“ Familienanamnese über Generationen).

Symptome und Untersuchungsbefund

Aufgrund des X-chromosomalen Erbgangs sind fast alle Hämophile Jungen bzw. Männer. Typischerweise haben sie bereits nach kleinen Verletzungen ausgedehnte Blutungen sowie Spontanblutungen in Muskulatur und Gelenke mit dem Risiko irreversibler Gelenkschäden. Besonders gefährlich sind intrakranielle Blutungen. Die Blutung hört zunächst auf, da die Gefäßreaktion und die Blutstillung intakt sind, beginnt aber nach Stunden oder gar Tagen wieder.

Bei leichter Ausprägung zeigt sich die erhöhte Blutungsneigung nur in Ausnahmesituationen, z. B. als Nachblutung nach Zahnextraktionen oder Operationen.

Diagnostik

Die Blutungszeit und der Quick-Wert sind normal, die PTT hingegen ist stark verlängert. Die definitive Diagnose liefert die Einzelfaktorbestimmung durch ein Speziallabor.

Behandlungsstrategie

Bei leichten Formen vermag eine Behandlung mit *Desmopressin* (Octostim® Dosierspray) den Faktor-VIII-Spiegel für kurze Zeit so anzuheben, dass die Blutung zum Stillstand kommt. Ansonsten ist ein Ersatz des fehlenden Faktors durch Faktorenkonzentrate i. v. (z. B. Recombinate®, BeneFIX®) erforderlich, wobei Dosierung und Therapiedauer von der Schwere der Blutung bzw. Verletzung oder Operation abhängen. Erythrozytenkonzentrate und gefrorenes Frischplasma sind nur bei gleichzeitigem, nicht kompensierbarem Volumenverlust durch die Blutung angezeigt. Eine prophylaktische Dauerbehandlung benötigen Erwachsene nur selten.

Wegen des erhöhten Infektionsrisikos durch Blutprodukte werden alle Hämophilie-Kranken gegen Hepatitis B geimpft (➢ 8.4.1, ➢ 16.1.3).

Patientenberatung

- Der Patient wird hinsichtlich seiner Lebensführung beraten. Die Möglichkeit der *Heimbehandlung*, bei der der Patient oder dessen Eltern die Injektion der Gerinnungspräparate erlernen und zu Hause selbstständig durchführen, hat die sozialen Probleme dieser Patienten deutlich vermindert. Dennoch bleibt die Belastung hoch. Selbsthilfegruppen können den Patienten und seine Angehörigen bei der Problembewältigung unterstützen
- Weitere Beratungsangebote umfassen z. B. eine genetische Beratung und Berufsberatung
- Der Patient sollte einen Notfallausweis bei sich tragen, damit z. B. bei plötzlicher Bewusstlosigkeit keine schädigenden Arzneimittel gespritzt werden.

Prognose

Durch rechtzeitigen Ersatz der fehlenden Gerinnungsfaktoren können fast alle Patienten ein einigermaßen normales Leben führen.

11.10.5 Verbrauchskoagulopathie

DEFINITION

Verbrauchskoagulopathie (*Disseminierte intravasale Gerinnung = coagulation, kurz DIC*): Erworbene komplexe Gerinnungsstörung mit den Leitsymptomen Blutungsneigung und Organstörungen.

Krankheitsentstehung

Die **Verbrauchskoagulopathie** tritt als Komplikationen z. B. eines Schocks oder einer Sepsis auf. Zunächst kommt es zur Aktivierung des Gerinnungssystems und zur Bildung von Mikrothromben

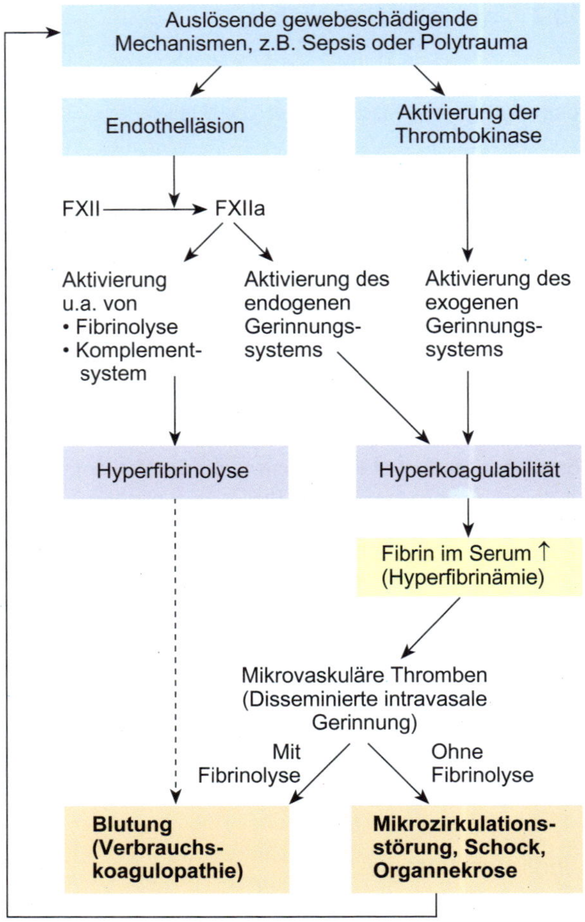

Abb. 11.29 Pathogenese der Verbrauchskoagulopathie in der Schemazeichnung. [L157]

(kleinste Gerinnsel) in den Gefäßen mit Durchblutungsstörungen bis zum Multiorganversagen. Durch Verbrauch von Gerinnungsfaktoren und Thrombozyten sowie Aktivierung der Fibrinolyse bildet sich dann rasch eine gesteigerte Blutungsneigung aus (➢ Abb. 11.29).

Symptome, Befund und Diagnostik

Das voll ausgeprägte Krankheitsbild zeigt sich durch:
- Hämorrhagische Diathese mit Haut- und Schleimhautblutungen, Nachblutungen z. B. aus Stichkanälen, Magen-Darm-Blutungen, Nieren- oder Gehirnblutungen
- Gleichzeitiges Organversagen (Niere) infolge von Mikrothromben.

Anfangs ist die Thrombozytenzahl erniedrigt bei normaler oder sogar verkürzter PTT. Spezifisch für die Gerinnungsaktivierung ist der Nachweis von Fibrinmonomeren, In fortgeschrittenen Krankheitsstadien fallen praktisch alle Gerinnungstests pathologisch aus, und als Folge des sekundär gesteigerten Fibrinabbaus lassen sich Fibrinspaltprodukte (z. B. D-Dimere) im Blut nachweisen.

Behandlungsstrategie

Vordringlich sind die Behandlung der Grunderkrankung und die allgemeine Schocktherapie (➢ 3.4). In Frühstadien kann Heparin gegeben werden, um die Thrombenbildung zu verhindern. Dies wird aber kontrovers diskutiert In späteren Stadien werden Gerinnungsfaktoren, Thrombozyten und ggf. AT III ersetzt. Dies ist aber nicht durch Studien belegt.

Pflege

Alle gefährdeten Patienten und Patienten während der Therapie werden engmaschig auf mögliche Zeichen einer Blutung (z. B. auch Bauch- oder Kopfschmerzen) beobachtet. Darüber hinaus ist die Kontrolle der Vitalzeichen, insbesondere der Herz-Kreislauf-Funktion und der Atmung, notwendig. Die Schwere des zugrunde liegenden Krankheitsbildes zusammen mit der Verbrauchskoagulopathie und ihren Komplikationen (Nieren- oder Lungenversagen) erfordert eine intensivmedizinische Betreuung, evtl. mit Beatmung.

11.10.6 Blutungen durch Gefäßerkrankungen

Blutungen durch Gefäßerkrankungen sind selten bedrohlich. Typisch sind punktförmige Blutungen an hydrostatisch belasteten Körperpartien (Unterschenkel und Gesäß), der Rumpel-Leede-Test (➤ 11.3.5) ist pathologisch.

- Angeboren ist z. B. der **M. Osler,** eine autosomal-dominant vererbte Erkrankung mit punktförmigen Gefäßerweiterungen **(Teleangiektasien)** v. a. im Gesicht (➤ Abb. 11.30), an Händen und Füßen. Am häufigsten sind Nasenbluten und Magen-Darm-Blutungen. Auch erbliche Störung der Kollagensynthese können durch eine Störung des Gefäßwandaufbaus zu Blutungen führen, etwa beim **Ehlers-Danlos-Syndrom** mit zu dehnbarer Haut und überstreckbaren Gelenken
- Erworben sind z. B. Vaskulitiden (➤ 14.8), etwa die v. a. bei Kindern und Jugendlichen auftretende **Purpura Schoenlein-Henoch.** Sie wird durch Infekte, Arznei- oder
- Nahrungsmittel ausgelöst. Leitsymptome sind Fieber und Hautblutungen. Gelenk- und Bauchschmerzen sowie eine *Glomerulonephritis* (➤ 9.6), evtl. mit *Makrohämaturie* (➤ 9.3.3), sind relativ häufig, ZNS-Beteiligung seltener
- Stoffwechselbedingt ist die Purpura bei Cushing-Syndrom (einschl. Glukokortikoidtherapie, ➤ 10.6.1) oder Vitamin-C-Mangel (➤ 10.8.4)
- Eher ein kosmetisches Problem sind die kleinflächigen Hauteinblutungen bei älteren Menschen **(Purpura senilis),** von denen braune Pigmentflecken zurückbleiben können.

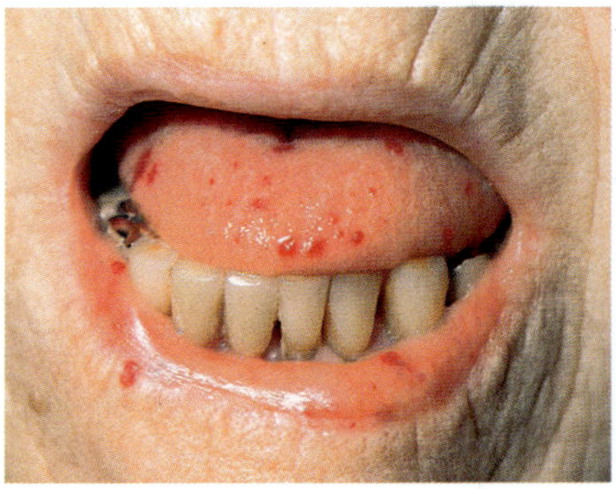

Abb. 11.30 Teleangiektasien an den Lippen und der Zunge bei M. Osler. [E438-003]

11.10.7 Pflege von Patienten mit hämorrhagischer Diathese

Unabhängig von der Ursache gilt für die Pflege von Patienten mit einer erhöhten Blutungsneigung:

- Sorgfältige Beobachtung von:
  - Haut/Schleimhaut (Einblutungen?)
  - Bewusstseinslage (zerebrale Einblutungen?)
  - Ausscheidung (Blutbeimengungen in Urin, Stuhl oder Erbrochenem?)
  - Herz-Kreislauf-Funktion (Hypotonie? Tachykardie?)
  - Atmung (Dyspnoe? Atemgeräusche? Blutiger Auswurf?)
- Je nach Anforderung Kontrollen der Vitalzeichen, insbesondere von RR und Puls. Dabei beim Blutdruckmessen Manschette nur so weit und so lange aufpumpen wie unbedingt nötig, da das Aufpumpen Hauteinblutungen provozieren kann
- Lokale Maßnahmen zur Blutstillung, z. B. Ruhigstellung und erhöhte Positionierung der betroffenen Extremität, evtl. Druckverband, Kälteanwendung oder Tamponaden
- Schutz des Patienten vor Verletzungen sowie entsprechende Information des Betroffenen zum Eigenschutz:
  - Ausschluss von „Stolperfallen" (z. B. keine bodennahen Kabel). Bei hoher Gefährdung Bettruhe
  - Keine rektalen Temperaturmessungen, keine Klysmen oder Einläufe, keine Zäpfchen
  - Gefäßzugänge und Drainagen so früh wie möglich entfernen
  - Je nach Ausmaß der Gefährdung weiche Kost, Verzicht auf harte und scharfkantige Nahrungsmittel wie etwa Krustenbrot, Nüsse oder grätenhaltigen Fisch
  - Weiche Zahnbürste mit abgerundeten Borsten (möglichst nur die Zähne bürsten und nicht das Zahnfleisch). Bei hochgradiger Blutungsneigung gar keine Zahnbürste benutzen, sondern Mundreinigung mit Watteträgern, durch Mundduschen oder Mundspülungen
  - Kürzen der Finger- und Zehennägel nur wenn unbedingt notwendig, möglichst durch die medizinische Fußpflege
  - Bei Männern Trockenrasur mit Elektrorasierer statt Nassrasur
  - Obstipationsprophylaxe, um Verletzungen und Einblutungen beim Pressen zu vermeiden. Ggf. auf Arztanordnung Laxanzien verabreichen
  - Kein „festes Schnäuzen" wegen der Gefahr von Nasenbluten, Pflege der Nasenschleimhaut mit Nasensalbe und z. B. Meerwasser-Nasenspray
  - Bei Frauen Achten auf die Stärke der Menstruationsblutung (oft verstärkt)
- Keine i. m.-Injektionen, bei schwerer Thrombozytopenie auch keine s. c.-Injektionen
- Keine Arzneimittel, welche die Blutungsgefahr weiter erhöhen, z. B. das nicht rezeptpflichtige ASS, (etwa Aspirin®), das die Thrombozytenaggregation hemmt.

Weitere spezielle Maßnahmen werden bei den einzelnen Krankheitsbildern besprochen.

Literatur und Kontaktadressen

LITERATURNACHWEIS

1. Bundesärztekammer: Richtlinien zur Gewinnung von Blut und Blutbestandteilen und zur Anwendung von Blutprodukten (Richtlinien Hämotherapie) Gesamtnovelle. 2023. www.bundesaerztekammer.de/fileadmin/user_upload/BAEK/Themen/Medizin_und_Ethik/Richtlinie-Haemotherapie-2023_neu2.pdf (letzter Zugriff: 16.10.2025).
2. Vorstand der Bundesärztekammer (Hrsg.): Querschnitts-Leitlinien (BÄK) zur Therapie mit Blutkomponenten und Plasmaderivaten. Gesamtnovelle 2020. www.bundesaerztekammer.de/fileadmin/user_upload/_old-files/downloads/pdf-Ordner/MuE/Querschnitts-Leitlinien_BAEK_zur_Therapie_mit_Blutkomponenten_und_Plasmaderivaten-Gesamtnovelle_2020.pdf (letzter Zugriff: 16.10.2025).
3. Deutsche Gesellschaft für Hämatologie und Onkologie e.v. (Hrsg.): Leitlinie Eisenmangel und Eisenmangelanämie. 2025. www.onkopedia.com/de/onkopedia/guidelines/eisenmangel-und-eisenmangelanaemie/@@guideline/html/index.html (letzter Zugriff: 16.10.2025).
4. Kommission für Krankenhaushygiene und Infektionsprävention beim Robert Koch-Institut (RKI): Anforderungen an die Hygiene bei der medizinischen Versorgung von immunsupprimierten Patienten. Bundesgesundheitsblatt 64/2021, S. 232–264. www.rki.de/DE/Themen/Infektionskrankheiten/Krankenhaushygiene/KRINKO/Empfehlungen-der-KRINKO/Infektionspraevention-speziell/Downloads/Infektionspraevention_immunsupprimierte_Patienten.pdf?__blob=publicationFile&v=3 (letzter Zugriff: 16.10.2025).
5. National Cancer Institute (NIH): Common Terminology Criteria for Adverse Events (CTCAE). Version 6.0. 2025. https://dctd.cancer.gov/research/ctep-trials/for-sites/adverse-events/ctcae-v6.pdf (letzter Zugriff: 19.12.2025).
6. Leitlinienprogramm Onkologie (Deutsche Krebsgesellschaft, Deutsche Krebshilfe, AWMF): S3-Leitlinie Diagnostik, Therapie und Nachsorge für Patient*innen mit einer chronischen lymphatischen Leukämie (CLL), Langversion 2.0. 2024. www.leitlinienprogramm-onkologie.de/leitlinien/chronische-lymphatische-leukaemie-cll (letzter Zugriff: 16.10.2025).
7. Leitlinienprogramm Onkologie (Deutsche Krebsgesellschaft, Deutsche Krebshilfe, AWMF): Patientenleitlinie mit einer chronischen lymphatischen Leukämie (CLL). 2018. www.leitlinienprogramm-onkologie.de/fileadmin/user_upload/Downloads/Patientenleitlinien/Patientenleitlinie_CLL_1810011.pdf (letzter Zugriff: 16.10.2025).
8. Zentrum für Krebsregisterdaten: Morbus Hodgkin – Hodgkin-Lymphom. 2024. www.krebsdaten.de/Krebs/DE/Content/Krebsarten/Morbus Hodgkin/morbus hodgkin_node.html (letzter Zugriff: 19.12.2025).
9. Leitlinienprogramm Onkologie (Deutsche Krebsgesellschaft, Deutsche Krebshilfe, AWMF): Diagnostik, Therapie und Nachsorge des Hodgkin Lymphoms bei erwachsenen Patienten. Langversion 3.2. 2022. www.leitlinienprogramm-onkologie.de/leitlinien/hodgkin-lymphom (letzter Zugriff: 16.10.2025).
10. Leitlinienprogramm Onkologie (Deutsche Krebsgesellschaft, Deutsche Krebshilfe, AWMF): Patientenleitlinie Hodgkin Lymphom. 3. Aufl. 2022. www.leitlinienprogramm-onkologie.de/fileadmin/user_upload/Downloads/Patientenleitlinien/Patientenleitlinie_Hodgkin-Lymphom-1890012.pdf (letzter Zugriff: 16.10.2025).
11. Zentrum für Krebsregisterdaten: Non-Hodgkin-Lymphome. www.krebsdaten.de/Krebs/DE/Content/Krebsarten/Non-Hodgkin-Lymphome/non-hodgkin-lymphome_node.html#:~:text=Non-Hodgkin-Lymphome sind eine,etwa auf konstantem Niveau geblieben.&text=Die durchschnittliche Prognose der Non,Verlauf der Erkrankung noch ab. (letzter Zugriff: 30.12.2025).
12. Leitlinienprogramm Onkologie (Deutsche Krebsgesellschaft, Deutsche Krebshilfe, AWMF): Diagnostik, Therapie und Nachsorge für erwachsene Patient*innen mit einem diffusen großzelligen B-Zell-Lymphom und verwandten Entitäten. Langversion 1.0. 2022. www.leitlinienprogramm-onkologie.de/fileadmin/user_upload/Downloads/Leitlinien/DLBCL/Version_1/LL_DLBCL_Langversion_1.0.pdf (letzter Zugriff: 16.10.2025).
13. Leitlinienprogramm Onkologie (Deutsche Krebsgesellschaft, Deutsche Krebshilfe, AWMF): Diagnostik, Therapie und Nachsorge für Patienten mit monoklonaler Gammopathie unklarer Signifikanz (MGUS) oder Multiplem Myelom. Langversion 1.0. 2022. https://register.awmf.org/assets/guidelines/018-035OLl_S3_Diagnostik-Therapie-Nachsorge-monoklonaler-Gammopathie-unklarer-Signifikanz-MGUS-Multiplem-Myelom_2022-05.pdf (letzter Zugriff: 16.10.2025).
14. Leitlinienprogramm Onkologie (Deutsche Krebsgesellschaft, Deutsche Krebshilfe, AWMF): Patientenleitlinie Multiples Myelom. 2022. www.leitlinienprogramm-onkologie.de/fileadmin/user_upload/Downloads/Patientenleitlinien/Patientenleitlinie_Multiples_Myelom_169v100.pdf (letzter Zugriff: 16.10.2025).
15. Onkopedia: CAR-T Zellen: Management von Nebenwirkungen. 2025. www.onkopedia.com/de/onkopedia/guidelines/car-t-zellen-management-von-nebenwirkungen/@@guideline/html/index.html (letzter Zugriff: 15.10.2025).
16. Kinderkrebsinfo: Nebenwirkungen der CAR-T-Zelltherapie können auftreten und wie werden sie behandelt? 2025. www.gpoh.de/kinderkrebsinfo/content/patienten/behandlung/behandlungsmethoden/car_t_zelltherapie/nebenwirkungen/index_ger.html (letzter Zugriff: 15.10.2025).

KONTAKTADRESSEN

Interdisziplinäre Arbeitsgemeinschaft für Klinische Hämotherapie (IAKH), Universitätsklinikum Gießen/Marburg, Standort Marburg, Philipps-Universität Marburg, Baldinger Straße, 35033 Marburg,Tel.: 0 62 03/4 30 80 79, www.iakh.de

DKMS Donor Center gGmbH, Kressbach 1, 72072 Tübingen, Tel.: 0 71/94 30, www.dkms.de

Deutsche Leukämie- und Lymphom-Hilfe e. V. (DLH), Thomas-Mann-Straße 40, 53111 Bonn, Tel.: 02 28/33 88 92 00, www.leukaemie-hilfe.de

Kompetenznetz Maligne Lymphome, Gleueler Straße 176–178, 50935 Köln, Tel.: 02 21/4 78 96 000, www.lymphome.de

Deutsche Hämophiliegesellschaft (DHG), Neumann-Reichardt-Straße 34, 22041 Hamburg, Tel.: 0 40/6 72 29 70, www.dhg.de

Interessengemeinschaft Hämophiler e. V. (IGH), Bundesgeschäftsstelle: Remmingsheimer Straße 3, D-72108 Rottenburg am Neckar, Tel.: 0 74 72/2 26 48, www.igh.info

Deutsche Gesellschaft für Hämatologie und Medizinische Onkologie (DGHO), Alexanderplatz 1, 10178 Berlin, Tel.: 0 30/27 87 60 890, www.dgho.de

KAPITEL

12 Pflege von Menschen mit onkologischen Erkrankungen

Pflegesituation „Wenn die Nahrungsaufnahme zur Herausforderung wird" . . . 485

12.1 Pflege bei onkologischen Erkrankungen . . . 486
12.1.1 Betroffene Menschen . . . 487
12.1.2 Prävention . . . 487
12.1.3 Rehabilitation . . . 489
12.1.4 Patientenberatung . . . 490
12.1.5 Beobachten, Beurteilen, Intervenieren . . . 490
12.1.6 Pflege bei tumorassoziierter Fatigue . . . 495

12.2 Grundlagenwissen in der Onkologie . . . 496
12.2.1 Einteilung von Tumoren . . . 496
12.2.2 Phasen der Krebsentstehung und Krebsursachen . . . 497
12.2.3 Metastasierung . . . 498

12.3 Hauptbeschwerden und Leitbefunde des Patienten in der Onkologie . . . 499
12.3.1 Gewichtsabnahme und Leistungsknick . . . 499
12.3.2 Schmerz . . . 499
12.3.3 Paraneoplastische Syndrome . . . 499

12.4 Diagnostik in der Onkologie . . . 499
12.4.1 Anamnese und körperliche Untersuchung . . . 499
12.4.2 Tumormarker . . . 500
12.4.3 Bildgebende Diagnostik in der Onkologie . . . 500
12.4.4 Lymphknoten- und Tumorpunktion/-exstirpation . . . 501
12.4.5 Staging . . . 501

12.5 Therapiemaßnahmen in der Onkologie . . . 502
12.5.1 Leitlinien der Behandlung . . . 502
12.5.2 Chemotherapie mit Zytostatika . . . 503
12.5.3 Zielgerichtete Krebstherapien . . . 510
12.5.4 Weitere medikamentöse Ansätze . . . 512
12.5.5 Strahlentherapie . . . 513
12.5.6 Supportive Therapie . . . 515

12.6 Notfälle in der Onkologie . . . 516

Literatur und Kontaktadressen . . . 517

Pflegesituation

Hintergrund zur Pflegesituation

Pflegerisches Setting: stationäre Langzeitpflege
Patient: Herr Alejandro López, 78 Jahre
Diagnose: kolorektales Karzinom mit Lebermetastasen

Wenn die Nahrungsaufnahme zur Herausforderung wird

Der Auszubildende Emre Demir hat seinen Einsatz im Seniorenheim „Apfelbaum" und begleitet Pflegefachfrau Anna Schneider bei der morgendlichen Runde. Diese führt ihn auch zu Alejandro López, 78 Jahre alt. Herr López wohnt seit zweieinhalb Jahren hier, da er sich nach dem Tod seiner Frau zu Hause nicht mehr selbst versorgen konnte. Emre liest in Herrn López' Akte, dass dieser zurzeit eine ambulante Chemotherapie mit Fluorouracil und Folinsäure bekommt. Emre fragt sich weshalb, da für ihn in der Akte nicht ersichtlich ist, an welcher Krankheit Herr López leidet. Er fragt Anna Schneider, die ihm ausführlich antwortet: *„Ich bin schon seit Herrn López' Einzug für ihn zuständig, d.h., ich plane seine Pflege und bin seine feste Ansprechpartnerin. Ganz zu Anfang fiel mir auf, dass er immer müde war und an Gewicht verlor. Ich dachte zunächst, dass er um seine Frau trauert und deswegen nicht richtig isst. Doch als er über Wochen wiederholt über Bauchschmerzen und Durchfall klagte, habe ich bei Dr. Rochholt, seinem Hausarzt, angerufen und auf dessen Anordnung eine Stuhlprobe in die Praxis geschickt. In dieser wurde okkultes Blut gefunden, und Herr López kam in die Klinik. Dort wurde ein kolorektales Karzinom diagnostiziert und auch noch Lebermetastasen gefunden. Herr López wurde gleich operiert und erhielt einen künstlichen Darmausgang. Seitdem bekommt er regelmäßig eine ambulante Chemotherapie in einer onkologischen Praxis. Eine Heilung ist nicht mehr möglich, aber es geht ihm inzwischen viel besser. Im Moment befindet er sich wieder in einem Behandlungszyklus und wird morgens von einem Taxi abgeholt und nachmittags zurückgebracht. In den Pausen zwischen den Therapieblöcken nimmt er sogar an Gruppenaktivitäten teil und hält sich gern im Garten auf. Während der Chemotherapie ist er häufig müde und schläft viel."* Emre entdeckt nun auch die Diagnose in der Akte: kolorektales Karzinom mit Lebermetastasen (T4, N3, M1).

Als Emre Herrn López' Zimmer betritt und fragt, wie es ihm gehe, antwortet dieser: *„Mir geht es eigentlich gut, aber ich habe seit zwei Tagen Zahnfleischbluten und Schmerzen im Mund. Das Sauerkraut gestern konnte ich gar nicht essen. Das hat richtig gebrannt. Kann man da vielleicht etwas dagegen machen?"* Emre inspiziert die Mundhöhle und sieht mehrere gerötete und geschwollene Stellen im Mundraum. Er überlegt, wie er Herrn López helfen kann.

Lernaufgaben:

1. Herr López erhielt die Tumorklassifikation T4, N3, M1. Erklären Sie, was dies nach dem TNM-Staging-System bedeutet.
2. Herr López hat ein kolorektales Karzinom mit Lebermetastasen. Beschreiben Sie den Metastasierungsweg und erläutern Sie, warum die Leber dabei häufig betroffen ist.
3. Emre entdeckt bei Herrn López Rötungen und Schwellungen der Mundschleimhaut. Stellen Sie dar, um welche Nebenwirkung der Chemotherapie es sich handelt, und beschreiben Sie mögliche Inhalte eines pflegerischen Beratungsgesprächs.
4. Herr López bekommt eine Chemotherapie mit u.a. Fluorouracil. Nennen Sie weitere mögliche Nebenwirkungen dieser Chemotherapie.
5. Anna Schneider berichtet, dass ihr Herr López fest zugeteilt wurde. Benennen Sie das vorliegende Pflegeorganisationssystem und beschreiben Sie dessen Vor- und Nachteile.

DEFINITION

Onkologie: Lehre von den Tumoren einschließlich ihrer Entstehung, Prophylaxe, Erkennung und Behandlung. Im engeren Sinn bezeichnet Onkologie die *Internistische Onkologie.* Bei den bösartigen Erkrankungen des Blut bildenden Systems ist die Internistische Onkologie eng mit der Hämatologie (➤ Kap. 11) verknüpft, mit der sie auch ein Teilgebiet der Inneren Medizin bildet.

Tumor *(Geschwulst):* Im weiteren Sinne jede örtlich umschriebene Anschwellung (z. B. auch durch eine Entzündung). Im engeren Sinne Gewebevermehrung durch überschießendes, unkontrolliertes Zellwachstum.

Onkologische Erkrankungen sind häufig: 2020 starben in Deutschland ca. 230.000 Menschen an malignen (bösartigen) Tumoren, die Zahl der Neuerkrankungen war mit ca. 493.250 Menschen mehr als doppelt so hoch (Organverteilung ➤ Abb. 12.1). Seit 1970 hat sich die Zahl der Neuerkrankungen in Deutschland nahezu verdoppelt. Die *altersspezifische* Erkrankungsrate steigt bei allen fast allen Krebsarten, deshalb treten auch mehr Krebsfälle auf. Im Zeitraum bis 2030 wird mit einem Anstieg der Krebserkrankungen um 23 % gerechnet. [1, 1a, 1b, 1c]

12.1 Pflege bei onkologischen Erkrankungen

Onkologische Erkrankungen können jedes Organsystem betreffen. Die Betroffenen werden fast immer, evtl. nach vorangehender ambulanter Diagnostik, stationär zur weiteren Diagnostik und Behandlung aufgenommen. Auch im weiteren Verlauf wechseln Phasen ambulanter Betreuung mit stationärer Versorgung. Pflegende begegnen onkologischen Patienten somit in spezialisierten Tumor-

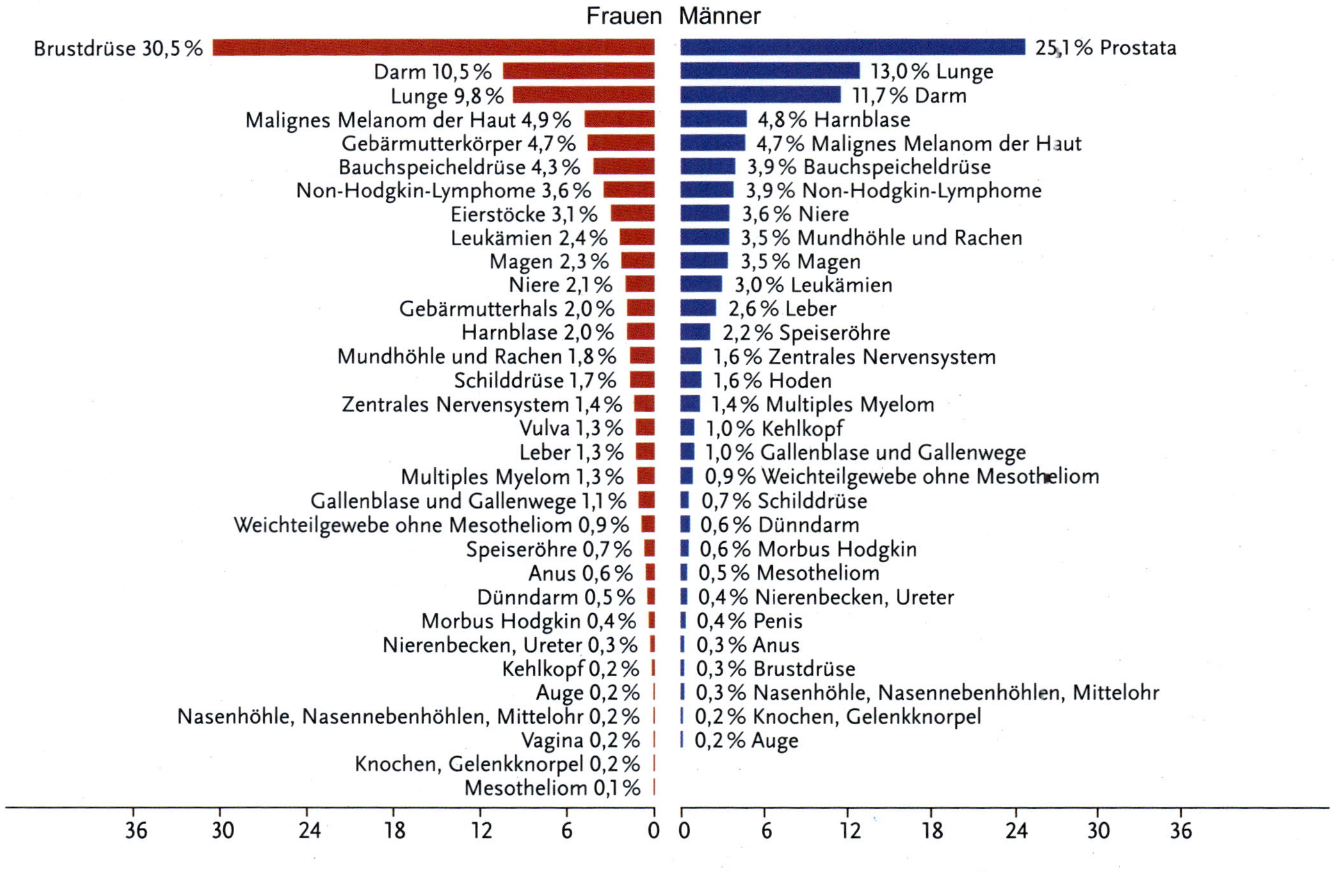

Abb. 12.1 Prozentualer Anteil der häufigsten Krebserkrankungen an der geschätzten Zahl der Krebsneuerkrankungen in Deutschland 2020. [X221–052]

zentren, auf allen Stationen im Krankenhaus, in hausärztlichen, hämatoonkologischen und anderen fachärztlichen Praxen sowie in der ambulanten häuslichen Pflege.

Einige pflegerische Schwerpunkte gestalten sich zwar je nach betroffenem Organsystem unterschiedlich. Unabhängig davon gibt es jedoch Problemfelder, die alle onkologischen Patienten betreffen. Dazu gehören:

- Psychische Auseinandersetzung mit der Diagnose „Krebs“
- Gewichtsabnahme, Appetitlosigkeit, Übelkeit
- Haut- und Schleimhautveränderungen, oft Tumortherapie induziert, z. B. durch Bestrahlung oder Chemotherapie
- Erhöhte Infektanfälligkeit
- Schmerzen
- Große Müdigkeit, Leistungsschwäche
- Veränderung der Ausscheidung wie etwa Obstipation oder Diarrhö.

12.1.1 Betroffene Menschen

Die Diagnose „Krebs“ bricht meist plötzlich über die Betroffenen herein – unabhängig davon, ob sie den Arzt zur Vorsorgeuntersuchung oder wegen Beschwerden aufgesucht haben. Sie werden oft von einer Stunde auf die andere mit einer lebensbedrohlichen Erkrankung konfrontiert und aus dem Alltag gerissen. Eine Tumorerkrankung bedeutet immer eine existenzielle Krise für den Erkrankten, seine Familie und Freunde. Der Betroffene fragt sich, welchen Sinn sein (bisheriges) Leben gehabt hat. Er leidet zudem unter allgemeinen Symptomen wie körperlichem Unwohlsein und weiteren Beschwerden je nach zugrunde liegender Tumorerkrankung und den Diagnose- und Therapiemaßnahmen.

Viele Betroffene belastet außerdem die Veränderung ihres Aussehens. Die Gesellschaft anderer ist ihnen deshalb häufig unangenehm und sie isolieren sich, was die psychischen Probleme oft verstärkt. Auch Partnerschaft und Sexualität leiden; die Betroffenen fühlen sich nicht begehrenswert. Weitere körperliche Veränderungen wie z. B. Gewichtsabnahme oder Hämatome können das Gefühl der Unattraktivität steigern, sodass sich die Betroffenen vom Partner zurückziehen. Nicht wenige Patienten fürchten sich außerdem vor zunehmender Pflegebedürftigkeit und damit vor Abhängigkeit. Sie machen sich Sorgen, wie das Leben für sie weitergeht, welche Einschränkungen die Erkrankung mit sich bringt, ob sie z. B. ihren Beruf weiter ausüben können oder ihnen eine lange Leidenszeit bevorsteht.

Altersgruppen

Auch wenn einige bösartige Erkrankungen typischerweise früh auftreten – insgesamt betrachtet erkranken an Krebs vor allem ältere Menschen: Nach Daten des Robert Koch-Instituts liegt das mittlere Erkrankungsalter bei Männern bei 70 Jahren und bei Frauen bei 69 Jahren (Stand 2020). [1b]

Begleiterkrankungen

Begleiterkrankungen sind überwiegend durch das höhere Lebensalter der Betroffenen bedingt und ohne ursächliche Beziehung zur Krebserkrankung. Nur bei einigen Krebserkrankungen sind bestimmte Begleiterkrankungen überzufällig häufig und dann oft auf einen gemeinsamen Schädigungsfaktor zurückzuführen. So leiden Menschen mit einem Lungenkarzinom häufig an einer chronisch-obstruktiven Lungenerkrankung.

12.1.2 Prävention

Maligne Tumoren sind multifaktoriell bedingt, also durch ein Zusammenspiel endo- und exogener Faktoren. Die genaue Gewichtung der verschiedenen Faktoren kann nur geschätzt werden. Die erbliche Veranlagung, aber auch das Älterwerden und damit verbundene tumorfördernde Mechanismen sind nicht zu ändern. Ein Teil der Umwelteinflüsse aber ist beeinflussbar, und hier liegen die Ansätze zur **Krebsprävention.**

Europäischer Kodex zur Krebsbekämpfung

Im **Europäischen Kodex zur Krebsbekämpfung,** in der vierten Fassung, haben europäische Wissenschaftler zwölf Leitlinien zur Krebsprävention aufgestellt (➤ Abb. 12.2) [2, 3].

Nikotin

1. Rauchen Sie nicht! Verzichten Sie auf jeglichen Tabakkonsum.
2. Sorgen Sie für ein rauchfreies Zuhause. Unterstützen Sie rauchfreie Arbeitsplätze.

Am deutlichsten ist die Beziehung zwischen Rauchen und Lungenkrebsrisiko der weitaus größte Anteil aller Lungenkarzinome wird auf das Rauchen zurückgeführt. Passivrauch, Radon und weitere Umweltfaktoren können das Risiko ebenfalls erhöhen. Rauchen ist jedoch auch ein Risikofaktor z. B. für Kehlkopf-, Blasen- und Bauchspeicheldrüsenkrebs. Insgesamt sollen 25–30 % aller Krebstodesfälle hierzulande durch Rauchen bedingt sein (weitere Risiken des Rauchens und Nikotinentwöhnung ➤ 6.1.2).

Gewicht

3. Legen Sie Wert auf ein gesundes Körpergewicht!

(Ausgeprägtes) Übergewicht (➤ 10.8.1) spielt eine Rolle nicht nur bei der Entstehung v. a. von metabolischem Syndrom und Diabetes mellitus Typ 2 (➤ 10.7), sondern auch von einigen malignen Tumoren. Für das Mamma- und Endometriumkarzinom wird vermutet, dass die Risikoerhöhung durch verstärkte und verlängerte Östrogeneinwirkung bedingt ist, da im Fettgewebe Östrogene produziert werden. Für andere Tumoren, allen voran das Dickdarmkarzinom, ist zwar eine statistische Risikoerhöhung belegt, deren Ursache aber unklar.

Körperliche Aktivität

4. Sorgen Sie für regelmäßige Bewegung im Alltag. Verbringen Sie weniger Zeit im Sitzen.

Auch wenn ausreichend Bewegung das Körpergewicht reguliert und es daher schwierig ist, die Auswirkungen beider voneinander zu trennen: Zahlreiche Studien zeigen eine Beziehung zwischen körperlicher Aktivität und Krebsrisiko. Das Ausmaß der Risikoreduktion hängt von Krebsform und Ausmaß der körperlichen Aktivität ab

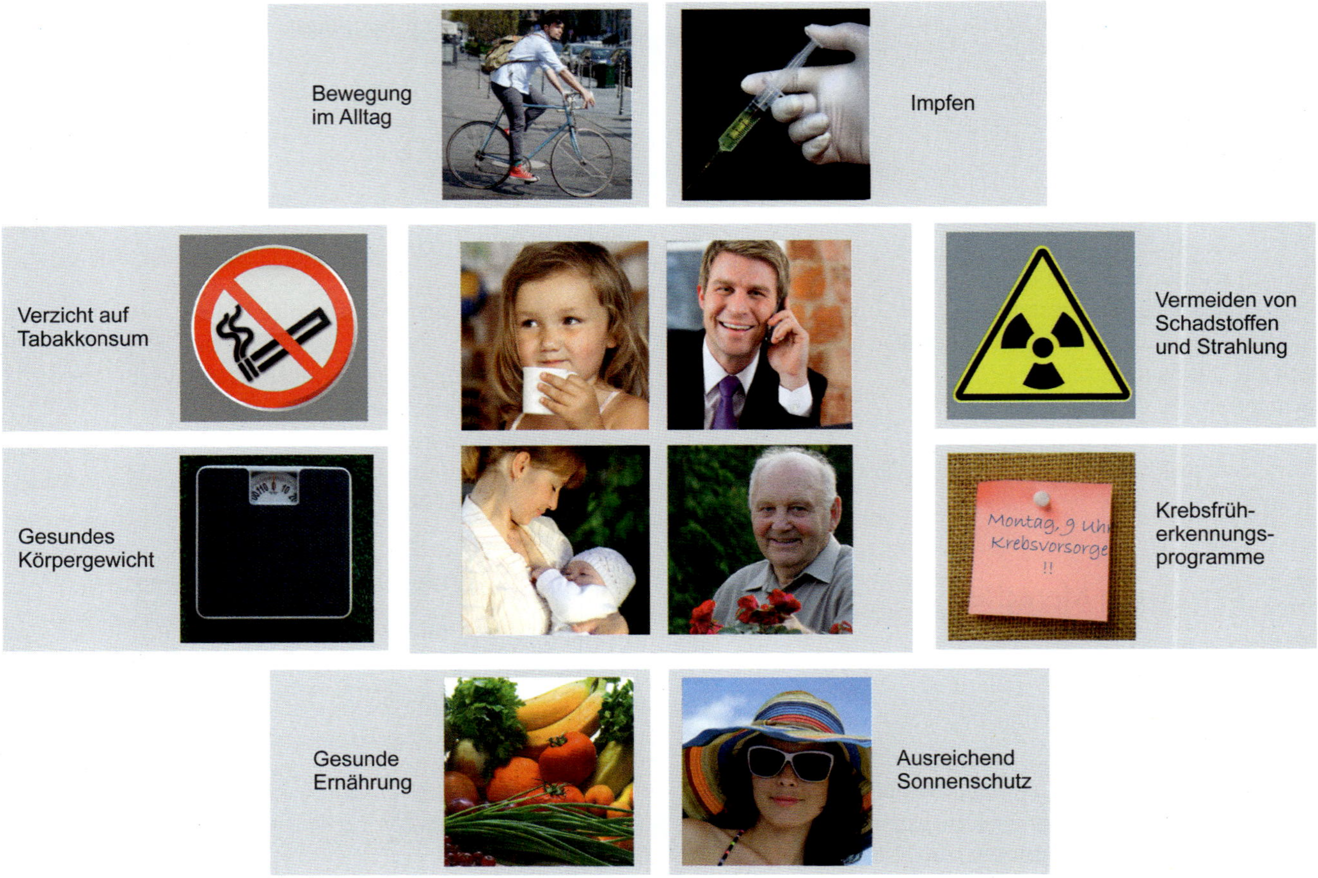

Abb. 12.2 Beeinflussbare Faktoren zur Krebsprävention. [Fotos: L190]

und ist beim Dickdarm, Brust- und Endometriumkarzinom mit ca. 20–30 % am höchsten. Die Ursachen sind wahrscheinlich multifaktoriell und für die verschiedenen Tumoren unterschiedlich. Diskutiert werden v. a. niedrigere Geschlechtshormon- und Insulinspiegel.

Ernährung

5. Ernähren Sie sich gesund:

- *Essen Sie häufig Vollkornprodukte, Hülsenfrüchte, Obst und Gemüse.*
- *Schränken Sie Ihre Ernährung mit kalorienreichen Nahrungsmitteln ein (hoher Fett- oder Zuckergehalt) und vermeiden Sie zuckerhaltige Getränke.*
- *Vermeiden Sie industriell verarbeitetes Fleisch; essen Sie weniger rotes Fleisch und salzreiche Lebensmittel.*

6. Reduzieren Sie Ihren Alkoholkonsum. Der völlige Verzicht auf Alkohol ist noch besser für die Verringerung Ihres Krebsrisikos.

Auch die Ernährung beeinflusst das individuelle Krebsrisiko in erheblichem Maße, allerdings ist die „Wirkung" einzelner Ernährungsfaktoren aufgrund der unzähligen Nahrungsbestandteile und Zubereitungsarten statistisch nur sehr schwer zu fassen. Die größte Rolle diesbezüglich wird heute einem vermehrten Verzehr pflanzlicher Lebensmittel und einem verminderten Konsum tierischer Fette und roten Fleisches zugeschrieben (Ernährungsberatung ➤ 10.1.4).

Wie genau gesunde Ernährung das Krebsrisiko mindert, ist noch weitgehend unbekannt. Verschiedenen Bestandteilen von Vollkornprodukten, Obst und Gemüse wird zwar ein Schutzeffekt zugeschrieben, belegt ist dieser für *einzelne Bestandteile* jedoch nicht. Der Schutzeffekt gesunder Ernährung ist auch nicht durch Einnahme von Vitamintabletten oder anderen Zusatzstoffen zu erzielen, sondern scheint an eine insgesamt „gesunde" Ernährung mit ihrer unüberschaubaren Vielfalt an (pflanzlichen) Substanzen und deren Wechselwirkungen untereinander gebunden.

Sonne/UV-Belastung

7. Vermeiden Sie zu viel Sonnenstrahlung, insbesondere bei Kindern. Achten Sie auf ausreichenden Sonnenschutz. Gehen Sie nicht ins Solarium.

Übermäßige Sonnenbestrahlung und v. a. Sonnenbrände während Kindheit und Jugend sind der Hauptrisikofaktor bösartiger Hauttumoren. Je heller die Haut, desto dringlicher ist Sonnenschutz, am besten durch Kleidung oder Aufenthalt im Schatten. Sonnenschutzmittel sind zwar sinnvoll, sollten aber nicht zu übermäßig langen Sonnenbädern verleiten, denn UV-A-Strahlen erreichen die Haut trotz Sonnenschutzmittel und wirken ebenfalls krebsfördernd.

Karzinogene

8. Schützen Sie sich am Arbeitsplatz vor krebserregenden Stoffen, indem Sie die Sicherheitsvorschriften befolgen.

9. Finden Sie heraus, ob Sie in Ihrem Zuhause einer erhöhten Strahlenbelastung durch natürlich vorkommendes Radon ausgesetzt sind. Falls ja, ergreifen Sie Maßnahmen zur Senkung dieser hohen Radonwerte.

Schadstoffe am Arbeitsplatz sind z. B. in der Medizin Medikamente wie Zytostatika, CMR-Arzneistoffe (C = cancinogentic/krebsauslösend, M = mutagenic/erbgutverändernd, R = toxic to reproduction/fruchtbarkeitsgefährdend) oder ionisierende Strahlung. Alle Beschäftigten sollten die entsprechenden Schutzvorschriften in ihrem eigenen Interesse streng einhalten.

Die zweithäufigste Ursache für die Entstehung eines Lungenkrebses ist der Kontakt mit Radon. Dieses Gas entsteht bei einem Zerfall des natürlichen radioaktiven Urans im Gestein. Das Radon kann dann über Erdschichten in Gebäude eindringen und zu hohen Werten führen. Das Gas wird über die Atmung aufgenommen, Bestandteile verbleiben im empfindlichen Lungengewebe und lösen eine Strahlung aus. Die Belastung ist regional unterschiedlich [18].

Frauen

10. Stillen senkt das Krebsrisiko bei Müttern. Falls möglich, stillen Sie Ihr Kind.

Hormonersatztherapien erhöhen das Risiko für bestimmte Krebserkrankungen. Nehmen Sie Hormonersatztherapien möglichst wenig in Anspruch.

Stillen geht einher mit einem deutlich reduzierten Risiko an Brust- und Eierstockkrebs zu erkranken und hat positive Einflüsse auch auf andere Krankheiten wie z. B. Bluthochdruck.

Impfen und Infektionen

11. Sorgen Sie dafür, dass Ihre Kinder an Impfprogrammen teilnehmen gegen: Hepatitis B (Neugeborene) und Humanes Papillomavirus (HPV) (Mädchen).

Weltweit sind bei ca. 15–20 % und in Europa immerhin bei rund 10 % der Krebserkrankungen chronische Infektionen von Bedeutung. Geimpft werden kann gegen Hepatitis B als einem wichtigen Risikofaktor des Leberzellkarzinoms (➤ 8.4.2, ➤ 8.4.3, ➤ 8.4.8). Die Hepatitis-B-Impfung wird in Deutschland für alle Kinder sowie für besonders gefährdete Erwachsene empfohlen. Die Impfung gegen bestimmte Typen humaner Papillomaviren (HPV), die an der Entstehung von Gebärmutterhals-, Scheiden-, Penis-, Mund-, Rachen- und Analkarzinomen beteiligt sind, wird für Kinder von 9 bis 14 Jahren empfohlen [22]. Für ungeimpfte Jugendliche ist die Nachholung der Impfung bis zum 18. Lebensjahr möglich.

Krebsfrüherkennungs- und Screening-Programme

12. Nehmen Sie an bestehenden Krebsfrüherkennungs- und Screening-Programmen teil:

- *Darmkrebs (Männer und Frauen)*
- *Brustkrebs (Frauen)*
- *Gebärmutterhalskrebs (Frauen).*

Zur Krebsprävention gehört auch die Sekundärprävention. In Deutschland umfasst das **Früherkennungsprogramm** derzeit:

- Für Frauen ab 20 Jahren jährliche Untersuchungen auf Gebärmutterhalskrebs inklusive PAP-Abstrich, bis 25 Jahre jährlicher Abstrich auf Chlamydien, ab 30 Jahren jährliche Untersuchungen auf Brustkrebs (von 50–75 Jahren 2-jährlich mit Mammografie-Screening), ab 35 Jahren alle 3 Jahre PAP-Abstrich und HPV-Test
- Für Männer ab 45 Jahren jährlich eine (Tast-)Untersuchung der Prostata
- Für Frauen und Männer ab 35 Jahren alle zwei Jahre eine Früherkennungsuntersuchung auf Hautkrebs, ab 50 Jahren Früherkennungsuntersuchungen auf Dickdarmkrebs (immunologischer Stuhltest (iFOBT) oder ab 50 Jahren Darmspiegelung im Abstand von 10 Jahren; Details ➤ 7.3.4).

Auch wenn es nicht im Kodex steht: Patienten mit Erkrankungen, die bekanntermaßen mit einem erhöhten Krebsrisiko verbunden sind, sollten die für diese Erkrankungen empfohlenen Kontrolluntersuchungen regelmäßig wahrnehmen (z. B. Patienten mit perniziöser Anämie oder Dickdarmpolypen). Und jeder, der möglicherweise auf Krebs hindeutende Beschwerden oder Veränderungen an sich bemerkt, sollte diese umgehend ärztlich abklären lassen.

Aufgaben von Pflegenden

Pflegende sollten im Alltag alle Patienten motivieren, durch eine gesunde Lebensweise ihr individuelles Krebsrisiko zu vermindern und sie zu den Hauptsäulen Ernährung, Nikotinentwöhnung und körperliche Aktivität beraten (➤ 10.1.4, ➤ 6.1.2, ➤ 5.1.2). Einen sicheren Schutz vor Krebs bietet jedoch auch der gesündeste Lebensstil nicht, bei vielen Krebserkrankungen sind nicht einmal Risikofaktoren bekannt. Daher weisen die Pflegenden die Patienten auf die Bedeutung der Krebsfrüherkennung hin und ermutigen sie, die angebotenen Untersuchungen in Anspruch zu nehmen.

12.1.3 Rehabilitation

Onkologische Patienten haben Anspruch auf Rehabilitationsmaßnahmen. Ziele sind die weitest mögliche Wiederherstellung von Gesundheit und Lebensqualität, die Minderung von Folgeschäden und die Wiedereingliederung des Erkrankten in sein familiäres, soziales und berufliches Umfeld.

Die **onkologische Rehabilitation** kann stationär, teilstationär oder ambulant durchgeführt werden. Aufgrund der bestehenden Versorgungsstrukturen und der Wünsche der Patienten werden die meisten Maßnahmen derzeit stationär durchgeführt. Voraussetzungen sind eine abgeschlossene Erstbehandlung und die Rehabilitationsfähigkeit des Betroffenen. Die ambulante Fortsetzung zumindest eines Teils der Maßnahmen ist oftmals sinnvoll zur Sicherung des Rehabilitationserfolgs.

Bestandteile und besondere Aspekte der onkologischen Rehabilitation sind vor allem:

- Fortsetzung der medizinischen Behandlung (z. B. Chemo-, Hormon-, Schmerztherapie)
- Steigerung der körperlichen Leistungsfähigkeit, z. B. aufbauendes körperliches Training, ggf. gezielte Physiotherapie
- Behandlung des Fatigue-Syndroms (➤ 12.1.6) und anderer Symptome
- Umgang mit Hilfsmitteln (z. B. Stomaversorgung nach Dickdarmkrebs)
- Abbau von Informationsdefiziten, z. B. Vorträge zu den verschiedenen Therapien bei Krebs oder zu psychologischen Aspekten

- Hilfen bei der Verarbeitung der Erkrankung, Stärkung aktiver und gesunder Anteile, z. B. Methoden der Angst- und Stressbewältigung, ggf. Gesprächstherapien; Ermutigung zu Freizeitaktivitäten
- Ernährungsberatung, abgestimmt auf die individuellen Probleme des Betroffenen
- Spezielle erkrankungsabhängige Maßnahmen zur Minderung von Folgeschäden, z. B. Sprachschulung bei Kehlkopfkrebs, Lymphödemprophylaxe/-behandlung bei Brustkrebs, Beckenbodengymnastik nach gynäkologischen oder urologischen Erkrankungen, ergotherapeutisches Funktionstraining
- Unterstützung in sozial- und berufsrechtlichen Fragen, z. B. bezüglich der Wiederaufnahme der Berufstätigkeit, stufenweise Wiedereingliederung oder die versuchsweise Eingliederung an einem anderen Arbeitsplatz im gleichen Betrieb, aber auch Beantragung eines ggf. notwendigen Pflegegrads.

12.1.4 Patientenberatung

Während der Erkrankung benötigen der Patient und dessen Angehörige Betreuung durch ein multiprofessionelles Team aus ärztlichen, pflegerischen, physiotherapeutischen, psychoonkologischen und seelsorgerischen Bereichen.

Dieses kann im **physischen Bereich** die Linderung körperlicher Beschwerden durch Symptomkontrolle mit einem Assessment (Bewertung) und anschließender Einleitung von Maßnahmen sein.

Im **psychischen Bereich** stehen die Krankheitsbewältigung und die Vermeidung von Isolation im Vordergrund (➤ 12.1.5). Zum sozialen Bereich gehört die Beratung zu Hilfsmitteln (➤ Abb. 12.3) und zu Unterstützungsmöglichkeiten im häuslichen Umfeld, und zum spirituellen Bereich die Sinnfragen des Lebens und des Lebensendes.

Einen großen Stellwert nimmt die pflegerische Beratung des Patienten während der onkologischen Therapien und dessen Angehörigen ein (➤ 12.5.2, ➤ 12.5.3, ➤ 12.5.4, ➤ 12.5.5). Schwerpunkte sind hierbei die Minderung der Nebenwirkungsprofile der jeweils durchgeführten Behandlung. Einige Nebenwirkungen treten innerhalb von Stunden bzw. weniger Tage nach Beginn der Therapie auf, andere erst nach Monaten oder sogar Jahren. Der Umfang der Nebenwirkungen hängt von der Art und der Dosis der eingesetzten Medikamente sowie von der Dauer der Behandlung ab, die pflegerische Beratung über substanzspezifische unerwünschte Nebenwirkungen wird zukünftig eine viel größere Bedeutung erhalten [16]. Zur Beratung gehört auch der Umgang mit der krebsassoziierten Fatigue (➤ 12.1.6).

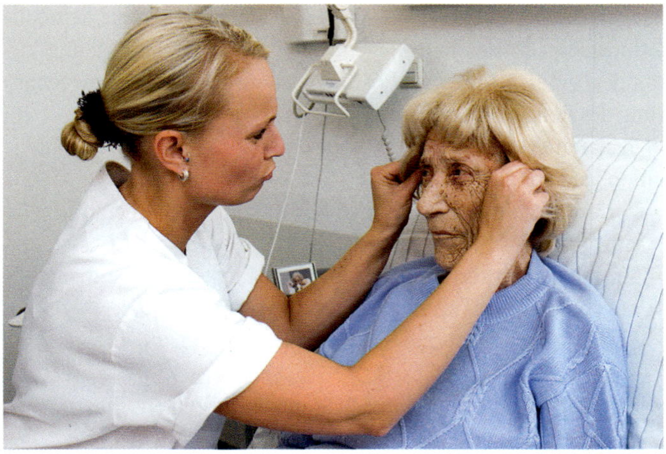

Abb. 12.3 Zur Patientenberatung gehört auch der Umgang mit Hilfsmitteln wie hier das Anlegen der Perücke. [K115]

Darüber hinaus gibt es Beratungsinhalte, die stark von der jeweiligen Krebsform und -lokalisation abhängen – ein Patient mit Dickdarmkrebs benötigt völlig andere Beratungsinhalte als ein Patient mit einem Lungentumor. Diese Aspekte der Patientenberatung werden bei den jeweiligen Krankheitsbildern abgehandelt.

12.1.5 Beobachten, Beurteilen, Intervenieren

Welche Lebensbereiche bei einem Tumorkranken beeinträchtigt sind, hängt zum einen von der Lokalisation des Tumors ab. So ist z. B. bei einem Patienten mit einem Ösophaguskarzinom (➤ 7.4.6) vor allem die Ernährung beeinträchtigt, bei einem Patienten mit Lungenkarzinom (➤ 6.8.2) hingegen die Atmung. Zum anderen hängt die Beeinträchtigung von den jeweiligen Behandlungsmaßnahmen ab. So hat z. B. eine Zytostatikatherapie (➤ 12.5.2) unter anderem mit Übelkeit, Erbrechen, Leukozytopenie (➤ 11.3.3, ➤ 11.4.2) und Thrombozytopenie (➤ 11.10.1) andere Auswirkungen als eine Hormontherapie (➤ 12.5.4) oder eine Operation.

Eine Vielzahl von akuten Nebenwirkungen werden nach den Kriterien des National Cancer Institute (NCI) beurteilt. Diese allgemeinen Terminologiekriterien von unerwünschten Ereignissen – CTCAE (**C**ommon **T**oxicity **C**riteria for **A**dverse **E**vents) – sind für therapiebedingte Nebenwirkungen, z. B. Chemo oder Strahlentherapie, geeignet. Die Einschätzung erfolgt in einer Schweregradskala (Grading). Je höher der Grad, umso schwerwiegender das unerwünschte Ereignis (UE, ➤ Tab. 12.1) [20]

Tab. 12.1 Einschätzung nach CTCAE (Version 5.0)

Schweregrad	Unerwünschtes Ereignis (UE)
0	**Keine** Symptome
1	**Gering;** asymptomatisch oder milde Symptome; nur klinische oder diagnostische Beobachtungen; Intervention nicht indiziert
2	**Mäßig;** minimale, lokale oder nicht-invasive Intervention indiziert; Begrenzung der altersgerechten ATL
3	**Schwer;** medizinisch signifikant, aber nicht unmittelbar lebensbedrohlich; stationäre Aufnahme oder Verlängerung der stationären Behandlung angezeigt; behindernd; Begrenzung der selbstversorgenden ATL
4	**Lebensbedrohliche Auswirkungen;** dringende Intervention Indiziert
5	**Tod** im Zusammenhang mit unerwartetem Ereignis

ATL = Aktivitäten des täglichen Lebens
Instrumentelle ATL = Zubereitung Mahlzeiten, Einkäufe von Lebensmitteln oder Kleidung, Benutzung Telefon, Geld.
Selbstversorgende ATL = Ernährung, Körperpflege, Mobilisation, Ausscheidung

Im Folgenden werden vor allem solche Aspekte angeschnitten, die für den überwiegenden Teil der Tumorkranken von Bedeutung sind. Spezielle Pflegeprobleme, die aus den Behandlungsmaßnahmen resultieren, werden in den entsprechenden Abschnitten besprochen.

Aufgaben von Pflegenden

Grundsätzlich wichtig ist die kontinuierliche und dem Patienten angemessene Information über alles, was mit ihm passiert, sowie die Beantwortung aller anstehenden Fragen (z. B. auch zu Schwerbehindertenantrag, Weiterversorgung zu Hause). Um sich sicher zu fühlen, muss der Kranke wissen, wodurch er gefährdet ist und wie er selbst Gefahren vorbeugen kann. Die Pflegeziele werden gemeinsam mit dem Patienten besprochen und berücksichtigen seine persönlichen Bedürfnisse. Die konsequente Miteinbeziehung des Patienten fördert seine Motivation, auch manchmal unangenehme Pflegemaßnahmen zu unterstützen.

Tab. 12.2 Der Karnofsky-Index und der WHO-Aktivitätsindex/ECOG Performance Status erlauben, den körperlichen Zustand und die Autonomie (Unabhängigkeit) von Tumorkranken abzuschätzen und so z. B. den Therapieerfolg zu beurteilen.

Prozent – Karnofsky-Index		WHO-Aktivitätsindex ECOG Performance Status – Grad	
100 %	Normale Leistungsfähigkeit, keine Beschwerden, keine Krankheitssymptomatik	Normale Aktivität ohne Einschränkungen, arbeitsfähig	Grad 0
90 %	Normale Leistungsfähigkeit, geringfügige Krankheitssymptome		
80 %	Normale Leistungsfähigkeit mit Anstrengung, deutliche Krankheitssymptome	Ambulante Betreuung, selbstständige Versorgung mit Einschränkungen bei anstrengender körperlicher Aktivität, gehfähig, arbeitsfähig	Grad 1
70 %	Versorgt sich selbst, keine Fähigkeit zur normalen Aktivität, weder zur normalen Arbeit		
60 %	Gelegentliche Unterstützung und Pflege erforderlich, versorgt sich jedoch weitgehend selbst	Ambulante Betreuung, selbstständige Versorgung mit Einschränkungen, tagsüber mobil über 50 % der Zeit außerhalb von Bett/Stuhl, gehfähig, arbeitsunfähig	Grad 2
50 %	Ständige Unterstützung und Pflege erforderlich, häufige medizinische Versorgung		
40 %	Behindert, benötigt spezielle Versorgung und Pflege	Stationäre Betreuung, nur begrenzte Selbstversorgung, ständige Pflege und Hilfe notwendig, tagsüber mehr als 50 % der Zeit im Bett/Stuhl	Grad 3
30 %	Schwerbehindert, Hospitalisierung angezeigt		
20 %	Schwerstkrank, Krankenhauseinlieferung unerlässlich, Intensivbehandlung	Stationäre Betreuung, keinerlei Selbstversorgung möglich, komplett pflegebedürftig, bettlägerig	Grad 4
10 %	Sterbeprozess, Krankheitsverlauf schreitet rasch voran		
0 %	Tod		Grad 5

Einschätzung des körperlichen Zustands des Tumorkranken

Der körperliche Zustand von Krebskranken ist sehr unterschiedlich. Ihr körperliches Befinden lässt sich z. B. anhand des **Karnofsky-Index** oder des **WHO-Aktivitätsindex** (auch ECOG-Score genannt) einstufen (Gegenüberstellung ➤ Tab. 12.2). Es gibt noch weitere Skalen, z. B. den **Spitzer-Lebensqualitätsindex** oder den **Europäischen Lebensqualitäts-Fragebogen.** Sie sind insgesamt etwas ausführlicher.

Bewegung

Fatigue ➤ 12.1.6, ➤ 13.2.4

Die Leistungsfähigkeit der Betroffenen ist vermindert, körperliche Betätigung fällt oft schwerer. Patienten mit Anämie oder Fatigue ermüden bereits bei geringer Belastung und brauchen häufig längere Ruhepausen. Die Pflegenden berücksichtigen dies bei den notwendigen Pflegemaßnahmen, unterstützen den Betroffenen aber gleichzeitig, seine Selbstständigkeit und Beweglichkeit im Rahmen seiner Möglichkeiten zu erhalten (aktivierende Pflege). Sie haben außerdem bei verminderter Bewegungsfähigkeit das erhöhte Dekubitus-, Thrombose- und Pneumonierisiko im Blick und ergreifen entsprechende prophylaktische Maßnahmen.

Haut

Pflege bei Haarausfall ➤ 12.5.2
Pflege der bestrahlten Haut ➤ 12.5.5
Mundpflege bei Bestrahlung ➤ 12.5.5

Sowohl durch die Grunderkrankung (z. B. Hautmetastasen) als auch infolge der Behandlungsmaßnahmen, z. B. einer Strahlentherapie, können Haut- und Schleimhautveränderungen auftreten. Daher kontrollieren die Pflegenden die Haut des Patienten täglich (ggf. häufiger) auf Veränderungen wie etwa allergische Reaktionen (z. B. auf Arzneimittel) oder Petechien (z. B. durch Thrombozytopenie) und leiten den Patienten zur Selbstbeobachtung an. Wichtig sind außerdem:

- Sorgfältiges Abtrocknen vor allem in den Hautfalten und zwischen den Zehen (Gefahr von Pilzinfektionen)
- Regelmäßige Hautpflege mit Cremes oder Lotionen (je nach Hauttyp)
- Verzicht auf das Schneiden von Horn- oder Nagelhaut bei Leukozytopenie
- Elektro- statt Nassrasur
- Tragen vorwiegend von Baumwollmaterialien, die daheim von den Angehörigen bei 60° gewaschen werden können.

Patienten mit Leukozytopenie sind außerdem verstärkt infektionsgefährdet (v. a. durch Pilzinfektionen). Auch hier sind eine sorgfältige Haut- und Schleimhautbeobachtung (z. B. zwischen den Zehen, im Mund) sowie prophylaktische Maßnahmen im Rahmen der Körperpflege wichtig (weitere Pflege bei Leukozytopenie ➤ 11.4.2).

Von besonderer Bedeutung bei onkologischen Patienten sind eine sorgfältige Mundpflege und die Beobachtung der Mundschleimhaut auf Infektionen. Günstig ist generell, die Mundhöhle häufig anzufeuchten und den Speichelfluss anzuregen, etwa durch gefrorene Früchte (z. B. Ananas), Eiswürfel oder säurehaltige Tees (z. B. Malve), sofern die Mundschleimhaut intakt ist. Häufig entwickelt sich, z. B. im Rahmen einer Zytostatikatherapie, eine Stomatitis (Mundschleimhautentzündung), die spezielle Pflegemaßnahmen erfordert (➤ 12.4.2). Bei verstärktem Zahnfleischbluten, z. B. durch Thrombozytopenie, soll der Patient auf Zahnbürsten verzichten und Mundspülungen durchführen.

Der therapiebedingte Haarausfall stellt für viele Betroffene ein Problem dar. Es ist sinnvoll, wenn sie von den Pflegenden frühzeitig auf die Veränderungen ihres Aussehens vorbereitet werden. Sie und ihre Angehörigen können sich dann rechtzeitig damit auseinandersetzen und mögliche Hilfen nutzen, z. B. eine Perücke anfertigen lassen. Hilfreich können auch Kosmetikseminare (z. B. die kostenlosen Seminare von DKMS LIFE) sowie der Kontakt zu Selbsthilfegruppen sein, durch die Patienten von den Erfahrungen anderer Betroffener profitieren können.

Körpertemperatur

Um auftretende Infektionen bei Patienten mit Leukämien, Zytostatika- oder Strahlentherapie rechtzeitig zu erkennen, kontrollieren die Pflegenden regelmäßig die Körpertemperatur (bei Leuko- oder Thrombozytopenie jedoch nicht rektal). Die Pflegenden raten dem Patienten, Menschenansammlungen zu meiden, ebenso Besucher, von denen eine Infektionsgefahr ausgeht.

Hat der Patient Fieber, verabreichen die Pflegenden fiebersenkende Medikamente auf Arztanordnung und ergreifen physikalische Maßnahmen (z. B. Wadenwickel).

Ernährung

Ernährung bei Abwehrschwäche ➤ 12.5.2
Pflege bei zytostatikabedingtem Erbrechen ➤ 12.5.2
Tumorleiden führen oft zu Gewichtsverlust und – verursacht durch Schmerzen und Therapie – zu Appetitlosigkeit, Übelkeit und Erbrechen. Unzureichende Ernährung schwächt den Patienten aber noch mehr, sodass er notwendige aggressive Therapien schlechter toleriert. Daher:

- Wunschkost oder von den Angehörigen mitgebrachte Mahlzeiten kommen den Vorlieben des Patienten meist eher entgegen als die übliche Krankenhauskost. Dabei achten die Pflegenden darauf, dass die Kost ballaststoff-, vitamin- und eiweißreich ist und informieren bzw. beraten Patient und Angehörige über eine ausgewogene Ernährung
- Viele Patienten vertragen fünf bis sechs kleine Mahlzeiten besser als drei große. Genügend Zeit zum Essen wirkt sich ebenfalls positiv aus
- Patienten mit Bestrahlungen des Bauchraums erhalten leicht verdauliche, ballaststoffarme Kost (Durchfälle)
- Bei Gefahr von Mundschleimhautreizungen sind säurehaltige Speisen und Getränke wie z. B. Obstsäfte zu meiden
- Sollte der Patient keinen Appetit haben, respektieren die Pflegenden dies (ggf. später Essen wärmen). Sie achten darauf, ob das Essenstablett mehrfach (fast) unberührt bleibt. Viele Patienten trauen sich z. B. nicht, über ihre Übelkeit zu klagen, weil sie glauben, das „muss so sein". Evtl. helfen appetitanregende Arzneimittel oder z. B. Tees aus Schafgarbe oder Salbei
- Auch Veränderungen des Geruchs- und Geschmackssinns (z. B. durch Chemotherapie und Bestrahlung) können die Nahrungsaufnahme beeinträchtigen. Hilfreich ist u. a., streng riechende Mahlzeiten (z. B. Fisch) zu meiden und mehr Wasser während des Essens zu trinken [4]
- Abwehrgeschwächte Patienten sollten auf Frischkost (z. B. Salate), aber auch Schimmelkäse verzichten. Gründlich gewaschenes und schälbares Obst ist erlaubt (z. B. Bananen, Äpfel, Birnen, eingekochtes Obst). Was erlaubt ist und was nicht, hängt vom Ausmaß der Abwehrschwäche ab (➤ 11.4.2). Patienten mit erhöhter Blutungsgefahr sollten keine harten und scharfkantigen Nahrungsmittel wie etwa Nüsse oder Kantenbrot zu sich nehmen
- Mit Beginn der therapeutischen Behandlung sollte bereits kontrolliert werden, ob der Nährstoffbedarf des Patienten mit „normaler" Kost abgedeckt wird, Als nächste Stufe würde eine Anreicherung der Nahrung (z. B. mit Butter, Sahne) erfolgen. Sollte dies nicht ausreichen, bieten Pflegende orale Zusatzernährung an, z. B. energie- und eiweißreiche Drinks für „zwischendurch" oder zur Nacht.

Reicht die orale Nahrungsaufnahme dennoch nicht aus, kann sie durch künstliche enterale oder parenterale Ernährung (➤ 1.5.3, ➤ 1.5.4) ergänzt oder ersetzt werden. Dies ist insbesondere bei (therapiebedingten) Entzündungen der Schleimhäute des Mundes, des Ösophagus oder des übrigen Magen-Darm-Trakts oft erforderlich. Zu bedenken ist jedoch, dass sowohl eine Sonde als auch ein venöser Zugang invasive Eingriffe (mit entsprechenden Risiken) darstellen und u. U. Appetit und Mobilität des Patienten weiter einschränken.

Immer wieder werden Pflegende und Ärzte auf spezielle „Tumordiäten" angesprochen, die den Tumor z. B. „aushungern" sollen. Allerdings ist eine krebshemmende Diät bisher nicht bekannt. Möchte ein Patient aber ein bestimmtes Kostregime ausprobieren, kann ihm das durchaus zugestanden werden, sofern der Nährstoffbedarf gedeckt wird (evtl. Diätassistentin hinzuziehen). Eine spezielle Diät ist bei Tumorkranken nur bei Begleiterkrankungen (z. B. Diabetes mellitus) oder Komplikationen (z. B. Mundschleimhaut- oder Speiseröhrenentzündung, Hyperkalzämie ➤ 9.13.4) notwendig. Wichtig sind Gewichtskontrollen, Hautbeobachtung und ggf. Flüssigkeitsbilanzierung zur Überwachung des Ernährungszustands.

Ausscheidung

Sowohl durch die Grunderkrankung, etwa Einengung der Darmlichtung durch einen Tumor oder Einbrechen eines Tumors in die Harnblase, als auch durch die Behandlung (z. B. Zytostatika ➤ 12.5.2, Opioid-Analgetika ➤ 2.4.4) können sich die Ausscheidungen des Patienten verändern. Daher werden Stuhl, Urin und auch die Haut (Ödeme?) – ebenso vom Patienten selbst – auf Veränderungen beobachtet:

- Blutbeimengungen (sichtbares Blut in Urin oder Stuhl, Teerstühle) können eine Gerinnungsstörung oder einen Mangel an Thrombozyten anzeigen. Blut im Stuhl kann aber auch Ausdruck eines Magenulkus, blutiger Urin Zeichen einer schweren Zystitis (➤ 9.4.2) sein

- Bei Harnwegsinfekten ist der Urin oft flockig oder riecht anders als sonst
- Obstipation tritt z. B. infolge veränderter Ernährung und Bewegungsmangel auf, kann aber auch durch bestimmte Zytostatika (z. B. Vincristin, Vinblastin ➤ 12.5.2), Opioid-Analgetika oder einige Antiemetika verursacht sein. Zur Obstipationsprophylaxe ist u. a. auf eine ausreichende Flüssigkeitszufuhr sowie Bewegung zu achten. Bei Einsatz von Opiod-Analgetika wird eine Obstipationsprophylaxe mit Macrogol empfohlen. (➤ 7.2.7)
- Durchfälle können Folge einer Darminfektion, einer gestörten Darmflora nach antibiotischer Therapie sowie einer Zytostatika- oder Strahlentherapie sein (➤ 12.5.2, ➤ 12.5.5) und belasten den Patienten oft sehr, z. B. auch durch Analfissuren und Ekzeme. Zur Vermeidung dieser Komplikationen ist eine sorgfältige Analhygiene wichtig (z. B. mit weichem Toilettenpapier, feuchten Tüchern, Fettsalbe). Ebenso ist bei allen invasiven Maßnahmen wie z. B. bei der Anwendung von Darmrohren darauf zu achten, die Schleimhaut nicht zu verletzen
- Bei blutungsgefährdeten Patienten dürfen keine rektalen Temperaturmessungen, keine Klysmen, Einläufe oder Suppositorien angewendet werden
- Wegen der bei Durchfällen erhöhten Flüssigkeitsverluste und der verminderten Nährstoffresorption wird bei länger andauernden Durchfällen eine Infusionstherapie erwogen.

Schlaf

Alle schwer kranken Patienten brauchen verhältnismäßig viel Entspannung, Ruhe und Schlaf, um Kräfte zu sammeln. Die Pflegenden tragen durch eine geeignete Planung der Untersuchungen und pflegerischen Maßnahmen dazu bei, dass der Patient tagsüber längere Ruhepausen hat (➤ Abb. 12.4). Manchmal ist eine Besuchsbeschränkung sinnvoll, da nicht wenige Patienten Besuch als anstrengend empfinden, sie sich aber selbst nicht trauen, ihre Besucher darauf aufmerksam zu machen.

Ein besonderes und häufiges Phänomen bei Tumorpatienten ist außerdem übermäßige Erschöpfung (tumorassoziierte Fatigue, ➤ 12.1.6).

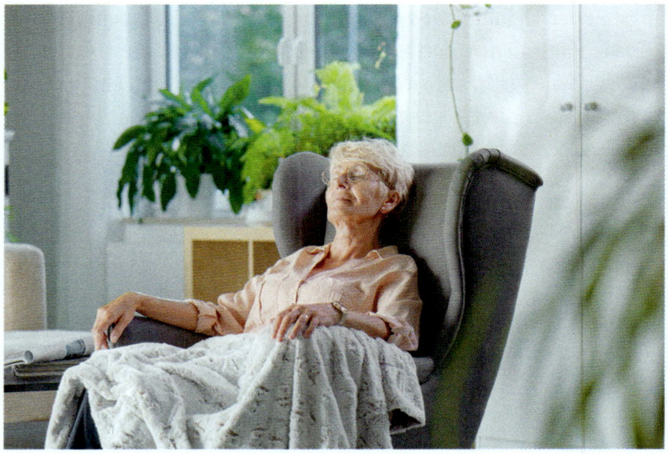

Abb. 12.4 Dem pflegebedürftigen Menschen sollten auch tagsüber genug Ruhepausen eingeräumt werden. [J751-162]

Viele Tumorpatienten leiden trotz ihres Ruhebedürfnisses und ihrer Erschöpfung unter Schlafstörungen. Hierfür verantwortlich sind nicht nur körperliche Ursachen wie Schmerzen, sondern oft quälende Gedanken um die Zukunft. Pflegende können dann z. B. durch eine atemstimulierende Einreibung (➤ 6.1.5), ein Gespräch oder Musik das Einschlafen erleichtern.

Kommunikation

Patienten mit malignen Erkrankungen müssen sich mit ihrer Erkrankung auseinandersetzen, sie verarbeiten. Abhängig von der Persönlichkeit des Patienten gibt es Phasen, in denen er sich mitteilen will, wie auch Zeiten, in denen er schweigen möchte. Die Pflegenden bemühen sich, die verschiedenen Phasen und unterschiedlichen Bedürfnisse des Patienten zu erspüren und *sagen* ihm nicht nur, dass er sich mit Problemen jederzeit an sie wenden kann, sondern lassen ihn dies auch durch kleine Gesten *spüren* und achten auf Gesprächssignale des Patienten. Sie leiten in Absprache mit Patient und multiprofesionellem Team eine Kontaktaufnahme zu Psychoonkologen ein. Auf der anderen Seite respektieren sie den Wunsch mancher Patienten, nicht über die Krankheit reden zu wollen.

Viele Patienten glauben, ihren Alltag nicht mehr alleine bewältigen zu können. Kleine Dinge können zu scheinbar unüberwindbaren Hindernissen werden. Die Betroffenen stellen sich Fragen wie: Werde ich zum Arzt fahren können? Kann ich alleine einkaufen? Die Pflegenden achten darauf, welche Ressourcen zur Krisenbewältigung der Betroffene hat und auf welche Unterstützung er zurückgreifen kann. Gemeinsam mit allen Beteiligten versuchen sie, Alternativen zur Lösung von Problemen zu entwickeln und damit dem Patienten Lebensqualität zu ermöglichen.

Neben dem Gespräch mit dem Patienten gibt es viele Internetseiten und Bücher für Patienten und ihre Angehörigen, die sich mit Krebserkrankungen und deren Bewältigung beschäftigen. Eine kleine Spezialbibliothek auf Station oder eine Literatur- und Websiteliste kann hilfreich sein, insbesondere wenn Pflegende und Ärzte die entsprechenden Bücher bzw. Seiten selbst gelesen haben und sich somit Anknüpfungspunkte für ein Gespräch ergeben.

Wichtig sind *individuelle Besuchszeiten,* damit die Patienten z. B. bei Konflikten ohne Zeitbeschränkung mit Besuchern reden können. Einschränkungen der Kommunikationsmöglichkeiten sollten nur aus wichtigen Gründen erfolgen, z. B. wegen Infektionsgefahr in der Umkehrisolation (➤ 11.4.2) oder bei zu großer Erschöpfung.

Psychische Betreuung tumorkranker Patienten

Schock und Verzweiflung sind groß, wenn ein Patient mit der Diagnose eines malignen Tumors konfrontiert wird. Die Aufklärung ist eine ärztliche Aufgabe (➤ 1.4.1). Für die Pflegenden ist es aber bei Fragen und Gesprächen sehr hilfreich zu wissen, wie das Aufklärungsgespräch verlaufen ist und welche Inhalte angesprochen wurden. Deshalb ist es oft sinnvoll, wenn eine Pflegefachperson (möglichst die Bezugspflegeperson) am Aufklärungsgespräch teilnimmt.

Zur Beurteilung der psychischen Situation des Patienten achten die Pflegenden z. B. auf:

- Positive oder negative Bewertungen des Gesundheitszustands durch den Patienten selbst

- Die Kooperationsfähigkeit des Patienten
- Äußerungen, die Zuversicht oder Hoffnung ausdrücken (z. B. Zukunftspläne)
- Äußerungen, die auf Selbstaufgabe oder Depression hindeuten
- Angstsymptome (Schlaflosigkeit, Weinen, Lethargie, fehlendes Selbstvertrauen etc.)
- Soziale Einbindung bzw. Isolation des Betroffenen.

Die Auseinandersetzung mit der Erkrankung verläuft der Sterbeforscherin Kübler-Ross zufolge in verschiedenen Phasen, oft von der Phase des Nicht-Wahrhaben-Wollens über die des Zorns, des Verhandelns und der Depression bis zur Akzeptanz der Diagnose [5]. Ein wichtiges Ziel der Pflege ist es, den Patienten über die erste Lähmung hinweg zu aktiver Mitarbeit bei der Therapie zu motivieren.

Krebs ist keineswegs mit einem Todesurteil gleichzusetzen: Die relative 5-Jahres-Überlebensrate liegt für Frauen bei 66 %, für Männer bei 61 % [1b]. Die Patienten sollen lernen, mit der Diagnose Krebs zu leben und ihr Leben angepasst an die veränderten Umstände bestmöglich zu gestalten. Vielen Patienten hilft dabei der Kontakt zu Selbsthilfegruppen [2, 3].

Stellt sich aber im weiteren Krankheitsverlauf heraus, dass eine Heilung unwahrscheinlich ist, bleibt Hoffnung dennoch wichtig. Hoffnung bedeutet dabei nicht unbedingt Hoffnung auf Heilung, sondern auch Hoffnung auf das nächste Weihnachtsfest oder die Wiederbegegnung mit einem lange nicht gesehenen Verwandten. Für die Betreuenden ist dies oft eine Gratwanderung, denn es dürfen keine falschen Hoffnungen geweckt werden. Die unweigerliche Enttäuschung würde das Vertrauen zwischen Patient und Pflegenden tief erschüttern. In dieser Phase ist es besonders wichtig, dem Patienten die Angst vor Schmerzen zu nehmen und ihm aufzuzeigen, dass eine optimal abgestimmte Therapie Leiden lindert und oft eine erfüllte Zeit zu Hause ermöglicht (Palliative Care, Palliativpflege ➢ Kap. 13).

Phasen der Auseinandersetzung

In der Auseinandersetzung mit der Erkrankung durchleben viele Patienten Phasen, in denen sie aggressiv gegenüber den Pflegenden reagieren. Diese Aggressionen sind nicht persönlich gemeint, sondern sind Teil der Auseinandersetzung mit der Erkrankung. Es können dann Zeiten folgen, in denen sich der Patient zurückzieht und resigniert. Während der gesamten Zeit signalisieren die Pflegenden Gesprächsbereitschaft, ohne sich jedoch aufzudrängen. Realistische, erfüllbare Ziele verschaffen dem Patienten Erfolgserlebnisse und machen ihm Mut.

Wichtig ist auch, andere Berufsgruppen in die psychische Betreuung des Patienten einzubeziehen. Dies können Krankenhausseelsorger, Psychologen oder Psychotherapeuten, aber auch Mitglieder von Selbsthilfegruppen sein.

Fragen von Tumorpatienten

Viele Patienten stellen immer wieder die gleichen Fragen. Auf sie einzugehen und so Ängste und Vorurteile abzubauen, hilft dem Patienten meist sehr:

- *Was ist die Ursache meiner Krebserkrankung, warum trifft es gerade mich?* Diese Fragen sind häufig und evtl. mit Schuldgefühlen verbunden. Eindeutige Ursache-Wirkung-Prinzipien gibt es bei Krebserkrankungen nicht. Zwar gibt es für einige Krebserkrankungen hochgradige Risikofaktoren, die wiederum nur z. T. vermeidbar sind
- *Diagnosestellung der Krebserkrankung:* Viele Patienten glaubten sich gesund und sicher vor Krebs, weil sie noch kurz zuvor beim Arzt waren und „alles, selbst das Blut, in Ordnung war". Bei vielen erschüttert diese Erfahrung das Vertrauen in die Ärzte und die Medizin, wodurch sich die Arbeit mit dem Patienten oft erschwert. Ein wichtiger Schritt, um Vertrauen zurückzugewinnen, ist die Erläuterung, dass maligne Tumoren lange Zeit überhaupt nicht fassbar sind und selbst danach oft eine komplizierte Diagnostik zur präzisen Einschätzung des Tumors erforderlich ist
- *Verlauf der Krebserkrankung:* Für die meisten Patienten ist Krebs gleichbedeutend mit langem, schmerzhaftem Leiden, an dessen Ende der Tod steht. Lebenswertes Leben trotz Krebs können sie sich nicht vorstellen. Zwar können im Laufe einer Krebserkrankung Schmerzen auftreten, doch ist einerseits nicht jeder Patient davon betroffen, andererseits lassen sich auch chronische Schmerzen heute gut behandeln. Viele Patienten mit Krebserkrankungen können mittlerweile sogar geheilt werden. Bei vielen Betroffenen sind es weniger die aktuellen körperlichen Probleme, die ihre Lebensfreude trüben, als vielmehr das ständige Denken an die Erkrankung, das „Leben auf Zeit". Sicherlich sollten Patienten wissen, dass der Tumor ihr Leben verändert, doch sollte ihnen genauso bewusst sein, dass abhängig von der Tumorart ihr Leben nicht zwangsläufig (dauerhaft) *eingeschränkt* oder sogar *beendet* wird.

Angehörige des Tumorkranken

Die Angehörigen und Freunde sind für den Patienten eine unschätzbare psychische Hilfe. Sie sind zudem während der Krankenhausaufenthalte die Verbindung zur „Außenwelt" und zum „normalen" Leben.

Die Pflegenden bemühen sich, die Angehörigen, soweit dies gewünscht wird, in die Pflege mit einzubeziehen. Allerdings ist nicht nur der Patient selbst, sondern oft auch seine Angehörigen durch die Tumorerkrankung belastet, z. T. ganz „handfest" durch zusätzliche Aufgaben oder finanzielle Not, z. T. psychisch durch Verlustängste oder Gefühle vorweggenommener Trauer. Manchmal können sie dann den Anforderungen, die der Patient, die Umgebung und auch sie selbst an sich stellen, nicht (mehr) gerecht werden. Dann können die Pflegenden die Angehörigen stützen, indem Sie sie z. B. zu einem „krankenhausfreien" Tag ermutigen.

Psychische Situation der Pflegenden

Die Pflegenden sollten dem Patienten und seinen Angehörigen ihr Mitfühlen zeigen, aber nicht mitleiden. Die oft krankheitsbedingt lange Verweildauer lässt vielfach ein enges Verhältnis zwischen Patient und Pflegenden entstehen. Stirbt der Kranke dann, so kann dies für die Pflegenden sehr schmerzhaft sein. Dieser Schmerz hat im Krankenhausalltag oft keinen Raum. Wichtig ist jedoch, dass Pflegende die Möglichkeit haben, Gefühle wie Trauer, Hilflosigkeit und Angst mitzuteilen. Dies ist etwa durch Aussprache im Team, in einer Supervision, Balint-Gruppen oder auf Fortbildungen möglich.

12.1.6 Pflege bei tumorassoziierter Fatigue

DEFINITION

Tumorassoziierte Fatigue (*krebsassoziierte Fatigue,* engl. *Cancer-related fatigue, CRF,* von franz. fatigue = Ermüdung): Komplexes Beschwerdebild bei Krebspatienten mit Müdigkeit, Kraftlosigkeit, Leistungsabfall, Konzentrationsstörungen, Schlafstörungen, Reizbarkeit, Ängsten, Desinteresse, Antriebsarmut und depressiver Verstimmung, das sich auch durch Ruhe und Schlaf nicht bessert.

Lange Zeit unterschätzt, ist die **tumorassoziierte Fatigue** mittlerweile als ein wesentliches Problem vieler Krebspatienten erkannt. Die Zahlen zur Häufigkeit schwanken stark. Neuere Schätzungen bewegen sich für den Zeitraum von der Diagnose bis maximal ein halbes Jahr nach Krankenhausentlassung bei 30–40 % der Patienten. Zwei Jahre nach Behandlungsende hat sogar fast die Hälfte der Patienten Beschwerden, über 10 % geben sehr starke Beschwerden an. [6]

Krankheitsentstehung

Nach heutigem Wissen spielen viele, teils noch ungeklärte physische und psychische Faktoren bei der Entstehung eine Rolle, u. a.:

- Die Tumorerkrankung selbst und die bei Tumoren häufige Anämie (➤ 11.5.1, ➤ 11.5.3)
- Ein krankheits- oder therapiebedingtes Ungleichgewicht körpereigener Zytokine
- Störungen im Hormon- und Neurotransmitterhaushalt
- Therapiemaßnahmen, insbesondere Chemo- und Strahlentherapie
- Begleiterkrankungen
- Psychische Faktoren, z. B. eine reaktive Depression durch die Erkrankung
- Schlafstörungen
- Unzureichende Ernährung, schlechter Ernährungszustand
- Bewegungsarmut
- Veränderungen des Muskelstoffwechsels.

Symptome

Leitsymptom ist eine als belastend und quälend empfundene abnorme Erschöpfbarkeit, die körperliche wie geistige (Alltags-)Aktivitäten beeinträchtigt und die Lebensqualität teils erheblich mindert. Die Erschöpfbarkeit kann so stark sein, dass der Betroffene selbst Verrichtungen wie z. B. die Körperpflege nur noch mit Unterstützung durchführen oder Gesprächen nicht mehr folgen kann. Die Beschwerden können bei Diagnose schon bestehen oder erst später auftreten, in Einzelfällen sogar noch längere Zeit nach Abschluss der (Erst-)Behandlung.

Erfassung und Diagnostik

Fatigue ist – wie Schmerz – stark von der eigenen Wahrnehmung des Betroffenen geprägt und somit von außen nur schwer erfassbar.

Es gibt aber verschiedene validierte Instrumente zur Erfassung (➤ Tab. 12.3) wie Fragebögen oder Skalen vergleichbar denen beim Schmerzassessment. Die Fragen richten sich u. a. auf Dauer, Intensität, Begleitsymptome, körperliche und psychische Auswirkungen sowie auf persönliche Methoden zur Bewältigung.

Tab. 12.3 Einschätzung der Fatigue nach CTCAE (Version 5.0)

Schweregrad		Fatigue
0	Kein	Keine
1	Gering	Durch Ruhe erleichtert
2	Mäßig	Durch Ruhe nicht erleichtert; eingeschränkte instrumentelle ATL
3	Schwer	Durch Ruhe nicht erleichtert; eingeschränkte selbstversorgende ATL
4	Lebensbedrohlich	–
5	Tod	–

ATL = Aktivitäten des täglichen Lebens
Instrumentelle ATL = Zubereitung Mahlzeiten, Einkäufe von Lebensmitteln oder Kleidung, Benutzung Telefon, Geld
Selbstversorgende ATL = Ernährung, Körperpflege, Mobilisation, Ausscheidung
– Grad nicht verfügbar oder nicht angemessen

Beobachtbare Zeichen sind: müdes, abgespanntes Aussehen, matte Stimme, schlaffe Körperhaltung, verlangsamte Ausführung oder Abbruch von Aktivitäten, verlangsamte Reaktionen, häufiges Einnicken.

Ärztlicherseits wird versucht, behebbare Faktoren, die zur tumorassoziierten Fatigue beitragen können (etwa eine Anämie, Elektrolytveränderungen oder hormonelle Störungen), herauszufinden. Außerdem ist eine Abgrenzung zur Depression wichtig.

Behandlungsstrategie und Pflege

Teufelskreis der Fatigue

Fehlende Aktivität und Bewegung können den Kräfteverfall beschleunigen und damit zu noch weniger Aktivität führen. Dies wiederum verschlechtert die Symptomatik weiter und vermindert damit abermals die Aktivität. Diesen Teufelskreis gilt es zu durchbrechen.

Entsprechend der (vermuteten) Entstehung setzen auch Strategien gegen Fatigue an mehreren Punkten an. Feststellbare Ursachen wie eine Anämie oder ein schlechter Ernährungszustand werden wenn möglich behoben.

Im Vordergrund stehen aber psychische Betreuung und Beratung. Vielen Patienten hilft schon die Information, dass der von ihnen beschriebene Erschöpfungszustand ein bekanntes Phänomen bei Tumorerkrankungen ist und kein „Sich-Anstellen" oder „Versagen". Die Angehörigen werden ebenfalls aufgeklärt, insbesondere darüber, dass Fatigue auch nach Abschluss der Behandlung nicht sofort verschwindet.

Im Alltag soll der Patient die Balance zwischen Aktivität und Erholung finden. Einerseits soll er mit seinen Kräften haushalten (z. B. Aufgaben in kleinen „Etappen" erledigen, vereinfachen oder delegieren), andererseits wirkt sich auch übermäßige Schonung ungünstig aus. Deshalb sollten Aktivitäten wie etwa Kochen oder Einkaufen möglichst aufrechterhalten werden. Auch sportliche Aktivität (➤ Abb. 12.5), am besten ein langsam aufbauendes, individuell angepasstes Ausdauer- und Krafttraining unter medizinischer Kon-

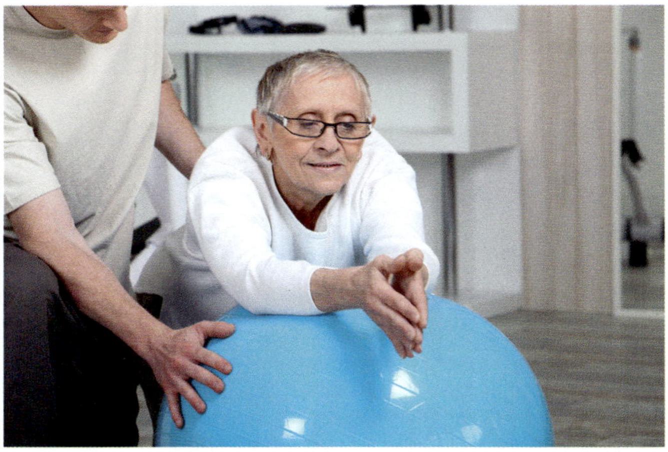

Abb. 12.5 Körperliche Aktivität, z. B. Bewegungsübungen auf dem Gymnastikball, kann helfen, der krebsbedingten Fatigue entgegenzuwirken. [J787-197]

trolle, aber auch z. B. Spazierengehen, wirkt sich günstig aus [6]. Optimale Schlafbedingungen, ggf. auch Stressabbau z. B. mithilfe von Entspannungstechniken, sollen Erholung ermöglichen. Die Pflegenden motivieren den Patienten zu einer aktiven Lebensgestaltung mit Ablenkung von der Krankheit z. B. durch Pflegen sozialer Kontakte oder kreativen Betätigungen.

Zu bedenken ist, dass die Neugestaltung des Alltags für viele Betroffene ein anstrengender Prozess ist, der zusätzlich Energie kostet. Hilfreich können auch eine begleitende psychologische Unterstützung sowie der Kontakt zu Selbsthilfegruppen sein.

Medikamentös sind palliative Therapiekonzepte mit Psychostimulanzien, z. B. Methylphenidat, Modafinil (off-label), und Kortikosteroide, z. B. Dexamethason, möglich sowie aus dem Bereich der Phytotherapie die Anwendung z. B. unterschiedlicher Arten von Ginseng [21].

12.2 Grundlagenwissen in der Onkologie

12.2.1 Einteilung von Tumoren

Einteilung nach dem biologischen Verhalten

Nach ihrem biologischen Verhalten unterscheidet man gut- und bösartige Tumoren (➤ Tab. 12.4):

- **Benigne** *(gutartige)* **Tumoren** wachsen langsam und **expansiv** (verdrängend), d. h., sie schieben das umgebende Gewebe zur Seite, ohne hineinzuwachsen. Ihre Zellen sind meist gut differenziert. Benigne Tumoren setzen keine Metastasen (Tochtergeschwülste) und sind nur selten lebensbedrohlich, z. B. im Hirnstamm durch die unmittelbare Nähe zu lebensnotwendigen Zentren
- **Maligne** *(bösartige)* **Tumoren,** oft allgemein als *Krebs* bezeichnet, wachsen meist schnell und **invasiv** *(infiltrierend),* d. h., sie brechen in benachbarte Gewebe ein und zerstören diese. Die Zellen sind mehr oder weniger entdifferenziert, d. h., sie verlieren die für ihr Ursprungsgewebe normalen Zellstrukturen und -funktionen. Im weiteren Krankheitsverlauf setzen maligne Tumoren Metastasen und bedrohen das Leben des Erkrankten
- **Semimaligne Tumoren** wachsen zwar lokal infiltrierend, bilden aber keine Metastasen.

Die Ausführungen in diesem Kapitel konzentrieren sich auf die malignen Tumoren.

Einteilung nach dem Ursprungsgewebe

Histologisch werden die Tumoren nach ihrem *Ursprungsgewebe* eingeteilt und benannt (Beispiele ➤ Tab. 12.4).

TNM-Klassifikation ➤ 12.4.5

Tab. 12.4 Benigne und maligne Tumoren im Vergleich.

	Benigner (gutartiger) Tumor	Maligner (bösartiger) Tumor
Größenzunahme	Expansives, meist langsames Wachstum	Invasives, meist schnelles Wachstum
Abgrenzung	Tumor scharf begrenzt, oft fibröse Kapsel	Tumor unscharf begrenzt
Verschieblichkeit	Gegen Umgebung gut verschieblich	Mit Umgebung „verbacken"
Funktion	Funktionelle Leistungen meist erhalten	Verlust funktioneller Leistungen
Histologie	Zellen differenziert mit wenigen Mitosen	Zellen entdifferenziert, meist mit vielen Mitosen
Metastasen	Keine Metastasierung	Metastasierung
Gefährlichkeit	Nur selten lebensbedrohlich	Ohne Behandlung fast immer tödlich
Ursprungsgewebe	• Adenom (aus Drüsenepithel) • Papillom (aus Oberflächenepithel) • Fibrom (aus gefäßreichem Bindegewebe) • Lipom (aus Fettgewebe) • Myom (aus Muskulatur) • Chondrom (aus Knorpelgewebe)	• Karzinom (aus Epithelgewebe): – Adenokarzinom (aus Drüsenepithel) – Plattenepithelkarzinome (aus Plattenepithel) – Undifferenzierte Karzinome • Sarkome (aus Mesenchymgewebe): – Fibrosarkom (aus Bindegewebszellen) – Liposarkome (aus Fettgewebe) – Myosarkome (aus Muskulatur) – Chondrosarkome (aus Knorpelgewebe)

12.2.2 Phasen der Krebsentstehung und Krebsursachen

Phasen der Krebsentstehung

Man geht heute davon aus, dass die Entwicklung maligner Tumoren in drei Stufen abläuft:

Initiierungsphase

In der **Initiierungsphase** wird eine normale Körperzelle unumkehrbar in eine maligne entartete Zelle umgewandelt *(transformiert).* Dies geschieht durch Mutationen (Erbgutveränderungen) oder epigenetische Veränderungen (Veränderungen der Genaktivtität bei unveränderter Basenfolge, z. B. durch DNA-Methylierung) in DNA-Bereichen, die an der Regulation von Zellwachstum, Zelldifferenzierung und programmiertem Zelltod *(Apoptose)* sowie DNA-Reparaturfunktionen beteiligt sind. Die DNA-Veränderungen und damit die veränderten Zelleigenschaften werden an alle Nachkommen der Zelle weitergegeben.

Gene, die mit der Tumorentstehung in Zusammenhang gebracht werden, heißen allgemein **Tumorgene** *(Krebsgene):*

- **Onkogene** fördern die Krebsentstehung. Sie entstehen aus **Proto-Onkogenen** als normalen Genen der Zelle durch Mutation. Proto-Onkogene kodieren u. a. Wachstumsfaktoren, Wachstumsfaktor-Rezeptoren oder an der Signalweiterleitung innerhalb der Zelle beteiligte Proteine. Die Mutation führt zu einer Dauerförderung des Zellwachstums, etwa indem der Wachstumsfaktor-Rezeptor nun ständig aktiv ist, auch ohne gebundenen Wachstumsfaktor. Es reicht, dass *eines* der beiden Allele verändert ist. (Jedes Gen ist im Genom einer Zelle zweimal vorhanden, einer mütterlichen und einer väterlichen Kopie; diese nennt man Allele)
- **Tumorsuppressorgene** sind normale Gene, die das Zellwachstum hemmen. Verlieren sie ihre Aktivität, so fällt die „Wachstumsbremse" weg. Beispiele sind das P53-Gen oder die BRCA1- und BRCA2-Gene. Tumorsuppressorgene sind rezessiv, für die krankhafte Wirkung müssen *beide* Gene abgeschaltet sein
- Fehler bei der DNA-Replikation werden normalerweise durch spezielle Reparatursysteme korrigiert. Funktionieren diese infolge Veränderungen an **DNA-Reparatur-Genen** nicht, bleiben Mutationen in „kritischen" Bereichen bestehen und führen zu unreguliertem Zellwachstum.

Die Mutationen können durch ionisierende Strahlung (➤ 12.5.5), Chemikalien (etwa im Tabak) oder bestimmte *Tumorviren* (**Onkoviren,** *onkogene Viren*) bedingt sein, aber auch ohne erkennbare Ursache auftreten.

Erbliche Tumordisposition

Wahrscheinlich beruht jede 20. Krebserkrankung auf einer erblichen Tumordisposition, d. h., ein Teil der zur Tumorentstehung erforderlichen Mutationen ist angeboren. Besonders bekannt sind der familiäre Brust- und Eierstockkrebs (BRCA1-, BRCA2- und RAD51C-Gen), multiple endokrine Neoplasien (RET-Protoonkogen), hereditäres diffuses Magenkarzinom (CDH1 Gen) und das familiäre kolorektale Karzinom ohne Polypen (MLH1- und MSH2-Gen). Aufgrund molekulargenetischer Untersuchungen können Anlageträger heute teilweise identifiziert werden, bevor es zur manifesten Tumorerkrankung gekommen ist. Daher sind bei bestimmten Tumorerkrankungen Familienuntersuchungen indiziert.

Promotionsphase

Werden die Tumorzellen nicht vom Immunsystem erkannt und vernichtet, so vermehren sie sich in der Jahre bis Jahrzehnte dauernden **Promotionsphase** aufgrund ihrer Wachstumsstörung stärker als die gesunden Zellen. Gegen Ende dieser Phase werden die Veränderungen mikroskopisch sichtbar, z. B. in Kernveränderungen und Verlust der Differenzierung.

Die Tumorzellen sind nicht einheitlich. Nach heutigem Wissen gibt es bei vielen, wenn nicht allen Tumoren **Tumorstammzellen,** die zwar langsam wachsen, aber neue Tumoren hervorbringen können – im Gegensatz zu den übrigen, schnell wachsenden und mehr oder minder differenzierten Tumorzellen, die keine neue Tumoren bilden können. Ob Tumorstammzellen durch Entartung normaler Stammzellen oder „Rückverwandlung" bereits entarteter Zellen entstehen, ist noch unklar. Die Existenz von Tumorstammzellen ist therapeutisch wichtig, da sie wahrscheinlich für Tumorrezidive verantwortlich sind.

Progressionsphase

Die **Progressionsphase** ist gekennzeichnet durch Invasion, Angiogenese und Metastasierung, der Tumor wird klinisch manifest und bildet die typischen Merkmale der Malignität aus. **Invasion** bezeichnet dabei das Überschreiten normaler Gewebeschranken (z. B. der Basalmembran) und Eindringen in Nachbargewebe, **Angiogenese** die Gefäßneubildung (der wachsende Tumor muss seine Ernährung sicherstellen) und **Metastasierung** das Setzen von Tochtergeschwülsten (Metastasen). Auch diese Vorgänge sind komplex: z. B. müssen Zellkontakte gelöst und die Interzellularsubstanz durchdrungen, bei der Metastasierung Gefäße aufgebrochen und wieder verlassen werden, und es muss den verschleppten Tumorzellen gelingen, sich in der neuen Umgebung festzusetzen.

Kanzerogene

Kanzerogene *(Krebs erzeugende Stoffe)* erhöhen die Häufigkeit maligner Tumoren durch Transformation normaler Zellen in Krebszellen oder Verkürzung der Promotionsphase. Die molekularen Mechanismen sind nur z. T. bekannt.

- **Chemische Kanzerogene** sind etwa ein Teil der in Zigarettenrauch und Autoabgasen vorkommenden *polyzyklischen aromatischen Kohlenwasserstoffe (PAK),* z. B. Benzpyren oder Dibenzanthracen. Auch *aromatische Amine, Nitrosamine,* verschiedene *chemische Elemente* (z. B. Cadmium oder Arsen) sowie bestimmte Medikamente (z. B. einige Zytostatika und Immunsuppressiva) sind kanzerogen. Streng genommen handelt es sich bei einem Teil der Substanzen um **Prokanzerogene,** die erst im Organismus in das aktive Kanzerogen überführt werden
- Zu den **physikalischen Kanzerogenen** zählen die ionisierende Strahlung, Radon und das UV-Licht

- Die *Aflatoxine* (Schimmelpilzgifte) z. B. werden von einigen Wissenschaftlern den **natürlichen Kanzerogenen** zugeordnet. Auch *onkogene Viren (Tumorviren)* können die DNA verändern und zu Tumoren führen, etwa die humanen Papillomaviren (➤ 12.1.2).

12.2.3 Metastasierung

Ein wesentliches Kennzeichen maligner Tumoren ist die **Metastasierung** (*Filialisierung,* lat. filia = Tochter), d. h. die Bildung von **Metastasen** *(Tochtergeschwülsten)* in primär nicht betroffenen Organen oder Organbezirken.

Metastasierungswege

Folgende verschiedene **Metastasierungswege** werden unterschieden:

- Bei der **lymphogenen Metastasierung** gelangen Tumorzellen mit der Lymphe in regionale Lymphknoten und werden darin festgehalten. Wenn sie sich dort vermehren, entsteht eine **Lymphknotenmetastase.** In der Folge können Tumorzellen in größere Lymphbahnen und von dort über die V. cava in den Blutkreislauf gelangen
- Bei der **hämatogenen Metastasierung** brechen Tumorzellen in Blutgefäße ein, werden mit dem Blut verschleppt und bleiben meist im nächsten Kapillarnetz hängen, wo sie anwachsen können. Es werden vier Grundtypen der hämatogenen Metastasierung differenziert (➤ Abb. 12.6). Einzelne Tumoren können aber durchaus von diesem Muster abweichen, sodass z. B. bei einem Kolonkarzinom Lungen-, aber keine Lebermetastasen feststellbar sind. Auch warum bestimmte Organe besonders häufig von Metastasten betroffen sind, ist bis heute unklar
- Eine Metastasierung innerhalb seröser Höhlen, z. B. der Bauch- oder der Pleurahöhle, heißt *Implantations-* oder **kavitäre Metastasierung.** Gelangen Tumorzellen in den Liquor, so können sie innerhalb der liquorgefüllten Räume des ZNS Metastasen bilden.

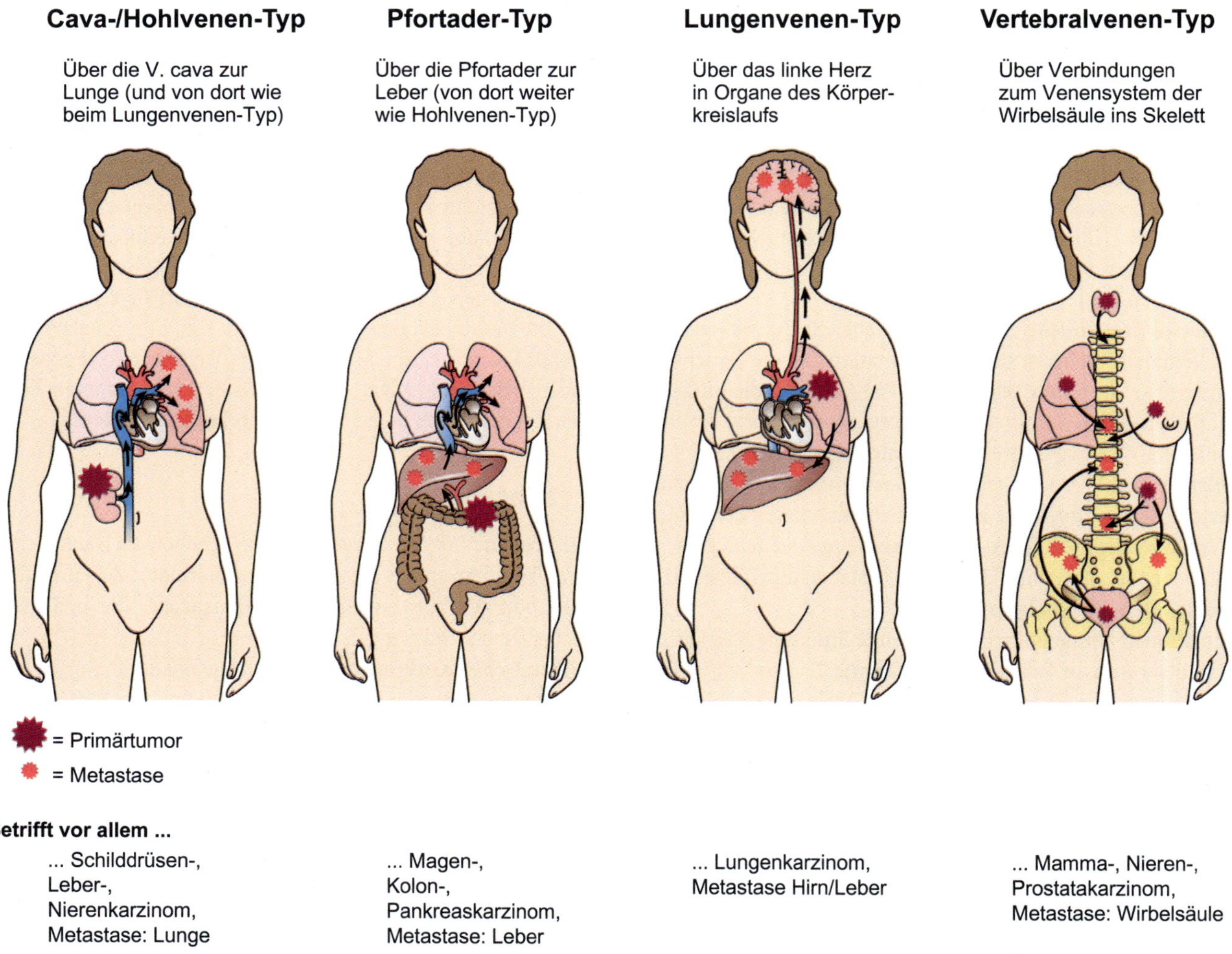

Abb. 12.6 Die häufigsten Typen der hämatogenen Metastasierung [R285]

12.3 Hauptbeschwerden und Leitbefunde des Patienten in der Onkologie

12.3.1 Gewichtsabnahme und Leistungsknick

VORSICHT

Das Gefährliche an Tumorerkrankungen ist, dass sie sich oft lange nur durch „diffuse" Beschwerden äußern, die auch bei anderen Erkrankungen auftreten können (➤ Abb. 12.7). Nicht selten werden die Beschwerden daher nicht ernst genommen, und ein entsprechend langer Zeitraum verstreicht bis zur Diagnosestellung.

Zu den „diffusen" Beschwerden gehören vor allem **Leistungsknick** und **ungewollte Gewichtsabnahme.**

Die Patienten bemerken eine ständige Müdigkeit und Schwäche, die auf äußere Belastungen oder eine kürzlich durchgestandene Infektion geschoben werden, sich aber durch Ausschlafen oder Urlaub nicht bessern und schließlich zum Arztbesuch führen. Viele Patienten können den Beginn der Beschwerden zeitlich nicht angeben.

Weiterer Hinweis auf eine Tumorerkrankung ist eine Gewichtsabnahme ohne Diätanstrengung, vor allem, wenn sie über 10 % des Ausgangsgewichts beträgt.

12.3.2 Schmerz

Bei einigen Tumorkranken ist Schmerz das Erstsymptom, viele bösartige Erkrankungen verlaufen aber anfänglich ohne Schmerzen als Alarmgeber.

Schmerzursachen sind z. B. eine tumorbedingten Kompression von Umgebungsstrukturen oder eine Hohlorganverlegung (etwa einen Ileus mit Bauchschmerzen durch ein Dickdarmkarzinom). Gelegentlich sind Knochenschmerzen durch Metastasen ein Erstsymptom, die nicht selten als „Rheuma" fehlgedeutet werden. Länger dauernde Schmerzen werden daher stets diagnostisch abgeklärt.

Schmerzursachen im weiteren Verlauf und Schmerztherapie bei Tumorerkrankungen ➤ Kap. 2, ➤ 12.5.6

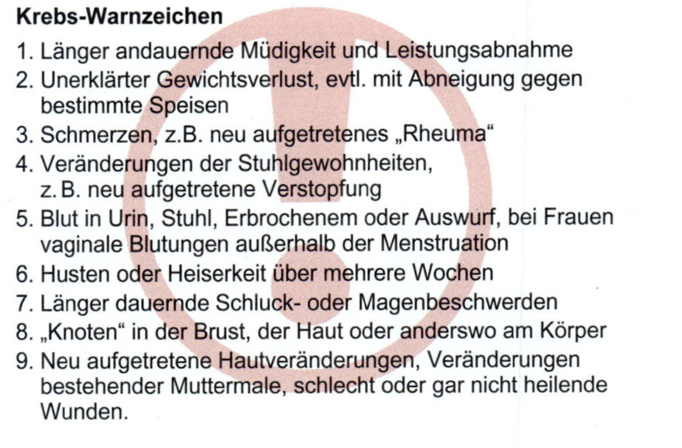

Abb. 12.7 Ein maligner Tumor zeigt sich oft zunächst durch vieldeutige, uncharakteristische Beschwerden, die auch bei harmlosen Erkrankungen auftreten können. [M121].

12.3.3 Paraneoplastische Syndrome

DEFINITION

Paraneoplastisches Syndrom (*Paraneoplasie*, kurz *PNS*): Tumorferne Symptome, die im Zusammenhang mit Tumorerkrankungen auftreten, jedoch weder durch direkte Tumorinfiltration noch unmittelbar durch Metastasen zu erklären sind.

Am häufigsten werden folgende **paraneoplastische Syndrome** beobachtet:

- **Endokrine Störungen,** z. B. ektope ACTH-Produktion mit Cushing-Syndrom (➤ 10.6.1) durch ein (kleinzelliges) Bronchialkarzinom oder Erythropoetinsynthese mit sekundärer Polyglobulie (➤ 11.5.7) bei einem Nierenkarzinom
- **Funktionsstörungen von Nervensystem oder Muskulatur,** z. B.
  - **Polyneuropathien** (nicht verletzungsbedingte Schädigungen peripherer Nerven, oft mit Gefühlsstörungen und/oder Lähmungen)
  - Dermatomyositis (➤ 14.7.3)
  - **Lambert-Eaton-(Rooke-)Syndrom** mit Schwäche vorwiegend der rumpfnahen Muskeln (vor allem bei kleinzelligen Bronchialkarzinomen)
- **Blutveränderungen und Gerinnungsstörungen,** etwa Anämie, Polyglobulie, Leukozytose, Verbrauchskoagulopathie und erhöhte Thromboseneigung. Letztere gilt als typisch für ein Pankreaskarzinom (➤ 8.6.3)
- **Hautveränderungen** (selten). Juckreiz und Flush-Symptomatik. Am bekanntesten ist die **Akanthosis nigricans (maligna)** mit zu starker Hautpigmentierung und Ausbildung warzenartiger Hautpapillome in den Achselhöhlen und im Genitoanalbereich (v. a. bei Adenokarzinomen des Bauchraums).

Paraneoplastische Syndrome können erstes Anzeichen eines Tumors sein. Deshalb sollte bei unklaren Störungen des Hormon- oder Nervensystems oder der Muskulatur sowie bei atypischen Hautausschlägen nach einem Tumor gesucht werden.

12.4 Diagnostik in der Onkologie

12.4.1 Anamnese und körperliche Untersuchung

Bei der **Anamnese** besonders wichtig sind Fragen nach:

- Müdigkeit, Leistungsknick, Gewichtsabnahme und Schmerzen (➤ 12.3.1, ➤ 12.3.2)
- Unklarem Fieber und Nachtschweiß
- Risikofaktoren für Tumorerkrankungen, v. a. Rauchen, Alkoholkonsum, bestimmte Arzneimittel (z. B. Immunsuppressiva ➤ 15.2, einige Analgetika), Schadstoffe am Arbeitsplatz
- Früheren Tumorerkrankungen sowie Erkrankungen und Therapien, die das Tumorrisiko erhöhen, z. B. Hodenhochstand (Risikofaktor für ein Hodenkarzinom), Strahlen- oder Zytostatikatherapie

- Tumorerkrankungen in der Familie, da einige Tumoren familiär gehäuft auftreten können (z. B. Mammakarzinom, kolorektales Karzinom).

Zur Anwendung kommt als Assessment der Psychoonkologie z. B. das Hornheider Screening Instrument (HSI).

Bei der **körperlichen Untersuchung** richtet sich das Augenmerk des Untersuchers besonders auf:

- Ernährungszustand (Kachexie? BMI ➤ 10.8.1)
- Hautfarbe (Ikterus?), unklare Hautausschläge, Einblutungen, sichtbare Tumoren
- Symptome paraneoplastischer Syndrome (➤ 12.3.3)
- Größe und Beschaffenheit der Lymphknoten
- Tastbare Tumoren oder Druckschmerz im Bauchraum, Aszites (➤ 8.2.2)
- Blut am Fingerling/Teerstuhl bei der rektalen Untersuchung
- Bei Frauen Beschaffenheit der weiblichen Brust.

12.4.2 Tumormarker

DEFINITION

Tumormarker: Substanzen in Gewebe *(zelluläre Tumormarker),* Blut oder anderen Körperflüssigkeiten *(humorale Tumormarker),* die normalerweise nicht oder nur in geringen Mengen vorhanden sind und bei (erhöhtem) Nachweis auf eine Tumorerkrankung hinweisen können. Tumormarker werden entweder durch die Tumorzellen selbst oder andere, vom Tumor beeinflusste Körperzellen gebildet.

Der Stellenwert von **Tumormarkern** (➤ Abb. 12.8) im Rahmen der Diagnostik ist sehr begrenzt.

- Für nicht wenige Tumoren gibt es überhaupt keinen Marker
- Bei frühen Tumorstadien ist der Blutspiegel des Markers überwiegend normal (geringe Empfindlichkeit = *Sensitivität)*
- Tumormarker sind entgegen ihrem Namen nicht nur bei einem oder mehreren Tumoren erhöht, sondern auch bei zahlreichen gutartigen Erkrankungen (z. B. Entzündungen der betroffenen Organe), evtl. auch z. B. Rauchen oder Nierenfunktionsstörungen. Die *Spezifität* von Tumormarkern ist somit ebenfalls gering. Je höher der Blutspiegel allerdings ist, desto größer ist bei den meisten Markern die Wahrscheinlichkeit eines Tumors.

Gelegentlich können Tumormarker bei Kontrollen besonders Gefährdeter oder bei Erkrankungsverdacht eine Hilfe sein. Tumormarker sollten nicht routinemäßig, z. B. im Rahmen von Vorsorgeuntersuchungen, bestimmt werden. Ihre Hauptbedeutung liegt aber in der Verlaufs- und Therapiekontrolle, weshalb bei der Erstdiagnose nach einem erhöhten Tumormarker gesucht wird. Nach einer erfolgreichen Erstbehandlung fällt der Tumormarker in den Normbereich ab. Ein nur teilweiser Abfall bedeutet, dass Tumorreste im Körper verblieben sind. Ein Wiederanstieg des Tumormarkers im weiteren Verlauf weist in der Regel auf ein Tumorrezidiv hin, auch wenn sich dies mit weiteren diagnostischen Maßnahmen noch nicht bestätigen lässt.

12.4.3 Bildgebende Diagnostik in der Onkologie

Von zentraler Bedeutung in der Onkologie ist die **bildgebende Diagnostik** und dabei v. a. Computer- und Kernspintomografie. Sie dienen der Bestätigung oder dem Ausschluss eines Tumors, der Stadieneinteilung und der Verlaufskontrolle. Die bildgebende Diagnostik ist darüber hinaus für die Durchführung weiterer Diagnose- oder Therapieverfahren notwendig, etwa die sonografiegesteuerte Punktion eines Herdes oder die Bestrahlungsplanung.

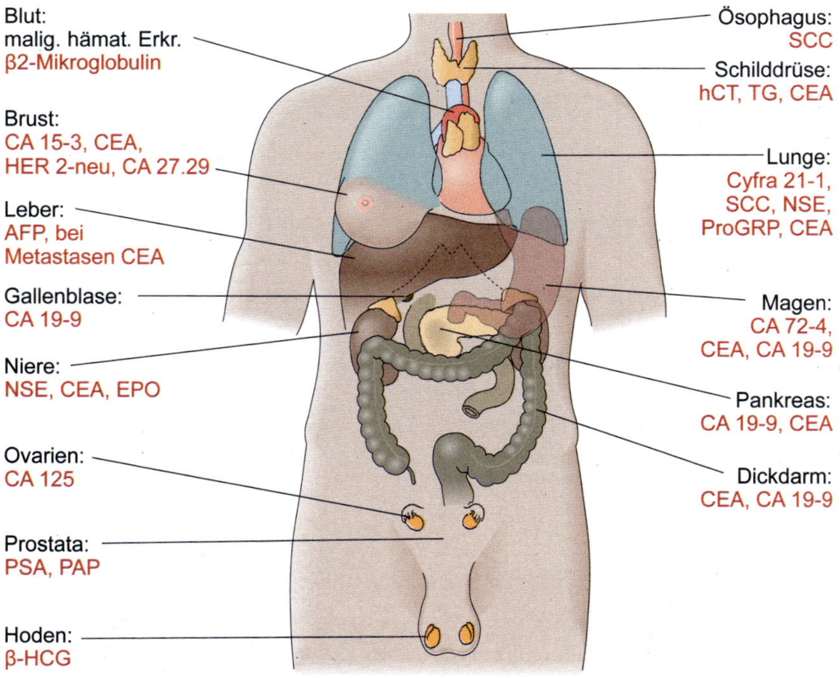

Abb. 12.8 Die wichtigsten im Blut messbaren Tumormarker in der Inneren Medizin im Überblick. [L190]

Die bildgebenden Verfahren werden sehr häufig durch endoskopische Untersuchungen ergänzt; im Bereich des Magen-Darm-Trakts sind letztere Methode der Wahl.

12.4.4 Lymphknoten- und Tumorpunktion/ -exstirpation

Risikoarm zugängliche Lymphknoten wie auch andere unklare Herde können mit einer Kanüle punktiert und die Zellen mikroskopisch untersucht werden. Bei Verdacht auf eine bösartige Erkrankung wird jedoch die komplette Entfernung (Exstirpation) der verdächtigen Lymphknoten oder Tumoren bevorzugt:

- Die Aussagekraft ist höher, da der Arzt nicht an bösartigen Anteilen „vorbeistechen" und der Pathologe nicht nur einzelne Zellen, sondern das Gewebe im Verband beurteilen kann
- Es besteht nicht die Gefahr, Tumorzellen zu verschleppen.

Pflege bei Punktion

Punktionen werden häufig vom Internisten durchgeführt, oft in Lokalanästhesie unter Ultraschallkontrolle. Die Pflege umfasst dann üblicherweise:

- Organisation von Voruntersuchungen nach Arztanordnung (z. B. Gerinnungswerte)
- Richten der Materialien: ggf. Einmalrasierer, Hände- und Hautdesinfektionsmittel, alles zur Lokalanästhesie, sterile Handschuhe, steriles Loch-/Abdecktuch, sterile Kompressen, sterile Spritze, steriler Pistolet-Griff oder andere Hilfsmittel zur Punktion, Verbandmaterial, Abwurf, beschrifteter Objektträger inkl. Zubehör, Fixationsspray für den Ausstrich, Begleitpapiere
- Ggf. Arztassistenz und/oder Beruhigen des Patienten während der Punktion
- Vitalzeichenkontrolle und Wundbeobachtung nach der Punktion, weitere Maßnahmen (Positionierung, Kompression der Einstichstelle durch Sandsack, Nahrungskarenz) auf Arztanordnung. Information des Patienten zur Selbstbeobachtung (z. B. auf Nachblutungen).

Pflege bei Exstirpation

Eine Exstirpation findet meist in speziellen Funktionsabteilungen oder im OP statt.

- Die Pflegenden legen die Patientenunterlagen (Kurve, Befundsammelmappe usw.) bereit und organisieren notwendige Voruntersuchungen auf Arztanordnung
- Weitere Vorbereitungen entsprechen bei Durchführung in Allgemeinanästhesie denen anderer kleinerer Operationen. Die Pflegenden der internistischen Station informieren sich dann über die entsprechenden hausinternen Standards
- Am Tag des Eingriffs Organisation des Transports in die Funktions- bzw. Operationsabteilung
- Auch die Maßnahmen nach der Exstirpation entsprechen denen nach einer kleinen Operation. Das erste Aufstehen erfolgt in Gegenwart der Pflegenden und wird meist mit einem Toilettengang verbunden.

12.4.5 Staging

DEFINITION

Staging: Bestimmung der Ausdehnung eines malignen Tumors und seine Einordnung in das TNM- oder ein anderes Tumorklassifikationssystem. Voraussetzung für eine optimale Behandlung.

Therapie und Prognose eines malignen Tumors hängen entscheidend vom **Tumorstadium** ab, d.h. der Tumorausbreitung zum Zeitpunkt der Diagnose. Ein exaktes **Staging** *(Stadieneinteilung)* ermöglicht eine stadiengerechte, überregional einheitliche Therapie und durch spätere Verlaufskontrollen letztlich eine Prognoseeinschätzung und Therapieverbesserung in der Zukunft.

TNM-System

Bei den meisten Tumoren erfolgt die Stadieneinteilung nach dem **TNM-System** (➤ Tab. 12.5). Obligate Kernpunkte sind:

- **T** für Tumor: Ausdehnung des Primärtumors
- **N** für Nodus (*lat.* Nodus lymphoideus = Lymphknoten): Fehlen oder Vorhandensein und Ausbreitung regionärer Lymphknotenmetastasen
- **M** für Metastasen: Fehlen oder Vorhandensein von Fernmetastasen.

Das TNM-System ist im Laufe der Zeit immer komplexer geworden. Es wurden zusätzliche Kürzel eingeführt, deren Nutzung aber nicht zwingend ist:

- **R** für Residualtumoren: Fehlen oder Vorhandensein von Tumorresten postoperativ
- **G** für histologischen Differenzierungsgrad (Grading): Je weniger differenziert ein Tumor ist, desto mehr Eigenschaften des Ursprunggewebes hat er verloren und desto bösartiger verhält er sich in der Regel
- **C** (*engl.* certainty = Gewissheit): Zuverlässigkeit des verwendeten diagnostischen Verfahrens
- **L** für Lymphgefäßinvasion: Keine oder Nachweis von Tumorzellen in Lymphgefäßen
- **V** für Veneninvasion: Keine, mikroskopisch oder makroskopisch nachweisbarer Einbruch des Tumors in Venen
- **c, p:** Klinische bzw. postoperative (histopathologische) Klassifikation
- **y:** Mit anderer Therapieform vorbehandelt
- **r:** Rezidive.

Weitere Tumorklassifikationssysteme

In der Inneren Medizin können insbesondere Leukämien und Lymphome durch das TNM-System nicht befriedigend erfasst werden. Für sie stehen andere Stadieneinteilungen zur Verfügung, wie etwa die *Klassifikation nach Ann-Arbor* (➤ Tab. 11.5).

Tab. 12.5 Das TNM-System zur Klassifikation maligner Tumore nach der UICC (Union for international Cancer Control) ist das meistverwendete Tumorklassifikationssystem. 8., korr. Überarbeitung 2020 [19]

T	Primärtumor
T0	Keine Anhalt für Primärtumor
Tis	Carcinoma in situ (nichtinvasives Karzinom = Basalmembran noch intakt)
T1, T2, T3, T4	Zunehmende Größe und/oder lokale Ausdehnung des Primärtumors
TX	Primärtumor kann nicht beurteilt werden
N	Regionäre Lymphknoten
N0	Keine regionären Lymphknotenmetastasen
N1, N2, N3	Zunehmender Befall regionärer Lymphknoten
NX	Regionäre Lymphknoten können nicht beurteilt werden
M	Fernmetastasen
M0	Keine Fernmetastasen
M1	Fernmetastasen
G	Histopathologisches Grading
G1, G2, G3	Gut, Mäßig, Schlecht differenziert
G4	Undifferenziert
GX	Differenzierungsgrad kann nicht bestimmt werden
R	Residualtumor (postoperativ)
R0	Kein Residualtumor
R1	Mikroskopischer Residualtumor
R2	Makroskopischer Residualtumor
C	Certainty (Zuverlässigkeit der Diagnostik)
C1	Diagnostische Standardmethoden (z. B. klinische Untersuchung, Standard-Röntgenaufnahmen)
C2	Spezielle apparative Untersuchungen (z. B. Sonografie, Computer-, Kernspintomografie, Endoskopie mit Biopsie)
C3	Chirurgische Exploration mit Biopsie/Zytologie
C4	Postoperativ vollständige pathologische Untersuchung
C5	Autopsie

12.5 Therapiemaßnahmen in der Onkologie

12.5.1 Leitlinien der Behandlung

Mehrere Therapiebausteine

Bösartige Erkrankungen erfordern bei kurativer Zielsetzung ein konsequentes und oft aggressives therapeutisches Vorgehen, um die Tumorausbreitung mit höchstmöglicher Wahrscheinlichkeit zu stoppen.

Mit einer Behandlungsform alleine ist häufig kein optimaler Erfolg zu erzielen. Bei **multimodalen Therapiekonzepten** werden Operation, Strahlenbehandlung und die verschiedenen medikamentösen Therapien im Rahmen eines interdisziplinären Gesamtkonzepts gleichzeitig oder nacheinander eingesetzt. Das Behandlungskonzept wird vor der Behandlung in oder in Absprache mit einem spezialisierten Zentrum festgelegt und dem Patienten erläutert.

Wichtige Entscheidungshilfe bei der Behandlungsplanung bietet das Leitlinienprogramm Onkologie, welches 2008 durch die Arbeitsgemeinschaft der Wissenschaftlichen Medizinischen Fachgesellschaften e. V. (AWMF), die Deutsche Krebsgesellschaft e. V. (DKG) und die Deutsche Krebshilfe e. V. (DKH) gestartet wurde. Im Rahmen des Programms wurden bereits eine Vielzahl von Behandlungs-, Betreuungs- und Patientenleitlinien entwickelt. Diese sind aufgrund einer evidenz- und konsensbasierten Grundlage als S3- Leitlinien (höchste Entwicklungsstufe) vorhanden. Neben den speziellen Behandlungsleitlinien für eine Auswahl an Tumoren, wurden auch Leitlinien zu den Schwerpunkten Palliativmedizin, Psychoonkologie und supportive Therapie entwickelt. [15a–d, 16, 17, 1b]

Behandlungen, welche die Tumorzellen vernichten sollen, heißen **antineoplastische Therapien.** Da sie aufgrund der Natur der Erkrankung typischerweise aggressiv und nebenwirkungsreich sind, sind sie oft ohne ein Paket weiterer Maßnahmen (z. B. künstliche Ernährung, Gabe von Blutprodukten) nicht möglich. Diese unterstützenden Behandlungen werden als **supportive Therapie** zusammengefasst.

Meist ist es sinnvoll, den Tumor operativ weitest möglich zu entfernen. Seltener ist die Strahlentherapie Methode der Wahl zur lokalen Behandlung des Tumors.

Neoadjuvante Therapien (Chemo-, Radio-, Radiochemotherapien) sollen den Tumor *vor* der Lokaltherapie verkleinern, z. B. um schonender oder überhaupt kurativ operieren zu können. Diese Tumorverkleinerung heißt **Downstaging.**

Adjuvante Therapien werden *nach* der lokalen Therapie unter kurativer Zielsetzung eingesetzt. Eine adjuvante Chemotherapie soll mikroskopisch kleine Tumorreste oder **Mikrometastasen** im ganzen Körper vernichten. Diese sind diagnostisch nicht nachweisbar, können aber später zu einem **Tumorrezidiv** *(Wiederauftreten des Tumors)* führen. Adjuvante (postoperative) Radiotherapien sollen vor allem das Risiko eines Lokalrezidivs im bestrahlten Raum verringern.

Zur Beschreibung des Therapieerfolges dienen folgende Begriffe:

- **Remission:** Objektiv messbare Rückbildung der Tumorherde. Unterschieden werden
  - **Vollremission** *(komplette Remission, complete remision, CR, anscheinende Heilung):* Vollständige Rückbildung für mindestens vier Wochen. Dies bedeutet aber nicht, dass der Patient endgültig geheilt ist, da kleinste Tumorzellnester verblieben sein und später zu einem Rezidiv führen können
  - **Teilremission** *(partial remission, PR):* Deutliches Ansprechen eines Tumors auf die Behandlung (in aller Regel definiert als Rückgang der messbaren Tumorparameter um ≥ 50 %). Es sind aber weiterhin Tumorzeichen und/oder klinische Symptome vorhanden
- **Kein Ansprechen** *(no chance, NC, stable disease, SD, Stillstand):* Unter der Behandlung Tumorverkleinerung < 50 % bis Tumorvergrößerung < 25 % ohne neue Manifestationen
- **Progression** *(progressive disease, PD):* Fortschreiten der Tumorerkrankung (Größenzunahme > 25 % oder Metastasenbildung)
- **5-Jahres-Überlebensrate:** Anteil der Patienten in Prozent, die nach fünf Jahren (meist gerechnet ab Diagnosestellung) noch *leben* (mit oder ohne Tumor). Aber auch die **tumorfreie 5-Jahres-Überlebensrate** ist *nicht* identisch mit der **Heilungsrate** eines

Tumors, da Tumorrezidive noch mehr als zehn Jahre später auftreten können. Deshalb wird vielfach auch nicht von „Geheilten", sondern von **Langzeitüberlebenden** gesprochen.

Onkologische Nachsorge

Sowohl wegen der Rezidivgefahr als auch wegen des Risikos von Zweitmalignomen nach Jahren bis Jahrzehnten benötigen Patienten nach durchgemachter Krebserkrankung langjährige Kontrolluntersuchungen nach festem Schema. Bei jeglichen Änderungen seines Zustands ohne sicher bekannte Ursache (z. B. „Kreuzschmerzen", Fieber) soll der Patient sofort einen Arzt aufsuchen und nicht bis zum nächsten Nachsorgetermin warten.

12.5.2 Chemotherapie mit Zytostatika

DEFINITION

Chemotherapie: Ursprünglich Einsatz von natürlichen oder künstlichen Substanzen zur spezifischen Hemmung von Infektionserregern *(antimikrobielle Chemotherapie, Antibiotikatherapie)* oder Tumorzellen *(Zytostatikatherapie)*. Heute im medizinischen Sprachgebrauch überwiegend und im allgemeinen Sprachgebrauch praktisch immer synonym zu Zytostatikatherapie benutzt.

Zytostatika: Starke Zellgifte zur Wachstumshemmung und Zerstörung der unkontrolliert wuchernden Krebszellen.

Das Wort **Zytostatika** besteht, wörtlich übersetzt, aus den Bestandteilen „Zelle" und „Stillstand". Zytostatika sind Medikamente, die das Zellwachstum zum Stillstand bringen; sie blockieren zelluläre Wachstumsvorgänge. Daraus ergeben sich vor allem zwei Konsequenzen:

- Zytostatika wirken nur auf wachsende, nicht aber auf ruhende Zellen. Da aber selbst schnell wachsende Tumoren immer einen gewissen Anteil ruhender Zellen enthalten, reicht eine kurzzeitige Zytostatikatherapie zur Heilung nicht aus. Die Zytostatikabehandlung muss über einen längeren Zeitraum erfolgen, entweder als *Dauertherapie* (seltener) oder als wiederholte „Stoßtherapien" *Zyklen*
- Zytostatika schädigen nicht nur Tumor-, sondern auch gesunde Zellen, und zwar umso stärker, je häufiger sie sich teilen. Die gesunden Zellen erholen sich aber besser als die Tumorzellen. Daher führen alle Zytostatika, wenn auch substanz- und dosisabhängig, zu schwerwiegenden Nebenwirkungen vor allem der Blutzellbildung und der Schleimhäute. Insgesamt ist ihre therapeutische Breite sehr gering.

Zytostatika können nach unterschiedlichen Kriterien eingeteilt werden, etwa nach Herkunft oder Angriffspunkt (➤ Tab. 12.6).

Vor Beginn der Behandlung klärt der Arzt den Patienten über die Zytostatikatherapie, ihre voraussichtliche Dauer und ihre Nebenwirkungen auf. Für die meisten Menschen ist eine Zytostatikatherapie stark angstbehaftet, weshalb den Möglichkeiten zur Minimierung dieser Nebenwirkungen im Aufklärungsgespräch besondere Bedeutung zukommt. Engmaschige ärztliche Kontrollen, regelmäßige Blutuntersuchungen, substanzabhängig ggf. weitere Untersuchungen und kontinuierliche Überwachung des Patienten sind unabdingbare Voraussetzung jeder Zytostatikatherapie.

Eine Chemotherapie kann prinzipiell stationär oder ambulant (in einer Krankenhausambulanz oder hämato-onkologischen Praxis) durchgeführt werden. Die meisten Patienten empfinden einen Verbleib im häuslichen Umfeld als erhebliche Verbesserung ihrer Lebensqualität. Ob dies möglich ist, hängt vom Nebenwirkungsspek-

Tab. 12.6 Übersicht über gebräuchliche Zytostatika und ihre wichtigsten substanzspezifischen Nebenwirkungen.

Substanz	Handelsname (Bsp.)	Zusätzliche substanzspezifische Nebenwirkungen*
Antimetabolite: Falsche „Bausteine" in Molekülen → Störung des Zellstoffwechsels		
Capecitabin 5-Fluorouracil	Xeloda 5-FU	Hautveränderungen (Hand-Fuß-Mund-Syndrom = palmoplantare Erythrodysästhesie), Ödeme, Hypertonie, Neuropathie, Muskel, Gliederschmerzen
Gemcitabin	Ribozar®	Fieber, Hauterscheinungen, Kopf- und Gliederschmerzen, Lungen-, Nephrotoxizität
Methotrexat	Methotrexat Lederle®, MTX HEXAL®	Lungen, Nephro-, Neuro-, Lebertoxizität → bei höherer Dosierung ab 24 h Antidotgabe sog. Leucovorin-Rescue zur Toxizitätsminderung, Hypoglykämiegefahr
Alkylantien: Angriff an DNA/RNA → falsche Basenpaarung, Quervernetzung der DNA-Stränge		
Chlorambucil	Leukeran®	Neuropathie, v. a. bei hoher Gesamtdosis Lungenfibrose
Cisplatin Carboplatin Oxaliplatin	Cisplatin Carboplatin Eloxatin®	Nephro-, Oto-, Neurotoxizität → Hörtest → forcierte Diurese während der Therapie, ggf. Amifostin (Ethyol®), jedoch NW: Blutdruckabfall, Übelkeit, Hauterscheinungen
Cyclophosphamid Ifosfamid	Endoxan Hexal® Holoxan	Neurotoxizität, hämorrhagische Zystitis → Gabe von Mesna (z. B. Uromitexan®) unmittelbar zu, 4 und 8 h nach Beginn der Chemotherapie, reichlich Flüssigkeitszufuhr, Alopezie
Topoisomerasehemmer: verursachen DNA-Strangbrüche		
Daunorubicin Doxorubicin Epirubicin	Daunoblastin® Doxorubicin® Epirubicin Hexal®	Kardiotoxizität Nephrotoxizität, Alopezie
Etoposid Teniposid	Vepesid® Vumon®	Neurotoxizität
Irinotecan	Irinotecan	Lungentoxizität, Diarrhö

12

Tab. 12.6 Übersicht über gebräuchliche Zytostatika und ihre wichtigsten substanzspezifischen Nebenwirkungen. *(Forts.)*

Substanz	Handelsname (Bsp.)	Zusätzliche substanzspezifische Nebenwirkungen*
Mitosehemmer: über verschiedene Mechanismen Hemmung der Mitose = Zellteilung		
Docetaxel Paclitaxel	Taxotere® Paclitaxel®	Neurotoxizität, Ödeme, Fieber, Allergien → Gabe von Glukokortikoiden, H_1- und H_2-Rezeptoren-Blockern, Alopezie
Vinblastin Vincristin	Vinblastin® Cellcristin®	Neurotoxizität, paralytischer Ileus → Obstipationsprophylaxe, Alopezie
Andere Zytostatika		
Asparaginase	Asparaginase®	Blutgerinnungsstörungen, Leber-, Pankreas-, Neurotoxizität
Bleomycin	Bleomycinum®	Fieber, Lungenfibrose, Hautveränderungen, Strahlensensibilisierung, grippeartige Symptomatik (4–10 h nach Gabe)

* Nebenwirkungen aller Zytostatika (in unterschiedlicher Ausprägung): Übelkeit, Erbrechen (➤ Tab. 12.7), Knochenmarkdepression (→ Anämie, Leuko, Thrombozytopenie), Haarausfall, Schleimhautschäden (→ z. B. Mundschleimhautentzündung, -geschwüre, ➤ Tab. 12.9, Diarrhö)

trum des Zytostatikums sowie Zustand und sozialem Umfeld des Patienten ab.

Sind mehrere Chemotherapiezyklen geplant, erhalten die Patienten einen langfristigen venösen Zugang, mit einer Liegedauer von mehreren Monaten (z. B. PICC) bis hin zu mehreren Jahren (teil- oder vollimplantierte Kathetersysteme ➤ 1.5.6, überwiegend Portkatheter). Dieser kann auch für die Supportiv-, Schmerz- oder Ernährungstherapie genutzt werden.

Für die Verabreichung gibt es unterschiedliche Pumpensysteme:

- In Krankenhaus und Praxis werden für kontinuierliche Infusionen in aller Regel die verschiedenen Infusions- und Spritzenpumpen benutzt (z. B. Infusomat®, Perfusor®, ➤ 1.5.7)
- Gut für das häusliche Umfeld geeignet sind folgende Einmalsysteme, die bis zu zehn Tage applizieren können:
  - **Elastomerpumpen** (z. B. Infusor®, Easyflow®, Surefuser™, ➤ Abb. 12.9) sind Einmal-Infusionssysteme. Sie bestehen aus einem befüllbaren Ballon als Reservoir, der von einer Schutzhülle umgeben ist. Der gefüllte Ballon zieht sich durch seine Elastizität von selbst zusammen und wird dadurch entleert. In den Infusionsschlauch ist meist ein Durchflussregler integriert, der eine gleichmäßige Entleerung der Infusion ermöglicht. Elastomersysteme können gebrauchsfertig vorbereitet und direkt am venösen Zugang angestöpselt werden
  - **Federdrucksysteme** (z. B. Ultraflow®) bestehen aus einer wiederverwendbaren Kammer, in die ein kleiner Beutel eingelegt wird, der durch den Druck einer Feder entleert wird
  - **Gasdruckbetriebene mobile Einmal-Infusionspumpen** (z. B. Ambix anapa®).

Pflege und Patientenberatung

Auch die Pflegenden führen vor jeder Zytostatikabehandlung ein Gespräch mit dem Patienten, um seine Einstellung zur Zytostatikabehandlung, seine Ängste sowie ggf. in früheren Zyklen durchgemachte Nebenwirkungen und Komplikationen zu kennen.

Dieses Gespräch bildet die Grundlage für eine optimale Unterstützung durch die Pflegenden (z. B. möchte der Patient eher Ruhe und sich bei Bedarf selber melden oder sind regelmäßige Rundgänge und die Anwesenheit einer Bezugsperson für ihn wichtig?).

Die Pflegenden beraten den Patienten über mögliche Prophylaxen, beispielsweise gegen Erbrechen, Stomatitis und Haarausfall.

Insbesondere während und in den ersten zwei Wochen nach jeder Zytostatikatherapie beobachten die Pflegenden den Patienten sorgfältig auf lokale und systemische Nebenwirkungen und führen alle erforderlichen Kontrollen (z. B. Temperaturkontrollen) nach Arztanordnung durch. Sie leiten auch den Patienten zur Selbstbeobachtung an (wichtig v. a. auch bei ambulanten Chemotherapien):

- Haut: Hämatome? Rötung? Schuppung? Ausschlag? Petechien?
- Schleimhaut: Stomatitis? Geschwüre im Mund? Ösophagitis?
- Venenverhältnisse: Gereizte Einstichstelle? Braune Verfärbung der Vene?
- Körpertemperatur: Fieber?
- Ausscheidung: Häufigkeit (z. B. Durchfall)? Farbe (z. B. Blutbeimengungen im Urin)?
- Ernährung: Übelkeit? Gewichtsabnahme?
- Umgang mit Zytostatika.

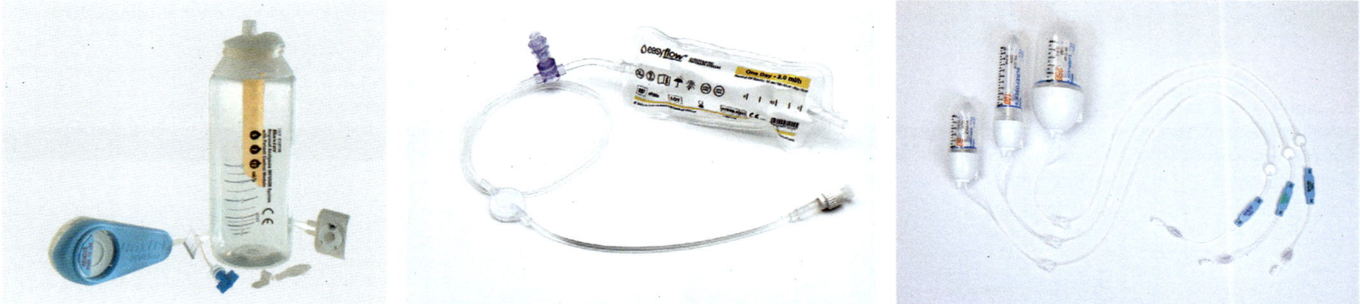

Abb. 12.9 Für die Chemotherapie im häuslichen Umfeld gibt es verschiedene Elastomerpumpen, hier von links nach rechts Infusor®, Easyflow® und Surefuser™. [V133, U410, V517]

Die Applikation von Zytostatika ist eine ärztliche Tätigkeit, die nur unter gewissen Voraussetzungen an examiniertes Pflegepersonal delegiert werden kann (hausinterne Richtlinien beachten).

VORSICHT

Zytostatika sind mutagen und damit potenziell fruchtschädigend und Krebs auslösend. Sie schädigen den Körper bei oraler Aufnahme, bei Einatmen und bei Hautkontakt. Nur speziell geschultes Fachpersonal darf mit Zytostatika umgehen und wird jährlich vom Betriebsarzt untersucht. Schwangere und Jugendliche dürfen nicht mit Zytostatika arbeiten.

Zytostatikalösungen dürfen nur in separaten Räumen an einer **Zytostatika-Sicherheitswerkbank** (> Abb. 12.10) zubereitet werden. Heute werden Zytostatika oft zentral in der Apotheke zubereitet und gebrauchsfertig auf die Station geliefert. Dadurch hat sich die Gefährdung für die Pflegenden wesentlich vermindert. Beim Umgang mit Zytostatika sind folgende Richtlinien zu beachten [7]:

- Wird die Infusion nicht mit bereits gefülltem Infusionsbesteck geliefert, erfolgt das Anstechen auf Station an einem ruhigen Arbeitsplatz ohne „Durchgangsverkehr". Grundsätzlich werden geschlossene Infusionssysteme mit sicheren Verbindungs- und Überleitungssystemen benutzt. Das Infusionssystem wird mit einer Trägerlösung befüllt und entlüftet und der Dorn in das Infusionsbehältnis eingeführt.
- Beim Anstechen der Infusion ziehen die Pflegenden zwei Paar Handschuhe (z. B. OP-Handschuhe bzw. spezielle Zytostatika-Handschuhe) an, die über das eng anliegende Bündchen des Schutzkittels gezogen werden
- Das Anstöpseln erfolgt über einer saugfesten und flüssigkeitsdichten Unterlage. Bei Auffälligkeiten (z. B. Schwellung) wird die korrekte Lage des intravenösen Zugangs vor Infusionsbeginn ggf. durch Anspülung mit NaCl 0,9 % überprüft; ggf. werden die Katheteranschlüsse vor Öffnung abgesprüht (nach hausinternen Vorschriften)
- Zum Abstöpseln wird ebenfalls eine saugfeste Unterlage untergelegt. Es gelten dieselben Sicherheitsbestimmungen wie beim Anstöpseln. Das leere Infusionsbehältnis wird nicht vom Infusionssystem getrennt, sondern komplett entsorgt. Dasselbe gilt für Spritzen (hausinterne Richtlinien beachten)
- Bei jedem möglichen Kontakt mit zytostatikakontaminierten Gegenständen (z. B. kontaminierter Wäsche, Infusionsbesteck) oder Ausscheidungen (Blut, Urin, Erbrochenes) tragen die Pflegenden ebenfalls Handschuhe. Bei einigen Zytostatika werden auch Restmengen durch Speichel und Schweiß des Patienten abgegeben (z. B. bei Adriblastin, Bleomycin)

VORSICHT

Sammelurin ist während einer Chemotherapie nur in absoluten Ausnahmefällen durchzuführen, um eine Kontamination durch Verschüttung und Aerosolbildung zu vermeiden.

- Ist Zytostatikalösung freigesetzt worden, sichert die Pflegefachperson den Bereich, holt ein entsprechendes Dekontaminations-Set (Spill-Kit) und zieht die im Set enthaltene Schutzausrüstung an (flüssigkeitsdichte Schutzkleidung, spezielle Zytostatika-Handschuhe, Augenschutz und Atemschutzmaske FFP-2). Dann bedeckt sie ausgetretene Flüssigkeit vollständig mit Zellstoff oder Chemikalienvliestüchern (ebenfalls im Set enthalten) und nimmt sie so auf. Der Bereich wird danach mit Reinigungslösung und Wasser mehrfach gesäubert. Mit Zytostatika (stark) kontaminierter Abfall wie z. B. Infusionsbehältnisse und -systeme, Spritzen, verfallene Zytostikazubereitungen und Reste werden als Sondermüll behandelt und entsprechend der Vorschriften in speziellen Abfallbehältern (z. B. „schwarze Tonne") entsorgt
- Sollte es trotzdem zum Kontakt mit Zytostatikalösung gekommen sein, wird die betroffene Hautpartie oder das Auge sofort mit reichlich Wasser abgespült, stark kontaminierte Wäsche wird entsorgt. Die Pflegefachperson sucht dann den Betriebsarzt bzw. einen Augenarzt auf, und der Vorgang wird als Arbeitsunfall gemeldet
- Beim Bereitstellen von oralen Zytostatika zieht die Pflegefachperson ein neues Paar Handschuhe an (anschließend verwerfen) oder benutzt eine Pinzette. Orale Zytostatika werden grundsätzlich separat von anderen Medikamenten vor der Verabreichung gerichtet und getrennt aufbewahrt. Zum Verabreichen wählen die Pflegenden Einmal-Medizinbecher, aus denen die Tablette ohne Berührung mit den Händen eingenommen werden kann. Bei vorhandener Bruchrille ist eine Teilung teilweise möglich unter Einsatz eines Einmal-Druckverschlussbeutels. Generell werden die Tabletten nicht zermörsert und getrennt von den übrigen Arzneimitteln gegeben
- Grundsätzlich sind die hausinternen Richtlinien zu erforderlichen Schutzmaßnahmen im Umgang mit Zytostatika zu beachten. Schulungen und praktische Übungen in regelmäßigen Abständen sind notwendig, um bei Kontamination korrekt zu handeln. Aktuelle Informationen können z. B. über die Berufsgenossenschaft für Gesundheitsdienst und Wohlfahrtspflege bezogen werden.

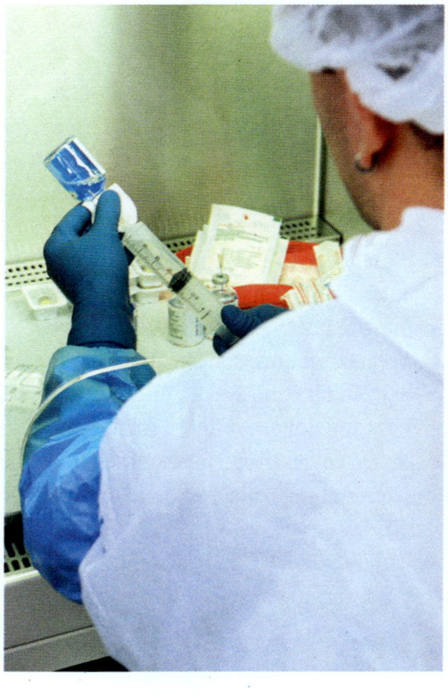

Abb. 12.10 Der Umgang mit Zytostatika erfordert besondere Vorsichtsmaßnahmen, vom Richten an einer Zytostatika-Werkbank über die Verabreichung bis zum Entsorgen des Infusionsbestecks. [K115]

12

Zytostatika-Paravasate

Fließen Zytostatika nicht in die Vene, sondern ins umgebende Gewebe, kann es durch dieses **Paravasat** je nach Arzneimittel zu ernsten Schäden bis hin zu großflächigen Nekrosen kommen. Drei „Gefährlichkeitsklassen" werden differenziert:

- Substanzen ohne Gewebsschädigung (non vesicans): z. B. Asparaginase, Bleomycin, Cyclophosphamid, Fluorouracil, Ifosfamid, Irinotecan, Methotrexat
- Gewebereizende Substanzen (irritans): beispielsweise Carboplatin, niedrig konzentriertes Cisplatin, Etoposid, Gemcitabin, Oxaliplatin
- Gewebsnekrotisierende Substanzen (vesicans): z. B. hoch konzentriertes Cisplatin, Dauno-, Doxorubicin, Epirubicin, Oxaliplatin, Paclitaxel, Vinblastin, Vincristin. [8, 15]

Bei teil- oder vollimplantierbaren zentralvenösen Kathetern (➤ 1.5.6) ist das Paravasatrisiko weitaus geringer als bei periphervenösen Zugängen, aber nicht auszuschließen und nicht so einfach zu erkennen. Die Patienten werden daher vor jeder Chemotherapie informiert, sich bereits bei den geringsten Beschwerden (Brennen, Schmerzen, Rötung, Schwellung) oder Auffälligkeiten („Langsamerlaufen" der Infusion) zu melden.

Nicht jede Lokalreaktion ist allerdings auf ein Paravasat zurückzuführen, denn die Zytostatika wirken in unterschiedlichem Ausmaß venenreizend und können z. B. zu Rötung, Brennen, Schmerzen oder Schwellung im Bereich der Einstichstelle oder teils noch Wochen später zu einer bräunlichen Verfärbung der Vene führen. Die Behandlung besteht in Ruhigstellen, Hochpositionieren, Kühlen und Heparin-Salbenverbänden. Auch hier sind die hausinternen Richtlinien zu beachten.

Ist es trotz aller Vorsicht zu einem Paravasat gekommen, werden die unten aufgeführten Maßnahmen empfohlen. Da teilweise unterschiedliche Empfehlungen existieren, sind stets die hausinternen Richtlinien zu beachten. In der Praxis haben sich vorbereitete Paravasate-Sets bewährt, die alles Erforderliche zur Erstbehandlung beinhalten.

Allgemeine Maßnahmen

- Infusion abbrechen, Kanüle belassen, nicht nachspülen
- Arzt und Paravasate-Set holen (lassen)
- Arzt (mit sterilen Handschuhen): Paravasat durch die liegende Kanüle mit neuer Spritze absaugen, bei großem Paravasat oder Blasen mit 16-er Kanülen von allen Seiten, ggf. Gabe eines Antidots
- Zugang unter Aspiration entfernen
- Areal steril und trocken abdecken
- Extremität ruhigstellen und (leicht) erhöht positionieren
- Vorgang dokumentieren (evtl. mit Fotodokumentation)
- In der Folgezeit Areal besonders überwachen, bei allen Paravasaten mit nekrotisierenden Substanzen chirurgisches Konsil anmelden
- Patienten zur Selbstbeobachtung anleiten und bitten, sich bei Veränderungen sofort zu melden.

Spezielle Maßnahmen

Bei einigen Substanzen sind darüber hinaus spezielle Maßnahmen sinnvoll [8, 15]:

- Adriamycin, Daunorubicin, Doxorubicin, Epirubicin, Mitomycin:
  - Dimethylsulfoxid (DMSO)-Lösung oder -Salbe lokal: 1–2 Wochen DMSO mit sterilem Watteträger auf die Haut des Paravasatgebiets auftragen (4-mal täglich für 15 min), Lösung an der Luft trocknen lassen, nicht verbinden. DMSO ist geruchsintensiv und kann als Nebenwirkungen Rötung, Brennen und einen knoblauchähnlichen Mundgeruch zur Folge haben
  - Anfangs 1 h, dann 1–3 Tage lang mehrfach täglich ca. 15 min lokal kühlen
  - Adriamycin, Daunorubicin, Doxorubicin, Epirubicin: zeitversetzt zur Kälteanwendung Dexrazoxane (Savene®) i. v. über drei Tage geben (extrem teuer!); keine gleichzeitige Anwendung von DMSO
  - Bei liposomalen Zubereitungen nur kühlen (Nekroserisiko wesentlich geringer)
- Vinblastin, Vincristin, Vindesin: Paravasatgebiet mit Hyaluronidase s. c. oder intradermal infiltrieren (Arztaufgabe), 2–3 Tage 4-mal täglich trockene (milde) Wärme für ca. 20 min anwenden
- Etoposid, Teniposid: einmalig trockene (milde) Wärme für 1–2 h anwenden, DMSO-Lösung/-Creme wie bei Adriamycin.

Systemische Nebenwirkungen aller Zytostatika

Übelkeit und Erbrechen

Die meisten Zytostatika führen durch Angriff in der Chemorezeptor-Triggerzone im Gehirn und/oder über vegetative Impulse aus dem Magen-Darm-Trakt zum **ANE-Syndrom:** Appetitlosigkeit (**A**norexia), Übelkeit (**N**ausea) und Erbrechen (**E**mesis).

- *Akutes Erbrechen* tritt meist 1–5 h nach der Gabe auf und hält in den ersten 24 h an. Das Risiko von Übelkeit und Erbrechen ist bei den verschiedenen Zytostatika unterschiedlich (➤ Tab. 12.7)
- Einige Zytostatika wie z. B. Cisplatin lösen außerdem *verzögertes Erbrechen* aus (ab 24 h bis zu 5 Tage nach Gabe)
- Insbesondere wenn der Patient beim *ersten* Zytostatikazyklus erbrochen hat, ist durch die Erwartungsangst bei späteren Zyklen psychisch verursachtes Erbrechen nicht selten *(Erwartungs-Erbrechen, antizipatorisches Erbrechen),* ausgelöst durch externe Faktoren (visuell oder psychisch). Dies unterstreicht die Bedeutung einer vorbeugenden Antiemetikagabe von Beginn an („dem Erbrechen einen Schritt voraus sein").

Antiemetische Prophylaxe und Therapie bei Zytostatika, aber auch zielgerichteten und Strahlentherapien fußen auf folgenden Medikamenten (➤ Tab. 7.4):

- **5-HT$_3$(-Serotonin)-Rezeptor-Antagonisten** *(Setrone),* etwa Granisetron (z. B. Kevatril®), Palonosetron (z. B. Aloxi®), Ondansetron (z. B. Zofran®), Tropisetron (z. B. Navoban®). Häufigste Nebenwirkungen sind Kopfschmerz, gastrointestinale Beschwerden (Durchfall, Obstipation), Schwindel, Anorexie, Fatigue, Kopfschmerzen, Fieber, Wärmegefühl oder *Flush* (Hautrötung mit Hitzegefühl). Seltener ist ein Anstieg der Leberwerte (Kontrollen einplanen)

Tab. 12.7 Risiko für Erbrechen bei den verschiedenen Zytostatika und medikamentöse Prophylaxe (vereinfacht). [9]

Potenzial Erbrechen*	Auswahl Zytostatika	Antiemetische Prophylaxe gegen	
		Akutes Erbrechen	Verzögertes Erbrechen
Hoch > 90 %	i. v.-Gabe: Anthrazyklin-Cyclophosphamid-Kombination, Cisplatin, Carmustin, Dacarbacin, Cyclophosphamid > 1 500 mg/m² orale Gabe: Procarbazin, Hexamethylmelamin	5-HT_3-Rezeptor-Antagonist + NK1-Rezeptor-Antagonist + Dexamethason, ggf. Olanzapin	NK1-Rezeptor-Antagonist Dexamethason (2.–3. Tag)
Moderat 30–90 %	i. v.-Gabe: Alemtuzumab, Bendamustin, Carboplatin, Cyclophosphamid < 1 500 mg/m², Cytarabin > 1000 mg/m², Dauno, Doxo, Epi, Idarubicin, Ifosphamid, Irinotecan, Oxaliplatin orale Gabe: Cyclophosphamid, Imatinib, Lomustin, Vinorelbin	5-HT_3-Rezeptor-Antagonist + NK1-Rezeptor-Antagonist + Dexamethason bei Carboplatin-Gabe, ansonsten 5-HT_3-Rezeptor-Antagonist + Dexamethason	NK1-Rezeptor-Antagonist Dexamethason
Gering 10–30 %	i. v.-Gabe: Asparaginase, Bortezomib, Cetuximab, Cytarabin < 1000 mg/m², Docetaxel, Etoposid, Fluoruracil, Gemcitabin, Methotrexat, Mitomycin orale Gabe: Etoposid, Paclitaxel, Lapatinib, Sunitinib	5-HT_3-Rezeptor-Antagonist oder Dexamethason oder Dopamin-Rezeptor-Antagonist	Dexamethason bei Oxaliplatin-, Doxorubicin-, Cyclophosphamid- oder Bendamustin-Gabe
Minimal < 10 %	i. v.-Gabe: Bleomycin, Busulfan, Fludarabin, Vinblastin, Vincristin orale Gabe: Chlorambucil, Hydroxyurea, Methotrexat, 6-Thioguanin	Keine	Keine

* Häufigkeit in % ohne Prophylaxe

Tab. 12.8 Einschätzung von Übelkeit und Erbrechen nach CTCAE (Version 5.0)

Schweregrad		Übelkeit (Nausea)	Erbrechen (Emesis)
0	**Kein**	Keine	Keine
1	**Gering**	Appetitverlust ohne Änderung der Essgewohnheiten	1- bis 2-mal/Tag
2	**Mäßig**	Orale Aufnahme verringert ohne wesentlichen Gewichtsverlust, Dehydratation oder Mangelernährung	3- bis 5-mal/Tag
3	**Schwer**	Unzureichende orale kalorische oder flüssige Aufnahme; Sondenernährung; Totale Parenterale Ernährung (TPE) oder Krankenhauseinweisung angezeigt	> 6-mal/Tag
4	**Lebensbedrohlich**	–	Lebensbedrohliche Konsequenzen
5	**Tod**	–	–

- **Neurokinin-(NK1)-Rezeptor-Antagonisten,** etwa Aprepitant (z. B. Emend®), Fosapreptant (z. B. Ivemend®), Netupitant und Palonosetron (NEPA, z. B. Akynzeo®). Hauptnebenwirkungen sind gastrointestinale Beschwerden (Durchfall, Obstipation), Fatigue und Leberwertanstieg
- Ebenfalls einen festen Platz hat das **Glukokortikoid** Dexamethason (z. B. Fortecortin®), der Wirkmechanismus ist noch ungeklärt
- **Dopamin-Rezeptor-Antagonisten** wie Metoclopramid (z. B. Paspertin®) reichen nur bei leichtem Erbrechen
- Im Einzelfall werden außerdem Neuroleptika (z. B. Neurocil®), Cannabinoide und Benzodiazepine eingesetzt. Seit 2016 wird vor allen Olanzapin (z. B. Zyprexa®) bei Durchbruchsübelkeit trotz leitliniengerechter antiemetischer Therapie empfohlen (MASCC/ESMO 2016). Jedoch besteht in dieser Indikation aktuell keine Zulassung (Off-Label-Use).

Die Medikamente werden prophylaktisch je nach zu erwartender Ausprägung des Erbrechens gegeben (➤ Tab. 12.8). Bei unzureichender Wirksamkeit wird bei der folgenden Zytostatikagabe die nächsthöhere Stufe gewählt.

Prophylaxe und Pflege bei zytostatikabedingtem Erbrechen

Erbrechen wird immer noch von vielen sehr gefürchtet. Aufgrund der verbesserten Behandlungsmöglichkeiten nehmen aber tatsächlich von einer Chemotherapie Betroffene oft Müdigkeit, Haarausfall, Stimmungsveränderungen und Fatigue (und nicht Erbrechen) als Hauptbelastungen wahr [10]. Da allein schon die Angst vor dem Erbrechen zu Erbrechen führen kann, gehen die Pflegenden auf die Angst des Patienten ein. Oft mindern bereits Informationen über die heutigen Möglichkeiten, Erbrechen zu bekämpfen, die Angst. Stressarme Umgebung und das Beherrschen von Entspannungstechniken wirken sich ebenfalls günstig aus.

Nüchtern zu bleiben hat *keinen* antiemetischen Effekt. Orale Zytostatika sollten mit Wasser nach Herstellerangaben eingenommen werden. Während einer Infusion hilft manchen Patienten das Lutschen von Bonbons, das Kauen von Kaugummi oder Mundspülungen. Nierenschale und Zellstoff sollten in Griffnähe, jedoch nicht im Blickfeld des Patienten stehen. Auch die Gabe von Ingwer bzw. aufgebrüht als Tee bewirkt manchmal eine Reduktion der Symptomatik.

Pflege bei Übelkeit und Erbrechen ➤ 7.2.1

VORSICHT

Erbrochenes kann – ebenso wie andere Körperflüssigkeiten des Patienten – Zytostatikareste enthalten. Daher ziehen die Pflegenden beim Umgang mit Erbrochenem (aber auch Stuhl oder Urin) immer Handschuhe an.

Haut- und Schleimhautveränderungen

Mögliche **Hautveränderungen** durch die Zytostatika selbst umfassen v. a. Rötung, Ausschlag, zu starke Pigmentierung, Schuppung und Schwielenbildung. Sie treten z. B. gehäuft nach Gabe von Bleomycin auf und werden durch Strahlentherapie oder Sonnenlicht verstärkt. Weitere Hautveränderungen sind durch die zytostatikabedingte Leuko- und Thrombozytopenie möglich, z. B. Hautinfektionen und Hauteinblutungen.

Auch die Schleimhäute mit ihrem hohen Zellumsatz werden durch die Zytostatika beeinträchtigt, wodurch *Schleimhautentzündungen* **(Mukositiden)** von Mund, Speiseröhre oder Darm entstehen können. Leitsymptome sind Schmerzen in Mund, Rachen und hinter dem Brustbein (vor allem beim Essen) sowie Durchfälle.

Pflege und Patientenberatung bei Stomatitis

Die wohl häufigste **Schleimhautveränderung** ist eine **Stomatitis** *(Mundschleimhautentzündung).* In leichten Fällen ist die Mundschleimhaut nur gerötet, in schweren Fällen machen zahlreiche blutende Geschwüre eine orale Nahrungsaufnahme unmöglich (➤ Tab. 12.9). Eine Strahlentherapie der Kopf-Hals-Region verstärkt die Stomatitis.

Die Pflegenden inspizieren die Mundhöhle des Patienten täglich auf Rötungen, Beläge und Geschwürbildung, da bereits kleinere Defekte sich zu schwerwiegenden Problemen entwickeln können. Sie informieren die Betroffenen, die Mundschleimhaut vor schädigenden Einflüssen (sehr heiße oder stark gewürzte Speisen, Alkohol, Nikotin) zu schützen und über die Bedeutung einer gründlichen Mundpflege [11]. Dazu gehören das regelmäßige Zähneputzen mit einer weichen Zahnbürste und einer schonenden Zahncreme und das Ausspülen des Mundes nach jeder Mahlzeit mit klarem Wasser.

Vorbeugung einer Stomatitis

Milde alkoholfreie Mundspülungen sind angenehm im Geschmack. Zusammen mit einer sorgfältigen Anleitung zur Mundpflege sind häufige und gründliche Mundspülungen effektive Maßnahmen zum Schutz der Mundschleimhaut [12].

Tab. 12.9 Einteilung der Mukositis.

Einteilung laut CTCAE, Version 5.0		Erforderliche Mundpflegemaßnahmen
Grad 0	Normale Schleimhaut, keine Veränderung	Basismaßnahmen nach den Mahlzeiten und vor dem Schlafengehen
Grad I Gering	Geringes Wundsein, Erytheme oder schmerzhafte Erosion, Aufnahme fester Nahrung möglich	Mundspülungen alle 1–2 h
Grad II Mäßig	Mäßig schmerzhafte Erytheme, Ödeme oder Erosion Feste/breiige Nahrung möglich	Mundspülungen stündlich
Grad III Schwer	Stark schmerzhafte Erytheme, Ödeme oder Ulzera Flüssige Nahrung möglich	Mundspülungen halbstündlich
Grad IV Lebensbedrohlich	Massive Schmerzen Enterale oder Parenterale Ernährung nötig	Mundspülungen viertelstündlich

*CTCAE-Klassifikation (➤ 12.1.5)

Bei einer manifesten Stomatitis lindern anästhesierende Lutschtabletten oder Salben Schluckbeschwerden und Schmerzen. Hilfreich können auch Eislutscher aus gefrorenem Wasser sein. Kamillentee ist wegen seiner austrocknenden Wirkung zu meiden, ebenso alkoholhaltige Mundspülungen, da sie die Schleimhaut reizen. Bei der Ernährung sind grundsätzlich weiche, säurearme und schwach gewürzte und wenig gesüßte Lebensmittel (und Getränke) zu bevorzugen. In schweren Fällen ist sogar eine parenterale Ernährung erforderlich. Regelmäßige Gewichtskontrollen sind wichtig, um eine zu starke Gewichtsabnahme durch die eingeschränkte Nahrungszufuhr rechtzeitig zu erkennen.

Bei der häufig wegen einer (zusätzlichen) Pilzinfektion notwendigen Gabe von Moronal® Suspension ist darauf zu achten, dass die Pipette nicht in Kontakt mit der Mundschleimhaut kommt. Der Patient soll die Lösung mit der Zunge verteilen, schlucken und mindestens 15 min nicht nachspülen. Evtl. Beläge im Bereich der Mundhöhle werden mit einem Tupfer, getränkt z. B. mit panthenolhaltiger Lösung, vorsichtig entfernt.

Leuko- und Thrombozytopenie

Praktisch alle Zytostatika führen zu einer **Knochenmarkdepression** mit Schädigung der Blut bildenden Zellen. Zwar sind alle drei Zellreihen von der Störung betroffen, doch stellen im klinischen Alltag die **Leuko(zyto)penie** und die **Thrombo(zyto)penie** die Hauptprobleme dar. Insbesondere Infektionen sind eine ernste Gefahr. Je niedriger die Zahl der neutrophilen Granulozyten ist und je länger der Abfall dauert, desto stärker ist der Patient gefährdet. Heute kann evtl. **G-CSF** (*Granulozyten-koloniestimulierender Faktor,* z. B. Neupogen®) gegeben werden, der die Reifung von Granulozyten fördert und so die leukopenische Phase verkürzt.

Der Patient ist erhöht infektions- und blutungsgefährdet (Infektionsprophylaxe ➤ 11.4.2, Blutungsprophylaxe ➤ 11.10.1).

NOTFALL

Plötzliche Verwirrtheit oder Sehstörungen bei einem Patienten unter Zytostatikatherapie können Anzeichen einer Gehirnblutung sein!

Haarausfall

Auch die Haarwurzelzellen werden aufgrund ihrer raschen Teilung durch Zytostatika stark in Mitleidenschaft gezogen. Folge ist ein chemotherapie-induzierter Haarausfall (CIA) bis zum völligen Haarverlust **(Alopezie).**

- Selten Haarausfall verursachend sind u. a. Bleomycin, Busulfan (dosisabhängig), Cisplatin, Melphalan, Thioguanin, Vincristin
- Gelegentlich Haarausfall rufen u. a. Cyclophosphamid (dosisabhängig), Epirubicin, Fluorouracil, Methotrexat (dosisabhängig), Mitomycin und Vinblastin hervor
- Häufigen Haarausfall lösen u. a. Daunorubicin, Doxorubicin, Etoposid, Ifosphamid, Paclitaxel, Teniposid aus.

Der Haarausfall beginnt meist ca. 2–4 Wochen nach Verabreichung der ersten Chemotherapiedosis. Das Haar kann langsam oder büschelweise ausfallen. Überzeugende prophylaktische Maßnahmen (z. B. Kühlung) gibt es nicht. Die Haare wachsen aber bereits ca. einen Monat nach Ende der Behandlung sichtbar nach. Meist hat das nachgewachsene Haar eine andere Beschaffenheit als früher.

Beratung und Pflege bei Haarausfall

Die Pflegenden empfehlen Kranken, die mit Haarausfall rechnen müssen, sich frühzeitig eine Perücke anpassen zu lassen. Sie können dann später immer noch entscheiden, ob sie sich mit Perücke, mit einem geschickt gebundenen Tuch auf dem Kopf oder „oben ohne" am wohlsten fühlen. Patientinnen mit langen Haaren sollten sich die Haare vor dem Haarausfall kurz schneiden lassen, weil der Haarausfall dann nicht so unangenehm ist, eine Kurzhaarperücke natürlicher wirkt und schließlich der Übergang bei wieder nachwachsendem Haar einfacher ist. Die Kosten für die (Kunsthaar-) Perücke trägt die Krankenkasse.

Helfen können die Pflegenden den Patienten nicht zuletzt durch praktische Tipps, etwa das geschickte Anziehen von Tüchern oder Mützen oder die Weitergabe von Kontaktadressen für (kostenfreie) Kosmetikseminare für Patientinnen mit Krebs. Sie informieren die Patienten darüber, dass Kopfbedeckungen nicht nur unter kosmetischen Gesichtspunkten zu betrachten sind. Sie schützen die Kopfhaut bei Kälte, Hitze oder direkter Sonneneinstrahlung (durch den Haarverlust fällt der natürliche Schutz weg). Vor und während der Therapie sind milde Shampoos und weiche Haarbürsten empfehlenswert. Dauerwellen oder Färben sind zu meiden. Bei vollständigem Haarausfall hält regelmäßige Pflege mit feuchtigkeitsspendenden Lotionen die Kopfhaut geschmeidig.

Auch Wimpern und Augenbrauen fallen aus, was einige Patienten störender empfinden als den Verlust der Kopfhaare. Die Augenbrauen können mit Augenbrauenstift nachgeschminkt werden, ggf. ist die Möglichkeit des Permanent Make-up in Erwägung zu ziehen. Zum Schutz der Augen vor Staub oder grellem Licht ist das Tragen einer Sonnenbrille empfehlenswert.

Nagelveränderungen

Auch die Nägel verändern sich bei Zytostatikatherapie. Möglich sind

- Hyperpigmentierungen (Melanonychia): durch Bleomycin, Cyclophosphamid, Doxorubicin, Busulfan, Taxane, Cisplatin
- Weißliche Verfärbungen der Nagelplatte (Leukonychia): durch Doxorubicin, Cyclophospamid und Vincristin
- Ablösung der Nagelplatte (Onycholysis): durch Taxane, Etoposid, Mitoxantron, Paclitaxel und Doxorubicin
- Nagelbrüchigkeit (Onychorrhexis): durch Bleomycin, Paclitaxel
- Furchen (Periunguale Läsionen): durch Capecitabin, Methotrexat, Bleomycin [15a–d]

Die Nagelveränderungen bilden sich nach Therapieende von selbst wieder zurück.

Hormonelle Nebenwirkungen

Zytostatika schädigen Eierstöcke bzw. Hoden und Keimzellen. Folgen sind eine mögliche Fruchtschädigung, eine temporäre oder dauerhafte Fruchtbarkeitsminderung bis zur Sterilität und Hormonmangelerscheinungen.

- Wegen der mutationsauslösenden und fruchtschädigenden Wirkung sollten Frauen wie Männer in den ersten zwei Jahren nach der Chemotherapie auf jeden Fall eine zuverlässige Methode der Empfängnisverhütung wählen. Das Risiko einer kindlichen Schädigung bei später eintretender Schwangerschaft ist nach wie vor nicht genau bekannt, wahrscheinlich aber geringer als früher vermutet
- Jüngeren Männern sollte vor der Zytostatikatherapie die Kryokonservierung (Tiefkühllagerung) einer Samenspende empfohlen werden. Bei Frauen kann eine medikamentöse „Stilllegung" der Eierstöcke die Schädigung vermindern, aber nicht ausschließen. Außerdem kommt die Kryokonservierung von (bevorzugt befruchteten) Eizellen in Betracht. Eine Kryokonservierung von Ovargewebe mit späterer Replantation und Eizellgewinnung für reproduktionsmedizinische Methoden hat erste Erfolge gezeigt, ist aber von der Routineanwendung noch weit entfernt
- Dauerhafte Hormonmangelerscheinungen treten vor allem bei Frauen auf. Falls keine Kontraindikation aufgrund einer Hormonempfindlichkeit des Tumors besteht, können sie durch Hormonsubstitution gut behandelt werden.

Spätwirkungen der Zytostatika

- Alle Zytostatika können Mutationen hervorrufen und sind somit potenziell Krebs erzeugend. Tatsächlich sind zweite Krebserkrankungen Jahre nach einer Zytostatikabehandlung überproportional häufig. Das Risiko solcher **Zweitmalignome** hängt von den eingesetzten Zytostatika ab (nach Alkylantien höher) und wird durch Kombination mit einer Strahlentherapie deutlich erhöht. Der Arzt weist den Patienten daher auf die Bedeutung *langjähriger* ärztlicher Kontrollen hin
- Einzelne Zytostatika führen außerdem gehäuft zu Organschäden (➤ Tab. 12.6).

Sonderformen der Chemotherapie

Hochdosis-Chemotherapie

Die **Hochdosis-Chemotherapie** wird nach einer Knochenmarkentnahme oder Stammzellseparation (➤ 11.4.2) und Tiefgefrieren der Blutstammzellen mit um ein Vielfaches höheren Zytostatikadosen als üblich durchgeführt. Die nachfolgende Transfusion der eigenen Blutstammzellen „fängt" dann die irreversiblen, sonst tödlichen Knochenmarkschäden ab. Durch die hohe Dosierung ist allerdings auch die Gefahr weiterer Organkomplikationen hoch. Während die Hochdosis-Chemotherapie bei einem Teil der Leukämien und Lymphome etabliert ist, hat sie bei den soliden Tumoren enttäuscht.

Regionale Perfusions-Chemotherapie

Ziel der **regionalen Perfusions-Chemotherapie** ist eine höchstmögliche Zytostatikakonzentration am Ort des Tumors bei möglichst niedriger Wirkung auf den Gesamtorganismus. Über einen Zugang in einer Arterie oder im Pfortadersystem fließen die Zytostatika zunächst durch das Tumorgebiet und erst dann in den Gesamtorganismus. Die regionale Perfusions-Chemotherapie wird in erster Linie bei Lebertumoren ohne Metastasen angewendet.

Intrakavitäre Chemotherapie

Bei der **intrakavitären Chemotherapie** werden Zytostatika in Körperhöhlen eingebracht. Beispiele sind:

- Die **intrathekale Therapie** mit Applikation von Zytostatika in den Liquorraum, z. B. zur Prophylaxe oder Therapie eines Hirnhautbefalls bei bestimmten Leukämieformen (➤ 11.6.2)
- Die **intrapleurale Therapie** mit Applikation von Zytostatika in den Pleuraraum bei einem malignen Pleuraerguss (➤ 6.11.2, ➤ 6.11.3)
- Die **intraperikardiale Therapie** mit Applikation von Zytostatika in den Herzbeutel bei malignem Perikarderguss (➤ 4.7.3)
- Die **intraperitoneale Therapie** mit Applikation von Zytostatika in den Peritonealraum bei malignem Aszites infolge *Peritonealkarzinose* (Durchsetzung des Peritoneums mit zahlreichen Karzinommetastasen).

12.5.3 Zielgerichtete Krebstherapien

Als **zielgerichtete Krebstherapien** (*molekulare Therapien,* engl. *targeted* oder *molecular targeted therapies*) werden verschiedene Arzneimittel zusammengefasst, die sich gegen definierte molekulare (Ziel-)Strukturen der Zelle richten. Ganz überwiegend werden sie in Kombination mit anderen Therapien eingesetzt.

Die Einteilungskriterien zielgerichteter Therapien sind uneinheitlich (z. B. nach Herkunft oder Struktur des Arzneimittels, nach Zielstruktur, nach Wirkung) und überlappen sich. So sind z. B. der Antikörper Bevacizumab und der Multikinasehemmer Sorafenib beide Angiogenesehemmer, d. h., sie hemmen die Gefäßneubildung, die der wachsende Tumor zu seiner Ernährung braucht. Auch die Indikationen sind ständig im Fluss.

Monoklonale Antikörper

Gentechnisch hergestellte **monoklonale** (also exakt gleiche) **Antikörper** binden von außen an extrazelluläre Strukturen (z. B. Wachstumsfaktoren) oder Zellrezeptoren, die auf Tumorzellen weit stärker vorhanden sind als auf gesunden Zellen (z. B. Wachstumsfaktor-Rezeptoren). Die Rezeptoren können dadurch ihre Wirkung nicht mehr entfalten.

Monoklonale Antikörper tragen im Wirkstoffnamen die Endung „-mab" (➤ Tab. 12.10). Ursprünglich waren sie rein tierischen Ursprungs mit einem entsprechend hohen Risiko allergischer Reaktionen, durch Aminosäureaustausch gelang eine zunehmende „Vermenschlichung". Dies spiegelt sich im Namen wider: -omab (tierisch) → -ximab → -zumab → -mumab (human).

An Antikörper können Arzneimittel oder radioaktive Substanzen zur möglichst gezielten Vernichtung der Tumorzellen gebunden werden. Der Antikörper dient hier nur der „Zielfindung", der Schädigungsmechanismus ist ein anderer. Beispiel ist Ibritumomab-Tiuxetan (Zevalin®). Antikörper werden parenteral verabreicht, überwiegend i. v.

Signaltransduktionshemmer

Signaltransduktionshemmer *(Signaltransduktions-Inhibitoren)* sind kleine Moleküle *(small molecules),* die in die Zelle eindringen, dort die Signalweiterleitung verhindern und so Stoffwechselwege blockieren.

- **Kinasen** sind Enzyme, die Phosphat von ATP auf andere Substanzen übertragen. Handelt es sich dabei um Aminosäuren, sind es **Proteinkinasen.** Viele Proteinkinasen sind an der Signalübermittlung und Regulation von Zellwachstum, Zelldifferenzierung, Zellteilung und programmiertem Zelltod beteiligt, und ihre Fehl- oder Daueraktivierung kann zu abnormer Zellvermehrung führen. Kinasen können an der zum Zellinneren gerichteten Seite eines Rezeptors lokalisiert oder ein separates Protein sein. **Kinase-Inhibitoren** *(Kinasehemmer)* bekämpfen Tumoren durch Hemmung von (abnorm aktivierten) Kinasen. Bekannteste Vertreter sind die **Tyrosinkinase-Inhibitoren. Multikinase-Inhibitoren** hemmen viele Kinasen. Kinase-Inhibitoren enden auf „-nib"

Tab. 12.10 Übersicht über die zielgerichteten Therapien.

Substanz (Beispiel Handelsname)	Zielstruktur* (z. T. Auswahl)	Auswahl Nebenwirkungen (alle: Magen-Darm-Beschwerden, Allergie)	Notwendige Kontrollen
Monoklonale Antikörper			
Alemtuzumab (Mabcampath®)	CD52	Infusionsreaktion**, Knochenmarkdepression, Infektionen, Herzrhythmusstörungen, Hautausschlag	Blutbild, Leber-, Nierenwerte, Elektrolyte
Bevacizumab (Avastin®)	VEGF	Knochenmarkdepression, Neuropathie, Hypertonie, Thromboembolie, gastrointestinale Perforationen, Müdigkeit, Hautveränderungen, Wundheilungsstörungen, Proteinurie	Blutbild, Blutdruck, Urin auf Eiweiße/Proteinurie
Cetuximab (Erbitux®)	EGFR	Infusionsreaktion**, Hauterscheinungen, Mukositis, Thromboembolie, Abfall des Blut-Magnesium-Spiegels, Leberwertanstieg	Blutbild, Leber-, Nierenwerte, Elektrolyte
Panitumumab (Vectibix®)	EGFR	Hautveränderungen (inkl. Fissuren, Ulzera), Haarausfall, Mukositis, Ödeme, Atemnot, Anämie, Abfall des Blut-Magnesium-Spiegels, Müdigkeit	Blutdruck, Nierenwerte
Rituximab (Mabthera®)	CD20	Infusionsreaktion**, Knochenmarkdepression, Infektionen, Fieber, Hautveränderungen	Blutbild, Leber-, Nierenwerte, Elektrolyte
Trastuzumab (Herceptin®)	HER-2 = EGFR 2	Fieber, Schwindel, Kopfschmerzen, Atemnot, Kardiotoxizität, Müdigkeit, Alopezie	EKG, Herzfunktion

Tab. 12.10 Übersicht über die zielgerichteten Therapien. *(Forts.)*

Substanz (Beispiel Handelsname)	Zielstruktur* (z. T. Auswahl)	Auswahl Nebenwirkungen (alle: Magen-Darm-Beschwerden, Allergie)	Notwendige Kontrollen
Signaltransduktionshemmer			
Dasatinib (Sprycel®)	bcr-abl-, PDGFR-Kinase, KIT	Knochenmarkdepression, Infektionen, Fieber, Kopfschmerzen, Hauterscheinungen, Kardiotoxizität, Atemnot, Ödeme, Muskelschmerzen	Blutbild, Leber-, Nierenwerte, Elektrolyte, EKG, Herz-, Lungenfunktion
Erlotinib (Tarceva®)	EGFR-Kinase	Haut-, Nagelveränderungen	Leber-, Nierenwerte, Elektrolyte
Gefitinib (Iressa®)	EGFR-Kinase	Knochenmarkdepression, Haut-, Nagelveränderungen, Atemnot, Nephrotoxizität, Leberwertanstieg	Blutbild, Leber-, Nierenwerte, Elektrolyte, Urin
Imatinib (Glivec®)	bcr-abl-, PDGFR-Kinase, KIT	Knochenmarkdepression, Kopfschmerzen, Ödeme, Hautveränderungen, Hand-Fuß-Syndrom, Gelenk-, Knochen, Muskelschmerzen	Blutbild, Leber-, Nierenwerte, Elektrolyte
Lapatinib (Tyverb®)	EGFR-, HER-2-Kinase	Nasenbluten, Atemnot, Husten, Kopfschmerzen, Hautausschlag, Hand-Fuß-Syndrom, Kardiotoxizität	Leber-, Nierenwerte, Elektrolyte, EKG, Herz-, Lungenfunktion
Nilotinib (Tasigna®)	bcr-abl-, PDGFR, VEGFR-Kinase, KIT	Knochenmarkdepression, Hautveränderungen, Muskelschmerzen, Müdigkeit, Kardiotoxizität	Blutbild, Leber-, Nierenwerte, Elektrolyte
Sorafenib (Nexavar®)	Multikinase-Inhibitor (u. a. PDGFR-, VEGFR-Kinase, KIT)	Knochenmarkdepression, Hypertonie, Kardiotoxizität, Hautveränderungen, Haarausfall, Hand-Fuß-Syndrom, Wundheilungsstörungen, Müdigkeit, Hypothyreose	Blutbild, Leber-, Nierenwerte, Elektrolyte, Lipase, Schilddrüsenhormone, EKG, Herzfunktion
Sunitinib (Sutent®)	Multikinase-Inhibitor (u. a. EGFR1-, PDGFR-, VEGFR-Kinase, KIT)	Knochenmarkdepression, Kopfschmerzen, Geschmacksstörungen, Hypertonie, Kardiotoxizität, Hautveränderungen, Hand-Fuß-Syndrom, Stomatitis, Hypothyreose, Gliederschmerzen, Müdigkeit, Ödeme	Blutbild, Gerinnung, Leber-, Nierenwerte, Elektrolyte, Lipase, Schilddrüsenhormone, EKG, Herz-, Lungenfunktion, Urin
Bortezomib (Velcade®)	Proteasom	Knochenmarkdepression, Infektionen (Herpes zoster), Neuropathie, Atemnot, Hauterscheinungen, Muskelschmerzen, Müdigkeit	Blutbild, Leber-, Nierenwerte, Elektrolyte, Blutdruck, neurologische Untersuchungen
Immunmodulierende Substanzen			
Lenalidomid (Revlimid®)	u. a. veränderte Zytokinproduktion, hemmt Vermehrung maligner Blutzellen, fördert T-/NK-Zellen	Knochenmarkdepression, Nasenbluten, Atemwegsinfektionen, Atemnot, Neuropathie, ZNS-Störungen, Kopfschmerzen, Thromboembolie, Hauterscheinungen, Schleimhautschäden. Teratogen ähnlich Thalidomid (Contergan®)	Blutbild, Nierenwerte, Elektrolyte. Kapseln nicht kauen (Schleimhautschäden). Sichere Empfängnisverhütung, spezielles T-Rezept

* bcr-abl = krankhaftes Fusionsgen bei CML, EGF = epidermal growth factor receptor = epidermaler Wachstumsfaktor; HER-2 = humaner epidermaler Wachstumsfaktor Typ 2-Rezeptor = EGFR 2; KIT = eine Rezeptor-Tyrosinkinase; PDGF = platelet derived growth factor = Plättchenwachstumsfaktor; VEGF = vascular endothelial growth factor = Endothelwachstumsfaktor; R = Rezeptor

** Infusionsreaktion: Hautreaktionen, Atemnot, Fieber, Schüttelfrost, Husten, Blutdruckabfall während der Infusion → engmaschige Vitalzeichenkontrollen!

- Ein anderes Zellenzym ist **Proteasom,** das eine zentrale Rolle im Proteinabbau einnimmt. Der **Proteasominhibitor** Bortezomib (z. B. Velcade®) führt durch Proteinabbauhemmung zur Einleitung des programmierten Zelltodes und Angiogenesehemmung.

Signaltransduktionshemmer können als Tabletten oder Kapseln geschluckt werden.

Immunmodulierende Substanzen

Thalidomid und das verwandte Lenalidomid (z. B. Revlimid®) wirken immunmodulierend u. a. durch Beeinflussung der natürlichen Killerzellen, einer Lymphozytenuntergruppe. Sie hemmen das Wachstum bestimmter maligner Blutzellen und die Blutgefäßneubildung. Sie können oral eingenommen werden.

Nebenwirkungen

Die Zielstrukturen zielgerichteter Therapien sind jedoch unterschiedlich ausgeprägt auch bei gesunden Zellen vorhanden. Deshalb ziehen auch die zielgerichteten Krebstherapien gesunde Zellen in Mitleidenschaft und sind substanzabhängig mit teils gravierenden Nebenwirkungen behaftet (➤ Tab. 12.10). Eine abschließende Bewertung der Nebenwirkungen ist aufgrund der begrenzten (Langzeit-)Erfahrungen noch nicht möglich.

Hautnebenwirkungen

Bei Substanzen, die am EGFR angreifen, sind Hautnebenwirkungen sehr häufig. Zuerst kommt es zu einem akneähnlichen Hautausschlag (v. a. im Gesicht, auf der Brust und am oberen Rücken ➤ Abb. 12.11), der mit Fortsetzung der Therapie besser wird. Es

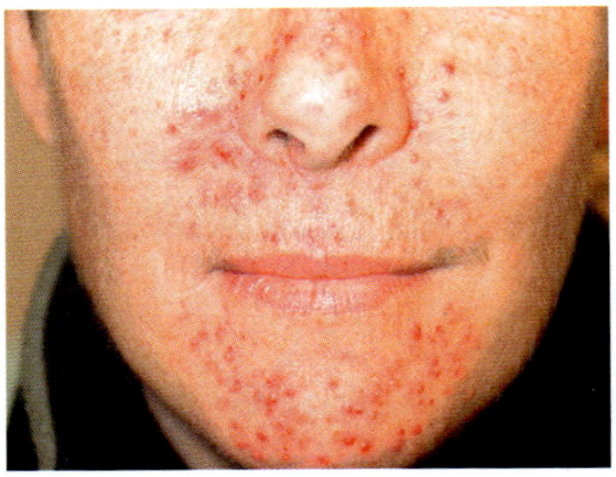

Abb. 12.11 Eine häufige und oft belastende Nebenwirkung von EGFR-Hemmern ist ein akneähnlicher, stark juckender Hautausschlag. [F385]

folgen Hauttrockenheit und Rissbildung. Ein Teil der Patienten neigt außerdem zu Paronychien (Nagelbettentzündungen).

Multikinase-Inhibitoren führen oft zu Hautausschlag, Juckreiz und einem Hand-Fuß-Syndrom. Dies kann (in drei Schweregraden) zu Taubheitsgefühl, Rötung, Schwellung, Blasenbildung bis zu Hautblutungen und Ulzerationen führen. Kopfhaare werden möglicherweise dünner oder fallen sogar aus, Wimpern und Augenbrauen werden eher länger.

Haarpigmentstörungen (Depigmentierung), während der Einnahme von Sunitinib, Sorafinib und Pazopanib, erkennbar durch hellere Haarfärbung. In der Therapiepause wächst die natürliche Haarfarbe wieder, somit entsteht ein sogenanntes Zebramuster.

Die Veränderungen an Haut, Haaren und Nägeln bilden sich nach Absetzen der Medikamente zurück, allerdings werden diese oft über Monate verabreicht [13, 14].

Gastrointestinale Nebenwirkungen

Die meisten Kinase-Inhibitoren können zu Übelkeit, Erbrechen und Diarrhö führen. Therapie und Pflege entsprechen im Wesentlichen dem bei Zytostatikatherapie (Übelkeit, Erbrechen ➤ 12.5.2). Bessert sich eine Diarrhö nicht rasch auf symptomatische Maßnahmen (Flüssigkeitsersatz, viele kleine Mahlzeiten, ballaststoffarme, laktosefreie Kost, Loperamid nach Arztanordnung), sind Antibiotika und/oder stationäre Aufnahme nötig.

Weitere Nebenwirkungen

Erwähnenswert sind außerdem Wundheilungsstörungen, Blutdruckerhöhung und Thromboembolien bei Angiogenesehemmern sowie eine Hypothyreose bei Multikinase-Inhibitoren. Immer ist eine zuverlässige Empfängnisverhütung nötig.

Pflege

Die Pflege hängt vom Nebenwirkungsprofil der eingesetzten Substanz ab. Durch vorbeugende Maßnahmen kann das Auftreten von Nebenwirkungen zwar nicht verhindert, der Grad der Ausprägung jedoch beeinflusst werden.

Hautpflege

Wichtig bei der Hautpflege ist: von Anfang an Hautreinigung mit lauwarmem Wasser, keine Seife, kein langes Baden/Duschen, Cremes/Lotionen in Absprache mit dem Arzt (evtl. auch prophylaktisch z. B. Vitamin-K1-Creme für Gesicht, Rücken und Dekolleté). Schutz vor Sonne (Sonnenschutzcreme mit Lichtschutzfaktor ≥ 15, Sonnenhut, generell Sonne meiden), keine Belastung der Haut durch Reibung oder Druck (keine enge Kleidung, gut sitzende, weite Schuhe), beim Spülen Tragen baumwollgefütterter Handschuhe.

Bei den akneähnlichen Erscheinungen werden auf Arztanordnung Antibiotika, ggf. auch Glukokortikoidcremes aufgetragen, evtl. auch oral Antibiotika gegeben. Bei exanthemartigen Hautausschlägen (Auftreten von Papeln, Pusteln) werden in der Frühphase (1.–3. Woche) z. B. Gesichtsfluide mit geringem Fettanteil verwendet, in der Spätphase (Abtrocknung der Pusteln, 4.–6. Woche) feuchtigkeitsspendende Duschzusätze bzw. Lotionen und nach der Krustenlösung rückfettende Pflegeprodukte.

Beim Hand-Fuß-Syndrom sollte der Patient mechanische Belastungen und Schwitzen der betroffenen Hautstellen vermeiden.

Nagelpflege

Bei der Nagelpflege ist darauf zu achten: Hände regelmäßig eincremen, keine Manipulationen an der Nagelhaut, Fußpflege nur durch Fachpersonal, keine künstlichen Nägel aufkleben, bei gespaltenen Nägeln dünne Baumwollhandschuhe tragen, ggf. antiseptische Fußbäder.

Nagelbettentzündungen werden z. B. durch antibiotische Salben oder Lösungen behandelt.

12.5.4 Weitere medikamentöse Ansätze

Hormontherapien

Hormone können auch bei der Entstehung und Größenzunahme von Tumoren eine Rolle spielen. Tumoren hormonempfindlicher Gewebe bleiben oft hormonempfindlich *(hormonabhängige Tumoren).* Zufuhr des entsprechenden Hormons fördert ihr Wachstum und Hormonentzug hemmt es.

Von Bedeutung sind die verschiedenen **Hormontherapien** vor allem in der Gynäkologie und Urologie bei den geschlechtshormonabhängigen Tumoren: dem Mammakarzinom (Brustkrebs), dem Endometriumkarzinom (Gebärmutterschleimhautkrebs) und dem Prostatakarzinom.

- **Antihormone** blockieren die Hormonrezeptoren der Tumorzellen, etwa Tamoxifen (z. B. Nolvadex®) beim Mammakarzinom oder Flutamid (z. B. Fugerel®) beim Prostatakarzinom
- **Aromatasehemmer** wie etwa Anastrozol (z. B. Arimidex®), Exemestan (z. B. Aromasin®) oder Letrozol (z. B. Femara®) hemmen das Enzym Aromatase, das für die Östrogenproduktion nötig ist. Sie werden vor allem beim Mammakarzinom gegeben
- **GnRH-Analoga** wie etwa Buserelin (z. B. Profact®) oder Goserelin (z. B. Zoladex®) greifen an der Hypophyse in den hormonellen Regelkreis ein. Sie hemmen dort die Produktion von FSH und LH und senken dadurch sehr wirksam die Geschlechtshormonproduktion in den Keimdrüsen. Haupteinsatzgebiete sind das Mamma- und das Prostatakarzinom
- **Gestagene** (z. B. Megestat®) werden beim Mamma- und Endometriumkarzinom gegeben und vermindern die Östrogenwirkung sowie die Zahl der Östrogenrezeptoren.

Die Nebenwirkungen der Hormontherapien sind präparatabhängig und insgesamt weit geringer als die bei Zytostatikatherapien.

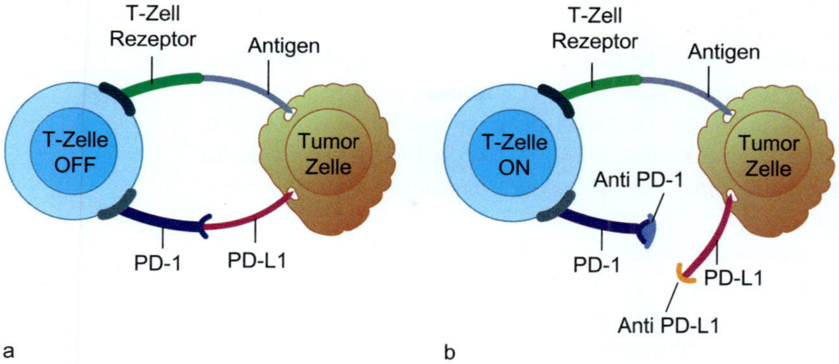

Abb. 12.12 Checkpoint-Inhibition: a) Die Checkpoints PD-1 und PD-L1 verbinden sich – die T-Zelle greift die Tumorzelle nicht an. b) Die Checkpointinhibitoren „Anti PD-1" und „Anti PD-L1" verhindern die Verbindung – die T-Zelle erkennt die Tumorzelle als „feindlich" und greift sie an. [L138]

Immuntherapien

Checkpoint-Inhibition

Bei der Tumorentstehung schaffen es Tumorzellen der Zerstörung durch das Immunsystem durch verschiedene Mechanismen zu entgehen. Ziel der Immuntherapie ist es, die Fähigkeit des Immunsystems, die Tumorzellen zu erkennen und zu zerstören, wieder herzustellen. Dabei werden monoklonale Antikörper eingesetzt (z. B. Nivolumab, Ipilimumab), welche in sogenannte Checkpoints der Immunaktivierung von T-Zellen eingreifen (➤ Abb. 12.12).

Die **Checkpoint-Inhibition** stellt den Durchbruch in der Immuntherapie dar. Unter diesen Therapien konnten sehr vielversprechende Ergebnisse in vielen Tumorentitäten (z. B. Melanom, nichtkleinzelliges Lungenkarzinom) erzielt werden, und es ist eine weitere Ausweitung der Indikationen zu erwarten. Vor allem haben Patienten in palliativen Situationen, welche auf die Therapie ansprechen, die Chance, lange anhaltende Remissionen zu erreichen.

Immunvermittelte Nebenwirkungen (irAE)

Bedingt durch die Checkpoint-Inhibitation kommt es in der Folge zu einer T-Zell-Aktivierung und einer Immunstimmulation, aufgrund der unspezifischen Aktivierung des Immunsystems kommt es zu einer bisher nicht bekannten Form der Nebenwirkungen, die als „immun-related Adverse Events" irAE zusammengefasst werden (➤ Tab. 12.11).

Tab. 12.11 Übersicht über Medikamente zur Checkpoint-Inhibition und immunvermittelte Nebenwirkungen (irAE).

Medikament	Zieloberfläche	irAE
Ipilimumab (Yervoy®)	CTLA-4 Cytotoxic T-Lymphocyte Antigen 4	• Infektionszeichen: Fieber, Halsschmerzen, Herzrasen • Diarrhoe • Müdigkeit, Schwäche → eingeschränkte Fahrtüchtigkeit
Nivolumab (Opdivo®) Pembrolizumab (Keytruda®)	PD-1 Programmed Cell Death Protein 1	
Atezolizumab (Tecentriq®) Avelumab (Bavencio®) Durvalumab (Imfinzi®)	PD-L1 Programmed Cell Death Ligand 1	

Im Vordergrund steht das Auftreten von Autoimmunität mit häufigem Befall der Haut (Juckreiz, Rash), des Gastrointestinaltrakts (Diarrhö, Obstipation, Ileus), neurologischem Befall (Schwäche, Parästhesien). Seltener, aber schwerwiegender sind Nebenwirkungen wie eine Entzündung der Hirnanhangsdrüse (Hypophysitis), der Lunge (Pneumonitis), Störungen des Hormonhaushalts oder des kardiovaskulären Systems.
Die benannten irAE sind sehr produktabhängig und individuell.

Gabe von Zytokinen

Die Gabe von Zytokinen wie z. B. **Interleukin-2** (IL2, z. B. Proleukin®) und **α-Interferon** (*IFN*-α, z. B. Roferon®) soll das Immunsystem unspezifisch stimulieren, damit es den Tumor besser bekämpfen kann.

Zytokine sind heute ein Baustein von mehreren in der Behandlung einiger Tumoren, z. B. der chronisch-myeloischen und der Haarzell-Leukämie, des fortgeschrittenen Nierenzellkarzinoms und des malignen Melanoms. Die zu Beginn ihrer therapeutischen Nutzung gehegten Hoffnungen konnten sie nicht erfüllen.

Häufigste Nebenwirkung einer Zytokintherapie ist ein „Grippesyndrom" sehr unterschiedlicher Ausprägung. Prophylaktisch kann z. B. Paracetamol 30 min vor Verabreichung gegeben werden. Auch zentralnervöse Nebenwirkungen (z. B. Depressionen, Konzentrationsschwäche und Gedächtnisstörung) sowie Nebenwirkungen, die Autoimmunerkrankungen (z. B. SLE ➤ 14.7.1) gleichen, sind möglich. Insbesondere nach IL2-Gabe kann es zu einem **Leakage-Syndrom** mit erhöhter Kapillardurchlässigkeit kommen. Blutdruckabfall und Ödeme sind mögliche Komplikationen mit evtl. lebensbedrohlichen Folgen.

12.5.5 Strahlentherapie

DEFINITION

Radiologische Strahlentherapie *(Radiotherapie, Bestrahlungstherapie):* Nutzung *ionisierender Strahlung* zu therapeutischen Zwecken.

Die **radiologische Strahlentherapie** gelangt überwiegend bei malignen Tumoren zur Anwendung, meist in Kombination mit anderen Therapien. Grundsätzlich sind entdifferenzierte, schnell wachsende Tumoren strahlenempfindlicher als langsam wachsende mit guter Differenzierung. Die Indikation zur Strahlenbehandlung gutartiger

Erkrankungen wird heute aufgrund der möglichen Spätschäden sehr eng gestellt.

Ziel der *kurativen Strahlentherapie* ist die Heilung des Patienten. Die hierzu erforderliche **Tumorvernichtungsdosis** hängt von der Art des Tumors ab. Als Anhaltspunkt können 50–75 Gray dienen. Bei der *adjuvanten Strahlentherapie* ist die Dosis meist etwas, bei der *neoadjuvanten* oder *palliativen Strahlentherapie* deutlich niedriger.

Unterschieden werden zwei therapeutische Methoden in der Strahlentherapie:

- Von außen: Bestrahlung erfolgt durch die Haut (perkutan)
- Von innen: Strahlenquelle wird direkt in den Körper eingebracht und wirkt lokal
  - Brachytherapie: Strahlenquelle über Seeds platziert Indikationen z. B. Prostatakrebs oder Kopf-Hals-Tumore
  - Afterloading: starke Strahlenform über Seeds, die in die Nähe des Tumors gebracht werden. Indikationen z. B. bei Rektumkarzinom, bei Gebärmutterhalskrebs.

Die folgenden Ausführungen konzentrieren sich auf die perkutane Bestrahlung.

Nebenwirkungen

Trotz der höheren Strahlenempfindlichkeit insbesondere schnell wachsender Tumoren und moderner Bestrahlungstechniken (➤ Abb. 12.13) wird das gesunde Gewebe im bestrahlten Gebiet stets mit beeinträchtigt. Während die meisten frühen Nebenwirkungen mit der Zeit besser werden oder verschwinden, sind die Spätschäden überwiegend irreversibel.

Frühe allgemeine Nebenwirkungen

Vor allem bei großem Bestrahlungsfeld kann es zu Müdigkeit, Schwindel, Kopfschmerzen, Appetitlosigkeit, Übelkeit und Erbrechen kommen (sog. **Strahlenkater**). Die Beschwerden setzen typischerweise Stunden bis Tage nach Beginn der Bestrahlung ein. Die Patienten sollten das für sie persönlich richtige Verhältnis zwischen Ruhe und Aktivität finden. Besonders störende Beschwerden werden symptomatisch behandelt.

Frühe lokale Nebenwirkungen

Die **lokalen Nebenwirkungen** hängen vom Bestrahlungsgebiet (➤ Tab. 12.12) ab. Sie betreffen insbesondere schnell wachsende Gewebe wie z. B. die Schleimhäute (Entzündungen) und das blutbildende Knochenmark sowie die Gefäße (veränderte Kapillardurchlässigkeit). Alkohol und Nikotin sind grundsätzlich tabu, da sie die Schleimhäute zusätzlich schädigen.

Tab. 12.12 Nebenwirkungen der Strahlentherapie auf wichtige Organe, wenn sie im Bestrahlungsgebiet liegen.

Region/Organ	Nebenwirkungen
Haut	Dermatitis (sonnenbrandähnlich mit Rötung, Empfindlichkeit, Hautschuppung), Epithelablösung, Haarausfall, bestrahlte Haut kann dauerhaft empfindlicher bleiben, sog. Pergamenthaut
Schädel/ZNS	Kopfschmerz, Übelkeit und Erbrechen, Gleichgewichtsstörungen, selten Hirnödem, zerebrale Krampfanfälle; evtl. schwer fassbare Störungen wie Konzentrationsstörungen
Mund/Rachen	Stomatitis, Parodontose, Geschmacksverlust, Mundtrockenheit, Schluckbeschwerden, Ulzera, Soor
Lunge	Husten, Kurzatmigkeit, Strahlenpneumonitis (Entzündung des Lungeninterstitums), Lungenfibrose (Umbau des Lungengewebes)
Dünndarm	Strahlenenteritis mit Übelkeit, Erbrechen, Durchfall, Meteorismus, Tenesmen, Blut und Schleim im Stuhl
Dickdarm/ Rektum	Strahlenproktitis mit häufigen, schmerzhaften, teils blutigen Stuhlgängen, Obstipation
Blase	Pollakisurie, blutiger Urin
Knochenmark	Leukozytopenie (evtl. lang anhaltend), Thrombozytopenie, Blutungsneigung, erhöhte Infektanfälligkeit, Fieber, Leistungsschwäche

Spätfolgen

Langzeitschäden umfassen z. B. Hautveränderungen im Bestrahlungsfeld, Lungen- oder andere *Organfibrosen*, Beeinträchtigungen der Fruchtbarkeit sowie gehäufte maligne Erkrankungen im späteren Leben (v. a. Leukämien), die primär nicht mit der ursächlichen Erkrankung in Verbindung stehen.

Pflege

Die Strahlentherapie wird in speziellen Strahlenkliniken ambulant durchgeführt. Der Strahlentherapeut informiert den Patienten vor Beginn der Bestrahlung über die zu erwartenden Nebenwirkungen

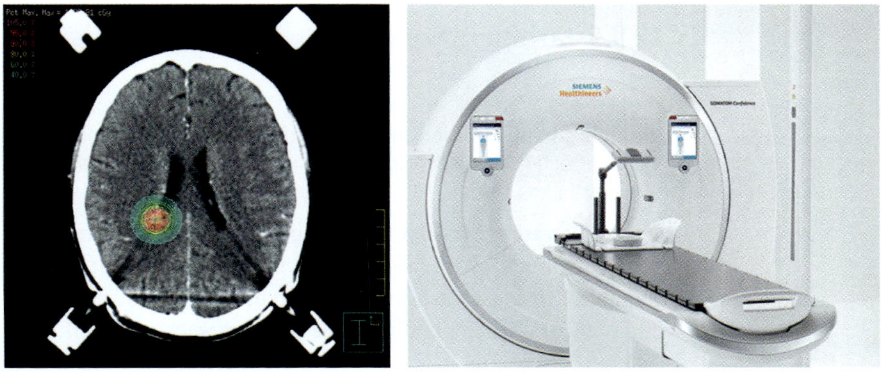

Abb. 12.13 Links Bestrahlungsplanung mittels CT (Isodosen farbig markiert), rechts moderner Linearbeschleuniger zur Strahlentherapie. [S008-4, V137]

und ist auch Ansprechpartner bei Problemen. Die Pflegenden organisieren ggf. den Transport, unterstützen den Patienten bei Prophylaxe und Auftreten von Nebenwirkungen und sind ebenfalls Ansprechpartner für Fragen.

Pflege der bestrahlten Haut

Bei perkutanen Bestrahlungen wird das bestrahlte Hautareal mit einem wasserfesten Fettstift eingegrenzt. Die Markierung darf auf keinen Fall entfernt und muss ggf. nachgezeichnet werden. Der den Strahlen ausgesetzte Hautbereich ist gegenüber jeglichen Reizen sehr empfindlich und wird bis zu einem Monat nach Bestrahlungsende besonders gepflegt und ggf. auch geschont:

- Haut im Bestrahlungsgebiet nach den Anweisungen des Strahlentherapeuten pflegen. Die meisten Therapeuten erlauben heute Waschen oder Duschen mit klarem, lauwarmem Wasser (ohne Seife). Anschließend wird die Haut mit einem weichen Tuch trocken getupft (nicht reiben!). Die Körperpflege in nicht bestrahlten Hautgebieten kann ganz normal erfolgen
- Betroffenen Hautbereich mit einer parfümfreien, dermatologisch getesteten Lotion pflegen, nicht parfümieren oder desodorieren
- Verschmutzungen z. B. durch Stuhlgang mit weichem Tuch und panthenolhaltiger Lösung (z. B. Babypflegetücher) entfernen, wenn möglich nur abtupfen
- Vorgehen z. B. bei Hautreizungen oder nässenden Läsionen unbedingt mit dem zuständigen Strahlentherapeuten absprechen
- Im bestrahlten Gebiet keine i. m.- oder s. c.-Injektionen verabreichen (Diabetiker entsprechend informieren)
- Die Haut vor mechanischer Beanspruchung schützen, d. h. keine enge Kleidung (z. B. BH, Gürtel) und keine Kleidung aus Synthetikfasern oder rauen, kratzenden Fasern tragen. Keine Pflaster aufkleben, keinen Schmuck tragen, nicht kratzen, reiben oder rasieren
- Das Bestrahlungsfeld vor Sonne, Hitze oder Kälte schützen, z. B. keine Wärmflasche benutzen.

VORSICHT

Die Strahlen durchdringen den Körper. Dies bedeutet, dass auch der Hautbezirk gepflegt wird, der dem direkt bestrahlten Areal gegenüber liegt, etwa bei einer Brustbestrahlung die hintere Thoraxwand.

Pflege bei Bestrahlung des Kopf- und Mundbereichs

Bei der Bestrahlung des Schädels werden die Haarwurzelzellen je nach Bestrahlungsdosis reversibel oder irreversibel geschädigt. Deshalb sollte auch vor einer Strahlentherapie rechtzeitig eine Perücke angepasst werden.

Vor Beginn der Bestrahlung ist ein Zahnarztbesuch und ggf. eine Zahnsanierung erforderlich. Zum Schutz der Mundschleimhaut erfolgt eine sorgfältige Zahnpflege nach jeder Mahlzeit mit einer neuen, weichen Zahnbürste und fluoridhaltiger, reizarmer Zahncreme. Zusätzlich spült der Patient mehrmals täglich seinen Mund mit panthenolhaltigen Lösungen oder klarem Wasser. Die Nahrung sollte weich, säurearm und wenig gewürzt sein. Bei Schmerzen helfen anästhesierende Lutschtabletten, bei Pilzinfektionen antimykotische Tinkturen. Ist die Stomatitis so schwer, dass der Patient nicht essen und trinken kann, ist eine künstliche enterale Ernährung (➤ 1.5.3) oder eine parenterale Ernährung (➤ 1.5.4) notwendig. Dann ist auch das Zähneputzen nur eingeschränkt möglich.

Pflege bei Bestrahlung der Lunge

Liegt die Lunge im Bestrahlungsfeld, ist striktes Rauchverbot von höchster Priorität. Außerdem sind täglich mehrfach Atemgymnastik, atemstimulierende Einreibungen und Inhalationen zur Sekretlösung angezeigt.

Pflege bei Bestrahlung des Ösophagus

Bei einer Ösophagitis wird pürierte Kost gegeben, gegen starke Schmerzen beim Schlucken hilft ein Analgetikum (z. B. 20 Tropfen Novalgin®) 15 min vor den Mahlzeiten. Evtl. muss der Patient (vorübergehend) parenteral ernährt werden.

Pflege bei Bestrahlung des Magens oder des Darmes

Bei Magen-Darm-Störungen wird hochkalorische und eiweißreiche, dabei aber ballaststoffarme, leicht verdauliche Kost gereicht. Mehrere kleine Mahlzeiten vertragen die Patienten in aller Regel besser als drei große. Bei Übelkeit erfolgt eine konsequente antiemetische Prophylaxe (➤ 12.5.2). Etwaige Flüssigkeits- und Elektrolytverluste z. B. bei Durchfällen werden ausgeglichen. Bei schweren Durchfällen wird nach Arztanordnung ein Antidiarrhoikum (z. B. Imodium®) gegeben, evtl. ist eine parenterale Ernährung erforderlich.

Pflege bei Bestrahlung der Harnblasenregion

Eine hohe Flüssigkeitszufuhr soll Blasenkomplikationen vorbeugen. Der Urin wird engmaschig auf Veränderungen, z. B. Blutbeimengungen, kontrolliert.

Wegen der reduzierten Abwehrlage ist eine sehr sorgfältige Intimhygiene erforderlich. Um Harnwegs- und Genitalinfektionen zu vermeiden, sollte ein Blasendauerkatheter nur wenn unbedingt notwendig gelegt werden.

12.5.6 Supportive Therapie

Unter dem Begriff der **supportiven Therapie** werden in der Onkologie meist folgende unterstützende Maßnahmen zusammengefasst:

- Sicherung einer ausreichenden Ernährung und Flüssigkeitszufuhr, ggf. durch orale Zusatznahrung, künstliche enterale Ernährung oder parenterale Ernährung (➤ 1.5.3, ➤ 1.5.4, ➤ 12.1.5)
- Behandlung von therapie- oder tumorbedingter Übelkeit und Erbrechen (➤ 12.5.2)
- *Hämatologischer Support*, d. h. Ersatz fehlender Blutbestandteile (z. B. Gabe von Erythrozyten- und Thrombozytenkonzentraten ➤ 11.4.1), ggf. Gabe von Wachstumsfaktoren
- Pflegerische Prophylaxen, z. B. Blutungsprophylaxe bei Thrombozytopenie (➤ 11.10.1), Infektionsprophylaxe bei Granulozytopenie (➤ 11.4.1), sorgfältige Mundpflege zur Soor- und Stomatitisprophylaxe (➤ 12.5.2)
- Ausreichende Behandlung von Schmerzen
- Psychosoziale Betreuung und Rehabilitation (➤ 12.1.3, ➤ 12.1.5).

Schmerztherapie in der Onkologie

Schätzungen zufolge leiden ca. 70 % der Patienten mit einer fortgeschrittenen Krebserkrankung unter **chronischen Schmerzen.** Chronische Schmerzen zermürben den Kranken und hindern ihn daran, die noch verbleibende Lebenszeit bewusst zu erleben und zu gestalten.

Schmerzen Tumorkranker können unterschiedlichste Ursachen haben, die abgeklärt werden müssen (Grundsätzliches zu Schmerzdiagnostik und -therapie ➢ Kap. 2):

- Tumorbedingt, z. B. bei Knochen- oder Weichteilinfiltration sowie Kompression oder Infiltration von Nerven, Blut- und Lymphgefäßen
- Therapiebedingt, z. B. durch operationsbedingte Nervenläsion, Entzündung oder Fibrose infolge Strahlentherapie oder chemotherapieverursachte Mukositis oder Neuropathie
- Tumorassoziiert, etwa durch eine Herpes-Zoster-Infektion, Thrombose oder Hautdefekte
- Tumorunabhängig, etwa Spannungskopfschmerz, Migräne oder Rückenschmerz.

Vielfach lassen sich tumorbedingte oder durch die Therapie verursachte Schmerzen durch *gezielte* Maßnahmen bessern. Beispielsweise werden Schmerzen bei Knochenmetastasen mittelfristig oft besser durch eine Strahlentherapie oder stabilisierende Operation gelindert als durch reine Analgetikagabe. Auch die gerade bei Tumorkranken häufige Obstipation bereitet dem Patienten z. T. große Schmerzen, erfordert aber keine Gabe von Analgetika, sondern stuhlregulierende und abführende Maßnahmen.

Grundsätze der Schmerztherapie in der Onkologie

Sind die Schmerzen jedoch tumorbedingt und gezielten Maßnahmen nicht zugänglich, steht die symptomatische Analgetikagabe therapeutisch im Vordergrund. Für ihre Durchführung gibt es mittlerweile etablierte Richtlinien, vor allem das WHO-Stufenschema zur Schmerztherapie (➢ 2.4.2, ➢ 2.4.7).

Grundsätzlich sollten bei chronischen Tumorschmerzen länger wirksame Analgetika nach einem festen Plan gegeben werden, damit Schmerzen möglichst gar nicht auftreten (➢ 2.4.2). Die Wahl der Analgetika hängt dabei auch von der Art der Schmerzentstehung ab (➢ Tab. 12.13). Häufig werden Opioid-Analgetika eingesetzt, deren Nebenwirkungen entsprechender pflegerischer Beachtung und Maßnahmen bedürfen (➢ 2.4.4). Zusätzlich wird eine schnell wirksame Bedarfsmedikation für Schmerzdurchbrüche oder vor besonderen Belastungen festgelegt.

Tab. 12.13 Auswahl erfahrungsgemäß geeigneter Analgetika und Co-Analgetika je nach Ursache der Tumorschmerzen.

Schmerzursache/Tumorlokalisation	Wahrscheinlich geeignetes Arzneimittel
Knochenmetastasen, Tumorzerfall, Geschwürbildung	Prostaglandinsynthesehemmer
Infiltration von Nerven	Antiepileptika (z. B. Carbamazepin), Psychopharmaka (v. a. Neuroleptika, trizyklische Antidepressiva). Bei Nervenkompression auch Glukokortikoide
Tumorbefall viszeraler Organe	Spasmolytika, Metamizol

Über die Applikationsform wird zusammen mit dem Patienten entschieden. Im Interesse einer größtmöglichen Selbstbestimmung sollte sich der Patient das Analgetikum möglichst selbst verabreichen können, die Verabreichung sollte so wenig unangenehm wie möglich sein. Generell zu bevorzugen ist daher die orale Einnahme der Analgetika, auch Suppositorien oder bei stabilen Schmerzzuständen transdermale Systeme (➢ 2.4.2) werden meist gut toleriert. Im Einzelfall jedoch können andere Lösungen besser sein, etwa epidurale Portsysteme (➢ 1.5.6, ➢ 2.4.8).

12.6 Notfälle in der Onkologie

Notfälle in der Onkologie sind oft mit äußerst problematischen ethischen Entscheidungen verknüpft. Während bei Patienten mit kurativem Therapieziel ein Notfall in aller Regel maximal behandelt wird, fällt die Entscheidung, was therapeutisch sinnvoll ist, bei palliativ behandelten Patienten oft sehr schwer (➢ Kap. 13). Ein „Patentrezept“ gibt es nicht. Stets fließen individuelle Gesichtspunkte mit ein, z. B. der Patientenwille und die zu erwartende weitere Lebenserwartung und -qualität des Patienten. Auch solche Aspekte sollten Gegenstand von Gesprächen zwischen Arzt und Patient sein (➢ 1.5.1).

Hyperkalzämiesyndrom ➢ 9.13.4
Verbrauchskoagulopathie ➢ 11.10.5
Akute Krisensituationen in der Palliative Care ➢ 13.3

Pathologische Frakturen

Bei **pathologischen Frakturen** bricht der Knochen im Bereich von Knochenmetastasen spontan oder nach einer Bagatellverletzung. Aufgrund der Metastasenlokalisation sind besonders häufig Wirbelsäule (Gefahr eines **Querschnittssyndroms**) und Becken betroffen, seltener die Extremitäten (und hier vor allem die gewichttragenden Bereiche wie etwa der proximale Femur ➢ Abb. 12.14).

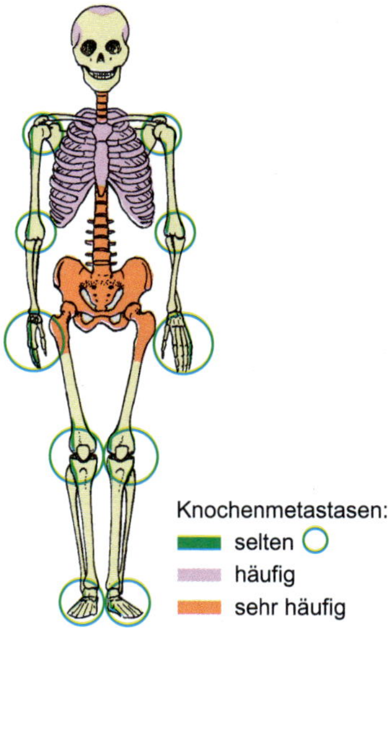

Abb. 12.14 Lokalisation von Knochenmetastasen. Knochenmetastasen treten besonders häufig in Becken- und Wirbelsäule auf. Pathologische Frakturen in diesen Bereichen können durch Immobilisierung und/oder Querschnittsyndrom die Lebensqualität des Patienten entscheidend mindern. [L157]

Leitsymptom ist ein meist plötzlich auftretender Knochenschmerz oder eine Verstärkung bereits vorhandener Schmerzen. Hinzu kommen Funktionseinbußen je nach Lokalisation der Fraktur, z. B. Belastungsunfähigkeit. Alarmzeichen eines Querschnittsyndroms sind Gefühlsstörungen, Lähmungen sowie Blasen- oder Mastdarmstörungen.

Die Behandlung besteht in einer operativen Stabilisierung der Fraktur und/oder einer palliativen Strahlenbehandlung.

Medikamentös können bei Osteolysen (Knochenauflösung) durch Knochenmetastasen oder bei multiplem Myelom prophylaktisch wie therapeutisch Bisphosphonate (➤ 10.5.3) gegeben werden.

Erhöhter Hirndruck

Ein **erhöhter Hirndruck** *(intrakranielle Drucksteigerung)* ist in der Inneren Medizin meist Folge von Hirnmetastasen.

Leitsymptom langsamer intrakranieller Drucksteigerungen ist zunehmender Kopfschmerz, oft begleitet von Übelkeit, (Nüchtern-) Erbrechen und Wesensveränderung. Bei einer raschen Drucksteigerung stehen Bewusstseinsstörungen, Erbrechen, Bradykardie **(Druckpuls),** ggf. Atemstörungen und Hirnnervenstörungen im Vordergrund. Zusätzlich können neurologische Symptome (Lähmungen, epileptische Anfälle) durch die Metastase selbst bestehen.

Die symptomatische Notfallbehandlung besteht in der Gabe von Glukokortikoiden sowie ggf. Mannit-Infusionen (zur osmotischen Ausschwemmung des begleitenden Hirnödems) und Schleifendiuretika. Meist wird eine Strahlenbehandlung durchgeführt, evtl. auch eine Chemotherapie. Eine operative Entfernung multipler Hirnmetastasen kommt nur selten in Betracht.

Obere Einflussstauung

Der Blutfluss durch die V. cava superior kann durch Tumorkompression von außen, Einbruch des Tumors in das Gefäß oder Thrombose so gering werden, dass sich eine **obere Einflussstauung** *(Vena-cava-superior-Syndrom)* entwickelt.

Leitsymptome sind Atemnot, gestaute Halsvenen, Ödeme und rot-blaue Hautverfärbung von Gesicht und Oberkörper. Später treten Bewusstseinsstörungen auf.

Die Notfallbehandlung besteht bei einer tumorbedingten Einengung in einer möglichst raschen Strahlen- und/oder Chemotherapie. Glukokortikoide bessern das Begleitödem. Bei einer Thrombose hängt die Behandlung vom Ausmaß des Tumors ab, auf große Operationen wird aber in aller Regel verzichtet. Symptomatisch sind Oberkörperhochpositionierung, Sauerstoffgabe und ggf. Beatmung erforderlich. Weiterhin sollte unter Abwägung des individuellen Blutungsrisikos eine Vollantikoagulation mit z. B. einem niedermolekularen Heparin zur Vermeidung einer zusätzlichen Thrombose aufgrund des reduzierten Blutflusses erfolgen.

Literatur und Kontaktadressen

LITERATURNACHWEIS

1. www.gekid.de (letzter Zugriff: 11.11.2025).

1.a Robert Koch-Institut Gesellschaft der epidemiologischen Krebsregister in Deutschland e. V. (GEKID) und dem Zentrum für Krebsregisterdaten (ZfKD) (Hrsg.): Krebs in Deutschland 2019/2020. 14. A., Berlin 2023. www.krebsdaten.de/Krebs/DE/Content/Publikationen/Krebs_in_Deutschland/krebs_in_deutschland_inhalt.html (letzter Zugriff: 11.11.2025).

1.b Bericht zum Krebsgeschehen in Deutschland 2016. Zentrum für Krebsregisterdaten im Robert Koch-Institut (Hrsg). Berlin, 2016, www.krebsdaten.de/Krebs/DE/Content/Publikationen/Krebsgeschehen/Krebsgeschehen_node.html (letzter Zugriff: 08.06.2025).

2. Boyle, P.; Autier, P.; Bartelin, H. et al.: European Code Against Cancer and scientific justification: third version (2003). In: Annals of Oncology 7/2003, S. 973–1.005.

3. Europäischer Kodex zur Krebsbekämpfung, 4. Fassung (deutsch). www.cancer.eu/wp-content/uploads/2018/01/ecac_DE.pdf (letzter Zugriff: 11.11.2025).

4. Mertens, E.: Geschmacksveränderungen nach Chemotherapie. In: Pflegezeitschrift 2/2010, S. 111.

5. Kübler-Ross, E.: Interviews mit Sterbenden. 4. A., Kreuz Verlag, Freiburg i. Br. 2009.

6. Deutsche Krebshilfe (Hrsg., gemeinsam erstellt mit der Deutschen Fatigue Gesellschaft): Fatigue. Chronische Müdigkeit bei Krebs. Ein Ratgeber für Betroffene, Angehörige und Interessierte. Bonn 12/2017. www.krebshilfe.de/infomaterial/Blaue_Ratgeber/Fatigue-Chronische-Muedigkeit-bei-Krebs_BlaueRatgeber_DeutscheKrebshilfe.pdf (letzter Zugriff: 11.11.2025).

7. Berufsgenossenschaft für Gesundheitsdienst und Wohlfahrtspflege (Hrsg.): Zytostatika im Gesundheitsdienst. Informationen zur sicheren Handhabung von Zytostatika. Hamburg Stand 07/2025, www.bgw-online.de/resource/blob/18266/053a77b52e3278137b7b7cc5ae1a8728/bgw09-19-042-zytostatika-im-gesundheitsdienst-data.pdf (letzter Zugriff: 11.11.2025).

8. de Wit, M.; Ortner, P.; Lipp, H. P. et al.: Management of cytotoxic extravasation – ASORS expert opinion for diagnosis, prevention and treatment. In: Onkologie 2013, 127–135.

9. Roila, F.; Herrstedt, J.; Aapro, M. et al.: Guideline Update für MASCC and ESMO in the prevention of chemotherapy- and radiotherapy-induced nausea and vomiting: results of the Perugia consensus conference. Annals of Oncology 2010 (Supplement 5), v232–v243.

10. Landenberger, M.: Nebenwirkungen der Chemotherapie haben sich geändert. In: Die Schwester Der Pfleger 8/2011, S. 815–819.

11. Münzberger, S.: Prophylaxe der Chemotherapie-induzierten oralen Mukositis: Was wirklich hilft. In: Pflegezeitschrift 11/2009, S. 671–673.

12. Engelhardt, M.; Mertelsmann, R.; Duyster, J. (Hrsg.): Das Blaue Buch. Chemotherapie-Manual Hämatologie und Onkologie. 8. A. Springer, Berlin 2023. https://link.springer.com/book/10.1007/978-3-662-67749-0 (letzter Zugriff: 11.11.2025).

13. Krebsinformationsdienst: www.krebsinformationsdienst.de/service/iblatt/iblatt-zielgerichtete-krebstherapien.pdf (letzter Zugriff: 11.11.2025).

14. Krebsinformationsdienst: Haarausfall durch Krebsbehandlung. www.krebsinformationsdienst.de/service/iblatt/iblatt-haarausfall.pdf (letzter Zugriff: 08.06.2025).

15.a Leitlinienprogramm Onkologie (Deutsche Krebsgesellschaft, Deutsche Krebshilfe, AWMF): Supportive Therapie bei onkologischen PatientInnen, Langversion 2.0, 2025, AWMF Registernummer: 032-054OL, www.leitlinienprogramm-onkologie.de/fileadmin/user_upload/Downloads/Leitlinien/Supportivtherapie/Version_2/LL_Supportive_Therapie_Langversion_2.0.pdf (letzter Zugriff: 11.11.2025).

15.b Leitlinienprogramm Onkologie (Deutsche Krebsgesellschaft, Deutsche Krebshilfe, AWMF): Patientenleitlinien Supportive Therapie bei onkologischen PatientInnen, 2018, www.leitlinienprogramm-onkologie.de/patientenleitlinien/supportive-therapie (letzter Zugriff: 11.11.2025).

15.c Leitlinienprogramm Onkologie (Deutsche Krebsgesellschaft, Deutsche Krebshilfe, AWMF): S3-Leitlinie Komplementärmedizin in der Behandlung von onkologischen PatientInnen, Langversion 2.0, 2024, AWMF-Registernummer: 032-055OL, www.leitlinienprogramm-onkologie.de/leitlinien/komplementaermedizin (letzter Zugriff: 11.11.2025).

15.d Leitlinienprogramm Onkologie (Deutsche Krebsgesellschaft, Deutsche Krebshilfe, AWMF): Komplementärmedizin. Eine Leitlinie für Patienten mit einer Krebserkrankung, 2021, www.leitlinienprogramm-onkologie.de/patientenleitlinien/komplementaermedizin (letzter Zugriff: 11.11.2025).

16. Koch, H.; Perret, M.: „Frühzeitige Palliativversorgung für mehr Lebensqualität". In: Heilberufe/Das Pflegemagazin, Pflege Kolleg: Krebsmedizin heute, 68/2016, H. 2, S. 34–37.

17. Majorczyk, S. (Hrsg.): Das Handbuch gegen Krebs. ZS Verlag Zabert Sandmann, München, 2014.

18. Bundesamt für Strahlenschutz: www.bfs.de/SharedDocs/Videos/BfS/DE/ion-radon.html (letzter Zugriff: 11.11.2025).

19. Wittekind, Ch. (Hrsg.): TNM – Klassifikation maligner Tumoren, Korrigierter Nachdruck der 8. Auflage, Wiley-VCH Verlag, Weinheim, 2020.

20. National Cancer Institute (NIH): Common Toxicity Criteria for Adverse Events (CTCAE) Version 5.0. https://ctep.cancer.gov/protocoldevelopment/electronic_applications/docs/CTCAE_v5_Quick_Reference_5x7.pdf (letzter Zugriff: 08.06.2025).

21. Fischer, I., Weis, J., Rüffer, J. U., Heim, M., Bojko, P., Ostgathe, C.: Tumorassoziierte Fatigue in der Palliativsituation Palliativmedizin 02/2017, S. 97–110.

22. Bundesinstitut für öffentliche Gesundheit: HPV – Sich vor Gebärmutterhalskrebs und anderen Krebsarten schützen. Feigwarzen – Erkennen. Behandeln. Sich schützen. 2025. https://shop.bioeg.de/hpv-sich-vor-gebaermutterhalskrebs-und-anderen-krebsarten-schuetzen-70383000/ (letzter Zugriff: 11.11.2025).

KONTAKTADRESSEN

DKMS LIFE, Zentrale Tübingen: Kressbach 1, 72072 Tübingen Tel.: 070 71/943-0, www.dkms-life.de

Stiftung Deutsche Krebshilfe, Buschstraße 32, 53113 Bonn, Tel.: 02 28/72 99 00, www.krebshilfe.de

Krebsinformationsdienst, Deutsches Krebsforschungszentrum, Im Neuenheimer Feld 280, 69120 Heidelberg, Tel. Büro: 0 62 21/42 28 90, Tel. Informationsdienst für krebsbezogene Anfragen: 08 00/4 30 40 50, www.krebsinformationsdienst.de

Deutsche Krebsgesellschaft e. V., Kuno-Fischer-Straße 8, 14057 Berlin, Tel.: 0 30/3 22 93 29 0, www.krebsgesellschaft.de

Deutsche Fatigue Gesellschaft e. V. (DFaG), Maria-Hilf-Straße 15, 50677 Köln, Tel.: 02 21/9 31 15 96, https://deutsche-fatigue-gesellschaft.de

Berufsgenossenschaft für Gesundheitsdienst und Wohlfahrtspflege (BGW), Pappelallee 33/35/37, 22089 Hamburg, Tel.: 0 40/20 20 70, www.bgw-online.de

Leitlinienprogramm Onkologie, www.leitlinienprogramm-onkologie.de

Bundesamt für Strahlenschutz (BfS), Willy-Brandt-Straße 5, 38226 Salzgitter, Tel.: 0 30 18/33 30, www.bfs.de

Konferenz onkologischer Kranken- und Kinderkrankenpflege (KOK), Wellingsbüttler Weg 69, 22391 Hamburg, Tel.: 01 73/5 49 10 35, www.kok-krebsgesellschaft.de

Bundesarbeitsgruppe der Leitungen der Weiterbildungsstätten für die Pflege des krebskranken, chronischkranken Menschen (BAGL), www.kok-krebsgesellschaft.de/arbeitsgruppen/bagl

Deutsche Gesellschaft für Hämatologie und Medizinische Onkologie e. V. (DGHO) mit Onkopedia, Bauhofstraße 12, 10117 Berlin, Tel.: 0 30/27 87 60 89-0, www.dgho.de, www.onkopedia.com/de

KAPITEL

13 Pflege von unheilbar kranken Menschen (Palliative Care)

Pflegesituation „Noch einmal laut jubeln" 519

13.1 Palliative Care – was ist das? 520
13.1.1 Ziele der Palliative Care 520
13.1.2 Kennzeichen der Palliative Care 521
13.1.3 Strukturen palliativer Versorgung 525

13.2 Symptomkontrolle in der Palliative Care 526
13.2.1 Pflegeprozess in der Palliative Care 526
13.2.2 Palliative Schmerztherapie 526
13.2.3 Gastrointestinale Symptome 528
13.2.4 Tumorassoziierte Fatigue 530
13.2.5 Delir 531

13.3 Akute Krisensituationen 532
13.3.1 Vorausschauende Krisenplanung 532
13.3.2 Atemnot 533
13.3.3 Akute Blutungen 533
13.3.4 Epileptischer Anfall 533
13.3.5 Angst/Panik 534

13.4 Pflege in der Terminalphase 535
13.4.1 Veränderungen am Ende des Lebens 535
13.4.2 Pflege in der Terminalphase 535
13.4.3 Angehörige mitnehmen 536
13.4.4 Sterbebegleitung versus Sterbehilfe 537

Literatur und Kontaktadressen 538

Pflegesituation

Hintergrund zur Pflegesituation

Pflegerisches Setting: ambulante Pflege
Patient: Herr Ferdinand Moosbauer, 49 Jahre
Diagnose: rezidivierendes Kolonkarzinom mit Metastasen in Leber und Lunge

Noch einmal laut jubeln

Ferdinand Moosbauer, von allen nur „Ferdi" genannt, erhielt vor einigen Jahren die Diagnose Darmkrebs. Für ihn und seine Familie war dies ein schwerer Schock. Durch Operation und Chemotherapie konnte er den Krebs besiegen. Doch nun kam es zu einem Rezidiv mit Metastasen in Leber und Lunge. Die Erkrankung befindet sich im Endstadium und ist nicht mehr heilbar. Herr Moosbauer wurde von seiner Onkologin darüber informiert und umfassend über die Möglichkeiten der Palliativmedizin aufgeklärt, sodass er seine Situation heute akzeptieren kann.

Seit Kurzem erhält Herr Moosbauer eine palliative Versorgung zu Hause, begleitet von einem multiprofessionellen Team. Er möchte die verbleibende Zeit so würdevoll und selbstbestimmt wie möglich erleben – in seinem vertrauten Umfeld, umgeben von seiner Familie. Herr Moosbauer war immer ein aktiver Mann und führte bis zum Auftreten des Rezidivs gemeinsam mit seinem Bruder einen Biohof, der zahlreiche Geschäfte mit frischem Obst, Gemüse und Milchprodukten beliefert. Zusätzlich betreibt die Familie einen kleinen, liebevoll eingerichteten Hofladen, um den sich vor allem seine Frau mit großer Hingabe kümmert. Herr Moosbauer ist auch ein großer Fußballfan. Mit seiner Frau und seinen drei Kindern, 21, 16 und 12 Jahre alt, verbrachte er gern gemeinsame Zeit im Stadion seines Lieblingsvereins.

Doch jetzt ist alles anders. Die Krankheit hat den Familienvater stark geschwächt. Kraftlosigkeit, Schmerzen im Bauch, Luftnot und Appetitlosigkeit begleiten ihn täglich. Auch Verstopfung durch Opioide und die emotionale Belastung machen ihm zu schaffen. *„Es tut weh"*, flüstert er an diesem Morgen, als seine Frau ihm ein Glas Wasser reicht. Ihre Nähe gibt ihm Trost und Halt. Für einen Moment wirkt der Schmerz etwas leichter, denn er weiß, dass er nicht allein ist. Und da ist noch etwas, das ihm Kraft gibt: Bald wird er 50, und sein größter Wunsch ist es, diesen Tag gemeinsam mit all seinen Liebsten zu feiern. Außerdem träumt er davon, ein letztes Mal ins Stadion zu gehen und seinen Herzensverein noch einmal live spielen zu sehen. Es ist ein Ziel, das er fest im Blick hat. Der ambulante Palliativdienst bemüht sich bereits in Kooperation mit einem Hospizverein und dem Stadionteam, ihm diesen Wunsch zu erfüllen.

René Schürch, Pflegefachmann beim ambulanten Palliativdienst, tritt leise in das Schlafzimmer des Ehepaars Moosbauer. Mit ruhiger Stimme sagt er: *„Guten Morgen, Herr Moosbauer! Wie geht es Ihnen heute?"* Herr Moosbauer blickt ihn müde an und seufzt. *„Ich habe kaum geschlafen. Die Schmerzen sind stärker geworden. Ich hoffe, es wird wieder besser."* René nickt verständnisvoll und setzt sich einen Moment hin, um mit Herrn Moosbauer zu sprechen. Kurz darauf trifft die Palliativärztin ein. Gemeinsam besprechen sie die Anpassung der Schmerzmedikation. Eine Morphinpumpe wird eingerichtet, die Bedarfsmedikation angepasst und Maßnahmen zur Atemunterstützung besprochen.

Auch die Familie wird eng in die Situation einbezogen. Sein ältester Sohn hat fest versprochen, den Biohof mit seinem Onkel weiterzuführen. Diese Zusage verschafft Herrn Moosbauer große Erleichterung. Die Kinder haben viele Fragen, die oft von Ängsten begleitet sind. Ein Seelsorger spricht regelmäßig mit ihnen über die Themen Abschied und Trauer. René bietet Frau Moosbauer die Unterstützung durch den psychologischen Dienst an und erinnert an den morgigen Termin mit dem Sozialarbeiter, der die Familie hinsichtlich Anpassungen der Patientenverfügung beraten wird. Anschließend verabschiedet sich René freundlich und verlässt das Zimmer, um den Weg zu seinem nächsten Patienten anzutreten.

Lernaufgaben:

1. Kommunikative Kompetenzen sind in der Palliativversorgung von zentraler Bedeutung. Erklären Sie, warum diese Fähigkeiten besonders im Umgang mit Herrn Moosbauer und seiner Familie unerlässlich sind.
2. Ein Palliativteam arbeitet multiprofessionell, interdisziplinär und interprofessionell. Definieren Sie diese Begriffe und erläutern Sie deren Bedeutung in der Palliativversorgung am Beispiel von Herrn Moosbauer. Nennen Sie jeweils Beispiele für beteiligte Berufsgruppen.
3. Symptomkontrolle ist eine zentrale Aufgabe im Palliative-Care-Bereich. Beschreiben Sie geeignete Maßnahmen, die das Palliative-Care-Team zur Linderung der Obstipation bei Herrn Moosbauer ergreifen sollte.
4. Erläutern Sie, warum die Inhalte einer Patientenverfügung präzise und sorgfältig formuliert werden müssen. Beziehen Sie sich dabei auf Herrn Moosbauers Situation und die bevorstehende Beratung durch den Sozialarbeiter.
5. Schildern Sie zentrale pflegerische Maßnahmen, die in der nahenden Terminalphase bei Herrn Moosbauer relevant werden könnten. Erläutern Sie außerdem, wie seine Angehörigen in die Pflege einbezogen werden können und welche Informationen für sie in dieser Phase besonders wichtig sind.

DEFINITION

Palliative Care: Umfasst alle Gesundheitsarbeiten rund um unheilbar erkrankte und sterbende Menschen.

13.1 Palliative Care – was ist das?

Die begriffliche Abgrenzung zwischen **Palliativmedizin, Palliativversorgung und Palliative Care** ist nicht trennscharf, weshalb in diesem Kapitel alle drei Begriffe bedeutungsgleich Verwendung finden. Die Weltgesundheitsorganisation (WHO) definiert Palliative Care als Ansatz, „der die Lebensqualität von Patienten und deren Familien verbessert, die mit den Problemen im Zusammenhang einer lebensbedrohenden Erkrankung konfrontiert sind, dies mittels Prävention und Linderung von Leiden durch frühzeitiges Erkennen und umfassende Erfassung sowie durch die Behandlung von Schmerz und anderen Problemen auf körperlichen, psychosozialen und spirituellen Ebenen" [1].

13.1.1 Ziele der Palliative Care

Menschen mit infausten (ungünstigen) Diagnosen haben in der Regel eine monate- oder jahrelange Krankheitsbiografie im kurativen Versorgungssetting hinter sich. Bislang stand die Heilung einer Krankheit im Vordergrund. Wenn die behandelnden Fachärzte solchen Patienten offenbaren, dass eine Heilung nicht mehr möglich ist, sind diese meistens schon von ihrer Krankheit gezeichnet und leiden unter krankheitsbedingten Symptomen. Auch belastende Chemo- oder Strahlentherapien verursachen Symptome oder verstärken diese (therapieassoziierte Symptome).

Bei schleichendem oder abruptem Übergang in eine palliative Versorgung ändern sich die Ziele einer Behandlung. **Die Palliativmedizin:**

- Akzeptiert, dass eine Krankheit nicht mehr ursächlich (kausal) geheilt werden kann (➤ Abb. 13.1)
- Schätzt physische, psychische und spirituelle Symptome ein und behandelt diese, um die Lebensqualität der Betroffenen zu optimieren
- Koordiniert die multiprofessionelle Kommunikation und ineinandergreifende Versorgung, insbesondere an den Schnittstellen zwischen ambulantem und stationärem Sektor
- Unterstützt An- und Zugehörige in der Zeit des Abschiednehmens und bietet Angebote zur Trauerarbeit.

Das Palliative-Care-Team (PC-Team) berücksichtigt die folgenden Dimensionen beim Assessment und bei der Planung von Unterstützungsmaßnahmen:

1. Die physische Dimension
2. Die psychische Dimension (bezieht sich auf das kognitive und emotionale Erleben eines Menschen)
3. Die soziale Dimension (bezieht sich auf das soziale Netzwerk eines Patienten, das ggf. gestärkt werden muss, um Sicherheit zu vermitteln)
4. Die spirituelle Dimension (bezieht sich auf die Kompetenz eines Menschen, Sinn, Bedeutung und Transzendenz zu suchen, zu

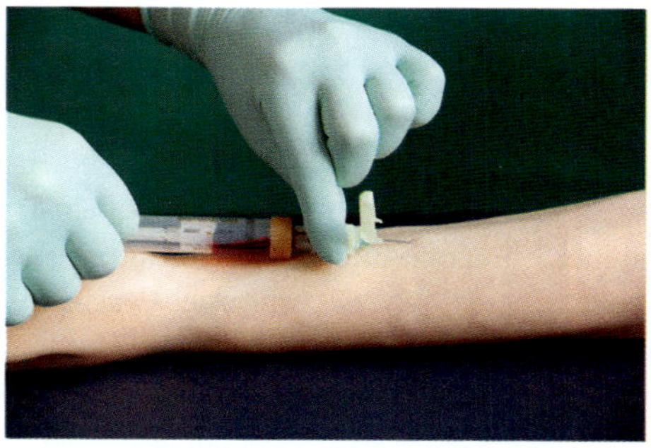

Abb. 13.1 Diagnostik wird nur durchgeführt, wenn sie therapeutische Konsequenzen für den Patienten hat. [K330]

erfahren oder ausdrücken; Spiritualität berührt existenzielle, philosophische und religiöse Fragen)

Palliativmedizin spielt in der klinischen Auseinandersetzung und weiteren Entscheidungsfindung in komplexen Situationen eine zentrale Rolle. Für das PC-Team ist ein objektiv erkennbarer Bedarf handlungsleitend, um einen messbaren Mangel- oder Belastungszustand zu kompensieren (z. B. Patient hat hohes Fieber). Handlungsleitend sind aber umso mehr individuelle Bedürfnisse und subjektive Einstellungen eines informierten Patienten (z. B. Bedürfnis nach Ruhe oder das Pausieren der oralen Medikamenteneinnahme). Der Wille eines Patienten und die Verbesserung seiner Lebensqualität stehen stets im Zentrum aller Bemühungen.

Lebensqualität

Zentrales Ziel einer Palliativversorgung ist es, die bestmögliche Lebensqualität zu erlangen und zu bewahren: **Lebensqualität statt Lebensquantität.** Es liegt auf der Hand, dass jeder Patient selbst definiert, was für ihn Lebensqualität bedeutet. Für den einen ist ein Aspekt von Lebensqualität, morgens auszuschlafen, für die andere die erste Zigarette nach dem Kaffee oder Yoga-Übungen bei Sonnenaufgang. Lebensqualität hat nicht nur mit physischen Funktionen zu tun.

Gesundheitsbezogene Lebensqualität bezieht sich darauf, wie zufrieden ein Mensch im Hinblick auf seine individuelle **physische, psychische, soziale und spirituelle Dimension** ist. Diese Dimensionen werden durch krankheits- und therapiebedingte Einschränkungen berührt und schränken die Alltagskompetenz ein. Hierdurch erlebt der Betroffene einen Verlust von Lebensqualität, indem eine Diskrepanz zwischen seinen Erwartungen und den tatsächlichen Möglichkeiten klafft, insbesondere wenn belastende Symptome ein „normales" Leben bzw. Lebensqualität einschränken.

Aus kurativer Perspektive, aber v. a. in der Onkologie, ist der Gewinn von Überlebenszeit – neben dem Erhalt oder der Wiederherstellung von Lebensqualität – ein übergeordnetes Ziel. Auch aus palliativmedizinischer Perspektive sind die Parameter „progressionsfreies Überleben" oder die „Zeit bis zum erneuten Voranschreiten einer Erkrankung" interessant: Annahme ist, dass das Aufhalten eines Krankheitsfortschritts mit einer Stabilisierung der Symptomlast und umgekehrt ein Voranschreiten der Grunderkrankung mit einer Zunahme von Symptomen einhergeht [2].

Mediziner und Pflegende können Lebensqualität mithilfe standardisierter und psychometrisch geprüfter Fragebögen erheben. Dabei sollten solche Messinstrumente neben der individuellen, qualitativen Einschätzung nur unterstützend verwendet werden. Sie sind v. a. Werkzeuge, um das sogenannte Outcome (Versorgungsergebnis) zu messen. In Zeiten des Kostendrucks im Gesundheitssystem spielt die Erfolgsmessung von Maßnahmen eine zunehmend große Rolle. Exemplarisch seien an dieser Stelle die Palliative Outcome Scale (POS) und die erweiterte Integrated Palliative Care Outcome Scale (IPOS) genannt. POS ist mit zwölf Fragen aus fünf Bereichen (Symptome, psychische, emotionale, spirituelle Bedürfnisse, Informationen) ein vergleichsweise kurzes und leicht zu bedienendes Messwerkzeug. Einen Ausschnitt aus dem IPOS-Fragebogen für Patienten zeigt ➤ Abb. 13.2 [3].

13.1.2 Kennzeichen der Palliative Care

Im Idealfall erfolgt eine erste **palliative Anbindung** schon bevor ein Patient auf eine Palliativstation verlegt wird. Auch im kurativen Behandlungskontext werden Symptome von den sogenannten Leis-

In den letzten 3 Tagen:

	Gar nicht	*Selten*	*Manchmal*	*Meistens*	*Immer*
F3. Waren Sie wegen Ihrer Erkrankung oder Behandlung besorgt oder beunruhigt?	0☐	1☐	2☐	3☐	4☐
F4. Waren Ihre Familie oder Freunde Ihretwegen besorgt oder beunruhigt?	0☐	1☐	2☐	3☐	4☐
F5. Waren Sie traurig bedrückt?	0☐	1☐	2☐	3☐	4☐

	Immer	*Meistens*	*Manchmal*	*Selten*	*Gar nicht*
F6. Waren Sie im Frieden mit sich selbst?	0☐	1☐	2☐	3☐	4☐
F7. Konnten Sie Ihre Gefühle mit Ihrer Familie oder Ihren Freunden teilen, so viel wie Sie wollten?	0☐	1☐	2☐	3☐	4☐
F8. Haben Sie so viele Informationen erhalten, wie Sie wollten?	0☐	1☐	2☐	3☐	4☐

Abb. 13.2 Ausschnitt aus dem IPOS-Fragebogen für Patienten (aus IPOS Pat3d 04/05/2020, www.pos-pal.org). [W1038]

tungserbringern der Primärversorgung beobachtet und therapiert. Das sind niedergelassene Haus- und Fachärzte sowie ambulante Pflege- und Hospizdienste.

Beginn einer palliativen Versorgung

Laut S3-Leitlinie Palliativmedizin für Patienten mit einer nicht heilbaren Krebserkrankung soll einem Patienten ab dem Zeitpunkt der Diagnose einer nicht heilbaren Krebserkrankung eine Palliativversorgung angeboten werden, auch parallel zur laufenden Tumor-Therapie [4]. In der Praxis gestaltet sich der **Übergang in die Palliativversorgung** fließend bzw. hängt von folgenden Indikatoren ab:

- Der Patient leidet unter einer unheilbaren, fortschreitenden Krankheit
- Der Patient leidet unter schwer beherrschbaren Symptomen
- Der Patient ist über seine Prognose aufgeklärt, kennt die Prinzipien der Palliativmedizin und wünscht keine lebenserhaltenden Maßnahmen mehr.

Studien weisen darauf hin, dass professionelle Palliativmedizin nicht nur Symptome besser lindern, sondern eine frühzeitige Anbindung durchaus lebensverlängernd sein kann, auch wenn sich ein Patient noch in einer kurativen Therapie befindet.

Frühe Anbindung sinnvoll

Eine randomisierte Studie verglich Patienten mit neu diagnostiziertem Lungenkarzinom. Eine Gruppe erhielt die Standardtherapie, die zweite Gruppe hatte zusätzlich monatliche Kontakte mit Palliativmedizinern. Die Patienten in der Interventionsgruppe zeigten mehr Lebensqualität und litten weniger unter Depressionen. Darüber hinaus brauchten sie weitaus weniger aggressive Therapien und lebten trotzdem zweieinhalb Monate länger als Patienten in der Vergleichsgruppe. [5]

Der Gesetzgeber hofft indes, dass eine flächendeckende Palliativversorgung Kosten im Gesundheitssystem spart, indem sie wiederkehrende, teure Krankenhauseinweisungen wegen Symptomlast minimiert (**Drehtüreffekt** [6]). Ab einem gewissen Zeitpunkt belasten lebensverlängernde Maßnahmen Patienten und bringen keinen Zusatznutzen (➤ Tab. 13.1).

Tab. 13.1 Palliativer Krankheitsverlauf und korrespondierende Therapieziele (gekürzt und angepasst n. Bausewein) [7].

	Lebensdauer	Therapie
Palliativ-Therapie-Phase	Schwer prognostizierbar	Kurative und palliative Therapie parallel/komplementär
Palliative-(Care-)Phase	Monate bis Wochen	Symptomorientierte Therapie, ggf. auch der Grunderkrankung
Terminalphase	Tage bis Stunden	Symptomkontrolle
Sterbephase	Stunden bis Minuten	Max. Symptomkontrolle bis hin zur palliativen Sedierung

Zustimmung und Patientenwille

Nicht nur im palliativen Kontext sollte stets die Frage **„Was will der Patient?“** handlungsleitend sein. Auch in der palliativen Situation ist es wichtig, dass der Patient und seine Familie „mitkommen“. Je gleichberechtigter und aktiver die Patientenrolle in der Entscheidungsfindung und im weiteren Therapieprozess ist, desto höher wird die Bereitschaft des Erkrankten sein, mitzuarbeiten. Gesundheitswissenschaftler sprechen in diesem Zusammenhang von **Adhärenz,** was bedeutet, dass sich ein Patient nicht nur an Therapien hält („Behandlungstreue“ oder „Compliance“), sondern bereits an der Definition von Therapiezielen aktiv mitarbeitet [8].

Doch eine Willensbildung ist nicht selbstverständlich und häufig mit ausgeprägter Überforderung für Betroffene verbunden. Die Folge ist, dass viele Krebspatienten übertherapiert werden [9] bzw. noch in ihrem letzten Lebensmonat eine zu aggressive Therapie erhalten [10]. High-End-Medizin am Lebensende erzeugt u. U. mehr Leid und kann das Leben verkürzen.

Patiententenentscheidung hängt von der Qualität der Aufklärung ab

Murphy et al. konnten bereits 1994 zeigen, welche Auswirkungen ärztliche Informationen auf die Patiententenentscheidung haben können. Die Forscher fragten 300 ältere, herzkranke Patienten, ob sie eine Reanimation wünschten, sofern es zum Herzstillstand käme. 41 % der Befragten befürworteten lebensverlängernde Maßnahmen. Nachdem diese über ihre statistische Überlebenswahrscheinlichkeit, potenzielle Komplikationen (Behinderung) und tatsächliche Lebenserwartung informiert wurden, sank die Zahl der Reanimationsbefürworter auf 5 % [11].

Wenn Heilung nicht mehr möglich ist, müssen kurativ tätige Ärzte offen, ehrlich und v. a. frühzeitig über die Erfolgsaussichten einer Behandlung, aber auch über deren Belastungen sprechen. Eine Behandlung, die ausschließlich auf Lebensverlängerung abzielt, greift zu kurz, zumal wenn ein vermeintlich wirksames Medikament die Überlebenszeit statistisch betrachtet gerade mal um drei Wochen erhöhen kann. Ärzte müssen daher Patienten zwingend am Prozess der Entscheidungsfindung beteiligen **(Shared decision making),** gerade wenn es um Therapien mit mehreren Behandlungsalternativen und unsicherem Nutzen geht oder bei chronisch Schwerstkranken.

Klinisches Ethik-Komitee

Frau Wimmer (92 Jahre) wird immer wieder wegen dekompensierter Herzinsuffizienz stationär aufgenommen. Die hochgradig demente Dame wird seit drei Jahren in einem Pflegeheim versorgt. Mittlerweile ist sie bettlägerig und benötigt umfangreiche Unterstützung. Da sie Getränke und Nahrung häufig verweigert, ist sie exsikkiert und kachektisch. Ihr Hausarzt veranlasst daher eine PEG-Ernährungssonde. Frau Wimmers Sohn hat als gesetzlicher Betreuer seine Zustimmung zur Anlage gegeben. Die Tochter der Patientin äußert sich indes skeptisch, man solle die Mutter doch „in Frieden sterben lassen“. Die Pflegenden der Station haben ebenfalls Zweifel, ob die PEG-Anlage richtig ist („… nicht nur unwirksam, sondern ggf. auch schädlich?“), während die Stationsärztin ein Problem darin sieht, die Patientin ohne PEG-Sonde „verhungern und verdursten“ zu lassen.

Eine High-Tech-Medizin wirft ethische Fragen auf – wie hier im Fall von *Frau Wimmer* skizziert. Ist ein sogenannter hirntoter Patient wirklich tot? War es (mutmaßlicher) Wille des Patienten, erneut intubiert zu werden? Solchen und ähnlichen Fragen, die sich im klinischen Alltag ergeben, geht das Klinische Ethik-Komitee nach. In einer ethischen Fallbesprechung (oder einem Ethischen Konsil) analysieren und bewerten Vertreter aus Medizin, Pflege, Philosophie und Theologie einen komplexen Fall. Ethisch reflektiertes Handeln fördert die ethische Urteilsbildung von Mitarbeitern, bildet eine tragfähige Entscheidungshilfe und gibt allen Handlungssicherheit, da alle Professionen ihre Perspektive auf den Patienten einbringen und Kommunikationsprobleme ausgeräumt werden können.

Auch bei der Formulierung einer tragfähigen **Patientenverfügung** (PV) ist pflegerische Erfahrung und Kompetenz wertvoll. In einer schriftlichen PV kann ein Patient festlegen, in welchen Krankheitssituationen er medizinische und pflegerische Maßnahmen wünscht bzw. ab wann diese eingestellt werden (➤ Tab. 13.2). Die PV greift, wenn deren Verfasser selbst nicht mehr entscheiden kann. PV sind jedoch häufig uneindeutig formuliert oder es gibt schlichtweg keine. Dies wird v. a. zum Problem bei nicht mehr einwilligungsfähigen Patienten, z. B. Menschen mit schwerer Demenz. Bei Bewohnern von Pflegeheimen führen fehlende Vorausplanungen bei Infekt oder nach einem Sturz manchmal zu Krankenhauseinweisungen mit inadäquaten Behandlungen. Daher hat der Gesetzgeber im Hospiz- und Palliativgesetz (§ 132 g, SGB V) die Versorgungsplanung für die letzte Lebensphase verankert. Das Gesetz ist die Grundlage für das **Advanced Care Planning** (ACP). ACP ist ein Sammelbegriff für Konzepte, die Bewohner von Pflegeheimen und alle ihnen zugehörige Menschen auf Notfallszenarien vorbereiten. Durch strukturierte Kommunikation aller an der Versorgung des Bewohners Beteiligte, kann ein mutmaßlicher Patientenwille ermittelt werden. Auf diese Weise können belastende Krankenhauseinweisungen vermieden werden. Zu diesem Befund kommt ein Forschungsprojekt der Universität Witten/Herdecke. In vier Pflegeeinrichtungen konnten mithilfe eines Advanced-Care-Konzepts im Laufe eines Jahres bis zu 35 % weniger Krankenhauseinweisungen erreicht werden [12].

Haltung

Schwer kranke und sterbende Menschen und deren Familien auf mögliche Symptome und Szenarien am Lebensende vorzubereiten, ihren Wünschen und Vorstellungen Raum zu geben und damit Erwartungssicherheit herzustellen, ist eine anspruchsvolle Aufgabe. Daher benötigen Mitarbeiter im Palliativ- und Hospizbereich eine **erhöhte kommunikative Kompetenz.** Sie unterstützen Widerstandsressourcen der Betroffenen und tragen dazu bei, die Handhabbarkeit in der Krise zu erhöhen [13].

Die Bedeutung von Kommunikation bekräftigt auch die bereits 2015 veröffentlichte S3-Leitlinie „Palliativmedizin für Patienten mit einer nicht heilbaren Krebserkrankung". Sie unterstreicht, dass eine „patientenzentrierte Kommunikation mit Patienten sowie deren Angehörigen [eine] unverzichtbare Voraussetzung für eine umfassende Behandlung [ist]" [4].

Prämisse für eine gelingende Kommunikation ist, anderen mit Respekt zu begegnen bzw. die Andersartigkeit von Menschen zu tolerieren. Wertungen und Vorurteile haben keinen Platz; das Palliative-Care-Team muss sich auf den Patienten und seine Situation einlassen (➤ Abb. 13.3). Entscheidend ist eine **Haltung der Eingelassenheit** [14].

Kennzeichen des Palliative-Care-Teams

Die Deutsche Gesellschaft für Palliativmedizin (DGP) beschreibt Palliativmedizin als eigenständiges, medizinisches Fachgebiet. Nicht heilbare und lebensverkürzende Erkrankungen stellen hohe

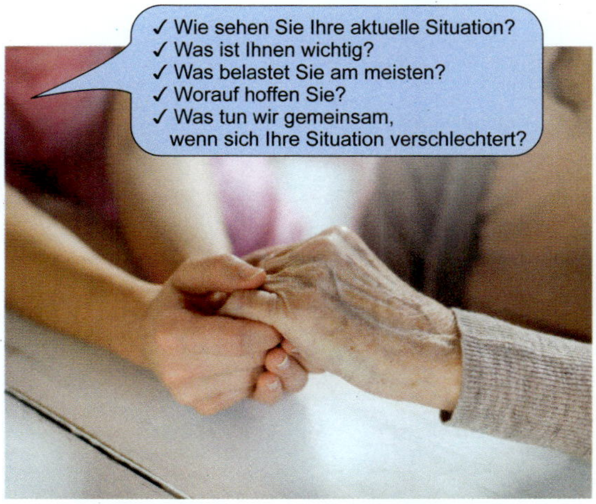

Abb. 13.3 Kleine Checkliste zur einlassenden Kommunikation. [J787, L190]

Tab. 13.2 Vorsorge-Instrumente für den Fall schwerer Krankheit oder Pflegebedürftigkeit (ohne Testament). Eine Kombination aus Patientenverfügung und Vorsorgevollmacht erübrigt i. d. R. eine Betreuungsverfügung.

	Betreuungsverfügung	Vorsorgevollmacht	Patientenverfügung
Inhalt	Angabe, welche Person zu einem späteren Zeitpunkt zum Betreuer bestimmt werden soll	Angabe einer Vertrauensperson, die ermächtigt wird, Entscheidungen im Sinne des Bevollmächtigten zu treffen	Regelt Modus und Ausmaß medizinischer und pflegerischer Interventionen
Form und Wirksamkeitsvoraussetzungen	• Person muss einwilligungsfähig, aber nicht zwingend geschäftsfähig sein • Schriftlich • Persönlich unterschrieben • Hinterlegung beim Betreuungsgericht bzw. beim Zentralen Vorsorgeregister der Bundesnotarkammer (ZVR)	• Person muss einwilligungsfähig und voll geschäftsfähig sein • Schriftlich • Persönlich unterschrieben	• Person muss einwilligungsfähig sein • Schriftlich • Persönlich unterschrieben

und multidimensionale Anforderungen an die Versorgung. Daher arbeitet ein Palliativteam:

- **Multiprofessionell** (unterschiedliche Professionen bringen ihre Expertise ein: Ärzte, Pflegende, Therapeuten, Theologen u. a.) und
- **Interdisziplinär** (Palliativmedizin, Onkologie, Allgemeinmedizin u. a.).

Im Hinblick auf bestimmte Tätigkeiten arbeiten solche Teams zudem **interprofessionell,** d. h., bestimmte Interventionen werden nicht mehr explizit einzelnen Berufsgruppen zugeordnet. Beispiel Angehörigengespräche: Diese führen nicht nur Ärzte, sondern auch Pflegende, Sozialarbeiter oder Seelsorger (gemeinsam). Wesentliche Akteure im Palliativteam und deren Hauptaufgaben zeigt ➤ Abb. 13.4. Die vorangegangenen Abschnitte zum Patientenwillen und zur Haltung legen nahe, dass der Patient und seine Angehörigen ebenfalls als Teammitglieder angesehen werden.

Pflegefachpersonen in Palliativ- und Hospizteams haben zusätzlich zu ihrer dreijährigen Pflegeausbildung eine **Palliative-Care-Weiterbildung** absolviert. Hier hat sich im deutschen Sprachraum das von der Deutschen Gesellschaft für Palliativmedizin anerkannte Weiterbildungscurriculum nach Müller/Kern/Aurnhammer als Standard etabliert. Darüber hinaus bieten mehrere Hochschulen berufsübergreifende Studiengänge für das Fach Palliative Care an, die zu Führungs- und Forschungsaufgaben qualifizieren.

Das Palliativteam stellt das gemeinsame Ziel – das Wohlergehen des Patienten und den Erhalt der bestmöglichen Lebensqualität – über Rang und Kompetenzgerangel. Darüber hinaus:

- Trifft es sich regelmäßig zum Informationsaustausch
- Kommuniziert es offen und achtsam mit Teamkollegen und über Patienten
- Etabliert und pflegt es Kommunikationsregeln sowie eine konstruktive Fehler- und Feedbackkultur
- Reflektiert es sich selbst und lässt sich regelmäßig supervidieren
- Bildet es sich kontinuierlich fort.

Palliativteams kommen oft an ihre Grenzen. Wer täglich mit schweren Familienschicksalen konfrontiert ist und empathisch bleiben will, riskiert eine emotionale Überforderung. Auch weil sich ein Palliativteam täglich in „einem vom Tod kontaminierten sozialen Raum" [15] bewegt, müssen seine Mitglieder auf belastende Umstände achten, aber auch bewusst nach Schutzfaktoren suchen.

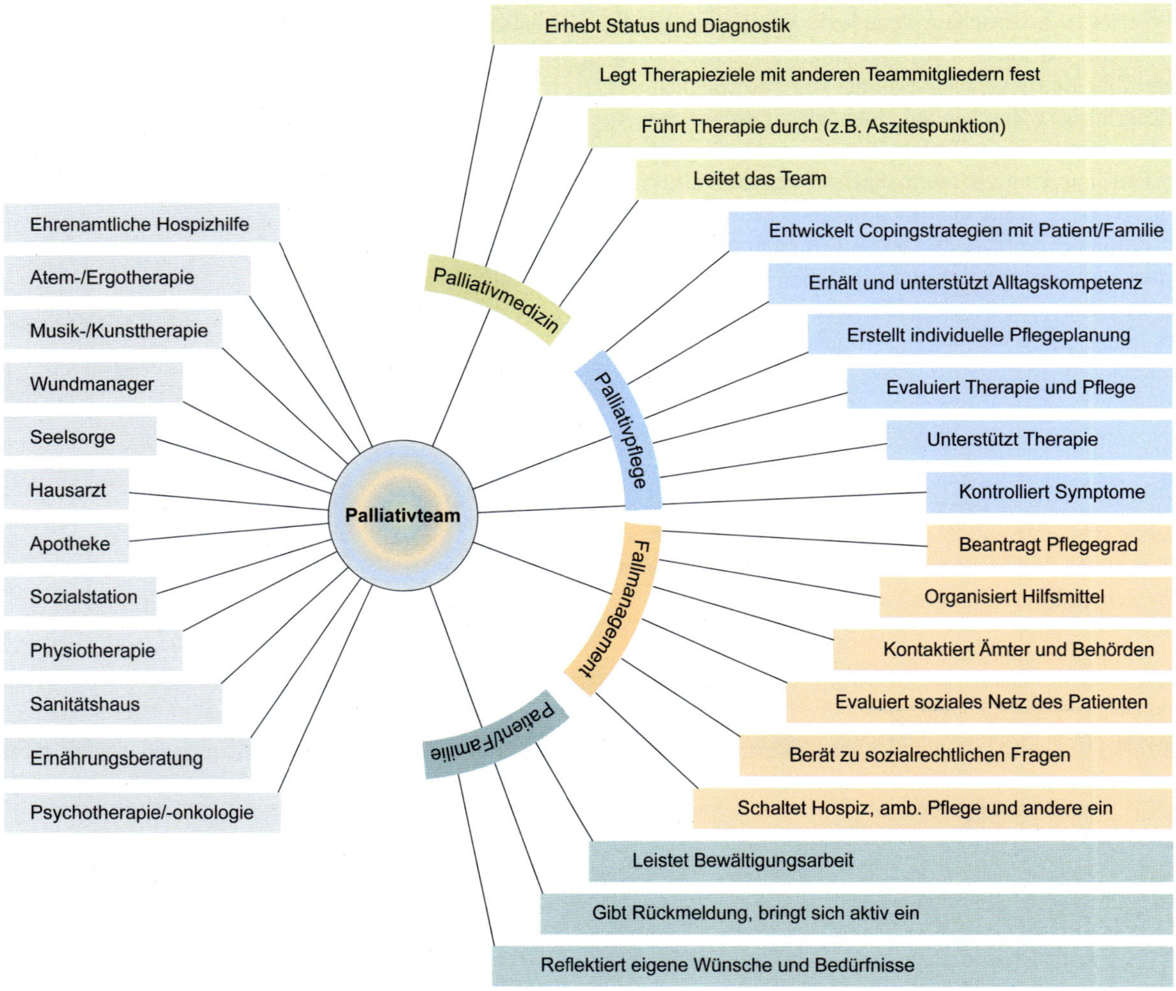

Abb. 13.4 Akteure im Palliativteam und deren Hauptaufgaben (rechts: Kernteam, links: erweitertes Team der ambulanten Palliativversorgung) . Weitere Dimensionen eines Palliativteams ergeben sich durch die Differenzierung in haupt- und ehrenamtliche Teammitglieder sowie Teammitglieder der allgemeinen und der speziellen Palliativversorgung. [L190]

13.1.3 Strukturen palliativer Versorgung

Der Gesetzgeber hat in den vergangenen Jahren erkannt, dass die Versorgungssituation für unheilbar kranke Menschen flächendeckend nicht optimal ist. Seitdem macht er durch verschiedene Gesetze die finanzielle Situation für Leistungserbringer attraktiver und setzt Anreize, bestehende **Versorgungsstrukturen** zu ergänzen bzw. neue zu schaffen.

Hoher Bedarf an Palliativversorgung

Wie ➤ Abb. 13.5 zeigt, hat die optimierte Finanzierung zu einem Anstieg von Einrichtungen geführt. Konnten 1996 lediglich 28 Palliativstationen in Deutschland gezählt werden, gibt es mittlerweile rund 350. Dennoch verfügen aktuell nur rund 15 % aller deutschen Krankenhäuser über eine Palliativstation, obwohl die Zahl der Patienten mit chronischen bzw. systemischen Erkrankungen steigt [16]. Exemplarisch hierfür sind Malignome, also bösartige Erkrankungen. Diese führen heute nicht mehr rasch zum Tod, sondern lassen sich aufgrund der optimierten Therapien oft in einen chronischen Verlauf überführen, u. U. mit erhöhtem Therapie- und Pflegebedarf. Krebs ist mit ca. 230.000 Sterbefällen die zweithäufigste Todesursache in Deutschland [16].

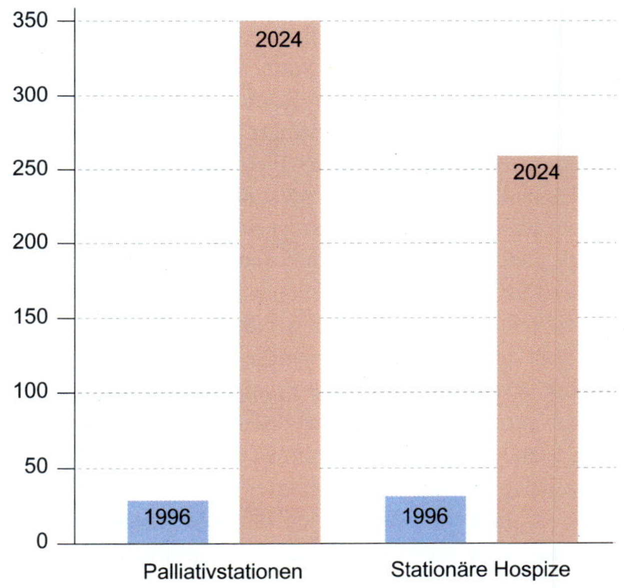

Abb. 13.5 Anstieg stationärer Hospiz- und Palliativeinrichtungen zwischen 1996 und 2024 (in Anlehnung an [16]). [L190]

Allgemeine und spezialisierte Palliativversorgung

Ob eine allgemeine oder spezialisierte Palliativversorgung indiziert ist, hängt von der Symptomlast bzw. der Komplexität der Patienten- und Angehörigenbedürfnisse ab. Die **allgemeine (ambulante) Palliativversorgung, A(A)PV,** beinhaltet Interventionen, die Leistungserbringer der Primärversorgung (niedergelassene Haus- und Fachärzte sowie ambulante Pflegedienste) mit palliativmedizinischer Basisqualifikation erbringen. 90 % der schwer kranken und sterbenden Menschen können auf diese Weise ausreichend versorgt werden [17]. Geschulte ehrenamtliche Hospizmitarbeiter werden je nach Bedarf eingebunden.

Reichen die therapeutischen Möglichkeiten der A(A)PV nicht mehr aus, muss die allgemeine zu einer **spezialisierten (ambulanten) Palliativversorgung, S(A)PV,** eskaliert werden (➤ Tab. 13.3). Das ist der Fall bei schwer kontrollierbaren körperlichen Symptomen in der letzten Lebensphase, die eine intensive Evaluation und Anpassung der Therapie erforderlich machen.

Die spezialisierte ambulante Palliativversorgung (SAPV gem. § 132d Abs. 2 und § 37b SGB V) ermöglicht Patienten eine Versorgung und das Sterben zu Hause, obwohl diese einen besonders aufwendigen Betreuungsbedarf haben und ohne SAPV nur im Krankenhaus versorgt werden könnten. Jeder gesetzlich Versicherte hat einen Rechtsanspruch auf SAPV. Eine SAPV kann auch für Bewohner stationärer Pflegeeinrichtungen verordnet werden (§ 72 Abs. 1, SGB XI).

Nur spezialisierte Leistungserbringer dürfen SAPV-Leistungen erbringen. Diese müssen zunächst mit den gesetzlichen Krankenversicherungen einen Vertrag nach § 132d SGB V abschließen. Inhalt dieser Verträge ist u. a. die 24-Stunden-Erreichbarkeit für Patienten und Angehörige einschließlich regelmäßiger Hausbesuche, ein multiprofessionelles Team sowie die Sicherstellung der Medikamenten- und Hilfsmittelversorgung in Kooperation mit Apotheken und Sanitätshäusern.

SAPV ist ein **ergänzendes Angebot** zur Versorgung durch Hausärzte, Fachärzte und Pflegedienste. SAPV-Leistungen sind nicht Bestandteil der vertragsärztlichen Versorgung und Vergütung. Vielmehr handelt es sich um eine **Komplexleistung,** die über die vertragsärztliche Versorgung hinausgeht.

In ➤ Tab. 13.4 sind Merkmale von Institutionen der Palliativversorgung zusammengestellt.

Tab. 13.3 Institutionen der Palliativversorgung, die den Patienten mit einer nicht heilbaren Krebserkrankung und ihren Angehörigen im Krankheitsverlauf zur Verfügung stehen.

	Allgemeine Palliativversorgung	Spezialisierte Palliativversorgung		
Stationär	(Kurative) Krankenhausstation	Palliativdienst im Krankenhaus	Palliativmedizinische Tagesklinik	Palliativstation
Ambulant	Haus-/Facharzt, Pflegedienst	SAPV-Team/-Ambulanz		Tageshospiz
Sektorenübergreifend	Stationäres Hospiz			
	(Ehrenamtliche) Hospizdienste			

Tab. 13.4 Merkmale von Institutionen der Palliativversorgung und ihre Abgrenzung zueinander.

	Merkmale und Abgrenzung
Palliativstation	• Akutstation innerhalb eines Krankenhauses • Indikation zur Aufnahme: komplexe, exazerbierende Symptome und häusliche Dekompensation • Aufgabe: Diagnostik und gezielte therapeutische Interventionen • Multiprofessionelles Team • Individuelle Entlassplanung • Vergütung nach DRG oder Tagespauschalen
Palliativdienst	• Organisiert und geführt von Kliniken mit Palliativmedizin • Mitbetreuung von Patienten anderer Abteilungen des Klinikums oder von Kliniken ohne Palliativmedizin (i. S. eines Konsiliardienstes) • Multiprofessionelles Team • Anbahnung und Organisation weiterer palliativmedizinischer Versorgung
Palliativmedizinische Tagesklinik	• Alle Vorteile einer spezialisierten Palliativbehandlung im Krankenhaus ohne vollstationären Aufenthalt • Unmittelbare Anbindung an eine Klinik • V. a. parallel zu kurativen Therapien (z. B. Chemo- oder Strahlentherapie)
Stationäres Hospiz	• Kleine, spezialisierte Pflegeeinrichtung für Sterbende • Indiziert, wenn angemessene Begleitung zu Hause oder in Pflegeeinrichtung nicht gewährleistet ist • Stehen unter pflegerischer Leitung, keine ständige Arztpräsenz • Medizinische Betreuung über Hausarzt oder SAPV-Team • 5 % der Betriebskosten über Spenden abgedeckt
Tageshospiz/ ambulante Hospizhilfe	• Ehrenamtlich geprägtes Angebot von stationären Hospizen oder ambulanten Hospizhilfen • Ergänzung zur ambulanten Begleitung/Bindeglied zur stationären Betreuung • Unterstützung/Beschäftigung von Betroffenen, Entlastung der Angehörigen

13.2 Symptomkontrolle in der Palliative Care

Hauptaufgabe des ambulanten oder stationären Palliative-Care-Teams ist die professionelle **Symptomkontrolle** bzw. das **Symptommanagement.** Symptome gefährden die verbliebene Lebensqualität von Menschen mit infausten Prognosen, egal ob ein Mensch unter einer Tumorerkrankung leidet oder eine progrediente Herz-Lungen-Erkrankung vorliegt. Symptome sind daher nicht nur Indikatoren für eine Grunderkrankung, sondern stehen im Behandlungsfokus.

13.2.1 Pflegeprozess in der Palliative Care

Pflegerisches Symptommanagement bedeutet, dass eine Pflegefachperson gezielt und systematisch vorgeht und sich diese Systematik praktisch und dokumentarisch widerspiegelt. Daher liegt die Anwendung einer (hier vereinfachten) prozessorientierten **Pflegeplanung** nahe.

1. Zunächst müssen Pflegende Probleme bzw. konkrete Symptome beobachten oder diese erfragen. Die jeweils vorhandene Symptomausprägung und damit einhergehende Einschränkungen werden in individuell festzulegenden Intervallen erfasst und dokumentiert
2. Anschließend definiert das Team gemeinsam mit dem erkrankten Menschen einen Maßnahmenkatalog. Oft werden hier schon Eskalationsstufen im Sinne eines Wenn-Dann-Algorithmus festgelegt. Das Umsetzen der festgelegten Maßnahmen erweist sich häufig als Prozess von Versuch und Irrtum
3. In jedem Fall müssen alle therapeutischen Maßnahmen – und damit ausdrücklich auch komplementäre Anwendungen – nachvollziehbar beschrieben werden, um eine engmaschige Evaluation und Anpassung aller Maßnahmen zu gewährleisten. Die täglichen Teambesprechungen helfen, dieses Ziel tatsächlich umzusetzen

Dabei steht stets der Patientenwille im Mittelpunkt der Ziel- und Maßnahmendefinitionen. Fragen wie „Was ist Ihnen wichtig?“ oder „Was soll/kann sich verändern?“ zeigen einem Patienten, dass er ernst genommen wird. **Im Angesicht der Lebensbegrenztheit kann nur der Betroffene beurteilen, was für ihn richtig und gut ist.**

13.2.2 Palliative Schmerztherapie

Viele Patienten in einer Palliativsituation und deren Angehörige haben große Angst, unkontrollierten Schmerzen machtlos ausgesetzt zu sein. Bisherige Erfahrungen einer unzureichenden Schmerzeinstellung und die Furcht vor Nebenwirkungen der Analgetika lassen viele Betroffene mit großer Skepsis an das Thema herantreten. Am Anfang einer Betreuung solcher Patienten muss das gesamte multiprofessionelle Behandlungsteam daher derartige Sorgen erkennen, diesen mit Empathie und Achtsamkeit begegnen und schließlich die bestmögliche Unterstützung bieten. Nur so können Betroffene Vertrauen in eine **individuell zugeschnittene Schmerztherapie** gewinnen.

Aus Sicht der Autoren zeigen manche Patienten zeigen die Tendenz, ihre bestehende unheilbare Erkrankung zu verleugnen. Sie versuchen aus Angst, dieser zu viel Bedeutung zu geben, gespürtes und belastendes Unwohlsein nicht als Schmerzen zu definieren. Der Vorschlag, sich nach angemessener Aufklärung darüber doch auf eine für die Krankheitssituation adäquate Schmerzeinstellung einzulassen, wird erfahrungsgemäß bei zunehmendem Leidensdruck angenommen und verhilft zu einer spürbaren Verbesserung des Allgemeinbefindens.

Total-Pain-Konzept

Das von der Gründerin der modernen Hospizbewegung und Palliativmedizin Cicely Saunders erarbeitete Total-Pain-Konzept beschreibt, dass bei schwerst kranken Patienten neben der rein körperlichen auch eine psychische, soziale und spirituelle Dimension des Schmerzes auftreten kann [18].

- Beispiel für soziale Dimension: Ausgrenzung der Betroffenen durch Arbeitsunfähigkeit und durch eingeschränkte Mobilität

- Beispiel für spirituelle Dimension: religiöse Interpretation der Erkrankung als Bestrafung für vermeintliches Fehlverhalten in der Vergangenheit.

Um allen vier Ebenen des Schmerzes ausreichend Beachtung schenken zu können, gelingt eine erfolgreiche Therapie nur durch eine multiprofessionelle Herangehensweise. Regelmäßige Teamsitzungen und Absprachen der verschiedenen Professionen über Therapiestrategien und Verlaufskontrollen sind dafür vorgesehen.

Grundsätze einer vorsorglichen Schmerztherapie

Den Patienten mit seiner Symptomatik und dem subjektiv empfundenen Ausmaß ernst zu nehmen, gilt als Voraussetzung für eine effiziente **Schmerztherapie** auf der Seite der Pflegenden und des gesamten Behandlungsteams. Zusätzlich zu regelmäßigen Schmerzevaluationen in Pflegevisiten ist hierbei auch die durchgängige und zügige Erreichbarkeit der Pflegenden sehr bedeutsam – insbesondere in Einstellungs- und Umstellungsphasen von Analgetika.

Um Patienten maximale Sicherheit im Umgang mit der Schmerzsymptomatik zu vermitteln, bedarf es einer ausführlichen Anamnese und Aufklärung. Hierbei muss u. a. über Mechanismen der Schmerzauslösung, der Therapie mit zu erwartenden Nebenwirkungen sowie über Ablauf, Regeln und Grenzen einer Schmerzeinstellung gesprochen werden (➤ 2.4). Frustration und Enttäuschung gilt es zu vermeiden. Daher ist es wichtig, mit den Patienten realistische Ziele zu definieren – beispielsweise die Reduktion der Schmerzen auf ein erträgliches Maß. Eine komplette Schmerzfreiheit kann in der Palliativsituation oft nicht erreicht werden.

Gerade beim Thema „Schmerz" muss der Patient als Mitglied des Behandlungsteams angesehen und an allen Therapieentscheidungen beteiligt werden. Einschränkungen der Patientenautonomie durch Katheter oder andere invasive Verfahren sind in der Palliativsituation weitestgehend zu vermeiden.

Medikamentöse Schmerztherapie

Für die **medikamentöse Behandlung** sollten als Basistherapie immer langwirksame Retardpräparate nach festem Einnahmeschema verordnet werden. Damit werden schwankende Wirkstoffspiegel im Blut umgangen. Das Phänomen von Durchbruch- oder Spitzenschmerzen (trotz der regelmäßigen Einnahme von starken Analgetika) muss den Patienten ausreichend vermittelt werden (➤ Abb. 13.6).

Zur Behandlung von Spitzenschmerzen werden für den Bedarfsfall kurzfristig wirksame Analgetika angeboten und zu jeder Zeit zur Verfügung gestellt. Unerwünschte Arzneimittelwirkungen sollen durch regelmäßige Erhebungen ausfindig gemacht und in Absprache mit den behandelnden Ärzten unverzüglich therapiert werden.

WHO-Schema

Grundlage der medikamentösen Schmerztherapie bei Palliativpatienten ist das in ➤ 2.4.7 dargestellte **Stufenschema der World Health Organization (WHO),** womit sich 90 % der Tumorschmerzen zufriedenstellend behandeln lassen. Nach jüngster schmerztherapeutischer Lehrmeinung verlieren die schwachwirksamen Opioide (WHO-Stufe 2) aufgrund ihres breiten Spektrums an unerwünschten Arzneimittelwirkungen (v. a. Übelkeit) verbunden mit einer lediglich schwachen analgetischen Potenz zunehmend an Bedeutung. Daher wird besonders am Lebensende die WHO-Stufe 2 zugunsten einer niedrigen Dosierung eines stark wirksamen Opioids der Stufe 3 übersprungen [19].

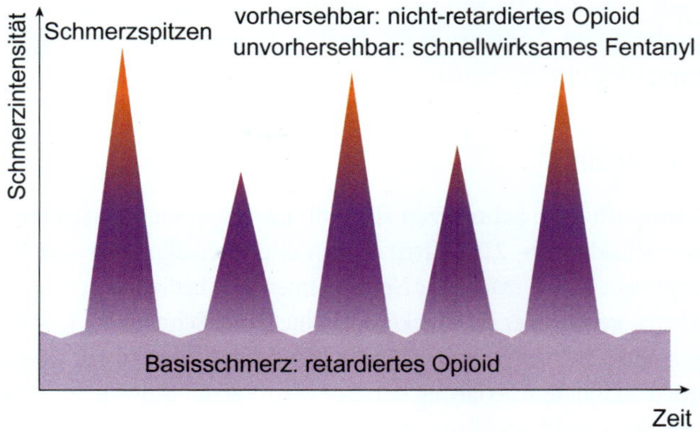

Abb. 13.6 Medikamentöse Abdeckung von Dauerschmerz und Schmerzspitzen. [L190]

Opioid-Auswahl

Die Leitlinien zur Behandlung von Tumorschmerzen in der Palliativmedizin beschreiben **Morphin, Oxycodon** und **Hydromorphon** als Stufe-3-Opioide der ersten Wahl [4]. Alle drei Präparate stehen in retardierter Form zur Verwendung für die Basistherapie sowie in nicht retardierter Form zur (schnellen) Behandlung von Spitzenschmerzen zur Verfügung.

Spitzenschmerzen

Spitzenschmerzen werden durch vorhersehbare körperliche Aktivitäten wie Positionierungs- oder Mobilisierungsmaßnahmen und durch unvorhersehbare Auslöser wie unwillkürliches Husten oder Niesen hervorgerufen. **Vorhersehbare Spitzenschmerzen** können mit nicht retardierten Präparaten der oben genannten Substanzen behandelt werden, indem sie entsprechend der Dauer bis zum Wirkeintritt frühzeitig eingenommen werden.

Im Gegensatz dazu müssen **unvorhersehbare Spitzenschmerzen** unmittelbar behandelt werden. Hierfür bieten sich schnellwirksame Fentanyl-Präparate an, die unter bestimmten Voraussetzungen und nach enger Indikationsstellung von den behandelnden Ärzten für den Bedarfsfall verordnet werden [20].

Unerwünschte Arzneimittelwirkungen

Übelkeit und Erbrechen sowie Obstipation sind typische und häufig auftretende **unerwünschte Arzneimittelwirkungen** von Opioiden. Abgesehen von der Obstipation, verschwinden die opioidbedingten Nebenwirkungen meist nach einigen Tagen bis Wochen. Eine dauerhafte Verordnung von Laxanzien sowie die vorübergehende Anwendung von Antiemetika in der Einstellungs- und ggf. Umstellungsphase erfolgt standardmäßig.

Mixed Pain

Neuropathische Schmerzen sind von **nozizeptiven Schmerzen** zu unterscheiden (➤ 2.2.1). Irritationen oder Schädigungen von Nervengewebe sind Ursache für Neuropathien und bedingen brennende, elektrisierende oder in Attacken einschießende Schmerzen. Das Phänomen der Nervenschmerzen sollte den Patienten vermittelt werden. Durch adäquate Aufklärung darüber wird Verständnis für zusätzlich einzunehmende Medikamente (z. B. Pregabalin) geschaffen.

Tumorbedingte Infiltrationen von bestimmten Organen oder Geweben betreffen häufig auch angrenzende Nervenäste. Das hierdurch bedingte gleichzeitige Auftreten von nozizeptiven und neuropathischen Schmerzen wird als **Mixed Pain** bezeichnet. Die alleinige Therapie mit Opioiden reicht bei Patienten mit Mixed Pain in der Regel nicht aus und bedarf der zusätzlichen Einnahme von Co-Analgetika wie Antidepressiva oder Antikonvulsiva [21].

Applikationswege von Analgetika

Solange ein Patient schlucken kann, sollte er Analgetika per os einnehmen. Jedoch sind Schmerzpflaster aufgrund der Menge an täglich einzunehmenden Tabletten für viele Betroffene eine angenehme Alternative. Die Trägheit solcher transdermalen therapeutischen Systeme (TTS) verhindert darüber hinaus schwankende Wirkstoffspiegel im Blut und sichert somit eine basale Schmerzabdeckung. ➤ 2.4.2 erläutert wichtige Anwendungshinweise für TTS-Pflaster.

Vorteile von Opioid-TTS

- Konstanter Wirkspiegel über Tage
- Hohe Bioverfügbarkeit, da Gastrointestinaltrakt umgangen wird.

Nachteile der Opioid-TTS

- (Selten) Hautirritationen (dann zunächst Hersteller wechseln)
- Verzögerter Wirkungseintritt (bis zu zwölf Stunden)
- Resorptionsprobleme des Wirkstoffs bei kachektischen Patienten
- Erhöhte Wirkstoffaufnahme bei Fieber.

VORSICHT

TTS-Wechsel

Opioid-Pflaster **niemals zeitlich überlappend** aufkleben, da es durch anhaltende Diffusion des Wirkstoffs aus dem vorher aufgebauten Hautdepot zu erhöhten Wirkstoffkonzentrationen im Blut kommt.

Benötigt ein Patient sehr hohe Opioid-Dosierungen, kommen häufig PCA-Pumpen mit Bolusgebern zum Einsatz (➤ 2.4.2). Hierbei ist nicht zwangsläufig die intravenöse Applikation notwendig. Eine subkutane Gabe von Opioiden ist ebenfalls über die PCA möglich und wird bei Palliativpatienten – auch in der Terminalphase – häufig eingesetzt.

Pharma-Info 13.1

Cannabispräparate

Spätestens seit Inkrafttreten der Gesetzesänderung zur verbesserten Möglichkeit der Verordnung medizinischer Cannabispräparate für schwerstkranke Patienten im März 2017 ist die Nachfrage danach stark gestiegen. Eindeutige Indikationen für die medizinische Verordnungsfähigkeit von Cannabis werden im Gesetzestext allerdings nicht genannt. Vor Beginn einer Behandlung muss ggf. eine Genehmigung der Krankenkasse zur Kostenübernahme vorliegen.

Bereits vor 2017 wurden in Ausnahmefällen Cannabionide bei Patienten mit chronischen neuropathischen Schmerzen, Spastiken aufgrund von Multipler Sklerose, Appetitlosigkeit oder Übelkeit und Erbrechen verwendet [22]. Die Wirksamkeit einer Behandlung mit Cannabispräparaten ist allerdings individuell sehr unterschiedlich und nur bei wenigen Patienten zeigen sich durchgreifende Erfolge. In der Palliativversorgung findet das THC-Präparat Dronabinol in begründeten Fällen eher Verwendung zur Appetitstimulierung als zur Schmerzlinderung.

13.2.3 Gastrointestinale Symptome

Unabhängig von einer onkologischen oder nicht onkologischen Grunderkrankung, leiden Palliativpatienten sehr häufig an **gastrointestinalen Symptomen.** Im Folgenden werden die in der täglichen palliativmedizinischen Praxis häufig vorkommenden Symptome Mundtrockenheit, Übelkeit und Erbrechen, Obstipation sowie Inappetenz dargestellt.

Mundtrockenheit

Mundtrockenheit (Xerostomie) ist ein bei nahezu allen Palliativpatienten vorkommendes und belastendes Symptom. Obwohl es die Lebensqualität sehr einschränkt, findet es oft nicht die notwendige Beachtung des Behandlungsteams. Häufige Ursachen sind:

- Dehydratation
- Medikamente (z. B. Opioide, Antidepressiva, Antihistaminika, Diuretika)
- Mukositis (nach Chemo- oder Strahlentherapie)
- Mundsoor
- Sauerstoffgabe
- Angst (erhöhte Sympathikusaktivität vermindert Speichelproduktion)
- Mundatmung (in der Terminalphase).

Betroffene klagen über vermehrten Durst und haben unentwegt den Wunsch, ihren Mund anzufeuchten. Das Sprechen, Kauen und Schlucken bereitet große Schwierigkeiten, was sich u. a. auf den Appetit und auf soziale Interaktion auswirken kann.

Maßnahmen

Eine aufmerksame Mundhygiene durch regelmäßiges Spülen ist die Grundlage aller einzuleitenden Maßnahmen. Die alleinige Flüssigkeitszufuhr verschafft meistens keine Verbesserung der Symptomatik; glycerinhaltige Zitronenstäbchen verstärken die Austrocknung. Stattdessen sollte das Team u. a.:

- Speichelreduzierende Medikamente überprüfen und wenn möglich absetzen
- Mit dem Patienten diskutieren, ob eine kontinuierliche Sauerstoffgabe notwendig ist bzw. auf eine Reduktion der Sauerstoffgabe hinarbeiten (z. B. nur bei akuten Dyspnoe-Attacken)
- Ausreichend Getränke anbieten
- Mundspülungen zubereiten (z. B. mit Malve-Tee)
- Zerstäuber (Sprühflaschen) von Wasser oder Wunschgetränken zur Verfügung stellen
- Tiefgefrorene Eis-Chips (Fruchtstücke oder Wunschgetränke) vorschlagen
- Speichelersatzmittel erwägen
- Bonbons und Lutscher vorschlagen (sofern Schluckreflex intakt)
- Die Raumluft befeuchten
- Möglichkeiten der Aromatherapie ausloten (z. B. Zitronenöl zur Stimulation der Speicheldrüsen)
- Lippen sorgsam pflegen (mit fetthaltigen Produkten oder Rosenöl).

Übelkeit und Erbrechen

Neben den in ➤ 7.2.1 genannten Ursachen für **Übelkeit und Erbrechen** spielen in der Palliativversorgung fortgeschrittene Tumorerkrankungen und die entsprechenden tumorspezifischen Therapien eine bedeutende Rolle. Pflegerische Maßnahmen und antiemetische Medikamente gegen Übelkeit und Erbrechen werden ebenfalls in ➤ 7.2.1 ausführlich vorgestellt.

Maßnahmen

Die prophylaktische Gabe von Antiemetika sollte im Rahmen einer (neu begonnenen bzw. angepassten) Schmerztherapie und bei systemischen onkologischen Therapien (z. B. palliative Radio- oder Chemotherapie) routinemäßig erfolgen.

Während die orale Aufnahme von Medikamenten zur Prophylaxe und bei leichter Übelkeit vertretbar ist, sollte bei starker Übelkeit und Erbrechen die Magenpassage umgangen werden. Stattdessen bietet sich der intravenöse, subkutane, rektale oder transdermale Applikationsweg an. Sofern die Symptomatik wieder stabil und kontrolliert erscheint, kann die Umstellung auf eine orale Gabe versucht werden.

Eine antiemetische Therapie sollte regelmäßig und zusätzlich im Bedarfsfall eingenommen werden – ähnlich den Grundsätzen in der Schmerztherapie.

Die Auswahl des passenden Medikaments sollte von ärztlicher Seite rezeptorbezogen nach der vermuteten zugrunde liegenden Ursache erfolgen. Bei ursächlicher Obstipation kann Metoclopramid (MCP) beispielsweise als Mittel der ersten Wahl angesehen werden, liegt ein kompletter Ileus vor, wäre MCP hingegen kontraindiziert. Neuroleptika wie Haloperidol und Levomepromazin werden in der Palliativsituation in diesem Zusammenhang häufig verwendet, da sie bei fast allen zugrunde liegenden Ursachen gut wirksam sind. Eine offizielle Zulassung für diesen Gebrauch besteht allerdings nicht (Off-Label-Use).

Bei unzureichender Wirkung sollte eine Umstellung bzw. eine Ergänzung der Medikation um ein Präparat mit unterschiedlichem Wirkansatz erfolgen.

Obstipation

In Ergänzung zu den Ausführungen in ➤ 7.2.7 werden im Folgenden für die Palliativversorgung relevante Aspekte laut Leitlinienempfehlung ergänzt:

- Beim Einsatz von Opioiden sollte routinemäßig eine medikamentöse Prophylaxe erfolgen und im Verlauf der Therapie ggf. angepasst werden. Standardpräparate zur Prophylaxe sind Macrogol oder Natriumpicosulfat. Aufgrund des osmotischen Wirkmechanismus setzt der Einsatz von Macrogol jedoch eine ausreichende Trinkmenge des Patienten voraus; daher ist in der Palliativversorgung Natriumpicosulfat zu bevorzugen
- Zur medikamentösen Prophylaxe und Behandlung einer Obstipation sollte nach einem standardisierten Verfahren vorgegangen werden. Hierfür sind vier Eskalationsstufen (➤ Pharma-Info 13.2, ➤ Abb. 13.7) vorgesehen:
  a. Zunächst sollte versucht werden, die Symptomatik mit einem osmotisch wirksamen oder einem stimulierenden Laxans zu kontrollieren
  b. Sofern dies nicht erfolgreich ist, können beide Präparatgruppen kombiniert werden
  c. Die dritte Stufe umfasst die zusätzliche Gabe eines peripheren Opioidantagonisten. Diese stehen in oraler und in subkutaner Applikationsform zur Verfügung. Bleibt die Symptomatik weiterhin bestehen, sind zusätzlich Rizinus, Erythromycin oder andere Medikamente im Off-Label-Use in Betracht zu ziehen. Im Gegensatz zu gastroenterologischen Leitlinien, in denen Rizinusöl als obsolet deklariert wird, hat es im palliativmedizinischen Kontext seinen Stellenwert behalten
  d. Die vierte Eskalationsstufe sieht darüber hinaus Einläufe oder manuelle Ausräumungen als Option vor.

Begleitend zu allen vier Stufen können Kolonmassagen unterstützend angeboten werden.

Pharma-Info 13.2

Eskalierte Therapie bei Obstipation

Prucaloprid gehört zur neuen Wirkstoffklasse der **Prokinetika.** Das erste in Deutschland zugelassene Präparat ist Resolor®. Prokinetika setzen direkt am enterischen Nervensystem an und regen die Darmmotilität an. Prucaloprid löst im Dickdarm durch Stimulierung der 5-HT_4-Rezeptoren in den Darmwandnerven einen peristaltischen Reflex aus.

Patienten können Prucaloprid täglich einnehmen; es sollte aber erst verordnet werden, wenn alle anderen Therapien unwirksam waren. Der Wirkstoff ist u. a. kontraindiziert bei Subileus und entzündlichen Darmerkrankungen.

Methylnaltrexon gehört zur Wirkstoffgruppe der **Opioidantagonisten** (z. B. Relistor® zur s. c.-Injektion). Der Gastrointestinaltrakt verfügt über unzählige μ-Opioid-Rezeptoren (sprich: Mü-Opioid-Rezeptoren). Opioide machen Patienten schmerzfrei, setzen jedoch durch die Blockade der μ-Rezeptoren die Darmperistaltik drastisch herab. Relistor® befreit die Rezeptoren kurzfristig vom Opioid, ohne die (zentrale) analgetische Wirkung des Medikaments aufzuheben. So kommt der Darm erneut in Schwung. Eine Relistor®-Injektion ist daher nur für therapieresistente Palliativpatienten mit Opioid-Therapie sinnvoll.

Inappetenz

Viele Palliativpatienten beschreiben eine Veränderung ihrer Essgewohnheiten. Diese kann von einer Abneigung gegen bestimmte zuvor gemochte Lebensmittel bis hin zur kompletten Verweigerung der oralen Nahrungsaufnahme reichen. Häufige Ursachen sind Mukositis, Dysphagie, Schmerzen und Übelkeit im Rahmen der Tumorerkrankung oder ihrer Therapie.

Die Belastung für die Angehörigen ist dabei oft stärker als für die Patienten selbst. Während die Betroffenen in der Regel kein Hungergefühl haben, verbinden ihre Angehörigen mit einer geregelten Nahrungsaufnahme oft eine gesteigerte Lebensqualität bis hin zu einem Anzeichen für eine Genesung. Unbewusst können Angehörige durch die ständige Aufforderung, unbedingt essen zu müssen, einen enormen Druck auf Patienten ausüben.

Maßnahmen

Vor diesem Hintergrund gewinnt die Aufklärung über einen reduzierten Kalorienbedarf aufgrund des Krankheitsprogresses und zunehmender Immobilität einen großen Stellenwert. Mehrere kleine Mahlzeiten über den Tag verteilt anzubieten, bringt in vielen Fällen sichtbare Erfolge. Zur medikamentösen Appetitsteigerung wird Dexamethason verwendet. In manchen Fällen kommen Cannabispräparate zum Einsatz (vgl. ➤ 13.2.2).

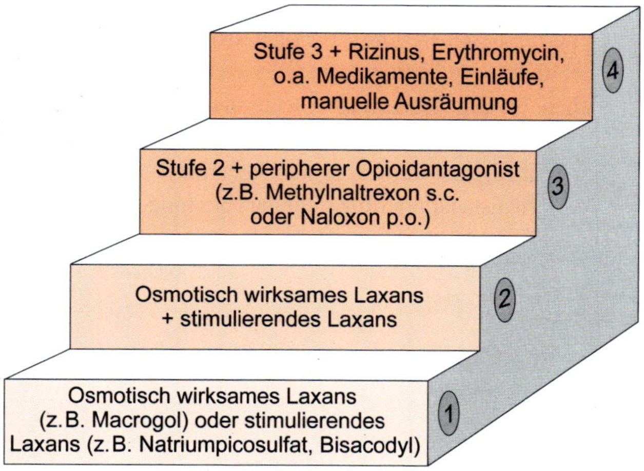

Abb. 13.7 Stufenschema zur Therapie der Obstipation bei palliativen Patienten [4]. [L190]

13.2.4 Tumorassoziierte Fatigue

Tumorassoziierte Fatigue gehört zu den am häufigsten vorkommenden Symptomen in der Palliativversorgung. Bei älteren Patienten mit onkologischer Grunderkrankung wird von einer Prävalenz von bis zu 80 % ausgegangen [23].

Die Betroffenen empfinden Fatigue nicht nur als besonders schwerwiegend, sie ist auch mit einer verringerten Überlebenszeit assoziiert [24]. Die Auswirkungen der Fatigue werden im kurativen Kontext häufig unterschätzt. In Ergänzung zu den Darstellungen in ➤ 12.1.6 sollen an dieser Stelle relevante Aspekte für die Versorgung von Palliativpatienten behandelt werden.

Indikatoren

Neben rein körperlichen Manifestationen (ausgeprägte Erschöpfungszustände, allgemeine Schwäche, Gliederschwere, Unwohlsein nach Anstrengungen, Schlaflosigkeit, unerholsamer Schlaf) hat Fatigue auch Auswirkungen auf der mentalen und affektiven Ebene. Konzentrations- und Aufmerksamkeitsprobleme sowie die Beeinflussung des Kurzzeitgedächtnisses führen den Patienten beispielweise im Umgang mit Angehörigen ihre schwierige Situation stark vor Augen. Daraus können eine verminderte Motivation und ein vermindertes Interesse an Alltagsaktivitäten resultieren. Dies führt zu starken emotionalen Reaktionen wie Traurigkeit, Frustration oder Angst.

Das sagen Patienten mit Fatigue [23]

„Die Müdigkeit ist immer da, auch wenn ich nichts tue – so fühlt es sich wahrscheinlich an, wenn man bald stirbt."
„Ich schlafe wie ein Stein, aber wenn ich morgens aufwache, bin ich so müde, dass ich mich frage, ob ich überhaupt geschlafen habe."
„Ich frage mich morgens, wofür ich aufstehen soll. Ich kann ja doch nichts."
„Es gibt Tage, an denen ich nur weine, weil ich so schwach bin."

Screening und Diagnostik

Die Ausprägungen einer Fatigue sollten regelmäßig erfasst werden. Für das Symptom Schmerz oder Dyspnoe hat sich eine mehrmalige tägliche Evaluation bewährt. Entsprechend sollte auch die Fatigue-Symptomatik zu festgelegten Zeitpunkten immer wieder obligater Bestandteil von Pflegevisiten sein. Hierzu können Pflegende anamnestische Fragen stellen oder eine numerische Rating-Skala von 0 bis 10 verwenden.

Da sowohl körperliche als auch psychosoziale Faktoren zu berücksichtigen sind und die Diagnosestellung nicht als trivial erachtet werden kann, sollte die Diagnostik der Fatigue in multiprofessioneller Absprache erfolgen. Hierbei gilt es, psychische Erkrankungen – insbesondere eine Depression – differenzialdiagnostisch abzuklären. Validierte deutschsprachige Fragebögen (z. B. BFI, CFS-D, EORTC FA12 [26]) können hierfür herangezogen werden (➤ 12.1.6). Somatische Komorbiditäten oder unerwünschte Arzneimittelwirkungen sind in der palliativen Situation neben der Tumorerkrankung oder ihrer systemischen Therapie oft ursächlich und können häufig kurzfristig und kausal therapiert werden.

Fragen aus einem Fatigue-Fragebogen

1. „Bitte kreisen Sie die Zahl ein, die angibt, wie müde und erschöpft Sie sich gerade jetzt fühlen."
2. „Haben Sie den Eindruck, dass Sie unkonzentriert geworden sind?"
3. „Verspürten Sie ein für Sie unübliches Bedürfnis, sich auszuruhen?"

Therapie

Tumorassoziierte Fatigue kann als eine Schutzfunktion des Körpers angesehen werden, besonders beim Palliativpatienten mit geringer Überlebensprognose. Patienten kann dieses Phänomen vereinfacht damit erklärt werden, dass der Körper sich die benötigte Ruhe einfordert. Daher sollte eine Therapie nur bei ausreichendem Leidensdruck erfolgen.

Betroffene können sich ihren Zustand häufig nicht erklären. Auch einem leistungsorientierten sozialen Umfeld fehlt ab einem gewissen Zeitpunkt das Verständnis für die chronische Müdigkeit. Schuldgefühle und schlechtes Gewissen sind die Folge. Umso wichtiger ist es, Menschen mit Fatigue ausführliche Information zum Symptom, zum Zusammenhang mit der Tumorerkrankung und zur Behandlungsstrategie zu geben. Neben kausalen Therapieansätzen stehen symptomatische medikamentöse und nichtmedikamentöse Strategien zur Verfügung.

Sofern auslösende Faktoren wie beispielsweise eine Exsikkose, eine Anämie, Mangelernährung, Elektrolytstörungen, Arzneimittelwirkungen oder Hormonmangel vorliegen, können diese kausal mit entsprechenden medizinischen Maßnahmen behoben werden. Hierbei sind neben den behandelnden Ärzten auch die Pflegenden mit einer regelmäßigen Erfassung von Symptomen und der Überprüfung möglicher kausaler Zusammenhänge gefordert.

Lassen sich keine eindeutigen Auslöser diagnostizieren, werden symptomatische Therapien erwogen. Diese kommen auch als Ergänzung zur kausalen Behandlung in Betracht.

Symptomatisch medikamentöse Strategien

Im Wesentlichen kommen Kortikosteroide (z. B. 4–16 mg Dexamethason pro Tag) zunächst für einen begrenzten Zeitraum von ein bis zwei Wochen zum Einsatz. Aufgrund der unterdrückenden Wirkung auf die Hypophysen-Nebennierenachse muss eine über mehrere Tage laufende Kortikoid-Therapie immer ausgeschlichen bzw. darf nicht abrupt abgesetzt werden. In der Literatur beschriebene Substanzen wie Psychostimulanzien, bestimmte pflanzliche Ginseng- und Guarana-Präparate, spielen in der Praxis nur eine untergeordnete Rolle.

Symptomatisch nichtmedikamentöse Strategien

Die Förderung der regelmäßigen körperlichen Aktivität ist die für den Palliativpatienten wichtigste Behandlungsstrategie. Speziell ausgebildeten Physiotherapeuten kommt hierbei eine große Bedeutung zu. Der Muskelabbau sollte durch ein individuell zugeschnittenes Trainingsprogramm mit kurzen über den Tag verteilten Übungseinheiten vermindert, Vigilanz und Koordination sollten verbessert werden. Wichtig ist es jedoch, die Betroffenen damit nicht zu überfordern und das Trainingsprogramm an tagesaktuelle Schwankungen des Allgemeinzustands der Patienten anzupassen. Dieses Konzept sollte ausgenommen von der präfinalen Situation auch bei bettlägerigen Patienten angewendet werden.

Patientenedukation

Edukative Maßnahmen beinhalten eine Anleitung zum effizienten Umgang mit den eigenen Kräften und animieren zur Verwendung von Hilfsmitteln. Fachkräfte, aber auch Angehörige überschätzen häufig die Energie, die ein Palliativpatient noch hat. Körperpflege am Waschbecken kann eine ganze „Tagesration an Kraft" aufzehren. Pflegende müssen daher sorgsam mit diesen Ressourcen umgehen bzw. täglich neu mit dem Patienten aushandeln, für welche Aktivität er seine Energie verwenden möchte. Das muss nicht zwingend die tägliche Dusche sein, sondern kann auch ein Ausflug in den Park oder der Besuch der Enkel sein. Erst nach Aushandlungsprozessen und Situationen der Unter- und Überschätzung der Kräftereserven nähern sich die Einschätzungen des Patienten und des Palliative-Care-Teams an.

13.2.5 Delir

Unter einem **Delir** versteht man eine akut auftretende Verwirrtheit im Sinne einer Bewusstseinsstörung, einer Störung der Wahrnehmung oder des Denkens. Das Delir am Lebensende kann als Teil der Sterbephase angesehen werden und wird auch als terminale Unruhe bezeichnet.

Man unterscheidet allgemein hypoaktive und hyperaktive Delirien. Hyperaktive Beeinträchtigungen können eindeutig wahrgenommen werden. Hingegen wird eine verringerte Aktivität (Hypoaktivität) oft auf einen Progress der Grunderkrankung geschoben und nicht umfassend abgeklärt.

Bei Patienten in der Palliativsituation treten überwiegend hypoaktive Delirien mit Apathie und Schläfrigkeit auf. Für die Betroffenen und ihre Angehörigen sind diese im selben Maße belastend wie eine Agitation.

Delirien am Lebensende werden oft nicht erkannt, ihre Inzidenz mit 30–40 % – in der Terminalphase sogar bis zu 90 % – unterschätzt [24].

Ursachen

Auslösende Faktoren können Hirntumore, kognitive Einschränkungen, Sehbehinderungen, Infekte, Unterernährung, Zwangsmaßnahmen, ein neu gelegter Blasenkatheter oder neu verordnete Medikamente sein. Gerade die in der Palliativmedizin häufig verwendeten Arzneimittel wie Antiemetika, Opioide, Psychopharmaka oder Steroide können ein Delir auslösen.

Indikatoren für ein Delir:
- Bewusstseinsstörung
- Aufmerksamkeitsstörung
- Gedächtnisstörung
- Orientierungsstörung
- Sprachstörung
- Schlafstörung
- Psychomotorische Unruhe
- Hypoaktivität
- Veränderte Emotionalität (vermehrte Ängstlichkeit, Reizbarkeit, Euphorie)
- Halluzinationen
- Kreislaufstörungen (Hypotonie, Tachykardie)
- Vegetative Veränderungen (Schwitzen, Hyperthermie).

Therapie

Delirien gelten allgemein als gut behandelbar. Dazu stehen medikamentöse und nichtmedikamentöse Optionen zur Verfügung. Die medikamentösen Therapien sind vorwiegend für das hyperaktive Delir vorgesehen. Hier kommen Neuroleptika und Benzodiazepine zum Einsatz. Verschiedene nichtmedikamentöse Maßnahmen sind durch pflegerische Handlungen gut und einfach umsetzbar.

Nichtmedikamentöse Therapie eines Delirs:
- Ursachenbeseitigung (z. B. Medikamente absetzen oder reduzieren)
- Orientierung erleichtern (z. B. durch kontinuierliche Bezugsperson, geregelten Tagesablauf, Verlegungen vermeiden, dezente Beleuchtung des Zimmers)
- Förderung der Kognition (z. B. durch Hör- und Sehhilfen)
- Sicherstellung einer ruhigen Umgebung
- Empathie und validierende Gesprächsführung
- Optimierung des Flüssigkeit- und Elektrolythaushalts
- Regelmäßige Mobilisation
- Vermeidung von Komplikationen (z. B. Dekubitus, Sturz)
- Vermeidung von Zwangsmaßnahmen
- Vermeidung invasiver Maßnahmen (Blasenkatheter, Infusion)

Die Vermeidung von Schmerzen oder Stress, die Identifikation von Risikopatienten (mittels Screening-Algorithmen), eine Behandlung von Risikofaktoren, alle zur nichtmedikamentösen Therapie beschriebenen Aspekte sowie der frühzeitige Behandlungsbeginn bei beginnenden Anzeichen eines Delirs helfen, das Auftreten zu verhindern.

13.3 Akute Krisensituationen

Auch in der Palliativversorgung kann das Behandlungsteam mit einer Notfallsituation konfrontiert werden. So können zu jeder Zeit **unvorhersehbare, akut eintretende Zustandsverschlechterungen oder lebensbedrohliche Situationen** aufkommen, die einer unmittelbaren Entscheidung und Handlung bedürfen. Hierbei kann es sich um richtungsweisende Entscheidungen handeln, von denen die verbleibende Überlebenszeit der Patienten direkt abhängt.

13.3.1 Vorausschauende Krisenplanung

Da in einer akuten Krisensituation in der Regel keine Zeit zur Verfügung steht, eine anstehende Strategie zur Lösung einer Krise festzulegen, sollte für jeden Patienten zu Beginn einer palliativen Betreuung die **Erstellung eines Notfallplans** erfolgen. So haben Patient, Angehörige und das gesamte Behandlungsteam Erwartungssicherheit im Hinblick auf das Vorgehen in der Krise. Das gilt sowohl für stationär als auch für ambulant versorgte Palliativpatienten. Entsprechend der Grunderkrankung und der Symptome, müssen Patienten und Angehörigen zunächst potenzielle Notfälle oder lebensbedrohliche Situationen skizziert werden. Es gilt zu klären, ob im Krisenfall eine Klinikeinweisung bzw. eine Verlegung oder der Verbleib im bisherigen Umfeld mit allen Konsequenzen gewünscht wird. Mögliche Interventionen und Therapiemaßnahmen müssen ausführlich besprochen und idealerweise in einer Patientenverfügung festgehalten werden.

Für bestimmte Akutsituationen hat es sich bewährt, im Vorfeld ein medikamentöses Therapieregime festzulegen und in der Patientenakte gut sichtbar zu dokumentieren. Auch in der häuslichen Versorgung von Palliativpatienten sollten Notfallmedikamente (➤ Abb. 13.8) ausreichend zur Verfügung stehen und der Notfallplan mit entsprechenden Handlungsanweisungen für den Fall eines Notarzteinsatzes bereitliegen. Neben den Patienten und ihren Angehörigen sollten alle Mitglieder des Behandlungsteams Kenntnis über das festgelegte Vorgehen erlangen.

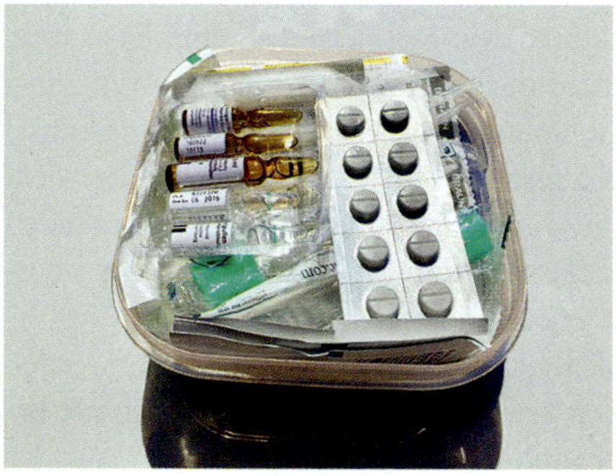

Abb. 13.8 Beispiel für eine Notfallbox in der ambulanten Palliativversorgung. Diese enthält u. a. eine subkutane Dauerkanüle sowie Opioide und sedierende Medikamente. [P443]

NOTFALL

Notfallmedikamente

Patienten müssen in der Anwendung von Notfallmedikamenten angeleitet werden. Im Rahmen einer solchen Patientenedukation werden Dosis, die Wartezeit bis zur nächsten Gabe bei unzureichender Wirkung und die maximale Anzahl der Anwendungen in 24 Stunden besprochen.

13.3.2 Atemnot

Auslöser akuter **Atemnot** bei Palliativpatienten sind häufig chronisch-obstruktive Atemwegserkrankungen oder Atemwegsverlegungen und Obstruktionen infolge maligner Erkrankungen. Dabei auftretende Begleiterscheinungen oder andere Ursachen können vielfältig sein (➤ 6.2.1). Die Atemnot wird symptomatisch behandelt, je nach Nutzen-Risiko-Verhältnis und Patientenwillen aber auch ursächlich, z. B. eine Pneumonie [4].

Symptomatische Therapie

Die in ➤ 6.2.1 beschriebenen Erstmaßnahmen treffen auch für Atemnotattacken in der Palliativsituation zu. Sehr bedeutsam ist hierbei die umfassende pflegerische Betreuung. Der Patient sollte in der für ihn äußert bedrohlichen Situation niemals alleine gelassen werden. Zur symptomatischen Therapie stehen die medikamentöse Linderung des Atemnotgefühls, eine Sedierung und ursachenabhängig spasmolytische, entwässernde oder einer Obstruktion entgegenwirkende medikamentöse Maßnahmen zur Verfügung.

Ökonomisierung der Atmung durch Opioide

Zur Linderung von Atemnot werden in den palliativmedizinischen Leitlinien explizit Opioide empfohlen [4]. Die Aussage, Morphinpräparate würden durch eine Atemdepression die bestehende Atemnot verstärken, ist falsch! Hingegen beruht die Wirksamkeit der Opioide in einer indikatikonsgerechten Dosis auf der Ökonomisierung der Atmung. Durch eine Reduktion der Tachypnoe aufgrund zentraler Atemdämpfung verbessert sich das subjektive Gefühl der Atemnot und die Atmung wird effektiver.

Stellenwert von Sauerstoff in der Palliativversorgung

Der sonst in der Medizin übliche großzügige Einsatz von Sauerstoff bei Patienten mit Atemnot wird in der Palliativversorgung anders gehandhabt. Nach Leitlinienempfehlung wird Sauerstoff nur bei hypoxämischen Patienten verwendet [4].

13.3.3 Akute Blutungen

Werden Blutgefäße durch Tumormasse ummauert oder penetriert, kann es zu inneren **Blutungen** kommen, die häufig unbemerkt bleiben. Blutungen aus exulzerierenden Tumoren oder aus dem oberen Gastrointestinaltrakt werden dramatischer wahrgenommen (➤ Abb. 13.9). Da sichtbares Blutvolumen oft überschätzt wird, können bereits kleine Mengen bei Patienten und Angehörigen panische Reaktionen auslösen.

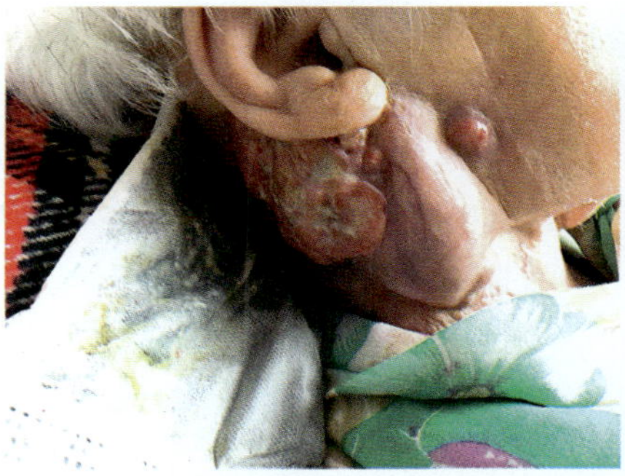

Abb. 13.9 Drohende Blutung aus einem exulzerierenden Tumor am Hals. [P443]

NOTFALL

Verhalten bei Blutungen

- Ruhe ausstrahlen, Sicherheit vermitteln
- Betroffenen niemals alleine lassen
- Mit blutstillenden Medikamenten getränkte Tamponaden für lokale Anwendung vorbereiten (Suprarenin 1 : 10 verdünnt mit NaCl 0,9 %) oder im Handel erhältliche Hämostyptika (z. B. Tabotamp)
- Ggf. systemische Gabe von Antifibrinolytika (Tranexamsäure)
- Grüne oder rote Tücher zum Aufsaugen von Blut reduzieren die sichtbare Dramatik des Ereignisses
- Sedierende Notfallmedikamente (in der Regel Midazolam) liegen bei vorhersehbarer Blutung bereit. Entsprechende ärztliche Anordnungen inklusive Dosierungen sind im Notfallplan dokumentiert.

Kausale Therapieoptionen bestehen häufig nicht oder sind aufgrund der palliativen Situation nicht sinnvoll. Ob und in welchem Ausmaß eine akute Intervention zur Blutstillung erfolgen soll, muss unbedingt im Vorfeld besprochen werden.

13.3.4 Epileptischer Anfall

Schwere **neurologische Symptome** treten nicht nur bei genuin neurologisch Erkrankten auf, sondern auch bei Menschen mit anderen Grunderkrankungen, z. B. mit bösartigen Neubildungen. Exemplarisch sei an dieser Stelle der epileptische Anfall (Grand mal) erwähnt.

Anhand ihrer Symptomatik können generalisierte (Grand mal, tonisch-klonisch) von fokalen Krampfanfällen unterschieden werden. Während der fokale Anfall sich auf motorische und sensible Erscheinungen beschränkt, folgen beim generalisierten Anfall nach einem Initialschrei tonische Verkrampfungen der Muskulatur und klonische Zuckungen der Extremitäten.

Ursache

Krampfanfällen liegt häufig ein erhöhter Hirndruck durch Raumforderungen zugrunde. Raumforderungen entstehen durch Tumoren (z. B. Glioblastom), Tumormetastasen (z. B. bei Prostatakarzinom) oder durch akute Blutungen (Subdural- oder Epiduralblutung).

Der Patient kann sich selbst nicht an das Krampfereignis erinnern. Für Angehörige wirkt das Erleben eines generalisierten Anfalls sowie die in der Regel folgende Schläfrigkeit und Verwirrtheit verstörend. Eine entsprechende Betreuung und Beratung der Betroffenen ist daher notwendig.

NOTFALL

Was tun bei Krampfanfall?

- Ruhe bewahren
- Vor weiteren Gefahren schützen (z. B. scharfkantige Gegenstände außer Reichweite des Betroffenen bringen)
- Verletzungen durch Sturz/Stoß vermeiden
- Kopf unterpolstern (z. B. mit einem Kissen)
- Benzodiazepine, wenn Anfall nach fünf Minuten nicht sistiert oder ein zweiter auftritt
- Subkutane, nasale oder rektale Applikation, wenn intravenöse Gabe nicht möglich (➤ Abb. 13.10)
- Stabile Seitenlage bei Bewusstlosigkeit nach stattgehabtem Anfall
- Atemwege freihalten.

Eine prophylaktische antiepileptische Medikation wird in der Regel nur nach stattgehabtem Krampfanfall angesetzt (Ausnahme: zerebrale Metastasen eines malignen Melanoms).

13.3.5 Angst/Panik

Häufig haben Palliativpatienten **Angst** vor der ungewissen Zukunft, dem Sterbeprozess oder vor dem Tod an sich. Weitere Aspekte, die Angst auslösen können sind:

- Einsamkeit
- Sorge um Angehörige
- Autonomieverlust bzw. Gefühl von Kontrollverlust
- Zu treffende medizinische Entscheidungen
- Widersprüchliche Informationen behandelnder Personen
- Nebenwirkungen von Medikamenten
- Bestehende psychosomatische oder psychiatrische Erkrankungen
- Belastende Symptome wie Schmerzen oder Atemnot.

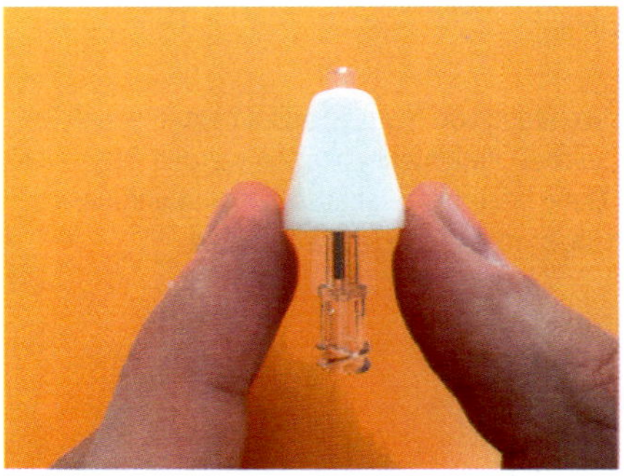

Abb. 13.10 MAD-Zerstäuber (Mucosal Atomization Device) für die notfallmäßige nasale Applikation von Medikamenten. [P442]

Gerade die Angst vor dem Ersticken erzeugt Panik. Der beginnende „Lufthunger" erzeugt Angst; diese verstärkt wiederum die Atemnot.

Innere Unruhe, Anspannung und Schlafstörungen sind eindeutige Indikatoren für Angst. Diese wird auch durch andauerndes Klingeln, wiederholtes Fragen oder diffuse Beschwerden indirekt zum Ausdruck gebracht. Manchmal äußern sich schwerwiegende Ängste durch abwehrendes, vorwurfsvolles oder aggressives Verhalten [7]. Die Auseinandersetzung mit den Ängsten der Patienten sollte eine der Kernkompetenzen eines palliativen Behandlungsteams sein. Hierbei müssen Ängste zunächst erkannt und ernst genommen werden.

Körperliche Zeichen der Angst:

- Schwitzen
- Zittern
- Herzrasen
- Kurzatmigkeit
- Blutdruckanstieg
- Pupillenerweiterung
- Mundtrockenheit
- Übelkeit
- Schwindel
- Gesteigerte Psychomotorik (hastiges Sprechen, verkrampfte Hände, unruhige Füße).

Pharma-Info 13.3

Lorazepam

Bei akuter Angst/Panik können sedierende Medikamente indiziert sein, vorrangig Lorazepam. Die Einzeldosis variiert zwischen 0,5 bis 2,5 mg. Die Höchstdosis des angstlösenden Präparats ist laut Gebrauchsinformation des Präparats Tavor® „im Einzelfall, speziell im Krankenhaus" 7,5 mg.

Die Entwicklung einer Benzodiazepin-Abhängigkeit spielt in der Palliativmedizin eine untergeordnete Rolle, dennoch müssen Pflegende die Reaktionen eines Patienten auf sedierende Präparate im Blick behalten und dokumentieren.

Auch wenn in einer akuten Angstkrise Medikamente zur Abschirmung unverzichtbar sind (➤ Pharma-Info 13.3), spielt die professionelle Zuwendung eine immense Rolle. Sicherheit zu vermitteln ist im Rahmen einer Sedierung umso wichtiger; der Patient muss professionellen Helfern vertrauen. Ängste und ihre möglichen Ursachen konkret benennen, das gemeinsame Aushalten und der offene Umgang mit sublimierten Gefühlen wie Wut oder Trauer sind anspruchsvolle Aufgaben. Ausweichendes Verhalten oder falsche Angaben zu Medikamenten provozieren hingegen Misstrauen und weitere Angst. Im Sinne des multiprofessionellen Ansatzes sollte u. a. in Gesprächen versucht werden, die Betroffenen zu beruhigen, ihnen Halt zu bieten und ihre Ängste abzubauen. Auch nonverbale Optionen wie Musik- oder Kunsttherapie sowie regelmäßige körperliche Aktivität können hilfreich sein. Weitere Maßnahmen bei anhaltender Angst sind Entspannungstechniken,
u. a.:

- Autogenes Training
- Atementspannung
- Hypnotherapie/gelenkte Imagination
- Progressive Muskelentspannung nach Jacobson.

Im Sinne des Patienten

Der Einsatz von (sedierenden) Medikamenten muss dem Patienten dienen, nicht den Angehörigen und v.a. nicht dem professionellen Behandlungsteam!

13.4 Pflege in der Terminalphase

Obwohl tatsächlich drei von vier Versicherten im Krankenhaus oder Pflegeheim sterben, wollen die meisten Deutschen in ihrem vertrauten Umfeld sterben [27]. Doch ist das **Sterben** zu Hause weder für jeden möglich noch richtig. Nachfolgend sind wichtige Voraussetzungen genannt, die das **Sterben im häuslichen Umfeld** möglich machen:

- Der Sterbende äußert selbst den Wunsch, zu Hause sterben zu wollen
- Der Sterbende lehnt lebensverlängernde Maßnahmen ab (z.B. künstliche Beatmung)
- Der Sterbende hat ein belastbares und ständig verfügbares Umfeld/soziales Netz
- Angehörige sind informiert, tragen den Patientenwunsch mit und verbreiten Sicherheit und Ruhe.

Doch selbst bei guten Rahmenbedingungen kommt es immer wieder vor, dass die Situation im häuslichen Umfeld eskaliert und ein Sterbender wenige Tage oder Stunden vor Todeseintritt in eine Klinik eingewiesen wird. Die in ➤ Abb. 13.4 genannten Akteure der allgemeinen und speziellen Palliativversorgung können Familien unterstützen und belastende Klinikeinweisungen verhindern.

13.4.1 Veränderungen am Ende des Lebens

Jeder Mensch stirbt anders und individuell. Dennoch lassen sich Muster erkennen, die in unterschiedlicher Ausprägung bei den meisten Menschen auftreten [28]:

- Sterbende ziehen sich zurück. Sie verlieren das Interesse an anderen Menschen und Kommunikation. Ab einem gewissen Zeitpunkt fehlt die Kraft zum Sprechen
- Sterbende verweigern Essen und Getränke. In der Terminalphase ist der Schluckreflex häufig gestört und es kann zu Aspirationen kommen
- Der Bewegungsdrang und -radius nimmt ab; Müdigkeit nimmt zu bis hin zu Somnolenz, Sopor und finalem Koma
- Mit zunehmender Bewusstseinstrübung können Betroffene den Blick nicht mehr fixieren (ggf. auch fehlender Lidschluss)
- Verwirrtheit und terminale Unruhe können sich einstellen (➤ 13.4.2)
- Aufgrund des Nierenversagens kommt es zur Anurie; die Retention harnpflichtiger Substanzen fördert Sopor und Koma
- Die periphere Durchblutung nimmt ab; durch Zentralisation und durch die Stauung von Blut innerhalb der Hautkapillaren verfärben sich Hände und Füße rötlich-livide (sog. Marmorierung)
- Facies Hippocratica (sog. Mund-Nasen-Dreieck): spitze Nase, eingefallene Augen, grau-fahler Teint
- Schluck- und Hustenreflex lassen nach: Speichel und Trachealsekret fluktuieren atemsynchron im Pharynx und erzeugen Atemgeräusche. Häufig kommt es zusätzlich zum Lungenödem, welches die gurgelnd-brodelnden Atemgeräusche verstärkt (Rasselatmung, engl. *death rattle,* ➤ 13.4.2)
- Die Atmung verändert sich: Mundatmung nimmt zu, die Atmung wird unregelmäßiger (Cheyne-Stoke-Atmung), die Intervalle zwischen den Atemzügen länger bis hin zur Schnappatmung (Atempausen bis zu einer Minute)
- Schließlich kommt es zum Atem- und Kreislaufstillstand, die Pupillen werden weit, der biologische Tod tritt ein.

Veränderungen im Sterbeprozess

- Interessensverlust, Rückzug
- Verminderung der Nahrungsaufnahme
- Bewusstseinstrübungen und Ausbleiben der Augenfixierung
- Unruhezustände, Verwirrtheit
- Periphere Minderdurchblutung (Zentralisation, Marmorierung)
- Oligurie/Anurie
- Rasselatmung, Schnappatmung
- Zyanose, zunehmende Hautblässe
- Atem- und Kreislaufstillstand
- Pupillenerweiterung
- Biologischer Tod
- Ggf. Muskelzuckungen, Entleerung von Darminhalt (bis ca. 30 Minuten nach Todeszeitpunkt)
- Auftreten sicherer Todeszeichen (Totenflecken, Totenstarre, Fäulnis).

13.4.2 Pflege in der Terminalphase

Die **Terminalphase** ist geprägt von einer weiteren therapeutischen „Abrüstung". Vor allem aufgrund der Tatsache, dass der Patient immer weniger oral zu sich nehmen kann, werden Per-os-Medikamente auf ein notwendiges Minimum reduziert bzw. schließlich abgesetzt. Dennoch kann es sein, dass bestehende Symptome sich verstärken und die Symptomlast zunehmen kann. Frühzeitig sollte das Team daher notwendige Wirkstoffe auf alternative Applikationswege (intravenös oder subkutan) umstellen. Orale Opioide müssen dabei so umgerechnet werden, dass die Abdeckung jederzeit gewährleistet wird.

Komfort im Fokus

Auch die pflegerische Versorgung passt ihren Fokus an. Dass ein Patient stirbt, heißt nicht, dass man nichts tut. Pflegende sorgen für **Ruhe und Komfort.** Der Positionierungsplan ist nunmehr obsolet, regelmäßige Lagewechsel belasten den Patient unnötig; Dekubitusprophylaxe hat keine Priorität mehr. Auch die Körperpflege wird auf ein notwendiges Maß heruntergefahren. Ausgedehnte Wunden werden nur bei Bedarf gereinigt und abgedeckt, schmerzhafte Wundspülungen oder Débridements sind kontraindiziert. Die Nahrungs- und Volumenzufuhr sollte sukzessive gedrosselt und schließlich eingestellt werden (➤ 13.4).

Symptome engmaschig kontrollieren

Die (pflegerische) **Symptomkontrolle** spielt eine herausragende Rolle in der Terminalphase, da sich Symptome in diesem letzten Lebensabschnitt häufig verschlimmern und es für Betroffene und deren Angehörige zu traumatischen Szenen kommen kann. Daher ist eine engmaschige Krankenbeobachtung unerlässlich. Exemplarisch werden für die terminale Unruhe und für die Rasselatmung besondere Maßnahmen erläutert.

Verhalten bei terminaler Unruhe

Die **terminale Unruhe** ist eine Form des Delirs (➤ 13.2.5) und kann u. a. mit folgenden Manifestationen einhergehen:

- Bewusstseins- und Wahrnehmungsstörungen (Halluzinationen)
- Psychomotorische Agitiertheit (Nesteln, Entkleiden, Bewegungsdrang/fortwährender Wunsch aufzustehen, Enthemmung, Aggression)
- Schlafstörungen (z. B. Tag-Nacht-Umkehr)
- Stöhnen, Rufen, Schreien.

Ausgeprägte Unruhezustände können vor allem bei Patienten mit zerebralen Neubildungen oder mit Stoffwechselstörungen (Leberversagen) auftreten. Pflegerische Aufgabe ist es, zunächst zu untersuchen, ob das (terminale) Delir durch physische Komplikationen wie z. B. Harnverhalt oder durch eine Opioid-Überdosierung ausgelöst oder verstärkt wird.

- Pflegende informieren Angehörige über den Zustand und sorgen für Sicherheit und Ruhe, damit sich Unruhe nicht auf Angehörige überträgt. So sollten Angehörige nicht auf jedes Stöhnen oder Rufen reagieren
- Wenn sich ein Patient fortwährend entkleidet, macht das wiederholte Ankleiden keinen Sinn. Alternativ können Sommerkleidung oder eine dünne Decke in Erwägung gezogen werden
- Pflegende sollten den Bewegungsdrang unterstützen, zumindest so lange wie ein Lage- oder Positionswechsel dem Betroffenen für eine Weile Ruhe bringt. Falls sich der Patient erschöpft und die Sturzgefahr aufgrund der zunehmenden Bewusstseinstrübung steigt, sollte davon abgesehen werden
- Dennoch muss ein Patient nicht zwingend in Liegeposition sterben. Gerade Patienten mit terminaler Herzinsuffizienz, COPD oder mit ausgeprägten Tumoren im Hals-/Rachenbereich ziehen eine sitzende Position vor
- Eine medikamentöse Abschirmung ist ab einem gewissen Zeitpunkt – gerade bei Zunahme von Halluzinationen – unerlässlich.

Verhalten bei Rasselatmung

Im Sterbevorgang ändert sich nicht nur das Atemmuster (tiefe, unregelmäßige Atmung, zunehmende Atempausen), sondern auch das Atemgeräusch. Unter der sogenannten **Rasselatmung** versteht man die geräuschvolle Respiration in den letzten Tagen oder Stunden des Lebens, vor allem bei der Exspiration. Gründe sind eine Hypersalivation im Mund-Nasen-Rachenraum sowie eine Hypersekretion der Bronchien bzw. ein Lungenödem.

Angehörige empfinden die Rasselatmung fast immer als äußerst beunruhigend. Sie wünschen, dass der Patient umgehend abgesaugt wird, obwohl dieser keine Atemnot verspürt (zumindest solange er ungehindert einatmen kann). Umso mehr wird das Absaugen als unangenehm empfunden. Darüber hinaus stimuliert es unter Umstanden die Bildung weiteren Sekrets und kann neben einer Schädigungen der Schleimhaut zu Blutungen führen. Folgende Maßnahmen sind vorranging:

- Angehörige umfassend informieren (Wem hilft das Absaugen?)
- Laufende Infusionen abstellen – auch hier Angehörige informieren bzw. Angst vor drohendem Verdursten des Patienten relativieren
- Patient atemunterstützend positionieren
- Mundhöhle anfeuchten
- Anticholinergika zur Sekretreduktion gemäß ärztlicher Anordnung applizieren, z. B. Butylscopolamin (Buscopan®) oder Scopolamin in Form eines TTS-Pflasters (Scopoderm®)
- Behutsames oro-/nasopharyngeales Absaugen bei Hypersalivation.

Sonstige Pflegemaßnahmen in der Terminalphase

Sterbende atmen ab einem gewissen Zeitpunkt überwiegend über den Mund, was zur Austrocknung der Mundschleimhaut führt. Daher ist eine regelmäßige Mund- und Lippenpflege unabdingbar (➤ 13.2.3). Mundwinkel und Mundhöhle sollten gereinigt, die Mundhöhle regelmäßig befeuchtet und Lippen eingecremt werden. Pflegende ermuntern Angehörige zur Mundpflege und leiten diese an [29].

Darüber hinaus kann Mundpflege zu Genusserleben führen, wenn hierfür vom Patienten bevorzugte Getränke oder Lebensmittel verwendet werden, z. B. kalte Limonade in der Sprühflasche, gefrorene Ananas-Stückchen oder Eiswürfel am Stil (z. B. aus Energydrink).

13.4.3 Angehörige mitnehmen

Die S3-Leitlinie Palliativmedizin empfiehlt zur **Sterbebegleitung** [4]:

- „Der Sterbende und seine Angehörigen sollen angemessen über den nahenden Tod und die zu erwartenden Veränderungen in der Sterbephase informiert werden."
- „Angehörige von Sterbenden sollen (…) sich ihren Möglichkeiten und Wünschen entsprechend an der Sterbebegleitung zu beteiligen."

Die meisten Menschen haben noch nie zuvor den Tod eines Nahestehenden erlebt. Manifestationen des Sterbevorgangs wie z. B. Rasselatmung verunsichern oder schockieren Angehörige. Die hör- und unübersehbaren Symptome erwecken den Eindruck, dass der Sterbende leidet, auch wenn er aus professioneller Perspektive gut symptomkontrolliert ist. Eine professionelle Begleitung und Patientenedukation muss in der Sterbephase für Sicherheit sorgen und Vertrauen schaffen (➤ Tab. 13.5). Das Antizipieren des Sterbevorgangs oder erwartbarer, eindrücklicher Symptome schafft Vertrauen und Erwartungssicherheit. Pflegende sollten – je nach Familie – die richtige Balance zwischen Präsenzzeigen und Rückzug austarieren.

Tab. 13.5 Häufige Fragen von Angehörigen und mögliche Reaktionen.

Frage	Antwort
„Was glauben Sie, stirbt die Mama noch heute Nacht?"	„Ich kann mir vorstellen, dass Sie verunsichert sind, aber das kann niemand sagen. Ich denke aber, wir reden über wenige Tage (Stunden)."
„Können Sie meinem Vater bitte Infusionen anhängen? Er verdurstet doch!"	„Insgesamt hat Ihr Vater eher zu viel als zu wenig Flüssigkeit in seinem Organismus. Wenn wir ihm zusätzlich Infusionen anhängen, wird ihn diese zusätzliche Flüssigkeit belasten, zumal die Nieren bereits aufgehört haben zu arbeiten. Wenn er Durst empfindet, dann vor allem wegen der trockenen Mundschleimhaut. Dagegen können wir aber etwas tun. Kommen Sie, ich zeige Ihnen noch einmal, wie Sie den Mund befeuchten können. Was trinkt Ihr Vater denn gerne?"
„Sie können meine Frau ja nicht verhungern lassen! Auch wenn sie angeblich nichts schlucken kann, aber sie muss doch essen! ... Dann müssen Sie halt Infusionen anhängen!"	„Ich bin mir sicher: würde Ihre Frau Hunger verspüren, dann würde sie das äußern. Hunger ist ein subjektives Gefühl und man geht davon aus, dass Menschen am Lebensende kein Hungergefühl haben. Wissen Sie, ihr Stoffwechsel fährt immer weiter runter, sodass ihr Körper die ganzen Nährstoffe gar nicht mehr verarbeiten kann. Die Infusionen schaden also mehr als sie nützen."
„Was kann ich denn jetzt noch tun?"	„Wichtig ist, dass Ihr Partner spürt, dass Sie bei ihm sind. Sprechen Sie ruhig mit ihm, berühren Sie ihn. Eine Hand- oder Fußmassage kann sehr beruhigend wirken. Soll ich Ihnen mal zeigen, wie Sie das machen können?"

Umgang mit Trauer

Nach dem Verlustereignis stehen Angehörige unter Schock, der Stunden bis Tage andauern kann:

- Pflegende zeigen Präsenz und Gesprächsbereitschaft
- Es müssen nicht immer die „richtigen Worte" gesucht werden; ein zugewandter Blick oder eine Berührung können wertvoller sein als jede formelhafte Aussage
- Ratschläge und fertige Lösungen vermeiden, zuhören
- Seelsorgerischen Beistand anbieten
- Pflegende lassen zu, dass Angehörige ihre Emotionen und kulturellen Besonderheiten ausleben dürfen und geben hierfür Raum und Zeit
- Vermeintliche Nicht-Trauer oder emotionale Distanz gegenüber dem Verstorbenen sollten nicht bewertet werden
- Ruhe nicht durch unnötige Tätigkeiten wie Aufräumen etc. stören
- Praktische Hilfe anbieten (Getränk, Raum für Rückzug, Liegemöglichkeit etc.).

13.4.4 Sterbebegleitung versus Sterbehilfe

In der Palliativmedizin geht es vor allem um das **Leben mit einer schweren Erkrankung,** nicht um das Sterben oder um „Sterbehilfe", schon gar nicht um „aktive Sterbehilfe". Dennoch kommt es diesbezüglich immer wieder zu Missverständnissen. Palliative Care leistet Hilfe *beim* Sterben, jedoch nicht Hilfe *zum* Sterben im Sinne eines aktiven Beschleunigens des Todeseintritts. Palliative Care verbessert die Lebensqualität von Menschen mit einer nicht heilbaren Erkrankung mit begrenzter Lebenserwartung. ➤ Tab. 13.6 stellt wichtige Begriffe im Zusammenhang mit der Sterbehilfe gegenüber.

Selbstverständlich werden professionelle Palliative-Care-Mitarbeiter immer wieder mit Sterbewünschen konfrontiert. Ein solcher Patientenwunsch muss in jeden Fall ernst genommen werden. Häufig stecken dahinter andere Bedürfnisse, z. B. der Wunsch nach einer Perspektive oder der Wunsch nach Linderung von Leid. Das Wichtigste in dieser Situation ist Zeit, um mit dem Patienten über dessen Wünsche und Ängste zu sprechen und alternative Optionen zur Leidensminderung aufzuzeigen. Dazu gehört u. a. „eine umfassende Aufklärung über Möglichkeiten der medikamentösen und nichtmedikamentösen Schmerz- und Symptomkontrolle, u. U. auch

Tab. 13.6 Formen der Sterbehilfe und Relevanz für die Palliative Care (PC).

	Alternativbegriff	Strafbarkeit	Bedeutung für PC
Passive Sterbehilfe	Behandlungsunterlassung oder -abbruch Nicht-Einleitung oder Nicht-Fortführung lebenserhaltender Maßnahmen	Straffrei	Abbruch oder Nichtaufnahme einer medizinischen Behandlung bei einem tödlich Erkrankten auf der Grundlage seines Willens (Patientenverfügung)
Indirekte Sterbehilfe	Zulässige Leidenslinderung mit Gefahr der Lebensverkürzung	Straffrei	Palliativmedizinische Maßnahmen führen zu unbeabsichtigter/unvermeidbarer Beschleunigung des Todeseintritts
Assistierter Suizid	Beihilfe zur Selbsttötung	Gesetzliche und berufsrechtliche Regelungen werden seit 2020 in Politik und Fachkreisen diskutiert	**Der Betroffene tötet sich selbst,** erhält aber Unterstützung (z. B. durch Bereitstellung eines Medikaments) **Keine Aufgabe der PC**
Aktive Sterbehilfe	Tötung auf Verlangen	Strafbar (StGB § 216)	**Der Betroffene tötet sich nicht selbst.** Die gezielte, schmerzlose Tötung ist strafrechtlich verboten **Keine Aufgabe der PC**

die Option der palliativen Sedierung, Therapieverzicht und Therapiebegrenzung sowie der freiwillige Verzicht auf Nahrung und Flüssigkeit" [30].

Mit Morphin „todgespritzt"?

Selbst Mediziner und Pflegende fürchten, dass eine Morphintherapie bei Palliativpatienten das Leben signifikant verkürzt. Dieser Zusammenhang ist bei fachgerechtem Umgang nicht nachgewiesen. Patienten sterben aufgrund ihrer fortgeschrittenen Erkrankung, nicht wegen des Morphins. „Sollte dennoch als Folge einer (indizierten) Morphingabe der Tod eintreten, ist dies im Sinne der indirekten Sterbehilfe ohne rechtliche Folgen" [7].

Literatur und Kontaktadressen

LITERATURNACHWEIS

1. WHO. Definition of Palliative Care. www.who.int/health-topics/palliative-care (letzter Zugriff: 11.11.2025).
2. Alt-Epping, B.: Lebensqualität unter (und durch) Tumortherapie. In: Alt-Epping B, Fuxius S, Wedding U (Hrsg.). Onkologie für die Palliativmedizin. Göttingen: Universitätsverlag, 2015, S. 141 ff.
3. http://pos-pal.org (letzter Zugriff: 11.11.2025).
4. Leitlinienprogramm Onkologie (Deutsche Krebsgesellschaft, Deutsche Krebshilfe, AWMF): Erweiterte S3-Leitkllinie Palliativmedizin für Patienten mit einer nicht heilbaren Krebserkrankung, Kurzversion 2.3 , 2021, AWMF-Registernummer: 128/001OL, www.leitlinienprogramm-onkologie.de/leitlinien/palliativmedizin (letzter Zugriff: 11.11.2025).
5. Temel, J.; Greer, J.; Muzikansky, A. et al.: Early palliative care for patients with metastatic non-small-cell lung cancer. In: NEJM 8/2010, S. 733–742.
6. Gemeinsamer Bundesausschuss: Bericht an das Bundesministerium für Gesundheit über die Umsetzung der SAPV-Richtlinie für das Jahr 2016, S. 88, www.g-ba.de/downloads/17-98-4474/Bericht-Evaluation-SAPV-2016.pdf (letzter Zugriff 11.11.2025).
7. Bausewein, C.; Roller, S.; Voltz R.: Leitfaden Palliative Care. 7. A. München: Elsevier, 2021.
8. Schulz, M.: Von Compliance zu Adhärenz. In: Heilberufe 5/2009, S. 27–28.
9. Dasch, B. et al.: Care of cancer patients at the end of life in a German university hospital: A retrospective observational study from 2014. In: PLoS One 4/2017.
10. Morden, N.; Chang, C. et al.: End-of-life care for medicare beneficiaries with cancer is highly intensive overall and varies widely. In: Health Affairs 4/2012, S. 786–796.
11. Deep, KS; Griffith, CH; Wilson, JF: Discussing preferences for cardiopulmonary resuscitation: What do resident physicians and their hospitalized patients think was decided? In: Patient Educ Couns. 72/2008, S. 20–25.
12. Bienstein C.: Klinikeinweisungen von Heimbewohnern vermeiden. In: Die Schwester Der Pfleger 3/2017, S. 86–91.
13. Hofer, B.; Wenner, M.: Pflegerische Begleitung in der Krise – Informieren, da sein, aushalten. In: Z Palliativmed 4/2016, S. 150–153.
14. Bamberger, G.; Teigeler, B.: „Entscheidend ist eine Haltung der Gelassenheit" – Interview mit Günter G. Bamberger. In: Die Schwester Der Pfleger 7/2013; S. 640–645.
15. Müller, M.; Pfister, D. (Hrsg.). Wie viel Tod verträgt das Team? Belastungs- und Schutzfaktoren in Hospizarbeit und Palliativmedizin. Göttingen: Vandenhoeck & Ruprecht, 2014, S. 12.
16. Deutsche Gesellschaft für Palliativmedizin (DGP): Hospiz- und Palliativversorgung: Wer bietet was wo? www.dgpalliativmedizin.de/neuigkeiten/informationen-fuer-patienten-und-angehoerige.html (letzter Zugriff: 11.11.2025).
17. Borasio, G. D.: Über das Sterben. München: CH Beck, 2011; Kap. 3.
18. Clark, D.: Total pain: the work of Cicely Saunders and the hospice movement. In: American Pain Society Bulletin 2000; 10, S. 13–15.
19. Keßler, J. et al.: Schmerzen lindern am Lebensende. In: Der Hausarzt 10/2013, S. 2–6.
20. Keßler, J. et al.: Tumordurchbruchschmerz – Indikation für schnell wirksame Opioide. In: Der Anästhesist 07/2011, S. 674–682.
21. Laufenberg-Feldmann, R. et al.: Tumorschmerz in der Palliativmedizin. In: Der Anaesthesist 05/2012, S. 457–467.
22. Müller-Vahl, K.; Grotenhermen, F.: Medizinisches Cannabis: Die wichtigsten Änderungen. In: Deutsches Ärzteblatt 8/2017, S. 352–356.
23. Fischer, I. et al.: Tumorassoziierte Fatigue in der Palliativsituation. In: Z Palliativmed 2017/18, S. 97–110.
24. van Lancker, A. et al.: Prevalence of symptoms in older cancer patients receiving palliative care: a systematic review and meta-analysis. In: Journal of Pain and Symptom Management 2017/7 S. 28–35.
25. Fischer, I.; Kuhnt, S.: Psychodiagnostik und neuropsychologische Diagnostik. In: Heim M, Weis J. Fatigue bei Krebserkrankungen. 1. A. Stuttgart: Schattauer, 2015.
26. Efficace, F. et al.: Prognostic value of self-reported fatigue on overall survival in patients with myelodysplastic syndromes: a multicentre, prospective, observational, cohort study. In: The Lancet Oncology 2015/16, S. 1506–1514.
27. Rebscher, H.; Klie, T.: (Hrsg.): DAK Pflegereport 2016 – Palliativversorgung: Wunsch, Wirklichkeit und Perspektiven. 1. A. Heidelberg: medhochzwei, 2016.
28. Hui, D. et al.: Clinical Signs of Impending Death in Cancer Patients. In: Oncologist 2014/6, S. 681–687.
29. DGP Sektion Pflege: Leitlinie Mundpflege in der letzten Lebensphase. www.dgpalliativmedizin.de/images/stories/Leitlinie_Mundpflege_in_der_letzten_Lebensphase_end.pdf (letzter Zugriff: 11.11.2025)
30. Tolmein, O.; Radbruch L.: Verbot der geschäftsmäßigen Förderung der Selbsttötung: Balanceakt in der Palliativmedizin. In: Dtsch Arztebl 7/2017, S. A-302 ff.
31. Bausewein C, Fegg M, Radbruch L, Nauck F, von MS, Borasio GD, et al.: Validation and clinical application of the German version of the palliative care outcome scale. In: J Pain Symptom Manage 2005/30(1); S. 51–62.

KONTAKTADRESSEN

Deutscher Hospiz- und PalliativVerband e. V., Aachener Straße 5, 10713 Berlin, Tel.: 0 30/82 00 758-0, www.dhpv.de

Deutsche Gesellschaft für Palliativmedizin e. V., Aachener Straße 5, 10713 Berlin, Tel.: 0 30/3 01 01 00-0, www.dgpalliativmedizin.de

KAPITEL

14 Pflege von Menschen mit rheumatologischen und Systemerkrankungen

Pflegesituation „Da sein, wenn es zählt" 539

14.1 Pflege bei rheumatologischen Erkrankungen 540
14.1.1 Betroffene Menschen 541
14.1.2 Prävention 541
14.1.3 Rehabilitation 541
14.1.4 Patientenberatung 542
14.1.5 Beobachten, Beurteilen, Intervenieren 542

14.2 Grundlagenwissen in der Rheumatologie 544

14.3 Beschwerden des rheumatologischen Patienten 544
14.3.1 Gelenkschmerzen und -schwellungen 544
14.3.2 Gelenksteifigkeit und Gelenkdeformitäten 545
14.3.3 Beschwerden der gelenknahen Sehnen und Schleimbeutel 545
14.3.4 Störungen des Allgemeinbefindens und Symptome an Augen, Haut und inneren Organen 545

14.4 Der Weg zur Diagnose in der Rheumatologie 546
14.4.1 Anamnese und körperliche Untersuchung 546
14.4.2 Blutuntersuchungen 547
14.4.3 Bildgebende Diagnostik 548
14.4.4 Diagnostische Gelenkpunktion 549

14.5 Behandlungsstrategien in der Rheumatologie 549
14.5.1 Systemisch-medikamentöse Therapie 550
14.5.2 Physikalische Therapie 553
14.5.3 Ernährung 555
14.5.4 Lokaltherapien 555

14.6 Entzündlich-rheumatische Arthritiden 556
14.6.1 Rheumatoide Arthritis 556
14.6.2 (Seronegative) Spondyloarthritiden 559

14.7 Kollagenosen 561
14.7.1 Systemischer Lupus erythematodes 561
14.7.2 Progressive systemische Sklerodermie 563
14.7.3 Polymyositis/Dermatomyositis 565
14.7.4 Mischkollagenose 565
14.7.5 Sjögren-Syndrom 565

14.8 Vaskulitiden 566
14.8.1 Primäre Vaskulitiden 566
14.8.2 Sekundäre Vaskulitiden 568

14.9 Fibromyalgiesyndrom 568

Literatur und Kontaktadressen 569

Pflegesituation

Hintergrund zur Pflegesituation

Pflegerisches Setting: stationäre Akutpflege
Patientin: Frau Eva de Vries, 74 Jahre
Diagnose: Bursitis bei rheumatoider Arthritis

Da sein, wenn es zählt

Raj Ambani, angehender Pflegefachmann im zweiten Ausbildungsjahr, absolviert derzeit seinen zweiten Pflichteinsatz auf der chirurgischen Station eines Krankenhauses. Heute begleitet er Pflegefachfrau Nora Kubiak bei der morgendlichen Versorgungsrunde. Gemeinsam entscheiden sie, dass Raj zunächst die Patientin Eva De Vries auf Zimmer 308 bei der Körperpflege unterstützt, denn sie soll heute operiert werden. Kurz besprechen sie, wie er das Konzept der aktivierenden Pflege umsetzen und Frau de Vries' Ressourcen nutzen kann.

Frau de Vries ist eine 74-jährige Patientin, die sich aufgrund einer Schleimbeutelentzündung *(Bursitis)* am rechten Ellenbogen im Krankenhaus befindet. Sie ist seit vielen Jahren an rheumatoider Arthritis erkrankt, die sich besonders in den Händen manifestiert hat. Die Gelenke sind stark deformiert und schmerzen so sehr, dass ihre Beweglichkeit enorm eingeschränkt ist. Bis vor Kurzem war Frau De Vries eine leidenschaftliche Musikerin, sie spielte viele Jahre lang Geige in einem Orchester. Diese Tätigkeit war für sie nicht nur ein Beruf, sondern eine Herzensangelegenheit, die sie mit viel Freude und Hingabe ausübte, was ihr nun aufgrund der fortschreitenden Gelenkveränderungen nicht mehr möglich ist. Diese Tatsache macht sie sehr traurig. Sie spricht oft über ihre Zeit als Musikerin und wie viel sie ihr bedeutet hat.

Raj bereitet seinen Pflegewagen vor und legt alles, was er für die präoperative Versorgung benötigt, bereit. Darin hat er bereits

Routine. Er klopft an die Zimmertür und begrüßt die Patientin beim Betreten des Raums. Frau de Vries sitzt auf der Bettkante und bewegt die Finger der linken Hand. *„Der nette Physiotherapeut hat mir empfohlen, das jeden Morgen zu machen"*, erklärt sie. *„Tatsächlich konnte ich gestern Abend meine Gabel viel besser halten."* Zur Ruhigstellung und Entlastung des Ellenbogens trägt sie am rechten Arm einen Schienenverband. Raj fragt sie, wie es ihr gehe und wie sie geschlafen habe. *„Nicht besonders gut"*, antwortet Frau de Vries leise. *„Ich bin immer wieder aufgewacht, entweder wegen der Schmerzen in den Händen oder der anstehenden Operation. Ich weiß gar nicht, wie ich das zu Hause allein schaffen soll."* „Ich verstehe, dass Sie sich Sorgen machen. Es ist ganz normal, vor einer Operation Angst zu haben", erwidert der Auszubildende. *„Gern erkläre ich Ihnen den Ablauf, doch zunächst möchte ich Sie fragen, auf einer Skala von 0 bis 10, wobei 0 keinen Schmerz und 10 der stärkste Schmerz bedeutet, wie stark sind die Schmerzen, die Sie gerade empfinden?"* Frau de Vries äußert einen Wert von 4 in Ruhe und bei Bewegung. *„In der Nacht waren die Schmerzen deutlich stärker. Herrgott, heute Morgen ist es aber kalt"*, fügt sie erschauernd hinzu und bittet den Auszubildenden, die Knöpfe ihrer Jacke zu schließen. Auf die Einnahme eines Schmerzmittels möchte sie derzeit verzichten.

Gemeinsam machen sich Raj und Frau de Vries nun auf den Weg ins Bad. Auf halbem Weg äußert Frau de Vries, dass ihr schwindelig sei und sie nur schlecht Luft bekäme. Der Auszubildende reagiert unverzüglich und bittet die Patientin, sich auf einen Stuhl zu setzen. Er betätigt zweimal den Patientenruf und löst somit den Notruf aus, um die Patientin nicht allein lassen zu müssen. Kurz darauf steht Nora im Zimmer. Gemeinsam bringen sie und Raj Frau de Vries zurück ins Bett. Raj ermittelt einen Puls von 96 Schlägen pro Minute und einen Blutdruck von 100/65 mmHg, während Nora den diensthabenden Arzt informiert. Dieser ordnet 1.000 ml Flüssigkeit über die Vene und eine Laborkontrolle an, denn er vermutet eine Anämie. *„Du hast super reagiert"*, lobt Nora Kubiak ihren Auszubildenden. Raj freut sich über das Lob, sorgt sich aber gleichzeitig um Frau de Vries und fragt sich, ob die Operation heute stattfinden kann.

Lernaufgaben:

1. Begründen Sie, warum Frau de Vries gezielte Bewegungsübungen der Finger in ihre morgendliche Routine integriert.
2. Das Konzept der aktivierenden Pflege trägt wesentlich zur Erhaltung des Gesundheitszustands von Menschen mit rheumatoider Arthritis bei. Erläutern Sie, wie Raj Ambani dieses Pflegekonzept bei Frau de Vries im Rahmen der Körperpflege und der Nahrungsaufnahme umsetzen kann.
3. Bei der Behandlung von Menschen mit rheumatoider Arthritis ist die multiprofessionelle Zusammenarbeit von entscheidender Bedeutung. Nennen Sie an der Therapie beteiligte Berufsgruppen sowie deren Aufgabenbereiche.
4. Um die aktuelle Schmerzintensität von Frau de Vries zu erfassen, verwendet Raj eine Schmerzerfassungsskala. Nennen Sie die weiteren Kriterien, die der Auszubildende berücksichtigen muss, um die Schmerzsituation umfassend zu beurteilen.
5. Neben der Bursitis wird bei Frau de Vries eine Anämie als weitere extraartikuläre Manifestation der rheumatoiden Arthritis vermutet. Nennen Sie die Symptome, welche auf eine Anämie der chronischen Erkrankung hindeuten, und ergänzen Sie weitere mögliche Anzeichen.
6. Menschen mit Anämie haben ein erhöhtes Sturzrisiko. Raj möchte Frau de Vries beraten, wie sie ihr Wohnumfeld sturzsicher gestalten kann, und erinnert sich an den Expertenstandard zur Sturzprophylaxe. Zählen Sie die Maßnahmen auf, die dazu beitragen, Frau de Vries' Zuhause sturzsicher zu gestalten.

DEFINITION

(Internistische) Rheumatologie: Teilgebiet der Inneren Medizin, das sich mit den nicht verletzungsbedingten Erkrankungen des Bewegungs- und Stützapparates sowie den (immunogen verursachten) Entzündungen des Bindegewebes der inneren Organe **(Kollagenosen)** und der Gefäße **(Vaskulitiden)** befasst.

14.1 Pflege bei rheumatologischen Erkrankungen

Pflegende betreuen Rheumapatienten aller Altersgruppen mit ihren verschiedenen Problemschwerpunkten (Berufstätigkeit, Versorgen einer Familie, eigene häusliche Versorgung bei älteren Patienten).

Rheumatologische Erkrankungen sind sehr individuell. Selbst bei gleicher Diagnose sind die Verläufe sehr unterschiedlich und reichen von spontanen Heilungen bis zu rascher Entwicklung von Bewegungseinschränkungen und Hilfsbedürftigkeit. Auch das Ansprechen z. B. auf physikalische Therapien kann unterschiedlich sein – der Patient weiß oft am besten, was ihm gut tut und was nicht.

Pflege von rheumatologisch Erkrankten bedeutet vor allem:

- Respekt vor den Wünschen des Patienten bzw. vor seinen individuellen Lösungswegen. Dies erfordert eine hohe Anpassungsfähigkeit des therapeutischen Teams
- Sicherstellen, dass Patient und Angehörige alle therapeutischen Maßnahmen verstehen und Unsicherheiten durch widersprüchliche Informationen (Klinik, Internet, Hausarzt, Familie) vermieden werden
- Schaffung einer vertrauensvollen Atmosphäre, damit der Patient seine Erfahrungen mitteilt und sich einbringt. Sonst laufen evtl. verschiedene Therapieansätze einander zuwider und schaden dem Patienten letztlich
- Ermittlung von Ressourcen: Wie hat der Patient sich daheim beholfen? Wie können diese Ansätze im Krankenhaus fortgeführt bzw. weiterentwickelt werden?
- Schmerzbeobachtung und Unterstützung bei der Schmerzbekämpfung
- Psychische Unterstützung: Verständnis für die Angst des Patienten vor völliger Unbeweglichkeit, zunehmender Pflegebedürftigkeit und therapieresistenten Schmerzen.

14.1.1 Betroffene Menschen

Viele Betroffene nehmen sich selbst durch Deformierungen an Händen, Beinen und Füßen als weniger ästhetisch wahr. Die oft notwendigen Hilfsmittel wie orthopädische Schuhe, Schienen und Bandagen entsprechen nicht dem Schönheitsideal.

Für zahlreiche Betroffene sind außerdem immer wieder auftretende Schmerzen, die zunehmende Einschränkung der Beweglichkeit und die verminderte Kraft der Bewegungen sehr belastend. Evtl. ist ein Berufswechsel erforderlich oder der Alltag ohne Hilfsmittel nicht mehr zu bewältigen.

Die Akzeptanz ihrer Behinderung fällt besonders jüngeren Patienten schwer, da sie ihre Lebenspläne oft nicht mehr verwirklichen können und sich neu orientieren müssen. Patienten mittleren Alters bedrückt v. a. die Sorge um die finanzielle Sicherheit ihrer Familie und die Bewältigung der praktischen Probleme eines Haushalts mit Kindern. Für ältere Patienten ist oft die eigene häusliche Versorgung das größte Problem. Handelt es sich um eine chronische Erkrankung ohne Aussicht auf Heilung, ist dies für viele Patienten schwer zu akzeptieren.

Viele Patienten müssen über lange Zeiträume oft mehrere Antirheumatika (➤ 14.5, ➤ 14.5.1) einnehmen. Sie fürchten Nebenwirkungen und gerade ältere Patienten kommen oft mit der Fülle an Arzneimitteln nicht zurecht und sind überfordert.

Altersgruppen

Viele Laien glauben, „Rheuma" sei eine Alterserkrankung. Dies stimmt nicht. Entzündlich-rheumatische Erkrankungen können in jedem Alter auftreten und einige davon, z. B. die Spondyloarthritiden oder der systemische Lupus erythematodes, zeigen einen Altersgipfel der Erstmanifestation im mittleren Erwachsenenalter. Durch die veränderte Altersverteilung der Bevölkerung und die eher späte Manifestation der rheumatoiden Arthritis als häufigster entzündlich-rheumatischer Erkrankung sind aber insgesamt vor allem Menschen in der zweiten Lebenshälfte betroffen.

Begleiterkrankungen

Rheumatisch-entzündliche Erkrankungen sind autoimmun (mit-) bedingt, und nach heutigem Wissen haben Rheumapatienten häufiger als statistisch zu erwarten weitere Autoimmunerkrankungen (insbesondere eine Hashimoto-Thyreoiditis ➤ 10.4.5 oder einen Diabetes mellitus Typ 1 ➤ 10.7.2) oder chronisch-entzündliche Darmerkrankungen (➤ 7.6.5). Die Ursache hierfür dürfte in den Gemeinsamkeiten in der Krankheitsentstehung liegen.

Rheumatisch-entzündliche Erkrankungen (z. B. rheumatoide Arthritis) und entzündliche Autoimmunerkrankungen (z. B. systemischer Lupus erythematodes) erhöhen außerdem das kardiovaskuläre Risiko. Die chronische Entzündung begünstigt die Arteriosklerose, auch Therapien (etwa nichtsteroidale Antirheumatika) und ein krankheitsbedingter Bewegungsmangel spielen evtl. eine Rolle. [1]

14.1.2 Prävention

Die in diesem Kapitel dargestellten entzündlich-rheumatischen Erkrankungen sind autoimmun (mit-)bedingt, teilweise werden sie durch verschiedenste Infektionen ausgelöst. Da die genetische Veranlagung nicht geändert werden kann und Infektionen nicht vermieden werden können, ist eine Primärprävention nicht möglich. Auch Früherkennungsuntersuchungen gibt es nicht. Die gelegentlich propagierten Blutuntersuchungen haben bei Fehlen von Symptomen keine Konsequenzen und sind somit zum Screening Beschwerdefreier nicht geeignet.

Umso wichtiger ist die Sekundärprävention durch rasche Abklärung rheumaverdächtiger Beschwerden – frühzeitige, konsequente Behandlung ist bei vielen Erkrankungen prognoseentscheidend. Details finden sich bei den einzelnen Erkrankungen.

14.1.3 Rehabilitation

Da rheumatische Erkrankungen häufig chronisch verlaufen mit Verschlechterungen und (Teil-)Remissionen im Wechsel, sind bei vielen Betroffenen zeitlebens immer wieder Rehabilitationsmaßnahmen nötig (Generelles zur Rehabilitation ➤ 1.2.2). Die Pflegenden schalten auf Arztanordnung rechtzeitig den Sozialdienst ein, um Maßnahmen zur Rehabilitation in die Wege zu leiten.

Ziele der Rehabilitation bei rheumatischen Erkrankungen im Besonderen sind eine optimale Schmerzkontrolle, eine bessere Gelenkfunktion (Beweglichkeit, Stabilität), eine möglichst gute Muskelfunktion (Kraft, Ausdauer, normaler Tonus), Erhalt oder Wiedererlangung von Mobilität und Selbstständigkeit im Alltag, die weitest mögliche Teilnahme an gesellschaftlichen Aktivitäten und die (Wieder-)Eingliederung in den Beruf (viele Patienten sind im erwerbsfähigen Alter).

Wie bei anderen Erkrankungen so ist auch hier eine ambulante, teilstationäre oder stationäre Durchführung der Rehabilitationsmaßnahmen möglich. Die Einrichtung sollte aber auf die jeweilige Erkrankung spezialisiert sein (also nicht nur „rheumatische Erkrankungen", sondern z. B. „rheumatoide Arthritis" oder „systemischer Lupus erythematodes"). Da bei den meisten rheumatischen Erkrankungen jederzeit ein neuer Schub möglich ist, muss in oder nahe der Klinik ggf. eine entsprechende Diagnostik möglich sein, außerdem müssen die Rehabilitationsmaßnahmen dem Zustand des Patienten angepasst werden können.

Die genannten Ziele können nur durch interdisziplinären Ansatz erreicht werden. Die Maßnahmen werden dabei individuell je nach den Bedürfnissen des Patienten gewichtet:

- Fortsetzung der medizinischen Therapien
- Physikalische Therapien: z. B. Wärme- oder Kältetherapie zur Schmerzlinderung, Massagen zur Auflockerung der Muskulatur und Vorbereitung der Physiotherapie
- Physiotherapie: Gezielte Übungen zur Verbesserung der Gelenkbeweglichkeit und gegen Fehlstellungen, Krafttraining zum Aufbau der Muskulatur, da diese die Gelenke stabilisiert. Ausdauertraining, „gelenkfreundliche" Sportangebote wie Walking, Wandern, Radfahren, Schwimmen (➤ Abb. 14.1)

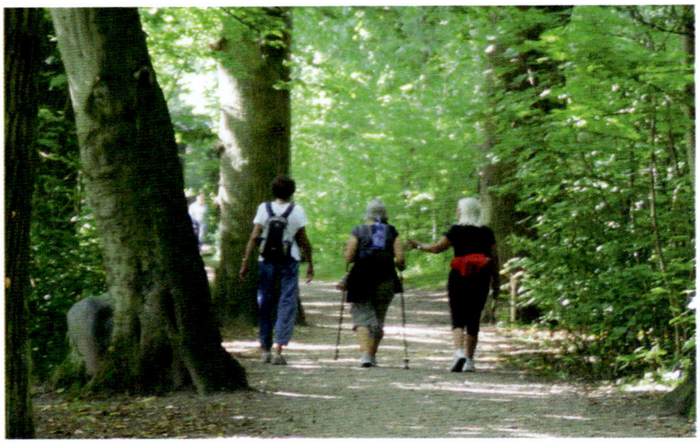

Abb. 14.1 Wandern schont die Gelenke, fördert die Beweglichkeit des Patienten, macht Spaß und bringt soziale Kontakte mit sich. [J787-295]

- Ergotherapie einschließlich Hilfsmittelanpassung: z. B. Training von Fein- und Grobmotorik oder bestimmter Bewegungsabläufe mit dem Ziel der Alltagsbewältigung
- Ernährungsberatung (➤ 14.5.3)
- Patientenschulung: Information über die Erkrankung und ihre Behandlung, Bewegungsübungen und gelenkschonendes/-schützendes Verhalten im Alltag
- Psychologische Betreuung (z. B. Stressbewältigungstechniken, Muskelentspannungsverfahren, Schmerzbewältigungsstrategien) zur verbesserten Krankheitsverarbeitung
- Soziale Betreuung, z. B. Beratung zur beruflichen Qualifikation/ Umschulung.

14.1.4 Patientenberatung

Aufgrund des schubweisen Verlaufs und des nicht immer eindeutigen Symptombildes werden rheumatische Erkrankungen oft und teils lange nicht als solche erkannt. Sie verlaufen meist chronisch-progredient und Heilungen sind nur selten zu erwarten. Viele Patienten trauen sich nicht, längerfristige Pläne zu schmieden. Zeiten relativer Beschwerdearmut wechseln mit Phasen starker Schmerzen, die Skepsis gegenüber Ärzten, Pflegenden und der Therapie schüren können. Daher ist ein umfassendes Wissen der Pflegenden notwendig, um auf die Fragen des Patienten kompetent eingehen zu können. Zu bedenken ist immer, dass die Therapie nebenwirkungsreich ist und viel Selbstdisziplin und Mitarbeit von Seiten des Betroffenen erfordert.

Hinzu kommen die Ängste, den Arbeitsplatz zu verlieren und anderen zur Last zu fallen. Der Patient muss lernen, mit seiner Krankheit zu leben, ohne sich von der Krankheit „leben zu lassen". Dazu gehört das Wissen, dass er mit physiotherapeutischen Übungen und technischen Hilfsmitteln aktiv gegen die Erkrankung angehen kann. Hier haben Pflegende eine wesentliche Beratungs- und Anleitungsfunktion. Der Patient sollte außerdem im Umgang mit Arzneimitteln geschult sein (Einnahme, Lagerung, ggf. Technik der subkutanen Injektion, Beobachtung auf Nebenwirkungen). Er kann dazu auch an Patienteninformations- und Schulungsprogrammen teilnehmen. Hilfreich ist zusätzlich das Aushändigen von Informationsblättern. Außerdem erhält der Patient einen „Rheumapass" mit einem Überblick über Untersuchungen, Laborwerte und Arzneimittel.

Die Pflegenden vermitteln Adressen von Selbsthilfegruppen, die den Patienten im Umgang mit der Erkrankung unterstützen können.

14.1.5 Beobachten, Beurteilen, Intervenieren

Ziel der rheumatologischen Pflege ist eine Verbesserung oder zumindest Aufrechterhaltung des bestehenden Gesundheitszustands. Wesentlich dabei ist die „Hilfe zur Selbsthilfe" und damit die *aktivierende Pflege.*

Die Pflegenden ermitteln, wie viel Hilfestellung der Patient – unter Ausschöpfung aller Ressourcen – wirklich braucht und lassen ihm genügend Zeit, so viel wie möglich alleine zu tun. Dazu gehört eine umfassende Patientenbeobachtung, um Komplikationen bzw. das Fortschreiten der Erkrankung rechtzeitig zu erkennen.

Die Pflegenden zeigen Verständnis, wenn der Patient sich durch Schmerzen, verminderte Leistungsfähigkeit oder das Gefühl des „Deformiertseins" abweisend verhält und versuchen, ihn psychisch zu unterstützen.

Bewegung

Kernproblem des Rheumapatienten ist die schmerzhaft eingeschränkte Beweglichkeit, die Hilfestellungen in verschiedenen Lebensbereichen erfordern *kann,* aber nicht *muss.* Hilfsmittel erleichtern den Alltag (➤ Abb. 14.2) und ermöglichen auch Patienten mit schwersten Behinderungen eine Restselbstständigkeit.

Die Beweglichkeit wird nicht nur durch Schmerzen eingeschränkt, sondern auch durch bereits eingetretene **Deformierungen** und **Kontrakturen.**

Zusätzlich können notwendige Therapiemaßnahmen und orthopädische Hilfsmittel (z. B. Handschienen) manche Aktivitäten erschweren.

Besondere Beachtung erfordert die bei vielen Patienten im Tagesverlauf schwankende Beweglichkeit.

Trotz dieser Probleme darf kein Patient mit einer rheumatischen Erkrankung auf Bewegung verzichten. Langes Ruhen lässt die Gelenke einsteifen und führt langfristig zu Kontrakturen. Deshalb gilt:
- Bewegung ist Therapie. Daher den Patienten nicht aus Ungeduld unterfordern, z. B. ihn in den Rollstuhl setzen, anstatt mit ihm zu laufen, nur weil es schneller geht. Auch Angehörige im Sinne dieser aktivierenden Pflege mit einbeziehen
- Hilfsmittel wie z. B. Unterarmgehstützen (auf korrekte Anpassung achten) in Reichweite des Patienten aufbewahren, damit er selbstständig aufstehen kann
- Gelenke vor besonderen Belastungen (z. B. Physiotherapie, Waschen, weite Wege) rechtzeitig kühlen, da dies die Schmerzen lindert. Kontraindikationen beachten (➤ 14.5.2)
- Alle Maßnahmen, bei denen die aktive Mitarbeit des Patienten erforderlich ist, in Abhängigkeit von seiner Beweglichkeit pla-

nen. Bei der Körperpflege also z. B. die Morgensteifigkeit berücksichtigen (➤ 14.6.1)
- Bei der Mobilisation die Gelenke vor Fehl- oder Überbelastung schützen (Gelenkschutz, ➤ 14.5.2)
- Kontrakturen durch richtige Positionierung sowie aktives und passives Durchbewegen der Gelenke (➤ 14.5.2) vorbeugen.

Die Patienten sind aufgrund ihrer Schmerzen und ihrer Bewegungseinschränkung erhöht sturzgefährdet. Daher wird die Umgebung des Patienten auf mögliche Gefahrenquellen überprüft und so sicher wie möglich gestaltet. Zu achten ist auf:
- Trockene Böden und rutschfeste Unterlagen im Bad
- Rutschfeste Schuhe
- Beseitigung von Stolperfallen, z. B. Hausschuhe unter das Bett, Infusionsständer und Stromkabel aus dem Weg räumen
- Angezogene Roll- oder Sitzstuhlbremsen, damit der Stuhl beim Hinsetzen oder Aufstehen nicht wegrollt
- Für den Patienten erreichbare Haltevorrichtungen für Stöcke und Gehstützen (z. B. am Bett oder Nachttisch)
- Sitzerhöhungen, um dem Patienten das Aufstehen zu erleichtern
- Haltegriffe entlang der Wände in Patientenzimmer, Flur, Toilette und Bad.

Haut

Mund- und Zahnpflege sowie eine Beobachtung der Mundschleimhaut auf Veränderungen sind besonders wichtig, wenn durch mangelnden Speichelfluss (erkrankungs- oder medikamentös bedingt) die physiologischen Selbstreinigungsmechanismen beeinträchtigt sind. Außerdem ist bei Therapie mit Glukokortikoiden oder Immunsuppressiva die Gefahr von lokalen Pilzinfektionen erhöht. Haut und Schleimhäute werden daher auf Veränderungen beobachtet und der Patient entsprechend informiert, um die Bildung von feuchten Kammern zu vermeiden (Zehenzwischenräume, Achseln und unter den Brüsten gut abtrocknen, ggf. Kompressen dazwischen legen).

Unbeweglichkeit in den Schultern, Hüften und Knien sowie Kraftlosigkeit der Hände erschweren die Körperpflege und das Ankleiden. Unterstützung bieten hierbei entsprechende Hilfsmittel und die Auswahl geeigneter Kleidung:
- Sinnvoll sind z. B. Griffverlängerungen oder -verdickungen an Zahnbürste, Kamm und Rasierapparat. Evtl. kann auch eine elektrische Zahnbürste die Selbstständigkeit des Patienten bewahren helfen
- Mit Klettverschlüssen an Kleidung und Schuhen kommt der Patient meist besser zurecht als mit Knöpfen oder Reißverschlüssen. Nachthemden, Blusen etc. sollten keine kleinen Knöpfe und weite Öffnungen haben, damit sie leicht über den Kopf zu ziehen sind
- Rutschfeste Sohlen sind unabdingbar, evtl. sind orthopädisch verstärkte Schuhe notwendig.

Ernährung

Patienten, deren Hände von der Erkrankung befallen sind, haben Schwierigkeiten beim Essen und Trinken. Die Pflegenden sollten daran denken:
- In Absprache mit dem Ergotherapeuten Hilfsmittel zu besorgen, z. B. Griffverdickungen aus Moosgummi bei Patienten mit unzureichendem Faustschluss, Besteck mit abgeknickten Stielen oder spezielle Drehverschlussöffner (➤ Abb. 14.3)
- Bei Bedarf Flaschenverschlüsse, Portionspackungen, Joghurtbecher o. Ä. für den Patienten zu öffnen
- Den Patienten zu fragen, was auf- bzw. klein geschnitten werden soll.

Bei vielen Patienten liegt durch eine langjährige Glukokortikoideinnahme eine Osteoporose vor. Daher sollte auf kalziumreiche Kost (z. B. Milch, -produkte) geachtet werden. Außerdem sind individuelle Unverträglichkeiten zu berücksichtigen. Manche Nahrungsmittel führen bei einigen Patienten zu einer Verschlechterung der Beschwerden (➤ 14.5.3). Ggf. ist eine Ernährungsberatung sinnvoll.

Ausscheidung

Viele Patienten haben Probleme beim Toilettengang, verschweigen diese aber aus Scham:
- Die mangelnde Beweglichkeit der Patienten erschwert die Drehung nach hinten zur Säuberung. Daher sollte dem Patienten hier Hilfe angeboten werden
- Für manche Patienten ist die Toilette zu niedrig, um sich schmerzfrei darauf setzen zu können. Hier helfen eine Toilettensitzerhöhung und seitlich befestigte Haltegriffe.

Bewegungsmangel und die Einnahme von Schmerzmitteln führen zudem häufig zu Obstipation, möglicherweise kann die Bauchpresse nicht richtig eingesetzt werden (Muskelschwäche). Daher ist es wichtig, auf ballaststoffreiche Kost und ausreichende Flüssigkeitszufuhr zu achten. Der Patient wird informiert, sich bei Problemen zu melden, um rechtzeitig nach Arztanordnung entsprechende Maßnahmen ergreifen zu können.

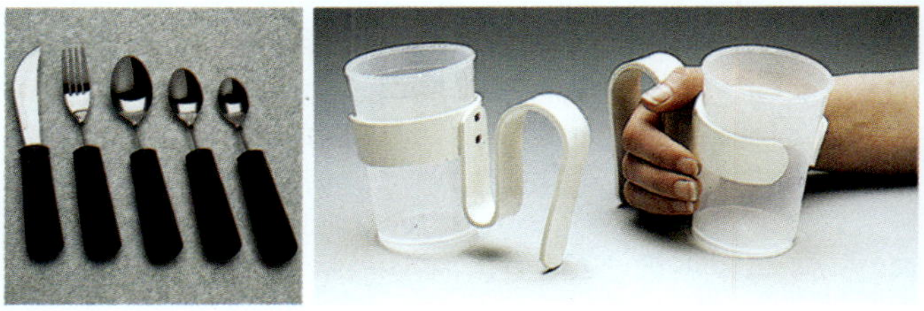

Abb. 14.2 Ein Besteck mit extrabreiten Griffen (links) und Trinkbecher mit leicht zu greifenden Handgriffen (rechts) ermöglichen die eigenständige Nahrungsaufnahme. [V143]

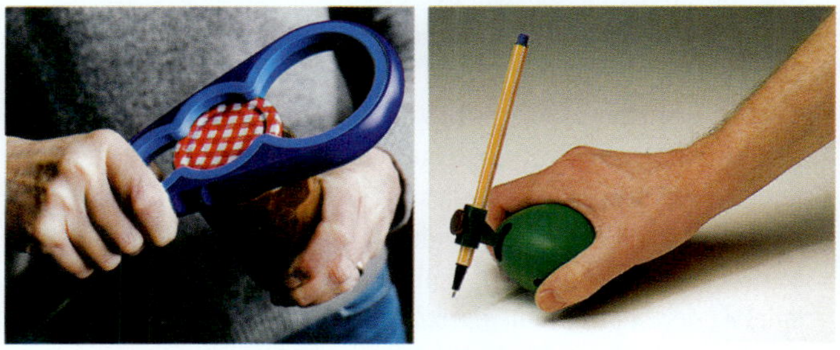

Abb. 14.3 Spezielle Hilfsmittel wie ein Schraubdeckelöffner (links) oder eine Schreibhilfe (rechts) können Rheumapatienten mit Einschränkungen der Hände den Alltag erleichtern. [J751-165, V143]

Schlaf

Schmerzen und Unbeweglichkeit können die Nachtruhe eines Patienten stören. Bettdecken werden mitunter als so schwer empfunden, dass der Patient sich kaum im Bett umdrehen kann. Einige Tipps, um den Schlaf zu fördern, sind:

- Die abendliche Schmerzmedikation möglichst spät verabreichen, aber nicht im Liegen, damit das Arzneimittel nicht in der Speiseröhre verbleibt und diese schädigt
- Dem Patienten eine möglichst leichte Decke geben und bei der funktionsgerechten Positionierung unterstützen (➤ 14.5.2)
- Bei einigen Erkrankungen (z. B. Arthrose oder Weichteilrheumatismus) wird Wärme als angenehm und schmerzlindernd empfunden. Dann Angehörige bitten, wärmende Wäsche (z. B. Angora) zu besorgen
- Schlaffördernde Mittel (z. B. Einreibung mit ätherischen Ölen, Baldriantee) einsetzen.

14.2 Grundlagenwissen in der Rheumatologie

DEFINITION

Rheuma: Ursprünglich von dem griechischen Wort *rheumatismos* abgeleitete Bezeichnung für den fließenden, ziehenden Schmerz, der viele rheumatische Erkrankungen kennzeichnet. Heute Sammelbegriff für weit über hundert verschiedene Erkrankungen, die in aller Regel in drei Gruppen eingeteilt werden: die **entzündlich-rheumatischen (System-)Erkrankungen,** die *degenerativen rheumatischen Erkrankungen* **(Arthrosen)** und die **weichteilrheumatischen Erkrankungen.**
Üblicherweise nicht zu den rheumatischen Erkrankungen gezählt werden die Gelenkentzündungen bei *Gicht* (➤ 10.9) und die *septischen Arthritiden* durch (meist bakterielle) Gelenkinfektion.

Entzündlich-rheumatische (System-)Erkrankungen

Entzündlich-rheumatische Systemerkrankungen sind autoimmun (mit-)bedingte Erkrankungen, die – mit unterschiedlichen „Schwerpunkten" – den ganzen Körper betreffen:

- Bei den **entzündlich-rheumatischen Arthritiden** (➤ 14.6) stehen Gelenkentzündungen im Vordergrund. Hauptsymptome sind Gelenkschmerzen, -schwellung, Überwärmung und Bewegungseinschränkung. Verlauf und Prognose sind sehr variabel, Manifestationen außerhalb der Gelenke möglich, aber nicht zwingend. Am häufigsten ist die *rheumatoide Arthritis* (➤ 14.6.1)
- Bei den **Kollagenosen** (➤ 14.7) rufen die Autoimmunreaktionen Entzündungen von Bindegeweben hervor. Da Bindegewebe überall im Körper vorkommt, sind viele verschiedene Organe betroffen. Der Befall der Gelenke ist nur eine von vielen Beschwerden und in aller Regel nicht prognoseentscheidend. Beispiel ist der *Lupus erythematodes* (➤ 14.7.1)
- Bei den **(primären) Vaskulitiden** (➤ 14.8.1) wie etwa der *Arteriitis temporalis* sind die Gefäßwände – vor allem der Arterien – entzündet.

Degenerative rheumatische Erkrankungen (Arthrosen)

Bei den **Arthrosen** stehen nicht-entzündliche Abnutzungserscheinungen (degenerative Veränderungen) der Gelenkknorpel am Anfang des Krankheitsgeschehens. Eine Arthrose kann eine Gelenkentzündung zur Folge haben *(aktivierte Arthrose).* Arthrosen werden vornehmlich vom Orthopäden behandelt und daher hier nicht weiter ausgeführt.

Weichteilrheumatische Erkrankungen

Bei **weichteilrheumatischen Erkrankungen** empfindet der Patient die Schmerzen nicht an den Gelenken, sondern in Muskeln oder an Sehnenansatzstellen. Diese Erkrankungen sind ursächlich nach wie vor weitgehend unklar und diagnostisch schwer fassbar. Hauptvertreter ist das *Fibromyalgiesyndrom* (➤ 14.9).

14.3 Beschwerden des rheumatologischen Patienten

14.3.1 Gelenkschmerzen und -schwellungen

Leitsymptom rheumatischer Erkrankungen ist der **Gelenkschmerz** (*Arthralgie,* Charakterisierung und Abgrenzung zum Schmerz bei Arthrose ➤ Tab. 14.1). Nur einige wenige Patienten mit Weichteilrheuma oder Kollagenosen ohne Gelenkbeteiligung empfinden ihre Schmerzen nicht in oder an den Gelenken.

Das akut entzündete Gelenk ist typischerweise schmerzhaft bewegungseingeschränkt sowie durch Erguss und Weichteilschwellung verdickt. Die Haut darüber ist erwärmt und evtl. gerötet (➤ Abb. 14.12).

Schmerzentstehung

Bei den entzündlich-rheumatischen Gelenkerkrankungen entzündet sich die **Synovialis** *(Gelenkinnenhaut),* proliferiert und wächst wie ein Keil in das Gelenk hinein **(Pannusbildung).** Zusätzlich pro-

Tab. 14.1 Klinische Unterscheidung zwischen degenerativem und entzündlich-rheumatischem Gelenkschmerz.

	Degenerativer Gelenkschmerz	Entzündlich-rheumatischer Gelenkschmerz
Entwicklung	Langsam über Jahre	Rasch innerhalb von Tagen
Schmerz	Anlauf- und Belastungsschmerz, abends stärker als morgens	Ruhe- und Nachtschmerz, oft über Tag abnehmend
Schwellung	Selten (meist nach Belastung)	Fast immer (ohne vorherige Belastung)
Steifigkeit	„Anlaufsteifigkeit" (nach vorheriger Ruhe) über Minuten unabhängig von der Tageszeit	Morgensteifigkeit über mindestens eine Stunde
Fieber	Nie	Manchmal
Verlauf	Langsam fortschreitend	Oft schubweise

duziert die Synovialis ein entzündliches Sekret, das zu einem **Gelenkerguss** (Flüssigkeit im Gelenkinnern) führt. Es entsteht eine Gelenkschwellung mit schmerzhafter Gelenkkapselspannung und Bewegungseinschränkung.

Der entzündliche Erguss enthält knorpelschädigende Substanzen, die bei längerer Einwirkung zuerst den Knorpel und später auch die gelenkbildenden Knochenflächen zerstören. **Knorpel-** und **Knochendestruktion** verursachen dann ihrerseits Fehlstellungen des Gelenks mit Lockerung des Bandapparates und weiteren (Fehlbelastungs-)Schmerzen.

Befallsmuster

Viele rheumatische Erkrankungen haben ein typisches **Befallsmuster,** d. h., die von der Erkrankung befallenen Gelenke sind in charakteristischer Weise über den Körper verteilt. Dies erlaubt oft Rückschlüsse auf die zugrunde liegende Erkrankung. Leitfragen sind:

- Wie viele Gelenke sind betroffen? Nur eines **(Monoarthritis),** wenige (2–4, **Oligoarthritis**) oder viele (mehr als vier, **Polyarthritis**)?
- Sind große (Knie, Hüfte, Schulter) oder kleine Gelenke (Finger, Handgelenke, Zehen) befallen?
- Welche Fingergelenke sind genau betroffen? Während z. B. bei der rheumatoiden Arthritis (➤ 14.6.1) die Grund- und Mittelgelenke meist mehrerer Finger betroffen sind, ist für die Psoriasis-Arthritis (➤ 14.6.2) der *Strahlbefall,* d. h. der Befall aller Gelenke eines Fingers, typisch (➤ Abb. 14.4)
- Sind die Wirbelsäule und/oder die Iliosakralgelenke (Kreuzbein-Darmbein-Gelenke) mit einbezogen (z. B. bei M. Bechterew/Spondyloarthritiden ➤ 14.6.2)?
- Ist der Befall symmetrisch (z. B. beide Knie) oder asymmetrisch?
- Sind immer dieselben Gelenke betroffen, oder „wandert" der Schmerz von einem zum anderen Gelenk (z. B. bei M. Reiter ➤ 14.6.2)?

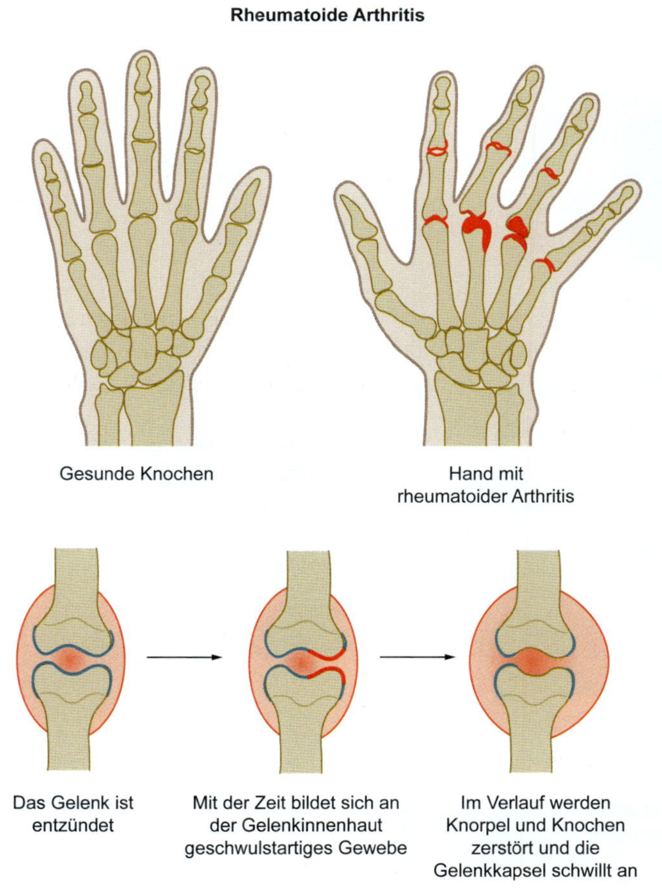

Abb. 14.4 Gelenkdeformitäten bei rheumatoider Arthritis. [L231]

14.3.2 Gelenksteifigkeit und Gelenkdeformitäten

Die Entzündung zerstört Gelenk-, Band- und Sehnenstrukturen und führt langfristig zur dauerhaften Bewegungseinschränkung und Deformierung der Gelenke. Typische Verläufe und Fehlstellungen werden bei den einzelnen Krankheitsbildern beschrieben.

Einsteifung und Deformierung der Gelenke werden von drei Faktoren bestimmt:

- Zerstörung der Gelenkstrukturen durch Veränderungen an Knorpel, Knochen und umgebendem Bindegewebe
- Muskel- und Sehnenkontrakturen durch längere Bewegungseinschränkung
- Lockerung des stützenden Bandapparates durch den Übergriff der Entzündung auf die am Gelenk ansetzenden Bänder. Fehlstellungen durch Knorpel- und Knochenverlust strapazieren den Bandapparat zusätzlich.

Fehlstellungen vermeiden

Wie in einem Teufelskreis begünstigt eine einmal eingetretene Fehlstellung weitere Deformierungen, die zur völligen Einsteifung des Gelenks führen können. Deshalb ist es wichtig, den Gelenkdeformierungen durch frühzeitige konsequente Behandlung vorzubeugen.

14.3.3 Beschwerden der gelenknahen Sehnen und Schleimbeutel

Viele Rheumapatienten leiden zusätzlich unter **Schleimbeutelentzündungen** *(Bursitis)* und **Sehnen-** bzw. **Sehnenscheidenentzündungen** (*Tendinitis* bzw. *Tendovaginitis*). Die **Baker-Zyste** ist z. B. ein entzündeter Schleimbeutel in der Kniekehle, der auch eine tiefe Beinvenenthrombose imitieren kann. Sehr belastend sind auch **entzündete Sehnenansätze** *(Insertionstendopathie, Enthesiopathie),* die bei jeder Anspannung des zugehörigen Muskels schmerzen und typischerweise bei den *Spondyloarthritiden* (➤ 14.6.2) auftreten.

14.3.4 Störungen des Allgemeinbefindens und Symptome an Augen, Haut und inneren Organen

Die meisten rheumatischen Erkrankungen sind Systemerkrankungen. Entsprechend manifestieren sie sich nicht nur an den Gelenken, sondern auch an anderen Organen, am häufigsten Augen, Haut und innere Organe (➤ Abb. 14.5).

- Das sog. **trockene Auge** mit vermindertem Tränenfluss, Fremdkörpergefühl und Hornhautdefekten ist zusammen mit einem trockenen Mund und Unterfunktion weiterer exokriner Drüsen als **Sicca-Syndrom** *(Sicca-Symptomatik)* bekannt. Es ist Leitsymptom des Sjögren-Syndroms (➤ 14.7.5). Die bei Erwachsenen sehr schmerzhafte **Iridozyklitis** (Entzündung der Regenbogenhaut und des Ziliarkörpers) tritt bei ca. 20 % der Patienten mit Spondyloarthritiden (➤ 14.6.2) auf und kann unbehandelt sogar zur Erblindung führen
- Verschiedene Hauterscheinungen können rheumatische Erkrankungen begleiten und den typischen Gelenkbeschwerden auch vorausgehen. Am bekanntesten sind wohl die **Rheumaknoten** bei rheumatoider Arthritis, subkutane Knötchen in Gelenknähe, besonders an den Streckseiten der Extremitäten.

Bei Kollagenosen und Vaskulitiden dominieren die oft sehr vielfältigen extraartikulären Erscheinungen sogar das klinische Bild.

Das Allgemeinbefinden des Patienten kann vor allem in akuten Phasen erheblich gestört sein. Typisch sind Schwäche, Appetitlosigkeit und Gewichtsabnahme, evtl. auch mäßiges Fieber.

14.4 Der Weg zur Diagnose in der Rheumatologie

14.4.1 Anamnese und körperliche Untersuchung

Anamnese und körperliche Untersuchung liefern meist die entscheidenden Hinweise auf die Erkrankung. Die Labor- und bildgebenden Untersuchungen dienen vor allem der Bestätigung der Diagnose und dokumentieren, wie weit die Krankheit fortgeschritten ist.

Anamnese

Bei der Anamnese interessieren besonders:

- Der genaue Zeitpunkt des Beginns und die Art der Beschwerden sowie Hinweise auf eine mögliche Ursache (z. B. Infekt, Durchfallerkrankung, Zeckenbiss)
- Bei der Schmerzanamnese die genaue Schmerzlokalisation, die Art des Schmerzes (kontinuierlich oder mit schmerzfreien Intervallen, ausstrahlend, generalisiert), Auslöser wie z. B. Belastung, Witterung, tageszeitliche Schwankungen (z. B. Morgensteifigkeit) sowie schmerzlindernde Faktoren (Wärme, Kälte, Ruhe)

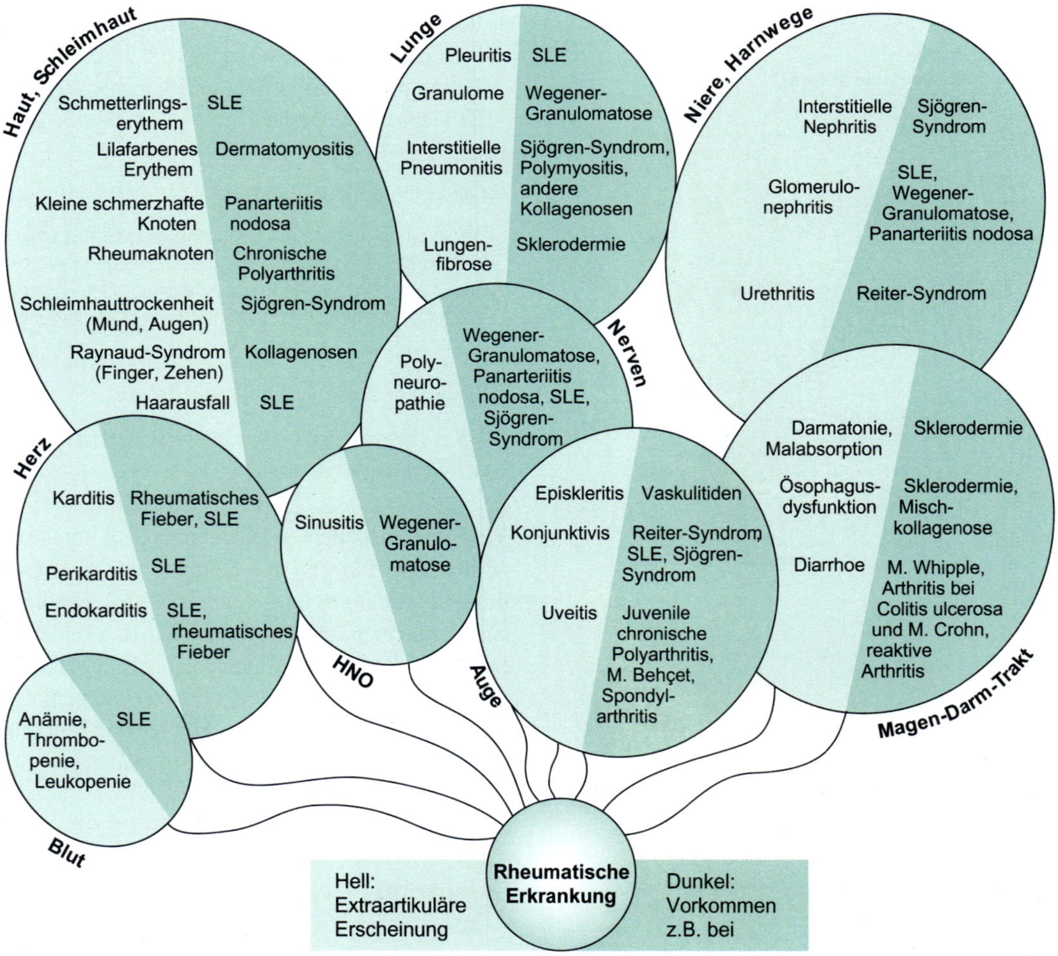

Abb. 14.5 Die möglichen extraartikulären Erscheinungen bei rheumatischen Erkrankungen sind ausgesprochen vielfältig. [L157]

- Außerdem zusätzliche Symptome (➤ 14.3.4) wie z. B. Augenentzündungen, Haut- und Schleimhauterscheinungen (Psoriasis, Rötungen, Rheumaknoten), Durchfälle, Harnröhrenentzündungen, Infektionen, Fieber
- Bei der Familienanamnese rheumatologische Erkrankungen, Psoriasis, Wirbelsäulenbeschwerden mit Beginn in jungen Jahren.

Körperliche Untersuchung

Nach einer orientierenden internistischen und neurologischen Untersuchung prüft der Arzt *alle* Gelenke systematisch nach dem folgenden Schema:

- *Inspektion:* Schwellungen, Rötungen, Deformierungen, Muskelatrophien?
- *Palpation:* Hauttemperatur (Überwärmung?), Weichteilschwellungen, Gelenkergüsse, Sehnenansatzschmerzen und Druckschmerz. Querdruckschmerz in den Fingergrundgelenken oder im Bereich der Zehen **(Gaenslen-Handgriff)** ist z. B. typisch für die rheumatoide Arthritis (➤ 14.6.1)
- *Funktionsprüfung* zur Feststellung von Bewegungseinschränkungen. Ausgangsposition bei der **Neutral-Null-Methode** ist der aufrechte Stand mit herabhängenden, gestreckten Armen (Daumen nach vorne). Die Beweglichkeit jedes Gelenks wird durch drei Gradzahlen, getrennt durch zwei Schrägstriche angegeben (maximale Streckung/Nullstellung/maximale Beugung). Ein Beispiel: Für das Ellenbogengelenk wäre 10°/0°/150° normal. Es lässt sich 10° überstrecken und 150° beugen. Wäre die Beweglichkeit z. B. in beide Richtungen leicht eingeschränkt, ergäben sich Werte von 0°/10°/130°. Es fehlten 10° bis zur vollen Streckung und 20° bei der Beugung. Zusätzlich zur Neutral-Null-Methode werden die Bandstabilität und die Kraft geprüft.

Bei der Untersuchung der Wirbelsäule achtet der Arzt auf die Haltung des Patienten, Krümmungen der Wirbelsäule, Beckenstand und Beinlängendifferenzen. Palpatorisch wird die Wirbelsäule auf Klopfschmerz und Erschütterungsschmerzen (Patienten hüpfen oder husten lassen) untersucht.

Eine genaue Dokumentation, z. B. mittels spezieller Krankheitsaktivitäts- und Verlaufsbögen und/oder sog. „Männchen-Schemata" (➤ Abb. 14.6), ist Voraussetzung für die Beurteilung von Krankheitsverlauf und Therapieerfolg.

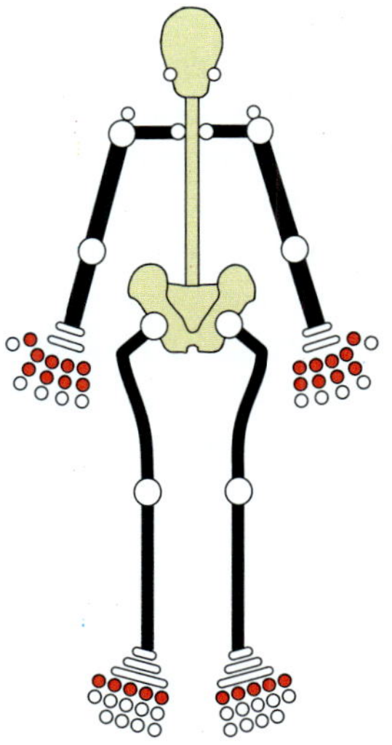

Abb. 14.6 „Männchen-Schema" zur Dokumentation des Befallsmusters, hier am Beispiel einer rheumatoiden Arthritis (➤ 14.6.1). [L190]

14.4.2 Blutuntersuchungen

Autoantikörper

Der Autoantikörpernachweis im Blut ist ein wichtiger Baustein der rheumatologischen Diagnostik. Die Befunde müssen allerdings immer zusammen mit den Beschwerden des Patienten gesehen werden. Ein positiver Antikörpernachweis bei Beschwerdefreien rechtfertigt nicht die Diagnose und hat keine Konsequenzen, viele Autoantikörper können zudem bei mehreren Erkrankungen positiv sein. Autoantikörpernachweise sind diagnostisch oft richtungsweisend, aber nicht beweisend.

Rheumafaktoren

Rheumafaktoren *(RF)* sind Autoantikörper gegen körpereigene IgG-Moleküle.

Sie lassen sich im ersten Jahr bei ca. 40–50 % und im weiteren Verlauf bei ca. 70–80 % der Patienten mit rheumatoider Arthritis nachweisen. Die Rheumafaktoren sind allerdings recht unspezifisch, sie können auch bei anderen rheumatischen und nicht-rheumatischen Erkrankungen positiv sein, etwa bei Kollagenosen (➤ 14.7) oder bestimmten Hepatitiden (Leberentzündungen ➤ 8.4.1). Selbst bei ca. 5 % der Gesunden findet man sie, häufiger bei alten Menschen und Verwandten von Patienten mit rheumatoider Arthritis. Die Höhe der Rheumafaktoren erlaubt eine orientierende Abschätzung von Erkrankungsschwere und Prognose. Gelenkentzündungen, bei denen der Rheumafaktor nicht nachgewiesen werden kann, heißen *seronegative Arthritiden.*

Anti-CCP

Der zweite wesentliche Autoantikörper bei Verdacht auf rheumatoide Arthritis sind Autoantikörper gegen die im menschlichen Körper seltene Aminosäure **Citrullin.** Da zur Bestimmung ein künstlicher Abkömmling verwendet wird, heißen diese Antikörper **Anti-CCP** *(CCP-Antikörper, Antikörper gegen z[c]yklische z[c]itrullinierte Peptide).*

Anti-CCP sind bei etwa 70–80 % der Patienten mit rheumatoider Arthritis positiv, davon bei 30 % der Betroffenen mit negativen Rheumafaktoren und 60 % in frühen Krankheitsstadien. Zudem sind die Anti-CCP weitaus spezifischer als die Rheumafaktoren. Bei positiven Anti-CCP ist das Risiko einer raschen Entwicklung von Gelenkschäden erhöht. Zur Aktivitätskontrolle eignen sich die Anti-CCP nicht.

Antinukleäre Antikörper

Antinukleäre Antikörper *(ANA, antinukleäre Faktoren, ANF)* sind verschiedene Autoantikörper gegen Teile des Zellkerns. Sie sind

z. B. bei praktisch allen Patienten mit einem systemischen Lupus erythematodes (➤ 14.7.1) vorhanden, können aber auch bei anderen Erkrankungen (etwa Autoimmunhepatitis) positiv sein und dienen deshalb vor allem als Suchtest bei Verdacht auf eine Kollagenose (➤ 14.7).

Bei positivem Suchtest folgen weitere Laboruntersuchungen zu näheren Differenzierung der ANA. Von besonderer Bedeutung sind dabei die Autoantikörper gegen doppelsträngige DNA **(dsDNS-AAK),** Histone (**Histon-AAK,** Histone sind „Verpackungsproteine" der DNA), **SS-A**(= Ro)**-AAK, SS-B**(= La)**-AAK, Scl-70-AAK, Sm-AAK** und **U1-RNP-AAK.** (Die Abkürzungen bezeichnen jeweils bestimmte Proteine, wobei die fünf Letztgenannten auch als ENA, *extrahierbare nukleäre Antigene,* bezeichnet werden.)

Antineutrophile zytoplasmatische Antikörper

Antineutrophile zytoplasmatische Antikörper *(ANCA)* sind gegen Bestandteile des Zytoplasmas neutrophiler Granulozyten gerichtete Antikörper. Die Untergruppe *cANCA* kommt fast nur bei der Granulomatose mit Polyangiitis vor, die Untergruppe *pANCA* vor allem bei Gefäßentzündungen (Vaskulitiden ➤ 14.8.1).

Antibakterielle Antikörper

Bakterielle Infektionen können Gelenkbeschwerden (**reaktive Arthritiden** ➤ 14.6.2) auslösen. Am längsten bekannt ist der Zusammenhang zwischen Streptokokkeninfektion und *rheumatischem Fieber* (➤ 4.7.1, ➤ 16.5.4). Aber auch Borrelien- (➤ 16.5.21) sowie bakterielle Harnwegs- und Darminfektionen (z. B. durch Chlamydien, Salmonellen ➤ 14.6.2) können mit Gelenkbeteiligung verlaufen.

Besteht der Verdacht auf einen Infekt als Auslöser der Gelenksymptome, kann der Antikörpertiter gegen den verdächtigen Erreger bestimmt werden (➤ 16.4.2). Ein erhöhter Titer beweist aber nur eine kürzlich abgelaufene Infektion, nicht jedoch den *ursächlichen Zusammenhang* zwischen der Infektion und den Beschwerden.

HLA-Antigene

HLA-Antigene befinden sich auf den Zellmembranen aller kernhaltigen Körperzellen. Sie sind zunächst lediglich ein Merkmal und keine Krankheit. Einige HLA-Antigene sind allerdings bei bestimmten Erkrankungen überzufällig häufig vorhanden. Verlaufskontrollen der HLA-Bestimmung sind sinnlos, da die Antigene während des ganzen Lebens konstant bleiben.

In der Rheumatologie von Bedeutung ist das **HLA-B27-Antigen.** Ein positiver Nachweis ist mit einem erhöhten Risiko für die Entwicklung einer Spondyloarthritis (➤ 14.6.2) assoziiert. Ungefähr 90 % der Patienten mit axialer (M. Bechterew) oder peripherer Spondyloarthritis, 80 % der mit Reiter-Syndrom und 50 % der mit Psoriasis-Arthritis sind HLA-positiv. Zum Vergleich: Nur 9 % der Gesunden besitzen das HLA-B27-Antigen.

Weitere Laboruntersuchungen

Weitere Laboruntersuchungen dienen dem Ausschluss anderer Erkrankungen und der Einschätzung der entzündlichen Aktivität.

Als „Basisprogramm" kann gelten:

- BSG, CRP, großes Blutbild
- Rheumafaktoren, Anti-CCP, ANA, ANCA, AST
- Harnsäure, Alkalische Phosphatase (kurz AP), γ-GT, Kreatinkinase (kurz CK), Kreatinin, Elektrophorese
- Urinstatus.

14.4.3 Bildgebende Diagnostik

Sonografie

Die **Sonografie** einschließlich der Doppler-Sonografie (➤ 1.4.6) hat in der Rheumatologie enorm an Bedeutung gewonnen. Insbesondere hilft sie bei der Differenzierung zwischen einem Gelenkerguss und einer Gelenkinnenhautverdickung (bei Synovialitis) sowie bei der Verlaufskontrolle dieser Befunde, bei Verdacht auf Sehnen- und Schleimbeutelentzündungen (z. B. Baker-Zyste in der Kniekehle) und bei der Darstellung von nicht tastbaren Gelenken (z. B. Hüftgelenk) sowie einer entzündungsbedingten Durchblutungssteigerung. Besondere pflegerische Vorbereitungen sind nicht erforderlich.

Konventionelle Röntgenuntersuchung, Computertomografie und Kernspintomografie

Eine umfassende **Röntgendiagnostik** ist nach wie vor unverzichtbar. Die typischen Zeichen eines chronisch-entzündlichen Prozesses (➤ Abb. 14.7) können aber vor allem in Frühstadien der Erkrankung unvollständig sein oder sogar fehlen. Zur Diagnose eines klinisch unbemerkten Gelenkbefalls, zur genauen Stadieneinteilung und als Ausgangsbefund werden immer die entsprechenden Gelenke der anderen Körperseite und meist auch beide Hände geröntgt. Das Röntgen beschwerdefreier Gelenke wird dem Patienten gegenüber begründet.

Eine **Computertomografie** (➤ 1.4.3) besitzt besondere Bedeutung in der Detektion von Veränderungen der Lunge im Rahmen von Kollagenosen und Vaskulitiden. Zur Darstellung von Gelenken wird sie in der Regel nicht benutzt.

Die **Kernspintomografie** (➤ 1.4.4) hingegen erlaubt eine optimale Beurteilung der Weichteilstrukturen des Gelenks und hat sich in den letzten Jahren als Ergänzung der Sonografie zur Feindiagnostik rheumatischer Gelenk- und Wirbelsäulenerkrankungen etabliert. Besonders Entzündungen und Veränderungen der Synovialis, Bänder, Sehnen und des Knorpels sind gut zu erkennen. Sie ist z. B. Methode der Wahl bei (beginnender) Entzündung des Kreuzbein-Darmbein-Gelenks (Sakroiliitis), zur Differenzierung von degenerativen und entzündlichen Veränderungen der Wirbelsäule und zur Diagnose einer Enthesitis (Entzündung des Sehnenansatzes bei Spondyloarthritiden).

Pflegerische Maßnahmen sind vor Röntgenaufnahmen in aller Regel nicht erforderlich.

Skelettszintigrafie

Die **Skelettszintigrafie** (➤ 1.4.5) zeigt sehr empfindlich entzündliche Vorgänge an den Gelenken, da das Radionuklid im Bereich der

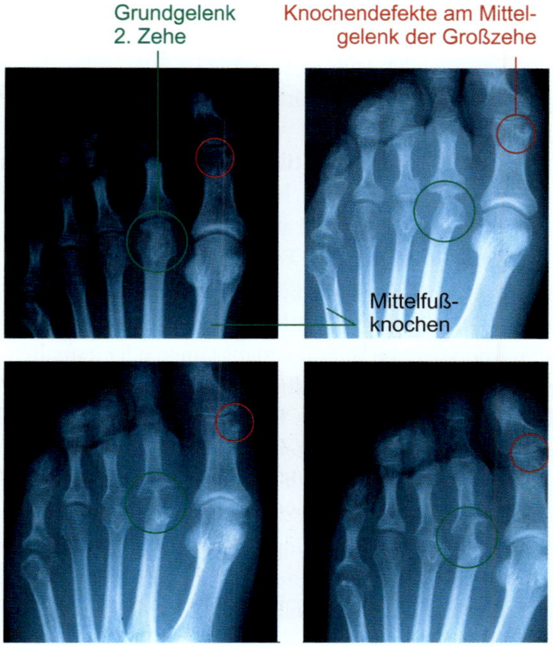

Abb. 14.7 Typische röntgenologische Zeichen am Vorfuß bei rheumatoider Arthritis, links oben Ausgangssituation, übrige Bilder im Verlauf von sechs Jahren. Am deutlichsten sind die Veränderungen am Grundgelenk der zweiten Zehe (grüner Kreis): Die Gelenkfläche sieht aufgrund kleiner Knochendefekte (Usuren) wie „angeknabbert" aus. [M114]

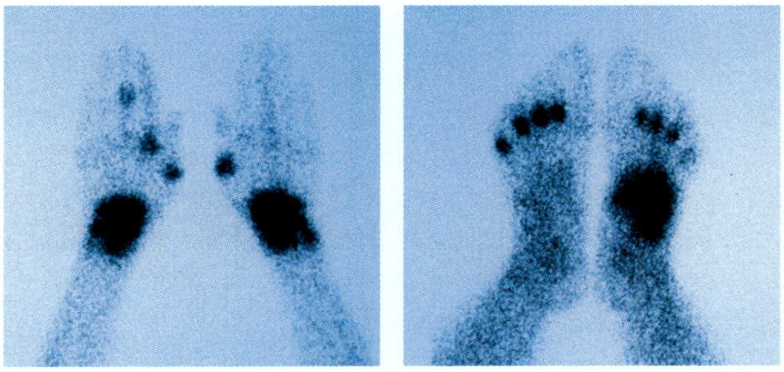

Abb. 14.8 Skelettszintigrafie der Hände und Füße einer Patientin mit rheumatoider Arthritis. Das Radionuklid reichert sich in den befallenen Gelenken an, die sich dann als schwarze Flecken zeigen. [M114]

entzündeten Gelenke vermehrt eingelagert wird (➤ Abb. 14.8). Sie ist allerdings nicht spezifisch für eine bestimmte Erkrankung. Manchmal lässt sich so eine Beteiligung (noch) beschwerdefreier Gelenke und damit das Befallsmuster einer Erkrankung aufdecken. Auch für die Differenzierung zwischen aktivierter Arthrose und Arthritis ist sie die Methode der Wahl.

14.4.4 Diagnostische Gelenkpunktion

Die Analyse durch Gelenkpunktion (➤ Abb. 14.9) gewonnener Gelenkflüssigkeit dient vor allem der Abgrenzung der bakteriellen Gelenkinfektionen und der Gicht von den entzündlich-rheumatischen Arthritiden. Dabei sollte zum Ausschluss einer bakteriellen Infektion jeder unklare Gelenkerguss punktiert werden:

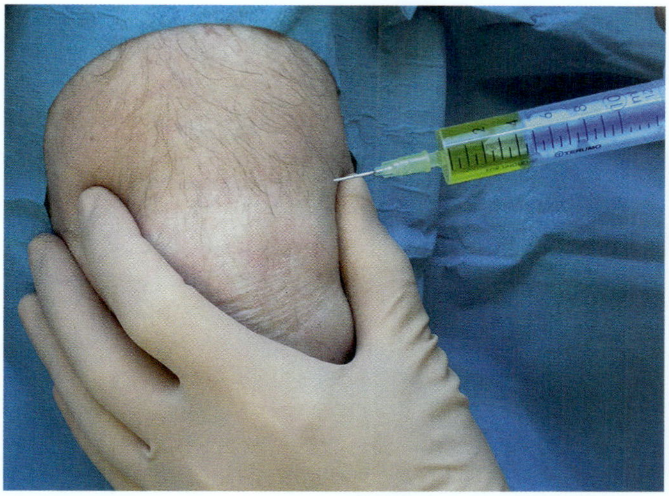

Abb. 14.9 Punktion eines entzündlich geschwollenen und geröteten Kniegelenks. Das Punktat ist trübe und weist auf eine wahrscheinlich bakterielle Ursache der Entzündung hin. [K421]

- Die normale Gelenkflüssigkeit ist farblos-klar
- Der Erguss eines *entzündlich-rheumatischen* Gelenks ist gelblich-klar bis leicht trüb, Eiweiß und Leukozytenzahl sind erhöht (5.000–30.000 Leukozyten/mm^3). Bei der rheumatoiden Arthritis kann man evtl. den Rheumafaktor (➤ 14.4.2) nachweisen
- Ein *bakteriell* verursachter Erguss ist trübe und enthält massenhaft Leukozyten. Eventuell kann der Erreger aus dem Punktat angezüchtet werden
- Bei der *Arthrose* ist die Leukozytenzahl < 2.000/mm^3 und das Eiweiß normal
- Bei der *Gicht* finden sich nadelförmige Kristalle in der Flüssigkeit.

Trotz Durchführung unter aseptischen Bedingungen kann sich als Komplikation eine bakterielle Gelenkinfektion entwickeln. Daher beobachten die Pflegenden das Gelenk nach der Punktion auf Entzündungszeichen.

14.5 Behandlungsstrategien in der Rheumatologie

Optimale Behandlung als interdisziplinäre Aufgabe

Für eine optimale Betreuung eines Rheumakranken arbeiten alle an der Behandlung Beteiligten (Arzt, Pflegende, Physiotherapeut und Patient) eng zusammen. Es werden mehrere therapeutische Ansätze gleichzeitig verfolgt und die Therapie wird dem häufig wechselnden Beschwerdegrad angepasst.

Viele rheumatische Erkrankungen sind trotz Ausschöpfung der schulmedizinischen Therapien behandel-, aber nicht heilbar. Die meisten Betroffenen probieren im Krankheitsverlauf verschiedene weitere Therapien aus: Sie hoffen auf Beschwerdebesserung ohne die Nebenwirkungen z. B. der Antirheumatika, möchten alle Therapiechancen nutzen und der Krankheit nicht hilflos ausgeliefert sein. Vielfach handelt es sich dabei um naturheilkundliche Therapien.

Einige sind seit langem fester Bestandteil der Schulmedizin (z. B. physikalische Therapie ➤ 14.5.2), andere wie etwa die fernöstlichen meditativen Bewegungstherapien sind zunehmend Bestandteil integrativer Konzepte, da sie bei vielen Betroffenen die Beschwerden bessern und die Krankheitsbewältigung günstig beeinflussen. Wieder andere, etwa die Homöopathie, werden von der Schulmedizin nicht anerkannt.

Der Patient sollte von Beginn an über die verfügbaren Behandlungen ausführlich informiert, aktiv mit einbezogen und im weitest möglichen Selbstmanagement der Erkrankung unterstützt werden. Aufkommende weitere Therapiewünsche sollten offen besprochen werden. Gegen die ergänzende Anwendung der meisten naturheilkundlichen Therapien ist nichts einzuwenden. Abzulehnen sind allerdings Therapien, die z. B. zu Mangelerscheinungen führen, schulmedizinischen Therapien zuwiderlaufen oder den Abbruch einer wirksamen Arzneimitteltherapie fordern.

14.5.1 Systemisch-medikamentöse Therapie

Die systemisch-medikamentöse Therapie ist Sockel der rheumatischen Behandlung. Sie ermöglicht oft erst die ebenso wichtige Bewegungstherapie.

- **Nichtsteroidale Antirheumatika** (➤ Pharma-Info 14.1) lindern schnell die Beschwerden, haben aber ein weitreichendes Nebenwirkungsspektrum und außer bei der axialen Spondyloarthritis keinen Einfluss auf das Fortschreiten der Erkrankung und Veränderungen an Knochen, Bändern und Sehnen.
- **Lang wirksame Antirheumatika** (➤ Pharma-Info 14.2) können den Krankheitsverlauf oft verlangsamen oder aufhalten und sind daher die Säule der Basistherapie.
- **Glukokortikoide** (➤ Pharma-Info 10.1) wirken zwar schnell und gut, haben aber bei Langzeittherapie schwere Nebenwirkungen. Sie werden vor allem bei ernsten Manifestationen (innere Organe, ZNS), rasch fortschreitenden Verläufen sowie zur Überbrückung bis zum Wirkungseintritt der lang wirksamen Antirheumatika eingesetzt. Eine Dauertherapie mit mehr als 5 mg Prednisolonäquivalent sollte unbedingt vermieden werden.

Pharma-Info 14.1

Nichtsteroidale Antirheumatika

Nichtsteroidale Antirheumatika (NSAR) werden auch als *nichtsteroidale Antiphlogistika (NSAIP)* oder *non-steroidal anti-inflammatory drug (NSAID)* bezeichnet und sind chemisch unterschiedliche Substanzen, die hauptsächlich über eine Hemmung der an der Prostaglandinsynthese beteiligten Zyklooxygenase *(Cyclooxygenase, COX)* Entzündungen hemmen *(antiphlogistische Wirkung)*, Fieber senken *(antipyretische Wirkung)* und Schmerzen lindern *(analgetische Wirkung)*. Sie werden deshalb nicht nur bei rheumatischen Erkrankungen, sondern teilweise auch als Schmerzmittel bei leichten bis mäßigen Schmerzen eingesetzt (Nicht-Opioid-Analgetika ➤ Pharma-Info 2.1). Kennzeichnend für alle NSAR ist ein rascher Wirkungseintritt, aber auch ein schnelles Abklingen der Wirkung nach Absetzen.

Es gibt zwei Isoenzyme der Zyklooxygenase, kurz *COX-1* und *COX-2*. Entsprechend werden unterschieden:

- *Nicht-selektive Zyklooxygenase-Hemmer*, auch als *klassische NSAR* bezeichnet, welche beide Isoenzyme hemmen. Beispiele sind Diclofenac (etwa Voltaren®), Ibuprofen (etwa Ibuhexal®), Indometacin (etwa Indo-ct®), Ketoprofen (etwa Alrheumun®), Meloxicam (etwa Mobec®), Naproxen (etwa Proxen®), Piroxicam (etwa Felden®, wegen seiner Nebenwirkungen nur noch Zweitwahlmedikament)
- *Selektive COX-2-Hemmer* **(Coxibe)**, welche lediglich die COX-2 hemmen, z. B. Celecoxib (etwa Celebrex®) oder Etoricoxib (etwa Arcoxia®)

Die in der Rheumatologie oft notwendige Langzeittherapie ist nicht selten von z. T. ernsten Nebenwirkungen begleitet:

- Am häufigsten sind *gastrointestinale Nebenwirkungen*, v. a. Magenbeschwerden. Sie treten besonders bei älteren Menschen auf und können zu (blutenden) Magen-Darm-Ulzera (➤ 7.5.3) führen. Diese werden durch eine gleichzeitige Behandlung mit Glukokortikoiden (➤ Pharma-Info 10.1) begünstigt und wegen der Schmerzlinderung durch die NSAR häufig erst spät bemerkt. Manchmal hilft der Wechsel auf ein magenverträglicheres Präparat, generell ist das Risiko bei den Coxiben geringer als bei den klassischen NSAR. Ist die NSAR-Gabe zwingend notwendig und das Risiko gastrointestinaler Nebenwirkungen erhöht, werden zusätzlich Protonenpumpenhemmer (➤ Pharma-Info 7.2) verordnet, um den Magen zu schützen. Die Gabe von magensaftresistenten Kapseln oder Zäpfchen bietet keinen Ausweg, da die magenschädliche Wirkung vor allem im Wirkmechanismus begründet liegt
- Alle NSAR außer (dem schlecht magenverträglichen) Naproxen erhöhen das kardiovaskuläre Risiko. Diese Risikoerhöhung wurde erstmalig bei den Coxiben festgestellt, betrifft aber auch die älteren Präparate, wenn auch nicht alle in exakt gleichem Maße. Bei Patienten mit kardialen Vorerkrankungen sollten NSAR wenn möglich vermieden werden
- Nicht-selektive NSAR hemmen die Thrombozytenaggregation. Dies kann aber auch erwünscht sein, und die fehlende Thrombozytenaggregationshemmung durch Coxibe könnte bei der Erhöhung des kardiovaskulären Risikos eine Rolle spielen
- Insbesondere bei vorbestehenden Nierenschäden oder Herzinsuffizienz kann es zu einer akuten Verschlechterung der Nierenfunktion kommen. Bei Langzeiteinnahme kann sich eine Analgetikanephropathie (➤ 9.6.2) entwickeln
- Recht häufig sind auch Hauterscheinungen (Juckreiz, Exantheme) und ZNS-Störungen (Kopfschmerzen, Schwindel). An den Atemwegen können NSAR zu einer Atemwegsverengung mit asthmaähnlichem Bild führen („Analgetika-Asthma“)
- Seltener sind z. B. Leberwerterhöhungen.

Das Präparat wird individuell je nach den gastrointestinalen und kardiovaskulären Risiken des Patienten ausgewählt. Die Therapie wird mit einer hohen Dosis begonnen, die dann bei Besserung reduziert wird. Trotz ihres prinzipiell gleichen Wirkungsmechanismus wirken die einzelnen Substanzen etwas unterschiedlich von Patient zu Patient. Daher sollten bei mangelndem Therapieerfolg verschiedene Präparate ausprobiert werden.

Pflege

Nichtsteroidale Antirheumatika sollten mit viel Wasser eingenommen werden, um eine zusätzliche lokale Schleimhautschädigung zu vermeiden, am besten im Sitzen oder Stehen. Günstig ist die gleichzeitige Einnahme einer kleinen Mahlzeit.

Bei Langzeiteinnahme sind regelmäßige ärztliche und Laborkontrollen zur frühzeitigen Entdeckung ernster Komplikationen wichtig.

Pharma-Info 14.2

Lang wirksame Antirheumatika

Als **lang wirksame Antirheumatika** (*disease modifying antirheumatic drugs, DMARDs,* früher *Basistherapeutika*) werden verschiedene, chemisch nicht verwandte Substanzen bezeichnet, welche die Entzündungsaktivität rheumatischer Erkrankungen langfristig mindern und damit das Fortschreiten der Gelenkschäden aufhalten können.

Zu den lang wirksamen Antirheumatika zählen (➤ Tab. 14.2):

- Sulfasalazin
- Die Antimalariamittel Chloroquin und Hydroxychloroquin
- Bestimmte Zytostatika (➤ Tab. 12.6). Methotrexat ist heute für viele Krankheiten mit entzündlichen Gelenkveränderungen erste Wahl, Cyclophosphamid hingegen wird vor allem bei schweren Vaskulitiden eingesetzt
- Einige Immunsuppressiva (Azathioprin, Ciclosporin, Mycophenolat-Mofetil ➤ Pharma-Info 15.2)
- Leflunomid, teilweise auch zu den Immunsuppressiva gerechnet
- Goldpräparate (heute wegen ihrer Nebenwirkungen quasi nicht mehr eingesetzt)
- Verschiedene **Biologika** (bDMARDs), die durch Beeinflussung immunologischer Reaktionen den Entzündungsprozess „herunterregeln" sollen (Rituximab ➤ Tab. 12.10). Biologika werden zunehmend zu einer zweiten Säule der Basistherapie. In begründeten Ausnahmefällen können sie auch primär eingesetzt werden, dann meist in Kombination mit Metotrexat. Vor Therapiebeginn erfolgt ein Tbc-Ausschluss und der Impfschutz wird möglichst vervollständigt. Biologika werden in der Regel nicht miteinander kombiniert, da dann die Infektionsgefährdung stark ansteigt.
- **Zielgerichtete, synthetische Basismedikamente** (tsDMARDs). Sie ergänzen in Deutschland seit 2015 das Spektrum verfügbarer Präparate. Diese chemisch hergestellten Wirkstoffe unterbrechen eine spezifische Reaktionskette von Entzündungen innerhalb der Zellen.

Die Therapie mit lang wirksamen Antirheumatika ist immer eine Langzeittherapie. Die Auswahl erfolgt nach Erkrankungsart und -schwere. Die Wirkung setzt nach ca. 1–4 Monaten ein und kann erst nach 3–6 Monaten endgültig beurteilt werden. Bei ausbleibendem Behandlungserfolg wird dann auf eine andere Substanz oder ein Biologikum gewechselt. Die Zeit, bis eine effektive Therapie gefunden ist, wird mit NSAR und Steroiden in niedriger bis mittlerer Dosierung überbrückt.

Stets sind regelmäßige ärztliche Kontrollen inkl. Laboruntersuchungen erforderlich. Praktisch alle lang wirksamen Antirheumatika und Biologika erfordern eine sichere Empfängnisverhütung bis 3–6 Monate nach Therapieende (präparatabhängig, bei Leflunomid ohne Eliminationstherapie sogar bis zwei Jahre nach Behandlungsende).

Tab. 14.2 Übersicht über die lang wirksamen Antirheumatika/Immunsuppressiva und Biologika.

Substanz, Bsp. Handelsname	Wirkmechanismus	Nebenwirkungen*	Besonderheiten, (pflegerische) Konsequenzen
Methotrexat *(MTX),* z. B. Lantarel®	Bei niedriger Dosierung wahrscheinlich durch Hemmung von Abwehrzellen verminderte Produktion entzündungsfördernder Zytokine (Botenstoffe)	Leberwerterhöhungen, Stomatitis. Selten Pneumonitis, schwere Knochenmarkdepression. In der Rheumatologie erheblich niedriger dosiert als bei der Krebsbehandlung und daher meist gut verträglich	Einnahme einmal wöchentlich, bevorzugt als subkutane Gabe, bei Übelkeit abends. Kontraindiziert bei Niereninsuffizienz, Keine intensiven Sonnenbäder. Möglichst kein Alkohol. Am Folgetag Einnahme von einer Tablette Folsäure, um die toxischen Effekt abzumildern
Sulfasalazin, z. B. Pleon RA®, Azulfidine RA®	Unbekannt	Häufig Müdigkeit, Kopfschmerzen, Schwäche, reversible Fruchtbarkeitsstörung bei Männern, Hautveränderungen. Selten Blutbild-, Nierenveränderungen, schwere ZNS-Störungen	Nur bei leichtem bis mittelschwerem Verlauf. Keine intensiven Sonnenbäder
Hydroxychloroquin, z. B. Resochin®, Quensyl®	Unbekannt	Kopfschmerzen, Schwindel, Haut-, Blutbildveränderungen, Hornhauttrübung. Ernst, da irreversibel: Netzhautschäden (quasi nur bei Überdosierung und Langzeittherapie über Jahre)	Basistherapie aller Kollagenosen. Einnahme nach den Mahlzeiten mit viel Wasser. Augenärztliche Kontrollen vor Therapie, dann alle 4–6 Monate. Keine Sonnenbäder

Tab. 14.2 Übersicht über die lang wirksamen Antirheumatika/Immunsuppressiva und Biologika. *(Forts.)*

Substanz, Bsp. Handelsname	Wirkmechanismus	Nebenwirkungen*	Besonderheiten, (pflegerische) Konsequenzen
Leflunomid, z. B. Arava®	Vor allem Hemmung von aktivierten Lymphozyten	Leberwerterhöhung, Haarausfall, Diarrhö, Kopfschmerzen, Schwindel, Blutdruckerhöhung, Haut-, Blutbildveränderungen. Gesteigerte Infektanfälligkeit	Blutdruckkontrollen. Möglichst kein Alkohol
Azathioprin, z. B. Imurek®	Antimetabolit, Immunsuppressivum, das im Körper in seine aktive Form 6-Mercaptopurin umgewandelt wird.	Übelkeit, Diarrhö, Blutbildveränderungen v. a. Lymphozytopenie und megaloblastäre Anämie, akute Pankreatitis, erhöhtes Risiko für Hauttumore bei Langzeitanwendung	Keine gleichzeitige Gabe von Allopurinol oder Febuxostat (hemmt den Abbau und führt zu einer erhöhten Toxizität). Die Wirkung tritt erst verzögert nach 2–5 Monaten ein. Vielfältiges Einsatzgebiet insbesondere bei Kollagenosen, Vaskulitiden und chronisch entzündlichen Darmerkrankungen
Cyclophosphamid, z. B. Endoxan®	Zytostatisches Alkylans, das die Leukozytenvermehrung blockiert	Leukopenie (v. a. Neutropenie) mit einem Maximum ca. 10 Tage nach der Infusion, hämorrhagische Zystitis (prophylaktische Gabe von Urometixan während der Gabe minimiert das Risiko), bösartige Neubildungen der Blase (insbesondere bei Langzeitanwendung), Haarausfall, Infertilität (Kryokonservierung von Spermien und Eizellen vor der Therapie bei reproduktionsfähigen Patienten)	Bei schweren Verläufen von Vaskulitiden und Kollagenosen eingesetzt. Früher wurde die orale Gabe bevorzugt, aber die hohen kumulativen Dosierungen verursachten schwerwiegende Nebenwirkungen. Daher wird heute die i. v.-Gabe mit Infusionen im Abstand von 2–4 Wochen bevorzugt
Ciclosporin A, z. B. Sandimmun®	Calcineurininhibitor, hemmt Aktivierung und Vemehrung von Lymphozyten	Bluthochdruck, Zahnfleischwucherungen, Ödeme, Nephro- und Hepatotoxizität	Imunsuppressivum aus der Transplantationsmedizin, das auch bei Vaskulitiden, Kollagenosen und Myositiden eingesetzt wird. Aufgrund des Nebenwirkungsspektrums und der geringen therapeutischen Breite mit der Notwendigkeit regelmäßiger Blutspiegelkontrollen eher ein Reservemedikament
Mycophenolat-Mofetil, z. B. CellCept®	Purinantagonist, hemmt die Bildung von Lymphozyten	Gastrointestinale Beschwerden, Blutbildveränderungen, vermehrtes Auftreten von Infektionen (insbesondere durch Herpesviren)	Immunsuppressivum aus der Transplantationsmedizin, das insbesondere beim systemischen Lupus erythematodes eingesetzt wird. Allerdings ist es für diese Indikation nicht zugelassen (sog. Off-Label-Use)
Biologika			
Adalimumab, z. B. Humira® **Certolizumab Pegol,** z. B. Cimzia® **Etanercept,** z. B. Enbrel® **Golimumab,** z. B. Simponi® **Infliximab,** z. B. Remicade®	(Unterschiedliche) Antikörper gegen TNF-α *(TNF-α-[Rezeptoren-] Blocker, TNF-α-Inhibitoren),* dadurch Entzündungshemmung	Lokalreaktionen. Allergische Reaktionen, Kopfschmerzen. Erhöhtes Infektionsrisiko	Tbc-Ausschluss vor Therapie. Infliximab i. v.-, alle übrigen s. c.-Gabe (in unterschiedlichen Zeitabständen)
Anakinra, z. B. Kineret®	*IL-1-Antagonist,* blockiert den Rezeptor von Interleukin 1	Lokalreaktionen. Kopfschmerzen, milde Leukopenien. Erhöhtes Infektionsrisiko	Tbc-Ausschluss vor Therapie; s. c.-Injektion einmal täglich
Tocilizumab**, z. B. RoActemra®	*IL-6-Antagonist,* Antikörper gegen den Rezeptor von Interleukin 6	Leberwertanstieg, Leukopenie, erhöhtes Infektionsrisiko, Anstieg des Blutcholesterins	Tbc-, Hepatitis-Ausschluss vor Therapie. Hemmt CRP-Bildung (kein Infektionsindikator mehr!); i. v.- und s. c.-Gabe
Abatacept**, z. B. Orencia®	Hemmung der T-Zell-Aktivierung	Kopfschmerzen, erhöhtes Infektionsrisiko	Tbc-, Hepatitis-Ausschluss vor Therapie; i. v.- und s. c.-Gabe
Ustekinumab**, z. B. Stelara®	*IL-23 Antagonist,* Antikörper gegen den Rezeptor von Interleukin 23	Juckreiz, GI-Beschwerden, Depression, erhöhtes Infektionsrisiko	Tbc-, Hepatitis-Ausschluss vor Therapie, s. c.-Gabe

Tab. 14.2 Übersicht über die lang wirksamen Antirheumatika/Immunsuppressiva und Biologika. *(Forts.)*

Substanz, Bsp. Handelsname	Wirkmechanismus	Nebenwirkungen*	Besonderheiten, (pflegerische) Konsequenzen
Secukinumab**, z. B. Cosentyx®	*IL-17a-Antagonist,* Antikörper gegen den Rezeptor von Interleukin 17a	Diarrhö, Neutropenie, Konjunktivits, Verschlechterung eines M. Crohn, erhöhtes Infektionsrisiko	Tbc-, Hepatitis-Ausschluss vor Therapie, s. c.-Gabe
Apremilast**, z. B. Otezla®	*PDE-4-Inhibitor*	GI-Beschwerden, Schlafstörungen, Kopfschmerzen	Orale Gabe mit Aufsättigung
Baricitinib, z. B. Olumiant®	JAK-Inhibitor	Erhöhtes Infektionsrisiko (insbesondere der oberen Atemwege), erhöhte Cholesterinwerte, Kopfschmerzen, GI-Beschwerden	Tbc-, Hepatitis-Ausschluss vor Therapie, orale Gabe, erhöhte Gefahr einer tiefen Venenthrombose und Lungenembolie
Upadacitinib, z. B. Rinvoq®	JAK-Inhibitor	Erhöhtes Infektionsrisiko (insbesondere der oberen Atemwege), erhöhte Cholesterinwerte, Kopfschmerzen, GI-Beschwerden, Fieber, Gewichtszunahme	Tbc-, Hepatitis-Ausschluss vor Therapie, orale Gabe, erhöhte Gefahr einer tiefen Venenthrombose und Lungenembolie

* Alle lang wirksamen Antirheumatika führen häufig zu gastrointestinalen Beschwerden. Bei Methotrexat sowie den Biologika dürfen unter der Therapie keine Lebendimpfungen erfolgen.
** Bei Erfolglosigkeit von TNF-α-Inhibitoren.

14.5.2 Physikalische Therapie

Die **physikalische Therapie** ist das zweite Standbein in der Behandlung rheumatologischer Erkrankungen.

Kälte- und Wärmeanwendungen

Die Thermotherapie durch *Kälte- bzw. Wärmeanwendungen* lindert bei vielen Patienten die Beschwerden, hemmt die Entzündung und löst Muskelverspannungen.

Beide Methoden haben unterschiedliche Indikationen und Kontraindikationen (➤ Tab. 14.3). Trotzdem ist die Verträglichkeit von Patient zu Patient unterschiedlich. Deshalb wird jeder Patient vor Therapiebeginn nach seinen Erfahrungen gefragt.

Kälteanwendungen erfolgen meist lokal z. B. durch Auflegen von Eis oder gefrorenen Gelbeuteln. Gerade letztere haben die Kälteanwendung im häuslichen Bereich erheblich vereinfacht. Einige Patienten bevorzugen für die Hände gefrorene Linsen, Erbsen, Mais- oder Rapskörner, weil sie sich besser als vorgefertigte Gelbeutel an die Körperform anpassen und durch die kältebedingte Schmerzminderung Bewegungsübungen möglich sind. Als Richtlinie für die Dauer von Kälteanwendungen gelten 5 min bei kleinen und 15–20 min bei großen Gelenken. Bei Schmerzen wird die Kälteanwendung sofort unterbrochen. In spezialisierten Kliniken ist eine Ganzkörperexposition in *Kältekammern* möglich.

Tab. 14.3 Indikationen und Kontraindikationen der Wärme- und Kältetherapie bei rheumatischen Erkrankungen.

	Indikationen	Kontraindikationen
Wärme	• Arthrosen • Chronische Arthritis zwischen den Schüben • Fibromyalgie • Wirbelsäulenleiden	• Akute Arthritis • Durchblutungsstörungen • Schwere Herz-Kreislauf-Erkrankungen
Kälte	• Akute Arthritis • Gichtanfall • Aktivierte Arthrose • Schleimbeutelentzündungen • Postoperativ	• Vaskulitis • Raynaud-Syndrom

Als Wärmeanwendungen eignen sich z. B. Moor-, Sole- oder Schwefelbäder sowie Fango. Lokale Wärmeanwendungen sind z. B. durch Infrarotbestrahlung, heiße Rolle, Heusäcke, Kartoffelwickel, Kirschkernsäckchen, erwärmte Gelbeutel oder Fangopackungen möglich. Eine weitere Alternative ist Aquariumkies (auf ca. 40° erwärmt, im Zoohandel erhältlich [2]). Bewährt hat sich außerdem das Tragen von Funktionstextilien, die den Wärmehaushalt der Haut positiv beeinflussen.

Elektrotherapie

Der schmerzlindernde Effekt der Elektrotherapie beruht auf der durchblutungsfördernden und muskellockernden Wirkung des Stroms. Es kommen nieder-, mittel- und hochfrequente Ströme zur Anwendung, wobei die Hochfrequenztherapie zur Wärmetherapie zählt. Eine Sonderform, die auch vom Patienten zu Hause angewendet werden kann, ist die TENS (➤ 2.4.10). Kontraindikationen der Elektrotherapie sind z. B. Hautläsionen im Elektrodenbereich oder metallische Teile (etwa Endoprothesen, Herzschrittmacher) im Stromflussgebiet.

Physiotherapie

Die *aktive* und *passive Bewegungstherapie* sind unverzichtbare Säulen der Behandlung. Oft ist eine Kombination aus regelmäßigen Übungen unter physiotherapeutischer Anleitung (einzeln oder in der Gruppe) und häuslichen Eigenübungen am sinnvollsten. Im Idealfall wird das tägliche Übungsprogramm zu Hause für den Patienten zum festen Teil des Tagesablaufs.

Bewegungstherapie

Grundregel: Möglichst viel Bewegung, möglichst wenig Belastung.

Positionieren

Die richtige **Positionierung der Gelenke** ist, besonders während eines Krankheitsschubes, die wichtigste passive physiotherapeutische Maßnahme, um Kontrakturen vorzubeugen und Schmerzen zu reduzieren. Häufig werden zur Fehlstellungsprophylaxe auch speziell angefertigte Schienen eingesetzt.

Die Pflegenden überprüfen und korrigieren immer wieder die Lage des Patienten bzw. leiten ihn an, sie selbstständig zu korrigieren. Hierzu gehört z. B. die Information, zur Entlastung schmerzhafter Kniegelenke keine Knierolle zu benutzen (Kontrakturgefahr). Welche Positionierung für einen Patienten am besten ist und in welchen Zeitabständen ein Positionswechsel erfolgen soll, sollte in Absprache mit den Physiotherapeuten entschieden werden. Besteht keine anders lautende Anordnung, positionieren Pflegende den Patienten in der *physiologischen Mittelstellung der Gelenke* (➤ Abb. 14.10).

Durchbewegen der Gelenke

Patienten, die ihre Gelenke nicht in vollem Umfang eigenständig bewegen können, werden zur Gelenkmobilisation und Kontrakturprophylaxe mehrmals täglich beim Durchbewegen unterstützt. Da die Übungen mindestens 3- bis 4-mal täglich durchgeführt werden müssen, die Physiotherapeuten aber in aller Regel nur 1- bis 2-mal täglich kommen können, zählt das Durchbewegen der Gelenke oft auch zum Aufgabenbereich der Pflegenden. Voraussetzung ist, dass die Pflegenden von den Physiotherapeuten entsprechend angeleitet werden, um keine falschen Bewegungen auszuführen. Prinzipien des Durchbewegens sind:

- Gelenke nur gemäß ihren physiologischen Bewegungsmöglichkeiten bewegen
- Vollen Bewegungsumfang ausnutzen, große Bewegungen ausführen. Dabei aber Schmerzgrenze nicht überschreiten
- Besonderen Wert auf die Streckung der Gelenke legen, da hierbei schneller Defizite auftreten
- Patienten, falls möglich, anleiten, sich selbst durchzubewegen (z. B. mit der einen Hand die andere bewegen).

Kräftigung der Muskulatur

Eine kräftige Muskulatur stabilisiert die Gelenke in ihrer physiologischen Stellung und beugt daher Fehlstellungen vor. Die Muskulatur des rheumatischen Patienten dagegen atrophiert rasch durch die schmerzbedingte Inaktivität, und die stabilisierende Funktion der Muskulatur lässt nach. Aus diesem Grund wird der Patient motiviert, dem Muskelschwund durch regelmäßige aktive Bewegungsübungen – entweder alleine oder mit Hilfe – entgegenzuwirken. Entsprechend den zwei Formen der Muskelkontraktion werden unterschieden:

- **Isotonische Übungen,** bei denen der Patient aktiv seine Gelenke durchbewegt (z. B. Füße kreisen). Eine besondere Form isotonischer Übungen sind **resistive Übungen,** d. h. Bewegungen gegen Widerstand, z. B. gegen die Muskelkraft der helfenden Person
- **Isometrische Übungen,** bei denen die Muskulatur im Wechsel maximal angespannt und wieder entspannt wird, ohne dass es zu einer Bewegung kommt. Isometrische Übungen eignen sich sehr gut zur Muskelkräftigung, wenn akute Gelenkentzündungen keine großen Gelenkbewegungen zulassen.

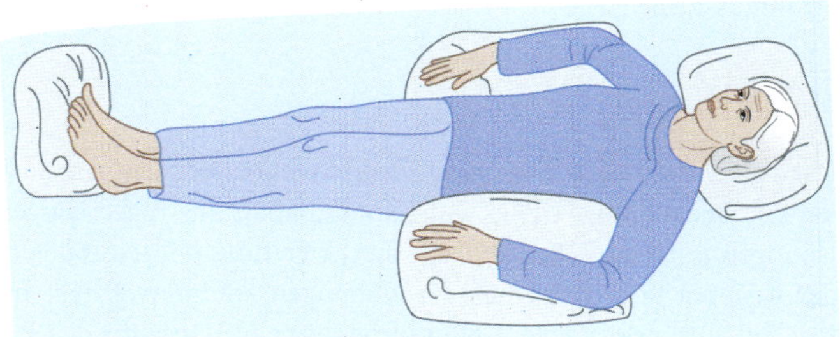

Abb. 14.10 Positionierung in physiologischer Mittelstellung. [L231]

Motivation

Pflegende motivieren den Patienten immer wieder zu den zunächst „unbequemen" aktiven Übungen und verdeutlichen ihm deren Bedeutung für den Erhalt seiner Selbstständigkeit.

Zur Prophylaxe und Therapie von Atrophien können auch *Muskelstimulationsgeräte* eingesetzt werden. Dabei werden Elektroden auf die zu behandelnden Muskeln aufgesetzt und dann elektrische Reize in einer Frequenz von ca. 50 Hz abgegeben. Die Behandlung mit diesen Geräten sollte mindestens zweimal täglich für 15–20 min erfolgen.

Ergotherapie

Die **Ergotherapie** ist besonders für Patienten mit Funktionseinschränkungen der Gelenke – vor allem der Hände – geeignet.

Wesentliches Ziel ist eine weitest mögliche Selbstständigkeit des Patienten. Es werden Bewegungsabläufe geübt, mit denen sich alltägliche Verrichtungen wie Anziehen, Kochen, Essen, Sitzen und Haushalt bewältigen lassen, ggf. unter Zuhilfenahme von Hilfsmitteln. Entsprechend gehören auch Hilfsmittelberatung und -training zum Aufgabenbereich des Ergotherapeuten.

Ein weiterer Schwerpunkt ist der **Gelenkschutz** im Alltag. Darunter versteht man alle Maßnahmen, die die Gelenke vor Überbeanspruchung und Fehlbelastung schützen. Der Patient wird über gelenkentlastende Bewegungs- und Arbeitsweisen informiert und übt die Bewegungsabläufe, bis er sie im Alltag sicher beherrscht.

Die Pflegenden integrieren ergotherapeutische wie physiotherapeutische Elemente in die pflegerische Arbeit, indem sie den Patienten z. B. zum Gebrauch von Hilfsmitteln beim Essen anleiten oder bei der Mobilisierung den Gelenkschutz beachten.

Nicht nur mit speziellen Übungen, sondern auch mit Hilfe von handwerklichen und künstlerischen Techniken (z. B. Flechten, Knüpfen, Töpfern) werden Kraft, Geschicklichkeit und Funktion erhalten bzw. gefördert. Hierdurch erfahren viele Betroffenen auch Erfolgserlebnisse, welche Eigenaktivität weiter fördern.

Sport

Auch Menschen mit Rheuma profitieren körperlich und psychisch von regelmäßigem Ausdauer- und/oder Krafttraining. Das Training muss aber der Erkrankung und dem individuellen Zustand des Patienten angepasst sein und die Regeln des Gelenkschutzes beachten. Generell sind Sportarten wie Radfahren, Walken oder Schwimmen günstig, verletzungsträchtige Sportarten oder solche mit einseitigen Bewegungsmustern oder Sprungbelastungen ungünstig. Lediglich im akuten Schub darf kein Sport getrieben werden.

14.5.3 Ernährung

Die Bedeutung der Ernährung bei rheumatischen Erkrankungen ist umstritten und auch von Patient zu Patient unterschiedlich. Die meisten Erfahrungen wurden an der rheumatoiden Arthritis gewonnen:

- Viele Patienten berichten über eine Beschwerdelinderung bei (nahe-)vegetarischer Ernährung. Fleisch enthält Arachidonsäure, eine n-6-Fettsäure (➤ 10.1.4), die im Körper zu entzündungsfördernden Prostaglandinen umgebaut wird. Günstig sind n-3-Fettsäuren, wie sie z. B. in Fisch/-öl oder hochwertigen Pflanzenölen enthalten sind. Auch eine künstliche Zufuhr ist möglicherweise sinnvoll. Eine entscheidende Prognoseverbesserung oder gar Heilung ist aber nicht zu erreichen
- Einige Patienten reagieren auf ganz bestimmte Nahrungsmittel mit einer Verschlechterung der Beschwerden und sollten diese daher meiden
- Glukokortikoidgabe wie auch Bewegungsmangel erhöhen das Osteoporoserisiko. Deshalb sollte die Ernährung kalziumreich sein und nicht zu viel Phosphat enthalten. Ggf. sind Kalzium- und Vit.-D-Tabletten empfehlenswert
- Unter- wie Übergewicht sind ungünstig: Untergewicht erhöht das Risiko einer Osteoporose, Übergewicht belastet die Gelenke
- Die Betroffenen sollten auf ihren Blutcholesterinspiegel achten (➤ 10.8.3), um das bei Gefäßbeteiligung erhöhte kardiovaskuläre Risiko so niedrig wie möglich zu halten
- Übermäßiger Alkoholkonsum sowie Rauchen wirken sich ungünstig aus. Alkohol sollten die Betroffenen deshalb nur in Maßen genießen und aufs Rauchen ganz verzichten.

Vollwertige Ernährung

Für die meisten Patienten am sinnvollsten ist eine vollwertige Kost mit wenig Fleisch, viel Fisch und Bevorzugung hochwertiger Öle. Diätwünsche sollten respektiert werden, solange der Nährstoffbedarf gedeckt wird. Einseitige Ernährungsformen oder längeres Fasten sind abzulehnen, da sie die bei Rheumapatienten ohnehin gehäuft zu beobachtende Mangelernährung fördern.

14.5.4 Lokaltherapien

Einreibungen

Das Einreiben der Gelenke mit kühlenden Gels oder durchblutungsfördernden Salben (z. B. Rubriment Öl®) empfinden viele Patienten als Wohltat. Einige Präparate (z. B. Diclofenac Actavis Gel®, Indomet ratiopharm®) enthalten auch nichtsteroidale Antirheumatika (➤ 14.5.1), die von gelenknahen Strukturen (Sehnen, Bänder, Gelenkkapsel) resorbiert werden. Studien zur Wirksamkeit entsprechender Präparate gibt es allerdings kaum.

Intraartikuläre Injektionen

Bei **intraartikulären Injektionen** (direkt in das Gelenk hinein) werden insbesondere Glukokortikoide (➤ 14.5.1, ➤ Pharma-Info 10.1) eingesetzt. Ziel ist es, eine Dosiserhöhung der bestehenden systemischen Medikation oder den Einsatz oraler Glukokortikoide zu vermeiden, wenn z. B. ein oder wenige Gelenke wesentlich schwerer betroffen sind als die anderen („Ausreißer").

Der Arzt injiziert das Glukokortikoid unter sterilen Bedingungen in das Gelenk. Wegen der möglichen Risiken und Nebenwirkungen – Gelenkinfektion, Knorpel- und Knochennekrosen – darf nur maximal alle 3 Monate in dasselbe Gelenk injiziert werden. Gleichzeitige Injektionen in mehrere große Gelenke sind ungünstig, da dann eine nennenswerte Resorption des Glukokortikoids mit entsprechenden systemischen Wirkungen zu beobachten ist (➤ Pharma-Info 10.1).

Pflege bei Kortisoninjektion

Es ist hilfreich, das Gelenk zu kühlen, da kristallines Kortison schmerzhaft reiben kann. Das entsprechende Gelenk sollte 24 h nicht mit Wasser in Berührung kommen. Außerdem wird die Punktionsstelle auf Entzündungszeichen kontrolliert.

Synoviorthesen

Synoviorthese ist die gezielte Zerstörung der entzündeten und gewucherten Gelenkinnenhaut durch Injektion einer aggressiven Substanz in den Gelenkinnenraum.

Die Synoviorthese kann mit einem chemischen Reizstoff (z. B. Aethoxysklerol) als **Chemosynoviorthese** *(CSO)* oder einem Radionuklid (kurzwelliger β-Strahler) als **Radiosynoviorthese** *(RSO)* durchgeführt werden. Die RSO führen Nuklearmediziner durch.

Eine medikamentöse Synoviorthese muss unter sterilen Bedingungen ausgeführt werden. Der Arzt punktiert etwas Erguss ab und injiziert dann die gewählte Substanz. Das Gelenk wird anschließend ½–1 Woche ruhig gestellt. Meist bildet sich vorübergehend ein schmerzhafter Reizerguss, der sich aber recht gut mit Eis und Analgetika behandeln lässt. Bei der RSO vermindert die Ruhigstellung auch den (geringen) Übertritt des Radionuklids in den Kreislauf. Entwickelt sich nach einiger Zeit ein Rezidiv, kann die Synoviorthese wiederholt werden. Refraktäre Monoarthritiden und aktivierte Arthrosen insbesondere an den Kniegelenken stellen die Hauptindikationen für diese Verfahren dar.

Operative Eingriffe

Auch **operative Eingriffe** haben in der Rheumatologie ihren festen Platz. Sie werden vornehmlich in orthopädischen Abteilungen durchgeführt. Zu erwähnen sind z. B. die **Frühsynovektomie** (Entfernung der Gelenkinnenhaut, auch arthroskopisch), ein Gelenkersatz **(Arthroplastik)** zur Schmerzminderung und Funktionsverbesserung oder eine Gelenkversteifung **(Arthrodese)** zur Besserung von Schmerzen und Beseitigung von Instabilitäten.

14.6 Entzündlich-rheumatische Arthritiden

14.6.1 Rheumatoide Arthritis

DEFINITION

Rheumatoide Arthritis *(RA, chronische Polyarthritis, cP)*: Chronisch-entzündliche, oft in Schüben verlaufende Erkrankung des Binde-, Stütz- und Muskelgewebes mit Hauptmanifestation an der Synovialis und an gelenknahen Strukturen (z. B. Schleimbeuteln). Mit ca. 1 % der Bevölkerung (bei Älteren mehr) häufigste entzündlich-rheumatische Gelenkerkrankung. Betrifft Frauen doppelt so häufig wie Männer, Altersgipfel der Erstmanifestation in der zweiten Lebenshälfte.

Krankheitsentstehung

Bei der **rheumatoiden Arthritis** führen unbekannte Auslöser zu einer Autoimmunreaktion (➤ 15.2) zunächst der Synovialis. Diese wuchert in das Gelenk hinein (Pannusbildung ➤ 14.3.1), es werden entzündungsfördernde Zytokine und knorpelschädigende Substanzen freigesetzt, oft bildet sich ein Gelenkerguss. Langfristig zerstört die Entzündung die Gelenke inklusive der beteiligten Knochenstrukturen und schränkt ihre Beweglichkeit schmerzhaft ein (bis zum völligen Einsteifen).

Durch eine immunkomplexbedingte Vaskulitis kann die rheumatoide Arthritis weitere Organe beeinträchtigen. Außerdem betreffen die Folgen der chronischen Entzündung den ganzen Körper (v. a. erhöhtes kardiovaskuläres Risiko).

Das familiär gehäufte Auftreten der Erkrankung weist auf eine genetische Komponente hin.

Symptome und Untersuchungsbefund

Den Gelenksymptomen können uncharakteristische, oft grippeähnliche Vorboten vorangehen.

Typisch ist die Kombination aus Morgensteifigkeit (über mindestens eine Stunde), Schwellung und Druckschmerz der betroffenen Gelenke. Zunächst sind meist die Handgelenke sowie die Fingergrund- und -mittelgelenke betroffen (schmerzhafter Händedruck bei der Begrüßung!). Später treten größere Gelenke und evtl. die Wirbelsäule hinzu. Charakteristisch ist ein *symmetrischer* Befall (➤ Abb. 14.11).

Bei längerem Bestehen der Erkrankung kommt es meist zu Funktionseinschränkungen der Gelenke und zu Fehlstellungen, die gerade an den Händen außerordentlich typisch sind (➤ Abb. 14.12):

- **Ulnardeviation:** „Abwanderung" der Finger in Richtung Handaußenkante (d. h. Ulna) durch Verschiebung der Gelenkflächen der Fingergrundgelenke *(Subluxation)*
- **Schwanenhalsdeformität:** Überstreckung im Fingermittelgelenk bei gleichzeitiger Beugung im Endgelenk
- **Knopflochdeformität:** Beugekontraktur im Mittelgelenk und Überstreckung im Endgelenk, also genau umgekehrt wie die Schwanenhalsdeformität.

In vergleichbarer Weise kommt es an den Füßen zu Krallenbildung, Wanderung der Zehen in Richtung Fußaußenkante und Abflachung des Fußgewölbes. Bei Befall der Knie entwickelt der Patient oft O-Beine. Eine Instabilität der Halswirbelsäule kann zu Rückenmarkschäden führen.

Beteiligung der Sehnenscheiden kann zu Kompression von Umgebungsstrukturen führen und infolgedessen z. B. zum *Karpaltunnelsyndrom.* Es zeigt sich zu Beginn durch (nächtliche) Missempfindungen an Daumen, Zeige- und Mittelfinger durch Druck auf den N. medianus.

Auffällig, aber harmlos sind **Rheumaknoten,** subkutane, harte Knötchen, die oft in Gelenknähe an der Ellenbogenstreckseite lokalisiert sind.

VORSICHT

Das hier vorgestellte „klassische" Erscheinungsbild darf nicht darüber hinwegtäuschen, dass sich grundsätzlich an allen Extremitätengelenken Auftreibungen, Deformierungen, Fehlstellungen, Lockerungen und Muskelatrophien entwickeln können und der Verlauf insgesamt stark variiert. Häufig treten zusätzlich in den gelenknahen Bereichen Sehnenscheiden- und Schleimbeutelentzündungen auf (z. B. Baker-Zyste ➤ 14.3.3).

Sonderformen

- **Alters-RA** *(late onset rheumatoid arthritis, LORA):* nach dem 60. Lebensjahr erstmalig auftretende rheumatoide Arthritis, die sich nur an einem oder wenigen großen Gelenken zeigt und oft mit Allgemeinbeschwerden (Schlappheit, Fieber, Gewichtsverlust) einhergeht
- **Felty-Syndrom:** Schwere, systemisch verlaufende rheumatoide Arthritis bei Erwachsenen.

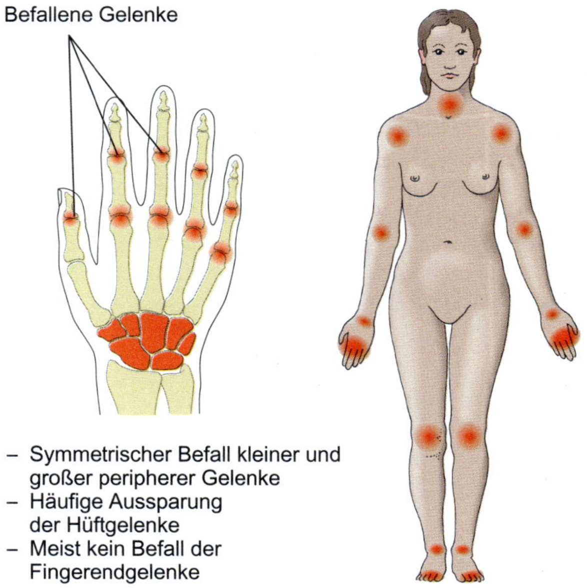

Abb. 14.11 Befallsmuster bei rheumatoider Arthritis. [L190]

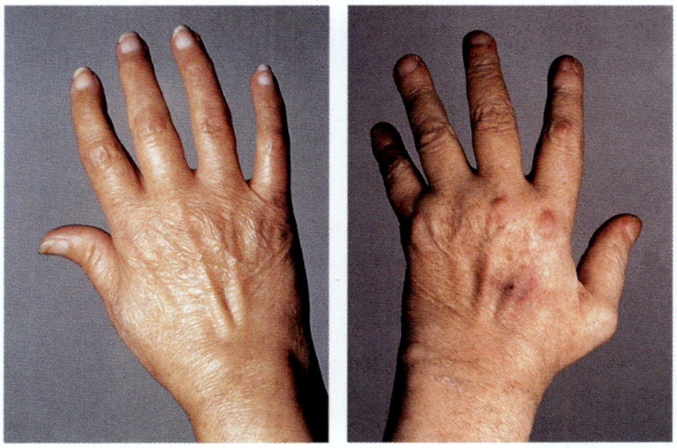

Abb. 14.12 Links Frühstadium einer rheumatoiden Arthritis mit Gelenk- und Fingerschwellung und leichter Beugehaltung der Finger. Rechts fortgeschrittene rheumatoide Arthritis mit Ulnardeviation der Finger und Muskelschwund der kleinen Handmuskeln, außerdem mehreren kleinen Rheumaknötchen. [E273]

Extraartikuläre Manifestationen und Komplikationen

Viele extraartikuläre Manifestationen der rheumatoiden Arthritis (➤ Abb. 14.13) sind Folge einer immunologisch verursachten Vaskulitis an dem betroffenen Organ. Im Vordergrund stehen die Beteiligung von Herz, Lunge, Pleura, Nieren, ZNS, Nerven und Augen.

Die chronische Entzündung bedingt z. B. eine Anämie und ist zumindest teilweise verantwortlich für das erhöhte kardiovaskuläre Risiko. Wie bei anderen chronischen Entzündungen kann sich außerdem eine **sekundäre Amyloidose** entwickeln. Hierbei lagern sich pathologische Eiweiße in den Organen ab und führen zu Magen-Darm-Beschwerden, Herz- und Niereninsuffizienz.

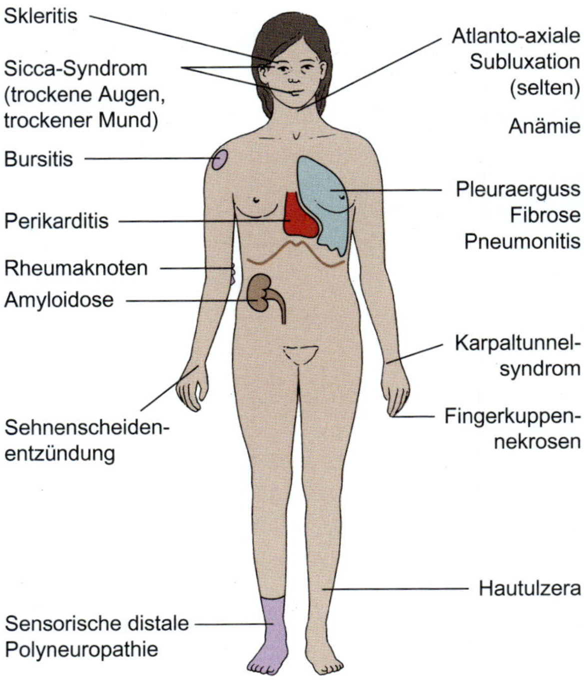

Abb. 14.13 Mögliche extraartikuläre Manifestationen bei rheumatoider Arthritis. [L157]

Diagnostik und Differenzialdiagnose

Besteht aufgrund der Anamnese und der klinischen Untersuchung der Verdacht auf eine rheumatoide Arthritis, folgen bildgebende Verfahren und Blutuntersuchungen:

- Immer wird eine konventionelle Röntgendiagnostik (Hände ➤ Abb. 14.14, Füße ➤ Abb. 14.7) durchgeführt. In Frühstadien ist diese allerdings oft unauffällig, da es selbst bei raschem Verlauf 6–24 Monate bis zur Entwicklung radiologisch sichtbarer Gelenkschäden dauert. Angesichts der prognostischen Bedeutung einer Frühdiagnose und -therapie erfolgen dann (Duplex-)Sonografie und Kernspintomografie
- Die Blutuntersuchung ergibt positive Entzündungszeichen (erhöhte BSG, erhöhtes CRP) und oft eine Anämie (➤ 11.5.3). Die kombinierte Untersuchung von Rheumafaktoren und Anti-CCP erfasst ca. 90 % der Erkrankten (➤ 14.4.2).

Die Diagnose ist gesichert, wenn eine klinische Synovitis in mindestens einem Gelenk (Gelenkschwellung) nicht durch eine bessere Ursache erklärt werden kann und in den ACR/EULAR-Kriterien von 2010 ≥ 6 Punkte erreicht werden (➤ Tab. 14.4). Diese Kriterien sind besser als frühere zur Erfassung einer frühen rheumatoiden Arthritis geeignet.

Zur Dokumentation und Verlaufskontrolle werden v. a. eingesetzt:

- Der Krankheitsaktivitätsscore **DAS-28** *(Disease Activity Score)*, bei dem festgestellt wird, wie viele von 28 definierten Gelenken geschwollen und/oder druckempfindlich sind
- Der **RADAI-Patientenfragebogen** *(Rheumatoid Arthritis Disease Activity Index)*, bei dem der Patient fünf Fragen zu seinem Be-

Tab. 14.4 ACR/EULAR-Klassifikationskriterien der rheumatoiden Arthritis 2010 (ACR = American College of Rheumatology, EULAR = European League against Rheumatism). Eine definitive rheumatoide Arthritis wird bei ≥ 6 Punkten diagnostiziert.

	Kriterien (Voraussetzung: Synovitis in ≥ 1 Gelenk ohne andere Ursache)	Punkte
A	**Gelenkbeteiligung:**	
	• 1 großes Gelenk	0
	• 2–10 große Gelenke	1
	• 1–3 kleine Gelenke* (ohne oder mit Beteiligung großer Gelenke)	2
	• 4–10 kleine Gelenke* (ohne oder mit Beteiligung großer Gelenke)	3
	• > 10 Gelenke, davon mindestens 1 großes Gelenk	5
B	**Serologie** (mindestens ein Test nötig):	
	• Rheumafaktor und Anti-CCP negativ	0
	• Rheumafaktor oder Anti-CCP niedrig positiv	2
	• Rheumafaktor oder Anti-CCP hoch positiv	3
C	**Entzündungswerte** (mindestens ein Test nötig):	
	• BSG und CRP normal	0
	• BSG beschleunigt oder CRP erhöht	1
D	**Dauer der Beschwerden:**	
	• < 6 Wochen	0
	• ≥ 6 Wochen	1

* Kleine Gelenke: Handgelenke, Fingergrund- und -mittelgelenke, Zehengrundgelenke 2–5, Großzehenmittelgelenke. Nicht gewertet werden Daumensattelgelenke, Großzehengrundgelenke, Finger- und Zehenendgelenke.

finden beantwortet, die dann standardisiert und in der Regel computerunterstützt ausgewertet werden.

Behandlungsstrategie

Wesentlich für die **Prognose** des Betroffenen ist eine frühzeitige, interdisziplinäre Behandlung.

Heute wird die Behandlung mit lang wirksamen Antirheumatika (➤ Pharma-Info 14.2) möglichst früh eingeleitet, d. h. innerhalb der ersten drei Monate nach Symptombeginn. Zum einen entstehen irreversible Schäden bereits sehr früh im Krankheitsverlauf, zum anderen lässt sich die Krankheitsaktivität zu diesem Zeitpunkt am besten reduzieren [3].

Erstmedikament ist Methotrexat. Ggf. werden zusätzlich nichtsteroidale Antirheumatika (➤ Pharma-Info 14.1) und/oder – möglichst kurzzeitig und ausschleichend – Glukokortikoide zur Schmerz- und Entzündungsminderung gegeben. Zeigen auch zwei „klassische" lang wirksame Antirheumatika (DMARD = Disease Modifying Anti-Rheumatic Drugs) keine ausreichende Wirkung, wird ein Biologikum eingesetzt. Bei besonders aggressiven Verläufen kann auch direkt nach dem ersten DMARD ein Biologikum (+MTX) zum Einsatz kommen [4]. Alternativ zum Biologikum stehen zudem zielgerichtete, synthetische Basismedikamente (tsDMARDs) zur Verfügung, die entweder die Januskinase oder Phosphodiesterase im Zellinneren unterbrechen und hierüber Entzündungsreaktionen reduzieren. Der Vorteil gegenüber Biologika ist die Einnahme in Tablettenform, auch wenn mit diesen Inhibitoren ebenfalls gehäuft Nebenwirkungen einhergehen (➤ Tab. 14.2).

Immer gleichberechtigt neben der medikamentösen Therapie steht zum Erhalt der Gelenkfunktion ein individuelles Programm aus der physikalischen Therapie (➤ 14.5.2). Der Austausch mit Betroffenen kann dabei helfen, von den Erfahrungen anderer zu profitieren.

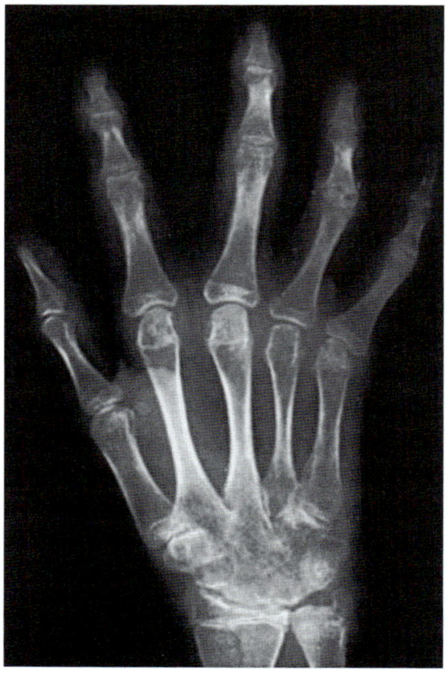

Abb. 14.14 Röntgenaufnahme einer Hand bei rheumatoider Arthritis. Deutlich zu erkennen sind Destruktion der Gelenke, Subluxation und Ulnardeviation. [E503]

Sind die Schmerzen konservativ nicht zu beherrschen oder sind starke Fehlstellungen entstanden, werden operative Behandlungsverfahren erwogen (➤ 14.5.4).

Pflege und Patientenberatung

Für die Pflege gilt grundsätzlich das in ➤ 14.1.5 Gesagte. Zum Erhalt bzw. zur Verbesserung der Beweglichkeit eignet sich zwischen den Schüben Wärme und bei Schmerzen Kälte (Thermotherapie ➤ 14.5.2). Die Pflegenden achten auf eine korrekte Positionierung und führen Maßnahmen der Physio- und Ergotherapie weiter (➤ 14.5.2).

Der typischen Morgensteifigkeit (evtl. mit Schmerzen und Muskelschwäche) kann z. B. folgendermaßen entgegengewirkt werden:

- Nichtsteroidale Antirheumatika (➤ 14.5.1) schon früh morgens (5–6 Uhr) einnehmen lassen, jedoch zur besseren Magenverträglichkeit nicht nüchtern. Nach ca. einer Stunde ist die Beweglichkeit meist deutlich besser
- Maßnahmen, bei denen eine aktive Mitarbeit des Patienten erforderlich ist, so planen, dass sie zeitlich mit der größtmöglichen Beweglichkeit des Patienten zusammenfallen. Daher den Patienten vor morgendlichen Untersuchungen rechtzeitig vorher wecken, damit er „in Gang kommen kann". Physiotherapeutische Übungen nicht zu früh vorsehen, es sei denn, der Patient wünscht dies so. Untersuchungs- und Behandlungstermine nicht zu nah aufeinander folgen lassen, damit der Patient die verschiedenen Räume oder Abteilungen selbstständig in Ruhe erreichen kann.

Gegen trockene Augen helfen Augentropfen bzw. Augensalbe/Augengel zur Nacht. Bei trockener Mundschleimhaut schaffen ausreichende Flüssigkeitszufuhr, Mundspülungen bzw. das Auswischen der Mundhöhle sowie Eiswürfel aus Tee oder Saft zum Lutschen oder das Kauen von Kaugummi Abhilfe.

Patientenbeobachtung und Dokumentation

- Verbesserung bzw. Verschlechterung der Beweglichkeit
- Wirksamkeit der Schmerztherapie
- (Neben-)Wirkungen der Medikamente
- Auftreten von extraartikulären Manifestationen.

Rehabilitation

Die Rehabilitation von Menschen mit rheumatoider Arthritis folgt den in ➤ 14.1.3 dargestellten Grundsätzen. Sie ist lebenslang begleitend erforderlich, wobei in Deutschland nach wie vor eher von einer Unterversorgung auszugehen ist. Allen Patienten sollte die Teilnahme an einer Patientenschulung ermöglicht werden.

Besonders wichtig ist die Bewegungstherapie, also Physio- und Sporttherapie, die sich nachgewiesenermaßen günstig auf die Fähigkeit zu Alltagsaktivitäten auswirken. Das Trainingsprogramm wird dem Gelenkzustand angepasst. Sind gelenkschonende Sportarten zu Lande wie etwa Walking nicht oder nicht in ausreichendem Maße möglich, kann auf Sport im Wasser (z. B. Schwimmen, Wasser-Aerobic) ausgewichen werden.

Wichtig sind außerdem alle Maßnahmen zum Gelenkschutz (➤ 14.5.2). Der Betroffene lernt im Rahmen der Rehabilitation, diese in seinen Alltag zu integrieren. Hilfsmittel wie etwa spezielle Flaschenöffner dienen sowohl dem Gelenkschutz als auch dem Erhalt der Selbstständigkeit.

Zur Schmerzlinderung sowie zur Korrektur von leichten Fehlstellungen können Schienen angewendet werden.

Prognose

Der Verlauf und damit die Prognose der rheumatoiden Arthritis variieren unbehandelt von Spontanheilungen (ca. 15 %) bis zu schwersten Verläufen mit Invalidität innerhalb weniger Jahre (ebenfalls ca. 15 %). Innerhalb von 10 Jahren ist etwa die Hälfte der Betroffenen erwerbsunfähig. Das kardiovaskuläre Risiko ist erhöht, die Lebenserwartung verkürzt.

Die Zunahme früher Behandlungen hat die Prognose verbessert und die Lebenserwartung verlängert. Sie liegt aber nach wie vor etwas unter der von Menschen ohne rheumatoide Arthritis.

14.6.2 (Seronegative) Spondyloarthritiden

DEFINITION

(Seronegative) Spondyloarthritiden *(Spondarthritiden, Spondylarthropathie, SPA):* Zusammenfassende Bezeichnung für verschiedene entzündlich-rheumatische Gelenkerkrankungen mit vorwiegendem Befall von Wirbelsäule und Sakroiliakalgelenken (**Sakroiliitis** = Entzündung der Kreuzbein-Darmbein-Gelenke) sowie häufiger Beteiligung von Sehnenansätzen/Bändern und Augen. Rheumafaktor negativ, Assoziation mit HLA B27. Familiäre Häufung. Hauptvertreter **Spondylitis ankylosans** (M. Bechterew), **Psoriasis-Arthritis** und **reaktive Arthritiden.**

ASAS-Kriterien der Spondyloarthritiden (Assessment of Spondylo Arthritis international Society)

- Wirbelsäulenschmerzen > 3 Monate vom entzündlichen Typ, d. h., mindestens vier der folgenden Kriterien werden erfüllt:
  - Beginn der Rückenschmerzen vor dem 40. Lebensjahr
  - Schleichender Beginn
  - Besserung der Schmerzen bei Bewegung
  - Fehlende Besserung in Ruhe
  - Nächtliche Schmerzen mit Erwachen in der 2. Nachthälfte
  - (Morgensteifigkeit)

oder

- Arthritis, vorwiegend asymmetrisch und vor allem an den unteren Extremitäten, Enthesitis oder Daktylitis

und

- Mindestens eines der folgenden Kriterien:
  - Positive Familienanamnese für M. Bechterew, Psoriasis, reaktive Arthritis, M. Crohn oder Colitis ulcerosa
  - Psoriasis beim Patienten selbst
  - M. Crohn oder Colitis ulcerosa beim Patienten selbst
  - Fersenschmerzen
  - Uveitis
  - Sakroiliitis in der Bildgebung
  - Positives HLA B27
  - Gutes Ansprechen auf NSAR

M. Bechterew

DEFINITION

M. Bechterew *(ankylosierende Spondylitis, AS, Spondylitis ankylopoetica):* Entzündlich-rheumatische Allgemeinerkrankung mit Hauptmanifestation an der Wirbelsäule einschließlich der Sakroiliakalgelenke. Im Endstadium knöcherne Versteifung **(Ankylose)** der Wirbelsäule durch Ausbildung von *Knochenspangen* mit daraus resultierender Bewegungseinschränkung. Betrifft Männer und Frauen gleich häufig, Erkrankungsbeginn vor allem 20.–40. Lebensjahr.

14

Krankheitsentstehung

Die Krankheitsentstehung des **M. Bechterew** ist nach wie vor unbekannt. Diskutiert werden vor allem Immunprozesse, die auf dem Boden einer genetischen Veranlagung (HLA B27 im Zusammenspiel mit anderen Genen) durch Mikroorganismen – insbesondere gramnegative Bakterien – ausgelöst werden.

Symptome und Untersuchungsbefund

Leitsymptom sind nächtliche oder frühmorgendliche Rückenschmerzen, die den Betroffenen aus dem Bett treiben können (Bewegung bessert die Schmerzen).

Weitere Symptome, die auch ohne Rückenschmerzen auftreten können, sind:

- Steife von Nacken, Wirbelsäule und Brustkorb
- Oligoarthritis anderer Gelenke (20–30 % der Patienten)
- Schmerzen beim Niesen, Husten oder Pressen in Wirbelsäule, Thorax und Gesäß
- Sehnenansatzentzündungen (z. B. am Fersenbein)
- Iridozyklitis des Auges (10–25 % der Patienten, ➤ 14.3.4).

Die körperliche Untersuchung ergibt eine eingeschränkte Wirbelsäulenbeweglichkeit und eine verminderte Dehnbarkeit des Brustkorbs, bei stärkerer Ausprägung mit Belüftungsstörung der Lungen.

Ohne entsprechende physiotherapeutische Gegenmaßnahmen entwickelt sich die charakteristische Haltung des Bechterew-Patienten:

- Stark vorgebeugter Rumpf („Begrüßungshaltung" ➤ Abb. 14.15)
- Beugestellung der Hüft- und Kniegelenke
- Auffallend starke Mitbewegungen der Arme beim Gehen bei gleichzeitig starrer Wirbelsäule.

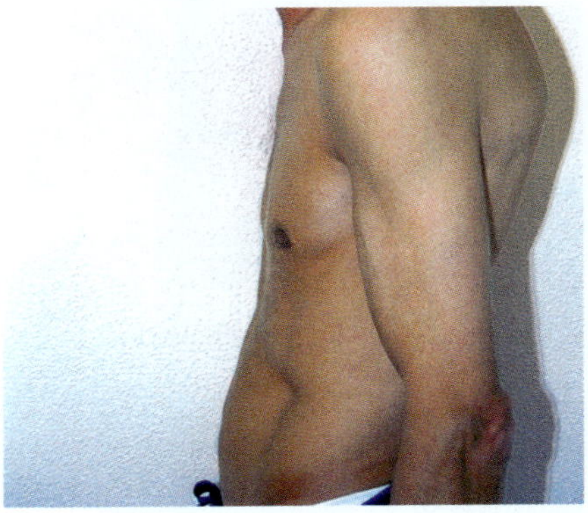

Abb. 14.15 Patient mit typisch vorgebeugter Haltung (Kyphose der Brustwirbelsäule) bei M. Bechterew. [M114]

Diagnostik und Differenzialdiagnose

Die Diagnose wird anhand der Klinik und durch Nachweis der entzündlichen Veränderungen von Sakroiliakalgelenken oder Wirbelsäule in bildgebenden Verfahren gestellt. In der Frühdiagnostik gewinnt die Kernspintomografie (➤ Abb. 14.16) immer mehr an Bedeutung, da sie Veränderungen wesentlich früher zeigt als konventionelle Röntgenverfahren.

Die Blutuntersuchung zeigt häufig eine BSG- und CRP-Erhöhung. In 90 % der Fälle ist das HLA-B27 positiv (➤ 14.4.2). Der Rheumafaktor ist negativ.

Behandlungsstrategie

Der Schwerpunkt der Bechterew-Therapie liegt im lebenslangen Bewegungstraining, um den Versteifungsprozess zu bremsen. Das Bewegungstraining sollte auf jeden Fall Übungen unter Anleitung (einzeln oder in der Gruppe) beinhalten, die durch tägliche Übungen zu Hause ergänzt werden. Beides ist nachgewiesenermaßen wirksam. Positiv wirken auch muskelentspannende Maßnahmen wie Moorbäder, Massagen, Niederfrequenzstromtherapie und Thermen.

Medikamentös werden als Erstes nichtsteroidale Antirheumatika (➤ Pharma-Info 14.1) eingesetzt. Die Therapie sollte mindestens 8 Wochen in der vollen Dosis erfolgen und bei Unwirksamkeit das Präparat gewechselt werden. Auch eine lokale Glukokortikoidinjektion, insbesondere bei peripherer Arthritis, kann erwogen werden. Ggf. sind zusätzlich weitere Schmerzmittel (z. B. Tilidin oder Tramadol) erforderlich. Die konventionellen lang wirksamen Antirheumatika helfen wenig, am ehesten Sulfasalazin bei Beteiligung peripherer Gelenke. Bei anhaltender Entzündungsaktivität im Rumpfbereich (axiale Manifestation) und unzureichendem Ansprechen auf nichtsteroidale Antirheumatika sind TNF-α-Blocker Medikamente der Wahl (➤ Pharma-Info 14.2). [4]

Operative Maßnahmen sind vor allem Aufrichtungsoperationen der Wirbelsäule im Endstadium der Erkrankung sowie

ein Hüftgelenkersatz bei anhaltenden Schmerzen oder erheblicher Bewegungseinschränkung.

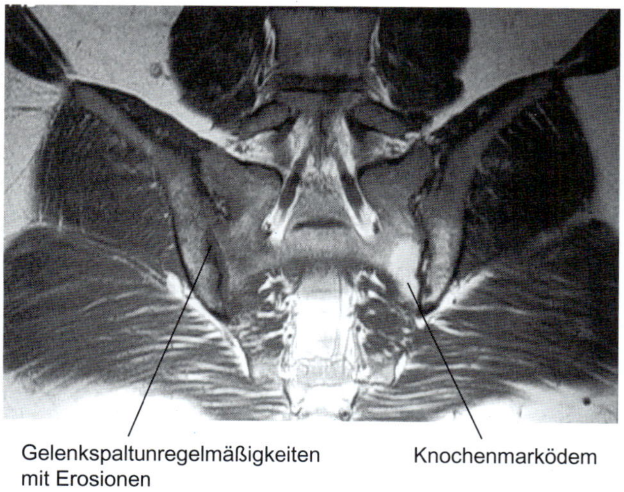

Abb. 14.16 Die Kernspintomografie weist die Sakroiliitis (Entzündung der Sakroiliakal- = Kreuzbein-Darmbein-Gelenke) weit früher nach als Röntgenverfahren. [M114]

Prognose

Der M. Bechterew verläuft sehr unterschiedlich und eher schubweise. Dabei sind starke Schmerzen nicht gleichbedeutend mit einer raschen Verknöcherung, und umgekehrt bedeuten leichte Schmerzen nicht zwangsläufig ein langsames Fortschreiten. Die Prognose ist insgesamt günstiger als bei der rheumatoiden Arthritis.

Psoriasis-Arthritis

DEFINITION

Psoriasis-Arthritis *(Arthritis psoriatica, Psoriasis-Arthropathie)*: Etwa 20 % der Patienten mit *Psoriasis* (Schuppenflechte) entwickeln Gelenkbeschwerden, überwiegend mit gleichzeitigen Hauterscheinungen.

Symptome, Befund und Diagnostik

Typisch für die **Psoriasis-Arthritis** sind eine asymmetrische Oligoarthritis sowie der *Strahlbefall* der Finger, d. h. Befall aller drei Gelenke eines Fingers („Wurstfinger"), oder der *Transversalbefall*, z. B. Befall aller Fingerendgelenke einer Hand (➤ Abb. 14.17). Die rötlich-schuppigen Hauterscheinungen sind bei ca. 80 % der Patienten vorhanden, aber teilweise ausgesprochen diskret (z. B. Hinterkopf, Gehörgang).

Die Diagnose wird anhand des klinischen Bildes und durch Röntgenuntersuchungen gestellt.

Behandlungsstrategie

Gegen die Gelenkbeschwerden werden nichtsteroidale Antirheumatika gegeben, in schweren Fällen auch lang wirksame Antirheumatika. Dabei hat Methotrexat den Vorteil, gleichzeitig die Hauterscheinungen zu bessern. Bei Versagen werden TNF-α-Blocker und neuere Präparate wie der IL-23-Antikörper Ustekinumab, der PDE4-Hemmer Apremilast oder der IL-17a-Inhibitor Secukinumab gegeben. Regelmäßige Physiotherapie ist unverzichtbar.

Die Verläufe sind analog zur rheumatoiden Arthritis teilweise ausgesprochen aggressiv mit fortgeschrittenen Gelenkdestruktionen bereits nach kurzer Erkrankungsdauer.

Auch bei der Psoriasis-Arthritis sind operative Maßnahmen wie Synovektomie und Gelenkersatz möglich.

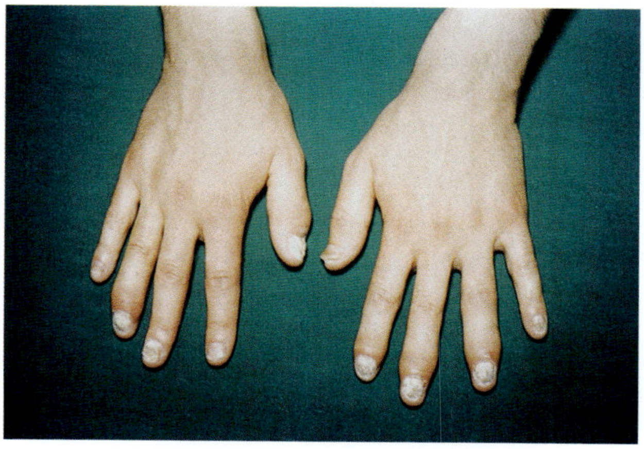

Abb. 14.17 Psoriasis-Arthritis mit Transversalbefall (alle Fingerendgelenke sind betroffen). Zu erkennen sind außerdem psoriatische Nagelveränderungen. [E273]

Reaktive Arthritiden

Rheumatisches Fieber ➤ 4.7.1, ➤ 16.5.4

DEFINITION

Reaktive Arthritis *(postinfektiöse Arthritis)*: Akute, nicht-eitrige Gelenkentzündung, die bei entsprechender genetischer Veranlagung durch bakterielle Harnwegs-, Magen-Darm- oder respiratorische Infekte ausgelöst wird.

Reiter-Syndrom *(M. Reiter, okulo-urethro-synoviales Syndrom)*: Reaktive Arthritis mit der Symptomtrias Arthritis, Urethritis (Harnröhrenentzündung ➤ 9.4.2) und Konjunktivitis (Entzündung der Augenbindehaut). Betrifft zu 90 % Männer, Altersgipfel drittes Lebensjahrzehnt.

Krankheitsentstehung

Die klassischen Erreger, die **reaktive Arthritiden** auslösen können, sind Chlamydien, Mykoplasmen, Shigellen, Salmonellen, Campylobacter-Bakterien und Yersinien.

Wahrscheinlich liegt der Gelenkentzündung eine Autoimmunreaktion zugrunde, die genauen pathogenetischen Mechanismen sind aber nach wie vor unbekannt. HLA B27 und ein Teil der arthritisauslösenden Bakterien haben einige Antigene gemeinsam, sodass gegen die Bakterien gebildete Antikörper möglicherweise eigene Körperbestandteile „mit treffen".

Symptome, Befund und Diagnostik

Tage bis Wochen nach der Infektion schwellen meist wenige Gelenke an, oft ist der Befall asymmetrisch, evtl. „springen" die Beschwerden von einem Gelenk zum anderen. Vielfach ist das Sakroiliakalgelenk entzündet. Typisch ist auch die Entzündung ganzer Finger oder Zehen. Harnröhren-, Augen-, Haut- und/oder Schleimhautbeteiligung sind häufig. Bei Vorliegen von Gelenk-, Harnröhren- und Augensymptomen liegt die Sonderform des **Reiter-Syndroms** vor.

Meistens lässt sich der vorangegangene Infekt anamnestisch erfragen und manchmal der Erreger z. B. durch Harnröhrenabstrich oder Antikörperbestimmung noch nachweisen. Es gibt aber auch komplett asymptomatische Verläufe, insbesondere bei Chlamydien-Infektionen der Harnwege. Die Blutuntersuchung ergibt Zeichen einer akuten Entzündung (BSG und CRP erhöht). Der Rheumafaktor ist negativ, HLA B27 in bis zu 80 % positiv.

Behandlungsstrategie

Bei noch bestehender Infektion werden Antibiotika gegeben (je nach Infektion und Erreger muss der Sexualpartner ebenfalls behandelt werden). Die Arthritis lässt sich dadurch aber in der Regel nicht beeinflussen.

Die Gelenkbeschwerden werden mit nichtsteroidalen Antirheumatika (➤ Pharma-Info 14.1) therapiert, bei schwerem Gelenkbefall auch mit Glukokortikoidinjektionen. Entwickelt sich eine chronische Arthritis, werden lang wirksame Antirheumatika (z. B. Sulfasalazin) eingesetzt, in therapierefraktären Einzelfällen auch Biologika. Die physikalische Therapie entspricht der bei anderen akuten Arthritiden.

Prognose

Die Prognose ist erreger- und symptomabhängig. Schätzungsweise 65–80 % der Erkrankungen heilen binnen eines Jahres aus.

14.7 Kollagenosen

DEFINITION

Kollagenosen: Zusammenfassende Bezeichnung für systemisch-entzündliche Erkrankungen, die wahrscheinlich oder sicher durch Autoimmunreaktionen (➤ 15.2) verursacht sind und generalisiert das Bindegewebe betreffen. Frauen sind wesentlich häufiger betroffen als Männer mit einem Erkrankungsgipfel im 20.–40. Lebensjahr. Das klinische Bild hängt von den jeweils bevorzugt befallenen Organen ab.

Zu den **Kollagenosen** zählen:

- Der systemische Lupus erythematodes (➤ 14.7.1)
- Die progressive systemische Sklerodermie (➤ 14.7.2)
- Polymyositis und Dermatomyositis (➤ 14.7.3)
- Die Mischkollagenose (➤ 14.7.4)
- Das Sjögren-Syndrom (➤ 14.7.5).

Besonders zu Beginn lässt sich die Erkrankung manchmal nur schwer einordnen. Diese werden dann als undifferenzierte Kollagenosen bezeichnet. Gelenkbeschwerden bei Kollagenosen sind möglich, führen aber nicht zu bleibenden Schäden. Prognoseentscheidend sind die Veränderungen der Gefäße und der inneren Organe.

14.7.1 Systemischer Lupus erythematodes

DEFINITION

Systemischer Lupus erythematodes (*SLE*, auch *Lupus erythematodes disseminatus*, kurz *LED*, oder *Lupus erythematodes visceralis*): Generalisierte, oft schwere Autoimmunerkrankung, die praktisch alle Organe schädigen kann. Frauen zehnmal häufiger betroffen als Männer, Erstmanifestation v. a. im 20.–40. Lebensjahr.

Krankheitsentstehung

Auf dem Boden einer genetischen Veranlagung lösen wahrscheinlich Umweltfaktoren wie UV-Bestrahlung (Sonnenlicht), Arzneimittel oder Infektionen die Bildung von autoreaktiven T-Zellen und Autoantikörpern aus. Diese führen dann zu zytotoxischen Reaktionen und zur Bildung von Immunkomplexen, die sich in der Haut und den inneren Organen ablagern und sie schädigen.

Symptome und Untersuchungsbefund

Vielfältige Symptome

Die Symptome des systemischen Lupus erythematodes sind ausgesprochen vielfältig. Vor allem unklare Fieberschübe zusammen mit Gelenkbeschwerden und/oder Hautveränderungen müssen an einen systemischen Lupus erythematodes denken lassen.

Der **systemische Lupus erythematodes** manifestiert sich häufig nach intensiver Sonnenlichtexposition oder einem Infekt sowie in Phasen hormoneller Umstellung (etwa kurz nach einer Entbindung). Anfangs können Müdigkeit, Schwäche oder Fieber die einzigen Symptome sein.

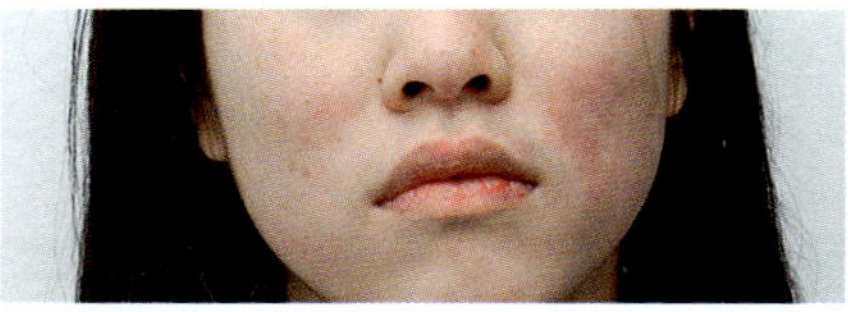

Abb. 14.18 Schmetterlingserythem bei systemischem Lupus erythematodes. [T816-2]

Später treten weitere organspezifische Beschwerden und Befunde hinzu:

- **Gelenkbeschwerden** (ca. 90 %) v. a. im Knie- und Handbereich. Die Schmerzen können sehr unterschiedlich stark sein, die Gelenke werden aber nicht zerstört
- **Hauterscheinungen** (ca. 75 %) insbesondere an den Körperregionen, die dem Sonnenlicht ausgesetzt sind. Die Hautsymptome sind sehr variabel (z. B. Rötung, Gefäßerweiterungen, Pigmentstörungen, Verdickungen der Hornschicht und Atrophien). Als klassisch gilt das **Schmetterlingserythem** (➤ Abb. 14.18), eine rot-violette Hautverfärbung, die sich schmetterlingsförmig über den Nasenrücken und beide Wangen erstreckt
- **Nierenbeteiligung** (ca. 60 %) im Sinne einer Glomerulonephritis (sog. **Lupusnephritis,** ➤ 9.6). Ohne Behandlung mündet die Nierenbeteiligung oft in eine dialysepflichtige Niereninsuffizienz (➤ 9.8)
- **Lungen-, Herzbeteiligung** (ca. 60 %): v. a. nicht-bakterielle Endokarditis **(Libman-Sacks-Endokarditis),** Perikarditis, Myokarditis, Beteiligung der Koronararterien, Pleuritis
- Gefäßbeteiligung (ca. 50 %): z. B. sekundäres Raynaud-Syndrom (➤ 5.5.5), Vaskulitis (➤ 14.8)
- **Beteiligung des Nervensystems** (ca. 50 %): z. B. Kopfschmerzen, Sehstörungen, andere neurologische Ausfälle, Psychosen, Beteiligung des peripheren Nervensystems.

Sonderformen

- **Diskoider Lupus erythematodes** *(kutaner Lupus erythematodes):* Besonders an lichtexponierten Flächen scheibenförmige, scharf begrenzte, blaurote Flecken, die bei Berührung schmerzen und später zu Hautatrophien führen. Bleibt auf die Haut begrenzt
- **Medikamenteninduzierter Lupus erythematodes:** Gelenkbeschwerden, Hautrötung und/oder klinisch meist nicht bemerkte Pleuritis oder Perikarditis. Ausgelöst durch eine Vielzahl von Medikamenten (z. B. Antibiotika, Antiepileptika, lang wirksame Antirheumatika, Thyreostatika). In aller Regel nach Absetzen des Medikaments reversibel.

Diagnostik und Differenzialdiagnose

SLE-Diagnosekriterien (nach dem American College of Rheumatology)

Die Diagnose eines SLE erfordert das Vorliegen von mindestens vier der folgenden Kriterien, davon mindestens ein serologisches Kriterium (10. oder 11.):

1. Schmetterlingserythem
2. Diskoide Hautläsionen
3. Photosensibilität = ungewöhnliche Empfindlichkeit gegenüber Sonnenlicht
4. Ulzera der Mundschleimhaut
5. Arthritis in mindestens zwei Gelenkregionen
6. Serositis (Perikarditis, Pleuritis)
7. Nierenbeteiligung (Proteinurie, Zylinder)
8. Neuropsychiatrische Symptome (z. B. zerebrale Krampfanfälle, Psychose)
9. Hämatologische Auffälligkeiten (hämolytische Anämie, Leuko-, Lympho-, Thrombozytopenie)
10. Positive Antinukleäre Antikörper
11. Positive Autoantikörper z. B. gegen doppelsträngige DNA oder das Sm-Nukleoprotein oder *LE-Zellen* (Granulozyten mit Zellkernmaterial als Einschlusskörperchen).

Stets ist eine Blutuntersuchung erforderlich:

- In der Akutphase sind BSG und CRP oft erhöht, häufig bestehen Blutbildveränderungen
- Über 90 % der Patienten haben antinukleäre Antikörper (➤ 14.4.2) im Blut. Quasi beweisend sind aber nur **Antikörper gegen doppelsträngige DNA** (kurz *dsDNS-Ak,* ebenfalls bei über 90 % der Patienten nachweisbar) und **Antikörper gegen das Sm-Nukleoprotein,** ein spezielles Eiweiß im Zellkerninnern
- Weiter können Antikörper z. B. gegen Gerinnungsfaktoren, Blutzellen und die verschiedensten Organzellen vorhanden sein
- Begleitend kann ein sogenanntes Anti-Phospholipid-Syndrom auftreten, das bei den betroffenen Patienten eine Thromboseneigung hervorruft.

Ergänzend kann insbesondere eine Haut- oder Nierenbiopsie erforderlich sein.

Behandlungsstrategie

Die Behandlung richtet sich nach dem Entzündungsgrad und dem Organbefall:

- Basismaßnahmen: Hydroxychloroquin (Quensyl®) ➤ Pharma-Info 14.2 gewichtsadaptiert 1–2 × 200 mg, nach einem Jahr Reduktion auf 1 × 200 mg und konsequenter UV-Schutz mit LSF 50
- Bei vorherrschender Arthritis ist Methotrexat Mittel der Wahl, ggf. in Kombination mit NSAR und niedrig dosierten Glukokortikoiden
- Bei Beteiligung innerer Organe (aber ohne ZNS-, Herz- oder Nierenbefall) sind Glukokortikoide in mittlerer Dosis und eine immunsuppressive Therapie z. B. mit Azathioprin angezeigt. Ergänzend kann bei persistierender Symptomatik der B-Zell-Antikörper Belimumab (Benlysta®) eingesetzt werden. Die Gaben erfolgen i. v. und sollten aufgrund potenzieller schwerer Infusionsreaktionen unter Überwachung durchgeführt werden
- Bedrohlich ist ein Befall von ZNS, Herz oder Nieren. In diesen Fällen werden initial starke, schnell wirksame Immunsuppressiva wie Cyclophosphamid als i. v.-Bolustherapie (z. B. Euro-Lupus-Schema bei Nierenbeteiligung) in Kombination mit hoch dosierten Glukokortikoiden gegeben. Als Erhaltungstherapie kommen Azathioprin, Methotrexat und Mycophenolatmofetil (off-label Einsatz) infrage. Bei Therapieresistenz hat sich Rituximab (➤ Tab. 12.7) als sehr wirksam erwiesen
- Bleiben alle diese Therapien erfolglos, kann eine (autologe) hämatopoetische Stammzelltransplantation versucht werden.

Bei Patienten mit Nierenversagen ist eine Dauerdialysetherapie erforderlich. Nierentransplantationen sind möglich, wobei aber auch die Transplantatniere durch die Grunderkrankung zerstört werden kann.

Frauen sollten keine östrogenhaltigen Hormonpräparate zur Empfängnisverhütung einnehmen.

Pflege

Die Pflege eines Patienten mit systemischem Lupus erythematodes kann je nach Organbefall sehr umfassend sein:

- Mögliche Auslöser eines Krankheitsschubes meiden. Da Sonnenlicht zu den häufigsten Auslösern gehört, sollten die Patienten nicht direkt am Fenster liegen. Die Pflegenden weisen den Patienten darauf hin, auch langfristig direkte Sonneneinstrahlung zu meiden und Pflegemittel mit hohem Sonnenschutzfaktor zu verwenden. Auch Infektionen können einen Schub auslösen, sodass die Betroffenen ihr Risiko durch hygienegerechtes Verhalten minimieren und auf ihren Impfschutz achten sollten. Impfungen müssen aber mit dem behandelnden Rheumatologen abgesprochen werden, da sie je nach Krankheitsaktivität oder immunsuppressiver Medikation nicht möglich sind
- Je nach Zustand des Patienten alle notwendigen Prophylaxen durchführen
- V. a. bei neu erkrankten Patienten sozialen Dienst einschalten, der z. B. Kontakte zu Selbsthilfegruppen herstellen und Rehabilitationsmaßnahmen einleiten kann
- Auf Arztanordnung Physio- und Ergotherapeuten benachrichtigen.

Patientenbeobachtung und Dokumentation

- Körpertemperatur (Fieber?)
- Haut
- Schmerzen
- Urinausscheidung und Ödementwicklung (Niereninsuffizienz?), evtl. Sammelurin (➤ 9.3.2)
- Gewichtskontrollen (Wassereinlagerung?)
- Blutdruck, Puls (Herzinsuffizienz?), Atmung
- (Neben-)Wirkungen der Arzneimittel.

Pflege bei Dialysetherapie ➤ 9.9.1

Prognose

Die 10-Jahres-Überlebensrate liegt heute bei ca. 90 %. Prognoseentscheidend ist vor allem der Nierenbefall.

14.7.2 Progressive systemische Sklerodermie

DEFINITION

Progressive systemische Sklerodermie *(PSS, systemische Sklerose, SS):* Seltene, generalisierte Erkrankung des kollagenen Bindegewebes mit *Fibrose* (Bindegewebsvermehrung) und *Sklerose* (Verhärtung) von Haut, inneren Organen und Gefäßen (mit daraus resultierenden Durchblutungsstörungen). Ursache unbekannt. Meist bei Frauen mittleren Alters auftretend.

Symptome, Befund und Diagnostik

Die Erkrankung beginnt mit Hautsymptomen, die in aller Regel an den distalen Extremitätenabschnitten beginnen und sich nach proximal ausbreiten:

- *Sekundäres Raynaud-Syndrom* (90 %, ➤ 5.5.5) bis hin zu Nekrosen v. a. an den Fingerkuppen *(Rattenbissnekrosen)*
- *Teleangiektasien* (Erweiterung der kleinen Hautgefäße) besonders im Gesicht
- Schmerzlose Ödeme an Händen und Füßen
- Später Hautverdickung und -starre
- Im Endstadium atrophische, wachsartig dünne Haut
- Verhärtete Finger mit Verschmälerung und Fixierung in Beugestellung (**Sklerodaktylie,** *Krallen, Madonnenfinger* ➤ Abb. 14.19)
- Sog. *Maskengesicht* mit wenig Mimik, Verkleinerung der Mundöffnung *(Mikrostomie)* mit dünnen Lippen und radialer Hautfältelung um den Mund herum (*Tabaksbeutelmund* ➤ Abb. 14.19), Verkürzung des Zungenbändchens – der Patient kann die Zunge nicht mehr richtig anheben und herausstrecken – sowie Lidschlussproblemen.

Auch Gelenkschmerzen sind häufig.

Nach unterschiedlich langer Zeit werden die inneren Organe in das Krankheitsgeschehen mit einbezogen:

- Folgen einer Lungenbeteiligung sind Atemnot bei Belastung, Reizhusten sowie evtl. eine Lungenfibrose (➤ 6.7) und im weiteren Verlauf eine pulmonale Hypertonie mit Cor pulmonale (➤ 6.10.2) Die Lungenbeteiligung ist entscheidend für die Prognose der Patienten
- Beweglichkeitsstörungen der Speiseröhre führen zu Schluckbeschwerden und *Refluxösophagitis* (➤ 7.4.2) mit retrosternalen Schmerzen
- Beweglichkeitsstörungen des übrigen Magen-Darm-Trakts äußern sich in Durchfall, Obstipation, krampfartigen Bauchschmerzen oder als *Malabsorptionssyndrom* (➤ 7.6.2)
- Bei einer Herzmuskelfibrose entsteht eine Herzinsuffizienz (➤ 4.5)
- Nierenbeteiligung führt zu Niereninsuffizienz (➤ 9.8) mit sekundärem Bluthochdruck, selten treten auch renale Krisen mit akutem Nierenversagen bis zur Dialysepflichtigkeit auf
- Typisch für den Augenbefall ist das *Sicca-Syndrom* (➤ 14.3.4).

Eine Sonderform der progressiven systemischen Sklerose ist das **CREST-Syndrom** mit Kalkeinlagerungen in der Haut, v. a. der Extremitäten (**C**alcinosis cutis), **R**aynaud-Syndrom, Ösophagusbeteiligung (engl. **e**sophagus), **S**klerodaktylie (den typischen dünnen, verhärteten Fingern) und Gefäßerweiterungen (**T**eleangiektasien). Organbeteiligungen sind wesentlich seltener als bei der generalisierten Form.

Bei klinischem Verdacht (Hauterscheinungen) erfolgt eine Blutuntersuchung. Meist sind verschiedene antinukleäre Antikörper nachweisbar, wobei Antikörper gegen das Kerneiweiß Scl-70 besondere Aussagekraft besitzen und prognostisch bedeutsam sind. Die **Kapillarmikroskopie** (Beurteilung der Nagelbettkapillaren mit Hilfe eines Lichtmikroskops) zeigt zu wenige, unregelmäßig verlaufende, im Kaliber schwankende sowie insbesondere ektatisch ver-

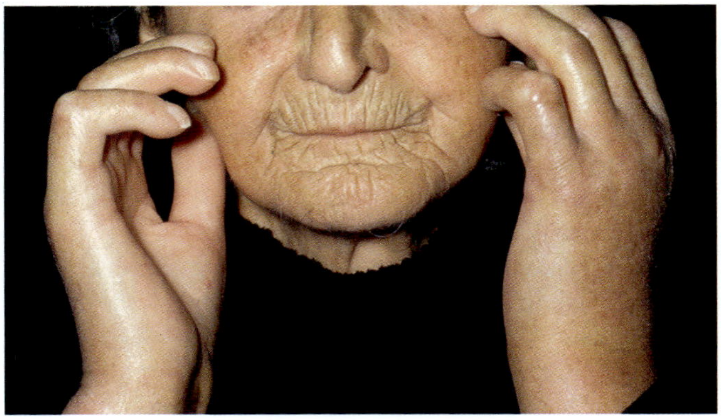

Abb. 14.19 Systemische Sklerodermie: Typisch sind die verhärtete Haut (hier in der Mundregion) und Deformitäten der Finger. [M174]

änderte Nagelbettgefäße (sog. Megakapillaren). Eine ggf. erforderliche Hautbiopsie muss vor Therapiebeginn durchgeführt werden. Weitere Untersuchungen sollen die Beteiligung innerer Organe erfassen.

Behandlungsstrategie

Die Behandlungsmöglichkeiten sind unbefriedigend. Am ehesten werden Cyclophosphamid, Methotrexat und Glukokortikoide gegeben. In verzweifelten Fällen kann eine autologe Stammzelltransplantation erwogen werden. Organbeteiligungen und das Raynaud-Syndrom (➤ 5.5.5) werden nach den üblichen Richtlinien behandelt. Physiotherapie und Hautmassagen beugen Kontrakturen vor. Prognostisch bedeutsam ist die frühe Diagnose einer pulmonalen Hypertonie, da hier mittlerweile bessere Therapiemöglichkeiten als früher zur Verfügung stehen.

Pflege

Pflege bei Raynaud-Syndrom ➤ 5.5.5

Bewegen

Die Pflegenden planen Pflegemaßnahmen mit Rücksicht auf Morgensteifigkeit, Gelenkbeschwerden und Muskelschwäche.

Um eine Schrumpfung der Haut zu verzögern und die wichtige Handbeweglichkeit zu erhalten, leiten die Pflegenden – neben der Krankengymnastik durch die Physiotherapeuten – den Patienten an, mit seinen Händen öfters am Tag knetende Bewegungen auszuführen, z. B. an weichen Schaumgummibällen.

Haut

Die Haut der Sklerodermie-Patienten ist extrem empfindlich. Deshalb können mechanische Belastungen wie Druck oder Reiben sowie alle austrocknenden Maßnahmen zu irreversiblen Hautschäden führen. Daher raten die Pflegenden dem Patienten:

- Fetthaltige Cremes und Lotionen zu verwenden
- Rasch wachsende Hornhaut durch Fachkräfte entfernen zu lassen
- Weite, nicht einengende Kleidung zu tragen, Schuhe ausreichend groß zu wählen.

Rattenbissnekrosen an den Fingerkuppen werden steril verbunden. Da sich im Verlauf der Erkrankung der Mund nicht mehr ganz öffnen lässt, wird eine Zahnsanierung in späteren Krankheitsstadien schwierig. Daher raten die Pflegenden dem Patienten zu einer sorgfältigen Zahnpflege und regelmäßigen Zahnarztkontrollen.

Ernährung

Die fortschreitende Verkleinerung der Mundöffnung, ein krankheitsbedingter Knochenabbau mit Zahnlockerung sowie Beschwerden durch die Refluxösophagitis schränken die Nahrungsaufnahme ein. Die Pflegenden achten deshalb darauf:

- Dass Speisen so zubereitet sind, dass sie in den Mund eingeführt werden können. Bei Bedarf weiche Kost bestellen
- Dass Patienten mit Refluxösophagitis entsprechend beraten werden (➤ 7.4.2).

Körpertemperatur

Die Patienten frieren extrem. Deshalb achten die Pflegenden darauf (Mitarbeiter der Funktionsbereiche ebenfalls informieren), dass alle Zimmer ausreichend geheizt sind (so, wie es der Patient angenehm empfindet), ggf. zusätzliche Decken zur Verfügung stehen und der Patient bei der Körperpflege nur so kurz wie möglich unbekleidet ist.

Schlaf

Viele Patienten schlafen schlecht: Lidschlussprobleme erschweren das Einschlafen, und Schmerzen lassen den Patienten zu früh wieder erwachen. Auch das Austrocknen der Augen verursacht Beschwerden. Folgende Maßnahmen können helfen:

- Schmerzmittel ausreichend früh einnehmen
- Augen-Gel auftragen und eine Schlafbrille aufsetzen. Falls dies nicht ausreicht, zur Nacht Salbenverbände auf die Augen legen
- Patienten nach Möglichkeit ein Einzelzimmer anbieten.

Schlaf

Bei Lungenbeteiligung sind Inhalationen und Atemgymnastik (➤ 6.1.5) wichtig. Die Pflegenden beobachten die Atmung und unterstützen Patienten mit Atemnot z. B. bei Körperpflege und Mobilisation.

Patientenbeobachtung und Dokumentation

- Schmerzen
- Hautbeschaffenheit, Ödementwicklung an Händen und Füßen
- Schluckbeschwerden, Sodbrennen
- Durchfall, Obstipation, Bauchkrämpfe
- Urinmenge, evtl. Bilanzierung
- Atemnot
- Blutdruck.

Prognose

Die 10-Jahres-Überlebensrate liegt bei ca. 70 %. Insbesondere bei Beteiligung von Niere oder Lunge ist die Prognose schlecht. Lange Verläufe mit alleinigem Hautbefall kommen aber vor und sind prognostisch wesentlich günstiger, auch das CREST-Syndrom verläuft milder als die diffuse Form.

14.7.3 Polymyositis/Dermatomyositis

DEFINITION
Polymyositis, Dermatomyositis (kurz *PM* bzw. *DM*): Seltene, ursächlich unklare Entzündung der Skelettmuskulatur *(Polymyositis)* oder der Skelettmuskulatur und der Haut *(Dermatomyositis)*.

Symptome, Befund und Diagnostik

Leitsymptom des *Muskelbefalls* ist eine symmetrische Muskelschwäche im Schulter- und Beckengürtel. Den Patienten fällt es zunehmend schwer, aus dem Sitzen aufzustehen, Treppen zu steigen oder die Arme über den Kopf zu heben. Etwa die Hälfte der Patienten hat zudem muskelkaterartige Schmerzen.

Begleitende Gelenkschmerzen gehen nicht mit einer Gelenkzerstörung einher. Ein Raynaud-Syndrom (➤ 5.5.5) oder eine Beteiligung innerer Organe sind möglich.

Bei der *Dermatomyositis* treten zusätzlich Hautveränderungen (➤ Abb. 14.20) auf, insbesondere:

- Ein typisches, rötlich-livides Ödem im Gesicht, v. a. um die Augen
- Rot-lila Ausschläge an Schultern, Rücken, Dekolleté und Oberarm
- Schuppende rote Knötchen v. a. an Knochenvorsprüngen (z. B. Knöchel, Ellenbogen)
- Verhärtungen, Pigmentstörungen und Schleimhautulzera
- Mimische Starre.

Die Blutuntersuchung zeigt eine entzündungsabhängige BSG-Beschleunigung und eine Erhöhung der Muskelenzyme (CK, LDH, GOT). Antinukleäre Antikörper finden sich in ca. 50 %. EMG (*Elektromyografie,* d. h. Ableitung der Muskelströme) und Muskelbiopsie sind pathologisch verändert.

Insbesondere bei der Dermatomyositis muss nach einem Tumor (vor allem Mamma-, Bronchial- oder Magenkarzinom) gesucht werden, da diese oft mit bösartigen Tumoren assoziiert ist. Das Tumorleiden kann sich auch nach den Haut- und Muskelbeschwerden manifestieren, daher werden regelmäßige Kontrolluntersuchungen empfohlen.

Behandlungsstrategie

Mittel der Wahl sind Glukokortikoide und Immunsuppressiva (z. B. Methotrexat, Azathioprin).

Die physikalische Therapie besteht im akuten Schub lediglich aus kontrakturverhütenden Positionierung. Nach Abklingen des akuten Schubes ist weiterhin Physiotherapie notwendig.

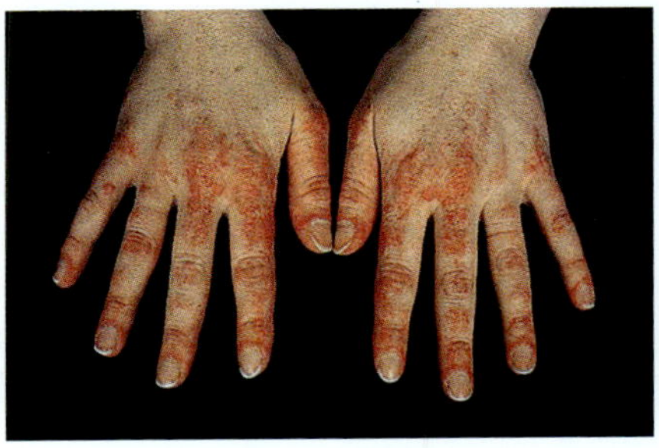

Abb. 14.20 Hände einer Patientin mit Dermatomyositis. [E761]

14.7.4 Mischkollagenose

Als **Mischkollagenose** (*Sharp-Syndrom, mixed connective tissue disease,* kurz *MCTD*) wird eine systemisch-entzündliche Bindegewebserkrankung bezeichnet, die sich keinem der oben genannten Krankheitsbilder eindeutig zuordnen lässt. Die Symptome stellen vielmehr eine Mischung aus systemischem Lupus erythematodes (➤ 14.7.1), progressiver systemischer Sklerodermie (➤ 14.7.2), Polymyositis (➤ 14.7.3) und rheumatoider Arthritis (➤ 14.6.1) dar. ZNS- und Nierenbeteiligung sind selten. Die Therapie richtet sich nach den betroffenen Organen. Wie bei der systemischen Sklerose ist die Lungen- und Herzbeteiligung mit Entwicklung einer pulmonalen Hypertonie prognosebestimmend. Insgesamt sind die Verläufe aber milder.

14.7.5 Sjögren-Syndrom

DEFINITION
Sjögren-Syndrom: Chronische Autoimmunerkrankung, die v. a. die Tränen- und Speicheldrüsen befällt. Leitsymptome Augen- und Mundtrockenheit. Betroffen sind ganz überwiegend Frauen.

Krankheitsentstehung

- Das **primäre Sjögren-Syndrom** ist eine eigenständige Autoimmunerkrankung und wie die übrigen Autoimmunerkrankungen ursächlich unklar
- Das **sekundäre Sjögren-Syndrom** tritt im Rahmen einer anderen Autoimmunerkrankung auf, etwa eines systemischen Lupus erythematodes.

Insbesondere Tränen- und Speicheldrüsen, evtl. aber auch andere exokrine Drüsen werden durch die Entzündung zunehmend geschädigt und die Sekretproduktion lässt nach. Beteiligung anderer Organe ist möglich und wahrscheinlich durch Immunkomplexablagerungen verursacht.

Symptome, Befund und Diagnostik

Leitsymptome sind Augen- und Mundtrockenheit (*Sicca-Syndrom* ➤ 14.3.4) sowie Speicheldrüsenschwellung. Trockenheit weiterer Schleimhäute führt z. B. zu Heiserkeit, Hustenreiz oder bei Frauen einer trockenen Scheide.

Bei den übrigen Organbeteiligungen sind Hautveränderungen, Gelenkbeschwerden und ein Raynaud-Syndrom (➤ 5.5.5) am häufigsten.

Die Verdachtsdiagnose wird durch Blutuntersuchungen (Entzündungswerte, Rheumafaktor, ANA, SS-A-AAK, SS-B-AAK), Messung der Speichel- und Tränendrüsensekretion (Saxon- bzw. Schirmertest) sowie evtl. Speicheldrüsenszintigrafie oder Biopsie gesichert.

Häufig im Alter: Augen- und Mundtrockenheit
Trockene Augen oder Mundtrockenheit ohne Autoantikörpernachweis sind gerade bei älteren Menschen häufig und kein Sjögren-Syndrom!

Behandlungsstrategie und Pflege

Behandlung und Pflege sind im Wesentlichen symptomatisch und sollten v. a. ein Austrocknen der Schleimhäute verhindern. Medikamentös können v. a. Pilocarpin (z. B. Salagen®) oder Bromhexin oral oder Pilocarpin-Augentropfen (z. B. Spersacarpin®) die Drüsentätigkeit fördern. Die Pflegenden informieren den Patienten:

- Die Luftfeuchtigkeit ausreichend hoch zu halten, nicht zu rauchen
- Reichlich zu trinken, die Speichelproduktion durch (zuckerfreien Kaugummi) anzuregen, evtl. künstlichen Speichel anzuwenden und die Zähne sorgfältig zu pflegen
- Augentropfen/-salbe („künstliche Tränen") aufzutragen, Augen immer wieder kurz zu schließen, draußen eine Sonnenbrille bzw. eine Brille mit Seitenteilen (Windschutz) zu tragen
- Geeignete Nasensprays/-gele einzubringen
- Eine trockene Scheide mit entsprechenden Gelen feucht zu halten.

Eine Immunsuppression erfolgt nur bei Beteiligung innerer Organe.

Prognose

Die Prognose ist für die meisten Betroffenen gut.

Allerdings ist das Risiko eines Non-Hodgkin-Lymphoms (➢ 11.7.2) erhöht. Unklare Lymphknoten- und Speicheldrüsenschwellungen sollten daher im Krankheitsverlauf immer sorgfältig abgeklärt werden.

14.8 Vaskulitiden

14.8.1 Primäre Vaskulitiden

DEFINITION

Vaskulitis *(Angiitis)*: Gefäßwandentzündung, ganz überwiegend der Arterien **(Arteriitis).**
Primäre Vaskulitiden: Autoimmun (mit-)bedingte, teils nekrotisierende Gefäßwandentzündungen. Die Beschwerden des Patienten sind Folgen der Gefäßverengungen und Gefäßverschlüsse, die bis zu Organinfarkten führen können.

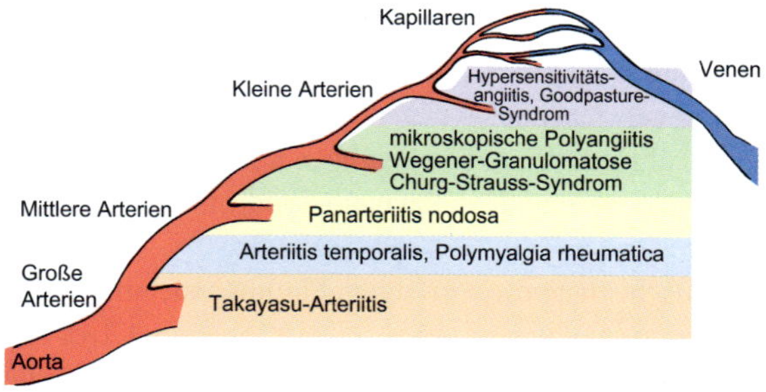

Abb. 14.21 Die verschiedenen Vaskulitiden befallen charakteristischerweise unterschiedliche Gefäßabschnitte. Aufgrund des Autoantikörperbefundes im Blut werden mikroskopische Polyangiitis, Wegener-Granulomatose und Churg-Strauss-Syndrom auch als ANCA-assoziierte Vaskulititiden der kleinen Gefäße bezeichnet. [L157]

Variables klinisches Bild

Das klinische Bild der systemischen Vaskulitiden ist bunt. Hat ein Patient Allgemeinsymptome (v. a. Fieber, Abgeschlagenheit) zusammen mit verschiedenen Organsymptomen, die scheinbar nicht „zusammenpassen", ist eine vaskulitische Ursache zu erwägen.

Es gibt verschiedene Klassifikationen der primären Vaskulitiden, etwa nach der Art der Gefäßwandveränderungen (nekrotisierend – nicht nekrotisierend), nach der mutmaßlichen Pathogenese (immunkomplex-, T-Zell-vermittelt, ANCA-assoziiert) oder nach der Größe der hauptsächlich betroffenen Gefäße (➢ Abb. 14.21).

Vaskulitis großer Gefäße

Takayasu-Arteriitis

Die seltene **Takayasu-Arteriitis** tritt vor allem bei jungen Frauen auf und befällt die Aorta und ihre großen Abzweigungen.

Nach einem uncharakteristischen Vorstadium kommt es zu Arterienstenosen und -verschlüssen mit Durchblutungsstörungen z. B. des Armes (➢ 5.5.2), zerebralen Durchblutungsstörungen (bis zum Schlaganfall ➢ 5.6), Sehstörungen, Herz- oder Atembeschwerden. Die Diagnose wird durch bildgebende Verfahren gesichert.

Die Therapie beinhaltet die Gabe von teils hoch dosierten Glukokortikoiden, ggf. Immunsuppressiva sowie Azetylsalizylsäure zur Thrombozytenaggregationshemmung. Bei einem Teil der Betroffenen sind gefäßchirurgische Interventionen nötig.

Riesenzellarteriitis

Die Großgefäßvaskultiden, die nicht die Kriterien der Takayasu-Arteriitis erfüllen (Beginn < 45 Jahre, weibliches Geschlecht) werden unter dem Begriff **Riesenzellarteriitis** zusammengefasst. Dabei ist das Befallsmuster sehr variabel. Am bekanntesten ist der Befall der Schläfenarterie, besser bekannt als **Arteriitis temporalis.**

Arteriitis temporalis

DEFINITION

Arteriitis temporalis *(M. Horton)*: Riesenzellarteriitis, die klinisch v. a. die Schläfenarterie (A. temporalis), die Augenarterie (A. ophthalmica) und die zentrale Netzhautarterie (A. centralis retinae) befällt. Betroffen sind vornehmlich ältere Frauen. Erblindungsgefahr!
Die Arteriitis temporalis kann sich aus einer Polymyalgia rheumatica entwickeln und mit ähnlichen Beschwerden einhergehen.

Bei der **Arteriitis temporalis** bestehen starke, ein- oder beidseitige Kopfschmerzen besonders in der Schläfenregion und beim Kauen. Die Schläfenarterie ist verdickt, verhärtet und druckschmerzhaft (➢ Abb. 14.22). Sehstörungen und Fieber sind möglich.

Der Aortenbogen bzw. Aortenbogenäste sind vielfach mitbeteiligt, meist jedoch ohne Symptome.

Hauptkomplikationen sind ein Schlaganfall durch Beteiligung der Gehirngefäße und Erblindung bei Befall der Augenarterie.

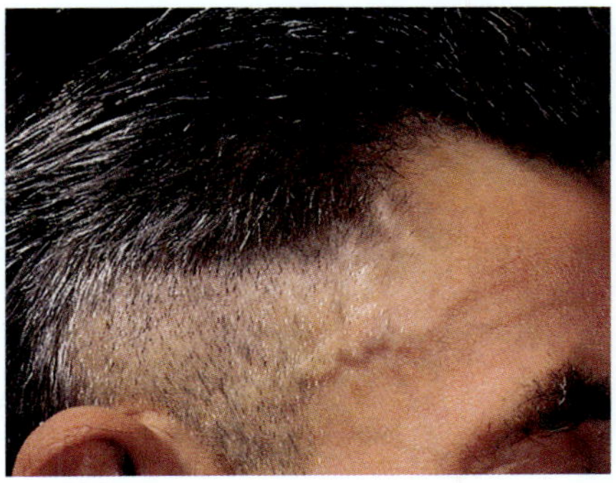

Abb. 14.22 Patient mit Arteriitis temporalis. Die Arterie ist geschwollen, druckschmerzhaft und pulslos. [E273]

Die Diagnose wird durch Farbduplexsonografie und Blutuntersuchungen (Erhöhung von BSG und CRP, CK normal, keine Autoantikörper) in Kombination mit der typischen Klinik gestellt. Auf die Biopsie der Schläfenarterie kann heute meist verzichtet werden. Eine Computertomografie des Thorax zum Ausschluss einer Beteiligung der Aorta sollte aus prognostischen Gründen regelhaft durchgeführt werden, da sich im Krankheitsverlauf überproportional oft entzündliche Aortenaneurysmata und -dissektionen ausbilden.

Typisch ist das rasche Ansprechen auf Glukokortikoidgabe. Nach Beschwerdebesserung wird die Dosis langsam verringert, die Therapie muss aber zur völligen Ausheilung insgesamt über ca. zwei Jahre fortgesetzt werden. Bei Sehstörungen und dem Verdacht auf eine Arteriitis temporalis muss die Therapie notfallmäßig und hoch dosiert i. v. erfolgen, um eine Erblindung zu vermeiden.

Patienten mit Großgefäßvaskulitiden, die auf die Standardtherapie mit Steroiden nicht ausreichend ansprechen oder die ein hohes Risiko für Komplikationen dieser Therapie haben, werden zusätzlich mit Methotrexat behandelt. Bei ausgeprägtem Befall und therapierefraktärem Verlauf wird Cyclophosphamid i. v. und Tocilizumab (als off-label Therapie) eingesetzt.

Polymyalgia rheumatica

DEFINITION

Polymyalgia rheumatica: Hochentzündliche, mit starken Muskelschmerzen einhergehende Erkrankung fast ausschließlich des älteren Menschen (über 50 Jahre).

Leitsymptom der **Polymyalgia rheumatica** sind (symmetrische) Muskelschmerzen und -steife im Schulter- und Beckengürtelbereich, der Patient kann sich z. B. nicht mehr die Haare kämmen oder den Rücken waschen. Weitere Beschwerden, etwa allgemeines Krankheitsgefühl, Fieber, Gewichtsabnahme oder Gelenkbeschwerden sind möglich.

Einen beweisenden Laborwert gibt es nicht. Typisch sind aber stark erhöhte Entzündungswerte (BSG, CRP, Leukozytose) und normale Muskelenzyme. Wegen des fließenden Übergangs zur Arteriitis temporalis und der therapeutischen Konsequenzen wird bei Erstdiagnose immer auch eine Farbdoppleruntersuchung der Schläfenarterie durchgeführt.

Die Behandlung entspricht in ihren Grundzügen der bei Arteriitis temporalis, die notwendige Glukokortikoiddosis ist aber deutlich geringer.

Vaskulitis mittelgroßer Arterien

(Klassische) Panarteriitis nodosa

DEFINITION

Klassische Panarteriitis nodosa *(PAN, Peri-, Polyarteriitis nodosa):* Seltene, alle Wandschichten erfassende Entzündung der mittelgroßen Arterien mit sehr variablem klinischen Bild. Betrifft vor allem Männer im mittleren Lebensalter.

Die Ursache der **klassischen Panarteriitis nodosa** ist unklar. Eine Hepatitis-B-Infektion könnte eine Rolle spielen, da das HBs-Ag bei überzufällig vielen Patienten positiv ist.

Die Beschwerden des Patienten hängen von der Lokalisation der entzündeten Gefäße ab. Typisch sind Allgemeinsymptome wie Fieber, Abgeschlagenheit und Gewichtsverlust in Kombination mit Multiorganbeschwerden. Häufig befallen sind:

- Die Koronararterien mit Angina pectoris (➤ 4.4.1), Herzinfarkt (➤ 4.4.2) und Herzrhythmusstörungen (➤ 4.6)
- Das periphere und zentrale Nervensystem mit Lähmungen, Sensibilitätsstörungen und Durchblutungsstörungen des Gehirns
- Der Magen-Darm-Trakt mit Bauchschmerzen, Darmblutungen, Leber- oder Darminfarkten
- Die Haut mit Hautausschlägen, Hautknötchen oder Einblutungen
- Die Gelenke mit oft uncharakteristischen „rheumatischen" Beschwerden.

Die Diagnose wird v. a. anhand des klinischen Bildes, Blutuntersuchungen (BSG, großes Blutbild, Antikörpersuche) und Biopsien der befallenen Organe gestellt. Ist eine Biopsie bei der klassischen Panarteriitis nodosa nicht möglich, zeigt eine Angiografie das Nebeneinander von Gefäßverschlüssen und -aneurysmen.

Behandelt wird vor allem mit Glukokortikoiden, Methotrexat, Azathioprin und Cyclophosphamid, in schweren Fällen auch mit Plasmapherese. Bei chronischer Hepatitis B wird diese behandelt. Hautveränderungen werden symptomatisch behandelt. Die 5-Jahres-Überlebensrate beträgt bis zu 90 %.

Vaskulitis kleiner Arterien

Mikroskopische Polyangiitis

DEFINITION

Mikroskopische Polyangiitis *(MPA):* Nekrotisierende Entzündung der kleinen und mikroskopischen Gefäße.

Ebenfalls unklar ist die Ursache der **mikroskopischen Polyangiitis,** einer ANCA-positiven Vaskulitis der kleinen Arterien (ANCA-assoziierte Vaskulitiden, AAV).

Leitsymptom ist der Nierenbefall unter dem Bild einer oft rasch progredienten Glomerulonephritis (➤ 9.5.1). Auch Lungen (blutiges Sputum) und Haut (Knötchen, Hautblutungen) sind häufig betroffen.

Typischer Laborbefund sind positive p-ANCA mit dem Zielantigen Myeloperoxidase (MPO).

Entscheidend ist die Untersuchung des Urinsediments zur Diagnose des Nierenbefalls. Typisch ist eine Mikrohämaturie mit mikroskopischem Nachweis von Akanthozyten als Zeichen einer glomerulären Blutung. Eine Nierenpunktion wird heute nur noch durchgeführt, wenn die Standardtherapie nicht anspricht. Weitere Organdiagnostik richtet sich primär nach den Symptomen des Patienten.

Die Akuttherapie besteht in Cyclophosphamid- und Glukokortikoidgabe sowie in schweren Fällen Plasmapherese. Als Alternative hat sich Rituximab in Studien als ebenfalls sehr wirksam erwiesen. In der Erhaltungstherapie werden Azathioprin, Methotrexat, Leflunomid und MMF eingesetzt.

Granulomatose mit Polyangiitis (ehemals Wegener Granulomatose)

DEFINITION

Granulomatose mit Polyangiitis *(GPA):* Seltene nekrotisierende Vaskulitis mit bevorzugtem Befall des oberen und unteren Respirationstrakts und der Nieren. Altersgipfel im mittleren Erwachsenenalter.

Die **Granulomatose mit Polyangiitis** beginnt meist mit Beschwerden der oberen Atemwege wie z. B. Schnupfen, Husten, Nasennebenhöhlen- oder Mittelohrentzündung. Nach Wochen bis Jahren generalisiert die Erkrankung. Dann rücken die Lungenbeteiligung mit Husten, Atemnot und Thoraxschmerz sowie die Nierenschädigung (Glomerulonephritis ➤ 9.6) in den Vordergrund. Beteiligungen von ZNS, Magen-Darm-Trakt oder Herz kommen ebenfalls vor.

Die Verdachtsdiagnose wird durch Blutuntersuchungen (positive cANCA mit Zielantigen Proteinase 3) und eine Biopsie aus dem HNO-Bereich gesichert.

Bei lokal begrenzter Erkrankung werden Cotrimoxazol und Methotrexat gegeben, im Generalisationsstadium zunächst Glukokortikoide und Cyclophosphamid (z. B. Endoxan®) oder Rituximab, wobei später auf eine weniger toxische Erhaltungstherapie (z. B. Azathioprin, Methotrexat) gewechselt wird. Hierunter hat sich die früher infauste Prognose der Erkrankung entscheidend verbessert.

Eosinophile Granulomatose mit Polyangiitis (Churg-Strauss-Syndrom)

Symptome der seltenen, ebenfalls häufig ANCA-positiven **Eosinophilen Granulomatose mit Polyangiitis (Churg-Strauss-Syndrom,** *CSS, allergische Granulomatose, allergisch-granulomatöse Angiitis)* sind ein allergischer Schnupfen oder ein allergisches Asthma, gefolgt von den Erscheinungen einer systemischen Vaskulitis, wobei oft der Lungenbefall im Vordergrund steht. Diagnostisch richtungsweisend ist eine ausgeprägte Eosinophilie im Differenzialblutbild. Die 5-Jahres-Überlebensrate unter Therapie mit Glukokortikoiden und Immunsuppressiva beträgt ca. 80 %.

Hypersensitivitätsangiitiden

Hypersensitivitätsangiitiden *(allergische Vaskulitiden)* sind allergische Vaskulitiden bei Infekten und bei Arzneimittelunverträglichkeit, z. B. nach Einnahme von Sulfonamiden, Penicillin oder Salizylaten. Eine Sonderform ist die *Purpura Schoenlein-Henoch/IgA-Vaskulitis* bei Kindern und Jugendlichen (➤ 11.10.6).

Es können alle Organe mit den entsprechenden Symptomen befallen sein, hauptsächlich ist jedoch die Haut betroffen mit punktförmigen und kleinflächigen Hautblutungen als Leitsymptom. Ein Absetzen der fraglichen Arzneimittel bzw. eine Antibiotikagabe bei Infekten reicht meist als Therapie aus. Evtl. werden zusätzlich Glukokortikoide eingesetzt.

Goodpasture-Syndrom

DEFINITION

Goodpasture-Syndrom: Seltene Autoimmunerkrankung mit Autoantikörperbildung gegen die Basalmembranen von Lunge und Niere.

Klinisch stehen beim **Goodpasture-Syndrom** Hämoptyse (Bluthusten ➤ 6.2.6) sowie eine meist rasch fortschreitende Glomerulonephritis (➤ 9.5.1) im Vordergrund.

Die Diagnosestellung ist durch Nachweis der Antikörper, Röntgenaufnahme des Thorax, Lungen- und Nierenbiopsie möglich. Die Behandlung besteht in der Gabe von Immunsuppressiva und Plasmapherese (➤ 15.2).

14.8.2 Sekundäre Vaskulitiden

Häufiger als die primären sind die **sekundären Vaskulitiden.** Hier ist die Gefäßentzündung Folge einer anderen Erkrankung, etwa Infektionen, Autoimmunerkrankungen (z. B. einer Kollagenose oder einer rheumatoiden Arthritis) oder auch Medikamenten.

14.9 Fibromyalgiesyndrom

DEFINITION

Fibromyalgiesyndrom: Funktionelle weichteilrheumatische Erkrankung mit länger dauernden Schmerzen v. a. in Muskeln, Sehnen und Gelenken, meist verbunden mit vegetativen und funktionellen Beschwerden. Bis zu 3 % der Bevölkerung betroffen, Frauen wesentlich häufiger als Männer. Altersgipfel etwa bei 40–50 Jahren.

Krankheitsentstehung

Das **Fibromyalgiesyndrom** (FMS) ist ursächlich unklar und wohl durch ein Zusammenspiel körperlicher, psychischer und sozialer Faktoren bedingt (biopsychosoziales Krankheitsmodell).

Symptome, Befund und Diagnostik

Leitsymptome sind:

- Großflächige Schmerzen am Bewegungsapparat in mehreren Körperregionen über mindestens drei Monate. Die Patienten geben vor allem Muskel-, Rücken- und Gelenkschmerzen an, zunächst meist lokalisiert, beim Vollbild praktisch am gesamten Bewegungsapparat, zusätzlich oft ein Schwellungs- und Steifheitsgefühl
- Vegetative und funktionelle Beschwerden, z. B. kalte Finger, Mundtrockenheit, Schwitzen, Parästhesien (etwa Fingerkribbeln), Schlafstörungen, Müdigkeit, Erschöpfung.

Typischerweise besteht Druckschmerz an mindestens 11 von 18 definierten „tender points“ (gemäß dem American College of Rheumatology). Der körperliche Untersuchungsbefund ist ansonsten unauffällig.

Zum Ausschluss anderer Erkrankungen (die Diagnose ist eine Ausschlussdiagnose) sollte immer eine Blutuntersuchung erfolgen, je nach klinischem Bild und Ergebnissen ggf. auch weitere fachärztliche und technische Untersuchungen. Differenzialdiagnostisch schwierig ist die Abgrenzung eines sekundären FMS von Schüben einer zugrunde liegenden entzündlichen Erkrankung, insbesondere bei Kollagenosen.

Behandlungsstrategie

Die Behandlung beinhaltet immer die ausführliche Patienteninformation über die Erkrankung.

Bei leichten Formen steht die Aktivierung des Betroffenen im Vordergrund (körperliche Aktivierung, Hobbies, soziale Kontakte).

Bei stärkerer Ausprägung werden interdisziplinäre Konzepte eingesetzt. Ausdauer- und Krafttraining mit geringer bis mittlerer Intensität, am besten in Kombination mit Entspannungstechniken, meditativen Bewegungstherapien oder auch kognitiver Verhaltenstherapie sollen den Betroffenen zu einem weitestmöglichen Selbstmanagement der Erkrankung befähigen. Medikamente können zeitlich befristet gegeben werden. [5]

Prognose

Bei den meisten Betroffenen bestehen die Beschwerden über Jahre, viele Betroffene fühlen sich aber subjektiv besser. Trotz des Leidensdrucks ist die Prognose gut, es kommt nicht zu Gelenk- oder Muskelschäden. Im Alter lassen die Beschwerden oft von selbst nach.

Literatur und Kontaktadressen

LITERATURNACHWEIS

1. RABBIT-Register: Neue Daten zu Malignom- und Schlaganfallrisiko. „Zu Risiken und Nebenwirkungen – Neues zur Arzneimittelsicherheit“, DGRh-Kongress, Düsseldorf, 9/2014.
2. Deutsche Rheuma-Liga (Hrsg.): Gelenkschutz im Alltag. 2021. www.rheuma-liga.de/fileadmin/public/main_domain/Dokumente/Mediencenter/Publikationen/Broschueren/A23_Gelenkschutz.pdf (letzter Zugriff: 11.11.2025).
3. Schneider, M.; Lelgemann, M.; Abholz, H. H. et al.: Interdisziplinäre Leitlinie: Management der frühen rheumatoiden Arthritis. 3. A., Springer, Heidelberg 2011.
4. S2e-Leitlinie der Deutschen Gesellschaft für Rheumatologie: Handlungsempfehlung der DGRh zur sequentiellen medikamentösen Therapie der rheumatoiden Arthritis 2018: adaptierte EULAR-Empfehlungen und aktualisierter Therapiealgorithmus. https://dgrh.de/dam/jcr:337efc83-5279-4f88-9d0d-d19d5bb0d293/393_77_s2_RA2018_Issue.pdf (letzter Zugriff: 01.11.2025).
5. Deutsche Interdisziplinäre Vereinigung für Schmerztherapie (Hrsg.). Interdisziplinäre S3-Leitlinie: Definition, Pathophysiologie, Diagnostik und Therapie des Fibromyalgiesyndroms. https://register.awmf.org/assets/guidelines/145-004l_S3_Fibromyalgiesyndrom_2019-11_1-abgelaufen.pdf (letzter Zugriff: 11.11.2025).

KONTAKTADRESSEN

Deutsche Rheuma-Liga Bundesverband e. V., Welschnonnenstraße 7, 53111 Bonn, Tel.: 02 28/76 60 60, www.rheuma-liga.de

Deutsche Vereinigung Morbus Bechterew e. V. (DVMB), Metzgergasse 16, 97421 Schweinfurt, Tel.: 0 97 21/2 20 33, www.bechterew.de

Lupus Erythematodes Selbsthilfegemeinschaft e. V., Döppersberg 20, 42103 Wuppertal, Tel.: 02 02/4 96 87 97, www.lupus-rheumanet.org

Deutsches Netzwerk für Systemische Sklerodermie (DNSS), Koordinierungszentrale, Klinik für Dermatologie und Venerologie, Universitätsklinikum Köln, Kerpener Straße 62, 50937 Köln, Tel.: 02 21/47 88 22 88, www.sklerodermie.info

KAPITEL

15 Pflege von Menschen mit Erkrankungen des Immunsystems

Pflegesituation „Pflegen ohne Vorurteile" 571

15.1 Allergien 572
15.1.1 Krankheitsentstehung und Typen allergischer Reaktionen 572
15.1.2 Allergologische Diagnostik 575
15.1.3 Behandlung und Prävention von Allergien 575
15.1.4 Allergischer Schnupfen 578
15.1.5 Insektengiftallergie 578
15.1.6 Allergische Urtikaria 579

15.2 Autoimmunerkrankungen 580

15.3 Immundefekte 582
15.3.1 Angeborene Immundefekte 582
15.3.2 Erworbene Immundefekte 583

15.4 HIV-Infektion und AIDS 584
15.4.1 Übersicht und Krankheitsverlauf 584
15.4.2 HIV-assoziierte Infektionen 586
15.4.3 HIV-assoziierte Malignome 587
15.4.4 Behandlungsstrategie 588
15.4.5 Pflege von HIV-Infizierten 589
15.4.6 Prävention 590

Literatur und Kontaktadressen 592

Pflegesituation

Hintergrund zur Pflegesituation

Pflegerisches Setting: ambulante Pflege
Patientin: Frau Karin Weinberger, 64 Jahre
Diagnose: HIV-Infektion

Pflegen ohne Vorurteile

Marlene Lohr ist aufgeregt, denn die Auszubildende zur Pflegefachfrau ist gerade auf dem Weg zu den Büroräumen des Pflegedienstes „Hand & Herz". Heute hat sie ihren ersten Arbeitstag. Bisher konnte sie Erfahrungen in der Versorgung von Menschen im Akutkrankenhaus sammeln, der ambulante Bereich ist ihr noch völlig neu. Pünktlich klopft sie an die Tür der Büroräume. Praxisanleiter Till Groppe öffnet die Tür und begrüßt sie herzlich. Ihn hat Marlene bereits kennengelernt, als sie sich vorgestellt und ihren Dienstplan abgeholt hat. Nach einem Kaffee und einem kurzen Gespräch über die heutige Tour sitzen beide auch schon im Auto. Nach dem Besuch der ersten Klientin fahren sie zu Karin Weinberger. Die Fahrt nutzt Till Groppe, um Marlene zu Frau Weinberger zu informieren:

„Frau Weinberger ist 64 Jahre alt und lebt allein in einer kleinen Wohnung in der Stadtrandsiedlung. Seit etwa zwei Monaten wird sie regelmäßig von uns betreut. Wir unterstützen sie vor allem bei der Einnahme ihrer Medikamente und der Körperpflege, und wir leisten emotionale Begleitung, denn Frau Weinberger lebt bereits seit mehreren Jahren mit einer HIV-Infektion. Sie bekommt eine antiretrovirale Therapie, nimmt die Medikamente jedoch nicht immer zuverlässig ein. Als Gründe nennt sie wiederkehrende Übelkeit, starke Müdigkeit und Antriebslosigkeit. Immer häufiger ist sie depressiv verstimmt, was sich als Niedergeschlagenheit und Hoffnungslosigkeit äußert. Über die Umstände ihrer Ansteckung spricht sie nicht. Nach einem kürzlich aufgetretenen fieberhaften Infekt, der einen Krankenhausaufenthalt erforderte, hat sich ihr Allgemeinzustand spürbar verschlechtert. Während des Krankenhausaufenthalts unterstützte sie der Sozialdienst bei der Organisation der anschließenden häuslichen Versorgung. Seitdem besuchen wir sie regelmäßig.

Aktuell wirkt sie körperlich zunehmend schwäche rund kommt deshalb im Alltag kaum noch zurecht. Außerdem klagt sie häufig über Taubheitsgefühle in Armen und Beinen, die ihre Mobilität weiter einschränken. Längere Strecken zu Fuß sind kaum noch möglich, nach kurzen Wegen muss sie sich ausruhen. Seit sie Frührente bezieht, fühlt sie sich Frau Weinberger sozial zunehmend isoliert. Der Verlust ihres Berufs als Laborantin hat sie stark belastet. Zu ihrer Familie hat sie nur sehr sporadisch Kontakt, nur eine enge Freundin besucht sie gelegentlich. In Gesprächen äußert Frau Weinberger immer wieder Gefühle der Einsamkeit, Ängste vor gesellschaftlicher Stigmatisierung aufgrund ihrer Erkrankung und eine große Unsicherheit. Eine strukturierte Tagesgestaltung fällt ihr schwer. An Tagen, an denen sie besonders antriebslos ist, nimmt sie ihre Medikamente oft nicht regelmäßig ein. Dann unterstützen wir sie noch intensiver, damit sie sich besser fühlt und versteht, warum die Behandlung wichtig ist." Till bittet Marlene, die weiteren biografischen Daten und die Lebensgeschichte später auf dem Dokumentationstablet zu lesen.

Marlene weiß erst mal nicht, was sie sagen soll. So viele neue Informationen, und mit HIV hat sie bisher keine Erfahrungen sammeln können. *„Worauf muss ich denn achten, wenn wir die Wohnung betreten?"*, fragt sie. Till erklärt ihr, dass sie nichts Besonderes beachten muss, wenn sie zu Frau Weinberger kommt, und dass auch er bei seinem ersten Besuch unsicher war. Doch durch den regelmäßigen Austausch im Team zum Umgang mit HIV konnten Unsicherheiten abgebaut und einer Stigmatisierung effektiv entgegengewirkt werden.

Lernaufgaben:

1. Frau Weinberger macht keine Angaben zur Ursache ihrer HIV-Infektion. Zählen Sie auf, welche Übertragungswege des HI-Virus grundsätzlich infrage kommen.
2. Marlene Lohr erkundigt sich nach Frau Weinbergers Versorgung und fragt, ob bei der Klientin möglicherweise bereits eine AIDS-Erkrankung vorliegt. Beschreiben Sie, welche fachlich korrekte Antwort Sie Marlene geben würden.
3. In welchen Situationen besteht für Pflegefachpersonen in der ambulanten Pflege ein Risiko, sich mit HIV zu infizieren? Nennen Sie mögliche Übertragungswege im beruflichen Alltag.
4. Erläutern Sie, warum eine regelmäßige Hautbeobachtung und eine sorgfältige Hautpflege bei Frau Weinberger von besonderer Bedeutung sind. Berücksichtigen Sie dabei die Auswirkungen der HIV-Erkrankung. Benennen Sie geeignete pflegerische Maßnahmen zur Hautpflege.
5. Führen Sie pflegerische Maßnahmen auf, die in der ambulanten Pflege zur emotionalen Unterstützung von Frau Weinberger angewendet werden. Begründen Sie, warum diese Maßnahmen notwendig sind.
6. Nennen Sie Informationen, welche Pflegefachpersonen Frau Weinberger vermitteln sollten, um deren Verständnis für ihre Erkrankung zu fördern. Legen Sie dar, warum diese Informationen wichtig sind.

DEFINITION

Immunologie: Lehre von den Abwehrmechanismen des Immunsystems (Abwehrsystems) und den damit verbundenen Erkrankungen einschließlich ihrer Diagnostik und Therapie. Kein eigenständiges medizinisches Fachgebiet.

Aufgrund der Heterogenität immunologischer Erkrankung weicht der Aufbau dieses Kapitel von dem der meisten übrigen Kapitel im Buch ab. Es ist praktisch unmöglich, Grundsätze z. B. zu Pflege, Prävention oder Rehabilitation sowie Leitsymptome zu formulieren, die für Patienten mit Allergien, Autoimmunerkrankungen und HIV-Infizierte gleichermaßen gelten.

15.1 Allergien

DEFINITION

Allergie: Durch Antigenkontakt erworbene, überschießende Immunreaktion gegenüber eigentlich ungefährlichen körperfremden Antigenen. Sehr häufige Erkrankung (die meisten Schätzungen sprechen von ca. 25 % der Bevölkerung in den Industrieländern), die sich überwiegend im Kindes- bis frühen Erwachsenenalter manifestiert. Extremform ist der lebensbedrohliche **anaphylaktische Schock** (➤ 3.4).
Antigene: Moleküle, insbesondere Oberflächenproteine, die vom Immunsystem über dessen Rezeptoren als fremd erkannt werden.
Allergene: Antigene, die eine allergische Reaktion auslösen.
Allergologie: Lehre von Entstehung, Vorbeugung, Diagnostik und Therapie der Allergien.

Allergien können eingeteilt und benannt werden:

- Nach ihrem Entstehungsmechanismen in die Typen I–IV (➤ 15.1.1)
- Nach dem auslösenden Allergen (z. B. **Pollen-, Milben-, Schimmelpilz-, Hühnereiweiß-, Insektengift-, Penicillinallergie**)
- Nach der Art der Allergenaufnahme z. B. in **Inhalations-, Nahrungsmittel-** oder **Kontaktallergie.**

15.1.1 Krankheitsentstehung und Typen allergischer Reaktionen

Krankheitsentstehung

Die Allergie wird ebenso wie die Immunität durch Antigenkontakt erworben, man spricht von **Sensibilisierung.** Der Antigenkontakt führt zur Bildung spezifischer Antikörper oder aktivierter T-Zellen gegen das Antigen. Bei erneutem Kontakt mit dem Allergen kommt es dann zur Manifestation der Allergie.

Bei der Entstehung von Allergien spielen verschiedene Faktoren eine Rolle, z. B.:

- Erblich bedingte Veranlagung. Ungefähr 10 % der Bevölkerung haben eine erhöhte Bereitschaft, eine Typ-I-Allergie zu entwickeln. Dies wird als **Atopie** bezeichnet. Der Kontakt mit Antigenen geht in 50–80 % der Fälle mit einer gesteigerten IgE-Bildung einher. [1]

Atopie

Atopie umfasst die gesteigerte Bereitschaft zu:

- **Neurodermitis** *(endogenes Ekzem, atopisches Ekzem),* eine chronisch-entzündliche Hauterkrankung mit quälendem Juckreiz
- Urtikaria (➤ 15.1.6)
- Allergischem Asthma bronchiale (➤ 6.5)
- Allergischem Schnupfen (➤ 15.1.4)
- Allergischer Bindehautentzündung des Auges (Konjunktivitis)
- IgE-vermittelten Arznei- und Nahrungsmittelallergien (➤ 7.6.3).

Nicht wenige Atopiker bekommen im Laufe ihres Lebens mehrere dieser Erkrankungen. So kann sich z. B. ein allergischer Schnupfen zum allergischen Asthma verschlimmern *(Etagenwechsel).*

- „Voreinstellung“ des Immunsystems. Das Immunsystem ist für seine Reifung im Säuglings- und Kleinkindalter auf die Auseinandersetzung mit Mikroorganismen angewiesen. Nützlich sind dabei nicht nur Infektionserreger, sondern auch die physiologischen Darmbakterien und bakterielle Abbauprodukte z. B. im

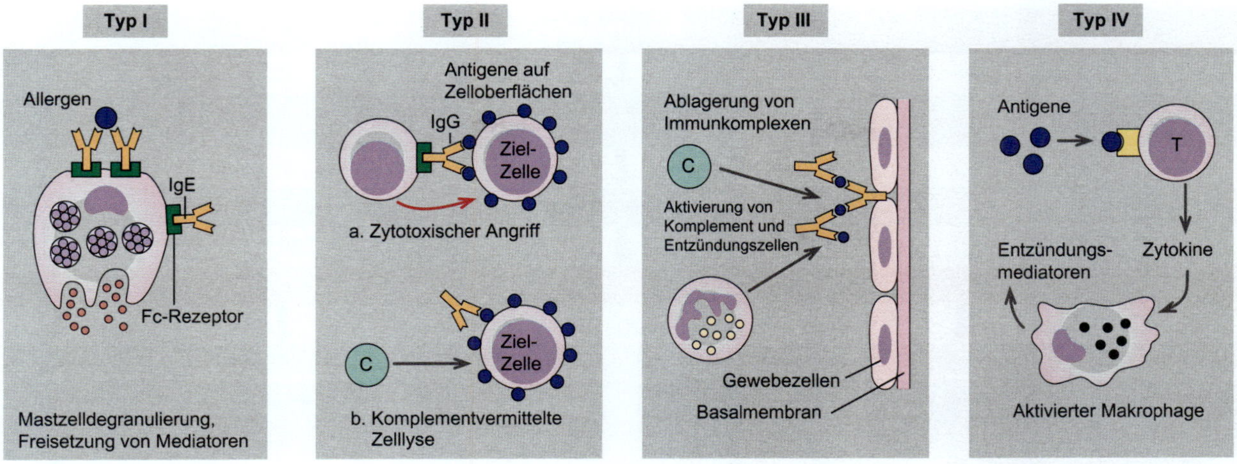

Typ I: Mastzellen binden über ihre Fc-Rezeptoren spezifisches IgE. Durch die Begegnung mit dem passenden Allergen werden die IgE vernetzt. Hierdurch wird die Degranulierung der Mastzelle und damit die Freisetzung von Entzündungsmediatoren eingeleitet.

Typ II: Antikörper (normalerweise IgG) binden an Antigene auf körpereigenen Zellen oder auf Fremdzellen (z.B. infundierten Erythrozyten). Dies führt entweder zur Aktivierung zytotoxischer Zellen oder zur komplementvermittelten Zelllyse mit entsprechender Gewebeschädigung. C = Komplement

Typ III: Durch Ablagerung von Immunkomplexen im Gewebe kommt es zur Komplementaktivierung mit nachfolgender Anlockung von Entzündungszellen und entsprechender entzündlicher Gewebeschädigung. C = Komplement

Typ IV: Durch Antigenkontakt sensibilisierte T-Zellen sezernieren bei nachfolgenden Kontakten mit dem spezifischen Antigen Zytokine, welche wiederum Makrophagen anlocken. Es kommt zu Entzündung und Gewebebeschädigung.

Abb. 15.1 Übersicht über die vier Typen von allergischen Reaktionen nach Gell und Coombs. [L157]

Staub oder im Fell von Haustieren. In den Industrieländern haben die Kontakte mit Mikroorganismen durch kleinere Familien, weniger Tiere und allgemein „saubere“ Lebensbedingungen erheblich abgenommen. Der Zusammenhang zwischen Allergiehäufigkeit und „sauberen“ Lebensbedingungen heißt anschaulich **Hygiene-Hypothese.** Wahrscheinlich ist die Zunahme der Allergien dabei gar nicht so sehr auf eine Zunahme der Sensibilisierungen, sondern eine verstärkte Entzündungsbereitschaft des Immunsystems zurückzuführen.

Typen allergischer Reaktionen

Üblicherweise werden vier Typen allergischer Reaktionen (nach Gell und Coombs ➤ Abb. 15.1) differenziert. Sie unterscheiden sich im Mechanismus der Immunantwort und in der Zeitspanne zwischen (erneutem) Allergenkontakt und Symptomausbildung.

Allergische Reaktionen vom Typ I (Soforttyp)

Allergische Reaktionen vom Typ I sind bei weitem am häufigsten.

Bei Erstkontakt mit dem Antigen (oft z. B. Pollen, Penicillin oder Kontrastmittel) reagiert der Organismus mit einer gesteigerten Bildung von IgE, die sich an die Oberfläche von *Mastzellen* und *basophilen Granulozyten* heften.

Bei erneutem Antigenkontakt werden diese IgE durch die Antigene miteinander vernetzt, und die Mastzellen setzen die Inhaltsstoffe ihrer Granula frei (v. a. Histamin, Bradykinin).

- In Sekunden bis Minuten – deshalb „Soforttyp“ – treten als Wirkung der Mastzellinhaltsstoffe die allergischen Symptome auf, die sich bis zur **Anaphylaxie** steigern können: Hautrötung, -quaddeln, Juckreiz, Augenbrennen, Niesen, Atemwegsverengung durch Schwellung im Kehlkopfbereich und Bronchospasmus, Bauchschmerzen, Diarrhö, Blutdruckabfall (durch Gefäßerweiterung)
- Durch weitere Mediatoren folgt nach Stunden eine evtl. Tage andauernde Haut- bzw. Schleimhautentzündung.

Oft bleibt die anaphylaktische Reaktion begrenzt, z. B. bei Urtikaria (➤ 15.1.6), Heuschnupfen (➤ 15.1.4), allergischem Asthma bronchiale (➤ 6.5) oder allergischer Enteritis (Leitsymptome Durchfall, Bauchschmerzen). Jede lokal beginnende allergische Reaktion kann sich jedoch zum lebensbedrohlichen anaphylaktischen Schock steigern (Schweregradeinteilung)! Die häufigsten Auslöser schwerer anaphylaktischer Reaktionen sind Arzneimittel (Penicillin, Analgetika), Insektengifte, Nahrungsmittel [2].

Wichtigstes Notfallmedikament in Akuttherapie der Anaphylaxie ist Adrenalin, da es alle wichtigen Pathomechanismen (Bronchokonstriktion, Erhöhung der Gefäßpermeabilität, Vasodilatation, Ödembildung) antagonisiert. Empfehlung gemäß Leitlinie (➤ Abb. 15.2):

- Bei nicht reanimationspflichtigem Patienten: 0,3–0,5 mg Adrenalin i. m. in Außenseite des Oberschenkels alle 5–10 min
- Bei drohender Dekompensation Verdünnung von 1 mg Adrenalin in 10 ml NaCl 0,9 % (entspricht 0,1 mg/ml) titriert unter ständiger Kontrolle der Vitalparameter i. v.
- Bei Herz-Kreislauf-Stillstand Dosierung von Adrenalin nach Leitlinie (1 mg alle 3–5min i. v.)
- Die inhalative Gabe (mittels Verneblersystemen) von Adrenalin ist wirksam bei Larynxödem und Bronchospasmus, kann parenterale Adrenalingabe aber nicht ersetzen
- Bei überwiegender Bronchokonstriktion zusätzlich Gabe von Bronchodilatatoren ($ß_2$-Sympathomimetika).

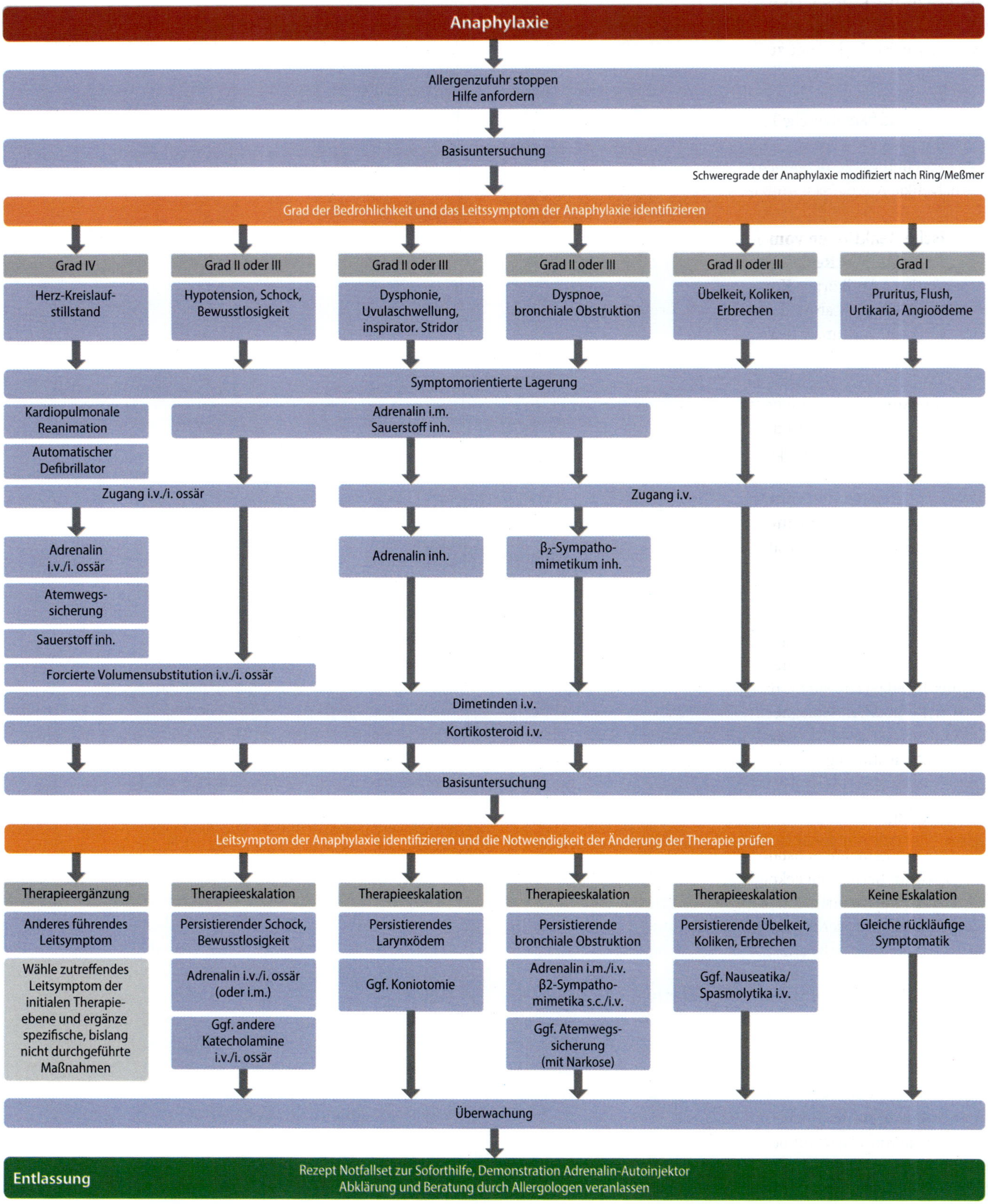

Abb. 15.2 Algorithmus Anaphylaxie laut aktueller Leitlinie [2, licensed under CC BY 4.0]. [F802-004]

Allergische Reaktionen vom Typ II (zytotoxischer Typ)

Allergische Reaktionen vom Typ II werden durch zellständige Antigene ausgelöst. Es kommt zur Komplementaktivierung oder zur Aktivierung zytotoxischer Zellen und schließlich nach Stunden bis Tagen zur Auflösung der Zellen, die das Antigen tragen.

Beispiele sind hämolytische Transfusionszwischenfälle (➤ 11.4.1), Immunthrombozytopenien (➤ 11.10.1) oder Agranulozytosen (➤ 11.6.4) und Überempfindlichkeitsreaktionen gegen Medikamente (Analgetika, Antibiotika, Antikonvulsiva).

Allergische Reaktionen vom Typ III (Immunkomplex-Typ)

Bei der **allergischen Reaktion vom Typ III** lagern sich zirkulierende Antigen-Antikörper-Komplexe (Immunkomplexe) in verschiedenen Geweben ab und schädigen diese nach Komplementaktivierung. Die maximale Reaktion ist oft nach 6–8 h zu beobachten.

Zur Typ-III-Reaktion zählen die allergische Alveolitis (➤ 6.7.2), die Immunkomplexglomerulonephritis (➤ 9.6), manche Arzneimittelallergien oder die Serumkrankheit nach passiver Immunisierung mit artfremden Antikörpern/Seren.

Allergische Reaktionen vom Typ IV (Spättyp)

Die **allergische Reaktion vom Typ IV** ist die zweithäufigste Allergieform. Sie wird durch sensibilisierte T-Lymphozyten ausgelöst, die an den Ort der Antigenexposition einwandern, Zytokine freisetzen und weitere Abwehrzellen aktivieren. Der Gewebsschaden entsteht durch die lokale oder generalisierte zellvermittelte Entzündungsreaktion. Entsprechend manifestieren sich die Symptome erst verzögert 12–72 h nach dem (erneuten) Antigenkontakt.

Klinisch bedeutsam sind z. B. die sehr häufigen Kontaktallergien, die in der Tuberkulosediagnostik eingesetzte Tuberkulinreaktion (➤ 6.4.5), verschiedene Arzneimittelexantheme und die akute Transplantatabstoßung.

Kreuzallergie

Ein Allergiker kann auf Substanzen allergisch reagieren, mit denen er nie zuvor in Berührung gekommen ist, z. B. zeigt ein Hausstaubmilbenallergiker schon beim ersten Verzehr eine Reaktion auf Scampi. Ursache dieser **Kreuzallergie** sind (chemische) Ähnlichkeiten zwischen der Substanz, gegen die der Betroffene bekanntermaßen allergisch ist, und der neuen Substanz, sodass die im Rahmen der Allergie gebildeten Antikörper bzw. sensibilisierten T-Lymphozyten auch auf die neue Substanz „passen".

Pseudoallergie und toxische Reaktionen

Als **Pseudoallergie** bezeichnet man die nicht-immunologisch bedingte Histaminfreisetzung oder Komplementaktivierung, besonders häufig durch Arzneimittel (z. B. nichtsteroidale Antirheumatika, Opioid-Analgetika, Kontrastmittel) oder Nahrungsmittel (z. B. Benzoesäure). Die Symptome ähneln denen einer Allergie, sind aber schon bei *Erstkontakt* (erfordern keine Sensibilisierung) mit einer Substanz möglich und treten nicht unbedingt bei jedem Kontakt auf. Reaktionen sind zudem dosisabhängig.

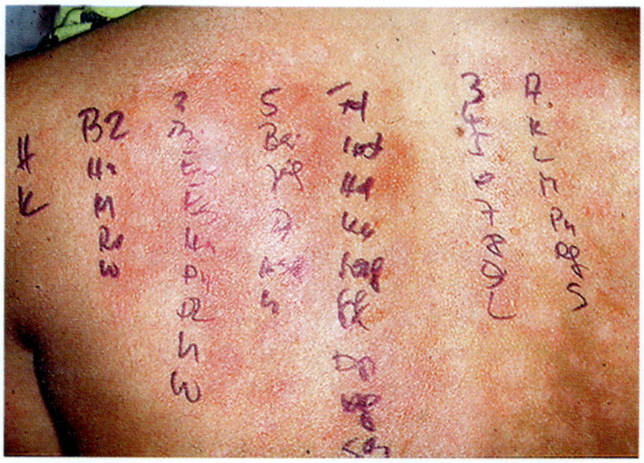

Abb. 15.3 Positive Reaktion beim Prick-Test mit Rötung und Quaddeln. [M123]

Wichtig ist darüber hinaus die Abgrenzung der zu den nicht antigenspezifischen **toxischen Reaktionen,** die *dosisabhängig* bei *allen* Exponierten auftreten.

15.1.2 Allergologische Diagnostik

Wichtigster „Wegweiser" bei Verdacht auf allergische Erkrankungen ist die Anamnese. Treten die Beschwerden nur während einer bestimmten Zeit oder an bestimmten Orten auf? Hat der Patient irgendwelche Zusammenhänge zu (neuen) Kleidungsstücken, Pflegeartikeln oder Nahrungsmitteln beobachtet?

In Abhängigkeit vom vermuteten Allergietyp folgen verschiedene **Allergietests** auf der Haut (z. B. Intradermaltest, Prick-Test ➤ Abb. 15.3, Epikutantest). Möglicherweise sind auch Blutuntersuchungen sinnvoll (v. a. Nachweis spezifischer IgE).

Wichtig ist immer die kritische Beurteilung der Untersuchungsergebnisse. Anamnese, Beschwerden des Patienten, klinische Untersuchungsergebnisse und Laborbefunde müssen „zusammenpassen". Eine positive Reaktion in einem Allergietest ohne Hinweise auf eine klinische Symptomatik hat keinen Krankheitswert.

15.1.3 Behandlung und Prävention von Allergien

Allergiebehandlung

> **Allergiepass**
>
> Jeder Patient mit einer Allergie erhält einen **Notfallausweis (Allergiepass),** den er immer bei sich tragen sollte.

Bei der Behandlung der Allergien bestehen grundsätzlich folgende Therapiemöglichkeiten, die einzeln oder in Kombination zur Anwendung gelangen:

- Allergenkarenz
- Spezifische Hyposensibilisierung
- Medikamentöse Maßnahmen zur symptomatischen Therapie.

Allergenkarenz

Wichtigste Maßnahme ist die **Allergenkarenz** *(Expositionsprophylaxe)*, d. h. das Meiden des auslösenden Antigens. Manchmal, etwa wenn ein Patient nur gegen ein oder zwei Obstsorten allergisch reagiert, ist dies leicht möglich. Welche Schwierigkeiten aber entstehen können, deuten folgende Beispiele an:

- Der Patient kommt mit dem Antigen nur im Beruf in Kontakt und kann es auch durch Schutzmaßnahmen wie das Tragen von Handschuhen nicht meiden. Typische Beispiele sind die Allergie gegen Latexprodukte bei medizinischem Personal, gegen Mehlstäube bei Bäckern und gegen Haarfärbemittel bei Frisören. Nicht selten ist dann eine Umschulung erforderlich
- Viele Antigene sind versteckt auch dort vorhanden, wo man sie zunächst gar nicht vermutet. Beispiele hierfür sind die zahlreichen – teilweise nicht deklarationspflichtigen – Zusätze in Nahrungsmitteln (Geschmacksverstärker, Erdnüsse, Konservierungs- und Farbstoffe) oder Textilien (z. B. Imprägnierungsmittel)
- Bei den sehr häufigen Pollen- und Milbenallergien ist völliges Meiden des Antigens überhaupt nicht möglich. Selbst eine Reduktion der Allergenbelastung kann mit erheblichem Aufwand verbunden sein.

Spezifische Hyposensibilisierung

Die **spezifische Hyposensibilisierung** *(spezifische Immuntherapie, SIT)* ist bei einzelnen Typ-I-Allergien angezeigt. Sie ist eine kausale immunmodulierende Therapie, bei der durch die Gabe von Allergenextrakten spezifische blockierende Antikörper (meist IgG), toleranzinduzierende Zellen und Botenstoffe (IL10 und TGFβ) aktiviert werden. Diese verhindern eine weitere Verstärkung der durch die Allergene ausgelösten Immunantwort, indem sie die lokale Entzündung reduzieren und die spezifische Immunantwort auf das Allergen blockieren.

Die SIT darf nur durch einen in der Therapie erfahren Arzt durchgeführt werden, der bei einem allergologischen Zwischenfall zur Notfallbehandlung befähigt ist.

Bei der **subkutanen Hyposensibilisierung** *(SCIT)* werden in Zeiten fehlender oder geringer Antigenexposition stark verdünnte Antigenextrakte s. c. gespritzt, in der Regel zunächst einmal wöchentlich und später einmal monatlich. Es bilden sich darauf IgG gegen dieses Antigen, die dann bei einem tatsächlichen Kontakt das Antigen abfangen und es binden. So wird die symptomauslösende IgE-Antigen-Wechselwirkung abgeschwächt. Außerdem vermindert die spezifische Hyposensibilisierung die zu starke T_H2-Zell-Antwort und fördert die T_H1-Zell-Antwort. Starke körperliche Belastung sollte der Patient am Tag der Injektion vermeiden, zu (planbaren) Aktivimpfungen sollte ein Abstand von mindestens einer Woche eingehalten werden. Nach Verabreichung der s. c.-Injektion muss der Patient 30 min in der Praxis auf Zeichen einer Anaphylaxie beobachtet werden, da die meisten systemischen Reaktionen nach SIT innerhalb von 30 min auftreten.

Aussichtsreich ist eine spezifische Hyposensibilisierung insbesondere bei relativ jungen Patienten mit erst kurzer Krankheitsdauer, v. a. bei Insektengift, Pollen, Hausstaubmilben- und Schimmelpilzallergien. Die Behandlung muss oft über Jahre fortgeführt werden. Bei Aeroallergenen beispielsweise wird die Therapie bis zur Maximaldosis außerhalb der Saison eingeleitet und in der Regel für mindestens drei Jahre fortgeführt.

Die meisten Hyposensibilisierungen erfolgen ambulant. Im Krankenhaus werden insbesondere „Schnellsensibilisierungen", v. a. gegen Insektengifte, durchgeführt.

Bei der neueren **sublingualen Hyposensibilisierung** *(SLIT)* wird das Antigen täglich durch Tropfen oder eine (lösliche) Tablette unter die Zunge gebracht und über die Mundschleimhaut aufgenommen. Voraussetzung ist entsprechend eine intakte Mundschleimhaut. Vorteile sind die einfache, schmerzfreie und risikoarme Durchführung (ein anaphylaktischer Schock kommt seltener vor). Für einige Indikationen, v. a. die allergische Rhinokonjunktivitis bei Pollenallergie, ist die Wirksamkeit der sublingualen Hyposensibilisierung mittlerweile belegt, für andere ist die Datenlage (noch) unzureichend.

Die sublinguale Hyposensibilisierung darf nicht verwechselt werden mit der oralen Hyposensibilisierung, bei der das Antigen geschluckt wird. Letztere ist keine Alternative.

Notfallmedikamente bei Hyposensibilisierung

Hauptrisiko einer Hyposensibilisierung ist das Auslösen eines anaphylaktischen Schocks (➤ 3.4) durch die Injektion. Daher muss ein Notfallset stets bereitstehen und der Patient wird nach der Injektion mindestens noch eine halbe Stunde beobachtet. Zu den Notfallmedikamenten zählen:

- Infusionslösungen zur Volumenauffüllung
- Adrenalinlösung 1:1 000, z. B. Suprarenin®
- Glukokortikoide zur i. v.-Injektion, z. B. Decortin®, Urbason®
- Antihistaminika zur i. v.-Injektion (➤ Pharma-Info 15.1).

Außerdem müssen kurzfristig Sauerstoffgabe und Intubation möglich sein.

Medikamentöse Maßnahmen zur symptomatischen Therapie

Trotz Allergenkarenz (soweit möglich) und Hyposensibilisierung benötigen viele Patienten eine medikamentöse Therapie. Dabei gelangen bei lokaler Allergiesymptomatik wie Rhinitis und Bindehautreizung vor allem **Antihistaminika** und **Mastzellstabilisatoren** (➤ Pharma-Info 15.1) zur Anwendung, die – je nach Krankheitsbild und Schwere der Erscheinungen – auch prophylaktisch angewendet werden können.

Behandlung des allergischen Asthma bronchiale ➤ 6.5

Behandlung des anaphylaktischen Schocks ➤ 3.4, ➤ Abb. 15.2

Pharma-Info 15.1

Antiallergika

Antiallergika sollen die Symptome von Allergien abschwächen, verhindern oder ihnen vorbeugen.

Antihistaminika

Es gibt zwei Histaminrezeptoren: H_1- und H_2-Rezeptoren. Die meisten Histaminwirkungen bei Allergien werden über H_1-Rezeptoren vermittelt.

Antihistaminika *(Histamin-H_1-Antagonisten, H_1-Antagonisten, H_1-Rezeptorenblocker)* blockieren die H_1-Rezeptoren und schwächen dadurch die Histaminwirkung ab (➤ Abb. 15.4).

- Die älteren **Antihistaminika der ersten Generation** wie etwa Clemastin (etwa Tavegil®) oder Dimetinden (etwa Fenistil®) dringen gut ins Gehirn ein. Dies bedingt Schwindel und Sedierung als häufige Nebenwirkungen (Beeinträchtigung der Fahrtüchtigkeit). Alkohol oder zentralnervös wirksame Arzneimittel verstärken die sedierende Wirkung. Weitere Nebenwirkungen, z. B. Mundtrockenheit, Tachykardie, Augeninnendruckerhöhung und Harnverhalt, sind durch eine parasympatholytische Wirkung verursacht. Diese Antihistaminika werden heute allenfalls noch bei zusätzlich erwünschter Sedierung als Antiallergika systemisch eingesetzt, teils aber als Schlafmittel oder gegen Übelkeit (z. B. Dimenhydrinat, etwa Vomex®)
- Die neueren **Antihistaminika der zweiten Generation** wie z. B. Cetirizin (etwa Zyrtec®), Desloratadin (etwa Aerius®), Fexofenadin (etwa Telfast®), Levocetirizin (etwa Xusal®) oder Loratadin (etwa Loratadin AL®) machen kaum müde.

Antihistaminika sind in den verschiedensten oralen Darreichungsformen, als Suppositorien, Injektionslösung, als Gel, Salbe oder Stift zum Auftragen auf die Haut, als Spray zum Einsprühen in die Nase und als Augentropfen verfügbar.

Histamin-H_2-Antagonisten *(H_2-Antagonisten, H_2-Rezeptorenblocker)* hingegen zählen zu den Ulkustherapeutika (➤ Pharma-Info 7.2, H_2-Rezeptoren sind an Magen und Herz zu finden).

Mastzellstabilisatoren

(Dinatrium-)Cromoglicinsäure (kurz *DNCG*, z. B. in Cromohexal®, Intal®) und Nedocromil (z. B. Irtan®) hemmen die Histaminfreisetzung aus den Mastzellen und heißen daher **Mastzellstabilisatoren.** Beide sind nur prophylaktisch und insgesamt schwach wirksam. Sie sind als orale Präparate, Augentropfen, Nasenspray, Dosieraerosol, Inhalationslösung und Pulver zur Inhalation erhältlich (Vorsicht: bei Inhalation ist Atemwegsreizung bis zum Bronchospasmus möglich).

Eine Mittelstellung nimmt Ketotifen (z. B. Zaditen®) ein. Es ist am ehesten als Antihistaminikum mit zusätzlicher mastzellstabilisierender Wirkung zu bezeichnen.

Glukokortikoide

Die Bedeutung von **Glukokortikoiden** (➤ Pharma-Info 10.1) liegt vor allem in ihrer antientzündlichen Wirkung, welche die Bereitschaft zu heftigen allergischen Reaktionen reduziert. Inhalierbare Glukokortikoide haben eine Vorrangstellung in der Asthmabehandlung (➤ 6.5), und beim anaphylaktischen Schock ist die Gabe von Glukokortikoiden (neben Adrenalin) oft lebensrettend. (Vorsicht: langsamer Wirkungseintritt, in Akutsituation setzt nach 10–30 min zunächst nur eine unspezifische membranstabilisierende Wirkung ein.)

Leukotrienmodifier

Leukotrienmodifier (z. B. Montelukast®) hemmen die Bildung oder Wirkung der entzündungsfördernden und atemwegsverengenden Leukotriene. Sie werden zurzeit in der Inneren Medizin nur in der Asthmabehandlung eingesetzt und daher dort dargestellt (➤ 6.5).

Notfallset zur Selbstbehandlung

Für Patienten mit lebensgefährlichen Manifestationen einer Typ-I-Allergie ist ein Notfallset zur Selbstbehandlung dringend anzuraten, das der Patient möglichst immer bei sich tragen sollte. Die Arzneimittel müssen für den Gebrauch durch Laien geeignet und überall anwendbar sein. Empfehlenswert sind z. B. ein Antihistaminikum (etwa Fenistil® Tropfen), ein Glukokortikoid zur oralen oder rektalen Gabe (etwa Celestamine® N 0,5 liquidum bzw. Rectodelt® Supp.) sowie ein Adrenalinpräparat als Fertigspritze (etwa Fastject® Autoinjektor) oder zum Inhalieren.

Allergieprävention

Nach heutigem Wissen ist Allergieprävention in jungen Jahren, also während der Reifungszeit des Immunsystems, möglich. Es gibt Hinweise, dass der Verzehr von Fisch in Schwangerschaft und Stillzeit einen protektiven Effekt auf die Entwicklung von atopischen Erkrankungen hat. [3] Doch auch im fortgeschrittenen Alter lässt sich Allergieprävention betreiben, z. B. durch Rauchverzicht und ausgewogene Ernährung.

Weitere Empfehlungen:

- Übergewicht/Fettleibigkeit bei Kindern vermeiden → Assoziation zu Asthma
- Schimmel vermeiden
- Schadstoffexposition möglichst gering halten
- Es gibt Hinweise, dass Kinder, die durch Kaiserschnitt zur Welt kommen, ein erhöhtes Allergierisiko haben.

Hingegen ist die generelle Empfehlung, zur Allergenreduktion häufige Allergieauslöser wie etwa bestimmte Nahrungsmittel oder Tiere zu meiden und die Wohnung besonders gründlich zu reinigen, verlassen worden. Kinder, die von Geburt an mit Geschwistern oder Haustieren in Kontakt kommen, haben nämlich insgesamt ein geringeres Allergierisiko. Entsprechend der Hygiene-Hypothese wird heute der frühe Kontakt zu *harmlosen* Mikroorganismen zugelassen und sogar gefördert, um das sich entwickelnde Immunsystem zu unterstützen und „in richtige Bahnen zu lenken". „Training"

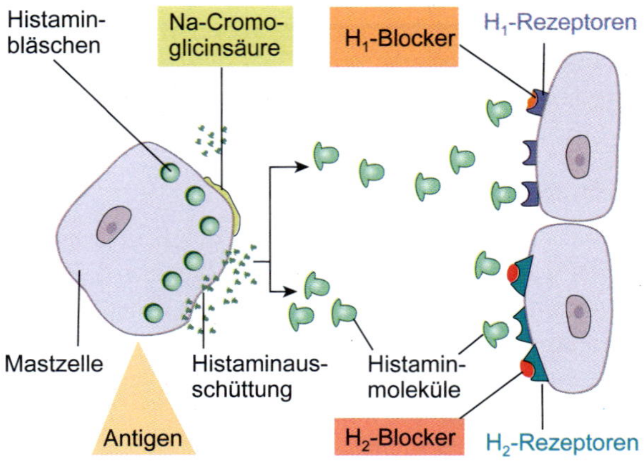

Abb. 15.4 Wirkprinzip von Antihistaminika und Natrium-Cromoglicinsäure. Nach Antigenkontakt wird Histamin aus den Mastzellen freigesetzt. Natrium-Cromoglicinsäure hemmt durch Membranstabilisierung direkt an der Mastzelle diese Histaminfreisetzung. Antihistaminika blockieren die Histaminrezeptoren an den Körperzellen und verhindern so histaminvermittelte Reaktionen wie z. B. Quaddelbildung oder Juckreiz. [L157]

scheint das sich entwickelnde Immunsystem toleranter und stabiler zu machen.

Weitere Informationen sind über den Deutschen Allergie- und Asthmabund zu erhalten.

15.1.4 Allergischer Schnupfen

DEFINITION

Allergischer Schnupfen *(Rhinitis allergica):* Allergisch verursachte Überempfindlichkeit der Nasenschleimhaut („Schnupfen"), die saisonal durch Pollen **(Heuschnupfen)** und das ganze Jahr über durch Hausstaubmilben, Tierhaare, Bettfedern, Nahrungsmittel oder Berufsallergene (z. B. Mehl bei Bäckern) bedingt sein kann. Zählt zu den Typ-I-Allergien.
Allergische Rhinokonjunktivitis: Symptomatische Überempfindlichkeitsreaktion der Nase, induziert durch IgE vermittelte Entzündung der Nasenschleimhaut infolge einer Allergenexposition. Mit Lebenszeitprävalenz von ca. 20 % eine der häufigsten allergischen Erkrankungen.

Hauptsymptome sind eine durch Schleimhautschwellung behinderte Nasenatmung, Niesattacken, wässrige Nasensekretion sowie Juckreiz in Nase und Augen. Diagnostisch ist ein Allergietest (primärer Standard: Pricktest), ggf. weitere Tests (z. B. nasaler Provokationstest) erforderlich.

Patienten müssen die allergenen Reizfaktoren möglichst meiden. Lindernd wirken abschwellende Nasentropfen (z. B. Nasivin®) für höchstens eine Woche, Antihistaminika (z. B. Loratadin, etwa Loratadin STADA®), Kortisonsprays (z. B. Beconase® Dosier-Spray) und – prophylaktisch – Substanzen, die die Freisetzung von Histamin hemmen (z. B. Vividrin® Nasenspray gegen Heuschnupfen.) Eine *Hyposensibilisierung* (➤ 15.1.3) kann versucht werden. Bei anhaltender Allergenexposition entwickeln manche Betroffene ein allergisches Asthma (➤ 6.5, Etagenwechsel). Gekennzeichnet durch hohe Komorbidität mit Asthma (Risiko 2,3-mal höher als bei Normalbevölkerung), Nahrungsmittelallergie, atopischer Dermatitis. Führt oft auch zu psychosozialen Beeinträchtigungen.

15.1.5 Insektengiftallergie

DEFINITION

Insektengiftallergie: Allergische Reaktion auf Insektengifte, in aller Regel vom Typ I. Gerade in den Sommermonaten häufiger Notfall in der Inneren Medizin, meist nach Wespen- und Bienenstichen.

Normalerweise kommt es nach Bienen- und Wespenstichen zu einer *toxisch* bedingten Lokalreaktion mit Rötung, Schwellung, Jucken, Brennen und Schmerzen im Bereich der Stichstelle.
Akut gefährlich werden Insektenstiche vor allem aus zwei Gründen:

- Bei einem Stich im Bereich der Atemwege, am häufigsten Mund oder Rachen, können schon „normale" oder gering gesteigerte Lokalreaktionen zu einer Atemwegsverengung führen. In schweren Fällen ist eine (orotracheale) Intubation oder, wenn diese infolge der Atemwegsverlegung nicht möglich ist, eine Koniotomie (Durchtrennung des Bandes zwischen Schild- und Ringknorpel), erforderlich. Hier ist die ungünstige Lokalisation des Stiches und nicht eine Allergie das Problem. Bei Allergie ist Risiko dafür erhöht
- Anaphylaktische Reaktionen dagegen sind als Typ-I-Allergie antigenvermittelt und beginnen oft innerhalb weniger Minuten nach dem Stich mit generalisiertem Juckreiz, Quaddeln (Urtikaria) und flächiger Hautrötung. Bei stärkerer Ausprägung folgen Übelkeit, Erbrechen, Atemnot (evtl. mit Stridor durch Atemwegsverengung), Pulsanstieg und Blutdruckabfall. Die Beschwerden können rasch lebensbedrohlich werden.

Maßnahmen bei anaphylaktischem Schock ➤ 3.4, ➤ Abb. 15.2
Besonders wichtig bei einer Insektengiftallergie ist es, das Risiko eines Insektenstichs durch richtiges Verhalten zu minimieren. [4]
Maßnahmen zur Vermeidung von Hymenopterenstichen:

- Chemische Insektenabwehrmittel (Repellentien) bieten keinen Schutz
- Verzehr von Speisen oder Getränken, Obst- oder Blumenpflücken im Freien vermeiden
- Aufenthalt in der Nähe von Abfallkörben, Mülleimern, Tiergehegen oder Fallobst sowie die Verwendung von Parfüm oder parfümierten Kosmetika vermeiden
- Nach dem Essen Hände waschen und Mund abwischen
- Nicht aus Flaschen oder Getränkedosen trinken, Trinkgläser abdecken, Trinkhalme verwenden
- Insekten nicht von Futterquellen verscheuchen, keine hektischen Bewegungen ausführen
- Haut durch Kleidung weitgehend bedeckt halten, nicht Barfußlaufen, keine offenen Schuhe tragen
- Lose sitzende, leichte Bekleidung und dunkle Farben sind ungünstig, besser sind helle Farben
- Beim Motorradfahren dicht anliegenden Helm, Handschuhe und Motorradkleidung tragen
- Beim Fahrradfahren offenen Helm mit einem Netz versehen
- Besondere Vorsicht an Tagen mit schwülheißer Witterung, da die Insekten dann besonders aggressiv sind
- Wohnungsfenster tagsüber geschlossen halten oder durch Insektennetze/-gitter sichern

- Abends kein Licht bei geöffneten Fenstern (Hornissen sind nachtaktiv)
- Auf versteckte Insekten (in Schuhen, im Bett) achten
- Bienenstöcke oder Wespennester und deren Einzugsbereich meiden bzw. Nester entfernen lassen (Imker bzw. Feuerwehr)
- Wespenfallen oder Abwehrsprays können hilfreich sein
- Hastige Bewegungen bei Annäherung von Insekten oder in Nestnähe vermeiden; Nester nicht erschüttern, nicht in ein Flugloch hauchen
- Kopf mit Armen oder Kleidung schützen, wenn Angriff durch Bienen oder Wespen erfolgt.

Bei einem Stich trotz aller Vorsichtsmaßnahmen sollte der Patient:

- Die Stichstelle mit der Hand bedecken; ggf. steckengebliebenen Stachel möglichst rasch entfernen (Vorsicht: Um ein Ausdrücken des Giftsacks zu vermeiden, den Stachelapparat nicht mit den Fingern zusammenpressen, sondern mit dem Fingernagel wegkratzen)
- Entsprechend der ärztlichen Vorschrift seine Notfallmedikamente einnehmen
- Andere Personen in der Nähe informieren, um Hilfe bitten und den Arzt aufsuchen.

Notfallmedikamente: schnellwirkendes orales H_1-Antihistaminikum in hoher Dosis, orales Glukokortikoid, Adrenalin in Autoinjektor zur intramuskulären Gabe (0,3 mg), ggf. $ß_2$-Sympathomimetikum zur inhalativen Anwendung.

Bei gesicherter Bienen- oder Wespenstichallergie mit Allgemeinreaktionen ist eine Hyposensibilisierung (➤ 15.1.3) angezeigt (Details siehe SIT ➤ 15.1.3).

15.1.6 Allergische Urtikaria

DEFINITION

Allergische Urtikaria *(Nesselsucht):* Allergisch verursachtes, aus Quaddeln bestehendes Exanthem. Bei Dauer eines Schubes von unter sechs Wochen als **akute Urtikaria,** bei einer Dauer von über sechs Wochen als **chronische Urtikaria** bezeichnet.

Symptome und Untersuchungsbefund

Innerhalb von Minuten schießen unterschiedlich große, leicht erhabene und meist rötliche Quaddeln auf. Sie ähneln denen nach Brennnesselkontakt und bilden sich innerhalb von 24 h von selbst zurück (daher auch oft als „flüchtig" bezeichnet). Der Patient klagt über heftigen Juckreiz. Typischerweise werden die Quaddeln aber nicht zerkratzt, sondern gescheuert oder gerieben. Manche Patienten haben zusätzlich Allgemeinsymptome wie z. B. Fieber, Durchfall, Kreislaufbeschwerden oder Atemnot.

- Charakteristika von Quaddeln: plötzliches Auftreten, oberflächliche Schwellung der Haut unterschiedlicher Größe (Dermis), flüchtig (spontane Rückbildung innerhalb 24 h), starker Juckreiz
- Charakteristika des Angioödems: plötzliches Auftreten, tiefere Schwellung (Dermis und Subkutis), oft Schleimhautbeteiligung, Rückbildung länger (bis 72 h), selten Juckreiz.

Als Sonderform der Urtikaria wird das **Quincke-Ödem** *(Angioödem, angioneurotisches Ödem)* der unteren Hautschichten und der Subkutis angesehen, bei dem es hochakut zu einer entstellenden Gesichtsschwellung vor allem um die Augen und den Mund kommt (➤ Abb. 15.5). Bei einer Beteiligung der Schleimhäute der Atemwege, insbesondere der Stimmritzen, gerät der Patient rasch in lebensbedrohliche Atemnot. Die Rückbildung dauert hier bis zu drei Tage.

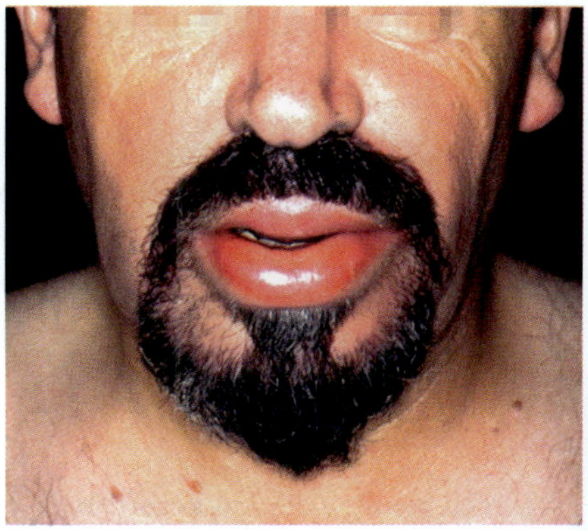

Abb. 15.5 Quincke-Ödem. [M123]

Angioödeme häufig auch an Händen, Füßen und Genitalbereich, nicht nur im Gesichtsbereich.

Diagnostik

Die Diagnose ist meist durch den Hautbefund zu stellen. Im Vordergrund steht dann bei wiederholtem Auftreten oder Allgemeinsymptomen die Suche nach dem Auslöser, unter anderem durch Allergie- oder Expositionstests. Weiterführende Diagnostik je nach vermutetem Auslöser.

Von der allergischen Urtikaria abgegrenzt werden müssen z. B. Urtikaria durch nicht-allergische Unverträglichkeitsreaktionen (Medikamente, Nahrungsmittel, Lebensmittelzusatzstoffe), physikalische Faktoren (Druck, Wärme, Kälte, körperliche Anstrengung, Schwitzen, emotionaler Stress, Licht), chronische Infektionen (z. B. Helicobacter pylori) oder im Rahmen anderer Grunderkrankungen (etwa Autoimmunerkrankungen, z. B. Lupus erythematodes). Bei mehr als der Hälfte der Patienten, vor allem denen mit einer chronischen Urtikaria, bleibt der Auslöser jedoch unklar.

Behandlungsstrategie

Die auslösenden Faktoren sollen möglichst sofort ausgeschaltet werden. In leichten Fällen werden kühlende antihistaminikahaltige Gele äußerlich aufgetragen (z. B. Soventol®, Systral®). Bei ausgeprägten Symptomen und beim Quincke-Ödem ist die (i. v.-)Gabe nicht-sedierender Antihistaminika und Glukokortikoide angezeigt. Beim Quincke-Ödem kann eine Intubation erforderlich sein.

Pflege

Besonders wichtig ist die sorgfältige Patientenbeobachtung (Kreislauf, Atmung, progrediente Hauterscheinungen, Schockzeichen), um eine Gefährdung des Patienten möglichst früh zu erkennen. Notfallmedikamente (➤ 15.1.3) und Intubationsbesteck müssen bereitstehen. Eine spontane Rückbildung der akuten Urtikaria ist sehr häufig (90 %), chronische Urtikaria halten meist 4–6 Jahre an. [5]

15.2 Autoimmunerkrankungen

DEFINITION

Autoimmunerkrankungen *(Autoimmunkrankheiten, Autoaggressionskrankheiten, autoimmun mitbedingte Erkrankungen):* Krankheiten, bei denen sich Antikörper oder spezifisch sensibilisierte Lymphozyten (autoreaktive T-Zellen) gegen körpereigene Gewebe richten und diese schädigen. Häufigkeit ca. 5 % der Bevölkerung.

15

Krankheitsentstehung

Prinzipiell könnten die Antikörper und Abwehrzellen des Immunsystems aufgrund ihrer Vielfalt auch körpereigene Strukturen bekämpfen und schädigen. Dies wird aber normalerweise durch verschiedene **Toleranzmechanismen** verhindert: Zum einen werden unreife *autoreaktive Zellen* im Rahmen ihrer Prägung in Thymus bzw. Knochenmark aussortiert **(zentrale Toleranz).** Während ihrer Prägung in Thymus (T-Zellen) bzw. Knochenmark (B-Zellen) durchlaufen die Leukozyten verschiedene Selektionsschritte. Dabei werden Zellen, die nicht in der Lage sind sogenannte MHC-Moleküle zu erkennen (positive Selektion), sowie Zellen, die Komplexe aus körpereigenen Antigenen mit MHC zu stark binden (negative Selektion), herausselektiert und dem programmierten Zelltod zugeführt (Apoptose).

Dies funktioniert aber nur bei Antigenen, die in Thymus oder Knochenmark vorhanden sind und präsentiert werden können. Zum anderen verhindern z. B. regulatorische T-Zellen, dass die in jedem Organismus vorhandenen reifen autoreaktiven Zellen (also die Zellen, die der Selektion in Thymus und Knochenmark „entwischt" sind) tatsächlich eine Immunantwort gegen gesunde körpereigene Strukturen bilden **(periphere Toleranz).**

Die Entstehung von **Autoimmunerkrankungen** ist bis heute nicht genau geklärt. Sicher spielen aber zahlreiche Faktoren eine Rolle, z. B:

- Genetisch bedingte Veranlagung: Bei bestimmten Autoimmunerkrankungen sind bestimmte HLA-Typen überzufällig häufig, so etwa HLA DR3 bei Diabetes mellitus Typ 1 und systemischem Lupus erythematodes (HLA = MHC)
- Zerstörung der *immunologisch privilegierten Regionen.* Bereiche, die normalerweise durch anatomische Barrieren vor Abwehrzellen geschützt sind wie etwa einige Augenstrukturen, liegen nun „bloß" und können angegriffen werden
- Geschlechts und hormonelle Faktoren. Frauen sind i. d. R. häufiger betroffen als Männer (nicht bei allen Autoimmunerkrankungen, z. B. M. Bechterew), einige Autoimmunerkrankungen manifestieren sich bevorzugt in hormonellen Umstellungsphasen
- Exogene Faktoren wie etwa Infektionen, aber auch Medikamente. Infektionserreger können Autoimmunerkrankungen triggern, wobei mehrere Mechanismen möglich sind, u. a. die Bildung kreuzreagierender Antikörper durch Strukturähnlichkeiten zwischen Infektionserreger und körpereigener Struktur oder die Freilegung von Autoantigenen durch die infektionsbedingte Gewebeschädigung.

Aus der in gewissen Grenzen normalen Autoreaktivität wird nun eine Autoimmunerkrankung: Autoantikörper oder Abwehrzellen bekämpfen körpereigene Gewebe.

Symptome, Befund und Diagnostik

Die Symptome hängen von den beteiligten Organen ab. *Organspezifische* Autoimmunerkrankungen wie etwa der Diabetes mellitus Typ 1 (➤ 10.7.2) betreffen nur ein Organ, *systemische* viele (Beispiel systemischer Lupus erythematodes, ➤ 14.7.1). Die Grenzen sind fließend. Entsprechend variiert auch die Symptomatik (➤ Tab. 15.1).

Bei vielen Autoimmunerkrankungen ist der Nachweis der Autoantikörper von wesentlicher diagnostischer Bedeutung (➤ 14.4.2). Oft ist dieser durch Blutuntersuchungen möglich, manchmal muss eine Gewebeprobe entnommen werden, um die Antikörperablagerungen darzustellen (immunhistologische Untersuchung). Dabei ist aber zu beachten, dass ein Autoantikörpernachweis alleine keine Autoimmunerkrankung bedeutet, sondern die Diagnose lediglich wahrscheinlich oder unwahrscheinlich macht. Gerade bei älteren Menschen sind die verschiedenen Autoantikörper auch ohne Erkrankung in unterschiedlicher Häufigkeit positiv.

Behandlungsstrategie

Die Behandlung richtet sich nach dem betroffenen Organ und der Schwere des Krankheitsbildes. Beim Befall endokriner Organe, z. B. der Schilddrüse bei der Hashimoto-Thyreoiditis, reicht häufig eine Hormonsubstitution. Dagegen erfordert ein Befall von Organen, deren Funktion nur schwer oder gar nicht ersetzt werden kann (z. B. Niere, ZNS), eine teils aggressive **Immunsuppression,** also eine Unterdrückung des Abwehrsystems (➤ Pharma-Info 15.2). Begleitend können zur Entzündungshemmung nichtsteroidale Antirheumatika (➤ Pharma-Info 14.1) eingesetzt werden.

Tab. 15.1 Alphabetische Übersicht über die häufigsten gesicherten oder möglichen Autoimmunerkrankungen.

Erkrankung	Kurzcharakterisierung, Details
M. Addison (●●●)	Primäre Nebennierenrindenunterfunktion ➢ 10.6.2
Akutes rheumatisches Fieber (●●○)	Autoimmunbedingte Streptokokken-Folgeerkrankung ➢ 4.7.1, ➢ 16.5.4 Streptokokken-Antigene haben starke Ähnlichkeit zu körpereigenen Antigenen, z. B. des Herzmuskels. Es kommt zu kreuzreagierenden AK und Ablagerung von Immunkomplexen (z. B. auf Herzklappen)
Atrophische Gastritis/ perniziöse Anämie (●●●)	Chronische, atrophische Magenschleimhautentzündung (= Autoimmungastritis Typ A) (➢ 7.5.2) mit Auto-AK-Bildung gegen Parietalzellen und intrinsic factor mit daraus resultierender unzureichender Vitamin-B_{12}-Resorption und Anämie
Autoimmunhepatitis (●●○)	Chronische, aggressiv-destruierende Leberentzündung ➢ 8.4.3
M. Basedow (●●○)	Chronische Schilddrüsenentzündung mit Schilddrüsenüberfunktion ➢ 10.4.3 Auto-AK-Bildung gegen TSH-Rezeptor (TRAK) Merke: Hype**R**thyreose → **T**RAK-AK; Hyp**O**thyreose → TP**O**-AK Merseburg-Trias: Struma, Tachykardie, Exophthalmus
Colitis ulcerosa (●●○)	Chronische Darmentzündung, oft mit extraintestinaler Manifestation (Gelenke, Haut, Augen) ➢ 7.6.5, häufig Nachweis von pANCA (in 60 %)
Dermatomyositis (●●○)	Chronisch-entzündliche Erkrankung von Haut und Muskeln mit unterschiedlichen Hautveränderungen (Gesicht!) ➢ 14.7.3 Bildung von Auto-AK gegen Muskel- und Haut
Diabetes mellitus Typ 1 (●●○)	Bildung von Auto-AK gegen Betazellen des Pankreas mit Zerstörung der insulinproduzierenden Zellen und daraus resultierendem absolutem Insulinmangel → immer insulinpflichtig ➢ 10.7.2
Diskoider Lupus erythematodes (●●●)	Hautform des Lupus erythematodes ohne Beteiligung anderer Organe ➢ 14.7.1
Glomerulonephritis (bestimmte Formen) (●●●)	Entzündung der Nierenkörperchen ➢ 9.6
Glutensensitive Enteropathie = Zöliakie (●●●)	Dünndarmschädigung, ausgelöst durch das in Getreide enthaltene Gluten ➢ 7.6.4 Kontakt mit Darmschleimhaut führt zu immunologischer Reaktion mit Zerstörung von Mucosazellen (Zottenatrophie). Bildung von Anti-Gliadin- oder Transglutaminase-AK
Goodpasture-Syndrom (●●○)	Entzündung von Lungen und Nieren mit Lungenblutungen und Niereninsuffizienz ➢ 14.8.1
Hämolytische Anämie (bestimmte Formen) (●●○)	Anämie durch beschleunigten Untergang der roten Blutkörperchen ➢ 11.5.5
Hashimoto-Thyreoiditis (●●●)	Chronische Schilddrüsenentzündung mit Schilddrüsenunterfunktion ➢ 10.4.5 Bildung von TPO-AK
Idiopathische thrombozytopenische Purpura (●●○)	Erhöhte Blutungsneigung durch Zerstörung der Thrombozyten ➢ 11.5.5
Primär biliäre Leberzirrhose (●●○)	Irreversibler, bindegewebiger Umbau der Leber ➢ 8.5.4
Leukozytopenie (bestimmte Formen) (●●○)	Abfall der weißen Blutkörperchen mit erhöhter Infektneigung ➢ 11.3.3, ➢ 11.4.2
Myasthenia gravis (●●●)	Durch Antikörper gegen den Azetylcholinrezeptor bedingte Störung der Reizübertragung vom Nerv auf den Muskel mit abnormer Muskelermüdbarkeit bis hin zur Atemlähmung
Multiple Sklerose (MS) (●●○)	Chronisch-entzündliche, typischerweise in Schüben verlaufende Erkrankung des ZNS
Polymyositis (●●●)	Entzündliche Systemerkrankung der quergestreiften Muskulatur, Muskelschwäche und -schmerzen bis hin zur Atrophie ➢ 14.7.3
Rheumatoide Arthritis (RA) (●○○)	Chronische Gelenkentzündung ➢ 14.6.1 Typische Auto-AK: Rheumafaktor, Anti-CCP-AK
Sklerodermie (●○○)	Verhärtung vor allem des Gefäßbindegewebes und der Haut ➢ 14.7.2
Systemischer Lupus erythematodes (SLE) (●○○)	Generalisierte entzündliche Erkrankung mit Beteiligung u. a. der Haut, der Gelenke, der Nieren, der Blutzellen und des ZNS ➢ 14.7.1
Wegener-Granulomatose, mikroskopische Polyarteriitis (●○○)	Entzündung kleiner und mittlerer Arterien, die sich v. a. durch Entzündungen im HNO-Bereich, an Nieren und Lungen manifestiert ➢ 14.8.1

(●●●) = eindeutig organspezifisch, (●●○) = deutlich organspezifisch, (●○○) = kaum organspezifisch (Befall sehr vieler Organe/Gewebe)

Pharma-Info 15.2

Immunsuppressiva

Arzneimittel, die das Immunsystem und die von ihm ausgehenden Abwehrreaktionen unterdrücken, heißen **Immunsuppressiva.** Indiziert sind Immunsuppressiva bei (schweren Allergien und) Autoimmunerkrankungen sowie nach Transplantationen zur Verhinderung einer Abstoßungsreaktion. Nachteile sind die mangelnde Spezifität der eingesetzten Substanzen. Sie sind daher mit einer erhöhten Infektionsgefährdung, einer erhöhten Tumorinzidenz und weiteren substanzspezifischen Nebenwirkungen verbunden. Voraussetzungen einer immunsuppressiven Therapie sind regelmäßige ärztliche Kontrollen sowie eine gute Aufklärung des Patienten. Vor Therapiebeginn sollten der Impfstatus bestimmt und ggf. aufgefrischt werden (Vorsicht: Lebendimpfungen sind unter Immunsuppression kontraindiziert). Infektionen (Hepatitis B und C, Tuberkulose) und Tumorerkrankungen sollten ausgeschlossen werden.

Immunsuppressiva sind keine einheitliche Gruppe, sondern chemisch völlig unterschiedliche Substanzen mit verschiedenen Wirkmechanismen.

Folgende Substanzen werden – bei den verschiedenen Indikationen in unterschiedlicher Gewichtung – eingesetzt:

- **Glukokortikoide** hemmen v. a. die Bildung entzündungsfördernder Botenstoffe und die zelluläre Abwehr. Sie bessern bei vielen Allergien und Autoimmunerkrankungen schnell und eindrucksvoll die Beschwerden. Während die kurzzeitige systemische Gabe von Glukokortikoiden unproblematisch ist, wird eine Langzeittherapie wegen der Nebenwirkungen (➤ Pharma-Info 10.1) möglichst vermieden bzw. erfolgt mit der geringstmöglichen Dosis
- **Zytostatika,** z. B. Methotrexat (z. B. Lantarel®) oder Azathioprin (etwa in Imurek®), schwächen unspezifisch das Immunsystem. Hemmung der DNA-Synthese → Wirkung auf zelluläre Immunabwehr. Ein Hauptnachteil besteht darin, dass sie v. a. sich häufig teilende Zellen des Körpers schädigen, besonders die blutbildenden Zellen im Knochenmark (Details ➤ 12.5.2). Vorsicht: auch teratogene Wirkung → Therapie nur unter sicherem Konzeptionsschutz. In sehr niedriger Dosierung wirkt Methotrexat v. a. entzündungshemmend. Es wird dann gut vertragen und ist daher bei einigen Autoimmunerkrankungen wie etwa der rheumatoiden Arthritis häufig Medikament erster Wahl (Basistherapie, DMARD)
- Die **Calcineurininhibitoren Ciclosporin** (etwa Sandimmun®) und **Tacrolimus** (etwa Prograf®) sowie die **mTOR-Inhibitoren Sirolimus** (Rapamune®) und **Everolimus** (etwa Certican®) hemmen vor allem die T-Zell-Aktivierung. Die Abwehrmechanismen gegen Bakterien bleiben weitgehend intakt und die Blutbildung im Knochenmark wird nicht unterdrückt. Ihr Hauptanwendungsgebiet ist die Organtransplantation. Ciclosporin und Tacrolimus haben ähnliche Nebenwirkungen, z. B. Nephro-, Neuro- und Hepatotoxizität und Hypertonie. Bei Sirolimus und Everolimus sind v. a. Blutfetterhöhung, Anämie und Thrombozytopenie zu erwähnen
- **Mycophenolat-Mofetil** (z. B. CellCept®) hemmt die Proliferation von Lymphozyten und schwächt damit – wie Zytostatika – unspezifisch das Immunsystem. Wichtigste Nebenwirkungen sind Magen-Darm-Beschwerden, Anämie, Thrombozytopenie und eine deutlich erhöhte Infektionsneigung. Haupteinsatzgebiet ist die Langzeit-Immunsuppression nach Organtransplantation
- **(Monoklonale) Antikörper** (➤ 12.5.3) mit immunsuppressiver Wirkung sind z. B. Muromonab-CD3 (z. B. Orthoclone® OKT3, gegen das CD3 auf T-Lymphozyten) sowie Basiliximab (z. B. Simulect®) und Daclizumab (z. B. Zenapax®, beide gegen CD25 = Interleukinrezeptoren auf Lymphozyten). Sie werden vornehmlich nach Organtransplantationen gegeben, um Abstoßungsreaktionen zu verhindern. Auch polyklonales Antilymphozytenserum (z. B. Thymoglobulin®) wird eingesetzt. Da es von Tieren gewonnen wird, ist – neben anderen Nebenwirkungen – die Gefahr von Überempfindlichkeitsreaktionen zu beachten
- Weitere Antikörperpräparate mit immunsuppressiver Wirkung sind z. B. Adalimumab (Humira®) und Infliximab (Remicade®) gegen TNF-α sowie das ursprünglich aus der Hämatoonkologie stammende Rituximab (gegen CD20; Mabthera®), die v. a. bei rheumatoider Arthritis und Spondyloarthritiden gegeben werden
- Neuere Präparate: Anakinra (Kineret®) gegen IL-1-Rezeptor, Tocilizumab (RoActemra®) gegen IL-6-Rezeptor
- Eine Therapie mit Biologika ist sehr teuer, sie kommt erst nach Versagen anderer konventioneller DMARD infrage.

Leflunomid ➤ Tab. 14.2

Patienten unter immunsuppressiver Therapie sind erhöht infektionsgefährdet (➤ 11.4.2) und bedürfen entsprechender Prophylaxen und Überwachung. Bei langjähriger Immunsuppression besteht außerdem ein (dosisabhängig) erhöhtes Tumorrisiko.

15.3 Immundefekte

DEFINITION

Immundefekt *(Immuninsuffizienz, Immunmangelkrankheit):* Geschwächte oder fehlende Abwehr durch:

- Entwicklungsstörungen der pluripotenten Stammzellen im Knochenmark, der B- und/oder der T-Lymphozyten (angeboren)
- Verminderung der Abwehrzellen und Antikörper durch Erkrankung oder therapeutische Maßnahmen (erworben).

15.3.1 Angeborene Immundefekte

Angeborene *(primäre)* **Immundefekte** sind selten und beruhen auf erblichen Defekten der Lymphozytendifferenzierung. Es können die B-Lymphozyten, die T-Lymphozyten oder beide betroffen sein. Angeborene Immundefekte sind charakterisiert durch eine pathologische Infektanfälligkeit mit ungewöhnlichen Erregern und Lokalisation, protrahiertem Verlauf mit häufig unzureichendem Ansprechen auf die Therapie, ungewöhnlich schwerwiegenden Infektionen und einer erhöhten Anzahl an Infektionen (ELVIS: Erreger, Lokalisation, Verlauf, Intensität, Summe). Für die typische Manifestation der gestörten Immunregulation wurde das Akronym GARFIELD eingeführt: Granulome, Autoimmunität, rezidivierendes Fieber, ungewöhnliche Ekzeme, Lymphoproliferation (Lymphknotenschwellungen und Hepatosplenomegalie), chronische Darmentzündungen. Auch das Auftreten eines malignen Lymphoms kann erstes Zeichen eines angeborenen Immundefekts sein. Zusätzlich können weitere Warnzeichen wie Gedeihstörung/eine auffällige Familienanamnese und Laborveränderungen (Lymphozyten ↓, Gammaglobuline ↓) formuliert werden. Die meisten angeborenen Immundefekte manifestieren sich bereits im Kindesalter.

Diagnostik: Basisdiagnostik bestehend aus Differenzialblutbild und Bestimmung der Immunglobuline (IgG, IgA, IgM, IgE) unter Berücksichtigung der altersentsprechenden Normwerte, ggf. weiterführende Diagnostik. [6]

Am häufigsten ist der **selektive IgA-Mangel** (1 : 600). Viele Betroffene haben keine Beschwerden. Symptomatische Patienten haben vor allem wiederkehrende Atemwegsinfektionen und Magen-Darm-Störungen.

Die übrigen Defekte sind meist schwer und führen schon im Kindesalter zu rezidivierenden, schweren Infektionen. Eine Erstdiagnose im Erwachsenenalter ist selten.

15.3.2 Erworbene Immundefekte

Erworbene *(sekundäre)* **Immundefekte** sind wesentlich häufiger als angeborene. Sie sind in jedem Alter möglich und lassen sich nach ihren Ursachen einteilen.

Ursachen

Arzneimittel

Arzneimittel können das Immunsystem auf ganz unterschiedliche Weise schädigen bzw. unterdrücken.

So können einige Schmerzmittel (z. B. Novalgin®) und chemisch verwandte Substanzen (sog. *Pyrazolonabkömmlinge*) in Einzelfällen eine lebensbedrohliche (allergische → Mechanismus nicht genau geklärt) Agranulozytose (Granulozyten < 500/µl) (➤ 11.6.4) auslösen. Glukokortikoide (➤ Pharma-Info 10.1) und Zytostatika (➤ 12.5.2) wirken dosisabhängig immunsuppressiv.

Infektionen

Manche **Infektionen** wie z. B. die „Kinderkrankheiten" Masern und Windpocken ziehen eine vorübergehende Immunschwäche nach sich, die vor allem die Funktion der T-Lymphozyten betrifft.

Eine Sonderstellung nimmt das bis heute unheilbare Immunschwächesyndrom AIDS (➤ 15.4) ein.

Mangelzustände

Hungerzustände oder **chronische Eiweißverluste bzw. -mangelzustände,** z. B. bei Nierenerkrankungen oder Leberzirrhose, beeinträchtigen vor allem die Bildung der Antikörperproteine und dadurch die spezifische humorale Abwehr. Auch hochgradige **Vitaminmangelzustände** können zu einer Abwehrschwäche führen.

Maligne Erkrankungen

Bei den malignen Erkrankungen sind in erster Linie sind die malignen Lymphome (➤ 11.7) und bösartigen Bluterkrankungen zu nennen.

Allerdings produzieren auch fortgeschrittene, insbesondere metastasierte solide Tumoren Substanzen mit hemmendem Einfluss auf das Immunsystem.

Und nicht zuletzt beeinflussen auch bestimmte Therapiemaßnahmen, allen voran die Chemotherapie mit Zytostatika (➤ 12.5.2), das Immunsystem negativ.

Stoffwechselstörungen

Häufigste Stoffwechselstörung mit einer Beeinträchtigung des Immunsystems als möglicher Folge ist der Diabetes mellitus (➤ 10.7).

Auch (chronische) Nieren- und Leberfunktionsstörungen ziehen das Immunsystem in Mitleidenschaft.

„Physiologische" Immunschwäche im Alter

Normal ist ein Nachlassen der Immunabwehr im Rahmen des physiologischen Alterungsprozesses. Dies führt bei einem Teil der älteren Menschen zu erhöhter Infektanfälligkeit und wird als *eine* Ursache für die Zunahme maligner Tumoren im Alter angesehen.

Leitsymptom: Infektanfälligkeit

Klinisch zeigen sich Immunschwächen durch eine erhöhte **Infektanfälligkeit.** Sowohl ungewöhnlich häufige als auch ungewöhnlich schwere Infektionen sowie Infektionen mit ungewöhnlichen Erregern sind verdächtig auf einen Immundefekt.

- Steht eine B-Lymphozyten-Störung mit Antikörpermangel im Vordergrund, kommt es vorwiegend zu *bakteriellen* Infektionen, etwa zu Pneumonien durch Pneumokokken oder Haemophilus influenzae
- Bei Störungen der T-Lymphozyten ist im Wesentlichen die Abwehr von *Viren, Pilzen, intrazellulär wachsenden Bakterien* (z. B. Tbc, Listerien) und *Protozoen* beeinträchtigt. *Opportunistische* (d. h. wenig aggressive, nur unter infektbegünstigenden Bedingungen krankheitserregende) Keime können schwere generalisierte Infektionen hervorrufen.

Pflege bei Immundefekten

Grundlage allen pflegerischen Handelns ist das hygienegerechte Verhalten, um die Gefahr nosokomialer Infektionen gering zu halten (➤ 11.4.2, ➤ 16.1.2, ➤ 16.2.2). Darüber hinaus richtet sich die Pflege nach der Grunderkrankung des Patienten und dem Grad seiner Einschränkung.

15.4 HIV-Infektion und AIDS

DEFINITION

AIDS (kurz für *acquired immune deficiency syndrome, erworbenes Immundefektsyndrom*): 1981 erstmals beschriebene Immunschwächekrankheit als Folge einer Infektion mit dem *Humanen-Immundefizienz-Virus* **(HIV).** Derzeit sind zwei verschiedene HIV-Typen (HIV-1 und HIV-2) mit insgesamt über einem Dutzend Subtypen bekannt. Bis zum 01.04.2024 wurden dem RKI für das Jahr 2023 insgesamt 3321 gesicherte HIV-Neudiagnosen gemeldet. Im Jahr zuvor waren es 3.279 HIV-Neudiagnosen und ca. 131.400 HIV-Infizierte insgesamt [7].
Globale AIDS-Bilanz 2024: 40,8 Millionen HIV-Infizierte, 1,3 Millionen Neuinfizierte, 630.000 Todesfälle. [7]

15

Meldepflicht ➤ 16.15

15.4.1 Übersicht und Krankheitsverlauf

Übertragung und Krankheitsentstehung

Übertragung und Risikogruppen
Das HIV wird durch virushaltige Körpersekrete übertragen. Generell sind *alle* Körperausscheidungen potenziell ansteckend. In Speichel und Tränenflüssigkeit ist die Viruskonzentration sehr gering und nach heutigem Wissen für eine Ansteckung nicht ausreichend. Hingegen ist die Viruskonzentration in Blut, Sperma, Vaginalsekret und Muttermilch hoch, sodass bei Kontakt mit Schleimhäuten oder verletzter Haut eine Infektion möglich ist. Hauptübertragungsweg ist in Deutschland der ungeschützte Sexualkontakt.

Alltagskontakte sind ungefährlich

Kein Infektionsrisiko stellen Körperkontakte im alltäglichen sozialen Miteinander, die gemeinsame Benutzung von Geschirr, Besteck u. Ä. sowie die gemeinsame Benutzung sanitärer Einrichtungen dar. HIV wird nicht über Speichel, Tränenflüssigkeit, Tröpfcheninfektion, durch Insektenstiche oder über Nahrungsmittel oder Trinkwasser übertragen. Die Kontamination von intakter Haut mit virushaltiger (Körper-)Flüssigkeit führt ebenso wenig zu einer Übertragung. [8]

Hauptrisikogruppen sind entsprechend:
- Männliche Homo- oder Bisexuelle mit häufig wechselnden Partnern, insbesondere wenn sie ohne Kondom Analverkehr praktizieren (höhere Verletzungsrate und geringe Schutzwirkung der Analschleimhaut)
- Prostituierte, die ohne Kondom arbeiten
- „Sextouristen" mit ungeschützten Sexualkontakten
- I. v.-Drogenabhängige bei gemeinsamer Nutzung von Injektionsbestecken *(needle sharing)*
- Einwanderer aus Ländern mit hohem HIV-Vorkommen (z. B. Zentral- und Südafrika → zu den Hochprävalenzregionen zählen derzeit alle Länder in Afrika südlich der Sahara, große Teile der Karibik und Südostasien sowie südliches Afrika)
- Patienten, die vor 1986 Blut(-produkte) erhalten haben (vor allem Bluterkranke ➤ 11.10.1) nach Einführung von HIV-AK-Tests bei Blutprodukten ist Risiko bei uns fast 0 %
- Kinder infizierter Mütter. Vertikale Übertragung von Mutter auf Kind ab 12. SSW, meist im letzten Trimenon, Übertragungsrisiko vor allem ohne retrovirale Therapie hoch → Prävention einer Übertragung durch Chemoprophylaxe, elektive Sectio und Stillverzicht.

Die Berufsgruppen im Gesundheitswesen zählen in Deutschland *nicht* zu den Risikogruppen (zum Infektionsrisiko bei Nadelstichverletzungen ➤ 15.4.6, ➤ 16.1.4). Trotzdem ist die Übertragung über Schnitt- und Stichverletzungen und kontaminierte Instrumente ein wichtiger Übertragungsweg!

Krankheitsentstehung
In der Lymph- und Blutbahn baut das Virus seine Erbsubstanz in Zellen mit dem CD4-Rezeptor ein (dieser ist Voraussetzung für das „Andocken" des Virus an eine Zelle), v. a. in CD4-T-Zellen und Makrophagen (➤ Abb. 15.6, ➤ Abb. 15.7), auch in Monozyten, Langerhans-Zellen der Epidermis und Teilen der Mikroglia.

CD4-T-Zellen sind eine Untergruppe der **T-Lymphozyten** *(T-Zellen).* Sie tragen das Oberflächenmolekül **CD4** (➤ Abb. 11.23). Nach Aktivierung durch Antigenkontakt wandeln sie sich überwiegend zu **T-Helferzellen** *(T_H-Zellen)* um, welche Makrophagen (**T_H1-Helferzellen**) oder B-Zellen (**T_H2-Helferzellen**) aktivieren.

Zellbefall und -zerstörung beginnen schon kurz nach der Infektion, der Organismus kann den Verlust jedoch lange durch vermehrte Produktion ausgleichen. Erst nach Jahren bricht das Immunsystem zusammen. Primär sind zwar die CD4-Zellen und damit die zelluläre Immunität betroffen, aufgrund der mannigfaltigen Wechselwirkungen aber letztlich auch die anderen Teilsysteme der Abwehr. Es entwickelt sich eine zunehmende Abwehrschwäche, die zu starker Anfälligkeit gegenüber sonst ungefährlichen Krankheitserregern und zur Häufung opportunistischer Infektionen (➤ 16.2.1) führt. Die HI-Viren befallen außerdem das Gehirn, da HI-Viren in Makrophagen und Mikroglia des ZNS proliferieren.

Stadieneinteilung und Symptome

Stadieneinteilung
Etabliert ist die Einteilung nach der *CDC-Klassifikation* (➤ Tab. 15.2). Sie berücksichtigt neben dem klinischen Erscheinungsbild (klinische Kategorien A–C) auch die Anzahl der CD4-T-Zellen (Laborkategorien 1–3).

Symptome
Die Latenzzeit bis zum Einsetzen der ersten Symptome ist sehr unterschiedlich. Sie hängt von zahlreichen Faktoren ab, beispielsweise Ernährungs- und Gesundheitszustand sowie genetischen Resistenzfaktoren des Infizierten, aber auch Virulenz der Viren. Nur ungefähr 5 % der HIV-Infizierten haben auch nach zehn Jahren noch keine Symptome **(Long-Term-Non-Progressor).** Die Ursachen hierfür sind nur teilweise geklärt.

Symptome der Kategorie A

Ein Teil der Infizierten bekommt 1–6 Wochen nach der Infektion ein mononukleoseartiges Bild mit den Leitsymptomen Fieber, Halsentzündung, Lymphknotenschwellung, Magen-Darm-Beschwerden und evtl. Hautausschlag **(akute HIV-Infektion).** Vorsicht: Ein HIV-AK-Test ist zu diesem Zeitpunkt meist noch negativ; häufig zeigt sich

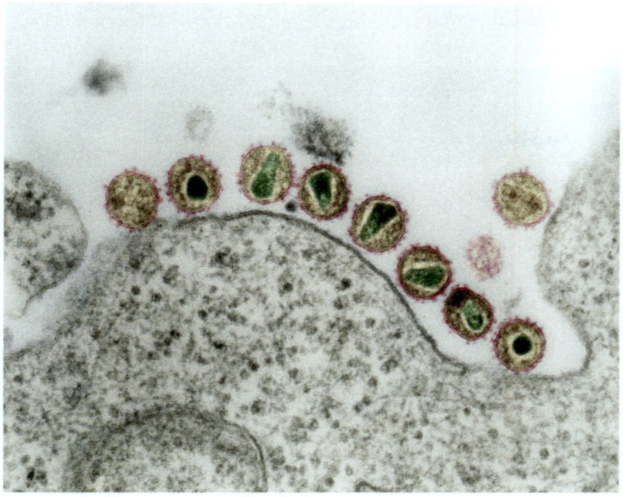

Abb. 15.6 HIV beim Eindringen in eine menschliche Zelle (elektronenmikroskopisches Bild). [X221]

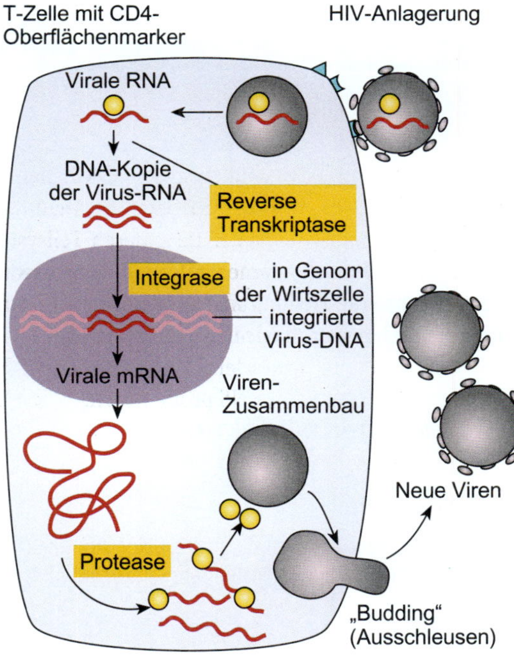

Abb. 15.7 Das HIV ist ein RNA-Virus und zählt zu den Retroviren. Nach Eindringen des HIV in die Zelle und Freisetzen der viralen RNA wird diese mit Hilfe der virusspezifischen reversen Transkriptase in DNA „zurückgeschrieben" und mittels der Integrase in das Genom der infizierten Zelle eingebaut. Die infizierte Zelle produziert nun neue Virusbestandteile. Dabei nimmt die HIV-spezifische Protease eine Schlüsselrolle ein. Die neu synthetisierten viralen Proteine werden im Anschluss zu neuen Viruspartikeln zusammengebaut und aus der Wirtszelle als neue Viren ausgeschleust. [L157]

ein schwach ausgeprägtes, heterogenes Krankheitsbild, sodass HIV nicht in differenzialdiagnostische Überlegungen mit einbezogen wird.

Es folgt eine unterschiedlich lange Zeit völliger Beschwerdefreiheit **(asymptomatische HIV-Infektion),** bis der Infizierte über drei Monate anhaltende Lymphknotenschwellungen an mehreren Körperstellen bemerkt **(persistierende generalisierte Lymphadenopathie, PGL = Lymphadenopathie-Syndrom, LAS).** In der Latenzphase vermehren sich die Viren in lymphatischem Gewebe. Der Virusträger wirkt in diesem Zeitraum zwar klinisch gesund, ist aber ansteckungsfähig.

Symptome der Kategorie B

Die Symptome der Kategorie B weisen auf eine Abwehrschwäche hin, insbesondere der zellulären Immunität. Es zeigen sich sog. nicht-AIDS-definierende Erkrankungen, wie lokale Soorerkrankungen, Durchfälle, Fieber und andere Erkrankungen (➤ Tab. 15.2); der Kranke fühlt sich zunehmend schwächer.

Zudem können nicht-AIDS-definierende (NAD) Malignome auftreten: Hodgkin-Lymphome, invasive Analkarzinome.

Symptome der Kategorie C

Beim *AIDS-Vollbild* oder kurz **AIDS** kommt es durch die Abwehrschwäche zu den typischen **AIDS-definierenden Erkrankungen,** die zusammen mit einem positiven HIV-Test die Diagnose „AIDS" rechtfertigen. Es handelt sich dabei vor allem um opportunistische Infektionen, typische maligne Tumoren, eine fortschreitende Kachexie **(Wasting-Syndrom)** sowie einen ZNS-Befall (meist des Gehirns, **HIV-Enzephalopathie,** seltener des Rückenmarks, **HIV-assoziierte Myelopathie**). Die Nervenzellschäden sind dabei Folge des Befalls von Mikrogliazellen und Makrophagen. Symptome sind psychische Veränderungen (z. B. Depression), Gedächtnis- und Konzentrationsstörungen (gelegentlich bis zum Vollbild der Demenz fortschreitend), motorische Störungen (z. B. Gangstörungen) und (seltener) umschriebene neurologische Ausfälle.

Diagnostik

Diagnostik der HIV-Infektion

Als Suchtests werden heute ganz überwiegend Kombinationstests auf HIV-Antikörper *und* HIV-Antigene (genauer das p24-Antigen aus der Virushülle) eingesetzt. Hierdurch ist die diagnostische Lücke (also Zeiträume negativer Tests trotz bestehender Infektion) kleiner, aber nicht geschlossen. Als *Suchtest* wird ein hoch empfindlicher **ELISA**-Test *(enzyme linked immuno sorbent assay)* verwendet. Bei positivem Testausfall schließt sich ein Antikörper-basierter *Bestätigungstest* (z. B. *Immunoblot*) an. Ist auch dieser positiv, wird der Test mit einer zweiten Blutprobe wiederholt, um Verwechslungen auszuschließen.

Der Nachweis von Virus-RNA z. B. mittels PCR (Polymerasekettenreaktion ➤ 16.4.3) bzw. HIV-Nukleinsäureamplifikationstest (NAT) kann bei unklaren Testkonstellationen oder Verdacht auf akute HIV-Infektion vor Serokonversion durchgeführt werden.

Weitere Diagnostik

Wichtige Blutwerte nach Diagnosesicherung wie auch bei späteren Kontrollen sind neben „Routinewerten" wie etwa BSG, Blutbild, Leber- und Nierenwerten:

- Die **Viruslast** (bestimmt z. B. durch PCR), welche die Konzentration der HIV-RNA angibt und die Virusmenge im Blut des Betroffenen widerspiegelt → zur Kontrolle des Therapieerfolgs, Ziel ist Absinken der Viruslast unter Nachweisgrenze
- Die absolute Zahl der CD4-T-Zellen und das Verhältnis CD4-/CD8-T-Zellen (beim Gesunden ≥ 1, im Krankheitsverlauf abfallend) → Die CD4-Zellzahl wird für die Stadieneinteilung der CDC-Klassifikation herangezogen sowie für die Entscheidung zu

Tab. 15.2 CDC-Klassifikation der HIV-Infektion (CDC = Center for Disease Control, USA). Es gilt der schlechteste Befund eines Patienten, Rückstufung nach Befundbesserung ist nicht möglich. [9]

Labor- und klinische Kategorien (CDC 1993)				
Laborkategorie		Klinische Kategorie		
CD4-T-Zellen		A	B (HIV-assoziierte Erkrankungen*)	C (AIDS definierende Erkrankungen*)
		• Akute HIV-Infektion (auch mononukleoseartiges Bild in der Anamnese) • Asymptomatische HIV-Infektion • Persistierende generalisierte Lymphadenopathie	• Candida-Infektionen im HNO-Bereich • Vulvovaginale Candida-Infektionen (≥ 1/Monat oder nur schlecht therapierbar) • Fieber ≥ 38,5 °C • ≥ 4 Wochen bestehende Diarrhö • Herpes zoster (in mehr als einem Dermatom) • Adnexitis (Eileiterentzündung) • Periphere Neuropathie • Idiopathische thrombozytopene Purpura • Listeriose • Bazilläre Angiomatose • Orale Haarleukoplakie = weißliche, nicht abstreifbare Beläge am Zungenrand durch EBV	• Pneumocystis-(jiroveci-)Pneumonie (➤ 15.4.2) • Toxoplasmose-Enzephalitis (➤ 15.4.2, ➤ 16.9.2) • Candida-Infektion des Ösophagus, der Bronchien, der Trachea oder der Lunge • Chronische Herpes-simplex-Ulzera, Herpes-Bronchitis, Pneumonie oder Ösophagitis • CMV-Retinitis (= Zytomegalie-Netzhautentzündung ➤ 16.6.5), generalisierte CMV-Infektion • Rezidivierende Pneumonien innerhalb eines Jahres • Extrapulmonale Kryptokokken-Infektion • Tuberkulose, atyp. Mykobakteriose • **Kryptosporidiose:** Diarrhö ≥ 4 Wochen durch das Protozoon *Cryptosporidium parvum* • Kaposi-Sarkom (➤ 15.4.3), bestimmte maligne Lymphome, invasives Zervixkarzinom • HIV-Enzephalopathie • Wasting-Syndrom
Stadieneinteilung CDC 1993 (in Klammern Stadieneinteilung CDC 2008)				
1	≥ 500/µl	A1 (1)	B1 (1)	C1 (3)
2	200–499/µl	A2 (2)	B2 (2)	C2 (3)
3	≤ 200/µl	A3 (3)	B3 (3)	C3 (3)
* Auswahl				

einem Therapiebeginn. Bei Werten < 200/µl ist das Risiko für AIDS-definierende Erkrankungen sehr groß

- Infektionsserologie, z. B. Hepatitis, Toxoplasmose, Zytomegalieserologie. HIV-Infizierte haben nicht selten auch eine Hepatitis-B- oder -C-Infektion, bei positiver Toxoplasmose- oder Zytomegalieserologie besteht im weiteren Verlauf die Möglichkeit einer Reaktivierung
- HIV-Resistenzbestimmungen.

Bei Verdacht beispielsweise auf ZNS-Befall, auf opportunistische Infektionen oder auf Tumoren sind weitergehende Untersuchungen notwendig. Sie folgen den üblichen Richtlinien. Allerdings rücken in der Infektionsdiagnostik bei Abwehrschwäche direkte Erregernachweise in den Vordergrund, weil serologische Test aufgrund der Abwehrschwäche unzuverlässig sind.

Behandlungsstrategie ➤ 15.4.4

Pflege ➤ 15.4.5

Prognose

Durch die medikamentöse Therapie ist in den Industriestaaten bei kooperativen Patienten ohne Begleiterkrankungen eine teils jahrzehntelange Unterdrückung der Viren unter die Nachweisgrenze möglich. Wird die antiretrovirale Medikation frühzeitig vor Auftreten klinischer Manifestationen begonnen ist die Lebenserwartung fast normal. Bei späterem Beginn ist die Lebenserwartung jedoch nach wie vor reduziert (betrifft ca. 30 % der neu diagnostizierten Patienten). Die häufigste Todesursache der HIV-Patienten in Deutschland sind HIV-assoziierte Malignome.

2012 hat sich die Weltaidskonferenz aufgrund der Forschungserfolge der letzten Jahre die Heilung als konkretes Ziel gesetzt. Eine Impfung hingegen scheint nach wie vor nicht möglich.

15.4.2 HIV-assoziierte Infektionen

Infektionsrisiko erhöht

Bei AIDS-Kranken kommt es durch die hochgradige Abwehrschwäche regelmäßig zu Infektionen, die ansonsten sehr selten sind.

Pilzinfektionen

Pilzinfektionen, insbesondere die Candidose (Mund-, Speiseröhrensoor, ➤ 16.8.3), die Kryptokokken-Meningitis (➤ 16.8.4) und die Aspergillose (➤ 16.8.4), kommen bei AIDS-Kranken praktisch immer vor.

Pneumocystis-(jiroveci-)Pneumonie

Pneumocystis jiroveci (*Pneumocystis jirovecii,* früher *Pneumocystis carinii*) ist ein weit verbreiteter Pilz, der aber nur bei Abwehrschwäche Erkrankungen verursacht.

Die **Pneumocystis-(jiroveci-)Pneumonie** des AIDS-Kranken ist meist auf die Reaktivierung einer latenten (persistierenden) Infektion zurückzuführen. Sie zeigt sich durch zunehmendes Fieber, trockenen Husten und Belastungsdyspnoe (➤ 6.2.1) mit Leistungsknick.

Die Diagnose wird durch Röntgenaufnahme des Thorax, Erregernachweis im Sputum oder bronchoalveoläre Lavage (➤ 6.3.6) gestellt. Die LDH ist typischerweise erhöht.

Die Standardbehandlung besteht in der hoch dosierten, möglichst intravenösen Gabe von Cotrimoxazol über drei Wochen. Aufgrund der hohen Dosierung sind Nebenwirkungen sehr häufig. Bei schlechtem Zustand werden zusätzlich Glukokortikoide gegeben. Trotz der Therapie verläuft die Erkrankung in ca. 10 % tödlich. Sind nur noch sehr wenig Helferzellen im Blut oder hat der Patient bereits eine Pneumocystis jiroveci durchgemacht, ist eine Antibiotikaprophylaxe erforderlich, z. B. mit Cotrimoxazol, das gleichzeitig der Toxoplasmoseprophylaxe dient.

Patientenbeobachtung

Pflegerisch sind die Beobachtung und Linderung der Atemnot besonders wichtig, z. B. durch Frischluftzufuhr oder – nach ärztlicher Anordnung – Sauerstoffgabe, Atemtherapie, Inhalationen und Absaugen (➤ 6.1.5). Ferner kontrollieren die Pflegenden Puls, Blutdruck und Temperatur und unterstützen ihn bei allen Einschränkungen.

Infektionen durch Protozoen

Toxoplasmose

Typisch für AIDS ist eine **zerebrale Toxoplasmose** (➤ 16.9.2), ebenfalls durch Reaktivierung einer latenten Infektion. Leitsymptome sind Fieber, Kopfschmerzen, psychiatrische Auffälligkeiten und neurologische Störungen (z. B. Krampfanfälle).

Die Diagnose wird v. a. durch CT oder Kernspintomografie gestellt. Obwohl die Erkrankung relativ gut auf verschiedene Antibiotika und Chemotherapeutika anspricht, bleiben bei ca. 50 % der Patienten Dauerschäden (z. B. Lähmungen). Auch hier ist bei hochgradiger Abwehrschwäche und nach durchgemachter Erkrankung eine Antibiotikaprophylaxe nötig.

Obhutspflicht

Gegenüber verwirrten und desorientierten Patienten besteht eine Obhutspflicht. Deshalb sorgen die Pflegenden dafür, dass der Patient nicht wegläuft und sorgen für seine Sicherheit. Außerdem ist jederzeit mit einem zerebralen Krampfanfall zu rechnen. Die Pflegenden leisten dann Erste Hilfe (➤ 3.6), benachrichtigen den Arzt und dokumentieren den Verlauf des Anfalls (Zeitpunkt, Dauer, Symptome wie etwa Zyanose, Muskelzuckungen und Einnässen, Pupillenweite und -reaktionen) sowie die unternommenen Hilfemaßnahmen.

Virusinfektionen

Typische sekundäre **Virusinfektionen** des AIDS-Kranken sind die Zytomegalie (➤ 16.6.5), der Herpes labialis (➤ 16.6.3) und der Herpes zoster (➤ 16.6.4).

Bakterielle Infektionen

Bakterielle Infektionen, die gehäuft bei AIDS-Kranken auftreten, sind bakterielle Lungenentzündungen (insbesondere eine Pneumokokken-Pneumonie, ➤ 6.4.3), Tuberkulose (➤ 6.4.5) und Infektionen durch sog. *atypische Mykobakterien,* die sich vor allem durch länger andauerndes Fieber und Gewichtsabnahme zeigen.

15.4.3 HIV-assoziierte Malignome

HIV-assoziierte Malignome

Zu den AIDS-definierenden Erkrankungen zählen auch einige Malignome. Am wichtigsten hiervon sind bestimmte *maligne Lymphome, das invasive Zervixkarzinom* und das *Kaposi-Sarkom,* das vor allem homosexuelle Männer betrifft. Darüber hinaus ist bei HIV-Infizierten aus mehreren Gründen auch das Risiko für andere Tumoren auf insgesamt das 2- bis 3-Fache erhöht. Bei diesen nicht-AIDS-definierenden Tumoren am häufigsten ist das *Analkarzinom,* häufigstes zum Tode führendes Karzinom ist das *Lungenkarzinom.* Durch die verbesserten HIV-Therapiemöglichkeiten haben die nicht-AIDS-definierenden Tumoren an Bedeutung gewonnen.

15

Kaposi-Sarkom

Das **Kaposi-Sarkom** (➤ Abb. 15.8) ist ein maligner Tumor, verursacht durch das **humane Herpes-Virus-Typ 8** *(HHV-8).* Er kann auch außerhalb der Immunschwächekrankheit AIDS auftreten, ist aber insgesamt selten.

AIDS-Kranke haben oft viele Tumoren, v. a. auf der Haut und den Schleimhäuten (Mundschleimhaut), gelegentlich auch in inneren Organen. Das klinische Bild reicht von schmerzlosen, roten bis bräunlichen Flecken über braune Knötchen bis zu großen Geschwüren und massiven Ödemen durch Verlegung der Lymphbahnen. Befall innerer Organe kann z. B. durch Lungen- oder Magen-Darm-Blutung rasch zum Tod führen.

Die Behandlung hängt von Lokalisation und Ausmaß des Befalls ab. An Lokalmaßnahmen sind z. B. Kryotherapie, Laserbehandlung oder Bestrahlung möglich. Auch auf α-Interferon oder Chemotherapie (v. a. mit Daunorubicin) sprechen die Tumoren an. Immer sollte eine HAART (Kombinationstherapie mit mehreren gegen das HIV gerichteten Arzneimitteln, ➤ 15.4.4) durchgeführt werden.

Bei Patienten mit einem Kaposi-Sarkom müssen Hämatome, beispielsweise durch einfaches Anstoßen, und Verletzungen wegen der Blutungsgefahr unbedingt vermieden werden. Möglicherweise sind Polsterverbände erforderlich. Bei Lymphknotenbefall sind Entlastungspositionierungen von Armen und Beinen, Kompressionsverbände oder Lymphdrainage angezeigt. Sehr wichtig, insbesondere bei Tumoren am Rücken, sind eine konsequente Dekubitusprophylaxe und Hautpflege, da einmal entstandene Geschwüre kaum mehr abheilen.

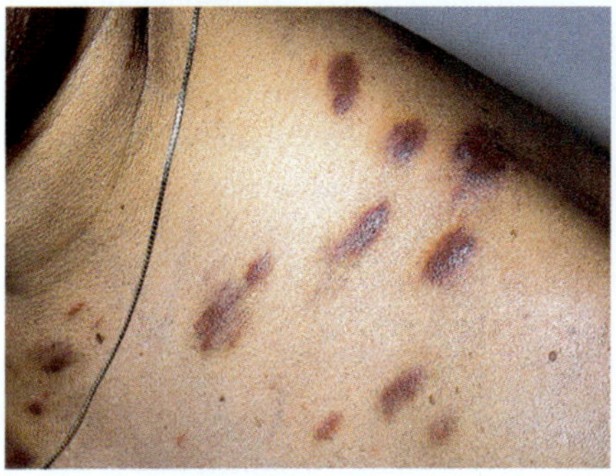

Abb. 15.8 Mehrere Kaposi-Sarkome eines AIDS-Patienten. [E323]

15.4.4 Behandlungsstrategie

Behandlung von HIV-Infizierten und AIDS-Kranken

Die adäquate Behandlung umfasst:
- Die gegen das HIV selbst gerichtete **anti(retro)virale Behandlungsstrategie**
- Die Behandlung der mit der HIV-Infektion einhergehenden Erkrankungen, insbesondere der opportunistischen Infektionen
- Eine gesunde Lebensweise und sorgfältige Pflege
- Angemessene psycho-soziale Unterstützung.

Anti(retro)virale Behandlungsstrategie

Substanzgruppen

Die Arzneimittel gegen HIV werden nach ihrem Wirkmechanismus differenziert [9, 11].

- **Entry-Inhibitoren** sollen das Eindringen des HIV in die Zelle verhindern, indem sie:
  - Das Anheften an den CD4-Rezeptor hemmen **(Attachment-Inhibitoren)**
  - Einen zusätzlich nötigen Korezeptor blockieren (**Korezeptorantagonisten,** etwa Maraviroc, z. B. Celsentri®)
  - Das Verschmelzen von HIV und Zelle verhindern (**Fusionshemmer,** Beispiel Enfuvirtid = T20, etwa Fuzeon®)
- **Nukleosidanaloga** (*Nukleosid-Reverse-Transkriptase-Inhibitoren,* kurz *NRTI*) werden in der Zelle phosphoryliert und hemmen dann die reverse Transkriptase. In der Zelle freigesetzte Virus-RNA kann nicht mehr in DNA umgeschrieben und damit auch nicht in das Genom der Zelle integriert werden. Derzeit am gebräuchlichsten sind:
  - Abacavir (ABC), z. B. Ziagen®
  - Emtricitabin (FTC), z. B. Emtriva®
  - Lamivudin (3TC), z. B. Epivir®
- **Nukleotidanaloga** (*Nukleotid-Reverse-Transkriptase-Inhibitoren,* kurz *NtRTI*) hemmen die reversible Transkriptase direkt ohne vorherige Verstoffwechselung in der Zelle. Zu ihnen zählt etwa Tenofovir (TDF), z. B. Viread®
- **Nicht-nukleosidische Reverse-Transkriptase-Inhibitoren** (kurz *NNRTI*) hemmen ebenfalls die viruseigene reverse Transkriptase, greifen aber an anderer Stelle an. Beispiele sind:
  - Efavirenz (EFV), z. B. Sustiva®
  - Nevirapin (NVP), z. B. Viramune®
  - Rilpivirin (RPV), z. B. Edurant®
- **Integrase-Inhibitoren** (etwa Raltegravir, z. B. Isentress®, Dolutegravir, z. B. Tivicay®) sollen den Einbau der DNA-Kopie der Virus-RNA in die DNA der Wirtszelle unmöglich machen
- **Protease-Inhibitoren** *(PI)* verhindern durch Hemmung der HIV-Protease den Zusammenbau neuer Viren. Stattdessen werden lediglich nicht-infektiöse Virusteile produziert. Sie werden überwiegend zur Wirkungsverstärkung mit einer sehr geringen Dosis Ritonavir (z. B. Norvir®) kombiniert *(Boostern, Boosting).*
  - Atazanavir (ATV), z. B. Reyataz®
  - Darunavir (DRV), z. B. Prezista®
  - Lopinavir (LPV), z. B. Kaletra®.

Weitere Substanzen befinden sich in der Entwicklung.

Eine zunehmende Zahl von Kombinationspräparaten bis hin zu „Once-daily-Kombinationen" (z. B. Atripla®) erleichtert dem Patienten die Einnahme und verbessert dadurch die Compliance.

Resistenzen

Problematisch ist die häufige Resistenzentwicklung der HI-Viren. Initial (vor Beginn der ersten Therapie) sind in Deutschland bereits 10–12 % resistente Varianten zu erwarten. Daher gelangt im deutschsprachigen Raum immer eine Kombinationstherapie (*hochaktive antiretrovirale Therapie,* kurz **HAART**) zur Anwendung, derzeit üblicherweise aus zwei Nukleosid-/Nukleotidanaloga plus einen nicht-nukleosidischen Hemmer der reversen Transkriptase oder einen Integrase-Inhibitor oder einen Protease-Inhibitor. Eines der Präparate sollte ZNS-gängig sein. Bei Resistenzen sollte eine Therapie mit drei sensitiven Substanzen eingeleitet werden.

Nebenwirkungen

Alle aufgeführten Medikamente haben substanzabhängige, teils ernste Nebenwirkungen, außerdem sind zahlreiche Wechselwirkungen zu beachten.

Gerade angesichts der verlängerten Überlebenszeit sind die Stoffwechselnebenwirkungen von Bedeutung, etwa das bei Protease-Inhibitoren häufige **Lipodystrophiesyndrom** mit Fettumverteilung (zum Bauch und Nacken hin), Fettstoffwechselstörung und Verschlechterung der Glukosetoleranz.

Unabhängig von der Substanz kann es bei persistierenden Infektionen durch die therapiebedingte Abwehrbesserung zum **Immunrekonstitutions-Inflammations-Syndrom** *(IRIS)* mit chronischen Entzündungsprozessen kommen.

Beim IRIS kommt es trotz steigender T-Helferzell-Zahlen paradoxerweise zu einer Verschlechterung des klinischen Zustandes oder dem erneuten Auftreten von opportunistischen Infektionen. IRIS tritt vor allem bei Patienten mit sehr schnellem CD4 Anstieg oder bei Patienten mit initial sehr niedrigen CD4-Zahlen auf.

Indikationsstellung

Die Ansichten zum optimalen Therapiebeginn sind nach wie vor geteilt. Eine Behandlungsindikation besteht bei allen symptomatischen Patienten (CDC B und C [11]) oder niedrigen CD4-T-Zellen (Grenze strittig, meist ≤ 350 Zellen/μl, klare Indikation bei < 350 Zellen/μl laut aktueller Leitlinie, bei < 500/μl *sollte* bei zusätzlichen Kriterien, z. B. hohe Plasmavirämie, Wunsch nach Senkung der Infektiosität, chronische Hepatitis B/C-Koinfektion, höheres Lebensalter, rascher Abfall der CD4-Zahl, hohes kardiovaskuläres Risiko, auch Therapie erfolgen). Wegen der Nebenwirkungen und weil eine einmal begonnene Behandlung lebenslang und konsequent fortgeführt werden muss, ist ganz wesentlich, dass der Patient die Entscheidung mitträgt. Eine antiretrovirale Therapie reduziert das Risiko für eine Übertragung des HI-Virus. Wenn die Viruslast stabil < 50 Kopien/ml gesenkt werden kann, ist eine Übertragung sehr unwahrscheinlich.

Korrekte Einnahme der Medikamente

Eine wichtige Aufgabe der Pflegenden ist, die korrekte Medikamenteneinnahme zu gewährleisten. Unregelmäßige Medikamenteneinnahmen können zu Resistenzen führen. Die Pflegenden achten außerdem auf mögliche Nebenwirkungen, leiten den Patienten zur Selbstbeobachtung an und geben alle Beobachtungen an den behandelnden Arzt weiter.

Behandlung der mit HIV/AIDS assoziierten Erkrankungen

Die Behandlung der mit der HIV-Infektion typischerweise assoziierten Erkrankungen entspricht im Wesentlichen den allgemeinen Richtlinien. Vielfach sind allerdings die Therapiemöglichkeiten infolge der Grunderkrankung oder der antiviralen Medikation eingeschränkt.

Alle HIV-Infizierten sollten so früh wie möglich die Standardimpfungen erhalten (➤ 16.1.3), außerdem sollten sie gegen Pneumokokken, Grippe, Hepatitis A und B und evtl. auch Windpocken und Masern geimpft sein (später ist die Immunantwort nur noch unzureichend und sind die meisten Lebendimpfungen nicht mehr möglich). Bei Patienten mit niedrigen CD4-T-Zellen ist außerdem eine Chemoprophylaxe indiziert.

HIV-infizierte Schwangere

Ohne Behandlung wird das HIV in ca. 20–25 % [12] von der Schwangeren auf das Kind weitergegeben. Dieses Risiko kann durch einen geplanten Kaiserschnitt *vor* Einsetzen der Wehen, eine individuelle antiretrovirale (= gegen das HIV gerichtete) Behandlung der Schwangeren, eine antiretrovirale Prophylaxe des Neugeborenen und Verzicht auf Stillen (Infektionsrisiko durch die Muttermilch) auf ca. 1 % reduziert werden.

Mit der Schwangeren werden das Infektionsrisiko, die therapeutischen Möglichkeiten und die Möglichkeit eines Schwangerschaftsabbruchs besprochen. Nach der Geburt muss das Kind länger durch einen Kinderarzt überwacht werden, um festzustellen, ob es infiziert ist oder nicht.

15.4.5 Pflege von HIV-Infizierten

Notwendige Hygiene- und Desinfektionsmaßnahmen ➤ 15.4.6

Die Pflege von HIV-Positiven und AIDS-Kranken stellt hohe Anforderungen an die Pflegenden. Sie werden mit den Themen Sexualität und Sucht sowie evtl. anderen Lebensformen oder kulturellen Unterschieden konfrontiert. Die zentralen Fragen der meisten AIDS-Kranken (Wie stark wird mich die Krankheit einschränken? Wie lange kann ich mit ihr leben?) fordern alle Mitglieder des therapeutischen Teams.

Die pflegerischen Maßnahmen orientieren sich daran, ob der Patient Symptome der Kategorie A, B oder C aufweist (➤ 15.4.1) und den damit verbundenen individuellen Pflegeproblemen.

Heutzutage werden HIV-Positive häufig ambulant in Schwerpunktzentren betreut. Verschlechtern sich die Symptome, erhalten die Betroffenen Unterstützung durch ambulante Pflegedienste. Ziel ist es, dem Kranken möglichst lange ein „normales" Leben in seiner gewohnten Umgebung zu ermöglichen. Bringt die Erkrankung trotz aller Bemühungen das Lebensende nahe und ist die Versorgung daheim nicht mehr zu leisten, bieten Hospize eine umfassende pflegerische, ärztliche und psychosoziale Betreuung, um ein Sterben in Würde zu ermöglichen (➤ Kap. 13).

Kommunikation

Die Mehrzahl der Betroffenen in Deutschland infiziert sich im Alter zwischen 20 und 50 Jahren. Das Wissen um die – unheilbare – HIV-Infektion bedeutet, dass der gesamte Lebensentwurf (Beruf, Familie) infrage gestellt wird. Dank der mittlerweile zur Verfügung stehenden Arzneimittel bedeutet eine HIV-Infektion in den Industrieländern für die meisten Patienten nicht mehr wie früher einen nahen Tod. Es handelt sich vielmehr meist um eine chronische Erkrankung, die jedoch viele existenzielle Fragen mit sich bringt. Die Betroffenen haben Angst vor Verschlechterungen, Medikamentennebenwirkungen und gesellschaftlicher Isolierung, wenn die Krankheit nach außen hin deutlich wird. Evtl. muss der Betroffene zum Zeitpunkt der Diagnose seinen Verwandten oder seinem Partner erst einmal gestehen, dass er homosexuell oder bisexuell ist („Outing"). Die Angehörigen fühlen sich oft betrogen und/oder ziehen sich zurück. Hinzu kommt die Angst des Partners, sich möglicherweise durch ungeschützten Geschlechtsverkehr infiziert zu haben. Wurde der Partner bereits infiziert, führen Schuldgefühle einerseits und Zorn andererseits zu einer schweren Beziehungskrise.

Bei all diesen sehr belastenden Facetten der Erkrankung ist die Unterstützung und Gesprächsbereitschaft von Seiten des therapeutischen Teams ganz wichtig. Eine große Hilfe können für den Patienten ambulante Dienste, Selbsthilfegruppen, Psychologen und Seelsorger sein, die den Betroffenen auch außerhalb der Klinik zur Seite stehen.

Bei Patienten mit Migrationshintergrund, die die Krankheit aus anderen Ländern (häufig Afrika) „importieren" und oft wegen bereits bestehender Sekundärerkrankungen in die Klinik eingewiesen werden, kann die Kommunikation aufgrund von Sprachproblemen erschwert sein. Diese Patienten psychisch zu unterstützen, ist für die Pflegenden oft kaum zu leisten. Wenn möglich, werden mit Einverständnis des Patienten Landsleute zum Übersetzen hinzugezogen, um Fragen des Patienten zu klären bzw. ihn über die Therapie und die Bedeutung der korrekten Medikamenteneinnahme zu informieren.

Haut

- Zur Vorbeugung von Infektionen wird die oft sehr trockene Haut der Patienten sorgfältig gepflegt, z. B. mit Ölbädern und durch Eincremen mit W/O-Emulsionen. Eine gründliche Intimtoilette und sorgfältiges Abtrocknen sind wichtig, um z. B. Pilzinfektionen zu vermeiden
- Die Pflegenden führen täglich eine sorgfältige Hautbeobachtung durch. Sie informieren den Patienten, damit er Hautveränderungen, denen er unter Umständen keine Bedeutung beimisst, entsprechend beurteilen kann. Dazu gehören z. B. auch kleinere juckende Hautrötungen, die möglicherweise durch eine Hautpilzinfektion bedingt sind, oder kleine Bläschen oder Schleimhautgeschwüre (auch im Genitoanalbereich), die etwa auf einen Herpes simplex hinweisen können

- Eine gewissenhafte Mundpflege beugt Schleimhautinfektionen (z. B. Mundsoor, ➢ 15.4.2) vor. Die Pflegenden inspizieren die Mundhöhle sorgfältig (weißliche Beläge?). Sie leiten den Patienten zur Selbstbeobachtung an und klären ihn auf, dass er den Mund nach jeder Mahlzeit spülen soll bzw. unterstützen ihn dabei, damit keine Speisereste im Mund und Rachenraum verbleiben, die ein Bakterienwachstum begünstigen
- Wegen der Blutungs- und der damit verbundenen Infektionsgefahr achten Patient und Pflegende darauf, Verletzungen z. B. durch zu harte Zahnbürsten oder Rasierklingen zu vermeiden.

Körpertemperatur

Zur Früherkennung von Infektionen führen die Pflegenden regelmäßige Temperaturkontrollen durch.

Ernährung

- Die Ernährung sollte vitamin-, eiweiß- und kalorienreich sein, dabei aber nicht zu scharf oder zu süß (begünstigt den Pilzbefall). Bei kachektischen Patienten können Kompromisse nötig sein, um eine weitere Auszehrung zu vermeiden
- Die Pflegenden berücksichtigen besondere Vorlieben oder Abneigungen des Patienten, indem sie ihm Wunschkost oder ein Mitbringen von Speisen durch Angehörige ermöglichen
- Haben die Patienten z. B. infolge einer Soor-Ösophagitis (➢ 16.8.3) Probleme beim Essen, kann passierte oder flüssige Kost helfen
- Mehrere kleine Mahlzeiten werden in aller Regel besser vertragen als wenige große. Daher bieten die Pflegenden dem Patienten Zwischenmahlzeiten an
- Sollte ein Patient trotz dieser Maßnahmen weiter abmagern, erörtern die Pflegenden in Absprache mit dem Arzt die zusätzliche Gabe von hochkalorischer Trinknahrung (➢ 1.5.3)
- Regelmäßige Gewichtskontrollen sind bei allen Patienten erforderlich
- Generell achten die Pflegenden auf eine ausreichende Flüssigkeits- und Elektrolytzufuhr, da der Flüssigkeits- und Elektrolytbedarf durch Durchfälle, Erbrechen und Fieber höher ist als beim Gesunden.

Ausscheiden

Ist der Allgemeinzustand stark beeinträchtigt, brauchen die Patienten evtl. einen Nachtstuhl am Bett. Häufig haben gerade jüngere Patienten mit Diarrhö Hemmungen, um Hilfe zu bitten. Die Pflegenden beobachten das Stuhlverhalten (Obstipation? Diarrhö?), um Veränderungen (ggf. durch Medikamentennebenwirkungen) rechtzeitig zu erkennen und nach Rücksprache mit dem Arzt behandeln zu können.

Patientenberatung

Im Rahmen der Prävention ist es Aufgabe der Pflegenden, ergänzend zur Aufklärung durch den Arzt, das Verständnis des HIV-Kranken für seine Erkrankung zu fördern, sodass eine Übertragung des Virus auf andere Personen ausgeschlossen wird. Sie informieren über Übertragungswege, über „Safer Sex" und über weitere infektionsvermeidende Verhaltensregeln. Sie verweisen auf Kontaktadressen wie die Deutsche AIDS-Hilfe sowie auf Internetadressen und Beratungsstellen, über die eine Vielzahl von Veröffentlichungen in verschiedenen Sprachen erhältlich ist.

Zur Beratung gehört auch die Information zur Bedeutung einer korrekten Medikamenteneinnahme (trotz ihrer Nebenwirkungen), da sonst eine Resistenzentwicklung droht. Bei einem Teil der Präparate sind spezielle Einnahmerichtlinien zu beachten (vor oder nach dem Essen, nur mit Wasser oder zu einer leichten, fettfreien Mahlzeit). Dies erfordert eine hohe Compliance des Patienten, ist jedoch entscheidend für den Therapieerfolg.

Rehabilitation

Durch die verbesserte medikamentöse Therapie ist die Prognose von HIV-Positiven heute deutlich günstiger als noch vor einigen Jahren. Im Mittelpunkt der rehabilitativen Maßnahmen stehen die Stärkung des Betroffenen für sein Leben mit der Erkrankung und die Anleitung, wie er selbst zu einer möglichst günstigen Prognose beitragen kann [13].

Aufgrund ihrer Krankheit können manche HIV-Infizierte und AIDS-Kranke ihrer Arbeit nicht mehr wie früher nachgehen. Deshalb kann auch der Kampf um die soziale Sicherheit des Patienten Aufgabe der Pflegenden – zusammen mit Ärzten und sozialen Diensten – sein. Fragen nach dem finanziellen Unterhalt sind zu regeln, ggf. ein Rentenantrag zu stellen oder ein Schwerbehindertenausweis zu beantragen. Die Pflegenden organisieren bei Bedarf die ambulante Betreuung/Krankenpflege und stellen auf Wunsch Kontakte zu Selbsthilfegruppen her.

15.4.6 Prävention

Eine Impfung gegen HIV ist bisher nicht in Sicht, eine Vorbeugung also nur durch Meiden erregerhaltiger Sekrete möglich (➢ Abb. 15.9). Kernpunkte sind das Benutzen von Kondomen bei Geschlechtsverkehr mit nicht sicher HIV-negativen Partnern („Safer Sex"), kein Teilen von Injektionsbestecken bei i. v.-Drogen-Abusus sowie im medizinischen Bereich die Einhaltung der einschlägigen Hygiene- und Desinfektionsmaßnahmen und die sorgfältige Herstellung und möglichst sparsame Anwendung von Blutprodukten (➢ 11.4.1).

Hygiene- und Desinfektionsmaßnahmen

Die erforderlichen Hygiene- und Desinfektionsmaßnahmen entsprechen denen anderer Erkrankungen, die durch Blut oder andere Körperflüssigkeiten übertragbar sind. Wie bei jedem Patienten werden die üblichen Hygiene- und Vorsichtsmaßnahmen, etwa Händereinigung und -desinfektion, eingehalten. Dementsprechend gilt:

- Unterbringung in einem Einzelzimmer ist nicht erforderlich. Ausnahmen sind z. B. gleichzeitig bestehende andere Infektionen, die eine Isolierung erfordern (z. B. Tuberkulose), oder eine hochgradige Abwehrschwäche des Patienten mit Notwendigkeit einer Umkehrisolation

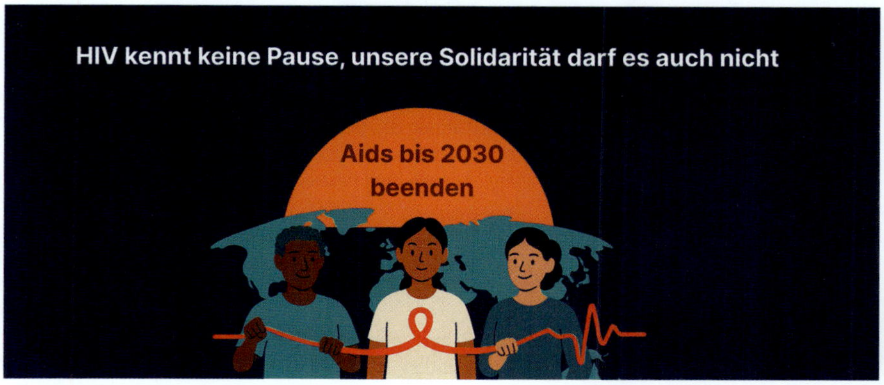

Abb. 15.9 Aktuelle AIDS-Kampagne, die darauf aufmerksam macht, dass der Kampf gegen AIDS trotz aller Fortschritte noch nicht zu Ende ist und weiterhin der Unterstützung bedarf. [W1392]

- Über das Übliche hinausgehende Desinfektionsmaßnahmen sind nicht generell notwendig, können aber insbesondere bei AIDS durch die Begleiterkrankungen, etwa einen infektiösen Durchfall, erforderlich sein (➤ 16.5.7). Das Geschirr Infizierter gilt als nicht ansteckend, die Wäsche nur, wenn sie mit virushaltigem Material in direkten Kontakt gekommen ist
- Wenn irgend möglich, sollte Einmalmaterial bevorzugt werden, Alternative ist die streng patientenbezogene Verwendung medizinischer Geräte.

Expositionsprophylaxe in der Pflege

Angemessenes Verhalten

Natürlich achten Pflegende im Umgang mit HIV-Infizierten darauf, sich nicht anzustecken. Dazu gehört das Einhalten aller zum Selbstschutz erforderlichen Maßnahmen. Übertrieben ängstliches Verhalten (z. B. permanentes Tragen von Handschuhen) trägt allerdings nicht weiter zum Selbstschutz bei, sondern belastet nur die Beziehung zum Betroffenen.

Das Risiko, sich durch die Pflege mit dem HI-Virus zu infizieren, ist insgesamt gering, zuverlässige Zahlen gibt es allerdings nicht. Häufigste Ursache von HIV-Infektionen im Pflegebereich sind wohl versehentliche Nadelstichverletzungen (➤ 16.1.4), gefolgt von Infektionen über die Schleimhäute bzw. über rissige Haut.

Trotzdem müssen Pflegende – und Ärzte – im Umgang mit HIV-Infizierten die gleichen Vorsichtsmaßnahmen treffen wie bei Patienten mit Hepatitis B, die ja ebenfalls über Blut-zu-Blut-Kontakt und sexuellen Kontakt übertragen wird.

Für die Pflege bedeutet dies:

- Bei möglicher Kontamination mit erregerhaltigem Material (auch bei der Körperpflege) Latex-Handschuhe benutzen und regelmäßig Hände desinfizieren. Einmal-Handschuhe aus anderem Material bieten keinen ausreichenden Schutz. Schutzkittel sind z. B. bei sehr großen Wundflächen oder massiven Durchfällen erforderlich, ein (mehrlagiger) Mund-Nasen-Schutz und Schutzbrille bei Bildung virushaltiger Aerosole (z. B. bei Absaugen, Bronchoskopie, Intubation, transurethraler Katheterisierung) [14]
- Material, das mit erregerhaltigen Körpersekreten in Berührung gekommen ist, als infektiösen Müll entsorgen (➤ 16.1.8). Verschüttetes Blut – oder andere Körperausscheidungen – aufwischen und die Fläche anschließend desinfizieren (hausinterne Richtlinien beachten)
- Sich so zu verhalten, dass das Verletzungsrisiko durch benutzte Skalpelle, Infusionsbestecke, Kanülen etc. minimiert wird (➤ 1.4.2, ➤ 16.1.4); Nutzung von verletzungssicheren Kanülen und Instrumenten
- Die Hände regelmäßig mit Hautpflegemitteln eincremen, um rissiger Haut vorzubeugen. Hautrisse sind potenzielle Eintrittspforten. Schließt eine Pflegetätigkeit den Kontakt mit erregerhaltigem Material mit ein und liegen Verletzungen an den Händen vor, sollte die Maßnahme von einer anderen Pflegekraft übernommen werden
- Vor jeder Untersuchung das durchführende Personal über die Infektionsgefahr informieren
- Laborproben als „infektiös" kennzeichnen (je nach Vorschriften des Hauses). Transport- und Versandgefäße für Blut und andere Proben (z. B. Urin) mit Warnaufklebern versehen und möglichst doppelt verpacken. Auch auf dem Begleitschein das erhöhte Risiko vermerken
- Für funktionsfähige Beatmungsgeräte (inkl. Zubehör wie z. B. Masken) sorgen, um eine Mund-zu-Mund-Beatmung zu vermeiden.

Maßnahmen bei Nadelstichverletzungen ➤ 16.1.4

Medikamentöse Postexpositionsprophylaxe (PEP)

Trotz aller Vorsicht kann es zu einer Exposition mit HIV kommen. Bei einer möglichen, wahrscheinlichen oder gar sicheren HIV-Exposition schätzt der Arzt das Risiko einer HIV-Infektion ab. Bei erhöhtem Risiko wird eine mehrwöchige Gabe antiretroviraler Medikamente baldmöglichst nach der Exposition zur Senkung des Infektionsrisikos empfohlen und der Betroffene über mehrere Monate ärztlich kontrolliert (Details ➤ 16.1.4).

Vorgehen bei akzidentieller Kontamination [12]:

- Bei Nadelstichverletzung spontanen Blutfluss nicht unterbinden, Hautdesinfektion, bei Schleimhautkontakt Spülung mit Wasser
- Unfallaufnahme durch D-Arzt obligat!
- HIV-AK-Testung der 4. Generation + Hepatitis B und C-Serologie sofort, nach 6 und 12 Wochen
- Übertragungsrisiko bei Nadelstichverletzungen: Hepatitis B 6–30 %, Hepatitis C 1 %, HIV ca. 0,3 %
- Ggf. Start der Postexpositionsprophylaxe (innerhalb von 2 h) mit 3er Kombination aus 2 Nukleosidanaloga + 1 Integraseinhibitor für 4 Wochen → Infektionsrisiko damit um 80 % reduziert, Standard: Isentress + Truvada.

Literatur und Kontaktadressen

LITERATURNACHWEIS

1. Robert Koch-Institut: Gesundheitsberichterstattung des Bundes. 2025. www.rki.de/DE/Content/Gesundheitsmonitoring/Gesundheitsberichterstattung/Themen/Umwelt/Allergien/allergien_node.html (letzter Zugriff: 26.11.2025).
2. AWMF: Leitlinie zu Akuttherapie und Management der Anaphylaxie – Update 2021. https://register.awmf.org/assets/guidelines/061-025l_S2k_Akuttherapie-Management-Anaphylaxie_2021-10.pdf (letzter Zugriff: 20.12.2025).
3. AWMF: S3-Leitlinie Allergieprävention. 2022. https://register.awmf.org/assets/guidelines/061-016l_S3_Allergiepraevention_2022-11.pdf (letzter Zugriff: 26.11.2025).
4. AWMF: S2k-Leitlinie Diagnose und Therapie der Bienen- und Wespengiftallergie. 2023. https://register.awmf.org/assets/guidelines/061-020l_S2k_Diagnose-Therapie-Bienengiftallergie-Wespengiftallergie_2024-08.pdf (letzter Zugriff: 26.11.2025).
5. AWMF: S3-Leitlinie Klassifikation, Diagnostik und Therapie der Urtikaria. 2022. https://register.awmf.org/assets/guidelines/013-028l_S3_Klassifikation-Diagnostik-Therapie-Urtikaria_2022-04.pdf (letzter Zugriff: 26.11.2025).
6. AWMF: S3-Leitlinie Diagnostik auf Vorliegen eines primären Immundefekts. 2025. https://register.awmf.org/assets/guidelines/189-003l_S3_Diagnostik-Vorliegen-eines-primaeren-Immundefekts_2025-07.pdf (letzter Zugriff: 26.11.2025).
7. Robert Koch-Institut: Epidemiologisches Bulletin. 40/2024. www.rki.de/DE/Aktuelles/Publikationen/Epidemiologisches-Bulletin/2024/40_24.pdf?__blob=publicationFile&v=6 (letzter Zugriff: 26.11.2025).
8. Robert Koch-Institut: HIV-Infektion/AIDS. 2022. www.rki.de/DE/Aktuelles/Publikationen/RKI-Ratgeber/Ratgeber/Ratgeber_HIV_AIDS.html (letzter Zugriff: 26.11.2025).
9. Hoffmann, C.; Rockstroh, J. K. (Hrsg.): HIV 2022/2022. Medizin Fokus Verlag, Hamburg 2022. www.hivbuch.de/wp-content/uploads/2020/11/HIV2022-23_online.pdf (letzter Zugriff: 26.11.2025).
10. Deutsch-Österreichische Leitlinien zur Therapie und Prophylaxe opportunistischer Infektionen bei HIV-infizierten erwachsenen Patienten. https://daignet.de/site-content/hiv-leitlinien/leitlinien-1/LL%20OI%202014-2.pdf (letzter Zugriff: 26.11.2025).
11. Deutsch-Österreichische Leitlinien zur antiretroviralen Therapie der HIV-1-Infektion. 2025. https://daignet.de/media/filer_public/14/32/14325193-e93b-4e5d-98cf-eb80639821d8/daig_oeag_art_ll_055-001_final.pdf (letzter Zugriff: 26.11.2025).
12. Deutsch-Österreichische Leitlinie zur medikamentösen Postexpositionsprophylaxe (PEP) nach HIV-Exposition. 2022. https://daignet.de/media/filer_public/b3/06/b3069886-797c-4407-a605-d99f52480b07/deutsch-oesterreichische_leitlinien_zur_postexpositionellen_prophylaxe_der_hiv-infektion.pdf (letzter Zugriff: 26.11.2025).
13. Wierz, V.: HIV und Aids: Paradigmenwechsel in der Pflege. In: Heilberufe 9/2008, S. 11–12.
14. RKI-Ratgeber HIV/AIDS 24/2022. https://edoc.rki.de/bitstream/handle/176904/9821/EB-24-2022-RKI-Ratgeber%20HIV-AIDS.pdf?sequence=1&isAllowed=y (letzter Zugriff: 26.11.2025).

KONTAKTADRESSEN

Deutscher Allergie- und Asthmabund e. V. (DAAB), An der Eickesmühle 15–19, 41238 Mönchengladbach, Tel.: 0 21 66/64 78 820, www.daab.de

Deutsche AIDS-Hilfe e. V. (DAH), Wilhelmstraße 138, 10963 Berlin, Tel.: 0 30/6 90 08 70, www.aidshilfe.de

Bundesinstitut für Öffentliche Gesundheit (BIÖG), Maarweg 149–161, 50825 Köln, Tel.: 02 21/8 99 20, www.bioeg.de

KAPITEL

16 Pflege von Menschen mit Infektionskrankheiten

Pflegesituation „Unkraut vergeht nicht" 594

16.1 Pflege bei Infektionskrankheiten 595
16.1.1 Betroffene Menschen 595
16.1.2 Prävention von Infektionen: Überblick 596
16.1.3 Infektionsprophylaxe: Impfprophylaxe 596
16.1.4 Prophylaxe einer Infektion durch Nadelstichverletzungen 597
16.1.5 Rehabilitation 600
16.1.6 Patientenberatung 600
16.1.7 Beobachten, Beurteilen und Intervenieren 600
16.1.8 Maßnahmen zur Verhinderung der Keimverbreitung 601
16.1.9 Pflege von Patienten mit Infektionen durch multiresistente Erreger 604

16.2 Grundbegriffe der klinischen Infektionslehre 607
16.2.1 Infektion – Infektionskrankheit 607
16.2.2 Infektionsquellen und Übertragungswege 608
16.2.3 Ablauf einer Infektionskrankheit 609

16.3 Hauptbeschwerden und Leitbefunde bei Infektionskrankheiten 609
16.3.1 Fieber 609
16.3.2 Hauterscheinungen 611
16.3.3 Lymphknotenschwellung 611

16.4 Der Weg zur Diagnose bei Infektionskrankheiten 611
16.4.1 Anamnese und körperliche Untersuchung 611
16.4.2 Blutuntersuchungen bei Infektionen: Überblick 611
16.4.3 Direkter Erregernachweis 612
16.4.4 Indirekter Erregernachweis: Serologische Blutuntersuchungen 614
16.4.5 Diagnostisches Vorgehen bei Fieber unklarer Genese 614

16.5 Bakterielle Infektionen 615
16.5.1 Eigenschaften von Bakterien 615
16.5.2 Behandlung bakterieller Infektionen 616
16.5.3 Erkrankungen durch Staphylokokken 618
16.5.4 Erkrankungen durch Streptokokken 619
16.5.5 Erkrankungen durch Enterokokken 621
16.5.6 Erkrankungen durch Meningokokken und Gonokokken 621
16.5.7 Infektiöse Diarrhöen durch Salmonellen, Shigellen und andere Erreger 622
16.5.8 Typhus und Paratyphus 625
16.5.9 Erkrankungen durch Yersinien 626
16.5.10 Erkrankungen durch andere Enterobakterien 626
16.5.11 Erkrankungen durch Pseudomonaden: Pseudomonas aeruginosa 627
16.5.12 Erkrankungen durch Legionellen 627
16.5.13 Erkrankungen durch Brucellen 628
16.5.14 Erkrankungen durch Vibrionen: Cholera 628
16.5.15 Erkrankungen durch Haemophilus 629
16.5.16 Erkrankungen durch Bordetellen: Keuchhusten 629
16.5.17 Erkrankungen durch Korynebakterien: Diphtherie . . 630
16.5.18 Erkrankungen durch Listerien: Listeriose 630
16.5.19 Erkrankungen durch Sporenbildner: Tetanus, Milzbrand, Gasbrand und Botulismus 631
16.5.20 Erkrankungen durch Mykobakterien 632
16.5.21 Erkrankungen durch Spirochäten 632
16.5.22 Erkrankungen durch Mykoplasmen 634
16.5.23 Erkrankungen durch Chlamydien, Coxiellen und Rickettsien 634

16.6 Virale Infektionen 635
16.6.1 Eigenschaften von Viren 635
16.6.2 Herpesvirus-Infektionen: Übersicht 637
16.6.3 Herpes-simplex-Infektionen 637
16.6.4 Varicella-Zoster-Virus-Infektionen 638
16.6.5 Zytomegalie 640
16.6.6 Infektiöse Mononukleose 641
16.6.7 Erkrankungen durch Picornaviren 642
16.6.8 Erkrankungen durch Paramyxoviren: Übersicht 642
16.6.9 Masern 642
16.6.10 Mumps 643
16.6.11 Röteln 644
16.6.12 Erkrankungen durch Flavi-Viren: FSME, Gelbfieber und hämorrhagische Fieber 644
16.6.13 Erkrankungen durch Hanta-Viren 645
16.6.14 Tollwut 645
16.6.15 Coronaviren 646

16.7 Prionenkrankheiten: Creutzfeldt-Jakob-Krankheit 648

16.8 Infektionen durch Pilze (Mykosen) 649
16.8.1 Eigenschaften von Pilzen 649
16.8.2 Dermatomykosen 651
16.8.3 Candidose 652
16.8.4 Systemmykosen 653

16.9 Infektionen durch Protozoen 654
16.9.1 Malaria 654
16.9.2 Toxoplasmose 656
16.9.3 Amöbiasis 656
16.9.4 Weitere Protozoenerkrankungen 657

16.10 Erkrankungen durch Würmer 658
16.10.1 Erkrankungen durch Bandwürmer 658
16.10.2 Erkrankungen durch Saugwürmer 661
16.10.3 Erkrankungen durch Rundwürmer 661
16.10.4 Weitere Wurmerkrankungen 663

16.11 Erkrankungen durch Arthropoden 664
16.11.1 Erkrankungen durch Milben 664
16.11.2 Erkrankungen durch Läuse 665

16.12 Sepsis 666

16.13 ZNS-Infektionen 668
16.13.1 Meningitis 668
16.13.2 Enzephalitis 669

16.14 Tropenkrankheiten 670

16.15 Meldepflicht bei Infektionskrankheiten 671

Literatur und Kontaktadressen 672

16

Pflegesituation

Hintergrund zur Pflegesituation

Pflegerisches Setting: stationäre Langzeitpflege
Patientin: Frau Alfa Svenson, 94 Jahre
Diagnose: Keuchhusten (Pertussis)

Unkraut vergeht nicht

Pflegefachmann Viktor Majowski arbeitet seit mehr als zehn Jahren in der Seniorenresidenz „St. Monika am Sonnenhügel“. Er macht seine Arbeit gern und hat zu den Bewohnerinnen und Bewohnern seines Wohnbereichs ein herzliches Verhältnis. Vor allem zu Alfa Svenson, einer 94-jährigen Dame aus Schweden, da die beiden eine gemeinsame Leidenschaft teilen: das Sammeln von Postkarten.

Seit ein paar Tagen wird Viktor von der Auszubildenden Nieva Flores begleitet. Nieva ist im ersten Ausbildungsjahr und erst vor fünf Monaten von den Philippinen nach Deutschland gekommen. Mit der Sprache hat sie noch etwas Probleme, aber diese werden von Tag zu Tag geringer.

Frau Svenson war im letzten Monat einige Tage im Krankenhaus, da ihr Herzschrittmacher überprüft und neu eingestellt werden musste. Nach ihrer Rückkehr war sie guter Dinge und nahm wie immer an den Aktivitäten in der Seniorenresidenz teil. Doch nach ein paar Tagen zeigte Frau Svenson Symptome einer leichten Erkältung: Husten und einen leichten Schnupfen. Viktor machte sich Sorgen und fragte, ob er den Arzt informieren solle, aber Frau Svenson winkte ab. *„Unkraut vergeht nicht, mein Guter, und da muss schon mehr kommen als so ein kleiner Husten.“* Im Verlauf der nächsten zwei Wochen wurde der Husten jedoch schlimmer. Frau Svenson hat nun häufig Hustenanfälle, vor allem in der Nacht. Dabei zeigt sie einen stakkatoartigen Husten und eine Zyanose. Am Ende des Hustenanfalls muss sie häufig glasigen Schleim auswürgen, teilweise erbricht sie dabei. Sie ist durch diese Hustenanfälle geschwächt und verlässt das Bett nicht mehr.

Schließlich informiert Viktor Frau Svensons Hausärztin, Dr. Ergün, die noch am selben Tag zu einem Hausbesuch in die Seniorenresidenz kommt. *„Mensch, Frau Svenson, was machen Sie denn für Sachen? Ich dachte, wir feiern Ihren hundertsten Geburtstag zusammen. Wie geht es Ihnen denn?“*, fragt Dr. Ergün, während sie bei Frau Svenson Blut abnimmt. *„Ach, Liebes, so ein Husten kriegt mich doch nicht klein. Aber dieser hier ist besonders hartnäckig!“* Frau Svenson bekommt einen weiteren Hustenanfall und würgt dabei glasigen Schleim aus. Dr. Ergün hört die Lunge ab und fragt: *„Darf ich von dem Schleim eine Probe nehmen? Und wissen Sie zufällig, ob Sie gegen Keuchhusten geimpft worden sind?“* Frau Svenson lacht. *„Mädchen, meine letzte Impfung war in den Siebzigern. Und nehmen Sie so viel Schleim, wie Sie wollen. Da, wo der herkommt, gibt es bestimmt noch mehr.“* Dr. Ergün lächelt und schüttelt den Kopf. *„Sie sind eine Kämpfernatur. Ich schreibe Ihnen etwas auf und schaue in ein paar Tagen wieder nach Ihnen.“*

Nachdem Sie sich von Frau Svenson verabschiedet hat, macht Dr. Ergün eine Übergabe an Viktor Majowski: *„Ich gehe davon aus, dass Frau Svenson unter Keuchhusten leidet. Dieser ist hoch ansteckend, daher ist es wichtig, dass sie für die Dauer der Behandlung isoliert wird. Ich schreibe ein Antibiotikum auf, das die Erreger abtötet und hoffentlich die weitere Ausbreitung verhindert. Sie muss mindestens eine Woche nach Beginn der Antibiotikatherapie isoliert bleiben. Ich melde mich, sobald ich die Ergebnisse der Sputumprobe habe.“* Viktor nickt. *„Ich werde sofort alles in die Wege leiten. Danke, Frau Dr. Ergün.“*

Viktor informiert Nieva, dass sie sofort alles für die Isolation Erforderliche vorbereiten. Nieva ist irritiert und fragt Viktor, was genau damit gemeint sei, wenn man jemanden Isoliert. *„Das bedeutet, dass eine Bewohnerin oder ein Bewohner abgesondert wird, wenn sie oder er eine ansteckende Erkrankung hat, um zu vermeiden, dass sich andere Menschen anstecken. Die erkrankte Person darf ihr Apartment nicht verlassen, und wir ziehen vor Betreten des Apartments Schutzkleidung an und legen diese ab, bevor wir es wieder verlassen, um die Krankheitserreger nicht aus dem Zimmer zu tragen. So schützen wir uns, die Kolleginnen und

Kollegen und die anderen Bewohnerinnen und Bewohner." Nieva betrachtet die Schutzkleidung interessiert. *„Wird Frau Svenson denn wieder gesund?"*, fragt sie. Viktor schaut sie ernst an: *„Du weißt, was sie immer sagt: ‚Unkraut vergeht nicht.' Das bedeutet, sie kämpft sich durch."*

Lernaufgaben:

1. Beschreiben Sie die Stadien des Keuchhustens und nennen Sie das Stadium, in dem sich Frau Svenson akut befindet.
2. Nennen Sie die Maßnahmen, die Dr. Ergün ergriffen hat, um die Diagnose Keuchhusten zu bestätigen.
3. Stellen Sie dar, welche pflegerischen Maßnahmen Viktor Majowski und Nieva Flores bei Frau Svenson nun durchführen.
4. Nieva beliest sich über die Erkrankung Keuchhusten und stößt auf den Begriff Schutzimpfung. Sie bittet Sie als ihre Kollegin/ihr Kollege, ihr den Unterschied zwischen aktiver und passiver Immunisierung zu erläutern.
5. Nieva möchte auch wissen, was das Infektionsschutzgesetz ist und ob Keuchhusten eine meldepflichtige Erkrankung ist. Erklären Sie ihr, was es mit dem Infektionsschutzgesetz auf sich hat und wie es sich mit der Meldepflicht bei Keuchhusten verhält.
6. Viktor bittet Sie außerdem, Nieva die Standardhygienemaßnahmen bei Erregern, die durch Körperflüssigkeiten übertragen werden, zu erläutern.

DEFINITION

Mikrobiologie, Virologie und Infektionsepidemiologie: Medizinisches Fachgebiet, das die Labordiagnostik, die Aufklärung epidemiologischer Zusammenhänge und Ursachen sowie die Prävention und Bekämpfung von Infektionskrankheiten zum Gegenstand hat.
Infektiologie: Fachgebiet der Medizin (Zusatzbezeichnung), das sich mit Vorbeugung, Diagnostik und konservativer Therapie erregerbedingter Erkrankungen befasst.
Tropenmedizin: Fachgebiet der Medizin (Zusatzbezeichnung), das sich mit den in den Tropen aufgrund der dortigen Lebensumstände, Umweltbedingungen oder Krankheitserreger gehäuft auftretenden Gesundheitsstörungen und Erkrankungen beschäftigt.

Infektionskrankheiten können viele Organe oder (fast) nur eines betreffen. Sie werden entsprechend in diesem Kapitel oder, bei organspezifischen Infektionen, im jeweiligen Organkapitel dargestellt.

16.1 Pflege bei Infektionskrankheiten

Je nach Art der Infektion können Menschen mit Infektionskrankheiten Pflegenden in allen internistischen Abteilungen begegnen. Eher selten werden Patienten wegen einer Infektionskrankheit ins Krankenhaus eingewiesen (z. B. bei schwerem Verlauf oder wenn eine Isolierung erforderlich ist), meistens werden sie ambulant behandelt. Oft entwickeln sich Infektionskrankheiten erst im Laufe des Krankenhausaufenthaltes wegen anderer Erkrankungen (Nosokomialinfektionen ➤ 16.2.1).

Hauptaufgabengebiete der Pflegenden sind:

- Sorgfältige Patientenbeobachtung zur Beurteilung des Krankheitsverlaufs
- Anwendung von Hygienemaßnahmen zur Verhinderung der Erregerausbreitung und zum Selbstschutz
- Durchführung symptomenbezogener Pflegemaßnahmen z. B. bei Fieber oder Durchfall.

16.1.1 Betroffene Menschen

Je nach zugrunde liegendem Erreger klagen die Betroffenen über unterschiedliche Symptome. Viele Patienten haben Fieber und fühlen sich abgeschlagen, hinzu treten Organbeschwerden wie etwa Erbrechen oder Durchfälle.

Manche Patienten empfinden die Vorstellung, dass sich Keime in ihrem Körper befinden, als unangenehm. Insbesondere wenn die Erkrankung zu Beeinträchtigungen der äußeren Erscheinung (z. B. infizierte Hautwunden) oder unangenehmen Gerüchen (etwa bei Durchfällen) führt oder in der Bevölkerung fälschlicherweise mit Unsauberkeit verbunden oder stigmatisiert wird (z. B. Kopfläuse), fühlen sich Betroffene in gewisser Weise „verunreinigt".

Hinzu kann die Angst vor Ansteckung der Umgebung kommen. Erkrankte grenzen sich möglicherweise selbst aus, werden ausgegrenzt oder müssen zum Schutz vor Verbreitung des Erregers isoliert liegen.

Altersgruppen und Begleiterkrankungen

Infektionserkrankungen betreffen Menschen jeden Alters:

- Kleinkinder haben sehr häufig Infektionen als Zeichen der normalen Auseinandersetzung ihres Immunsystems mit den Erregern der Umwelt. Meist handelt es sich dabei um „banale" Infektionen wie z. B. Viruserkrankungen der Atemwege. Begleit- oder ursächliche Erkrankungen sind insgesamt selten und geben sich in aller Regel durch besonders schwere Infektionen, Infektionen durch atypische Erreger oder Infektionen immer des gleichen Organs zu erkennen
- Jugendliche, junge Erwachsene und Erwachsene mittleren Alters sind zwar an sich wenig anfällig für Infektionen. Risikoverhalten (z. B. Drogenkonsum) und berufliche Risiken führen aber dazu, dass diese Altersgruppe bei einigen meldepflichtigen Erkrankungen am stärksten vertreten ist
- Bei älteren Menschen lässt die Funktion des Immunsystems meist nach. Dies führt zusammen mit prädisponierenden Erkrankungen des höheren Lebensalters (z. B. Herz- oder Lungenerkrankungen) zu gehäuftem Auftreten von Infektionserkrankungen.

Unabhängig vom Alter haben chronisch Kranke ein erhöhtes Risiko von Infektionskrankheiten, insbesondere wenn sie wegen ihrer Erkrankung abwehrschwächende Arzneimittel einnehmen.

16.1.2 Prävention von Infektionen: Überblick

Infektionskrankheiten werden heutzutage dank der erheblichen Präventions- und Therapieerfolge des letzten Jahrhunderts als deutlich weniger bedrohlich wahrgenommen. Trotzdem sind Infektionskrankheiten nach wie vor nicht nur häufig, sondern teils auch gefährlich. In Zukunft werden sie wahrscheinlich noch an Bedeutung gewinnen durch:

- Die zunehmende Zahl besonders gefährdeter chronisch Kranker und Abwehrgeschwächter
- Resistenzen gegen Antibiotika, z. B. MRSA (➤ 16.1.9)
- Klimaveränderungen, infolge derer sich Erreger in Gebieten „halten", in denen sie bis dahin nicht vorkamen (etwa das West-Nil-Virus in Nordamerika)
- Die Entstehung „neuer" Infektionskrankheiten, z. B. SARS 2002, Influenza A(H1N1) 2009, COVID-19 2019
- Die zunehmende Mobilität der Menschen, durch die Erreger im Extremfall binnen Tagen um den ganzen Erdball reisen können (➤ Abb. 16.1).

Entsprechend wichtig sollte dem Einzelnen wie der Gesellschaft die Prävention von Infektionen sein.

Expositionsprophylaxe

DEFINITION

Expositionsprophylaxe: Vorbeugung von Infektionen durch Vermeidung des Kontakts zu den Infektionserregern.
Exposition: Ausgesetztsein gegenüber einem (möglicherweise krankheitsverursachenden) Einfluss, hier einem Infektionserreger.

Die **Expositionsprophylaxe** soll den Kontakt Nicht-Infizierter mit dem Erreger verhindern:

- Eine konsequente Wasser- und Abwasserhygiene beugt z. B. Typhus und Cholera vor
- Sind Tiere in die Infektionskette eingeschaltet, kann eine Expositionsprophylaxe auch hier ansetzen. So konnte z. B. die Wildtollwut in Deutschland durch Auslegen von Impfstoffködern für Füchse ausgerottet werden. Eine Bekämpfung der Mücken beugt durch Mücken übertragenen Erkrankungen vor
- Händewaschen nach dem Toilettengang und vor der Nahrungszubereitung schützt vor dem Kontakt fäkal-oral übertragener Keime. Die Benutzung von Kondomen oder im medizinischen Bereich das Tragen von Handschuhen bei möglichen Blutkontakten beugt u. a. der Hepatitis B und C vor

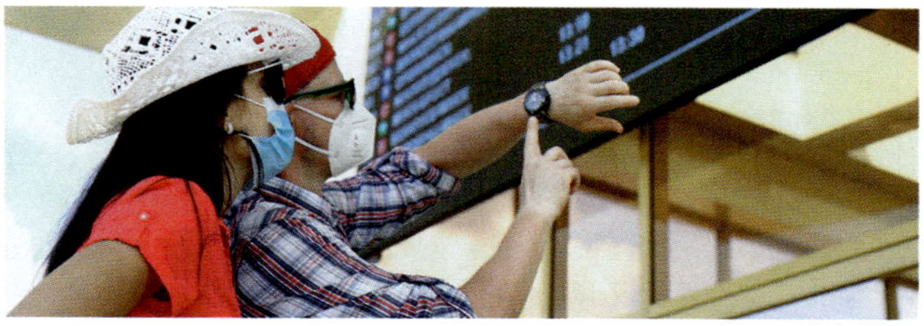

Abb. 16.1 Bei Flugreisen, die um die ganze Welt führen, können Erreger unterschiedlichster Art eingeschleppt werden – einer von mehreren Gründen, weshalb auch hierzulande immer wieder „neue" Infektionen auftreten können. [J787-236]

- Im medizinischen Bereich verhindern die Einhaltung der einschlägigen Hygieneregeln, sorgfältige Desinfektion und Sterilisation sowie aseptisches Arbeiten die Weiterverbreitung von Infektionserregern und dienen somit der Expositionsprophylaxe von Patienten, Besuchern und Personal.

Viele Erreger sind aber allgegenwärtig, sodass ein Kontakt mit ihnen unvermeidlich ist.

Dispositionsprophylaxe

DEFINITION

Dispositionsprophylaxe: Vorbeugung von Infektionen durch Verringerung der Empfänglichkeit eines Individuums für eine Infektion.
Disposition: Anfälligkeit für eine Erkrankung, Krankheitsbereitschaft.

Die **Dispositionsprophylaxe** soll Gesunde weniger empfänglich für Erreger machen:

- Stärkung der Abwehr z. B. durch ausgewogene Ernährung
- **Impfprophylaxe** durch *passive* oder *aktive Immunisierung* (➤ 16.1.3)
- **Chemoprophylaxe,** also die vorbeugende Gabe von Arzneimitteln gegen den Krankheitserreger (Antibiotika, Virostatika, Antimykotika). Selten und nur bei komplikationsreichen Infektionskrankheiten sinnvoll (z. B. Malariaprophylaxe). Schutzwirkung nur während der Arzneimitteleinnahme.

16.1.3 Infektionsprophylaxe: Impfprophylaxe

DEFINITION

Schutzimpfung: Künstliche Immunisierung gegen bestimmte Erreger. Ziel ist der Schutz ohne (ausgeprägte) vorherige Erkrankung oder die Auffrischung der Schutzmechanismen des Immunsystems zur Vorbereitung auf eine potenziell wiederkehrende Infektionsgefahr trotz einer bereits durchgemachten Erkrankung oder vorheriger Impfungen.

Passive Immunisierung

DEFINITION

Passive Immunisierung: Übertragung von spezifischen Antikörpern (Immunglobulinen) gegen bestimmte Erreger oder Toxine. Vermittelt sofortigen, aber zeitlich begrenzten Schutz.

Eine **passive Immunisierung** durch Immunglobulingabe erfolgt, wenn ein *sofortiger* Schutz erforderlich ist, etwa vor einer ungeplanten Reise oder nach stattgehabter Exposition Nicht-Immuner. Bei wenigen Erkrankungen mildern Immunglobuline noch nach Beginn der Erkrankung deren Verlauf. Nachteilig ist die mit 1–3 Monaten kurze Schutzdauer, da der Körper die verabreichten Immunglobuline abbaut.

- Heute werden überwiegend **homologe Seren** verwendet, d. h. *menschliche Immunglobuline.* Das Rest-Infektionsrisiko ist mittlerweile sehr gering. Beispiele sind die Hepatitis-, Röteln-, Tetanus- oder Tollwut-Immunglobuline. Humane **Standardimmunglobuline** enthalten gepoolte (aus vielen Spenden), gereinigte γ-Globuline und somit viele verschiedene Antikörper in eher niedriger Konzentration. Humane **Hyperimmunglobuline** enthalten Antikörper gegen einen bestimmten Erreger in hoher Konzentration

- Selten werden **heterologe Seren** *(tierische Immunglobuline)* gegeben, etwa Diphtherie-Antitoxin. Hier besteht ein relativ hohes Risiko anaphylaktischer Reaktionen
- Gentechnisch hergestellte Antikörper wie Nirsevimab (Beyfortus®) gegen Respiratorisches-Synzytial-Virus-Infektionen bei Neugeborenen und Säuglingen (➤ 16.6.8).

Aktive Immunisierung

DEFINITION

Aktive Immunisierung: Ausbildung einer Immunität durch Verabreichung von

- **Lebendimpfstoffen** (abgeschwächten lebenden Krankheitserregern)
- **Totimpfstoffen** (abgetöteten Krankheitserregern oder antigenen Bestandteilen toter Krankheitserreger) oder
- **Toxoidimpfstoffen** („entschärften" Giftstoffen) oder
- **genbasierten Impfstoffen** (mRNA-, DNA-, Vektorimpfstoffen).

Bei der **aktiven Immunisierung** bildet das Immunsystem des Geimpften selbst (aktiv) Antikörper und Gedächtniszellen gegen die Erreger, ohne dass es zu einer (ausgeprägten) Erkrankung kommt. Die Schutzwirkung setzt erst mit einer Verzögerung von ca. 2–3 Wochen ein, hält aber dafür lange an.

Simultanimpfung und Impfabstände

Simultanimpfung bezeichnet die gleichzeitige aktive und passive Immunisierung gegen einen Erreger. Sie ist dann angezeigt, wenn bei Verdacht auf eine akute Infektion sowohl ein sofortiger als auch ein länger andauernder Schutz erforderlich ist. Damit es nicht zur gegenseitigen Wirkungsbeeinträchtigung von Passiv- und Aktivimpfstoff kommt, werden die beiden Substanzen in separate Spritzen aufgezogen und an verschiedenen Körperstellen injiziert.

Wichtige Beispiele sind die Tetanusprophylaxe bei Verletzungen Ungeimpfter (➤ 16.5.19) oder die Hepatitis-B-Prophylaxe nach Nadelstichverletzung Nicht-Immuner (➤ 8.4.2, ➤ 16.1.4).

Werden Lebendimpfstoffe gegen verschiedene Erkrankungen nicht gleichzeitig verabreicht, muss zu anderen Lebendimpfungen ein **Impfabstand** von mindestens vier Wochen eingehalten werden.

Nebenwirkungen und Kontraindikationen

Die meisten Impfungen sind gut verträglich. Gelegentlich kommt es durch die immunologische Auseinandersetzung als **Impfreaktion** zu leichten Allgemeinbeschwerden (Abgeschlagenheit, Fieber) oder zu Lokalreaktionen (z. B. Reaktionen an der Einstichstelle, geschwollene regionale Lymphknoten). Neben dem eigentlichen Antigen können auch die weiteren Inhaltsstoffe des Impfstoffes zu Nebenwirkungen führen, vor allem Allergien. Bei Lebendimpfungen ist je nach Impfstoff eine **Impfkrankheit** mit in aller Regel leichtem Verlauf möglich (z. B. „Impfmasern").

Ernste Impfnebenwirkungen oder gar bleibende (und meldepflichtige) **Impfschäden** sind sehr selten. Um ihr Auftreten zu minimieren, untersucht der Arzt den Impfling vor der Impfung. Kontraindikationen für Impfungen sind z. B. fieberhafte Erkrankungen (nicht jedoch eine banale Erkältung), eine Allergie gegen Impfstoffbestandteile sowie bei Lebendimpfungen (je nach Impfstoff) Immunsuppression und Schwangerschaft.

Impfschaden

Bei **Beachtung der Kontraindikationen** der jeweiligen Impfung ist das Risiko eines Impfschadens sehr viel geringer als das Risiko eines bleibenden Schadens nach durchgemachter Erkrankung.

Impfempfehlungen

Die *Ständige Impfkommission* **(STIKO)** *am Robert Koch-Institut* gibt jährlich aktualisierte Impfempfehlungen heraus (➤ Tab. 16.1, ➤ Abb. 16.2). Der Nutzen mancher Impfungen für den Einzelnen und/oder die Gesellschaft wird für so hoch erachtet, dass diese **Standardimpfungen** für alle Menschen (der jeweiligen Altersgruppe) empfohlen werden. **Indikationsimpfungen** hingegen sind nur bei Gefährdung (z. B. Fernreisen, Exposition) angezeigt. [1]

16.1.4 Prophylaxe einer Infektion durch Nadelstichverletzungen

Nadelstichverletzung bezeichnet üblicherweise *alle* Stich-, Schnitt- und Kratzverletzungen durch spitze oder scharfe, mit Blut oder anderen Körperflüssigkeiten kontaminierte Instrumente. Nadelstichverletzungen sind bei im Gesundheitswesen Tätigen häufig. Wie häufig, ist allerdings unklar, denn neue Schätzungen (seit dem vorgeschriebenen Einsatz sog. sicherer Instrumente 2007) oder gar genaue Zahlen gibt es nicht.

Die Verletzung als solche ist in aller Regel harmlos. Die Gefahr besteht in der Übertragung von Infektionen, vor allem Hepatitis B, C und HIV. Grober Anhalt für das Übertragungsrisiko bei einer Nadelstichverletzung mit bekannt erregerhaltigem Blut sind ca. 30 % bei Hepatitis B, 3 % bei Hepatitis C und 0,3 % bei HIV. Dieses Basisrisiko wird durch viele Faktoren modifiziert, z. B. Art des Instruments und der Kontamination, Viruskonzentration, Tiefe der Verletzung und Zeitdauer der Exposition. [2]

Berücksichtigt man außerdem die Prävalenz der Infektion (in der Allgemeinbevölkerung), so ist bei vorhandenem Hepatitis-B-Impfschutz in Deutschland die Hepatitis C zahlenmäßig am bedeutendsten. Hier liegt das Infektionsrisiko bei einer Nadelstichverletzung mit Blut unbekannter Infektiosität bei ca. 1 : 6 500. Das Risiko einer HIV-Infektion liegt bei ungefähr 1 : 380 000.

Erstmaßnahmen bei Nadelstichverletzungen

Bei einer Verletzung mit einem gebrauchten Instrument oder bei Blut- oder Sekretspritzern ins Auge wird in Deutschland folgendes Vorgehen empfohlen [2]:

- Verletzung mindestens eine Minute gut ausbluten lassen, Blutung evtl. durch Druck auf die Umgebung (nicht die Wunde selbst!) anregen, damit infektiöses Material wenigstens teilweise wieder ausgespült wird
- Wunde gründlich mit Desinfektionsmittel spülen (z. B. mit Betaseptic®). Danach für mindestens 10 min einen mit Hautdesin-

A – Säuglinge und Kleinkinder < 5 Jahre (0–59 Monate)

Impfung/Immunisierung	Alter in Wochen			Alter in Monaten										
	0	4	6	2	3	4	5–6	7–10	11*	12	13–14	15	16–23	24–59
	U2	U3		U4			U5		U6				U7	U7a/U8
Respiratorische Synzytial-Viren	mAk (Einmaldosis) je nach Geburtsmonat[a]													
Rotaviren			G1[b]		G2	(G3)								
Tetanus[c]				G1		G2			G3[f]					
Diphtherie[c]				G1		G2			G3[f]					
Pertussis[c]				G1		G2			G3[f]					
Hib[c] – *H. influenzae* Typ b				G1		G2			G3[f]					
Poliomyelitis[c]				G1		G2			G3[f]					
Hepatitis B[c]				G1		G2			G3[f]					
Pneumokokken[c,d]				G1		G2			G3[f]					
Meningokokken B[e]				G1		G2				G3[f]				
Masern, Mumps, Röteln									G1			G2		
Varizellen									G1			G2		

B – Kinder ≥ 5 Jahre, Jugendliche und Erwachsene

Impfung	Alter in Jahren									
	5–6	7–8	9–11	12–14	15–16	17	18–24	25–59	60–74	ab 75
	U9	U10	U11	J1		J2				
Tetanus	A1			A2			A[h]			
Diphtherie	A1			A2			A[h]			
Pertussis	A1			A2			A3[h]			
Poliomyelitis				A1						
Hepatitis B										
HPV – Humane Papillomviren			G1[g]/G2[g]							
Meningokokken ACWY				G1						
Masern							S[i]			
Mumps, Röteln										
Varizellen										
Pneumokokken									S[k]	
Herpes zoster									G1[l]/G2[l]	
Influenza									S (jährlich)[m]	
COVID-19							Gx[j]		S (jährlich)[m]	
Respiratorische Synzytial-Viren										S[n]

- Empfohlener Impfzeitpunkt
- Empfohlener Zeitraum für die Verabreichung der mAk
- Nachholimpfzeitraum für Grund- bzw. Erstimmunisierung und Verabreichung der mAk

G Grundimmunisierung
A Auffrischimpfung
S Standardimpfung
mAk monoklonale Antikörper
U/J Vorsorgeuntersuchungen für Kinder und Jugendliche

a Zwischen April und September Geborene sollen Nirsevimab im Herbst vor Beginn ihrer 1. RSV-Saison erhalten; Neugeborene jeglichen Gestationsalters, die während der RSV-Saison (meist zwischen Oktober und März) geboren werden, sollen Nirsevimab möglichst rasch nach der Geburt erhalten, idealerweise bei Entlassung aus der Geburtseinrichtung bzw. bei der U2 (3.–10. Lebenstag).
b Erste Impfstoffdosis bereits ab dem Alter von 6 Wochen, je nach verwendetem Impfstoff 2 bzw. 3 Impfstoffdosen im Abstand von mind. 4 Wochen
c Frühgeborene: zusätzliche Impfstoffdosis im Alter von 3 Monaten, d. h. insgesamt 4 Impfstoffdosen
d Säuglinge (inkl. Frühgeborene) werden mit PCV13 oder PCV15 geimpft
e Gemäß Fachinformation besteht die Impfserie im Alter von 2–23 Monaten aus 3 Impfstoffdosen, ab dem Alter von 24 Monaten aus 2 Impfstoffdosen
f Mindestabstand zur vorangegangenen Impfstoffdosis: 6 Monate
g Zwei Impfstoffdosen im Abstand von mind. 5 Monaten, bei Nachholimpfung beginnend im Alter ≥ 15 Jahre oder bei einem Impfabstand von < 5 Monaten zwischen 1. und 2. Impfstoffdosis ist eine 3. Impfstoffdosis erforderlich
h Td-Auffrischimpfung alle 10 Jahre. Nächste fällige Td-Impfung einmalig als Tdap- bzw. bei entsprechender Indikation als Tdap-IPV-Kombinationsimpfung
i Eine Impfstoffdosis eines MMR-Impfstoffs für alle nach 1970 geborenen Personen ≥ 18 Jahre mit unklarem Impfstatus, ohne Impfung oder mit nur einer Impfung in der Kindheit
j Impfung bis die Anzahl der für die Basisimmunität erforderlichen ≥ 3 SARS-CoV-2-Antigenkontakte (davon mindestens 1 Impfung) erreicht ist. Mindestimpfabstand zwischen G1 und G2 ≥ 4 bis vorzugsweise 12 Wochen, und zwischen G2 und G3 ≥ 6 Monate
k Impfung mit PCV20
l 2 Impfstoffdosen des adjuvantierten Herpes-zoster-Totimpfstoffs im Abstand von 2 bis 6 Monaten
m Jährliche Impfung (einmalig pro Saison) im Herbst (COVID-19) bzw. Herbst/Winter (Influenza)
n 1-malige Impfung mit einem proteinbasierten oder mRNA-RSV-Impfstoff im Spätsommer/Herbst vor Beginn der RSV-Saison
***** Impfungen können auf mehrere Impftermine verteilt werden. MMR und V können am selben Termin oder mit einem Mindestabstand von 4 Wochen verabreicht werden

Abb. 16.2 Impfkalender für Deutschland nach den Empfehlungen der STIKO (Stand 2026). Bei allen Impfstoffen sind die Angaben des Herstellers zu Impfterminen und Impfabständen zu beachten. [X221-065]

fektionsmittel getränkten Tupfer auflegen, ggf. ein zweites Mal desinfizieren
- Nadel für evtl. Untersuchung sicherstellen (**cave:** kein Recapping!)
- Bei Spritzern auf verletzte Haut mit Wasser und Seife waschen und mit desinfektionsmittelgetränktem Tupfer großflächig abreiben. Bei Spritzern ins Auge mit Ringer bzw. Kochsalzlösung oder Wasser spülen. Bei Spritzern in den Mund Sekret ausspucken, Mund mehrfach intensiv mit Wasser spülen (Wasser ausspucken)
- Auf jeden Fall Betriebs-/Durchgangsarzt (D-Arzt) aufsuchen und Verletzung melden, ggf. im Verbandbuch vermerken.

Tab. 16.1 Auffrisch- und Indikationsimpfungen für Erwachsene, leicht verändert nach den Impfempfehlungen der STIKO (Stand Januar 2026). [A400]

Erkrankung	Kategorie	Wichtige Indikationen (Auswahl)
Cholera ➤ 16.5.14	R	Aufenthalt in Infektionsgebieten, v. a. unter schlechten hygienischen Bedingungen während eines Ausbruchs
COVID-19 ➤ 16.6.15	S, I, B	Personen von 18 bis 59 Jahren bis zur Erreichung der Basisimmunität (≥ 3 SARS-CoV-2-Antigenkontakte, wovon mindestens einer eine Impfung sein sollte). Jährliche Auffrischung im Herbst für Bewohnende von Pflegeeinrichtungen, Personen mit einem erhöhten Risiko für einen schweren Krankheitsverlauf sowie Personal in medizinischen und Pflegeeinrichtungen mit direktem Kontakt zu Patienten/Bewohnern
Diphtherie ➤ 16.5.17	S, A, P	Inkomplette Grundimmunisierung, Auffrischimpfung alle 10 Jahre, bei regionalen Krankheitsausbrüchen
FSME ➤ 16.6.12	I, B, R, P	Aufenthalt in Gefährdungsgebieten (Karte unter www.rki.de/DE/Themen/Infektionskrankheiten/Infektionskrankheiten-A-Z/F/FSME/fsme-node.html), berufliche Gefährdung (z. B. Forstarbeiter, Jäger)
Gelbfieber ➤ 16.6.12	R, B	Auf Verlangen des Ziel- oder Transitlandes, Aufenthalt in Infektionsgebieten
Hib ➤ 16.5.15	I	Zustand nach Milzentfernung
Hepatitis A ➤ 8.4.2 Hepatitis B ➤ 8.4.2	I, B, P, R	Gefährdete Personen (z. B. medizinisches Personal, Hämophile, Dialysepatienten, Patienten mit chronischen Lebererkrankungen, Personen mit erhöhtem sexuellem Expositionsrisiko [Übertragungsweg: anogenital-oral]), Aufenthalt in Gebieten mit hoher Durchseuchung, postexpositionell, regionale Krankheitsausbrüche (Hepatitis A)
Herpes zoster ➤ 16.6.4	S, I	Personen ≥ 60 Jahre, 2-malige Impfung im Abstand von mindestens 2 bis maximal 6 Monaten
Humane Papillomaviren (HPV) ➤ 12.1.2	I	
Influenza ➤ 6.4.1	S, I, B, R	Ältere oder durch Vorerkrankungen oder Beruf besonders gefährdete Menschen, Schwangere (ab zweitem Drittel), bei (drohenden) Epidemien
Japanische Enzephalitis (JEV) ➤ 16.6.12	R	Aufenthalte in Endemiegebieten während der Übertragungszeit
Masern ➤ 16.6.9	B, P, I	Beruflich gefährdete Personen (z. B. medizinisches Personal, Personal in Kindertagesstätten), postexpositionell, bei Ausbrüchen (i. d. R. reicht die Zweifachimpfung im Kindesalter ohne weitere Auffrischung aus)
Meningokokken-Infektion (bestimmte Stämme) ➤ 16.5.6	I, B, R, P	Patienen mit Immundefekten, durch Reise oder Beruf besonders gefährdete Personen, z. B. Entwicklungshelfer in bestimmten Gebieten Afrikas, bei Ausbrüchen. Postexpositionell
Mumps ➤ 16.6.10	B, P	Wie bei Masern
Pertussis (Keuchhusten) ➤ 16.5.16	S, A, I, B	Nächste fällige Td-Impfung einmalig als Tdap-Impfung. Bei letzter Impfung vor > 10 Jahren. Außerdem nicht immune Frauen vor der Menopause, enge Kontaktpersonen und Betreuer von Kindern (möglichst vier Wochen vor der Geburt des Kindes), beruflich Gefährdete
Pneumokokken-Infektion ➤ 6.4.3, ➤ 16.5.4	S, I	Ältere oder durch Vorerkrankungen besonders gefährdete Menschen, z. B. mit chronischen Erkrankungen oder Immundefekten
Poliomyelitis (Kinderlähmung) ➤ 16.6.7	S, A, I, B, P	Inkomplette Grundimmunisierung, bei besonderer beruflicher Gefährdung, Reisen oder Ausbrüchen, postexpositionell
Respiratorisches Synzytial-Virus (RSV) ➤ 16.6.8	S, I	Einmalige Impfung für ältere sowie durch Vorerkrankungen besonders gefährdete Menschen mit einem proteinbasierten RSV-Impfstoff
Röteln ➤ 16.6.11	I, B	Frauen vor der Menopause mit unklarem/unvollständigem Impfschutz, beruflich gefährdete Personen (z. B. Personal in Kindertagesstätten)
Tetanus ➤ 16.5.19	S, A, P	Inkomplette Grundimmunisierung, Auffrischimpfung alle 10 Jahre, bei Verletzung = postexpositionell
Tollwut ➤ 16.6.14	B, R, P	Bei besonderer Gefährdung durch Beruf (z. B. Tierärzte, Jäger) oder Reise, nach Kontakt mit tollwütigen/tollwutverdächtigen Tieren = postexpositionell
Typhus ➤ 16.5.8	R	Reisen in Endemiegebiete
Varizellen ➤ 16.6.4	I, B, P	Besonders gefährdete Personen (z. B. vor Immunsuppression), nicht-immune Frauen mit Kinderwunsch, erhöhte berufliche Gefährdung, postexpositionell

A = Auffrischimpfung
B = Impfung bei erhöhter beruflicher Gefährdung
I = Indikationsimpfung bei erhöhter Gefährdung (nicht beruflich), auch zum Schutz Dritter
P = Postexpositionelle Prophylaxe/Riegelungsimpfung
R = Reiseimpfung (die Impfindikation ergibt sich aus dem Reiseziel)
S = Standardimpfung mit allgemeiner Anwendung = Regelimpfung

Weiteres Vorgehen nach Nadelstichverletzung

Maßnahmen unmittelbar nach der Verletzung
Besteht nach einer beruflich bedingten Nadelstichverletzung ein Infektionsrisiko, wird baldmöglichst Blut des Verletzten untersucht. Empfohlen werden Untersuchungen auf Hepatitis B (Anti-HBs, Anti-HBc), Hepatitis C (Anti-HCV) und HIV (Anti-HIV), Blutbild, Leber- und Nierenwerte. [2]

Ist bekannt, von wem die Nadel oder das Instrument stammt, mit dem sich die Pflegefachperson verletzt hat, kann auch das Blut des Patienten untersucht werden. Ob der Patient dies dulden *muss*, ist juristisch umstritten.

Falls das Risiko besteht, dass es zu einem Kontakt mit Hepatitis-B-Viren gekommen ist und der Impfschutz des Verletzten nicht ausreicht, wird der Verletzte aktiv und passiv gegen Hepatitis B geimpft.

Bei erhöhtem Risiko einer HIV-Infektion leitet der Arzt eine medikamentöse postexpositionelle Prophylaxe (PEP) ein. Eine meist vierwöchige Gabe mehrerer antiretroviral wirksamer Medikamente soll verhindern, dass aus der HIV-Exposition eine Infektion wird. Der Nutzen der Prophylaxe ist statistisch gesichert, ein Versagen aber ebenso nachgewiesen. Detaillierte Empfehlungen sind z. B. auf den Internetseiten des Robert Koch-Instituts, Berlin, nachzulesen. Im Zweifel ist es sinnvoller, zunächst mit einer PEP zu beginnen und diese nach Rücksprache mit einem Experten oder Klärung des Infektionsrisikos ggf. später abzubrechen als mit der PEP zu warten, da die Wirksamkeit der Prophylaxe umso größer ist, je früher sie einsetzt (am besten innerhalb der ersten zwei Stunden nach Exposition, [2]). Der D-Arzt weiß, in welchen Kliniken eine PEP möglich ist.

Maßnahmen im weiteren Verlauf
Nach 6 Wochen sowie nach 3 und 6 Monaten wird das Blut der verletzten Pflegefachperson abermals auf Hepatitis B, C und HIV untersucht. Hat der Verletzte ausreichenden Impfschutz gegen Hepatitis B, können die Tests hierauf entfallen. Bei möglicher HCV-Infektion wird eine HCV-PCR (➤ 16.4.3) nach 2–4 Wochen angeraten, um ggf. möglichst früh mit einer Therapie beginnen zu können (➤ 8.4.2). Wird eine PEP durchgeführt, sind weitere Untersuchungen sinnvoll, um Nebenwirkungen der Medikamente zu erfassen. Auch wenn innerhalb der ersten drei Monate nach Exposition eine akute Erkrankung auftritt, die mit dem Bild einer akuten HIV-Infektion (➤ 15.4) vereinbar ist, sind zusätzliche Untersuchungen angezeigt.

Bis zum Infektionsausschluss sollte sich die Pflegefachperson so verhalten, als ob sie infiziert wäre, also z. B. kein Blut spenden oder keinen ungeschützten Geschlechtsverkehr haben. Die psychische Belastung während der Wartezeit zum Ausschluss der Infektion empfinden Betroffene i. d. R. für sich und ihre Angehörigen als enorm.

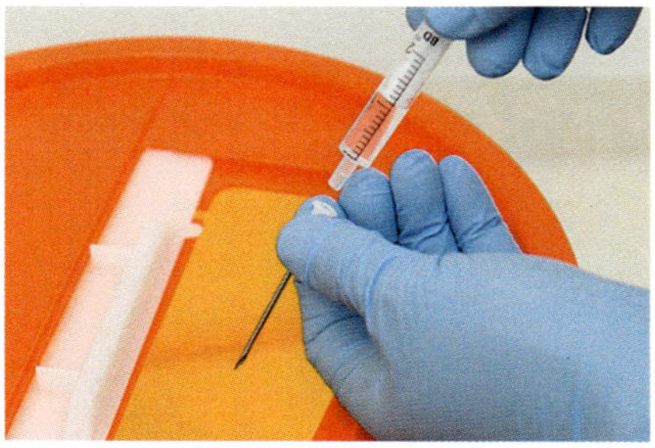

Abb. 16.3 Gebrauchte Kanüle sofort in einen Kanülenabwurfbehälter entsorgen. [K115]

Kanülenverletzungen verhindern

Entscheidend ist die **Vorbeugung:**
- Sog. sichere Instrumente benutzen, z. B. Blutentnahmekanülen mit „eingebautem" Sicherheitsmechanismus zur Vorbeugung vor versehentlicher Verletzung nach Benutzung. In Deutschland ist der Einsatz solcher Instrumente bei Tätigkeiten mit Infektionsrisiken vorgeschrieben, sofern er technisch möglich ist
- Gebrauchte Kanülen o. a. Instrumente niemals liegen lassen, sondern sofort ohne Verpackungsmateralien in Kanülenabwurfbehälter entsorgen (➤ Abb. 16.3). Nicht in die Schutzkappe zurückstecken (Recapping), denn das ist eine der häufigsten Verletzungsursachen. Dies gilt auch für die Kanülen von Insulinpens
- Kanülenabwurfbehälter regelmäßig entsorgen (Gefahr durch herausstehende Kanülen).

16.1.5 Rehabilitation

Nach den meisten Infektionskrankheiten sind keine besonderen Rehabilitationsmaßnahmen erforderlich, sofern dem Betroffenen eine angemessene Erholungszeit zugestanden wird. Bleiben nach einer Infektion Dauerfolgen zurück, etwa eine Lungenfunktionseinschränkung nach Tuberkulose oder ein Leberschaden nach Hepatitis, so entspricht die Rehabilitation den in den jeweiligen Organkapiteln dargestellten Prinzipien.

16.1.6 Patientenberatung

Die Beratung durch die Pflegenden ist ebenso wie die Unterstützung bei allen Einschränkungen abhängig vom jeweiligen Krankheitsbild sowie den Übertragungswegen. Ziel der Beratung ist eine umfassende Information des Patienten bezüglich der erforderlichen Hygienemaßnahmen, um eine weitere Ausbreitung des Krankheitserregers auszuschließen. Ggf. wird der Patient außerdem zur Prävention beraten, z. B. um eine erneute Infektion zu verhindern. Hierzu gehört auch die Beratung bezüglich der verschiedenen Impfmöglichkeiten bzw. die Notwendigkeit von Auffrischimpfungen.

16.1.7 Beobachten, Beurteilen und Intervenieren

Die Pflege von Patienten mit Infektionskrankheiten ist je nach verantwortlichem Erreger und Krankheitsbild sehr unterschiedlich. Eine Salmonellose erfordert andere Interventionen als eine Candidose oder ein Herpes zoster. Die jeweiligen Pflegemaßnahmen finden sich bei den einzelnen Krankheitsbildern.

Besonderheiten in der Pflege ergeben sich zudem aus den erforderlichen Maßnahmen zur **Infektionsprophylaxe.** Hierzu zählen z. B.:

- Die Vermeidung einer Keimverschleppung durch die Pflegenden oder durch potenziell kontaminierte Instrumente (z. B. durch sorgfältige Händehygiene)
- Besondere Vorsicht mit Gegenständen, die direkt in das Körperinnere führen, also z. B. aseptisches transtracheales Absaugen oder Legen eines Blasenkatheters, aber auch späterer aseptischer Wechsel von Urinbeutel oder Infusionssystem
- Alle Maßnahmen zum Selbstschutz (z. B. Tragen von Schutzhandschuhen). Hierzu gehört auch die Prophylaxe von Nadelstichverletzungen (➤ 16.1.4)
- Isolierungsmaßnahmen (➤ 16.1.8).

Neben den krankenhausinternen Richtlinien, die entsprechende Hygieneregeln festlegen, sind außerdem die Veröffentlichungen des Robert Koch-Instituts in Berlin und der Centers for Disease Control, Atlanta, maßgebliche Informationsquellen für die Pflegenden.

Körpertemperatur

Fieber ➤ 16.3.1

Infektionen sind häufig mit Fieber verbunden. Die Pflegenden kontrollieren daher engmaschig die Körpertemperatur und führen ggf. Maßnahmen zur Fiebersenkung nach Arztanordnung durch. Die Patienten fühlen sich oft abgeschlagen und matt. Sie werden daher bei allen Einschränkungen unterstützt.

Ernährung

Patienten mit Infektionskrankheiten sind häufig appetitlos. Dann hilft oft das Anbieten von Wunschkost oder das Mitbringen von Speisen durch Angehörige. Bei Entzündungen im Mund ist das Essen zudem schmerzhaft. Die Patienten haben dann eine Abneigung vor allem gegenüber frischem Obst, Salaten, Obstsäften und harten Speisen und bevorzugen pürierte Kost. Auch ihnen wird Wunschkost angeboten.

Wichtig ist eine ausreichende Flüssigkeitszufuhr (evtl. Beobachtung der Ein- und Ausfuhr im Rahmen einer Flüssigkeitsbilanz), um ein Flüssigkeitsdefizit durch Erbrechen, Durchfälle oder Fieber zu vermeiden. Kann der Flüssigkeitsbedarf durch Trinken allein nicht gedeckt werden, sind Infusionen erforderlich.

Kommunikation

Infektionskrankheiten können eine Isolierung erfordern. Für den Patienten bedeutet dies, nicht nur aus der vertrauten Umgebung herausgerissen zu werden, sondern auch, längere Zeit *allein* in *einem* Zimmer verbringen zu müssen. Die persönlichen Kontakte zur Außenwelt sind eingeschränkt. Aufgabe der Pflegenden ist es u. a., sich Zeit für Gespräche mit dem Patienten zu nehmen und so dem Gefühl des Isoliert- und Alleinseins vorzubeugen. Eine wachsende Bedeutung wird hierbei neuen Medien zuteil, die über die Anbindung an das Internet und einen damit einhergehenden vereinfachten Austausch von Daten und Informationen in Text-, Bild- und Tonform das Zugehörigkeitsgefühl von Patienten fördern. Die negativen Auswirkungen der Kontaktbeschränkungen können hierdurch reduziert werden.

16.1.8 Maßnahmen zur Verhinderung der Keimverbreitung

Alle Maßnahmen zur Verhinderung einer Weiterverbreitung des Erregers (und damit einer Ansteckung von Mitpatienten, Besuchern, Angehörigen und Personal) werden unter dem Begriff **Quellenisolierung** zusammengefasst.

Die meisten Patienten mit Infektionskrankheiten werden auf Normalstationen betreut. Ist bei ansteckenden (kontagiösen) Infektionskrankheiten eine Isolierung nötig, wird ein Patientenzimmer zum Isolierzimmer „umgerüstet" (also Schutzkleidung bereitgelegt, Türschild angebracht). Für die Pflegenden gelten prinzipiell die unten dargestellten Richtlinien. Krankenhäuser der Maximalversorgung verfügen i. d. R. über **Infektionsstationen.** Zusätzlich gibt es noch **Sonderisolationsstationen** für Patienten mit hochansteckenden oder lebensbedrohlichen Infektionen, etwa Ebola. Kohortenisolationen sind bei gleichem Erregerstamm und nach ärztlicher Anordnung möglich.

Ausgangspunkt ist, dass bei allen Patienten oder Pflegebedürftigen bestimmte **Basishygienemaßnahmen** eingehalten werden [3]. Dies ist die wichtigste Maßnahme zum Infektionsschutz, denn es muss immer damit gerechnet werden, dass Körperflüssigkeiten, -ausscheidungen und -sekrete sowie Schleimhäute und Wunden Krankheitserreger enthalten. Zu den Basishygienemaßnahmen gehören z. B. die hygienische Händedesinfektion, das Tragen von Einmalhandschuhen, Arbeitskleidung, Schürzen, Schutzkitteln und Mund-Nasen-Schutz (sog. Barrieremaßnahmen) sowie die Flächendesinfektion, die Abfallentsorgung und die Aufbereitung von Medizinprodukten. Bei Gefahr der Erregerverbreitung durch Kontakt, Tröpfchen- und aerogene Infektion sind **erweiterte Maßnahmen** je nach Übertragungsweg sinnvoll (bei mehreren möglichen Übertragungswegen kombiniert). Besondere Erregereigenschaften, Schwere des Krankheitsbildes und individuelle Faktoren des Patienten (z. B. Stuhlinkontinenz) können darüber hinausgehende Maßnahmen erforderlich machen.

In Krankenhäusern und Pflegeeinrichtungen werden die Hygiene- und Isolierungsmaßnahmen einschließlich ihrer Dauer im **Hygieneplan** für die einzelnen Erreger bzw. Erkrankungen festgelegt. Einige Häuser geben für die einzelnen Erreger/Erkrankungen den Übertragungsweg an und führen die zusätzlichen Maßnahmen in einem zweiten Plan oder Tabelle je nach Übertragungsweg detailliert aus. Die meisten haben für etliche Erreger bzw. Krankheiten separate Tabellen oder Merkblätter. Die Maßnahmen werden dann ggf. unter Hinzuziehen des Hygienefachpersonals an den Einzelfall angepasst und entsprechend dokumentiert. Ist ein Erreger oder eine Erkrankung im Hygieneplan nicht aufgeführt, gelten bis zur Klärung durch das Hygienefachpersonal die Maßnahmen je nach Übertragungsweg. Bei noch unbekanntem Erreger (etwa einer Hepatitis, wenn das verursachende Virus noch unklar ist), gelten bis zur Erregeridentifizierung die strengsten in Frage kommenden Maßnahmen.

Bei vielen Erregern bzw. Erkrankungen sind die Maßnahmen unstrittig, bei einigen hingegen wird kontrovers diskutiert, welche Maßnahmen erforderlich sind. Die folgenden Ausführungen sollen als Anhaltspunkt dienen. [4, 5]

Maßnahmen je nach Übertragungsweg

Übertragung durch Körperflüssigkeiten

Bei Infektionen durch Erreger, die nur durch Körperflüssigkeiten, -sekrete und -ausscheidungen übertragen werden (z. B. Hepatitis B, Tetanus), ist keine spezielle Unterbringung erforderlich. Es gelten die folgenden Standardhygienemaßnahmen:

- Händehygiene: Gemäß den üblichen Richtlinien (z. B. nach Ausziehen der Handschuhe, zwischen Patientenkontakten)
- Handschuhe: Bei möglichem Kontakt mit verletzter Haut, Schleimhäuten, Körperflüssigkeiten, -sekreten, -ausscheidungen, potenziell kontaminierten Materialien
- Schutzkittel: Bei möglichem Kontakt von Kleidung oder Haut mit infektiösem Material (z. B. mögliches Verspritzen infektiösen Materials bei der Pflegetätigkeit)
- Mund-Nasen-Schutz, Schutzbrille: Bei Tätigkeiten mit möglicher Aerosolbildung aus infektiösem Material
- Desinfektion der patientennahen Umgebung, Abfall-, Wäsche-, Instrumentenentsorgung: Gemäß den üblichen Richtlinien
- Patientenverhalten bei Husten (Hustenhygiene, Hustenetikette): Bei Husten oder Niesen Mund und Nase mit einem (Einmal-) Tuch bzw. Mund-Nasen-Schutz bedecken. Tuch ohne Zwischenlagern/weiteres Berühren entsorgen. Händehygiene nach möglicher Kontamination der Hände mit respiratorischen Sekreten. Möglichst Abstand von mind. 1 m zu anderen Personen
- Patiententransport: Unproblematisch.

Übertragung durch Kontakt

Bei Erregern, die durch direkte oder indirekte **Kontaktinfektion** übertragen werden, reicht ein sog. Isolierzimmer auf einer Normalstation (z. B. bei MRSA ➤ 16.1.9, Wundinfektionen, ausgedehntem Herpes): Ein Einzelzimmer mit Nasszelle wird von außen mit einem Schild gekennzeichnet (➤ Abb. 16.4), das Besucher auffordert, sich vor Betreten des Zimmers bei den Pflegenden zu melden. Ggf. kann eine Kohortenisolierung erfolgen, d. h., Patienten mit dem gleichen Erreger werden in einem Zimmer untergebracht. Ist weder ein Einzelzimmer noch Kohortenisolierung möglich, wird mit dem Hygienefachpersonal Rücksprache genommen. Vor dem Zimmer liegt saubere Schutzkleidung bereit, die nach Gebrauch nicht mehr nach außen gelangen darf. Vorzugsweise ist Einmalschutzkleidung zu verwenden. Die Pflege erfolgt personenbezogen, der Patient darf das Zimmer nicht verlassen. Eine Schleuse ist wünschenswert, aber nicht zwingend.

Ansonsten gelten folgende Richtlinien:

- Händehygiene: Händedesinfektion nach Ausziehen der Handschuhe vor Verlassen des Patientenzimmers
- Handschuhe, Schutzkittel (lange Ärmel, enge Bündchen, geschlossen): Bei möglichem Kontakt mit dem Patienten, seiner Umgebung oder (anderen) kontaminierten Gegenständen. In vielen Häusern Schutzkittel bei Betreten des Zimmers, Handschuhe sobald irgendetwas im Zimmer berührt wird, da sich der Patient im Zimmer frei bewegt. Wechseln der Handschuhe nach Kontakt mit infektiösem Material
- Patiententransport: Nur wenn unbedingt nötig, Kontamination der Umgebung vermeiden (z. B. Bett vor dem Transport frisch beziehen). Zielabteilung informieren, damit diese den Arbeitsablauf und Schutzmaßnahmen entsprechend organisieren kann
- Sonderfall fäkal-orale Übertragung: Eigene Toilette/Nasszelle, Einzelzimmerunterbringung nur bei Nicht-Einhalten der Standardhygienemaßnahmen (z. B. kleine Kinder, verwirrte Patienten, sehr starke Durchfälle), sehr schweren Erkrankungen oder wenn geringe Erregerzahlen zur Infektion führen. Handschuhe bei Kontakt mit Stuhl oder kontaminierten Materialien.

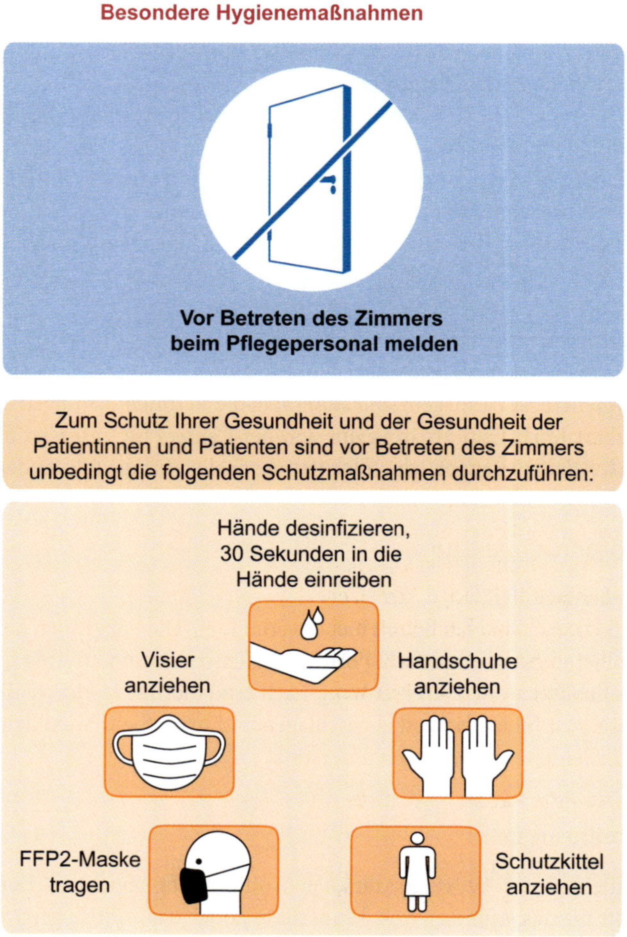

Abb. 16.4 Bei isolierten Patienten ist es sinnvoll, am Patientenzimmer ein Informationsblatt mit den erforderlichen Hygienemaßnahmen anzubringen. [L143]

Übertragung durch Tröpfcheninfektion

Werden die Erreger durch große (respiratorische) Tröpfchen übertragen wie etwa die Keuchhusten- oder Influenza-Erreger, ist ebenfalls Betreuung in einem Isolierzimmer möglich. Zusätzlich gilt:

- Schutzkittel (lange Ärmel, enge Bündchen, geschlossen): Bei Betreten des Zimmers
- Handschuhe: Bei Betreten des Zimmers, sofern Gegenstände im Zimmer berührt werden, da sich der Patient im Zimmer frei bewegt
- Mund-Nasen-Schutz/FFP-Maske: Bei einem Abstand zum Patienten unter 1–1,5 m, in vielen Häusern bei Betreten des Zimmers
- Patiententransport: Nur wenn unbedingt nötig, Patient trägt Mund-Nasen-Schutz

- Aufklärung des Patienten über das richtige Verhalten bei Husten. Dies gehört zwar zu den Standardhygienemaßnahmen, kann aber nicht vorausgesetzt und sollte daher erläutert werden.

Übertragung durch aerogene Infektion

Am strengsten sind die Regeln bei möglicher Erregerübertragung durch die Luft (**aerogene Infektion** durch Tröpfchenkerne, kleinste erregerhaltige feste Teilchen), etwa bei Masern, Windpocken, Tuberkulose und COVID-19. Diese Patienten sollten auf eine Infektionsstation oder eine Station, die räumlich in zwei Bereiche geteilt werden kann, aufgenommen werden. Nur bei einigen Erkrankungen, z. B. Windpocken, kann Versorgung auf einer Normalstation vertretbar sein, sofern eine Schleuse vor dem Zimmer vorhanden ist (Rücksprache mit dem Hygienefachpersonal).

Zusätzlich gelten folgende Richtlinien:

- Einzelzimmer möglichst mit raumlufttechnischer Anlage, die dann auf Unterdruck eingestellt wird, d. h., dass die Luft aus dem Flur ins Zimmer gesogen wird. Die Tür bleibt geschlossen
- Schutzkittel (lange Ärmel, enge Bündchen, geschlossen) und Handschuhe: Bei Betreten des Zimmers
- Mund-Nasen-Schutz/FFP-Maske: Bei Betreten des Zimmers
- Patiententransport: Nur wenn unbedingt nötig, Patient trägt Mund-Nasen-Schutz.

Isolierte Patienten pflegen

Der Zusatzaufwand durch die Hygienemaßnahmen darf nicht zu einer schlechteren medizinisch-pflegerischen Versorgung des isolierten Patienten führen (z. B. keine Visite vor dem Zimmer, sondern im Zimmer beim Patienten).

Pflege auf einer Infektionsstation

Die Patientenzimmer einer **Infektionsstation** sind über eine einkammerige Vorschleuse (für Personal und Material) mit Müllbehälter, Wäscheabwurf, Waschbecken und Desinfektionsspender zu erreichen. Die Schutzkleidung für das Personal muss hygienisch einwandfrei in der Vorschleuse abgelegt werden können. Außerdem sollten Arbeitsfläche und Vorratsschränke so bemessen sein, dass ein Wäschevorrat und Materialien z. B. zum Verbandwechsel Platz haben (nur Tagesbedarf!).

Der aufzunehmende Patient geht ohne direkten Kontakt zu anderen Patienten in sein Zimmer. Die Zimmer sind durch ein Glasfenster einsehbar, ggf. ist Sichtschutz z. B. durch ein Rollo möglich.

In der Regel sind die Patientenzimmer Einbettzimmer. Zweibettzimmer sind vertretbar bei Patienten mit gleichem Erregerstamm **(Kohortenisolierung),** z. B. zwei Patienten mit Hepatitis A, oder wenn eine gegenseitige Ansteckung ausgeschlossen ist wie bei sicherer Immunität nach früher durchgemachter Erkrankung des jeweils anderen Patienten. Im *Patientenzimmer* befindet sich der gesamte persönliche Bedarf des Kranken, welcher auf das Nötigste reduziert sein sollte. Angeschlossen ist eine Nasszelle mit Steckbeckenspülgerät. Kontaminierte Gegenstände werden nach vorheriger Wischdesinfektion über die Schleuse entsorgt.

Patientenaufnahme auf der Infektionsstation

Nach Betreten des Zimmers wird der Patient vom Arzt über die voraussichtliche Dauer der Isolation sowie Schutz- und Isolationsmaßnahmen informiert:

- Der Patient darf das Zimmer nicht verlassen
- Unter Umständen sind Besucher erlaubt. Diese müssen aber über das Infektionsrisiko und die Schutzmaßnahmen aufgeklärt werden (schriftlich bestätigen lassen). In aller Regel ist Kindern und Schwangeren der Zutritt nicht gestattet. Evtl. können Besucher vor dem Sichtfenster über eine Gegensprechanlage mit dem Patienten sprechen
- Der Kranke darf persönliche Gegenstände mit in sein Zimmer nehmen. Diese müssen jedoch vor Verlassen des Zimmers desinfiziert oder weggeworfen werden können.

Diese Maßnahmen stellen für viele Patienten eine große Belastung dar. Sie fühlen sich eingesperrt und ihrer Normalität beraubt. Oft hilft dem Patienten die Erklärung, dass die Isolationsmaßnahmen nicht auf seine Person, sondern auf die Krankheitserreger abzielen.

16

Hygieneregeln

- In den Schleusen der Patientenzimmer befinden sich saubere *Schutzkittel* für den Einmalgebrauch. Sie werden beim Betreten des Patientenzimmers angelegt und vor Verlassen in den Müll bzw. einen speziellen Wäschebehälter geworfen
- Geeignete *Schutzmasken* sollen das Aus- bzw. Einatmen ansteckender (kontagiöser) Partikel verhindern. Der Patient trägt im Zimmer keinen Mund-Nasen-Schutz – dies wäre als „Rund-um-die-Uhr-Maßnahme“ nicht zumutbar. Beim Husten oder Niesen soll er aber ein Papiertaschentuch vor Mund bzw. Nase halten oder einen Mund-Nasen-Schutz anlegen. Ist ein Transport des Patienten unvermeidbar, legt er während des Transports einen geeigneten Mund-Nasen-Schutz an, um eine Ausbreitung der Erreger zu vermeiden. Ärzte, Pflegende und Besucher schützt ein geeigneter Mund-Nasen-Schutz bzw. eine FFP-Maske vor dem Einatmen der Keime.

Mund-Nasen-Schutz

Beim Mund-Nasen-Schutz werden der übliche *medizinische* **Mund-Nasen-Schutz** (*MNS*, „OP-Maske") und die *partikelfiltrierenden Halbmasken* unterschieden (FFP = filtering facepiece). Diese werden in **FFP1- bis FFP-3 Masken** eingeteilt: FFP1-Masken halten ≥ 80 %, FFP2-Masken ≥ 94 % und FFP3-Masken ≥ 99 % eines standardisierten Aerosols zurück.
Der Mund-Nasen-Schutz, wie ihn medizinisches Personal bei Eingriffen trägt, schützt primär den Patienten. Auch wenn der (ansteckende) Patient einen Mund-Nasen-Schutz tragen soll, etwa beim Transport oder beim Husten, ist dieser ausreichend.
Welchen Mund-Nasen-Schutz/welche FFP-Maske medizinisches Personal zum Eigenschutz verwendet, hängt sowohl von Erreger und Übertragungsweg als auch von der Situation ab, z. B. ob die Pflegefachperson Hustenstößen ausgesetzt ist oder diese sogar provoziert werden. Für viele Pflegemaßnahmen reicht z. B. bei Grippepatienten eine FFP1-Maske. Auch ein „üblicher" Mund-Nasen-Schutz, welche die FFP1-Kriterien erfüllt, ist geeignet. Dies sind v. a. mehrlagige MNS mit verstellbarem Nasenbügel zur Korrektur des Sitzes. Ist die Pflegefachperson Hustenstößen ausgesetzt, werden hingegen FFP2-Masken empfohlen. Die Pflegenden beachten daher stets den Hygieneplan des Hauses.

- Ist ein Verspritzen von erregerhaltigem Material (z. B. Atemwegssekret, Blut) zu erwarten, können ein Augenschutz und ein weitergehender Gesichtsschutz angezeigt sein
- Bei allen Pflegetätigkeiten werden *Handschuhe* getragen. Nach dem Ausziehen werden die Hände desinfiziert, ebenso nach jedem Kontakt mit dem Patienten und vor jedem Betreten der Patienteneinheit
- Alle *Pflegeutensilien* werden streng patientenbezogen eingesetzt und bleiben im Zimmer. Die Akte wird außerhalb des Patientenzimmers aufbewahrt und auch zur Visite nicht mit hineingenommen
- Die sog. *infektiöse Wäsche,* also Wäsche, die mit erregerhaltigem Material in Berührung gekommen ist, wird in speziell gekennzeichneten Textilsäcken sicher verpackt, in der Wäscherei zunächst separat desinfiziert und dann mit der anderen Krankenhauswäsche desinfizierend gewaschen. Bei nasser Wäsche wird zusätzlich ein Kunststoffsack über den Stoffsack gezogen
- Generell ist *infektiöses Material,* das vernichtet werden muss oder undesinfiziert das Patientenzimmer verlässt, so zu verpacken, dass davon keine Keimausbreitung ausgehen kann (z. B. nach dem Doppelsack-Prinzip)
- Bei den meisten Erkrankungen kann das *Geschirr* wie üblich in die krankenhauseigene Spülmaschinen gegeben werden, da diese das Geschirr thermisch-chemisch desinfizieren. Das Geschirr wird als Letztes abgeholt, ohne „Zwischenstopp" aus dem Zimmer gebracht und abgedeckt in den Geschirrwagen gestellt. Nur bei einigen Erkrankungen, etwa Cholera und den hämorrhagischen Fiebern (z. B. Ebola), muss das Geschirr noch innerhalb der Einheit desinfiziert werden, sofern kein Einmalgeschirr benutzt wird
- Kontaminierte Abfälle werden je nach Erkrankung normal oder separat in speziellen Sammelbehältnissen als infektiöser Abfall entsorgt
- Die *Ausscheidungen* des Patienten gelangen über das Steckbeckenspülgerät in der Nasszelle in das Abwasser, das nicht desinfiziert werden muss, da die Krankenhäuser im deutschsprachigen Bereich an eine Kanalisation und Kläranlage angeschlossen sind.

Infektionsstation: organisatorische Anforderungen

Auf einer Infektionsstation ist es wichtig, die Arbeitsabläufe richtig zu organisieren. Vor jedem Betreten der Patienteneinheit überlegen die Pflegenden, was genau zu tun ist und ob nicht noch andere Aufgaben miterledigt werden können. Unnötiges Betreten der Patienteneinheit erhöht das Risiko der Keimverschleppung und kostet Zeit. Gleichzeitig ist auf eine gute psychische Betreuung des durch die Isolierung belasteten Patienten zu achten – er darf nicht das Gefühl bekommen, er werde gemieden.

Umgang mit kontagiösem Labormaterial ➤ 16.4.3

Entlassung des Patienten aus der Infektionsstation

Unmittelbar vor der Entlassung werden alle privaten Utensilien des Patienten desinfiziert bzw. sterilisiert. Der Patient duscht und benutzt dabei frische Waschlappen und Handtücher. Danach verlässt er das Zimmer, zieht sich in der Schleuse an und geht hinaus, ohne das Zimmer noch einmal zu betreten.

Das Zimmer wird anschließend für die Aufnahme neuer Patienten vorbereitet **(Schlussdesinfektion).** Die Aufgabenverteilung zwischen dem Pflege- und dem Reinigungspersonal variiert von Haus zu Haus, weshalb die Pflegenden stets die entsprechenden Richtlinien beachten.

- Die beweglichen Gegenstände (z. B. Bett, Nachtschrank, Infusionsständer) werden im Zimmer wischdesinfiziert und erst nach der vorgeschriebenen Einwirkzeit aus dem Zimmer genommen
- Abnehmbare Textilien (beispielsweise Bettbezug, Gardinen) werden in geschlossenen Säcken aus dem Zimmer gebracht
- Danach werden alle Flächen und Sanitäreinrichtungen des Zimmers mit geeigneten Mitteln wischdesinfiziert (erregerabhängig – Richtlinien beachten)
- Bei besonders gefährlichen Infektionserkrankungen (z. B. Ebola) wird auf behördliche Veranlassung eine Desinfektion des gesamten Raums durch Vernebelung von Desinfektionsmitteln durchgeführt.

16.1.9 Pflege von Patienten mit Infektionen durch multiresistente Erreger

Multiresistente Erreger, kurz **MRE,** sind ein anhaltendes Problem für das Gesundheitswesen. Sie sind nicht nur in Krankenhäusern, sondern auch in Reha- sowie Pflegeeinrichtungen und in der ambulanten Pflege bedeutsam. Während in den 1990er-Jahren v. a. (multi-)resistente Staphylokokken zunahmen, sind seit der Jahrtausendwende prozentual besonders die (multi-)resistenten gramnegativen Stäbchenbakterien angestiegen.

Die Ursachen für die besorgniserregende Zunahme resistenter Bakterien sind vielfältig, z. B. unkritischer Antibiotikaeinsatz in der Tierhaltung und in der Humanmedizin, Missachtung von Hygieneregeln, aber auch mehr Hochrisikopatienten.

Bezeichnet wurden die resistenten Bakterien zunächst nach dem Leitantibiotikum, gegen das sie resistent waren (z. B. *methicillin-* oder *oxacillinresistenter Staphylococcus aureus, MRSA* bzw. *ORSA*), oder nach dem Resistenzmechanismus *(extended-spectrum Betalaktamase-bildende Stäbchen, ESBL, metallo-Betalaktamase-bildende Stäbchen, MBL).* Vereinfachend wurde diese Bezeichnung dann bei Multiresistenz weiterbenutzt.

Diese Nomenklatur befindet sich unter anderem aufgrund der Zunahme von Multiresistenzen im Fluss. Außerdem werden bakterienabhängige Definitionen von Multiresistenz erarbeitet. Derzeit sind folgende Bezeichnungen am gebräuchlichsten:

- *Methicillin-* oder *multiresistente Staphylococcus-aureus* **(MRSA)**
- *Vancomycin-resistente Enterokokken* **(VRE),** *glykopeptidresistente Enterokokken* **(GRE)**
- *Resistente* oder *multiresistente gramnegative Stäbchen/Erreger* (**RGN** oder *R-GNE,* **MRGN** oder *MR-GNE*). Hierzu zählen *Enterobakterien (z. B. E. coli), Pseudomonas aeruginosa, Klebsiella pneumoniae* oder *Acinetobacter baumanii,* ein Problemkeim besonders in Krankenhäusern.

Der Nachweis von MRSA in Blut und Liquor ist meldepflichtig, ebenso Ausbrüche nosokomialer Infektionen. Darüber hinaus müssen Krankenhäuser und Einrichtungen für ambulante Operationen bestimmte nosokomiale Infektionen und (multi-)resistente Erreger erfassen und dokumentieren.

Multiresistente Staphylokokken (MRSA)

MRSA hat in den vergangenen Jahren den führenden Platz unter den (multi-)resistenten Bakterien verloren (➤ Abb. 16.5). Während von 2006 bis 2012 die Prävalenz noch stetig anstieg, nahm in den Folgejahren die Gesamtanzahl erfasster MRSA-Besiedelungen stufenweise ab. Dies trotz oder – in der Diskussion befindlich – gerade wegen einer deutlichen Zunahme der Screeningfrequenz und Anzahl der einsendenden Einrichtungen. Der Rückgang wird auf verschiedene Ursachen zurückgeführt, z. B. auf eine geringere biologische Fitness gegenüber ähnlichen und damit in Konkurrenz stehenden Infektionserregern. Neben der Wirksamkeit moderner Maßnahmenbündeln zur spezifischen Infektionsprävention sowie der generellen Stärkung der Basishygiene wird als ausschlaggebender Punkt insbesondere auch ein gezielteres Antibiotikaanwendungsverhalten genannt. Eine Studie aus dem Jahr 2023 [7] konnte keinen signifikanten Zusammenhang zwischen der COVID-19-Pandemie und der Reduktion der MRSA-Gesamtprävalenz feststellen.

Molekulargenetisch können verschiedene MRSA-Stämme differenziert werden. Wie ihre Antibiotika-empfindlichen Verwandten können MRSA unbemerkt auf der Haut und/oder den Schleimhäuten siedeln, am häufigsten in Nasenvorhof, Rachen, Leiste, Damm und/oder Wunden.

MRSA sind nicht pathogener als andere Staphylokokken, aber schwerer zu bekämpfen, weshalb die Sterblichkeit bei Infektionen erhöht ist. Noch wirksame Antibiotika sind v. a. Vancomycin (z. B. Vancomycin Eberth®), Teicoplanin (Targocid®) und Linezolid (Zyvoxid®), allerdings wurde auch hier über verminderte Empfindlichkeit bzw. Resistenzen berichtet (**VISA** = *Vancomycin-intermediate MRSA*, **VRSA** = *vancomycinresistente MRSA*). Neuere Antibiotika sind Daptomycin (z. B. Cubicin®) und Tigecyclin (z. B. Tygacil®).

Bei jedem Auftreten multiresistenter Staphylokokken besteht die Gefahr einer weiteren Ausbreitung, die evtl. die Schließung der betroffenen Einrichtung erforderlich macht. MRSA können je nach Ort der Besiedelung durch Kontakt- oder Tröpfcheninfektion übertragen werden und auf kontaminierten Flächen oder Gegenständen im Extremfall Monate überleben.

MRSA-Screening

Der Nutzen eines **MRSA-Screenings** ist belegt. Ein Screening erfolgt bei Wiederaufnahme von Patienten, die zu einem früheren Zeitpunkt MRSA-Träger waren, und Aufnahme von Risikopatienten. Risikopatienten sind z. B. Patienten mit liegenden Kathetern, chronischen Wunden oder tiefen Weichteilinfektionen, dialysepflichtige Patienten, aber auch Patienten, die als Beschäftigte in der Tiermast direkten Kontakt zu Tieren haben. Etliche Kliniken untersuchen zusätzlich Patienten in Risikobereichen (z. B. Intensivstationen). Dank PCR (➤ 16.4.3) liegt das Ergebnis binnen weniger Stunden vor, bis dahin wird der Patient isoliert. Bei geplanten Aufnahmen kann das Screening schon vor der Aufnahme ambulant erfolgen. In der Regel gibt es hausinterne Standards und Checklisten, welche die Hygienekommission festlegt.

Bei MRSA-Nachweis sind folgende Hygienemaßnahmen nötig [8, 9]:

- Der Patient wird in einem Einzelzimmer untergebracht, möglichst mit eigener Nasszelle und Schleuse. Mehrere Patienten mit MRSA können in einem gemeinsamen Zimmer untergebracht werden, dabei muss aber der Stand der Sanierung beachtet werden. Der Patient darf das Zimmer nicht verlassen
- Das Zimmer des Patienten sollte von so wenigen Personen wie möglich betreten werden. Die Pflegenden tragen im Zimmer einen dicht schließenden Schutzkittel und Mund-Nasen-Schutz sowie bei Patientenkontakt oder möglichem Kontakt mit kontaminierten Materialien Einmalhandschuhe bzw. einen Augenschutz bei Gefahr von Aerosolbildung. Nach dem Abwerfen der Handschuhe werden die Hände desinfiziert. Von herausragender Bedeutung sind die penible Händehygiene (➤ Abb. 16.6) und das ständige Sich-Vergegenwärtigen, wann eine Keimverschleppung möglich ist. Beispielsweise müssen nach einer Pfle-

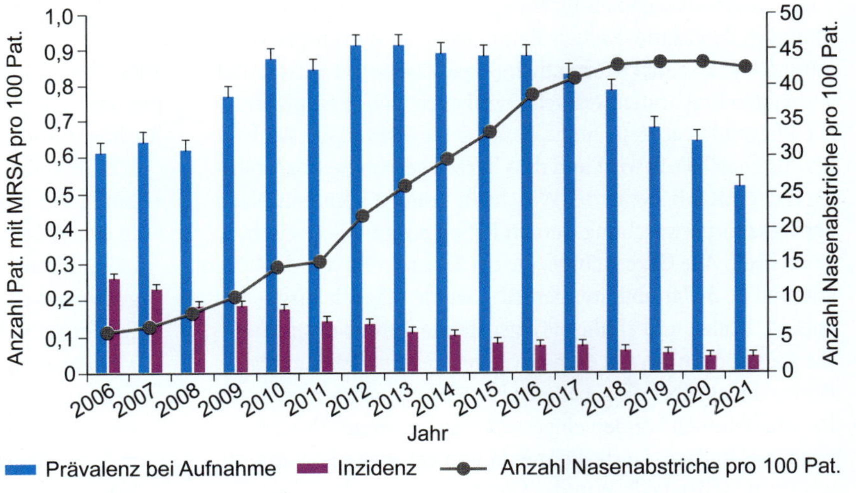

Abb. 16.5 Die Zahl der MRSA-Besiedelungen nimmt seit 2013 kontinuierlich ab. [F210-070, L143]

16

gemaßnahme an mit MRSA besiedelten Körperstellen des Patienten vor weiteren Pflegemaßnahmen oder anderen Tätigkeiten im Patientenzimmer die Einmalhandschuhe (evtl. auch der Schutzkittel) gewechselt werden, da die an ihnen haftenden Erreger sonst verteilt werden können. Mund-Nasen-Schutz und Handschuhe werden beim Verlassen des Zimmers entsorgt, der Schutzkittel bleibt in der Schleuse und wird spätestens bei Schichtende entsorgt. Wird er mehrmals verwendet, muss er so aufgehängt werden, dass die saubere Innenseite geschützt ist
- Die patientennahen Flächen, bei Bedarf auch weitere Flächen, werden mindestens einmal täglich desinfiziert. Die Zimmer sollten als letzte der Station gereinigt werden
- Alle Pflegeutensilien werden streng patientenbezogen eingesetzt, bleiben im Zimmer und werden nach Benutzung desinfiziert. Gleiches gilt für benutzte Instrumente (auch Blutdruckmessgerät und Stethoskop) oder Geräte
- Für das Geschirr des Patienten reichen die routinemäßig in Krankenhäusern eingesetzten Reinigungsautomaten. Das Essenstablett wird erst unmittelbar vor dem Abtransport des Essenwagens aus dem Zimmer geholt und ohne weiteren „Zwischenstopp" in den Wagen gestellt
- Die Wäsche des Patienten wird noch im Zimmer in Wäschesäcke gegeben und in der Krankenhauswäscherei desinfizierend gewaschen
- Ist ein Transport z. B. wegen einer Untersuchung unbedingt erforderlich, erhält der Patient frische Kleidung, bei Besiedelung des Nasen-Rachen-Raums auch einen Mund-Nasen-Schutz, und wird auf einer frisch bezogenen Trage transportiert. Vor dem Transport desinfiziert er sich die Hände. Die begleitenden Pflegenden und das Personal in der Funktionsabteilung tragen frische Schutzkittel und Handschuhe. Alle genannten Gegenstände werden nach dem Gebrauch entsorgt bzw. desinfiziert, ebenso Kontaktflächen. Während des Transportes sind Kontakte zu anderen Patienten zu vermeiden. Generell sollten die Untersuchungen möglichst am Ende des Programms erfolgen, das Personal der Zielabteilung wird vorher über die Besiedelung informiert
- Für die Behandlung der MRSA-Besiedelung des Patienten gibt es verschiedene Schemata, z. B. Auftragen von Mupirocin-Nasensalbe (Turixin®) in die Nasenvorhöfe dreimal täglich über 3–5 Tage, mehrmals tägliches Einbringen eines Schleimhautantiseptikums in den Mund-Rachen-Raum, tägliche Ganzkörperwaschung und zweimal wöchentliche Haarwäsche mit antiseptisch wirkenden Präparaten (teilweise wird auch täglich empfohlen). Die Pflegenden achten darauf, dass die Einwirkzeit des Antiseptikums eingehalten wird und dass bereits gereinigte Körperstellen nicht mit z. B. benutzter Wäsche in Kontakt kommen. Nach der Ganzkörperwaschung werden Patienten- und Bettwäsche gewechselt. Alle Gegenstände, die ein Erregerreservoir darstellen könnten (z. B. Zahnbürste, Deostift), werden täglich ausgetauscht, Brillen und ähnliche Gegenstände werden desinfiziert
- Die Angehörigen werden ebenso wie weitere Mitarbeiter mit Patientenkontakt über die genannten Hygienemaßnahmen informiert
- Die Maßnahmen können eingestellt werden, wenn Abstriche von Nase, Rachen, Leiste/Perineum und ggf. weiteren vormals positiven Stellen (z. B. Wunden) an drei aufeinander folgenden Tagen, beginnend mindestens drei Tage nach Abschluss der Behandlung, negativ waren

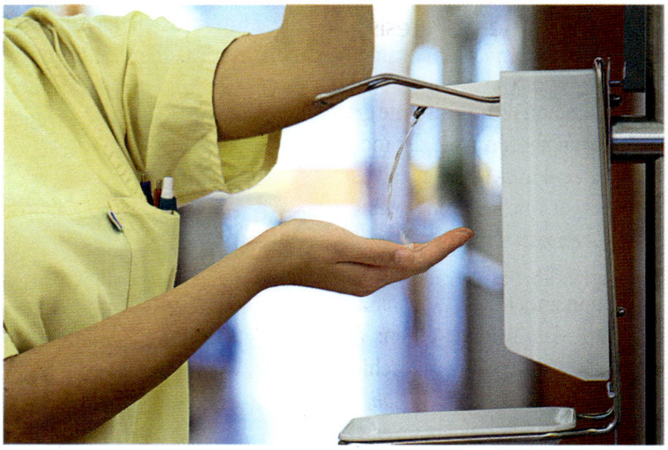

Abb. 16.6 Eine sorgfältige Händehygiene ist eine der wichtigsten Maßnahmen zur Infektionsprophylaxe. Hände sind immer noch das Hauptübertragungsmedium von Keimen. [K115]

- Die MRSA-Besiedelung wird im Patientendokumentationssystem vermerkt. Bei erfolgreicher Sanierung wird die hausinterne Kennzeichnung von „aktueller" auf „frühere Besiedelung" geändert. Dies ist im Fall einer Wiederaufnahme für das Screening wichtig
- Bei Verlegung/Entlassung des Patienten sind die nachfolgenden Pflegenden und Ärzte zu informieren, vielerorts gibt es hierfür spezielle Überleitungsbögen
- Nach Verlegung/Entlassung des Patienten erfolgt vor Neubelegung des Zimmers eine Schlussdesinfektion
- Bei jeder Infektion werden die Mitpatienten im gleichen Zimmer untersucht. Bei mehr als zwei Infektionen mit dem gleichen Erreger sind Abstriche aus Nasenvorhof und Rachen bei Patienten und auch beim Personal der Station notwendig
- Werden bei Mitarbeitern MRSA festgestellt, erfolgt eine Behandlung wie bei den Patienten. Die betroffenen Mitarbeiter dürfen erst wieder mit Patienten arbeiten, wenn drei Kontrollen negativ waren
- Das Auftreten von MRSA muss der Hygienekommission der Einrichtung gemeldet werden.

Vancomycin-resistente Enterokokken (VRE)

VRE leben wie die „normalen" Enterokokken im Darm von Mensch und Tier, gelegentlich sind auch Mundhöhle und Harnröhre besiedelt. Auch VRE können lange in der unbelebten Umwelt überleben.

Mit folgenden Abweichungen gilt für die Pflege das oben Gesagte:
- Ein Mund-Nasen-Schutz ist nur bei nasaler Besiedelung nötig
- In einem Teil der Häuser dürfen kooperative Patienten unter Einhaltung von Schutzmaßnahmen das Zimmer z. B. zu Spaziergängen verlassen, bestimmte Bereiche (z. B. Cafeteria) sind aber tabu
- Es gibt keine Maßnahmen zur Sanierung. Die Besiedelung kann Monate, evtl. Jahre bestehen. Die Betroffenen können trotz Besiedelung entlassen werden. Im häuslichen Umfeld sind weit weniger Vorsichtsmaßnahmen nötig als im Krankenhaus (die meisten Häuser geben entsprechende Patienteninformationsblätter heraus).

Resistente und multiresistente gramnegative Stäbchen (RGN, MRGN)

Resistente und multiresistente gramnegative Stäbchen stellen eine zentrale Herausforderung in der modernen Infektiologie dar, insbesondere im Krankenhaus- und Intensivbereich. Unter **RGN** werden gramnegative Erreger mit Resistenz gegen eine oder mehrere wichtige Antibiotikaklassen zusammengefasst, während **MRGN** (multiresistente gramnegative Stäbchen) nach der in Deutschland gebräuchlichen KRINKO-Definition anhand der Resistenz gegenüber vier zentralen Antibiotikagruppen klassifiziert werden: Acylureidopenicilline, Cephalosporine der 3./4. Generation, Fluorchinolone und Carbapeneme. Typische Vertreter sind *Escherichia coli, Klebsiella pneumoniae, Pseudomonas aeruginosa* und *Acinetobacter baumannii.* Besonders 3-MRGN und 4-MRGN sind klinisch relevant, da sie die therapeutischen Optionen stark einschränken und mit erhöhter Morbidität, Mortalität sowie verlängerten Krankenhausaufenthalten assoziiert sind. Die Resistenzmechanismen umfassen u.a. die Bildung von β-Laktamasen wie ESBL oder Carbapenemasen, Effluxpumpen und Porinverlust, was eine konsequente Hygienestrategie, gezielte Antibiotikatherapie und ein strukturiertes Antibiotic-Stewardship erforderlich macht.

16.2 Grundbegriffe der klinischen Infektionslehre

16.2.1 Infektion – Infektionskrankheit

DEFINITION

Infektion: Übertragung, Haftenbleiben, Eindringen *und* Vermehrung von Mikroorganismen oder Parasiten im menschlichen Körper.
Infektionskrankheit: Ursächlich durch eine Infektion bedingte Erkrankung. Viele, aber längst nicht alle Infektionskrankheiten werden von Mensch (oder Tier) zu Mensch übertragen, sind also **ansteckend** *(kontagiös).*

Mikroorganismen *(Mikroben)* begegnen dem Menschen überall: in der Umwelt, in der Nahrung, und in Form der **Standortflora** *(physiologischen Flora, Normalflora)* selbst auf und in ihm (➤ Abb. 16.7). Diese Keime schaden dem Menschen in der Regel nicht, sondern nützen teilweise sogar. Sie können aber zu Erkrankungen führen, falls sie in für sie „untypische" Regionen gelangen (also z.B. Darmkeime in die Harnblase) oder sich bei Abwehrschwäche zu stark vermehren.

Eine **Infektion** ist nicht gleichbedeutend mit einer klinisch **apparenten** *(manifesten)* **Infektionskrankheit,** hier spielen sowohl die pathogenen Eigenschaften des Mikroorganismus als auch die Abwehrlage des Infizierten eine Rolle. Viele Infektionen verlaufen **inapparent** (*stumm,* also ohne Symptome) oder **abortiv,** d.h. mit leichten, meist wenig charakteristischen Beschwerden.

Pathogenität – Virulenz

Pathogenität bezeichnet die Fähigkeit eines Mikroorganismus, überhaupt eine Erkrankung hervorrufen zu können. Der Begriff der **Virulenz** hingegen beschreibt eine quantitative Eigenschaft, nämlich den Grad der Pathogenität, die Aggressivität eines Erregerstammes.

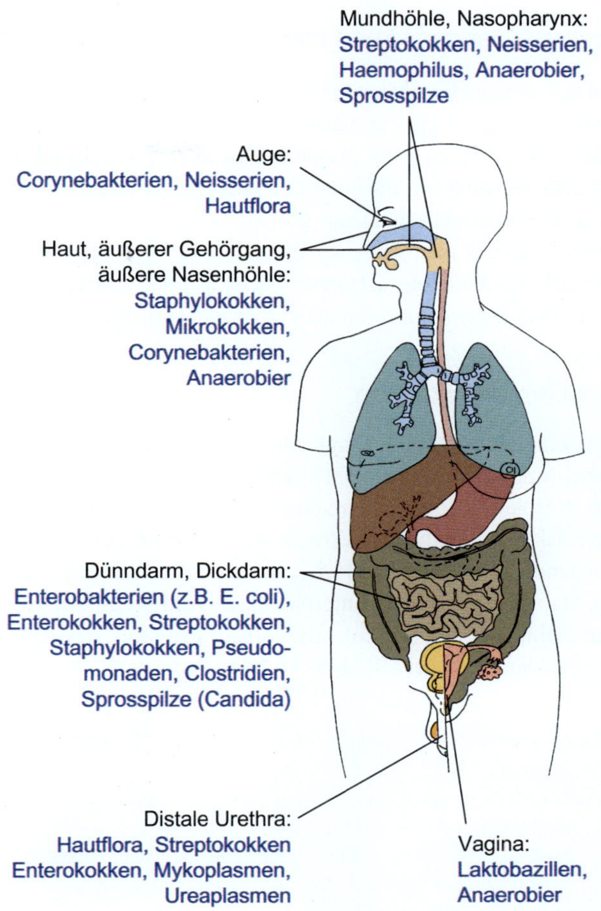

Abb. 16.7 Haut und Schleimhäute des Menschen sind auch beim Gesunden von einer großen Zahl Mikroorganismen besiedelt – hier die wichtigsten im Überblick. Diese Mikroorganismen, die normalerweise vorhanden sind, bilden die Standortflora. [L215]

Obligat pathogene und opportunistische Infektionen

Erreger, die bei – fast – jedem nicht-immunen Individuum krankheitserregend sind, heißen **obligat** („unvermeidlich") **pathogen. Fakultativ** („gelegentlich") **pathogene** Keime hingegen führen nur bei *allgemeiner* oder *lokaler* Abwehrschwäche zu **opportunistischen Infektionen.** Hierzu gehört z.B. die Hirnhautentzündung durch Cryptococcus.

Lokale und systemische Infektionen

Eine **lokale Infektion** bleibt auf die Eintrittspforte des Erregers beschränkt. Typische Beispiele sind ein infizierter Insektenstich oder die infektiöse Durchfallerkrankung ohne wesentliche Beeinträchtigung des Allgemeinbefindens (die Infektion bleibt auf die Darmschleimhaut beschränkt). Eine kontinuierliche Erregerausbreitung von der Eintrittspforte aus ist aber in der Folge möglich.

Bei **systemischen Infektionen** *(generalisierten Infektionen, Allgemeininfektionen)* wie der infektiösen Mononukleose (➤ 16.6.6) dringen die Erreger bis ins Gefäßsystem vor und ziehen den gesamten Organismus in Mitleidenschaft. Systemische Infektionen können sich zur *Sepsis* (➤ 16.12) ausweiten.

Epidemie, Pandemie und Endemie

Sind nur wenige Menschen gegen obligat pathogene Keime immun, so können sich die Erreger – und damit die Krankheit – rasch von Mensch zu Mensch ausbreiten. Folge ist eine **Epidemie,** eine zeitlich und örtlich begrenzte Häufung von Infektionskrankheiten, z.B. eine Cholera-Epidemie. Breitet sich eine Epidemie über einen Kontinent oder die ganze Welt aus, spricht man von einer **Pandemie** (z.B. COVID-19-Pandemie). Bei einer **Endemie** („Dauerverseuchung") ist der Erreger in einer bestimmten Region weit verbreitet und ständig vorhanden.

Nosokomialinfektionen

16

Wird eine Infektion im Krankenhaus oder einer vergleichbaren Einrichtung erworben, spricht man von einer **Nosokomialinfektion.** Nosokomialinfektionen können durch obligat oder, häufiger, durch fakultativ pathogene Erreger verursacht und exogenen oder endogenen Ursprungs (➤ 16.2.2) sein. Häufigste Erreger sind E. coli, Stapyhlokokken und Enterokokken. Nicht selten werden Nosokomialinfektionen durch Antibiotikaresistenzen des Erregers zum Problem (z.B. bei MRSA ➤ 16.1.9).

Jährlich kommt es in Deutschland zu ungefähr 400 000–600 000 Nosokomialinfektionen, ca. 10 000–15 000 davon verlaufen tödlich. In der Inneren Medizin stehen Harnwegsinfektionen und Pneumonien dabei an erster Stelle [10].
Die Prävention von Nosokomialinfektionen umfasst unter anderem:
- Die Händedesinfektion (wichtigste und gleichzeitig häufig vernachlässigte Einzelmaßnahme!)
- Die Isolierung von Patienten mit übertragbaren Krankheiten
- Die Reinigung, Desinfektion und Sterilisation von Instrumenten, Geräten und Räumen
- Das Vermeiden von pflegerischen und ärztlichen Maßnahmen, welche die Infektionsgefahr erhöhen (etwa das Legen eines Blasendauerkatheters)
- Den hygienisch korrekten Umgang mit sämtlichen invasiven Systemen wie z.B. Venenverweilkanülen (zentral oder peripher), Blasen- oder Absaugkathetern.

16.2.2 Infektionsquellen und Übertragungswege

Infektionsquellen

Infektionskrankheiten entstehen nicht aus dem „Nichts". Vielmehr sind Reservoire nötig, in denen sich die Erreger aufhalten und die als **Infektionsquellen** für ihre weitere Ausbreitung dienen:
- Die wohl wichtigste Infektionsquelle ist der *Mensch* selbst, wobei sowohl Kranke als auch Gesunde Infektionsquellen sein können
- *Tierische Infektionsquellen* sind etwa Rinder, Schweine, Füchse und Hunde für die entsprechenden Bandwurmerkrankungen (➤ 16.10.1) oder Vögel bei der *Ornithose* (➤ 16.5.23)
- Viele Mikroorganismen können auch in der *unbelebten Umwelt* überleben, so etwa die Tetanuserreger im Erdreich (➤ 16.5.19) oder die Tuberkuloseerreger im Staub (➤ 6.4.5).

Bei allen bisher genannten Beispielen handelt es sich um **exogene Infektionen,** d.h., der Erreger dringt von *außen* in den Körper ein. Dagegen werden **endogene Infektionen** von Keimen *innerhalb* des Körpers hervorgerufen, die bei lokaler oder systemischer Abwehrschwäche in für sie untypische Körperregionen gelangen, z.B. Darmkeime in die Harnblase.

Übertragungswege

Der **Übertragungsweg** einer Infektionskrankheit ist der Weg des Erregers von der Infektionsquelle zum (nächsten) Menschen. Er hängt unter anderem von der Empfindlichkeit des Erregers gegenüber äußeren Bedingungen und von seiner Ein- und Austrittspforte ab. Meist werden folgende Übertragungswege differenziert, dies ist aber nicht einheitlich:
- **Kontaktinfektion** durch Berührung, häufigster Fall, entweder als **direkte Kontaktinfektion** durch unmittelbaren Kontakt oder als **indirekte Kontaktinfektion** über kontaminierte Gegenstände oder Personen (Hände). Sonderfall der Kontaktinfektion ist die **fäkal-orale Übertragung** *(Schmierinfektion)* durch Verschleppen infektiösen Stuhls mit nachfolgender Wiederaufnahme der Erreger über den Mund. Die **sexuelle** *(genitale)* **Übertragung** durch intensiven Schleimhautkontakt und kleinste Schleimhautverletzungen, wie sie vor allem beim Geschlechtsverkehr stattfindet, wird zur Kontakt- oder zur parenteralen Infektion gerechnet
- **Tröpfcheninfektion** durch sog. große Tröpfchen (≥ 5 µm), die v.a. beim Husten, Niesen oder Sprechen freigesetzt werden. Ihre maximale Reichweite ist umstritten (1–3 m). Die Infektion findet dann über die Schleimhäute statt
- **Aerogene Infektion** durch Tröpfchenkerne oder andere winzige Partikel (≤ 5 µm, auch hier umstrittene „Grenze"), die wegen ihres geringen Gewichts schweben und deshalb mit der Luft über größere Entfernungen verschleppt werden können. Sie werden vom Nächsten eingeatmet
- **Diaplazentare Übertragung** von der infizierten Schwangeren auf das Ungeborene über die Plazenta
- **Parenterale Übertragung** über Infusionen, Transfusionen oder einen Stich mit einer verunreinigten Kanüle
- Übertragung durch **unbelebte Vehikel** *(passive Überträger)* wie z.B. Wasser, Lebensmittel oder Gegenstände
- Übertragung durch **Vektoren** *(aktive Überträger),* etwa Mücken oder Ratten.

Flächendesinfektion

Auch welche **Flächendesinfektionsmaßnahmen** anstelle der üblichen Reinigung im Patientenzimmer erforderlich sind, ist vom Erreger abhängig (Wohin gelangt der Erreger im Zimmer? Stellt er dann überhaupt eine Gefahr dar?):
- **Laufende Desinfektion.** Wischdesinfektion des patientennahen Umfelds einmal am Tag (ohne Fußboden) zur Keimzahlreduktion
- **Schlussdesinfektion.** Desinfektion des gesamten Patientenzimmers nach Entlassung, Verlegung oder Versterben eines Patienten oder Aufheben der Isolation.

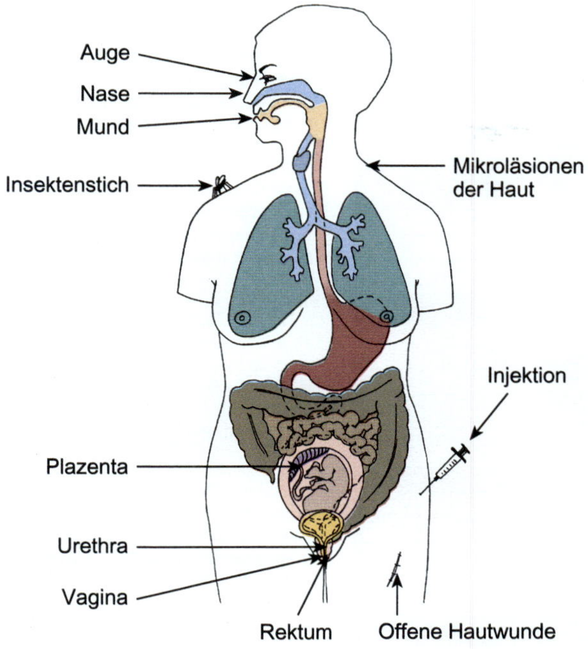

Abb. 16.8 Mögliche Eintrittspforten für Mikroorganismen in den menschlichen Körper. [L215]

Eintrittspforten

Der Erreger muss nicht nur *zum* Menschen kommen, sondern auch in ihn *hinein*. Der Ort, an dem die Erreger in den Körper gelangen, heißt Eintrittspforte (➤ Abb. 16.8).

16.2.3 Ablauf einer Infektionskrankheit

Inkubationszeit

DEFINITION

Inkubationszeit *(Ansteckungszeit):* Zeitlicher Abstand zwischen Ansteckung und Krankheitsausbruch. Dauer Stunden bis Jahrzehnte, am häufigsten Tage bis Wochen.

Nach einer „Eingewöhnungszeit" von einigen Stunden bis mehreren Tagen beginnt der Erreger sich im Körper zu vermehren, der Infizierte hat aber noch keine Beschwerden. Kurz vor dem Auftreten der ersten Krankheitszeichen findet meist eine „explosionsartige" Vermehrung statt. Viele – vor allem virale – Infektionen sind am Ende der Inkubationszeit besonders ansteckend.

Krankheitsausbruch und Phase des Krankseins

Viele Infektionskrankheiten beginnen mit einem **Prodromalstadium,** in dem uncharakteristische Beschwerden (Müdigkeit, Kopfschmerzen, Fieber) bestehen. Danach erst zeigen sich die für die betreffende Erkrankung typischen Symptome.

Wie andere Erkrankungen können auch Infektionskrankheiten sehr unterschiedlich stark und schnell verlaufen (hochakut, chronisch, rezidivierend). Auch ein *mehrphasiger (mehrgipfliger)* Verlauf mit symptomfreien oder -armen Intervallen zwischen den einzelnen Krankheitsphasen ist möglich.

Überwindungsphase

Der Erreger wird aus dem Körper entfernt. Gelingt dies nicht, stirbt der Patient oder Erreger überdauern z. B. in einer Kapsel oder in einem Organ. Bei Abwehrschwäche (im Alter, bei Erkrankungen oder während medikamentöser Immunsuppression) können sich die Erreger wieder vermehren und zu Symptomen führen.

Von **Dauerausscheidung** des Keimes spricht man, wenn die Betroffenen den Krankheitserreger länger als zehn Wochen nach Krankheitsausbruch ausscheiden (z. B. bei Salmonellose ➤ 16.5.7, Typhus ➤ 16.5.8).

Immunität

Einige systemische Infektionskrankheiten hinterlassen eine lang andauernde Immunität (Unempfänglichkeit, Schutz, ➤ 16.1.3). Hieraus erklärt sich das Phänomen der sog. **Kinderkrankheiten** wie etwa Windpocken: Aufgrund der hohen Durchseuchung erkranken vor allem Kinder, während Erwachsene durch eine frühere Erkrankung (und nicht durch ihr Alter!) immun sind.

Immunität ist nicht nur nach klinisch manifesten, sondern auch nach abortiven (leichte Krankheitserscheinungen) oder gar inapparenten (ohne Krankheitserscheinungen) Infektionen möglich (*stumme* oder **stille Feiung**). Dann kann die durchgemachte Infektion durch serologische Bluttests nachgewiesen werden (➤ 16.4.4).

16.3 Hauptbeschwerden und Leitbefunde bei Infektionskrankheiten

16.3.1 Fieber

DEFINITION

Fieber: Körperkerntemperatur > 38 °C infolge einer Sollwerterhöhung des Temperaturzentrums im Zwischenhirn.

Fieber (Einschätzung ➤ Abb. 16.9) ist eines der Leitsymptome bei Infektionen, tritt aber auch bei zahlreichen weiteren Erkrankungen wie etwa Tumoren (z. B. maligne Lymphome ➤ 11.7), nicht-infektiösen chronisch-entzündlichen Erkrankungen (z. B. rheumatoider Arthritis ➤ 14.6.1) oder als Arzneimittelreaktion auf. Daher ist bei jedem Fieber eine sorgfältige Anamnese und körperliche Untersuchung (➤ 16.4.1) sowie bei ungeklärtem Fieber über drei Wochen Dauer eine stationäre Abklärung erforderlich (➤ 16.4.5).

Fieberentstehung

Fieber ist meist durch die Einwirkung von **Pyrogenen** *(fiebererzeugende Stoffe)* bedingt. Pyrogene können Bestandteile oder Produkte der Infektionserreger sein oder im Rahmen der Infektion im Körper selbst gebildet werden und führen zu einer Sollwerterhöhung des Temperaturzentrums im Gehirn.

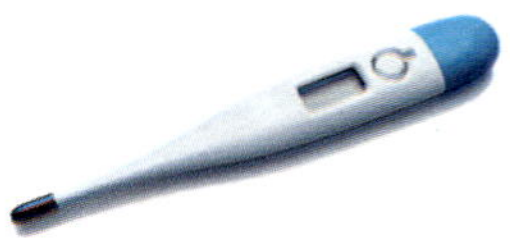

42,6 °C	Eiweißgerinnung im menschlichen Körper → Tod
≥ 40,0 °C	Sehr hohes Fieber
39,1 – 39,9 °C	Hohes Fieber
38,6 – 39,0 °C	Mäßiges Fieber
38,1 – 38,5 °C	Leichtes Fieber
37,5 – 38,0 °C	Subfebrile Temperatur
36,3 – 37,4 °C	Normaltemperatur
≤ 36,2 °C	Untertemperatur
< 29,0 °C	Kritischer Bereich
ca. 25,0 °C	Unterste Grenze → Tod

Abb. 16.9 Beurteilung der Körpertemperatur bei rektaler Messung. [J787, A400]

Fieberphasen

- **Fieberanstieg.** Im Vergleich zum erhöhten Temperatursollwert ist die Körpertemperatur zu niedrig, der Organismus steigert die *Wärmebildung* bei möglichst geringer *Wärmeabgabe:* Der Patient friert, hat evtl. Schüttelfrost, seine Haut ist blass und kühl, Puls und Atmung sind beschleunigt
- **Fieberhöhe.** Soll- und Istwert stimmen überein. Puls und Atmung sind weiter beschleunigt, der Flüssigkeitsverlust über Haut (Schwitzen) und Atmung gesteigert. Es besteht eine erhöhte Komplikationsgefährdung (etwa für Obstipation, Pneumonie, Dekubitus)
- **Fieberabfall.** Dem mittlerweile gesunkenen Sollwert steht die hohe Körpertemperatur gegenüber. Der Organismus gibt verstärkt Wärme ab. Der Kranke schwitzt, seine Haut ist gerötet. Während ein langsamer Fieberabfall *(Lysis)* meist gut vertragen wird, geht der rasche Temperaturabfall *(Krisis)* mit Schweißausbrüchen und Kreislaufregulationsstörungen bis hin zum Kreislaufzusammenbruch einher. Wichtig ist eine regelmäßige Kontrolle der Vitalzeichen (normalerweise sinkt die Pulsfrequenz im Fieberabfall, bei Kreislaufstörungen dagegen steigt sie).

Fiebertypen bei Infektionen

Genaue Beobachtung und Dokumentation des Fieberverlaufs (➤ Abb. 16.10) ermöglichen Rückschlüsse auf die zugrunde liegende Erkrankung, v. a. wenn keine fiebersenkenden Arzneimittel den Fieberverlauf „verschleiern".

Behandlungsstrategie bei Fieber

Eine Temperatursenkung bei mäßigem Fieber ist reine „Kosmetik" und schadet dem Patienten bei Infektionen wahrscheinlich eher, weil die körpereigenen Abwehrmechanismen bei erhöhter Körpertemperatur vermutlich besser funktionieren. Nur hohes Fieber – sowie mäßiges Fieber bei Risikopatienten, beispielsweise bei hochgradiger Herzinsuffizienz – muss gesenkt werden, um Komplikationen wie Kreislaufversagen zu verhindern.

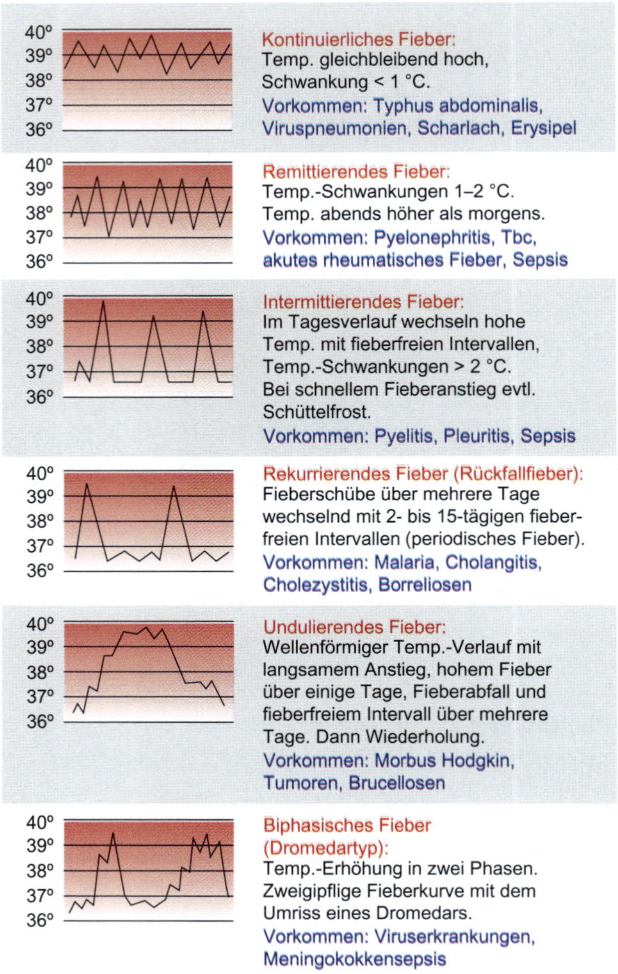

Abb. 16.10 Typische Fieberverlaufskurven. [A300]

Die wichtigsten Arzneimittel zur Fiebersenkung **(Antipyretika)** sind Paracetamol (z. B. ben-u-ron®) und Azetylsalizylsäure (z. B. Aspirin®, nicht bei Kindern/Jugendlichen). Beide lindern gleichzeitig eventuelle Schmerzen (➤ Pharma-Info 2.1).

Pflege

Patientenbeobachtung

- Puls, Blutdruck, Atmung
- Temperatur
- Bewusstseinslage
- Allgemeinbefinden, Aussehen, Hautzustand
- Beobachtung des Flüssigkeitshaushalts (Trockene Lippen? Ausreichende Urinmenge? Ggf. Bilanzierung).

(Schwächer wirksame) physikalische Maßnahmen zur Fiebersenkung sind z. B. kühle Abwaschungen (Waschwasser 10 °C unter der Körpertemperatur, ggf. mit Zusatz von Pfefferminztee) oder Wadenwickel sowie gekühlte Gelkissen, die mit einer Schutzhülle versehen in die Leisten gelegt werden. Zu kalte Anwendungen führen allerdings zu einer Vasokonstriktion und schaden dadurch eher.

Ganz wichtig ist es, bei fiebernden Patienten auf eine ausreichende Flüssigkeitszufuhr zu achten. Als Faustregel kann gelten, dass ein Erwachsener pro °C Temperaturerhöhung einen Liter Flüssigkeit zusätzlich am Tag benötigt. Der Patient wird je nach Beeinträchtigung bei allen Einschränkungen unterstützt. Die Pflegenden sorgen bei starkem Schwitzen für ausreichend häufigen Wäschewechsel.

16.3.2 Hauterscheinungen

Bei vielen Infektionskrankheiten treten *Hautausschläge* (Exantheme ➤ Tab. 16.2, im Schleimhautbereich Enantheme) auf. Die sog. unspezifischen Exantheme bei vielen Viruserkrankungen erlauben keinen Rückschluss auf die zugrunde liegende Erkrankung. Bei einigen Erkrankungen, v. a. den sog. Kinderkrankheiten, ist der Ausschlag aber so typisch, dass eine Blickdiagnose möglich ist.

16.3.3 Lymphknotenschwellung

Lokalinfektionen führen meist zu einer Schwellung der *regionalen Lymphknoten.* So sind z. B. bei einer Entzündung am Bein die Leistenlymphknoten und bei einer Angina die Halslymphknoten vergrößert.

Systemische Infektionen können ebenfalls zu charakteristischen Lymphknotenschwellungen führen. Typisch für Röteln sind z. B. Lymphknotenvergrößerungen im Hinterkopf- und Nackenbereich. Bei Scharlach (➤ 16.5.4) oder Diphtherie (➤ 16.5.17) sind die Kieferwinkel- und vorderen Halslymphknoten betroffen. *Generalisierte Lymphknotenschwellungen* sind seltener.

Tab. 16.2 Infektionserkrankungen mit einem typischen Exanthem.

Erkrankung, Details	Kurzbeschreibung des Exanthems	Weitere Hauptsymptome
Erysipel ➤ 16.5.4	Scharf begrenzte Hautrötung, evtl. mit Blasenbildung und/oder Schwellung	Fieber, Allgemeinzustand stark reduziert
Masern ➤ 16.6.9	Grobfleckiges, zusammenfließendes Exanthem am ganzen Körper, stark juckend	Allgemeinzustand stark reduziert, Bronchitis, Lichtempfindlichkeit
Röteln ➤ 16.6.11	Mittelfleckiges Exanthem, vor allem an den Streckseiten der Extremitäten, Rücken und Gesicht	Meist nur geringe Beschwerden
Scharlach ➤ 16.5.4	Feinfleckiges, dicht stehendes Exanthem, bevorzugt am Unterbauch. Gesicht gerötet mit blasser Mundregion	Angina, Allgemeinzustand deutlich reduziert
Windpocken ➤ 16.6.4	Stecknadelkopf- bis linsengroße Bläschen, die schubweise am ganzen Körper aufschießen	Allgemeinzustand bei Kindern meist nur wenig, bei Erwachsenen oft stärker beeinträchtigt

Entzündliche Lymphknotenschwellungen sind weich, gut verschieblich und druckschmerzhaft (im Gegensatz zu den *malignen Lymphknotenschwellungen* bei Tumoren ➤ 11.2.3).

16.4 Der Weg zur Diagnose bei Infektionskrankheiten

16.4.1 Anamnese und körperliche Untersuchung

Eine sorgfältige **Anamnese** dient als „Richtungsgeber" der Diagnostik. Zu fragen ist nach:

- Aktuellen Beschwerden und weiteren Leitsymptomen von Infektionskrankheiten (➤ 16.3)
- Impfschutz
- Prädisponierenden Faktoren, etwa allgemeine Abwehrschwäche
- Arzneimitteln (z. B. Immunsuppressiva, Antibiotika)
- Infektionen in der Umgebung des Patienten
- Ungewohnten und erfahrungsgemäß besonders „verdächtigen" Nahrungsmitteln wie etwa Rohei-Speisen bei Magen-Darm-Beschwerden
- Auslandsreisen
- Tierkontakten, Bissen oder Insektenstichen
- Wunden als möglicher Eintrittspforte
- Beruflichen Risiken.

Bei der **körperlichen Untersuchung** achtet der Untersucher besonders auf Haut und Schleimhäute (Exantheme?), Rachen (gerötet? Eiterstippchen? Tonsillen geschwollen?), Nasennebenhöhlen (Druckschmerz bei Nasennebenhöhlenentzündung) und Lymphknotenschwellungen (➤ 11.2.3, ➤ 16.3.3). Herzgeräusche können auf eine Herzklappenentzündung hinweisen (➤ 4.7.1). Leber und Milz sind bei systemischen Infektionen oft vergrößert.

16.4.2 Blutuntersuchungen bei Infektionen: Überblick

Blutuntersuchungen bei Infektionen dienen:
- Der Einschätzung der Entzündungsreaktion des Organismus durch die **Entzündungsmarker** CRP, PCT und BSG und das (Differenzial-) Blutbild
- Dem direkten oder indirekten Erregernachweis
- Der Beurteilung von Organfunktionsstörungen durch die Infektion (z. B. Leber-, Nierenwerte).

CRP, PCT und BSG

CRP *(C-reaktives Protein)* ist Bestandteil der unspezifischen Abwehr: Es bindet Bakterien und geschädigte Körperzellen, was zur Aktivierung des Komplementsystems und Stimulation von Makrophagen führt. CRP ist das klinisch wichtigste **Akute-Phase-Protein,** das sind Eiweiße, deren Konzentration im Blut bei Infektionen ansteigt. Die CRP-Synthese wird durch verschiedene Zytokine stimuliert, weshalb CRP auch bei Zytokinausschüttung durch nichtinfektiöse Entzündungen oder Tumorerkrankungen erhöht ist.

Nach einem akuten Ereignis steigt das CRP nach 6–8 h an, bei schweren Infektionen von unter 5 mg/l auf über 100 mg/l. Bei Besserung fällt das CRP auch wieder rasch ab, sodass es sich gut zur Frühdiagnostik und Verlaufskontrolle eignet.

PCT *(Procalcitonin)* ist das mengenmäßig bedeutendste stabile Vorläuferpeptid des Calcitonins. Es wird v. a. bei bakteriellen, parasitären oder mykotischen Infektionen vom Körper freigesetzt und z. B. zur Unterscheidung einer akuten bakteriellen von einer nicht-bakteriellen Entzündung eingesetzt. Zudem wird das PCT bei Verdacht auf Sepsis und zur Überwachung von Risikopatienten bestimmt.

Viel träger und unempfindlicher ist die **BSG** (*Blutkörperchensenkungsgeschwindigkeit* ➤ 11.3.2), die deshalb in der Diagnostik von Infektionen erheblich an Bedeutung verloren hat.

Meist ist der Anstieg des CRP bzw. die Beschleunigung der BSG bei bakteriellen Infektionen wesentlich ausgeprägter als bei viralen, ein zuverlässiges Unterscheidungsmerkmal ist dies allerdings nicht.

Blutbildveränderungen

Viele Infektionen gehen mit Veränderungen des (Differenzial-) Blutbildes (➤ 11.3.3) einher:

- Bei *bakteriellen Infektionen* steigt die Leukozytenzahl in der Regel auf > 10 000 Leukozyten/µl Blut an **(Leukozytose).** Dabei ist insbesondere die Zahl der Granulozyten vermehrt **(Granulozytose).** Vielfach lässt sich auch eine **Linksverschiebung,** d. h. ein gehäuftes Auftreten „jüngerer" Granulozyten beobachten (➤ 11.3.3)
- *Virale Infektionen* (wie Masern, Röteln, Virusgrippe) und einige wenige bakterielle Infektionen (z. B. Typhus) führen kaum zu einem Leukozytenanstieg. Viele Viruserkrankungen zeigen im Akutstadium sogar ein Absinken der weißen Blutkörperchen (**Leukopenie** ➤ 11.3.3)
- Ein Anstieg der eosinophilen Granulozyten (**Eosinophilie** ➤ 11.3.3) kommt oft bei parasitären Erkrankungen (z. B. Wurmbefall) vor.

16.4.3 Direkter Erregernachweis

Abgesehen von „banalen" Infektionen Immungesunder wird immer ein **Erregernachweis** zur Diagnosesicherung und Therapieplanung angestrebt.

Ein **direkter Erregernachweis** ist möglich durch mikroskopische Untersuchung, Erregerkultur sowie Nachweis von Antigenen oder Erbsubstanz des Erregers. Der **indirekte Erregernachweis** erfolgt durch serologische Blutuntersuchungen.

Erregernachweis

Erste Voraussetzung für zuverlässige Ergebnisse ist die korrekte Materialgewinnung:

- Um Verunreinigungen der Probe mit Haut- und Umgebungskeimen zu vermeiden, Haut des Patienten vor der Punktion von geschlossenen Wund- oder Körperhöhlen an der Punktionsstelle desinfizieren. Beim Wundabstrich nicht desinfizieren, um die evtl. in der Wunde enthaltenen Erreger nicht zu schädigen oder abzutöten. Bei geringer Sekretbildung Watteträger vor dem Wundabstrich z. B. mit NaCl 0,9 % anfeuchten, dies steigert die Chance, Mikroorganismen zu gewinnen
- Sterile Instrumente und Transportgefäße benutzen, Transportbehälter unmittelbar nach Einlegen der Probe verschließen
- Transportform (z. B. Flüssig- oder Festmedien) und evtl. Zwischenlagerung (z. B. Raumtemperatur, Wärmeschrank) nach den Angaben des Labors durchführen. Bei Unsicherheiten, ob und wie lange Zwischenlagerung möglich ist, im Labor nachfragen
- Proben ordnungsgemäß kennzeichnen.

Mikroskopische Untersuchung

Die **mikroskopische Untersuchung** eines ungefärbten (Nativ-) oder gefärbten Präparats *direkt* nach der Probenentnahme dient v. a. zur ersten Orientierung: Bakterien, Pilze, Protozoen und kleinere Parasiten sind lichtmikroskopisch sichtbar.

Bakterien- und Pilzkultur

Oft bleibt die mikroskopische Untersuchung erfolglos, weil die Erregerkonzentration in der Probe zu gering ist, zudem ist keine Medikamententestung möglich. Bakterien und Pilze werden deshalb in einer Kultur vermehrt und danach identifiziert und auf ihre Medikamentenempfindlichkeit getestet. Viruskulturen sind sehr aufwendig, da Viren nur innerhalb lebender Zellen wachsen. Sie spielen in der Routinediagnostik keine Rolle.

Erregerkulturen können aus praktisch allen Körperflüssigkeiten, -sekreten und -abstrichen angefertigt werden (z. B. Blut-, Urin-, Liquorkultur).

Das Material wird auf ein geeignetes Nährmedium aufgetragen und in einem Brutschrank bebrütet. Unter diesen optimalen Bedingungen vermehren sich Bakterien rasch und bilden auf einem festen Nährmedium sichtbare **Kolonien** (➤ Abb. 16.11), Flüssigmedien werden z. B. trüb. Nach ungefähr drei Tagen haben sich die meisten Bakterien so vermehrt, dass eine genaue Differenzierung durch Betrachten der Kolonien, Geruchsprüfung, Lichtmikroskopie (nach vorheriger Färbung) und Austesten von Stoffwechseleigenschaften möglich ist. Pilzkulturen funktionieren vergleichbar, brauchen aber viel länger (ca. 1–3 Wochen).

Blutkultur

Bei Verdacht auf eine Sepsis (➤ 16.12) werden **Blutkulturen** (zwei bis drei Blutkulturpaare aerob und anaerob) aus Venenblut und/

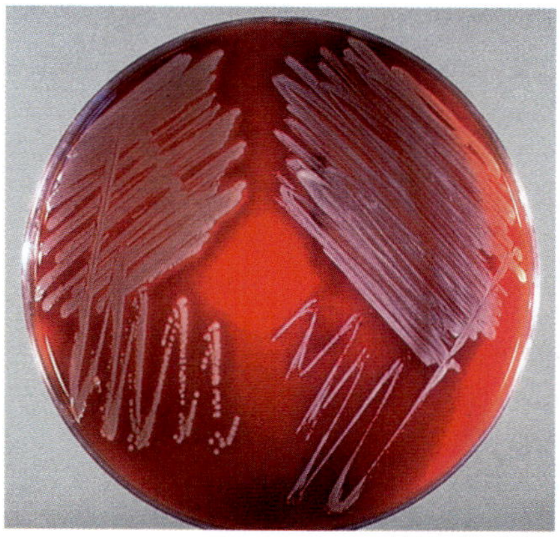

Abb. 16.11 Bakterienkultur auf dem festen Nährmedium Blutagar. Das Untersuchungsmaterial wurde zickzackförmig auf den Agar aufgetragen und bebrütet. Weiße punktförmige Bakterienkolonien sind gewachsen. [B109]

oder Arterienblut angelegt, um Erreger im Blut des Patienten nachzuweisen. Das Blut darf nicht aus bereits liegenden Venenverweilkanülen entnommen werden. Arterielle Kulturen bieten auch bei Verdacht auf Pilzsepsis keinen Vorteil.

Die Pflegenden stellen die benötigten Materialien:

- Alles zur venösen Blutentnahme (➤ 1.4.2), ggf. sterile Tupfer
- Zwei Blutkulturflaschen (aerob/anaerob = mit bzw. ohne Sauerstoff), sterile 20-ml-Spritze und mindestens drei Kanülen (z. B. 20 G, gelb), ggf. steriles Überleitungssystem mit Anschluss für den Venenzugang und Einstichdorn für die Blutkulturflaschen. Alternativ zwei Blutkulturröhrchen mit Nährlösung, die zur direkten Blutabnahme geeignet sind. Ob die Blutkulturflaschen auf 37 °C vorgewärmt werden müssen, hängt vom Hersteller ab. **Anaerobe** Flasche nicht belüften!
- Handschuhe (ggf. steril), Desinfektionslösung für die Gummipfropfen der Flaschen und zur Hautdesinfektion des Patienten.

Steigt das Fieber des Patienten, benachrichtigen die Pflegenden den Arzt, damit er die Blutprobe abnimmt und die Kulturflaschen beimpft (➤ Abb. 16.12).

Nach der Blutabnahme werden die Flaschen mit Patientendaten, Datum, Uhrzeit und Entnahmeort etikettiert bzw. beschriftet und mit Begleitschein möglichst rasch ins (mikrobiologische) Labor transportiert. Bis dahin können die Flaschen bei Raumtemperatur aufbewahrt werden. Die Nachsorge des Patienten entspricht derjenigen nach einer venösen Blutentnahme.

Häufigkeit und Zeitpunkte der Blutabnahmen

Vor Therapie werden insgesamt mindestens drei Blutkulturen abgenommen. Die Erregerkonzentration pro ml Blut ist auch bei einer Sepsis meist relativ gering, sodass eine einzige negative Blutkultur eine Sepsis nicht ausschließt. Grundregeln sind:

- Blutkulturabnahme vor Beginn einer Antibiotikatherapie, z. B. dreimal im Abstand von 30 min. Kann aufgrund der Schwere der Erkrankung nicht gewartet werden, können die Blutkulturen unmittelbar hintereinander durch drei getrennte Venenpunktionen gewonnen werden. Eine einzige Dosis eines Antibiotikums kann ausreichen, um den Keim so zu schädigen, dass er in der Kultur nicht mehr wächst und somit nicht mehr identifizierbar ist. Er kann aber trotzdem noch schwere Krankheitserscheinungen hervorrufen
- Abnahme möglichst im Fieberanstieg/bei Schüttelfrost. Feste „Temperaturgrenzen" gibt es nicht.

Bei unzureichendem Therapieerfolg einer Sepsisbehandlung werden evtl. unter laufender Antibiotikabehandlung Blutkulturen abgenommen. Der geeignete Zeitpunkt ist dann unmittelbar vor der nächsten Antibiotikagabe.

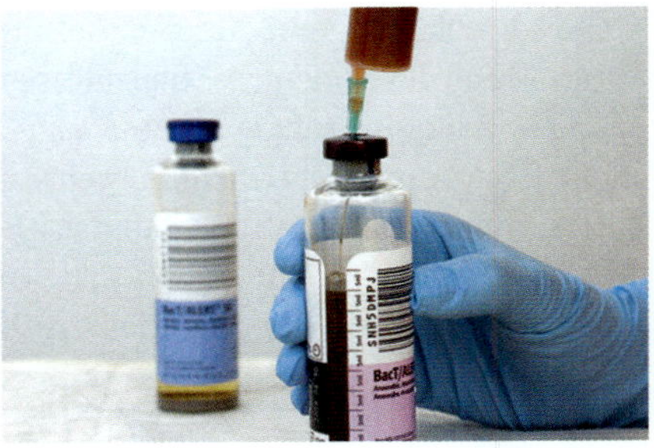

Abb. 16.12 Bei Blutabnahme und Beimpfen der Blutkulturflasche (hier der anaeroben) ist streng aseptisches Arbeiten wichtig, damit die Probe nicht mit Bakterien kontaminiert und somit das Ergebnis verfälscht wird. [K115]

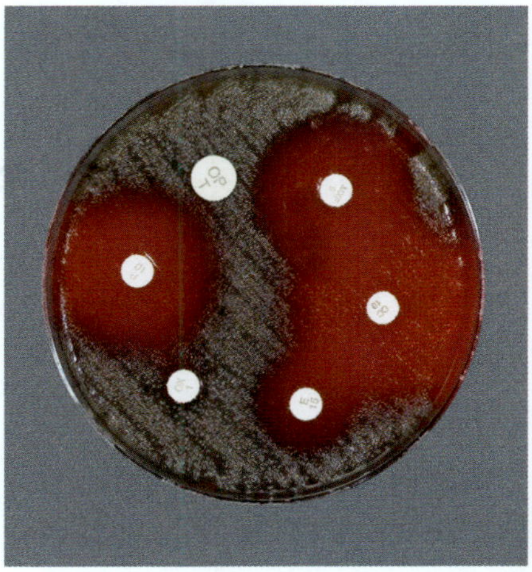

Abb. 16.13 Antibiogramm. Auf den mit einem Bakterienstamm beimpften Agar werden Blättchen mit verschiedenen Antibiotika gelegt, welche das Bakterienwachstum (weiße, punktförmige Kolonien) unterschiedlich stark hemmen (rote Bereiche ohne Kolonien). Das Antibiotikum des Blättchens mit dem größten Hemmhof ist gegen diesen Bakterienstamm am besten wirksam. [K115]

Antibiogramm

Wachsen in einer Kultur Keime, schließt sich eine **Resistenzbestimmung** *(Sensibilitätsprüfung)* an, die testet, wie stark der Zusatz bestimmter Antibiotika das Wachstum hemmt. Ergebnis ist das **Antibiogramm** (➤ Abb. 16.13), das eine gezielte Behandlung von Infektionen ermöglicht.

Eine Bakterienkultur mit anschließendem Antibiogramm dauert mindestens 2–3, evtl. bis zu sieben Tagen. Langsam wachsende Bakterien wie etwa Mykobakterien (➤ 6.4.3, ➤ 16.5.20) und Pilze brauchen oft mehrere Wochen. Insbesondere bei schweren Erkrankungen kann das Ergebnis von Kultur und Antibiogramm oft nicht abgewartet werden. Dann beginnt der Arzt die medikamentöse Behandlung aufgrund seines klinischen Verdachts **(kalkulierte Therapie).** Nach Vorliegen des Antibiogramms wird die Therapie ggf. umgestellt.

Infektion oder Verunreinigung

Unerlässlich ist die *kritische* Beurteilung des Kultur- und Antibiogrammergebnisses. Wachsen z. B. mehrere Keime in jeweils geringer Anzahl, so besteht der Verdacht auf eine Verunreinigung.

Direkter Antigennachweis

Bei einer Reihe von Erregern, etwa Pneumokokken, Meningokokken oder Streptokokken, aber auch Pilzen, können Erregerantigene direkt und ohne vorherige Erregeranzüchtung nachgewiesen werden. Dies ist wesentlich schneller als der Erregernachweis durch Kultur, meist aber weniger empfindlich.

Die direkten Antigennachweise beruhen letztlich auf Antigen-Antikörper-Reaktionen: Der Probe werden Antikörper zugegeben, die z. B. an Latexteilchen gebunden oder mittels Enzymen oder Farbstoffen markiert sind. Bei Vorhandensein des Antigens kommt es zu Antigen-Antikörper-Reaktionen, die durch Agglutination der Latex-Teilchen bzw. (mehrschrittige) enzymatische oder Farbstoffreaktion sichtbar gemacht werden.

Nachweis von Erreger-Erbsubstanz

Der molekulargenetische Nachweis von Erreger-Erbsubstanz (DNA oder RNA) ist sehr empfindlich. Dadurch kann die Infektion schon sehr früh im Krankheitsverlauf nachgewiesen werden.

- In aller Regel sind die Erregermengen sehr gering. Deshalb wird die gesuchte Erbsubstanz durch eine *Nukleinsäure-Amplifikations-Technik (NAT),* z. B. die *Polymerase-Kettenreaktion* **(PCR),** stark vervielfältigt
- Ein z. B. farblich oder radioaktiv markiertes DNA-Stück, das genau komplementär („ergänzend“) zum gesuchten Stück in der Erreger-Erbsubstanz ist, wird als **Gensonde** dazugegeben. Enthält die Probe das gesuchte DNA-Stück (und damit den Erreger), kann dies über die Markierung sichtbar gemacht werden.

Die Tests sind mittlerweile sehr schnell und automatisiert möglich. Viele MRSA-Schnelltests basieren z. B. darauf und weisen in 2–4 h ein MRS-spezifisches DNA-Bruchstück nach (MRSA-Screening ➤ 16.1.9).

16

16.4.4 Indirekter Erregernachweis: Serologische Blutuntersuchungen

Serologie bezeichnet das Teilgebiet der Immunologie, das Laboruntersuchungen des Serums (aber auch z. B. des Liquors) mithilfe von Antigen-Antikörper-Reaktionen zum Gegenstand hat.

Je nach Untersuchungsansatz können zwar Erreger-Antigene oder Antikörper gegen Erreger nachgewiesen werden. Im klinischen Sprachgebrauch versteht man unter **serologischen Blutuntersuchungen zur Infektionsdiagnostik** oder *Infektionsserologie* aber den Antikörpernachweis.

Die Auseinandersetzung des Organismus mit den Infektionserregern führt zur Bildung spezifischer Antikörper. Nach einem raschen Anstieg des Antikörperspiegels im Blut während und kurz nach der akuten Erkrankungsphase sinkt die Antikörperkonzentration in der Folgezeit wieder ab, falls kein erneuter Kontakt mit dem gleichen Erreger stattfindet (➤ Abb. 16.14).

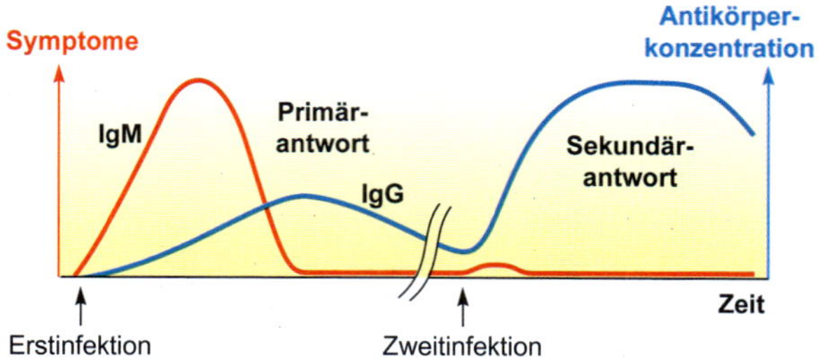

Abb. 16.14 Bei einer Infektion werden als erstes IgM- und erst später IgG-Antikörper gebildet. Während die IgM-Konzentration im Blut nach der Akutphase der Erkrankung schnell wieder absinkt, sind IgG-Antikörper oft noch sehr lange – manchmal lebenslang – nachweisbar. [L106]

Das Vorhandensein von Antikörpern beweist nur, dass *irgendwann* eine Infektion mit dem Erreger stattgefunden hat. Für den Nachweis einer *akuten* Infektion ist in aller Regel der Nachweis spezifischer IgM, die **Serokonversion** (erstmaliges Auftreten von Antikörpern bei vorheriger *Seronegativität*) oder ein mindestens vierfacher Anstieg des Antikörpertiters beweisend.

16.4.5 Diagnostisches Vorgehen bei Fieber unklarer Genese

Fieber > 38,3 °C über länger als drei Wochen, dessen Ursache nicht durch dreimalige ambulante Diagnostik oder einen dreitägigen stationären Aufenthalt gefunden werden kann, wird als **Fieber unklarer Genese** bezeichnet.

Fieber unklarer Genese wird eingeteilt in:

- Klassisches Fieber unklarer Genese (Hauptursachen Infektionen, Autoimmunerkrankungen, bösartige Tumoren)
- Nosokomiales Fieber unklarer Genese
- Fieber unklarer Genese bei Neutropenie/Immunsuppression
- Fieber unklarer Genese bei HIV-Patienten.

Diese Unterscheidung ist z. B. für die Wahl einer kalkulierten Antibiotikatherapie wichtig.

Neben (wiederholter) Anamnese und Untersuchung sind erforderlich:

- Objektivierung des Fiebers durch beobachtete Messung, Dokumentation des Fiebers über mehrere Tage
- Blutentnahme mit CRP, BSG, großem Blutbild, Leber-, Nieren-, Schilddrüsenwerten, Eiweißelektrophorese, Eisen, Ferritin, Fibrinogen
- Je drei *aerobe* und *anaerobe* Blutkulturen (➤ 16.4.2)
- Mindestens zwei Urinkulturen aus Mittelstrahl-, evtl. auch Blasenpunktionsurin (➤ 9.3.2)
- Stuhluntersuchung auf pathogene Keime wie etwa Salmonellen (➤ 16.5.7)
- Sputumuntersuchung auf Tbc, Pilze und Bakterien (Sputumgewinnung ➤ 6.2.6)
- Evtl. Magensaftuntersuchung auf Tbc
- Evtl. Nasen- und Rachenabstrich
- Tuberkulin-Test (➤ 6.4.5)
- (Gezielte) Serodiagnostik, z. B. der Toxoplasmose (➤ 16.9.2), der Lues (➤ 16.5.21), der Zytomegalie (➤ 16.6.5) und der Hepatitis (➤ 8.4.2). Evtl. HIV-Test (➤ 15.4.1)
- Autoantikörpersuche (➤ 14.4.2)
- Röntgen Thorax (Pneumonie?), Röntgen Nebenhöhlen (Nebenhöhlenentzündung?)
- EKG, Echokardiografie (Herzmuskelentzündung?)
- Ultraschall des Abdomens (Gallenblasenentzündung? Leber- und Milzvergrößerung?).

Ist die Ursache des Fiebers danach weiter unklar, sind weitere Blutuntersuchungen, CT des Thorax und der Bauchorgane und ggf. andere bildgebende Verfahren, Endoskopien oder Biopsien z. B. der Leber oder des Knochenmarks erforderlich.

16.5 Bakterielle Infektionen

16.5.1 Eigenschaften von Bakterien

DEFINITION

Bakterien: 0,2–5 µm große Einzeller, die sich ungeschlechtlich durch Querteilung vermehren und sich in der Regel auf *unbelebten* Nährböden anzüchten lassen.

Aufbau von Bakterien

Bakterien sind **Prokaryonten,** besitzen keinen Zellkern (➤ Abb. 16.15). Stattdessen liegt die Erbsubstanz in Form eines Chromosomenknäuels aus Desoxyribonukleinsäure (*DNS,* **DNA,** engl. acid = Säure) ohne abgrenzende Kernmembran im Zytoplasma. Manche Bakterien enthalten außerdem DNA in Form von meist ringförmigen **Plasmiden,** die zwischen Bakterienzellen ausgetauscht werden können. So können genetische Eigenschaften wie z. B. die Resistenz gegen Antibiotika (➤ 16.5.2) auf andere Bakterien übertragen werden. Zudem enthält das Zytoplasma zahlreiche gelöste Stoffe, Ribonukleinsäuren und Ribosomen. Umgeben wird das Zytoplasma von einer **Zellmembran,** über der als äußerste Schicht eine starre **Zellwand** liegt, die den Bakterien ihre charakteristische Form gibt (nicht bei Mykoplasmen). Viele Bakterien besitzen außerdem eine **Kapsel** als Schutz vor den Abwehrzellen und **Geißeln** oder **Fimbrien** zur Fortbewegung.

Einteilung der Bakterien

Die wichtigsten Kriterien, Bakterien einzuteilen, sind:

- *Bakterienform* (➤ Abb. 16.16):
  - **Kokken** *(Kugelbakterien)* sind rund und häufig zu charakteristischen Verbänden, z. B. Haufen, Ketten oder Paaren **(Diplokokken),** zusammengeschlossen

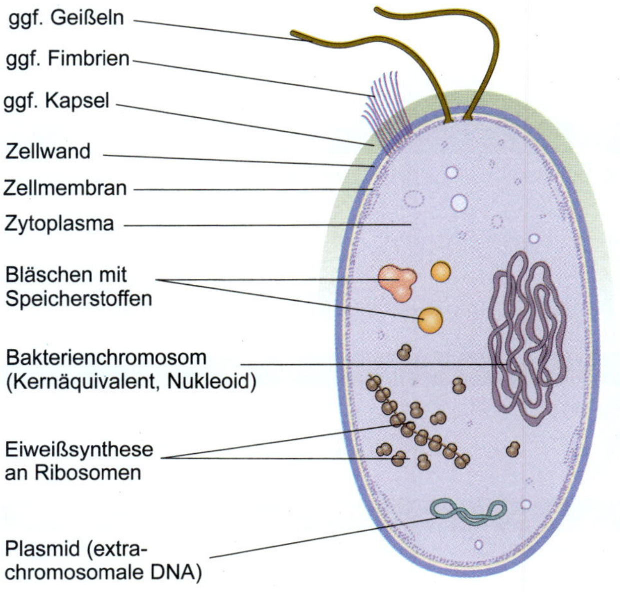

Abb. 16.15 Schematischer Aufbau einer Bakterienzelle. Charakteristisch ist (im Gegensatz zur tierischen Zelle) das Fehlen eines Zellkerns. [L190]

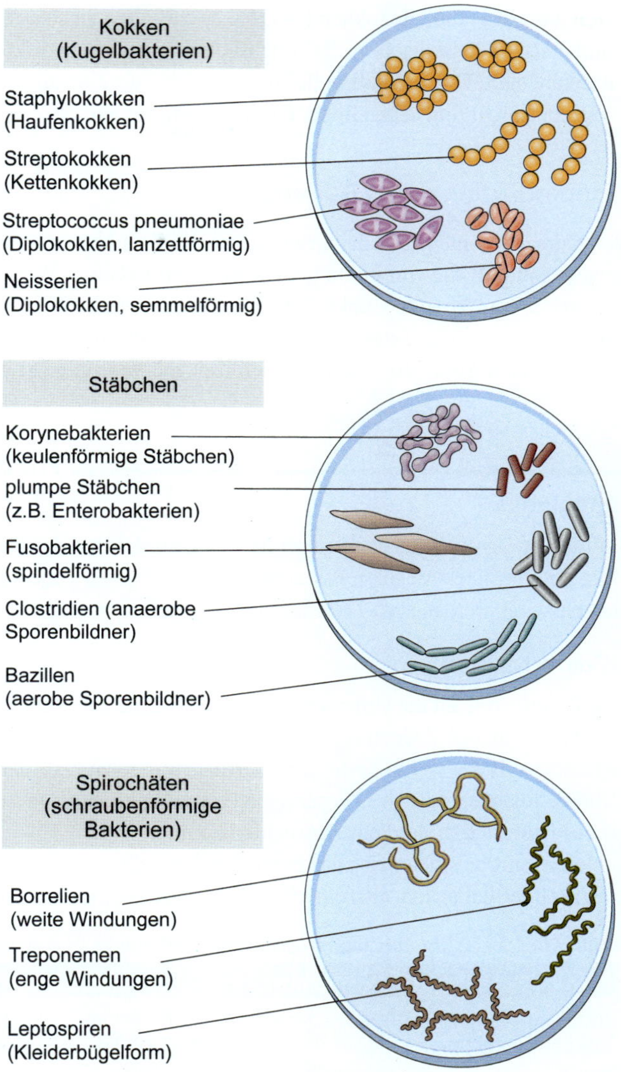

Abb. 16.16 Verschiedene Bakterienformen, die lichtmikroskopisch zu unterscheiden sind. [L190]

  - **Stäbchen** haben einen länglichen, gleichmäßig oder ungleichmäßig dicken Zellkörper
  - Bei den gekrümmten Stäbchen werden **Vibrionen** (gebogene, einfach gekrümmte Stäbchen) und **Spirochäten** (*Schraubenbakterien,* schraubenförmig gekrümmte Stäbchen) differenziert
  - Fadenförmige Bakterien sind selten
- *Verhalten gegenüber Sauerstoff:* **Aerobe Bakterien** können nur bei Anwesenheit von Sauerstoff wachsen. **Fakultativ anaerobe Bakterien** können mit und ohne Sauerstoff leben. Für **obligat anaerobe Bakterien** dagegen stellt Sauerstoff ein Gift dar
- *Fähigkeit zur Sporenbildung.* Sporenbildner bilden bei ungünstigen Lebensbedingungen vermehrungsunfähige Dauerformen **(Sporen),** die lange überleben und so die Erbsubstanz „retten" können. Bei besseren Bedingungen wandeln sich die Sporen wieder in die vermehrungsfähigen *vegetativen Bakterien* um
- *Verhalten in der Färbung nach Gram:* Bei der **Gramfärbung** wird das **Murein** der Zellwand angefärbt. **Grampositive Bakte-**

rien wie etwa Staphylokokken (➤ 16.5.3) enthalten viel Murein und erscheinen in der Gramfärbung unter dem Lichtmikroskop dunkelviolett. **Gramnegative Bakterien** haben nur eine dünne Mureinschicht und sehen in der Gramfärbung rot aus.

Toxinproduktion durch Bakterien

Oft verursachen nicht die Bakterien selbst die Krankheitserscheinungen, sondern die von ihnen gebildeten *Toxine* (Gifte). Werden die Toxine von lebenden Bakterien abgegeben, spricht man von **Exotoxinen** (z. B. das Tetanustoxin ➤ 16.5.19). Werden die Giftstoffe erst nach Auflösung der Bakterien frei, z. B. bei vielen gramnegativen Bakterien, handelt es sich um **Endotoxine.** Sie verursachen z. B. die Mehrzahl der Lebensmittelvergiftungen.

16.5.2 Behandlung bakterieller Infektionen

Kausal – also den Mikroorganismus bekämpfend – werden bakterielle Infektionen durch **Antibiotika** behandelt (➤ Pharma-Info 16.1).

Bei Infektionen mit Toxin produzierenden Bakterien kann die frühzeitige Gabe eines **Antitoxins** *(Gegengift)* entscheidend helfen, so etwa bei der Diphtherie (➤ 16.5.17).

Hinzu treten *symptomatische Maßnahmen* je nach Art und Schwere der Erkrankung.

16

Pharma-Info 16.1

Antibiotika

Arzneimittel gegen Infektionserreger heißen **Antiinfektiva. Antibiotika** sind Antiinfektiva gegen Bakterien. Antibiotika gegen Tuberkulosebakterien werden auch *Tuberkulostatika* genannt (➤ 6.4.5).

Wirkmechanismen

Antibiotika nutzen die Unterschiede im Stoffwechsel zwischen der menschlichen Zelle und der Bakterienzelle aus, um Bakterien abzutöten **(Bakterizidie)** oder ihre Vermehrung so zu hemmen **(Bakteriostase),** dass das körpereigene Immunsystem die (restlichen) Bakterien in der Folge vernichten kann.

So hemmt beispielsweise das Penicillin den Zellwandaufbau wachsender Bakterien, also einer Struktur, die in der menschlichen Zelle nicht vorhanden ist. Aus diesem Grund ist das Verhältnis zwischen therapeutischem Nutzen und Nebenwirkungen häufig gut.

Nebenwirkungen

Häufige Antibiotikanebenwirkungen sind:
- Durchfälle durch die Schädigung der normalen Darmflora (Extremfall pseudomembranöse Colitis ➤ 7.6.5)
- Pilzinfektion von Haut und Schleimhäuten durch die Schädigung der Standortflora (besonders häufig: Vaginalmykose bei Frauen).

Hinzu kommen Allergien, weitere Magen-Darm-Beschwerden (v. a. Übelkeit) und substanzspezifische Nebenwirkungen (➤ Tab. 16.3).

Tab. 16.3 Übersicht über häufig verwendete Antibiotika (Handelsnamen Beispiele; Tuberkulostatika ➤ Tab. 6.10).

Penicilline: Hemmung der Zellwandsynthese
Ind.: Engspektrumpenicilline z. B. Meningokokkenmeningitis, Streptokokkenangina, -endokarditis, Erysipel, Pneumokokkenpneumonie. **Staphylokokkenpenicilline** z. B. Wundinfektionen durch Staphylokokken. **Breitbandpenicilline** z. B. Harnwegsinfektionen durch Enterokokken oder E. coli, infektiöse Diarrhö durch Salmonellen, Atemwegsinfektionen durch Hämophilus oder Pseudomonas, Borreliose
NW*: In hohen Konzentrationen Neurotoxizität (Verwirrtheit, zerebrale Krämpfe). Fleckige Hautausschläge (sog. Ampicillinexanthem) nach Ampicillin/Amoxicillin, bei infektiöser Mononukleose in > 90 %
• **Bsp.:** Engspektrumpenicilline z. B. Penicillin V (Isocillin®), Staphylokokkenpencilline z. B. Flucloxacillin (Staphylex®), Breitbandpenicilline z. B. Ampicillin (Ampicillin Ratiopharm®), Amoxicillin (Amoxycillin AL®), Mezlocillin (Mezlocillin Carino®), Piperacillin (Piperacillin Hikma®)
Cephalosporine: Hemmung der Zellwandsynthese
Ind.: Orale Cephalosporine z. B. Harn- und Atemwegsinfektionen durch Enterobakterien oder Hämophilus, parenterale zusätzlich Gallenwegs- und andere schwere Infektionen, Sepsis. Borreliose
NW*: In hohen Konzentrationen Nephro- und Neurotoxizität, Blutbildveränderungen, Gerinnungsstörungen (auf Blutungsneigung achten), Transaminasenanstieg, z. T. Alkoholunverträglichkeit (→ Alkoholkarenz während der Einnahme)
• **Bsp.:** Orale Cephalosporine z. B. Cefixim (Cephoral®), Cefpodoxim (Orelox®). **Parenterale Cephalosporine** z. B. Cefuroxim (Zinacef Hikma®), Cefotaxim (Claforan®), Ceftazidim (Fortum®)
Carbapeneme: Hemmung der Zellwandsynthese
Ind.: v. a. bei Sepsis u. a. schweren Infektionen durch nicht bekannten Erreger (breites Wirkspektrum)
NW*: Neuro-, Nephrotoxizität, Blutbildveränderungen, Transaminasenanstieg
• **Bsp.:** Imipenem (Zienam®), Meropenem (Meronem®)
Glykopeptide: Hemmung der Zellwandsynthese
Ind.: v. a. Infektionen durch MRSA, pseudomembranöse Kolitis, Sepsis bei Neutropenie
NW*: Oto-, Nephrotoxizität, Blutbildveränderungen
• **Bsp.:** Vancomycin (Vancomycin Actavis®), Teicoplanin (Targocid®)

Tab. 16.3 Übersicht über häufig verwendete Antibiotika (Handelsnamen Beispiele; Tuberkulostatika ➢ Tab. 6.10). *(Forts.)*

Gyrasehemmer (Chinolone): Hemmung der bakteriellen DNA-Synthese
Ind.: Infektionen durch gramnegative Keime fast aller Lokalisationen, v. a. Harn- und Atemwegsinfektionen
NW*: ZNS-Störungen (z. B. Schwindel, Kopfschmerzen, Unruhe, Psychosyndrom → auf Auffälligkeiten achten), Blutbildveränderungen, Transaminasenanstieg, Sehnenschäden, Störungen der Knorpelentwicklung. Keine längeren Sonnenbäder
• **Bsp.:** Ciprofloxacin (Ciprobay®), Ofloxacin (Tarivid®), Levofloxacin (Tavanic®), Moxifloxacin (Avalox®)
Makrolide: Hemmung der bakteriellen Proteinsynthese
Ind.: Ersatzpräparat bei Penicillinallergie, bakterielle Atemwegsinfektionen z. B. durch Hämophilus, Chlamydien, Mykoplasmen, Legionellen
NW*: Hepatotoxizität
• **Bsp.:** Erythromycin (Erythrocin®), Azithromycin (Zithromax®), Clarithromycin (Klacid®), Roxithromycin (Roxibeta®)
Tetrazykline: Hemmung der bakteriellen Proteinsynthese
Ind.: v. a. Atemwegsinfektionen einschl. Sinusitis, möglichst nach vorheriger Austestung, Acne vulgaris
NW*: Photosensibilisierung (→ keine Sonnenbäder), Gelbfärbung der Zähne (nur bei Kindern)
• **Bsp.:** Doxycyclin (Doxycyclin Stada®)
Aminoglykoside: Hemmung der bakteriellen Proteinsynthese
Ind.: v. a. Sepsis und andere schwere Infektionen
NW*: Oto-, Vestibulo-, Nephrotoxizität (→ auf Schwindel achten, Sturzgefahr), verschlechterte neuromuskuläre Erregungsübertragung. Geringe therapeutische Breite
• **Bsp.:** Amikacin (Amikacin Fresenius®), Gentamicin (Refobacin®), Tobramycin (Gernebcin®)
Andere
• **Clindamycin** (Sobelin®) z. B. bei Anaerobier-Infektionen (z. B. Peritonitis). NW Blutbildveränderungen
• **Cotrimoxazol** (Eusaprim®) v. a. Harn-, Atemwegsinfektionen, Pneumocystis-jiroveci-Pneumonie. NW Blutbildveränderungen
• **Metronidazol** (Clont®) z. B. bei Anaerobier-, Amöbeninfektionen. NW Neuropathie, Blutbildveränderungen, Alkoholunverträglichkeit (→ Alkoholkarenz während der Einnahme)
* NW = Nebenwirkungen. Bei allen: Allergie, Magen-Darm-Beschwerden (Übelkeit, Diarrhö), Pilzinfektionen

Problem: Resistenzen

Kann ein Antibiotikum einen Erreger nicht schädigen, spricht man von **Resistenz** des Erregers gegenüber der Substanz. Die Resistenz kann eine *natürliche*, immer vorhandene Eigenschaft des Erregers sein oder ist z. B. infolge von Mutationen oder Übertragung von Plasmiden *erworben*. **Multiresistente,** d. h. gegenüber mehreren Antibiotika unempfindliche Bakterien (z. B. MRSA, MRGN), sind mittlerweile ein großes Problem (➢ 16.1.9).

Grundsätze der Antibiotikatherapie

- Im Idealfall wird das Präparat nach Erregeridentifizierung im *Antibiogramm* ausgewählt
- Kann in schweren Fällen nicht so lange gewartet werden, wird die Therapie **kalkuliert (empirisch),** d. h. nach dem *vermuteten* Erreger, begonnen und nach Vorliegen des Antibiogramms evtl. umgestellt. Hierbei spielen v. a. die Infektlokalisation, besondere Risiken (Abwehrgeschwächte, Katheterträger) und der Aufenthaltsort des Patienten zu Beginn der Erkrankung (zu Hause, im Krankenhaus) eine Rolle
- Bei schweren Infektionen wird die Behandlung meist i. v. eingeleitet. Nach Besserung kann oft auf orale Gabe umgestellt werden
- Eine einmal begonnene Antibiotikatherapie wird ausreichend hoch dosiert und ausreichend lange durchgeführt. Die Therapiedauer ist dabei sehr unterschiedlich (Einmalgabe bis wochenlang). „Halbe Sachen" führen eher zur Ausbreitung von Resistenzen und einem Rezidiv der Infektion.

Pflege

Für die Pflege bei Antibiotikatherapie gelten folgende Richtlinien. Wird die Behandlung ambulant durchgeführt oder fortgesetzt, informieren die Pflegenden den Patienten entsprechend:

- Wichtig ist das genaue Einhalten der Dosierungsintervalle. „Dreimal täglich" z. B. bedeutet nicht „morgens, mittags, abends", sondern eine gleichmäßige Verteilung über den Tag, also einen 8-Stunden-Rhythmus (z. B. 6 Uhr, 14 Uhr, 22 Uhr)
- Übelkeit, Erbrechen und Durchfall können die Resorption anderer Medikamente vermindern. Entsprechend können engere Kontrollen der Begleiterkrankung (z. B. häufigere Blutdruckmessungen) sinnvoll sein. Auch die Wirksamkeit der „Pille" kann beeinträchtigt werden.
- Der Verzehr von probiotischen Joghurts oder z. B. Lactobacillus-Präparaten aus der Apotheke kann Durchfall durch Antibiotika verringern und ist besonders bei längerer Einnahme von Antibiotika oder Einnahme von Breitspektrum-Antibiotika einen Versuch wert
- Frauen sollten auf Juckreiz oder vaginalen Ausfluss achten, damit eine Pilzinfektion frühestmöglich erkannt und behandelt werden kann. Pilzinfektionen können auch im Mund-Rachen-Raum auftreten, daher sind eine sorgfältige Beobachtung der Mundschleimhaut und eine angemessene Mundpflege wichtig

16

- Allergische Reaktionen können Hautausschläge verursachen. Entsprechend wichtig ist die Hautbeobachtung
- Viele Antibiotika zur i. v.-Gabe lassen sich nur mit bestimmten Lösungsmitteln mischen und sollten am besten separat einlaufen, weil sie meist mit anderen Antibiotika und z. T. auch mit bestimmten Infusionslösungen inkompatibel sind. Um die Verabreichungsintervalle einzuhalten, ist bei Kurzinfusionen auf die korrekte Laufzeit zu achten. Bei einer Laufzeit > 30 min erfolgt die Verabreichung über Infusomat oder Spritzenpumpe
- Bei der oralen Gabe sollten Antibiotika mit reichlich Flüssigkeit eingenommen werden, am besten mit Wasser. Insbesondere Gyrasehemmer und Tetracycline dürfen nicht mit Milch, kalzium- oder magnesiumreichen Mineralwässern eingenommen werden, da dies die Resorption durch Komplexbildung vermindert. Einige Antibiotika werden bei Einnahme vor der Mahlzeit besser resorbiert und sollten deswegen nüchtern eingenommen werden (➤ Tab. 16.4). Für die übrigen empfiehlt sich meist die Einnahme zum Essen, weil die Antibiotika dann oft besser magenverträglich sind und die Gefahr geringer ist, die Einnahme zu vergessen. Generell sind aber immer die Herstellerinformationen zu beachten, da die Einnahmevorschriften auch von der Zubereitung abhängen und die Wechselwirkungen mit anderen Arzneimitteln den Umfang dieses Kapitels sprengen würden
- Bei Verabreichen von Antibiotika über eine gastrointestinale Sonde muss vorab geklärt werden, ob sie zermörsert und gelöst werden dürfen. Antibiotika werden einzeln verabreicht, die Sondenkost wird dabei abgestellt und die Sonde vorher und nachher gespült (Aspirationsprophylaxe während der Bolusgabe)
- Antibiotika können bei direktem Kontakt sensibilisierend wirken, auch eine Resistenzbildung z. B. der Hautbakterien ist möglich. Daher sollten Pflegende beim Umgang mit nicht ummantelten, „offenen" Antibiotika (etwa Infusionslösungen, Trockenpulver) Handschuhe tragen. Beim Richten von Infusionen sind beim Mischen von Trockenpulver und Lösungsmittel spezielle Überleitungssysteme zu bevorzugen.

Tab. 16.4 Einnahmeempfehlung häufig verordneter Antibiotika (stets Herstellerangaben beachten).

Nüchtern (ca. 1 h vor dem Essen)
• Ampicillin, Flucloxacillin, Pencillin V • Azithromycinkapseln • Ceftibuten • Ciprofloxacin • Clarithromycin • Erythromycintabletten, -kapseln • Norfloxacin • Roxithromycin (15 min vor dem Essen) • Tetracyclin
Zum Essen
• Amoxicillin • Cephalosporine (außer Ceftibuten) • Doxycyclin, Minocyclin • Erythromycinsaft, -granulat • Gyrasehemmer (außer Ciprofloxacin, Norfloxacin) • Linezolid • Metronidazol • Nitrofurantoin • Sulfonamide • Trimethoprim

16.5.3 Erkrankungen durch Staphylokokken

DEFINITION

Staphylokokken: Traubenförmig angeordnete, grampositive Kugelbakterien. Häufige Erreger eitriger Haut- und Wundinfektionen sowie teils schwerer nosokomialer Infektionen.
Eiter: Bei bakteriellen Entzündungen abgesonderte Flüssigkeit, die eingeschmolzenes Gewebe und neutrophile Granulozyten enthält.

Staphylokokkeninfektionen können nahezu jedes Organ und jede Körperhöhle befallen. Während der fakultativ pathogene **Staphylococcus epidermidis** zur physiologischen Hautflora gehört, ist **Staphylococcus aureus** nur bei einer Minderheit der Bevölkerung auf der Hautoberfläche zu finden.

Krankheitsbilder durch Staphylococcus aureus

Staphylococcus aureus ruft sowohl lokale als auch (sekundär) generalisierte Infektionen hervor. Außerdem bilden einige Stämme gefährliche Toxine.

Oberflächliche Lokalinfektionen

Oberflächliche Lokalinfektionen durch Staphylokokken sind **Wundinfektionen, Furunkel** und **Karbunkel** (abszedierende Entzündung eines bzw. mehrere Haarbälge) sowie **Impetigo contagiosa** (eitrige Hautentzündung bei Kindern, ➤ Abb. 16.17). Sie neigen zur eitrigen Einschmelzung mit Abszessbildung. Bei Schleimhautbefall entstehen z. B. eitrige Bindehautentzündungen.

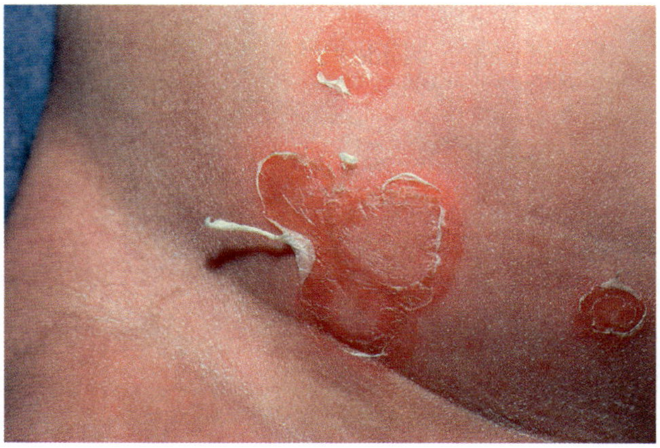

Abb. 16.17 Staphylokokken-Impetigo, hier mit bereits geplatzten Blasen und noch sichtbaren Blasenresten. [E422]

Tiefe/systemische Staphylokokkeninfektionen
Beispiele für *tiefe* oder *systemische Erkrankungen* durch Staphylokokken sind die **Staphylokokken-Pneumonie** (➢ 6.4.3), die Brustdrüsenentzündung der stillenden Mutter **(Mastitis puerperalis)** und die hämatogen entstandene Knochenmarkentzündung **(Osteomyelitis).**

Sowohl oberflächliche als auch tiefe Staphylokokkeninfektionen können zur Einschwemmung von Staphylokokken in die Blutbahn und damit zu einer Sepsis (➢ 16.12) oder Endokarditis mit oft rascher Herzklappenzerstörung (➢ 4.7.1) führen.

Staphylokokkentoxin-vermittelte Krankheitsbilder
Von Staphylokokken gebildete Exotoxine sind für drei Krankheitsbilder verantwortlich:

- Das **Syndrom der verbrühten Haut** *(Staphylococcal-skaled-Skin-Syndrome, SSSS, staphylogenes Lyell-Syndrom)* mit großflächiger, blasiger Abhebung der Oberhaut und schmerzhaften Erosionen, die an Verbrühungen erinnern. Dieses Krankheitsbild ist vor allem bei Kleinkindern zu beobachten und hat (nur) bei rechtzeitiger antibiotischer Therapie eine gute Prognose
- Das **toxische Schocksyndrom** (engl. *Toxic-Shock-Syndrome,* kurz *TSS*) tritt vor allem bei Frauen auf, die während der Menstruation Scheidentampons benutzen und diese 24 h lang nicht wechseln. Das Toxin führt bei den Patientinnen zu einem Schock mit Fieber und feinfleckigem Hautausschlag. Ein gleichartiges klinisches Bild kann aber auch durch *Streptokokken* verursacht werden
- Die Staphylokokken-Lebensmittelvergiftung (➢ 16.5.7).

Behandlungsstrategie und Prävention
Zur Behandlung von Staphylokokkeninfektionen eignen sich v. a. **Staphylokokkenpenicilline** (z. B. Staphylex®) sowie staphylokokkengeeignete Cephalosporine. Aufgrund der Neigung zur Abkapselung werden Lokalinfektionen durch Staphylokokken chirurgisch drainiert, sofern sie sich nicht von selbst entleeren.

Um nosokomiale Staphylokokken-Infektionen zu verhüten, sollten Neugeborenenstationen, Intensivabteilungen und Operationsräume von Personen mit aktiven Staphylokokkeninfektionen nicht betreten werden. Ein größeres Problem aber stellen symptomlose Staphylokokken-Träger unter den Besuchern und vor allem dem Personal dar, welche die Bakterien ahnungslos vor allem über ihre Hände weiterverbreiten. Ob die Standardhygiene überschreitende Vorsichtsmaßnahmen erforderlich sind, hängt von Art und Ausdehnung der Erkrankung ab.

Staphylokokkeninfektionen

Staphylokokken gehören wegen ihrer ausgeprägten Fähigkeit zur Resistenzentwicklung gegen Antibiotika, ihrer Widerstandsfähigkeit in der Umwelt und der hohen Zahl von Keimträgern gerade in Krankenhäusern zu den *Problemkeimen* (Pflege bei MRSA ➢ 16.1.9).

Erkrankungen durch fakultativ pathogene Staphylokokken

Erkrankungen durch fakultativ pathogene Staphylokokken wie etwa Staphylococcus epidermidis sind bei ansonsten Gesunden selten. Bedeutung haben diese Keime insbesondere als Sepsiserreger bei Patienten mit Implantaten oder Gefäßkathetern aus Plastik (z. B. künstlichen Herzklappen, ZVK).

16.5.4 Erkrankungen durch Streptokokken

DEFINITION

Streptokokken: Grampositive, oft kettenförmig zusammengelagerte Kugelbakterien. Häufige Erreger eitriger Infektionen beim Menschen, die aber im Vergleich zu Staphylokokken viel mehr zur *flächenhaften* Ausbreitung neigen.

Die **Streptokokken** lassen sich einteilen:

- Nach ihrer Fähigkeit, den roten Blutfarbstoff aufzulösen (nicht, teilweise = vergrünende und vollständig hämolysierende Streptokokken, auch γ-, α- und *β-hämolysierende* Streptokokken genannt)
- Nach ihren antigenen Eigenschaften in die Gruppen A–Q.

Krankheitsbilder durch Streptokokken

Krankheitsbilder durch Streptokokken der Gruppe A
Streptokokken der Gruppe A sind für den Menschen am bedeutendsten. Am häufigsten sind *Rachenentzündungen* **(Pharyngitiden),** die oft als **Angina tonsillaris** verlaufen. An zweiter Stelle stehen die eitrigen Hautinfektionen **(Pyodermien):** Bei der typischerweise bei Kindern auftretenden **Impetigo contagiosa** handelt es sich um eine sehr ansteckende Infektion der oberflächlichen Hautschichten, wohingegen beim **Erysipel** die unteren Hautschichten beteiligt sind. Sind noch tiefere Gewebeschichten erfasst, spricht man von einer **Phlegmone.** Sie ist meist auf eine **Wundinfektion** zurückzuführen. Außerdem können Streptokokken der Gruppe A zu einem dem toxischen Schocksyndrom gleichartigen klinischen Bild führen (**Streptococcal-toxic-Shock-Syndrome** ➢ 16.5.3).

Wie bei Staphylokokken kann sich auch bei Streptokokken-Erkrankungen als akute Komplikation eine **Sepsis** (➢ 16.12) entwickeln. Spätkomplikationen sind die *Streptokokken-Folgeerkrankungen.*

Krankheitsbilder durch Streptokokken der Gruppe B
Infektionen mit **Streptokokken der Gruppe B** treten hauptsächlich bei Abwehrgeschwächten und Neugeborenen auf, z. B. als **Sepsis** (➢ 16.12) oder **Meningitis** (➢ 16.13.1).

Krankheitsbilder durch Streptococcus pneumoniae
Streptococcus pneumoniae (früher *Pneumokokken*) ruft typischerweise **Broncho-** und **Lobärpneumonien** hervor (➢ 6.4.3). Außerdem ist Streptococcus pneumoniae als Erreger von **Nasennebenhöhlen-** und **Mittelohrentzündungen** sowie **Meningitiden** von Bedeutung.

Im Gegensatz zu den übrigen Streptokokken bildet Streptococcus pneumoniae keine Ketten, sondern Zweiergruppen, die von einer Kapsel umhüllt sind. Diese Kapsel ist nicht nur Schutz gegenüber Umwelteinflüssen, sondern entscheidender Pathogenitätsfaktor:

Nur bekapselte Erreger können Erkrankungen beim Menschen hervorrufen. Die Übertragung erfolgt durch Tröpfcheninfektion. Für ältere und durch Vorerkrankungen besonders gefährdete Erwachsene (z. B. nach Milzentfernung, bei Abwehrschwäche) wird die Pneumokokken-Impfung empfohlen, welche die in Deutschland meistverbreiteten Stämme erfasst.

Krankheiten durch weitere Streptokokkenarten

Die sog. **oralen Streptokokken** umfassen mehrere α- und γ-Streptokokkenarten, die z. B. bei der Kariesentstehung, als Erreger einer **Sepsis** bei Abwehrgeschwächten und einer **Endokarditis** bei vorgeschädigten oder künstlichen Herzklappen eine Rolle spielen.

Streptokokken-Folgeerkrankungen

16

Die immunologisch bedingten **Streptokokken-Folgeerkrankungen** *(Streptokokken-Nachkrankheiten, -Zweiterkrankungen)* treten typischerweise 1–4 Wochen nach Abklingen der eigentlichen Erkrankung auf. Wichtig sind:

- Das *akute rheumatische Fieber* mit Schädigung der Herzklappen und des Herzmuskels (➤ 4.7.1)
- Die *akute Glomerulonephritis* (Nierenentzündung ➤ 9.6).

Behandlungsstrategie

Streptokokkeninfektionen lassen sich in aller Regel mit Penicillin (z. B. Isocillin®) sehr gut behandeln. Ausreichend lange Behandlungsdauer minimiert das Risiko von Streptokokken-Folgeerkrankungen.

Eventuell erforderliche zusätzliche Hygienemaßnahmen richten sich nach Befundlokalisation und -ausdehnung.

Akute Angina tonsillaris und Scharlach

DEFINITION

Angina tonsillaris *(Tonsillitis, Mandelentzündung):* Akute Entzündung der *Tonsillen* und eine der häufigsten Entzündungen im Rachenraum.
Scharlach: Sonderform der Streptokokken-Angina, bei der die Bakterien ein Toxin bilden, das den kleinfleckigen Scharlachausschlag hervorruft.

Krankheitsentstehung

Die **akute Angina tonsillaris** wird oft durch Streptokokken verursacht, kann aber auch z. B. im Rahmen viraler Infektionen auftreten.

Symptome, Befund und Diagnostik

Meist entwickeln die Patienten innerhalb weniger Stunden hohes Fieber, Schüttelfrost, starke Halsschmerzen und Schluckbeschwerden, die in die Ohrregion ausstrahlen können. Oft ist das Öffnen des Mundes schmerzhaft. Der Allgemeinzustand ist deutlich reduziert. Bei extrem großen Tonsillen spricht der Kranke „kloßig".

Die Diagnose wird durch die Racheninspektion gestellt (➤ Abb. 16.18). Meist sind die Kieferwinkel-Lymphknoten geschwollen und druckschmerzhaft. Mit Hilfe eines Streptokokken-Schnelltests können die Erreger oft innerhalb weniger Minuten im Abstrich nachgewiesen werden.

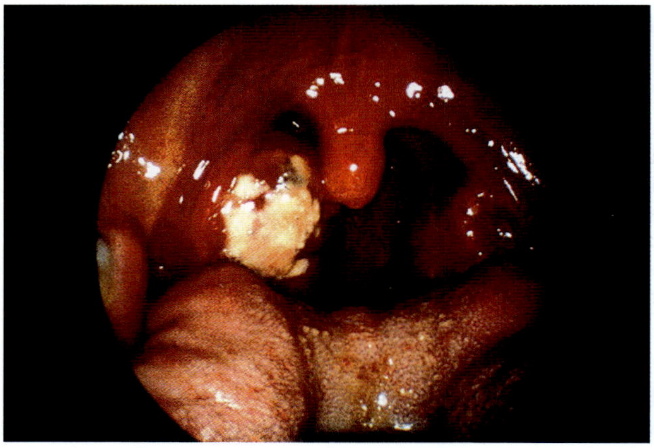

Abb. 16.18 Seit einer Woche bestehende, bisher unbehandelte Streptokokken-Angina mit Eiterstippchen und Fibrinbelägen. [M117]

Behandlungsstrategie

Die Behandlung besteht in der Gabe von Penicillin (z. B. Megacillin®) über zehn Tage. Ausweichpräparat bei Penicillinallergie sind Cephalosporine oder Makrolide. Bei sehr starken Schmerzen (selten) kann z. B. Ibuprofen gegeben werden.

Pflege

Der Patient soll Bettruhe einhalten. Die Beschwerden werden durch kalte Halswickel, Mundpflege mit desinfizierenden Substanzen (Pinselungen, Gurgeln) und weiche Kost gelindert. Der Patient ist bereits 24 h nach Beginn der antibiotischen Therapie nicht mehr ansteckend.

Patienteninformation

Kommt es in kurzen zeitlichen Abständen immer wieder zu eitrigen Anginen oder entwickelt sich eine *chronische Tonsillitis,* bei der die Entzündung im vernarbten Gewebe immer weiter schwelt, ist evtl. eine **Tonsillektomie** (operative Entfernung der Gaumenmandeln, kurz *TE*) notwendig.

Erysipel

DEFINITION

Erysipel *(Wundrose):* Flächenhafte Entzündung der Haut mit gleichzeitigen Allgemeinsymptomen, am häufigsten durch Streptokokken bedingt.

Krankheitsentstehung

Meist dringen die Erreger über kleine Wunden ein und breiten sich dann aus. Bei einem Übergreifen der Entzündung auf die Unterhaut spricht man von einem **phlegmonösen Erysipel.** Besonders gefährdet sind Abwehrgeschwächte und Diabetiker, prädisponierende lokale Erkrankungen sind ein Ulcus cruris und ein Lymphödem.

Symptome, Befund und Diagnostik

Nach einer Inkubationszeit von 1–3 Tagen setzt, evtl. mit Schüttelfrost, hohes Fieber, ein. Der betroffene Hautbezirk, meist Unterschenkel oder Gesicht (*Gesichtsrose* ➤ Abb. 16.19), ist flammend gerötet, geschwollen und schmerzt. Typisch ist die scharfe Begrenzung der Rötung. Blasenbildung ist möglich.

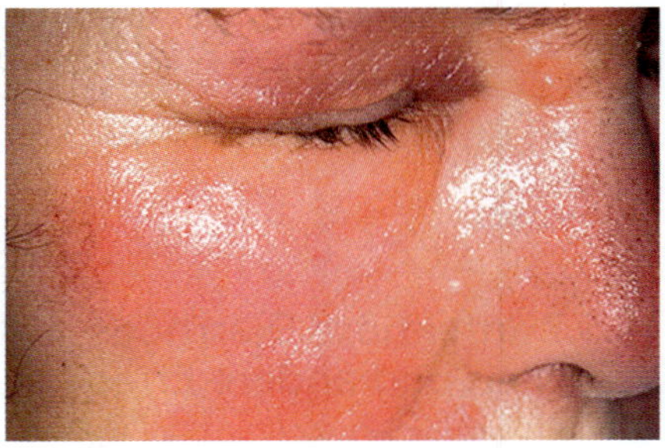

Abb. 16.19 Patientin mit Gesichtserysipel. Die Haut von Stirn, Augen, Wangen und Nase ist flammend rot und geschwollen. [M123]

Gefährliche Komplikationen sind eine rasche Streptokokkenausbreitung mit Nekrosenbildung innerhalb weniger Stunden **(nekrotisierende Fasziitis)** und ein **Streptococcal-toxic-Shock-Syndrome.**

Die Diagnose ist meistens anhand der typischen Klinik möglich. Im Blut sind Leukozytenzahl, CRP und BSG sowie meist der Anti-DNAse-B-Titer erhöht. Oft kann ein Abstrich den Erreger nachweisen.

Behandlungsstrategie und Pflege

Die medikamentöse Behandlung besteht in der Gabe von Penicillin über 10–14 Tage, zunächst i. v., dann oral.

Der Patient muss Bettruhe einhalten. Entsprechend sind alle notwendigen Prophylaxen durchzuführen. Bei einem Unterschenkelerysipel wird das betroffene Bein durch Hochpositionierung ruhig gestellt, je nach Behandlungsstrategie kann das Anlegen eines Kompressionsverbands indiziert sein. Bei einem Gesichtserysipel erhält der Patient flüssige Kost und darf nicht sprechen. Lokal sind mehrfach täglich feuchte Umschläge mit kühlenden und desinfizierenden Substanzen nach Arztanordnung angezeigt, die immer feucht gehalten werden.

Wichtig ist die sorgfältige Patientenbeobachtung (Haut, Vitalzeichen, Temperatur), um eine weitere Ausbreitung des Erregers mit der Gefahr einer Sepsis oder eines ZNS-Befalls sofort zu erfassen.

Um Rezidive zu vermeiden, werden begünstigende Faktoren (z. B. Pilzinfektion der Haut, Lymphstau) weitest möglich ausgeschaltet.

Prognose und Patienteninformation

Die Prognose der Erkrankung ist insgesamt gut. Allerdings neigt das Erysipel zu Rezidiven, die einen bleibenden Lymphstau verursachen können.

16.5.5 Erkrankungen durch Enterokokken

Enterokokken (früher *Streptokokken der Gruppe D*) sind grampositive Kokken. Sie leben physiologischerweise im Darm von Mensch und Tier. Gelangen sie durch Schmierinfektion in den Urogenitaltrakt, können sie **Harnwegsinfekte** (➤ 9.5) und **Eileiterentzündungen** hervorrufen. Seltener sind sie z. B. Ursache einer **Sepsis** oder **Endokarditis** (➤ 4.7.1). Enterokokken sind häufige Erreger nosokomialer Infektionen.

Enterokokkeninfektionen sprechen oft auf Breitspektrumpenicilline an, etwa Amoxicillin (z. B. Amoxi Tablinen®). Insbesondere bei Nosokomialinfektionen sind aber Resistenzen ein zunehmendes Problem (VRE ➤ 16.1.9).

16.5.6 Erkrankungen durch Meningokokken und Gonokokken

Meningokokken *(Neisseria meningitidis)* und **Gonokokken** *(Neisseria gonorrhoeae)* sind sehr empfindlich gegenüber Umwelteinflüssen und können nur kurz außerhalb des Körpers überleben.

Meningokokken-Meningitis und -Sepsis

DEFINITION

Meningokokken-Meningitis/-Sepsis: Lebensbedrohliche Krankheitsbilder durch **Meningokokken.** In Deutschland werden etwa 100–300 Fälle invasiver Erkrankungen aufgrund von Meningokokken pro Jahr gemeldet (2018: 294, 2019: 256, 2020:138, 2024: 284) [15]. Jahreszeitlicher Gipfel in den Wintermonaten. Erster Altersgipfel im Säuglings- und Kleinkindalter, zweiter bei Jugendlichen.

Meningokokken-Meningitis und **-Sepsis** sowie der Nachweis von Meningokokken, soweit er auf eine akute Infektion hinweist, sind meldepflichtig.

Meningokokken (Neisseria meningitidis) sind weltweit verbreitet. Sie leben im Nasen-Rachen-Raum des Menschen und werden durch direkten Kontakt oder Tröpfcheninfektion übertragen.

Invasive Meningokokken-Erkrankungen zeigen, teils nach einem uncharakteristischen Vorstadium mit Beschwerden eines Racheninfekts, folgende hochakute Verlaufsformen:

- Meningokokken-Meningitis (ca. ⅔ der Fälle) mit schwerstem Krankheitsgefühl, hohem Fieber, Kopfschmerzen, Schwindel, Übelkeit, Erbrechen und Nackensteife (➤ 16.13.1)
- Meningokokken-Sepsis (ca. ⅓ der Fälle) mit hohem Fieber und sich rapide verschlechterndem Allgemeinzustand des Patienten. Bei ungefähr ¾ der Patienten sind Hauterscheinungen, vor allem punktförmige oder auch flächenhafte Hautblutungen, zu beobachten (➤ Abb. 16.20). Die Meningokokken-Sepsis kann innerhalb weniger Stunden tödlich verlaufen
- Mischformen sind möglich.

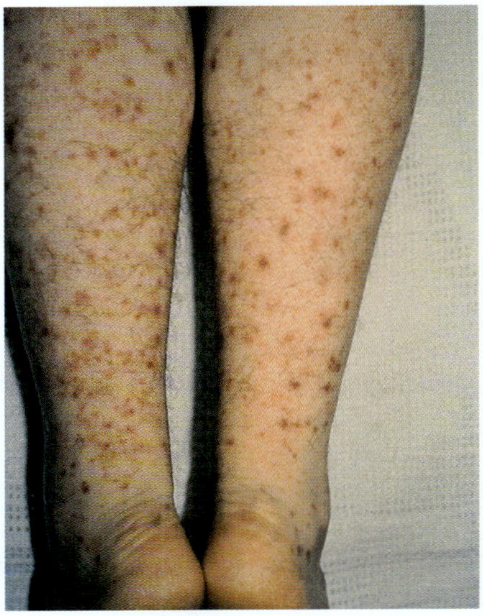

Abb. 16.20 Hautblutungen bei Meningokokkensepsis. [E273]

Aufgrund der Schwere der Krankheitsbilder beginnt die Behandlung unmittelbar nach Sicherung des Untersuchungsmaterials (v. a. Liquor, Blut). Mittel der Wahl ist die intravenöse Gabe von Penicillin G und/oder neuerer Cephalosporine wie etwa Ceftriaxon (z. B. Rocephin®).

Eine Isolierung des Erkrankten ist bis 24 h nach Beginn der antibiotischen Behandlung erforderlich.

Engen Kontaktpersonen des Patienten wird die Gabe von Rifampicin (etwa in Eremfat®), Ceftriaxon (z. B. Rocephin®) oder Ciprofloxacin (z. B. Ciprobay®) empfohlen, evtl. zusätzlich die (postexpositionelle) Impfung.

Die Impfung gegen Meningokokken der Gruppe C wird für alle Kleinkinder empfohlen, später ist sie eine Indikationsimpfung. Außerdem wird bei Reisen nach Asien und in die Subsahara eine Impfungen gegen die Gruppen A, C, W135, Y empfohlen. Gegen Meningokokken vom Typ B (derzeit gut 70 % der Fälle in Deutschland) ist keine Impfung möglich.

Erkrankung durch Gonokokken: Gonorrhö

DEFINITION

Gonorrhö *(Tripper):* Einzige Erkrankung des Menschen durch **Gonokokken.** In Europa am häufigsten diagnostizierte „klassische" Geschlechtskrankheit.

Übertragung und Krankheitsentstehung

Gonokokken *(Neisseria gonorrhoeae)* werden praktisch immer durch sexuelle Kontakte übertragen. Sie rufen eine eitrige Entzündung der Genital-, Darm- oder Rachenschleimhaut hervor.

Symptome, Befund und Diagnostik

Ungefähr 2–8 Tage nach der genitalen Infektion eines Mannes treten meist deutliche Symptome auf, in erster Linie schleimiger, gelbgrüner Ausfluss aus der Harnröhre und Schmerzen beim Wasserlassen.

Bei einer Frau bleibt eine Gonorrhö häufig zunächst unbemerkt (symptomarmer Verlauf, z. B. Brennen beim Wasserlassen, Scheidenausfluss).

Unbehandelt kann die Gonorrhö aber bei Frauen wie Männern aufsteigen und Entzündungen der inneren Geschlechtsorgane mit der Gefahr bleibender Sterilität zur Folge haben. Hämatogene Aussaat kann zu extragenitalen Komplikationen führen, vor allem Gelenkentzündungen.

Die Diagnose wird mikroskopisch aus einem gefärbten Ausstrichpräparat von Genitalsekreten oder durch eine Bakterienkultur auf Spezialnährböden gestellt.

Behandlungsstrategie

Die unkomplizierte Gonorrhö wird heute durch Einmalgabe neuerer Cephalosporine behandelt.

Zur Vermeidung sog. *Ping-Pong-Infektionen* ist eine Partnerbehandlung erforderlich. Während der Behandlung ist auf Geschlechtsverkehr zu verzichten. Nach Beendigung der Behandlung wird der Therapieerfolg durch Kontrollabstriche überprüft. Die Gonorrhö hinterlässt keine Immunität.

Pflege

Bei möglichem Kontakt mit erregerhaltigen Sekreten (Genitalsekrete, Eiter) oder Objekten sind Handschuhe bzw. Schutzkittel erforderlich.

16.5.7 Infektiöse Diarrhöen durch Salmonellen, Shigellen und andere Erreger

DEFINITION

Infektiöse Diarrhö *(infektiöse Gastroenteritis):* Ansteckende Durchfallerkrankung, verursacht durch eine Vielzahl bakterieller und viraler Erreger sowie durch Pilze, Protozoen und Parasiten. Jahreszeitlicher Gipfel in den Sommermonaten. Häufig bei Reisen in warme Länder als sog. **Reisediarrhö** auftretend.

Diarrhöen durch Clostridium difficile ➤ 16.5.19

Der Verdacht und die Erkrankung an einer mikrobiell bedingten Lebensmittelvergiftung oder an einer infektiösen Diarrhö sind meldepflichtig, wenn der Betroffene eine Tätigkeit z. B. in einer Großküche ausübt oder zwei oder mehr gleichartige Erkrankungen mit mutmaßlich epidemischem Zusammenhang auftreten. Außerdem sind verschiedene Krankheitserreger infektiöser Diarrhöen (z. B. Salmonellen, Shigellen, Campylobacter jejuni) meldepflichtig (➤ 16.15). Da leichte Verläufe häufig sind, ist die Dunkelziffer hoch.

Krankheitsentstehung und Einteilung

Übertragungswege

Fast alle infektiösen Diarrhöen werden fäkal-oral übertragen, d. h., die Erreger werden mit dem Stuhlgang ausgeschieden und gelangen durch unzureichende Toiletten- und Küchenhygiene in Trinkwasser oder Speisen.

Gastroenteritis durch Campylobacter

Gastroenteritiden durch **Campylobacter** sind sehr häufig mit einem jahreszeitlichen Gipfel im Sommer. Die Campylobacter-Enteritis ist mit 60 000–70 000 übermittelten Fällen pro Jahr (80–90 Erkrankungen pro 100 000 Einwohner) die häufigste bakterielle meldepflichtige Krankheit in Deutschland [16].

Campylobacter-Bakterien sind gramnegative, spiralförmige Stäbchen, am wichtigsten sind *C. jejuni* und *C. coli.* Hauptinfektionsquellen in Deutschland sind Geflügel (nicht aber Eier), Rohmilch/-produkte, rohes Hack und infizierte Haustiere.

Nach einer Inkubationszeit von meist 2–5 Tagen beginnt die Erkrankung mit Fieber und allgemeinem Krankheitsgefühl, bevor am nächsten Tag der Durchfall hinzutritt. Die Erkrankung dauert ungefähr eine Woche, gelegentlich länger. Komplikationen sind vor allem reaktive Gelenkentzündungen.

Hauptpfeiler der Prävention sind das Durchgaren von Geflügel, sorgfältige Küchenhygiene und – zumindest für Kinder, Ältere und Abwehrgeschwächte – der Verzicht auf Rohmilch und Rohmilchprodukte.

Salmonellenerkrankungen

Salmonellen sind gramnegative Stäbchen aus der Familie der Enterobakterien (➢ 16.5.10). Diese kommen überall vor, insbesondere aber im Magen-Darm-Trakt von Menschen und Tieren.

- Die Gruppe der **Enteritis-Salmonellen** ruft die *Salmonellen-Gastroenteritiden (Salmonellosen)* hervor, d. h. die salmonellenbedingten infektiösen Durchfallerkrankungen (2023 wurden in Deutschland 13 176 Salmonellen-Erkrankungen gemäß IfSG an das RKI übermittelt) [17, 18]
- Die Gruppe der **Typhus-Paratyphus-Salmonellen** verursacht mit *Typhus* und *Paratyphus* seltene, aber schwere Allgemeinerkrankungen (➢ 16.5.8).

Gastroenteritis durch Salmonellen

Infizierte Menschen scheiden die Salmonellen mit ihrem Stuhl aus, infiziertes Geflügel ist am ganzen Körper kontaminiert, sodass z. B. Eierschalen und (rohes) Fleisch salmonellenhaltig sind. Bei Nichtbeachten der Hygienevorschriften geraten die Enteritis-Salmonellen auf Lebensmittel, vermehren sich und werden durch Aufnahme der kontaminierten Lebensmittel auf Gesunde übertragen. Die Salmonellentoxine rufen im Dünndarm eine Entzündung hervor.

Ausbreitung von Salmonellen

Quelle einer Salmonellen-Infektion sind besonders häufig nicht durchgegarte Eier/Eiprodukte, Geflügel, Hackfleisch und Meerestiere. Arbeitet ein Salmonellenausscheider in einem Lebensmittelbetrieb oder einer Großküche, können praktisch alle Speisen Ausgangspunkt einer Erkrankungswelle sein. Vor allem Dauerausscheider erschweren die Krankheitsbekämpfung, da sie nicht erkennbar krank sind.

Meist nach 0,5–1,5 Tagen beginnt die **Salmonellen-Gastroenteritis** *(Salmonellose):* Leitsymptome sind Durchfälle und Erbrechen, wobei milde Verläufe, die nicht zum Arztbesuch führen, aber auch hochfieberhafte Bilder mit blutigen Stühlen und krampfartigen Bauchschmerzen sowie v. a. bei Älteren und Abwehrgeschwächten Organkomplikationen (z. B. Abszesse, Cholzystitis, Endokarditis, Arthritis) möglich sind.

Gastroenteritiden durch Shigellen

Die **Shigellen,** ebenfalls gramnegative Stäbchen aus der Familie der Enterobakterien (➢ 16.5.10), sind die Erreger der **bakteriellen Ruhr.** 2023 wurden in Deutschland 525 Fälle gemeldet [22].

Shigellen werden fäkal-oral übertragen und führen zu einer Dickdarmentzündung.

Nach einer Inkubationszeit von 1–5 Tagen beginnt die Erkrankung mit wässrigen Durchfällen, die dann blutig werden können und mit starken, krampfartigen Bauchschmerzen und schmerzhaftem Stuhldrang **(Tenesmen)** einhergehen. Neben leichteren Formen sind schwere Verläufe mit toxischen Komplikationen wie Herz-Kreislauf-Versagen, zerebralen Krämpfen oder Bewusstseinsstörungen möglich.

Gastroenteritiden durch andere Bakterien

- Mehrere Stämme von *E. coli* (➢ 16.5.10) können auf unterschiedlichem Wege (z. B. Toxinbildung, Eindringen in die Darmwand) Durchfallerkrankungen hervorrufen:
  - Häufig bei Reisen in warme Länder mit mangelhafter Hygiene ist die *Reisediarrhö* durch **enterotoxische E. coli** *(ETEC)*
  - Die Durchfallerkrankungen durch **enteroinvasive E. coli** (EIEC) ähneln Shigellendurchfällen
  - **Enteropathogene E. coli** *(EPEC, Dyspepsie-Coli)* und **enteroaggregative E. coli** *(EAEC)* rufen v. a. Erkrankungen bei Säuglingen und Kleinkindern hervor
  - **Enterohämorrhagische E. coli** *(EHEC)* bilden zytotoxische **Shigatoxine,** die zu einer hämorrhagischen Dickdarmentzündung und einem lebensbedrohlichem (meldepflichtigen) **hämolytisch-urämischen Syndrom** *(HUS)* mit hämolytischer Anämie und Nierenversagen führen können. Asymptomatische Verläufe sind möglich, 10–20 % der manifesten Erkrankungen verlaufen schwer, v. a. bei Kindern und Älteren. 2011 kam es in Norddeutschland zu einem großen Ausbruch mit fast 3 000 EHEC- und > 800 HUS-Fällen. Der Erreger vereinte EHEC- und EAEC-Gene und wurde dadurch besonders gefährlich. Infektionsquelle waren Sprossen aus Bockshornkleesamen. Wie die EHEC darauf gelangten, blieb unklar. Atypischerweise erkrankten sehr viele Erwachsene
- Bestimmte *Staphylokokken* (➢ 16.5.3) verursachen durch ihre Toxine eine **Lebensmittelvergiftung.** Insbesondere in verdorbenen Milch-, Ei- und Fleischprodukten können Staphylokokkentoxine enthalten sein, die nach wenigen Stunden zu massivem Erbrechen und allgemeinem Krankheitsgefühl führen. Dieses Enterotoxin ist hitzestabil und wird daher beim Kochen *nicht* zerstört. Bei ansonsten Gesunden heilt die Erkrankung nach 1–2 Tagen folgenlos aus
- Ebenfalls toxinbedingt ist die **Clostridien-Diarrhö** durch einige Stämme von *Clostridium perfringens* (➢ Tab. 16.6). Im Gegensatz zur Lebensmittelvergiftung durch Staphylokokken wird der *Erreger* mit der Nahrung aufgenommen, das Toxin bildet sich erst im Darm. Die Erreger werden vornehmlich durch Fleischprodukte übertragen. Die Inkubationszeit beträgt 6–24 h. Der Durchfall dauert nur 1–2 Tage
- Bestimmte **Yersinien** (➢ 16.5.9) führen bevorzugt bei Kindern zu einer Gastroenteritis, die in aller Regel nach 1–2 Wochen von selbst ausheilt.

Norovirus-Gastroenteritiden

Norovirus-Gastroenteritiden waren 2019 mit > 78 665 labordiagnostisch gesicherten Fällen in Deutschland [19] die häufigsten gemeldeten Erkrankungen überhaupt. Sie treten im Gegensatz zu den meisten anderen infektiösen Durchfallerkrankungen vor allem im Winter auf. Ausbrüche in Altenheimen, Krankenhäusern und anderen Einrichtungen sind recht häufig.

Infizierte scheiden die Viren mit Erbrochenem und Stuhl aus. Übertragen werden sie dann durch Kontakt, fäkal-oral, aber auch durch Tröpfchen (die beim Erbrechen entstehen).

Nach wenigen Stunden bis zwei Tagen treten schwallartiges Erbrechen und/oder Durchfälle auf, die bei ansonsten Gesunden nach

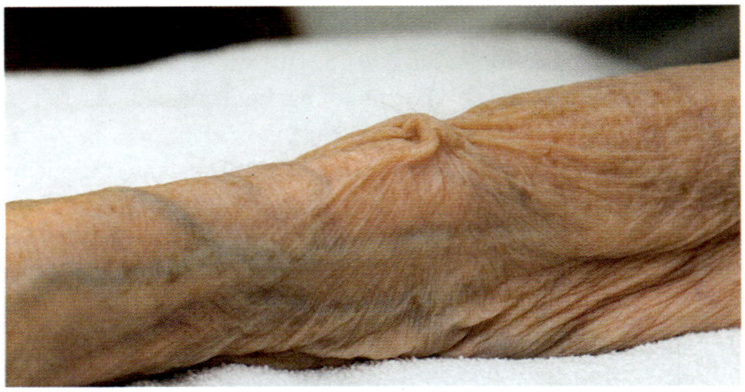

Abb. 16.21 Stehende Hautfalten bei Dehydratation. Hebt man bei einem dehydrierten Patienten eine Hautfalte ab, so verstreicht diese nach dem Loslassen nicht sofort wieder, sondern „bleibt stehen". [K115]

höchstens zwei Tagen von selbst wieder aufhören. Gefahr besteht in erster Linie für Kleinkinder und alte Menschen durch Dehydratation (➤ Abb. 16.21).

Gastroenteritiden durch andere Viren
Weiter sind z. B. **Rotaviren** (bei Kleinkindern), **Parvoviren** und **Enteroviren** als Erreger infektiöser Durchfälle von Bedeutung.

Symptome und Untersuchungsbefund

Leitsymptome *aller* infektiösen Durchfallerkrankungen sind Übelkeit, Erbrechen, Bauchschmerzen, Durchfälle und Fieber. Meist klingen die Krankheitszeichen auch ohne Behandlung innerhalb weniger Tage ab, sodass viele Patienten keinen Arzt aufsuchen. Warnzeichen eines komplizierten Verlaufs sind hohes Fieber, Schüttelfrost, blutige Durchfälle und Abwehrspannung oder starker Druckschmerz im Bereich des Abdomens. Komplikationen wie Sepsis, Meningitis, Knochen- oder Gelenkbeteiligung sind je nach Erreger unterschiedlich und insgesamt selten. Sie treten vor allem bei Säuglingen, alten oder (abwehr-)geschwächten Menschen auf.

Der körperliche Untersuchungsbefund ist bis auf einen evtl. Abdominaldruckschmerz und Zeichen einer Dehydratation (➤ 9.13.2) unauffällig.

Diagnostik

Eine weitergehende Diagnostik ist nur nötig bei komplizierten oder mehr als drei Tage dauernden Verläufen sowie besonders gefährdeten Patienten. Der Erregernachweis gelingt in Stuhl, Erbrochenem oder Nahrungsmittelresten. Dabei sind die Proben sofort zum Labor zu bringen, da einige Erreger (z. B. Shigellen) auf Umwelteinflüsse (Austrocknen, Kälte) sehr empfindlich reagieren. Zur Kontrolle des Wasser- und Elektrolythaushalts sind Blutuntersuchungen erforderlich.

Behandlungsstrategie

Die Behandlung besteht im oralen oder intravenösen Flüssigkeits- und Elektrolytersatz. Nur bei gefährdeten Patienten, sehr schweren Verläufen oder bestimmten Erkrankungen (z. B. Typhus, Paratyphus, Cholera, Parasitosen) werden Antibiotika gegeben. Symptomatisch gegen Durchfall wirkende Arzneimittel **(Antidiarrhoika)** werden nur im Notfall eingesetzt, da sie die Elimination der Erreger verzögern können.

Pflege

Im Krankenhaus werden vor allem Patienten mit schweren Krankheitsverläufen, geschwächtem Immunsystem und Vorerkrankungen behandelt:

- Die Patienten werden bei noch unbekanntem Erreger in einem Einzelzimmer betreut. Bei möglichem Kontakt mit erregerhaltigem Material wie Stuhl und Erbrochenem sind Schutzkittel, Mund-Nasen-Schutz (z. B. bei Aerosolbildung bei Erbrechen) und Handschuhe zu tragen. Nach Patientenkontakt und generell vor dem Verlassen des Zimmers wird eine Händedesinfektion mit einem viruswirksamen Händedesinfektionsmittel durchgeführt. Kontaminierte Wäsche wird in einem geschlossenen Sack transportiert und bei über 60 °C gereinigt. Das Essenstablett wird als letztes abgeräumt und sofort in den Wagen gestellt. Es kann in der Regel wie üblich maschinell gereinigt werden [12]. Alternative ist die Benutzung von Einmalgeschirr. Alle patientennahen Flächen werden einmal täglich mit einem viruswirksamen Desinfektionsmittel wischdesinfiziert, nach Entlassung des Patienten wird eine Schlussdesinfektion durchgeführt. Eine Desinfektion der Ausscheidungen ist nur bei klinischem Verdacht auf Cholera oder Typhus notwendig. Diese Richtlinien werden nach Erregernachweis bei Bedarf modifiziert: Bei einem Teil der Erreger (z. B. Clostridium difficile, Shigellen) ist eine Einzelzimmerunterbringung erforderlich, sonst empfehlenswert. Bei Clostridium difficile (➤ 7.6.6) als Erreger wird weiterhin empfohlen, im Rahmen der Schlussdesinfektion zusätzlich alle weiteren erreichbaren Flächen im Patientenzimmer zu desinfizieren. Matratzen, Kissen und Decken werden nach Entlassung des Patienten desinfiziert
- Kranke mit Kreislaufstörungen durch den Flüssigkeitsverlust dürfen nur in Begleitung aufstehen. Je nach Zustand sind entsprechende Prophylaxen erforderlich
- Da der Stuhldrang oft sehr plötzlich einsetzt, sodass die Toilette evtl. nicht mehr erreicht werden kann, sollten sich Nachtstuhl oder Steckbecken in unmittelbarer Nähe des Patienten befinden
- Häufige Stuhlentleerungen reizen die Analregion. Vorbeugend können die Patienten weiches Toilettenpapier und feuchte Reinigungstücher benutzen oder die Analregion nach jedem Stuhlgang waschen und trocknen. Evtl. kann eine panthenolhaltige Salbe (z. B. Bepanthen®) aufgetragen werden
- Bei leichten Krankheitsverläufen ist eine orale Ernährung (ballaststoffarme Kost) möglich. Wichtig ist reichliches Trinken (z. B. Magen-Darm-Tee), wobei stuhlanregende Getränke (z. B. Apfelsaft) ungünstig sind. Kann der Patient nicht ausreichend trinken, wird das Flüssigkeitsdefizit über Infusionen ausgeglichen. Eine Flüssigkeitsbilanzierung kann erforderlich sein
- Bei schweren Krankheitsverläufen darf der Patient nicht essen und erhält Infusionen. Später wird die Kost nach Anordnung des Arztes und Verträglichkeit langsam aufgebaut

- Bei krampfartigen Bauchschmerzen lindern feucht-warme Bauchwickel die Beschwerden.

Patientenbeobachtung

- Vitalzeichen, Bewusstsein, Temperatur
- Flüssigkeitsbilanz
- Allgemeinzustand, Hautbeschaffenheit, Mundschleimhaut (Dehydratation?)
- Aussehen und Häufigkeit der Ausscheidungen (Erbrochenes, Stuhl, Urin)
- Schmerzen.

Patientenberatung

Abhängig vom jeweiligen Erscheinungsbild beraten die Pflegenden (meist in der häuslichen Pflege) Patient und Angehörige über:

- Die Notwendigkeit und Bedeutung von Hygienemaßnahmen, z. B. häufiges Händewaschen (v. a. nach jedem Toilettengang und vor dem Kontakt mit Lebensmitteln) sowie Händedesinfektion
- Notwendigkeit des ausreichenden Flüssigkeitsersatzes
- Maßnahmen zur Pflege der Analregion und Information bei Veränderung
- Sturzgefahr aufgrund der labilen Kreislaufsituation.

Prognose

Die Prognose einer Gastroenteritis ist bei vorher Gesunden gut. Säuglinge, ältere Menschen und Abwehrgeschwächte können jedoch daran sterben. Eine durchgemachte Erkrankung hinterlässt meist *keine* Immunität.

Prävention

Prophylaktische Maßnahmen insbesondere zur Verhütung von Salmonelleninfektionen sind:

- Sorgfältige Händehygiene, vor allem nach jedem Toilettengang
- Kontinuierliches Kühlen gefährdeter Nahrungsmittel (z. B. Eiern), um die Vermehrung evtl. vorhandener Bakterien zu bremsen
- Sorgfältige Küchenhygiene, z. B. heißes Spülen von Messern, mit denen Geflügel zerteilt wurde, bevor etwas anderes geschnitten wird, um eine Keimverschleppung auf bereits zubereitete Speisen *(Kreuzkontamination)* zu vermeiden
- Gründliches Erhitzen von Speisen, die erfahrungsgemäß häufig kontaminiert sind (z. B. Hähnchen). Warmhalten von Speisen zeitlich beschränken. Achtung: Tiefgefrieren tötet Salmonellen nicht ab
- Verzicht auf den Genuss von Rohei und Roheiprodukten.

Reisende in warme Länder sollten die einschlägigen Hygieneregeln streng beachten (➤ 16.5.8) und für den Fall einer Durchfallerkrankung Tabletten zum Elektrolytersatz (z. B. Oralpädon®, Elotrans®) sowie für den Notfall evtl. Antidiarrhoika (z. B. Tannacomp®) mitnehmen (etwa wenn auf der Rückreise längere Zeit keine Möglichkeit zum Toilettengang besteht).

16.5.8 Typhus und Paratyphus

DEFINITION

Typhus (abdominalis), Paratyphus: Schwere Allgemeinerkrankungen mit hohem Fieber und Durchfällen, verursacht durch **Typhus-Paratyphus-Salmonellen.** In Ländern mit niedrigem Hygienestandard ein ernstes Problem, in Mitteleuropa nur gelegentliche, eingeschleppte Erkrankungsfälle (2023 in Deutschland 72 Erkrankungen [22]).

Typhus und **Paratyphus** sind bei Verdacht, Erkrankung und Tod meldepflichtig (➤ 16.15).

Übertragung und Krankheitsentstehung

Die **Typhus- und Paratyphus-Salmonellen** (➤ 16.5.7) werden von Erkrankten und Dauerausscheidern mit dem Stuhl ausgeschieden und fäkal-oral durch Schmierinfektion, Trinkwasser oder Lebensmittel übertragen.

Die Erreger bilden in der Darmwand Geschwüre und gelangen mit dem Blut in fast alle Organe.

Symptome und Untersuchungsbefund

- Nach einer Inkubationszeit von 1–3 Wochen beginnt die Erkrankung mit Krankheitsgefühl, Kopf- und Gliederschmerzen. Das Fieber steigt über ca. eine Woche treppenförmig auf ein Plateau um 40 °C an, der Puls ist dabei relativ niedrig *(relative Bradykardie)*. Oft sind die Kranken benommen oder verwirrt
- Anfang der zweiten Woche können auf der Bauchhaut charakteristische linsengroße, rötliche Flecken auftreten **(Roseolen).** Jetzt erst kommt es zu erbsenbreiartigen, oft blutigen Durchfällen
- Unbehandelt fällt das Fieber in der vierten Woche langsam ab.

Hauptkomplikationen sind Kreislaufkomplikationen, Darmblutungen und Darmperforationen. Eher selten sind Hirnhaut- oder Knochen(mark)entzündungen.

Der **Paratyphus** verläuft durchschnittlich milder als der Typhus.

Diagnostik und Differenzialdiagnose

Die Diagnosesicherung ist in der ersten Krankheitswoche durch Erregernachweis im Blut des Patienten und ab der zweiten Woche in Stuhl, Urin oder Galle möglich. Ab der zweiten Woche wird der serologische Antikörpernachweis positiv. Das Blutbild zeigt trotz der bakteriellen Ursache eine Leukopenie (➤ 11.3.3).

Behandlungsstrategie

Neben der symptomatischen Behandlung ist die Gabe von Antibiotika erforderlich. Bei sehr schweren Verläufen werden außerdem Glukokortikoide (➤ Pharma-Info 10.1) gegeben. Nach erfolgter Behandlung müssen drei Stuhlproben frei von Typhus-Paratyphus-Salmonellen sein.

Pflege

Pflege bei infektiöser Diarrhö ➤ 16.5.7
- Wegen der Gefahr einer Herzbeteiligung ist bis zwei Wochen nach Entfieberung strenge Bettruhe erforderlich. Daher ist die Durchführung der entsprechenden Prophylaxen notwendig
- Puls-, Blutdruck- und Bewusstseinskontrollen (wegen möglicher ZNS-Komplikationen)
- Leicht verdauliche und ballaststoffarme Kost. Auf eine ausreichende Flüssigkeits- und Elektrolytzufuhr ist zu achten
- Beobachtung aller Ausscheidungen: Manche Patienten werden stuhlinkontinent, andere dagegen sind nicht in der Lage, Blase und Darm willkürlich zu entleeren. Anzeichen von Darmblutungen können Teerstühle (Blut aus oberen Darmabschnitten) oder hellrotes Blut (aus unteren Darmabschnitten) sein
- Unterbringung in einem Einzelzimmer. Bei möglicher Kontamination sind Schutzkittel und Handschuhe erforderlich. Alle patientennahen Flächen werden mindestens einmal täglich desinfiziert. Geschirr und kontaminierte Wäsche müssen desinfiziert werden, nach der Entlassung des Patienten auch Matratzen, Kissen und Decken. Stuhl und Erbrochenes müssen ebenfalls desinfiziert werden.

16

Prognose

Bei rechtzeitiger Therapie liegt die Sterblichkeit unter 2 %. Bis zu 5 % der Patienten werden jedoch zu *Dauerausscheidern.* Dann ist eine abermalige antibiotische Behandlung und bei Erregern in der Gallenblase evtl. eine Gallenblasenentfernung notwendig. Die Erkrankung führt zu länger andauernder Immunität.

Dauerausscheider gelten als geheilt, wenn zehn Stuhlkontrollen oder drei Duodenalsaftproben negativ ausfallen. Bis dahin dürfen sie weder in Küchen und Lebensmittelbetrieben noch in der Gastronomie arbeiten.

Prävention

Die Beachtung folgender Regeln bei Reisen in südliche Länder dient nicht nur der Typhusprävention, sondern der Vorbeugung aller infektiösen Diarrhöen und fäkal-oral übertragener Erkrankungen:
- Hände häufig säubern
- Nur gekochte oder kurz zuvor selbst geschälte Speisen essen („boil it, cook it, peel it, or forget it"). Kann Obst nicht geschält werden und ist ein Verzicht nicht möglich, sollte man das Obst mit sauberem Wasser selbst gründlich waschen. Riskant sind z. B. auch Salatbuffets, Milch, Creme-Desserts und nicht verpacktes Eis
- Meeresfrüchte vermeiden, da sie sehr oft kontaminiert sind, auch mit Choleravibrionen oder Hepatitis-A-Viren
- Getränke nur aus Originalflaschen oder -dosen trinken. Eiswürfel in Restaurants ablehnen oder zumindest sofort aus dem Glas entfernen, da diese oft mit Leitungswasser zubereitet werden
- Zum Zähneputzen abgekochtes Leitungswasser oder Mineralwasser aus der Flasche verwenden
- Falls möglich, Fliegendraht an Fenstern und Türen anbringen, da Fliegen oft Keime verschleppen.

Für Reisende in gefährdete Länder steht außerdem eine ca. zu 90 % wirksame aktive Impfung (z. B. mit Typhoral L®) zur Verfügung.

16.5.9 Erkrankungen durch Yersinien

Yersinien gehören zu den Enterobakterien (➤ 16.5.10).

Yersiniosen

Yersinia enterocolitica und **Yersinia pseudotuberculosis** rufen die **Yersiniosen** hervor. Infektionsquellen sind Vögel und Säugetiere (Schweine!), die Erreger werden oral aufgenommen.
- Am häufigsten ist die **enteritische Yersiniose.** Bei Jugendlichen führt sie nicht selten zur **Lymphadenitis mesenterica** mit Appendizitis-ähnlichem Bild (aber mit Durchfall!), bei Erwachsenen zeigt sie sich als infektiöse Diarrhö
- Wesentlich seltener ist die generalisierte **extramesenteriale Yersiniose** z. B. mit Sepsis, Leberabszessen oder Osteomyelitis.

Die Darmerscheinungen verlaufen meist gutartig, die extramesenteriale Yersiniose hingegen muss antibiotisch behandelt werden.

Nach Yersiniosen sind bei Erwachsenen Folgeerkrankungen möglich, insbesondere eine reaktive Arthritis (➤ 14.6.2) oder ein Erythema nodosum (➤ 6.4.5).

Pest

DEFINITION

Pest: Quarantäne- und meldepflichtige schwere Allgemeinerkrankung, als **Beulen-** oder (praktisch immer tödliche) **Lungenpest** auftretend. Heute nur noch in Teilen Afrikas, Amerikas und Asiens vorkommend.

Yersinia pestis wird durch Ratten verbreitet und durch Flöhe übertragen.

Nach 1–7 Tagen kommt es zu schwerem Krankheitsgefühl, Fieber und einer massiven Entzündung der regionären Lymphknoten der Bissregion **(Beulenpest).** Lungenbefall führt zur **Lungenpest,** die durch Anhusten von Mensch zu Mensch übertragbar ist. Die Pest ist durch frühzeitige Antibiotikagabe behandelbar.

16.5.10 Erkrankungen durch andere Enterobakterien

Enterobakterien (*Enterobacteriaceae,* ➤ Tab. 16.5) gehören zur normalen Bakterienflora im Darm von Mensch und Tier, sind aber auch in der unbelebten Umwelt zu finden. Die meisten Enterobakterien sind fakultativ pathogen und rufen oft nosokomiale Infektionen hervor.

Mit unterschiedlicher Gewichtung rufen die verschiedenen Enterobakterien Harnwegs- und Gallenwegsinfektionen (➤ 9.5, ➤ 8.5.2, ➤ 8.5.3), Wundinfektionen, Pneumonien (➤ 6.4.3) und Meningitiden (➤ 16.13.1) hervor. Alle können bei ungünstiger Abwehrlage zur lebensbedrohlichen gramnegativen Sepsis (➤ 16.12) mit septischem Schock (➤ 3.4, ➤ 16.12) führen.

Tab. 16.5 Überblick über die wichtigsten Enterobakterien und ihre Krankheitsbilder. Alle Enterobakterien können außerdem zur lebensbedrohlichen Sepsis (➤ 16.12) führen.

Erreger	Wichtige Krankheitsbilder
Citrobacter	Harn- und Atemwegsinfektionen, Wundinfektionen
Enterobacter	Harnwegsinfektionen, Pneumonien, Wundinfektionen, Meningitis
Escherichia coli	Enteritis, Harn- und Gallenwegsinfektionen, Wundinfektionen, Meningitis
Hafnia	Wundinfektionen, Pneumonien, Harnwegsinfektionen
Klebsiellen	Atemwegsinfektionen (sog. Friedländer Pneumonie), Harn- und Gallenwegsinfektionen
Proteus, Providentia, Morganella	Harn- und Atemwegsinfektionen, chronische Mittelohrentzündung, Meningitis
Salmonellen	Gastroenteritis, Typhus, Paratyphus
Serratia	Harn- und Gallenwegsinfektionen, Wundinfektionen
Yersinien	Yersiniose, Pest

Bei „verdächtigen" Infektionen wird immer der kulturelle Erregernachweis mit Antibiogramm angestrebt, denn Antibiotikaresistenzen sind häufig (RGN, MRGN ➤ 16.1.9). Ist eine kalkulierte Antibiotikatherapie unumgänglich, wird das Antibiotikum je nach Einzelfall ausgewählt.

Infektionen durch Escherichia coli

Infektionen durch *Escherichia coli,* kurz **E. coli** (➤ Abb. 16.22), sind die häufigsten Infektionen durch Enterobakterien, wobei *infektiöse Diarrhöen* (➤ 16.5.7) von den *extraintestinalen* (d. h. außerhalb des Darmes liegenden) Manifestationen unterschieden werden. Bei den letzteren überwiegen die Harnwegsinfektionen – E. coli ist der häufigste Erreger von Harnwegsinfektionen überhaupt.

Im Gegensatz zu den meisten anderen Enterobakterien sind zumindest die im häuslichen Bereich erworbenen E.-coli-Infektionen in aller Regel auf nebenwirkungsarme Breitspektrumpenicilline wie etwa Ampicillin (z. B. Ampicillin ratiopharm®) empfindlich.

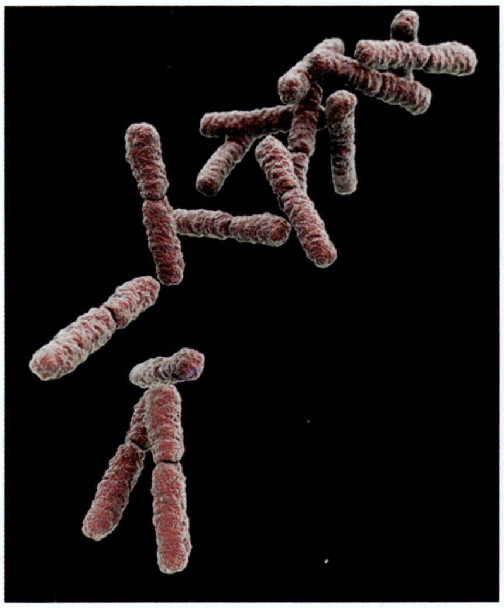

Abb. 16.22 E. coli im (kolorierten) rasterelektronenmikroskopischen Bild. [U231]

16.5.11 Erkrankungen durch Pseudomonaden: Pseudomonas aeruginosa

Wichtigster Vertreter der **Pseudomonaden,** einer Gruppe gramnegativer beweglicher Stäbchen, ist **Pseudomonas aeruginosa.**

Pseudomonas aeruginosa gehört zu den häufigsten Problemkeimen im Krankenhaus: Er ist weit verbreitet, ausgesprochen widerstandsfähig gegenüber Umwelteinflüssen und zudem oft resistent gegen Antibiotika. Gefährdet sind vor allem Patienten mit schweren Grunderkrankungen.

Krankheitsbilder

Pseudomonas aeruginosa kann zahlreiche Erkrankungen hervorrufen. Am wichtigsten sind:

- Wundinfektionen mit typischer blau-grüner Färbung des Eiters
- Harnwegsinfektionen, übertragen durch Katheter und urologische Geräte
- Infektionen der Atmungsorgane, z. B. als Folge verseuchter Beatmungsgeräte, Inhalatoren oder Luftbefeuchter.

Behandlungsstrategie

Aufgrund der hohen Häufigkeit von Vielfachresistenzen sollte die Behandlung nach Antibiogramm (➤ 16.4.3) erfolgen. Dennoch verlaufen Pseudomonas-aeruginosa-Infektionen abwehrgeschwächter Patienten oft tödlich.

Prävention

Die Prävention von Pseudomonas-aeruginosa-Infektionen besteht im hygienegerechten Arbeiten. Durch kontaminierte Flüssigkeiten (etwa Augentropfen), Desinfektionsmittel oder medizinische Geräte können zahlreiche Patienten angesteckt werden.

16.5.12 Erkrankungen durch Legionellen

DEFINITION

Legionärskrankheit *(Legionellen-Pneumonie):* Pneumonie durch Legionellen, in 90 % **Legionella pneumophila.** Opportunistische Infektion.

Die **Legionellen** gehören zu den meldepflichtigen Krankheitserregern (➤ 16.15).

Übertragung und Krankheitsentstehung

Legionellen leben in Süßwasserreservoiren. Optimal für sie sind Temperaturen von 25–45 °C, ein allenfalls langsamer Wasserfluss sowie Ablagerungen in den Rohren. In unseren Breiten sind vor allem Wasserleitungen bzw. -zapfstellen, Befeuchter- und Klimaanlagen und Whirlpools als Infektionsquellen von Bedeutung.

Der Mensch infiziert sich v. a. durch Einatmen legionellenhaltiger Aerosole. Eine Übertragung von Mensch zu Mensch wurde bislang nicht nachgewiesen.

Symptome, Befund und Diagnostik

Nur ein kleiner Teil der Infizierten entwickelt Symptome (Inkubationszeit 2–10 Tage):

- Leichte, grippeähnliche Verläufe (90 %) heißen **Pontiac-Fieber**
- Die *Legionellen-Pneumonie* oder **Legionärskrankheit** (die ersten Erkrankungen wurden 1976 in den USA bei einem Treffen von Veteranen = „Legionären" beobachtet) beginnt mit grippeähnlichen Beschwerden, hohem Fieber und trockenem Husten. Nach wenigen Tagen hustet der Patient Sputum ab, und es entwickelt sich eine Pneumonie. Begleitet wird der Husten von starken Brustschmerzen und Tachypnoe. Ungefähr die Hälfte der Patienten hat außerdem Durchfälle. Benommenheit oder Verwirrtheit können Zeichen einer ZNS-Beteiligung sein.

16

Die Röntgenaufnahme des Thorax ergibt eine Pneumonie (➤ 6.4.3), die Blutuntersuchung eine Leukozytose und oft eine Leberwerterhöhung. Eine Diagnosesicherung gelingt durch mikroskopischen Erregernachweis, Kultur, PCR oder Antigennachweis im Urin. Serologische Tests werden erst nach 2–4 Wochen positiv.

Behandlungsstrategie

Das Pontiac-Fieber wird symptomatisch behandelt. Bei der Legionärskrankheit werden Makrolide, etwa Azithromycin (z. B. Azi Teva®), oder Chinolone, etwa Ciprofloxacin (z. B. Ciprobay®), über 2–3 Wochen gegeben.

Pflege

Die Pflege entspricht derjenigen bei Pneumonie anderer Ursache. Eine Isolierung ist nicht erforderlich.

Pflege ➤ 6.4.3

Prävention

Die Prävention besteht in der regelmäßigen Reinigung entsprechender Anlagen sowie Desinfektion und/oder Erhöhung der Wassertemperatur auf ca. 60 °C, da die Legionellen bei diesen Temperaturen absterben. Werden wasserhaltige Geräte im häuslichen Bereich länger nicht genutzt, sollten sie gründlich gereinigt und trocken gelagert werden.

Um weitere Erkrankungen zu vermeiden, sollte bei jeder Infektion nach der Infektionsquelle gesucht werden. Die Wasserleitungen in Sanitäranlagen, die längere Zeit nicht genutzt werden, sollten regelmäßig mit heißem Wasser durchgespült werden.

16.5.13 Erkrankungen durch Brucellen

DEFINITION

Brucellosen: Durch die verschiedenen (meldepflichtigen) **Brucellen** hervorgerufene, fieberhafte Allgemeinerkrankungen unterschiedlicher Schwere. Bei Erkrankungen durch *Brucella abortus* spricht man vom **Morbus Bang** *(Bang-Krankheit)*, bei Erkrankungen durch *Brucella melitensis* von **Maltafieber** oder *Mittelmeerfieber*, bei Erkrankungen durch *Brucella suis* von der **Schweinebrucellose.**

Krankheitsentstehung

Brucellen sind gramnegative, kurze Stäbchen. Der Mensch infiziert sich durch direkten Kontakt mit infizierten Tieren bzw. deren Ausscheidungen oder durch Aufnahme verseuchter Rohmilch/-produkte.

Symptome, Befund und Diagnostik

Nach einer Inkubationszeit von bis zu drei Monaten erkranken ca. 10 % der Infizierten. Typisch sind grippeähnliche Beschwerden, gefolgt von längerem, wellenförmigen Fieber sowie Lymphknoten-, Leber- und Milzvergrößerung. Unbehandelt sind Organmanifestationen oder ein chronischer Verlauf möglich.

Die Diagnose erfolgt durch kulturellen Erregernachweis, PCR oder serologisch. In Notaufnahmen und auf Intensivstationen werden häufig Schnelltests zur ersten Beurteilung durchgeführt.

Behandlungsstrategie und Pflege

Die Behandlung besteht in aller Regel in der mehrwöchigen Gabe von Doxycyclin und Streptomycin oder Rifampicin.

Bei möglichem Kontakt mit erregerhaltigem Material (v. a. Blut, Wundsekret, auch Muttermilch) werden Handschuhe bzw. Schutzkittel angelegt. Mindestens einmal täglich ist eine Desinfektion der patientennahen Flächen erforderlich.

Prävention

Beruflich Gefährdete sollten bei einem möglichen Kontakt entsprechende Schutzkleidung anziehen. Bei Reisen in Länder mit Tierbrucellose (z. B. Türkei) sollten keine Rohmilch oder Rohmilchprodukte verzehrt werden.

16.5.14 Erkrankungen durch Vibrionen: Cholera

DEFINITION

Cholera *(Gallenbrechdurchfall):* Schwerer infektiöser Brechdurchfall, hervorgerufen durch das kommaförmig gekrümmte Stäbchenbakterium **Vibrio cholerae.** Ist nicht in Mitteleuropa heimisch, wird aber gelegentlich aus Afrika oder Asien eingeschleppt.

Die **Cholera** ist quarantäne- und schon bei Verdacht meldepflichtig. Außerdem ist der Nachweis bestimmter Vibrionen meldepflichtig (➤ 16.15).

Übertragung und Krankheitsentstehung

Vibrio cholerae wird mit dem Stuhl ausgeschieden und bei schlechten hygienischen Verhältnissen mit Trinkwasser oder Lebensmitteln wieder aufgenommen. Im Dünndarm lösen die Vibrionen durch Exotoxine schwere Durchfälle aus.

Symptome, Befund und Diagnostik

Nach einer Inkubationszeit von 2–5 Tagen bekommt ein Teil der Infizierten heftige Brechdurchfälle (wässrige, sog. *Reiswasserstühle*), begleitet von Bauchschmerzen. Es gibt milde, aber auch schwerste Verläufe mit Tod durch Kreislaufversagen innerhalb weniger Stunden. Haupttodesursache ist jedoch eine Exsikkose mit Nierenversagen.

Die Diagnose wird klinisch und durch Erregernachweis in den Ausscheidungen gestellt.

Behandlungsstrategie und Pflege

Entscheidend ist der orale und/oder parenterale Ersatz von Flüssigkeit und Elektrolyten. Antibiotika sollen die Zeit der Erregerausscheidung verkürzen.

Die pflegerischen Maßnahmen entsprechen denen bei infektiöser Diarrhö (➤ 16.5.7). Zusätzlich achten Pflegende auf eine ausreichende Wärmezufuhr.

Der Patient wird in einem Einzelzimmer untergebracht. Handschuhe und Schutzkittel sind bei möglicher Kontamination erforderlich sowie evtl. ein Mund-Nasen-Schutz bei Erbrechen. Stuhl und Erbrochenes des Patienten werden desinfiziert. Geschirr und kontaminierte Wäsche müssen noch innerhalb der Einheit desinfiziert werden. Die patientennahen Flächen werden einmal täglich desinfiziert, nach Entlassung erfolgt eine Schlussdesinfektion.

Prognose und Prävention

Bei rechtzeitiger Therapie ist die Sterblichkeit gering.
Für Reisende gelten die gleichen Vorsichtsmaßnahmen wie bei Typhus (➤ 16.5.8). Eine Schluckimpfung (z. B. mit Orochol Berna®, muss importiert werden) ist verfügbar und wird z. B. für Entwicklungshelfer empfohlen, nicht aber für „Normaltouristen". Die Schutzdauer beträgt ½–2 Jahre.

16.5.15 Erkrankungen durch Haemophilus

Haemophilus-Bakterien sind gramnegative Stäbchen (*griech.* haemophilus = blutliebend, weil die Bakterien auf Blutnährböden am besten wachsen). *Haemophilus ducreyi* ist der Erreger des *weichen Schankers,* einer seltenen Geschlechtskrankheit. In der Inneren Medizin bedeutsam ist *Haemophilus influenzae Typ b.*

Haemophilus influenzae Typ b

Haemophilus influenzae Typ b *(Hib)* wird durch Tröpfcheninfektion übertragen und ist bei Erwachsenen in erster Linie als Erreger von *sekundären* Infektionen der Atmungsorgane bedeutsam, etwa einer bakteriellen Bronchitis bei Grippe (➤ 6.4.1, ➤ 6.4.2). Behandelt wird z. B. mit Ampicillin (etwa Ampicillin ratiopharm®), Cephalosporinen (etwa Claforan®) oder Gyrasehemmern (etwa Ciprobay®).

Die früher gefürchteten Meningitiden und **Epiglottitiden** *(Kehlkopfentzündungen)* bei Kleinkindern sind durch die allgemein empfohlene Hib-Impfung (➤ 16.1.3) heute selten. Der direkte Nachweis von Haemophilus influenzae in Liquor oder Blut ist meldepflichtig.

16.5.16 Erkrankungen durch Bordetellen: Keuchhusten

DEFINITION

Bordetellen: Kleine, gramnegative Stäbchen. Für den Menschen bedeutsam sind **Bordetella pertussis,** Erreger des Keuchhustens, und **Bordetella parapertussis** als Erreger keuchhustenähnlicher, aber meist leichterer Erkrankungen.

Keuchhusten *(Pertussis, Stickhusten):* Bakteriell verursachte, insbesondere für Säuglinge lebensbedrohliche Allgemeinerkrankung mit typischen Hustenanfällen.

Übertragung und Krankheitsentstehung

Bordetella pertussis wird durch Tröpfcheninfektion übertragen und besiedelt dann die Epithelien der Atemwege.

Symptome, Befund und Diagnostik

Der **Keuchhusten** (Inkubationszeit meist 1–2 Wochen) verläuft klassischerweise in drei Stadien:

- *Katarrhalisches Stadium* (1–2 Wochen): „normaler" Schnupfen und Husten wie bei einem banalen Infekt. Höchste Ansteckungsfähigkeit
- *Konvulsives Stadium* (4–6 Wochen): Bis zu 50 Hustenanfälle täglich (nachts mehr als tags) mit stakkatoartigem Husten, oft Zyanose. Am Ende des Anfalls häufig Auswürgen glasigen Schleimes oder Erbrechen. Bei (jungen) Säuglingen statt des Hustens nicht selten lebensbedrohliche Atempausen
- *Stadium decrecmenti* (bis zehn Wochen): langsam abklingende Beschwerden.

Bei Erwachsenen verläuft der Keuchhusten nicht selten uncharakteristisch als „schwerer, hartnäckiger Husten".

Die Diagnose wird klinisch und evtl. durch einen Abstrich aus dem Nasen-Rachen-Raum (Kultur, PCR) gestellt. Die Leukozytenzahl im Blut ist meist erhöht. Ein serologischer Nachweis der Erkrankung gelingt in der Frühphase des konvulsiven Stadiums meist noch nicht.

Behandlungsstrategie

Antibiotika (z. B. Erythromycin) töten die Erreger ab und verhindern dadurch die weitere Ausbreitung. Den Krankheitsverlauf lindern sie aber nach Manifestation kaum mehr, da die produzierten Toxine noch mindestens 2–3 Wochen wirken.

Pflege

Da nach einem Hustenanfall die „Hustenschwelle" für einige Zeit erhöht ist, ist dies eine gute Zeit für die Nahrungsaufnahme. Häufige kleine Mahlzeiten werden besser vertragen als wenige große, breiige, gut zu schluckende Kost besser als „raue“, krümelige (z. B. Zwieback). Gerade wenn der Kranke wenig isst, ist sorgfältige Mundpflege wichtig.

Die Erkrankten werden bis eine Woche nach Beginn der Antibiotikabehandlung in einem Einzelzimmer untergebracht (ohne Antibiotikatherapie drei Wochen). Während dieser Zeit sind Schutzkittel, Handschuhe und Mund-Nasen-Schutz erforderlich. Die patientennahen Flächen werden einmal täglich desinfiziert.

Patientenbeobachtung und Dokumentation

- „Hustenprotokoll" (Uhrzeit)
- Zyanose, Apnoe
- Spucken zähen Schleims, Erbrechen.

Prävention

16

Die Impfung gegen Keuchhusten gehört zu den für alle Kinder empfohlenen Impfungen, wobei die heutigen azellulären Impfstoffe gut verträglich sind. Da sowohl der Impfschutz als auch der Schutz durch eine durchgemachte Erkrankung nur ca. 10 bzw. 20 Jahre anhalten, hat die Bedeutung von Jugendlichen und Erwachsenen als Überträger zugenommen. Deshalb wird heute eine Auffrischimpfung bei Jugendlichen empfohlen, Erwachsene sollten die nächstfällige Td-Auffrischimpfung als Tdap-Impfung (T = Tetanus, D = Diphtherie, P = Pertussis; a = azellulär, der Impfstoff enthält also keine vollständigen Bakterienzellen, sondern nur Bestandteile) erhalten. Enge Kontaktpersonen von Erkrankten (Säuglinge!) können nach Exposition durch Gabe von Erythromycin geschützt werden.

16.5.17 Erkrankungen durch Korynebakterien: Diphtherie

DEFINITION

Korynebakterien: Grampositive, oft keulenförmige Stäbchen.
Diphtherie *(Halsbräune):* Schon bei Verdacht meldepflichtige Infektionskrankheit durch toxinbildende Stämme v. a. von *Corynebacterium diphtheriae* und *Corynebacterium ulcerans.* Bei **Rachen- und Kehlkopfdiphtherie** Geschwür- und *Pseudomembranbildung* (= fibrinöse Schleimhautauflagerung) im Mund-Rachen-Raum, bei **Hautdiphtherie** nekrotisierende Hautulzera. Lebensbedrohlich durch systemische Komplikationen. In Deutschland derzeit nur Einzelfälle.

Symptome, Befund und Diagnostik

Klassisch ist die **Rachen- oder Kehlkopfdiphtherie,** typischerweise durch **Corynebacterium diphtheriae.** Einziges Reservoir ist der Mensch. Nach Übertragung durch Tröpfcheninfektion erkranken 10–20 % der Infizierten, am häufigsten an der Tonsillitis-ähnlichen **Rachendiphtherie.** Das Tonsillengebiet ist aber großflächiger entzündet und beim Versuch, die Beläge (Pseudomembranen) abzustreifen, blutet es. Leitsymptome der **Kehlkopfdiphtherie** sind bellender Husten *(Krupp-Husten)* und Heiserkeit. Gefürchtet sind lebensgefährliche Erstickungsanfälle.

In den Industrienationen derzeit bedeutsamer ist **Corynebacterium ulcerans,** das auch bei Tieren (Rinder, Schweine, Hunde, Katzen) vorkommt. Nach Übertragung durch direkten Kontakt kommt es v. a. bei Abwehrschwäche zur **Hautdiphtherie.** Wegweisend sind nekrotisierende Hautläsionen. Prinzipiell ist aber auch eine Rachendiphtherie möglich.

Systemische Komplikationen durch die Toxine sind zuerst v. a. massive Halsschwellung und Kreislaufversagen, später Myokarditis und Polyneuritis (Nervenentzündung).

Die (Verdachts-)Diagnose wird klinisch gestellt, der Erregernachweis kommt für den Behandlungsentscheid zu spät.

Behandlungsstrategie und Pflege

Nach sofortiger Verabreichung eines Pferde-Antitoxin-Serums werden Antibiotika gegeben, v. a. Penicillin oder Erythromycin (etwa in Isocillin® bzw. Erythrocin®).

Patienten mit Diphtherie werden meist auf eine Intensivstation aufgenommen, isoliert (➤ 16.1.8) und nur von Personal mit Impfschutz behandelt bzw. gepflegt. Patienten mit Rachen- oder Kehlkopfdiphtherie müssen wegen der Myokarditisgefahr meist mehrere Wochen Bettruhe einhalten. Die Schutzmaßnahmen dürfen erst nach drei negativen Abstrichen nach Beendigung der Antibiotikabehandlung aufgehoben werden.

Kontaktpersonen von Erkrankten werden untersucht, antibiotisch behandelt und ggf. nachgeimpft.

Prävention durch Schutzimpfung

Einzig wirksame Prävention ist die aktive Schutzimpfung (➤ 16.1.3), die angesichts der Gefährlichkeit der Erkrankung für alle Altersgruppen empfohlen wird (Auffrischimpfungen alle zehn Jahre, am besten zusammen mit der Tetanusimpfung). In Deutschland hat nur ca. ⅓ der Erwachsenen einen ausreichenden Impfschutz und ist dann v. a. bei Auslandsreisen gefährdet!

16.5.18 Erkrankungen durch Listerien: Listeriose

Listerien sind kurze, grampositive Stäbchen, die insbesondere bei Tieren weit verbreitet sind. Menschenpathogen ist nur **Listeria monocytogenes.** Sein Nachweis ist unter bestimmten Bedingungen (➤ 16.15) meldepflichtig. Trotz der weiten Verbreitung sind **Listeriosen,** d. h. manifeste Erkrankungen durch Listerien, selten.

Der Erreger wird durch Tierkontakt oder Verzehr von listerienhaltiger Rohmilch/-produkten, Fleisch oder Fisch übertragen. Immungesunde bekommen allenfalls leichte Beschwerden. Gefährdet, z. B. durch Sepsis und Meningoenzephalitis, sind nur Immungeschwächte sowie Ungeborene bei einer Erstinfektion der Schwangeren **(angeborene Listeriose).**

Die Diagnose wird durch kulturelle Identifizierung des Erregers und durch serologische Blutuntersuchungen gestellt. Die Behandlung besteht in der Gabe einer Kombination aus Ampicillin und Aminoglykosid (➤ Tab. 16.3).

Bei möglicher Kontamination (ansteckend sind Ausscheidungen und Blut) werden Handschuhe und ggf. Schutzkittel angezogen. Die patientennahen Flächen werden einmal täglich desinfiziert. Für Neugeborene gelten besondere Richtlinien.

Eine Impfung gegen Listerien ist nicht möglich. Schwangere u. a. Gefährdete sollten keine rohen tierischen Produkte (auch nicht vakuumverpackt) und keine vorgefertigten, verpackten Blattsalate essen.

16.5.19 Erkrankungen durch Sporenbildner: Tetanus, Milzbrand, Gasbrand und Botulismus

In der Inneren Medizin derzeit bedeutsam sind clostridienbedingte Lebensmittelvergiftungen einschließlich Botulismus, die pseudomembranöse Colitis sowie die Impfberatung bezüglich des Tetanusschutzes (➤ Tab. 16.6).

Botulismus

DEFINITION

Botulismus: Lebensbedrohliche Lebensmittelvergiftung durch das Toxin des grampositiven, anaeroben Sporenbildners **Clostridium botulinum.** Typisch ist die Kombination von Magen-Darm- und Augensymptomen. Letalität ohne Behandlung bis 70 %. Meldepflicht für Erkrankung, Erreger- und Toxinnachweis.

Übertragung und Krankheitsentstehung

Gelangen die hitzeresistenten Sporen von **Clostridium botulinum** in Nahrungsmittel, können sie nach unsachgemäßer Konservierung unter anaeroben Bedingungen keimen und ein starkes Neurotoxin bilden. Der Mensch nimmt das Toxin mit der verdorbenen Nahrung auf. Das Toxin wird aus dem Magen-Darm-Trakt resorbiert und hemmt die Freisetzung von Azetylcholin an den Synapsen.

Symptome, Befund und Diagnostik

Stunden bis Tage nach dem Verzehr der toxinhaltigen Speisen bekommen die Betroffenen zum einen unspezifische gastrointestinale Beschwerden wie Übelkeit, Erbrechen, Durchfall, zum anderen charakteristische, durch das Neurotoxin hervorgerufene Augensymptome: Die Augenmuskellähmung führt zu unscharfem Sehen in der Nähe, weiten Pupillen mit mangelhafter Reaktion auf Licht und Doppelbildern.

Weitere Lähmungen (Schluck-, Sprachstörungen) und ein Versiegen der Speichelsekretion treten hinzu. Lebensbedrohlich sind Kreislaufstörungen und Lähmungen der Atemmuskulatur.

Die Diagnose wird durch den Toxinnachweis im Tierversuch gestellt.

Behandlungsstrategie und Pflege

Entscheidend ist die sofortige Antitoxingabe. Zusätzlich sind symptomatische Maßnahmen, etwa Mundpflege oder künstliche Beatmung, erforderlich.

Besondere Hygienemaßnahmen sind nicht notwendig, da es sich um eine reine Intoxikation handelt.

Prävention

Botulismusfälle sind in Deutschland selten, v. a. werden sie nach Verzehr selbst hergestellter Konserven und unzureichend geräucherter Wurstwaren sowie vakuumverpackter Waren (z. B. vakuumverpackten Räucherfischs) beobachtet. In irgendeiner Weise auffällige Konserven, z. B. solche mit vorgewölbtem Deckel oder Selbsteingemachtes mit nicht mehr intaktem Verschluss, sollten keinesfalls verzehrt (auch nicht „probiert") werden. Betroffene Speisen sind von Geruch und Geschmack her in aller Regel unauffällig.

Tab. 16.6 Übersicht über wichtige Erkrankungen durch aerobe und anaerobe Sporenbildner. Zur Meldepflicht ➤ 16.15.

Erreger	Krankheit	Übertragung	Symptome	Therapie	Besonderes
Aerobe Sporenbildner					
Bacillus anthracis	Hautmilzbrand	Eindringen der Bazillen in Hautverletzungen	Rote, später dunkle Papel, dann Blase	Hoch dosiert Penicillin, Wunde nie öffnen	Erhöhtes Risiko in tierverarbeitenden Berufen
	Lungenmilzbrand	Einatmen der Bazillen	Hochakute Pneumonie	Penicilline	Fast immer tödlich
Anaerobe Sporenbildner					
Clostridium botulinum: Erreger des Botulismus ➤ 16.5.19					
Clostridium difficile: Erreger der pseudomembranösen Kolitis ➤ 7.6.6					
Clostridium perfringens	Gasbrand (Gasödem)	Eindringen der Clostridien in tiefe Wunden ohne ausreichend Sauerstoff	Dunkle Gewebeverfärbung, Schmerz, Gasbildung, Hautemphysem („Knistern" bei Druck)	Chirurgische Wundrevision mit Schaffung aerober Verhältnisse, Antibiotika, evtl. O_2-Überdrucktherapie	Nach (unsachgemäßer) Wundbehandlung, Operation. Oft tödlich
	Lebensmittelvergiftung	Aufnahme toxinverseuchter Lebensmittel	Bauchschmerzen, Durchfall, kein Fieber	Rein symptomatisch	➤ 16.5.7
Clostridium tetani	Tetanus (Wundstarrkrampf)	Eindringen der Clostridien über verunreinigte, oft nur kleine Verletzungen. Unter anaeroben Bedingungen Toxinproduktion	Zunehmende, generalisierte Muskelkrämpfe, u. a.: Kieferklemme (Trismus), verzerrtes „Grinsen" (Risus sardonicus), Opisthotonus (krampfartige Überstreckung v. a. der Wirbelsäule). Bewusstsein erhalten	Antitoxingabe. Symptomatische Intensivtherapie mit Sedierung, Muskelrelaxation, Beatmung	Nach Grundimmunisierung oft nur lokalisierter Tetanus. Gut verträgliche aktive und passive Impfung, ggf. simultan. Auffrischungsimpfung alle 10 Jahre

16.5.20 Erkrankungen durch Mykobakterien

Mykobakterien sind grampositive, *säurefeste* Stäbchenbakterien. „Säurefest" bedeutet hier, dass sich die Bakterien nach der histologischen Färbung weder durch Säure noch durch Alkohol wieder entfärben lassen. Die für den Menschen wichtigsten Mykobakterien sind:

- *Mycobacterium tuberculosis* als Erreger der *Tuberkulose* (➤ 6.4.5)
- *Mycobacterium leprae* als Erreger der *Lepra*
- Sog. **atypische Mykobakterien,** die vor allem als Verursacher HIV-assoziierter Infektionen Bedeutung haben (➤ 15.4.2).

Lepra

DEFINITION

Lepra *(Aussatz):* Chronische Infektionskrankheit durch das meldepflichtige **Mycobacterium leprae** mit Hauptmanifestation an Haut und Nerven. Erkrankung der tropischen und subtropischen Länder mit geringem Hygienestandard.

Nach mehrjähriger Inkubationszeit bilden sich fleck- und/oder knotenförmige Veränderungen an Haut und Nerven, die zu Geschwüren, Nekrosen und dadurch dauerhafter Entstellung führen. Typisch sind außerdem Sensibilitätsstörungen mit unbemerkten Verletzungen. Bei schlechter Abwehrlage können innere Organe befallen werden. Heilung ist heute durch Antibiotikagabe möglich.

16.5.21 Erkrankungen durch Spirochäten

Spirochäten sind gramnegative, schraubenförmige Bakterien. In der Humanmedizin sind folgende Gattungen bedeutsam:

- *Treponemen* als Erreger der *Lues*
- *Borrelien* als Verursacher der hierzulande wichtigen *Lyme-Borreliose* und des sehr seltenen *Rückfallfiebers*
- *Leptospiren,* die zu *Leptospirosen* führen.

Lues

DEFINITION

Lues *(Syphilis, harter Schanker):* Durch das nichtnamentlich meldepflichtige Stäbchenbakterium **Treponema pallidum** hervorgerufene Geschlechtskrankheit mit typischem stadienhaftem Verlauf.

Übertragung und Krankheitsentstehung

Die Treponemen dringen in aller Regel bei Sexualkontakten durch kleine Epitheldefekte der Haut oder die intakte Schleimhaut ein und breiten sich dann über Lymph- und Blutbahn aus.

Symptome, Befund und Diagnostik

Die Erkrankung verläuft unbehandelt in mehreren Stadien:

Frühsyphilis mit:

- **Primärstadium.** Schmerzloses Geschwür **(Primäraffekt)** im Genital- oder Mundbereich ca. drei Wochen nach der Infektion, gefolgt von einem Anschwellen der regionären Lymphknoten **(Primärkomplex).** Nach Wochen Abheilen des Primäraffekts
- **Sekundärstadium.** Ca. 6–8 Wochen nach der Infektion uncharakteristische Allgemeinbeschwerden, generalisierte Lymphknotenschwellungen und kurz darauf ein nicht juckendes, vielgestaltiges Hautexanthem (➤ Abb. 16.23, Vorsicht – erregerhaltig). Evtl. breite Hautknoten **(Condylomata lata),** v. a. im Genitalbereich.

Spätsyphilis mit:

- **Tertiärstadium** (ca. 30 %) mit knotigen, evtl. geschwürig zerfallenden Granulome **(Gummen)**
- **Quartärstadium** (ca. 10 %) mit ZNS-Schädigung.

Diagnosestellung und Verlaufskontrolle erfolgen durch serologische Blutuntersuchungen.

Behandlungsstrategie und Pflege

Mittel der Wahl ist Penicillin, Ersatzpräparat Erythromycin.

Treponema pallidum stirbt außerhalb des Körpers rasch ab. Trotzdem sind zur Ausschaltung jedes Ansteckungsrisikos bei Patienten mit einer Frühsyphilis zusätzliche Maßnahmen erforderlich, da die Hauterscheinungen hoch ansteckend sein können.

- Die Pflegenden klären den Patienten über die Ansteckungswege und über die notwendigen Hygienemaßnahmen wie Händehygiene nach dem Toilettengang bzw. der eigenen Körperpflege auf
- Bei möglicher Kontamination werden Handschuhe und Schutzkittel getragen, die patientennahen Flächen werden regelmäßig desinfiziert.

Patientenbeobachtung und Dokumentation

Kurz nach Therapiebeginn Temperatur, Puls und Blutdruck mehrmals täglich kontrollieren, da es als Reaktion auf den Zerfall der Treponemen durch das Antibiotikum zu einer Zustandsverschlechterung mit Fieber bis zu Schocksymptomen kommen kann **(Jarisch-Herxheimer-Reaktion).**

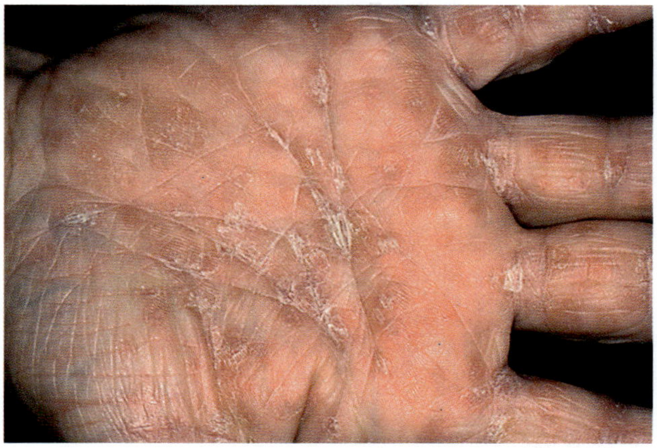

Abb. 16.23 Hinter vielgestaltigen Hautausschlägen, hier im Bereich der Handflächen, kann auch eine Lues stecken. Oft besteht eine generalisierte Lymphknotenvergrößerung. [E385]

Lyme-Borreliose

DEFINITION

Lyme-Borreliose *(Lyme-Krankheit):* Borrelienbedingte Erkrankung mit wechselnder Kombination aus Allgemeinsymptomen, Hautveränderungen und neurologischen Erscheinungen.

Übertragung und Krankheitsentstehung

Der Erreger, **Borrelia burgdorferi,** wird durch den Stich des Holzbocks, einer Zeckenart, übertragen. Entsprechend tritt die Erkrankung saisonal gehäuft im Sommer und Herbst auf. Besonders gefährdet sind Personen, die sich in Beruf oder Freizeit viel im Wald aufhalten.

Erkrankungsrisiko

Schätzungsweise 20 % der Zecken sind deutschlandweit befallen. Das Risiko, nach einem Zeckenstich eine manifeste Erkrankung zu bekommen, liegt bei etwa 1 %.

Symptome und Untersuchungsbefund

Klassisch ist ein Verlauf in drei Stadien:

- Tage bis Wochen nach dem Zeckenstich: Auftreten eines charakteristischen Hautausschlages um die Stichstelle, der sich oft ringförmig ausbreitet und in der Mitte abblasst (**Erythema chronicum migrans** ➤ Abb. 16.24). Evtl. Kopf-, Glieder- und Muskelschmerzen sowie Fieber
- Wochen bis Monate später:
  - **Frühe Neuroborreliose** *(Meningoradikulitis Bannwarth)* mit radikulären Schmerzen (häufig die Region des Zeckenstiches einbeziehend), in 75 % mit neurologischen Ausfällen, oft Hirnnervenausfällen (v. a. Fazialisparese = Gesichtslähmung)
  - Selten weitere Manifestationen, z. B. Myokarditis
- Monate bis Jahre später:
  - **Lyme-Arthritis.** Betroffen sind eines oder wenige Gelenke, v. a. Knie- oder Sprunggelenke
  - **Acrodermatitis chronica atrophicans** (zunächst dunkle Hautschwellung, später Hautatrophie)
  - **Chronische Neuroborreliose** mit Polyneuropathie/Polyneuritis, seltener Myelitis, Enzephalitis (Rückenmark- bzw. Gehirnentzündung).

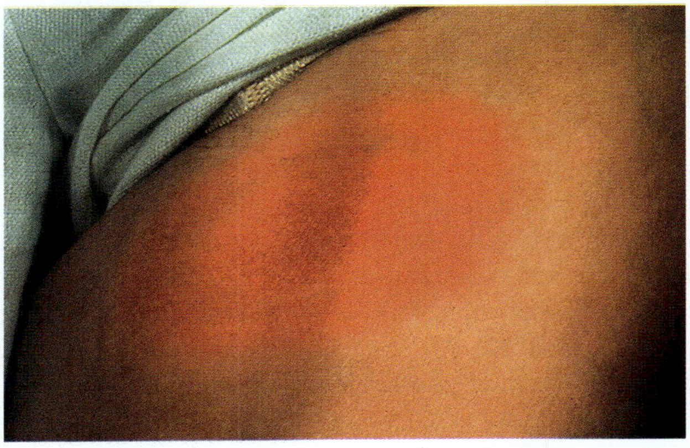

Abb. 16.24 Erythema chronicum migrans als frühe Manifestation einer Lyme-Borreliose. [E394]

Atypische Verläufe mit Fehlen eines Stadiums sind häufig. Da der Stichzeitpunkt meist nicht bekannt ist, werden oft nur Frühmanifestationen (Erythema chronicum migrans, frühe Neuroborreliose) und Spätmanifestationen differenziert.

Diagnostik

Die Hauterscheinungen sind so typisch, dass die Diagnose klinisch gestellt werden kann. Ansonsten wird die Diagnose durch serologische Blut-, ggf. auch Liquoruntersuchungen gesichert. Bei der Neuroborreliose zeigt der Liquor außerdem eine Zell- und Eiweißvermehrung.

Behandlungsstrategie und Pflege

Die Lyme-Borreliose wird antibiotisch mit Tetrazyklinen, Amoxicillin oder Cephalosporinen behandelt. Während bei frühen Manifestationen eine orale Gabe ausreicht, erfordern die Spätsymptome eine intravenöse Medikation. Besondere Hygienemaßnahmen sind nicht erforderlich. Interessensvertretungen liefern aktuelle Informationen.

16

Prognose

Die Prognose der Lyme-Borreliose ist bei rechtzeitiger Behandlung gut. Allerdings sind wegen fehlender Immunität Zweiterkrankungen möglich.

Prävention und Patientenberatung

Einen Impfstoff gibt es bislang nicht, Prävention ist nur durch Zeckenstichprophylaxe möglich:

- In gefährdeten Gebieten, auch im eigenen Garten, Unterholz und Dickicht meiden
- Möglichst wenige Körperteile unbekleidet lassen, Hosenbeine in Stiefel oder Strümpfe stecken, Kopfbedeckung tragen
- Freie Körperteile ggf. mit Insekten-Repellents (z. B. Autan®) einreiben
- Nach einem Aufenthalt in gefährdeten Gebieten Körper auf Zecken absuchen, dabei auf Achselhöhlen, Leiste und Kniekehle achten, da die Zecken gerne in wärmere Körperregionen wandern
- Haustiere und ihre Schlafplätze regelmäßig auf Zecken kontrollieren.

Ist es trotzdem zu einem Zeckenstich gekommen, sollte die Zecke baldmöglichst mit einer speziellen *Zeckenpinzette* oder *-karte* entfernt werden: Zecke hautnah greifen und gerade herausziehen. Nicht quetschen oder mit Öl, Klebstoff o. Ä. bestreichen, da die Zecke dann vermehrt Erreger freisetzt. Bisswunde desinfizieren und Hände gründlich reinigen.

Danach sollte die Umgebung des Stiches beobachtet werden. Eine anfängliche und dann zurückgehende Rötung ist meist harmlos. Borreliose-verdächtig ist aber jede Rötung, die erst nach einigen Tagen entsteht und größer wird. Dann muss unbedingt ein Arzt aufgesucht werden. Die prophylaktische Antibiotikagabe direkt nach einem Zeckenstich wird abgelehnt.

Rückfallfieber

Das **Rückfallfieber** ist eine schwere Erkrankung, die Borrelien werden durch Läuse oder Zecken übertragen. Rückfallfieber verursachende Borrelien sind meldepflichtig (➤ 16.15).

Leitsymptom sind wiederkehrende, im Verlauf leichter werdende Fieberschübe mit fieberfreien Intervallen dazwischen. Organkomplikationen wie z. B. eine Pneumonie oder Myokarditis sind möglich.

Die Diagnose wird durch Erregernachweis im Blut zu Beginn eines Fieberschubes gestellt, die Behandlung ist antibiotisch. Besondere hygienische Maßnahmen sind nur bei Lausbefall erforderlich (➢ 16.11.2).

Die Prognose ist meist gut, wegen fehlender Immunität ist aber eine erneute Erkrankung möglich.

Leptospirosen

DEFINITION

Leptospirosen: Infektionskrankheiten mit zweigipfligem Fieberverlauf und zusätzlichen Organerscheinungen im zweiten Fiebergipfel, hervorgerufen durch **Leptospiren.** Meldepflichtig.

Für viele Leptospirosen gibt es Eigennamen, die z. T. den Übertragungsweg widerspiegeln, z. B. Hundefieber, Feldfieber, Erntefieber, Schlammfieber, Reisfeldfieber, Schweinehüterkrankheit, Kanikolafieber oder hämorrhagische Gelbsucht.

Übertragung

Die verschiedenen **Leptospiren** leben vor allem in Nagern (Ratten, Mäusen). Menschen (aber auch Haustiere) infizieren sich durch Kontakt mit dem erregerhaltigen Urin, z. B. über kontaminiertes Wasser oder Gegenstände. Die Leptospiren dringen durch kleine Hautverletzungen oder intakte Schleimhäute (Wasserspritzer in die Augen) ein und gelangen mit dem Blut in alle Organe. Aufgrund der Übertragungsweise sind vor allem Landwirte, Tierärzte, Metzger und Kanalarbeiter gefährdet.

Symptome, Befund und Diagnostik

In Mitteleuropa verlaufen Leptospirosen häufig leicht als grippeähnliche Erkrankungen, sodass von einer hohen Dunkelziffer auszugehen ist. Bei der gefährlichen Verlaufsform (**Morbus Weil,** Sterblichkeit bis 25 %) wird der Patient nach einer Inkubationszeit von ca. 1–2 Wochen aus völligem Wohlbefinden heraus sehr krank: Er hat hohes Fieber, Schüttelfrost, Kopf- und Muskelschmerzen, Bindehautentzündung, Kreislaufstörungen sowie am Ende der ersten Krankheitswoche kurzzeitig einen Hautausschlag. Nach kurzer Fieberfreiheit kommt es in einer zweiten Krankheitsphase zu ZNS-Beteiligung (etwa Hirnhautentzündung, ➢ 16.13.1), Ikterus (➢ 8.2.1) durch Leberbeteiligung, Nierenentzündung (➢ 9.5) oder Blutungsneigung. Die Diagnose wird in erster Linie serologisch gesichert.

Behandlungsstrategie

Antibiotika der Wahl sind Penicillin oder neuere Cephalosporine, die den Verlauf aber nur bei frühzeitiger Gabe beeinflussen. Zusätzlich ist eine symptomatische Therapie z. B. eines Nierenversagens (➢ 9.9) erforderlich.

Pflege

Je nach Schwere der Erkrankung ist Intensivpflege nötig. Die Urinausscheidung wird regelmäßig kontrolliert, um eine Nierenbeteiligung frühzeitig zu erkennen.

Bei möglichem Kontakt mit dem Erreger (Urin, Blut) ziehen die Pflegenden Handschuhe und Schutzkittel an. Kontaminierte Wäsche wird desinfiziert.

Prävention

Wesentliche prophylaktische Maßnahmen sind die Bekämpfung von Nagern, das Tragen von Schutzkleidung bei möglicher Exposition und der Verzicht auf das Baden in stehenden Gewässern in Gebieten mit vielen Nagern.

16.5.22 Erkrankungen durch Mykoplasmen

Mykoplasmen sind die kleinsten bekannten Bakterien. Charakteristisch ist das Fehlen einer Zellwand, dadurch ist ihre Form variabel.

Mykoplasmen leben auf den Schleimhäuten des Menschen. Medizinisch relevant sind Mykoplasmen als häufige Erreger von:

- *Primär atypischen Pneumonien* (➢ 6.4.3) und Infektionen der oberen Atmungsorgane
- *Urogenitalinfektionen,* v. a. der nicht-gonorrhoischen Harnröhren- und Prostataentzündung beim Mann und der unspezifischen Eileiterentzündung der Frau.

Entscheidend für die Sicherung der Diagnose sind bei den Pneumonien das Röntgenbild, der Antigen- bzw. DNA-Nachweis z. B. in Sputum und die serologischen Untersuchungsbefunde, bei den Urogenitalinfekten der Erregernachweis in den angelegten Kulturen. Antibiotika der Wahl sind Tetrazykline.

16.5.23 Erkrankungen durch Chlamydien, Coxiellen und Rickettsien

Chlamydien und **Rickettsien** sind *obligat intrazelluläre* Bakterien, d. h., sie können sich nur innerhalb von Zellen vermehren und nicht auf *unbelebten* Nährböden angezüchtet werden.

Erkrankungen durch Chlamydien

Chlamydia pneumoniae

Chlamydia pneumoniae ist Erreger von oberen Atemwegsinfekten und (ambulant erworbenen) Pneumonien. Wirksam sind Tetrazykline oder Makrolide.

Chlamydia psittaci

Chlamydia psittaci (meldepflichtig) ist der Erreger der **Ornithose** (bei Übertragung durch Papageien auch **Psittakose** oder *Papageienkrankheit* genannt).

Der Erreger wird mit dem Kot oder anderen Sekreten infizierter Vögel (Papageien, Wellensittiche, seltener z. B. Stadt-Tauben) ausgeschieden, der Mensch infiziert sich durch Einatmen erregerhaltiger Stäube. Häufigste Manifestion ca. 1–3 Wochen später ist ein fieberhafter Atemwegsinfekt bis zur atypischen Pneumonie (➢ 6.4.3).

Die Diagnose wird serologisch gestellt. Antibiotika der Wahl sind Tetrazykline (z. B. Doxycyclin, etwa Doxycyclin AbZ®) sowie Makrolide (z. B. Erythromycin, etwa Erythrocin®).

Der Patient wird in einem Einzelzimmer betreut. Schutzkittel und Handschuhe sind bei möglicher Kontamination (Atemwegssekret) erforderlich, ein Mund-Nasen-Schutz ist empfehlenswert. Die patientennahen Flächen werden einmal täglich desinfiziert.

Chlamydia trachomatis

Die verschiedenen Unterarten von **Chlamydia trachomatis** verursachen unterschiedliche Krankheitsbilder:

- Einige Unterarten gehören zu den häufigsten Erregern der sexuell übertragenen **unspezifischen Urogenitalinfekte.** Die Infektion verläuft meist chronisch und oft symptomarm, kann aber v. a. bei Frauen zur Sterilität führen
- Bei infizierten Schwangeren kann sich das Neugeborene während der Geburt anstecken mit einer eitrigen Bindehautentzündung oder Pneumonie als möglicher Folge. Prinzipiell kann sich eine vergleichbare Bindehautentzündung auch bei Erwachsenen zeigen, doch ist die Übertragung durch das Wasser in Schwimmbädern bei Chlorbehandlung des Wassers eher selten
- Andere Unterarten verursachen das **Lymphogranuloma inguinale,** eine sehr seltene, ansteckende Geschlechtskrankheit
- In tropischen Ländern ist das **Trachom** gefürchtet, eine Entzündung der Augenhornhaut und -bindehaut, die unbehandelt zu schweren Vernarbungen und Erblindung führt.

Erkrankungen durch Coxiellen und Rickettsien

Coxiellen

Erregerreservoir für das sehr umweltresistente, meldepflichtige **Coxiella burnetii** sind Paarhufer (Schafe, Rinder, Ziegen), aber auch einige Haustiere und Zecken. Infizierte Tiere scheiden die Erreger mit dem Kot und anderen Sekreten aus, der Mensch infiziert sich durch direkten Kontakt oder Inhalation erregerhaltiger Stäube.

Ungefähr 50 % der Infizierten bekommt gar keine oder nur leichte Beschwerden. Das **Q-Fieber** beginnt nach einer Inkubationszeit von 2–3 Wochen mit hohem Fieber, Glieder-, Muskel- und heftigen (Stirn-) Kopfschmerzen. Es folgt bei einem Teil der Betroffenen eine (atypische) Pneumonie (➤ 6.4.3) oder eine Hepatitis, selten eine Karditis (➤ 4.7) oder Meningoenzephalitis (➤ 16.13). Bei einer Erstinfektion im ersten Schwangerschaftsdrittel ist das Fehlgeburtsrisiko hoch. Chronische Verläufe und Erregerpersistenz mit späterer Reaktivierung sind v. a. bei vorgeschädigten Herzklappen und Abwehrschwäche möglich.

Die Diagnose wird v. a. serologisch gesichert. Die Behandlung besteht in Antibiotikagabe (Doxycylin).

Ob Isolierungsmaßnahmen erforderlich sind, hängt von der Manifestation ab. Beim Q-Fieber mit Pneumonie sind Einzelzimmer, Schutzkittel, Handschuhe und Mund-Nasen-Schutz erforderlich, kontaminierte Wäsche und patientennahe Flächen werden während des Aufenthaltes desinfiziert. Nach der Entlassung werden auch Matratzen, Kissen und Decken desinfiziert. Auch bei infizierten Gebärenden sind spezielle Maßnahmen erforderlich.

Q-Fieber-Epidemien

Auch in Deutschland kommt es gelegentlich zu Q-Fieber-Epidemien – es kann ausreichen, denselben Wanderweg zu benutzen wie infizierte Schafe!

Rickettsien

Vor allem in den warmen Ländern der Erde rufen bestimmte **Rickettsien** das **Fleckfieber** hervor. Der Nachweis von Rickettsia prowazekii als Erreger des epidemischen Fleckfiebers ist meldepflichtig.

Die Rickettsien werden fast immer durch Flöhe, Läuse, Milben oder Zecken von Haus- und Weidetieren auf den Menschen übertragen. Auch hier gibt es verschiedene Bezeichnungen wie etwa epidemisches Fleckfieber, murines Fleckfieber, wolhynisches Fieber (Fünf-Tage-Fieber), Zeckenbissfieber, Felsengebirgsfieber oder Milbenfleckfieber (Buschfleckfieber).

Die Patienten haben (hohes) Fieber mit Schüttelfrost sowie Kopf- und Gliederschmerzen. Ein fleckförmiger Hautausschlag, teils mit Hautblutungen, gab den Erkrankungen ihren Namen. Häufige Komplikation ist eine Gehirnentzündung (Enzephalitis), oft mit Halluzinationen und Wahnvorstellungen.

Durch serologische Methoden können die verschiedenen Rickettsien differenziert werden. Rickettsienbedingte Erkrankungen sind durch Breitbandantibiotika, vor allem Doxycyclin, gut zu behandeln. Zusätzlich müssen die Überträger bekämpft werden.

16.6 Virale Infektionen

16.6.1 Eigenschaften von Viren

DEFINITION

Viren: Biologische Strukturen (überwiegend Krankheitserreger) ohne Zellstruktur und ohne eigenen Energiestoffwechsel oder Proteinsyntheseapparat. Sind somit keine selbstständigen Lebewesen – ohne Wirtszellen sind Viren nicht in der Lage, sich zu vermehren („Sonderformen des Lebens").

Aufbau der Viren

Viren sind wesentlich einfacher aufgebaut als Bakterien. Ihre Hauptbestandteile sind Eiweiß und Nukleinsäure (➤ Abb. 16.25):

- Die **Nukleinsäure** enthält das Erbgut des Virus. Ein Virus besitzt entweder DNA *oder* RNA, aber nie beide
- Ein *Eiweißmantel* **(Kapsid)** umhüllt und schützt die Nukleinsäure. Außerdem ist er für die immunologischen Eigenschaften des Virus mitbestimmend. Nukleinsäure und Kapsid zusammen heißen auch **Nukleokapsid**
- Viele Viren besitzen außerdem eine lipidhaltige Außenhülle **(Envelope).** Sie ist z. B. für das Eindringen der Viren in die Wirtszelle erforderlich. Wird sie durch Alkohol zerstört, ist das Virus nicht mehr ansteckungsfähig. Umhüllte Viren sind häufig weniger resistent gegenüber Umwelteinflüssen als „nackte" Viren ohne Hülle
- Viren haben keine Organellen
- Die größten Viren sind mit 0,3 µm etwas größer als die kleinsten Bakterien mit 0,2 µm, kleine sind mit 0,02 µm nur $^1/_{10}$ so groß. Viren sind daher im Lichtmikroskop nicht sichtbar.

Infektion der Wirtszelle und Folgen der Infektion

Die Viren heften sich an Rezeptoren der Wirtszelle, dringen in sie ein und schädigen sie auf unterschiedliche Weise:

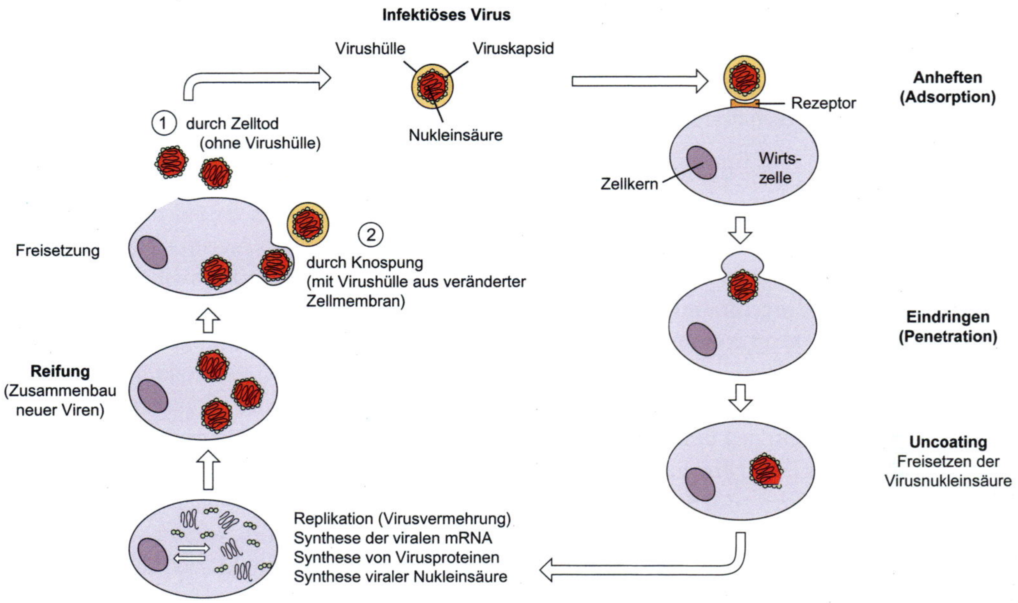

Abb. 16.25 Aufbau und Vermehrung von Viren in der Schemazeichnung. [R172]

- Bei der **produktiven Infektion** kommt es zur Virusvermehrung, oft mit Zelltod der Wirtszelle (➤ Abb. 16.25)
- Bei der **latenten** (*temperenten,* verborgenen) **Infektion** ist zunächst keine schädigende Wirkung auf die Wirtszelle erkennbar. Die Erbsubstanz des Virus wird aber an die Tochterzellen der befallenen Zelle vererbt. So sichert das Virus sein „Überleben", denn es kann während der Latenz nicht vom Immunsystem des Infizierten erkannt und vernichtet werden. Durch verschiedene Auslöser kann jedoch eine Virusvermehrung und damit eine Erkrankung ausgelöst werden **(Reaktivierung)**
- *Tumor-* oder **onkogene Viren** (➤ 12.2.2) spielen eine Rolle bei der Entstehung bestimmter maligner Tumoren. Meist wird hier genetisches Material des Virus in die Erbsubstanz der Wirtszelle integriert und führt zu den typischen Funktions- und Wachstumsstörungen bösartiger Zellen **(Transformation).**

Einteilung der Viren

Im wissenschaftlichen Bereich werden die Viren überwiegend nach ihrer Struktur und dem Aufbau ihrer Erbsubstanz eingeordnet. Im medizinischen Alltag ist jedoch die historisch gewachsene Einteilung nach klinischen Kriterien weiter am gebräuchlichsten (z. B. „Hepatitis-Virus").

Pharma-Info 16.2

Virostatika

Virostatika *(Virustatika)* sind Arzneimittel zur kausalen Behandlung von Virusinfektionen (➤ Tab. 16.7).

Virostatika wirken nur *virostatisch,* können also die Viren weder abtöten noch vollständig entfernen. Viren, die latent in Zellen ruhen (➤ 16.6.1), werden nicht erfasst, da während der Latenz kaum virusspezifische Aktivitäten stattfinden. Wie Bakterien gegen Antibiotika, so können auch Viren gegen Virostatika resistent sein oder werden.

Den Krankheitsverlauf beeinflussen Virostatika meist nur bei ganz früher Gabe günstig.

Insgesamt sind die Indikationen für Virostatika eng begrenzt, v. a. schwere Herpes- oder Zytomegalie-Virus-, Hepatitis B/C- und HIV-Infektion (antiretrovirale Arzneimittel ➤ 15.4.4), evtl. Influenza und SARS-CoV-2.

Die bei einigen Virusinfektionen eingesetzten Zytokine (etwa Interferone) zählen nicht zu den Virostatika im engeren Sinne.

Tab. 16.7 Übersicht über häufig verwendete Virostatika (ohne Substanzen zur rein lokalen Anwendung).

Substanz (Bsp. Handelsname)	Nebenwirkungen (bei systemischer Gabe)/Bemerkungen → pflegerische Konsequenzen
Virostatika gegen HSV, VZV*. Aktivierung durch virale Enzyme. Wirkung als Nukleosidanalogon (→ Abbruch der Virus-DNA-Synthese) und Hemmer der viralen DNA-Polymerase**	
Aciclovir (Zovirax®) **Valaciclovir** (Valtrex®, Prodrug von Aciclovir)	Magen-Darm-Beschwerden, Exanthem, Venenreizung, Blutbildveränderungen, Nierenfunktionsstörungen, neurologische Störungen. → Achten auf ausreichende Trinkmenge, Beobachtung der Haut, Kontrolle des venösen Zugangs
Brivudin (Zostex®)	Magen-Darm-Beschwerden, Exanthem, Juckreiz, Blutbildveränderungen, Transaminasenanstieg, neurologische Störungen
Famciclovir (Famvir®)	Magen-Darm-Beschwerden, Exanthem, Kopfschmerzen, Müdigkeit, Schwindel

Tab. 16.7 Übersicht über häufig verwendete Virostatika (ohne Substanzen zur rein lokalen Anwendung). *(Forts.)*

Substanz (Bsp. Handelsname)	Nebenwirkungen (bei systemischer Gabe)/Bemerkungen → pflegerische Konsequenzen
Virostatika gegen CMV*. Aktivierung durch virale und zelluläre Enzyme. Wirkung als Nukleosidanalogon (→ Abbruch der Virus-DNA-Synthese) und Hemmer der viralen DNA-Polymerase	
Foscarnet (Foscavir®)	Magen-Darm-Beschwerden, Nierenfunktionsstörungen, Knochenmarkschädigung, neurologische Störungen
Ganciclovir (Cymeven®) **Valganciclovir** (Valcyte®, Prodrug von Ganciclovir)	Magen-Darm-Beschwerden, Knochenmarkschädigung, neurologische Störungen, Transaminasen-, Kreatininanstieg. Fertilitätsstörungen bei Männern, teratogen. Generell auch wirksam gegen HSV*, wegen der schweren Nebenwirkungen jedoch nicht dafür zugelassen. → Achten auf Infekte und psychische Veränderungen
Virustatika gegen Influenza A und B: Neuraminidasehemmer***	
Oseltamivir (Tamiflu®)	Magen-Darm-Beschwerden, Kopfschmerzen, neuropsychiatrische Störungen. → Beobachtung des psychischen Zustands
Zanamivir (Relenza®)	Atemwegsbeschwerden, Bronchospasmus, v. a. bei Patienten mit Asthma/chronisch-obstruktiver Lungenerkrankung
Virustatika gegen SARS-CoV-2: Adenosin-Nukleotid-Prodrug****	
Remdesivir (Veklury®, Adenosin-Nukleotid-Prodrug****)	Transaminasenanstieg, Übelkeit, Kopfschmerzen, Hautausschlag. Einzelfallentscheidung, da die Anwendung nur in der Frühphase der Erkrankung, wenn die Viruslast am höchsten ist, vorteilhaft ist, in der Spätphase (welche häufig bereits bei Aufnahme im Krankenhaus erreicht ist) kann die Wirkung potenziell sogar kontraproduktiv sein
Nirmatrelvir in Kombination mit **Ritonavir** (Paxlovid®, Protease-Inhibitor)	Beeinträchtigter Geschmackssinn, Diarrhö, Hypertonie, Muskelschmerzen
Andere Virostatika	
Ribavirin (Rebetol®)	Hauterscheinungen, Kopfschmerzen, Magen-Darm-Beschwerden, grippeähnliche Symptome, Müdigkeit, Schwindel. Möglicherweise teratogen. → Auf psychische Veränderungen achten

* HSV= Herpes-simplex-, VZV = Varizella-Zoster-, CMV = Zytomegalie-Virus
** Enzyme, die mittels einer Einzelstrang-DNA oder RNA als Matrize DNA oder RNA synthetisieren
*** Glykoprotein auf der Oberfläche des Influenza-Virus, ➤ 6.4.1
**** Inhibition der Virusreplikation durch Eingriff in die SARS-CoV-2-RNA-Polymerase

Behandlung von Viruserkrankungen

Bei den meisten Virusinfektionen ist lediglich eine *symptomatische Behandlung* der Krankheitserscheinungen möglich und sinnvoll. Lediglich bei einigen Virusinfektionen ist die Gabe von virushemmenden Virostatika möglich und ratsam (➤ Pharma-Info 16.2).

16.6.2 Herpesvirus-Infektionen: Übersicht

(Humane) Herpesviren *(HHV)* sind DNA-Viren mit einer lipidhaltigen Außenhülle. Es sind acht Humane Herpesviren bekannt:

- Das *Herpes-simplex-Virus Typ 1* und *2* (➤ 16.6.3)
- Das *Varicella-Zoster-Virus* (➤ 16.6.4)
- Das *Zytomegalie-Virus* (➤ 16.6.5)
- Das *Epstein-Barr-Virus* (➤ 16.6.6).
- Das **Humane Herpesvirus 6** und **7** (*HHV 6* bzw. *7*) als Erreger des **Dreitagefiebers** *(Exanthema subitum)*, einer Erkrankung des Kleinkindesalters mit plötzlichem hohem Fieber über drei Tage ohne weitere Beschwerden und einem kurzzeitigen Hautausschlag beim Fieberabfall. Bei Erwachsenen kann es gelegentlich zu einem mononukleose-ähnlichen Bild kommen (Mononukleose ➤ 16.6.6)
- Das **Humane Herpesvirus 8** (HHV8), welches bei HIV-Infizierten die Kaposi-Sarkome hervorruft (➤ 15.4.3).

Herpesviren

Alle für den Menschen bedeutsamen Herpesviren können nach der Erstinfektion lebenslang in Nervengewebe, Speicheldrüsen oder Blutzellen überleben (persistieren ➤ Abb. 16.26). Typischerweise bleiben die persistierenden Viren in aller Regel latent, rufen also keine Krankheitserscheinungen hervor. Bei Abwehrschwäche oder anderen Einflüssen (z. B. UV-Licht, Stress) kommt es jedoch zur *Reaktivierung:* Die Viren vermehren sich wieder und führen manchmal zu sichtbaren Erscheinungen. Darüber hinaus sind bei einigen Herpes-Viren *exogene Zweitinfektionen* möglich.

16.6.3 Herpes-simplex-Infektionen

Bei den **Herpes-simplex-Viren** *(HSV)* werden das **Herpes-simplex-Virus Typ 1** *(Humanes Herpesvirus 1, HHV 1)* und das **Herpes-simplex-Virus Typ 2** *(Humanes Herpesvirus 2, HHV 2)* unterschieden. Die Durchseuchung der erwachsenen Bevölkerung liegt beim Herpes-simplex-Virus-Typ 1 um 90 %, beim Typ 2 um 25 %.

Bei beiden Typen erfolgt die Erstinfektion meist unbemerkt, gelegentlich führt sie zu manifesten Erscheinungen, selten zu schweren Erkrankungen. Das Virus persistiert aber häufig und führt zum typischen, wiederkehrenden Bläschenausschlag in der Mund- oder Genitalregion (*Herpes labialis,* ➤ Abb. 16.27, bzw. *Herpes genitalis*). Das Herpes-simplex-Virus Typ 1 ist dabei meist im Gesichtsbereich, das Herpes-simplex-Virus Typ 2 in der Genitalregion zu be-

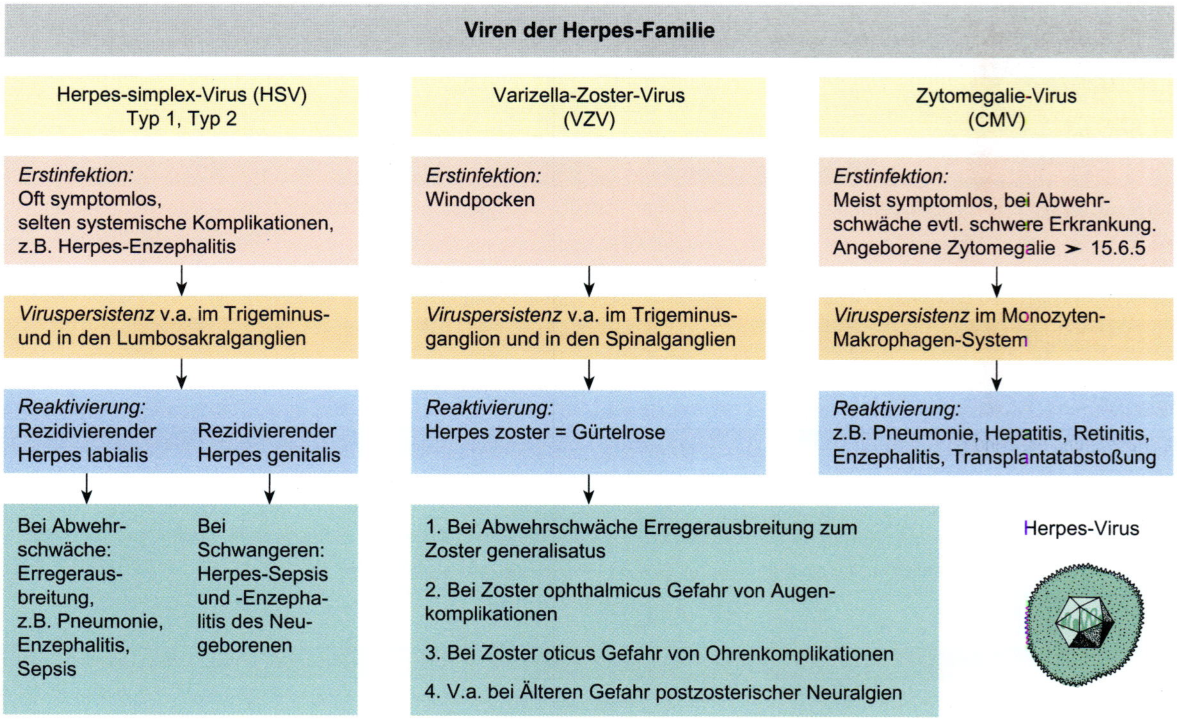

Abb. 16.26 Wichtige Erkrankungen durch Herpesviren. [A400].

obachten. Auslösende Faktoren sind z. B. Fieber oder Sonnenstrahlen. Für ansonsten Gesunde sind diese Ausschläge zwar lästig, da juckend und ansteckend, aber harmlos. Bei Abwehrgeschwächten können sich die Läsionen weit in die Umgebung ausbreiten.

Gefürchtet sind aber:

- Die **Herpes-Enzephalitis** (➤ 16.13.2) mit häufig tödlichem Ausgang und bleibender Behinderung bei Überlebenden. Sie ist in 90 % durch das Herpes-simplex-Virus Typ 1 bedingt und kann sowohl im Rahmen einer Erstinfektion als auch bei einer Reaktivierung auftreten
- Die **Herpes-Sepsis** (➤ 16.12) des Neugeborenen, die meist bei einem Herpes genitalis der Mutter (in der Regel durch das Herpes-simplex-Virus Typ 2) durch direkten Kontakt des Kindes mit der mütterlichen Schleimhaut während der Geburt hervorgerufen wird.

Virostatikum der Wahl ist Aciclovir (z. B. Zovirax®), Alternativen Famciclovir oder Valaciclovir. Die Behandlung erfolgt bei reinen Hauterscheinungen lokal, ansonsten möglichst früh oral oder i. v.

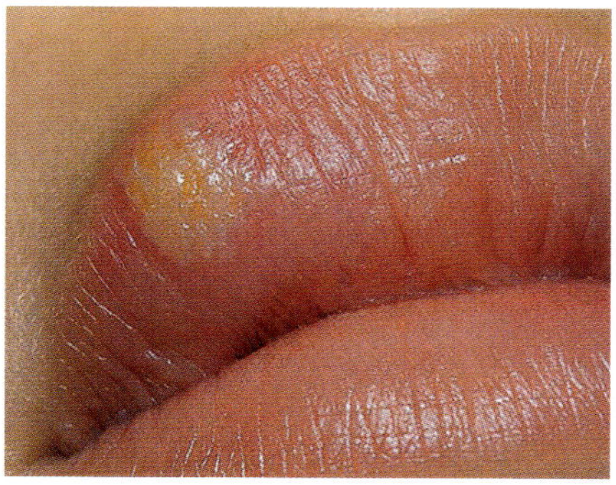

Abb. 16.27 Viele leiden unter einem rezidivierenden Herpes labialis. Da die Bläschen oft durch Infekte provoziert werden, heißen sie im Volksmund auch „Fieber-" oder „Erkältungsbläschen". [E387]

Eine Isolierung und regelmäßige Desinfektion patientennaher Flächen sind nur bei ausgedehnten Läsionen sowie Neugeborenen erforderlich. Die Sekrete der Bläschen bzw. Läsionen sind erregerhaltig und damit kontagiös.

16.6.4 Varicella-Zoster-Virus-Infektionen

Windpocken

DEFINITION

Windpocken *(Varizellen, Wasserpocken):* Hochansteckende, virusbedingte Allgemeinerkrankung mit typischem Bläschenausschlag, bedingt durch das **Varicella-Zoster-Virus** *(VZV).*

Übertragung und Krankheitsentstehung

Die **Windpocken** werden durch das aerogen übertragene **Varicella-Zoster-Virus** (*VZV,* auch *Humanes Herpesvirus 3, HHV 3*) hervorgerufen. Die Windpocken sind hochansteckend.

Symptome, Befund und Diagnostik

Nach einer Inkubationszeit von meist 10–21 Tagen kommt es zunächst zu Abgeschlagenheit und Kopfschmerzen, bevor kleine rötliche Papeln auftreten, die sich innerhalb eines Tages in juckende Bläschen mit erst klarem und später trübem Inhalt weiterentwickeln und von einem roten Hof umgeben sind. Fieber ist möglich. Die Bläschen trocknen unter Borkenbildung ein und heilen, sofern sie nicht aufgekratzt werden, ohne Narbenbildung ab. Betroffen sind die *gesamte* Haut und auch die Schleimhaut. Anfangs schießen

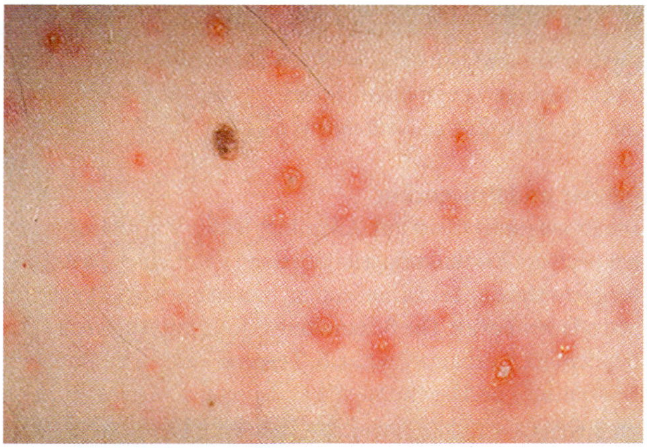

Abb. 16.28 Hautbefund bei Windpocken. [M123]

immer neue Bläschen auf, sodass ältere und frische Effloreszenzen nebeneinander stehen („Sternenhimmel" ➤ Abb. 16.28).

Ernste Komplikationen (z. B. *Varizellen-Pneumonie*) betreffen vornehmlich Erwachsene und Abwehrgeschwächte. Bei einer Infektion in der ersten Schwangerschaftshälfte sind schwere Schädigungen des Ungeborenen möglich, aber mit ca. 1–2 % relativ selten. Erkrankt die Mutter kurz vor oder nach der Geburt, kann das Neugeborene schwer, teils lebensgefährlich an Windpocken erkranken.

Die Diagnose wird klinisch gestellt. Bei schweren Verläufen oder Komplikationen kann in Zweifelsfällen die PCR herangezogen werden.

Behandlungsstrategie

Die symptomatische Behandlung soll in erster Linie den Juckreiz lindern. Nur bei immungeschwächten Kindern sind Immunglobuline und Virostatika (➤ Pharma-Info 16.2), vorzugsweise Aciclovir, erforderlich.

Pflege

Hauptpflegeproblem ist der Juckreiz, der nicht selten zum Aufkratzen der Bläschen – mit nachfolgender Narbenbildung – führt. Hier hilft das regelmäßige Auftragen von Zinkschüttelmixturen (z. B. Tannosynt® Lotio), in ausgeprägten Fällen können auf Arztanordnung Antihistaminika verabreicht werden. Die Fingernägel werden v. a. bei Kindern kurz geschnitten, ggf. nachts Handschuhe angezogen. Vorsichtiges Kämmen vermeidet Aufkratzen der Bläschen auf der Kopfhaut.

Ansteckend sind Atemwegssekrete und der Bläscheninhalt, bis alle Läsionen verkrustet und trocken sind.

Der Patient wird in einem Einzelzimmer untergebracht, es müssen Schutzkittel, Handschuhe und Mund-Nasen-Schutz angelegt werden. Die patientennahen Flächen werden einmal täglich desinfiziert. Wäsche und Geschirr müssen ebenfalls desinfiziert werden. Nach der Entlassung des Patienten werden Matratzen, Kissen und Decken desinfiziert. Nicht-Immune dürfen das Patientenzimmer nicht betreten.

Prognose und Prävention

Die Krankheit heilt in aller Regel komplikationslos aus. Der Erreger verbleibt aber im Körper und kann im späteren Leben reaktiviert werden mit der Folge eines *Zoster*.

Die aktive Impfung gegen Varizellen wird in Deutschland für alle Kleinkinder empfohlen. Krankenhauspersonal sollte durch Erkrankung oder Impfung immun sein, nicht zuletzt um eine Gefährdung besonders komplikationsgefährdeter Patienten zu verhindern. Nach Exposition eines Nicht-Immunen kann in den ersten 3–5 Tagen nach dem Kontakt geimpft und/oder Hyperimmunglobulin zur passiven Immunprophylaxe gegeben werden (➤ 16.1.3).

Zoster

DEFINITION

Zoster *(Herpes zoster, Gürtelrose)*: (Lokale) Zweiterkrankung durch das zur Herpes-Familie gehörende **Varicella-Zoster-Virus** *(VZV)* mit meist nur geringen Allgemeinerscheinungen und einem typischen Hautausschlag aus vielen kleinen Bläschen. Ungefähr 20 % der seropositiven Menschen erkranken im Laufe ihres Lebens, v. a. in höherem Alter.

16

Krankheitsentstehung

Nach einer Windpockenerkrankung im Kindesalter verbleiben Viren in den Spinalganglien nahe dem Rückenmark. In höherem Alter, bei Abwehrschwäche oder Tumorerkrankungen werden die Viren reaktiviert. Die Viren wandern über die Nervenbahnen zu dem von diesem Spinalganglion sensibel versorgten Hautgebiet, das von der Wirbelsäule gürtelförmig nach vorne bis zur Mittellinie reicht. Weitere häufige Manifestationsorte sind die Versorgungsbereiche des N. trigeminus im Gesicht *(Gesichtsrose, Zoster ophthalmicus, Zoster oticus)*.

Symptome, Befund und Diagnostik

Nach kurzem Vorstadium mit allgemeinem Krankheitsgefühl, Schmerzen im betroffenen Hautgebiet und evtl. Fieber treten im Versorgungsgebiet des Ganglions gruppiert stehende, kleine Hautbläschen auf gerötetem Grund auf (➤ Abb. 16.29). Diese platzen und hinterlassen Krusten und Erosionen. Fast immer ist die Erkrankung einseitig *(unilateral)*, sehr selten *bilateral*. Einzelne Bläschen können an weiter entfernten Körperstellen auftreten. Es bestehen meist starke, brennende Schmerzen im betroffenen Hautareal.

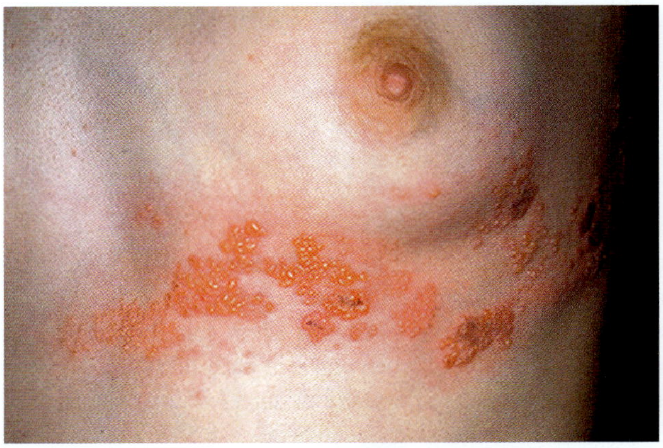

Abb. 16.29 Patientin mit Zoster. Die gürtelförmige Ausbreitung der Bläschen gab der Erkrankung den Namen „Gürtelrose". [M123]

Gefährliche Komplikationen sind der **Zoster generalisatus** mit einer exanthemartigen Ausbreitung der Hauterscheinungen, eine Beteiligung innerer Organe oder eine ZNS-Beteiligung (Enzephalitis, Meningitis) bei einem Zoster im Kopfbereich. Diese Komplikationen treten v. a. bei abwehrgeschwächten Patienten auf.

Die Diagnose wird in aller Regel klinisch gestellt, bei Zweifeln helfen PCR und serologische Untersuchungen.

Behandlungsstrategie

Die Gabe von Virostatika verkürzt den Krankheitsverlauf und reduziert das Risiko der *Post-Zoster-Neuralgie,* sollte aber in den ersten 2–3 Tagen nach Krankheitsbeginn anfangen. Brivudin, Famciclovir und Valaciclovir scheinen bezüglich der Post-Zoster-Neuralgie vorteilhafter, Aciclovir kann als einziges i. v. gegeben werden. Bei Schmerzen sind außerdem Analgetika und evtl. Sedativa erforderlich.

Pflege

- Die befallenen Hautpartien werden nicht gewaschen und trocken gehalten. Andere infektionsgefährdete Areale (z. B. Hautfalten) werden z. B. durch Kompressen geschützt
- Die betroffene Haut wird lokal mit austrocknenden, desinfizierenden und antientzündlichen Mitteln nach Arztanordnung mit Watteträgern betupft. Bei Superinfektionen sind antibiotikahaltige Präparate angezeigt. Lotionsreste können nach vollständigem Abtrocknen der Hautbläschen schmerzfrei und hautpflegend mit einem Speiseöl (z. B. Olivenöl) entfernt werden
- Es werden nur leichte, möglichst luftdurchlässige Verbände angelegt
- Der Patient soll Bettruhe einhalten und sich schonen
- Wiederholung der Lokaltherapie am Abend zur Linderung von Juckreiz und Schmerzen fördert eine ausreichende Nachtruhe
- Schmerzen lassen sich medikamentös oder physikalisch durch Wärmezufuhr lindern. Da die Gefahr besteht, dass sich der Schmerz manifestiert, ist eine gute und ausreichende Schmerztherapie obligat
- Die Pflegenden tragen, wenn sie den Patienten bei der Körperpflege unterstützen, Handschuhe. Eine sorgfältige Händedesinfektion ist (auch nach Tragen von Handschuhen) unerlässlich
- Der Patient wird genau beobachtet, um Komplikationen rechtzeitig zu erfassen. Die Pflegenden achten vor allem auf Hautbefunde, Allgemeinbefinden und auf eine Beteiligung motorischer Nerven, z. B. des N. facialis bei einem *Zoster oticus* der Ohrregion. Bei Beteiligung des ersten Trigeminusastes *(N. ophthalmicus)* sind Hornhautschäden möglich.

Patientenberatung

Kontakt mit dem erregerhaltigen Bläscheninhalt kann bei Nicht-Immunen Windpocken verursachen. Daher soll sich der Patient von nicht-immunen Menschen, vor allem von Kindern und Abwehrgeschwächten, fernhalten und sich nach Berühren der betroffenen Körperregion oder kontaminierter Kleidung die Hände desinfizieren. Er soll außerdem an den befallenen Stellen nicht kratzen. Eine Isolierung ist aber nur auf Stationen mit seronegativen und immunsupprimierten Patienten nötig.

Die Pflegenden achten darauf, dass der Patient ausreichend Analgetika erhält und sich bei Schmerzen sofort meldet. Eine effektive Schmerztherapie beugt einem Schmerzgedächtnis (➤ 2.2.3) und damit einer Post-Zoster-Neuralgie vor.

Prognose und Prävention

- Die Prognose ist meist gut. Allerdings leiden v. a. ältere Patienten nach der Erkrankung teils jahrelang unter einer **Post-Zoster-Neuralgie** mit einschießenden, brennenden Schmerzen im betroffenen Bezirk. Die Behandlung erfolgt mit Analgetika, Antiepileptika (Carbamazepin, z. B. Tegretal®, Gabapentin, z. B. Neurontin®) und bestimmten Antidepressiva. Als lokale Therapie steht u. a. ein lidocainhaltiges Hydrogelpflaster zur Verfügung. Es darf aber nur 12 h am Stück aufgelegt werden, z. B. um die Nachtruhe zu gewährleisten.
- In Deutschland sind zwei unterschiedliche Impfstoffe gegen Herpes zoster für Personen > 50 Jahren zugelassen und verfügbar: ein Lebendimpfstoff (Zostavax®) und ein Totimpfstoff (Shingrix®). Der Totimpfstoff wird von der STIKO als Standardimpfung (S) für alle Personen ≥ 60 Jahren empfohlen. Zusätzlich empfiehlt die STIKO die Impfung mit dem Totimpfstoff als Indikationsimpfung für Personen ≥ 50 Jahre mit einer erhöhten gesundheitlichen Gefährdung für das Auftreten eines Herpes zoster infolge einer Grundkrankheit oder für Personen mit angeborener bzw. erworbener Immundefizienz bzw. Immunsuppression. Dazu gehören u. a. Patienten mit HIV-Infektion, rheumatoider Arthritis, systemischem Lupus erythematodes, chronisch entzündlichen Darmerkrankungen, chronisch obstruktiven Lungenerkrankungen oder Asthma bronchiale, chronischer Niereninsuffizienz und Diabetes mellitus. Der Totimpfstoff ist nur zur Vorbeugung von Herpes zoster und postherpetischer Neuralgie bei Erwachsenen ≥ 50 Jahren und bei einem erhöhten Risiko für Herpes zoster ab 18 Jahren zugelassen.

16.6.5 Zytomegalie

DEFINITION

Zytomegalie *(Einschlusskörperchenkrankheit, Speicheldrüsenviruskrankheit):* Häufige Infektion mit sehr unterschiedlichem Krankheitsbild. Bei gesunden Erwachsenen meist völlig unbemerkt verlaufend, bei Abwehrgeschwächten oder pränataler Infektion oft schwere Krankheitsbilder verursachend. Heute wohl häufigste pränatale Infektion.

Übertragung und Krankheitsentstehung

Das **Zytomegalie-Virus** (kurz *CMV, ZMV,* auch als *humanes Herpesvirus 5, HHV 5* bezeichnet) wird durch Schmier- und Tröpfcheninfektion, aber auch diaplazentar, sexuell, durch Muttermilch, Blut und transplantierte Organe übertragen. Die Durchseuchung der Bevölkerung ist mit ca. 50 % bei Erwachsenen hoch.

Das Zytomegalie-Virus persistiert in Zellen des Monozyten-Makrophagen-Systems.

Symptome und Untersuchungsbefund

Gesunde bemerken eine Zytomegalie-Infektion meist nicht. Evtl. bestehen kurzzeitig grippe- oder mononukleoseähnliche (➤ 16.6.6) Beschwerden.

Dagegen stellen Zytomegalie-Neuinfektion wie auch Reaktivierung einer latenten Infektion für Abwehrgeschwächte ein ernstes Problem dar. Am häufigsten zeigt sich die Zytomegalie dann als Lungen- oder Leberentzündung sowie bei Transplantierten durch eine Abstoßungsreaktion. Schwerste Verläufe mit ZNS-Befall (Enzephalitis ➤ 16.13.2), Darmentzündung oder Augenbeteiligung (Retinitis) werden bei AIDS-Patienten beobachtet (➤ 15.4).

Eine Zytomegalie-Infektion der Schwangeren kann zu einer schweren generalisierten Infektion des Ungeborenen mit Leber- und Milzvergrößerung, Fehlbildungen sowie Hör-, Seh- und Gehirnschäden führen.

Diagnostik und Differenzialdiagnose

Antigene und DNA des Zytomegalie-Virus können im Urin, im Blut und bei einer bronchioalveolären Lavage (➤ 6.3.6) nachgewiesen werden. Außerdem können die Zytomegalie-Antikörper bestimmt werden.

Behandlungsstrategie

- Bei ansonsten Gesunden ist keine Behandlung nötig.
- Bei Abwehrschwäche werden Ganciclovir (Cymeven®), Valganciclovir (Valcyte®), Foscarnet (Foscavir®) oder – bei AIDS-Patienten – Cidofovir (Vistide®) gegeben. Eine passive Immunisierung mit menschlichen Immunglobulinen ist möglich (z. B. Cytotect CP FH®).

Eine Impfung gibt es bisher nicht. Allerdings wird an modernen genbasierten Impfstoffen geforscht, da das CMV als Hauptursache für Geburtsschäden einen derzeit nur geringfügig kontrollierbaren negativen Einfluss auf eine Schwangerschaft darstellt.

Patientenbeobachtung

- Vitalzeichen, Temperatur, Atmung
- Haut (Hautblutungen aufgrund von Gerinnungsstörungen)
- Urinausscheidung (Hämaturie?)
- Erbrochenes (Hämatemesis?).

16.6.6 Infektiöse Mononukleose

DEFINITION

Infektiöse Mononukleose *(Pfeiffer-Drüsenfieber, Monozyten-Angina, Kissing disease):* Allgemeinerkrankung mit Beschwerden vorwiegend an den Gaumenmandeln, verursacht durch das **Epstein-Barr-Virus** *(EBV).* Betrifft vor allem Jugendliche und junge Erwachsene.

Übertragung und Krankheitsentstehung

Die Übertragung des **Epstein-Barr-Virus** *(EBV, Humanes Herpesvirus 4, HHV 4)* erfolgt durch Speichel, Tröpfchen- und Kontaktinfektion. Das Virus befällt dann Epithelien im Mund-Rachen-Raum und B-Lymphozyten, die typisch umgewandelt werden und in denen das Virus persistieren kann. Mehr als 95 % der Erwachsenen sind Virusträger.

Das Epstein-Barr-Virus spielt außerdem eine Rolle bei der Entstehung einiger Lymphome (v. a. bei lang dauernder Abwehrschwäche/Immunsuppression) und des Nasopharynxkarzinoms.

Symptome, Befund und Diagnostik

Nach einer Inkubationszeit von 1–3 Wochen beginnt die **infektiöse Mononukleose** mit einem kurzen Vorstadium mit Müdigkeit, Schlafstörungen und Appetitlosigkeit. Es folgen mäßiges Fieber und oft sehr starke Schluckbeschwerden. Die Kieferwinkel- und Halslymphknoten, besonders im Nackenbereich, können massiv angeschwollen sein. Bei der Racheninspektion zeigen sich hochrote, mit grauen Fibrinbelägen bedeckte Tonsillen, weshalb die Erkrankung nicht selten mit einer *bakteriellen* Angina tonsillaris verwechselt wird. Evtl. bestehen ein Exanthem, eine generalisierte Lymphknotenschwellung, Leber- und Milzvergrößerung. Letztere ist mit einem erhöhten Rupturrisiko behaftet. Oft ist das klinische Bild aber uncharakteristisch, und der Patient fühlt sich kaum krank. Ernste Komplikationen wie z. B. eine Beteiligung von Herz, Nervensystem oder Blutungen sind selten.

Die Diagnose wird durch Blutbild (Leukozytose mit 80–90 % atypischer Lymphozyten, sog. *lymphomonozytoider Zellen*) und serologisch gesichert.

Behandlungsstrategie

Die Behandlung ist symptomatisch mit schmerz- und fiebersenkenden Arzneimitteln.

VORSICHT

Bei infektiöser Mononukleose dürfen weder Ampicillin noch Amoxicillin gegeben werden, da sich dann oft ein Exanthem ausbildet, das mit einer Penicillinallergie verwechselt werden kann.

Pflege bei Mononukleose

- Bei Bettruhe ggf. Assistenz bei der Körperpflege, Durchführung notwendiger Prophylaxen
- Information des Patienten über den Infektionsweg, damit er nicht während der Erkrankung durch falsches Verhalten Angehörige oder Freunde ansteckt (z. B. Küssen, aus *einem* Glas trinken wegen Übertragung durch den Speichel). Eine Unterbringung im Einzelzimmer ist jedoch nicht notwendig, eine Ansteckung findet in aller Regel nur bei engem Kontakt statt
- Mundpflege z. B. mit Kamillenspülungen
- Bei Halslymphknotenschwellung kalte Halswickel (nach Absprache mit dem Arzt)
- Weiche Kost, bei starker Tonsillenschwellung evtl. parenterale Ernährung oder Sondenkost
- Aufklären des Patienten über erhöhte Gefahr der Milzruptur bei bestehender Milzschwellung auch noch nach Abklingen der akuten Erkrankung (z. B. keine Sportarten mit der Gefahr stumpfer Verletzung).

16.6.7 Erkrankungen durch Picornaviren

Picornaviren sind kleinste (*ital.* pico = winzig) RNS (RNA)-Viren ohne Hülle. Zu ihnen zählen die verschiedenen *Rhino-* und *Enteroviren* sowie das *Hepatitis-A-Virus* (➤ 8.4.2).

Rhinoviren

Rhinoviren sind für die meisten Schnupfenerkrankungen verantwortlich. Hauptübertragungsweg ist im Gegensatz zur landläufigen Meinung nicht die Tröpfcheninfektion, sondern die Kontaktinfektion über die Hände. Die Therapie ist – wenn überhaupt erforderlich – rein symptomatisch.

Enteroviren

16

Enteroviren kommen weltweit vor. Sie werden mit dem Stuhl Infizierter ausgeschieden und vor allem fäkal-oral, z. T. auch durch Tröpfcheninfektion übertragen. Da Enteroviren säurestabil sind, „überleben" sie die Magenpassage und vermehren sich dann im Darm.

Der überwiegende Teil der Infizierten bleibt beschwerdefrei, wenige erkranken. Dabei kann einerseits ein Virus verschiedene Erkrankungen hervorrufen, andererseits ist oft kein sicherer Rückschluss vom Symptom auf den Erreger möglich. Infektionen durch Enteroviren treten während der Sommermonate gehäuft auf („Sommergrippe").

Es gibt verschiedene Arten von Enteroviren, die u. a. folgende Erkrankungen hervorrufen:

- **Polioviren:** grippale Infekte, u. a. **Poliomyelitis** (*Poliomyelitis epidemica anterior acuta,* kurz *Polio, epidemische spinale Kinderlähmung*). Erkrankung und Erreger sind meldepflichtig. Auch Verursacher aseptischer Meningitiden
- **Coxsackie-Viren der Gruppe A und B:** grippale Infekte, Angina, Rhinitis; selten Infektionen des ZNS, des Respirationstrakts und des Herzmuskels
  - **Gruppe A: Herpangina** (Rachenentzündung mit Fieber und Bläschen/Ulzera an der Rachenschleimhaut), **Hand-Mund-Fuß-Krankheit** (wie Herpangina, jedoch mit Bläschenausschlag an Händen und Füßen; hämorrhagische Konjunktivitis), **Pseudopolio** (ähnliches Krankheitsbild wie Polio)
  - **Gruppe B:** zusätzlich **epidemische Pleurodynie** (*Bornholmer Krankheit,* entzündliche Muskelerkrankung vor allem im Brustbereich mit starken Schmerzen [„Teufelsgriff"] und Atembeschwerden, teils mit [trockener] Pleuritis)
- **Echoviren:** uncharakteristische Infekte inkl. „Sommergrippe", Diarrhöen, auch mit Hautausschlag, Virusmeningitis/-enzephalitis, Myo- und Perikarditis
- **Hepatitis-A-Virus** *(Enterovirus 72):* Hepatitis A
- **Humane Enteroviren** *(Enteroviren 68–71):* hämorrhagische Konjunktivitis, Atemwegsinfekte, Virusmeningitis/-enzephalitis, Hand-Fuß-Mund-Krankheit

Die Behandlung ist symptomatisch. Die Prognose der Erkrankungen ist, abgesehen von schweren Polioformen, meist gut. Persistenz scheint zumindest bei einem Teil der Viren möglich, ihre klinische Bedeutung ist jedoch noch weitgehend ungeklärt.

Eine Impfung ist bisher nur gegen die Poliomyelitis möglich, die Injektions-Totimpfung (IPV = inaktivierte Polio-Vakzine) ist für Kinder allgemein empfohlen.

16.6.8 Erkrankungen durch Paramyxoviren: Übersicht

Zu den Paramyxoviren gehören das *Masern-Virus* (➤ 16.6.9), das *Mumps-Virus* (➤ 16.6.10), das Respiratory-Syncytial-Virus und die *Parainfluenza-Viren.*

RSV-Infektionen

Das *respiratorische Synzytial-Virus* **(RSV)** wird durch Sekrete des Respirationstrakts (Tröpfchen- und Kontaktinfektion) übertragen. Es führt bei älteren Kindern und Erwachsenen lediglich zu einer „Erkältung".

Bei Säuglingen, Kleinkindern, älteren und immunsupprimierten Patienten kann die Infektion aber eine schwere Entzündung der Bronchiolen (Bronchiolitis) oder eine Pneumonie verursachen. Die Behandlung ist überwiegend symptomatisch, bei schwersten Verläufen wird Ribavirin als Aerosol versucht.

Parainfluenza-Virus-Infektionen

Auch das **Parainfluenza-Virus** ist vor allem für Kleinkinder gefährlich, da es bei ihnen vielfach die unteren Atemwege befällt und einen *Pseudokrupp-Anfall* hervorruft.

Bei Erwachsenen entwickeln sich „Erkältungen" mit oder ohne Fieber.

16.6.9 Masern

DEFINITION

Masern *(Morbilli):* Akute Virusinfektion mit typischem Vorstadium und charakteristischem Hautausschlag. Früher eine der „klassischen" Kinderkrankheiten, in Deutschland durch die zweimalige Impfung im Kleinkindalter heute seltener. Maserninfektionen bei Erwachsenen und Immunsupprimierten verlaufen häufig sehr schwer und können tödlich enden.

Die **Masern** gehören zu den meldepflichtigen Erkrankungen, das **Masern-Virus** zu den meldepflichtigen Krankheitserregern (➤ 16.15).

Krankheitsentstehung

Das Masern-Virus ist sehr ansteckend und wird aerogen durch kleine Tröpfchen übertragen.

Symptome, Befund und Diagnostik

Etwa zehn Tage nach Infektion treten typische Vorläufersymptome auf (Prodromalstadium): mäßiges Fieber, Husten, Schnupfen und eine Bindehautentzündung der Augen mit Lichtscheu.

Diagnostisch wegweisend sind **Koplik-Flecken,** kalkspritzerartige, weiße Flecken der Wangenschleimhaut gegenüber den Backenzähnen. Nach 3–5 Tagen fällt das Fieber für 1–2 Tage ab, bevor es erneut auf ca. 40 °C ansteigt und das typische Masernexanthem auftritt. Meist beginnt der Ausschlag hinter den Ohren und breitet sich nach unten aus. Zunächst bilden sich kleine, rote, erhabene Papeln, die zu unregelmäßig geformten, größeren Flecken oder flächigen Rötungen zusammenfließen (konfluieren ➤ Abb. 16.30). Nach ungefähr 3–4 Tagen klingen Fieber und Ausschlag wieder ab. Die Diagnose wird klinisch und labordiagnostisch gestellt.

Mit ca. 15 % häufigste Komplikationen sind bakterielle Sekundärinfektionen, am häufigsten eine Mittelohrentzündung, Bronchitis oder Pneumonie. Gefährlichste Akutkomplikation ist die **Masernenzephalitis** (ca. 1 : 1 000), die nicht selten Dauerfolgen hinterlässt (➤ 16.13.2).

Behandlungsstrategie

Masern und Masernenzephalitis können nur symptomatisch behandelt werden. Bei bakteriellen Sekundärinfektionen werden Antibiotika gegeben.

Pflege

Die Betroffenen halten aufgrund des starken Krankheitsgefühls von selbst Bettruhe ein. Die meisten bevorzugen wegen der Bindehautentzündung ein abgedunkeltes Zimmer. Die Patientenbeobachtung dient der rechtzeitigen Erkennung von Komplikationen: Atemstörungen als Pneumoniehinweis, Bewusstseinsstörungen als Zeichen einer Enzephalitis.

Bis fünf Tage nach Auftreten des Ausschlags wird der Kranke in einem Einzelzimmer untergebracht. Bei möglichem Kontakt mit erregerhaltigem Material oder kontaminierten Objekten werden Schutzkittel und Handschuhe angezogen und danach die Hände desinfiziert. Nicht-Immune dürfen keinen Kontakt zum Patienten haben (Besucher informieren). Die patientennahen Flächen werden einmal täglich desinfiziert, nach der Entlassung des Patienten müssen Matratzen, Kissen und Decken ebenfalls desinfiziert werden.

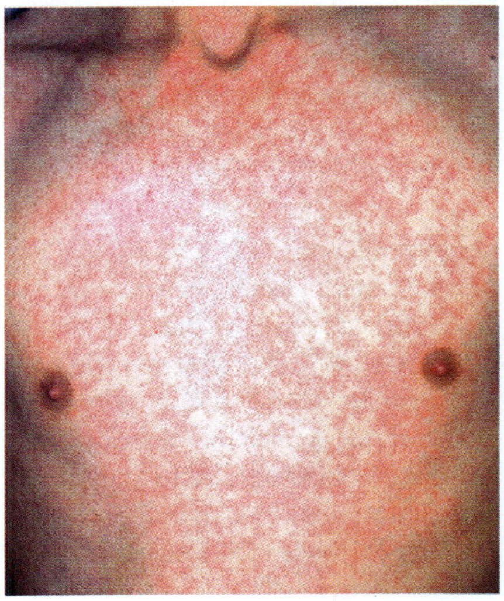

Abb. 16.30 Typisches Masernexanthem mit erhabenen, teilweise zusammenfließenden (konfluierenden) Flecken. [M123]

Prävention

Die aktive Masernimpfung ist in Deutschland für Kinder allgemein empfohlen, aufgrund zu geringer Impfraten kommt es aber immer wieder zu (regionalen) Ausbrüchen. Für Pflegepersonal im Krankenhaus ist eine Masernimmunität wegen der erhöhten Gefährdung gesetzlich vorgeschrieben. Nach Exposition Nicht-Immuner (Kontaktpersonen ermitteln) ist eine postexpositionelle Impfung oder z. B. bei Immundefekten die Gabe von Masern-Immunglobulinen möglich.

16.6.10 Mumps

DEFINITION

Mumps *(Parotitis epidemica, Ziegenpeter, Wochentölpel, Bauernwetzel):* Akute, durch das **Mumps-Virus** verursachte Allgemeinerkrankung mit kennzeichnender Schwellung der Ohrspeicheldrüse (in 75 % beidseits).

Übertragung und Krankheitsentstehung

Das **Mumps-Virus** wird durch Kontakt- und Tröpfcheninfektion übertragen und führt zu einer Entzündung der Speicheldrüsen (vornehmlich der Ohrspeicheldrüsen), gelegentlich auch zu einer Beteiligung anderer Drüsen.

Symptome, Befund und Diagnostik

Nach einer Inkubationszeit von 2–3 Wochen fühlt sich der Infizierte müde und krank und bekommt Fieber. Dann schwellen die Ohrspeicheldrüsen schmerzhaft an („Hamsterbacken"). Nach ca. einer Woche gehen die Symptome von selbst wieder zurück.
Als Komplikationen sind vor allem zu nennen:

- **ZNS-Beteiligung** mit Meningitis (klinisch fassbar bei ca. 3–10 %, meist gutartig), selten Enzephalitis, bleibende Innenohrschwerhörigkeit
- **Hodenentzündung** mit der Gefahr bleibender Sterilität bei Jungen nach der Pubertät
- **Begleitpankreatitis,** meist gutartig.

Die Verdachtsdiagnose wird klinisch gestellt und serologisch bestätigt.

Behandlungsstrategie

Die Therapie ist symptomatisch.

Pflege

Den Erkrankten wird breiig-flüssige Kost angeboten, da die Nahrungsaufnahme schmerzhaft ist. Säurehaltige Getränke werden oft schlecht vertragen, da sie die Speicheldrüsen stimulieren. Individuell unterschiedlich werden warme Ölauflagen auf den Hals oder kühlende Quarkwickel als angenehm empfunden.

Die Patienten werden bis zehn Tage nach Beginn der Schwellung in einem Einzelzimmer untergebracht, und es werden Schutzkittel und Handschuhe angezogen. Bei unvermeidlichem Kontakt sollten

16

Nicht-Immune einen Mund-Nasen-Schutz anlegen. Die patientennahen Flächen werden regelmäßig desinfiziert.

Prävention

Die Aktivimpfung gehört in Deutschland zu den für Kinder empfohlenen Impfungen. Nach Kontakt ist auch eine postexpositionelle Impfung noch möglich.

16.6.11 Röteln

DEFINITION

Röteln *(Rubella):* Für den Erkrankten in aller Regel harmlose Virusinfektion. Bedeutung durch schwere Schädigung des Ungeborenen bei einer Erkrankung der Schwangeren.

Das **Röteln-Virus** gehört bei angeborenen Infektionen zu den meldepflichtigen Krankheitserregern (➤ 16.15).

Rund die Hälfte der Infizierten erkrankt: Etwa 14–16 Tage nach Ansteckung durch Tröpfcheninfektion kommt es zu einer leichten Erkrankung mit Schnupfen, etwas Fieber und einer typischen Schwellung der Hals- und Nackenlymphknoten. Gleichzeitig oder kurz danach breitet sich ein kleinfleckiger, nicht zusammenfließender Hautausschlag vom Gesicht ausgehend über den ganzen Körper aus (➤ Abb. 16.31). Bei evtl. schwerwiegenden Konsequenzen (Schwangere) sollte die Diagnose serologisch gesichert werden.

Eine kausale Therapie ist nicht möglich, meist aber auch nicht nötig, da Komplikationen selten sind.

Atemwegssekrete und Urin sind für ca. eine Woche nach Beginn des Hautausschlags ansteckend. Während dieser Zeit wird der Patient in einem Einzelzimmer untergebracht, bei zu erwartendem Kontakt mit erregerhaltigen Materialien sind Schutzkittel und Handschuhe zu tragen. Patienten mit Röteln werden nur von Immunen betreut. Die patientennahen Flächen werden einmal täglich desinfiziert.

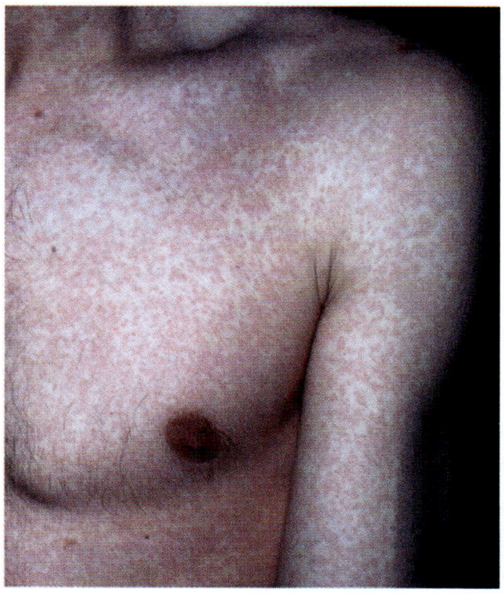

Abb. 16.31 Rötelnexanthem bei einem jungen Mann. [E385]

Die Bedeutung der Röteln liegt im **kongenitalen Rötelnsyndrom** *(CRS):* Klassisch ist das **Gregg-Syndrom** mit Herzfehlern, Augen- und Ohrenschäden. Das Spektrum möglicher Symptome ist jedoch weit und reicht von vermindertem Geburtsgewicht über erhebliche geistige und motorische Entwicklungsstörungen und Organentzündungen bis zur Fehlgeburt.
Die Kinder sind nach der Geburt längere Zeit ansteckend. Eine kausale Behandlung ist nicht möglich.

Die zweimalige aktive Röteln-Impfung wird für alle Kinder sowie Frauen mit unklarem Schutz empfohlen. Zusätzlich wird das Blut aller Schwangeren auf Röteln-Antikörper untersucht, um gefährdete Frauen herauszufinden, bei denen nach Kontakt mit Röteln-Kranken eine Immunglobulingabe sinnvoll sein kann. Eine aktive Röteln-Impfung darf in der Schwangerschaft nicht durchgeführt werden.

16.6.12 Erkrankungen durch Flavi-Viren: FSME, Gelbfieber und hämorrhagische Fieber

Flavi-Viren sind umhüllte RNS-Viren. Viele von ihnen rufen meist zweiphasige Fiebererkrankungen hervor, die – je nach Virus – komplikationslos oder mit häufiger Entwicklung einer Enzephalitis oder Blutungen **(hämorrhagische Fieber)** verlaufen. Zahlreiche dieser Erkrankungen sind mit Eigennamen belegt, so etwa die *Frühsommer-Meningo-Enzephalitis* **(FSME),** die **Japanische-B-Enzephalitis** oder das **Dengue-Fieber.**

Ähnliche Krankheitsbilder mit Fieber, einer mehr oder minder ausgeprägten Neigung zu Enzephalitis und Blutungen sowie oft hoher Letalität können noch von einer Vielzahl anderer Viren hervorgerufen werden, z. B. **Ebola-, Marburg-, Lassa-Virus.** In Deutschland treten sie nur selten als importierte Infektionen auf. Die virusbedingten hämorrhagischen Fieber unterliegen der Meldepflicht (➤ 16.15) und erfordern strengste Hygienemaßnahmen.

Das *Hepatitis-C-Virus* (➤ 8.4.2) bildet eine eigene Unterfamilie der Flavi-Viren, verursacht aber völlig andere klinische Symptome.

FSME

DEFINITION

FSME *(Frühsommer-Meningo-Enzephalitis, Frühjahr-Sommer-Meningoenzephalitis):* Durch Zecken übertragene, virale Meningitis mit einem Erkrankungsgipfel im Sommer.

Hervorgerufen wird die **FSME** durch das meldepflichtige **FSME-Virus.** Zecken bilden das Reservoir für das Virus und übertragen es durch Stich auf den Menschen.

Nur rund 30 % der Infizierten erkranken manifest: 1–2 Wochen nach dem Zeckenstich kommt es zu grippeähnlichen Symptomen. Nach mehrtägiger Beschwerdefreiheit folgt bei ca. 10 % der Infizierten eine Meningoenzephalitis (mit in aller Regel guter Prognose) oder eine Myelomeningitis mit Lähmungen. Erwachsene erkranken schwerer als Kinder. Die Diagnose erfolgt durch Liquor- und Blutuntersuchungen.

Die Therapie ist rein symptomatisch, die Letalität bei ZNS-Beteiligung beträgt ca. 1 %. Bei der Pflege des Patienten reicht die Beachtung der Standardhygienemaßnahmen aus.

In den FSME-Endemiegebieten Deutschlands (v. a. Süddeutschland) sind bis zu 5 % der Zecken infiziert. Dort wird bei möglichem Zeckenkontakt (z. B. Förster, Waldarbeiter, Wanderurlaub) eine aktive Impfung empfohlen. Die Grundimmunisierung besteht aus drei Impfungen, gefolgt von regelmäßigen Auffrischungen alle 3–5 Jahre, abhängig vom Alter. Die Impfung ist für Kinder ab einem Jahr zugelassen.
Zeckenstichprophylaxe, Zeckenentfernung ➢ 16.5.21

Gelbfieber

DEFINITION
Gelbfieber: Akute, fieberhafte Infektionskrankheit der afrikanischen und lateinamerikanischen Tropen.

Gelbfieber und **Gelbfieber-Virus** sind meldepflichtig (➢ 16.15). Außerdem gehört das Gelbfieber zu den internationalen Quarantänekrankheiten.

Das Gelbfieber-Virus wird durch Mücken übertragen. Nach 3–6 Tagen bekommt der Patient hohes Fieber (mit relativ niedrigem Puls), Kopf- und Rückenschmerzen. Viele Kranke gesunden nach mehrtägigem Fieber. Nur bei ca. 15 % steigt das Fieber nach 1–2 Tagen Besserung abermals an und es kommt zu Leberschädigung mit Ikterus, Nierenschädigung bis zum Nierenversagen, einer teils erheblich gesteigerte Blutungsneigung und ZNS-Symptomen.

Die Verdachtsdiagnose wird durch Nachweis von Virus-RNA im Blut mittels PCR gesichert. Behandlung und Pflege sind symptomatisch. Über die Standardhygiene hinausgehende Maßnahmen sind nicht erforderlich.

Die Sterblichkeit liegt bei 10–20 %. Eine durchgemachte Erkrankung hinterlässt lebenslange Immunität. Die einzig zuverlässige Prävention ist die aktive Impfung.

16.6.13 Erkrankungen durch Hanta-Viren

DEFINITION
Hanta-Viren: Weltweit verbreitete Viren, die unterschiedliche fieberhafte Erkrankungen hervorrufen, in Deutschland v. a. leicht verlaufende Erkrankungen mit Nierenfunktionsstörung. Schwankende Erkrankungszahlen (in Deutschland 200–2 000 Erkrankungen jährlich) je nach Nagervorkommen und regionalen Ausbrüchen.

Es besteht Meldepflicht für Hanta-Viren und hämorrhagische Fieber (➢ 16.15).

Übertragung und Krankheitsentstehung

Hanta-Viren sind weltweit verbreitete RNA-Viren. Hauptvirusreservoir sind Nager (Ratten, Mäuse ➢ Abb. 16.32), welche die Viren mit Speichel, Urin und Stuhl ausscheiden. Der Mensch infiziert sich durch Inhalation erregerhaltiger Aerosole und Stäube, Kontakt verletzter Haut mit virushaltigen Stäuben oder Bisse.

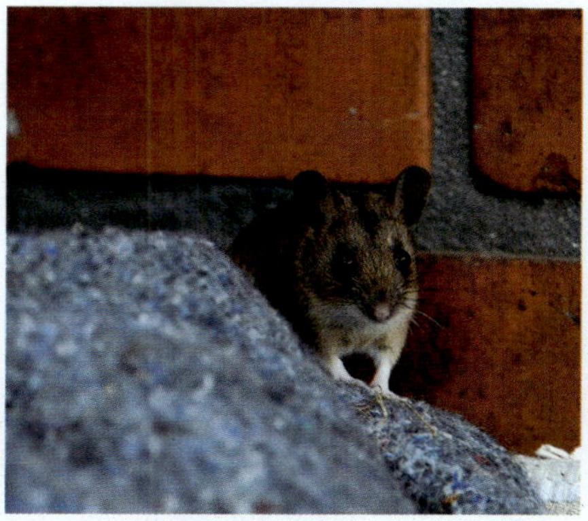

Abb. 16.32 Nager sind das Reservoir der Hanta-Viren. Hauptinfektionsweg für den Mensch ist das Einatmen virushaltiger aufgewirbelter Stäube. [J787]

Es gibt verschiedene Virustypen, die mit Eigennamen belegt sind und unterschiedlich schwere Erkrankungen hervorrufen. In Deutschland bei weitem am häufigsten sind *Puumala-*, am zweithäufigsten *Dobrava-Viren*. Die Verläufe sind überwiegend leicht.

Symptome, Befund und Diagnostik

Nach meist 2–4 Wochen Inkubationszeit treten plötzlich Fieber > 38,5 °C und grippeähnliche Beschwerden auf, z. B. Kopf-, Muskelschmerzen. Beim **hämorrhagischen Fieber mit renalem Syndrom** *(HFRS)* folgen nach wenigen Tagen Bauch- und Rückenschmerzen, Erbrechen, Nierenbeteiligung bis zum Nierenversagen, Kreislauf- und Blutgerinnungsstörungen. In Deutschland dominieren leichte Verläufe mit Nierenbeteiligung **(Nephropathia epidemica).** Wahrscheinlich verlaufen viele Infektionen sogar asymptomatisch oder als „Grippe" und werden gar nicht erfasst.

Die Verdachtsdiagnose wird durch Antikörpernachweis gesichert.

Behandlungsstrategie und Pflege

Behandlung und Pflege sind symptomatisch.

Prävention

Vorbeugend ist nur eine Expositionsprophylaxe möglich, die auf der Nagerbekämpfung fußt. Einen Impfstoff gibt es nicht.

16.6.14 Tollwut

DEFINITION
Tollwut *(Rabies, Hundswut, Lyssa, Hydrophobie):* Akute, meldepflichtige Infektionskrankheit des ZNS mit praktisch immer tödlichem Ausgang, hervorgerufen durch das **Tollwut-Virus.** In Deutschland nur einzelne Fälle (nach Ansteckung im Ausland).

Das **Tollwut-Virus** *(Rabies-Virus)* wird durch Tiere (z. B. Hunde, Katzen, Füchse, Fledermäuse) durch Biss oder Belecken verletzter Haut auf den Menschen übertragen. Die Viren wandern über die Nerven zum Gehirn und führen zu einer Enzephalitis. Die Inkubationszeit beträgt meist 1–3 Monate.

Die Erkrankung verläuft in drei Stadien:

- Prodromalstadium mit Beschwerden an der bereits verheilten Bisswunde, Kopfschmerzen, Lichtscheu, Nervosität und Depressionen
- Akute neurologische Phase mit hochgradiger Unruhe und Krämpfen vor allem der Rachen-, Atem- und Kehlkopfmuskulatur oder aufsteigenden Lähmungen
- Koma mit Tod durch Atemlähmung.

Diagnostisch kann versucht werden, Virus-Antigene oder -RNA in Augenhornhaut (Abdruckpräparat), Speichel oder Liquor nachzuweisen. Eine sichere Diagnose ist aber erst nach dem Tod möglich.

Auch Intensivbehandlung und -pflege konnten bislang den Tod nur hinauszögern. Der Patient wird in einem Einzelzimmer untergebracht. Da Atemwegssekrete und Speichel des Kranken ansteckend sind, ist das Tragen von Schutzkittel, Handschuhen, Mund-Nasen- und Gesichtsschutz erforderlich. Auch die Schuhe werden gewechselt. Die patientennahen Flächen werden einmal täglich desinfiziert, Geschirr und kontaminierte Wäsche müssen noch innerhalb der Einheit desinfiziert werden. Matratzen, Kissen und Decken sind vor Wiederbenutzung zu desinfizieren.

Prävention

In der Inneren Medizin ist vor allem die Impfberatung bedeutsam. Deutschland gilt derzeit als frei von klassischer Tollwut (Fledermaustollwut gibt es noch). Gefahr besteht v. a. bei Kontakt z. B. zu streunenden Hunden in Gebieten Afrikas, Asiens, aber auch Amerikas oder bei illegal von dort importierten Tieren.

An Tollwut erkrankte Tiere sind in der Regel ungewohnt zutraulich oder besonders aggressiv. Auch jede Fledermaus, die sich anfassen lässt oder tot gefunden wird, gilt als tollwutverdächtig!

Nach Kontakt mit einem Tollwut-verdächtigen Tier wird *unverzüglich* mit der Immunprophylaxe begonnen, beispielsweise aktiv mit Rabivac® und passiv mit Berirab®. Unabhängig davon wird das Tier, falls es bekannt ist, unter tierärztliche Beobachtung gestellt. Für Risikogruppen wie Forstarbeiter, Jäger, Tierärzte, Laborpersonal, Pathologen und Pflegende von Tollwut-Erkrankten, aber auch Reisende in Gebiete mit endemischer Tollwut, wird die prophylaktische Impfung empfohlen.

16.6.15 Coronaviren

DEFINITION

Coronaviren *(Coronaviridae):* Membranumhüllte RNA-Viren mit großen Oberflächenproteinen, den sogenannten Spikes, über welche sich die Viren an Zielzellen anheften können. Namensgebend ist die sich unter dem Mikroskop aufzeigende Ähnlichkeit zur Sonnenkorona, welche sich über die runde Form und die Spikes auf der Außenhülle ergibt (➤ Abb. 16.33).

Coronaviren wirken auf den Menschen bereits lange vor der COVID-19-Pandemie krankheitserregend. Ihr natürliches Reservoir sind Tiere; einige Virenstämme wurden auf den Menschen übertragen (Zoonose). Es besitzen jedoch bei Weitem nicht alle Coronaviren das Potenzial, für den Menschen ansteckend zu sein.

Die ersten Coronaviren im Menschen konnten in den 1960er-Jahren im Labor nachgewiesen werden. Vier weltweit vorkommende Stämme (HCoV-229E, HCoV-NL63, HCoV-HKU1, HCoV-OC43) zeigten sich schon vor SARS-CoV-2 für etwa 15–30 % aller von Mensch zu Mensch übertragenen Erkältungssymptomatiken verantwortlich. 80 % der erwachsenen Bevölkerung besitzen Antikörper gegen diese, während stattgehabte Infektionen jedoch keine lang anhaltende Immunität hinterlassen. Eine Erkrankung an einer dieser vier endemisch zirkulierenden Coronaviren verläuft in der Regel mild. Übliche Symptome sind Schnupfen, Husten, Halsschmerzen und Fieber. Sehr selten kommt es zu schweren bis kritischen Verläufen, welche sich zumeist in einer Pneumonie (➤ 6.4.3) manifestieren. Insbesondere Kleinkinder, ältere Menschen und Immungeschwächte sind hiervon betroffen.

Eine weitaus größere klinische Bedeutung weisen dagegen die drei erst in jüngerer Zeit auf den Menschen übergegangenen Coronaviren auf. Diese besitzen stärkere pathogene Eigenschaften, welche vermehrt zu schweren Krankheitsverläufen bis hin zum Tod führen. Sie ergänzen die human-pathologischen Coronaviren auf eine Summe von aktuell sieben Stämmen. Die drei neuartigen Coronaviren sind:

- Das **SARS-CoV** *(severe acute respiratory syndrome coronavirus),* das im Frühjahr 2003 eine Pandemie auslöste, nachdem es Ende 2002 in Südchina erstmals vom Tier auf den Menschen übertragen wurde. Über Reisende verbreitete sich das Virus global, konnte jedoch, unterstützt durch eine geringere Mensch-zu-

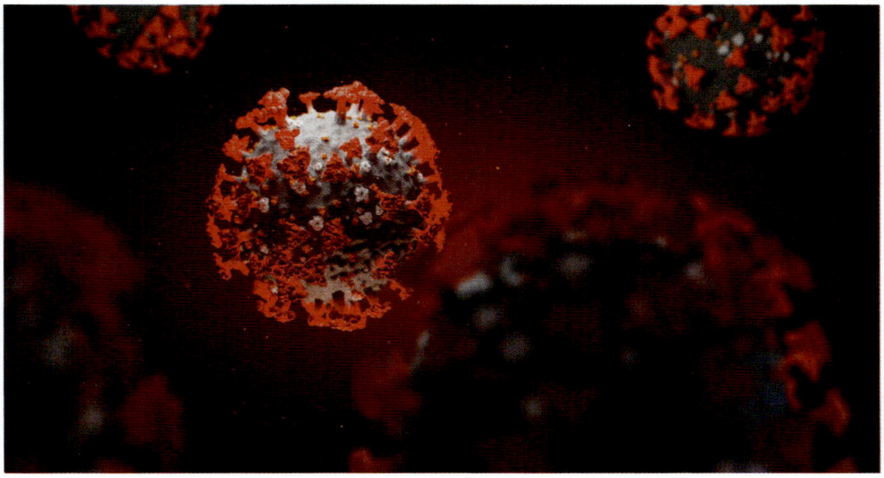

Abb. 16.33 Corona-Virus (SARS-CoV-2) unter dem Rasterelektronenmikroskop. [G1136]

Mensch-Übertragbarkeit im Vergleich zu anderen Stämmen, über Quarantänemaßnahmen (➤ 16.15) gestoppt werden. Nach 2004 kam es zu keiner weiteren nachweisbaren Infektion. Daher wird davon ausgegangen, dass dieses Virus nicht mehr zwischen Menschen zirkuliert

- Das **MERS-CoV** (*Middle East respiratory syndrome coronavirus)* konnte erstmals im Jahr 2012 bei Patienten in Saudi-Arabien identifiziert werden. Typische Symptome sind bei diesem, nach seinem geografischen Identifikations- und Ballungsort benannten Stamm Fieber, Durchfall, Husten und Kurzatmigkeit bis hin zur Pneumonie. Zwar zeigen sich bei erwachsenen gesunden Patienten auch symptomfreie Verläufe, die Sterblichkeit liegt dem gegenüber allerdings laut WHO bei etwa 35 %. Von den bisherigen etwa 2600 labortechnisch positiv getesteten Menschen verstarben mehr als 900, während die Dunkelziffer der Nichtgetesteten unklar ist [23].
- Das **SARS-CoV-2** *(severe acute respiratory syndrome coronavirus 2)* als Verursacher von COVID-19 und der damit einhergehenden Pandemie. Die WHO erklärte den globalen Gesundheitsnotstand mit Beginn im Januar 2020 letztlich im Mai 2023 als beendet.

COVID-19

DEFINITION

COVID-19 *(coronavirus disease 2019, Corona-Erkrankung, Corona)*: Meldepflichtige Infektionskrankheit, welche durch den SARS-CoV-2 ausgelöst wird. Hauptsächlich geschieht eine Infektion via Einatmung von virushaltigen Partikeln. Primär betroffen sind die Atemwege sowie der Darm. Weitere Organe wie Gehirn, Herz oder das Gefäßsystem können ebenfalls betroffen sein. Leitsymptome sind Husten, Fieber, Schnupfen, Störung des Geruchs- und/oder Geschmackssinns sowie eine Pneumonie. Die Grundimmunisierung des Großteils der Bevölkerung durch Impfungen und durchgemachte Infektionen reduzierte die anfängliche Sterblichkeit in der Pandemiezeit von etwa 3 % auf heute unter 0,1 % [24].

Krankheitsentstehung

Die Fledermaus gilt als natürliches Reservoir für zahlreiche Coronaviren, u. a. auch für SARS-CoV und MERS-CoV. Fledermäuse werden auch für den SARS-CoV-2 als mutmaßlicher, jedoch nicht gesicherter Ursprung gesehen. Wie das Virus auf den Menschen übergegangen ist, ist ebenfalls noch unklar. Am wahrscheinlichsten ist es, dass es – ähnlich wie bei MERS-CoV und dem Dromedar – auch hier einen weiteren tierischen Zwischenwirt gab, welcher Ende 2019 in China für die erste Ansteckung beim Menschen und damit den ersten COVID-19-Fall sorgte.

Zwischen SARS-CoV und SARS-CoV-2 besteht eine strukturelle Ähnlichkeit, sodass diese Viren auch zahlreiche vergleichbare Eigenschaften und Wirkungen auf den Menschen besitzen. Es zeigt sich jedoch ein entscheidender Unterschied darin, dass das jüngste Virus aus dem Jahr 2019 ein deutlich effizienteres Verbreitungspotenzial von Mensch zu Mensch besitzt. Dies wird über eine bessere Reproduktion in den oberen Atemwegen erzielt. So zeigen sich bereits geringe Mengen an Partikeln, die beim Husten, Sprechen, Singen oder Niesen von Infizierten abgesondert werden, als derart virusbelastet, dass schnell eine für eine Ansteckung ausreichende Virusmenge inhaliert werden kann. Virushaltige Partikel können dabei sowohl in größeren Tröpfchen als auch über kleinere Aerosole übertragen werden. Faktoren wie Luftfeuchtigkeit, Frischluftzufuhr und Temperatur üben einen Einfluss auf die Beständigkeit aus, was insbesondere in geschlossenen Räumen zur Begünstigung einer Übertragung führt.

Diese übertragungsförderlichen Eigenschaften ermöglichten es dem SARS-CoV-2, sich trotz ergriffener Eindämmungs- und Quarantänemaßnahmen innerhalb weniger Monate nicht nur global zu verteilen, sondern darüber hinaus auch über einen langen Zeitraum und selbst über strikte und teils weitgreifende Maßnahmen hinweg, zu verbreiten. Die daraus resultierende COVID-19-Pandemie hatte einen großen sozialen, gesellschaftlichen, politischen, wirtschaftlichen und gesundheitlichen Einfluss auf die Menschheit.

Die hohe Bevölkerungsimmunität hat das Virus heute zu einem endemisch (➤ 16.2.1) zirkulierenden werden lassen. Doch andauernde Mutationen des SARS-CoV-2 führen dazu, dass dieser höchstwahrscheinlich auch zukünftig nicht ausgerottet sein wird.

Symptome, Befund und Diagnostik

Im Durchschnitt treten drei Tage nach der Ansteckung die ersten Symptome auf. Diese zeigen sich überwiegend unspezifisch mit Husten, Fieber und Schnupfen, was es schwer macht, zwischen COVID-19 und anderen Atemwegsinfekten zu differenzieren. Etwas spezifischer kommt gelegentlich noch ein Geruchs- und Geschmacksverlust hinzu, welcher unter den neueren Virusvarianten allerdings an Häufigkeit abgenommen hat. Daneben kann die Infektion allerdings auch symptomfrei verlaufen, was die Verbreitung nochmals begünstigt, da sich die Infizierten meist nicht ihrer Ansteckungsfähigkeit bewusst sind.

Neben den heute überwiegend milden Verläufen kommt es zumeist bei älteren sowie vorerkrankten Personen weiterhin teilweise zu schweren Verläufen, in denen sich eine Pneumonie ausbildet, die bis zum ARDS (➤ 6.13) und dem Versagen der Atemfunktion führen kann. Begünstigende Dispositionen für einen schweren Verlauf sind insbesondere Rauchen, Adipositas sowie Vorerkrankungen wie KHK (➤ 4.4.1), COPD (➤ 6.6) und Diabetes mellitus (➤ 10.7).

Das bei einem schweren Verlauf primär betroffene Organ ist die Lunge. Es zeigt sich jedoch ein breites Spektrum an weiteren Organen, die betroffen sein können. Neben des Geruchs- und Geschmacksverlusts können weitere neurologische Komplikationen wie Verwirrtheit, Schlaganfall (➤ 5.6) oder das Guillain-Barré-Syndrom auftreten. Schwere COVID-19-Fälle zeigen sich zudem vermehrt mit einer krankhaft erhöhten Blutgerinnung, was zu Thromboembolien diverser Organe, also beispielsweise zu einer Lungenembolie (➤ 6.10.1) führen kann. Auf kardialer Ebene finden sich bei schweren Verläufen gehäuft akute Myokardinfarkte (➤ 4.4.2), Herzinsuffizienzen sowie Herzrhythmusstörungen. Zudem entwickeln einige dieser Patienten ein Hyperinflammationssyndrom, welches einer Sepsis (➤ 6.12) ähnelt und über eine überschießende Immunreaktion mit einer hohen Sterblichkeit verbunden ist. Bei Kindern kann es in seltenen Fällen zu einem vergleichbaren Geschehen kommen, welches **PIMS** *(paediat-*

ric inflammatory multisystem syndrome) genannt wird und einer intensivstationären Therapie bedarf. Heutige Virusvarianten bergen ein deutlich niedrigeres Risiko für diese Komplikation.

Das erhöhte Ansteckungspotenzial des SARS-CoV-2 geht jedoch auch mit einer für den Menschen günstigeren Eigenschaft einher, so ist es weniger tödlich. Laut Schätzungen der WHO starben weltweit bis Mai 2023 etwa 20 Millionen Menschen an COVID-19. Alleine in Deutschland starben in diesem Zeitraum rund 161 500 Menschen im Rahmen eines positiven Infektionsnachweises [23]. Diese Zahlen sind alles andere als gering und spiegeln durch Ihre Höhe bereits deutlich das damit verbundene Leid der Betroffenen und Angehörigen wider, sie verbleiben dennoch statistisch betrachtet im Verhältnis zu den insgesamt Erkrankten prozentual niedrig. Besäße beispielsweise das MERS-CoV eine vergleichbare Mensch-zu-Mensch-Übertragbarkeit, wäre es kaum vorstellbar, wie viele Menschen bei einer nicht beherrschbaren Verbreitung hieran versterben würden. Dies verdeutlicht die Gefahr, die von potenziellen zukünftigen Coronaviren für die Menschheit ausgeht.

16

Neben der Akuterkrankung kann COVID-19 zudem zu diversen Spätfolgen führen. Der Begriff *Long COVID* summiert alle Folgeerscheinungen zusammen, die länger als vier Wochen nach Beginn der Erkrankung auftreten. Vom *Post-COVID-Syndrom* wird gesprochen, wenn diese Symptome mindestens zwölf Wochen nach Erkrankungsbeginn vorhanden sind oder aber auch neu auftreten und nicht differenzialdiagnostisch erklärt werden können. Unter den häufigsten Beschwerden summieren sich eine chronische Müdigkeit, eingeschränkte Belastbarkeit, Kurzatmigkeit, Konzentrationsprobleme, Schlafstörungen, Muskelschwäche und depressive Symptome.

Die Verdachtsdiagnose wird durch einen PCR-Test gesichert. Zudem können für ein schnelleres Ergebnis und eine breitere Verfügbarkeit auch Antigentests durchgeführt werden. Der PCR-Test ist aus klinischer Sicht der Goldstandard bezüglich Sensitivität und Spezifität des Ergebnisses.

Behandlungsstrategie

Die Behandlung ist primär symptomatisch und darauf ausgelegt, den Körper dabei zu unterstützen, selbst eine passende Immunantwort zu finden. Übliche Behandlungen sind daher die Sauerstoffgabe, ein Ausgleich des Flüssigkeitshaushalts über Infusionstherapie, sowie die Antibiotikagabe zur Therapie bakterieller Begleitinfektionen. Reicht eine Sauerstoffgabe nicht aus, kann es zur Notwendigkeit einer Beatmung auf der Intensivstation kommen. Bei schweren Verläufen von COVID-19 mit dem Bild eines ausgeprägten ARDS ist es nicht selten notwendig, die Patienten in eine aufwendig zu realisierende Bauchlage zu bringen, um hierüber für eine bessere Belüftung der Lunge zu sorgen. Zudem kann es auch notwendig werden, ein Lungenersatzverfahren, die sogenannte ECMO (extrakorporale Membranoxygenierung) durchzuführen.

Bei hospitalisierten Personen mit dem Risiko für einen schweren Verlauf sollte frühzeitig eine ergänzende antivirale Therapie, z. B. in Form von Remdesivir (Veklury®), erwägt werden. Zudem kann bei schweren Verläufen auch der Einsatz von Glukokortikoiden therapeutisch hilfreich sein.

Prävention

Kernpunkt der präventiven Maßnahmen ist heute die Sicherstellung einer grundlegenden Basisimmunität (drei Antigenkontakte mit dem SARS-CoV-2, wobei mindestens einer davon eine Impfung sein sollte). Ergänzend sollten die Personen mit einem erhöhten Risiko für einen schweren Verlauf jährlich im Herbst eine Auffrischungsimpfung erhalten. Zu diesen Personen zählen alle Menschen ab dem 60. Lebensjahr sowie jene mit disponierenden Vorerkrankungen.

Da nicht alle Geimpften einen ausreichenden Immunschutz entwickeln, ist es für diese von besonderer Bedeutung, dass die Wahrscheinlichkeit, mit dem Virus in Kontakt zu kommen, reduziert wird, indem auch das pflegende und behandelnde Personal einen vollständigen Impfschutz besitzt. Das RKI empfiehlt auch für diese Gruppen weiterhin eine jährliche Impfung.

Pflege

Um eine Verbreitung einzudämmen, werden positive COVID-19-Patienten im Krankenhaus für die Dauer der akuten Infektion isoliert. Die spezifischen Isolationsmaßnahmen richten sich nach den allgemeinen Handlungsweisen für aerogene Infektionen (➤ 16.1.8).

Aufgrund derartiger Abstands- und Isolationsmaßnahmen sind Patienten und Bewohner von akut- als auch langzeitstationären Einrichtungen vermehrt alleine. Hieraus resultiert eine verminderte soziale Teilhabe, die wiederum gesundheitliche Komplikationen wie beispielsweise depressive Symptome mit sich bringen kann. Der pflegerischen Kommunikation mit den betroffenen Patienten als auch Angehörigen kommt eine hohe kompensatorische Bedeutung zu.

Grundsätzlich richten sich die notwendigen pflegerischen Maßnahmen nach der Schwere der Erkrankung und Symptomatik. So kann die Aufgabenbreite von der Assistenz bei der Sauerstoffgabe bis hin zur Betreuung beatmeter Patienten mit Organersatzverfahren reichen.

Besondere Vorsicht und verschärfte Schutzmaßnahmen sind immer dann angebracht, wenn mit erhöhter Aerosolbildung zu rechnen ist, etwa bei einer Bronchoskopie oder einer Intubation Infizierter.

16.7 Prionenkrankheiten: Creutzfeldt-Jakob-Krankheit

DEFINITION

Prionen: Pathogene, infektiöse Eiweiße, die sich von ihren „normalen" Verwandten im Körper nicht durch ihre chemische, sondern nur durch ihre räumliche Struktur unterscheiden und daher nicht vom Immunsystem bekämpft werden.

Beim Menschen und verschiedenen Säugetieren (Schafe, Ziegen, Rinder) Verursacher sog. **spongiformer Enzephalopathien.** Das sind verschiedene degenerative und immer tödlich verlaufende Gehirnerkrankungen mit typischen Vakuolen („Löcher", daher spongiform = schwammartig), Nervenzellverlust, Gliavermehrung und prionproteinhaltige Ablagerungen. Mit Ausnahme erblicher Formen meldepflichtig (➤ 16.15).

Creutzfeldt-Jakob-Krankheit *(CJK, CJD):* Mit einer Häufigkeit von ca. 1 : 1 Million häufigste spongiforme Enzephalopathie des Menschen. Leitsymptome motorische Störungen, geistiger Abbau sowie psychische Auffälligkeiten.

Übertragung und Krankheitsentstehung

Es gibt verschiedene Formen der **Creutzfeldt-Jakob-Krankheit** mit unterschiedlicher Entstehung:

- Die **klassische Creutzfeldt-Jakob-Krankheit,** am häufigsten sporadisch, selten genetisch bedingt, sehr selten iatrogen übertragen z. B. durch Dura- oder Hornhauttransplantationen
- Die **variante Creutzfeldt-Jakob-Krankheit** *(vCJK, nvCJK)* durch Übertragung des BSE-Erregers (**BSE** = *bovine spongiforme Enzephalopathie, Rinderwahnsinn*) auf den Menschen. Die Übertragung erfolgt in erster Linie durch den Verzehr erregerhaltigen Fleisches. Erkrankungen traten v. a. in Großbritannien auf, in Deutschland wurde bislang kein Fall beobachtet.

Die pathologischen Prionproteine wandeln ihre normalen Nachbarn in die abnorme Faltung um, reichern sich an und führen dadurch zu den oben beschriebenen Gehirnveränderungen.

Symptome, Befund und Diagnostik

Die klassische CJK betrifft vornehmlich ältere Menschen. Die Erkrankung beginnt mit Gedächtnis- und Konzentrationsstörungen, abnormer Reizbarkeit und Schlaflosigkeit. Bald entwickeln sich eine zunehmende Demenz und Bewegungsstörungen, das EEG zeigt typische Veränderungen. Der Kranke verstirbt nach maximal zwei Jahren.

Betroffene mit vCJK sind jünger, sie zeigen im Frühstadium v. a. psychiatrische Symptome, die EEG-Veränderungen fehlen und die Krankheit dauert länger.

Diagnostisch spielen die Kernspintomografie und bestimmte Liquorproteine die Hauptrolle. Eine sichere Diagnose ist bisher nur durch histologische Untersuchung von Gehirngewebe möglich.

Behandlungsstrategie und Pflege

Behandlung wie Pflege sind rein symptomatisch.

Nach heutiger Kenntnis besteht für Ärzte und Pflegende bei den üblichen Patientenkontakten keine Gefahr. Es wird aber bei Patienten mit erhöhtem Risiko die Verwendung von Einmalmaterialien empfohlen, denn wiederverwertbare Medizinprodukte können nur nach Eingriffen, bei erkrankten Patienten (OP-Gebiet außerhalb von ZNS und Auge) mittels bestimmter Verfahren wiederaufbereitet werden. Prionen sind wenig empfindlich gegenüber Hitze, UV- und ionisierenden Strahlen und den üblichen Desinfektionsmitteln.

16.8 Infektionen durch Pilze (Mykosen)

16.8.1 Eigenschaften von Pilzen

DEFINITION

Pilze *(Fungi):* Wenig differenzierte, pflanzenähnliche Lebewesen mit einem Zellkern und charakteristischen, chitinhaltigen Zellwänden.

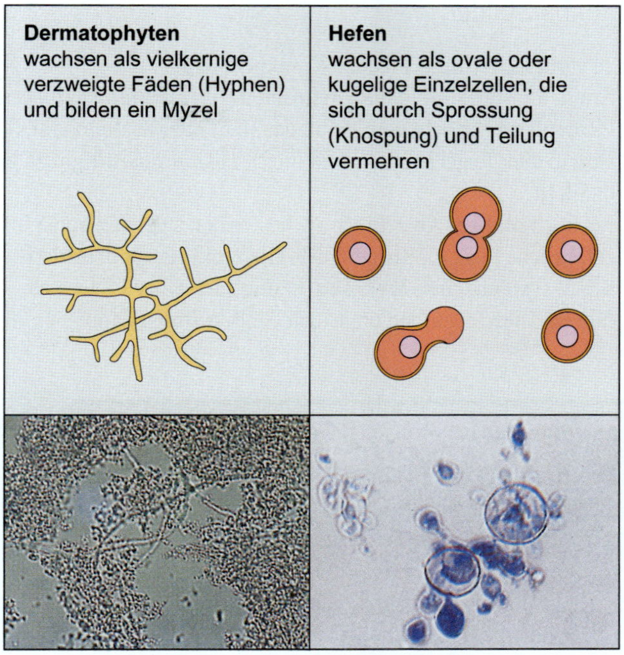

Abb. 16.34 Charakteristische Wuchsformen von Pilzen. [R172]

Für die in Europa wichtigsten menschenpathogenen Pilze wird in der Klinik die einfache **D-H-S-Klassifikation** bevorzugt:

- **Dermatophyten** (*Fadenpilze* ➤ Abb. 16.34): Dermatophyten befallen die Haut und ihre Anhangsgebilde
- **Hefen** (*Sprosspilze* ➤ Abb. 16.34): Hefen, v. a. *Candida albicans,* verursachen in erster Linie Infektionen der Haut und Schleimhäute, können jedoch bei Abwehrschwäche die inneren Organe befallen und zu einer *Pilzsepsis* führen
- **Schimmelpilze:** Schimmelpilze befallen vor allem die inneren Organe.

Nicht in die DHS-Klassifikation einordnen lassen sich die **dimorphen Pilze,** die je nach Umweltbedingungen in Spross- oder Fadenpilzform vorkommen können. Es handelt sich hierbei überwiegend um obligat pathogene Pilze außerhalb Europas.

Pneumocystis jiroveci ➤ 15.4.2

Krankheitsentstehung

Pilze sind überall in unserer Umwelt vorhanden, und einige Pilze siedeln auch beim Gesunden auf Haut oder Schleimhäuten, ohne zu einer manifesten Erkrankung zu führen.

Die in Europa bedeutsamen **Mykosen** sind überwiegend opportunistische Infektionen, etwa bei Diabetes mellitus, bösartigen Grunderkrankungen, HIV-Infektion oder Einnahme abwehrschwächender Arzneimittel (vor allem Glukokortikoide ➤ Pharma-Info 10.1, Immunsuppressiva ➤ Pharma-Info 15.2, Zytostatika ➤ Tab. 12.6). Entsprechend haben sie in den letzten Jahren durch Zunahme abwehrgeschwächter Patienten an Bedeutung gewonnen. Antibiotika (➤ Pharma-Info 16.1) begünstigen (lokale) Pilzerkrankungen durch die Schädigungen der physiologischen Standortflora.

Krankheitsbilder

Pilze verursachen verschiedene Krankheitsbilder:
- Am häufigsten sind **lokale Mykosen** durch *fakultativ pathogene* Pilze mit umschriebenem Befall der Haut oder Schleimhaut. Sie sind in aller Regel harmlos und durch *Lokalpräparate* gut zu behandeln
- Bei hochgradiger Abwehrschwäche können sich viele sonst ungefährliche Pilze im Körper ausbreiten und zu **opportunistischen systemischen Mykosen,** häufig auch einer **Pilzsepsis,** führen. Diese beginnen oft schleichend, nehmen dann aber oft einen lebensbedrohlichen Verlauf. Haupterreger sind Candida, Aspergillus und Cryptococcus
- Einige wenige Pilzarten sind *obligat pathogen.* Sie sind vor allem in Nord- und Südamerika verbreitet. Diese Pilze führen zu (nicht-opportunistischen) **primären systemischen Mykosen** in inneren Organen, z. B. Lunge oder ZNS
- Viele Pilzarten können außerdem zu allergischen Erkrankungen führen, etwa allergischen Atemwegserkrankungen (➤ 6.5).

Die Therapie von Pilzerkrankungen erfordert spezielle Antiinfektiva, die *Antimykotika* (➤ Pharma-Info 16.3).

Pharma-Info 16.3

Antimykotika

Arzneimittel gegen Pilzinfektionen heißen **Antimykotika.**

Die lokale Anwendung ist meist unproblematisch. Da die Substanzen nicht resorbiert werden, treten praktisch keine Nebenwirkungen auf. Häufig eingesetzt werden:
- Mit breitem Wirkspektrum: u. a. Amorolfin (z. B. Loceryl®), Bifonazol (z. B. Bifonl®), Ciclopirox (z. B. Batrafen®), Clotrimazol (z. B. Canesten®), Econazol (z. B. EPIPevaryl®), Miconazol (z. B. Micotar®)
- Bei Dermatophyten außerdem z. B. Terbinafin (etwa Lamisil®)
- Bei Hefen außerdem z. B. Amphotericin B (etwa Ampho-Moronal®), Nystatin (etwa Nystaderm®). Beide werden nicht aus dem Magen-Darm-Trakt resorbiert. Daher entspricht die orale Gabe einer Lokalbehandlung der Magen-Darm-Schleimhäute.

Bei systemischer Gabe von Antimykotika sind schwere Nebenwirkungen hingegen verhältnismäßig häufig (➤ Tab. 16.8). Die meist erforderliche lange Therapiedauer von Wochen bis Monaten lässt die Rate von Nebenwirkungen weiter ansteigen.

Tab. 16.8 Übersicht über Antimykotika zur systemischen Gabe.

Substanz Bsp. Handelsname	Wichtigste Indikationen: Organ- und generalisierte Infektionen durch …	Wichtigste Nebenwirkungen* Bemerkungen
Azole		
Fluconazol • Diflucan®, Fungata®	Dermatophyten**, Hefen, dimorphe Pilze, Cryptococcus	ZNS-Störungen (meist leicht, v. a. Kopfschmerzen, Schwindel, Müdigkeit, Unruhe), Allergie, Leberfunktionsstörung. Fluconazol zusätzlich Neuropathie. Voriconazol außerdem Sehstörungen. Zahlreiche Wechselwirkungen mit anderen Arzneimitteln, evtl. teratogen → unbedingt Herstellerangaben zur Einnahme und zum Empfängnisschutz beachten. Posaconazol v. a. bei Immunsuppression und Erfolglosigkeit anderer Therapien
Itraconazol • Sempera®	Dermatophyten**, Hefen**, Aspergillose, Cryptococcus, dimorphe Pilzez	
Posaconazol • Noxafil®		
Voriconazol • Vfend®	Aspergillus, Candida	
Echinocandine		
Caspofungin • Cancidas®	Candida, Aspergillus (bei Nichtansprechen auf/Nichtverträglichkeit anderer Antimykotika)	Fieber, Kopfschmerzen, Blutbildveränderungen, Heptotoxiziät, Venenreizung, Hautreaktionen
Polyene		
Amphotericin B • Amphotericin B®, AmBisome®	Hefen, Schimmel-, dimorphe Pilze	Fieber (Schüttelfrost), Kopf-, Muskelschmerzen, Hypokaliämie, Nephro-, Neurotoxizität, Blutbildveränderungen, Venenreizung (→ Langsam infundieren). Lipidformuliertes Amphotericin B besser verträglich, aber teuer
Andere		
Flucytosin • Ancotil®	Candida, Cryptococcus, Aspergillus (nur in Kombinationstherapien)	Exanthem, Blutbildveränderungen, Hepatotoxizität
Terbinafin • Lamisil®	Dermatophyten**	Hauterscheinungen, Muskel- oder Gelenkschmerzen, Kopfschmerzen, Hepatotoxizität

* Alle: gastrointestinale Symptome (Übelkeit, Erbrechen, Durchfall) und Leberfunktionsstörungen
** Bei schweren oder durch lokale Therapien nicht zu sanierenden Hautinfektionen

16.8.2 Dermatomykosen

DEFINITION

Dermatomykose: Lokale Pilzinfektion der Haut, meist durch Dermatophyten oder Hefen bedingt. Sehr häufige, in aller Regel harmlose Erkrankung.

Viele Patienten auf internistischen Stationen haben als Nebenbefund eine **Dermatomykose.**

Krankheitsentstehung

- Dermatophyten leben in Haut, Haaren und Nägeln. Sie werden zum einen direkt von Mensch oder Tier zu Mensch (je nach Pilz), zum anderen indirekt über kontaminierte Gegenstände übertragen (die Sporen können in der unbelebten Umwelt überleben). Zu einer Erkrankung kommt es meist erst bei zusätzlichen äußeren oder inneren Dispositionsfaktoren, etwa ständig feuchte Haut (durch Arbeit, Schwimmen, Joggen), Durchblutungsstörungen oder Abwehrschwäche. Nur wenige Dermatophyten sind so ansteckend und pathogen, dass sie zu kleineren Ausbrüchen v. a. in Kindergärten oder Schulen führen
- Bei den Hefen ist Candida albicans am häufigsten. Candida gehören zur Standortflora des Menschen und werden durch direkten Kontakt und indirekt übertragen. Zu einer Erkrankung kommt es nur, wenn das Gleichgewicht bei Vorhandensein disponierender Faktoren „aus dem Lot" gerät (➤ 16.8.3).

Symptome, Befund und Diagnostik

Die Symptome variieren je nach Lokalisation (Zehenzwischenräume oder übriger Körper) und Pilzart. Leitsymptome sind aber Juckreiz, Hautrötung, -schuppung und -einrisse (➤ Abb. 16.35) sowie bei Nagelbefall **(Onychomykose)** Nagelverdickung und -verfärbung.

Die Verdachtsdiagnose wird klinisch gestellt. Ggf. erfolgt ein Erregernachweis durch den Dermatologen.

Behandlungsstrategie

Meist reicht die lokale Anwendung von Antimykotika (➤ Pharma-Info 16.3), etwa Canesten®. Nagelbefall kann heute oft durch antimykotische Nagellacke (z. B. Loceryl® Nagellack Roche) beherrscht werden. Bei tiefen Infektionen und nicht beherrschbarem Nagel- oder Haarbefall durch Dermatophyten kann die orale (Langzeit-) Gabe von Antimykotika angezeigt sein. Begünstigende Faktoren werden wenn irgend möglich ausgeschaltet.

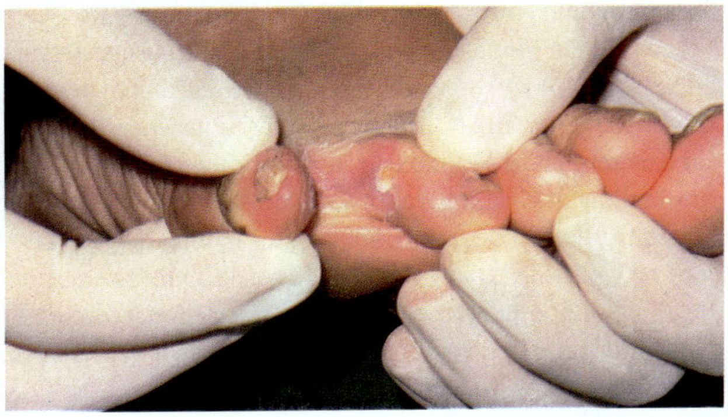

Abb. 16.35 Dermatomykose. Stark juckende Interdigitalmykose bei einer Diabetikerin. [T195]

Pflege

Hautpflege

- Maßgeblich für den Therapieerfolg ist es, feuchte Kammern zu vermeiden. Nässende Hautpartien z. B. mit Arning® Tinktur behandeln. Wo Haut auf Haut liegt (etwa Fettschürzen, weibliche Brust, Zehenzwischenräume), Kompressen bzw. Mullstreifen zwischenlegen, um die Haut trocken zu halten
- Bei der Körperwaschung infizierte Areale zuletzt waschen, Waschlappen und Handtuch danach entsorgen (Einmalartikel bevorzugen, Handschuhe tragen). Hautregionen, die mit antimykotisch wirksamer Lösung behandelt wurden, nach dem Waschen gut trockentupfen, ehe die Lösung erneut aufgetragen wird
- Körperstellen, die sich schlecht abtrocknen lassen, ggf. trockenföhnen (nicht zu heiß)
- Auf ausgedehnte warme Bäder verzichten, da diese die Haut aufquellen lassen, wodurch die Pilze leichter in die Haut eindringen können
- Manche Patienten können wegen des Juckreizes nachts nicht schlafen. Dann sind juckreizlindernde Maßnahmen wie die Anwendung von Tanninlösung in den Abendstunden hilfreich
- Alle Utensilien zur Körperpflege (Dusche, Waschschüssel etc.) nach Gebrauch mit einem geeigneten Desinfektionsmittel behandeln, Einwirkzeit beachten. Dann mit klarem Wasser abspülen.

Kleidung

- Patienten bezüglich geeigneter Kleidung beraten. Günstig ist kochbare, atmungsaktive Leibwäsche, die gebügelt wird. Während der Behandlung mit Farbstofflösungen alte Unterwäsche anziehen lassen, da diese sich verfärbt
- Geeignetes Schuhwerk sind luftige Schuhe und Baumwollstrümpfe, keine Gummistiefel oder Synthetiksocken (führen zu feuchtem und warmem Milieu)
- Günstig ist, so oft wie möglich offene Schuhe zu tragen.

Patientenberatung

Entscheidend ist, eine weitere Ausbreitung des Pilzes zu verhindern. Daher:

- Patienten über begünstigende Faktoren (z. B. feuchte Kammern) und Übertragungswege aufklären, insbesondere über Bdematten in öffentlichen Bädern, Plastikbadeschuhe, Schuhe, die von mehreren getragen werden. Fußsprühanlagen in öffentlichen Bädern sind nutzlos. Besser ist, falls gewünscht, beim Anziehen nach dem Baden alkoholische Fußdesinfektionsmittel anzuwenden
- Dem Betroffenen sagen, dass er unmittelbaren Kontakt zu Abwehrgeschwächten meiden soll

- Patienten darauf aufmerksam machen, dass pilzinfizierte Haustiere eine häufige Ansteckungsquelle sind, insbesondere bei Dermatophytenbefall des Körpers. Sie müssen daher vom Tierarzt auf eine Pilzinfektion untersucht und ggf. behandelt werden.

16.8.3 Candidose

DEFINITION

Candidose *(Candida-Mykose, Soormykosen):* Haut- und Schleimhautmykose oder generalisierte Mykose durch Hefepilze der Gattung Candida, in 90 % der Fälle durch Candida albicans.

Krankheitsentstehung

Die fakultativ pathogenen Hefen der Gattung **Candida** siedeln auch bei vielen Gesunden auf Haut und Mund-Rachen-Schleimhaut. Bei Vorliegen begünstigender Faktoren wie etwa einer Schwangerschaft, eines Diabetes mellitus, AIDS, einer Antibiotikatherapie, aber auch lokalen Druckstellen durch Zahnprothesen oder einen Blasenkatheter kann es zu einer starken Vermehrung der Pilze und zum Eindringen in die Schleimhäute kommen. Bei starker Abwehrschwäche können die Pilze sogar zu einer systemischen **Candidose** führen.

Symptome und Untersuchungsbefund

Haut- und Schleimhautcandidose

Die Beschwerden des Patienten hängen von der Lokalisation des Pilzes ab:

- Beim **Mundsoor** hat der Patient in der Mundhöhle weißliche, meist abwischbare Beläge auf geröteter Schleimhaut (➤ Abb. 16.36), evtl. blutet und ulzeriert die Schleimhaut. Während ein leichter Mundsoor oft unbemerkt bleibt, bereitet in ausgeprägten Fällen jeder Essversuch Schmerzen
- Der **Speiseröhrensoor** zeigt sich in erster Linie durch Schmerzen beim Schlucken der Nahrung. Er tritt praktisch immer bei AIDS-Patienten auf
- Beim häufigen **Vaginalsoor** klagt die Patientin über Scheidenausfluss *(Fluor)* und Jucken im Genitalbereich. Begünstigende Faktoren sind Schwangerschaft, Einnahme der „Pille“ und Antibiotika
- Eine **Candidose der Atemwege** zeigt sich durch Husten und Auswurf
- Eine **Harnröhren**- oder **Harnblasenentzündung** durch Candida verursacht die gleichen Beschwerden wie andere Harnblasenentzündungen auch: Brennen beim Wasserlassen, Juckreiz, häufiger Harndrang.

Systemische Candidose

Bei starker Abwehrschwäche können die Pilze immer tiefer vordringen und zu einer systemischen Infektion mit Organbefall (z. B. **Candida-Pneumonie, -Pyelonephritis**) oder lebensbedrohlicher **Soorsepsis** *(Candida-Sepsis)* führen. Die Symptome entsprechen den Organentzündungen durch andere Erreger, beginnen aber oftmals langsamer und weniger wegweisend und zeigen nicht das für bakterielle Erkrankungen typische hohe Fieber.

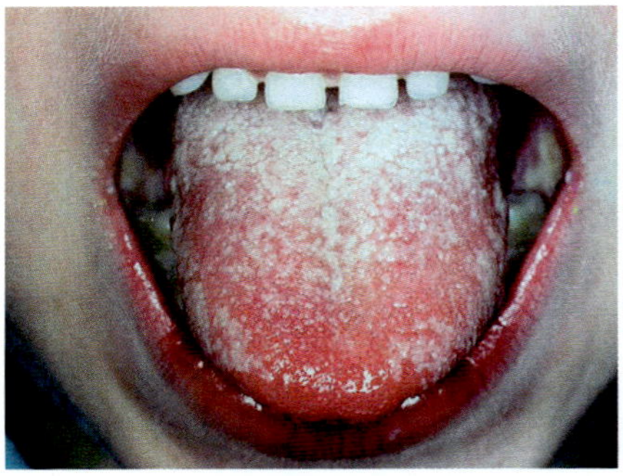

Abb. 16.36 Soor der Zunge. [F386]

Diagnostik und Differenzialdiagnose

Das klinische Bild ist gerade beim Mundhöhlen- oder Vaginalsoor typisch. Der Erreger lässt sich aus Abstrichen und Sekreten (Urin, Bronchial-, Trachealsekret) mikroskopisch und kulturell nachweisen. Systemische Candida-Mykosen werden durch Blutkulturen, Nachweis von Candida-Antigenen im Blut oder Organbiopsien gesichert.

Behandlungsstrategie

Bei lokalem Schleimhautsoor bringen lokale Antimykotika (z. B. Nystatin, etwa in Moronal®) in aller Regel Erfolg. Die orale Gabe nicht resorbierbarer Arzneimittel behandelt auch den Ösophagus- und Darmsoor. Begünstigende Faktoren werden beseitigt, um Rückfälle zu verhüten. Ist dies nicht möglich, z. B. bei AIDS-Patienten, kann eine medikamentöse Prophylaxe angezeigt sein.

Bei systemischen Candidainfektionen müssen Antimykotika systemisch gegeben werden.

Pflege

Pflege bei Haut- und Schleimhautcandidose

- Bei gefährdeten Patienten ist eine *Soorprophylaxe* in Mund und Rachen angezeigt. Hierzu gehören beispielsweise sorgfältige Mund- und Zahnpflege, ausreichende Flüssigkeitszufuhr und Anregung des Speichelflusses. Ziel ist der Erhalt der normalen Mundflora und einer feuchten Mundschleimhaut
- Verursacht ein Mundsoor Schmerzen, können anästhesierende Lutschtabletten verabreicht werden, bei Schluckbeschwerden kann weiche/pürierte Nahrung helfen. Die Pflegenden achten auf eine sorgfältige Mundpflege mit Abwischen der Beläge vor Anwendung des lokalen Antimykotikums. Die Pipette darf die Schleimhaut nicht berühren, um eine Kontamination der Lösung zu vermeiden. Der Patient soll Einmalzahnbürsten benutzen. Zahnprothesen werden in farbloses Schleimhautdesinfektionsmittel oder in Reinigungsstabs mit fungizider Wirkung eingelegt
- Die candidabefallenen Körperregionen werden bei der Körperpflege immer zuletzt gewaschen

- Bei rezidivierendem Candidabefall im Genitalbereich wird der Sexualpartner mitbehandelt, um eine Wiederansteckung zu vermeiden
- Ein genaues Einhalten der Behandlungsdauer ist für den Behandlungserfolg entscheidend. Um Rezidive zu vermeiden, wird die Behandlung nach Verschwinden der Symptome noch mehrere Wochen weitergeführt
- Isolierung des Patienten ist nicht erforderlich, Handschuhe und Schutzkittel sind bei möglicher Kontamination anzulegen. Patientennahe Flächen werden einmal täglich desinfiziert.

Pflege bei systemischer Candidose

Die Pflege bei systemischer Candidose entspricht der bei den jeweiligen Organentzündungen oder der bei Sepsis anderer Genese (➤ 16.12).

Prognose

Die Prognose oberflächlicher, lokalisierter Infektionen ist gut. Hingegen ist die Prognose tiefer liegender Infektionen und der Sepsis mit einer Letalität von bis zu 80 % ernst, wobei dies auch durch die Grunderkrankung bedingt ist.

16.8.4 Systemmykosen

DEFINITION

Systemmykose: Pilzerkrankung *innerer Organe,* wobei die Pilze oft über die Atemwege aufgenommen werden.

Systemische Candida-Mykose ➤ 16.8.3

In Deutschland sind insbesondere die *Aspergillose* und die *Kryptokokkose* von Bedeutung. Beides sind opportunistische Infektionen. Im außereuropäischen Ausland kommen noch weitere Systemmykosen durch obligat pathogene Erreger vor (➤ Tab. 16.9).

Tab. 16.9 Überblick über außereuropäische Systemmykosen durch obligat pathogene Erreger. Die Behandlung erfordert die systemische Gabe von Antimykotika.

Erkrankung	Kurzcharakterisierung des klinischen Bildes
Kokzidioidomykose	In 60 % symptomlos, sonst meist „Grippe", evtl. mit Hautveränderungen oder Gelenkschmerzen, manchmal Pneumonie. Bei Abwehrschwäche Generalisation mit schlechter Prognose
(Amerikanische) Histoplasmose	Bei Gesunden primärer Lungenbefall (entweder symptomlos, als Pneumonie oder tuberkuloseähnlich), bei Abwehrschwäche Generalisation mit schlechter Prognose
Nordamerikanische Blastomykose	Grippeähnliche Beschwerden oder langsam beginnende Pneumonie, dann Hautknoten und -geschwüre, evtl. Generalisation und Kachexie mit tödlichem Ausgang
Südamerikanische Blastomykose	Vor allem Geschwüre der Haut und Mundschleimhaut, bei Generalisation und Befall innerer Organe schlechte Prognose

Aspergillose

DEFINITION

Aspergillose *(Aspergillus-Mykose):* Schimmelpilzerkrankung vorzugsweise der Lunge, betrifft in erster Linie abwehrgeschwächte Patienten. Erreger meist **Aspergillus fumigatus** („Gießkannenschimmel").

Übertragung und Krankheitsentstehung

Aspergillus-Sporen werden ständig mit der Atemluft eingeatmet (Vorkommen z. B. in Heu, Kompost, Blumenerde). Je nach Abwehrlage sind verschiedene Manifestationen möglich:

- Bei vorbestehenden Lungenerkrankungen (Asthma, Mukoviszidose) kommt es nicht selten zu einer **allergischen bronchopulmonalen Aspergillose** *(ABPA)* mit Schleimhautödem, vermehrter Schleimproduktion, Bronchospasmus und Lungeninfiltraten
- Die Pilze können in bereits vorhandenen Höhlen der Lunge (z. B. Kavernen) wachsen und einen „Pilzball" **(Aspergillom)** bilden
- Bei Patienten unter immunsuppressiver Therapie können sich die Pilze diffus auf die ganze Lunge **(Aspergillus-Pneumonie)** oder hämatogen in andere Organe ausbreiten.

Symptome und Untersuchungsbefund

Gemeinsame Leitsymptome sind Dyspnoe, Husten (bei der allergischen bronchopulmonalen Aspergillose oft asthmaähnlich) und Fieber. Beim Aspergillom und der Aspergillus-Pneumonie kann das Sputum blutig sein. Das Allgemeinbefinden der Patienten ist – auch wegen des Grundleidens – meist stark beeinträchtigt.

Diagnostik und Differenzialdiagnose

Die Diagnostik umfasst Blutuntersuchungen, Röntgenuntersuchung (➤ Abb. 16.37), ggf. auch CT des Thorax sowie bei der allergischen bronchopulmonalen Aspergillose Lungenfunktionsprüfungen.

Der Pilz kann in Sputum oder besser im durch Bronchoskopie gewonnenen Bronchialsekret mikroskopisch, durch direkten Antigennachweis und kulturell nachgewiesen werden. Außerdem ist ein serologischer Bluttest möglich.

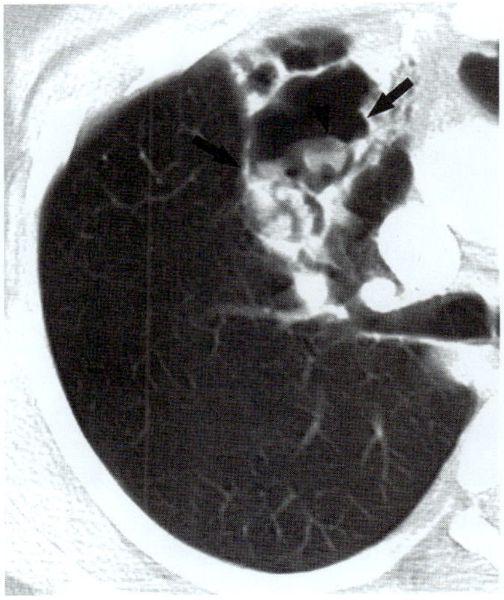

Abb. 16.37 Aspergillom im Lungen-CT einer 34-jährigen Frau. In einem erweiterten Bronchus (Pfeile) sind mehrere runde Pilzbälle zu erkennen. [T441]

Behandlungsstrategie

Die allergische bronchopulmonale Aspergillose wird durch Allergenkarenz, Glukokortikoide und evtl. Bekämpfung der Aspergillusbesiedelung durch orale Gabe von Antimykotika behandelt. Behandlung der Wahl bei den beiden anderen Formen ist heute meist die Gabe von Voriconazol (z. B. Vfend®). Aspergillome müssen oft operativ entfernt werden.

Pflege

Pflege bei Pneumonie ➤ 6.4.3

Unterbringung des Kranken im Einzelzimmer ist nur bei massivem Vorhandensein von Erregern im Bronchialsekret notwendig.

Prognose

Septische Verlaufsformen und ZNS-Befall (Pilzmeningitis, Pilzenzephalitis oder Pilzabszesse) verlaufen meist tödlich.

16

Kryptokokkose

DEFINITION

Kryptokokkose *(Cryptococcus-Mykose):* Systemische Pilzinfektion, hervorgerufen durch den Hefepilz **Cryptococcus;** tritt insbesondere bei AIDS- und Tumorpatienten unter dem klinischen Bild einer Hirnhaut- oder Gehirnentzündung auf.

Übertragung und Krankheitsentstehung

Cryptococcus (➤ Abb. 16.38) kommt in Erde (auch Blumentopferde), Biotonnen und Vogelmist vor. Der Mensch atmet den Pilz mit dem Staub ein. Von einem Lungenherd aus gelangt der Pilz hämatogen in das ZNS.

Symptome, Befund und Diagnostik

Der Lungenherd bereitet allenfalls grippeähnliche Beschwerden. Der nachfolgende Befall der basalen Hirnhäute beginnt meist langsam und steigert sich allmählich zum Vollbild einer Meningitis oder Meningoenzephalitis (➤ 16.13).

Der Pilz kann in Sputum, Bronchialsekret oder Liquor durch Mikroskopie, Kultur oder direkten Antigennachweis nachgewiesen werden.

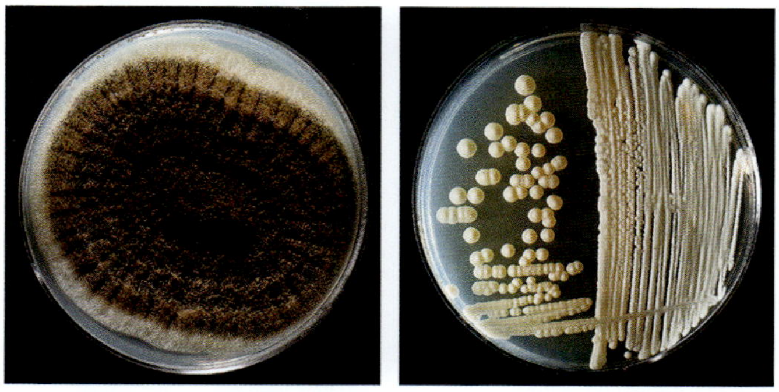

Abb. 16.38 Links Aspergillus niger, rechts Cryptococcus neoformans, jeweils auf Pilzagar nach Kimmig. Candida-albicans-Kulturen ähneln Kryptococcus-Kulturen, sind nur noch weißlicher. [U232]

Behandlungsstrategie

Die Behandlung besteht in der systemischen Gabe von Antimykotika.

Die Patienten sollten nicht gemeinsam mit besonders infektionsgefährdeten Patienten untergebracht werden.

Pflege ➤ 16.12, ➤ 16.13

Prävention

AIDS- und Tumorpatienten sollten besonders aspergillusreiche Gegenstände und Situationen meiden, z. B. Topfpflanzen, Gartenarbeit, Biotonne und häusliche Vogelhaltung. Nach überstandener Erkrankung ist bei AIDS-Patienten eine medikamentöse Prophylaxe mit Fluconazol oder Itraconazol angezeigt.

16.9 Infektionen durch Protozoen

DEFINITION

Protozoen *(Urtierchen):* Parasitisch lebende, tierische Einzeller (also Eukaryonten), die sich durch Geißeln, Wimpern oder füßchenförmige Ausläufer fortbewegen können. Ein Teil der Protozoen überlebt auch auf unbelebten Nährböden, viele bilden durch *Zysten* Dauerformen aus.

16.9.1 Malaria

DEFINITION

Malaria *(Wechselfieber):* Schwere Infektionskrankheit der warmen Erdzonen, die durch wiederholte Fieberschübe gekennzeichnet ist. Im Jahr 2023 in Deutschland 984 importierte Erkrankungsfälle [22].

Die Erreger der Malaria, die **Plasmodien,** sind meldepflichtig (nicht-namentliche Meldepflicht ➤ 16.15).

Übertragung und Krankheitsentstehung

Unterschieden werden vier Plasmodienarten (Mischinfektionen sind möglich):

- *Plasmodium falciparum* als Erreger der **Malaria tropica;** sie ist die am häufigsten eingeschleppte und gleichzeitig die gefährlichste Malariaart
- *Plasmodium vivax* und *Plasmodium ovale* als Erreger der **Malaria tertiana**
- *Plasmodium malariae* als Erreger der **Malaria quartana.**

Die weiblichen **Anopheles-Mücken** nehmen beim Stich eines Infizierten mit dem Blut Plasmodien auf. Nach Weiterentwicklung in der Mücke werden die Plasmodien beim nächsten Stich auf einen Gesunden übertragen. Nach einer kurzen Leberphase vermehren sich die Plasmodien in den Erythrozyten. Bei der Parasitenfreisetzung werden die Erythrozyten zerstört, dabei kommt es zu Fieber. Die freigesetzten Plasmodien befallen dann neue Erythrozyten.

Bei Plasmodium falciparum und malariae ist die Leberphase selbstlimitierend, bei Plasmodium vivax und ovale hingegen können die Plasmodien lange Zeit in der Leber persistieren und zu Rückfällen führen.

Symptome und Untersuchungsbefund

Nach einer Inkubationszeit von 1–5 Wochen, evtl. bis zu einem Jahr, beginnt die Erkrankung mit Kopf- und Gliederschmerzen sowie Fieber. Oft leidet der Patient an Übelkeit, Durchfall oder Erbrechen. Dieses uncharakteristische Bild wird meist als Grippe fehlgedeutet. Im weiteren Krankheitsverlauf kommt es häufig zu hohem Fieber. Die typischen Fieberrhythmen – mehrstündige Fieberattacken bis 40 °C, bei der Malaria tertiana jeden dritten, bei der Malaria quartana jeden vierten Tag – bilden sich erst nach etwa einer Woche aus. Die Malaria tropica zeigt gar keine regelmäßigen Rhythmen. Unbehandelt kann es je nach Malariaform viele Jahre zu Rückfällen kommen.

Bei der körperlichen Untersuchung findet sich ab der zweiten Krankheitswoche eine Vergrößerung von Leber und/oder Milz.

Komplikationen

Lebensbedrohlich sind die Komplikationen der Malaria:
- Akutes Nierenversagen (➤ 9.9)
- **Zerebrale Malaria,** die sich durch Benommenheit, Verwirrtheit, motorische Unruhe, Krämpfe und Koma äußert und oft tödlich verläuft
- Gerinnungsstörungen (*Verbrauchskoagulopathie* ➤ 11.10.5)
- Hypoglykämie
- Lungenödem bis zum ARDS (➤ 6.13)
- **Schwarzwasserfieber** durch Hämolyse (massenhafter Zerfall der roten Blutkörperchen) mit Vielfachschädigung innerer Organe.

Diagnostik

Gesichert wird die Diagnose durch mikroskopische Beurteilung eines Blutausstrichs oder eines sog. „dicken Tropfens" (Verrühren eines Blutstropfens auf ca. 1 cm Durchmesser, um die Parasitenkonzentration im Ausstrich zu erhöhen). Die Blutuntersuchung wird zur Kontrolle der Parasitenzahl alle 1–2 Tage wiederholt. Auch bei negativem Ergebnis muss die Blutuntersuchung mehrfach wiederholt werden.

Es gibt Schnelltests zur Selbstdiagnose der Malaria tropica bei unklarem Fieber. Wegen möglicher Anwendungsfehler und falsch negativer Ergebnisse sind sie aber nur mit Einschränkungen empfehlenswert.

Selten, aber gefährlich

Malaria-Todesfälle sind in aller Regel durch zu späte Behandlung bedingt. Am wichtigsten: dran denken – Fieber zu Weihnachten kann Zeichen einer im längst vergessenen Sommerurlaub erworbenen Malaria sein! Seltene Sonderformen sind die „Flughafen-" und die „Baggage-Malaria", bei der die Mücken in Flugzeug oder Gepäck „mitreisen" und z. B. Flughafenarbeiter oder Angehörige unmittelbar nach der Ankunft infizieren.

Behandlungsstrategie

Die Behandlung der Malaria wird wegen rascher Veränderungen der Resistenzsituation wenn irgend möglich mit einem Tropeninstitut abgestimmt. Angewendet werden v. a. Chloroquin (z. B. Resochin®), Chinin (meist kombiniert mit einem Tetracyclin) und Mefloquin (Lariam®) sowie die festen Kombinationen Artemether/Lumefantrin (z. B. Riamet®), Dihydroartemisinin/Piperaquin (z. B. Eurartesim®) und Proguanil/Atovaquon (z. B. Malarone®).
Bei Malaria tertiana erfolgt nach der Akutbehandlung eine Nachbehandlung mit Primaquin, um Ruheformen der Plasmodien in der Leber abzutöten.

Pflege

Malariakranke benötigen intensive Pflege:
- Häufige Fiebermessung mit sorgfältiger Dokumentation
- Ein- und Ausfuhrbilanz, um Nierenkomplikationen frühzeitig zu erkennen
- Beobachtung des Bewusstseinszustands (Lähmungen? Verwirrtheit? Eintrübung?)
- Engmaschige Puls- und Blutdruckkontrollen wegen häufiger Kreislaufkomplikationen
- Genaue Beobachtung auf Zeichen einer erhöhten Blutungsneigung, z. B. Nasenbluten, Nachbluten aus Punktionsstellen und Blut im Stuhl
- Pflege bei Infusionstherapie ➤ 1.5.7
- Je nach Zustand des Patienten Unterstützung oder Übernahme der Körperpflege sowie Durchführen notwendiger Prophylaxen, z. B. Pneumonie-, Dekubitus-, Thromboseprophylaxe.

Hygienemaßnahmen, die die Standardhygiene überschreiten, sind nicht erforderlich, da lediglich das Blut des Erkrankten ansteckend ist.

Prävention

Die Mücken stechen v. a. nachts. Daher sind Fliegengitter vor Türen und Fenstern, der Aufenthalt in klimatisierten Räumen, das Schlafen unter einem Moskitonetz, das Tragen langer Kleidung bei abendlichen Aufenthalten im Freien, das Einreiben unbedeckter Haut sowie das Einsprühen der Kleidung (möglichst auch des Moskitonetzes) mit insektenabweisenden Substanzen einfache, aber die wirksamsten Maßnahmen.

Tropenreisende sollten sich zusätzlich vor Reiseantritt bei einem Tropeninstitut erkundigen, welche medikamentöse Malariaprophylaxe in Abhängigkeit von der geplanten Aufenthaltsdauer für ihr Zielgebiet sinnvoll ist (➤ Abb. 16.39). Die Arzneimitteleinnahme beginnt präparatabhängig wenige Tage bis drei Wochen vor der Einreise in ein Malariagebiet und endet 1–4 Wochen nach der Heimkehr. Diese Arzneimittelprophylaxe bietet aber nie 100-prozentigen Schutz und kann den Hautschutz nicht ersetzen. Eine Impfung gegen die Malaria gibt es noch nicht.

Außerdem kann es je nach Qualität der medizinischen Versorgung im Reiseland empfehlenswert sein, Arzneimittel zur Notfallbehandlung der Malaria **(Stand-by-Therapie)** mitzunehmen. Sie

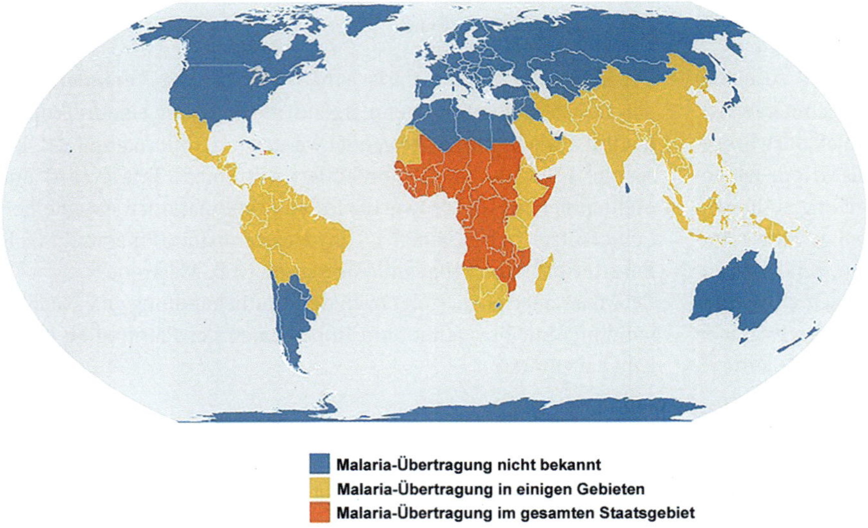

Abb. 16.39 Die Malaria ist in vielen touristisch erschlossenen Gebieten heimisch und eine entsprechende Prophylaxe daher für eine große Zahl Fernreisender von Bedeutung. Hier die Malariakarte mit Einteilung in Zonen mit unterschiedlichem Malariarisiko. [W1396]

werden bei unklarem Fieber ohne Möglichkeit der Diagnoseklärung bzw. bei positivem Schnelltest vom Reisenden zur Selbstbehandlung eingenommen.

16.9.2 Toxoplasmose

DEFINITION

Toxoplasmose: Meist asymptomatische Infektion durch **Toxoplasma gondii,** ein parasitäres Protozoon, das innerhalb von Zellen lebt. Hohe Durchseuchungsrate (ca. 50 % der Erwachsenen mittleren Alters). Bedeutung insbesondere für abwehrgeschwächte Patienten (AIDS-Patienten, Transplantierte unter Immunsuppression) und Ungeborene, dann in der Regel als *zerebrale Toxoplasmose* auftretend.

Toxoplasma gondii ist bei angeborenen Infektionen meldepflichtig (➢ 16.15).

Krankheitsentstehung

Die **Toxoplasmose** wird durch infizierten, oozytenhaltigen Katzenkot (auch in Gartenerde oder Rohkostsalaten) sowie den Genuss zystenhaltigen rohen Fleisches auf den Menschen übertragen.

Die Parasiten gelangen ins Blut und vermehren sich im *Monozyten-Makrophagen-System (MMS).* Außerdem bilden sie Zysten, die darin enthaltenen Toxoplasmen können jahrzehntelang im Körper überleben.

Symptome, Befund und Diagnostik

Die Toxoplasmose-Infektion eines (Immun-)Gesunden führt in aller Regel nicht zu einer klinisch erkennbaren Erkrankung. Nur bei Abwehrschwäche (z. B. AIDS, Zytostatika-Behandlung) können Neuinfektion wie Reaktivierung einer latenten Infektion zu einer schweren Erkrankung führen, vor allem einer **Toxoplasmose-Enzephalitis.**

Gefährlich ist es außerdem, wenn sich eine Schwangere erstmalig infiziert. Als Faustregel kann gelten, dass das Risiko einer Infektion mit steigender Schwangerschaftsdauer zunimmt (ca. 60 % im letzten Schwangerschaftsdrittel), die Schwere der Schäden aber abnimmt. Wichtigste Spätschäden beim Kind sind Sehstörungen und geistige Behinderung.

Die Diagnose wird serologisch gestellt. Bei Verdacht auf eine Toxoplasmose-Enzephalitis hilft v. a. ein CT oder eine Kernspintomografie des Gehirns, ein Erregernachweis aus Blut oder Liquor sollte versucht werden.

Behandlungsstrategie

Trotz Antibiotikabehandlung ist die Prognose nach einer (Meningo-)Enzephalitis ernst. Oft bleiben Dauerschäden zurück. Innerhalb von Zysten ruhende Protozoen werden von den Antibiotika überhaupt nicht erreicht.

Bei einer Infektion in der Schwangerschaft senkt eine sofortige Behandlung das Risiko für das Ungeborene erheblich.

Prävention

Da es keine Schutzimpfung gegen die Toxoplasmose gibt, sollten Immunsupprimierte und Schwangere den Kontakt mit Katzen meiden (insbesondere nicht die Katzentoilette sauber machen), nach Kontakt mit Erde die Hände gründlich waschen, kein (halb-)rohes Fleisch essen und rohes Obst, Salat und Gemüse sorgfältig waschen. Bei niedriger Helferzellzahl und nach durchgemachter Erkrankung ist bei AIDS-Patienten auf Dauer eine prophylaktische Antibiotikaeinnahme angezeigt.

16.9.3 Amöbiasis

DEFINITION

Amöbiasis: Infektiöse Erkrankung vorwiegend des Dickdarms, hervorgerufen durch **Entamoeba histolytica,** eine fakultativ pathogene Amöbe. Die Amöbiasis ist v. a. in warmen Ländern und bei schlechten hygienischen Verhältnissen weit verbreitet.

Übertragung und Krankheitsentstehung

Wichtigste Infektionsquelle sind symptomlose Dauerausscheider, die *Zysten* mit dem Stuhl ausscheiden. Bei schlechter Abwasserhygiene oder Düngung der Felder mit Stuhl werden die Zysten mit Trinkwasser, rohem Obst, Salat oder Gemüse aufgenommen. Möglich ist außerdem eine Übertragung durch Fliegen oder von Mensch zu Mensch.

Nach oraler Aufnahme der Zysten werden im Darm die *Amöben* frei. Sie können sich dort vermehren und wiederum Zysten bilden. Bei 10–20 % der Infizierten dringen sie in die Darmwand ein und führen zur **invasiven Amöbiasis** mit unterschiedlich starker **Dickdarmentzündung.**

Symptome und Untersuchungsbefund

Die **(invasive) intestinale Amöbiasis** *(Amöbenruhr, Amöbenkolitis, tropische Ruhr)* beginnt typischerweise langsam mit Bauchschmerzen und blutig-schleimigen Durchfällen. Fieber ist eher selten, der Verlauf meist chronisch-rezidivierend.

Wichtigste Komplikationen sind eine Darmperforation (bei Kolitis) und eine **extraintestinale Amöbiasis,** ganz überwiegend **Amöben-Leberabszesse,** wenn die Amöben über die Pfortader in die Leber gelangen. Sie sind noch Jahre nach der Infektion und auch ohne (vorangegangene) Darmbeschwerden möglich. Dann haben die Patienten Fieber, Schmerzen im rechten Oberbauch und evtl. einen Ikterus (➤ 8.2.1). Verschleppung der Amöben in andere Organe wie das Gehirn ist selten.

Diagnostik und Behandlungsstrategie

Die Diagnose erfolgt durch Stuhluntersuchung (mikroskopisch, Antigen-, DNA-Nachweis) oder Untersuchung einer Darmschleimhautbiopsie. Ein Leberabszess lässt sich sono- oder computertomografisch nachweisen (➤ Abb. 16.40), serologische Tests helfen hier bei der Ursachenklärung.

Antibiotika der Wahl sind Metronidazol (z. B. Clont®) und Paromomycin (Humatin®).

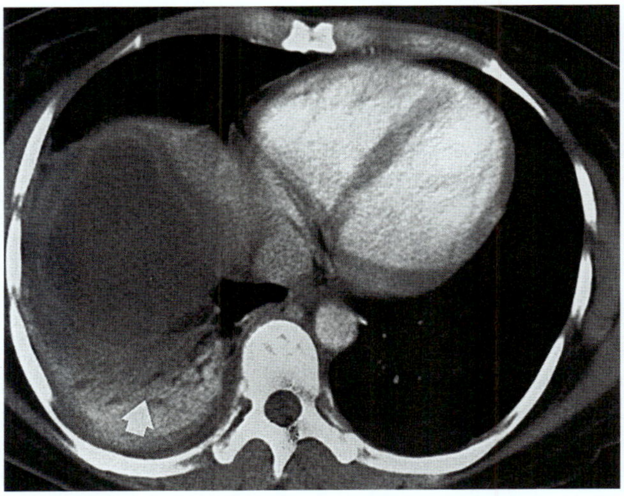

Abb. 16.40 Amöben-Leberabszess im computertomografischen Bild. [F367-001]

Pflege

Pflege bei infektiösem Durchfall ➤ 16.5.7
Unterbringung in einem Einzelzimmer ist empfehlenswert. Bei direktem Kontakt mit dem Erkrankten oder bei Pflegemaßnahmen, bei denen eine Kontamination möglich ist, tragen die Pflegenden Handschuhe und Schutzkittel. Da die Händedesinfektionsmittel gegen Zysten unwirksam sind, wird gründliches Händewaschen nach direktem Patientenkontakt und nach Ablegen der Handschuhe empfohlen.

Prognose

Die Prognose der auf den Darm beschränkten Amöbenerkrankung ist bei rechtzeitiger Behandlung gut. Bei Leberabszessen ist die Prognose zweifelhaft, bei Gehirnkomplikationen in aller Regel schlecht.

Prävention

Prophylaktisch sind Reisenden in verseuchten Gebieten das Abkochen des Trinkwassers und das Schälen/Kochen von Obst und Gemüse vor Verzehr anzuraten (➤ 16.5.7, ➤ 16.5.8).

16.9.4 Weitere Protozoenerkrankungen

Giardiasis

Die **Giardiasis** *(Lambliasis)* wird durch das meldepflichtige **Giardia lamblia** *(Lamblia intestinalis)* hervorgerufen. Die Übertragung erfolgt durch die orale Aufnahme von Giardia-Zysten bei Schmierinfektionen, mit verunreinigter Nahrung oder Trinkwasser.

Nur ein Teil der Infizierten bekommt Blähungen, Bauchschmerzen, akute oder chronische Durchfälle.

Die Diagnose wird durch Stuhluntersuchungen gestellt. Behandelt wird die Giardiasis durch Metronidazol (z. B. Clont®) oder Albendazol (z. B. Eskazole®).

Leishmaniasen

DEFINITION

Leishmaniasen *(Leishmaniosen):* In warmen Ländern auftretende Erkrankungen durch die verschiedenen **Leishmanien.** Manifestationsformen sind die **Hautleishmaniase,** die **südamerikanische Haut- und Schleimhautleishmaniase** und die **viszerale Leishmaniase** *(Kala-Azar).* Übertragung durch bestimmte Mücken.

Symptome, Befund und Diagnostik

Drei Manifestationen werden unterschieden:

- Bei der **Hautleishmaniase** *(kutane Leishmaniase, Orientbeule, Aleppobeule)* entwickelt sich am Ort des Mückenstichs nach Wochen ein Fleck, der zu einem Knötchen und dann zu einem Geschwür wird (➤ Abb. 16.41), das unter Narbenbildung verheilt
- Die **südamerikanische Haut- und Schleimhautleishmaniase** *(mukokutane Leishmaniase)* beginnt ähnlich, breitet sich jedoch

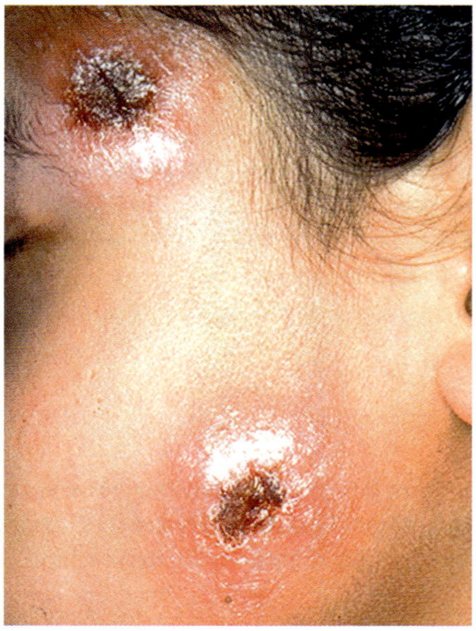

Abb. 16.41 Hautleishmaniase. Möglich sind sowohl trockene, granulomatöse Läsionen als auch Geschwüre. [M123]

aus und kann Muskeln und Knorpel im Mund-Nasen-Rachenraum zerstören

- Die **viszerale Leishmaniase** *(Kala-Azar)* betrifft insbesondere Patienten mit geschwächter Abwehr. Nach uncharakteristischen Allgemeinbeschwerden und Fieber entwickeln sich Leber- und Milzvergrößerung sowie Anämie, Leukozytopenie und Thrombozytopenie.

Die Diagnose wird durch Erregernachweis in Geschwüren, Blut, Leber-, Milz- oder Knochenmarkpunktat oder durch serologische Untersuchungen gestellt.

Behandlungsstrategie

Leishmaniasen können z. B. durch Gabe fünfwertiger Antimonverbindungen (z. B. Pentostam®) oder Amphotericin B (➤ Tab. 16.8) behandelt werden.

Prävention

Eine Impfung gibt es nicht. Die Vorbeugung besteht daher im Schutz vor Mückenstichen.

Zu beachten ist, dass Leishmanien nicht nur im Orient, sondern auch in Südeuropa vorkommen.

Afrikanische Schlafkrankheit

DEFINITION

Afrikanische Schlafkrankheit *(afrikanische Trypanosomiasis):* In Afrika südlich der Sahara vorkommende, bei ZNS-Befall lebensbedrohliche Erkrankung durch **Trypanosomen.** Übertragung durch Stich der Tse-Tse-Fliegen.

Erstsymptome der **afrikanischen Schlafkrankheit** sind je nach Trypanosomenart Lokalerscheinungen oder Fieber und andere Allgemeinerscheinungen. Nach sehr unterschiedlicher Zeitdauer führen die Erreger zu einer chronischen Meningoenzephalitis mit Kopfschmerzen, Bewusstseinsstörungen, Schlafneigung (daher „Schlafkrankheit"), neurologischen Ausfallserscheinungen und allgemeiner Auszehrung. Die Diagnose wird durch direkten Erregernachweis oder serologisch gestellt.

Die Behandlung erfolgt in frühen Phasen durch Suramin (z. B. Germanin®) oder Pentamidin (Pentacarinat®), bei ZNS-Befall durch Eflornithin oder das nebenwirkungsreiche Melarsoprol. Standardhygienemaßnahmen sind ausreichend.

Chagas-Krankheit

DEFINITION

Chagas-Krankheit *(amerikanische Trypanosomiasis):* Allgemeinerkrankung durch Trypanosomen, bei Erwachsenen meist als chronische Herzinsuffizienz verlaufend. Übertragung durch Raubwanzenkot (Eindringen durch Hautläsionen oder Schleimhäute).

Bei Erwachsenen verläuft die **Chagas-Krankheit** überwiegend chronisch, meist mit zunehmender Herzinsuffizienz oder einer Erweiterung im Magen-Darm-Trakt (z. B. Bildung eines Megakolons) durch Zerstörung der Nervenplexus. Die Diagnose wird dann serologisch gestellt. In der chronischen Phase ist nur eine symptomatische Therapie möglich.

16.10 Erkrankungen durch Würmer

DEFINITION

Menschenpathogene Würmer: Parasitisch lebende Tiere. Unterteilt in
- **Bandwürmer** (*Cestoden* ➤ 16.10.1), z. B. der Schweine- und Rinderbandwurm
- **Saugwürmer** (*Trematoden* ➤ 16.10.2), z. B. der Pärchenegel
- **Rundwürmer** (*Nematoden* ➤ 16.10.3), z. B. Maden- und Spulwürmer.

Wurmerkrankungen *(Helminthosen)* sind auf der ganzen Welt verbreitet und können nicht nur den Darm, sondern alle Organe des Körpers in Mitleidenschaft ziehen.

Impfungen gegen Wurmerkrankungen gibt es nicht. Deshalb ist die Expositionsprophylaxe entscheidend.

16.10.1 Erkrankungen durch Bandwürmer

Schweine- und Rinderbandwurm

DEFINITION

Schweine- und Rinder(finnen)bandwurmerkrankung: Häufigste und fast immer gut therapierbare Bandwurmerkrankungen des Menschen, hervorgerufen durch den **Schweine-** bzw. **Rinderbandwurm** (*Taenia solium* und *Taenia saginata*).

Übertragung und Krankheitsentstehung

Die geschlechtsreifen Bandwürmer (Rinderbandwurm ➤ Abb. 16.42) leben im Dünndarm des Menschen. Mit Bandwurmeiern gefüllte Bandwurmglieder (reife *Proglottiden*) werden mit dem Stuhl ausgeschieden. Die Eier gelangen mit Abwässern oder Dung auf Weiden und werden von Rindern bzw. Schweinen aufgenommen. Im Darm des Tieres werden die Larven frei und wandern hämatogen in dessen Organe (meist die Muskulatur), wo sich die *Finnen*

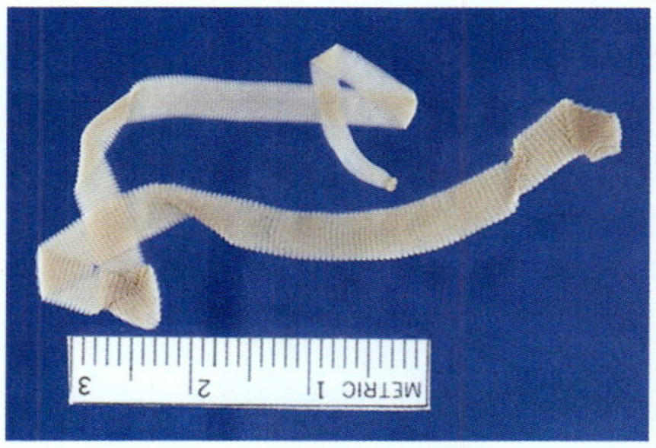

Abb. 16.42 Teile eines Rinder(finnen)bandwurms. Der ausgewachsene Wurm kann bis zu 10 m lang werden, die einzelnen Glieder sind ungefähr 1–2 cm lang. Hier nicht dargestellt ist der Kopf des Bandwurms mit den Haftorganen. [E448]

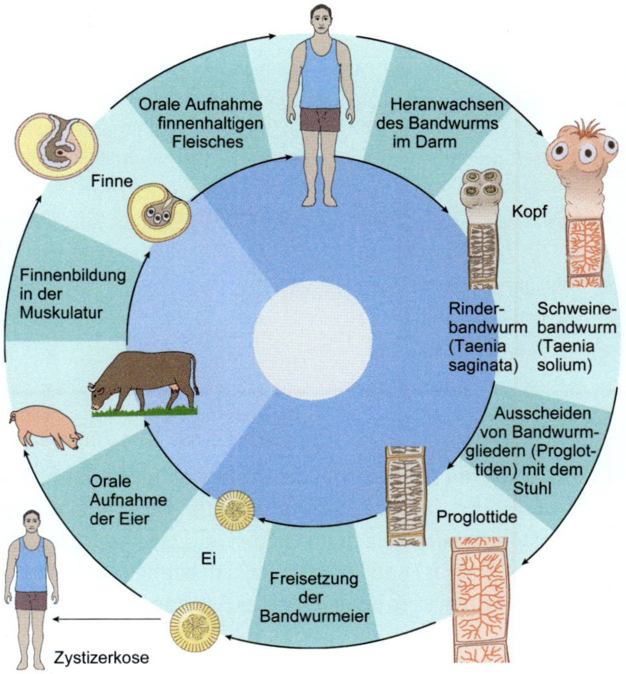

Abb. 16.43 Entwicklungszyklus des Rinder- und Schweine(finnen)bandwurms. Endwirt für beide Parasiten ist der Mensch, Zwischenwirt ist in der Regel das Rind bzw. das Schwein. [L190]

entwickeln. Der Mensch infiziert sich durch den Verzehr rohen, finnenhaltigen Fleisches (➤ Abb. 16.43).

Selten wird der Mensch durch die Aufnahme von Schweinebandwurmeiern (etwa in fäkaliengedüngtem Gemüse) zum Zwischenwirt. Den Befall des Menschen mit den sich aus den Eiern entwickelnden Larven **(Zystizerken)** nennt man **Zystizerkose.**

Symptome, Befund und Diagnostik

Falls überhaupt Symptome bestehen, dominieren unbestimmte Beschwerden im (Ober-)Bauch. Gewichtsverlust ist möglich.

Die Symptome einer Zystizerkose hängen von der Lokalisation der Finnen ab. Während ein Muskelbefall in erster Linie Muskelschmerzen hervorruft, kann ein Augen- oder Gehirnbefall zu schweren Krankheitsbildern mit zerebralen Krampfanfällen, erhöhtem Hirndruck und Sehstörungen führen. Oberflächliche Larven in Haut oder Muskulatur lassen sich oft als ca. erbsgroße Knoten tasten.

Die Diagnose wird durch den Nachweis der (beweglichen) Proglottiden im Stuhl gesichert. Bei der Blutuntersuchung zeigt sich evtl. eine Vermehrung der eosinophilen Leukozyten. Eine Antikörperbestimmung ist nur bei Verdacht auf Zystizerkose sinnvoll.

Behandlungsstrategie

Die Behandlung erfolgt durch die Gabe von Anthelminthika (➤ Pharma-Info 16.4) wie Niclosamid (z. B. Yomesan®), Mebendazol (z. B. Vermox®) oder Praziquantel (z. B. Cesol®). Der Behandlungserfolg muss durch abermalige Stuhluntersuchungen nach ca. drei Monaten kontrolliert werden.

Bei der Zystizerkose werden Albendazol oder Praziquantel gegeben, bei Befall des ZNS anfangs kombiniert mit Glukokortikoiden. Die Finnen müssen häufig chirurgisch entfernt werden.

Pflege

VORSICHT

Beim Schweinebandwurm besteht die Gefahr der Zystizerkose sowohl für den Bandwurmträger selbst (Autoinfektion) als auch für andere.

Patienten mit Bandwurmerkrankungen sind nicht erhöht pflegebedürftig.

Zu beachten ist aber, dass der Stuhl des Patienten ansteckende Bandwurmeier enthält, die beim Schweinebandwurm bei oraler Aufnahme zur Zystizerkose führen können. Deshalb ist sorgfältiges Händewaschen des Patienten nach jedem Toilettengang besonders wichtig.

Die Pflegenden tragen beim Umgang mit dem Stuhl des Patienten stets Handschuhe.

Da die gebräuchlichen Hände- und chemischen Desinfektionsmittel gegen die Eier unzureichend wirksam sind, müssen die Hände nach dem Ausziehen der Handschuhe zusätzlich gründlich gewaschen werden.

Prävention

Gründliches Durchbraten aller Fleischgerichte oder das Tiefkühlen von rohem Fleisch über mindestens fünf Tage tötet die Parasiten ab.

Pharma-Info 16.4

Anthelminthika

Anthelminthika (*Wurmmittel* ➤ Tab. 16.10) werden bei Wurmerkrankungen gegeben, um die Parasiten im Körper des Menschen abzutöten.

Während die kurzzeitige Anwendung meist gut vertragen wird, sind die Langzeitbehandlung oder eine hoch dosierte Therapie häufiger mit Komplikationen behaftet. Dabei sind die Nebenwirkungen nicht unbedingt Folge des Arzneimittels, sondern auch des Absterbens der Parasiten. Bei allen Substanzen ist mit gastrointestinalen Symptomen wie Bauchschmerzen, Übelkeit und Durchfall zu rechnen.

Tab. 16.10 Häufig verordnete Anthelminthika.

Substanz (Bsp. Handelsname)	Indikation (Bsp.)	Nebenwirkungen/Bemerkungen
• Albendazol (Eskazole®)	Bandwürmer inkl. Echinokokkus, Neurozystizerkose, Hakenwurm, Madenwurm, Peitschenwurm, Spulwurm, Trichinen, Zwergfadenwurm	Blutbildveränderungen, Allergie, Fieber, Leberfunktionsstörungen, Haarausfall. Möglichst mit fettreicher Kost nehmen. Sichere Empfängnisverhütung bei Frauen bis einen Monat nach Ende der Behandlung
• Ivermectin (Stromectol®*)	Filarien (genauer: Mikrofilarien)	Blutdruckabfall, Schwindel, Juckreiz, selten (kurzzeitige) EKG-Veränderungen. Einnahme auf nüchternen Magen, zwei Stunden danach keine Nahrungsaufnahme
• Niclosamid (Yomesan®)	Bandwürmer (für Schweinebandwurm nur zweite Wahl)	Keine systemischen NW, da nicht resorbiert. Gründlich zerkaut oder in Wasser zerfallen nach dem Frühstück einnehmen. Evtl. Gabe eines Abführmittels. Alkoholkarenz während der Einnahme
• Mebendazol (100 mg: Vermox®, 500 mg: Vermox® forte)	• Bandwürmer, Hakenwurm, Madenwurm, Peitschenwurm, Spulwurm, Zwergfadenwurm • Echinokokkus, Trichinen	Blutbildveränderungen, Allergie, Fieber, Leberfunktionsstörungen, Haarausfall. • 100 mg-Tabletten: Einnahme während der Mahlzeit möglich • 500 mg-Tabletten (bei Echinokokken, Trichinen): Möglichst mit fettreicher Kost einnehmen (verbessert Resorption). Bei Diabetikern wegen Hypoglykämiegefahr engmaschige BZ-Kontrollen
• Praziquantel (Cesol®)	Bandwürmer, Leberegel, Schistosomen	Kopfschmerzen, Schwindel, Benommenheit, Exanthem, Fieber. Während der Mahlzeit einnehmen
• Pyrantel (Helmex®)	Hakenwurm, Madenwurm, Spulwurm	Kopfschmerzen, Müdigkeit, Schwindel, Schlaflosigkeit

* In Deutschland nicht zugelassen, über internationale Apotheken zu beziehen

16

Echinokokkose

DEFINITION

Echinokokkose: Erkrankung des Menschen durch den **Hundebandwurm** *(Echinokokkus),* wesentlich ernster als Rinder- und Schweinebandwurmerkrankungen. Unterschiedliche Krankheitsbilder durch die beiden Arten *Echinococcus granulosus* und *Echinococcus multilocularis.* Echinococcus multilocularis wird häufig auch als *Fuchsbandwurm* bezeichnet, da neben dem Hund vor allem der Fuchs Endwirt ist.

Echinokokken gehören zu den nicht namentlich meldepflichtigen Krankheitserregern (➤ 16.15).

Übertragung und Krankheitsentstehung

Hunde und Füchse scheiden die eihaltigen Proglottiden mit ihrem Kot aus. Der Mensch infiziert sich durch die orale Aufnahme der Bandwurmeier, z. B. durch direkten Kontakt zu infizierten Tieren oder beim Verzehr ungewaschener Waldbeeren, und wird zum Fehl-Zwischenwirt („falschen" Zwischenwirt, da eine Übertragung auf den Endwirt nicht mehr möglich ist). Über die Blutgefäße können die Larven in alle Organe gelangen.

Symptome und Untersuchungsbefund

Bei *Echinococcus granulosus* entwickelt sich in der Regel nur eine große Zyste *(Hydatide),* meist in der Leber. In dieser befinden sich die Finnen. Hat die Hydatide eine gewisse Größe erreicht, bekommt der Patient uncharakteristische Beschwerden in der Lebergegend. Verlegt die Zyste die Gallenwege, kann ein Ikterus entstehen (➤ 8.2.1). Platzt die Blase, führt dies häufig zu schweren allergischen Reaktionen, außerdem bilden sich neue Finnen. Am zweithäufigsten ist die Lunge betroffen. Leitsymptome sind hier Brustschmerzen und Husten.

Echinococcus multilocularis bildet zahlreiche kleine Finnen, die wie ein bösartiger Tumor in das umgebende Gewebe eindringen und es zerstören. Auch hier sind Leberbefall (Leitsymptome Lebervergrößerung, Ikterus) und Lungenbefall am häufigsten. Mit ca. 3 % der Patienten selten, aber besonders ernst ist eine ZNS-Beteiligung.

Diagnostik und Differenzialdiagnose

Die Diagnose wird durch Sonografie (➤ Abb. 16.44), Computer- oder Kernspintomografie und Antikörpernachweis gestellt.

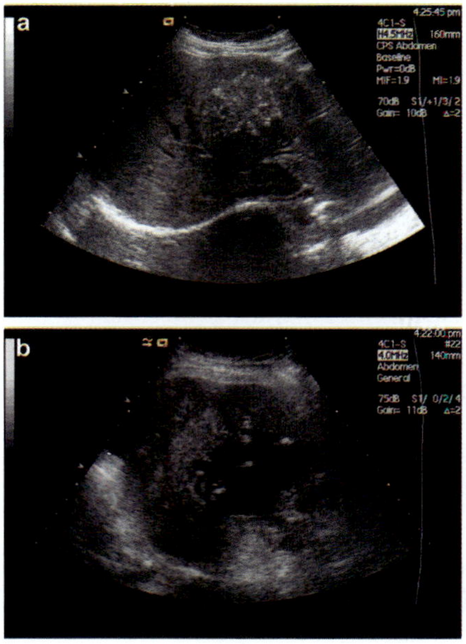

Abb. 16.44 Sonografischer Befund bei zystischer Echinokokkose der Leber. Typisch sind die Septen und die Tochterzysten am Rand, welche eine eindeutige Einordnung der Zyste ermöglicht. [H041-001]

Behandlungsstrategie und Pflege

Betroffene sollten möglichst in spezialisierten Zentren behandelt werden.

Die großen Zysten des Echinococcus granulosus können häufig chirurgisch entfernt oder interventionell mit 95-prozentigem Alkohol abgetötet werden.

Auch bei Echinococcus multilocularis kann eine vollständige Zystenentfernung versucht werden. Zusätzlich wird v. a. Albendazol (Eskazole®) gegeben. Häufig ist aber eine vollständige Entfernung nicht möglich. Dann erfolgt eine Langzeit-Behandlung mit Albendazol.

Besondere Hygienemaßnahmen sind nur beim Platzen von Echinokokkuszysten (im OP) zu beachten.

Prognose

Nur bei vollständiger Entfernung aller Zysten ist die Prognose gut.

Prävention

In südlichen Ländern ist Vorsicht vor Hunden geboten. Bodennah wachsende Waldfrüchte, aber auch Fallobst, sollten nur gut gewaschen und möglichst gekocht verzehrt werden. Tiefgefrieren tötet die Eier nicht ab.

16.10.2 Erkrankungen durch Saugwürmer

Erkrankungen durch Pärchenegel: Bilharziose

DEFINITION

Bilharziose *(Schistosomiasis):* Chronische Infektionskrankheit mit Hauptmanifestationen in Harnblase und Darm durch die verschiedenen Arten der **Pärchenegel** *(Schistosoma).* Schätzungsweise 251 Millionen Menschen sind weltweit infiziert [26].

Übertragung und Krankheitsentstehung

Pärchenegel leben paarweise in den Blutgefäßen des Menschen. Die Erkrankten scheiden die Eier mit Stuhl oder Urin aus. Gelangen die Eier in warme, stehende Süßgewässer, werden sie von Süßwasserschnecken aufgenommen, in denen sich dann **Zerkarien** *(Gabelschwanzlarven)* entwickeln, die wiederum ins Wasser freigesetzt werden. Badet ein Mensch in dem Gewässer, durchdringen die Zerkarien *aktiv* die intakte Haut und gelangen in den venösen Blutstrom. Nach weiteren Entwicklungsschritten legen die Weibchen ihre Eier in den Venen der Darm- bzw. Harnblasenwand ab, und der Entwicklungszyklus schließt sich.

Symptome und Untersuchungsbefund

Das Eindringen der Zerkarien wird meist nicht bemerkt (evtl. kurzzeitiger Juckreiz). Ein Teil der Infizierten bekommt in der *akuten Phase* (2–12 Wochen nach der Infektion) Fieber, evtl. auch Husten und Abdominalbeschwerden. Ungefähr drei Monate danach beginnt die Eiablage in Blase, Darm, Milz und Leber und damit die *chronische* Phase der Erkrankung:

- Bei der **Blasenbilharziose** (durch *Schistosoma haematobium*) bemerkt der Patient Blutbeimengungen im Urin (*Hämaturie* ➤ 9.3.3) und klagt über häufigen Harndrang

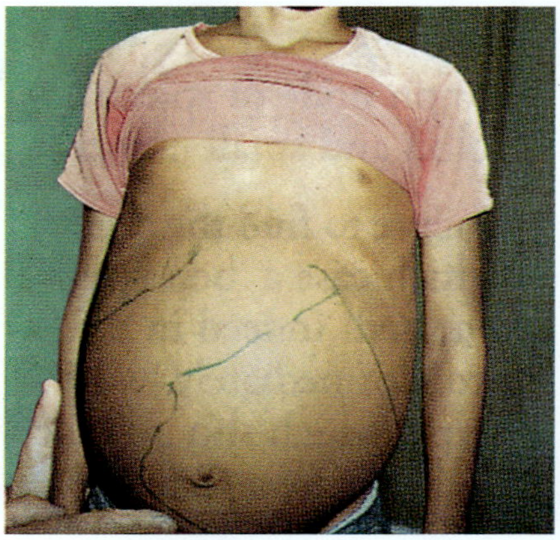

Abb. 16.45 Hepato- und Splenomegalie eines Jungen mit Bilharziose. Auf der Bauchhaut sind die Konturen von Leber und Milz eingezeichnet, die beide infolge der Erkrankung extrem vergrößert sind. [E288]

- Die **Darmbilharziose** (durch *Schistosoma mansoni* und *Schistosoma japonicum*) zeigt sich durch Übelkeit, Erbrechen und Bauchschmerzen sowie einen Wechsel zwischen (blutigem) Durchfall und Obstipation.

Mitbeteiligung anderer Organe möglich. Symptome sind Oberbauchbeschwerden durch Leber- und Milzvergrößerung (➤ Abb. 16.45).

Diagnostik und Differenzialdiagnose

Die Diagnose wird durch den mikroskopischen Einachweis in Stuhl oder Urin gesichert. Bei der Rektoskopie bzw. Zystoskopie zeigen sich typische entzündliche Knötchen in der Schleimhaut. Die Antikörperbestimmung dient v. a. der Verlaufskontrolle.

Behandlungsstrategie und Pflege

Behandlungsmethode der Wahl ist die Gabe von Praziquantel (z. B. Biltricide®). Die in Europa seltenen Spätstadien erfordern oft operative Eingriffe wie z. B. die Korrektur von Harnleiter- oder Darmstenosen. Besondere hygienische Maßnahmen sind nicht nötig.

Prävention

Die Prävention besteht in konsequenter Abwasserhygiene und Schneckenbekämpfung in den betroffenen Ländern. Die Parasiten sind in vielen touristisch erschlossenen Gebieten um das Mittelmeer, in Afrika und auch in der Karibik heimisch. Reisende sollten, so verlockend es auch sein mag, niemals barfuß durch stehende Süßgewässer laufen oder darin baden, da bereits kurzer Hautkontakt den Zerkarien zum Eindringen ausreicht.

16.10.3 Erkrankungen durch Rundwürmer

Erkrankungen durch Madenwürmer

DEFINITION

Madenwurminfektion *(Oxyuriasis):* In aller Regel harmlose Wurmerkrankung vor allem des Kindergarten- und Grundschulalters. Häufigste Wurmerkrankung überhaupt. Weltweit vorkommend, vor allem in gemäßigten Klimazonen.

Übertragung und Krankheitsentstehung

Madenwürmer *(Enterobius vermicularis, Oxyuris vermicularis)* sind bis zu 12 mm lang und fadenförmig. Die erwachsenen Madenwürmer leben im unteren Dünndarm, im Dickdarm und im Wurmfortsatz. Nachts verlassen die Weibchen den Darm durch den Anus, um in der Analgegend unzählige Eier abzulegen. Innerhalb weniger Stunden entwickeln sich in den Eiern infektionsfähige Larven. Die Übertragung erfolgt durch orale Aufnahme dieser Eier, wodurch sich der Kreislauf schließt.

Symptome und Untersuchungsbefund

Typischerweise haben die Betroffenen nachts starken Juckreiz in der Analgegend. Besonders Kinder kratzen sich ständig, wodurch Kratzeffekte und entzündliche Hautveränderungen entstehen. Der Juckreiz führt außerdem zu teils erheblichen Schlafstörungen.

Diagnostik

Die Diagnose wird durch den Wurmnachweis im Stuhl oder durch den Einachweis in der Analgegend gestellt. Hierzu eignet sich am besten die *Klebestreifenmethode,* bei der ein durchsichtiger Klebestreifen morgens auf die Perianalhaut gedrückt und gleich wieder abgezogen wird. Der Klebestreifen wird dann ohne Falten auf einen Objektträger geklebt und mikroskopisch untersucht.

Behandlungsstrategie

Die problemlose Behandlung besteht z. B. in der Gabe von Mebendazol (etwa Vermox®). Die Behandlung muss nach ca. drei Wochen wiederholt werden, oft ist es sinnvoll, die ganze Familie zu behandeln.

Pflege

Madenwurminfektionen stellen im Krankenhaus eher einen Zufallsbefund dar. Die Beachtung folgender Hygieneregeln verhindert eine Streuung der Eier:

- Nachts muss der Patient eng anliegende Wäsche tragen, um Kratzen zu verhindern
- Regelmäßiges Händewaschen und Nagelreinigen bzw. extrem kurz geschnittene Fingernägel sollen die Hände als „Depot" für Wurmeier ausschalten
- Ein Einzelzimmer ist nur in Sondersituationen notwendig. Bei möglichem Kontakt mit erregerhaltigem Material werden Handschuhe und Schutzkittel angezogen. Kontaminierte Wäsche muss desinfiziert werden
- Die Patientenwäsche sollte gekocht und heiß gebügelt werden. Sie wird zweimal täglich gewechselt.

Erkrankungen durch Spulwürmer

DEFINITION

Spulwurmerkrankung *(Askariasis):* Wurmerkrankung durch den **Spulwurm** *(Ascaris lumbricoides)* mit Beschwerden vor allem des Darmes und der Lunge. Weltweit auftretend, besonders aber in warmen, ländlichen Gebieten mit Gemüseanbau.

Übertragung und Krankheitsentstehung

Der Entwicklungszyklus des Spulwurmes ist erstaunlich: Erkrankte scheiden Spulwurmeier mit ihrem Stuhl aus. 3–6 Wochen später hat sich innerhalb des Eis eine infektionsfähige Larve gebildet, die oral aufgenommen und im Dünndarm des Infizierten freigesetzt wird. Die Larven durchdringen die Darmwand und gelangen hämatogen über die Leber in die Lunge. Dort treten die jungen Würmer in die Alveolen über und wandern die Atemwege hinauf bis zum Kehlkopf. Durch Verschlucken gelangen sie wieder in den Magen-Darm-Trakt, wo sie nach 1,5–2 Monaten neue Eier produzieren.

Die Ansteckung findet insbesondere durch ungewaschenen Salat oder rohes Gemüse statt, die durch Fäkaliendüngung mit Spulwurmeiern verseucht wurden.

Symptome, Befund und Diagnostik

Die Beschwerden setzen ein, wenn die jungen Würmer die Lunge passieren. Im Vordergrund stehen leichtes Fieber und grippeähnliche Symptome mit Husten. Sind die Spulwürmer im Darm des Patienten angelangt, treten Bauchschmerzen, Übelkeit und Durchfälle auf.

Bei massenhaftem Befall kann sich durch Knäuelbildung der Würmer ein mechanischer Ileus entwickeln, wandernde Würmer können beispielsweise zu einem Gallengangsverschluss führen.

Die Diagnose wird durch mikroskopischen Einachweis im Stuhl gestellt.

Behandlungsstrategie

Mittel der Wahl sind Mebendazol (z. B. Vermox®) und Albendazol (Eskazole®).

Pflege

Bei möglichem Kontakt mit erregerhaltigem Material werden Handschuhe bzw. Schutzkittel angezogen. Wegen unzureichender Wirksamkeit der Händedesinfektionsmittel müssen die Hände gründlich gewaschen werden.

Trichinose

DEFINITION

Trichinose *(Trichinellose):* Weltweite Wurmerkrankung mit variablem Krankheitsbild, vor allem aber allergischen Symptomen und Muskelbeschwerden. Erreger ist **Trichinella spiralis** (meldepflichtig). In Deutschland selten, in Osteuropa, den USA und Kanada nach wie vor reale Gefahr.

Übertragung und Krankheitsentstehung

Die erwachsenen **Trichinen** leben im Dünndarm des Menschen und Fleisch fressender Tiere. Das Weibchen gebärt lebende Larven *(Jungtrichinen),* die sich durch die Darmwand bohren und mit dem Blut in alle Organe gelangen. Insbesondere in der quer gestreiften Muskulatur kapseln sich die Larven zu ansteckungsfähigen *Muskeltrichinen* ein. Nimmt ein Gesunder diese auf (v. a. mit Schweinefleisch), wachsen die Larven innerhalb weniger Tage zu geschlechtsreifen Trichinen heran.

Symptome und Untersuchungsbefund

Wenige Tage nach Aufnahme trichinenhaltigen Fleisches können durch die Parasiten im Darm v. a. Durchfälle auftreten. Nach einer Woche führt die Larvenwanderung zu Fieber, Gesichtsödemen, Muskelschmerzen und Muskelsteife. Die Muskelbeschwerden können so schwer sein, dass eine Lähmung vorgetäuscht wird. Seltener sind Blutungs- und Thromboseneigung, gefährlich die ebenfalls seltenen ZNS- oder Herz-Kreislauf-Komplikationen.

Diagnostik und Differenzialdiagnose

In Frühstadien kann ein Erregernachweis im Blut versucht werden (PCR). Später wird die Diagnose durch Muskelbiopsien und Antikörpertests gestellt.

Behandlungsstrategie und Pflege

Bei nur geringem Parasitenbefall reichen meist Bettruhe, Analgetika und Antirheumatika. Schwerer Betroffene werden mit Albendazol (Eskazole®) oder Mebendazol (z. B. Vermox®) und ggf. Glukokortikoiden behandelt. Rheumatoide Beschwerden können monatelang anhalten.

Die Einhaltung besonderer Hygienevorschriften ist nicht erforderlich.

Prävention

Prinzipiell können alle Fleisch fressenden Tiere trichinenverseucht sein. Am sichersten kann der Trichinose (neben der Trichinenuntersuchung nach der Schlachtung) durch ausreichendes Erhitzen des Fleisches (über 70 °C) vorgebeugt werden. Längeres Tiefgefrieren (–15 °C für mindestens drei Wochen) tötet die Muskeltrichinen ebenfalls ab. Pökeln oder Trocknen ist nicht ausreichend.

16.10.4 Weitere Wurmerkrankungen

Neben den oben ausführlich dargestellten Wurmarten gibt es eine Reihe weiterer Wurmerkrankungen. Sie sind in Deutschland sehr selten und fast immer „importiert“ (➤ Tab. 16.11).

Tab. 16.11 Überblick über weitere Wurmerkrankungen des Menschen.

Wurmart	Hauptverbreitungsgebiet	Übertragung/Infektion durch	Leitsymptome	Diagnose (D), Therapie (T) und Pflege (P)	Prävention
Bandwürmer					
Fischbandwurm	Seen in Mitteleuropa, Russland, Amerika, Japan	Verzehr larvenhaltigen, unzureichend gegarten Fisches	Evtl. Magen-Darm-Beschwerden, makrozytäre Anämie durch Vitamin-B_{12}-Verbrauch	D: Nachweis der Proglottiden oder Eier im Stuhl T: Niclosamid	Gründliches Durchgaren von Fischgerichten
Saugwürmer					
Leberegel	Weltweit	Orale Aufnahme der Larven mit Wasser oder kontaminierten Lebensmitteln	Uncharakteristische Oberbauchbeschwerden, evtl. chronische Lebererkrankung bis zur Zirrhose oder Gallenwegsverschluss	D: Einachweis im Stuhl (erst nach 3–4 Monaten), serologisch T: Praziquantel	Meiden evtl. kontaminierter Nahrungsmittel, beim **großen Leberegel** v. a. Uferpflanzen (Wasserkresse), bei **Opisthorchis** nicht durchgegarter (Süßwasser-)Fisch
Rundwürmer					
Zwergfadenwurm	Warme, feuchte Gebiete (Tropen, Subtropen). Bergwerke	Eindringen der Larven durch die Haut, Selbstinfektion	Gastroenteritisartige Magen-Darm-Beschwerden, evtl. Hautreaktionen und bronchitische Beschwerden	D: Ei-/Larvennachweis im Stuhl T: Mebendazol, Albendazo l P: Stuhl ist ansteckend	Kein Barfußlaufen etc. auf feuchten Böden in betroffenen Gebieten
Rundwürmer					
Hakenwürmer	Warme und feuchte Gebiete (Tropen, Subtropen). Bergwerke	Eindringen der Larven durch die Haut, teils auch orale Aufnahme	Darmbeschwerden, Eisenmangelanämie (wurmbedingter Blutverlust), Abmagerung, evtl. Hautreaktionen, bronchitische Beschwerden	D: Larvennachweis im Stuhl T: Mebendazol, Albendazol	Kein Barfußlaufen etc. auf feuchten Böden in betroffenen Gebieten
Peitschenwürmer	Weltweit, aber vor allem Tropen und Subtropen	Orale Aufnahme larvenhaltiger Eier	Evtl. Diarrhö, Tenesmen	D: Einachweis im Stuhl T: Mebendazol, Albendazol	Meiden evtl. kontaminierter Nahrungsmittel (z. B. fäkalgedüngter Salat)
Filarien	Tropen, Subtropen	Übertragung der Larven (Mikrofilarien) durch Insekten	**Wuchereria bancrofti:** Lymphgefäßentzündung, Lymphstau **Loa Loa:** Schwellungen der Subkutis mit Juckreiz und evtl. Schmerzen, Augenbindehautentzündung **Onchocerca volvulus:** Hautreaktionen (Juckreiz), Sehstörungen bis zur Erblindung („Flussblindheit“)	D: Bei Wuchereria bancrofti und Loa Loa Nachweis der Mikrofilarien im Blut, bei Onchocerca volvulus Mikroskopie einer Hautprobe T: Diethylcarbamazin, Ivermectin, Albendazol P: Engmaschige Überwachung zu Therapiebeginn (allergische Reaktionen auf absterbende Parasiten)	• Mückenschutz, sowohl am Tag als auch in der Nacht. Medikamentöse Prophylaxe durch Diethylcarbamazin (Hetrazan®) oder Ivermectin (Stromectol®) möglich. Bezug beider nur über internationale Apotheke

16.11 Erkrankungen durch Arthropoden

DEFINITION

Arthropoden: Gliederfüßler. Können sowohl durch ihre Toxine Symptome hervorrufen als auch auf verschiedene Art und Weise Krankheiten übertragen. Wichtig sind insbesondere:
- **Spinnentiere** wie etwa Zecken und Milben
- **Insekten** wie etwa Läuse, Wanzen, Fliegen und Mücken.

16.11.1 Erkrankungen durch Milben

Milben gehören zu den Spinnentieren.
- Wohl am bekanntesten sind die **Hausstaubmilben** als Ursache allergischer Erkrankungen der Atemwege
- Einige Milben wie etwa **Ratten-, Mäuse-** oder **Vogelmilben** spielen als mögliche Überträger z. B. von Rickettsien (➤ 16.5.23) eine Rolle
- **Räudemilben der Tiere** „verirren" sich zwar gelegentlich auf Menschen, rufen dort aber in aller Regel nur harmlose und vorübergehende Hauterscheinungen hervor
- Die **Krätzemilbe** ist als Erreger der *Skabies* bedeutsam.

Skabies

DEFINITION

Skabies (Krätze): Durch die **Krätzemilbe** hervorgerufene, ansteckende Hauterkrankung mit starkem Juckreiz.

Übertragung und Krankheitsentstehung

Der Mensch ist einziger Wirt der **Krätzemilbe.** Männchen und Weibchen paaren sich auf der Haut. Die Männchen sterben anschließend, die Weibchen graben sich in die Epidermis ein. Am Ende des Milbenganges *(Milbenhügel)* bleibt das Weibchen sitzen und legt täglich 2–3 Eier, bis es nach wenigen Wochen stirbt. Aus den Eiern entwickeln sich zunächst *Larven* und dann *Nymphen,* die unter den Hornschuppen der Haut leben. Nach etwa drei Wochen sind die Milben geschlechtsreif, und der Zyklus beginnt aufs Neue.

Übertragen werden die Milben in aller Regel durch direkten Körperkontakt, selten durch benutzte Bettwäsche oder Kleidungsstücke. Außerhalb der Hornschicht überleben Milben ca. 2–3 Tage.

Symptome, Befund und Diagnostik

Bis eine Erstinfektion bemerkt wird, vergehen oft 3–6 Wochen. Typisches Symptom ist Juckreiz, der v. a. in der Bettwärme zunimmt, entsprechend sind meist Kratzspuren vorhanden. Die Milbengänge sind als kleine, gebogene Linien unter der Haut sichtbar (➤ Abb. 16.46). Am Gangende ist die Milbe als dunkles Pünktchen zu sehen (evtl. Lupe benutzen). Bevorzugte Stellen sind die Interdigitalfalten an Händen und Füßen, die Nabelregion, die Handgelenke und Ellenbeugen, der innere Fußrand, die Brustwarzen und der Penisschaft. Oft entwickelt sich ein juckender Hautausschlag mit kleinen Knötchen und Bläschen als Ausdruck der immunologischen Auseinandersetzung mit der Milbe. Bei einer Zweitinfektion kommt es durch die bereits stattgehabte Sensibilisierung viel schneller zu Beschwerden.

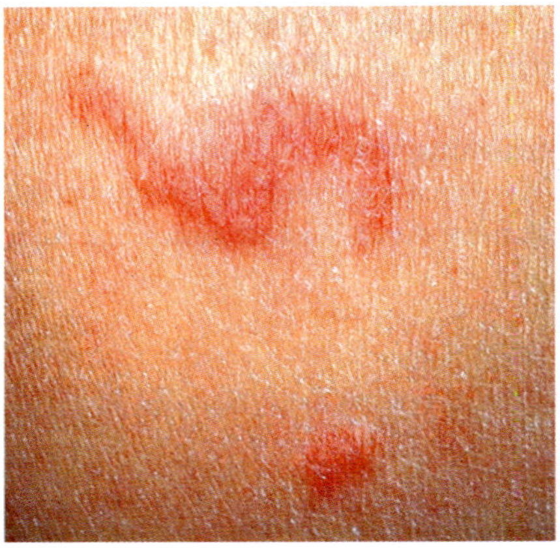

Abb. 16.46 Typische, wenige mm lange, gebogene Milbengänge. [M123]

Bei guter Hautpflege sind die Hauterscheinungen evtl. nur gering. Umgekehrt können bakterielle Superinfektionen dominieren, die ebenfalls diagnostisch große Schwierigkeiten bereiten. Schlechte hygienische Verhältnisse begünstigen die Ausbreitung.

Die Diagnosesicherung erfolgt durch mikroskopischen Milbennachweis z. B. nach Entfernung der Milben aus dem Milbenhügel mittels einer Kanüle oder nach einem Tesafilmabriss der Haut.

Behandlungsstrategie

Die meist ambulante Behandlung besteht bei Erwachsenen in der äußerlichen Anwendung eines Antiparasitikums, vorzugsweise 5-prozentiger Permethrin-Creme (z. B. Infectoscab® 5 % Creme). Die Gebrauchsanweisung des Präparats muss genau beachtet werden. Die abgetöteten Milben werden im weiteren Verlauf mit der Hornschicht von selbst abgestoßen. Der Juckreiz kann durch Antihistaminika, das skabiesbedingte Ekzem mit Kortikoidsalben (z. B. Dermatop®) therapiert werden. In Einzelfällen kann Ivermectin oral sinnvoll sein, das in Deutschland nicht zugelassen ist, aber über eine internationale Apotheke bestellt werden kann.

Familienangehörige mitbehandeln

Leidet ein Familienmitglied an Skabies, müssen alle Familienangehörige *zeitgleich* behandelt werden. Tritt eine Skabiesinfektion auf einer Krankenhausstation auf, wird häufig das ganze Stationsteam einschließlich Stationsarzt und Reinigungspersonal zum gleichen Zeitpunkt behandelt.

Pflege

Für Behandlung mit einem Antiparasitikum gelten folgende Richtlinien:
- Vor dem Auftragen des Lokaltherapeutikums mit einem Detergens duschen. Ein Detergens ist ein Stoff, der die Oberflächenspannung des Wassers herabsetzt und so die Wasserbenetzbarkeit des Körpers erhöht. Hautfett und Salbenreste, die ansonsten die (unerwünschte) Resorption des Lokaltherapeutikums erhöhen würden, werden so entfernt
- Haut trocknen und abkühlen lassen
- Dann den Körper vom Hals abwärts mit dem Antiparasitikum streng nach Arztanordnung einreiben, dabei besonders auf die bevorzugten Stellen achten
- Nach 12 h die Salbenreste abduschen

- Nach drei Tagen die durch das Antiparasitikum gereizte und ausgetrocknete Haut mit Ölbädern, Pflegesalben und bei starken Ekzemen glukokortikoidhaltigen Salben (Arztanordnung) nachbehandeln.

Hygienemaßnahmen

Desinfektion

Bei der Desinfektion Mittel und Verfahren anwenden, die gegen Milben wirksam sind. Zu bevorzugen sind thermische Verfahren, da die Milben bei Temperaturen von 50 °C innerhalb von zehn Minuten absterben.

- Die Bettwäsche des Patienten und alle anderen Wäschestücke mit direktem Hautkontakt mindestens täglich wechseln und bei 60 °C waschen (lassen). Wäsche nicht aufschütteln. Für Krankenhauswäsche ist das Routine-Waschverfahren der Krankenhauswäscherei ausreichend. Nicht waschbare Kleidungsstücke für eine Woche in einen Plastiksack geben oder über Nacht in einen Gefrierschrank legen. Anschließend sind die Milben tot. Mäntel oder Jacken können auch in die (chemische) Reinigung gegeben werden, nachdem sie vier Tage lang nicht getragen worden sind
- Bei allen pflegerischen Tätigkeiten mit unmittelbarem Kontakt zum Patienten, zu kontaminierten Gegenständen oder zu erregerhaltigem Material Schutzkittel und Einmalhandschuhe anziehen. Das Tragen eines Mund-Nasen-Schutzes und ein Wechseln der Schuhe sind nicht erforderlich
- Nach allen Verrichtungen am Patienten oder im Patientenzimmer Hände (einschließlich der Nägel) gründlich mit Seifenlösung waschen, da die Händedesinfektion nicht ausreichend wirksam ist
- Nach der Entlassung des Patienten Matratzen, Kissen und Decken mit Dampf desinfizieren (entwesen).

16.11.2 Erkrankungen durch Läuse

DEFINITION

Pedikulose: Erkrankungen durch Läuse, beim Menschen durch **Kopflaus, Filzlaus** und **Kleiderlaus.** Insbesondere die Kopflauserkrankungen haben in den letzten Jahren an Häufigkeit zugenommen.

Läuse können außerdem Krankheiten übertragen, z. B. das Rückfallfieber durch Borrelien (➤ 16.5.21) oder das Fleckfieber und Fünftagefieber durch Rickettsien (➤ 16.5.23).

Übertragung und Krankheitsentstehung

Die befruchteten Weibchen kleben ihre 150–300 Eier, die **Nissen,** mit einem wasserunlöslichen Kitt an die Kopf- oder Schamhaare (Kopf-, Filzlaus) oder in die Kleidersäume (Kleiderlaus). Nach acht Tagen schlüpfen die Larven, nach 2–3 Wochen sind sie geschlechtsreif. Läuse ernähren sich vom Blut ihres Wirtes. Ohne Blut überleben sie nur wenige Tage. Sie werden meist durch direkten (Körper-) Kontakt, aber auch über Kleidung, Bettwäsche oder von mehreren benutzte Utensilien (z. B. Kämme) übertragen.

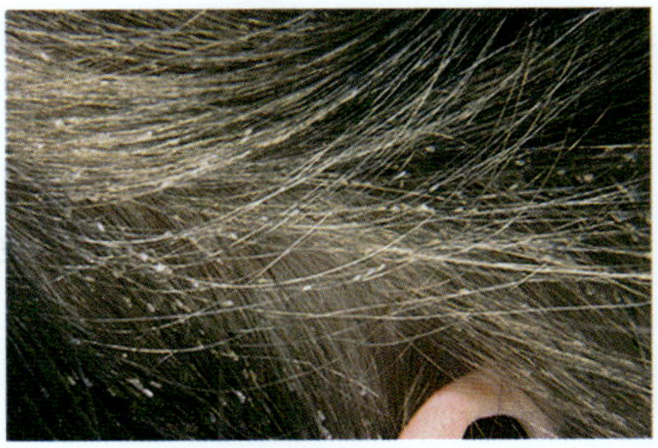

Abb. 16.47 Kopflausbefall mit an den Haaren klebenden Nissen. Die Nissen sind wegen ihrer Ähnlichkeit zu Schuppen manchmal nur mit gutem Licht, Lupe und viel Geduld zu finden. [M123]

Symptome, Befund und Diagnostik

Von *Kopfläusen* sind besonders die Partien hinter den Ohren betroffen. Die Läusebisse führen zu hochroten, quaddelähnlichen Papeln, die stark jucken. Durch das Kratzen entstehen Hautwunden und Entzündungen. In ausgeprägten Fällen sind die Haare stark verfilzt. Die Nissen sind als schuppenähnliche, jedoch nicht abstreifbare Auflagerungen an den Haaren (vor allem in Hautnähe) sichtbar (➤ Abb. 16.47).

Filzläuse bevorzugen Gebiete mit Duftdrüsen, also Genitalbereich, Achselhaare sowie starke Behaarungen im Brust- und Bauchbereich. Bei Kindern treten sie auch an Kopf, Wimpern und Augenbrauen auf. Der Juckreiz ist mäßig und nachts stärker als am Tag. Typisch sind bläuliche Flecke in der befallenen Region (**Maculae coeruleae,** *Taches bleues*).

Kleiderläuse rufen durch ihren Speichel Rötungen, Quaddeln und Knötchen mit starkem Juckreiz hervor, die sich durch das Kratzen ebenfalls entzünden können.

Die Diagnose wird klinisch gestellt (Nissen bei gutem Licht und ggf. mit einer Lupe suchen).

Behandlungsstrategie und Pflege

Therapeutisch werden v. a. Permethrin (z. B. InfectoPedicul®), Pyrethrum-Extrakt (z. B. Goldgeist® forte) oder Dimeticon (z. B. Jacutin® Pedicul Fluid) eingesetzt. Letzteres ist nicht giftig (die Läuse ersticken unter der Dimeticonschicht) und kann somit in jedem Lebensalter und während der Schwangerschaft angewendet werden. Allerdings ist Dimeticon brennbar (kein Fön, Feuerzeug o. Ä. in der Nähe während der Behandlung). Auch Mittel mit pflanzlichen Ölen (z. B. Mosquito® Läuseshampoo) können helfen. Alle Mittel werden genau nach Anweisung des Herstellers auf die (trockenen) Haare gegeben, es muss wirklich jedes Haar erreicht werden. Bei Bartträgern ist dieser ebenfalls zu behandeln.

Nach der Behandlung werden die Nissen nach Auftragen einer normalen Haarpflegespülung oder verdünnter Essiglösung mit einem ganz engzahnigen Nissenkamm nass ausgekämmt und so entfernt. Es wird empfohlen, dieses nasse Auskämmen an den Tagen 5, 9 und 13 zu wiederholen.

Nach 8–10 Tagen wird die Behandlung wiederholt, da die Nissen durch die Präparate nicht zuverlässig abgetötet werden. Häufigster Fehler ist das Unterlassen dieser Folgebehandlung.

Kontaktpersonen werden informiert, untersucht und ggf. behandelt. Kindergarten- oder Schulbesuch ist nach abgeschlossener Erstbehandlung wieder möglich.

Die Betroffenen werden in einem Einzelzimmer untergebracht. Die Pflegenden ziehen Schutzkittel und Handschuhe an. Da Händedesinfektionsmittel nicht ausreichend wirksam sind, ist gründliches Händewaschen besonders wichtig.

Auch die Umgebung muss entlaust werden:

- Haarbürsten, Kämme und Haarschmuck auskochen oder wegwerfen
- Kleidung (auch Kopfbedeckungen wie Hüte oder Fahrradhelme), Wäsche und bei Kindern auch Stofftiere bei mindestens 60 °C waschen und möglichst in den Trockner geben
- Temperaturempfindliche Teile in einer verschlossenen Plastiktüte mindestens zwei Tage tiefgefrieren. Ist dies auch nicht möglich, vier Wochen in einer gut verschlossenen Plastiktüte aufbewahren
- Bett (im Krankenhaus) thermisch entlausen, im ambulanten Bereich Wohnung (Polstermöbel) gut saugen.

16.12 Sepsis

DEFINITION

Sepsis („Blutvergiftung"): Akut lebensbedrohliche Organdysfunktion, hervorgerufen durch eine inadäquate Wirtsantwort auf eine Infektion und diagnostiziert mit dem SOFA-Score (*Sequential Organ Failure Assessment;* ≥ 2 Punkte) [12]. In den letzten Jahrzehnten Häufigkeitssteigerung durch die Zunahme alter und immungeschwächter Menschen, in Deutschland derzeit wohl mindestens 230 000 Erkrankungsfälle jährlich [25]. Trotz optimaler Behandlung und Pflege hohe Sterblichkeit.

Definition

Folgende Begriffe werden unterschieden [12]:

- **Systemisches Entzündungssyndrom** (*SIRS,* von engl. *systemic inflammatory response syndrome*): Systemische Entzündungsreaktion mit mindestens zwei der folgenden Kriterien:
  - Körpertemperatur ≤ 36 oder ≥ 38 °C
  - Herzfrequenz ≥ 90/min
  - Atemfrequenz ≥ 20/min und/oder arterieller pCO_2 ≤ 32 mmHg (4,3 kPa) und/oder maschinelle Beatmung
  - Leukozyten ≥ 12 000 oder ≤ 4 000/µl und/oder Linksverschiebung im Differenzialblutbild
- **Sepsis:** Nachweis einer Infektion *und* systemisches Entzündungssyndrom
- **Schwere Sepsis:** Sepsis mit Organdysfunktion, z. B.:
  - Bewusstseinsstörung oder Verwirrtheit
  - Thrombozytenabfall
  - Arterieller pO_2 ≤ 75 mmHg (10 kPa) unter Raumluft
  - Systolischer Blutdruck ≤ 90 mmHg trotz ausreichender Volumenzufuhr über mindestens eine Stunde
  - Nierenfunktionsstörung (verminderte Urinausscheidung oder Kreatininanstieg)
  - Metabolische Azidose
- **Septischer Schock:** Definiert als systolischer Blutdruck ≤ 90 mmHg trotz Vasopressorengabe und ausreichender Volumensubstitution. Zusätzlich Serum-Laktat > 2 mmol/l.

Bakteriämie hingegen bezeichnet das Vorkommen von Bakterien im Blut ohne Zeichen eines systemischen Entzündungssyndroms.

Krankheitsentstehung

Im Körper des Patienten schwelt eine Entzündung. Die Erreger aktivieren das Abwehrsystem und eine Lawine von Botenstoffen wird ausgeschüttet. Die so entstandene Entzündungsreaktion richtet sich letztlich (auch) gegen den Organismus des Patienten:

- Gerinnungs- und Fibrinolysesystem werden aktiviert
- Schädigungen des Gefäßendothels führen zum Austritt von Flüssigkeit aus den Gefäßen ins Gewebe (mit Flüssigkeitsmangel *in* den Gefäßen) und zu Durchblutungsstörungen
- Die Gefäße werden weitgestellt, der Blutdruck sinkt
- Das Herz wird geschädigt
- Die Stoffwechsellage verändert sich, es werden relativ zu wenig Nebennierenrindenhormone, ADH und Insulin ausgeschüttet.

Diese Entzündungsreaktion ist auch bei nicht-infektiös bedingten Entzündungen wie etwa Verbrennungen zu beobachten. Nur bei einer infektiösen Ursache handelt es sich aber um eine *Sepsis.*

Die Erreger können außerdem mit dem Blut in alle Organe gelangen und dort infektiöse Absiedelungen setzen.

Symptome und Untersuchungsbefund

Leitsymptome der Sepsis sind:

- *Veränderungen der Körpertemperatur,* vor allem hohes, intermittierendes Fieber mit *Fieberzacken* (➤ 16.3.1): Das Fieber steigt schnell an (oft unter Schüttelfrost), fällt innerhalb von 24 h auf normale Werte ab und steigt erneut an
- *Veränderungen von Kreislauf und Atmung.* Der Puls ist schnell, der Blutdruck niedrig, die Atmung zu schnell und zu tief (Hyperventilation)
- *Veränderungen des Allgemeinbefindens.* Der Patient ist schwer krank und „verfällt". Häufig trübt sein Bewusstsein ein, es besteht ein erhöhtes Delirrisiko
- *Veränderungen der Haut.* Folge von Bakterientoxinen oder -embolien können Exantheme oder Petechien sein.

Zusätzlich bestehen oft Krankheitszeichen, die auf den Sepsisherd hinweisen, z. B. Rückenschmerzen bei einer Nierenbeckenentzündung. Bei der körperlichen Untersuchung zeigt sich eine Leber- und Milzvergrößerung.

Eine *Pilzsepsis* beginnt meist schleichend. Die Körpertemperatur des Patienten ist nur leicht erhöht, der Patient fühlt sich einfach „schlecht". Manchmal ist ein neu aufgetretenes Herzgeräusch infolge eines Pilzbefalls der Herzklappen erster Hinweis auf eine Sepsis.

Komplikationen

Hauptkomplikationen einer Sepsis sind:

- Gerinnungsstörungen, vor allem eine **disseminierte intravasale Gerinnung** (DIC ➤ 11.10.5)
- **Multiorganversagen,** also das Versagen mindestens zweier lebensnotwendiger Organe (am häufigsten Nieren- plus Lungenversagen)

- Septische Absiedelungen im Gehirn mit vielen kleinen Bakterien- und Eiterherden **(embolische Herdenzephalitis)**
- Ein septischer Schock (➤ 3.4). Anfangs ist die Haut des Patienten warm und gut durchblutet, der Blutdruck normal. Der Patient sieht gesünder aus, als er ist. Atmung und Herzschlag sind aber beschleunigt, und es besteht meist hohes Fieber. Im Spätstadium sinkt der Blutdruck ab, die Haut wird kalt, und häufig treten Bewusstseinsstörung, Hautblutungen sowie alle oben genannten Komplikationen hinzu.

Diagnostik und Differenzialdiagnose

Bei Verdacht auf eine Sepsis sind folgende Maßnahmen bzw. Anordnungen zu erwarten:

- Mehrere Blutkulturen zum Erregernachweis (➤ 16.4.3)
- Blutabnahme: Blutbild mit Differenzialblutbild, CRP, Blutzucker, Kreatinin, Elektrolyte, Leberwerte, Laktat, Gerinnungsparameter, BGA, Procalcitonin (Sepsis bei ≥ 2 ng/ml hoch wahrscheinlich)
- Urinstatus und Urinkultur zur Herdsuche
- Ultraschall zur Ursachensuche: Harnstau? Abszesse? Gallenblasensteine oder Gallenblasenentzündung? Außerdem sonografische Bestimmung der Leber- und Milzgröße
- Röntgenaufnahme des Thorax: Pneumonie? Abszess?
- Evtl. Liquorpunktion und Anlegen von Stuhlkulturen.
- Ausführliche Anamnese: Immunsystem? Verletzungen? Künstliche Zu- oder Abgänge? Ggf. Sichtkontrolle dieser.

Behandlungsstrategie

Die Schwere des Krankheitsbildes erfordert einen sofortigen Behandlungsbeginn:

- **Antimikrobielle Therapie.** Die Antibiotikatherapie wird unverzüglich nach Abnahme der Blutkulturen (➤ 16.4.3) begonnen. Meist wird, da der Erreger unbekannt ist, eine Kombination mehrerer Antibiotika intravenös gegeben. Für eine günstige Prognose ist die möglichst frühe Gabe entscheidend
- **Sanierung des Sepsisherdes.** Zusätzlich muss der Sepsisherd beseitigt werden, z. B. ein Abszess drainiert. Liegende ZVK werden gezogen, falls ihre Eintrittstelle auffällig oder kein anderer Sepsisherd feststellbar ist
- **Supportive intensivmedizinische Therapie.** Die Organfunktionen werden unterstützt durch:
  - Ausreichende Volumenzufuhr
  - Gabe von Katecholaminen
  - Sauerstoffgabe (➤ 6.1.6)
  - Künstliche Ernährung, möglichst zumindest z. T. enteral (➤ 1.5.3)
  - Low-dose-Heparinisierung zur Thromboseprophylaxe
  - Medikamentöse Stressulkusprophylaxe (➤ Pharma-Info 7.2)
  - Therapie der Organkomplikationen, z. B. Hämodialyse, künstliche Beatmung.

Pflege bei Sepsis

Zu den Aufgaben der Pflegenden zählt:

- Patienten strenge Bettruhe einhalten lassen
- Herz-Kreislauf-Situation und Temperatur kontrollieren; bei Temperaturanstieg Arzt benachrichtigen
- Diagnostische Maßnahmen organisieren und vorbereiten
- Urinstix zur Erstorientierung durchführen und Urinkultur im Labor anlegen lassen
- Blutkultur vorbereiten (➤ 16.4.3).

Patienten mit einer Sepsis benötigen meist intensivmedizinische Betreuung:

- Die bettlägerigen Patienten brauchen in aller Regel Hilfe bei praktisch allen Verrichtungen. Meist wird die Körperpflege völlig von den Pflegenden übernommen
- Die Prophylaxen (Dekubitus-, Thrombose-, ggf. Soor- und Parotitisprophylaxe) werden gewissenhaft durchgeführt. Regelmäßige Augenpflege kann ein Austrocknen der Hornhaut und Augeninfektionen verhindern
  Bei Delir Unterstützung in der Reorientierung durch wahrnehmungsfördernde Maßnahmen, da ein Delir selbst mit einer erhöhten Sterblichkeit einhergeht
- Zusätzlich ist eine Blutungsprophylaxe erforderlich. Hierzu gehört das Vermeiden auch kleiner Verletzungen
- Bestehen bereits Hautblutungen, werden keine Pflaster, etwa zum Fixieren von Zugängen, benutzt; alternativ lassen sich Binden verwenden
- Bei Ödemen der Arme und Beine fördert die Hochpositionierung der betroffenen Extremität die Rückbildung der Ödeme
- Die Infusions- und Arzneimittelpläne werden exakt eingehalten. Besonders wichtig ist der Zeitabstand bei Antibiotikainfusionen (z. B. genau alle sechs Stunden), damit immer ein ausreichender Spiegel im Blut gewährleistet ist
- Die Kostform richtet sich danach, ob der Patient essen kann (und möchte), oder ob er parenteral ernährt werden muss (➤ 1.5.4). Eiweißreiche Kost ist zu bevorzugen.

Patientenbeobachtung

- Vitalzeichen engmaschig kontrollieren und dokumentieren. Dabei auch auf Zustand der Haut (Hautfarbe? Exantheme? Blutungen?) und Ödeme achten
- Flüssigkeitsbilanz erstellen
- Katheter, Drainagen und venöse Zugänge regelmäßig auf ihre Funktion überprüfen und Haut um die Punktionsstellen auf Infektionszeichen beobachten.

Prognose und Prävention

Die Sterblichkeit beträgt auch heute noch bis zu 50 %. Sie hängt von der Lokalisation des Ausgangsherds, dem Erreger und der Grunderkrankung des Patienten ab. Besonders hoch ist die Letalität bei der **Nosokomialsepsis,** d. h. der im Krankenhaus erworbenen Sepsis abwehrgeschwächter Patienten.

16

Sepsis vorbeugen

Die Pflegenden tragen maßgeblich zur Sepsisprophylaxe bei: Entscheidend ist das hygienegerechte, aseptische Vorgehen bei allen Pflegemaßnahmen sowie die sorgfältige Patientenbeobachtung zur Frühdiagnose von Infektionen. Besondere Bedeutung kommt der Infektionsprophylaxe zu, z. B. zur Vermeidung eines Harnwegsinfekts bei künstlicher Harnableitung (➤ 9.4) oder einer Venenentzündung bei liegendem ZVK (➤ 1.5.6).

16.13 ZNS-Infektionen

DEFINITION

ZNS-Infektion: Infektion des Gehirns und/oder des Rückenmarks (einschließlich ihrer Hüllen). Tritt meist in Verbindung mit einer Allgemeininfektion auf.

16.13.1 Meningitis

DEFINITION

Meningitis (*Hirnhautentzündung*): Vielfach lebensbedrohliche Infektion des ZNS mit vorwiegendem Befall der Hirnhäute *(Meningen)*.

Krankheitsentstehung

Die häufigsten Erreger einer Meningitis sind:

- Bakterien, bei im häuslichen Umfeld erworbenen Meningitiden Erwachsener insbesondere Pneumokokken (➤ 16.5.4), Meningokokken (➤ 16.5.6, meldepflichtig) und Listerien, bei Nosokomialinfektionen Enterobakterien, Pseudomonaden, Staphylokokken
- Viren, z. B. Enteroviren (➤ 16.6.7), Herpes-simplex-Viren (➤ 16.6.3).

Protozoen oder Pilze sind demgegenüber selten.

Die Erreger gelangen meist bei einer generalisierten Infektion mit dem Blut ins Gehirn. Seltener werden sie aus benachbarten Entzündungsprozessen fortgeleitet oder gelangen über offene Verbindungen (Verletzung, Fistel) zwischen Gehirn und Außenwelt ins Gehirn.

Symptome und Untersuchungsbefund

Meist setzen die Symptome einer bakteriellen Meningitis rascher ein und sind heftiger als die einer viralen Meningitis. Oft kommt es innerhalb von Stunden zu einem schweren Krankheitsbild mit:

- Hohem Fieber
- (Unerträglichen) Schmerzen im ganzen Kopf
- Übelkeit und Erbrechen
- Licht-, Geräuschüberempfindlichkeit
- Nackensteife, *Opisthotonus* (Rückwärtsbeugung des Kopfes mit Überstreckung von Rumpf und Extremitäten), positiven Meningitiszeichen (➤ Abb. 16.48)
- Bewusstseinsveränderungen bis zum Koma
- Bei Meningokokkenmeningitis nicht selten Hautblutungen.

VORSICHT

Insbesondere bei alten Menschen kann ein Teil der Leitsymptome fehlen, v. a. Fieber und Meningitiszeichen.

Zusätzlich können Symptome der Grunderkrankung bestehen.

Kennzeichnend für die **tuberkulöse Meningitis** sind ein vorwiegender Befall der Hirnnerven an der Schädelbasis und ein eher schleichender Beginn.

Komplikationen

Ungefähr bei der Hälfte der Patienten kommt es zu Komplikationen, etwa Hirnödem, Gefäßbeteiligung (z. B. Sinusthrombose), Gleichgewichts-, Hörstörungen oder anderen Hirnnervenausfällen, Syndrom der inadäquaten ADH-Sekretion (➤ 10.3.4) oder zentralem Diabetes insipidus (➤ 10.3.3).

Diagnostik

Entscheidend ist die Liquoruntersuchung: trüber oder eitriger Liquor mit Zellvermehrung, Eiweiß- und Druckerhöhung sowie bei bakteriellen und tuberkulösen Meningitiden Glukoseerniedrigung. Zur Erregeridentifizierung wird eine Liquorkultur angelegt, teils ist ein immunologischer oder molekulargenetischer Antigennachweis

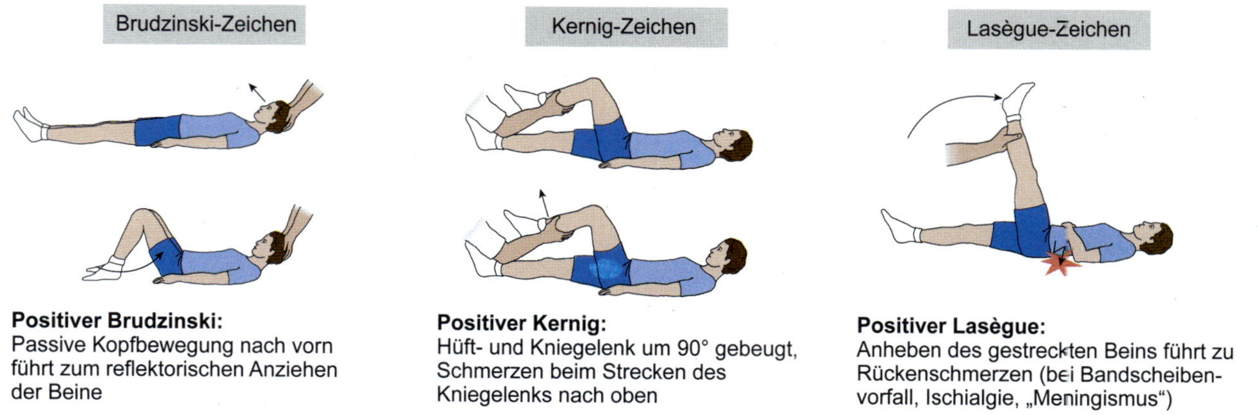

Abb. 16.48 Klinische Meningitiszeichen. [L190]

möglich. Die Erregersuche umfasst außerdem Blutuntersuchungen (Blutkultur, serologische Untersuchungen ➤ 16.4.3, ➤ 16.4.4). Des Weiteren ist bei Erwachsenen noch am Aufnahmetag eine Computertomografie des Gehirns zwingend.

Behandlungsstrategie

Bei bakteriellen Meningitiden ist eine sofortige intravenöse Antibiotikabehandlung oft prognoseentscheidend. Meist wird sie *kalkuliert* (➤ 16.4.3) begonnen und später entsprechend dem Ergebnis der Liquorkultur korrigiert. Ein Teil der meningitisverursachenden Viren ist gegenüber Virostatika, z. B. Zovirax® (➤ Tab. 16.7), empfindlich. Außerdem wird unverzüglich Dexamethason zur Hirnödembehandlung gegeben, da sich gezeigt hat, dass dies das Risiko bleibender Schäden mindert. Die zusätzliche symptomatische Behandlung umfasst eine evtl. nötige Hirndruckbehandlung und medikamentöse Unterdrückung von Krampfanfällen.

Der Arzt klärt die Angehörigen außerdem über die Ansteckungsgefahr auf. Nach Beginn der antibiotischen Therapie lässt die Ansteckungsgefahr rasch nach, sie beträgt bei Meningokokken nur wenige Tage. Manchmal werden die Angehörigen des Patienten prophylaktisch mit Antibiotika behandelt, um weitere Erkrankungen und eine Ausbreitung des Keimes zu verhindern. Bei Meningokokkenmeningitiden wird eine Antibiotikagabe und bei Meningokokkenstämmen, gegen die geimpft werden kann, zusätzlich eine postexpositionelle Impfung empfohlen.

Pflege

Die Patienten sind häufig schwer krank und benötigen intensivmedizinische Betreuung:

- Engmaschige Kontrollen von Vitalzeichen, Temperatur, Bewusstsein und Symptomverlauf, z. B. Kopfschmerz, Nackensteife, Hirndruckzeichen. Bei Schmerzen Analgetikagabe nach Arztanordnung
- Bei Lichtempfindlichkeit Abdunkeln des Raums, bei Geräuschempfindlichkeit möglichst ruhige Umgebung
- Übernahme der Körperpflege und Unterstützung bei allen Einschränkungen
- Durchführung aller notwendigen Prophylaxen
- Ausreichende Flüssigkeitszufuhr, besonders wichtig bei hohem Fieber (Flüssigkeitsbilanz)
- Isolierung des Patienten je nach Grunderkrankung, evtl. bereits bei Verdacht auf Ansteckungsgefahr.
  - Bei noch unbekanntem Erreger geht man von den strengsten Maßnahmen aus: Der Patient wird in einem Einzelzimmer untergebracht, zusätzlich zu Handschuhen und Schutzkittel wird ein Mund-Nasen-Schutz angelegt. Hygienische Händedesinfektion vor und nach Patientenkontakt, bei Kontakt mit erregerhaltigem Material oder kontaminierten Gegenständen. Die patientennahen Flächen werden einmal täglich desinfiziert, kontaminierte Wäsche und Geschirr werden desinfizierend aufbereitet
  - Bei einer Meningitis durch Haemophilus-Bakterien oder Meningokokken sind vor allem die Atemwegssekrete ansteckend. Folgende Schutzmaßnahmen sind bis 24 h nach Beginn einer wirksamen Antibiotikatherapie erforderlich: Der Patient wird in einem Einzelzimmer isoliert, und es werden bei möglicher Kontamination Handschuhe, Schutzkittel und Mund-Nasen-Schutz getragen. Eine laufende Desinfektion patientennaher Flächen ist erforderlich. Ähnliches gilt für Pneumokokken-Meningitiden
  - Bei den Viren stehen Entero- oder Herpes-simplex-Viren im Vordergrund. Hier reicht es aus, bis eine Woche nach Beginn der Erkrankung bei möglicher Kontamination Handschuhe bzw. Schutzkittel anzuziehen und die patientennahen Flächen einmal täglich zu desinfizieren. Ein Einzelzimmer ist nur bei mangelhafter Patientenhygiene (z. B. Keimverschleppung mit dem Stuhl) notwendig.

Rehabilitation

Bei einem Teil der Betroffenen reicht eine längere (häusliche) Erholungsphase. Bei ausgeprägten Defiziten wie etwa (stärkeren) Konzentrationsstörungen, Lähmungen oder Sprachstörungen sind ambulante, teilstationäre oder stationäre Rehabiliationsmaßnahmen sinnvoll (Prinzipien ➤ 1.2.2). Besonders zu erwähnen sind:

- Ggf. Nachholen von Diagnostik, z. B. Hörtest
- Information über die Erkrankung und mögliche Spätfolgen (z. B. Warnzeichen eines Hydrozephalus, der sich erst lange nach der Erkrankung zeigen kann)
- Training kognitiver Beeinträchtigungen (teils PC-gestützt)
- Angepasste Sporttherapie zur Steigerung der allgemeinen Leistungsfähigkeit
- Physiotherapie je nach bestehenden motorischen Defiziten
- Ergotherapie, je nach Bedarf z. B. mit Üben im Alltag notwendiger Bewegungen, feinmotorischer Fähigkeiten
- Ggf. Logopädie
- Psychotherapie, z. B. Coping-, Stressbewältigungsstrategien
- Soziale Beratung, z. B. über die Möglichkeiten der Wiedereingliederung ins Berufsleben.

Prognose

Die Prognose ist abhängig von Erreger, Abwehrlage und Schwere des Krankheitsbildes. Durchschnittlich beträgt die Sterblichkeit heute 10–15 %, zudem bleiben oft Dauerschäden wie Hör- und Sehstörungen oder Konzentrationsschwäche zurück.

Prävention

Eine begrenzte Meningitisvorbeugung ist durch Impfung gegen Haemophilus, Pneumokokken und einen Teil der Meningokokken-Gruppen möglich. Meningitiden durch andere Erreger kann nicht vorgebeugt werden.

16.13.2 Enzephalitis

DEFINITION

Enzephalitis *(Gehirnentzündung):* ZNS-Infektion mit überwiegendem Befall des Gehirns.

Krankheitsentstehung

Eine Enzephalitis kann durch die gleichen Erreger verursacht werden wie eine Meningitis (➤ 16.13.1), an erster Stelle stehen allerdings die Viren.

Sonderformen sind:

- Die **parainfektiöse Enzephalitis** während oder kurz nach Virusinfektionen, die nach heutigem Wissen durch Immunreaktionen auf das Virus bedingt ist
- Die **embolische Herdenzephalitis** als Folge vieler kleiner septischen Embolien im Gehirn, z. B. bei bakterieller Herzklappenentzündung (➤ 4.7.1).

Symptome, Befund und Diagnostik

Während eine leichte (Begleit-)Enzephalitis im Rahmen einer Allgemeininfektion, z. B. bei schwerer Virusgrippe, oft unbemerkt bleibt, ist das klinische Bild beim Vollbild der Erkrankung noch ernsthafter als bei einer Meningitis mit:

- Bewusstseinsveränderungen bis zur Bewusstlosigkeit
- Psychischen Veränderungen, z. B. Unruhe, Verwirrtheit und Wahnvorstellungen
- Neurologischen Ausfällen (z. B. Lähmungen, Sprachstörungen)
- Zerebralen Krampfanfällen.

Oft bestehen zusätzlich die Symptome einer Meningitis (*Meningoenzephalitis* ➤ 16.13.1).

Die Diagnose wird durch Liquoruntersuchung und Virusserologie (Titerverlauf) gestellt. Immer erfolgt eine Computer- oder Kernspintomografie des Gehirns, meist auch ein EEG (Hirnstrommessung).

Behandlungsstrategie

Antibiotika sind bei Virusenzephalitiden wirkungslos, werden jedoch oft gegeben, wenn (noch) unklar ist, ob die Erkrankung durch Bakterien oder Viren verursacht ist. Bei Verdacht auf Herpes-simplex-Enzephalitis ist die *sofortige* intravenöse Gabe des Virostatikums Aciclovir (Zovirax®) angezeigt.

Pflege, Rehabilitation ➤ 16.13.1

Prognose

Die Prognose ist je nach Erreger und Vorerkrankungen des Patienten unterschiedlich. Nach leichten Begleitenzephalitiden im Rahmen von Allgemeininfektionen bleiben nur selten Dauerschäden zurück. Gefürchtet ist die Herpes-Enzephalitis mit einer Sterblichkeit um 20 % trotz Behandlung.

16.14 Tropenkrankheiten

DEFINITION

Tropenkrankheiten: Sammelbegriff für Krankheiten, die an tropische oder subtropische Klimabedingungen gebunden sind oder durch die besonderen (hygienischen und sozialen) Verhältnisse in den tropischen Ländern dort wesentlich häufiger auftreten als anderswo. Viele, aber nicht alle Tropenkrankheiten sind Infektionskrankheiten **(tropische Infektionskrankheiten),** die durch Fernreisende auch nach Deutschland eingeschleppt werden.

Begriffsbestimmung

- Zum einen zählen solche Erkrankungen zu den Tropenkrankheiten, die nur in den **Tropen** (Gebiet beidseits des Äquators zwischen den beiden Wendekreisen) oder **Subtropen** (an die Tropen angrenzenden Gebiete bis 30° nördlicher und südlicher Breite) vorkommen. Diese Krankheiten sind damit eindeutig definiert, zu ihnen gehört z. B. die Malaria, deren Überträgermücken nur in den Tropen und Subtropen vorkommen
- In der Definition problematisch sind die Krankheiten, die zwar sporadisch, d. h. als gelegentliche Einzelfälle, weltweit auftreten, jedoch in den Tropen und Subtropen wesentlich häufiger zu beobachten sind. Hier ist es schwierig, eine Grenze zu ziehen.

Im Rahmen dieses Kapitels sollen nur die tropischen Infektionskrankheiten behandelt werden (Überblick ➤ Tab. 16.12).

Tropenreisen

Hauptgesundheitsprobleme bei Tropenreisenden sind neben den überall vorkommenden Atemwegsinfekten der infektiöse Durchfall und unklares Fieber.

Prävention

- Reisewillige sollten sich rechtzeitig vor Antritt der Reise, möglichst bereits in der Planungsphase, bei einem Tropeninstitut oder einer tropenmedizinisch tätigen Arztpraxis nach den speziellen Risiken im Reiseland erkundigen. Gute Beratung ist z. B. daran zu erkennen, dass nicht nur nach dem Land, sondern nach der Region innerhalb des Landes (Stadt, Land, Küste, Landesinnere) und nach den geplanten Aktivitäten (Strandurlaub, Städtetour, Safari, „Rucksackurlaub") gefragt wird. Die Tropeninstitute beraten auch über empfehlenswerte Impfungen. Hier sind vor allem die Komplettierung der für Deutschland allgemein empfohlenen Impfungen (vor allem Diphtherie, Tetanus, Polio), die Hepatitis-A-Impfung und die Typhus-Schluckimpfung zu nennen (➤ 16.1.3). Weitere Impfungen, z. B. gegen Gelbfieber oder Meningokokken-Meningitis, hängen von den gesetzlichen Vorschriften und dem individuellen Risiko ab
- Herzkranke, Schwangere und Kleinkinder sollten möglichst nicht in die Tropen reisen, Personen mit Vorerkrankungen den Arzt lieber einmal zu häufig als einmal zu selten befragen
- Ein Großteil der Durchfallerkrankungen lässt sich durch konsequentes Einhalten einiger Verhaltensregeln verhindern (➤ 16.5.7, ➤ 16.5.8)
- Ganz wesentlich ist die Vorbeugung vor Mückenstichen. Sowohl tags als auch nachts stechende Mücken können Erkrankungen übertragen – die Malaria ist nur ein Beispiel unter vielen. Deshalb sollten Mückenstiche konsequent durch angemessene Kleidung, Mückenschutznetze und Fliegengitter sowie ggf. durch insektenabweisende Substanzen vermieden werden (➤ 16.9.1).

VORSICHT

In vielen tropischen Ländern ist die medizinische Versorgung unzureichend. Deshalb sollte die Reiseapotheke großzügig bemessen sein. Sinnvoll sind:

- Die ständig benötigten Arzneimittel in ausreichender Menge
- Antihistaminika, Sonnen- und Insektenschutzmittel
- Verbandmaterial, Wunddesinfektionsmittel, Schere, Splitterpinzette zum Entfernen von Fremdkörpern, Zeckenzange
- Fieberthermometer, Fieber senkende Mittel (die gleichzeitig auch schmerzstillend wirken, z. B. ASS, Paracetamol), Nasentropfen
- Arzneimittel gegen Durchfallerkrankungen, z. B. Elektrolytmischungen, krampflösende Arzneimittel, evtl. auch Ciprofloxacin (z. B. Ciprobay®) zur Notfall-Selbstbehandlung schwerer Durchfälle
- Einmalhandschuhe, sterile Spritzen und Kanülen, steriles Naht- und Verbandmaterial, da diese Artikel in tropischen Ländern Mangelware sein können.

Zusätzliche Arzneimittel können in Abhängigkeit von Reiseland und Reiseart empfehlenswert sein, z. B. Malariamedikamente.

16.15 Meldepflicht bei Infektionskrankheiten

Zweck des **Infektionsschutzgesetzes** (genau: *Gesetz zur Verhütung und Bekämpfung von Infektionskrankheiten beim Menschen*, kurz *IfSG*) ist es, übertragbaren Erkrankungen beim Menschen vorzubeugen, Infektionen frühzeitig zu erkennen und ihre Weiterverbreitung zu verhindern. Das Infektionsschutzgesetzt regelt nebst vielem anderen die Meldepflicht bei Infektionskrankheiten [13]. Über die Vorgaben des Infektionsschutzgesetzes hinausgehende Meldepflichten können sich durch Verordnungen der Bundesländer ergeben.

Zur Meldung verpflichtete Personen und Angaben

Zur Meldung verpflichtet sind in erster Linie die (leitenden) Ärzte, prinzipiell aber *alle* mit der Therapie oder *Pflege* des Patienten berufsmäßig Befassten. Ausnahme ist Rettungspersonal, das den Patienten in eine ärztlich geleitete Einrichtung bringt. Ambulant Pflegende machen in aller Regel den behandelnden Arzt auf ihren Verdacht aufmerksam. Ist die Krankheit aber ohne Arzt überstanden oder weigert sich der Patient, einen Arzt hinzuzuziehen, müssen die Pflegenden die Erkrankung dem Gesundheitsamt melden.

Namentliche Meldungen enthalten unter anderem Name, Vorname, Geschlecht, Geburtsdatum und Anschrift des Patienten, (Verdachts-)Diagnose bzw. Untersuchungsbefunde, Tag der Erkrankung/Diagnose, wahrscheinliche Infektionsquelle sowie Anschrift des Meldenden. Die Meldung muss unverzüglich, spätestens nach 24 h beim zuständigen Gesundheitsamt erfolgen, wobei einzelne noch fehlende Angaben nachgereicht werden können.

Meldepflichtige Krankheiten und Krankheitserreger

Meldepflichtig sind Krankheitsverdacht, Erkrankung und Tod u. a. bei folgenden Erkrankungen:

- Akute Virushepatitis
- Aviäre Influenza
- Botulismus
- Cholera
- COVID-19
- Diphtherie
- Enteropathisches hämolytisch-urämisches Syndrom (HUS)
- Humane spongiforme Enzephalopathien, ausgenommen familiär-hereditäre Formen
- Keuchhusten
- Masern
- Meningokokken-Meningitis oder -Sepsis
- Milzbrand
- Mumps
- Pest
- Poliomyelitis (wobei jede nicht-traumatisch bedingte, akute schlaffe Lähmung als Verdacht gilt)
- Röteln
- Tollwut
- Typhus/Paratyphus
- Virusbedingte hämorrhagische Fieber
- Windpocken
- Zoonotische Influenza.

Da die Regelungen je nach Erkrankung teilweise je nach Bundesland unterschiedlich sind, sollten sich Pflegende ggf. bei Ihrem Gesundheitsamt erkundigen, wenn sie in die Lage kommen, melden zu müssen.

Tab. 16.12 Überblick über tropische Infektionskrankheiten (Auswahl).

Tropische Infektionskrankheiten				
Durch Bakterien	Durch Viren	Durch Pilze	Durch Protozoen	Durch tierische Parasiten
• Brucellosen • Cholera • Frambösie* • Lepra • Leptospirosen • Pest • Rickettsiosen • Rückfallfieber • Trachom	• Dengue-Fieber • Ebola • Gelbfieber • Hepatitis A** • Lassa-Fieber • Pappatacifieber* • West-Nil-Fieber*	• Best. Dermatomykosen • Histoblastomykose* • Histoplasmose • Kokzidioidomykose • Versch. primäre Lungenmykosen	• Afrik. Schlafkrankheit • Amöbiasis • Chagas-Krankheit • Leishmaniasen • Malaria	• Bilharziose • Drakunkulose* • Filariosen • Hakenwurmbefall • Lungenegelbefall* • Opisthorchiasis • Zwergfadenwurmbefall

* Nicht im Buch behandelte Erkrankung
** Erkrankung wird nur von einigen Autoren zu den Tropenkrankheiten gezählt.

Meldepflichtig sind außerdem:

- Erkrankung und Tod an einer behandlungsbedürftigen Tuberkulose, außerdem Verweigern oder Abbruch einer notwendigen Behandlung
- Erkrankung und Tod bei *Clostridium-difficile*-Infektion mit klinisch schwerem Verlauf
- Verdacht und Erkrankung an einer mikrobiell bedingten Lebensmittelvergiftung oder an einer akuten infektiösen Gastroenteritis, wenn entweder der Erkrankte eine Tätigkeit z. B. in der Lebensmittelverarbeitung, Gaststätten oder Einrichtungen der Gemeinschaftsverpflegung ausübt oder mindestens zwei gleichartige Erkrankungen auftreten und ein epidemischer Zusammenhang vermutet wird
- Die Verletzung eines Menschen durch ein tollwutkrankes, -verdächtiges oder ansteckungsverdächtiges Tier sowie die Berührung eines solchen Tieres oder Tierkörpers
- Das Auftreten einer bedrohlichen Erkrankung oder von mindestens zwei gleichartigen Erkrankungen bei vermutetem epidemischem Zusammenhang, wenn dies auf eine schwerwiegende Gefahr für die Allgemeinheit hinweist und oben nicht genannte Krankheitserreger ursächlich in Betracht kommen
- Das gehäufte Auftreten nosokomialer Infektionen bei vermutetem epidemischem Zusammenhang (nicht namentlich).

Auch der Nachweis bestimmter *Krankheitserreger* ist meldepflichtig. Diese Meldepflicht ist für Pflegende jedoch nicht von Bedeutung, da sie die entsprechenden Untersuchungen nicht durchführen.

Quarantäne

DEFINITION

Quarantäne: Zeitlich befristete, totale Isolierung ansteckungsverdächtiger oder bereits erkrankter Personen zur Verhinderung der Einschleppung oder Ausbreitung von Infektionskrankheiten.

Das Infektionsschutzgesetz sieht weiter vor, dass bei Menschen mit Lungenpest oder von Mensch zu Mensch übertragbaren hämorrhagischen Fiebern behördlich eine Isolierung anzuordnen ist. **Internationale Quarantänekrankheiten** sind Cholera, Gelbfieber und Pest (die Pocken sind mittlerweile ausgerottet).

Die Quarantäne kann auch zu Hause erfolgen, wie z. B. im Zuge der COVID-19-Pandemie. Die *häusliche Quarantäne* wird für Personen behördlich angeordnet, die als ansteckungsverdächtig gelten, ohne selber krank oder krankheitsverdächtig zu sein, weil sie z. B. Kontakt zu Erkrankten hatten oder sich in einem Risikogebiet aufhielten. Wer sich in häuslicher Quarantäne befindet, darf seine Wohnung bzw. sein Haus weder verlassen noch Besuch empfangen und wird gebeten, seinen Gesundheitszustand zu beobachten und eventuelle Krankheitszeichen zu dokumentieren.

Eine Sonderform der häuslichen Quarantäne ist die *häusliche Isolierung*. Sie wird für Erkrankte mit leichten Symptomen angeordnet und hat neben den Quarantäne-Einschränkungen weitere Regelungen zur Folge, z. B. den Kontakt zu anderen Haushaltsmitgliedern auf ein Minimum zu beschränken.

Weitere Inhalte

Weitere Inhalte sind u. a. die Weitermeldung an das Robert Koch-Institut und die WHO, die Meldepflicht für Impfschäden (➤ 16.1.3), die Dokumentationspflicht für nosokomiale Infektionen und Infektionen mit resistenten Erregern, die Zulassung zu Gemeinschaftseinrichtungen (z. B. Schulen) bei verschiedenen Erkrankungen, Vorschriften für im Umgang mit Lebensmitteln Beschäftigte zum Infektionsschutz der Bevölkerung und zahlreiche Maßnahmen zur Infektionsprävention.

Literatur und Kontaktadressen

LITERATURNACHWEIS

1. Robert Koch-Institut (Hrsg.): Empfehlungen der Ständigen Impfkommission (Stand: Januar 2025). www.rki.de/DE/Aktuelles/Publikationen/Epidemiologisches-Bulletin/2025/04_25.pdf?__blob=publicationFile&v=12 (letzter Zugriff: 13.11.2025).
2. Deutsch-Österreichische Leitlinien zur medikamentösen Postexpositionsprophylaxe (PEP) nach HIV-Infektion. https://www.aidshilfe.de/de/meldung/deutsch-oesterreichische-leitlinie-hiv-pep-aktualisiert (letzter Zugriff: 13.11.2025).
3. Deutsche Gesellschaft für Krankenhaushygiene e. V. www.krankenhaushygiene.de/informationen/hygiene-tipp/hygienetipp-archiv (letzter Zugriff: 13.11.2025).
4. Siegel, J. D.; Rhinehart, E.; Jackson, M. et al.: 2007 Guideline for Isolation Precautions: Preventing Transmission of Infectious Agents in Healthcare Settings. www.academia.edu/36610183/2007_Guideline_for_Isolation_Precautions_Preventing_Transmission_of_Infectious_Agents_in_Healthcare_Settings (letzter Zugriff: 13.11.2025).
5. Robert Koch-Institut (Hrsg.). Richtlinie für Krankenhaushygiene und Infektionsprävention. Laufend aktualisierte Loseblattsammlung. Elsevier, München, 2019.
6. Robert Koch-Institut (Hrsg.): Basisdaten der stationären Krankenhausversorgung in Deutschland – nosokomiale Infektionen. In: Epidemiologisches Bulletin 36/2010, S. 359–364.
7. Langford BJ, Soucy JR, Leung V, et al.: Antibiotic resistance associated with the COVID-19 pandemic: a systematic review and meta-analysis. In: Clin Microbiol Infect 29/2023, S. 302–309.
8. Landesuntersuchungsanstalt für das Gesundheits- und Veterinärwesen (LUA) Sachsen (Hrsg.): Empfehlungen zur Verhütung und Bekämpfung von MRSA im Freistaat Sachsen – Sächsisches Herdbekämpfungsprogramm MRSA (Stand März 2008). www.lua.sachsen.de (letzter Zugriff: 13.11.2025)
9. KRINKO: Empfehlungen zur Prävention und Kontrolle von Methicillin-resistenten Staphylococcus aureus-Stämmen (MRSA) in medizinischen und Pflegerischen Einrichtungen. In: Bundesgesundheitsblatt, 57/2014, S. 696–732.
10. Deutsche nationale Punkt-Prävalenzerhebung zu nosokomialen Infektionen und Antibiotika-Anwendung 2022. Abschlussbericht. www.nrz-hygiene.de/files/Projekte/PPS%202022/PPS_2022_Abschlussbericht_Final_Upload.pdf (letzter Zugriff: 13.11.2025).
11. Niknam, S.: Winterzeit – Noroviren-Zeit. In: Heilberufe 12/2009, S. 73.
12. Deutsche Sepsis-Gesellschaft e.V und Deutsche Interdisziplinäre Vereinigung für Intensiv- und Notfallmedizin (Hrsg.): S3-Leitlinie: Sepsis – Prävention, Diagnose, Therapie und Nachsorge – Update 2025. https://register.awmf.org/assets/guidelines/079-001l_S3_Sepsis-Praevention-Diagnose-Therapie-Nachsorge_2025-07.pdf (letzter Zugriff: 13.11.2025).
13. Gesetz zur Verhütung und Bekämpfung von Infektionskrankheiten beim Menschen (Infektionsschutzgesetz – IfSG). www.gesetze-im-internet.de/ifsg/IfSG.pdf (letzter Zugriff: 13.11.2025).

14. Deutsches Grünes Kreuz e. V.: Hintergrundwissen: Die verschiedenen Impfstoff-Typen. https://dgk.de/fachleute/dgk-fachnewsletter/warten-auf-den-impfstoff/hintergrundwissen-die-verschiedenen-impfstoff-typen.html (letzter Zugriff: 13.11.2025).
15. Kinder- und Jugendärzte im Netz. Meningokokken-Meningitis. Was ist eine Meningokokken-Meningitis? 2024. www.kinderaerzte-im-netz.de/krankheiten/meningokokken-meningitis/was-ist-eine-meningokokken-meningitis/ (letzter Zugriff: 13.11.2025).
16. Robert Koch-Institut (Hrsg.): Campylobacter-Enteritis. www.rki.de/DE/Aktuelles/Publikationen/RKI-Ratgeber/Ratgeber/Ratgeber_Campylobacter.html?templateQueryString=campylobacter-enteritis (letzter Zugriff: 13.11.2025).
17. Robert Koch-Institut (Hrsg.): Salmonellose. www.rki.de/DE/Aktuelles/Publikationen/RKI-Ratgeber/Ratgeber/Ratgeber_Salmonellose.html (letzter Zugriff: 13.11.2025).
18. Bundesinstitut für Risikobewertung: Fragen und Antworten zum Schutz vor Infektionen mit Salmonellen. 2024. www.bfr.bund.de/fragen-und-antworten/thema/fragen-und-antworten-zum-schutz-vor-infektionen-mit-salmonellen (letzter Zugriff: 13.11.2025)
19. Robert Koch-Institut (Hrsg.): Infektionsepidemiologisches Jahrbuch meldepflichtiger Krankheiten für 2023. Datenstand: 1. März 2024. www.rki.de/DE/Aktuelles/Publikationen/Infektionsepidemiologisches-Jahrbuch/jahrbuch_inhalt.html?templateQueryString=Infektionsepidemiologisches+Jahrbuch+meldepflichtiger+Krankheiten (letzter Zugriff: 13.11.2025).
20. Robert Koch-Institut (Hrsg.): Windpocken (Varizellen), Gürtelrose (Herpes zoster), RKI-Ratgeber, Stand: 19. September 2025. www.rki.de/DE/Aktuelles/Publikationen/RKI-Ratgeber/Ratgeber/Ratgeber_Varizellen.html?nn=16904340 (letzter Zugriff: 13.11.2025).
21. Hüttemann, D.: Zytomegalie-Impfung in Phase II erfolgreich. 2020. www.pharmazeutische-zeitung.de/zytomegalie-impfung-in-phase-ii-erfolgreich-120527 (letzter Zugriff: 27.1.2022).
22. Robert Koch-Institut (Hrsg.): Importierte Infektionskrankheiten 2023, Epidemiologisches Bulletin 45/2024. www.rki.de/DE/Aktuelles/Publikationen/Epidemiologisches-Bulletin/2024/45_24.pdf?__blob=publicationFile&v=7 (letzter Zugriff: 13.11.2025).
23. WHO: Middle East respiratory syndrome coronavirus (MERS-CoV). www.who.int/health-topics/middle-east-respiratory-syndrome-coronavirus-mers#tab=tab_1 (letzter Zugriff: 13.11.2025).
24. Robert Koch-Institut (Hrsg.): COVID-19, 2025. www.rki.de/DE/Aktuelles/Publikationen/RKI-Ratgeber/Ratgeber/Ratgeber_COVID-19.html (letzter Zugriff: 13.11.2025).
25. Institut für Qualitätssicherung und Transparenz im Gesundheitswesen: Entwicklung eines Qualitätssicherungsverfahrens „Diagnostik, Therapie und Nachsorge der Sepsis". Abschlussbericht. 2022. www.iqtig.org/downloads/berichte/2022/IQTIG_Entwicklung-QS-Verfahren-Sepsis_Abschlussbericht_2022-05-31.pdf (letzter Zugriff: 2.12.2025).
26. Gabrielli, A.F.; Djirmay, A. G.: Schistosomiasis in Europe. In: Current Tropical Medicine Reports 10/2023, S. 79–87.

KONTAKTADRESSEN

Robert Koch-Institut, Nordufer 20, 13353 Berlin, Tel.: 0 30/18 75 40, www.rki.de

Centers for Disease Control and Prevention, 1600 Clifton Road, Atlanta, GA 30329–4027, USA, Tel.: 0 01/80 02 32 46 36, www.cdc.gov

Borreliose und FSME Bund Deutschland e. V. (BFBD), Mesnerweg 9, 86946 Vilgertshofen, Tel.: 0 82 43/7 23 99 50, telefonische Beratung: 01 80/5 00 69 35 (€ 0,14/Min. aus dem deutschen Festnetz), www.borreliose-bund.de

Deutsche Gesellschaft für Tropenmedizin, Reisemedizin und Globale Gesundheit e. V. (DTG), c/o Bernhard-Nocht-Institut für Tropenmedizin, Bernhard-Nocht-Straße 74, 20359 Hamburg, Tel.: 0 40/28 53 80-478

KAPITEL

17 Laborwerte

- Sortierprinzip: alphabetisch, griechische Buchstaben und Ziffern ignorierend
- Da die Probeentnahme- und Transportvorschriften teilweise von der Messmethode abhängen, stets die hausinternen Richtlinien beachten. Bei Sammelurin immer 24-h-Menge dokumentieren und mitteilen
- Falls nicht anders angeordnet, bei einer geplanten venösen Blutentnahme Standardbedingungen einhalten:
  - Blutentnahme morgens um 7–9 Uhr nach einem normalen Nachtschlaf
  - Vorher keine körperliche Anstrengung
  - Nüchtern, keine Nahrungszufuhr, kein Alkohol über mindestens 8 h (bei geplanter Blutfettbestimmung 12–14 h)
  - Patienten vor der Blutentnahme ruhen (im Krankenhaus am besten liegen) lassen
- Normwerte nach:
  - Dormann, A. et al.: Laborwerte. 6. Aufl. München: Elsevier, 2014
  - Institut für Klinische Chemie – Zentrallabor. Universitätsklinikum Köln, www.unsere-uniklinik.de/institute/kchemie/Parameter.html
- Alle Normwerte bezogen auf Erwachsene, bei Enzymmessungen auf eine Messtemperatur von 37 °C.

ACTH (Adrenocorticotropes Hormon)

Normwert: tageszeitabhängig, 7–10 Uhr < 52 ng/l (Bewertung in Zusammenhang mit Kortisol)
Funktion: Hypophysenvorderlappenhormon mit Wirkung auf die Nebennierenrinde
↓: Hypothalamus-, Hypophysenvorderlappeninsuffizienz, autonome Kortisolüberproduktion der Nebennierenrinde (z. B. durch Adenom)
↑: Primäre Nebennierenrindeninsuffizienz, ACTH-produzierendes Hypophysenvorderlappenadenom, paraneoplastische (ektope) ACTH-Produktion. Auch erhöht bei Schwangerschaft, Menstruation und Stress
3 ml EDTA-/Heparin-Plasma, möglichst schnell ins Labor bringen, ggf. gekühlter Versand nötig. Patientenvorbereitung: Stress vermeiden

AFP (Alpha-Fetoprotein, α-Fetoprotein)

Normwert: < 7 µg/l (< 5,8 kU/l)
Funktion: Protein im fetalen Stoffwechsel
↑: Tumormarker für das primäre Leberzellkarzinom und Keimzelltumoren. Geringe Erhöhung bei gutartigen Lebererkrankungen (z. B. Leberzirrhose) und Schwangeren
2 ml Serum

Alanin-Amino-Transferase, ALAT siehe ALT

Albumin

Normwert: Serum 55,8–66,1 % des Serumeiweißes (35–52 g/l). Liquor altersabhängig. Urin < 20 mg/g Kreatinin (im Morgenurin) bzw. < 30 mg/24 h (im Sammelurin)
Funktion: Wichtigstes Bluteiweiß, Transportprotein, wesentlich für kolloidosmotischen Druck
↓ Serum: Eiweißmangelernährung, Entzündung, nephrot. Syndrom, Leberzirrhose, monoklonale Gammopathie
↑ Liquor: Störung der Blut-Liquor-Schranke z. B. bei Entzündung
↑ Urin: Glomeruläre Nierenerkrankungen. Geringe Mehrausscheidung (Mikroalbuminurie) Frühzeichen einer diabetischen oder hypertensiven Nephropathie
2 ml Serum/Heparin-Plasma, 1 ml Liquor, 10 ml Urin aus 24 h-Sammelurin

Aldosteron

Normwert: im Liegen 17–232 ng/l, im Stehen 25–392 ng/l. Bewertung in Zusammenhang mit Renin
Funktion: Nebennierenrindenhormon
↓: Mineralokortikoidmangel bei M. Addison (Nebenniereninsuffizienz)
↑: Hyperaldosteronismus, z. B. bei renaler Hypertonie
2 ml Serum/Plasma. Medikamente (z. B. ACE-Hemmer, Diuretika) auf Arztanordnung vorher absetzen

Alkalische Phosphatase (AP)

Normwerte: **Gesamt-AP:** ♀ 35–105 U/l, ♂ 40–130 U/l
Funktion: Enzym für Reaktionen mit organischen Phosphaten. Blut-AP v. a. aus Knochen und Leber
↑: Leber- und Gallenwegserkrankungen, v. a. Cholestase, Knochenerkrankungen mit gesteigerter Knochenbildung (z. B. Osteomalazie, Akromegalie). Vorsicht: Falsch erhöhte Werte bei der Einnahme einer Vielzahl an Medikamenten
1 ml Serum/Heparin-Plasma

Alpha-Fetoprotein siehe AFP

ALT (ALAT, Alanin-Amino-Transferase, GPT, Glutamat-Pyruvat-Transaminase)

Normwert: ♀ 10–35 U/l, ♂ 10–50 U/l
Funktion: Enzym im Aminosäurestoffwechsel. Blut-ALT v. a. aus Zytoplasma der Leberzellen, außerdem in Herz- und Skelettmuskulatur
↑: Hepatitis, toxische und andere Leberschäden
1 ml Serum/Plasma, nur kurze venöse Stauung, Hämolyse vermeiden

Ammoniak

Normwert: ♀ 11–51 µmol/l, ♂ 16–60 µmol/l
Funktion: Neurotoxisches Zwischenprodukt des Aminosäurestoffwechsels, das normalerweise in der Leber durch Verstoffwechselung zu Harnstoff entgiftet wird
↑: Schwere Leberschäden, v. a. Leberzirrhose, hoch dosierte Chemotherapie
3 ml EDTA-/Heparin-Plasma (gekühlt transportieren bei + 4 °C)

α-Amylase (Alpha-Amylase)

Normwerte: **Gesamt-α-Amylase** 28–100 U/l **Pankreas-α-Amylase** 13–53 U/l
Funktion: Stärke spaltendes Enzym aus Mund-/Bauchspeicheldrüse
↑: Pankreatitis, andere Pankreas-/Abdominalerkrankungen, nach ERCP. Parotitis, Mumps
1 ml Serum/Heparin-Plasma

Antithrombin (Antithrombin III, AT, AT III)

Normwert: 80–123 %
Funktion: Natürliche gerinnungshemmende Substanz im Blut
↓: Familiärer AT-Mangel, schwere Leberschäden, Sepsis, nephrotisches Syndrom, Verbrauchskoagulopathie, zu Beginn der Heparintherapie
↑: Cumarintherapie, Entzündungen, Cholestase
5 ml Zitratplasma

AP siehe Alkalische Phosphatase

Arterielle Blutgasanalyse (BGA)

Normwerte:	
pH	7,36–7,44
paO_2 (altersabhängig)	≥ 70 mmHg (9,5 kPa)
$paCO_2$	32–45 mmHg (4,3–5,9 kPa)
Standardbikarbonat	22–26 mmol/l
BE *(Basenüberschuss)*	–3 bis +3 mmol/l
Sauerstoffsättigung	94–98 % (im Alter niedriger)
Funktion: Diagnose von Azidosen und Alkalosen, Kontrolle beatmeter Patienten	
Arterialisiertes Kapillarblut oder 5 ml arterielles Blut, blasenfrei aufgezogen in mit Heparin benetzter Spritze. Raschestmögliche Analyse	

AST (ASAT, Aspartat-Amino-Transferase, GOT, Glutamat-Oxalazetat-Transaminase)

Normwert: ♀ < 35 U/l, ♂ < 50 U/l
Funktion: Enzym mit Hauptvorkommen in Leber, Herz- und Skelettmuskulatur. In der Leber zu 30 % im Zytoplasma und 70 % in Mitochondrien lokalisiert
↑: Hepatitis, toxische und andere Leberschäden. Skelett-, Herzmuskelschäden (z. B. Herzinfarkt)
1 ml Serum/Plasma

AT siehe Antithrombin
Basophile Granulozyten siehe Differenzialblutbild

Autoantikörper

Autoantikörper (AAk)	**Positiv bei**
Anti-Basalmembran-AAk (GBM-Ak, Anti-GBM)	Glomerulonephritis (bestimmte Formen), Goodpasture-Syndrom
Antimitochondriale AAk (AMA)	Primär biliäre Zirrhose
Anti-Neutrophilen-Cytoplasma-AAk (ANCA), Untergruppen aANCA, cANCA, pANCA	Vaskulitiden (bestimmte Formen), primär sklerosierende Cholangitis, Colitis ulcerosa
Antinukleäre AAk (ANA, antinukleäre Faktoren, ANF), zahlreiche Untergruppen	Kollagenosen, rheumatoide Arthritis, Autoimmunhepatitis, Myasthenia gravis
AAk gegen cyclische citrullinierte Peptide (CCP-Ak, Anti-CCP)	Rheumatoide Arthritis
AAk gegen glatte Muskulatur (SMA)	Autoimmunhepatitis, Polymyositis
Azetylcholinrezeptor-AAk (AChR-Ak)	Myasthenia gravis
Endomysium-AAk (EMA)	Glutensensitive Enteropathie, Dermatitis herpetiformis Duhring
Gewebstransglutaminase-AAk (GTG-Ak, Anti-GTG, tTG-Ak, TGA)	Glutensensitive Enteropathie, Dermatitis herpetiformis Duhring
Gliadin-AAk (Anti-Gliadin-Antikörper, AGA)	Glutensensitive Enteropathie
Glutaminsäure-Decarboxylase-AAk (GADA)	Diabetes mellitus Typ 1
Inselzell-AAk (ICA)	Diabetes mellitus Typ 1
Insulin-AAk (IAA)	Diabetes mellitus Typ 1
Intrinsic-Faktor-AAk (IFA)	Chronische Gastritis Typ A
Nebennierenrinden-AAk	Morbus Addison
Parietalzell-AAk (PCA)	Chronische Gastritis Typ A
Rheumafaktoren (RF)	Rheumatoide Arthritis, Sjögren-Syndrom
Schilddrüsen-Peroxidase-AAk (TPO-Ak, Anti-TPO)	Hashimoto-Thyreoiditis, Morbus Basedow
Thyreoglobulin-AAk (Tg-Ak, Anti-Tg)	Hashimoto-Thyreoiditis
TSH-Rezeptor-AAk (TRAK)	Morbus Basedow
Tyrosin-Phospatase-IA-2-AAk (IA2-AK)	Diabetes mellitus Typ 1
Normwert: methodenabhängig, meist negativ oder Titer < 1:80 oder < 10 U/ml	
1 ml Serum	

Bilirubin

Normwerte: **Gesamt-Bilirubin** < 1,1 mg/dl (19 µmol/l) **Direktes Bilirubin** < 0,3 mg/dl (5 µmol/l) **Indirektes Bilirubin** (Gesamt-Bili – direktes Bili) < 1,0 mg/dl (17 µmol/l)
Funktion: Indirektes Bilirubin: Wasserunlösliches Abbauprodukt des Hämoglobin, im Blut an Albumin gebunden Direktes Bilirubin: Durch Umwandlung (Konjugation) in der Leber wasserlösliches Bilirubin Ikterus sichtbar bei Gesamt-Bili > 2 mg/dl (34 µmol/l)
↑: Hämolyse, Leberschäden und Gallenstau (Cholestase) jeglicher Ursache, Vergiftungen, Medikamente (z. B. Östrogene, Glukokortikoide), erbliche Störungen des Bilirubinstoffwechsels
2 ml Serum/Plasma. Probe vor Sonnenlicht schützen; Hämolyse führt zu falsch niedrigen Werten

Blutkörperchensenkungsgeschwindigkeit (BSG, BKS, BSR)

Normwert: ♀ unter 50 Jahren ≤ 14 mm/1. Stunde, ♀ über 50 Jahren ≤ 21 mm/1. Stunde, ♂ unter 50 Jahren ≤ 11 mm/1. Stunde, ♂ über 50 Jahren ≤ 14 mm/1. Stunde
Funktion: Suchtest auf Entzündungen
↓ (< 1 mm/1. Stunde): Polyglobulie, Polycythaemia vera
↑: Infektionen (v. a. bakterielle), nicht-infektiöse Entzündungen, (fortgeschrittene) Tumoren, Veränderungen der Bluteiweiße (z. B. bei Plasmozytom), Anämie, Schwangerschaft
2 ml Zitratblut (0,4 ml Zitrat + 1,6 ml Blut), auf gute Durchmischung achten

BNP siehe Natriuretische Peptide
BZ siehe Glukose
Calcitonin siehe Kalzitonin
Calcium siehe Kalzium
Carcinoembryonales Antigen siehe CEA

CDT (Carbohydrat-defizientes Transferrin)

Normwert: < 2,5 % des Gesamt-Transferrin
Funktion: Transferrinvariante mit weniger Kohlenhydratseitenketten
↑: Alkoholmissbrauch > 60 g Alkohol/Tag über > 1–2 Wochen, einige schwere Lebererkrankungen, genetische Variante (selten)
1 ml Serum

CEA (Carcinoembryonales Antigen)

Normwert: Nichtraucher < 5,0 µg/l, Raucher < 10 µg/l
Funktion: Eiweiß, v. a. in der Darmschleimhaut vorkommend
↑: Tumormarkter v. a. für das kolorektale Karzinom und dessen Lebermetastasen. Geringe Erhöhung v. a. bei Darm-, Leber-, Pankreasentzündungen
1 ml Serum/Plasma

Chlorid (Cl^-)

Normwert: 94–110 mmol/l
Funktion: Haupt-Anion im Extrazellulärraum; entscheidend für die Wasserbilanz zwischen den Zellen. Veränderungen meist gleichsinnig mit Natrium
↓: Erbrechen, Diuretika, Hyperaldosteronismus, Cushing-Syndrom, bestimmte Nierenerkrankungen
↑: Bestimmte Nierenerkrankungen (renal-tubuläre Azidose)
1 ml Serum/Plasma

CK siehe Kreatinkinase

Cholesterin

Normwert: < 200 mg/dl (5,2 mmol/l), Normgrenzen strittig
Funktion: Bestandteil von Zellmembranen und Steroidhormonen. Hauptblutfett, v. a. als HDL-Cholesterin und LDL-Cholesterin vorkommend
↑: Primäre Fettstoffwechselstörungen. Sekundär v. a. bei Diabetes mellitus, Hypothyreose, Cushing-Syndrom, nephrotischem Syndrom, bestimmten Medikamenten
1–2 ml Serum/Plasma

Cholinesterase

Normwert: Methodenabhängig, z. B. 5,3–12,9 kU/l
Funktion: Azetylcholin spaltende Enzyme. Im Blut nur Azetylcholin-Azetylhydrolase v. a. der Leber, daher Maß für die Syntheseleistung der Leber
↓: Schwere Leberschäden, Pestizidvergiftung, Medikamente, genetisch bedingt (verlängerte Apnoe nach Succinylcholingabe bei Narkosen!)
1 ml Serum/Heparin-Plasma

C-reaktives-Protein (CRP)

Normwert: CRP < 5 mg/l **hs-CRP** < 1 mg/l niedriges, > 3 mg/l hohes kardiovaskuläres Risiko
Funktion: Akute-Phase-Protein
↑: Akute und chronische autoimmunbedingte und infektiöse (v. a. bakterielle) Entzündungen, Gewebeschäden. Werte im oberen Normbereich bei empfindlichen Nachweisverfahren (hs-CRP) sind Indikator eines erhöhten kardiovaskulären Risikos (bei Entzündungen nicht verwertbar)
1 ml Serum/Plasma

cTnT, cTnI siehe Troponin T, I

β-CTX (β-C-terminale Crosslinks, β-Crosslaps)

Normwert: < 0,6 µg/l
Funktion: Beim Knochenabbau freigesetzte Kollagenbruchstücke
↑: Gesteigerter Knochenabbau, z. B. Osteoporose
1 ml EDTA-Plasma (morgens, > 12 h keine Nahrungszufuhr)

Cystatin C (CysC)

Normwert: Methodenabhängig, z. B. 0,47–1,09 mg/l (20–70 Jahre)
Funktion: Überall im Körper gebildetes Eiweiß, das (fast) nur von den Nieren ausgeschieden wird
↑: Niereninsuffizienz (empfindlicher und weniger beeinflussbar als das Kreatinin)
1 ml Serum/Plasma

D-Dimere

Normwert: Methodenabhängig, < 0,5 mg/l
Funktion: Spaltprodukt des Fibrins im Rahmen der Fibrinolyse
↑: Tiefe Beinvenenthrombose, Lungenembolie, Verbrauchskoagulopathie, (erfolgreiche) Lysetherapie, fortgeschrittene Tumoren, postoperativ
1 ml Zitratplasma

Eisen (Fe^{2+})

Normwert: unterliegt starken Tagesschwankungen, Höchstwert am Morgen ♀ 23–165 µg/dl (4,1–29,5 µmol/l), ♂ 35–168 µg/dl (6,3–30,1 µmol/l)
Funktion: O_2-bindender Bestandteil des Hämoglobins
↓: Eisenmangel, Eisenverteilungsstörung z. B. bei chronischen Entzündungen. Nur zusammen mit anderen Größen (z. B. Ferritin, Transferrinsättigung) verwertbar
↑: Eisenverwertungsstörung oder -überladung (z. B. Hepatitis, Hämochromatose), Eisenvergiftung
1 ml Serum/Plasma (kein EDTA-Plasma)

Eosinophile Granulozyten siehe Differenzialblutbild

Differenzialblutbild

Zellart	Normwert absolut in Zellen/µl	Normwert relativ in % der Leukos	Diagnost. Funktion
Leukozyten gesamt	4.000–10.000		Im Wesentlichen wie Veränderungen der neutrophilen Granulozyten
Stabkernige neutrophile Granulozyten	150–400	3–5 %	↓: Knochenmarkschäden, Autoimmunerkrankungen, einige bakterielle Infektionen (z. B. Typhus) ↑: Die meisten bakteriellen Infektionen, Sepsis, nicht-infektiöse Entzündungen, chronische myeloische Leukämie, Polycythaemia vera, Cushing-Syndrom, Medikamente (z. B. Glukokortikoide, „Pille"), Stress
Segmentkernige neutrophile Granulozyten	3.000–5.800	54–62 %	
Eosinophile Granulozyten	50–250	1–4 %	↓: Knochenmarkschäden, schwere akute Infektionen, Stress, Glukokortikoidgabe ↑: Allergien, Parasitosen, chronische myeloische Leukämie, maligne Lymphome, Autoimmunerkrankungen
Basophile Granulozyten	15–50	< 1 %	↓: Knochenmarkschäden ↑: Chronische myeloische Leukämie, Polycythaemia vera
Lymphozyten	1.500–3.000	20–40 %	↓: Immundefekte (z. B. AIDS), Knochenmarkschäden, Autoimmunerkrankungen (z. B. SLE), Cushing-Syndrom, Glukokortikoidgabe ↑: Virusinfektionen, einige bakterielle Infektionen (z. B. Keuchhusten), (lymphatische) Leukämien, Lymphome, Hyperthyreose
Monozyten	285–500	3–8 %	↓: Knochenmarkschäden ↑: Chronische Infektionen, Autoimmunerkrankungen
2 ml EDTA-Blut oder 50 µl Kapillarblut			

Erythrozyten (Erys)

Normwert: ♀ 4,0–5,2/pl, ♂ 4,5–5,9/pl
Funktion: O_2-transportierende Blutzellen
↓: Akuter Blutverlust (nach 12–24 h), Anämie, Hyperhydratation
↑: Polyglobulie, Polycythaemia vera, Dehydratation
1 ml EDTA-Blut oder 50 µl (heparinisiertes) Kapillarblut

Erythrozytenindizes

Normwerte: MCV *(mittleres korpuskuläres Volumen)* 80–96 µm³ (= fl = Femtoliter = 10^{-15} l) **MCH** *(mittleres korpuskuläres Hb)* 27–34 pg (1,7–2,1 fmol) **MCHC** *(mittlere Hb-Konzentration des Erythrozyten)* 32–36 g/dl Ery (19,9–22,3 mmol/l) **%HYPO** (Anteil hypochromer Erythrozyten) 1–5 % **RDW** *(Red cell distribution width, Erythrozytenverteilungsbreite)* < 15 %
Funktion: Errechnete Größen zur Klassifizierung von Anämien
1 ml EDTA-Blut oder 50 µl (heparinisiertes) Kapillarblut

Ferritin

Normwert: ♀ 13–150 µg/l, ♂ 30–400 µg/l im mittleren Erwachsenenalter (methodenabhängig)
Funktion: Eisen speicherndes Protein
↓: Eisenmangel
↑: Eisenüberladung (z. B. Hämochromatose, Bluttransfusionen), Eisenverteilungsstörung (z. B. chronische Infektionen, Tumoren, Leberschäden), Eisenverwertungsstörung
1 ml Serum/Plasma

α-Fetoprotein siehe AFP

Fibrinogen

Normwert: 1,8–3,5 g/l
Funktion: Gerinnungsfaktor I, Akute-Phase-Protein
↓: Verminderte Bildung (v. a. schwere Leberschäden), erhöhter Verbrauch/Abbau (z. B. Verbrauchskoagulopathie, Lysetherapie)
↑: Entzündungen, nach OP/Trauma. Erblich bedingt, dann dauerhaft und eigenständiger kardiovaskulärer Risikofaktor
1 ml Zitratplasma (Probe nicht im Kühlschrank aufbewahren: Kälteaktivierung von F VII)

Folsäure

Normwert: ausreichend > 4 µg/l, grenzwertig 2–4 µg/l
Funktion: Vitamin. Mangel in Deutschland relativ häufig
↓: Unzureichende Zufuhr, Malabsorption, erhöhter Bedarf (z. B. Schwangerschaft)
1 ml Serum/EDTA-Plasma (morgens, > 12 h keine Nahrungszufuhr)

fT3 siehe Trijodthyronin
fT4 siehe Thyroxin

Gesamteiweiß

Normwert: Serum 66–86 g/l Liquor 100–600 mg/l Sammelurin < 150 mg/24 h
↓ Serum: Mangelernährung, Malabsorption, schwere Lebererkrankungen, Aszites, Eiweißverluste z. B. bei nephrotischem Syndrom, chronischer Diarrhö
↑ Serum: Dehydratation, chronische Entzündungen (γ-Globuline), monoklonale Gammopathie
↑ Liquor: Vor allem ZNS-Entzündungen, -Tumoren
↑ Urin: Nierenerkrankungen (z. B. Glomerulonephritis, nephrotisches Syndrom, diabetische Nierenschädigung), Harnwegsinfekte, Nierensteine, Tumoren, körperliche Anstrengung, Fieber
1 ml Serum/Plasma, 2–3 ml Liquor oder 10 ml Sammelurin

α-, β-, γ-Globuline siehe Serumelektrophorese

Glukose

Normwert (nüchtern): Plasma 60–110 mg/dl (3,3–6,1 mmol/l) nach WHO (Obergrenze je nach Fachgesellschaft z. T. 95 mg/dl = 5,3 mmol/l oder 100 mg/dl = 5,6 mmol/l), Vollblut ca. 10 % weniger. Urin < 150 mg/l (0,84 mmol/l), Teststreifen bei Nierengesunden negativ
Funktion: Wichtigster Energieträger des Körpers
↓ Plasma: Hunger, Malabsorption, große Tumoren, schwere Leberfunktionsstörungen, Alkoholabusus, Nebennierenrindeninsuffizienz, Überdosierung von Antidiabetika, Insulinom
↑ Plasma: Diabetes mellitus, Cushing-Syndrom, Akromegalie, Phäochromozytom, Arzneimittel (z. B. Diuretika, Glukokortikoide, „Pille")
↑ Urin mit Hyperglykämie: Diabetes mellitus und andere Hyperglykämien, wenn die Nierenschwelle (ca. 180 mg/dl) überschritten wird
↑ Urin ohne Hyperglykämie: Verschiedene Nierenerkrankungen, Schwangerschaft
1 ml Vollblut, Serum oder Plasma oder 0,01–0,1 ml Kapillarblut (sofort messen). 10 ml Spontanurin bzw. Urin definierter Sammelperioden

(Oraler) Glukosetoleranztest

Bewertung	Nüchtern-Blutzucker	2 h nach Glukosetrunk
Normwert (nach WHO)	< 110 mg/dl (6,1 mmol/l)	< 140 mg/dl (7,8 mmol/l)
Abnorme Nüchtern-Glukose (Impaired Fasting Glucose, IFG)	110–125 mg/dl (6,1–7,0 mmol/l)	< 140 mg/dl (7,8 mmol/l)
Gestörte Glukosetoleranz (impaired Glucose Tolerance, IGT)	< 126 mg/dl (7,0 mmol/l)	140–199 mg/dl (7,8–11,1 mmol/l)
Diabetes mellitus	≥ 126 mg/dl (7,0 mmol/l)	≥ 200 mg/dl (11,1 mmol/l)

Glutamat-Oxalazetat-Transaminase (GOT) siehe AST
Glutamat-Pyruvat-Transaminase (GPT) siehe ALT

Glutamat-Dehydrogenase (GLDH)

Normwert: ♀ < 5 U/l, ♂ < 7 U/l
Funktion: Mitochondriales Enzym, das nur bei Lebererkrankungen im Blut erhöht ist
↑: Schwere Leberschäden mit Leberzellnekrosen, z. B. toxische Leberschäden
1 ml Serum/Plasma

γ-Glutamyl-Transferase (γ-GT)

Normwert: ♀ < 40 U/l, ♂ < 60 U/l
Funktion: Enzym im Aminosäurestoffwechsel. Blut-γ-GT nur aus Leber und Gallenwegen
↑: Leber- und Gallenwegserkrankungen (v. a. mit Cholestase), Alkoholabusus
1 ml Serum/Plasma

GOT siehe AST
GPT siehe ALT

Hämatokrit (Hkt)

Normwert: ♀ 36–45 %, ♂ 42–50 %
Funktion: Anteil der Blutkörperchen am Gesamtblutvolumen
↓: Anämien, Hyperhydratation
↑: Dehydratation, Polyglobulie, Polycythaemia vera
1 ml EDTA-Blut oder 50 µl Kapillarblut

Hämoglobin (Hb)

Normwert: ♀ 12–16 g/dl; ♂ 13,5–18 g/dl
Funktion: O_2-bindendes und -transportierendes Protein im Erythrozyten
↓: Anämie, Hyperhydratation
↑: Polyglobulie, Polycythaemia vera, Dehydratation
1 ml EDTA-Blut oder 50 µl Kapillarblut

Harnsäure

Normwert: Serum ♀ 2,4–5,7 mg/dl; ♂ 3,4–7,0 mg/dl; Urin: 200–1.000 mg/24 h bei normaler Kost
Funktion: Endprodukt des Purinstoffwechsels
↑: Gicht, Leukämien u. a. Erkrankungen mit erhöhtem Zellabbau, Niereninsuffizienz, Fasten, Alkohol, Medikamente
1 ml Serum/Plasma oder 5 ml Sammelurin

Harnstoff (Urea)

Normwert: 10–50 mg/dl (1,7–8,3 mmol/l)
Funktion: Harnpflichtiges Endprodukt des Eiweißstoffwechsels
↑: Niereninsuffizienz (Anstieg erst bei Nierenfunktion < 25 % des Normalen), gesteigerter Eiweißabbau, sehr hohe Eiweißzufuhr
1 ml Serum/Plasma

Hb siehe Hämoglobin

HbA_{1c}

Normwert: 4,8–5,9 % (< 38 mmol/mol). HbA_{1c} ≥ 6,5 % (≥ 48 mmol/mol) sichert Diabetes. Zielwert bei Diabetikern ➤ 10.7.3, ➤ 10.7.7
Funktion: Wichtigste Untergruppe der Glykohämoglobine, d. h. der Hämoglobine mit irreversibel gebundener Glukose. Maß für die Serumglukosekonzentration der letzten 8–12 Wochen
↑: Alle Hyperglykämien
1 ml Heparin-/EDTA-Blut oder 50 µl Kapillarblut

HBDH siehe LDH
HCT siehe Kalzitonin

HDL-Cholesterin

Normwert: ♀ 45–65 mg/dl, ♂ 35–55 mg/dl, Normgrenze strittig
Funktion: „Guter" Cholesterin-Anteil, der von Proteinen mit hoher Dichte (high density lipoproteins) transportiert wird
↓: Erhöhtes Risiko für arteriosklerosebedingte Herz-Kreislauf-Erkrankungen, z. B. KHK
↑: Schutzfaktor vor Arteriosklerose
1 ml Serum/Plasma

Hkt siehe Hämatokrit

Homocystein

Normwert: < 15 µmol/l (bis 60 Jahre), < 20 µmol/l (> 60 Jahre)
Funktion: Schwefelhaltige Aminosäure
↑: Vitamin-B_6-, -B_{12}-, Folsäuremangel, Rauchen, Alkoholmissbrauch, Hypothyreose, genetisch bedingt. Erhöhtes Risiko für arteriosklerosebedingte Herz-Kreislauf-Erkrankungen
1 ml EDTA-Plasma, Blut nach Entnahme sofort ins Labor bringen

Hydroxybutyrat-Dehydrogenase siehe LDH
International normalized ratio (INR) siehe Quick

Kalium (K^+)

Normwert (Plasma): 3,5–4,8 mmol/l
Funktion: Häufigstes Kation in den Zellen. Wichtig z. B. für die Erregbarkeit von Zellen
↓: Bilanzstörung: Diuretika, Glukokortikoide, Cushing-Syndrom, Hyperaldosteronismus. Diarrhö, Erbrechen, Laxanzien. Verteilungsstörung: Alkalose, Initialbehandlung des diabetischen Koma
↑: Bilanzstörung: Niereninsuffizienz, kaliumsparende Diuretika, Nebennierenrindeninsuffizienz. Verteilungsstörung: Azidose, massive Hämolyse, Zellzerfall
1 ml Serum/Plasma

Kalzium (Ca^{2+})

Normwerte: Gesamtkalzium 1,93–2,6 mmol/l (7,7–10,4 mg/dl) **Ionisiertes Kalzium** 1,15–1,32 mmol/l (4,5–5,3 mg/dl) Urin < 300 mg/24 h (< 7,5 mmol/24 h), normale Kost
Funktion: Wichtiges Mengenelement, z. B. für Knochenaufbau, neuromuskuläre Erregungsübertragung
↓: Niereninsuffizienz, Hypoparathyreoidismus, nephrotisches Syndrom, Leberzirrhose, akute Pankreatitis, Medikamente (Antiepileptika, Schleifendiuretika)
↑: Primärer Hyperparathyreoidismus, Hyperthyreose, Immobilisation, Sarkoidose, Vit.-D-Überdosierung, Tumoren, Medikamente (Thiazid-Diuretika)
Gesamt: 1 ml Serum/Plasma oder 5 ml Sammelurin. Ionisiertes Kalzium: 1 ml heparinisiertes Vollblut möglichst ohne Luftkontakt sofort ins Labor

Kortisol

Normwert: tageszeitabhängig Serum: 8 Uhr 8–25 µg/dl, 24 Uhr < 5 µg/dl Urin: 10–90 µg/24 h Freies Kortisol im Speichel: 8 Uhr 0,2–1,7 µg/dl (5–46 nmol/l), 20–24 Uhr < 0,23 µg/dl (6,4 nmol/l)
Funktion: Nebennierenrindenhormon (Hauptglukokortikoid)
↓: Nebennierenrindeninsuffizienz, Leberzirrhose, Eiweißmangel
↑: Cushing-Syndrom, Stress, Alkoholabusus, erhöhte Östrogenspiegel (Schwangerschaft, „Pille"), Anorexia nervosa
1 ml Heparin-/EDTA-Serum/Plasma, 5 ml Sammelurin (kühl sammeln) oder 1 ml Speichel

Kreatinin (Krea)

Normwert: ♀ < 0,9 mg/dl (80 µmol/l), ♂ < 1,1 mg/dl (97 µmol/l)
Funktion: Harnpflichtiges Endprodukt des Muskelstoffwechsels
↑: Niereninsuffizienz (ab ca. 50-prozentiger Reduktion der Nierenleistung), akutes Nierenversagen
1 ml Serum/Plasma

Kreatinin-Clearance

Normwert: Alters-, geschlechts- und methodenabhängig, z. B. junge ♀ > 75, ♂ > 95 ml/min bezogen auf 1,73 m^2 Körperoberfläche
Funktion: Abschätzung der glomerulären Filtrationsrate v. a. zur Erfassung beginnender Nierenfunktionsstörungen. Bei Serum-Kreatinin > 3 mg/dl (> 260 µmol/l) wenig aussagekräftig
↓: (Beginnende) Niereninsuffizienz
1–2 ml Serum/Plasma jeweils zum Beginn und zum Ende der Sammelperiode und 5 ml Sammelurin (Gewicht und Größe des Patienten mitteilen)

Kreatinkinase (CK)

Normwerte: Gesamt-CK ♀ < 145 U/l, ♂ < 170 U/l **CK-MB-Aktivität** < 24 U/l, **CK-MB-Masse** < 6 µg/l
Funktion: Enzym im Muskelstoffwechsel. Mehrere Isoenzyme, diagnostisch bedeutsam nur CK-MB (v. a. im Herzmuskel)
↑: Herzinfarkt (Anstieg nach 4–8 h, CK-MB > 24 U/l bzw. 6–25 % der Gesamt-CK), Myokarditis, Herzmassage. Muskelschäden z. B. bei i. m.-Injektion, schwerer körperlicher Anstrengung, Verletzungen, Muskeldystrophie, Muskelkrämpfen, Muskelentzündungen (CK-MB < 6 % der Gesamt-CK)
1 ml Serum/Plasma

LDH (Laktatdehydrogenase), LDH1 (Hydroxybutyrat-Dehydrogenase, HBDH)

Normwerte: **Gesamt-LDH** < 250 U/l **LDH1** < 50 U/l
Funktion: Enzym im Zytoplasma aller Zellen. Fünf Isoenzyme, LDH1 v. a. in Herz und Erythrozyten, LDH5 v. a. in der Leber vorkommend
↑: Herzinfarkt (auch noch nach mehreren Tagen, LDH1 > 45 % der Gesamt-LDH), Myokarditis, Skelettmuskelschäden, Hepatitis, toxische Leberschäden, Anämien, Bluterkrankungen und Tumoren mit hohem Zellumsatz
1 ml Serum/Plasma

LDL-Cholesterin

Normwert: < 130 mg/dl (< 3,4 mmol/l), Normgrenze strittig **Zielwert** abhängig vom Gesamt-Herz-Kreislauf-Risiko des Patienten (je höher das Risiko, desto niedriger der Zielwert)
Funktion: Cholesterin-Anteil, der von Proteinen mit niedriger Dichte (low density lipoproteins) transportiert wird. Beschleunigt Arteriosklerose
↑: Erhöhtes Risiko für Herz-Kreislauf-Erkrankungen, v. a. Herzinfarkt
1 ml Serum/Plasma (nüchtern)

Leukozyten (Leukos) siehe Differenzialblutbild

Lipase

Normwert: < 60 U/l
Funktion: Triglyzeride spaltendes Enzym des Pankreas
↑: Pankreatitis, Pankreasbeteiligung bei anderen Oberbaucherkrankungen, nach ERCP
1 ml Serum/Heparin-Plasma

Lymphozyten siehe Differenzialblutbild

Magnesium ($Mg2^+$)

Normwert: 0,7–1 mmol/l (1,7–2,4 mg/dl)
Funktion: Beteiligt an muskulärer Erregungsübertragung
↓: Chronische Diarrhö, renale Verluste (z. B. bei Diuretikatherapie), verminderte Zufuhr (z. B. bei Alkoholabusus), Hyperaldosteronismus, Hyperparathyreoidismus
↑: Niereninsuffizienz
1 ml Serum/Plasma

MCH, MCHC, MCV siehe Erythrozytenindizes
Milchsäure siehe Laktat
Monozyten siehe Differenzialblutbild

Natrium (Na^+)

Normwert: 135–145 mmol/l
Funktion: Entscheidendes Kation für den osmotischen Druck im Extrazellulärraum
↓: Herzinsuffizienz, Leberzirrhose, Niereninsuffizienz, Syndrom der inadäquaten ADH-Sekretion, Nebennierenrindenunterfunktion, Arzneimittel (z. B. bestimmte Diuretika)
↑: Diarrhö, Fieber oder Schwitzen bei zu geringer Wasserzufuhr, Diabetes insipidus, primärer Hyperaldosteronismus, bestimmte Arzneimittel
1 ml Serum/Plasma

Natriuretische Peptide (NT-pro BNP)

Normwert: Normwerte methoden-, alters- und geschlechtsabhängig. Bei akuter Luftnot Herzinsuffizienz sehr unwahrscheinlich bei NT-pro BNP < 300 ng/l oder BNP < 100 ng/l. Herzinsuffizienz wahrscheinlich bei NT-pro BNP > 450 ng/l (unter 50 Jahren), > 900 ng/l (50–75 Jahren), > 1 800 ng/l (über 75 Jahren) oder BNP > 400 ng/l
Funktion: Hormonell wirksame Peptide, die in den Herzkammern bei Druck- und Volumenbelastung gebildet werden und diese durch vermehrte Wasserausscheidung und Vasodilatation wieder senken sollen
↑: Herzinsuffizienz, Leberzirrhose, Niereninsuffizienz
1 ml EDTA-Plasma

Neutralfette siehe Triglyzeride
Neutrophile Granulozyten siehe Differenzialblutbild

Partielle Thromboplastinzeit (aPTT, PTT)

Normwert: 28–40 s
Funktion: Maß für das endogene Gerinnungssystem
↑: Gerinnungsfaktormangel (z. B. Hämophilie A, B), Verbrauchskoagulopathie, schwere Lebererkrankungen. Überwachung bei Vollheparinisierung (ca. 1,5- bis 2fache Verlängerung angestrebt)
1 ml Zitratblut (Röhrchen exakt bis zur Markierung füllen)

PCT (Procalcitonin)

Normwert: < 0,1 µg/l
Funktion: Differenzierung akuter bakterieller und nichtbakterieller Entzündungen (z. B. Pneumonie), Verdacht auf Sepsis (Verlauf und Prognose), Überwachung von Risikopatienten zur frühzeitigen Erfassung von systemischen Infektionen
↑: Systemischen bakteriellen Infektionen, Sepsis, generalisiserten Pilzinfektionen, parasitären Infektionen (z. B. Malaria)
1 ml Serum

Phosphat (anorganisch)

Normwert: 2,6–4,5 mg/dl (0,84–1,45 mmol/l)
Funktion: Baustein von ATP und Zellmembranem, Knochenmineral, Puffersystem im Blut
↓: Rachitis, Malabsorption, Alkoholabusus, Hyperparathyreoidismus, Aluminiumhydroxid enthaltende Antazida (binden Phosphat)
↑: Niereninsuffizienz, Hypoparathyreoidismus
1 ml Serum/Plasma

Plasmathrombinzeit, PTZ siehe Thrombinzeit
pO_2 siehe Blutgasanalyse
Prostataphosphatase siehe Saure Phosphatase
Proteine siehe Gesamteiweiß, Serumelektrophorese
Prothrombinzeit siehe Quick

PSA (Prostataspezifisches Antigen)

Normwert: < 4 µg/l
Funktion: Fast nur in der Prostata gebildetes Eiweiß
↑: Tumormarker des Prostatakarzinoms. Prostataadenom, Prostataentzündung, nach Druck auf die Prostata
1 ml Serum/Plasma

PTT siehe Partielle Thromboplastinzeit

Quick (Prothrombinzeit, Thromboplastinzeit, TPZ) und INR (International normalized ratio)

Normwert: Quick 70–130 % **INR** 0,85–1,15
Diagn. Funktion: Maß für das exogene System der Gerinnung. Aufgrund fehlender Standardisierung des Quick-Wertes heute Bevorzugung der INR (International normalized ratio)
Quick ↓ bzw. INR ↑: Lebererkrankungen, Verbrauchskoagulopathie, Vit.-K-Mangel, Ther. mit Vit.-K-Antagonisten (z. B. Marcumar®). Therapeutischer Bereich Quick ca. 15–35 %, INR 2,0–4,5 je nach Indikation
5 ml Zitratblut (Röhrchen exakt bis zur Markierung füllen)

Renin

Normwert: Methodenabhängig, z. B. liegend 1,7–23,9 ng/l, stehend 2,6–27,7 ng/l. Bewertung zusammen mit Aldosteron und Elektrolyten
Funktion: Renales Hormon, das über den Renin-Angiotensin-Aldosteron-Mechanismus den Blutdruck steigert
↓: Primärer Hyperaldosteronismus
↑: Primärer Hypoaldosteronismus, M. Addison, sekundärer Hyperaldosteronismus (z. B. bei renovaskulärer Hypertonie, Diuretika)
1 ml EDTA-Plasma (vorgekühltes Röhrchen sofort ins Labor)

Retikulozyten (Retis)

Normwert: 0,3–1,8 % der Erys
Funktion: Junge Erythrozyten
↓: Verminderte Erythropoese, z. B. bei aplastischer Anämie, Zytostatikatherapie, Erythropoetinmangel
↑: Gesteigerte Erythropoese, z. B. bei hämolytischer Anämie, nach Blutung, unter Behandlung einer Eisen-, Vit.-B_{12}- oder Folsäuremangelanämie (sog. Retikulozytenkrise)
1 ml EDTA-Blut

Sauerstoffpartialdruck, Sauerstoffsättigung siehe Blutgasanalyse

Serumeiweißelektrophorese

Fraktion	Normwert in %	Normwert in g/l	
Albumin	55,8–66,1 %	35–52	↓: Eiweißmangelernährung, Entzündung, nephrotisches Syndrom, Leberzirrhose, Verbrennungen, monoklonale Gammopathie
α_1-Globulin	2,9–5,3 %	2,1–3,8	↑: Akute Entzündungen (Akute-Phase-Proteine), Tumoren
α_2-Globulin	7,2–11,2 %	5,1–8,1	↑: Wie α_1-Globulin, zusätzlich nephrotisches Syndrom
β-Globulin	8,4–13,7 %	5,7–10,4	↑: Nephrotisches Syndrom, Tumoren
γ-Globulin	10,5–19,6 %	6,5–14,3	↓: Antikörpermangel jeglicher Ursache, z. B. nephrotisches Syndrom ↑: Chronische Entzündungen, Leberzirrhose, Tumoren, monoklonale Gammopathie (spitze Zacke)
1 ml Serum			

T3, fT3 siehe Trijodthyronin
T4, fT4 siehe Thyroxin

Thrombinzeit (TZ, Plasmathrombinzeit, PTZ)

Normwert: 16–20 s
Funktion: Test für die letzte Phase der Gerinnung
↑: Fibrinogenmangel, Fibrinolyse-, Heparintherapie
1 ml Zitratblut (Röhrchen exakt bis zur Markierung füllen)

Thromboplastinzeit siehe Quick

Thrombozyten (Thrombos, Blutplättchen)

Normwert: 150–400/nl
Funktion: Leiten Blutgerinnung ein
↓: Bildungsstörung (z. B. bei Knochenmarkschäden, Leukämie), Verbrauchskoagulopathie, immunologisch (z. B. idiopathische thrombozytopenische Purpura, durch Heparin, bei Kollagenosen, malignen Lymphomen), bestimmte Infektionen, Hyperspleniismus, Alkoholabusus, mechanisch
↑: Myeloproliferative Erkrankungen, nach Infektionen, Entzündungen, Blutungen oder Milzentfernung
1 ml EDTA-Blut, 20 µl Kapillarblut

Thyroxin (T_4)/Freies Thyroxin (fT_4)

Normwert: **Gesamt-Thyroxin** 56–123 µg/l (72–158 nmol/l) **Freies Thyroxin (fT_4)** 9,3–17,0 ng/l (12,7–20,8 pmol/l)
Funktion: Schilddrüsenhormon
↓: Hypothyreose, z. B. bei Jodmangel, chron. Thyreoiditis, Z. n. Schilddrüsenresektion, Medikation mit Thyreostatika
↑: Hyperthyreose
1 ml Serum/Plasma

Thyreoidea stimulierendes Hormon (TSH)

Normwert: Basal 0,27–2,5 mU/l, Grauzone bis 4,2 mU/l
Funktion: Vom Hypophysenvorderlappen ausgeschüttetes Hormon, das die Schilddrüse stimuliert
↓: Primäre Hyperthyreose, sekundäre Hypothyreose, Schilddrüsenhormonüberdosierung
↑: Primäre Hypothyreose
1 ml Serum/Plasma

TPZ siehe Quick

(Löslicher) Transferrinrezeptor (sTfR)

Normwert: Methodenabhängig, z. B. 0,8–2,3
Funktion: Von den Zellen abgespaltene Teile des Transferrinrezeptors, der v. a. auf Zellen mit hohem Eisenverbrauch vorkommt. Blut-sTfR zu 80 % aus den Vorläuferzellen der Erythrozyten im Knochenmark stammend
↓: Verminderte Erythropoese, z. B. bei aplastischer Anämie
↑: Gesteigerte Erythropoese, z. B. bei Polycythaemia vera, Eisen-, Folsäure-, Vitamin-B_{12}-Mangel-Anämie, hämolytischer Anämie
1 ml Serum/Plasma

Transferrinsättigung (TfS)

Normwert: 15–45 %
Funktion: Transferrin ist das Transportprotein für freies Eisen im Blut, außerdem ein Anti-Akute-Phase-Protein. Diagnostisch bedeutsam ist nur die Transferrinsättigung = Serumeisenkonzentration geteilt durch Transferrinkonzentration
↓: Eisenmangel, chronische Entzündungen/Infektionen, Tumoren
↑: Eisenüberladung (z. B. bei Hämochromatose, nach vielen Bluttransfusionen), Hämolyse, megaloblastäre Anämien, ineffektive Erythropoese
1 ml Serum/Plasma (kein EDTA-Plasma)

Trijodthyronin (T_3)/Freies Trijodthyronin (fT_3)

Normwert: **Gesamt-Trijodthyronin** 0,78–1,82 µg/l (1,2–2,8 nmol/l) **Freies Trijodthyronin (fT_3)** 2,5–4,4 ng/l (3,9–6,7 pmol/l)
Funktion: Schilddrüsenhormon; wird im Blut durch Abspaltung von Jod aus T_4 gebildet; schneller und stärker wirksam als T_4
↓: Hypothyreose (wie Thyroxin), Umwandlungshemmung von T_4 in T_3, z. B. bei Schwerkranken oder bestimmten Arzneimitteln (Low-T_3-Syndrom)
↑: Hyperthyreose. In 5–10 % der Hyperthyreosen sog. isolierte T_3-Hyperthyreose
1 ml Serum/Plasma

Triglyzeride (Neutralfette)

Normwert: < 150 mg/dl (1,7 mmol/l)
Funktion: Eines der Hauptblutfette
↑: Primäre Fettstoffwechselstörungen. Sekundär bei Leber- und Nierenerkrankungen, Hypothyreose, Diabetes mellitus, Medikamenten (z. B. Thiazid-Diuretika)
1 ml Serum/Plasma

(Kardiales) Troponin T und I (cTnT, cTnI)

Normwerte: **cTnT** < 0,014 µg/l (methodenabhängig) **cTnI** methodenabhängig
Funktion: Herzmuskelspezifisches Eiweiß
↑: ACS, Herzinfarkt (Anstieg nach 3–8 h, Maximum nach 1–2 Tagen, Normalisierung nach 1–2 Wochen)
1 ml Serum/Plasma

TSH siehe Thyreoidea stimulierendes Hormon
TZ siehe Thrombinzeit

Vitamin B_{12}

Normwert: ausreichend > 250 ng/l, grenzwertig 150–250 ng/l
Funktion: Wichtiges Coenzym v. a. im Zellaufbau; kann aus dem Darm nur bei Vorhandensein von Intrinsic-Factor aufgenommen werden
↓: Mangelernährung, Intrinsic-Factor Mangel (z. B. bei chron. atroph. Gastritis), chron. (Dünn-)Darmerkrankungen
1–2 ml Serum/EDTA-Plasma (lichtgeschützt)

Lösungsvorschläge zu den Lernaufgaben

Kapitel 2: Pflegesituation „Schmerz lass nach – schnelle Hilfe für Frau Götz"

1. Identifizieren Sie das Schmerzeinschätzungsinstrument, das Dr. Lehmann im Anamnesegespräch mit Frau Götz benutzt, und erläutern Sie, wie es angewendet wird.

Kompetenzbereich: KBI

Curriculare Einheiten: CE05, CE06

Dr. Lehmann verwendet die numerische Rangskala (NRS 0–10). Frau Götz nennt auf Nachfrage eine Zahl und bewertet so ihre Schmerzen mit 8. Dieses Instrument wird folgendermaßen angewendet: Die einschätzende Person fragt: „Wie stark sind Ihre Schmerzen von 0 bis 10, wenn 0 kein Schmerz und 10 den stärksten vorstellbaren Schmerz bedeutet? Die Skala kann mündlich oder schriftlich angewendet werden. Die Pflegefachperson dokumentiert die genannte Zahl, vergleicht sie mit den zuvor angegebenen Werten zur Wirkungskontrolle und ergreift ggf. Maßnahmen zur Schmerzlinderung.

(➤ Kap. 2.3.2)

2. Unterscheiden Sie akute Schmerzen von chronischen Schmerzen anhand der Zeiträume des Schmerzzustands. Benennen Sie die Therapieziele und -dauer einer medikamentösen Schmerztherapie für akuten und für chronischen Schmerz.

Kompetenzbereich: KBI

Curriculare Einheiten: CE05, CE06

Akute Schmerzen treten meist plötzlich auf und lassen sich oft gut auf die verletzte Stelle zurückführen. Die medikamentöse Behandlung zielt darauf ab, die vorhandenen Schmerzen schnell zu lindern und die Funktion wiederherzustellen, wobei die Therapie in der Regel Stunden bis Tage dauert (z. B. rasche Analgesie mit nicht opioiden Schmerzmitteln, bei Bedarf kurzzeitig opioide Gaben). Chronische Schmerzen bestehen dagegen mindestens drei Monate oder kehren häufig wieder. Hier steht nicht nur die kurzfristige Schmerzlinderung im Vordergrund, sondern vor allem die Verhinderung von Rückfällen, die Verbesserung der Lebensqualität und der Erhalt der Selbstständigkeit. Die medikamentöse Therapie ist individuell angepasst, kann Dauermedikation, adjuvante Wirkstoffe und bei Bedarf eine kontrollierte Opioidtherapie umfassen. Oft wird die medikamentöse Therapie mit nichtmedikamentösen Maßnahmen wie Physiotherapie oder psychologischer Unterstützung kombiniert.

(➤ Kap. 2.2.2)

3. Erklären Sie den Begriff „NSAR" und analysieren Sie, ob diese Therapieform für Frau Götz infrage kommt. Nennen Sie zudem beispielhaft drei Medikamente dieser Gruppe.

Kompetenzbereich: KBI

Curriculare Einheiten: CE05, CE06

NSAR ist die Abkürzung für nichtsteroidale Antirheumatika. Diese hemmen die Prostaglandinsynthese und wirken schmerzlindernd, entzündungshemmend und fiebersenkend. Bei Frau Götz mit akuter Schmerzsymptomatik durch rheumatoide Arthritis kommen NSAR infrage, weil sie gezielt entzündungsbedingende Gelenkschmerzen reduzieren und Schwellungen mindern können. Eine NSAR-Therapie kann kurzfristig die Schmerzintensität senken und die Beweglichkeit verbessern. NSAR sind z. B. Diclofenac, Ibuprofen und Naproxen.

(➤ Kap. 2.4.3)

4. Führen Sie Alternativen zur medikamentösen Schmerztherapie auf, welche Pflegefachfrau Claudia Becker und das interdisziplinäre Team zusätzlich in ihre Pflegeplanung integrieren können.

Kompetenzbereiche: KBI, KBII

Curriculare Einheiten: CE04, CE05

Pflegefachfrau Claudia Becker und das interdisziplinäre Team können neben den ärztlich verordneten Medikamenten verschiedene nichtmedikamentöse Maßnahmen in die Pflegeplanung aufnehmen. Diese Maßnahmen werden nach Rücksprache mit dem behandelnden Arzt und unter Berücksichtigung von Frau Götz' Wünschen und Bedürfnissen angewendet. Dazu gehören: Positionierung zur Entlastung schmerzhafter Gelenke, gezielte Massage zur Lockerung und Schmerzlinderung, kutane Stimulationsverfahren wie Kälte- oder Wärmeanwendungen zur Schmerzreduktion, lokale Wärmebehandlung zur Muskelentspannung, Vibration zur Schmerzlinderung und Durchblutungsförderung, Elektrotherapien (z. B. TENS) zur Schmerzmodulation, Akupunktur als ergänzende Maßnahme bei chronischen Gelenkschmerzen, gezieltes körperliches Training und Physiotherapie zur Erhaltung oder Verbesserung der Beweglichkeit, Ablenkung durch Gespräche, Musik oder Beschäftigung zur Reduktion der Schmerzempfindung sowie Entspannungstechniken wie progressive Muskelentspannung oder Atemübungen zur Stress- und Schmerzbewältigung. Diese Maßnahmen sollten dokumentiert und regelmäßig auf ihre Wirkung sowie Verträglichkeit überprüft werden.

(➤ Kap. 2.4.10)

Kapitel 3: Pflegesituation „Jede Minute zählt!"

1. Am ersten Arbeitstag auf der Station für Innere Medizin übte Anke mit ihrer Praxisanleiterin das korrekte Verhalten in Notfallsituationen ein. Erarbeiten Sie die Inhalte dieser Praxisanleitung:

a. Nennen Sie die Maßnahmen, die eine Pflegefachperson bei einem Notfall ergreifen muss, um strukturiert und handlungssicher zu bleiben, bis das Reanimationsteam oder der Rettungsdienst eintrifft.

Kompetenzbereiche: KBI, KBIII

Curriculare Einheiten: CE06, CE08

- Sich Überblick über die lebenswichtigen Körperfunktionen des Patienten verschaffen:
  - Durch Ansprache und leichtes Rütteln an der Schulter das Bewusstsein kontrollieren
  - Atmung prüfen

- Reagiert der Patient nicht oder ist keine normale Atmung vorhanden, sofort den Rettungsdienst alarmieren (Notruf). Ist die Pflegefachperson alleine und ohne Handy, muss sie dazu möglicherweise den Patienten für kurze Zeit allein lassen
- Ist ein Zweithelfer verfügbar, diesen anweisen, ggf. den Notruf abzusetzen und einen Defibrillator zu holen
- Einen bewusstseinsgetrübten oder bewusstlosen Patienten mit normaler Atmung in die stabile Seitenlage bringen
- Bei einem bewusstlosen Patienten mit nicht normaler (zu selten, zu angestrengt oder schnappend) oder fehlender Atmung unverzüglich mit der Herzdruckmassage beginnen
- Bei entsprechender Ausbildung/Fähigkeit Patienten nach 30 Thoraxkompressionen mit zwei Atemzügen beatmen. Ansonsten lediglich die Herzdruckmassage fortführen
- Die Wiederbelebung mindestens bis zum Eintreffen des Rettungsdienstes oder des klinischen Notfallteams fortsetzen.

b. Tragen Sie in die Tabelle die vier Schritte der Überlebenskette ein und begründen Sie kurz, warum diese für den Patienten so relevant sind.

Kompetenzbereiche: KBI, KBIII
Curriculare Einheiten: CE05, CE08

Die Überlebenskette.

Maßnahme der Pflegefachperson (Schritt)	Wichtig für den Patienten … (Grund)
1. Notfallsituation rasch erkennen und Hilfe organisieren: Bewusstsein und Atmung prüfen und sofort den Notruf absetzen/das Reanimationsteam anfordern	Um den Kreislaufstillstand zu verhindern. Schnelles Alarmieren stellt professionelle Hilfe sicher und startet die Rettungskette, ohne die der Patient unbehandelt bliebe
2. Früher Beginn der CPR: sofort mit regelmäßigen Herzdruckmassagen beginnen	Um Zeit zu gewinnen. Kontinuierliche Kompressionen erhalten die Durchblutung von Gehirn und Herz und reduzieren das Risiko irreversibler Schäden
3. Früher Beginn der Defibrillation: AED einsetzen und den Anweisungen des Geräts folgen	Um die Herztätigkeit wieder zu starten. Eine frühe Defibrillation kann einen defibrillierbaren Herzrhythmus beenden und die Überlebenschancen deutlich erhöhen
4. Versorgung in der Postreanimationsphase: intensivmedizinische Nachsorge, Ursachenbehandlung und Rehabilitation einleiten	Um die Lebensqualität wiederherzustellen. Die Nachsorge verbessert die neurologische Prognose, behandelt die Ursache des Stillstands und unterstützt die Wiederherstellung der Lebensqualität

(➢ Kap. 3.2.1)

2. Nach Julius' Reanimation bekommt Anke von ihrer Praxisanleiterin den Auftrag, die Notfallausrüstung auf Station wieder aufzufüllen und auf Vollständigkeit zu überprüfen, damit sie beim nächsten Notfall einsatzbereit ist. Welche Materialien und Geräte müssen für eine erfolgreiche Notfallbehandlung immer auf Station vorhanden sein? Begründen Sie Ihre Auswahl.

Kompetenzbereiche: KBI, KBII
Curriculare Einheiten: CE06, CE08

Folgende Medikamente müssen in der Notfallausrüstung vorhanden sein:

- Adrenalin zur Kreislaufunterstützung
- Amiodaron zur Aufhebung lebensbedrohlicher Rhythmusstörungen
- Fibrinolytika zur Auflösung des Embolus
- Atropin zur Behebung bradykarder Rhythmusstörungen
- Natriumbikarbonat zur Pufferung einer schweren Azidose
- Infusionslösungen (z. B. NaCl 0,9 %) als Volumenersatz.

Diese Medikamente werden im Notfall appliziert, weil sie unmittelbar die Herz-Kreislauf-Funktion stabilisieren und die Ursache von Thromben behandeln können.

Zur Sicherung der Atmung und der Atemwege müssen auf Station vorhanden sein:

- Sauerstoffflasche mit Flowmeter
- Beatmungsbeutel mit Filter
- Guedel- und Wendl-Tubus
- Laryngoskop mit Spateln in verschiedenen Größen und Trachealtuben
- Absauggerät mit sterilen Kathetern, um Sekrete zu entfernen.

Diese Materialien sind notwendig, um bei Bewusstlosigkeit und Atemstillstand die Atmung zu sichern.

Für den Gefäßzugang gehören in die Notfallausrüstung:

- Stauschlauch
- Spritzen, Kanülen, Venenverweilkatheter
- Perfusoren/Infusomaten mit passendem Infusionsmaterial.

Ohne schnellen Gefäßzugang können Notfallmedikamente nicht wirksam verabreicht werden.

Zur Reanimation und Überwachung sind erforderlich:

- Defibrillator/AED mit Elektroden
- Blutdruckmessgerät
- Pulsoximeter
- Reanimationsbrett.

Diese Geräte ermöglichen die sofortige Rhythmuserkennung, Defibrillation und kontinuierliche Kontrolle von Kreislauf und Sauerstoffversorgung.

Außerdem müssen immer griffbereit sein:

- Einmalhandschuhe
- Desinfektionsmittel
- Schere
- Pflaster.

Beim Auffüllen sind auch die Verfallsdaten der Medikamente zu überprüfen, Elektroden und Batterien auf Funktionsfähigkeit zu kontrollieren und die Vollständigkeit zu dokumentieren. Fehlt ein Medikament oder Gerät, verzögert sich die Behandlung und die Überlebenschance sinkt. Deshalb muss der Notfallbedarf der Station nach jeder Reanimation lückenlos geprüft und sofort ergänzt werden.

(➢ Kap. 3.2.3)

3. Nennen Sie ein häufig verwendetes Arzneimittel in der kardiopulmonalen Reanimation und beschreiben Sie dessen Wirkung und Einsatzgebiet im Fall von Julius Schwarz.

Kompetenzbereich: KBI
Curriculare Einheiten: CE05, CE06, CE08

Adrenalin ist ein häufig eingesetztes Reanimationsmedikament. Es verengt die Blutgefäße und erhöht so den Blutdruck. Dadurch verbessert sich die Durchblutung von Herz und Gehirn während der Herzdruckmassage. Adrenalin stimuliert außerdem das Herz und kann die Herzaktion unterstützen. Es wird intravenös oder intraossär verabreicht, die Applikation wird in festgelegten Intervallen wiederholt. Julius wurde während der Reanimation Adrenalin verabreicht, um den Kreislauf zu stabilisieren und die Chance auf eine spontane Kreislaufrückkehr zu erhöhen.

(➤ Kap. 3.2.2)

4. Beschreiben Sie die Rolle der Pflegefachperson bei einer Reanimation und welche Regeln bei einer Reanimation zu beachten sind. Prüfen Sie, inwieweit diese Regeln in der Pflegesituation eingehalten wurden.

Kompetenzbereich: KBI

Curriculare Einheiten: CE05, CE06, CE08

- Als Ersthelfende führt die Pflegefachperson die Basismaßnahmen der Reanimation selbstständig durch, also Bewusstseins- und Atemkontrolle, Herzdruckmassage und Beatmung.
  Anke setzte sofort den Notruf ab und leitete die Basismaßnahmen ein.
- Die Pflegefachperson sorgt für den Eigenschutz, trägt Handschuhe und achtet auf sichere Arbeitsbedingungen.
  Dazu gibt es in der Pflegesituation keine Informationen.
- Sofern eine weitere Person sich um den Patienten kümmert, stellt die Pflegefachperson schnellstmöglich die benötigte Notfallausrüstung wie Medikamente, Sauerstoff, Beatmungsbeutel, Defibrillator bereit und bereitet das Intubationsmaterial vor.
  In der Pflegesituation standen die benötigten Materialien unverzüglich zur Verfügung. Medikamente, Ambu-Beutel und Defibrillator wurden sofort eingesetzt.
- Die Pflegefachperson legt oder bereitet einen venösen Zugang vor und richtet Infusionslösungen sowie Notfallmedikamente wie Adrenalin her.
  Julius wurde zügig Adrenalin verabreicht, um den Kreislauf zu stabilisieren.
- Die Pflegefachperson sichert die Atemwege, unterstützt die Beatmung, bedient das Absauggerät und kümmert sich um das Monitoring, damit Herzrhythmus, Blutdruck und Sauerstoffsättigung kontinuierlich überwacht werden.
  Dazu gibt es in der Pflegesituation keine Informationen.
- Während und nach der Reanimation dokumentiert die Pflegefachperson alle Maßnahmen, die verabreichte Medikamente sowie Notruf- und Eintreffzeiten.
  Dazu gibt es in der Pflegesituation keine Informationen. Ggf. muss die Dokumentation nachträglich erfolgen.
- Nach der Maßnahme prüft die Pflegefachperson Verfallsdaten, Batterien und Elektroden und füllt die Notfallausrüstung auf, damit beim nächsten Einsatz alles einsatzbereit ist.
  Dazu gibt es in der Pflegesituation keine Informationen.
- Abschließend beteiligt sich die Pflegefachperson an der Nachbesprechung, reflektiert den Ablauf im Team und organisiert bei Bedarf psychosoziale Unterstützung für Beteiligte und Angehörige.
  Anke nimmt an der interdisziplinären Nachbesprechung unter Leitung des Oberarztes teil.

(➤ Kap. 3.2.2)

Kapitel 4: Pflegesituation „Ein Spaziergang mit Folgen"

1. Der Notarzt hat im EKG eine ST-Streckenhebung festgestellt.

Kompetenzbereich: KBI

Curriculare Einheiten: CE04, CE05

a. Nennen Sie die diagnostischen Methoden, die die Diagnose „Herzinfarkt" bestätigen.

- Ableitung eines Ruhe-EKGs: Bei infarkttypischen ST-Hebungen gilt die Diagnose als gesichert (STEMI), bei ausbleibender ST Hebung werden weitere diagnostische Methoden eingesetzt (NSTEMI)
- Labordiagnostik:
  - Myoglobin (steigt als Erstes an, ist kein eindeutiger Beweis für einen Herzinfarkt)
  - Troponin I und T (steigen ca. 3–4 Stunden nach Infarktbeginn an, wichtigster Laborparameter in der Herzinfarktdiagnostik)
  - CK-MB (steigt nach ca. 4–8 Stunden an)
  - AST und HBDH (steigen nach 8–10 Stunden an)
- Echokardiografie
- Bei STEMI oder NSTEMI mit lebensbedrohlichen Herzrhythmusstörungen oder anhaltenden Beschwerden: Koronarangiografie mit Akut-PTCA innerhalb von 2 h nach Auftreten der Symptome
- Bei unkomplizierten NSTEMI: Koronarangiografie in den nächsten 24 h nach Auftreten der Symptome.

b. Definieren Sie die Begriffe „STEMI" und „NSTEMI" und erläutern Sie die Unterschiede.

STEMI steht für **ST**-**E**levations-**M**yokard**i**nfarkt und bezeichnet einen Herzinfarkt, welcher sich im EKG als typische ST-Hebung darstellt. Dagegen ist NSTEMI, die Abkürzung für **N**on-**ST**-**E**levations-**M**yokard**i**nfarkt, ein Infarktgeschehen, das keine ST-Hebungen im EKG zeigt.

(➤ Kap. 4.4.2)

2. Für Frau Yankovich stellt der Herzinfarkt ein einschneidendes Lebensereignis dar. Beschreiben Sie, worauf bei der Kommunikation mit lebensbedrohlich erkrankten Menschen zu achten ist.

Kompetenzbereich: KBII

Curriculare Einheiten: CE04, CE05

Generell sollte bei chronischen Erkrankungen die Kommunikation den Aufbau eines Vertrauensverhältnisses fördern, um so die Zusammenarbeit und die Eigenverantwortung zu steigern. Da ein Herzinfarkt ein lebensbedrohendes Ereignis ist, steht die psychische Unterstützung im Vordergrund. Die Pflegefachperson sollte empathisch auf die Bedürfnisse des Patienten eingehen und ihre Kommunikation darauf ausrichten. Um die Sorgen und Nöte besser zu verstehen, könnte beispielsweise die Methode der klientenzentrierten Gesprächsführung nach Carl Rogers gewählt werden. Mittels Kongruenz, unbedingter Wertschätzung und empathischen Verstehens kann die Pflegefachperson in einer beratenden Funktion tätig werden, um den Patienten bei der Neustrukturierung seines Lebens nach diesem lebensbedrohlichen Ereignis zu unterstützen.

(➤ Kap. 1.2.3, Weinberger 2013)

3. Beraten Sie Frau Yankovich, wie sie sich nun, unmittelbar nach dem Infarktgeschehen, verhalten sollte. Gehen Sie besonders auf die Themen Mobilisation, Sport, Ernährung und Körperpflege ein. Nennen Sie außerdem Berufsgruppen, die Sie hinzuziehen könnten, um Frau Yankovich bestmöglich zu beraten.

Kompetenzbereiche: KBII, KBIII

Curriculare Einheiten: CE04, CE05

Um mögliche Komplikationen nach dem Infarktgeschehen zu vermeiden, sollte Frau Yankovich Folgendes beachten:

- Mobilisation:
  - Frühmobilisation nach detaillierter ärztlicher Anordnung und angepasst an einen Mobilisations- oder Stufenplan
  - Vor, während, nach der Mobilisation erfolgt eine Belastungskontrolle (RR und Puls) durch die Pflegefachperson
  - Kontinuierliche Kreislaufüberwachung während der gesamten Mobilisation durch die Pflegefachperson
- Sport: Zunächst keinen Sport, nach der Rehabilitation bietet sich die Teilnahme an einer Herzsportgruppe an
- Ernährung: Unmittelbar nach dem Infarktgeschehen muss Frau Yankovich nüchtern bleiben. Danach darf sie wieder normal essen. Je nach Belastbarkeit und Mobilisationsgrad wird ihr das Essen durch die Pflegefachperson angereicht bzw. sie wird bei der Nahrungsaufnahme unterstützt oder nimmt die Mahlzeiten eigenständig ein
- Körperpflege:
  - Direkt nach dem Infarktgeschehen übernimmt die Pflegefachperson die Körperpflege, dann unterstützt sie je nach Belastungsgrenze und Mobilisationsgrad der Patientin diese bei der Durchführung der Körperpflege
  - Duschen nur mit wasserabweisendem Pflaster, anschließend Verbandwechsel
- Rauchentwöhnung.

Unterstützende Berufsgruppen im Bereich der Mobilisation können Physiotherapeuten sein, im Bereich der Ernährung u. a. Ernährungsberater. Zur Beantragung einer Rehabilitation nach dem Krankenhausaufenthalt sollte der Sozialdienst hinzugezogen werden, ebenso zur Bestellung von etwaigen Hilfsmitteln für die häusliche Umgebung. Sollte Frau Yankovich den Wunsch nach psychischer Unterstützung bei der Verarbeitung des Krankheitsgeschehens haben, so kann die Seelsorge oder ein Psychotherapeut hinzugezogen werden.

(➤ Kap. 4.4.2)

4. Beschreiben Sie die pflegerischen Beobachtungsschwerpunkte bei einem Herzinfarkt.

Kompetenzbereich: KBI

Curriculare Einheiten: CE04, CE05

- Herz-Kreislauf-System (Anfangs Monitoring von EKG, Puls, Blutdruck, später Kontrolle nach Arztanordnung)
- Zeichen von Schmerzen und Übelkeit
- Atmung (Dyspnoe? Atemgeräusche wie Brodeln etc.?)
- Hautzustand (Blässe, Kaltschweißigkeit, Zyanose)
- Temperatur (Fieber durch Resorptionsvorgänge?)
- Flüssigkeitsbilanzierung (Wassereinlagerungen frühestmöglich erkennen)
- Psychische Situation (Angst) und Vigilanz (Bewusstseinslage).

(➤ Kap. 4.4.2)

5. Bei Frau Yankovich wurde ein Vorhofflimmern festgestellt, das bis jetzt symptomfrei verlief. Erläutern Sie, warum die Antikoagulation bei Vorhofflimmern so wichtig ist.

Kompetenzbereich: KBI

Curriculare Einheiten: CE04, CE05

Eine Komplikation beim Vorhofflimmern ist die Bildung von Thromben, vor allem im linken Vorhof. Diese können bei einer Ablösung zu einer Embolie im arteriellen Kreislauf führen. Um die Thrombenbildung zu vermeiden, wird mithilfe von Antikoagulantien die Gerinnung herabgesetzt. Gängige Präparate sind ASS®, Apixaban® oder Eliquis®.

(➤ Kap. 4.6.3)

6. Nennen Sie die Symptome, die bei Frau Yankovich auf ein Vorhofflimmern hingedeutet haben könnten.

Kompetenzbereich: KBI

Curriculare Einheiten: CE04, CE05

Frau Yankovich erwähnt, dass sie beim Spazierengehen mit ihrem Hund zeitweise Luftnot verspürt habe, die sie aufs Rauchen zurückgeführt habe.

(➤ Kap. 4.6.3)

LITERATUR

Weinberger, S.: Klientenzentrierte Gesprächsführung. Beltz Juventa, Weinheim 2013.

Kapitel 5: Pflegesituation „Wo ist Betty?"

1. Erläutern Sie die Entstehung eines Schlaganfalls. Nennen Sie den Risikofaktor, der bei Herrn Hagenbeck ursächlich für den Schlaganfall war.

Kompetenzbereich: KBI

Curriculare Einheiten: CE05, CE07

Spricht man von einem Schlaganfall, ist in der Regel vom **ischämischen Schlaganfall** die Rede. In ca. 80 % der Fälle ist eine verminderte Blutversorgung des Gehirns die Ursache. Dies kann entstehen durch

- einen thrombotischen Gefäßverschluss einer Hirnarterie oder einer hirnversorgenden Arterie, meistens bedingt durch Arteriosklerose
- eine arterio-arterielle Embolie, die durch ein Blutgerinnsel oder atheromatöses Material verursacht wird. Dieses stammt aus arteriosklerotisch geschädigten Gefäßen (meist der Halsschlagader) und gelangt durch den Blutfluss ins Gehirn, wo es Gefäße verschließt
- durch Vorhofflimmern ausgelöste Embolien, die ins Gehirn wandern
- Dissektion hirnversorgender Halsarterien (Verschluss durch frei im Blutstrom schwingende Gefäßwandteile oder Thrombusbildung).

Ein Schlaganfall kann auch durch eine **zerebrale Blutung** ausgelöst werden, beispielsweise durch eine geplatzte Hirnarterie. Diese macht ca. 15 % der Schlaganfälle aus. Die letzten 5 % finden ihre Ursache in einer **Subarachnoidalblutung**, welche u. a. durch ein rupturiertes Aneurysma zu einer Blutung zwischen Arachnoidea und Pia mater führt. Diese Art der Schlaganfälle wird umgangssprachlich auch als „blutiger Schlaganfall" bezeichnet.

Einer der wichtigsten beinflussbaren Risikofaktoren ist die arterielle Hypertonie, die Ursache für Herrn Hagenbecks Schlaganfall war. Ein gut eingestellter Blutdruck ist eine wichtige Prävention gegen Schlaganfälle.

(➤ Kap. 5.5.1, ➤ Kap. 5.6.1)

2. Bei Herrn Hagenbeck besteht seit dem Schlaganfall eine Hemiplegie linksseitig. Das Bobath-Konzept ist eine Möglichkeit, um Herrn Hagenbecks Wahrnehmung und Beweglichkeit zu fördern.

Kompetenzbereiche: KBI, KBIII

Curriculare Einheiten: CE05, CE07

a. Beschreiben Sie, welche Komplikationen bei einer Hemiplegie entstehen können und und welche Prophylaxen daher zu berücksichtigen sind.

➤ Tab. 5.1

b. Nennen Sie Berufsgruppen, die dabei unterstützen können.

Unterstützend können Ergotherapeuten und Physiotherapeuten bei der Umsetzung des Bobath-Konzepts mitwirken.

(➤ Kap. 5.6.5)

3. Niklas Hagenbeck bittet Pflegefachmann Luis Fernandes, ihm das Krankheitsbild der vaskulären Demenz zu erklären. Erläutern Sie dieses anhand von Symptomen, Diagnose und Behandlungsstrategie.

Kompetenzbereich: KBI

Curriculare Einheiten: CE07, CE11

Als vaskuläre Demenz wird eine Form der Demenz bezeichnet, welche durch eine Gehirnschädigung aufgrund von Gefäßerkrankungen entstanden ist. Ca. 20 % aller Demenzen fallen unter diese Form. Als Symptome gelten:

- Störungen der Orientierung zu Zeit, Ort und/oder Personen
- Beeinträchtigung des Abstraktions- und Urteilsvermögens, dadurch zunehmende Störungen der Problembewältigung
- Apraxie (abnehmende Fähigkeit, Handlungen zu planen und auszuführen)
- Aphasie (Sprachstörungen).

Hinzu können emotionale Störungen, Verhaltens- und Antriebsstörungen sowie Persönlichkeitsveränderungen kommen. Als Besonderheit gegenüber anderen Demenzformen steht der schubweise und wechselhafte Verlauf, der durch weitere Episoden von Mangeldurchblutung des Gehirns verursacht wird. Um die Diagnose sicher stellen zu können, müssen diese Symptome mindestens über sechs Monate bestehen und andere psychische Erkrankungen müssen ausgeschlossen sein.

Die Diagnostik erfolgt u. a. mittels Kurztests wie Mini-Mental-Status-Test oder DemTect. Ergeben sich dabei Auffälligkeiten, erfolgen weitere Tests. Da die vaskuläre Demenz durch Gefäßerkrankungen ausgelöst wird, ist zur Diagnostik deren Nachweis erforderlich. Dieser kann z. B. durch ein CT oder eine Kernspintomografie erfolgen. Teilweise wird auch eine PET durchgeführt, um eine Alzheimerdemenz auszuschließen. Außerdem gehört zur Diagnostik eine Blutuntersuchung auf BSG, CRP, Blutbild, Blutzucker, Elektrolyte, Leber- und Nierenwerte, TSH und Vitamin B_{12}.

Oberste Behandlungsstrategie ist die Therapie kardiovaskulärer Risikofaktoren, um eine weitere Mangeldurchblutung des Gehirns zu vermeiden. Darunter fallen u. a. die medikamentöse Einstellung einer arteriellen Hypertonie sowie die Einnahme von Antikoagulantien wie Aspirin® oder Marcumar®. Um Blutungen vorzubeugen, sind regelmäßige Kontrollen unabdingbar. Ein bestehender Diabetes mellitus sollte ebenfalls behandelt werden. Zudem werden alle Medikamente des Betroffenen kritisch auf deren Wirkung auf die kognitiven Funktionen überprüft.

Da es bei Demenzen auch zu Störungen der Emotionen, des Verhaltens und des Tag-Nacht-Rhythmus kommen kann, stellt die

Tab. 5.1 Mögliche Komplikationen einer Hemiplegie und deren Vermeidung.

Problem	Ursache	Prophylaxe
Schulterkomplikationen (u. a. subluxierte Schulter)	• Hypotoner Muskeltonus • Falsche Umsetzung des Bobath-Konzepts	• Arm aus der Innenrotation heraus bewegen; Armgewicht durch Schulterschutzgriff am Oberarm körpernah abnehmen • Hypotonen Arm durch kleine Bewegungen begleiten, nicht führen • Vermeidung des Abknickens des Handgelenks und Rollen des mehr betroffenen Arms auf der Matratze • Gute Unterlagerung der mehr betroffenen Seite, um Gewicht abzugeben → Verringerung des Drucks auf den Schultergürtel • Im Sitzen Arm der mehr betroffenen Seite seitlich am Oberkörper positionieren → Vermeidung von Zug durch Schwerkraft und Innenrotation • Im Sitzen am Waschbecken bei fehlender Rumpfstabilität Arm der mehr betroffenen Seite nicht auf oder ins Waschbecken legen
Hüftkomplikationen (z. B. Beckenasymmetrie und instabile Gelenkverhältnisse)	Absinken der betroffenen Beckenseite aufgrund der Hemiplegie	• Außenrotation des mehr betroffenen Beins durch entsprechende Positionierung in Rückenlage vermeiden • Mehr betroffenes Bein vor dem Aufstellen in Mittelstellung bringen und mit dem eigenen Körper fixieren • Bei Positionierung auf die weniger betroffene Seite mehr betroffenes Bein vor Zug auf den Oberschenkelkopf aufgrund der Schwerkraft durch ausreichendes Unterlagern schützen • Im Sitzen darauf achten, dass das mehr betroffene Bein nicht nach außen rotiert oder fällt
Spitzfuß	Hypotoner Muskeltonus	• Fuß des mehr betroffenen Beins unterlagern, dabei auf Gegendruck des Patienten achten → Erhöhung der Spitzfußgefahr! Darauf achten, dass der Fuß lediglich Unterstützung erhält, aber keinen Druck • Zur Verbesserung der Sensorik kräftiges Umfassen von Zehen und Fußsohlen • Bewegung im Bett (Aufsetzen der Füße auf der Matratze) • Beim Sitzen im Stuhl Füße auf den Boden/Fußschemel aufstellen

symptomorientierte Behandlung mit Psychopharmaka eine Behandlungsmöglichkeit dar. Dies empfiehlt sich allerdings nur, wenn die anderen Therapieoptionen wie Ergotherapie oder Milieutherapie ausgeschöpft sind.

(➤ Kap. 5.7)

4. Erklären Sie den Begriff „validierendes Arbeiten" nach Naomi Feil und nehmen Sie dabei Bezug auf die Grundsätze für den Umgang mit Demenzkranken. Stellen Sie dar, wie Niklas Hagenbeck besser hätte reagieren können.

Kompetenzbereiche: KBI, KBII

Curriculare Einheiten: CE09, CE11

Der Begriff „Validation" leitet sich vom englischen *value* ab, was „Wert" bedeutet. Validierendes Arbeiten beruht also auf Wertschätzung und Anerkennung. Diese Methode soll helfen, den Kontakt der Erkrankten zu dieser Welt zu erhalten oder wiederherzustellen. Ein erzwungenes Zurückführen in die Realität soll vermieden werden, um eine Verunsicherung des Betroffenen zu vermeiden. Dies kann auch durch das Erschaffen einer „Schweinwelt" gelingen, wo z. B. an Begebenheiten aus der Vergangenheit angeknüpft werden kann. Des Weiteren ist auf eine aktivierende Pflege zu achten, ohne den Betroffenen zu überfordern. Um Orientierung im Alltag zu bieten, empfiehlt sich die Implementierung fester Rituale und Handlungsabläufe, die dem Betroffenen Halt geben können. Basis dafür ist die Biografiearbeit.

Auch die Kommunikation muss angepasst werden. Als förderlich haben sich kurze, einfach zu verstehende Sätze erwiesen. Wichtig ist es, richtiges Reagieren auf Aussagen zu loben und Fehler nicht zu kritisieren oder zu korrigieren.

Zudem ist die kontinuierliche Beobachtung des Betroffenen unabdingbar. Um valide Informationen zu erhalten und die Sicherheit des Betroffenen zu fördern, ist auf konstante Bezugspersonen und ein konstantes Umfeld zu achten. Ein weiterer wichtiger Punkt ist die Schaffung von ausreichend sicheren Bewegungsmöglichkeiten, die auch Menschen mit einer Hinlauftendenz nutzen können, ohne sich in Gefahr zu bringen. Um die Aufnahme von Flüssigkeit und Nahrung während des starken Bewegungsdrangs zu gewährleisten, bieten sich kleine, jederzeit zugängliche Inseln mit Getränken und Fingerfood an.

Für die Fallsituation würde das bedeuten: Herrn Hagenbecks Verhalten in der Nacht ist Ausdruck tiefer Verunsicherung. Er vermisst nicht vorrangig seine Kuh oder seine Frau, sondern ihm fehlen Geborgenheit und Vertrautheit. Statt ihm die Fakten darzulegen, hätte Niklas seinem Vater im Zuge des validierenden Arbeitens Folgendes sagen können: *„Papa, es ist mitten in der Nacht. Siehst du? Es ist dunkel. Betty schläft noch und muss noch nicht gefüttert werden. Du kannst dich noch ausruhen. Ich sage dir Bescheid, wenn es so weit ist."* So nimmt Niklas seinen Vater in dieser Situation ernst und begegnet ihm wertschätzend.

(Weinberger 2013)

5. Vor der OP bittet Frau Hagenbeck ihren Sohn Niklas, eine Vollmacht zu unterzeichnen.

Kompetenzbereich: KBIV

Curriculare Einheit: CE11

a. Erläutern Sie den Inhalt einer Vollmacht.

Eine **Vollmacht** ist eine rechtliche Ermächtigung, die es einer Person (dem Bevollmächtigten) gestattet, im Namen einer anderen Person (dem Vollmachtgeber) bestimmte rechtliche Handlungen vorzunehmen. Dies kann in verschiedenen Bereichen geschehen, etwa im Finanzbereich, in rechtlichen Angelegenheiten oder auch in gesundheitlichen Fragen. Die Vollmacht wird in der Regel schriftlich und präzise formuliert erteilt, um festzulegen, welche Befugnisse der Bevollmächtigte hat. Es gibt verschiedene Arten von Vollmachten, z. B.:

- Generalvollmacht: Ermächtigt den Bevollmächtigten, in nahezu allen rechtlichen Belangen für den Vollmachtgeber zu handeln
- Spezialvollmacht: Beschränkt sich auf einen bestimmten Bereich oder eine bestimmte Handlung, wie beispielsweise die Vertretung bei der Unterzeichnung eines Vertrags
- Gesundheitsvollmacht: Bevollmächtigt jemanden, im Falle der Handlungsunfähigkeit des Vollmachtgebers medizinische Entscheidungen zu treffen.

b. Erklären Sie den Unterschied zu einer Patientenverfügung.

Eine **Patientenverfügung** hingegen ist ein Dokument, in dem eine Person festlegt, wie sie in bestimmten medizinischen Situationen behandelt werden möchte, insbesondere wenn sie selbst nicht mehr in der Lage ist, Entscheidungen zu treffen (z. B. im Fall von Bewusstlosigkeit oder schwerer Krankheit). Die Patientenverfügung ist eine Form der Vorsorgevollmacht, die speziell auf gesundheitliche und medizinische Entscheidungen ausgerichtet ist. Sie regelt, ob und wie z. B. lebenserhaltende Maßnahmen ergriffen oder abgebrochen werden sollen.

Zusammenfassend lässt sich sagen, dass die Vollmacht ein umfassenderes Dokument ist, während die Patientenverfügung eine spezifische Regelung für medizinische Notfälle darstellt.

(Bundesministerium der Justiz und des Verbraucherschutzes 2025a, b)

LITERATUR

Bundesministerium der Justiz und des Verbraucherschutzes: Patientenverfügung. 2025a. www.bmjv.de/SharedDocs/Publikationen/DE/Broschueren/Patientenverfuegung.pdf?__blob=publicationFile&v=39

Bundesministerium der Justiz und des Verbraucherschutzes: Vorsorge und Betreuungsrecht. 2025b. www.bmjv.de/DE/themen/vorsorge_betreuungsrecht/vorsorge_betreuungsrecht_node.html

Weinberger, S.: Klientenzentrierte Gesprächsführung Beltz Juventa, Weinheim 2013.

Kapitel 6: Pflegesituation „Rauchen, bis die Luft ausgeht"

1. Nennen Sie Pflegemaßnahmen, die bei Herrn Müller indiziert sind, um seine Atemnot und den produktiven Husten zu lindern.

Kompetenzbereich: KBI

Curriculare Einheiten: CE04, CE05, CE06

Bei Herrn Müller sind Sekretmanagementmaßnahmen wie Sekretmobilisation, Sekretverflüssigung und Sekretentleerung zu planen und durchführen. Dazu gehören:

- Ausreichende Flüssigkeitszufuhr
- Luftbefeuchtung und Inhalation

- Bewegung und Positionsveränderungen, spezielle Positionierungen, Positionierungsdrainage
- Einreibungen, Brustwickel
- Vibrationstherapie
- Atem- und Hustentechniken, PEP-Atmung (Ausatmung gegen einen Widerstand, z. B. mittels Lippenbremse oder Fausttunneltechnik)
- Atemtrainingsgeräte, oszillierende PEP-Geräte
- Absaugen von Atemwegssekret
- Positionierung (Oberkörperhochpositionierung, VATI-Positionierung).

Herr Müller wird zudem bei der ärztlich verordneten Inhalationstherapie mit bronchodilatatorischen Medikamenten (z. B. Salbutamol) unterstützt, wobei die korrekte Anwendung der Inhalationsgeräte (z. B. Dosieraerosol, Vernebler) sichergestellt werden muss.

(➤ Kap. 6.1.5, ➤ Kap. 6.5)

2. Erklären Sie, welche Patientenbeobachtungen Pflegefachfrau Rosa Weber bei Herrn Müller regelmäßig durchführen sollte.

Kompetenzbereiche: KBI, KBIII

Curriculare Einheiten: CE04, CE05

Pflegefachfrau Rosa Weber sollte bei Herrn Müller regelmäßig Blutdruck, Puls und die Atemfrequenz überwachen sowie die Sauerstoffsättigung (Pulsoximetrie) kontrollieren. Sie sollte auch die Körpertemperatur messen, um Fieber zu erkennen. Wichtig ist auch die Beobachtung der Atemmuster (z. B. Dyspnoe, Tachypnoe), der Hautfarbe (z. B. Zyanose), des Bewusstseinszustands und der allgemeinen körperlichen Verfassung.

(➤ Kap. 6.2, ➤ Kap. 6.3.5, ➤ Kap. 6.4.3)

3. Identifizieren Sie die relevante Nebendiagnose bei Herrn Müller, welche zu einer schlechteren Prognose und zu Komplikationen im Krankheitsverlauf der Pneumonie führen kann. Beschreiben Sie darauf basierend einen möglichen Komplikationsverlauf bei Herrn Müller.

Kompetenzbereiche: KBI, KBIII

Curriculare Einheiten: CE04, CE05

Herr Müller ist aktiver Raucher und hat seit mehreren Jahren eine schwere COPD mit stark eingeschränkter Lungenfunktion. Es ist mit einer langfristigen Verschlechterung der COPD und einer schlechteren Ausheilungsprognose der aktuellen Pneumonie bzw. einer hohen Komplikationsrate durch die schon vorgeschwächte Lunge zu rechnen. Zusätzlich verursacht die Pneumonie eine Entzündung, Schleim und Flüssigkeit in der Lunge. Diese Veränderungen verschlechtern den Gasaustausch und reduzieren die Atemreserve noch mehr. Bei Herrn Müller weisen die Blutgase bereits auf eine Hypoxämie und Hyperkapnie hin. Dadurch steigt das Risiko für eine respiratorische Insuffizienz deutlich an, die sich durch eine Erhöhung der Atemfrequenz, einer Abnahme der Sauerstoffsättigung trotz Sauerstofftherapie und eine Verschlechterung der Lungenfunktionswerte, Dyspnoe und Atemgeräusche äußern kann. Die Pflege muss deshalb engmaschig SpO_2, Atemfrequenz und Blutgase überwachen. Bei Verschlechterung sind eine nichtinvasive oder invasive Beatmung und sofortige ärztliche Maßnahmen nötig.

(➤ Kap. 6.2, ➤ Kap. 6.3.5, ➤ Kap. 6.4.3, ➤ Kap. 6.6, ➤ Kap. 6.6.1)

4. Sie haben die Aufgabe, ein patientenorientiertes Beratungsgespräch mit Herrn Müller und seiner Tochter zur Bedeutung der Rauchentwöhnung im Kontext seiner COPD-Erkrankung zu führen. Führen Sie die Inhalte auf, die Sie vermitteln wollen. Gehen Sie dabei auch auf geeignete Unterstützungsangebote zur Tabakentwöhnung ein.

Kompetenzbereich: KBII

Curriculare Einheiten: CE04, CE05

Die gesundheitlichen Vorteile der Rauchentwöhnung sind klar und verständlich zu erläutern einschließlich der Reduktion des Risikos für COPD-Exazerbationen und Pneumonien. Unterstützungsmöglichkeiten wie Raucherentwöhnungsprogramme (z. B. Nikotinersatztherapien, Verhaltenstherapie) sind aufzuzeigen. Zudem können Informationsmaterialien bereitgestellt werden und es kann auf lokale Beratungsstellen hingewiesen werden. Die Rolle der Familie als Unterstützungssystem wird betont, indem die Tochter in die Beratung einbezogen und ermutigt wird, Herrn Müller zu unterstützen.

(➤ Kap. 6.1.2, ➤ Kap. 6.1.4)

5. Nennen Sie präventive Maßnahmen, um das erneute Auftreten einer Pneumonie zu verhindern.

Kompetenzbereich: KBII

Curriculare Einheiten: CE04, CE05

- Regelmäßige Impfungen (Influenza, Pneumokokken)
- Gute Handhygiene (richtige Technik des Händewaschens und der Verwendung von Desinfektionsmitteln)
- Meiden von Menschenansammlungen während der Erkältungssaison (September bis März)
- Ausgewogene Ernährung und ausreichende Flüssigkeitszufuhr, ggf. Anbieten einer Ernährungsberatung.

(➤ Kap. 6.4.3)

6. Herr Müller ist ein sehr vorbildlicher Patient. Er versteht die Notwendigkeit seiner Behandlung und akzeptiert die Durchführung aller Behandlungsmaßnahmen.

Kompetenzbereiche: KBIV, KBV

Curriculare Einheiten: CE04, CE05

a. Nennen Sie einen möglichen Konflikt bezüglich der Entscheidungsbefugnis, der im Fall einer schweren Komplikation bei einer akuten Lungenerkrankung auftreten kann. Beschreiben Sie, wie die Pflegefachperson in diesem Fall korrekt reagiert.

Ein Konflikt kann beispielsweise bezüglich der Entscheidung über invasive Maßnahmen bei einer respiratorischen Insuffizienz oder bei der Einwilligung zur intensivmedizinischen Behandlung auftreten. Der Patient kann kein Verständnis/keine Motivation für die nötigen Maßnahmen zeigen oder diese ablehnen. Die Pflegefachperson sollte in diesem Fall die Autonomie des Patienten respektieren, indem sie seine Wünsche und Präferenzen erfragt und berücksichtigt. Eine offene und ehrliche Kommunikation ist wichtig, um den Patienten und seine Angehörigen umfassend zu informieren. Bei Bedarf kann ärztliche Beratung hinzugezogen werden, um schwierige Entscheidungen zu unterstützen. Die Einbeziehung der Angehörigen in Entscheidungsprozesse ist ebenfalls wichtig, um eine gemeinsame Entscheidungsfindung zu fördern.

(➤ Kap. 1.5.1)

b. Überlegen Sie, welcher Konflikt bei der Behandlung von Herrn Müller auftreten könnte, insbesondere im Hinblick auf seine bestehende Sucht. Führen Sie aus, wie Sie mit diesem Konflikt umgehen.

Herr Müller könnte trotz seiner COPD-Diagnose und der damit verbundenen gesundheitlichen Risiken nicht einsehen, dass es notwendig ist, das Rauchen aufzugeben. In diesem Fall würde ich Herrn Müllers Autonomie respektieren, aber ihm gleichzeitig die gesundheitlichen Konsequenzen seines Verhaltens klar und verständlich kommunizieren. Es ist wichtig, eine offene und empathische Gesprächsführung zu pflegen, um Herrn Müller zu motivieren, seine Einstellung zu überdenken. Ich würde Unterstützungsmöglichkeiten wie Raucherentwöhnungsprogramme und Beratungsangebote aufzeigen und Herrn Müller ermutigen, kleine Schritte in Richtung Rauchstopp zu unternehmen. Die Einbeziehung seiner Tochter kann ebenfalls hilfreich sein, um ein unterstützendes Umfeld zu schaffen.

(➤ Kap. 6.1.2)

Kapitel 7: Pflegesituation „Frau Gäbele hat Bauchschmerzen"

1. Nennen Sie die Hauptbeschwerden von Patienten mit Magen-Darm-Erkrankungen.

Kompetenzbereiche: KBI, KBIII

Curriculare Einheiten: CE04, CE05

- Übelkeit und Erbrechen
- Dysphagie
- Bauchschmerzen
- Akutes Abdomen (akute, starke Bauchschmerzen, Abwehrspannung, Kreislaufbeeinträchtigung)
- Hämatesis, Teerstuhl, Blutstuhl
- Diarrhö
- Obstipation.

(➤ Kap. 7.2)

2. Analysieren Sie Marta Gäbeles Risikofaktoren für einen Subileus.

Kompetenzbereiche: KBI, KBIII

Curriculare Einheiten: CE04, CE05

- Alter: Frau Gäbele ist 85 Jahre alt, wodurch die Beweglichkeit des Darms und die Stoffwechselprozesse altersbedingt eingeschränkt sein können
- Bewegungsmangel: Sie erwähnt, dass sie ohne Rollstuhl nicht mehr mobil ist, was die Darmaktivität negativ beeinflussen kann
- Medikamenteneinnahme: Die Einnahme von Opioiden kann eine häufige Ursache für Obstipation und Darmträgheit sein. Zudem werden Psychopharmaka genannt, die ebenfalls Auswirkungen auf den Verdauungstrakt haben können
- Verminderte Flüssigkeitsaufnahme: Sie gibt an, dass ihr das Trinken schwerfällt, was die Stuhlpassage erschweren und das Risiko für eine Obstipation erhöhen kann
- Isolation: Sie findet weniger Anschluss, was auf mögliche psychische Belastungen hinweist und indirekt die Gesamtkonstitution beeinflussen könnte
- Ernährungsgewohnheiten: Ein verminderter Appetit kann zu einem unausgewogenen Nährstoff- und Flüssigkeitshaushalt führen, was die Verdauung beeinträchtigen kann.

(➤ Kap. 7.2.3, ➤ Kap. 7.2.7, ➤ Kap. 7.6.7)

3. Marta Gäbele ist in der Notaufnahme sehr ängstlich und überfordert. Sie bittet um Hilfe und Unterstützung. Führen Sie ein beruhigendes und aufklärendes Beratungsgespräch mit Frau Gäbele. Erklären Sie ihr die Behandlungsstrategie bei einem Subileus/paralytischen Ileus. Informieren Sie zudem Frau Gäbele über die geplanten Pflegemaßnahmen, die sie während ihres stationären Aufenthalts erwarten.

Kompetenzbereiche: KBII, KBIII

Curriculare Einheiten: CE05, CE08

„Guten Abend, Frau Gäbele, ich bin Finn und mache die Ausbildung in der Pflege. Ich möchte Ihnen erklären, was Sie gleich hier auf Station erwartet. Mein Ziel ist es, Ihnen Mut zu machen und Sie gleichzeitig darüber aufzuklären, was wichtig ist, damit es Ihnen bald wieder besser geht.

Ein paralytischer Subileus, wie er bei Ihnen festgestellt wurde, bedeutet, dass die Darmbewegungen stark verlangsamt sind, aber der Darm noch nicht vollständig blockiert ist. Damit sich Ihr Darm wieder erholt, müssen Sie zunächst auf Essen und Trinken verzichten. Dies mag ungewohnt sein, aber es hilft Ihrem Körper, sich zu regenerieren. Um ihren gestauten Darm zu entlasten, wird Ihnen eine gastrointestinale Sonde, also ein Schlauch, gelegt, der vorsichtig durch die Nase eingeführt wird. Über diese Sonde können überschüssige Sekrete abfließen, sodass Sie keine Beschwerden wie Schmerzen oder Übelkeit mehr haben werden. Weil Sie ja zunächst nichts essen und trinken dürfen, werden wir Ihren Flüssigkeits- und Elektrolythaushalt über Infusionen stabilisieren. Über die Infusion bekommen Sie auch Medikamente wie Neostigmin, die Ihre Darmperistaltik anregen. Wenn das noch nicht genügt, dann können auch Abführmaßnahmen notwendig sein.

Wir werden regelmäßig Ihren Puls, Ihren Blutdruck, Ihre Atmung und Ihre Körpertemperatur kontrollieren und Ihre Ausscheidungen beobachten, sodass wir frühzeitig auf Veränderungen reagieren können. Und wir werden dafür sorgen, dass Ihre Bauchdecke im Liegen entspannt ist und die Schmerzen gelindert werden, indem wir Ihnen z. B. eine Rolle unter die Knie schieben oder dafür sorgen, dass Ihr Oberkörper leicht erhöht liegt. Und wir helfen Ihnen natürlich auch bei der Körperpflege.

Falls sich der Subileus jedoch verschlechtert und zu einem vollständigen Ileus entwickelt, könnte eine Operation notwendig werden, besonders wenn Komplikationen wie eine Bauchfellentzündung auftreten. In diesem Fall werden Sie rechtzeitig darauf vorbereitet, und wir sorgen dafür, dass Sie sich sicher fühlen. Auf jeden Fall sind wir hier, um Ihnen beizustehen und Sie während Ihres ganzen Aufenthalts zu unterstützen. Wir wissen, dass dies keine einfache Situation ist, aber Sie sind in besten Händen, und wir werden alles tun, damit es Ihnen bald besser geht. Falls Sie Fragen oder Bedenken haben, bin ich jederzeit für Sie da. Gemeinsam bewältigen wir diese Herausforderung Schritt für Schritt."

(➤ Kap. 1.2.3, ➤ Kap. 7.1.4, ➤ Kap. 7.1.5, ➤ Kap. 7.1.7, ➤ Kap. 7.6.1)

4. Die Hausärztin verordnet Frau Gäbele Laxanzien. Erklären Sie, um was es sich dabei handelt. Unterscheiden Sie die verschiedenen Laxanzienarten anhand ihrer Wirkweise und nennen Sie jeweils ein Beispiel.
Kompetenzbereiche: KBI, KBIII
Curriculare Einheiten: CE05, CE06

Laxanzien sind Abführmittel, d.h. Arzneimittel, die den Nahrungstransport im Darm und somit die Darmentleerung beschleunigen. Ein Laxans sollte nur in Absprache mit dem behandelnden Arzt verabreicht bzw. eingenommen werden und ist z.B. bei Patienten mit einer Langzeit-Opioid-Behandlung wie bei Frau Gäbele indiziert. Es gibt verschiedene Arten von Laxanzien:

- Quellmittel: Substanzen, welche im Dram aufquellen, z.B. Leinsamen
- Gleitmittel: wirken durch Schmiereffekt, z.B. Zäpfchen oder Klysma
- Osmotisch wirksame Laxanzien: Substanzen, welche osmotisch Wasser im Darm zurückhalten, z.B. Movicol
- Schleimhautreizende Laxanzien: hemmen die Resorption von Natrium und Flüssigkeit und fördern in höherer Dosierung die Elektrolyt- und damit die Wasserabsonderung in den Darm, z.B. Laxoberal.

(➤ Kap. 7.2.7)

Kapitel 8: Pflegesituation „Ernsthafte Bauchschmerzen"

1. Frau Berge hat gelbe Augen. Nennen Sie den Fachbegriff für diese Gelbfärbung und beschreiben Sie, um welche Form es sich handelt.
Kompetenzbereich: KBI
Curriculare Einheit: CE05

Der Fachbegriff lautet Sklerenikterus. Es handelt sich um einen posthepatischen Ikterus. Durch die Gallensteine staut sich die Galle zurück und das direkte Bilirubin kann nicht abfließen, sondern sammelt sich im Blut an.

(➤ Kap. 8.2.1)

2. Frau Berge soll eine ERCP bekommen. Erläutern Sie, was eine ERCP ist und welche Aufgaben eine Pflegefachperson im Rahmen der Untersuchung hat.
Kompetenzbereiche: KBI, KBIII
Curriculare Einheit: CE05

ERCP ist die Abkürzung für endoskopisch-retrograde Cholangio-Pankreatikografie. Sie ist eine Kombination aus Endoskopie und Kontrastmittelröntgen zur Darstellung des Gallen- und Pankreassystems.

Aufgaben der Pflegefachperson:

- Vor der ERCP:
  - Aufklärungsmaterial und Einverständniserklärung bereitlegen
  - Venösen Zugang legen (lassen)
  - Prämedikation nach Arztanordnung
  - Kurz vor der Untersuchung Patient bitten, auf die Toilette zu gehen
  - Zahnprothesen herausnehmen (lassen)
- Nach der ERCP:
  - Engmaschiges Kontrollieren des Allgemeinbefindens (Übelkeit und Erbrechen)
  - Engmaschiges Kontrollieren der Vitalzeichen
  - Engmaschiges Kontrollieren auf Veränderungen des Abdomens (z.B. zunehmende Bauchschmerzen)
  - Einhaltung der Nahrungskarenz und des Kostaufbaus gemäß ärztlicher Anordnung überwachen
  - Infusionstherapie gemäß ärztlicher Anordnung durchführen.

(➤ Kap. 8.3.3)

3. Benennen Sie pflegerische Aufgaben bei einer akuten Pankreatitis.
Kompetenzbereich: KBI
Curriculare Einheit: CE05

- Vitalzeichenbeobachtung
- Schmerzbeobachtung
- Flüssigkeitsbilanzierung
- Durchführung notwendiger Prophylaxen (z.B. Soor- und Parotitisprophylaxe)
- Ggf. Unterstützung bei der Körperpflege
- Bauchdeckenentlastende Positionierung
- Beobachtung der Ausscheidungen (Gefahr eines Subileus).

(➤ Kap. 8.6.1)

4. Frau Berge weint und weiß nicht, was sie erwartet und wie sie sich verhalten soll. Stellen Sie dar, wie Sie mit Frau Berge sprechen und welche Informationen Sie ihr geben würden.
Kompetenzbereich: KBII
Curriculare Einheit: CE05

- Frau Berge sollte auf Augenhöhe begegnet werden
- Es ist wichtig, sie nicht allein zu lassen
- Ihr sollte ausführlich erklärt werden, wie das weitere Vorgehen ist, z.B. die Maßnahmen vor der ERCP, aber auch wie es nach der ERCP weitergeht. Ihre Fragen sind zu beantworten, evtl. nach Rücksprache mit dem Arzt
- Ihre Ängste sind ernst zu nehmen und ihr ist Ruhe zu vermitteln.

(Bashkin et al. 2024; Kwame & Petrucka 2021)

5. Frau Berge berichtet von hellem Stuhlgang. Beschreiben Sie, wie es dazu gekommen ist.
Kompetenzbereich: KBI
Curriculare Einheit: CE05

- Hier kann es sich um Steatorrhö oder acholischen Stuhl handeln
- Dieser entsteht bei Pankreaserkrankungen und/oder Verstopfung der Gallenwege
- In letzterem Fall hat Frau Berge einen Gallenstein, der den Gallenabfluss verhindert.

(➤ Kap. 8.1.5)

6. Frau Berge erhält Jonosteril über den Infusomaten. Nennen Sie mögliche Ziele einer Infusionstherapie.
Kompetenzbereiche: KBI, KBIII
Curriculare Einheit: CE05

- Medikamente sicher applizieren (Medikamentengabe)
- Dem Organismus ausreichend Baustoffe und Energie zur Verfügung stellen (Elektrolyte)

- Das Volumen der Flüssigkeit im Organismus ausgleichen (Isovolämie)
- Die Konzentration der Elektrolyte, v. a. Kalium, Natrium, Chlor und Kalzium, in den Normbereich bringen (Isoionie)
- Den osmotischen Druck innerhalb und außerhalb der Blutzellen ausgleichen (Isotonie).

(Käding & Josten 2025)

LITERATUR

Bashkin, O et al.: A patient-centered approach to communication during endoscopic procedures: The importance of providing information to patients. In: European Journal of Investigation in Health, Psychology and Education, 14/2024, S. 1688–1699.

Käding, H; Josten, S.: Infusionen. Gefäßzugänge, Infusionen und Transfusionen In: I care Pflege. 3. A. Thieme, Stuttgart 2025. S. 676–705.

Kwame, A; Petrucka P. M. A literature-based study of patient-centered care and communication in nurse-patient interactions: Barriers, facilitators, and the way forward. BMC Nursing 20/2021. https://link.springer.com/content/pdf/10.1186/s12912-021-00684-2.pdf (letzter Zugriff: 21.12.2025).

Kapitel 9: Pflegesituation „Wenn man Krankheiten lange ignoriert"

1. Beschreiben Sie, wie sich die chronische Niereninsuffizienz bei Herrn Homoki entwickelte.

Kompetenzbereich: KBI

Curriculare Einheit: CE05

Bei Herrn Homoki führt der schlecht eingestellte Diabetes mellitus Typ 2 zu einer diabetischen Nephropathie und die arterielle Hypertonie zu einer vaskulären Nephropathie. Die chronische Niereninsuffizienz ist eine Kombination aus beiden Nephropathien.

(➤ Kap. 9.8)

2. Nennen Sie weitere Symptome der chronischen Niereninsuffizienz.

Kompetenzbereich: KBI

Curriculare Einheit: CE05

- Allgemeinbefinden: Müdigkeit, Leistungsminderung
- Herz und Kreislauf: Hypertonie, Überwässerung, Perikarditis, Herzrhythmusstörungen mit Gefahr eines Herzstillstands bei Hyperkaliämie
- Lunge: Lungenödem, Pleuritis, Pneumoniegefahr
- Magen-Darm-Trakt: Mundgeruch, Geschmacksstörungen, Übelkeit, Erbrechen, Durchfälle
- Nervensystem: Konzentrationsstörungen, Kopfschmerzen, Wesensveränderungen, Verwirrtheit, Krampfneigung, periphere Polyneuropathie, Gangstörungen, vermindertes Temperaturempfinden
- Haut: Juckreiz, bräunlich-gelbes Hautkolorit, Uringeruch
- Blut, Immunsystem: renale Anämie, Blutungsneigung durch Thrombozytenfunktionsstörung
- Knochensystem: renale Osteopathie mit Knochenschmerzen und Gelenkproblemen
- Hormonsystem: schlechtere Glukosetoleranz, erhöhte Blutfette, verschiedene Störungen der Sexualfunktion.

(➤ Kap. 9.8)

3. Welche Form des akuten Nierenversagens liegt bei Herrn Homoki vor? Begründen Sie Ihre Antwort.

Kompetenzbereich: KBI

Curriculare Einheit: CE05

Bei Herrn Homoki liegt ein prärenales Nierenversagen aufgrund eines Volumenmangels durch Diarrhö, Erbrechen und Exsikkose, die durch eine Norovirusinfektion bedingt sind, vor.

(➤ Kap. 9.7)

4. Benennen Sie die Phase des akuten Nierenversagens bei Herrn Homoki. Beschreiben Sie zusätzlich die mögliche Therapie in dieser Phase.

Kompetenzbereich: KBI

Curriculare Einheit: CE05

Herr Homoki befindet sich aufgrund der geringen Urinausscheidung in der Phase der Oligurie oder Anurie.

Therapie:

- Behandlung der Ursache, z. B. Volumengabe bei Flüssigkeitsverlust
- Nach Korrektur der Dehydratation i.v.-Gabe von Schleifendiuretika
- Rechtzeitige Nierenersatztherapie
- Antibiotikagabe bei Verdacht auf Infektionen
- Ausgleich der Elektrolyte, v.a. der Hyperkaliämie und der metabolischen Azidose
- Natriumkarbonat i.v. bei schwerer Azidose.

(➤ Kap. 9.7)

5. Herrn Homoki wird jeden Tag Actrapid® verabreicht. Abdullah geht davor jedes Mal die 10-R-Regel durch. Zählen Sie alle zehn Rs auf.

Kompetenzbereich: KBIII

Curriculare Einheit: CE05

1. Richtige Person
2. Richtiges Medikament
3. Richtige Dosierung
4. Richtige Applikationsart
5. Richtiger Zeitpunkt
6. Richtige Dauer der Anwendung
7. Richtige Aufbewahrung
8. Richtiges Risikomanagement
9. Richtige Dokumentation
10. Richtige Entsorgung.

(Frieß 2015)

6. Erläutern Sie mögliche Beratungsanlässe im Rahmen der Pflege von Herrn Homoki.

Kompetenzbereich: KBII

Curriculare Einheit: CE04

- Ernährung bei Diabetes mellitus
- Notwendigkeit der antihypertensiven Therapie
- Nebenwirkungen von Medikamenten
- Beratung zum Krankheitsbild arterielle Hypertonie und möglichen Folgeerkrankungen
- Ernährung bei chronischer Niereninsuffizienz.

(➤ Kap. 5.4.1, ➤ Kap. 9.8, ➤ Kap. 10.7.10)

LITERATUR

Frieß, J.: Medikamente sicher verabreichen. In: Heilberufe 2/2015, S. 42–43.

Kapitel 10: Pflegesituation „Taio ist müde“

1. Nennen Sie die Symptome, die bei Taio Fröhlich auf eine Erstmanifestation eines Diabetes mellitus hindeuten.
Kompetenzbereich: KBI
Curriculare Einheiten: CE05, CE10
Folgende Symptome deuten auf einen Diabetes mellitus hin:
- Starker Durst/Polydipsie
- Polyurie
- Schwäche
- Gewichtsverlust
- Übelkeit und Erbrechen.

(➤ Kap.10.7.2)

2. Erklären Sie, warum es sich bei Taio höchstwahrscheinlich um einen Diabetes mellitus Typ 1 handelt.
Kompetenzbereich: KBI
Curriculare Einheiten: CE05, CE10
Der Diabetes mellitus Typ 1 kann sich zwar in jedem Lebensalter manifestieren, allerdings findet die Manifestation am häufigsten im Kindes-, Jugend- und jungen Erwachsenenalter statt. Auch der rasche Beginn der Symptome spricht für einen Diabetes mellitus Typ 1. Zwar wird die Statur von Taio Fröhlich im Fallbeispiel nicht erwähnt, jedoch lässt sein Alltag, der von viel Bewegung geprägt ist, darauf schließen, dass er eher schlanker gebaut ist.

(➤ Kap. 10.7.1, ➤ Kap. 10.7.2)

3. Erläutern Sie, warum aus pflegerischer Sicht eine einfühlsame Begleitung von Taio und seiner Mutter notwendig ist.
Kompetenzbereiche: KBI, KBII
Curriculare Einheiten: CE05, CE10
Taio und seine Mutter sind mit einer chronischen Erkrankung konfrontiert, welche sie ihr Leben lang begleiten wird. Taio und seine Familie müssen lernen, mit der Krankheit umzugehen, und ihr Alltag wird sich komplett verändern. Das langsame Bewusstwerden der weitreichenden Konsequenzen ist sowohl für Taio als auch für seine Mutter ein Schock, der erst einmal verarbeitet und begleitet werden muss.

(➤ Kap. 10.7.9)

4. Erläutern Sie, um was es sich bei der EACH-Charta, von der in der Pflegesituation gesprochen wird, handelt und warum sie ins Leben gerufen wurde.
Kompetenzbereiche: KBIV, KBV
Curriculare Einheiten: CE05, CE10
Die EACH-Charta wurde von der European Association for Children in Hospital 1988 verabschiedet und gilt als Leitlinie zum Wohl und zum Schutz der Rechte kranker Kinder. Sie enthält zehn Artikel, welche u.a. die Aufenthaltsbedingungen von kranken Kindern in Krankenhäusern verbessern sollen und deren emotionale und psychische Bedürfnisse in den Mittelpunkt stellen. Entwickelt wurde die Charta auf der Basis von Untersuchungen von Psychologen und Kinderärzten in den 1950er-Jahren. Aufgrund der in diesen Studien herausgestellten Problematik organisierten sich Eltern in verschiedenen europäischen Ländern freiwillig, um das Wohl der Kinder im Krankenhaus zu fördern, andere Eltern zu beraten und zu unterstützen und mit den Gesundheitsberufen zusammenzuarbeiten.
(AKIK 2025)

5. Nennen Sie den Artikel, gegen den Dr. Riminez mit seinem Vorgehen verstößt.
Kompetenzbereiche: KBIV, KBV
Curriculare Einheiten: CE05, CE10
Er verstößt mit seinem Verhalten gegen Artikel 4: Kinder haben wie ihre Eltern das Recht, ihrem Alter und ihrem Verständnis entsprechend informiert zu werden.
(AKIK 2025)

LITERATUR

Aktionskomitee Kind im Krankenhaus (AKIK): EACH-Charta. 2025. www.akik.de/was-wir-tun/each/each-charta (letzter Zugriff: 7.12.2025).

Kapitel 11: Pflegesituation „Isoliert und doch nicht allein“

1. Herr Berger ist aufgrund seiner ausgeprägten Immunschwäche in einem erweiterten Umkehrisolationszimmer untergebracht. Alena Hiller überlegt, welche potenziellen Infektionsquellen für ihn ein Risiko darstellen können.
a. Zählen Sie mögliche Infektionsquellen auf, die Herrn Berger während seines Krankenhausaufenthalts gefährlich werden können.
Kompetenzbereiche: KBI, KBV
Curriculare Einheiten: CE04, CE05
Mögliche Infektionsquellen:
- Ärztliches Personal
- Pflegepersonal
- Weitere an der Therapie beteiligte Berufsgruppen, z. B. Physiotherapeuten
- Angehörige, vor allem, wenn sie erkrankt sind
- Krankenhausumgebung, z. B. Blumen oder bereits genutzte Waschlappen und Handtücher
- Nahrungsmittel, z. B. frischer Salat, nicht schälbares Obst
- Infusionsbestecke und Venenverweilkatheter
- I.v.-Lösungen und Blutprodukte
- Invasive Maßnahmen, z. B. Blutentnahmen, Anlagen von Venenverweilkanülen
- Eigene Haut- und Darmkeime, z. B. Viren und Pilze, die sich vor allem in den Hautfalten schnell vermehren können
- Haut- und Schleimhautverletzungen, z. B. Hauteinrisse, die vermehrt bei trockener Haut auftreten
- Einnahme von Steroiden, z. B. Prednisolon.

(➤ Kap. 11.4.2)

b. Beschreiben Sie geeignete pflegerische Maßnahmen, mit denen Alena das Infektionsrisiko für Herrn Berger wirksam reduzieren kann.
Kompetenzbereiche: KBI, KBIV
Curriculare Einheiten: CE04, CE05
- Regelmäßige Zimmer- und Händedesinfektion
- Herrn Bergers Wäsche (einschließlich Bettwäsche) täglich nach der Körperpflege und bei Bedarf wechseln
- Waschlappen und Handtücher nach jedem Gebrauch wechseln

- Keimarme Nahrung anbieten (keinen frischen Salat, kein nicht schälbares Obst, keine Milchprodukte aus unpasteurisierter Milch, z. B. Rohmilchkäse)
- Angebrochene Getränkepackungen nach 24 Stunden verwerfen
- Keine Blumen
- Besucher müssen gesund sein (auch mit „nur" einer Erkältung gelten sie als „nicht gesund"), Zahl der Besucher mit Herrn Berger absprechen
- Herrn Berger anhalten, seine Wünsche an das Pflegepersonal oder Besucher zu bündeln, um ein häufiges Betreten und Verlassen des Zimmers zu vermeiden
- Einstichstelle des Venenkatheters täglich inspizieren und palpieren
- Herrn Berger anweisen, zwei- bis viermal täglich (gemäß hausinternem Standard) Temperatur zu messen (nicht rektal) sowie auf Erkrankungssymptome wie Kopfschmerzen, Schwitzen, Frieren, Husten, Auswurf, Übelkeit, Durchfälle oder Veränderungen beim Wasserlassen zu achten und das Pflegepersonal entsprechend zu informieren
- Herrn Berger informieren, dass er auch durch eigene Haut- und Darmkeime gefährdet ist und daher folgende Maßnahmen ausführen sollte:
  - Eigenständig Haut und Mundschleimhaut täglich auf Risse, Rötungen, Druckstellen und Blutungen beobachten
  - Täglich eine Ganzkörperpflege durchführen, dabei die Haut gut abtrocknen – besonders in den Hautfalten, z. B. im Genitalbereich oder zwischen den Zehen
  - Haut eincremen, um sie vor Austrocknung und Hautrissen (Eintrittspforte für Keime) zu schützen
  - Nach jeder Mahlzeit und vor dem Zubettgehen Zahnpflege mit weicher Zahnbürste durchführen (bei Blutungsgefahr Mund nur ausspülen)
  - Mindestens viermal täglich bzw. nach jeder Mahlzeit Mund mit einer milden Lösung (hausinternen Standard beachten) ausspülen
  - Vor jeder Toilettenspülung den Toilettendeckel schließen.

(➤ Kap. 11.4.2)

2. Herrn Berger werden sowohl Erythrozyten- als auch Thrombozytenkonzentrate transfundiert. Erklären Sie die Notwendigkeit beider Transfusionen.

Kompetenzbereiche: KBI, KBIV

Curriculare Einheiten: CE05, CE06

Bei Patienten mit Blut- oder Tumorerkrankungen ist häufig die Gabe von Blutprodukten erforderlich. Besonders bei akuten Leukämien kommt es durch die Verdrängung der gesunden Blutzellen im Knochenmark zu einer Anämie sowie einer Thrombozytopenie, so auch bei Herrn Berger. Die **Anämie** entsteht aufgrund des Erythrozytenmangels, wodurch das Blut nicht mehr in der Lage ist, ausreichend Sauerstoff zu transportieren. Ziel der Transfusion von Erythrozytenkonzentraten ist daher die Verbesserung der Sauerstoffversorgung im Gewebe sowie die Stabilisierung seines Allgemeinzustands. Zusätzlich führt die Erkrankung sowie die Chemotherapie zu einem erheblichen Mangel an Thrombozyten (**Thrombozytopenie**). Dadurch ist die Blutgerinnung eingeschränkt, was ein erhöhtes Risiko für spontane oder lebensbedrohliche Blutungen mit sich bringt. Durch die Gabe von Thrombozytenkonzentraten soll die Gerinnungsfähigkeit des Bluts verbessert und Herr Berger vor Blutungen geschützt werden. Diese Maßnahmen zählen zur sogenannten **supportiven Therapie,** da sie die Beschwerden und Komplikationen der Grunderkrankung lindern, ohne direkt gegen die Leukämie gerichtet zu sein.

(➤ Kap. 11.4.1, ➤ Kap. 11.6.2)

3. Alena wurde vom Stationsarzt beauftragt, alle Vorbereitungen für eine weitere Erythrozytentransfusion zu treffen. Kurz überlegt sie, welche Aufgaben an Pflegefachpersonen delegiert werden können. Führen Sie alle Aufgaben einer Pflegefachperson im Transfusionsmanagement auf und erläutern Sie auch, welche Aufgaben nicht von Pflegefachpersonen übernommen werden dürfen.

Kompetenzbereiche: KBIII, KBIV

Curriculare Einheiten: CE05, CE06

An Pflegefachpersonen delegationsfähige Tätigkeiten im Rahmen einer Bluttransfusion:

- Vor- und Nachbereitung der Transfusion
- Beobachtung des Patienten während der Transfusion.

Aufgaben der Pflege:

- Bereitstellung des benötigten Materials (Desinfektionsmittel, Transfusion, Transfusionsbesteck, Infusionsständer)
- Kontrolle auf Unversehrtheit, Haltbarkeit und Lagerung der Blutkonserve
- Abgleich der Transfusion mit den Patientendaten
- Vorbereitung des Transfusionsprotokolls
- Anschließen des Transfusionsbestecks
- Kontinuierliche Vitalzeichenkontrolle während und eine Stunde nach der Transfusion
- Beobachtung auf Unverträglichkeiten (zu erkennen durch Hitzewallungen, Juckreiz, Übelkeit, Schmerzen, Hautrötungen, Quaddelbildung)
- Stoppen der Infusion und Arztinformation bei Auffälligkeiten
- Dokumentation von Transfusionsbeginn, -verlauf und -ende sowie Beobachtungen
- Aufbewahrung des gebrauchten und mit Patientennamen und Transfusionsdatum versehenen Transfusionssystems inklusive Blutbeutel und Bedside-Test für 24 h im Kühlschrank (gemäß hausinternen Richtlinien)
- Abschließen und Archivierung des Transfusionsprotokolls.

Ärztliche Aufgaben (nicht an die Pflege delegierbar):

- Patientenaufklärung und Einholen der Einwilligung
- Identitätskontrolle (Richtiger Patient? Richtige Konserve?)
- Durchführung des Bedside-Tests
- Anlegen und Starten der Transfusion
- Spülung des venösen Zugangs nach der Transfusion, z. B. mit NaCl 0,9 %
- Planung der Behandlung bei Transfusionsreaktion.

(➤ Kap. 11.4.1)

4. Alena möchte Herrn Berger zum Verhalten bei Thrombozytopenie beraten. Nennen Sie wichtige Informationen, die sie ihm vermitteln muss, damit er selbst aktiv zur Vermeidung von Komplikationen beitragen kann.

Kompetenzbereiche: KBI, KBII

Curriculare Einheiten: CE04, CE05
- Anleitung zur Eigenbeobachtung von:
  - Haut/Schleimhaut (Einblutungen?)
  - Ausscheidung (Blutbeimengungen in Urin, Stuhl oder Erbrochenem?)
  - Atmung (Dyspnoe? Atemgeräusche? Blutiger Auswurf?)
  - Schmerzen (vor allem Kopf- und Bauchschmerzen)
- Anleitung zu Blutstillungsmaßnahmen, z. B. Ruhigstellung und erhöhte Positionierung der betroffenen Extremität
- Information zum Eigenschutz:
  - Beseitigen von Stolperfallen (z. B. von bodennahen Kabeln)
  - Ggf. Verzicht auf harte und scharfkantige Nahrungsmittel wie etwa Krustenbrot, Nüsse oder grätenhaltigen Fisch; Bevorzugung weicher Nahrung
  - Benutzung einer weichen Zahnbürste mit abgerundeten Borsten (möglichst nur die Zähne bürsten, nicht das Zahnfleisch)
  - Bei hochgradiger Blutungsneigung keine Zahnbürste benutzen, sondern Mundreinigung mittels Watteträger, Munddusche oder Mundspülung
  - Kürzen der Finger- und Zehennägel nur wenn unbedingt notwendig
  - Trockenrasur mit Elektrorasierer statt Nassrasur
  - Kein starkes Pressen bei hartem Stuhlgang/Obstipation
  - Nur leichtes Schnäuzen der Nase, Pflege der Nasenschleimhaut mit Nasensalbe und z. B. Meerwasser-Nasenspray.

(➤ Kap. 11.10.7)

Kapitel 12: Pflegesituation „Wenn die Nahrungsaufnahme zur Herausforderung wird"

1. **Herr López erhielt die Tumorklassifikation T4, N3, M1. Erklären Sie, was dies nach dem TNM-Staging-System bedeutet.**

Kompetenzbereiche: KBI, KBV
Curriculare Einheit: CE08

T4 = großer Tumor
N3 = Befall vieler regionärer Lymphknoten
M1 = Fernmetastasen vorhanden
(➤ Kap. 12.5.1)

2. **Herr López hat ein kolorektales Karzinom mit Lebermetastasen. Beschreiben Sie den Metastasierungsweg und erläutern Sie, warum die Leber dabei häufig betroffen ist.**

Kompetenzbereich: KBI
Curriculare Einheit: CE08

Es liegt eine hämatogene Metastasierung (Pfortadertyp) vor, da das Blut des Darms über die Pfortader zuerst zur Leber gelangt.
(➤ Kap. 12.2.3)

3. **Emre entdeckt bei Herrn López Rötungen und Schwellungen der Mundschleimhaut. Stellen Sie dar, um welche Nebenwirkung der Chemotherapie es sich handelt, und beschreiben Sie mögliche Inhalte eines pflegerischen Beratungsgesprächs.**

Kompetenzbereiche: KBI, KBII
Curriculare Einheiten: CE08, CE04

Es handelt sich um eine Stomatitis.

Mögliche Inhalte des Beratungsgesprächs:
- Keine heißen, stark gewürzten oder sauren Speisen zu sich nehmen
- Ausspülen des Munds mit Wasser nach jeder Mahlzeit
- Wenig gesüßte Speisen
- Alkohol- und Nikotinverzicht
- Regelmäßig Zähne putzen mit weicher Zahnbürste
- Schonende Zahncreme verwenden
- Ggf. anästhesierende Lutschpastillen
- Eislutscher aus gefrorenem Wasser, um Schmerzen zu lindern
- Keinen Kamillentee
- Keine alkoholhaltigen Mundspüllösungen.

(➤ Kap. 12.5.2)

4. **Herr López bekommt eine Chemotherapie mit u. a. Fluorouracil. Nennen Sie weitere mögliche Nebenwirkungen dieser Chemotherapie.**

Kompetenzbereich: KBI
Curriculare Einheiten: CE05, CE08

- Hautveränderungen (Hand-Fuß-Mund-Syndrom = palmoplantare Erythrodysästhesie)
- Ödeme
- Hypertonie
- Neuropathie
- Muskel- und Gliederschmerzen.

(➤ Kap. 12.5.2)

5. **Anna Schneider berichtet, dass ihr Herr López fest zugeteilt wurde. Benennen Sie das vorliegende Pflegeorganisationssystem und beschreiben Sie dessen Vor- und Nachteile.**

Kompetenzbereiche: KBIII, KBIV
Curriculare Einheiten: CE04, CE07

Es handelt sich um die Bezugspflege (Primary Nursing).

Vorteile, u. a.:
- Schnelleres Erkennen und Lösen von Schwierigkeiten
- Eigenverantwortung und Gestaltungsspielraum
- Patient/Bewohner/Klient hat direkten Ansprechpartner.

Nachteile, u.a:
- Erschwerter Informationsfluss
- Probleme bei Ausfall der Bezugspflegefachperson
- Höhere Kosten.

(Schmitz 2025)

LITERATUR

Schmitz Y.: Organisation in der Pflege. In: I care Pflege. 3. A. Thieme Stuttgart, 2025. S. 177–180.

Kapitel 13: Pflegesituation „Noch einmal laut jubeln"

1. **Kommunikative Kompetenzen sind in der Palliativversorgung von zentraler Bedeutung. Erklären Sie, warum diese Fähigkeiten besonders im Umgang mit Herrn Moosbauer und seiner Familie unerlässlich sind.**

Kompetenzbereiche: KBII, KBIV
Curriculare Einheiten: CE08, CE09

- Ermittlung von individuellen Wünschen, Bedürfnissen und des Patientenwillens: ermöglicht eine abgestimmte, patientenzentrierte Betreuung
- Förderung von Adhärenz und Verständnis: Eine klare Kommunikation ermöglicht, den Patienten aktiv in Entscheidungen einzubeziehen, und fördert Nachvollziehbarkeit, was die Therapieakzeptanz erhöht
- Prävention einer Übertherapie: Durch klärende Gespräche über Ziele und Wünsche können unnötige oder belastende Behandlungen am Lebensende vermieden werden
- Umgang mit herausfordernden Themen: Schlechte Prognosen, Angst, Leid, Sterben, Tod u. a. brauchen Sensibilität, Achtsamkeit und Einfühlungsvermögen
- Aufklärung, Beratung und Vorbereitung: Fähigkeit, Betroffene einfühlsam auf mögliche Symptome und Szenarien am Lebensende vorzubereiten
- Angehörigenbegleitung: Unterstützung bei Trauer, Angst, Unsicherheit, Überforderung und in Entscheidungsprozessen
- Kommunikation im Team: Diese verbessert die multiprofessionelle und interdisziplinäre Zusammenarbeit sowie die Koordination der Versorgung.

(➤ Kap. 13.1.1, ➤ Kap. 13.1.2)

Tab. 13.1 Arbeit und beteiligte Berufsgruppen eines Palliativteams und deren Bedeutung für Herrn Moosbauer.

Art	Bedeutung für Herrn Moosbauer	Beteiligte Berufsgruppen
Multiprofessionell	Unterschiedliche Professionen bringen ihre Expertise ein und arbeiten eng zusammen, um eine umfassende Versorgung sicherzustellen	• Palliativmediziner • Pflegefachperson • Psychologen • Sozialarbeiter • Seelsorger • Theologen • Physiotherapeuten • Ergotherapeuten • Ernährungsexperten • Musiktherapeuten • Kunsttherapeuten • Wundmanager • Ehrenamtlich Tätige
Interdisziplinär	Verschiedene Fachrichtungen/Disziplinen arbeiten innerhalb einer Profession (Berufsgruppe) koordiniert zusammen, um die bestmögliche Betreuung zu gewährleisten	• Palliativmedizin • Onkologie • Allgemeinmedizin • Viszeralchirurgie • Gastroenterologie • Strahlentherapie • Anästhesie
Interprofessionell	Bestimmte Interventionen werden nicht mehr explizit einzelnen Berufsgruppen zugeordnet, sondern die Aufgaben werden patientenorientiert verteilt und Entscheidungen gemeinsam abgestimmt	Beispiele: • Angehörigengespräche führen nicht nur Ärzte, sondern u. a. auch Pflegefachpersonen, Sozialarbeiter oder Seelsorger • Den Sterbeprozess begleiten u. a. Pflegefachpersonen, Ärzte, Seelsorger, Ehrenamtliche

2. Ein Palliativteam arbeitet multiprofessionell, interdisziplinär und interprofessionell. Definieren Sie diese Begriffe und erläutern Sie deren Bedeutung in der Palliativversorgung am Beispiel von Herrn Moosbauer. Nennen Sie jeweils Beispiele für beteiligte Berufsgruppen.

Kompetenzbereiche: KBII, KBIII
Curriculare Einheiten: CE08, CE09

➤ Tab. 13.1

(➤ Kap. 13.1.2, AWMF et al. 2020, ➤ Kap. 3, ➤ Kap. 14, ➤ Kap. 21)

3. Symptomkontrolle ist eine zentrale Aufgabe im Palliative-Care-Bereich. Beschreiben Sie geeignete Maßnahmen, die das Palliative-Care-Team zur Linderung der Obstipation bei Herrn Moosbauer ergreifen sollte.

Kompetenzbereiche: KBI, KBII
Curriculare Einheiten: CE04, CE08

Stuhlregulierende Allgemeinmaßnahmen:

- Ballaststoffreiche Kost, Sauermilchprodukte, ausreichend Flüssigkeit, Bewegung
- Nahrungsergänzungsmittel mit Faserstoffen, z. B. Leinsamen
- Darmtraining, Kolonmassagen, feucht-warme Bauchwickel.

Medikamentöse Prophylaxe und Therapie:

- Bei Einsatz von Opioiden routinemäßige medikamentöse Prophylaxe mit z. B. Natriumpicosulfat (bevorzugt), Macrogol nur bei ausreichender Trinkmenge
- Es wird empfohlen, standardisiert und in vier Eskalationsstufen vorzugehen:
  - Stufe 1: osmotisch wirksames oder stimulierendes Laxans
  - Stufe 2: Kombination beider Präparatgruppen
  - Stufe 3: Stufe 2 + Gabe eines peripheren Opioidantagonisten + ggf. Rizinus, Erythromycin o. Ä.
  - Stufe 4: Stufe 3 + Einläufe, manuelle Ausräumung.

(➤ Kap. 7.2.7, ➤ Kap. 13.2.3)

4. Erläutern Sie, warum die Inhalte einer Patientenverfügung präzise und sorgfältig formuliert werden müssen. Beziehen Sie sich dabei auf Herrn Moosbauers Situation und die bevorstehende Beratung durch den Sozialarbeiter.

Kompetenzbereiche: KBII, KBIV
Curriculare Einheiten: CE08, CE09

Die Patientenverfügung muss präzise und sorgfältig formuliert sein, da sie nur dann verlässlich greift, wenn der Patient – wie Herr Moosbauer im fortgeschrittenen Krankheitsverlauf – nicht mehr einwilligungsfähig ist. Unklare oder allgemeine Formulierungen führen häufig zu Unsicherheiten im Behandlungsteam und bei Angehörigen und können inadäquate, vom Patienten nicht gewünschte Maßnahmen nach sich ziehen, etwa belastende Krankenhauseinweisungen oder invasive Therapien. Gerade im palliativen Kontext ist es entscheidend, den Modus und das Ausmaß medizinischer Interventionen eindeutig festzulegen, z. B. hinsichtlich lebensverlängernder Maßnahmen, Schmerztherapie oder Behandlungsabbruch. Die bevorstehende Beratung durch den Sozialarbeiter unterstützt Herrn Moosbauer dabei, seinen Willen strukturiert, realistisch und rechtlich verbindlich festzuhalten. Dadurch wird Erwartungssicherheit geschaffen und seine Selbstbestimmung sowie Würde werden am Lebensende gewahrt.

(➤ Kap. 13.1.2, Patientenverfügung.digital 2025)

5. Schildern Sie zentrale pflegerische Maßnahmen, die in der nahenden Terminalphase bei Herrn Moosbauer relevant werden könnten. Erläutern Sie außerdem, wie seine Angehörigen in die Pflege einbezogen werden können und welche Informationen für sie in dieser Phase besonders wichtig sind.
Kompetenzbereiche: KBI, KBII
Curriculare Einheiten: CE08, CE09

Wenn Herr Moosbauer sich in der terminalen Phase befindet, könnte die Durchführung folgender Maßnahmen notwendig sein:

- Medikamentöse Therapie intravenös oder subkutan
- Für Ruhe und Komfort sorgen, sowohl für den Patienten als auch die Angehörigen
- Positionierungen, Körperpflege und Wundversorgung auf ein notwendiges Maß herunterfahren
- Nahrungs- und Volumenzufuhr sukzessiv drosseln und einstellen
- Regelmäßige Mund- und Lippenpflege
- Priorität liegt auf der Symptomkontrolle.

Für Herrn Moosbauers Familie sind dann folgende Informationen wichtig:

- Angemessene Aufklärung über den nahenden Tod und die zu erwartenden Veränderungen in der Sterbephase, z. B. dass:
  - es normal ist, wenn Herr Moosbauer das Interesse an anderen Menschen und der Kommunikation verliert. Es kann auch sein, dass ihm die Kraft zum Sprechen fehlt
  - eine terminale Unruhe auftreten kann
  - Herr Moosbauer trotz eventueller Rasselatmung keine Atemnot verspürt und Absaugen als unangenehm empfunden wird
  - keine Gefahr besteht, dass er verhungert oder verdurstet, auch wenn er keine Nahrung oder Flüssigkeit bzw. Infusionen mehr zugeführt bekommt
  - es oberstes Ziel ist, Herrn Moosbauer größtmögliche Ruhe und Komfort zu bereiten, sodass die pflegerischen Maßnahmen auf das zwingend notwendige Maß beschränkt werden
- Aufklärung darüber, dass sie Herrn Moosbauer weiterhin begleiten und sich individuell an der Versorgung beteiligen können, dass es aber auch in Ordnung ist, wenn sie sich zurückziehen
- Information, dass das Palliativteam nicht nur den Patienten in der Sterbephase begleitet, sondern auch für sie als Angehörige da ist.

Herrn Moosbauers Angehörige können u. a. folgendermaßen nach entsprechender Anleitung in die terminale Pflege einbezogen werden:

- Mund- und Lippenpflege
- Handmassage.

(➤ Kap. 13.4, S3-Leitlinie Palliativmedizin, Kap. 19.3)

LITERATUR

AWMF et al. (Hrsg.): Erweiterte S3-Leitlinie Palliativmedizin für Patienten mit einer nicht-heilbaren Krebserkrankung. 2020. www.leitlinienprogramm-onkologie.de/fileadmin/user_upload/Downloads/Leitlinien/Palliativmedizin/Version_2/LL_Palliativmedizin_Langversion_2.2.pdf.

Patientenverfügung.digital: Patientenverfügung: BGH fordert präzise Formulierung. 2025. www.patientenverfuegung.digital/blog/bgh-urteil-patienten verfuegung-prazise-formuliert.

Kapitel 14: Pflegesituation „Da sein, wenn es zählt"

1. Begründen Sie, warum Frau de Vries gezielte Bewegungsübungen der Finger in ihre morgendliche Routine integriert.
Kompetenzbereiche: KBI, KBV
Curriculare Einheiten: CE04, CE07

Frau de Vries führt jeden Morgen gezielte Bewegungsübungen durch, um der typischen Morgensteifigkeit bei rheumatoider Arthritis aktiv entgegenzuwirken. Diese tritt zunächst häufig in den Handgelenken sowie in den Fingergrund- und -mittelgelenken auf, hält oft länger als eine Stunde an und geht nicht selten mit Schmerzen einher. Die Übungen unterstützen den Abtransport der über Nacht angesammelten Ödemflüssigkeit, wodurch die Beweglichkeit verbessert und die Steifigkeit verringert wird. Durch diese regelmäßige Aktivität fördert Frau de Vries gezielt ihre Beweglichkeit, was sich positiv auf ihre Selbstständigkeit auswirkt. Tätigkeiten des täglichen Lebens wie Körperpflege, An- und Auskleiden sowie die Nahrungsaufnahme kann sie dadurch zumindest teilweise eigenständig bewältigen und ist weniger auf die umfassende Unterstützung durch Pflegefachpersonen angewiesen.

(➤ Kap. 14.1.5, ➤ Kap. 14.3.1, ➤ Kap. 14.6.1, Bechterew.ch 2022)

2. Das Konzept der aktivierenden Pflege trägt wesentlich zur Erhaltung des Gesundheitszustands von Menschen mit rheumatoider Arthritis bei. Erläutern Sie, wie Raj Ambani dieses Pflegekonzept bei Frau de Vries im Rahmen der Körperpflege und der Nahrungsaufnahme umsetzen kann.
Kompetenzbereiche: KBI, KBV
Curriculare Einheiten: CE04, CE07

➤ Tab. 14.1

(➤ Kap. 14.1.5, ➤ Kap. 14.5.2, Keller 2023)

Tab. 14.1 Aktivierende Pflege bei Frau de Vries.

Körperpflege	Nahrungsaufnahme
• Morgensteifigkeit berücksichtigen • Ausreichend Zeit einplanen • Kälte- bzw. Wärmeanwendungen vor der Körperpflege (Kontraindikationen beachten!) • Körperpflege möglichst im Bad durchführen; dazu bei der Mobilisation ins Bad unterstützen • Persönliche Pflegeutensilien in die Körperpflege miteinbeziehen und individuelle Wünsche berücksichtigen, z. B. Wassertemperatur • Bei der Durchführung der Körperpflege so wenig wie möglich übernehmen, sondern bei Bedarf Patientin unterstützen und anleiten • Patientin Hilfsmittel anbieten, welche die Selbstständigkeit erhalten und fördern, z. B. Griffverdickungen an Zahnbürsten und Kämmen • Kleidung und Schuhe mit Klettverschlüssen und weiten Öffnungen bevorzugen	• Bewegung, Kälte- bzw. Wärmeanwendungen vor der Nahrungsaufnahme (Kontraindikationen beachten!) • Ausreichend Zeit einplanen • Patientin zur Verwendung von Hilfsmitteln wie Spezial-Essbesteck beraten und anleiten • Ggf. bei der Vorbereitung der Nahrung unterstützen, z. B. Portionspackungen öffnen • Auf Wunsch Nahrung mundgerecht anrichten • Vorlieben und Gewohnheiten bei der Auswahl der Speisen und Ort der Nahrungsaufnahme beachten

3. Bei der Behandlung von Menschen mit rheumatoider Arthritis ist die multiprofessionelle Zusammenarbeit von entscheidender Bedeutung. Nennen Sie an der Therapie beteiligte Berufsgruppen sowie deren Aufgabenbereiche.

Kompetenzbereiche: KBI, KBIII

Curriculare Einheiten: CE05, CE07

➢ Tab. 14.2

Tab. 14.2 Interdisziplinäre Zusammenarbeit bei rheumatoider Arthritis.

Beteiligte Berufsgruppen	Aufgabenbereich
Pflege	Unterstützung bei Aktivitäten des täglichen Lebens, Ermittlung von Ressourcen, Unterstützung bei stationärer oder häuslicher Versorgung, Schmerzbeobachtung und Schmerzbekämpfung, psychische Unterstützung, Prävention Beratung und Anleitung
Sozialdienst	Organisation von Rehabilitation, Beratung zur beruflichen Qualifikation/Umschulung, Beantragung eines Pflegegrads
Physiotherapie	Übungen zur Verbesserung der Beweglichkeit und des Muskelaufbaus, Ausdauertraining, Sportangebote, Massagen
Ergotherapie	Hilfsmittelanpassung, Training von Grob- und Feinmotorik, Alltagsbewältigung
Ernährungsberatung	Beratung zu Kostformen (z. B. kalziumreicher Kost), Reduktion von Übergewicht, Blutcholesterinspiegel
Psychologische Betreuung	Stressbewältigungstechniken, Muskelentspannungsverfahren, Schmerzbewältigungsstrategien
Ärztlicher Dienst	Aufklärung über das Krankheitsbild, Abstimmung der medikamentösen Behandlung, Therapieüberwachung, Anpassung der Therapie, Überweisung an andere Fachdisziplinen (z. B. Schmerztherapeuten, Innere Medizin)

(➢ Kap. 14.1, ➢ Kap. 14.5)

4. Um die aktuelle Schmerzintensität von Frau de Vries zu erfassen, verwendet Raj eine Schmerzerfassungsskala. Nennen Sie die weiteren Kriterien, die der Auszubildende berücksichtigen muss, um die Schmerzsituation umfassend zu beurteilen.

Kompetenzbereiche: KBI, KBV

Curriculare Einheiten: CE05, CE07

- Genaue Schmerzlokalisation (streng lokalisiert, diffus, ausstrahlend …)
- Schmerzqualität (stechend, brennend, ziehend, fließend, klopfend, bohrend …)
- Zeitliche Dimension (konstant, im Intervall, zu bestimmten Tageszeiten …)
- Auslöser (z. B. Belastung, Witterung, tageszeitliche Schwankungen …)
- Schmerzverstärkende/-lindernde Faktoren (Wärme, Kälte, Positionierung, Bewegung, Ruhe …)
- Begleitsymptome (Schwellung, Rötung, Schlafstörungen …)
- Auswirkungen (Schonhaltung, Abnahme der Selbstständigkeit, sozialer Rückzug …)
- Bisherige Therapien (Erfahrungen, Erfolge, Nebenwirkungen …)

(➢ Kap. 2.3, ➢ Kap. 14.4.1)

5. Neben der Bursitis wird bei Frau de Vries eine Anämie als weitere extraartikuläre Manifestation der rheumatoiden Arthritis vermutet. Nennen Sie die Symptome, welche auf eine Anämie im Rahmen der chronischen Erkrankung hindeuten, und ergänzen Sie weitere mögliche Anzeichen.

Kompetenzbereiche: KBI, KBV

Curriculare Einheiten: CE05, CE07

Klinische Anzeichen einer Anämie bei Frau de Vries:

- Tachykardie (96 Schläge pro Minute)
- Hypotonie (100/65 mmHg)
- Schwindel und Atemnot bei geringer körperlicher Anstrengung.

Weitere klinische Anzeichen einer Anämie bei chronischen Erkrankungen:

- Müdigkeit, Erschöpfung
- Eingeschränkte Leistungsfähigkeit
- Blasse Haut
- Helle Handflächen (heller als die Handflächen eines Gesunden)
- Herzschmerzen bei Belastung
- Neurologische Störungen wie z. B. Verwirrtheit, Konzentrationsstörungen.

Oft werden die unspezifischen Beschwerden der Anämie von den Symptomen der Grunderkrankung überlagert.

(➢ Kap. 11.5.3)

6. Menschen mit Anämie haben ein erhöhtes Sturzrisiko. Raj möchte Frau de Vries beraten, wie sie ihr Wohnumfeld sturzsicher gestalten kann, und erinnert sich an den Expertenstandard zur Sturzprophylaxe. Zählen Sie die Maßnahmen auf, die dazu beitragen, Frau de Vries' Zuhause sturzsicher zu gestalten.

Kompetenzbereiche: KBII, KBV

Curriculare Einheiten: CE04, CE09

- Ausreichende Beleuchtung in allen Räumen und Fluren sicherstellen (z. B. durch zusätzliche Lichtquellen und Bewegungsmelder)
- Beseitigung von Stolperfallen (lose Teppiche entfernen oder fixieren, Kabel sichern, Türschwellen abflachen)
- Rutschfeste Bodenbeläge (vor allem im Bad)
- Freiräume schaffen für sicheres Gehen mit oder ohne Gehhilfe (Möbel und Dekoration nicht zu eng stellen)
- Geh- und Alltagshilfen griffbereit halten (z. B. Gehstock, Rollator, Greifzangen, Haltevorrichtungen)
- Auf angepasste Höhe/Einstellung der Hilfen achten und ggf. Bremsen anziehen
- Treppen auf beiden Seiten mit Handlauf versehen, wenn möglich, Handlauf nutzen
- Haltegriffe an häufig aufgesuchten oder gefahrenträchtigen Stellen
- Toilettensitzerhöhung, Duschstuhl nutzen
- Häufig genutzte Gegenstände in gut erreichbarer Höhe platzieren
- Keine Hocker oder Stühle zum Hochsteigen verwenden, stattdessen Tritt oder Haushaltsleiter nutzen
- Auf gut sitzendes und rutschfestes Schuhwerk achten, keine zu lockere/weite Kleidung tragen, um Hängenbleiben zu vermeiden.

(➢ Kap. 14.1.5, DNQP 2022)

LITERATUR

Bechterew.ch: Mein größtes Problem im Moment ist die morgendliche Steifigkeit. 2022. www.bechterew.ch/news/groesstes-problem-morgendliche-steifigkeit (letzter Zugriff: 8.12.2025).

Deutsches Netzwerk für Qualitätsentwicklung in der Pflege DNQP (Hrsg.): Expertenstandard Sturzprophylaxe in der Pflege. (2. Aktualisierung). Osnabrück, 2022.

Keller, C.: Nahrungsaufnahme. In: Pflege Heute. 8. A. Elsevier. München 2023, S. 147–154.

Kapitel 15: Pflegesituation „Pflegen ohne Vorurteile"

1. Frau Weinberger macht keine Angaben zur Ursache ihrer HIV-Infektion. Zählen Sie auf, welche Übertragungswege des HI-Virus grundsätzlich infrage kommen.

Kompetenzbereiche: KB1, KBV

Curriculare Einheiten: CE04, CE05

- Kontakt von Körpersekreten wie Blut, Sperma, Vaginalsekret, Muttermilch mit Schleimhäuten oder verletzter Haut (z. B. Wunden)
- Ungeschützter Sexualkontakt, vor allem ungeschützter Analverkehr
- Gemeinsame Nutzung von Injektionsbesteck bei Drogenabhängigkeit (Needle-Sharing)
- Von der Mutter auf das ungeborene Kind ab der 12. Schwangerschaftswoche
- Stillen des Säuglings
- Schnitt- und Stichverletzungen durch kontaminierte Werkzeuge/Instrumente/Waffen.

(➤ Kap. 15.4.1)

2. Marlene Lohr erkundigt sich nach Frau Weinbergers Versorgung und fragt, ob bei der Klientin möglicherweise bereits eine AIDS-Erkrankung vorliegt. Beschreiben Sie, welche fachlich korrekte Antwort Sie Marlene geben würden.

Kompetenzbereiche: KBII, KBIV

Curriculare Einheiten: CE04, CE05

„Wenn sich eine Person mit dem HI-Virus infiziert hat, bedeutet das nicht, dass sie auch gleichzeitig Aids hat. Aids ist das Endstadium einer unbehandelten HIV-Infektion, in dem das Immunsystem stark geschwächt ist und die betroffene Person besonders anfällig für opportunistische Infektionen (z. B. Soor, Tuberkulose, Pneumonien) und bestimmte Krebsarten (z. B. Kaposi-Sarkom, maligne Lymphome, Zervixkarzinom) ist. Frau Weinberger bekommt seit einiger Zeit eine antiretrovirale Therapie. Diese verhindert die Vermehrung der Viren im Körper. Solange Frau Weinberger regelmäßig ihre Medikamente einnimmt und keine Infektionsanzeichen zeigt, kann davon ausgegangen werden, dass sie sich nicht im AIDS-Stadium befindet. Wichtig ist, dass der Zustand ihres Immunsystems regelmäßig überwacht wird. Dazu gehören Bluttests, welche die Anzahl der CD4-Zellen messen, die Hinweise auf das Stadium der Erkrankung geben. Die Aufgabe der Pflege besteht darin, die regelmäßige Einnahme der antiretroviralen Medikamente zu überwachen, da es Frau Weinberger zunehmend schwerfällt, diese selbstständig und regelmäßig einzunehmen. Dadurch soll die weitere Progression der HIV-Infektion verhindert werden."

(➤ Kap. 15.4.1, ➤ Kap. 15.4.4)

3. In welchen Situationen besteht für Pflegefachpersonen in der ambulanten Pflege ein Risiko, sich mit HIV zu infizieren? Nennen Sie mögliche Übertragungswege im beruflichen Alltag.

Kompetenzbereiche: KBI, KBIV

Curriculare Einheiten: CE04, CE05

Pflegefachpersonen in der ambulanten Pflege haben grundsätzlich ein geringes Risiko, sich mit HIV zu infizieren. Dennoch gibt es bestimmte Situationen im beruflichen Alltag, in denen ein theoretisches Risiko besteht bei:

- Stich- oder Schnittverletzungen, z. B. durch kontaminierte Kanülen/Nadeln von Insulinpens, Rasierklingen
- Einer Verletzung der Haut oder einem Hautekzem der Pflegefachperson, die/das mit virushaltigem Sekret in Berührung kommt
- Kontakt der Schleimhäute mit virushaltigem Sekret, z. B. durch Blutspritzer, die an die Schleimhäute oder in die Augen gelangen
- Unsachgemäßem Umgang mit infektiösem Material, z. B. durch die Entsorgung gebrauchter Kanülen im Hausmüll statt in einem sicheren Abwurfbehälter
- Verzicht auf persönliche Schutzausrüstung bei direktem Kontakt mit potenziell infektiösen Körperflüssigkeiten wie Blut oder Sekret. Dazu zählt das Nichttragen von Handschuhen, Schutzkittel, Mundschutz, Schutzbrille oder Haube
- Nichteinhaltung hygienischer Standards, insbesondere bei der Händehygiene, Flächendesinfektion oder bei der Aufbereitung von Pflegeutensilien
- Unzureichender Durchführung von Sofortmaßnahmen nach Nadelstichverletzungen, z. B. keinem sofortigen Auspressen der Wunde, unterlassener Desinfektion oder verspäteter ärztlicher Abklärung.

(➤ Kap. 15.4.1, ➤ Kap. 15.4.6, ➤ Kap. 16.1.4)

4. Erläutern Sie, warum eine regelmäßige Hautbeobachtung und eine sorgfältige Hautpflege bei Frau Weinberger von besonderer Bedeutung sind. Berücksichtigen Sie dabei die Auswirkungen der HIV-Erkrankung. Benennen Sie geeignete pflegerische Maßnahmen zur Hautpflege.

Kompetenzbereiche: KB1, KB5

Curriculare Einheiten: CE04, CE05

Bei einer HIV-Infektion ist das Immunsystem geschwächt, was bedeutet, dass Hautinfektionen (z. B. durch Pilze, Viren, Bakterien) schneller entstehen und schwerer verlaufen können. Frühzeichen einer Infektion oder Erkrankung können sich zuerst an der Haut zeigen (z. B. Ausschläge, Bläschen, Ekzeme). Ebenfalls steigt das Risiko für Druckgeschwüre bei eingeschränkter Mobilität. Betroffene Personen weisen oft trockene Haut auf.

Pflegerische Maßnahmen:

- Pflege mit Ölbädern, Eincremen mit W/O-Emulsionen
- Sorgfältiges Abtrocknen und gründliche Intimtoilette, um Pilzinfektionen vorzubeugen
- Beim Umgang mit harten Zahnbürsten oder Rasierklingen auf erhöhtes Verletzungsrisiko achten

- Tägliche Hautbeobachtung und Anleitung der betroffenen Person, damit Hautveränderungen entsprechend beurteilt werden können, z. B. kleine juckende Hautrötungen, Bläschen, Geschwüre
- Regelmäßige Inspektion der Mundschleimhaut (weißliche Beläge, Speisereste?)
- Mundpflege durchführen, um Schleimhautinfektionen vorzubeugen, z. B. durch Mundspülungen nach jeder Mahlzeit
- Kontinuierliche Positionswechsel abhängig vom Mobilitätsgrad.

(➤ Kap. 15.4.5)

5. Führen Sie pflegerische Maßnahmen auf, die in der ambulanten Pflege zur emotionalen Unterstützung von Frau Weinberger angewendet werden. Begründen Sie, warum diese Maßnahmen notwendig sind.

Kompetenzbereiche: KBII, KBV

Curriculare Einheiten: CE04, CE09

➤ Tab. 15.1

Tab. 15.1 Maßnahmen zur Unterstützung von Frau Weinberger.

Pflegerische Maßnahme	Begründung
Gesprächsbereitschaft signalisieren, aktives Zuhören	Frau Weinberger hat so die Möglichkeit, offen über ihre Sorgen der Ausgrenzung, Ängste und Unsicherheiten zu sprechen. Das Gefühl, ernst genommen zu werden, stärkt ihr Vertrauen und vermittelt Sicherheit
Bezugspflege, z. B. feste Bezugsperson(en) des ambulanten Pflegedienstes	Eine vertraute Pflegefachperson fördert Sicherheit, Bindung und Offenheit, was bei sensiblen Themen wie HIV besonders wichtig ist
Informations- und Aufklärungsgespräche, z. B. zur medikamentösen Therapie, Tagesgestaltung	Frau Weinberger fällt es schwer, eine klare Tagesstruktur aufrechtzuhalten, und ihre Adhärenz bezüglich der Medikation schwankt. Es ist wichtig, dass sie über die Auswirkungen und Folgen aufgeklärt ist, welche mit einer unregelmäßigen Medikamenteneinnahme einhergehen. Dadurch ist sie besser in der Lage, ihre Erkrankung zu akzeptieren
Förderung sozialer Kontakte, Vermittlung von Unterstützungsangeboten	Frau Weinberger fühlt sich seit ihrem Eintritt in die Frührente sozial isoliert, einsam und gesellschaftlich ausgegrenzt. Um ihre Lebensqualität zu fördern und die emotionale Belastung zu reduzieren, kann sie z. B. an Selbsthilfegruppen teilnehmen und psychologische Beratung in Anspruch nehmen

(➤ Kap. 15.4.5)

6. Nennen Sie Informationen, welche Pflegefachpersonen Frau Weinberger vermitteln sollten, um deren Verständnis für ihre Erkrankung zu fördern. Legen Sie dar, warum diese Informationen wichtig sind.

Kompetenzbereiche: KBII, KBV

Curriculare Einheiten: CE04, CE09

- Frau Weinberger wird darüber informiert, dass HIV nicht durch Händeschütteln, gemeinsames Essen oder alltägliche Nähe übertragen wird. Dies ist wichtig, um ihre Ängste vor Stigmatisierung zu reduzieren und soziale Isolation abzubauen
- Pflegefachpersonen erklären, in welchen Situationen eine Übertragung möglich ist und welche Schutzmaßnahmen ausreichend sind. Dies gibt Frau Weinberger Sicherheit im Umgang mit ihrer Erkrankung und verhindert unnötige Verunsicherung
- Frau Weinberger wird darüber informiert, dass eine zuverlässige Einnahme der antiretroviralen Therapie notwendig ist, um die Viruslast zu senken, Infekte zu vermeiden und ihre körperliche Leistungsfähigkeit zu erhalten. Dies ist besonders wichtig, da sie ihre Medikamente aufgrund von Nebenwirkungen nicht immer einnimmt
- Pflegefachpersonen informieren Frau Weinberger über HIV-Beratungsstellen und psychosoziale Unterstützungsangebote, um sie emotional zu entlasten und Einsamkeit entgegenzuwirken.

(➤ Kap. 15.4.6)

Kapitel 16: Pflegesituation „Unkraut vergeht nicht"

1. Beschreiben Sie die Stadien des Keuchhustens und nennen Sie das Stadium, in dem sich Frau Svenson akut befindet.

Kompetenzbereich: KBI

Curriculare Einheiten: CE05, CE07

Keuchhusten verläuft in drei Stadien:

- **Katarrhalisches Stadium** mit Erkältungssymptomen wie Husten und Schnupfen; Dauer: ein bis zwei Wochen
- **Konvulsives Stadium** mit häufigen Hustenanfällen (bis zu 50 täglich, überwiegend nachts), geprägt von stakkatoartigem Husten, der oft mit Zyanose und dem Auswürgen von glasigem Schleim oder Erbrechen einhergeht; Dauer: vier bis sechs Wochen
- **Stadium decrementi,** in dem die Beschwerden langsam abklingen; Dauer: bis zu zehn Wochen.

  Frau Svenson befindet sich akut im **konvulsiven Stadium.**

  (➤ Kap. 16.5.16)

2. Nennen Sie die Maßnahmen, die Dr. Ergün ergriffen hat, um die Diagnose Keuchhusten zu bestätigen.

Kompetenzbereich: KBI

Curriculare Einheiten: CE05, CE07

Dr. Ergün ergreift folgende Maßnahmen, um die Diagnose zu bestätigen:

- Blutentnahme (u. a. Untersuchung auf Leukozytenzahl, evtl. serologischer Nachweis)
- Erregernachweis im Sputum.

(➤ Kap. 16.5.16)

3. Stellen Sie dar, welche pflegerischen Maßnahmen Viktor Majowski und Nieva Flores bei Frau Svenson nun durchführen.

Kompetenzbereiche: KBI, KBIII

Curriculare Einheiten: CE05, CE07

- Sie bieten Frau Svenson häufige, kleine Mahlzeiten mit eher breiiger, gut zu schluckender Kost statt „rauer", krümeliger Nahrungsmittel, um das Risiko eines erneuten Hustenanfalls zu senken

- Sie führen eine sorgfältige Mundpflege aus, wenn Frau Svenson wenig isst
- Sie informieren Frau Svenson, dass sie ihr Apartment nicht verlassen darf, und bringen ein Schild an der Apartmenttür an, das Besucher auffordert, sich vor dem Klingeln beim Pflegepersonal zu melden
- Sie legen einen frischen Schutzkittel, Handschuhe und Mund-Nasen-Schutz an, wenn sie das Apartment betreten, ziehen diese vor Verlassen des Apartments unmittelbar an der Tür wieder aus und entsorgen diese vorschriftsmäßig. Danach führen sie eine hygienische Händedesinfektion durch. Einmal täglich desinfizieren sie die patientennahen Flächen wie Nachtkästchen etc.
- Sie führen ein Hustenprotokoll mit genauer Angabe der Uhrzeit und Begleitsymptomen wie Zyanose, Schleimabsonderung, Erbrechen.

(➤ Kap. 16.1.8, ➤ Kap. 16.5.16)

4. Nieva beliest sich über die Erkrankung Keuchhusten und stößt auf den Begriff Schutzimpfung. Sie bittet Sie als ihre Kollegin/ihr Kollege, ihr den Unterschied zwischen aktiver und passiver Immunisierung zu erläutern.

Kompetenzbereich: KBI

Curriculare Einheiten: CE05, CE07

Bei einer **passiven Immunisierung** werden spezifische Antikörper (Immunglobuline) gegen bestimmte Erreger oder Toxine verabreicht. Es besteht ein sofortiger, aber zeitlich begrenzter Schutz. Bei einer **aktiven Immunisierung** wird dagegen die Ausbildung einer Immunität angeregt, indem abgeschwächte lebende Krankheitserreger (Lebendimpfstoffe), abgetötete Krankheitserreger oder antigene Bestandteile toter Krankheitserreger (Totimpfstoffe), „entschärfte" Giftstoffe (Toxoidimpfstoffe) oder genbasierende Impfstoffe wie mRNA-, DNA- oder Vektorimpfstoffe verbreicht werden. Dabei muss der Körper *aktiv* Antikörper bilden, während bei der *passiven Immunisierung* die Antikörper bereits verabreicht werden. Letztere wird daher in der Regel vorgenommen, wenn bereits Kontakt mit dem Erreger bestand oder vor dem vermeintlichen Erregerkontakt nicht mehr ausreichend Zeit für die Entwicklung eines Impfschutzes durch eine aktive Immunisierung gegeben ist.

(➤ Kap. 16.1.3)

5. Nieva möchte auch wissen, was das Infektionsschutzgesetz ist und ob Keuchhusten eine meldepflichtige Erkrankung ist. Erklären Sie ihr, was es mit dem Infektionsschutzgesetz auf sich hat und wie es sich mit der Meldepflicht bei Keuchhusten verhält.

Kompetenzbereich: KBIV

Curriculare Einheit: CE05

Das Infektionsschutzgesetz (Gesetz zur Verhütung und Bekämpfung von Infektionskrankheiten beim Menschen) hat zum Ziel, übertragbaren Erkrankungen beim Menschen vorzubeugen, Infektionen frühzeitig zu erkennen und ihre Weiterverbreitung zu verhindern. Außerdem regelt es die Meldepflicht bei Infektionskrankheiten. Keuchhusten fällt unter die meldepflichtigen Erkrankungen des Infektionsschutzgesetzes, d.h., Krankheitsverdacht, Erkrankung und Tod müssen innerhalb von 24 Stunden dem Gesundheitsamt gemeldet werden.

(➤ Kap. 16.15)

6. Viktor bittet Sie außerdem, Nieva die Standardhygienemaßnahmen bei Erregern, die durch Körperflüssigkeiten übertragen werden, zu erläutern.

Kompetenzbereich: KBIII

Curriculare Einheit: CE05

Zu den Standardhygienemaßnahmen zählen:

- Händehygiene (nach Ausziehen der Handschuhe, vor und nach Patientenkontakt etc.)
- Handschuhe bei möglichem Kontakt mit verletzter Haut, Schleimhäuten, Körperflüssigkeiten, -sekreten, -ausscheidungen, potenziell kontaminierten Materialien
- Schutzkittel bei möglichem Kontakt von Kleidung oder Haut mit infektiösem Material (z. B. mögliches Verspritzen infektiösen Materials bei der Pflegetätigkeit)
- Mund-Nasen-Schutz, Schutzbrille bei Tätigkeiten mit möglicher Aerosolbildung aus infektiösem Material
- Desinfektion der patientennahen Umgebung, Abfall-, Wäsche-, Instrumentenentsorgung gemäß den üblichen Richtlinien
- Patienten zur Hustenhygiene (Hustenetikette) anhalten: Bei Husten oder Niesen Mund und Nase mit einem (Einmal-)Tuch bzw. Mund-Nasen-Schutz bedecken. Tuch ohne Zwischenlagern/weiteres Berühren entsorgen. Händehygiene nach möglicher Kontamination der Hände mit Atemwegssekreten. Möglichst Abstand von mind. 1 m zu anderen Personen halten.

(➤ Kap. 16.1.8)

Register

Symbole
5-Aminosalizylsäure 294
5-Fluorouracil 503
β-Blocker 95, 104

A
AB0-System 450
Abacavir 588
Abciximab 169
ABC-Klassifikation, Gastritis 283
Abdomen, akutes 268
Abdomenleeraufnahme 274
Abdominalsonografie 314
Abführmittel 272
Absaugen
- Atemwegssekret 192
- Dokumentation 195
- endotracheales 192, 194
- Komplikationen 195
- Materialien 193
- nasales 192, 195
- orales 192
- Vorbereitung 193
Absauggeräte 194
Absaugkatheter 193, 194
Abwehrschwäche, Tumoren 448
Abwehrspannung 269
Acamprosat 308
Acarbose 416, 422
ACE-Hemmer 95, 104, 138
- Hypertonie 138
Acerbon® 138
Acetylcystein
- Expektoranzien 233
- Paracetamolvergiftung 325
Acetyldigoxin 105
Achalasie 280
- Ösophagusmanometrie 280
Acholie 256
Actavis® 503
ACTH-produzierende Adenome 394
ACTH-Test, Addison-Krankheit 408
Actiq® 49
acute respiratory distress syndrome 248
Adalat® 139, 148
Adams-Stokes-Anfall 115
- Synkope 83
Addison-Krankheit 408
Addison-Krise 408
Adefovir 323
Adenokarzinom, Niere 377
Adenomatosis coli 299
Adenome, ACTH-produzierende 394
Adenosin 108
Adipositas 430
- Appetitzügler 432
- Behandlungsstrategie 431
- Ernährung 431
- Liposuktion (Fettabsaugen) 432
- primäre 430
Adipositasprävention 433
Adrenalektomie, bilaterale 407
Adrenalin 66
Adumbran® 165
Advanced Care Planning (ACP) 523
Advanced Life Support, ALS 61
AED 65
Agiolax® 272
Agranulozytose
- allergisch bedingte 475
- allergisch toxisch-bedingte 475
AICD (automatic implantable cardioverter defibrillator) 111
AIDS 584
- Hauptrisikogruppen 584
- Hygiene- und Desinfektionsmaßnahmen 590
- Infektionen, bakterielle 587
- Infektionsschutz des Personals 591
- Kaposi-Sarkom 587
- Kryptokokken-Meningitis 586
- Nukleosidanaloga 588
- Pilzinfektionen 586
- Pneumocystis-carinii-Pneumonie 586
- Proteinase-Inhibitoren 588
- Soor-Ösophagitis 590
- Toxoplasmose, zerebrale 587
- Virusinfektionen, sekundäre 587
- Wasting-Syndrom 585
AIDS-assoziierte Erkrankungen, Therapie 589
AIDS-definierende Erkrankungen 585, 586
Ajmalin 108
Akanthosis nigricans (maligna) 499
Akromegalie 393
Akupunktur, Schmerztherapie 54
Akutes Koronarsyndrom (ACS) 96
ALAT (Alanin-Amino-Transferase) 313
Albendazol 660
Aldactone® 313
Aldosteronantagonisten 104
Aleppobeule 657
Algurie 347
Alkalose 386
- metabolische 386
- respiratorische 386
- Ursachen 385
Alkoholabhängigkeit
- Entstehung 305
- Merkmale 305
- Pflege 308
- Suizidalität 308
- Zeichen 305
Alkoholabusus
- Bewusstlosigkeit 67
- Hepatitis 324
- Leberzirrhose 324
- Pankreaskarzinom 340
- Pankreatitis, akute 337
- Pankreatitis, chronische 339
Alkoholentzug 308
- Compliance 308
- Medikamente 308
- Prädelir 306
Alkoholentzugsdelir 306
- Pflege 307
- Symptome 306
Alkoholfettleber 324
Alkoholfötor 73
Alkoholgehalt, Getränke 308
Alkoholkrankheit
- Halluzinationen 307
- organische Veränderungen 306
Alkoholprävention 307
Alkoholschmerz, Hodgkin-Lymphom 475
Alkoholvergiftung 72, 73
Alkoholzirrhose 324
ALL 472
Allen-Test 133
Allergenkarenz 576
Allergie 572
- Antiallergika 577
- Einteilung 572
- Expositionsprophylaxe 576
- Hygiene-Hypothese 573
- Hyposensibilisierung 576
- Sensibilisierung 572
Allergiepass 575
Allergietests 575
allergische Reaktion 573
- vom Typ I (Soforttyp) 573
- vom Typ II (zytotoxischer Typ) 575
- vom Typ III (Immunkomplex-Typ) 575
allergischer Schnupfen 578
allergische Urtikaria 579
Allopurinol 439
Alopezie, Zytostatika 508
Aloxi® 506
Alpha-1-Antitrypsin 443
Alpha-1-Antitrypsin-Mangel 442
Alpha1-Blocker 139
Alpha-1-Proteaseninhibitormangel 442
Alpha-Methyldopa 139
Alrheumun® 550
ALS 61
Altinsulin 418
Alupent® 192
Alveolitis
- allergische 575
- exogen-allergische 237
Alzheimer-Demenz 163
Amaryl® 422
Amaurosis fugax 155
Ambu®-Beutel 63
Aminoglykoside 616
Amiodaron 66, 108
Amitriptylin 50
AML 472
Amlodipin 139
Amöbenkolitis 657
Amöben-Leberabszess 657
Amöbenruhr 657
Amöbiasis 656, 671
Ampho-Moronal® 650
Amphotericin B 219, 650
Amuno® 550
Amyloidangiopathie 163
Amyloidose, sekundäre 557

ANA 547
Analgesie, patienten-kontrollierte 45
Analgetika 44
- Abdomen, akutes 269
- Koanalgetika 50
- Tumorschmerz 516
Analgetika-Kopfschmerz 50
Anämie 464, 465
- aplastische 470
- autoimmunhämolytische 469
- der chronischen Erkrankung 467
- Eisenmangel 465
- Ernährung 467
- Folsäuremangel 467
- Glukose-6-Phosphat-Dehydrogenase-Mangel 468
- hämolytische 468, 469
- hämolytische, extrakorpuskuläre 468
- hämolytische, hereditäre 468
- hämolytische, korpuskuläre 468
- hyperchrome, makrozytäre 468
- hypochrome, normozytäre 466
- Kugelzellenanämie 468
- makrozytäre, Alkoholabusus 306
- megaloblastäre 467
- perniziöse 438, 451, 467
- renale 366
- Sauerstofftransportkapazität 465
- Sichelzellenanämie 468
- Ursachen 465
Anamnese
- Hämatologie 448
- kardiologische 84
- Rheumatologie 546
- Schmerzen 40
- Tumoren 499
anaphylaktischer Schock 68
Anaphylaxie 573
Anasarka, Herzinsuffizienz 103
Anästhesie, Epiduralanalgesie 51
Anastomose, biliodigestive 340
Anazidität, Gastritis 283
ANCA 548
Ancotil® 650
ANE-Syndrom 506
Aneurysma 149
- Aorta 150
- arteriosklerotisches 143
- arteriovenöses 149
- disseziierendes 149, 151
- echtes 149
- Embolie, arterielle 150
- falsches 149
- Formen 149
- Ruptur 150
- Thrombose 150
ANF (antinukleäre Faktoren) 547
Angiitis, allergisch-granulomatöse 568
Angina abdominalis 148
Angina intestinalis 148
Angina pectoris
- CCS-Klassifikation 94
- instabile 93
- Patientenberatung 96
- Schmerzen 82
- stabile 93
Angina-pectoris-Anfall 93
- Diagnose 94
- Nitrate 94
- Pflege 96
- Schmerzausbreitung 93
Angina tonsillaris 619, 620
Angiodysplasien, Gastrointestinalblutung, untere 270
Angiografie 134
- interventionelle 134
- Nierengefäße 354
Angiologie 126
angioneurotisches Ödem 579
Angioödem 579
Angioplastie
- perkutane, transluminale 134, 145
- perkutane, transluminale, koronare 95
Angiotensin converting enzyme 138
Angiotensin-II-AT1-Rezeptor-Antagonisten 95
Angst
- Palliativpatient 534
- Schmerzverarbeitung 55
Anionenaustauscher 435
Ankylose 559
Ann-Arbor-Klassifikation, Hodgkin-Lymphom 475
Ansteckungszeit 609
Anstrengungsproteinurie 352
Antazida 285
Anthelminthika 659
Anthrachinone 272
Antiallergika 577
Antiarrhythmika 107
Anti-Basalmembran-Antikörper, Glomerulonephritis 358
Antibiogramm 617
- Resistenzbestimmung 613
- Sensibilitätsprüfung 613
Antibiotika 616
- Nebenwirkungen 616
- Resistenz 617
- Wirkmechanismen 616
Antibiotikatherapie
- Grundsätze 617
- Pflege 617
Anticholinergika 228, 286
- Vergiftungen 72
Antidepressiva 50, 164
- Vergiftungen 72
Antidiabetika, orale 422
- Diabets mellitus Typ 2 414
Antidote, Vergiftungen 72
Antiemetika 266
Antigen-Antikörper-Komplexe, Glomerulonephritis 358
Antigen D 451
Antigendrift 215
Antigenshift 215
Antiglobulintest 452
Antihistaminika 577
- Sedierung 577
- Wirkprinzip 578
Antihormone, Krebstherapie 512
Antihumanglobulintest 452
Antihypertensiva 137
Antihypertonika 137
Antikoagulation 166
Antikörper
- antibakterielle 548
- antineutrophile, zytoplasmatische 548
- antinukleäre 547
- gegen das Sm-Nukleoprotein 562
- gegen doppelsträngige DNA 562
- gegen Thyreoglobulin 395
- gegen TSH-Rezeptoren 395
- inkomplette 452
- irreguläre 452
- mikrosomale 395
- monoklonale 510, 582
- Rheumatologie 547
Antikörpersuchtests, Blutgruppen 452
Antileukotriene 227
Antilymphozytenserum, polyklonales 582
Antimykotika 219, 651
antinukleäre Faktoren (ANF) 547
Antiphlogistika, nichtsteroidale 47
Antipyretika 610
Antirheumatika
- lang wirksame 550, 551
- nichtsteroidale 550
Anti-Seren, Bedside-Test 453
Antitoxin 616
Antitussiva 241
Antra® 278, 285
Anurie 347
- Nierenversagen, akutes 364
Anus, praeter naturalis 262
Aortenklappeninsuffizienz 121
Aortenklappenstenose 121
Aortografie 92
Aphasie, Schlaganfall 153
Apherese
- maschinelle 456
Aphonie, Ösophaguskarzinom 281
aplastische Krise 469
Apnoe 205
Apoptose 497
Appetitlosigkeit
- Colitis ulcerosa 296
- Magen-Darm-Erkrankungen 256
Apraxie, Schlaganfall 153
Aprepitant 507
APS (autoimmunes polyglanduläres Syndrom) 408
Aquaphor® 313
Arbeitsdiagnose 11
Arcoxia® 550
Arcus lipoides 435
ARDS (acute respiratory distress syndrome) 248
- kinetische Therapie 249
Aromatasehemmer, Krebstherapie 512
Arrhythmie 107
- absolute 113
arteriell bedingte Erkrankungen 142
- Funktionsprüfungen 133
arterielle Durchblutungsstörungen, Eingeweidearterien 148
arterielle Verschlusskrankheit, periphere 144
- Arteriosklerose 143
- Bypass-Operation 145
- Diagnostik 144

- Fontaine-Einteilung 144
- Gehtest 133
- Lyse, lokale 145
- Patientenberatung 146
- PTA 145
- Rekanalisation 145
- Thrombendarteriektomie 145
Arterienverkalkung 142
Arterienverschluss, akuter 146
- Extremitätenarterie 146
Arteriitis, temporalis 566
Arteriografie 134
Arteriosklerose 142
- Arterienverschluss, akuter 147
- Folgen 143
- Hypertonie 136
- Prävention 127
- Risikofaktoren 127, 143
arteriosklerotische Plaques 143
Arthralgie 544
Arthritis
- postinfektiöse 561
- psoriatica 560
- reaktive 548, 561
- rheumatoide 556, 558
- urica 439
Arthrodese 556
Arthroplastik 556
Arthropoden 664
Arthrose 544
Arzneimittel
- bei älteren Patienten 20
- Immundefekte 583
Arzneimittelallergie 575
Arzneimittelmissbrauch 50
Arzneimitteltherapie 20
ASAT (Aspartat-Amino-Transferase) 313
Asbestose 237
Ascaris, lumbricoides 662
Ascorbinsäure 438
ASD 122
Askariasis 662
Asparaginase 503
Aspartam 427
Aspergillom 653
Aspergillose 653
Aspergillus
- fumigatus 653
- niger 654
Aspergillus-Mykose 653
Aspergillus-Pneumonie 653
Aspiration 221
- Erste Hilfe 73
- stille 63
Aspirationspneumonie 221
Aspirationsprophylaxe 221
Aspirationszytologie, Schilddrüse 396
Aspirin® 47, 168
ASS 47, 168
ASS-Asthma 168
Asthma bronchiale 225
- Azetylsalizylsäure 230
- exogen-allergisches 226
- Infekt- 226
- nicht-allergisches 226
- Pathophysiologie 226
- Patientenberatung 229
- Schweregradeinteilung 226
- Status asthmaticus 225
Asthma cardiale 106
Aszites 312
- Herzinsuffizienz 103
- Leberzirrhose 326, 327
- Punktion 19
Aszitespunktion 315
- Durchführung 315
- Materialien 315
Atacand® 138
Atazanavir 588
Atelektasen 220
Atelektasenprophylaxe 220
Atembeeinträchtigung, Ursachen 220
Atemfrequenz, Veränderungen 205
Atemgeräusche, Rasselgeräusche 206
Atemgymnastik 189
- floworientierte Geräte 190
- oszillierende PEP-Geräte 190
- SMI-Atemtrainer 190
Atemlähmung, Sauerstofftherapie 197
Atemminutenvolumen 206
Atemnot, Dyspnoe 204
Atemrhythmus, Veränderungen 206
Atemskala 189
Atemstillstand, Apnoe 205
Atemstörungen, Notfall 58
Atemtraining 189
Atemübungen 189
Atemwege, Sekretansammlung 220
Atemwegssekret, Absaugen 192
Atherosklerose 143
Atmung
- beschleunigte 205
- intermittierende 206, 207
- paradoxe 208
- verlangsamte 205
Atopie 572
- Etagenwechsel 572
atrioventrikulärer Block 114
Atriumseptumdefekt 122
Atropin 67
Auffrischimpfung 599
Augenverätzungen 71
Ausdauertraining 127
- aerober Bereich 128
- anaerober Bereich 128
Auskultation
- Gefäße 132
- Herz 84
- Thorax 208
Aussatz 632
Ausscheidung
- Herzerkrankung 80
- Magen-Darm-Erkrankungen 256
- Nierenerkrankungen 346
- Schlaganfall 161
- Tumorpatienten 492
Auswurf 207
Autoaggressionskrankheit 580
Autoantikörper 676
Autofluoreszenz-Bronchoskopie 239
autoimmunes polyglanduläres Syndrom (APS) 408
Autoimmungastritis 283
Autoimmunkrankheiten 580
Autoimmunsyndrom, polyglanduläres 408
Autolyse, Pankreas 337
Autotransfusion 70
Avastin® 510
AV-Block 114
AV-Dissoziation 115
Avitaminosen 437
AV-Knoten-Reentry-Tachykardie 112
Azathioprin 323, 582
Azetongeruch der Atemluft, Diabetes mellitus Typ 1 411
Azetylsalizylsäure 47, 95, 168, 217, 610
- Asthma bronchiale 230
- Schmerztherapie 47
- Vergiftung 72
Azidose 384
- kompensierte 385
- metabolische 384
- respiratorische 384, 385
- Ursachen 385

B

β2-Sympathomimetika 228
Babinski-Reflex, Schlaganfall 153
Bacillus anthracis 631
Baker-Zyste 545
Bakterien 615
- aerobe 615
- fadenförmige 615
- fakultativ anaerobe 615
- Formen 615
- gramnegative 616
- grampositive 616
- Kokken 615
- Kugelbakterien 615
- obligat anaerobe 615
- Spirochäten 615
- Stäbchen 615
- Vibrionen 615
Bakterienflora, physiologische 607
Bakterienkolonie 612
Bakterienkultur, bunte Reihe 612
Bakterientoxine 616
Bakteriurie 351
Bakterizidie 616
BAL 213
Ballondilatation, koronare 95
Bandwürmer 658
Bang-Krankheit 628
Barbituratvergiftung 72
Barrett-Syndrom 278, 281
Basalrate, Insulintherapie, konventionelle, intensivierte 419
Basedow-Syndrom 397
Base excess (BE) 385
basic life support, BLS 61
Basis-Bolus-Konzept, Insulintherapie, intensivierte 419
Basophilie 450
Bathmotropie, positive 105
Bauch, akuter 268
Bauchaortenaneurysma 150
Bauchfellentzündung 269
Bauchhöhlenpunktion 315

Bauchpunktion 315
Bauchschmerzen, Schmerzlokalisation 268
Bauchspeicheldrüsenentzündung
- akute 337
- chronische 339
Bauchspeicheldrüsenkrebs 340
Bauchspiegelung, Laparoskopie 317
Bauchwassersucht, Aszites 312
Bauernwetzel 643
Bavencio® 513
Bayotensin® 139
BCG-Impfung, Tuberkulose 225
Bechterew-Syndrom 559
- Iridozyklitis 546
Beckenkammbiopsie 454
Beckenkammpunktion 454
Beclometason 227
Bedside-Test 453
- Anti-Seren 453
Behandlungsaufklärung 20
Beinödeme 131
Bein, offenes 175
Beinschmerzen 131
Beinschwellung, akute
- venöser Verschluss 131
Bein- und Beckenvenenthrombose, tiefe 131, 173
Bekunis® 272
Belastungs-EKG, Durchführung 87
Beloc® 138
Bence-Jones-Proteine, multiples Myelom 477
ben-u-ron® 47
Benzbromaron 439
Benzodiazepine 165
Benzodiazepinvergiftung 72
- Antidot 72
Beriglobin® S 322
Besnier-Boeck-Schaumann-Krankheit 236
beta-Blocker, Hypertonie 137
Betreuungsverfügung 523
Beulenpest 626
Beutelrückatmung 386
Bevacizumab 510
Bewegungstherapie, Lymphödem 179
Bewusstlosigkeit 20, 67
- Erstmaßnahmen 67
- Prüfung 59
- Ursachen 67
Bewusstseinsstörungen
- Notfall 58
- Schlaganfall 154
Bezafibrat 435
BGA 211
Bienenstichallergie 579
Bifiteral® 272
Biguanide 422
- Diabetes mellitus 422
Bilharziose 661, 671
- Prävention 661
biliodigestive Anastomose 340
Bilirubin 310
- direktes 310
- Hepatitis 320
- indirektes 310
Bindegewebserkrankungen, systemisch-entzündliche 561
Bindehautentzündung, eitrige 635
Biofeedback, Schmerztherapie 55
Biografiearbeit 165
Biopsie 19
- Komplikationen 19
Biotin 438
Biphosphonate 404
Bisacodyl 272
Bisoprolol 108
BKS 448
Blaseninkontinenz 348
Blastenkrise, Leukämie, chronisch-myeolische 473
Blastomykose
- Nordamerikanische 653
- Südamerikanische 653
Bleomycin 503
Bleomycinum® 503
BLS 59
Blutausstrich 449
Blutbild
- großes 449
- kleines 449
- rotes 449
- Untersuchung 449
Blutbildveränderungen 612
Blutdruckamplitude 133
Blutdruckmessung 132
- direkte (blutige) 132
- indirekte 132
- nichtinvasive (unblutige) 132
Blutdruck, Normalwerte 133
Blutdruckselbstkontrolle, Hypertonie 140
Blutentnahme
- Blutkultur 613
- venöse 13, 14
Bluterbrechen 207, 269
Bluterkrankheit 481
Blutfette, kardiovaskuläres Risiko 436
Blutgasanalyse (BGA) 211
Blutgruppen
- AB0-System 450
- Antikörper, irreguläre 452
- Antikörpersuchtests 452
- Bestimmung 450
- Dokumentationskarte 453
- Rhesus-System 451
Bluthochdruck 135
- nierengefäßbedingter 376
Blutkonserve, Aufwärmen 457
Blutkörperchensenkungsgeschwindigkeit 448, 612
Blutkultur 613
Blutpräparate 455
Blutprodukte 455
- Quarantänelagerung 456
Blutreinigungsverfahren, intrakorporale 372
Blutsenkung 448
Blutsenkungsreaktion 448
Blutstammzelltransplantation, periphere 459
Blutstuhl 270
Bluttransfusion 455
- Bedside-Test 453
- Coombs-Test 452
- Infektionserreger 455
- Oelecker-Probe 458
- Stoffwechselentgleisung 456
- Transfusionszwischenfall 458
- Unverträglichkeitsreaktion 455
Blutungen, intrazerebrale 153
Blutungszeit 454
Blutuntersuchungen
- Einflussgrößen 12
- gängige Parameter 12
Blutuntersuchung, serologische 614
Blutveränderungen, Tumoren 499
Blutvergiftung 666
Blutzucker-Einstellung, Probleme 420
Blutzucker-Kontrolle, nächtlich 425
Bobath-Konzept 156
- Positionierungen 157
- Prinzipien 157
- Schlüsselpunkte 157
- Transfer 159
BODE-Index 232
Body-Mass-Index (BMI) 430
Bodyplethysmografie 211
Boeck-Krankheit 236
Bolusereignis 73
Bordetella parapertussis 629
Bordetella pertussis 629
Borrelia burgdorferi 633
Bortezomib 510
Botulismus 631
- Prävention 631
Bradyarrhythmie 107
Bradykardie 107
- Thoraxschmerzen 243
Bradykardie-Tachykardie-Syndrom 115
Bradypnoe 205
Brescia-Cimino-Shunt 370
- Hämodialyse 370
Bridenileus 287
Brightness-Scan, Sonografie 18
Brodie-Trendelenburg-Test 134
Bromhexin 566
Bromocriptin 394
Bronchialasthma 225
Bronchialatmen 208
Bronchialheilkunde 185
Bronchialkarzinom 238, 239
- kleinzelliges 240
- nicht-kleinzelliges 240
- paraneoplastische Symptome 239
- Patientenberatung 240
- Röntgen-Thorax 239
- Tumormarker 239
Bronchiallavage 213
Bronchialtoilette 192
Bronchiektasen 250
Bronchitis
- akute 217
- chronische 231
- Exazerbation, infektiöse 232
bronchoalveoläre Lavage 213
bronchogenes Karzinom 238
Broncholytika, Inhalation 192
Bronchoskop
- flexibles 213
- starres 213
Bronchoskopie 213
- diagnostische 213
- therapeutische 213

Bronchospasmin® 226
Bronchospasmolysetest 210
Bronchospasmolytika 228
Brotizolam 165
Broviac-Katheter 28
Brucella
- abortus 628
- suis 628
Brucellen 628
Brucellose 628, 671
- Prävention 628
Brustaortenaneurysma 150
Brustfellentzündung, Pleuritis 246
Brustwandableitungen (EKG) 86
- unipolare nach Wilson 86
B-Scan, Sonografie 18
BSE (bovine spongiforme Enzephalopathie) 649
BSG 448
BSR 448
Bubonenpest 626
Budd-Chiari-Syndrom 325
Budesonid 227
Bupropion, Nikotinentwöhnung 188
Buried-Bumper-Syndrom 25
burning feet, Diabetes mellitus 417
Bursitis 545
Buschfleckfieber 635
Butterfly-Kanüle 26
Byetta® 422
Bypass-Operation, arterielle Verschlusskrankheit 145
BZ-Stix, Diabetes mellitus 415

C
Cabergolin 394
Calciferol 438
Campylobacter-Bakterien, Gastroenteritis 622
Campylobacter coli 622
Campylobacter jejuni 622
cANCA 548
Cancer-related fatigue 495
Cancidas ® 650
Candesartan 138
Candida albicans 649, 652
Candida-Mykose 652
Candida-Pneumonie 652
Candida-Sepsis 652
Candida-Soor 652
Candidose 652
- Atemwege 652
- Diabetes mellitus 424
- Haut- und Schleimhautcandidose 652
- systemische 652
Cannabispräparate 528
CAPD (kontinuierliche ambulante Peritonealdialyse) 372
Capecitabin 503
Captoprilszintigrafie 377
Captopriltest, Nierenarterienstenose 377
Caput, medusae 326
Capval® 240, 241
Carbamazepin 50, 307
Carbimazol 398
Carboplatin 503
Carcinoembryonales Antigen 239
Carotis-PTA, Schlaganfall 156
Carotis-TEA, Schlaganfall 156
CAR-T-Zelltherapie 464
Carvedilol 138
Carvediol 108
Catapressan® 139
Ca^2-Antagonisten 138
CCM 118
CCPD (kontinuierliche zyklische Peritonealdialyse) 373
CCS-Klassifikation, Angina pectoris 94
CD4-Lymphozyten 586
CDE-Nomenklatur, Rhesus-System 452
CD-Klassifikation 472
CEA
- Bronchialkarzinom 239
- kolorektales Karzinom 300
Cedur® 435
Celebrex® 550
Cellcristin 504
Cephalosporine 616
Ceso® 660
Cetirizin 577
Cetuximab 510
CF (cystische Fibrose) 249
C-Griff 63
Chagas-Krankheit 658, 671
Charcot-Trias, Cholangitis 335
CHE (Cholinesterase) 314
Checkpoint-Inhibition 513
Chelatbildner 469
Chemoprophylaxe 596
Chemosynoviorhtese (CSO) 555
Chemotherapie 462, 503
- antimikrobielle 503
- Hochdosis- 509
- intrakavitäre 509
- Katheter, implantierbare 28
- Port 29
- Thrombozytopenie 461
- Venenkatheter, teilimplantierbare 28
- Venenkatheter, vollimplantierbare 29
- Zweitmalignom 509
- Zytostatika 503
Chimärismus 460
Chinolone 616
Chlamydia pneumoniae 634
Chlamydia psittaci 634
Chlamydia trachomatis 635
Chlamydien 634
Chlorambucil 503
Chloroquin 442
Chlortalidon 367
Cholangio-Pankreatikografie, endoskopisch-retrograde 315
Cholangitis
- akute, eitrige 335
- Charcot-Trias 335
- nicht-eitrige chronisch-destruierende 336
- primär sklerosierende 336
Choledocholithiasis 332
Choledochusrevision 333, 335
Cholelithiasis 332
- Komplikationen 332, 333
Cholera 628, 671
- Prävention 629
Cholestase 311, 312
- nicht-obstruktive 312
- obstruktive 312
Cholesterin-Absorptionshemmer 435
Cholestyramin 311, 435
- Ikterus 311
Cholezystitis 335
- akute 335
- chronische 335
Cholezystolithiasis 332
Cholinesterase 314
Chronotropie, negative 105
Churg-Strauss-Syndrom 568
Chylothorax 246
Cilostazol 145
Cimino-Shunt, Hämodialyse 369
Circulus arteriosus Willisii 152
Cisplatin 503
Citalopram 164
Citrobacter 627
CKD-EPI-Formel 353
CK-MB, Herzinfarkt 98
Claudicatio intermittens 131, 144
Claversal® 294
Clearance 352
Clemastin 577
Clexane 166
Clindamycin 616
CLL 474
Clomethiazol 307
Clonidin® 307
Clonidin-Hemmtest, Phäochromozytom 410
Clont® 295
Clopidogrel 95, 168
Clostridien-Diarrhö 623
Clostridium botulinum 631
Clostridium difficile 297, 631
Clostridium perfringens 623, 631
Clozapin 165
CML 473
CMV-Infektion 640
CNI (chronische Niereninsuffizienz) 365
CoaguCheck® 168
Co-Analgetika. *siehe* Koanalgetika
Cobalamin 438
Codicaps mono® 241
Coeruloplasmin, Wilson-Syndrom 332
Colchizin 439
COLD (chronic obstructive lung diseases) 231
Colitis ulcerosa 293, 296
- Differenzialdiagnose 293
Coma
- diabeticum 414
- hepaticum 327
Compliance, Alkoholentzug 308
Computertomografie
- Angiografie 15
- Arbeitsweise 15
- dreidimensionale 15
- kraniale 15
- Magen-Darm-Trakt 275
- Niere 354
- Rheumatologie 548
- Thorax 209
Condylomata lata 632
Conn-Syndrom 381, 407

Coombs-Test 452
- direkter 452
- indirekter 452
COPD (chronic obstructive pulmonary diseases) 231
Copingstrategien 128
Corangin® 94
Coric® 138
Coronaviren 646
Cor pulmonale
- akutes 243
- chronisches 245
Corvaton® 94
Corynebacterium diphtheriae 630
Cosentyx® 553
Cotrimoxzol 616
Courvoisier-Zeichen, Pankreaskarzinom 340
COVID-19 647
Coxiella burnetii 635
C-Peptid, Diabetes mellitus Typ 1 412
C-reaktives Protein, Infektion 611
Crescendo-Angina 93
Creutzfeldt-Jakob-Krankheit 648
- Formen 649
CRF 495
Crohn-Krankheit 293
- Prognose 296
Cromohexal® 577
CRP 61
Cryptococcus 654
Cryptococcus-Mykose 654
Cryptococcus neoformans 654
CSE-Hemmer 435
CSF (koloniestimulierender Faktor) 459
CSII (kontinuierliche, subkutane Insulininfusion) 420
Cumarine 167
Cushing-Schwelle, Glukokortikoide 409
Cushing-Syndrom 406, 483
- Dexamethason-Hemmtest 407
- Dexamethason-Kurztest 407
- iatrogenes 406
- paraneoplastisches 407
- peripheres 406
- zentrales 406
CVI 175
CVVH (kontinuierliche venovenöse Hämofiltration) 371
Cyclamat 427
Cyclooxigenasehemmer 550
Cyclophosphamid 503, 568

D
Dabigatran 167
Dampfinhalationsgeräte 192
Danaparoid 166
Darmatonie 287
Darmausgang, künstlicher 262
Darmblutung 270
Darmdekontamination, Umkehrisolation 462
Darmerkrankungen, chronisch-entzündliche 293
Darmfistel, äußere 262
Darminvagination 261
Darmparalyse 287
Darmspülung, orthograde 71
Darmsterilisation, Enzephalopathie, hepatische 329
Darunavir 588
Dasatinib 510
Dauerausscheider
- Krankheitserreger 609
- Salmonellen 623
- Typhuserreger 626
Daunoblastin 503
Daunorubicin 503
Dawn-Phänomen 425
DCM 118
Defibrillation 64, 65
- Tachykardie, ventrikuläre 114
Deformierungen 542
Dehydratation 379
- hypertone 380
- hypotone 380
- isotone 380
Delir 531
Demand-Schrittmacher 109
Demenz
- Alzheimer 163
- Angehörigenberatung 165
- Orientierungshilfen 165
- Pflege 164
- Pseudo- 163
- Psychopharmaka 164
- validierendes Arbeiten 165
- vaskuläre 162, 163
Dengue-Fieber 644, 671
Depotinsuline 418
Depression, Schmerzen 55
de Quervain-Thyreoiditis 400
Dermatomykose 651, 671
- Hautpflege 651
- Patientenberatung 651
Dermatomyositis 565
Desensibilisierung, Allergie 576
Desferoxamin 331
Desinfektionsmaßnahmen
- HIV-Infektion 590
- Infektion 608
Desloratadin 577
Desmopressin 394
Dexamethason 507
Dexamethason-Hemmtest, Cushing-Syndrom 407
Dexamethason-Kurztest, Cushing-Syndrom 407
D-H-S-Klassifikation, Pilze 649
Diabetes insipidus 394
- renaler 394
- zentraler 394
Diabetes mellitus 411
- Biguanide 422
- Blutzuckerkontrolle, nächtliche 425
- Blutzucker-Selbstkontrolle 428
- BZ-Stix 415
- Candidose 424
- Ernährungsberatung 426
- Fußpflege 424
- Getränke 428
- Insulintherapie 417
- Kalorienbedarf 427
- Kohlenhydrate 426
- Kohlenhydrateinheit (KE). 427
- Kohlenhydrat-Schätzwert 427
- Kohlenhydrat-Tabellen 427
- Mykose 424
- Nephropathie 365
- Schlaganfall 153
- Schwangerschaft 411
- Spätkomplikationen 417
- Sulfonylharnstoffe 422
- Süßstoffe 427
- Typ 1 411, 412
- Typ 2 411, 412
- Urinazeton-Selbstkontrolle 428
- Zuckeraustauschstoffe 427
Diabetesprävention 430
Diabetesschulung 429
Diabetes, Schwangerschaft 425
Diabetikertagebuch 428
diabetischer Fuß 417
diabetisches Koma 414
diabetisches Spätsyndrom 417
Diagnose
- ärztliche 11
- Aufklärung 12
- endokrinologische 391
- gastroenterologische 273
- Labor- 12
Diagnostik 11
- Lungenauskultation 208
- Lungenfunktionsprüfung 209
- patientennahe 13
- Perkussion 208
Dialysat 369
Dialyse
- Ernährung 371
- Patientenberatung 370
- psychische Probleme 371
Dialyseformen 369
Diarrhö 270
- akute 271
- Antibiotika-assoziierte 297
- chronische 271
- funktionelle 271
- infektiöse 622
- osmotische 24
- Patientenberatung bei infektiöser 625
- Prävention bei infektiöser 625
Diastabol® 422
Diastolikum 85
Diazepam 165, 307
DIC 482
Dickdarmdivertikulitis 297
Dickdarmdivertikulose 297
Dickdarmkarzinom 300
Dickdarmpolypen 299
Diclofenac 439, 550
Differenzialblutbild 678
- Leukämie 472
Differenzialdiagnose 11
Diffusionsstörungen 209
Diffusionsstrecke, Gasaustausch, alveolärer 209
Digimerck® 105
Digitalisglykoside, Nebenwirkungen 105
Digitalisintoxikation 105

Digitoxin 105
Digoxin 105
Dihydralazin 139
Dihydrocodein retard 49
Dilatrend® 138
Diltiazem 108
Dilzem® 139
Dimenhydrinat 577
Dimetinden 577
Diovan® 138
Diphtherie 630
- Prävention 630
- Pseudomembranbildung 630
Dipidolor® 49
Dipyramidol 168
Disseminierte intravasale Gerinnung (DIC)
- Sepsis 666
Disstress 128
Distanzrasseln, Lungenödem 106
Distraneurin® 307
Diuretika 104, 366, 367
- kaliumsparende 367
- Ödeme 361, 379
- Schleifendiuretika 367
- Thiazide 367
Divertikel 280
- Blutung 298
- echte 280
- falsche 280, 297
Divertikulitis 297
Divertikulose 297
- Kolonkontrasteinlauf 298
DMSO-Lösung 506
Dobutrex® 104
Docetaxel 503
Dolantin® 49
Doloreduct® 47
Donezepil 164
Dopamin 104
Doppelballonsonde, dreilumige 257
Dopplerdruckmessung 133
Doppler-Sonografie 18
- Bauchgefäße 314
Dosieraerosole, Anwendung 229
Dostinex® 394
Doxazosin 139
D-Penicillamin 332
Drainage
- Pleura- 198
- Spannungspneumothorax 242
Drainagepositionierung 192
Drakunkulose 671
Dreitagefieber 637
Dressler-Syndrom 98
Drogen-Screening 68, 71
Dromotropie, negative 105
Drop-attacks 154
Druckerhöhung, intrakardiale 80
Drucksteigerung, intrakranielle
- Hirnmetastasen 517
Druck, zentralvenöser (ZVD) 27
DSA 354
Dulcolax® 272
Dünndarmsonde 259
- Entfernen 261
Duodenoskopie 275
Duplex-Sonografie 18, 134
Durchblutungsstörungen, chronische 148
Durchfall 270
Durchwanderungsperitonitis 269
Durogesic® 49
Dyskrinie 231
Dyspepsie, funktionelle 282
Dyspepsie-Koli 623
Dysphagie 266
- oropharyngeale 266
- ösophaeale 266
- Ösophaguskarzinom 281
- Schlucktraining 267
Dysphagie-Screening 161
Dysplasie, fibromuskuläre 376
Dyspnoe 204
- Erstmaßnahmen 205
- Notfall 205
- Orthopnoe 205
- Patientenberatung 205
- Schweregrade 205
- Ursachen 204
Dysurie 347

E
EAA 237
Ebola 671
Ebola-Virus 644
Ebrantil® 139
EBV-Infektion 641
Echinococcus
- granulosus 660
- multilocularis 660
Echinokokkose 660
Echinokokkus 660
Echokardiografie 88
- Formen 88
- Indikationen 90
- transösophageale 89
- transthorakale 88
E. coli 627
- enterohämorrhagische (EHEC) 623
- enteropathogene (EPEC) 623
- enterotoxische (ETEC) 623
EEG (Elektroenzephalogramm) 214
Efavirenz 588
EHEC (Enterohämorrhagische E. coli) 623
Ehlers-Danlos-Syndrom 483
Einballonsonde, dreilumige 257
Einflussstauung, obere
- Tumoren 517
Eingeweidearterien, Durchblutungsstörungen 148
Eingeweideschmerz 37
Ein-Helfer-Methode 62
Einschlusskörperchenkrankheit 640
Einschwemmkatheteruntersuchung 91
Einsekundenkapazität 210
Einthoven-Ableitung, EKG 86
Eisenhaltige Präparate, Vergiftungen 72
Eisen, Hämoglobin 466
Eisenmangelanämie 465, 466
- Mundwinkelrhagaden 466
- Prävention 467
Eisenmenger-Reaktion 122
Eisenpräparate 466
Eisenstoffwechsel 466
Eiter 618
Eiweißmangel, Immundefeke 583
EKG 85
- Auswertung 87
- Brustwandableitungen 86
- Durchführung 85
- Elektrodenplatzierung 86
- Extrasystolen 111, 112
- Extremitätenableitungen 85
- Goldberger-Ableitung 86
- Herzinfarkt 97
- Indikationen 85
- Wilson-Ableitung 86
Ekzem
- atopisches 572
- endogenes 572
Elastomerpumpen 504
Elektrokardiogramm 85
Elektrokardioversion, Vorhofflimmern 111, 113
elektrophysiologische Untersuchung (EPU) 92
Elektrotherapie, Rheumatologie 553
Elementardiäten, chemisch definierte, niedermolekulare 21
Elephantiasis 178
ELISA-Test 585
- HIV-Infektion 585
Embolie
- arterielle 150
- arterio-arterielle 152
- Venenthrombose 172
Embolus, Venenthrombose 172
Emend® 507
EMG (Elektromyogramm) 214
Empfängnisverhütung, Zytostatikatherapie 509
Emphysem, Lungenemphysem 234
Emtricitabin 588
Enantheme 611
Endangiitis obliterans 149
Endemie 608
Endokarditis 116, 621
- Arterienverschluss, akuter 147
- bakterielle 116
- Herzklappenersatz 117
- Patienteninformation 117
- Prophylaxe 117
- rheumatisches Fieber 116
- verrucosa rheumatica 116
endokrine Orbitopathie 398
endokrines Psychosyndrom 397
Endokrinologie 389
- Diagnose 391
Endorphinrezeptoren 48
Endoskopie 19
- Push-Enteroskopie 275
- Videokapselendoskopie 275
Endosonografie 276, 314
Endotoxine 616
Endoxan Hexal® 503
Enfurvitide 588
Engerix®-B 322
Enolase, neuronspezifische
- Bronchialkarzinom 239
Entamoeba histolytica 656
Entecavir 323

Enteritis
- regionalis 293
- sklerosierende, chronische 293
Enteritis-Salmonellen 623
Enterobacter 627
Enterobakterien 626
Enterobius vermicularis 661
Enteroklysma nach Sellink 274
Enterokokken 621
Enteropathie, gluteninduzierte 292
Enterostoma 262
- Ileostoma 262
- Kolostoma 262, 264
- Pflege 262
Enterotoxin, Cholera 629
Enteroviren 624, 642
Enthesiopathie 545
Entlassungsmanagement, Expertenstandard 9
Entlassungsplanung 9
- Dokumentation 9
- Überleitungsbogen 9
- Ziele 9
Entlassungsprozess 9
Entscheidungsfindung (Patientenaufklärung) 522
Enzephalitis 669
- parainfektiöse 670
Enzephalopathie
- hepatische 327
- portosystemische 327
- spongiforme, bovine (BSE) 649
EOG (Elektrookulogramm) 214
Eosinophilie 450
EPEC (Enteropathogene E. coli) 623
Epidemie 608
Epstein-Barr-Virus 641
Eptifibatid 169
EPU (elektrophysiologische Untersuchung) 92
Eradikationstherapie, Helicobacter pylori 286
Erbitux® 510
Erb-Punkt 84
Erbrechen
- antizipatorisches 506
- induziertes, Vergiftungen 71
- Pathophysiologie 265, 266
- zytostatikabedingtes 507
ERCP (endoskopisch-retrograde Cholangio-Pankreatikografie) 314
Ergotherapie, Rheumatologie 554
Erkältung 215
Erlotinib 510
Ernährung
- Dialyse 371
- enterale 21
- Gallensteine 310
- Herzerkrankung 80
- Herzinfarkt 101
- Infektionskrankheiten 601
- Krebsprävention 488
- Kreislauf-/Gefäßerkrankungen 131
- künstliche 21
- Lebererkrankungen 310
- Leberzirrhose 329
- Magen-Darm-Erkrankungen 255
- Magenkarzinom 287
- Nierenerkrankungen 346
- Pankreaserkrankungen 310
- Pankreatitis, chronische 339
- parenterale 26
- Polyurie 365
- Rheuma 555
- Schlaganfall 160
- Stoma 265
- Tumorpatienten 492
Ernährungsberatung 390
- Diabetes mellitus 426
Ernährungsprotokoll 256, 265, 431
Ernährungspumpe 23
Ernährungspyramide 390
Ernährungssonden 21
Erntefieber 634
Erosionen, Magenschleimhaut 282
Erregernachweis
- direkter 612
- indirekter 614
Erste Hilfe, Vergiftungen 70
Erysipel 611, 619, 620, 621
Erythema chronicum migrans 633
Erythema nodosum, Tuberkulose 223
Erythropoese, ineffektive 467
Erythrozytenkonzentrate (EK) 456
Erythrozyten, Morphologie 451
Erythrozytopenie 450
Erythrozytose 450, 471
Escherichia coli 627
Eskazole® 660
Esmarch-Handgriff 63
ETEC (enterotoxische E. coli) 623
Etoposid 503
Euglucon® 422
Eupnoe 206
Euthyreose 395
Everolimus 374
Exanthema subitum 637
Exantheme 611
Exazerbation, infektiöse
- Bronchitis, chronische 232
Exenatid 422
Exophthalmus, Basedow-Syndrom 398
Exotoxine 616
Expektoranzien 233
Expertenstandard
- Entlassungsmanagement 9
- Ernährungsmanagement 434
- Harnkontinenz 348
- Schmerz 37
Extrasystolen 111
- EKG 111, 112
- supraventrikuläre 111
- ventrikuläre 111
Extremitätenableitungen (EKG) 85
- bipolare nach Einthoven 86
- unipolare nach Goldberger 86
extrinsic Asthma 226
Ezetimib 435
Ezetrol® 435

F

Fachkompetenz 4
Fadenpilze 649
Fagerström-Test 187
Fahrrad-Ergometrie 87
Famotidin 285
Farb-Duplex-Sonografie 134
Färbekoeffizient 449
Fastenversuch, Insulinom 441
faszikulärer Block 115
Fatigue, tumorassoziierte 495, 530
Faustschlussprobe 133
Faustschlussübungen 145
Favismus 469, 470
Favistan® 398
Fazies mitralis 121
Federdrucksysteme 504
Feinnadelkatheterjejunostomie (FNKJ) 22, 26
Feinnadelpunktion, Schilddrüse 396
Feiung, stille/stumme 609
Felden® 550
Feldfieber 634
Felocor® 139
Felodipin 139
Felsengebirgsfieber 635
Felty-Syndrom 556
Fenistil® 16, 577
Fentanyl 50
Ferritin, Eisenmangelanämie 466
Fettabsaugen 432
Fettleber
- Alkoholabusus 324
- Ursachen 324
Fettleber-Hepatitis 324
Fettleibigkeit 430
Fettstoffwechselstörungen 434
- Schlaganfall 153
Fettstuhl 289
Fettsucht 430
Fettverteilungstyp
- androider 430
- gynoider 430
- hüftbetonter 430
- stammbetonter 430
FEV1 (Einsekundenkapazität). 210
Fibrate 435
Fibrinolyse 166, 169
Fibrinolytika 169
Fibrinspaltprodukte 482
fibromuskuläre Dysplasie 376
Fibromyalgie-Syndrom 568
Fibrosierung, Lunge 235
Fieber 609
- Antipyretika 610
- Behandlungsstrategie 610
- hämorrhagisches 644
- Herzinfarkt 80
- intermittierendes 666
- Tumoren 499
- unklares 614
- wolhynisches 635
Fieberphasen 610
Fieberverlauf 610
Filarien 663
Filariosen 671
Filzlaus 665
Fimbrien, Bakterien 615
Fischbandwurm 663
Fistel, arteriovenöse 149
Flavi-Viren 644, 645
Flecainid 108

Fleckfieber 635
Flitterwochen-Zystitis 355
Flucytosin 650
Flupirtin 47
Fluticason 227
FNKJ (Feinnadelkatheterjejunostomie) 22, 26
Fogarty-Katheter, Embolektomie 147
fokale noduläre Hyperplasie 330
Folsäure 438
Folsäuremangelanämie 467
Fontaine-Einteilung
- arterielle Verschlusskrankheit, periphere 144
forciertes exspiratorisches Volumen, FEV1 210
Formeldiäten, nährstoffdefinierte 21
Fortecortin® 507
Fragmin 166
Frakturen 516
Frambösie 671
Fraxiparin® 166
Freka-Clyss® 272
Fructosan® 427
Fructose 427
Frührehabilitation, Schlaganfall 156
Frühsynovektomie 555
Frühsyphilis 632
FSME-Virus 644
FT3 395
FT4 395
Fundusvarizenblutungen, Sklerosierung 329
Fünf-Tage-Fieber 635
Fungata® 650
Funktionsprüfungen
- arterielle Erkrankungen 133
- venöse Erkrankungen 134
Furosemid 313, 367
Furunkel 618
Fuß, diabetischer 417
Fußpflege, Diabetes mellitus 424

G
Gabapentin 50
Gabax® 50
Gabelschwanzlarven 661
Gaenslen-Handgriff 547
Galantamin 164
Gallenblasenentfernung 333
Gallenblasenerkrankungen 332
Gallenblasenkarzinom 337
Gallenbrechdurchfall 628
Gallengangkarzinom 337
Gallenkolik
- Pflege 334
- Symptome 332
Gallensteine 332
- Ernährung 310
Gallensteinentfernung
- endoskopische 333
- nichtoperative 334
- Stoßwellenlithotripsie, extrakorporale 334
Gallenwegserkrankungen 332
- Patientenberatung 309
gamma-Kamera 17
Gammopathie
- benigne 477
- monoklonale 477
Ganzkörperplethysmografie 211
Gärungsdyspepsie 257
Gasaustausch, Störungen 209
Gasbrand 631
Gasödem 631
Gastrektomie, Magenkarzinom 287
Gastritis 282
- ABC-Klassifikation 283
- akute 283
- autoimmune 283
- bakterielle 283
- chemisch-toxische 283
- chronische 283
- erosive 282
- Typ A 283
- Typ B 283
- Typ C 283
Gastroenteritis
- Campylobacter-Bakterien 622
- infektiöse 622
- Patientenberatung bei infektiöser 625
- Prävention bei infektiöser 625
- Salmonellen 623
- Shigellen 623
Gastroenterologie 254
gastroenterologische Diagnostik 273
Gastrointestinalblutung
- obere 269, 270
- untere 270
Gastrointestinalsonde 259, 260
- Entfernen 261
- Indikationen 259
- Komplikationen 261
- Legen 259
- Legen, Vorsichtsmaßnahmen 260
- Pflege 260
Gastrointestinaltrakt 254
Gastrojejunostomie, Pankreaskazinom 340
Gastroskopie 275
Gastrostomie, perkutan-endoskopische (PEG) 22
Gastrotube 25
Gastrozepin® 286
Gefäße, Auskultation 132
Gefäßerkrankungen
- Anamnese 132
- Diagnose 132
- Fußpflege 146
- Hautpflege 131
- Prävention 127
- Rehabilitation 129
Gefitinib 510
Gefrorenes Frischplasma (GFP) 456
Gegengift 616
Gehirnentzündung 669
Gehtest 133
- arterielle Verschlusskrankheit 133
Geißeln, Bakterien 615
Gelbfieber 645, 671
Gelbsucht
- hämorrhagische 634
- Ikterus 310
Gelenkdeformitäten 542, 545
Gelenkerguss 545
Gelenkinnenhaut 544
Gelenkkapselspannung 545
Gelenkmobilisation, Rheumatologie 554
Gelenkschmerzen
- Befallsmuster 545
- degenerative 544
- entzündlich-rheumatische 544
- Weichteilrheuma 544
Gelenkschwellung 544, 545
Gelenksteifigkeit 545
Gelenktuberkulose 223
Gemcitabin 340, 503
Gemzar® 503
Gerinnung, disseminierte intravasale 482
Gerinnungsstörungen, Tumoren 499
Gerinnungstests
- PTT 453
- PTZ 454
- Thrombinzeit 454
Geschwulst 486
Geschwür 283
Gesichtserysipel 621
Gestagene, Krebstherapie 512
Gestationsdiabetes 411
Gesundheits- und Krankenpflege
- Handlungsfelder 6
- Ziele 3
Getränke, Alkoholgehalt 308
Gewicht, spezifisches
- Urin 351
Giardia lamblia 657
Giardiasis 657
Gicht 439
- chronische 439
- Prävention 440
Gichtnephropathie 439
Gichtniere 439
Gichttophi 439
Gießkannenschimmel 653
Gift 70
- Ingestions- 70
- Inhalations- 70
- Kontakt- 70, 71
Giftaufnahme, perkutane 70
Giftausscheidung, Beschleunigung 72
Giftinformationszentrale 71
Giftresorption, Verringerung und Dekontaminierung 71
Gilbert-(Meulengracht-)Syndrom 331
Glaukom, Diabetes mellitus 417
GLDH (Glutamat-Dehydrogenase 313
Gleithernie, Zwerchfell 279
Gleitmittel 272
Glibenclamid 422
Gliederfüßler 664
Glimepirid 422
Gliquidon 422
Glivec® 510
Globalinsuffizienz 102
- respiratorische 212
Glomerulonephritis 358
- akute 358
- chronische 361
- Hypertonie 135
- perakute 358
- postinfektiöse 358
- Pupura Schoenlein-Henoch 483, 567
- rapid progressive 358
- rasch progrediente 358

Glomerulosklerose, Kimmelstiel-Wilson 417
Glucobay® 422
Glucophage® 422
Glukokortikoide 577
- Alveolitis, exogen-allergische 237
- Asthma bronchiale 226
- Colitis ulcerosa 296
- Cushing-Schwelle 409
- Gicht 439
- Hypophysenvorderlappeninsuffizienz 393
- Inhalation 230
- Schmerztherapie 50
Glukose-6-Phosphat-Dehydrogenase-Mangel 469
- Anämie, hämolytische 468
Glukoseregulatoren, prandiale 422
Glukosetoleranztest, oraler
- Diabetes mellitus Typ 2 413
- Durchführung 414
Glukosurie 412
- Diabetes melitus Typ 1 411
Glurenorm® 422
glutensensitive Enteropathie
- Patientenberatung 292
- Zottenartrophie 292
Glyceroltrinitrat 94
Glycilax® 272
Glykopeptide 616
Glykoside, herzwirksame 105
Glyzerinpräparate 272
GnRH-Analoga, Krebstherapie 512
Goldberger-Ableitung, EKG 86
Gonokokken 621, 622
Gonorrhö 622
Goodpasture-Syndrom 568
Graft-versus-Host-Krankheit 461, 464
- akute 461
- chronische 461
Graft-versus-Leukämie-Effekt 459, 460, 461
Gramfärbung 615
Granisetron 506
Granulomatose, allergische 568
Granulome, Crohn-Krankheit 293
Granulozyten, Entwicklungsstufen 451
Granulozytenkonzentrate (GK) 456
Granulozytose
- Infektion, bakterielle 612
Grawitz-Tumor, Niere 377
Gregg-Syndrom 644
grippaler Infekt 215
Grippe 215
Großhirn, arterielle Versorgung 153
Guedel-Tubus 63, 64, 67
Guillain-Barré-Syndrom 457
Gummen 632
Gummibauch
- Pankreatitis, akute 338
Gürtelrose 639
GvHD 461
Gynäkomastie, Leberzirrhose 326
Gyrasehemmer 616

H

H_2-Atemtest 276
H_2-Blocker 285
H_2-Rezeptoren-Blocker 577
Haarausfall, zytostatikabedingter 509
HAART (hochaktive antiretrovirale Therapie) 588
Haemophilus ducreyi 629
Haemophilus influenzae Typ b 629
Hafnia 627
Hakenwürmer 663, 671
Halbseitenlähmung, Schlaganfall 153
Haldol® 307
Halluzinationen, Alkoholkrankheit 307
Haloperidol 165, 307
Halsbräune 630
Hämangiome, Leber 330
Hämangiom, Niere 377
Hämatemesis 207, 269
- Gastrointestinalblutung 270
Hämatochezie 270
Hämatokrit 449
Hämatologie 446
- Anamnese 448
- maligne Erkrankungen 471
- Patientenberatung 447
- Symptome 447
Hämatopoese 459
Hämatothorax 246
- ZVK 28
Hämaturie 351
- Makro- 351
- Mikro- 351
Hämochromatose 331
- Hepatitis 323
- primäre 331
Hämodialyse 369
- Brescia-Cimino-Shunt 370
- Cimino-Shunt 369
- intermittierende 369
- Komplikationen 370
Hämofiltration 369, 371
- kontinuierliche, venovenöse 371
Hämoglobin, Eisen 466
Hämoglobingehalt, durchschnittlicher 449
Hämolyse 450, 468
- kompensierte 468
hämolytische Krise 469
hämolytisch-urämisches Syndrom (HUS) 623
Hämophilie 481
Hämophilie A 481
Hämophilie B 481
Hämophilus-Bakterien 629
Hämoptoe 207
Hämoptyse 207
Hämorrhagische Diathese 479
Hämorrhoiden, Übergewicht 256
Hämosiderose 331, 469
- sekundäre 331
Hämostaseologie 446
Handlungskompetenz, berufliche 4
Harnableitung 31
- Pflege 33
- suprapubische 32
Harnblasendrainage, suprapubische 32
Harnblasenentzündung, akute 355
Harnblasenfistel, suprapubische 32
Harnblasenkatheter, suprapubischer 32
Harnblasentenesmen 356
Harngewinnung, Mittelstrahlurin 349
Harninkontinenz 348
- Schlaganfall 154
- Urge- 348
Harnröhrenentzündung, akute 355
Harnstarre 364
Harnstoff 352
Harnverhalt, Schlaganfall 154
Harnwegs-Candidose 652
Harnwegsinfektion 355
- akute 355
- aszendierende 355
- chronische 355
- deszendierende 355
- nicht-obstruktive 355
- obere 355
- obstruktive 355
- rezidivierende 356
- untere 355
Hashimoto-Thyreoiditis 400
Hautdesinfektion 13
Hautinfiltrat, leukämisches 473
Hautleishmaniase 657, 658
- südamerikanische 657
Hautpflege
- Krebstherapie, zielgerichtete 512
- Strahlentherapie 515
Hautpilzerkrankung 651
Hauttuberkulose 223
Hautveränderungen
- Tumoren 499
- Zytostatika 507
HAV 318
Hb 449
HbE 449
HBS-Ag-Träger 319
HBV 319
HBV-HDV-Koinfektion 319
HCC (hepatozelluläres Karzinom) 330
HCV 319
HDV 319
Heilungsrate, Tumoren 502
Heimbeatmung 201
Heimlich-Handgriff 74
Helicobacter pylori 277
- Eradikationstherapie 286
- Gastritis 283
- Ureaseschnelltest 277
Helicobacter-Stuhl-Antigen-Test 277
Helligkeits-Scan, Sonografie 18
Helmex® 660
Helminthosen 658
Hemiparese 153
Hemiplegie 153
Hemithyreoidektomie, Hyperparathyreoidismus 403
Heparin 166
- Thrombozytopenie 166
Heparine
- niedermolekulare 166
- unfraktionierte 166
Heparinisierung, prophylaktische 166
Hepatitis
- akute, infektiöse 318
- alkoholbedingte 324
- Bilirubin 320

- chronische 320, 322
- exogen-toxische, chronische 323
- fulminante 320
- Hygiene 321
- Immunprophylaxe 319, 322
- Pflege 320
- postikterisches Stadium 320
- präikterisches Stadium 320
- Prävention 322
- Prodromalphase 320
- Transaminasen 320, 323
Hepatitis A 318, 671
- Immunglobulin 322
- -Impfung 322
- -Virus 318, 320
Hepatitis B 319
- -Hyperimmunglobulin 322
- Impfung 322
- Nachweis 321
- -Virus 319
Hepatitis C
- chronische 321
- -Virus 319
Hepatitis D 319
- -Delta-Virus 319
Hepatitis E 319
- -Virus 319
hepatolentikuläre Degeneration 331
hepatopulmonales Syndrom 328
hepatorenales Syndrom 328
hepatozelluläres Karzinom 330
Herceptin® 510
Herdenzephalitis, embolische 667, 670
Hernie
- axiale, Zwerchfell 279
- gastroosöphageale 279
- Hiatushernie 279
- paraösophageale 279
Herpes-Enzephalitis 638
Herpes genitalis 637
Herpes labialis 637, 638
Herpes-Sepsis 638
Herpes-simplex-Viren 637
Herpesvirus-Infektion 637
Herpes zoster 639
Herzaktionsstörungen, Notfall 58
Herz, Auskultation 84
Herzbettlage 79
Herzbeuteltamponade, ZVD 92
Herzdruckmassage 62
Herzerkrankungen
- Akutphase 79
- Atemnot 79
- Ausscheidung 80
- entzündliche 116
- ernährungsabhängige 80
- Obstipationsprophylaxe 80
Herzfehler, angeborene 122
Herzgeräusche 85
Herzglykoside 105
Herzinfarkt 96, 97
- Arterienverschluss, akuter 147
- Diagnose 99
- Diagnostik 97
- EKG 97
- Ernährung 101
- Fieber 80
- Herzrhythmusstörungen 98
- Komplikationen 98
- Lysetherapie 100
- Mobilisation 100, 101
- Perikardtamponade 98
- Prognose 101
- Rehabilitation 101
- Schock, kardiogener 98
- Sofortmaßnahmen 95, 98
- stummer 97
Herzinsuffizienz 102
- akute 102
- biventrikuläre 102
- chronische 102
- dekompensierte 102, 105
- Diagnose 103
- Herztransplantation 105
- kompensierte 102
- medikamentöse Therapie 104
- NYHA-Stadieneinteilung 103
- Patientenberatung 105
- Prävention 106
- Prognose 106
- Rasselgeräusche 103
- ZVD 81
Herzkatheterdiagnostik 90
Herzklappenersatz, Endokarditis 117
Herzklappenfehler 120
- angeborene 120
- erworbene 120
Herzklopfen 83
Herz-Kreislauf-Erkrankungen
- Hochrisikopatienten 77
- Prävention 78
Herzmetastasen 122
Herzminutenvolumen 121
Herzmuskelhypertrophie 127
Herzmuskelschwäche 102
Herzrasen 83
Herzrhythmusstörungen 107
- bradykarde 115
- Herzinfarkt 98
- tachykarde 112
- ZVK 28
Herzschmerzen 82
Herzschrittmacher 107
- Code 110
- EKG 110
- Implantation 110
- Komplikationen 110
- permanente 109
- temporäre 108, 109
Herzstolpern 83
Herztransplantation, Herzinsuffizienz 105
Herztumoren 121
- benigne 121
- metastatische 122
- primäre, maligne 122
- sekundäre, maligne 122
Herzwandaneurysma 98
Herzzeitvolumen 91, 102, 112, 121
Heuschnupfen 578
HEV 319
Hiatushernie 279
Hib (Haemophilus influenzae Typ b) 629
Hickman-Katheter 28, 460
High-Dose-Heparinisierung 166
high-resolution CT 15
Hinken, intermittierendes 131
Hinterwandinfarkt 97
Hirnarterien, Hirnbasis 152
Hirnhautentzündung 668
Hirninfarkt 152
Hirnmassenblutung 153
Hirnödem, Schlaganfall 156
His-Bündel 93, 111
Histaminantagonisten 577
Histamin-H2-Antagonisten 16, 285, 576, 577
Histaminrezeptorenblocker 577
Histoblastomykose 671
Histoplasmose 671
- Amerikanische 653
HIV-assoziierte Erkrankungen 586
- Therapie 589
HIV-assoziierte Malignome 587
HIV-Exposition
- Postexpositionsprophylaxe (PEP) 591
HIV (Humanes-Immundefizienz-Virus) 584
HIV-Infektion
- akute 584
- asymptomatische 585
- CDC-Klassifikation 584
- ELISA-Test 585
- Hygiene- und Desinfektionsmaßnahmen 590
- Immunoblot 585
- Infektionsschutz des Personals 591
- Lymphadenopathie 585
- Nadelstichverletzungen 591
- Patientenberatung 590
- Prävention 590
- Symptome 584
- Tuberkulose 225
- Viruslast 585
- Westernblot 585
HIV-Therapie
- HAART (hochaktive antiretrovirale Therapie) 588
Hkt 449
HLA-Antigene 548
HLA-B27-Antigen 548
HMG-CoA-Reduktasehemmer 435
Hochdruckenzephalopathie 141
Hochfrequenz-Diathermieschlinge 299
Hodgkin-Lymphom 475
- Sternberg-Reed-Riesenzellen 475
Holoxan 503
Homans-Zeichen
- Venenthrombose, tiefe 173
Honeymoon-Phase, Insulintherapie 417
Hormone
- Blutspiegelbestimmungen 392
- Transportglobuline 392
Hormontherapien, Tumoren 512
Horner-Syndrom 238
Horton-Syndrom 566
Hospiz 522
Huber-Nadel 30
Humanalbumin 457
Humanes Herpesvirus 6, 637
Humaninsulin 418
Hundebandwurm 660

Hundefieber 634
Hundswut 645
Hunter-Glossitis 468
HUS (hämolytisch-urämisches Syndrom) 623
Husten 207
Hustenmittel 241
Husten, unproduktiver 207
HWI (Harnwegsinfektion) 355
H_2-Rezeptoren-Blocker 577
hyalines Membran-Syndrom 248
Hydatide 660
Hydrochlorothiazid 367
Hydrokarbone, Vergiftungen 72
Hydromorphon 50
Hydrophobie 645
Hyperaldosteronismus 407
- Leberzirrhose 327
- sekundärer 407
Hyperbilirubinämie, familiäre 331
Hypercholesterinämie, Xanthome 435
Hyperglykämie 412
Hyperhydratation 380
- hypertone 381
- hypotone 381
- isotone 381
Hyperkaliämie 382
Hyperkalzämie 383
- paraneoplastische 383
hyperkalzämische Krise 384
- Hyperparathyreoidismus 403
Hyperkoagulabilität 172
Hyperlipidämie 434
Hyperlipoproteinämie 434
- primäre 434
- sekundäre 435
- Therapieziele 436
Hypermenorrhö 448
Hypernephrom 377
Hyperosmolares Koma 414
Hyperparathyreoidismus 402
- asymptomatischer 403
- Hemithyreoidektomie 403
- hyperkalzämische Krise 403
- primärer 402
- sekundärer 403
Hyperpituitarismus 393
Hyperplasie, fokale noduläre 330
Hypersensitivitätsangiitis 568
Hypersensitivitätspneumonie 237
Hypersplenie-Syndrom 341
Hypersplenismus 341, 480
- primärer 341
- sekundärer 341
hypertensive Krise 140
hypertensiver Notfall 141
Hyperthyreose 395, 397
- Symptome 398
- Thyreoiditis 397
Hypertonie
- ACE-Hemmer 138
- Antihypertensiva 137
- arterielle 135
- Blutdruckselbstkontrolle 140
- Blutuntersuchungen 136
- Diagnostik 136
- Endorganschäden 136
- Hormonanalysen 136
- Kalziumantagonisten 138
- kochsalzreduzierte Kost 139
- maligne 136
- Patientenberatung 139
- Prävention 140
- primäre 135
- pulmonale 245
- renovaskuläre 376
- Schlaganfall 153
- sekundäre 135
- Sympatholytika, zentral wirksame 139
- Übergewicht 139
- Vasodilatatoren 139
Hyperurikämie 439
- primäre 439
- sekundäre 439
Hyperventilation 206, 386
Hyperventilationstetanie 383, 386
Hyperviskositätssyndrom, multiples Myelom 477
Hypervitaminosen 437
Hypervolämie, ZVD 81
Hypoglykämie 412, 415
- Alkoholabusus 306
- Arzneimittelüberdosierung 415
- Bewusstlosigkeit 67
- nächtliche 425
- Symptome 416
Hypohydratation 379
Hypokaliämie 381
Hypokalzämie 383
- akute 383
Hypokapnie 206, 211
Hypomagnesiämie 384
Hypoparathyreoidismus 403
Hypophysenerkrankungen 392
Hypophysenvorderlappen
- Überfunktion 393
- Unterfunktion 392
Hypophysenvorderlappeninsuffizienz 392
- Glukokortikoide 393
- komplette 392
- primäre 392
- sekundäre 392
Hypophysenvorderlappen-Stimulationstest, kombinierter 393
Hypopituitarismus 392
Hypoproteinämie, nephrotisches Syndrom 360
Hyposensibilisierung
- Allergie 576
- Notfallmedikamente 576
Hypostase, Lungendurchblutung 220
Hypothyreose 395, 399
- primäre 399
- sekundäre 399
hypothyreotes Koma 400
Hypotonie 141
- orthostatische 141
- Patienteninformation 142
- Symptome 141
Hypoventilation 206
Hypovitaminosen 437
Hypovolämie 379
- ZVD 81
Hypoxämie, Polyglobulie 232
Hypoxie 211
- Arteriosklerose 143

I

Ibuhexal® 550
Ibuprofen 47, 550
ICD (implantable cardioverter defibrillator) 111
IE 419
IgG-Antikörper, Infektionskrankheit 614
Ikterus 310
- cholestatischer 311
- Cholezystitis 335
- Diagnostik 311
- Differenzialdiagnose 312
- Formen 311
- hämolytischer 311
- nichthepatischer 311
- obstruktiver 311
- Parenchymikterus 311
- Sklera 310
- Verschlussikterus 311
Ileitis terminalis 293
Ileostoma 262
Ileus 287
- mechanischer 287, 288
- paralytischer 287
- Pflege 289
- Strangulations- 287
- Symptome 288
- Ursachen 288
Imatinib 510
Imfinzi® 513
Immundefekte 582
- angeborene (primäre) 582
- erworbene (sekundäre) 583
- Infektanfälligkeit 583
Immundefektsyndrom, erworbenes 584
Immunglobuline
- normale 457
- spezifische 457
Immuninsuffizienz 582
Immunisierung
- aktive 597
- Bluttransfusion 455
- passive 596
Immunität, Infektion 609
Immunkomplexglomerulonephritis 575
Immunmangelkrankheit 582
Immunoblot 585
Immunologie 572
Immunozytom 475
Immunschwäche, im Alter 583
Immunsuppression 580
Immunsuppressiva 582
Imodium® 271
Impetigo contagiosa 618, 619
Impfabstand 597
Impfkrankheit 597
Impfprophylaxe 596
Impfreaktion 597
Impfungen
- Indikations- 597
- Simultan- 597
- Standard- 597

Implantationsmetastasen 498
Imurek® 582
Inaktivitätsosteoporose 404
Indikationsimpfungen 597
Infarktpneumonie 243
Infektanfälligkeit 583
Infektasthma 226
Infektion 607
- aerogene 603
- bakterielle, AIDS 587
- bakterielle, Behandlung 616
- Blutuntersuchungen 611
- Dauerausscheidung 609
- Desinfektionsmaßnahmen 608
- Dispositionsprophylaxe 596
- Eintrittspforten 609
- endogene 608
- Epidemiologie 595
- exogene 608
- Expositionsprophylaxe 596
- fakultative 607
- Fieber 609
- Fieberphasen 610
- HIV-assoziierte 586
- Immundefekte 583
- Immunität 609
- Inkubationszeit 609
- Kontakt- 602
- nosokomiale 608
- obligate 607
- opportunistische 607
- pathogene 607
- Pilze 649
- Rezidiv 617
- systemische 607
- Tröpfchen- 602
- Übertragungsweg 608
- Überwindungsphase 609
- Umkehrisolation 462
Infektionserreger, Bluttransfusion 455
Infektionskrankheiten 607
- Blutbildveränderungen 612
- Blutuntersuchung, serologische 614
- Hauterscheinungen 611
- IgG-Antikörper 614
- IgM-Antikörper 614
- Lymphknotenschwellung 611
- manifeste 607
- Meldepflicht 671
- Patientenberatung 600
- Prävention 596
- tropische 670
- Untersuchung, körperliche 611
- Zusatzmaßnahmen 601
Infektionsneigung 448
Infektionsquellen 608
Infektionsquellen, tierische 608
Infektionsschutzgesetz 671
Infektionsstation
- Hygienemaßnahmen 603
- Patientenaufnahme 603
- Patientenentlassung 604
Influenza 215
- Inkubationszeit 215
- Komplikationen 216
- Prävention 217
- Viren 215
- Zanamivir 216
Infusion
- Komplikationen 31
- zentralvenöse 27
- Zugang, periphervenöser 26
Ingestionsgift 70
Inhalation
- Broncholytika 192
- Glukokortikoide 230
- IPPB-Geräte 191
- Sekretlösung 192
Inhalationsgift 70
Initiierungsphase, Tumor 497
Injektion, intraartikuläre 555
Inkubationszeit 609
Inotropie
- negative 108
- positive 105
Insekten 664
Insektengiftallergie 578
Insertionstendopathie 545
Insulin
- Lagerung 419
Insulin-Analoga, kurz wirksame 418
Insulinempfindlichkeit, Diabetes mellitus Typ 2 413
Insulininfusion, kontinuierliche, subkutane 420
Insulininjektion 421
- intravenöse 420
- Spritzenkalender 421
- subkutane 420
- Technik 421
Insulinpen 421
Insulinpumpentherapie 420
Insulinresistenz, Diabetes mellitus Typ 2 413
Insulinsekretionsstörung 413
Insulintherapie 417
- Dosierung 419
- Honeymoon-Phase 417
- konventionelle 419
- konventionelle, intensivierte 419, 420
- Schemata 419
- Spritz-Ess-Abstand 419
Intal® 577
Integrative Validation nach Richard® 164
Intermediärinsuline 418
Intoxikation 70
intraossärer Zugang 66
intraventrikulärer Block 115
intrinsic Asthma 226
Intubationsbeatmung 63
Ipilimumab Yervoy® 513
IPPB-Geräte 191
Ipratropiumbromid 228
Iressa® 510
Iridozyklitis, Rheuma 546
Irinotecan 503
Iscover® 95
ISDN-Stada® 94
Ismo® 94
Isoket® 94
Iso-Mack® 94
Isomaltose 427
isometrische Übungen 554
Isoniazid, Tuberkulose 224
Isoptin® 139
Isosorbiddinitrat 94
Isosorbidmononitrat 94
Isozid® 224
ITP 480
Itraconazol 650
Ivermectin 660

J

Januvia® 422
Japanische-B-Enzephalitis 644
Jarisch-Herxheimer-Reaktion 632
Jejunostomie 26
- Feinnadelkatheter- (FNKJ) 26
- perkutan-endoskopische (PEJ) 22, 24
Jodmangel, Struma 396

K

Kala-Azar 658
Kalium 381
Kaliumhaushalt, Störungen 381
Kaliumüberschuss 382
Kalorienbedarf, Diabetes mellitus 427
Kälte, Schmerztherapie 53
Kalzium 383
Kalziumantagonisten 138, 148
- Hypertonie 138
Kalziumhaushalt
- Störungen 383
Kalziumkanal-Blocker 138
Kalziummangel
- akuter 383
- chronischer 383
Kammerflattern 113, 114
Kammerflimmern 113, 114
Kammertachykardie 113
Kanikolafieber 634
Kanzerogene 497
Kapillarmikroskopie, Sklerodermie 563
Kaposi-Sarkom 587
- AIDS 587
Karbunkel 618
Kardiainsuffizienz, Zwerchfellhernie 278
Kardiologie 76
- Anamnese 84
- körperliche Untersuchung 84
- Patientenberatung 78
- Pflege 76
Kardiomyopathie 118, 119
- arrhythmogene, rechtsventrikuläre 119
- dilatative (kongestive) 118, 119
- hypertrophe 119
- hypertrophe, nichtobstruktive 119
- hypertrophe, obstruktive 119
- Klassifikation 119
- Lungenödem 106
- restriktive (obliterative) 119
Kardiomyotomie 281
Kardioverter-Defibrillator, implantierter 111
Karnofsky-Index 491
Karotis-Druckversuch 115
Karotissinus-Syndrom 115
Karzinoid 441
Karzinom
- bronchogenes 238
- hepatozelluläres 330

Katadolon® 47
Katarakt, Diabetes mellitus 417
Katecholamine 104
- Phäochromozytom 137, 410
Katheterablation 113
Kavakatheter, Legen 27
Kayser-Fleischer-Kornealring, Wilson-Syndrom 331
KE (Kohlenhydrateinheit) 427
Kehlkopfdiphtherie 630
Keime, opportunistische 583
Kernspintomografie 16
- Arbeitsweise 17
- Thorax 209
Ketotifen 577
Keuchhusten 629
- Prävention 630
- Stadien 629
Kevatril® 506
Keytruda® 513
KHK (koronare Herzkrankheit) 93
- Angina-pectoris-Anfall 93
- Arteriosklerose 144
- Häufigkeit 93
- Koronarchirurgie 96
- Prävention 96
- PTCA 95
- Risikofaktoren 93
Kimmelstiel-Wilson-Syndrom 417
Kinderkrankheiten, Immunität 609
kissing disease 641
Klean-Prep® 261
Klebsiellen 627
Kleiderlaus 665
Klinisches Ethik-Komitee 522
KMT 459
Knochendensitometrie 404
Knochendestruktion, Gelenkerguss 545
Knochenmarkhyperplasie, Hypersplenismus 341
Knochenmarkpunktion
- Beckenkamm 454
- Sternum 454
Knochenmarkschädigung, toxische 475
Knochenmarktransplantation 459
- Durchführung 460
- Graft-versus-Host-Krankheit 461
- Life island 461
- Umkehrisolation 461
Knochenmetastasen, Querschnittssyndrom 516
Knochentuberkulose 223
Knorpeldestruktion, Gelenkerguss 545
Knotenrhythmus 114
Knotenstruma 396
Koagulopathie 479
Kohlenhydrate, Diabetes mellitus 426
Kohlenhydrateinheit (KE) 427
Kohortenisolierung 603
Kokken 615
Kokzidioidomykose 653, 671
Kolik, Niere 349
Kolitis
- ischämische 297
- pseudomembranöse 297
Kollagenosen 540, 544, 561
Kolondivertikel 298
Kolondoppelkontrasteinlauf 274
Kolonkarzinom 300
Kolonkontrasteinlauf 274
- Divertikulose 298
kolorektales Karzinom 300
- Chemotherapie 300
- Prävention 301
- Prognose 301
Koloskopie 275
Kolostoma 263, 264
Koma
- diabetisches 414, 415
- hepatisches 327
- hyperglykämisches 414
- hyperosmolares 415
- hypothyreotes 400
- ketoazidotisches 411, 414, 415
Kompetenz, persönliche 4
Kompressionsstrümpfe
- Lymphödem 179
- Varikose 171
Konditionierung, Stammzelltransplantation 460, 461, 464
Koniotomie 578
Konstipation 271
Kontaktinfektion 602
Kontrakturen 542
Kontrakturprophylaxe, Rheumatologie 554
Kontrastmittel
- jodhaltige, thyreotoxische Krise 399
- positive 14
Kontrastmittelallergie 16
Kontrastmittelechokardiografie 89
Kontrastmitteluntersuchung 14, 15
- Komplikationen 16
- Pflege 16
Kontrastmittelunverträglichkeit 16
Kopflaus 665
Kopfschmerzen
- Analgetika-Kopfschmerz 50
- Nitrate 94
Koplik-Flecken, Masern 643
Koronarsonografie 92
Körperkerntemperatur 609
körperliches Training, Schmerztherapie 54
Korsakow-Syndrom 306
Korynebakterien 630
Kostaufbau
- Gallenkolik 334
- Morbus Crohn 295
Krafttraining 128
Krampfaderleiden 169
Krampfadern 169
Krätze 664
Krätzemilbe 664
Kreatinin 352
Kreatinin-Clearance 352
Krebsfrüherkennung 489
Krebsprävention 487
- Patientenberatung 489
Kreislauferkrankungen
- Anamnese 132
- Ausdauertraining 127
- Diagnose 132
- Prävention 127
- Rehabilitation 129
Kreislaufsstörungen, Notfall 58
Kreuzkontamination 625
Kreuzprobe 452
Kreuztest, Coombs-Test 452
Krupp-Husten 630
Kryptokokken-Meningitis, AIDS 586
Kryptokokkose 653, 654
- Prävention 654
Kryptosporidiose, AIDS 586
Kugelbakterien 615
Kugelzellenanämie 468, 469
Kunstafter 262
Kußmaul-Atmung
- Koma, ketoazidotisches 415

L

Labordiagnostik 12
Laboruntersuchungen 12
Laborwerte 675
Lackzunge, Leberzirrhose 326
Laevokardiografie 92
Laevoral® 427
Lagerungsprobe nach Ratschow 133
Laktatazidose, Biguanide 422
Laktosetoleranztest, Dünndarmresorption 277
Laktulose 272, 329
- Leberzirrhose 329
Lambert-Eaton-(Rooke-)Syndrom 499
Lamblia intestinalis 657
Lambliasis 657
Lamisil® 650
Lamivudin 320, 323, 588
Lang wirksame Insuline 418
Langzeitblutdruckmessung 136
Langzeit-EKG 88
Langzeit-pH-Metrie 276
Lanitop, 105
Lansoprazol 285
Lantarel® 582
Lanzor® 285
Laparoskopie 317
- Nachbereitung 317
Lapatinib 510
Laserkoagulation, Ösophagus- und Fundusvarizenblutung 329
Lasix® 313
Lassa-Fieber 671
Lassa-Virus 644
Laufband-Ergometrie 87
Laurell-Eriksson-Syndrom 442
Läuse 665
Lavage, bronchoalveoläre 213
Laxanzien 272
- osmotische 272
- schleimhautreizende 272
Laxoberal® 272, 273
LDL-Cholesterin, Lipid-Apherese 436
Lebensmittelpyramide 390
Lebensmittelvergiftung 616, 631
- Staphylokokken 623
Lebensqualität, Assessmentinstrumente 521
Leberbiopsie 316
Leberblindpunktion, sonografisch assistierte 316
Leberegel 663

Leberentzündung 318
- chronische 322
Leberenzyme
- ALAT (Alanin-Amino-Transferase) 313
- ASAT (Aspartat-Amino-Transferase) 313
- cholestaseanzeigende 313
- Cholinesterase (CHE) 314
- GLDH (Glutamat-Dehydrogenase) 313
Lebererkrankungen
- alkoholassoziierte 306
- Ernährung 310
- Laboruntersuchungen 313
- Patientenberatung 309
Leberhämangiom 330
Leberkoma 327
- endogenes 327
- exogenes 327
- Komplikationen 326
- Leberzerfallkoma 327
- Leberzirrhose 325
Lebermetastasen 330
Lebernekrose, akute 325
Leberpunktion 316
Leberschädigung, Noxen 325
Leber, Syntheseleistung 314
Lebertransplantation 329
Lebertumoren
- bösartige 330
- gutartige 330
Leberversagen 325
- akutes 325
- fulminantes 325
Leberzelladenom 330
Leberzellhyperplasie, knotenförmige 330
Leberzellkarzinom
- Hepatitis 320
- Leberzirrhose 328
- primäres 330
Leberzirrhose 325
- alkoholbedingte 324
- Alkoholkarenz 328
- Arzneimitteleinnahme 330
- Aszites 312, 327
- Hepatitis 320
- Komplikationen 326
- Leberkoma 325
- Leberzellkarzinom 328
- Peritonitis, spontane, bakterielle 327
- primäre 325
- Prognose 330
- sekundäre 325
- Symptome 326
- Transaminasen 328
LED 561
Legionärskrankheit 627
- Prävention 628
Legionella pneumophila 627
Legionellen 627
- Pneumonie 627
Leishmaniase 657, 671
- kutane 657
- mukokutane 658
- viszerale 658
Leishmaniose 657
Leistenlymphknoten, tastbare 448
Leistungsknick, Tumoren 499
Lenalidomid 510
Lepra 632, 671
Leptospiren 634
Leptospirose 632, 634, 671
- Prävention 634
Leukämie 448
- akute 471, 472
- akute, lymphatische 472
- chronische 471, 473
- chronisch-lymphatische 474
- chronisch-myeloische 473
- Differenzialblutbild 472
- Entwicklung 472
- Erhaltungstherapie 473
- lymphatische 471
- myeloische 471
- nicht-lymphatische 471
- reifzellige 471
- supportive Therapie 473
- unreifzellige 471
leukämisches Hautinfiltrat 473
Leukeran® 503
Leukotrienantagonisten 577
Leukotrienhemmer 227
Leukotrien(rezeptor)antagonisten 227
Leukozyten
- Linksverschiebung 451
- Morphologie 450
- Rechtsverschiebung 451
Leukozytendepletion 458
Leukozytopenie 448, 450
- Chemotherapie 508
Leukozytose 450
- Basophilie 450
- Eosinophilie 450
- Infektion, bakterielle 612
- Monozytose 450
- Neutrophilie 450
Leukozyturie 351
- Analgetikanephropathie 362
Levocetirizin 577
Levomepromazin 165
Lidocain 108
Life island 461
Linksherzinsuffizienz 102, 103
- akute 102
- Stauungszeichen 102
Linksherzkatheteruntersuchung 91, 92
- Komplikationen 92
Links-Rechts-Shunt 122
Linksschenkelblock 115
Linksverschiebung
- Infektion, bakterielle 612
- Leukozyten 451
Linsentrübung, Katarakt 417
Linton-Nachlas-Sonde 257
- Entfernen 258
Linusit® 272
Lipid-Apherese, LDL-Cholesterin 436
Liquemin 166
Liquidepur® 272
Liquor cerebrospinalis 12
Liquoruntersuchung 12
- Meningitis 668
Lisino® 577
Listeria monocytogenes 630
Listerien 630
Listeriose 630
- angeborene 630
Loa-Loa 663
Lobärpneumonie 218, 219
Lobektomie 240
Loceryl® 650
Locked-in-Syndrom 154
Löfgren-Syndrom 236
Lokalanästhetika 51
Lokaltherapie, Rheumatologie 555
Lonolox ® 139
Loperamid 271
Lopinavir 588
Lopresor® 138
Loratadin 577
Lorazepam 534
Lorzaar® 138
Losartan 138
Lovastatin 435
Low-Dose-Heparinisierung 166
LSB 115
Lues 632
Luftembolie, ZVK 28
Lufu 209
Lungemykosen 671
Lungenabszess, Pneumonie 220
Lungenbelüftung, unzureichende 220
Lungendurchblutung
- Hypostase 220
- Störungen 209
Lungenembolie 242
- Pflege 244
- Schweregrade 243
- Therapie 244
- Venenthrombose, tiefe 173
Lungenemphysem 234
- obstruktives 231
- Pathogenese 234
- Pathophysiologie 234, 235
Lungenentzündung 217
Lungenerkrankungen
- Atemskala 189
- chronisch-obstruktive 231
- interstitielle 235
- Patientenberatung 188
- Perkussion 208
- Rehabilitation 188
Lungenfibrose 235
- idiopathische 238
Lungenfunktionsprüfung 209
Lungenheilkunde 185
Lungeninfarkt 243
Lungenkarzinom 238
Lungenmalignome
- primäre 238
- sekundäre 240
Lungenödem 106
- Mitralklappeninsuffizienz 121
- Mitralklappenstenose 121
Lungenpest 626
Lungensarkoidose 236
Lungentumoren, gutartige 238
Lungenversagen, akutes des Erwachsenen 248
Lupus erythematodes
- disseminatus 561

- kutaner 562
- Schmetterlingserythem 562
- systemischer 561
- visceralis 561
Lyell-Syndrom, staphylogenes 619
Lyme-Borreliose 632, 633
- Patientenberatung 633
- Prävention 633
Lyme-Krankheit 633
Lymphadenitis 177
Lymphadenopathie
- generalisierte, persistierende 585
Lymphangitis 177
Lymphdrainage, manuelle 179
Lymphknoten
- Entzündung 177
- Punktion 501
Lymphknotenschwellung 448
- entzündliche 448
- generalisierte 178, 448
- Infektionskrankheit 611
- lokale 448
Lymphknoten-Tuberkulose 223
Lymphknotenvergrößerung 448
- maligne 448
Lymphödem 178
- Bewegungstherapie 179
- Kompressionstherapie 179
- malignes 178
- Patientenberatung 179
- primäres 178
- sekundäres 178
- Stadien 178
Lymphogranuloma inguinale 635
Lymphogranulomatose 475
Lymphologie 446
Lymphom 448
- malignes 475
lymphomonozytoide Zellen 641
Lymphtherapeut 179
Lyrica® 50
Lyse
- arterielle Verschlusskrankheit, periphere 145
- lokale 169
- systemische 169
Lysetherapie 166
- Herzinfarkt 100
Lysodren® 407
Lyssa 645

M

Maaloxan® 285
Mabcampath® 510
Mabthera® 510
Macrogol 272
Maculae coeruleae 665
Madenwürmer 661
Madonnenfinger 563
Magenbeschwerden, funktionelle 282
Magen-Darm-Erkrankungen
- Ausscheidung 256
- Ernährung 255
Magen-Darm-Passage 274
Magen-Darm-Trakt 254
Magen, empfindlicher 287
Magenerkrankungen 282
Magenfundusvarizen
- Leberzirrhose 326
- Ösophaguskompressionssonde 257
Magengeschwür 283
Magenkarzinom 286
- Staging 287
Magensäure, Reflux 278
Magenschleimhautentzündung
- akute 283
- chronische 283
Magensonde 259
- Entfernen 261
Magenverstimmung 283
Magenvolvulus 280
Magill-Zange 59
Magnesiummangel 384
Magnetresonanztomografie (MRT) 16
- Angiografie 17
Mahlzeitenbolus
- Insulintherapie, konventionelle, intensivierte 419
Mahorner-Ochsner-Test 134
Majortest 453
Makroangiopathie, diabetische 417
Makrohämaturie 351, 483
Makrolide 616
Malaria 654, 671
- Prävention 655
- quartana 654
- tertiana 654
- tropica 654
- zerebrale 655
Malassimilation 289, 290
Malassimilationssyndrom 290
Malignität, Tumoren 497
Malignome, HIV-assoziierte 587
Mallory-Weiss-Syndrom 270
Mal perforans, Diabetes mellitus 418
Maltafieber 628
MALT-Lymphom 287
MALTom 287
Mandelentzündung 620
Mantelpneumothorax 242
Maraviroc 588
Marburg-Virus 644
Marcumar® 167
Marcumarbehandlung, Patienteninformation 168
Marcumarnekrosen 167
Marcumar-Pass 168
Marfan-Syndrom 150, 151
Marschproteinurie 352
Masern 611, 642
- Koplik-Flecken 643
- Prävention 643
Masernenzephalitis 643
Masernexanthem 643
Maskengesicht, Sklerodermie 563
Mastitis, puerperalis 619
Mastzellstabilisatoren 577
Mäusemilben 664
MCH 449
MCHC 449
- Eisenmangelanämie 466
MCTD (mixed connective tissue disease) 565
MCV 449
- Eisenmangelanämie 466
MDS 478
Mebendazol 660
Medusenhaupt, Pfortaderhochdruck 326
Megakolon, toxisches
- Colitis ulcerosa 296
Megaloblasten 467
Mehrdrüsenkrankheit 402
Meläna 270
Melanosis coli 273
meldepflichtige Krankheiten 671
Meldepflicht, Infektionskrankheit 671
Memantine 164
MEN 401
- Hyperparathyreoidismus 402
- Schilddrüsenkarzinom 401
Mendel-Mantoux-Test 223
Mendelson-Syndrom 221
Ménétrier-Syndrom 286
Meningen 668
Meningitis 619, 668
- Zeichen 668
Meningokokken 621
Meningokokken-Meningitis 621
Meningokokken-Sepsis 621
MERS-CoV 647
Merseburger Trias, Basedow-Syndrom 398
Mesalazin 296
Mesenterialarterienverschluss 148
Mesenterialinfarkt 148
metabolisches Syndrom
- Diabetes mellitus Typ 2 413
- Hypertonie 135
Metajodbenzylguanidin (MIBG) 410
Metamizol 47
Metastasen 498
- Implantations- 498
Metastasierung
- hämatogene 498
- lymphogene 498
Metformin 422
Methodenkompetenz 4
Methotrexat 503
Methotrexat Lederle® 503
Methyldigoxin 105
Metoclopramid 507
Metoprolol 108
Metronidazol 295, 616
Mevinacor® 435
M-Gradient, multiples Myelom 477
MIBG (Metajodbenzylguanidin) 410
MIBG-Szintigrafie, Phäochromozytom 410
Micardis® 138
Micral-Test® S 417
Midline-Katheter 26
Miglitol 422
Mikroalbuminurie 352
- diabetische 417
Mikroangiopathie, diabetische 417
Mikroben 607
Mikrobiologie 595
Mikrohämaturie 351
Mikroorganismen, Eintrittspforten 609
Mikroskopische Polyangiitis (MPA) 567
Mikrostomie, Sklerodermie 563

Mikrothromben 482
Milben 664
Milbenallergie 576
Milbenfleckfieber 635
Miliartuberkulose 223
- akute 223
Milzschwellung 341
Milztumor 341
Minirin® 394
Minortest 453
Minoxidil 139
Mischinsuline 418
Mischkollagenose 565
Miserere 288
Mitotan 407
Mitralbäckchen 121
Mitralklappeninsuffizienz 121
Mitralklappenprolaps 121
Mitralklappenstenose 121
Mittelmeerfieber 628
Mittelohrentzündung 619
Mittelstellung, physiologische 554
Mittelstrahlurin 349
Mixed connective tissue disease (MCTD) 565
MKP 121
Mobec® 550
Mobilisation, Herzinfarkt 100, 101
Mobitz-I-Block 114
Mobitz-II-Block 114
Modip® 139
Molsidomin 94
Monoarthritis 545
Mono-Mack® 94
Mononukleose, infektiöse 641
Monozyten-Angina 641
Monozytose 450
Morbilli 642
Morbus
- Addison 408
- Bang 628
- Basedow 397
- Bechterew 559
- Besnier-Boeck-Schaumann 236
- Binswanger 162
- Boeck 236
- Crohn 293
- Cushing 406
- Hodgkin 475
- Horton 566
- Osler 483
- Raynaud 148
- Reiter 561
- Weil 634
- Werlhof 480
- Wilson 331
Morganella 627
Morgensteifigkeit
- Arthritis, rheumatoide 556
Morgenurin 349
Morphin 49
Moxonidin 139
MRCP (Magnetresonanzcholangiopankreatikografie) 314, 315
MRGN 604
MRSA (multiresistente Staphylococcus-aureus-Stämme 604, 605
MRT 16
M-Scan, Sonografie 18
MTX HEXAL® 503
Mucofalk® 272
Mukoviszidose 249
Multiinfarkt-Demenz 162
- Arteriosklerose 144
Multimorbidität 2
Multiorganversagen 68
- Sepsis 666
Multiple endokrine Neoplasie, MEN 401
Multiples Myelom 476
- Bence-Jones-Proteine 477
multiresistente Erreger (MRE) 604
Mumps 643
- Prävention 644
Mumps-Virus 643
Mund
- -zu-Mund-Beatmung 64
- -zu-Nase-Beatmung 64
Mundschleimhautveränderungen, Schweregrad 508
Mundsoor 652
- AIDS 586
Mundwinkelrhagaden, Eisenmangelanämie 466
Murein 615
Muskelkrämpfe, Hypoparathyreoidismus 403
Muskelstimulationsgeräte 554
Myasthenia gravis
- durch Flupirtin 47
Mycobacterium leprae 632
Mycobacterium tuberculosis 222
Mycophenolatmofetil 374
Mycophenolat-Mofetil, Immunsuppressiva 582
Myelodysplastisches Syndrom 478
Myeloproliferative Erkrankungen 478
Mykobakterien 632
- atypische 632
Mykoplasmen 634
Mykoplasmenpneumonie 219
Mykosen 649
- Diabetes mellitus 424
- opportunistische systemische 650
Myokardinfarkt, Herzinfarkt 96
Myokarditis 116, 117
Myokardszintigrafie 90
Myxödem
- generalisiertes 399
- -Koma 400
- prätibiales, Basedow-Syndrom 398
Myxome
- Herz 121

N

Nachtblindheit 438
Nachtschweiß, Tumoren 447, 499
Nadelstichverletzung
- Erstmaßnahmen 597
- HIV-Infektion 591
- postexpositionelle Prophylaxe (PEP) 600
- Übertragungsrisiko 597
- Vorbeugung 600
Nagelpflege
- Krebstherapie, zielgerichtete 512
Nagelveränderungen, Zytostatikatherapie 509
Naloxon 49, 67, 72
Narcanti® 49
Narcaricin® 439
Narkotika, Vergiftungen 72
Nasennebenhöhlenentzündung 619
Natrium-Cromoglicinsäure 577
Natriumpicosulfat 272
Navoban® 506
nCPAP-Therapie, Schlafapnoesyndrom 248
Nebennierenrinde
- Hyperplasie 408
- Unterfunktion 408
Nebennierenrindeninsuffizienz 408
Nebennierenrindenkarzinom, Cushing-Syndrom 406
Nebennierentuberkulose 223
Nebenschilddrüsen
- Überfunktion 402
- Unterfunktion 403
Nebenschilddrüsenadenom, Hyperparathyreoidismus 402
Nebenschilddrüsenkarzinom, Hyperparathyreoidismus 402
Nebilet® 138
Nebivolol 108, 138
Neck Dissection, Schilddrüsenkarzinom 401
Nedocromil 577
Neglect-Syndrom 153, 161
Neisseria gonorrhoeae 621, 622
Neisseria meningitidis 621
Neo-Thyreostat® 398
Nephritis
- interstitielle 361
- interstitielle, akute 361
- interstitielle, chronische 362
- tubulo-interstitielle 361
Nephrolithiasis 375
- Pflege 376
Nephrologie 344
Nephropathie
- Analgetika-induzierte 362
- diabetische 365, 417
Nephrostomie 32
nephrotisches Syndrom 360
- Beinödeme 360
Nepresol® 139
Nervenstimulation, transkutane elektrische (TENS) 54
Nesselsucht 579
Netzhautschäden, Hypertonie 136
Neuralgie, postzosterische 640
Neuralrohrdefekt 468
Neuroleptika 164
neurologische Ausfälle, Schlaganfall 154
Neutral-Null-Methode 547
Neutrophilie 450
Nevirapin 588
Nexavar® 510
Niazin 438
Nicht-Opioid-Analgetika 46, 51
Nichtopioide 46
Niclosamid 660
Nieren
- Adenokarzinom 377
- Computertomografie 354

- Funktionsuntersuchung 354
- Hämangiom 377
- Magnetresonanztomografie 354
Nierenarterienstenose 376
- Hypertonie 137
Nierenbeckenausgussstein 376
Nierenbeckenentzündung 356
Nierenbiopsie 354
- Glomerulonephritis, rasch progrediente 359
- Pflege 354
Nierenentzündung 356
Nierenerkrankungen 344
- Eiweiß 346
- Ernährung 346
- Kalium 346
- Kochsalzzufuhr 347
- Patientenberatung 346
- Phosphat 346
- Prävention 345
Nierenfistel 32
Nierenfunktion
- exkretorische 365
- inkretorische 365
Nierengefäße
- Angiografie 354
- DSA 354
Niereninsuffizienz
- chronische 365, 366
- Hypertonie 136
- Palliativtherapie 375
- Patientenberatung 367
Nierenkarzinom 377
Nierenkolik 349, 375
Nierensteine 375, 376
Nierensteinkrankheit 375
Nierensteinleiden 375
Nierenszintigrafie 354
Nierentransplantation 373
- Abstoßungsreaktion 374
- Patientenberatung 374
- Risiken 374
Nierentumoren, gutartige 377
Nierenversagen
- akutes 362, 363
- chronisches 365
- Hypertonie 136
- intrarenales 363
- Kontrastmittelallergie 16
- postrenales 363
- prärenales 362
- renales 363
Nierenzellkarzinom 377
Nifedipin 139
Nikotinabhängigkeit 186
- Fagerström-Test 187
- Spätfolgen 186
Nikotinentwöhnung 186
- Fagerström-Test 187
- medikamentöse Hilfen 188
- Verhaltenstherapie 187
Nikotinersatzpräparate 188
Nikotinkaugummi 188
Nikotinlutschtablette 188
Nikotinprävention 186
Nikotinsäure 435
Nikotinsäureabkömmlinge 435
Nilotinib 510
NIPD (nächtliche intermittierende Peritonealdialyse) 373
Nipruss® 139
Nissen 665
Nitrate 94
- Vorlastsenkung 94
Nitratkopfschmerzen 94
Nitrendipin 139
Nitroprussidnatrium 139
Nizatidin 285
NMR (nuclear magnetic resonance) 16
Non-Hodgkin-Lymphom 476
Normalflora 607
Normalinsulin 418
Normwerte, Labor 675
Norovirus-Gastroenteritiden 623
Norprolac® 394
Norvasc® 139
Noscapin 241
Nosokomialinfektionen 608
- Prävention 608
Nosokomialsepsis 667
Nosologie 11
Notfall 58
- Addison-Krise 408
- Dyspnoe 205
- Erkennen 58
- Maßnahmen 60
- Medikamente 66
- Sauerstoff verabreichen 60
- Spannungspneumothorax 242
- thyreotoxische Krise 399
- Vorgehen 59
Notfallausstattung, stationäre 67
Notfallausweis, Allergie 575
Notfallkoffer 67
Notfallmedikamente, Hyposensibilisierung 576
Notfallwagen 67
Novalgin, 47
Novaminsulfon 47
Novodigal® 105
NovoNorm® 422
NRTI (Nukleosid-Reverse-Transkriptase-Inhibitoren) 588
NSAR 47, 550
- Nebenwirkungen, gastrointestinale 550
NSE
- Bronchialkarzinom 239
Nüchternerbrechen 265
Nuklearmedizin 17
- Arbeitsweise 17
- Pflege 17
Nukleosidanaloga 588
Nukleosid-Reverse-Transkriptase-Inhibitoren (NRTI) 588
Nussknacker-Ösophagus 281
NYHA-Stadieneinteilung, Herzinsuffizienz 103
Nykturie 347
- Herzinsuffizienz 103

O

O_2-Sauerstoff 195
Oberflächenschmerz 37
Obstipation 271
- Allgemeinmaßnahmen 272
Obstipationsprophylaxe
- Herzerkrankungen 80
- palliative 529
Ödeme 131, 378
- Diuretika 361, 379
Oelecker-Probe, Bluttransfusion 458
OGT(T) 413
okulo-urethro-synoviales Syndrom 561
Olanzapin 165
Oligoarthritis 545
Oligurie 347
Olsalazin 294
Olumiant® 553
Omalizumab 228
Omeprazol 285
Onchocerca volvulus 663
Ondansetron 506
Onkogene 497
Onkologie 486
- bildgebende Diagnostik 500
- Notfälle 516
- Schmerztherapie 516
Onkoviren 497
Onychomykose 651
Opdivo® 513
Opiate, Vergiftungen 72
Opiatrezeptoren 43
Opiatvergiftung 49
Opioid-Analgetika 48
Opioide
- Abhängigkeitspotenzial 48
- schwache 48, 51
- Sedierung 48
- starke 48, 51
Opisthorchiasis 671
Opisthorchis 663
Opisthotonus 668
OPSI (overwhelming postsplenectomy infection) 341
Oral-Cephalosporine 616
Orbitopathie, endokrine 398
Organtuberkulose 223
Orientbeule 657
Orimeten® 407
Orlistat 432
Ornithose 634
orthograde Darmspülung 261
- Durchführung 262
- durch orale Flüssigkeitsaufnahme 261
Orthopnoe 205
orthostatische Dysregulation 141
Osler-Knötchen 116
Osler-Syndrom 483
Ösophagogastroduodenoskopie 275, 276
Ösophagusbreischluck 274
Ösophagusdivertikel 280
Ösophaguserkrankungen 278
Ösophagus, hyperkontraktiler 281
Ösophagusinkarzeration 280
Ösophaguskarzinom 281
Ösophaguskompressionssonde 257
- Komplikationen 258
- Legen 257, 258
- nach Sengstaken-Blakemore 257
- Pflege 258
Ösophagusmanometrie 276

- Achalasie 280
Ösophagusspasmus
- idiopathischer, diffuser 281
Ösophagusstenose, peptische 278
Ösophagusvarizen
- Leberzirrhose 326
- Ösophaguskompressionssonde 257
- Sengstaken-Blakemore-Sonde 257
Ösophagusvarizenblutung
- Erbrechen 265
- Prophylaxe 329
- Shunt, portosystemischer 329
- Sklerosierung 329
Ostac® 50
Osteolyse, multiples Myelom 477
Osteomalazie 383, 404, 438
Osteomyelitis 619
Osteomyelofibrose 478
Osteopathie, renale 366
Osteopenie 404
Osteoporose 404
- Cushing-Syndrom 407
- Inaktivitäts- 404
- Knochendichtemessung 404
- Prävention 405
- primäre 404
- sekundäre 404
Östrogenrezeptor-Modulatoren, selektive 405
Oszillationsgeräte 190
Otezla® 553
Ovulationshemmer, Schlaganfall 153
Oxaliplatin 503
Oxazepam 165
O_2, Sauerstoff 195
Oxycodon 50
Oxyuriasis 661
Oxyuris vermicularis 661
Ozempic® 432

P
Paclitaxel 504
Paget-Schroetter-Syndrom 173
Palivizumab 597
Palliative Care 520
- Adhärenz 522
- Angehörigenbegleitung 536
- Angst 534
- Appetitlosigkeit 530
- Atemnot 533
- Blutung 533
- Cannabis 528
- Delir 531
- Entscheidungsfindung 522
- Erbrechen 529
- Ethik 522
- Hauptaufgaben 524
- Institutionen 525
- Krampfanfall 533
- Krankheitsverlauf 522
- Lebensqualität 521
- Mundtrockenheit 528
- Notfälle 532
- Obstipation 529
- Patientenaufklärung 522
- Patientenwille 522
- Pflegeprozess 526
- Schmerztherapie 526
- Sedierung 534
- Sterbehilfe 537
- Symptomkontrolle 526
- Team 523
- Terminalphase 535
- Übelkeit 529
- Überleitung 521
- Ziele 520
Palliative-Outcome-Scale (POS) 521
Palliativmedizin 520
Palliativpflege *siehe* Palliative Care
Palliativteam 524
Palliativversorgung
- allgemeine 525
- spezialisierte 525
Palmarerythem, Leberzirrhose 326
Palonosetron 506
Palpitationen 83
PAN 567
Panarteriitis nodosa 567
pANCA 548
Pancoast-Tumor 238
Pandemie 608
Panhypopituitarismus 392
Panitumumab 510
Pankarditis 116
Pankreaserkrankungen, chronische
- Ernährung 310
Pankreaserkrankungen, Patientenberatung 309
Pankreasinsuffizienz 339
Pankreaskarzinom 340
- Courvoisier-Zeichen 340
Pankreaspseudozyste 338
Pankreatektomie 340
Pankreatitis
- akute 337
- Alkoholabusus 306
- chronische 339
- Nahrungskarenz 310
- Pankreasenzyme 338
Pannusbildung 544
Pantoprazol 285
Pantothensäure 438
Pantozol® 285
Panzytopenie 470
paO_2-Sauerstoffpartialdruck 212
Papageienkrankheit 634
Papillotomie 314
Pappatacifieber 671
Paracetamol 610
- Vergiftung 72
Paracetamolvergiftung 325
Paracodin® 241
Paraffinöl 272
Paragangliome, Phäochromozytom 410
Parainfluenza 642
Parainfluenza-Virus 642
Paramyxoviren 642
paraneoplastische Symptome, Bronchialkarzinom 239
paraneoplastische Syndrome 499
Paraprotein 475, 477
Parasympatholytika 228
Parathormon 405
Paratyphus 623, 625
Paravasat 506
Pärchenegel 661
Parenchymikterus 311
Parotitis, epidemica 643
Partialdruck, Sauerstoff 212
Partialinsuffizienz, respiratorische 212
Parvoviren 624
Paspertin® 507
Pathogenität 607
Patientenberatung 6
- Angina pectoris 96
- Arthritis, rheumathoide 558
- Asthma bronchiale 229
- Chemotherapie 504
- Darmerkrankungen, entzündliche 295
- Dermatomykose 651
- Dialyse 370
- Diarrhö 625
- Dyspnoe 205
- Eisenmangelanämie 467
- Glomerulonephritis 360
- Grundsätze 7
- Haarausfall, zytostatikabedingter 509
- Hämophilie 482
- Harninkontinenz 348
- Hepatitis 320
- Herzinsuffizienz 105
- HIV-Infektion 590
- Hypoglykämie 416
- Infektionskrankheiten 600
- Leberzirrhose 329
- Lyme-Borreliose 633
- Lymphödem 179
- nephrotisches Syndrom 361
- Niereninsuffizienz 367
- Nierentransplantation 374
- Pankreatitis 338
- pAVK 146
- Peak-Flow-Meter 211
- Peritonealdialyse 373
- Pneumonie 219
- Refluxösophagitis 279
- Rheumatologie 542
- Sauerstofftherapie 197
- Schmerztherapie 52
- Stammzelltransplantation 463
- Stomatitis 508
- Tuberkulose 225
- Varikose 171
- Zoster 640
- Zystitis 356
Patientenverfügung 523
Patientenwille 20
pAVK 144
Payr-Zeichen, Venenthrombose, tiefe 173
PBC (primär biliäre Zirrhose) 336
PBST 459
PCA (patient controlled analgesia) 45
PCA-Pumpe 46
PcP (Pneumocystis-carinii-Pneumonie) 616
PcP Pneumocystis-carinii-Pneumonie 586
PCR (Polymerase-Kettenreaktion) 614
PCT 441
PCWP (pulmonary capillary wedge pressure) 91
Peak-Flow-Meter 211
Pedikulose 665

PEG (Perkutan-endoskopische Gastrostomie) 22, 24
- Buried-Bumper-Syndrom 25
Peitschenwürmer 663
PEJ (Perkutan- endoskopische Jejunostomie) 22
Pel-Ebstein-Fieber 447
- Hodgkin-Lymphom 475
Pellagra 438
Penicilline 616
Penumbra, Schlaganfall 155
Pepdul®) 285
PEP-Geräte, oszillierende 190
PEP (postexpositionelle Prophylaxe), Nadelstichverletzung 600
Perfan® 104
Perfusions-Chemotherapie, regionale 509
Perfusionsstörungen 209
Pergamenthaut, Leberzirrhose 326
Periarteriitis nodosa 567
Pericarditis
- exsudativa 118
- fibrinosa 118
- sicca 118
Perikarderguss 118
Perikarditis 116, 118
- feuchte 118
- idiopathische 118
- trockene 118
Perikardpunktion 118
Perikardreiben 118
Perikardtamponade
- Herzinfarkt 98
- Rechtsherzinsuffizienz, akute 102
- ZVD 81
Peritonealdialyse 372
- kontinuierliche, ambulante 372
- kontinuierliche, zyklische 373
- nächtliche intermittierende 373
- Patientenberatung 373
Peritonealpunktion 315
Peritonitis 269
- Leberzirrhose 327
Perkussion, Lungenerkrankungen 208
Perkussionsschall
- gedämpfter 208
- hypersonorer 208
perkutane transluminale koronare Angioplastie 95
Perthes-Test 134
Pertussis 629
Pest 626, 671
- Beulenpest 626
- Lungenpest 626
Petechien 448
Pethidin 49
Pfeiffer-Drüsenfieber 641
Pflege
- aktivierende 5
- gesundheitsfördernde 4
- kompensatorische 5
- kurative 5
- palliative 6
- rehabilitative 5
Pflegehandlung 7
- Beobachten 7
- Beurteilen 8
- Intervenieren 8
Pfortaderthrombose
- Leberzirrhose 327
- Pankreatitis, chronische 339
Pfötchenstellung der Hände, Hypoventilationstetanie 386
Phäochromozytom 410
- Katecholamine 137
- Paragangliome 410
- Vanillinmandelsäure 137
Pharma-Info
- Anthelminthika 659
- Antiallergika 577
- Antiarrhythmika 108
- Antibiotika 616
- Antimykotika 650
- Antirheumatika, lang wirksame 551
- Antirheumatika, nichtsteroidale 550
- Antitussiva 241
- β2-Sympathomimetika 228
- Bronchodilatatoren 228
- Digitalisglykoside 105
- Diuretika 367
- Glukokortikoidtherapie 409
- Immunsuppressiva 582
- Laxanzien 272
- Lipidsenker 435
- Nicht-Opioid-Analgetika 46
- Nitrate 94
- Opioid-Analgetika 48
- Parasympatholytika 228
- Theophyllin 228
- Thrombozytenaggregationshemmer 168
- Ulkustherapeutika 285
- Virostatika 636
Pharmakotherapie 20
Pharyngitis 619
Phenprocoumon 167
Philadelphia-Chromosom 473
Phlebografie 134, 135
- Varikose 170
Phlebothrombose 172
- Duplex-Sonografie 173, 174
Phlegmasia coerula dolens
- Venenthrombose, tiefe 173
Phlegmone 619
Phosphodiesterasehemmer 104
physikalische Therapie, Rheumatologie 553
Physiotens ® 139
Physiotherapie, Rheumatologie 553
Picornaviren 642
Pigtail-Katheter, Ureter 33
Pilocarpin 566
Pilopos® 566
Pilze 649
- Wuchsformen 649
Pilzinfektionen, AIDS 586
Pilzpneumonie 219
Pilzsepsis 650
PIMS 647
Pipamperon 165
Pirenzepin 286
Piretanid 367
Piritramid 49
Plasmabestandteile, Ersatzpräparate 457
Plasmathrombinzeit 454
Plasmide, Bakterien 615
Plasmodium, ovale 654
Plasmozytom 476
Plavix® 95, 168
Pleuradrainage 198
- Entfernen 201
- Legen 199
- Patientenberatung 201
- Pflege 199
- Prinzip 198
Pleuraempyem 246
- Pneumonie 220
Pleuraerguss 246
- Pneumonie 220
- Punktion 19
- seröser 246
Pleurakarzinose 246
Pleuramesotheliom 247
Pleurapunktion
- diagnostische 213
- Komplikationen 214
- Lage der Nadel 214
- therapeutische 213
Pleurareiben 208
Pleuritis 246
- exsudativa 246
- fibrinosa 246
- sicca 246
Pleurodese 242
Plummer-Vinson-Syndrom 466
Pneumektomie 243
Pneumocystis-carinii-Pneumonie, AIDS 586
Pneumokokken 619
Pneumokoniose 237
- Asbestose 237
- Silikose 237
Pneumologie 185
Pneumonie 217
- allergische, interstitielle 237
- Aspirations- 221
- atypische 218
- Einteilung 217
- hypostatische 220
- Infarkt- 243
- käsige 222
- Lobär- 218, 219
- Lungenabszess 220
- Mykoplasmen- 219
- nosokomiale 218
- opportunistische 218
- Pflege 219
- Pilze 219
- Pleuraempyem 220
- Pleuraerguss 220
- Prävention 220
- primäre 218
- Retentions- 238
- sekundäre 218
- typische 218
Pneumoniegefährdung 220
Pneumonieprophylaxe 220
Pneumothorax 241
- iatrogener 241
- Mantel- 242
- Spannungs- 242
- Spontan- 241

– traumatischer 241
– ZVK 28
POCT (point-of-care-testing) 13
Podagra 439
Pollakisurie 347
Pollenallergie 576
Polyangiitis, mikroskopische 567
Polyarteriitis nodosa 567
Polyarthritis 545
– chronische 556
– primäre 556
Polydipsie 347
– Diabetes mellitus Typ 1 411
Polyglobulie 471
– Blutsenkung 448
– Hypoxämie 232
– sekundäre 471
Polymerase-Kettenreaktion (PCR) 614
Polymyalgia rheumatica 567
Polymyositis 565
Polyneuropathie
– autonome 417
– diabetische 417
– periphere 417
– Tumoren 499
Polypose, familiäre 299
Polytoxikomanie 39
Polyurie 347
– Diabetes insipidus 394
– Nierenversagen, akutes 365
polyzystische Nierenerkrankung (ADPKD) 377
Polyzythämie 478
Pontiac-Fieber 628
Porphyria, cutanea tarda 441, 442
Porphyrie 441
– akute 441
– akute intermittierende 442
– chronische 441
– chronisch-hepatische 441
– Patienteninformation 442
Porphyrinämie 441
Porphyrine 441
Porphyrinurie 441
Port, Chemotherapie 29
Portkatheter 29
Post(myokard)infarktsyndrom 98
Poststreptokokken-Glomerulonephritis 360
postthrombotisches Syndrom 175
Pouch, ileoanaler 296
Präexzitationssyndrome 112
Praimalin 108
Präinfarktangina 93
Präleukämie 478
Prämedikation, Endoskopie 19
Pravasin® 435
Pravastatin 435
Pravidel® 394
Praxada 167
Praziquantel 660
Prednisolon 409
Pregabalin 50
Pres® 138
Presinol ® 139
Prick-Test 575
Prionen 648
Prodromalstadium 609
Proglottiden 659
Progressionsphase 497
Proktokolektomie
– Colitis ulcerosa 296
– Dickdarmpolypen 300
Proktoskopie 275
Prolaktinom 393
Prolastin® 443
Promethazin 165
Promotionsphase 497
Propafenon 108
Propycil® 398
Propylthiouracil 398
Prostaglandinsynthesehemmer 46
Proteinase-Inhibitoren 588
– AIDS 588
Proteinurie 352
– Anstrengungs- 352
– Marsch- 352
– nephrotisches Syndrom 360
Proteus 627
Prothrombinzeit 453
Protonenpumpenhemmer 285
Protozoen 654
Providentia 627
Provokationstest, unspezifischer inhalativer 210
Proxen® 550
PSC (primär sklerosierende Cholangitis) 336
Pseudoallergie 575
Pseudodemenz 163
Pseudodivertikel 280
Pseudokrupp 642
Pseudomembranbildung
– Diphtherie 630
Pseudomonaden 627
Pseudomonas aeruginosa 627
Pseudoperitonitis
– Koma, ketoazidotisches 415
Pseudozyste, Pankreas 338
Psittakose 634
Psoriasis-Arthritis 560
– Strahlbefall 560
– Transversalbefall 560
Psoriasis-Arthropathie 560
PSS 563
Psychoneuroimmunologie 494
Psychopharmaka 164
Psychosyndrom, endokrines 397
PTA (perkutane transluminale Angioplastie) 134
PTA (perkutane transluminale Katheterangioplastie), Nierenarterienstenose 377
PTCA 95
PTT 453
PTZ 454
Pulmologie 185
Pulmonalis-DSA 243
Pulmonaliskatheter 91
pulmonary capillary wedge pressure (PCWP) 91
Pulskontrolle 84
Pulsoximetrie 212
Punktion 19
– Komplikationen 19
– Lymphknoten 501
Purinstoffwechsel 440
Purpura Schoenlein-Henoch 483, 568
Push-Enteroskopie 275
Pusher-Patient 158
Pyelonephritis 356
– akute 356
– chronische 357
– Hypertonie 135
– Pflege 357
Pyodermie 619
Pyonephrose 357
Pyrantel 660
Pyridoxin 438
Pyrogene 609
Pyurie 351

Q

Q-Fieber 635
Quantalan® 311, 435
Quarantäne 672
Quarantänekrankheiten, internationale 672
Quarantänelagerung, Blutprodukte 456
Quellenisolierung 601
Quellmittel 272
Querschnittssyndrom, Knochenmetastasen 516
Querschnittsyndrom, Alarmzeichen 517
Querto® 138
Quick-Test 454
Quinagolid 394
Quincke-Ödem 138, 579
Quintonkatheter 28

R

Rabies 645
Rachendiphtherie 630
Rachenentzündung 619
Radioisotope 17
Radiojodtest 402
Radiojodtherapie 402
– Schilddrüsenautonomie 398
– Schilddrüsenkarzinom 401
– Struma 397
Radiologie, diagnostische 14
Radionuklide 17
Radiosynoviorthese (RSO) 555
Raltegravir 588
Ramipril 95, 138
Ranitidin 285
Rapamune 582
RA (rheumatoide Arthritis) 556
Rasselgeräusche 206
– feuchte 206
– Herzinsuffizienz 103
– trockene 206
Ratschow-Lagerungsprobe 133, 145
Rattenmilben 664
Rauchen, Schlaganfall 153
Raucherentwöhnung *siehe* Nikotinentwöhnung
Räudemilben 664
Raynaud-Syndrom 148
– primäres 148
– sekundäres 148
RC-Cornet 190
Reanimation 61
– Ein-Helfer-Methode 62
– Hygiene 66

- Zwei-Helfer-Methode 63
Recapping 600
Rechtsherzinsuffizienz 102, 103
- akute 102
- Aszites 312
- Mitralklappeninsuffizienz 121
- Stauungszeichen 103
- ZVD 81
Rechtsherzkatheteruntersuchung 91
- Komplikationen 91
Rechts-Links-Shunt 122
Rechtsschenkelblock 115
Rechtsverschiebung, Leukozyten 451
recombinant tissue plasminogen activator 100, 169
Redistributionsszintigramm 90
Reentry 112, 149
Reflextachykardie, Nitrate 94
Refluxösophagitis 278
- Patientenberatung 279
Regurgitation
- Refluxösophagitis 278
- Zenker-Divertikel 280
Rehabilitation, Onkologie 489
Reisediarrhö 622
Reisfeldfieber 634
Reiswasserstuhl, Cholera 629
Reiter-Syndrom 561
Reizblase 356
Reizkolon 298
Reizleitungsstörungen 114
Rekanalisation
- arterielle Verschlusskrankheit, periphere 145
Rektoskopie 275
Rektumkarzinom 300
Relenza® 216
Remission, Tumoren 502
Repaglinid 422
Reproterol 226
Resistenz, Antibiotika 617
Resistenzbestimmung, Antibiogramm 613
resistive Übungen 554
Resochin® 442
respiratorisches Synzytial-Virus (RSV) 597, 642
Restharn 353
Restharnbestimmung, nichtinvasive 353
Restless legs 366
Retentionspneumonie 238
Retikulozytenkrise 468
Retikulozytenzahl 449
Retikulozytose 449
Retinol 438
Retinopathie, diabetische 417
Retroviren 585
reverse Transkriptase 585
Revlimid® 510
Reye-Syndrom 47
Rezidivschlaganfall, Verhütung 156
Rezidivstruma 397
RGN 604
Rhesus-negativ 451
Rhesus-positiv 451
Rhesus-System 451
- Antigen D 451
- CDE-Nomenklatur 452
Rheuma 544
Rheumafaktoren 547
Rheumaknoten 556
rheumatische Erkrankungen
- Allgemeinbefinden 546
- extraartikuläre Erscheinungen 546
- Hauterscheinungen 546
- Hilfe zur Selbsthilfe 542
rheumatisches Fieber, Endokarditis 116
Rheumatoide Arthritis 556
- Befallsmuster 556
- RADAI-Patientenfragebogen 557
Rheumatologie 540
- Anamnese 546
- Antikörper 547
- Basistherapeutika 551
- Befallsmuster, Männchen-Schema 547
- Blutuntersuchungen 547
- Computertomografie 548
- Elektrotherapie 553
- Ergotherapie 554
- Ernährung 555
- Gelenkmobilisation 554
- Gelenkpositionierung 554
- Gelenkpunktion, diagnostische 549
- Glukokortikoide 550
- Injektion, intraartikuläre 555
- Kälteanwendungen 553
- Kontrakturprophylaxe 554
- Lokaltherapie 555
- operative Eingriffe 555
- Patientenberatung 542
- physikalische Therapie 553
- Physiotherapie 553
- Röntgendiagnostik 548
- Skelettszintigrafie 548
- Sonografie 548
- Untersuchung, körperliche 547
Rhinitis allergica 578
Rhinoviren 642
Ribavirin 323
Riboflavin 438
Ribozar 503
Rickettsia prowazekii 635
Rickettsien 634, 635
Rickettsiosen 671
Riesenzellarteriitis 566
Rifampicin, Tuberkulose 224
Rinderfinnenbandwurm 658, 659
Ringer-Lösung 66
Rinvoq® 553
Riopan® 285
Rippenfellentzündung 246
- feuchte 246
- trockene 246
Risperidon 165
Ritonavir 588
Rituximab 510
Rivaroxaban 167
Rivastigmin 164
Röntgendiagnostik, Rheumatologie 548
Röntgenkontrastmittel
- negative 14
- positive 14
Röntgenleeraufnahme 14
Röntgennativaufnahme, Thorax 209
Röntgenverfahren, konventionelle 14
Rotaviren 624
Röteln 611, 644
Rötelnembryopathie 644
Röteln-Virus 644
RSB 115
RSV-Infektion 642
RS-Virus 215
RSV (Respiratory Syncytial Virus) 597, 642
rt-PA 169
rt-PA (recombinant tissue plasminogen activator) 100
Rubella 644
Rückfallfieber 632, 633, 671
Rückwärtsversagen, Herzinsuffizienz 102
Ruheschmerzen, pAVK 144
Ruheszintigramm 90
Ruhr
- bakterielle 623
- tropische 657
Rumpel-Leede-Test 454, 479, 483

S

SA-Block 114
Saccharin 427
Salagen® 566
SALB (sonographisch assistierte Leberblindpunktion) 316
Salbutamol 226
Salmonellen 623, 627
- Dauerausscheider 623
- Enteritis-Salmonellen 623
- Typhus-Paratyphus-Salmonellen 623
Salmonellen-Gastroenteritis 623
Salmonellose 623
Salofalk® 294
Saluretika 367
Sammelurin 349
- Chemotherapie 505
Sandimmun® 582
Sarkoidose 236
Sarkome, Herz 122
Saroten® 50
SARS-CoV 646
SARS-CoV-2 647
Sauerstoff 195
- Explosionsgefahr 195
Sauerstoffbrille 196
Sauerstoffflasche 195
- Berechnungsformel für den Inhalt 196
Sauerstoffkonzentratoren 195
Sauerstofflangzeittherapie 195
Sauerstoff (O_2) 61
Sauerstoffsättigung, arterielle 212
Sauerstoff-Systeme
- Flüssig- 195
Sauerstofftherapie
- Atemlähmung 197
- Nasensonde 195
- Notfall 60
- O_2-Maske 196
- Patientenbeobachtung und Überwachung 197
- Patientenberatung 197
- Sauerstoffbrille 196
Sauerstofftransportkapazität, Anämie 465
Sauerstoffwandanschluss 196
Saugdrainage, Spannungspneumothorax 242

Saugwürmer 661
Säure-Basen-Haushalt, Störungen 384
Schanker
- harter 632
- weicher 629
Scharlach 611, 620
Schaufensterkrankheit 144
Schellong-Test 141
Schellong-2-Test 141
Schenkelblock 115
Schienungsdrain, Ureter 33
Schilddrüse
- Feinnadelpunktion 396
- Suppressionsszintigrafie 395
- Volumenbestimmung 395
Schilddrüsenautonomie 397
Schilddrüsendiagnostik 395
Schilddrüsenentfernung 403
Schilddrüsenentzündung 400
Schilddrüsenerkrankungen 395
Schilddrüsenkarzinom
- differenziertes 401
- medulläres 401
- undifferenziertes 401
Schilddrüsenknoten
- heiße 395
- kalte 395
Schilddrüsenszintigrafie 395, 396
Schilddrüsentumoren, bösartige 401
Schilddrüsenüberfunktion 395, 397
Schilddrüsenunterfunktion 399
Schilling-Test, Vitamin-B_{12}-Mangel 468
Schistosoma, japonicum 661
Schistosomiasis 661
Schlafapnoesyndrom 247
- nCPAP-Therapie 248
- obstruktives (OSAS) 247
- Schlafanfall 248
- zentrales 248
Schlafkrankheit, afrikanische 658, 671
Schlaflabor 214
Schlaganfall 151
- Arteriosklerose 144
- Ausscheidung 161
- Blutdrucksenkung 156
- Bobath-Konzept 156
- Carotis-PTA 156
- Carotis-TEA 156
- Ernährung 160
- Frührehabilitation 156
- Halbseitenlähmung 153
- Hirnödem 156
- Hypertonie 136
- Neglect-Syndrom 153, 161
- neurologische Ausfälle 154
- Patienten- und Angehörigenberatung 161
- Penumbra 155
- Positionierung 157
- Prophylaxen 156, 160
- Pusher-Symptomatik 158
- Rehabilitation 162
- Rezidivverhütung 156
- Risikofaktoren 153
- Sensibilitätsstörungen 153
- Stroke-Unit 152
- Transfer 159
Schlammfieber 634
Schleifendiuretika 367
Schleimbeutelentzündung 545
Schleimhauthernie 280
Schleimhautleishmaniase 657
Schluckbehinderung 266
Schluckbeschwerden 266
Schlucktraining 267
Schlussdesinfektion 604, 608
Schlüsselpunkte, Bobath-Konzept 157
Schmerzassessment 39
- Fremdeinschätzung 43
Schmerzeinschätzungsinstrumente 41
- eindimensionale 41
- mehrdimensionale 42
Schmerzen
- akute 38, 45
- Anamnese 40
- Chronifizierung 44
- chronische 38, 45
- Definition 36
- Depression 55
- Häufigkeit 36
- im Bein 131
- im Brustkorb 82
- in palliativen Situationen 526
- Mixed Pain 528
- nephro- und urologische Erkrankungen 349
- neurogene 37
- neuropathische 38
- nozizeptive 37
- psychische Einflüsse 39
- retrosternale 82
- somatische 37
- Tiefenschmerz 37
- Verlaufskontrollen 43
- viszerale 37
Schmerzgedächtnis 39
Schmerzskala
- Gesichter-Rating-Skala 41
- numerische Rangskala 41
- verbale Rating-Skala 41
- visuelle Analogskala 41
Schmerzstörung
- somatoforme 38
Schmerztagebuch 42
Schmerztherapie
- Akupunktur 54
- akzeptanzbasierte 55
- Biofeedback 55
- ganzheitliche 44
- Grundsätze 44
- Kälte 53
- körperliches Training 54
- lokale 51
- Massage 53
- nichtmedikamentöse 52
- palliative 526
- Patientenberatung 52
- Pflege 52
- Strahlen, ionisierende 54
- Total-Pain-Konzept 526
- transdermale Systeme 45
- Tumortherapie 516
- Wärme 53
- WHO-Stufenschema 51
Schmerzverarbeitung, Angst 55
Schmerzwahrnehmung 40
Schmetterlingserythem, Lupus erythematodes 562
Schmierinfektion 608
Schnarchen, Schlafapnoesyndrom 248
Schnupfen, allergischer 578
Schock 68
- anaphylaktischer 68
- Diagnostik 70
- hypovolämischer 68
- kardiogener 68, 98
- neurogener 69
- septischer 68, 667
- Symptome 70
- Therapie 70
Schockindex 69
Schockpositionierung 70
Schocksyndrom, toxisches 619
Schoenlein-Henoch-Purpura 483, 568
Schonatmung, schmerzbedingte 220
Schraubenbakterien 615
Schrittmacher 107
Schrumpfleber 325
Schrumpfniere
- Hypertonie 136
- Nierenversagen, akutes 363
Schutzfilmbildner, Ulkustherapeutika 286
Schutzimpfung 596
- Erwachsene 599
Schutzisolierung 461
Schwangerschaftsdiabetes 411
Schwartz-Batter-Syndrom 394
Schwarzwasserfieber 655
Schweinebandwurm, Entwicklungszyklus 659
Schweinebrucellose 628
Schweinefinnenbandwurm 658
Schweinehüterkrankheit 634
Schwindel, Anämie 465
Schwindsucht, Tuberkulose 221
SCS (spinal cord stimulation) 54
Sedierung, Antihistaminika 577
Sehnenansätze, entzündete 545
Sehnenentzündung 545
Sehnenscheidenentzündung 545
Seitenlage, stabile 60
Sekretansammlung, Atemwege 220
Sekretentleerung
- Drainagepositionierung 192
- Unterstützung 192
Sekretlösung 192
Sekretolytika 233
Sellick-Handgriff 63
Semaglutid 432
Sengstaken-Blakemore-Sonde, Entfernen 258
Sensibilisierung, Allergien 572
Sensibilitätsprüfung, Antibiogramm 613
Sensibilitätsstörungen, Schlaganfall 153
Sepsis 619, 666
- Cholezystitis 335
- Multiorganversagen 666
- Prävention 667
- tuberkulöse 223
Sepsisprophylaxe 668
Seren
- heterologe 597

- homologe 596
SERM (selektive Östrogen-Modulatoren) 405
Serokonversion 614
serologische Blutuntersuchungen 614
Serologische Verträglichkeitsprobe 452
Serratia 627
Serum-Eiweißelektrophorese, multiples Myelom 477
Sharp-Syndrom 565
Shigellen 623
Shigellen-Gastroenteritis 623
Shuntumkehr 122
SIADH 394
Sicca-Syndrom 546
- Zirrhose, primär biliäre 336
Sichelzellen 469
Sichelzellenanämie 468, 469
Sick-Sinus-Syndrom 115
Sigmadivertikulitis 298
Signaltransduktionshemmer 510
Silikose 237
Simultanimpfung 597
Simvastatin 435
sinuatrialer Block 114
Sinusarrest 115
Sinusbradykardie 115
Sinus, caroticus 115
Sinusknotenbradykardie 115
Sinusknoten-Syndrom 115
Sinusknotentachykardie 112
Sinustachykardie 112
Sipple-Syndrom 401
Sirolimus 374, 582
Sitagliptin 422
Sjögren-Syndrom 565
Skabies 664
- Prävention 665
Skelettszintigrafie, Rheumatologie 548
skip lesions, Crohn-Krankheit 293
Sklerenikterus 310
Sklerodermie
- Kapillarmikroskopie 563
- Krallenfinger 563
- Madonnenfinger 563
- Maskengesicht 563
- Mikrostomie 563
- progressiv systemische 563
- Tabaksbeutelmund 563
Sklerose, systemische 563
Sklerosierung, Varizen 171
Skorbut 438
SMI-Atemtrainer 190
Sodbrennen 278
Solosin® 226
Somogyi-Effekt 420, 425
Sonde
- Ernährung, enterale 21
- Gastrointestinalsonde 259
- Linton-Nachlas-Sonde 257
- nasogastrale 21, 22
- nasojejunale 22
- Ösophaguskompressionssonde 257
- Sengstaken-Blakemore-Sonde 257
Sondenkost 21
- Ernährungspumpe 23
- Komplikationen 24
- Prinzipien 22
- Verabreichung 22
Sonografie 18
- abdominale 314
- Arbeitsweise 18
- Rheumatologie 548
- Thorax 209
Soormykose 652
Soor-Ösophagitis, AIDS 590
Soorprophylaxe 652
Soorsepsis 652
Sorafenib 510
Sorbit 427
Sortis® 435
Sostril® 285
Sotalol 108
Sozialkompetenz 4
Spannungspneumothorax 242
- Notfall 242
Spätsyndrom, diabetisches 417
Spätsyphilis 632
Speicheldrüsenviruskrankheit 640
Speiseröhrenkrebs 281
Speiseröhrensoor 652
Sphärozytose 469
Spider naevi 326
spinal cord stimulation (SCS) 54
Spinnentiere 664
Spirochäten 615, 632
Spirometrie 210
Spironolacton 312, 367
Splenektomie 341
- OPSI 341
Splenomegalie 341
Splint
- äußerer 33
- innerer 33
Spondarthritis, seronegative 559
Spondylarthritis, seronegative 545, 559
Spondylarthropathie 559
Spondylitis
- ankylopoetica 559
- ankylosierende 559
Spontanharn 349
Spontanpneumothorax 241
- Drainage 242
Spontanurin 349
Sporenbildner
- aerobe 631
- anaerobe 631
Sprosspilze 649
Sprue, einheimische 292
Sprycel® 510
Spulwürmer 662
Spurenelementmangelsyndrome 438
Sputum 207
- blutiges 207
- Gewinnung 208
- Umgang, hygienischer 208
SS (systemische Sklerose) 563
Stäbchen 615
Staging 501
Stammfettsucht, Cushing-Syndrom 406
Stammvarizen 170
Stammzellapherese 460
Stammzellen, hämatopoetische 459
Stammzelltransplantation 459
- allogene 459
- Durchführung 460
- Indikation 459
- Patientenberatung 463
Standard-EKG 87
Standardimpfungen 597
Ständige Impfkommission (STIKO) 322, 597
Staphylococcus
- aureus 618
- epidermidis 618
Staphylococcus-aureus-Stämme, multiresistente (MRSA) 604
Staphylokokken 618
Staphylokokken-Impetigo 618
Staphylokokkeninfektion 618
- fakultativ pathogene 619
Staphylokokken-Lebensmittelvergiftung 619
Staphylokokkenpenicilline 619
Staphylokokken-Pneumonie 619
Statine 95
Status asthmaticus 225
Staublungenerkrankung 237
Steal-Phänomen 146
Steatorrhö 289, 310
Stelara® 552
Stents 95
- Aorten- 151
Sterbebegleitung 536
Sterbehilfe 537
Sterben 535
Sterbeprozess 535
Sterilbetteinheit 461, 463
Sternalpunktion 454
Sternberg-Reed-Riesenzellen, Hodgkin-Lymphom 475
Stickhusten 629
STIKO (Ständige Impfkommission) 597
Stoffwechselentgleisung, Bluttransfusion 456
Stoma 262
- Enterostoma 262, 263
- Ernährung 265
Stomapflege 262
- Durchführung 263
- Hautprobleme 264
- Material 263
- Reinigung 264
Stomatitis, Zytostatika 508
Stoßwellenlithotripsie, extrakorporale 334
Strahlenkater 514
Strahlentherapie
- Harnblasenregion 515
- Hautpflege 515
- kurative 514
- Nebenwirkungen 514
- Spätfolgen 514
Strangulationsileus 287
streptococcal toxic-shock-syndrome 619
Streptococcus, pneumoniae 619
Streptokinase 145
Streptokokken 619
- der Gruppe A 619
- der Gruppe B 619
- der Gruppe D 621
- hämolysierende 619
Streptokokken-Angina 620

Streptokokkeninfektion 619
Streptokokken-Nachkrankheit 620
Stressechokardiografie 90
Stressulkus 284
Striae rubrae, Cushing-Syndrom 406
Stridor
- exspiratorischer 206
- inspiratorischer 206
Stroke-Unit 152, 169
Stromectol® 660
Struma 395
- blande 396
- diffusa 396
- endemische 397
- euthyreote 395, 396
- Jodmangel 396
- nodosa 396
- Radiojodtherapie 397
- retrosternale 396
- Rezidiv 397
Strumaresektion, subtotale 397
Stuhl
- acholischer 256, 310
- Beimengungen 257
- Farbveränderungen 256
- Geruch 257
- Konsistenz 257
Stuhluntersuchung 12, 273
Stuhlverfärbung, Anämie 467
Stuhlverstopfung 271
Sturzsenkung, multiples Myelom 477
Subclavian-steal-Syndrom 144
Subtraktionsangiografie, digitale 134
Sucralfat 286
Suizidalität, Alkoholabhängigkeit 308
Sulfonylharnstoffe 422
Sunitinib 510
Suppressionsszintigrafie, Schilddrüse 395
Suprarenin® 66
Süßstoffe, Diabetes mellitus 427
Sutent® 510
Swan-Ganz-Katheter 91
Synagis 597
Syndrom
- Basedow- 397
- Buried-Bumper 25
- Churg-Strauss- 568
- Cushing 406
- der inadäquaten ADH-Sekretion 239, 394
- der verbrühten Haut 619
- des kranken Sinusknotens 115
- Dressler- 98
- Felty- 556
- Fibromyalgie- 568
- Goodpasture- 568
- Gregg- 644
- Hand-Fuß- 512
- hepatopulmonales 328
- hepatorenales 328
- Horton- 566
- Immundefekt- 584
- Löfgren- 236
- Marfan- 150
- metabolisches 413
- myeloplastisches 478
- nephrotisches 360
- okulo-urethro-synoviales 561
- Paget-Schroetter 173
- paraneoplastisches 499
- Raynaud- 148
- Reiter- 561
- Reye- 47
- Sharp- 565
- Sicca- 546
- Sjögren- 565
- urämisches 469
- Vitaminmangel- 437
- von-Willebrand-Jürgens- 481
- Wallenberg- 154
- Wasting- 585
- Wilson- 331
Synkope 83
Synovialis 544
Synoviorthese 555
Syphilis 632
- Stadien 632
systemische Sklerose (SS) 563
Systemmykosen 653
Systolikum 85
Szintigrafie 17
- Schilddrüse 395, 396
SZT 459

T
Tabaksbeutelmund 563
Taches bleues 665
Tachyarrhythmie 107
Tachykardie 107
- Anämie 465
- supraventrikuläre, paroxysmale 112
- ventrikuläre 113
Tachypnoe 205
Tacrolimus 582
Taenia
- saginata 658
- solium 658
Taille-Hüft-Quotient 431
Takayasu-Arteriitis 566
Tarceva® 510
Tasigna® 510
Tavegil® 577
Taxotere® 503
Tb(c) 221
TEA 145
Tecentriq® 513
TEE 89
Teerstuhl 270, 448
- Gastrointestinalblutung 270
Tegretal® 50, 307
Teilremission, Tumoren 502
Telbivudin 323
Teleangiektasien 483
Telmisartan 138
Temgesic® 49
Temperaturzentrum, Sollwerterhöhung 609
Tenckhoff-Katheter, Peritonealdialyse 372
Tendinitis 545
Tendovaginitis 545
Tenesmen
- Colitis ulcerosa 296
- Darm 271
- Ruhr, bakterielle 623
Tenofovir 588
Tenormin® 138
TENS (transkutane elektrische Nervenstimulation) 54
Terbinafin 650
Terminalphase, Pflege 535
Tetanie, Hypoparathyreoidismus 403
Tetrazykline 616
Thalassämie 469
T-Helferzellen 586
Theophyllin 226, 228
- Vergiftung 72
Therapie
- Behandlungsaufklärung 20
- Indikation 20
- kausale 20
- Kontraindikation 20
- Patientenberatung 6
- symptomatische 20
Thiamazol 398
Thiamin 438
Thiaziddiuretika 367
Thioridazin 165
Thorax
- Computertomografie 209
- Kernspintomografie 209
- Röntgennativaufnahme 209
- Röntgenuntersuchung 90, 91
- Sonografie 209
Thoraxschmerzen
- atemabhängige 243
- Bradykardie 243
Thrombangiitis obliterans 149
Thrombendarteriektomie, arterielle Verschlusskrankheit 145
Thrombinzeit 454
Thromboembolie 172
Thrombolyse 169
Thrombolytika 169
Thrombophilie 172
- angeborene 172
Thrombophlebitis 171
Thromboplastinzeit 453
Thrombose 172
- Aneurysma 150
- ZVK 28
Thrombozytenaggregationshemmer 168
Thrombozytenkonzentrate (TK) 456
Thrombozytentransfusion 480
Thrombozytenzahl 454
Thrombozythämie, essenzielle 478
Thrombozytopathie 450, 479, 481
Thrombozytopenie 450, 479
- Chemotherapie 461, 508
- heparininduzierte 166
- Zytostatika 508
Thrombozytose 450
Thymoglobulin Merieux® 582
Thyreoidektomie, totale, Schilddrüsenkarzinom 401
Thyreoiditis 400
- akute 401
- chronisch-lymphozytäre 400
- de Quervain 400
- Hyperthyreose 397
Thyreostatika 398

thyreotoxische Krise 399
- Kontrastmittelallergie 16
Thyreotropinome, TSH-sezernierende 394
TIA (transitorische ischämische Attacke) 154
Tiefenschmerz 37
Tiffeneau-Wert 210
Tiklyd® 95
Tilade® 577
Tilidura 49
Time-Motion-Verfahren, Sonografie 18
Tiotropiumbromid 228
Tirofiban 169
T-Lymphozyten 584
TNM-Klassifikation 502
- Bronchialkarzinom, nicht-kleinzelliges 240
Tochtergeschwülste 498
Tokopherol 438
Tollwut 645
- Stadien 646
Tollwut-Virus 645
Tonsillektomie 620
Tonsillen 620
Tonsillitis 620
Torasemid 313, 367
Total-Pain-Konzept 526
toxic-shock-syndrome (TSS) 619
toxische Reaktionen 575
Toxoplasma gondii 656
Toxoplasmose 656
- Prävention 656
- zerebrale 656
- zerebrale, AIDS 587
Toxoplasmose-Enzephalitis 656
Tracheitis 217
Tracheobronchitis 217
Trachom 635, 671
Tramal® 49
Tranfusionszwischenfall 458
Transaminasen
- Hepatitis 320
- Leberzirrhose 328
Transferrin, Eisenmangelanämie 466
Transfusionsreaktion 458
transitorische ischämische Attacke (TIA) 154
Transkriptase, reverse 585
Transplantatversagen 461
Transtec® 49
Trastuzumab 510
Trendelenburg-Test 134
Treponema pallidum 632
TRH-Test 395
Trichinella spiralis 662
Trichinellose 662
Trichinen 662
Trichinose 662
Triethylentetramin 332
Tripper 622
Trommelschlägelfinger 208
Tropenkrankheiten 670
Tröpfcheninfektion 602
Tropisetron 506
Troponine, Herzinfarkt 98
Trypanosomen 658
Trypanosomiasis
- afrikanische 658
Trypanosomiasis, afrikanische 658
TSS (toxic-shock-syndrome) 619
TTE 88
Tuberkulin-Test 222, 223
Tuberkulose 221
- BCG-Impfung 225
- Frühgeneralisation, hämatogene 223
- geschlossene 223
- Hygienemaßnahmen 224
- Lymphknoten- 222
- Miliar- 223
- offene 223
- Organ- 223
- Pathogenese 222
- Patientenberatung 225
- postprimäre 223
- primäre 223
- Primärherd 222
- Primärkomplex 222
- Spätgeneralisation, hämatogene 223
- Streuung, bronchogene 222
- Streuung, lymphogene 222
- Therapie 224
- Urogenital- 358
- Verkäsung 222
Tuberkulosebakterien 222
Tuberkulostatika 224
Tumordiäten 492
Tumoren 486
- 5-Jahres-Überlebensrate 502
- Abwehrschwäche 448
- Anamnese 499
- benigne 496
- Blutveränderungen 499
- Einflussstauung, obere 517
- Einteilung 496
- endokrine Störungen 499
- Exstirpation 501
- Gerinnungsstörungen 499
- Gewichtsabnahme 499
- Invasion 497
- Leistungsknick 499
- maligne 496
- Malignität 497
- Metastasierung 498
- Nachtschweiß 447
- Polyneuropathie 499
- Schmerz 499
- Staging 501
- strahlenempfindliche 513
Tumormarker 500
- Bronchialkarzinom 239
- kolorektales Karzinom 300
- Übersicht 500
Tumorpatienten
- Ernährung 492
- Hautpflege 491
- körperlicher Zustand 491
- psychische Betreuung 493
- WHO-Aktivitätsindex 491
Tumorschmerzen
- Analgetika 516
- chronische 516
- Schmerztherapie 516
Tumorstammzellen 497
Tumorsuppressorgene 497
Tumortherapie
- Chemotherapie 503
- multimodale 502
- supportive 515
Typhoral L® 626
Typhus 623, 625
- (abdominalis) 625
- Prävention 626
Typhus-Paratyphus-Salmonellen 623, 625
Tyrosinkinasehemmer 474
Tyverb® 510
T-Zellen 584

U

Übergewicht 430
- Krebsprävention 487
Überlebenskette 59
Überleitungsbogen, Entlassungsplanung 9
Überleitungspflege 9
Uhrglasnägel 208, 209
Ulcogant® 286
Ulcus
- duodeni 283
- ventriculi 283
Ulcus cruris 175
- venöse Insuffizienz, chronische 175
Ulkus 283
- Entstehung 284
Ulkuskrankheit 283
Ultraschallkardiografie (UKG) 88
Ultraschalluntersuchung 18
Ultraschallvernebler 192
Umkehrisolation 461
- Darmdekontamination 462
- Grundregeln 461
- Infektionen 462
- psychische Betreuung 463
Unterschenkelulkus/-geschwür 175
Untersuchung
- elektrophysiologische (EPU) 92
- endoskopische 19
- körperliche, Rheumatologie 547
- nuklearmedizinische 17
- Stuhl 12
Unverträglichkeitsreaktion, Bluttransfusion 455
Urämie 366
Urapidil 139
Ureaseschnelltest, Helicobacter pylori 277
Ureterenkatheter 33
Ureterenschienung 33
Urethritis, akute 355
Urikopathie 439
Urin
- Gewicht, spezifisches 351
- Harn 349
- Konzentration 351
Urinelektrophorese 477
Uringewinnung
- Morgenurin 349
- Sammelurin 349
- Spontanurin 349
Urinkreatinin 352
Urinkultur 351
Urinminutenvolumen 353
Urinosmolalität 351
Urinsediment 351

Urinuntersuchung, Streifen-Schnelltest 350
Urogenitalinfektion, unspezifische
- Chlamydien 635
Urogenitaltuberkulose 223, 358
Urokinase 145
Urolithiasis 375
urologische Erkrankungen, Schmerzen 349
Urosepsis 357, 376
Urostoma 262
Urtierchen 654
Urtikaria
- akute 579
- allergische 579
- chronische 579
Usuren 549

V
Vaginalsoor 652
Validation, integrative nach Richard® 164
Valium® 307
Valoron® N 49
Valsartan 138
Vanillinmandelsäure, Phäochromozytom 137
Vareniclin, Nikotinentwöhnung 188
Varicella-Zoster-Virus (VZV) 638, 639
Varikose 169
- Einteilung 129
- idiopathische 169
- Patientenberatung 171
- primäre 169
- sekundäre 169
- Valsalva-Test 170
- Wadenkompressionstest 170
Varizellen 638
Varizellen-Pneumonie 639
Varizen 169
- Sklerosierung 171
vaskuläre Demenz 163
Vaskulitis 540, 544
- primäre 566
- sekundäre 568
Vasodilatatoren, Hypertonie 139
Vasopathie 479
Vasopressintest 394
Vectibix® 510
Velcade® 510
Vena-cava-superior-Syndrom, Tumoren 517
Venendruck, zentraler 81
Venenkatheter, zentraler 27
Venenthrombose, tiefe 172
- Patienteninformation 174
- Prophylaxe 174
- Rekanalisation 172
- Risikofaktoren 172
Venenverweilkanülen 26
Venenverweilkatheter 27
Venlafaxin 164
venöse Erkrankungen 169
- Funktionsprüfungen 134
venöse Insuffizienz, chronische 175
venöser Verschluss
- Beinschwellung, akute 131
Ventilations-Perfusions-Missverhältnis 210
Ventilationsstörungen
- Lungenfibrose 235
- obstruktive 209
Ventilpneumothorax 242
Vepesid® 503
Verapamil 108
Verbandwechsel, PEG 24
Verbrauchskoagulopathie 482
Verdachtsdiagnose 11
Vergiftungen 70
- Alkohol- 73
- Antidote 72
- Diagnosesicherung 73
- Elementartherapie 71
- Erbrechen, induziertes 71
- Erste Hilfe 70
- Spätschäden 71
- Symptome 70
Verhaltenstherapie
- Adipositas 432
- Nikotinentwöhnung 187
Vermox® 660
Verschlucken 73
- Erste Hilfe 73
Verschlussdruck, pulmonalarterieller 91
Verschlussikterus 311
Verteilungsstörungen 209
Verwirrtheit
- Anämie 465
- Schlaganfall 154
Vesdil® 138
Vesikuläratmen 208
VES (ventrikuläre Extrasystolen) 111
Vibrionen 615
Videokapselendoskopie 275
Vinblastin 503
Virchow-Trias, Venenthrombose 172
Viren 635
- Aufbau 635
- onkogene 497, 636
Virostatika 636, 637
Virulenz 607
Virusbronchitis, akute 217
Virusgrippe 215
Virushepatitis
- akute, infektiöse 318
- Letalität 321
Virusinfektion, latente/temperente 636
- sekundäre, AIDS 587
Viszeromegalie 394
Vitalfunktionen 58
- Prüfung 58
Vitamin-A-Hypervitaminose 437
Vitamin-B_{12}-Mangel, Schilling-Test 468
Vitamin-D-Hypervitaminose 437
Vitamine, Übersicht 438
Vitamin K 168
Vitamin-K-Antagonisten 167
Vogelgrippe 215
Vogelmilben 664
Vollheparinisierung 166
Voltaren® 439, 550
Volumenmangel, ZVD 81
Vomex 577
von-Willebrand-Jürgens-Syndrom 481
Vorderwandinfarkt 97
Vorhofflattern 113
Vorhofflimmern 113
- Arterienverschluss, akuter 147
Vorhofseptumdefekt 122
Vorhoftachykardie 113
Voriconazol 650
Vorsorgevollmacht 523
Vorwärtsversagen, Herzinsuffizienz 102
VRP-Gerät 190
- Funktionsweise 192
Vumon® 503
VZV (Varicella-Zoster-Virus) 638, 639

W
Wachstumsfaktoren 459
Waist to Hip Ratio (WHR) 431
Wallenberg-Syndrom 154
Wärme, Schmerztherapie 53
Wasserdampfbad 192
Wasserlassen
- nächtliches, vermehrtes 347
- schmerzhaftes 347
Wassermangel 379, 380
Wasserpocken 638
Wassersucht 378
Wasting-Syndrom, AIDS 585
Weaning 202
Wechselfieber 654
Wegener-(Klinge-)Granulomatose 568
Weichteilrheuma 544
Wenckebach-Periodik 114
Werlhof-Syndrom 480
Wermer-Syndrom 401
Wernicke-Enzephalopathie 306
Wernicke-Mann-Muster 154
Wespenstichallergie 579
Westernblot 585
West-Nil-Fieber 671
Whipple-Trias 441
WHO-Aktivitätsindex, Tumorerkrankung 491
WHO-Stufenschema, Schmerztherapie 51
Wiederbelebungszeit 62
Wilson-Ableitung, EKG 86
Wilson-Syndrom 331
Wincoram® 104
Windpocken 611, 638, 639
- Prävention 639
Winiwarter-Buerger-Syndrom 149
Wismutpräparate 286
Wochentölpel 643
Wolff-Parkinson-White-Syndrom 112
wolhynisches Fieber 635
WPW-Syndrom 112
Wuchereria bancrofti 663
Wundinfektion 618
Wundrose 620
Wurmerkrankungen 658, 663
Wurmmittel 659

X
Xanef® 138
Xanthelasmen 435
Xanthome, Hypercholesterinämie 435
Xarelto 167
Xeloda 503
Xenical® 432
Xusal 577
Xylit 427

Y
Yamshidi-Stanznadel 455
Yersinia pestis 626
Yersinien 623, 626, 627
Yervoy® 513
y-Kamera 354
Yomesan® 660

Z
Zaditen® 577
Zanamivir 216
Zantic® 285
Zellen, lymphomonozytoide 641
Zenker-Divertikel 280
Zentraler Venenkatheter
- teilimplantierbarer 28
- vollimplantierbarer 29
zerebraler Insult 151
zerebrovaskuläre Insuffizienz 151
- Arteriosklerose 143
Zerkarien 661
Zerstäubergeräte 192
Ziegenpeter 643
Zieve-Syndrom 324
Zinksulfat 332
ZNS-Infektion 668
- Enzephalitis 669
- Meningitis 668
Zocor® 435
Zofran® 506
Zöliakie 292
Zollinger-Ellison-Syndrom 284
Zoster 639
- generalisatus 640
- ophthalmicus 640
- oticus 640
- Patientenberatung 640
Zoster-Enzephalitis 640
Zoster-Meningitis 640
Zottenatrophie 292
Zuckeraustauschstoffe, Diabetes mellitus 427
Zuckerkrankheit 411
Zugang
- periphervenöser, Infusion 26
ZVD 27, 81
ZVD-Messung 81
- Indikationen 81
ZVK (Zentraler Venenkatheter)
- Komplikationen 28
- Legen 27
- Nachbereitung 28
Zwei-Helfer-Methode 63
Zweikammer-Schrittmacher 109
Zweitmalignom, Chemotherapie 509
Zwerchfellbruch 279
Zwergfadenwürmer 663, 671
Zwölffingerdarmgeschwür 283
Zyanose 83, 212
- periphere 83
Zyloric® 439
Zyrtec® 577
Zystenbildung, Protozoen 654
zystische Fibrose 249
Zystitis, akute 355
Zystizerken 659
Zystizerkose 659
Zystostomie 32
Zytokine, Immuntherapie 513
Zytomegalie 640
Zytomegalie-Virus 640
Zytostatika 503
- Hautveränderungen 507
- Nebenwirkungen 503, 506
- Paravasate 506
- Patientenberatung 503
- Risiko für Erbrechen 507
- Sicherheitswerkbank 505
- Spätwirkungen 509
- Übersicht 503
- Umgang 505
Zytostatikatherapie 503
- Haarausfall 508
- Knochenmarkdepression 508
- Nagelveränderungen 509
- Nebenwirkungen, hormonelle 509